海河心脏病学
理论与临床 2020

名誉主编　石毓澍

主　　编　李广平

副 主 编　张承宗　袁如玉　徐延敏
　　　　　刘　彤　陈康寅　刘恩照

科学出版社

北　京

内 容 简 介

本书包括心血管病的基础研究与转化医学、心血管病流行病学与预防、心电与心电信息及起搏器研究、心电生理与心律失常射频消融研究、动脉粥样硬化与心血管疾病、原发性和继发性高血压进展、左心衰竭研究进展、右心和肺血管疾病研究进展、结构性心脏病诊断与非外科处理、心脏与血管影像学进展等20部分，全面反映了心血管领域诊、治、防的新进展和新理念，论述详尽，科学性、实用性强。

本书适用于心血管病专科医师、内科医师、研究生和高等医学院校师生及相关医务人员学习参考。

图书在版编目（CIP）数据

海河心脏病学理论与临床 . 2020 / 李广平主编 . —北京：科学出版社，2020.9
ISBN 978-7-03-060293-0

Ⅰ . ①海… Ⅱ . ①李… Ⅲ . ①心脏病学 Ⅳ . ① R541

中国版本图书馆 CIP 数据核字（2020）第 186630 号

责任编辑：路　弘 / 责任校对：郭瑞芝
责任印制：赵　博 / 封面设计：龙　岩

科学出版社出版
北京东黄城根北街 16 号
邮政编码：100717
http://www.sciencep.com

三河市春园印刷有限公司　印刷
科学出版社发行　各地新华书店经销

*

2020 年 12 月第　一　版　开本：889×1194　1/16
2020 年 12 月第一次印刷　印张：51 3/4
字数：1 600 000

定价：360.00 元
（如有印装质量问题，我社负责调换）

编著者名单

名誉主编　石毓澍

主　　编　李广平

副 主 编　张承宗　袁如玉　徐延敏　刘　彤　陈康寅　刘恩照

编　　委（以姓氏笔画为序）

丁荣晶	于　波	马长生	马向红	马建群	王　红	王玉君	王红宇
王志毅	王丽莉	王佩显	王晓建	王继光	王琦光	王联群	王媛媛
车京津	毛家亮	毛静远	方丕华	尹　力	孔令秋	孔永梅	艾　玎
石亚君	石毓澍	卢成志	卢喜烈	叶　岚	田凤石	丛洪良	冯颖青
边　波	朱　俊	朱　毅	朱天刚	朱鲜阳	任　洁	华　伟	华　琦
刘　行	刘　彤	刘　莹	刘　寅	刘　斌	刘　靖	刘力生	刘长乐
刘仁光	刘克强	刘园园	刘迎午	刘晓程	刘恩照	刘梅林	刘梅颜
齐晓勇	安中平	许　纲	许　静	许顶立	孙　刚	孙宁玲	孙根义
孙跃民	杜　鑫	李　卫	李　荣	李　新	李广平	李飞雪	李玉明
李立丰	李治安	李学斌	李春洁	李南方	李新立	杨　宁	杨　清
杨钧国	吴　林	吴　忠	吴炳祥	吴海英	邱久纯	何　青	何建国
余　静	余再新	谷云飞	沈玉芹	沈节艳	宋　昱	宋浩明	初少莉
张　虹	张　健	张　萍	张　梅	张　蔷	张文娟	张刚成	张宇宁
张宇清	张宇辉	张志仁	张英杰	张承宗	张海澄	张曹进	张雪宁
陈　红	陈　兵	陈　雨	陈　欣	陈元禄	陈树涛	陈剑飞	陈康寅
陈清启	陈鲁原	范粉灵	林金秀	罗昭林	周　欣	周　星	周　虹
周长钰	周玉杰	周达新	周金台	郑　刚	郑　群	郑少雄	郑心田
郑红梅	郑泽琪	赵　珺	赵世华	赵兴胜	赵连友	赵英强	赵季红
荆志成	柳志红	钟杭美	姜　楠	祝之明	姚　桦	姚朱华	袁如玉
聂绍平	格桑罗布	夏云龙	柴艳芬	徐　明	徐延敏	徐兆龙	徐建强
高玉霞	高平进	高克俭	高秀云	郭艺芳	郭志刚	郭继鸿	唐熠达
浦　奎	陶贵周	黄　岚	黄　玮	黄　峻	曹云山	常宝成	崔　丽
崔　炜	崔兆强	崔俊玉	梁　雪	葛均波	蒋雄京	程蕾蕾	焦占全
富华颖	蔡　衡	翟振国	熊长明	潘　磊	薛　蓉	霍　勇	魏经汉

学术秘书　刘　行

编者名单（以姓氏笔画为序）

丁荣晶　北京大学人民医院

卜　军　上海交通大学附属仁济医院

于　波　哈尔滨医科大学第二医院

于小林　青岛大学第二附属医院

于雪芳　天津医科大学总医院

门　昆　天津医科大学第二医院

马长生　首都医科大学附属北京安贞医院

马长辉　天津医科大学第二医院

马向红　天津医科大学第二医院

马明忠　甘肃省人民医院

马建群　山东第一医科大学第三附属医院
　　　　（山东省医学科学院附属医院）

马倩倩　甘肃中医药大学

王　红　云南省阜外心血管病医院

王　钊　天津泰达心血管病医院

王　虎　北京大学第三医院

王　点　上海交通大学附属瑞金医院（上海
　　　　高血压研究所）

王　晓　首都医科大学附属北京安贞医院

王　琼　西藏大学医学院

王　雅　哈励逊国际和平医院（衡水市人民
　　　　医院）

王　鹏　天津医科大学第二医院

王　鑫　天津医科大学第二医院

王文尧　中国医学科学院阜外医院

王玉君　天津医科大学第二医院

王立群　北京大学人民医院

王兴华　天津医科大学第二医院

王红宇　山西医科大学第二医院

王志家　天津医科大学总医院

王志毅　天津医科大学总医院

王丽莉　天津医科大学总医院

王雨锋　首都医科大学附属北京安贞医院

王贤良　天津中医药大学第一附属医院

王忠超　中国人民解放军北部战区总医院

王佩显　天津医科大学总医院

王学文　天津医科大学第二医院

王建铭　中国人民解放军北部战区总医院

王莉枝　山西省心血管病医院

王晓建　中国医学科学院阜外医院

王继光　上海交通大学附属瑞金医院（上海
　　　　高血压研究所）

王琦光　中国人民解放军北部战区总医院

王联群　天津市胸科医院

王媛媛　天津医科大学第二医院

王碧晴　天津医科大学

王蔓蔓　天津医科大学第二医院

车京津　天津医科大学第二医院

牛晓琳　空军军医大学唐都医院

毛家亮　上海交通大学附属仁济医院

毛静远　天津中医药大学第一附属医院

毛慧子　锦州医科大学附属第一医院

方凤奇　大连医科大学附属第一医院

方丕华　中国医学科学院阜外医院

尹　力　天津医科大学第二医院

孔　洁　锦州医科大学附属第一医院

孔令秋　成都中医药大学附属医院

孔永梅　山西省心血管病医院

艾　玎　天津医科大学

石亚君　中国人民解放军总医院

石毓澍　天津医科大学第二医院

卢成志　天津市第一中心医院

卢喜烈　中国人民解放军总医院

叶　岚　天津医科大学第二医院

田凤石　天津市第四中心医院

田明星　天津市胸科医院

田晓琳　天津医科大学第二医院

付　博　天津市胸科医院

白 雪	天津市中西医结合医院（天津市南开医院）	刘冰洋	中国医学科学院阜外医院
丛洪良	天津市胸科医院	刘克强	天津市人民医院
冯广迅	中国医学科学院阜外医院	刘园园	天津市胸科医院
冯颖青	广东省人民医院（广东省心血管病研究所）	刘迎午	天津市第三中心医院
		刘春燕	陆军军医大学第二附属医院
边 波	天津医科大学总医院	刘莎莎	新疆维吾尔自治区人民医院
巩苗苗	天津医科大学第二医院	刘晓程	泰达国际心血管病医院
朱 俊	中国医学科学院阜外医院	刘恩照	天津医科大学第二医院
朱 晴	新疆维吾尔自治区人民医院	刘航宽	天津医科大学总医院
朱 毅	天津医科大学	刘梅林	北京大学第一医院
朱天刚	北京大学人民医院	刘梅颜	首都医科大学附属北京安贞医院
朱建兵	南昌大学第一附属医院	刘雯雯	北京大学第一医院
朱鲜阳	中国人民解放军北部战区总医院	齐 欣	天津医科大学总医院
任 洁	山西医科大学附属白求恩医院	齐晓勇	河北省人民医院
华 伟	中国医学科学院阜外医院	关 欣	天津医科大学总医院
华 琦	首都医科大学宣武医院	江淑芬	大连医科大学附属第一医院
全睿琳	中国医学科学院阜外医院	安 芳	武警特色医学中心（天津市）
庄辰晨	兰州大学第二医院	安 健	山西省心血管病医院
刘 行	天津医科大学第二医院	安中平	天津市环湖医院
刘 兵	北京医院	许 纲	天津医科大学第二医院
刘 彤	天津医科大学第二医院	许 静	天津市胸科医院
刘 俊	中国医学科学院阜外医院	许顶立	南方医科大学南方医院
刘 莹	大连医科大学附属第一医院	阮彬倩	上海交通大学附属仁济医院
刘 浩	天津医科大学第二医院	孙 刚	包头医学院第二附属医院
刘 寅	天津市胸科医院	孙宁玲	北京大学人民医院
刘 琳	阜外华中心血管病医院（河南省人民医院）	孙艳荣	哈励逊国际和平医院（衡水市人民医院）
刘 斌	吉林大学第二医院	孙根义	天津市胸科医院
刘 裕	天津医科大学第二医院	孙铁男	首都医科大学附属北京安贞医院
刘 靖	北京大学人民医院	孙浩楠	天津医科大学总医院
刘力生	中国医学科学院阜外医院	孙跃民	天津医科大学总医院
刘长乐	天津医科大学第二医院	孙嘉忆	天津医科大学
刘仁光	锦州医科大学附属第一医院	杜 鑫	天津医科大学总医院
刘冬梅	天津市第一中心医院	杜纪兵	天津市胸科医院
		杜亭亭	天津医科大学总医院

李　卫	中国医学科学院阜外医院		杨士伟	首都医科大学附属北京安贞医院
李　芳	北京大学第一医院		杨云净	重庆医科大学附属第一医院
李　杰	天津市中西医结合医院（天津市南开医院）		杨丹丹	北京大学人民医院
			杨宜兴	天津医科大学
李　荣	天津医科大学第二医院		杨钧国	华中科技大学协和医院
李　超	天津市第一中心医院		肖建东	哈励逊国际和平医院（衡水市人民医院）
李　锟	清华大学附属北京清华长庚医院			
李　新	天津医科大学第二医院		吴　云	内蒙古自治区人民医院
李　瑶	北京大学人民医院		吴　林	北京大学第一医院
李广平	天津医科大学第二医院		吴　忠	海南省人民医院（海南医学院附属海南医院）
李飞雪	天津医科大学第二医院			
李云灵	中国医学科学院阜外医院		吴　疆	哈尔滨医科大学附属肿瘤医院
李玉明	泰达国际心血管病医院		吴炳祥	哈尔滨医科大学第二医院
李立丰	天津医科大学第二医院		吴海英	中国医学科学院阜外医院
李宁荫	兰州大学第二医院		吴梦琳	天津医科大学第二医院
李竹青	南开大学		邱久纯	天津医科大学第二医院
李志强	上海同济大学附属第十人民医院		何　青	北京医院
李国敬	天津市海河医院		何金龙	天津医科大学
李治安	首都医科大学附属北京安贞医院		何建国	中国医学科学院阜外医院
李学斌	北京大学人民医院		余　淼	中国医学科学院阜外医院
李春洁	天津市胸科医院		余　静	兰州大学第二医院
李南方	新疆维吾尔自治区人民医院		余再新	中南大学湘雅医院
李洪仕	天津医科大学总医院		谷云飞	郑州大学附属洛阳中心医院
李真玉	天津医科大学第二医院		沈　婷	上海同济大学附属同济医院
李清霖	中国医学科学院阜外医院		沈玉芹	上海同济大学附属同济医院
李婷婷	天津市胸科医院		沈节艳	上海交通大学附属仁济医院
李新立	南京医科大学第一附属医院（江苏省人民医院）		宋　昱	天津泰达心血管病医院
			宋学莲	河北省人民医院
杨　方	锦州医科大学附属第一医院		宋浩明	同济大学附属同济医院
杨　宁	泰达国际心血管病医院		初少莉	上海交通大学附属瑞金医院（上海高血压研究所）
杨　佼	重庆市巴南区人民医院			
杨　娟	云南省阜外心血管病医院		张　轩	天津医科大学总医院空港医院
杨　清	天津医科大学总医院		张　虹	天津市中西医结合医院（天津市南开医院）
杨　鹏	山东省曲阜市中医院			
杨力凡	上海复旦大学附属中山医院		张　健	中国医学科学院阜外医院

张　萍　清华大学附属北京清华长庚医院

张　梅　武警特色医学中心（天津市）

张　跃　天津医科大学第二医院

张　斌　广东省人民医院

张　媛　泰达国际心血管病医院

张　蔷　天津医科大学总医院

张　黎　云南省阜外心血管病医院

张凤娇　武警特色医学中心（天津市）

张文娟　天津医科大学总医院

张刚成　武汉亚洲心脏病医院

张宇宁　南开大学附属医院（天津市第四医院）

张宇清　中国医学科学院阜外医院

张宇辉　中国医学科学院阜外医院

张志仁　哈尔滨医科大学附属肿瘤医院

张杜超　首都医科大学附属北京世纪坛医院

张英杰　锦州医科大学附属第一医院

张松林　西安交通大学第一附属医院

张诗盈　天津医科大学第二医院

张承宗　天津医科大学第二医院

张妮潇　中国医学科学院阜外医院

张秋月　天津中医药大学第二附属医院

张美娟　天津医科大学总医院

张艳丽　大连医科大学附属第一医院

张晓伟　天津医科大学第二医院

张爱雪　泰达国际心血管病医院

张海澄　北京大学人民医院

张曹进　广东省人民医院（广东省心血管病研究所）

张雪宁　天津医科大学第二医院

张博为　中国医学科学院协和医院

陈　红　北京大学人民医院

陈　兵　天津医科大学第二医院

陈　雨　天津医科大学第二医院

陈　欣　天津市第一中心医院

陈　欣　天津医科大学第二医院

陈小英　西安交通大学第一附属医院

陈元禄　泰达国际心血管病医院

陈建淑　兰州大学第二医院

陈树涛　天津市胸科医院

陈剑飞　重庆市巴南区人民医院

陈炳伟　天津市胸科医院

陈晓卉　上海交通大学附属瑞金医院（上海高血压研究所）

陈润都　武警特色医学中心（天津市）

陈康寅　天津医科大学第二医院

陈清启　青岛大学附属医院

陈超磊　广东省人民医院

陈鲁原　广东省人民医院

邵　帅　天津医科大学第二医院

邵　群　哈尔滨医科大学附属肿瘤医院

范振迁　天津医科大学第二医院

范粉灵　西安交通大学第一附属医院

林金秀　福建医科大学附属第一医院

罗　涛　联勤保障部队第九八三医院（天津市）

罗芝宽　天津市第四中心医院

罗昭林　重庆康华众联心血管病医院

金　旗　中国医学科学院阜外医院

周　欣　天津医科大学总医院

周　星　甘肃省人民医院

周　虹　天津医科大学第二医院

周　雪　天津医科大学第二医院

周长钰　天津医科大学第二医院

周玉杰　首都医科大学附属北京安贞医院

周达新　上海复旦大学附属中山医院

周金台　天津医科大学总医院

周艳丽　南京医科大学第一附属医院（江苏省人民医院）

郑　刚　天津市第三中心医院分院

郑 博　北京大学第一医院
郑 辉　泰达国际心血管医院
郑 群　哈励逊国际和平医院（衡水市人民医院）
郑少雄　天津医科大学第二医院
郑心田　天津医科大学第二医院
郑旭辉　南京医科大学第一附属医院（江苏省人民医院）
郑红梅　天津医科大学总医院
郑泽琪　南昌大学第一附属医院
赵 宇　陆军军医大学大坪医院
赵 奇　首都医科大学附属北京安贞医院
赵 佳　天津市胸科医院
赵 珺　天津医科大学第二医院
赵世华　中国医学科学院阜外医院
赵兴胜　内蒙古自治区人民医院
赵志强　天津医科大学第二医院
赵连友　空军军医大学唐都医院
赵英强　天津中医药大学第二附属医院
赵凯勋　广东省人民医院
赵季红　武警特色医学中心（天津市）
赵金红　天津医科大学第二医院
荆志成　中国医学科学院协和医院
胡 汉　天津医科大学总医院
胡嘉禄　上海复旦大学附属中山医院
柳志红　中国医学科学院阜外医院
钟杭美　陆军军医大学第二附属医院
段俊颖　甘肃中医药大学
姜 萌　上海交通大学附属仁济医院
姜 楠　天津市胸科医院
祝之明　陆军军医大学大坪医院
姚 柳　天津医科大学
姚 桦　广东省人民医院（广东省心血管病研究所）
姚 薇　天津医科大学总医院

姚朱华　天津市人民医院
秦 崇　首都医科大学附属北京世纪坛医院
袁 梦　天津医科大学第二医院
袁如玉　天津医科大学第二医院
袁丽霞　郑州市心血管病医院
聂绍平　首都医科大学附属北京安贞医院
格桑罗布　西藏自治区人民医院
索 娅　天津医科大学第二医院
贾莉莉　天津医科大学总医院
夏 雨　中国医学科学院阜外医院
夏云龙　大连医科大学附属第一医院
夏会珍　天津市胸科医院
柴艳芬　天津医科大学总医院
徐 尧　天津医科大学总医院
徐 明　北京大学第三医院
徐 强　天津中医药大学第二附属医院
徐 瑞　陆军军医大学第二附属医院
徐延敏　天津医科大学第二医院
徐兆龙　锦州医科大学附属第一医院
徐建强　天津市第一中心医院
徐晓娜　天津医科大学第二医院
高 洁　天津医科大学
高 鹏　海南省人民医院（海南医学院附属海南医院）
高 璇　哈尔滨医科大学附属第二医院
高玉霞　天津医科大学总医院
高平进　上海交通大学附属瑞金医院（上海高血压研究所）
高克俭　天津市中医药大学附属北辰中医医院
高秀云　天津医科大学第二医院
郭艺芳　河北省人民医院
郭志刚　天津市胸科医院
郭志鹏　泰达国际心血管病医院
郭继鸿　北京大学人民医院

唐 瑛	天津医科大学第二医院	董 徽	中国医学科学院阜外医院
唐益阳	中南大学湘雅医院	蒋雄京	中国医学科学院阜外医院
唐敏娜	上海复旦大学附属中山医院	韩荣凤	天津医科大学第二医院
唐熠达	中国医学科学院阜外医院	韩楚仪	天津市胸科医院
浦 奎	联勤保障部队第九八三医院（天津市）	程立君	天津医科大学第二医院
		程茹坤	天津医科大学第二医院
诸国华	首都医科大学宣武医院	程蕾蕾	上海复旦大学附属中山医院
陶贵周	锦州医科大学附属第一医院	焦占全	天津市海河医院
陶新曹	中日友好医院	焦丽娜	天津医科大学总医院
黄 岚	陆军军医大学第二附属医院	富华颖	天津医科大学第二医院
黄 玮	重庆医科大学附属第一医院	谢学刚	西安交通大学第一附属医院
黄 峻	南京医科大学第一附属医院（江苏省人民医院）	蓝 明	北京医院
		虞宇楠	上海同济大学附属同济医院
黄雨晴	广东省人民医院（广东省心血管病研究所）	詹 琼	南方医科大学南方医院
		鲍乾坤	天津医科大学第二医院
曹 源	天津医科大学第二医院	蔡 衡	天津医科大学总医院
曹云山	甘肃省人民医院	雒 瑢	天津市第四中心医院
曹月娟	天津市人民医院	谭 进	天津医科大学总医院
曹春歌	山西医科大学第二医院	谯 杰	北京大学第一医院
戚文威	天津医科大学第二医院	翟振国	中日友好医院
常宝成	天津医科大学朱宪彝纪念医院	熊长明	中国医学科学院阜外医院
崔 丽	天津市人民医院	缪 帅	天津医科大学第二医院
崔 炜	河北医科大学第二医院	潘 磊	首都医科大学附属北京世纪坛医院
崔 珍	天津医科大学	潘晓茜	上海交通大学附属瑞金医院（上海高血压研究所）
崔兆强	上海复旦大学附属中山医院		
崔俊玉	中国人民解放军总医院第七医学中心	樊子暄	天津医科大学第二医院
		薛 利	天津医科大学总医院
梁 依	河北省人民医院	薛 蓉	天津医科大学总医院
梁 雪	天津医科大学第二医院	薛玉婷	山西医科大学附属白求恩医院
梁志斌	广东省人民医院（广东省心血管病研究所）	薛禹辰	天津医科大学总医院
		霍 宁	天津医科大学第二医院
梁思颖	北京大学人民医院	霍 勇	北京大学第一医院
彭 峰	福建医科大学附属第一医院	魏经汉	郑州大学第一附属医院
葛均波	上海复旦大学附属中山医院	魏毅东	上海同济大学附属第十人民医院

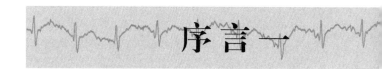

我1974年再次来到天津，来到天津医学院第二附属医院（现天津医科大学第二医院）内科从事心血管内科的工作，距我当年来到天津中央医院（现天津医科大学总医院）工作过去了20多年。1980年，我们创办了独立的天津医科大学第二医院心脏科和天津心脏病学研究所，至今已经40年了。40多年来，我们的学科在心血管疾病的诊治、基础与临床研究、博硕士生教育、人才培养和学科建设等方面都做了一些工作，在心血管病学方面发挥了应有的作用。

2005年，天津心脏病学研究所创办了海河之滨心脏病学会议（简称海河会），对天津市乃至全国心血管病学事业的发展起到了积极的推动作用，也提升了天津市心血管病学与国内外专家、同道的交流水平。今年是海河会15周年，第16届海河会将在今夏召开。在天津心脏病学研究所暨天津医科大学第二医院心脏科成立40周年、第16届海河会召开之际，我们将出版《海河心脏病学理论与临床2020》一书，望该书的出版能与海河会一样，成为心血管专科医师共同学习、掌握最新进展的一个平台和工具。

作为期颐老人，希望海河会越办越好，天津心脏病学研究所暨天津医科大学第二医院心脏科在心血管学事业中做出自己应有的贡献。

石毓澍

2020年3月20日

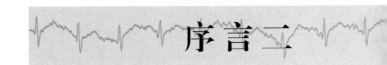

今年是石毓澍教授创办天津医科大学第二医院心脏科和天津心脏病学研究所40周年和海河之滨心脏病学会议（简称海河会）15周年。在第16届海河会召开之际将出版《海河心脏病学理论与临床2020》一书、为心血管专科医师提供共同学习掌握最新进展的一个平台和工具。天津市在心血管业界是先驱者，早在1956年阜外医院的前身——解放军胸科医院就与天津有频繁的业务交流。

心血管学会最早开展的急性心肌梗死的临床试验也是在天津完成研究方案和得到天津心血管病学会的大力支持的。2005年以来，我每年都争取参加海河会，对于组织者的精心安排，讲者的丰富内容深有体会。之所以能有今日的成就与创办人的高瞻远瞩，重视教学科研以及历届院所长的恪尽职守言传身教是分不开的。

此次出版的《海河心脏病学理论与临床2020》是值得祝贺的。故乐为之作序。

刘丽生

2020年3月20日于北京

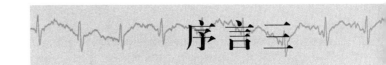
天津心脏病学研究所暨天津医科大学第二医院心脏科创办至今已经40多年了。40多年来，在石毓澍教授和新老专家的带领下，天津心脏病学研究所暨天津医科大学第二医院心脏科在学科建设、科学研究、诊断和治疗及研究生教育等方面都做出了重要贡献。

在石毓澍教授倡导、李广平教授组织筹划下，于2005年创办了海河之滨心脏病学会议（简称海河会）。海河会实施理论与实践相结合、基础与前沿相结合、指南与实用相结合；特别值得一提的是，海河会是一个崇尚学术技术、注重传承发展、尊老者爱后生、发扬学术传统和提升现代知识的大舞台，学术交流与学术争鸣对心血管病学的发展起到积极的推动作用，已得到学术界、专家教授与参会代表的一致好评。

我在去年第15届海河会上，有感而发，为海河会写了一首诗表达我的感触："天津海河，滚滚奔流；心脏病学，乘浪前行；年年论坛，届届生辉；专家云集，讲座精彩；论文报告，致力创新；理论提高，技术革新；造福病人，成绩可歌。"这一诗词充分表达了我和许多心脏病学老专家对海河会的认可和赞誉之情。

今年是天津心脏病研究所成立40周年和海河会15周年，第16届海河会召开，我的学生，天津心脏病学研究所所长、天津医科大学第二医院心脏科主任李广平教授计划出版《海河心脏病学理论与临床2020》一书并邀我为书作序。我见证了历届海河会议全程，欣然应允而落笔此序。就我所见，此书必将进一步推动心脏病学的知识更新、理论提高和临床诊疗技术的发展。

我还要特别点赞的是：一是海河会坚持临床与实验研究论著的报告与奖励，作为完成医学科技创新的基础工作；二是二院心脏科投寄在河南省郑州市举行的CSC 2019学术会议的论文有7篇被录用作为学术交流资料。

在本届海河会召开之际出版《海河心脏病学理论与临床2020》一书，不仅反映出海河会的卓越成就与贡献，也是对天津心脏病学研究所成立40年最好总结与最好纪念。

我作为一名老年心脏病学著名专家教授，很高兴于你们的进步、很欣慰于你们的成长。我坚信，天津心脏病学研究所、天津医科大学第二医院心脏科与海河会，定会不忘初心，牢记使命，继续前行，为赶超国内外学术水平而奋斗。

周金台

2020年3月24日于天津医科大学总医院

前　言

心血管疾病已成为危害我国人民生命健康最重要的疾病之一。尽管对心血管疾病的认识和防治手段有了很大的进展，但在我国心血管疾病的患病率仍呈上升趋势，而且越来越年轻化，已经成为我国第一位的致死和致残疾病。由于疾病谱的变化，心血管疾病与多器官、多系统疾病，如与糖尿病等代谢性疾病的关系显得越来越明显，全民健康教育和生活方式的改变，包括戒烟、限酒和有氧运动等在我国尤显重要。

积极开展心血管疾病的发病机制与临床防治的基础与临床研究，有效控制心血管疾病的患病率、提高生存率、降低致残率和病死率是我们所面临的重要课题。近年来，我国的心血管疾病基础研究和临床技术有了飞速发展，有些方面已经走在了国际前沿。大规模临床试验和循证医学证据仍然是临床医学最重要的成果，依此更新的临床防治/管理指南成为心血管医生必须不断学习的新知识，我们有不断更新知识、掌握新临床防治最新技术和手段等最新理论与临床进展的迫切需求。

今年，是我国著名心脏病学专家、德高望重的老前辈石毓澍教授倡导的海河之滨心脏病学会议（海河会）已于今夏召开了第16届海河会，他推动了天津市和我国心血管病学事业的发展，成为心血管医生和专家学者共同学习和交流的重要平台之一。16年来，我们秉承崇尚学术、注重基础理论与临床结合的办会理念，海河会议已经成为天津乃至全国具有一定影响力的学术盛会。

今年也是天津心脏病学研究所成立暨天津医科大学第二医院心脏科独立建科40周年，在第16届海河会召开之际，我们计划编辑出版《海河心脏病学理论与临床2020》。但是今年伊始肆虐的COVID-19，在全国人民齐心协力共同的抗疫下，已经获得了阶段性胜利，也使我们的第16届海河会以线上和线下结合的方式召开，同时举办了海河会15周年和天津心脏病学研究所成立40周年学术报告会。由于疫情的影响，原本计划在海河会上同期发行的《海河心脏病学理论与临床2020》推迟到年末出版发行。由于本书组稿时间的关系，今年欧洲心脏病学年会（ESC）的最新内容没有纳入到本书中。本书邀请了国内百余位知名心血管和相关疾病的专家共同撰稿，作者中有我国医学界的老前辈和学术带头人、知名的心血管和相关学科的临床专家和学者，也有在临床心血管病防治工作第一线的中青年专家，望该书集近年心脏病与相关疾病研究与临床的最新进展，成为心血管临床医师和研究生、规（专）培生掌握最新前沿进展的工具书，提升理论和临床知识与技能。

天津医科大学终身教授、天津医科大学第二医院名誉院长、天津心脏病学研究所名誉所长、我国德高望重的心血管病学界的老前辈石毓澍教授，已过期颐之年，仍精神矍铄，每日上网查阅有关文献、了解心血管疾病的进展，关注我国心血管病学事业。

石毓澍教授还在百岁高龄编著出版了《临床心脏病学讲义》(Clinical Cardiology Lecture Notes)，令我们钦佩不已，是我们学习的楷模。他积极倡导和支持海河会，作为《海河心脏病学理论与临床2020》一书的名誉主编，对我们和中青年学者是最大的鼓励和鞭策。

国内德高望重的心血管病学界的老前辈石毓澍教授担任名誉主编并与刘力生教授、周金台教授分别为本书的出版作序，在此表示衷心的感谢和敬意。

我祝愿《海河心脏病学理论与临床2020》的出版，能够为广大临床医师掌握理论与临床进展提供参考和帮助。由于我们的知识和水平有限，难免在本书的编写和组织过程中出现纰漏和错误，敬请专家和同道指正，以使我们今后的编写出版工作做得更好。

天津心脏病学研究所　所长

天津医科大学第二医院心脏科　主任

2020年03月27日　撰

2020年10月18日　修

目 录

第一部分 专题评论

第二部分 基础研究与转化医学

第三部分 心血管病流行病学与预防

第四部分　心电与心电信息及起搏器研究

第五部分　心电生理与心律失常射频消融研究

第六部分　动脉粥样硬化与心血管疾病

第七部分　原发性和继发性高血压研究进展

第八部分　左心衰竭研究进展

第十九部分　心肌疾病探讨

第二十部分　肿瘤心脏病学掠影

我国高血压发展的七十年

新中国成立以来,党和政府高度重视人民健康。新中国成立初期我国的医学工作者就已经认识到高血压对广大人民群众健康的危害。1959年首届全国心血管病学术会议在西安召开,会议的重点内容之一就是防治高血压,此后我国高血压的防治研究工作日趋受到重视。70年来,在党和政府的领导下,在专业团体、医疗机构、基层卫生机构及广大医学工作者的共同努力下,我们在高血压流行病学、临床治疗研究、基层人群防治等方面取得了可喜成就,近年来我国居民高血压的知晓率、治疗率和控制率呈逐步上升趋势,我国高血压防治与研究工作也得到了国际同行的认同。

一、流行病学与群防群治

（一）高血压的流行病学调查

20世纪50年代,在吴英恺等老一辈科学家的带领下,我们做出了一系列开创性工作,为我国高血压防治事业的发展奠定了良好的基础。

到目前为止我国已完成多次全国高血压患病率调查及多次不同地区和不同人群的高血压患病率调查,为了解我国高血压流行趋势和制定防控策略提供了宝贵的数据支撑。

1958—1959年,中国医学科学院牵头组织协调在我国11个省市进行高血压人群调查,共调查739 204人,检出高血压37 773人,我国高血压成人患病率为5.1%,这是我国首次高血压流行性病学调查。

1979—1980年,我国组织开展第二次高血压抽样调查,全国29个省市自治区调查了15岁及15岁以上城乡人口,共调查4 012 128人,检出高血压310 202人,我国高血压患病率为7.7%,首次估算全国高血压患者5000万人以上。揭示了我国高血压患病具有北高南低、城高乡低、脑力劳动者高于体力劳动者及存在民族差异等流行病学特点。

1991年开展了第三次全国高血压抽样调查,在全国29个省市自治区的15岁及15岁以上城乡人口中,共调查950 356人,检出高血压129 039人,我国高血压患病率上升到13.6%,估算全国高血压患者9000万人。调查显示了我国高血压的"三高"（患病率高、致残率高、死亡率高）、"三低"（知晓率低、服药率低、控制率低）和"三不"（不规律服药、不难受不吃药、不爱用药）的特点。

2002年,由中国疾病预防控制中心牵头组织中国居民营养与健康状况调查,也称为第四次高血压人群调查。调查全国29个省市自治区18岁及18岁以上城乡人口,共272 023人,检出高血压51 140人。调查发现我国15岁及15岁以上人群高血压患病率为17.7%,18岁以上患病率为18.8%,估算全国高血压患者1.6亿人。2002年调查表明,正常高值血压（120～139/80～89mmHg）检出率为34%,估算全国3亿人。正常高值血压者10年内有50%的可能发展为高血压,是庞大的高血压后备军,预防高血压应从正常高值血压控制入手。高血压是心脑血管病发病和死亡的第一危险因素,是心脑血管病防治的切入点。

2009—2010年进行的中国慢性肾脏病筛查研究和危险因素调查,纳入18岁以上普通人群共计50 171人,所获得的中国成人高血压标化患病率为29.6%。《中国心血管病报告2012》根据我国以往高血压患病率的增长趋势,采用几何级数法估算,我国15岁及15岁以上高血压患病率约为25.2%,估算全国高血压患者为2.7亿人。

2015年国家卫生计生委发布的《中国居民营养与慢性病状况报告（2015）》结果显示,2012年我国18岁及18岁以上人群高血压患病率为25.2%,较之前水平略有下降,但仍维持在较高水平。之后,由国家慢性非传染性疾病预防控制中心牵头的流行病学研究,2013—2014年共搜集了来自31个省份18岁以上的居民17万人,检出的高血压患病率为27.8%。2012—2015年,我国"十二五"高血压抽样调查共纳入来自全国31个省市自治区18岁以上的45万多名社区居民,校正后的高血压患病率为23.2%,估算全国高血压患病人数2.45亿人。

《中国高血压防治指南（2018年修订版）》指出,我国人群高血压发病的重要因素有高钠和低钾膳食、超重和肥胖、过量饮酒、长期精神紧张等。

（二）流行病学的国际合作研究

1979年中美两国建交后，自1981年起开展了中美政府医药卫生科技协作项目——"中美心肺疾病流行病学合作研究"。中方由陶寿淇担任中美协作联络人，研究内容包括心血管和呼吸系统，蔡如升负责后者的工作。在全国范围内建立起16个心血管病防治基地，用国际标准化质量控制的验证方法获取了大量有宝贵价值的研究资料。在研究我国冠心病、高血压发病趋势与特点、发病因素及探索适合我国国情的防治经验等方面做出了重要贡献。在此框架下，阜外医院与广东省心血管病研究所合作的利用中国人群的队列研究发现，我国人群高血压发病的主要危险因素有体重超重、体重增加过快和经常饮酒。"中美心肺疾病流行病学合作研究"是中国最早的一个大型流行病学研究，将中国心血管流行病学研究的技术和能力直接提高到国际水平。

20世纪90年代，我国又与日本、美国和英国合作开展了关于尿电解质与血压关系研究（INTERMAP）。这项研究在共纳入4680名成年人（40～59岁），其中中国人839名。结果发现，中国、日本、英国和美国人平均每日摄入的食盐量分别为13.3g、11.6g、8.5g、9.5g，均高于世界卫生组织（WHO）建议的每日食盐摄入量（5g）；反映膳食钠/钾量的24h尿钠/钾比值，我国人群在6以上，而西方人群仅为2～3。

二、群防群治模式的建立

1969年，阜外医院专家联合首钢医院的心血管病防治组在首钢下属的炼铁厂、炼钢厂、焦化厂等单位帮助那里的工人测量血压，进行了历时3年的血压基线普查（＞15岁）和冠心病普查（＞35岁），以及脑卒中和急性心肌梗死发病与死亡登记，共筛查10 450名工人，结果发现首钢工人高血压患病率高达11.7%，比当时全国患病率整整高出了1倍。

从1972年针对高血压工人首钢成立了心血管病防治组，建立了三级防治网，进行患者进行分级管理。分级管理就是给查出的高血压患者按轻、中、重分级，分情况用药，并每月、每半月或每周复查1次，同时，凡血压达到三级管理水平或虽不够管理水平但已发生心血管病并发症的，都为其建立病历并进行规范治疗。三级防治网就是地段和厂矿保健站、心血管病防治组、心脑血管病房组成的三级网，由心血管防治组牵头，按统一防治方案给予药物及非药物治疗，在保健站进行常规筛查和治疗，严重者安排入住脑血管病房。

1982年对最初的10 450名筛查工人进行10年随访，对

已经管理的3178例高血压患者做分析，血压管理率达到60.8%，血压控制率达71%。1982年WHO组织专家实地考察后认为，首钢这种终身管理和随访的"从生到死"的健康管理模式，为流行病研究和高血压管理提供了范例，这种由高层医疗机构帮扶、基层医疗配合的模式，让工人血压得到控制的办法是有效，也是可行的。WHO专家认为，对首钢队列人群进行随访将对中国的高血压研究具有重要意义。

天津市自1984年开始，努力探索防治恶性肿瘤、冠心病、脑卒中、高血压等4种慢性病的新途径。经过5年时间，全市已建成13个人群防治基地，建立了慢性病社会预防专业队伍，进行了有关的综合调查分析工作，形成初步统一的"基础"数据，对"四病"危害的动态趋势有了比较科学的认识。

全国多个地区也结合本地区实际情况，广泛开展了这方面的工作，如由国家心血管病中心王文和王增武牵头进行的"全国社区高血压规范化管理（HCC）"项目；上海高血压研究所在浙江景宁地区建立的研究队列，在上海闵行区高血压进行社区防治信息化管理；唐山开滦总医院在开滦煤矿针对职业人群进行管理；陕西汉中地区开展的盐与高血压的随访和干预研究；新疆、云南和贵州等多民族地区开展的不同民族高血压患者危险因素和干预研究。近年来，WHO倡导的HEARTS高血压项目也在各地陆续开展，通过在基层实施WHO标准化阶梯式高血压治疗路径等方法，达到全面提升高血压控制水平的目的。这些工作都取得了重要的研究成果，特别是对提高高血压患者的血压达标率起到了积极作用，并建立了长期的随访队列，为我国高血压防治工作做出贡献。

三、高血压的发病机制研究

1959年，医科院实验医学研究所（现基础医学研究所的前身）生理学系与病理生理学系接到了高血压发病机制的研究任务，张锡均、华光、陈孟勤等提出了交感神经功能亢进和兴奋性增加可能是高血压发病主要因素的研究设想。一方面参加北京部分地区居民的血压普查和发病因素调查，另一方面从临床和实验研究探讨高血压发病的神经机制。陈孟勤、王质良和徐英杰等对阜外医院200余例高血压患者进行手前臂血管容积对冷刺激反应、血浆去甲肾上腺素和尿儿茶酚胺代谢产物的测定，发现高血压患者对冷刺激的缩血管反应明显增强，高血压患者的去甲肾上腺素水平明显高于正常人。

进入20世纪80年代，高血压的研究愈发受到重视，当时基础研究所的陈孟勤、郑永芳和文允镒等对高血压的血管机制进行系统研究，他们以不同高血压大鼠模型的阻力动脉平滑肌收缩过程的重要环节为研究重点，应用多种技术对血管平滑肌收缩与舒张功能的调控因素进行了深入

研究，并通过实验，对中药川芎嗪的血管作用机制进行了分析。

进入21世纪后，全国各地的高血压研究机构在高血压的机制研究方面投入了更多力量，着重于遗传学、血管生物学等方面，并不断取得了丰硕的研究成果。

四、中国特色抗高血压新药研究

新中国成立初期居民可使用的降压药物较少，只有利血平、氢氯噻嗪等。上海市高血压研究所把三种常用降压药都以1/8的剂量组在一起做成复方制剂，1965年提出"复方降压片"的配伍原则和处方构成，主要成分为利血平和氢氯噻嗪，是我国第一种单片复方降压药。根据中医学理论分析认为，高血压是阴阳平衡失调所致，因此在降压的同时还应使兴奋与抑制和阴阳得到平衡，因此又加入了非那根和氯氮䓬（利眠宁）用以纠正阴阳平衡失调，形成了复方降压片的多种药物小剂量成分。复方降压片经过试验取得了不错的降压效果，疗效肯定，降压作用温和，副作用少，服用方便，价格便宜，适用于轻型高血压患者。复方降压片沿用至今深受患者欢迎，目前在乡村及社区仍是主要的降压药物，成为我国特有的治疗高血压药物。"降压新药复降片的研究"获得1980年上海市科学大会成功奖。此后以复方降压片为基础，出现了不同配方的小复方制剂，如"复方可乐定""北京降压0号"等。随着对高血压发病机制研究的不断深入，到20世纪90年代末降压药物已发展为多个种类，其中主要包括利尿剂、β受体阻滞剂、钙拮抗剂，血管紧张素转化酶抑制剂和血管紧张素受体拮抗剂五大类常用药物，高血压的联合药物治疗有了更多的选择。近年来，各国指南也都逐渐加大了对"长效复方"的推荐力度，充分说明我国早在1965年就已开始广泛使用的单片"小复方"理念的先进性。

我国现代高血压药物治疗始于20世纪50年代初，当时我国可应用于临床的降压药只有从印度进口的罗芙木制剂。中国医学科学院药物研究所金荫昌组织多学科合作，曾贵云等研究了不同产地中国罗芙木的化学成分、药理作用及临床疗效，结果从罗芙木中分离出15种成分，进一步研究表明罗芙木总碱的降压有效成分以利血平为主，1958年通过卫生部鉴定批准生产了我国第一种降压药——降压灵（中国罗芙木总碱），降压灵成为当时全国广泛应用的降压药物，结束了我国没有自己生产的降压药的历史，在基层高血压防治方面发挥了重要作用。

在我国古代，葛根只是作为滋补的原料使用，直到20世纪70年代葛根的药用价值仍被深埋在中医古籍中。在首钢高血压普查防治工作中有一定中医学基础的中国医学科学院药物研究所雷海鹏被派往首钢，他在工作中发现很多高血压患者都伴有颈项强痛。经过大量资料搜集和排查，他想到《伤寒论·愈风汤》里所述"太阳病，项背强几

几，葛根黄芩黄连汤主之"的症状与患者颈项强痛的症状很相似，经过进一步论证认为，葛根是最有可能治疗这种疾病的药物，患者使用后临床效果得到了验证。后来在医科院药物研究所的支持和首钢医院的密切配合下，开发出葛根片（愈风宁心片），在缓解高血压头痛、头晕、颈部发硬等症状上取得良好的疗效。正是雷海鹏发现了葛根治疗高血压的药用价值，并进行了大量临床实践工作，成为中西医结合治疗高血压的经典范例。此后，葛根也被推广应用于治疗突发性耳聋和眼底病。随着时代的进步，中医药治疗高血压也需要走向现代化。对此，中国中医研究员西苑医院陈可冀院士指出，希望今后将有更多的研究者借助基因组学、分子医学、代谢组学等现代医药学方法，对治疗高血压的中药进行更加深入的认识和研究，使中药治疗高血压走向现代化。

中西医结合综合快速疗法的产生与群防群治方面：1960年中国医学科学院针对高血压、肿瘤等常见病、多发病，组成包括基础所、药物所和阜外医院的高血压协作研究组。协作研究组重视精神神经因素在高血压这一心身疾病中的作用，提出了高血压综合快速疗法，并在北京市迅速推广。该疗法重视对患者的健康教育及良好的医患关系，于是低剂量复方降压药物如降压静和有效中药如葛根片等也应运而生，从而有效促进了高血压群防群治工作的开展。

20世纪60年代，阜外医院还与中国科学院心理研究所合作，提出慢性病管理要发挥人的主观能动性。当时的做法包括给就诊患者上课，普及高血压知识，指导患者如何配合医师，交代注意事项，为患者提供多方面的帮助和心理疏导。

五、开展大规模循证医学临床研究

20世纪80年代中期，为探索适合国人的防治方案和策略，改善高血压防控效果，降低心脑血管事件，1986年以来我国开展了一系列大样本抗高血压随机对照临床试验，为国内外高血压治疗提供了丰富的证据，我国的大规模临床试验开始逐渐登上国际舞台。其中最具代表性的三项研究分别是1986年开展的"七五"国家攻关课题"老年收缩期高血压研究（Syst-China）"，上海瑞金医院龚兰生牵头进行的"老年高血压研究（STONE）"，1986—1991年成都张廷杰牵头的"成都硝苯地平治疗高血压研究（CNIT）"，这三项试验是我国最早开展的循证医学研究。

Syst-China研究表明，钙拮抗剂降压治疗可降低老年收缩期高血压患者的脑卒中事件。STONE试验表明，钙拮抗剂降压治疗可降低老年高血压患者的脑卒中事件。STONE研究中1666例60～79岁的老年高血压患者被列为随访对象，经过3年的跟踪观察证明使用钙拮抗剂硝苯地

平不但能达到降压效果，而且还能使脑卒中的发生率降低57%，特别是使心脑血管并发症的危险因素——左心室肥厚的逆转率达到68%。

1989年国内开展了"中国卒中后降压治疗预防再发的研究（PATS）"，证实吲哒帕胺降压治疗可减少脑卒中再发风险27%，填补了卒中后降压治疗领域的空白。

1989年中国心脏研究-Ⅰ（CCS-Ⅰ）启动，王文是CCS-Ⅰ的总协调负责人，全国有600家医院参与协作，入选急性心肌梗死住院患者15 018例。CCS-Ⅰ研究结果表明，血管紧张素转化酶抑制剂卡托普利治疗组减少了心肌梗死患者的心力衰竭事件和死亡率。此后国内外指南均引用了CCS-Ⅰ研究成果，血管紧张素转化酶抑制剂也被常规用于治疗急性心肌梗死，这一研究为我国大规模心血管病临床研究写下了重要的一笔。该研究获得卫生部科技进步奖一等奖和国家科技进步奖二等奖。此后进行的CCS-Ⅱ研究表明，静脉注射β受体阻滞剂未能降低急性心肌梗死患者早期的死亡率，尤其不适用于高龄老年人、心功能不全或心动过缓的患者。

1996年开展了国家"九五"攻关课题"非洛地平高血压并发症研究（FEVER）"，入选高血压患者9711例。FEVER表明在利尿剂氢氯噻嗪治疗基础上，加用钙拮抗剂非洛地平治疗高血压伴心血管病危险因素者，可进一步降低脑卒中及其他心血管事件风险，其研究结果直接为国内外高血压指南的制订提供了重要依据。此后国内又开展了高血压综合防治研究（CHIEF）、中国血压正常高值伴心血管危险因素者的干预研究（CHINOM）和脑卒中一级预防研究（CSPPT）等高血压方面的干预研究。

此外，我国也广泛参与了国际多中心临床试验，对高血压及其相关疾病的循证医学贡献了自己的力量。包括脑卒中后降压试验（PROGRESS）、中国心脏研究-Ⅱ（CCS-Ⅱ）、肝素和极化液治疗急性心肌梗死试验（CREATE）、雷米普利心血管预防研究（ONTARGET）、心血管一级预防研究（HOPE-3）、降压降糖治疗糖尿病研究（ADVANCE）及其长达10年的随访（ADVANCE-ON）、高龄老年高血压治疗试验（HYVET）、欧洲-中国卒中后优化降压试验（ESH-CHL-SHOT）等。

我国自1986年以来开展的多项以心血管事件为研究终点的心血管病领域的大规模多中心随机临床试验，获得了良好的循证医学证据，为临床治疗提供了依据，为治疗指南提供了参考。通过开展或参加国内外大规模临床试验，培养了一大批人才，使我国临床试验与国际接轨，临床试验结果为国内外高血压指南或相关疾病指南提供了证据，为我国高血压治疗提供了新的方案或参考，使我国高血压患者获益。1959年在西安召开的全国心血管病学术会议制订了我国第一个高血压诊断标准，此后根据国内外高血压循证医学研究进展并结合我国国情，不断修订和制定了多部高血压诊断标准和中国高血压防治指南。包括1964年兰州标准、1974年北京标准、1979年郑州标准、《1999年中国高血压防治指南》、《中国高血压防治指南（2005年修订版）》、《中国高血压防治指南（2010年修订版）》和《中国高血压防治指南（2018年修订版）》等。

六、提高特殊类型高血压诊治水平

高血压病因和发病机制复杂，我国学者数10年来开展了多项试验研究，为诊治特殊类型高血压做出了积极的贡献。

多发性大动脉炎的概念几经变迁，1958年阜外医院黄宛和刘力生逐渐注意到高血压患者中有一组较为特殊患者，表现为年龄较轻，多为20岁左右，女性患者较多，多数表现为重度、急进型或恶性高血压，一般药物治疗很难奏效。他们认为可能有其特殊病因并经造影证实患者多合并有肾动脉狭窄，与文献记载的"无脉病""高安病"等应属同一种疾病，应统称为"大动脉炎及其主要分支的炎性狭窄"，当时国际上尚无此概念。1962年黄宛和刘力生提出了"缩窄性大动脉炎"的名称，为国际上首创的新概念。

肾脏与高血压的关系十分密切，1953年杭州仁爱医院的黄裕光、盛国佐等报道了1例单侧肾脏疾病引起高血压的病例，患者行右肾切除术后患者血压降至正常。1959年河北医学院内科都本溁在研究以往各位作者报道的文章后，总结了高血压与一侧肾脏病变的病种115例临床资料。肾血管性高血压的病因多种多样，美国以肾动脉粥样硬化最多见，占63%；而在我国阜外医院曾对76例手术切除的肾动脉或肾标本的病理分类发现，大动脉炎最常见，共47例，其次为肾动脉纤维肌性结构不良15例。

Liddle综合征是一种罕见的单基因遗传性高血压，上海市高血压研究所1987年在国内首先报道了中国第1例Liddle综合征患者，并在2001年对先证者家系完成了基因诊断。之后，上海市高血压研究所还完成了Gordon综合征和Fabry等疾病的基因诊断。

原发性醛固酮增多症是一种常见的继发性高血压，邝安堃等于1957年诊断和治疗了我国第1例原发性醛固酮增多症。20世纪60～70年代，随着对于肾素-血管紧张素-醛固酮系统的认识逐渐加深和实验室诊断技术的进步，我国对原发性醛固酮增多症的筛查和诊断治疗水平得到提升。并通过体细胞检测发现这类患者的KCNJ5基因突变率明显高于西方患者。

嗜铬细胞瘤是一种较为罕见的疾病，1953年北京协和医院首先报告2例临床诊断为嗜铬细胞瘤的患者。此后北京协和医院又总结1955—2004年共362例患者，提出了嗜铬细胞瘤治疗的原则并一直应用至今。常规术式为全身麻醉下腹腔镜肿瘤切除术，围手术期死亡率为0.5%，体现了50年来该病在诊断方法、手术方式等方面的进步。

肾上腺髓质增生是一种罕见疾病，其临床表现与嗜铬细胞瘤相似。北京协和医院吴阶平于1961年第一次发现单纯性肾上腺增生病例，其后积累了4例病例，于1965年首次在肾上腺病变的统计中列入了肾上腺髓质增生一项。我国学者提出其属于一种独立疾病，并就其临床特点、病理变化及治疗要点进行了论述。

皮质醇增多症又称库欣综合征，是常见的继发性高血压，我国于1952年始有相关报道。北京协和医院总结1983—1999年有术后病理诊断的库欣综合征患者184例，高血压患病率为89.7%，该病36.4%以高血压为首发表现，大多数患者存在反复使用多种降压药物血压仍不能有效控制的特点，大部分患者术后可停用降压药物，部分患者术后存在持续性高血压。

睡眠呼吸暂停综合征（OSAHS）与高血压的关系密切，国内外许多学者陆续证实OSAHS能增加心血管疾病的发病率和死亡率，并认为其是引起高血压的一项独立危险因素。近年来国内多家单位报告显示我国高血压患者中存在大批OSAHS患者。

七、高血压学科的建立和人才培养

1958年10月5日我国第一个集临床和研究为一体的综合性高血压科研专业机构——上海市高血压研究所在广慈医院（现上海瑞金医院）成立，首任所长是章央芬，此后刘涌波、邝安堃、龚兰生、赵光胜和朱鼎良都曾担任所长，迄今为止该所仍居于全国高血压防治中的核心科研机构地位。20世纪60年代初，医科院组织基础所、药研所和阜外医院组成协作组进行高血压防治研究工作。自阜外医院建立后，黄宛就认识到了高血压的危害性和特殊性，为更好地诊治高血压，强调要专门独立开展高血压研究。20世纪60年代初期，阜外医院组建了高血压专门病室，开展针对高血压深入系统的研究工作。随着时代的发展，高血压的防治研究机构在全国各地广泛建立起来，并广泛开展卓有成效的工作。

高血压的人才培养也经历了长期的过程。十年树木，百年树人，人才都是经历了长期临床和研究逐渐历练培养出来的。放眼全国，在近70年的不断探索中，每一代成长起来的高血压领域的优秀人才无一不是经历了长期的磨炼、积淀和刻苦钻研的过程。全国高血压的研究机构从最初的数个发展到今天的数十个，有大量优秀人才不断涌现，成为我国高血压防治领域的中坚力量，并在国际高血压科学界上发挥出越来越大的作用。

八、高血压学术组织建立

经外交部、卫生部批准，我国于1989年5月12日正式加入世界高血压联盟（WHL）。为促进国内外交流，开展高血压人群防治工作，遏制心脑血管病发病和死亡的增长态势，中国高血压联盟（CHL）于1989年10月6日在襄樊成立，大会选举刘力生为主席，龚兰生为副主席，吴英恺、陶寿淇、何观清为名誉主席。成立30年来，CHL对我国高血压的研究、防治、国际交流和人才培养起到了重要的推动和促进作用，并在2018年成功主办了国际高血压学会（ISH）科学年会，这也是中国首次举办ISH年会。

继CHL之后，多个全国和地区性学术团体也成立了高血压的二级分会组织，如中国医师协会高血压专业委员会、中国医疗保健国际交流促进会高血压分会、中国老年医学会高血压分会等团体，为高血压研究和防治的发展不断探索和努力。

九、将高血压控制在基层

新中国成立后我国高血压防控实践充分证明，在社区开展慢性病防治工作，通过提高社区服务站的治疗能力和宣传能力，将高血压控制在基层是最合适的方法。

1953年北京协和医院张孝骞教授提出了高血压预防方法，提倡必须做到规律的生活和良好的工作环境，适量的娱乐和运动，愉快的情绪，并强调饮食合理等。他提出为了早期发现高血压，应及时进行积极治疗，定期的健康检查的思想，对预防高血压不良后果有重大意义。

流行病学调查和中西医结合是1958—1967年第二个10年我国基层高血压人群防治的特点。流行病学调查和社区防治网的建立是1968—1977年的高血压防控标志。1969年基层高血压防治的“首钢模式”取得显著成效，20世纪70年代全国各地相继建立了高血压、脑卒中、冠心病的防治网。流行病学病因调查、疾病监测研究是1978—1987年我国高血压防控的重要标志。

1979年阜外医院、首钢医院及陕西汉中心血管病研究所在工厂和农村小范围人群开展一级预防试验点研究。通过宣教、加强患者管理和限盐等方法，结果试点厂高血压控制率提高。在这期间，北京、上海等8市对儿童、青少年人群进行了预防成长为成人后发生高血压的研究，提出高血压家族史、高盐摄入量及肥胖是发生潜在高血压的危险因素。1984年天津市委和市政府实现卫生观念和防治行为的大突破，在国内首先成立了包括高血压在内的“四病”办公室，得到卫生部和世界卫生组织的首肯。

1998年卫生部为提高广大群众对高血压危害的认识，动员全社会参与高血压和预防和控制工作，普及高血压防治知识，决定将每年的10月8日定为“全国防治高血压日”，每年都设定不同的宣传主题。在“全国防治高血压日”活动期间，广大医务工作者积极深入社区，开展多种形式的防控高血压知识宣传，提高了广大人民群众对高血压危害的认识，对增强全民自我保健意识具有非常积极的促进作用。

1998—2019年我国高血压研究全面发展，社区防治、流行病学病因调查、疾病监测研究等方面均有长足进步。高血压研究出现了许多新概念，高血压的一级预防通常是针对高血压的危险因素或高危人群所采取的预防措施，以推迟和减少高血压的发生。与此同时，在社区慢性病防治中，提出了"健康促进"概念和"人类认知与学习"概念；在危险因素研究中，开展了分子生物学研究、人类行为科学研究与人类营养学研究。重点开展高血压基层防治，深入乡镇社区宣传高血压防治知识，突出创新项目。目前的探索模式众多，如各地开展的分级诊疗、医联体和医共体等，"互联网＋"的技术也被引入管理体系，如《"互联网＋"高血压及相关疾病远程管理平台》。各学术团体也广泛开展了制订和推广高血压指南和共识的活动，促进了各层级的高血压防治工作的进行。

从2009年起，我国政府将高血压管理纳入"社区公共卫生服务包"中，已管理高血压患者8500万人，加上二、三级医院治疗的高血压人数，估计1亿名高血压患者在管理中。"十二五"抽样调查等多项研究显示，近年来我国居民高血压的知晓率、治疗率和控制率呈逐步上升趋势。

高血压是心脑血管疾病最常见的危险因素之一，70年来经过三代医学科技工作者的接续奋斗，我国高血压防治工作取得了可喜成就。但我国高血压人群的知晓率、治疗率和控制率与发达国家相比还存在一定差距，高血压防治工作仍然任重道远。

（刘力生　张宇清）

近几年国内外指南更新
——心力衰竭诊治的解读和评点

一、前言

近几年国内外发表和更新了心力衰竭（简称心衰）指南，如2016欧洲心脏学会（ESC）心衰指南（简称ESC指南，2016）、美国心衰管理指南（2017）（简称美国指南）、美国ACC/AHA/AHFS关于心衰药物更新的声明（简称美国声明）和中国心衰诊治指南（2018）（简称中国指南）。这些指南都发表于2019年之前。

总的来说，各国指南内容上很相似，对各种治疗方法的评价和推荐大体上一致。当然由于适用对象（专科医师或全科医师）、国情、学者们对证据认识和临床实践的不同，差异难免。这也说明，指南是拿来用的，不是为了当花瓶欣赏的。好的指南要反映新的进展，又必须实用，贴近各国国情。为什么几乎见不到"全球指南"，原由即在此。

各种心衰叠出，究竟在心衰领域有了重大的新研究新进展，抑或只是认识上有了变化？或两者兼而有之？这些都引起了业界人士的广泛关注。本文将对2019年以前的国内外指南的修改要点进行比较和评点，着重于基本的临床诊断和治疗问题。2019年国内外又有多个指南发表，将有另文介绍。

二、心衰的定义

关于心衰的定义数十年一直在变化，从注重血流动力学的改变、病理生理机制的演变，或两者兼而有之，转变为着重于临床状态的评估。ESC指南上与上一版相比基本内容相同，均认为心衰是一种临床综合征，故有心衰的症状和体征。增加的表述是：这些症状和体征"可导致患者静息/应激状态下心排血量减少和（或）心腔内压力升高"的。指南强调心衰必须有症状，如无症状不能称之为心衰，以及"无症状，无心衰"的观点。

这样的强调并非新的理念，实际只是传统和公认的观点。不过再次强调并写进指南中，还是很有必要的。说明在欧洲医师中仍有模糊的认识，必须予以纠正。这一问题不仅关系到心衰患者的评估与诊断，而且与临床治疗也密切相关。对于临床研究获取确凿可靠的证据也是成功的基本条件。

无症状但伴左室射血分数（LVEF）明显降低的患者，例如急性心肌梗死后LVEF可降至<40%或更低，如无心衰症状和体征，不能诊断为心衰。类似情况亦可见于长期高血压伴心肌重构的患者，尽管出现了左心房增大、室间隔肥厚，或冠心病长期心肌缺血伴左心室壁节段性运动障碍，并有左心室扩大的患者，如无心衰症状和体征，亦不能做出心衰的诊断，但可分别称之为高血压性心脏病和缺血性心脏病，并均伴心功能障碍或下降。

心衰明确指示为有症状的患者，应包括两种情况，一是现在有心衰的症状和（或）体征；二是既往有过心衰的症状和（或）体征，经积极治疗后现在无症状。例如，临床上射血分数降低的心衰（HFrEF）患者治疗后心衰症状消失，提示治疗有效，可继续维持原来的治疗方案。

心衰患者和HYHA心功能Ⅰ级两者如何认识？心衰患者心功能可以为Ⅰ级。而心功能Ⅰ级者未必都是心衰患者，例如老年人年老体弱，其心功能评估可以为Ⅰ级，但显然戴不上心衰的"帽子"。已诊断为心衰，或有过心衰失代偿患者，治疗的心功能目标是无症状，即心功能Ⅰ级，后者亦可称为无症状的心衰患者，与前述的心功能障碍或下降患者是迥然不同的。

三、BNP/NT-proBNP的测定

BNP/NT-proBNP的测定可用于排除心衰。各国指南均推荐在心衰和鉴别诊断上应用生物学标志物B型利钠肽（BNP）或N末端BNP原（NT-proBNP）。一般而言，BNP≥35pg/ml或NT-proBNP≥125pg/ml可以作为排除非急性心衰的切点水平。BNP的测定主要用于心衰的排除诊断而非确定诊断。因为该切点水平用于急性和非急性心衰的阴性预测价值很高（94%～98%把握度），而阳性预测价值较低（急性心衰为44%～57%，非急性心衰为66%～67%）。

这一观点并不新颖，也并无新研究证据作支持。但欧洲指南强调BNP/NT-proBNP切点的阴性排除价值，仍有临床实用意义。心衰的诊断仍需从临床上（病史、体检、心电图检查）综合评估做出，不可单独依赖BNP/NT-proBNP测定，后者有一定的局限性，存在灰色区域，其他心脏和非心脏疾病患者亦可明显升高，甚至年龄、肥胖也可影响其测定值。

近几年BNP/NT-proBNP研究的重大进展是推荐用于筛查可能发生心衰的高风险人群，如阶段A和B的人群，尤其后者。这一生物学指标不能用于普通人群的筛查。对于慢性心衰患者和急性失代偿患者，BNP/NT-proBNP的持

续走高或居高不下，往往提示治疗效果不佳、病情较重和预后不良。

四、心衰的预防

美国心衰指南一贯十分重视心衰的预防，21世纪初提出的心衰阶段（A、B、C和D）划分，受到广泛认可。阶段划分实际上就是强调心衰的预防，提倡早期干预各种危险因素和心血管疾病，从而防止心衰的发生和发展。此后更新的历次美国心衰指南，继续将阶段划分列为重点内容，并做了更详尽和具体的描述与补充，以适应新的形势，更利于实用。其要点一是预防从阶段A进展到阶段B，即防止仅有各种危险因素如高血压、糖尿病、高脂血症等患者转变为结构性/器质性心脏病如左心房增大、室间隔增厚、冠心病等。二是预防从阶段B进展至阶段C，即防止已有结构性/器质性心脏病患者发生失代偿，出现心衰症状。有症状的C阶段患者，病情会自发地持续进展，预后十分恶劣。因此，预防心衰发生极为重要，决不容忽视。三是预防阶段C患者进展至难治性和终末期心衰。

近几年生物标志物的研究进展提示，常用的标志物不仅有助于心衰的诊断，也可以用于心衰患者的预防。阶段B患者BNP/NT-proBNP测定值明显增高，可能属于心衰发生的高危人群，需要在密切观察同时，积极应用药物。阶段C患者BNP/NT-proBNP持续高居不下，往往提示疗效不佳，需要增加药物剂量、加用或替代应用疗效更佳的药物。肌钙蛋白C测定也有帮助，其升高对于并非冠心病所致的心衰，提示存在心肌损伤，ST2升高提示心肌纤维化过程加剧，积极采取有效的应对举措很有必要。需要积极抗纤维化治疗的心衰患者，可选择应用RAAS阻滞剂（ACEI/ARB/沙库巴曲缬沙坦）、β受体阻滞剂和螺内酯。一般认为螺内酯和沙库巴曲缬沙坦有更强的抗心肌纤维化作用。

欧洲心衰指南提出，为了预防或延缓心衰发生，延长生命，推荐治疗高血压，要降压达标；可应用他汀类药物治疗冠心病或其高危人群；应用ACEI治疗无症状的左心室功能障碍，以及β受体阻滞剂用于无症状心功能障碍和有过心肌梗死（MI）病史患者。在既往的欧洲心衰指南中，心衰预防未得到足够的重视，反之，欧洲新指南的表述虽然与已形成完整体系的美国阶段划分无法比拟，但较为简明、实用，便于基层医师应用，也可作为阶段划分的补充。

五、射血分数中间范围降低心衰（HFmrEF）

这是近期ESC指南提出的一个新概念，其LVEF为40%～49%，即介于射血分数降低的心衰（EFrEF, LVEF<40%）和射血分数保存的心衰（EFpEF, LVEF≥50%）之间。这一新分型出现是完全可以理解的，甚至可以说是顺

理成章的。LVEF在EFrEF和EFpEF两者之间的心衰患者需要一个身份认定，HFmrEF也就应运而生，并成为研究的一个新热点。

2018年中国心衰指南倒是接受了这一新分类方法。这一概念仍存有争议，国际上并未形成共识。LVEF是一种变量，有着动态变化的特点，EFrEF诊断标准中将LVEF的切点放在40%以下，是人为的，有如将血压升高标准定为>140/90mmHg一样。但决不是任意而为，而是有相当多的临床和基础研究依据，表明将这一变量取这样的切点是合适的，至少在现有条件下是合理的。

目前对HFpEF仍有许多未解之谜，不清楚其与EFrEF属于两种独立的、发生机制不同的心衰，抑或只是心衰发展过程中两个不同的阶段？有的患者（多见于高血压患者）在表现为HFrEF之前，的确可先发生HFpEF。但可以肯定的是，就机制而言，EFrEF主要由于神经内分泌系统尤其肾素-血管紧张素-醛固酮系统（RAAS）和交感神经系统的长期过度激活，而EFpEF显然不是，故这两者的临床治疗效果有显著差异：应用RAAS阻滞剂和阻断交感神经系统的β受体阻滞剂对HErEF有效，可以降低死亡率和改善预后，但却不能使HFpEF患者获得同样的疗效。此种状况显然提示两种心衰类型主要的病理生理机制虽然都是心肌重构，但引起重构的因素和机制可能很不同。这也证实将慢性心衰区分为EFrEF和EFpEF两种类型在临床上和机制上具有高度合理性。

HFmrEF的提出让人感觉到它就是一种介于HErEF和HFpEF之间的心衰状态或类型，认为这3种心衰可能是发展过程中的不同阶段。这样的认识与目前临床研究结果显然很不相符。此类心衰在病因、机制、影像学检查等许多方面，均异于HFpEF和HFrEF。

LVEF是评估心衰患者心功能的重要指标，且与死亡率及再住院均有密切的关联。但LVEF又是一个可以改变的指标，经过有效的治疗，其测量值可以升高，病情进展时则会降低。在病理生理上，其变化与许多因素有关，如心肌收缩力、心肌僵硬度、心脏充盈（如回心血量、容量负荷，即前负荷），后负荷（如外周血管阻力等）。因此，LVEF可看作是心衰的危险标志物，但决不是心衰的病因。在原有两型心衰（EFrEF和EFpEF）尚有许多争议和谜团之时，又冒出一个HFmrEF，究竟有多少临床价值，是否有助对心衰的了解和探索，以及临床治疗？抑或只是抛出一个新问题，聊以安慰处于平台状态的心衰病理生理学研究的无奈？对此我们只能拭目以待。

HFmrEF人群其实有可能归为EFrEF或EFpEF。依据的是心脏大小和形态，即心肌重构的病理学形态特征。EFrEF的主要特征是心脏扩大EFpEF如心脏明显增大（尤其左心室），左心室壁和室间隔变薄呈离心性改变。EFpEF的改变恰正相反，心脏大小正常（或仅有左心房增大），左

心室壁和室间隔增厚,呈向心性肥厚。因此,如HFmrEF患者心脏明显扩大,可能是"改善的"HFrEF,即治疗后LVEF值≤40%以下提升至41%～49%;如心脏大小(尤其左心室)正常,应判为"进展的HFpEF",即病情进展,其LVEF从≥50%降低至49%～40%,并且未来病情还可能继续发展,心脏会扩大,LVEF可降至40%以下,即从HFpEF转变为HFrEF。

这样的分析可能更为实用,更适合目前我们对心衰的认识,更有助于临床处理:改善的HFrEF可继续采用行之有效的"金三角"方案,而进展的HFpEF仍应采用相应的治疗包括消除液体潴留(利尿剂)、降压达标、控制各种并存疾病等。晚近的荟萃分析提示:HFmrEF患者可以从坎地沙坦、β受体阻滞剂和螺内酯治疗中获益,这不就是金三角吗?

六、沙库巴曲/缬沙坦的推荐应用

近几年的欧美和中国指南一致积极推荐应用,主要基于PARADIGM-HF试验的阳性结果。该研究设计细致,运作良好,质控有保障。试验组和安慰剂对照组心血管病死率差异在统计上达到P值为小数点之后8个零。这意味着其结果的可靠性相当于2～3个同样的大样本随机对照研究,证据强度可考虑列为A级。而且,该药是一种具有标志性的创新药物,其化学结构上有两个基团,可以分别作用于血管紧张素Ⅱ受体,发挥相当于ARB的生物学效应,以及作用于内啡肽类,尤其是利钠肽,使之降解减少,体内浓度增加,发挥利钠肽的扩张血管、利尿排钠、抑制RAAS和交感神经系统的生物学效应。PARADIGM-HF试验的明确阳性结果,不仅使该药治疗心衰的疗效得到充分肯定,也清楚表明,具有双靶点和多靶点作用的药物,应是未来心衰药物研究的新方向。

欧美新指南虽均推荐该药的应用,但两者的推荐存在一些差异。欧洲指南推荐用于已经循证剂量(包括最大耐受剂量)的ACEI、β受体阻滞剂和醛固酮拮抗剂之后仍有症状的心衰患者,可以将该药替换ACEI,以进一步降低心血管病死亡率。美国指南对该药的推荐是在开始治疗时即可考虑应用ACEI或沙库巴曲/缬沙坦。

这两种推荐方法在应用时间上虽有所差异:美国指南推荐可在起始时应用,而欧洲指南是在ACEI应用至循证剂量,而且还合用β受体阻滞剂和醛固酮拮抗剂后患者仍有症状时再替换。但两者均符合目前研究所获得的临床证据(PARADIGM-HF试验)。该研究证实,与ACEI依那普利相比较,该药可以显著降低HFrEF患者的心血管死亡率、再住院率及全因死亡率。其中降低心血管死亡率达20%,而ACEI在既往临床研究中降低心血管死亡约为18%,即沙库巴曲缬沙坦替换ACEI后可以使心血管死亡率降低幅度提高1倍。因此,该药在临床上的积极应用是合适的。

美国指南虽然推荐更为积极,实际上是将沙库巴曲/缬沙坦看作是一种新的RAAS阻滞剂,即与ACEI或ARB一样,因此主张不妨起始就用。欧洲指南虽较为保守,实质上认为沙库巴曲/缬沙坦是一类新药,审慎是必要的,理应严格遵守PARADIGM-HF试验中采用的方法。

不过,晚近根据两项研究(PIONEER-HF和TRANSITION)结果提出了更积极的推荐意见,出院前后的心衰患者,即尚不稳定的心衰也可以应用,且可以起始就应用沙库巴曲/缬沙坦。与前一指南比较,可以看出推荐更积极体现在一是用于不稳定的患者(因失代偿住院),二是可以起始应用。同时也证实该药的应用对肾功能不会有负面影响,与ACEI依那普利比较,更加安全。

七、HFrEF的药物应用

欧洲指南推荐所有患者应终身使用可改善预后的药物,包括联合应用ACEI、β受体阻滞剂和醛固酮拮抗剂,不能耐受ACEI的患者可代之以ARB。经上述治疗后仍有症状者,推荐应用沙库巴曲/缬沙坦替代ACEI。有充血症状和体征的心衰患者,推荐应用利尿剂以改善症状和运动耐量。还建议ACEI和β受体阻滞剂可以同时启用,既往欧洲心衰指南强调应先用ACEI,尔后加用β受体阻滞剂。

2014年中国心衰指南就已提出ACEI和β受体阻滞剂可以同时起始应用,也可以和利尿剂一起应用。对于醛固酮拮抗剂的应用,中国指南的推荐也更加积极。欧洲指南仍强调应在ACEI和β受体阻滞剂应用后仍有症状的患者,才考虑加用醛固酮拮抗剂。中国指南建议可以在ACEI和β受体阻滞剂启用的同时加用醛固酮拮抗剂,前提是没有明确的禁忌证(血钾≥5mmol/L或肌酐清除率≤30ml/min)。

中国指南积极主张尽早和尽量广泛应用醛固酮拮抗剂是基于两个重要事实。一是中国医师习惯将螺内酯作为利尿剂使用,且在早期即与其他袢利尿剂联合,其应用剂量甚至多大和现在推荐的剂量,并未见不利影响。二是此类药对心衰的有益影响已得到基础研究和临床研究的充分证实:①心肌纤维化在心衰和心肌重构的发生发展中起着重要作用,螺内酯有良好抑制效应;②ACEI或ARB的应用,并不能阻遏螺内酯的产生,且存在"逃逸现象",2～3个月体内醛固酮水平即可恢复原来的高水平;③醛固酮拮抗剂和ACEI及β受体阻滞剂的三药合用在临床上是安全的;④此类药已证实不仅可用于NYHAⅢ～Ⅳ级,而且也有益于NYHAⅠ～Ⅱ级尤其Ⅱ级心衰患者(EMPHASUS-HF试验);不仅适用于HFrEF,也可用于HFmrEF患者。

2018年中国心衰指南药物治疗主要更新是推荐应用两种新药沙库巴曲/缬沙坦和伊伐布雷定。前者用于金三角之后仍有症状的患者,以沙库巴曲/缬沙坦替代ACEI或

ARB。后者一是主要用于金三角后仍有症状、窦性心律、静息心率>70次/分的患者，二是不耐受β受体阻滞剂的患者，建议以伊伐布雷定代之，这一推荐级别提升为Ⅱa级。欧美和指南对伊伐布雷定推荐应用，与中国指南很一致。

中国指南首次提出易损期概念。易损期指的是因心衰住院，治疗后出院3个月的患者。易损期患者有很高的死亡率（约15%）和再住院率（30%），该阶段的治疗对心衰患者的发展和中长期预后均有重要的影响，值得给予充分的关注，包括心率管理。

中国指南还推荐应用芪苈强心胶囊，其多中心临床研究结果证实，在金三角基础治疗下芪苈强心治疗组较之安慰剂对照组，NT-proBNP水平下降幅度>30%人群比率显著增加。这一替代指标公认可以反映药物治疗的临床疗效。该研究的次要疗效指标如生活质量、6min步行距离、左室射血分数等也优于对照组。未来希望开展以死亡率为硬终点的研究。

八、非药物治疗的推荐

（一）心脏再同步化治疗（CRT，CRT-D）

欧洲ESC指南建议CRT用于优化药物治疗3个月以上仍有症状且LVEF≤35%、窦性心律、LBBB和QRS波时限≥130ms的心衰患者。QRS波时限<130ms的患者禁用CRT。值得注意的是，首次提出应用CRT前必须有至少3个月的优化治疗。

2014年中国心衰指南中即提出，在决定是否应用CRT前应进行3～6个月优化的药物治疗。为什么需要3～6个月？ACEI达到目标剂量常需要1～2个月，而β受体阻滞剂大到目标剂量（或最大耐受剂量）则至少需要3个月，对于心功能差的患者，可能需要6个月时间。

这样做是完全有必要的，部分患者经积极治疗，LVEF提升至35%以上，可能暂时并不需要做CRT治疗，而且，在优化药物基础上CRT效果更好，更能发挥积极作用。由于CRT价格昂贵，近1/3有适应证患者应用后可能不能获益（无反应者），以及应用后部分患者可能出现心理障碍，影响心衰治疗效果等，从严掌握CRT适应证是适宜的。

2018年中国指南修订CRT/CRT-D的适应证：QRS波宽度由≥120ms更新为≥130ms，强调有心电图左束支阻图形，方法可以采用左心室多部位起搏，适用于常规CRT无效患者；增加推荐希氏束起搏（HBP），适用左心室导线置入失败者、CRT术后无应答、心房颤动室率快而药物难控制、消融失败或有禁忌证、心房颤动慢室率需要依赖起搏等的患者。

（二）置入性自动除颤复律器（ICD）

国内外指南对ICD应用适应证大体上一致。伴LVEF显著降低的慢性心衰有心脏停搏和心室颤动（简称室颤）、或有严重室性心律失常［室颤、持续性室性心动过速（简称室速）］并伴明显症状或血流动力学改变，可应用ICD作为心脏性猝死的二级预防。缺血性心肌病伴LVEF显著降低（<35%）、有严重心肌缺血或心肌梗死、心功能Ⅱ～Ⅲ级的患者，亦可置入ICD作为心脏性猝死的一级预防。有适应证患者在术前应有至少3个月规范的药物治疗，包括金三角（RAAS阻滞剂中含沙库巴曲/缬沙坦）均达到目标剂量和耐受剂量。窦性心律患者、心率>70次/分患者，联合伊伐布雷定和β受体阻滞剂后静息心率超过60～65次/分。不推荐在MI后40d内置入ICD，因为此时置入并不能改善预后。关于心功能Ⅰ级，LVEF≤30%缺血性心衰患者，是否应预防性应用ICD，以降低以猝死为主的死亡率？临床的研究证实有效，但入选研究有高度选择性，并非普通心衰人群、样本量不够大、基础治疗欠缺优化，应十分审慎，不宜作为常规。另外，对于非缺血性心衰、优化治疗3个月后、LVEF≤35%、心功能Ⅱ和Ⅲ级患者应用ICD，虽然多数指南均如此推荐，但临床应用还是要慎重，实际上对这一人群临床研究证据（如DANISH试验）并不充分，也有值得商榷之处。更重要的是，现有证据几乎均来自国外研究，缺少中国人群的研究。

九、急性心力衰竭

这仍是心衰范畴里一个尚未攻克的堡垒。药物治疗无突破。主要进展在于非药物的器械治疗如左心室辅助装置、体外生命支持装置（ECLS）和体外膜氧合器（ECMO），尤其适用于重症或伴心源性休克患者。另一重要进展是处理理念的进步，可体现在国内外指南中的建议和推荐中。

"对疑是急性心衰的患者应尽可能缩短所有诊断和治疗决策的时间"，在起病初始阶段需提供循环支持和（或）通气障碍，"需迅速识别并存的威胁生命的临床情况和（或）易感因素：急性冠脉综合征、高血压急症、心律失常、急性机械并发症和肺栓塞（简称CHAMP），并根据指南推荐进行相应的特异性治疗"。

这5个因素既是急性心衰的基本病因，又是发作的诱因。如不能加以控制，急性心衰难以控制，也易于复发。欧洲指南这一建议虽非首次提出，但在指南中作如此强调，却是首次。

要求对急性心衰患者做床边评估，"在急性心衰早期阶段根据临床评估（如是否存在充血和外周低灌注）选择最优治疗策略，强调低灌注不等同于低血压，但低灌注往往伴随低血压。"在评估的基础上可以将患者区分为干暖、湿暖、干冷和湿冷4种类型。这样的分型有非常实用的临床价值，由此可以了解病情的轻重程度、血流动力学的主要指标、判断急性期的死亡率和预后，还可以指示治疗的方向,包括血管活性药物的选择等。

十、多学科护理和管理

各国指南均推荐在多学科护理和管理体系中管理心衰患者,实现全程无缝衔接管理,可以降低因心衰的再住院率和死亡率。中国新指南也基本做了同样的推荐。主要内容如下。

以指南为导向,治疗包括药物、非药物的治疗;对病因、诱因和合并症(其他心血管疾病和非心血管疾病)的有效处理,以及开展适当的、循序渐进的运动康复

训练。

多学科团队的组建包括心脏专科医师、相关专科的医师、全科医师、护士、药师、心理师、康复治疗师、营养师等,并协调地开展工作。

重视基本治疗方案和新的药物的应用,形成适合的个优化治疗和管理。这种管理应贯穿于每个具体心衰患者发展的各个阶段,包括慢性稳定期、急性失代偿期,围住院期包括住院、出院前、易损期等。此外还应重视一些具体的工作,如定期随访制度、患者教育等。

（黄　峻）

慢性冠脉综合征：新概念，新策略

心血管病（cardiovascular disease, CVD）是我国居民疾病死亡的首位病因。根据《中国心血管病报2018》中的数据，我国心血管病现有患病人数约2.9亿人，而其中冠心病（coronary artery disease, CAD）患者达1100万人，并且CAD死亡率呈现逐年持续升高的趋势，因此CAD的防治工作仍然面临严峻的挑战。

CAD的主要病理生理特征是动脉粥样硬化斑块形成和进展，从而引起的心外膜血管阻塞/功能异常及微循环障碍，最终引起心肌缺血。在过去的冠心病分类中，我们曾经将CAD分为"心肌梗死、心绞痛、缺血性心肌病、无症状性心肌缺血和猝死"，或"急性冠脉综合征（acute coronary syndrome, ACS）和稳定型冠心病"。然而，既往分类并未覆盖所有冠心病可能的临床情境，也未能更好地反映疾病及其风险动态变化的特点。因此，在2019年欧洲心脏病学学会（European Society of Cardiology, ESC）年会上，提出了慢性冠脉综合征（chronic coronary syndrome, CCS）的概念，与ACS遥相呼应。本文将依据《2019ESC CCS诊断和管理指南》，向大家介绍CCS这一概念提出的必要性和意义，以及CCS诊断、危险分层和治疗策略中相关新的证据和策略。

一、CCS的基本概念及其内涵

CAD的病理特征是一个动态发展的过程，从早期低密度脂蛋白胆固醇通过内皮细胞进入动脉壁，在氧化修饰下引起局部炎症，泡沫细胞的形成和平滑肌细胞增殖，出现动脉粥样硬化斑块。从亚临床阶段到出现心肌缺血表现，患者可能在一个较长的时期保持相对稳定的状态，然而在某些情况（比如斑块破裂/侵蚀）下可能会变得不稳定，从而出现急性血栓形成等冠状动脉事件；而"稳定"和"不稳定"两种状态往往会交替出现，并伴随CAD患者的一生。总体来讲，CAD总体的心脏事件和死亡风险，随着时间的推移逐渐增加。通过最佳的危险因素控制和生活方式的调整，积极的二级预防和适当的血运重建治疗，患者可以长期保持稳定；否则，患者仍然面临急性冠脉综合征反复发作的风险。正是基于此，2019年ESC指南提出了CCS的概念，包括以下6种临床情况：①疑似CAD和有"稳定"心绞痛症状，无论有无呼吸困难的患者；②新出现的心力衰竭或左心室功能障碍，怀疑为CAD的患者；③ACS发病后1年内无症状或症状稳定，或近期

行血运重建的患者；④无论有无症状，最初诊断CAD或血运重建后1年以上患者；⑤心绞痛、疑似血管痉挛或微血管疾病的患者；⑥筛查时发现CAD的无症状患者。CCS概念的提出，在更好地理解疾病不同阶段的同时，也涵盖了CAD疾病发展过程中更多的临床情况，进一步强调了心脏事件风险的动态变化特征和坚持规范治疗的重要性。

二、CCS的诊断流程和危险评估

2019年的ESC指南不仅提出了全新的概念，同样也为CCS诊断制定了更加清晰实用的新的诊断和评估流程。CCS的诊断流程共包括6个步骤，通过症状、体征和一般状况的评估，结合心脏功能预测CAD诊断的可能性；在此基础上，选择合理的冠脉解剖和（或）心肌缺血的功能学检查建立或排除CAD诊断；而确诊后对患者的心脏事件风险进行评估，从而决定后续的治疗策略。

（一）临床表现的评估

全面的临床评估（包括重要的病史询问和体格检查）对冠心病的诊断至关重要。通过心绞痛发作诱因、性质、部位和缓解方式判断是否符合典型心肌缺血症状及其严重程度。

而冠心病危险因素（如早发冠心病家族史、脂代谢紊乱、糖尿病、高血压、吸烟等）的确认和必要的体格检查，可以进一步为诊断提供重要依据及鉴别临床表现相似的其他疾病（如瓣膜病、肥厚型心肌病、甲状腺疾病和贫血等）。

（二）总体健康状况的评估

在进一步检查之前，应评估患者合并症和生活质量是否适合进行相应的检查。无论从医学伦理或是医疗安全角度，总体健康状况评价可以更全面地了解潜在的风险和获益，从而制订相对合理的检查方案。

（三）基本的辅助检查

疑诊CAD患者的基础检查包括生化检查、静息/动态ECG监测、静息超声心动图及胸部X线检查。通过实验室生化检查，除进一步明确患者危险因素及合并疾病外，心肌损伤标志物的测定（尤其是高敏肌钙蛋白T或肌钙蛋白

I)可以帮助排除ACS的诊断。静息ECG尽管常常并无阳性发现,但若出现病理性Q波或传导阻滞等异常表现,仍然对CAD诊断有所帮助。而静息超声心动图和心脏磁共振检查,除了解心脏功能和结构外,可以提高对既往心肌梗死的诊断准确率。

(四)CAD诊断的验前概率(pre-test probability,PTP)和临床可能性

PTP可以帮助我们决定对患者是否进行进一步的诊断检查。当PTP过高(诊断检查的阴性预测价值低)或过低(诊断检查的阳性预测价值低)时,后续的诊断检查意义有限。

对于阻塞性CAD诊断的PTP是基于年龄、性别、症状特征进行的,而随着欧美人群CAD患病率的下降,在新指南中基于3项当代临床研究的汇总分析,提出了新的PTP估算,明显降低疑诊CAD患者非侵入性和侵入性检查的诊断需求。PTP<15%的患者心血管死亡或心肌梗死年发生率<1%,因此在新指南中PTP<15%的患者延迟检查是相对安全的。而当PTP<5%时,患者实际CAD诊断的可能性很低,因此往往只有在具备充分理由的情况下才考虑进行诊断性检查。除非临床上有其他证据显示阻塞性冠心病的可能性很高,否则患者不应接受常规的直接侵入性检查,而PTP>15%的患者应首选非侵入性检查,因此PTP的更新可大幅度降低对疑诊冠心病患者进行有创和无创检查的临床需求。

验前概率仅仅包括3个维度的参数,与之相比,在新指南中提出的结合CVD危险因素、静息ECG改变、左心室功能及冠状动脉钙化的临床模型,可以改善对阻塞性CAD患者的识别(图1)。尤其对于PTP为5%~15%的患者进行冠心病的临床可能性的评估后对选择相应的后续检查具有重要意义。

(五)进一步的检查推荐

对于临床评估无法排除CAD诊断的患者,指南推荐使用非侵入性检查手段帮助确定诊断并评估事件风险,其中包括无创功能性影像学检查和冠状动脉CT血管造影(CTA)。

1.无创冠状动脉功能学评估 包括运动平板、负荷心脏磁共振(CMR)或负荷超声心动图检查、单光子发射CT(SPECT)和正电子发射断层扫描(PET)检查,通过运动或药物负荷诱发的心肌缺血,引起ECG改变、室壁运动减弱和灌注降低从而明确CAD诊断。与阻塞性冠状动脉狭窄的功能学检查金标准——冠状动脉血流储备分数(FFR)相比,PET、负荷超声心动图和CMR检查都具有较高的准确性,更加适合冠心病临床可能性较高的患者。

2.无创冠状动脉解剖学评估 冠状动脉CTA检查时可以同时对冠状动脉管腔和管壁进行评估,对冠状动脉造影定义的梗阻性冠状动脉狭窄(>50%)诊断的准确性较高。但需要注意的是,与冠状动脉造影检出的狭窄相似,基于解剖学的狭窄并不都会明显狭窄冠状动脉血流,从而引起明显的心肌灌注异常,尤其在50%~90%狭窄的范围,功能学的评估对治疗策略的制订仍然意义重大。由于其较高的阴性预测价值,尤其对于临床可能性相对较低的患者更加推荐。需要指出的是,近年来出现的基于CTA的FFR-CT检查,可以有效地整合冠状动脉解剖和功能学信息,通过进一步完善算法、提高计算速度和准确性,未来将会拥有更加广泛的应用前景。

3.有创冠状动脉评估 如果疑诊CAD的临床可能性很大(综合PTP以及危险因素和辅助检查),药物治疗效果不佳或在较低运动下即可诱发典型的CAD发作,可考虑直接进行有创冠状动脉造影检查。但需要注意的是,冠状

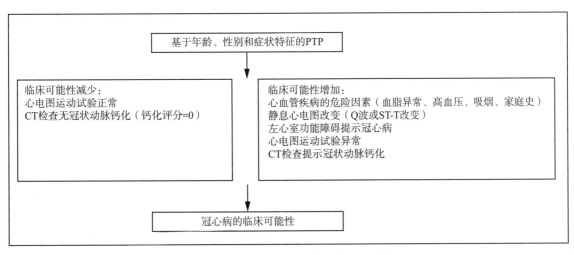

图1 阻塞性CAD临床可能性的决定因素

动脉造影发现的狭窄与血流动力学严重程度之间往往并不匹配。对于冠状动脉狭窄50%~90%或多支血管病变的患者，推荐应用FFR检测冠状动脉病变是否引起显著心肌缺血。

（六）CCS的风险评估

CCS患者的心血管事件风险评估应包括临床评估、静息超声心动图行左心室功能及无创和有创的心肌缺血或冠状动脉解剖评估。高事件风险定义为每年>3%的心脏死亡率（表1），低事件风险定义为每年<1%的心脏死亡率。CCS的风险评估对于诊断及治疗策略的制订都具有重要的指导意义。

表1　CCS患者的高心脏事件风险定义

运动ECG	根据Duke Treadmill Score CVD死亡率每年>3%
SPECT或PET	缺血面积≥左心室心肌的缺血面积≥左心室心肌的10%
负荷超声心动图	16个节段中≥3个出现负荷诱发的动力不足或无动力
心脏磁共振	16个节段中≥2个出现负荷灌注缺损或≥3个出现多巴酚丁胺引起的功能障碍
冠状动脉CTA或冠状动脉造影	伴近段狭窄的3支血管病变、左主干病变或前降支近段病变
侵入性功能检查	FFR≤0.8，iFR≤0.89

三、CCS的治疗理念和策略

（一）生活方式的干预

生活方式的调整和干预是CCS患者综合管理的基础和重要组成部分。严格的戒烟，限制酒精摄入（酒精摄入量为每周<100g或15g/d）、均衡的饮食（饱和脂肪酸为总摄入量的<10%），规律的锻炼（每天30~60min）和健康的体重（<25kg/m^2）可以显著降低心血管事件和死亡的风险。

（二）抗缺血治疗

CCS的主要病理生理基础是冠状动脉心外膜血管和微循环阻塞或非阻塞性因素导致的心肌缺血。严重的心肌缺血与不良预后密切相关。理想的CCS药物治疗应在有效改善心肌缺血症状的同时，降低心脏事件的风险。然而，在整体CCS人群中，并没有明确证据支持抗缺血药物治疗可以有效改善长期预后。根据既往的循证医学证据，在2019年的新版指南中，将β受体阻滞剂和钙通道阻滞剂列为一线抗缺血药物，而包括硝酸酯类药物、伊伐布雷定、尼可地尔、曲美他嗪和雷诺嗪等作为二线药物。

需要注意的是，由于不同患者合并疾病、临床情况和对不同药物的耐受情况不同。因此，新版指南针对一般标准情况、不同心率状态（>80次/分或<50次/分）、是否合并心力衰竭或低血压，分别进行了相应的抗缺血药物方案和流程。

（三）抗栓治疗

冠状动脉血栓形成是CCS进展为ACS中重要的病理机制，因此抗栓治疗对CCS患者的长期预后意义重大。既往在稳定性冠心病的患者抗栓治疗中，推荐以小剂量阿司匹林（75~100mg/d）为主的单联抗血小板治疗方案。而随着COMPASS和PEGASUS-TIMI54等研究结果的公布，在新版指南中推荐窦性心律的CCS患者，如果缺血风险高而出血风险较低则应在阿司匹林治疗基础上增加一种抗栓药物（包括氯吡格雷、普拉格雷、替格瑞洛和利伐沙班）进行长期二级预防。高缺血风险患者定义为弥漫性多支病变且至少合并以下4项中任意1项的患者：①需要药物治疗的糖尿病；②复发性心肌梗死；③外周动脉疾病；④慢性肾脏病3~4期。而高出血风险则定义为有颅内出血/缺血性脑卒中病史或其他颅内疾病病史、近期胃肠道出血或可能存在胃肠道失血所致贫血或与出血风险增加相关的其他胃肠道疾病、伴有肝衰竭、有出血倾向或凝血功能障碍、高龄或虚弱、需进行透析治疗的肾衰竭或慢性肾脏病5期。接受经皮冠状动脉介入治疗（PCI）的CCS患者，建议阿司匹林和氯吡格雷双联抗血小板治疗6个月，如患者出现危及生命的严重出血风险时，可缩短至1~3个月）。CCS合并心房颤动的CHA$_2$DS$_2$-VASc评分≥2分的男性患者或CHA$_2$DS$_2$-VASc评分≥3分的女性患者应进行长期进行抗凝治疗，优先选择新型口服抗凝药。而CHA$_2$DS$_2$-VASc评分≥1分的男性患者或CHA$_2$DS$_2$-VASc评分≥2分的女性患者也可考虑选择新型口服抗凝药治疗。合并心房颤动的CCS患者，如有抗凝适应证并接受了PCI治疗，若缺血风险大于出血风险时考虑双联抗血小板（阿司匹林和氯吡格雷）口服抗凝药组成的三联抗栓治疗方案，时长1~6个月，根据缺血及出血风险评估结果而决定总体时间。如果缺血风险较低或出血风险大于缺血风险时于PCI后1周内停用阿司匹林，并使用氯吡格雷联合口服抗凝药进行双联抗栓治疗。

（四）抗动脉粥样硬化和代谢治疗

CCS的病理生理核心是动脉粥样硬化的发生和进展，而在其中血脂代谢的异常是最重要的机制。随着低密度脂蛋白胆固醇（LDL-C）水平的降低，CAD患者的心血管事件甚至全因死亡随之下降，因此，降脂治疗是CCS管理的重要环节。根据ESC最新的血脂管理指南，CCS属于动脉粥样硬化性心血管疾病（atherosclerotic cardiovascular disease, ASCVD) 范畴, LDL-C的靶目标应<1.4mmol/L, 同时较基线降低至少>50%(尽管CCS指南中的目标值为<1.8mmol/L)。

在降脂治疗的药物中, 他汀类药物通过竞争性抑制肝细胞羟甲基戊二酰辅酶A还原酶(HMG-CoA) 活性从而抑制胆固醇在肝脏的合成, 是降脂治疗的基础。如果无法达标, 联合应用抑制胆固醇吸收的依折麦布可以进一步降低LDL-C水平及心血管事件风险。然而在临床实践中, LDL-C控制比例仍然十分有限, 当上述联合治疗仍无法将LDL-C控制在目标值以下时, 应考虑加用前蛋白转化酶枯草溶菌素9型(PCSK9) 抑制剂。PCSK9抑制剂可以将LDL-C持续降至1.3mmol/L以下。在FOURIER研究和Odyssey系列研究中, 在他汀类药物的基础上, LDL-C水平仍然高于1.8mmol/L的患者, 加用依洛尤单抗或阿利库单抗可以显著降低CVD患者主要心血管事件风险, 且并未增加包括出血在内的不良反应发生率。

糖尿病是ASCVD重要的危险因素, 同时增加CVD患者的死亡风险。在最新ESC指南中, 建议将HbA1c控制在7%以内。近年来新型降糖药, 包括钠–葡萄糖协同转运蛋白-2(SGLT-2) 抑制剂和胰高血糖素样肽-1(GLP-1) 受体激动剂, 在大型临床研究已经证实可显著降低心血管事件。SGLT-2抑制剂甚至在无糖尿病的心力衰竭患者中同样可以减少心血管死亡和心衰恶化风险。因此, 在CCS指南中, 将合并糖尿病的CCS患者的降糖治疗中将SGLT-2抑制剂和GLP-1受体激动剂列为Ⅰ类推荐。

（五）血运重建治疗

对于CCS患者的血运重建治疗, 多年来充满争议。血运重建治疗的意义在于改善预后和缓解缺血症状。然而, 从COURAGE研究到ISCHEMIA研究, 相比优化的药物治疗, 血运重建治疗未能减少心血管死亡、心肌梗死及因不稳定型心绞痛、心衰入院等心血管不良事件风险。但ISCHEMIA研究同样显示, PCI可以减少早期自发性心肌梗死发生风险, 明显改善患者心绞痛症状, 从而提高生活质量。

因此, 对于CCS患者, 血运重建治疗的适应证应该更加严格和谨慎, 血运重建治疗更多是在最佳药物治疗基础上反复出现心肌缺血症状情况下进行的。而对于近远期预后的改善, 功能学检查将在治疗决策制定中发挥重要作用。CCS指南指出, 对于无创功能学检查发现缺血面积>左心室面积10%或者CAD所致左室射血分数<35%, 应考虑血运重建治疗。在FAME 2研究的5年随访中, 对于合并FFR<0.80的患者, 在最佳药物治疗基础上接受PCI治疗, 与单纯最佳药物治疗相比, 显著降低了紧急血运重建率和自发心肌梗死发生率。因此, CCS指南同时推荐, 冠状动脉狭窄超过90%, 或主要血管FFR≤0.80或iFR≤0.89应考虑血运重建治疗。而近年来, 基于冠状动脉CT的FFR-CT及基于冠状动脉造影的FFR技术蓬勃发展, 与有创FFR取得了高度的一致性, 在未来将有望成为CCS血运重建治疗新的"守门人"。

（霍　勇　郑　博）

新的国内外指南特点与中国的临床实践

中国高血压发病高、控制率低，从1999年始至今中国已经颁布了4部高血压指南，2018年新的高血压指南从11个方面进行修改，与国外（美国、欧洲）指南在大多数地方有微弱差别，个别地区有重大差别。本文就几个重点问题进行阐述和点评。

一、我国指南与其他指南国家差别较大之处

（一）启动药物治疗的血压值

2017年AHA/ACC：所有患者均＜130/80mmHg，中国和欧洲国家均≥140/90mmHg。但在特殊人群，中国更趋于个体化。中国指南在这方面不同于美国和欧洲，降压的靶目标及阈值如下。

1.老年高血压　65～79岁的普通老年人，血压≥150/90mmHg时推荐开始药物治疗，≥80岁的高龄老人，收缩压（SBP）≥160mmHg时开始药物治疗（Ⅱa，B）。

2.高血压伴脑卒中　血压≥140/90mmHg时应启动降压治疗，急性缺血性卒中需溶栓者≥180/110mmHg时应启动降压治疗。

3.妊娠相关高血压　血压≥150/100mmHg时应开始治疗。

其他的变化不大。

新指南这部分的阐述，我们需重视的是：高血压是需要有治疗的血压水平的阈值，除此之外还应当关注心血管的风险，血压和心血管相关风险的评估是我们管理血压、启动降压治疗的双重要素。我国指南启动治疗的血压水平阈值及治疗靶点与欧美国家有所不同，我国指南没有像欧洲国家那样设定了血压的底线，也不同于美国指南对所有人群血压都是＜130/80mmHg。我国指南对血压目标值的确定，是依据不同合并疾病及人群特点，使血压目标的控制更趋于个体化。

（二）药物治疗

β受体阻滞剂一线的地位存在博弈，中国和欧洲高血压指南不同于英美及日本，重点强调了高血压治疗中β受体阻滞剂的地位，并将它作为高血压的初始治疗和维持治疗药物。之所以纳入β受体阻滞剂是基于交感神经在高血压中的作用机制，同时流行病学提示：静息心率≥80次/分在我国高血压患者中占35%。同时我国冠心病和心力衰竭的发生率在逐步增加，这都是β受体阻滞剂的适应证和指征，因此β受体阻滞剂更适合中国国情。

（三）心血管风险评估方面

3个指南均给予了强调。美国强调10年ASCVD风险；欧洲依据SCORD评分；我国按照中国CVD的风险。3个指南均重视了终身风险。

二、各国指南相似之处

1.高血压患者不仅要关注血压水平，还应关注心血管风险，进行评估。

2.心房颤动被纳入临床疾病。

3.血压水平评估：不仅依赖于诊室血压、还要考虑诊室外血压测量（ABPM、HBPM）。

4.药物治疗：低、中危高血压患者均可起始联合治疗，特别是提倡SPC。

5.远程医疗纳入高血压管理之中。

6.高血压伴多重危险因素的管理，高血压患者在控制血压的同时，还需调脂、控盐、降糖和抗血小板治疗。

三、中国的临床实践

要结合我国高血压特点进行干预与血压管理。

（一）高盐食入，盐敏感度高

我国6000多名高血压患者通过24h尿钠排泄了解高血压的盐摄入量，结果显示，21%高血压患者高盐（＞12g/d）摄入，45%中量盐（6～12g/d）摄入，25%的正常盐（＜6g/d）摄入。由此看来高血压患者中盐摄入＞6g/d占71%。2023年健康中国行动项目中要求盐摄入＜5g/d，提示高血压患者有更多的盐摄入量，这就提出高血压患者虽然不是人人需要控盐，但限盐也是非常必要的。从而提出首先应当进行盐摄入的评估。然而通过24h尿钠测定方法来评估盐的摄入，但这种方法复杂，不易推广。于是我们建立了中国的盐简易评估方法，即点尿评估法、简易食品盐的积分评估法和口含盐阈值片评估法。这些简易的方法为基层盐的摄入评估提供了可能。

（二）依据盐的摄入进行健康的管理应成为可能

对于高盐摄入的方法，可以摄入低钠盐，同时采取以利尿剂为基础的联合治疗方案。对此我们提出依据盐摄入高血压的临床表型药物治疗的专家共识（图1）。

（三）高血压患者以盐为表型推动分级诊疗的实施

高血压患者以盐为表型推动分级诊疗的实施见图2。

（四）研发国家具有知识产权的全新药物，并走中国自己的循证医学道路

1.阿利沙坦酯：国家1.1类新药　阿利沙坦酯是一种新型ARB，不经过肝脏代谢，直接经过肠道酯化形成降压效果的代谢产物，药物经多基础研究、1期、2期、3期及2200例4期临床研究证明了它的明显降压疗效和安全性。

2.左旋氨氯地平：国家1.5类新药　此药是在苯磺酸氨氯地平基础上拆分的手性药物，其疗效和安全性获得证实，同时已经完成了左旋马来酸氨氯地平与苯磺酸氨氯地平（消旋体）的效果性对比研究，这是一项针对中国高血压患者进行了大样本（10 031例）、多中心、前瞻性比较研究。研究表明：马来酸左旋氨氯地平可有效降低我国高血压患者的心脑血管复合终点事件，而药物安全性和药物经济学具有差异化优势，下肢水肿、头痛等不良反应较进口氨氯地平发生率低。同时，对于既往有脑卒中的患者，马来酸左旋氨氯地平预防心脑血管事件能力有更强的倾向性（图3）。

3.依那普利叶酸片和氨叶片：国家1.5类药物　从流行病学研究看到：我国是低叶酸高Hcy的国家，高血压如果伴高Hcy则会增加成倍的脑卒中的风险，有效地补充叶酸，可以减少脑卒中的发生，中国脑卒中一级预防（CSPPT）研究已经获得降低初发脑卒中21%的风险，在研究中发现不同

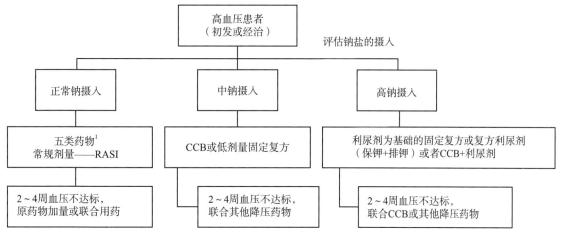

图1　中国专家共识

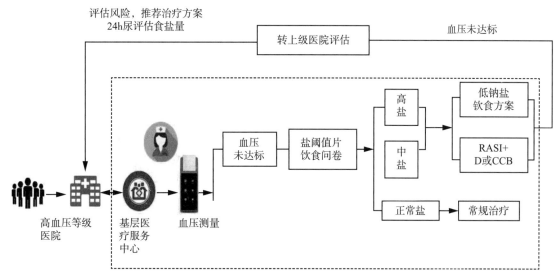

图2　高血压患者以盐为表型推动分级诊疗的实施

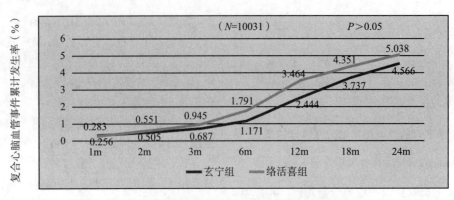

图3　各访视点复合心脑血管事件累计发生率

2年随访，复合心脑血管事件：左旋马来酸氨氯地平与苯磺酸氨氯地平比较

的叶酸水平对患者的预后有所不同，基于此霍勇团队又启动了CCSPT 2研究，采用氨叶（氨氯地平叶酸）片在不同叶酸水平基础上与氨氯地平对照进行对脑卒中发生的影响研究。

这些我国原创的药物和原创的设计将对我国高血压患者的血压控制和心血管事件拐点的下降带来希望。

（孙宁玲）

心房颤动管理指南的变迁与发展

心房颤动（房颤）是临床最常见的心律失常，该疾病与卒中、心力衰竭（心衰）及死亡风险增加相关。目前全球房颤患病率约为0.5%，随着人口老龄化趋势的增加，在未来50年房颤患病率将进一步显著升高。在过去的5年中，房颤诊疗方面有许多可圈可点的进展，相关理念也在不断更新。本文从2016年欧洲心脏病学会（ESC）房颤管理指南、2019年美国心脏协会（AHA）/美国心脏病学会（ACC）/美国心律学会（HRS）房颤管理指南及近5年来房颤相关指南、共识、实用指导出发，梳理近年来房颤管理指南的变迁与发展。

一、房颤的分类

近年来，不同版本的房颤指南针对房颤的分类方法基本一致，即初次诊断的房颤、阵发性房颤、持续性房颤、长程持续性房颤及永久性房颤5种。此外，针对不同临床应用场景及不同的病理生理机制，多个房颤指南中同时包括了以下几种房颤分类，如继发于结构性心脏病的房颤、局灶性房颤、多基因房颤、外科术后房颤、二尖瓣狭窄和人工心脏瓣膜相关房颤、运动员房颤和单基因房颤等。

随着认识的不断深入，不同房颤指南关于"瓣膜性房颤"的定义也在发生变化。对于合并不同病因、不同程度的瓣膜病变的房颤患者，栓塞风险及抗凝治疗方案有所不同。中度至重度二尖瓣狭窄房颤患者栓塞事件的发生率明显高于其他瓣膜病合并房颤患者，且所有机械瓣患者都要接受长期口服抗凝治疗，因此如何定义瓣膜性房颤对抗凝策略的选择至关重要。2016年ESC指南把瓣膜性房颤定义为合并风湿性瓣膜病（主要是二尖瓣狭窄）或置入机械瓣的房颤患者。该指南同时指出，因研究证据尚不充分，在评估房颤患者的卒中风险和选择抗凝方案时，仍需要考虑其他类型的瓣膜病变，包括二尖瓣反流和主动脉瓣病变。

近年来关于直接口服抗凝药（DOAC）的一系列临床研究纳入了部分瓣膜修补、瓣膜成形及生物瓣置换术后的房颤患者，结果发现与华法林相比，此类患者应用DOAC与栓塞风险降低相关。因此，2018年欧洲心律学会（EHRA）的DOAC实用指导及2019年ACC房颤指南更新，将瓣膜性房颤定义为合并中度至重度二尖瓣狭窄或置入了人工机械瓣膜的房颤。非瓣膜性房颤患者可合并其他类型瓣膜病变，如轻度二尖瓣狭窄、二尖瓣反流、主动脉瓣狭窄和主动脉瓣反流等。但是目前相关研究纳入的瓣膜病患者普遍较少，未来还需要更多研究来评价DOAC预防合并其他类型瓣膜病变房颤患者卒中的有效性及安全性。

二、卒中预防

（一）抗凝治疗决策

如何在房颤人群中识别中/高危卒中风险的患者是一个重要的临床问题。CHA_2DS_2-VASc评分仍是目前国内外房颤指南评估房颤患者卒中风险的重要指标。对于CHA_2DS_2-VASc评分≥2分的男性患者和≥3分的女性患者，近年来的房颤指南均推荐启动口服抗凝治疗（Ⅰ，A）。而对于CHA_2DS_2-VASc评分1分的男性患者和2分的女性患者，2016年ESC指南推荐服用抗凝药（Ⅱa，B）。2019年ACC指南更新同样推荐抗凝治疗（Ⅱb，C-LD），并且不再推荐应用抗血小板药物。同时在ACC指南更新中，也将"抗栓（antithrombotic）"替换为"抗凝（anticoagulant）"，这意味着各大指南基本否定了抗血小板药物在普通房颤患者中卒中预防的地位，全面推荐抗凝治疗。

（二）抗凝药的选择

目前用于房颤患者栓塞预防的口服抗凝药主要包括华法林和DOAC两类。2016年ESC指南提出对于适宜应用DOAC的患者，优先推荐DOAC（Ⅰ，A）；如果患者使用华法林抗凝但不能维持INR在合理水平，可换用DOAC（Ⅱb，A）。随着一系列验证DOAC安全性及有效性研究的结果出炉，DOAC在国内外指南中房颤卒中预防的地位得到了公认。2019年ACC指南更新在既往推荐的3种DOAC外新增了艾多沙班。ENGAGE-TIMI研究表明艾多沙班系统性栓塞及卒中风险与华法林相当，但主要出血事件风险明显低于华法林。此外，2019年ACC指南更新进一步明确了DOAC的适应证：除二尖瓣中、重度狭窄及机械瓣置换术后的房颤患者外，其他有抗凝指征的房颤患者均首选推荐DOAC（Ⅰ，A）；对于服用华法林INR控制不良的患者换用DOAC的推荐改为Ⅰ类推荐（证据等级C）。

（三）左心耳封堵术

左心耳封堵相关的循证证据不断积累，显示其在卒中预防方面有一定的作用。PROTECT-AF研究发现左心耳封堵术可降低心血管及全因死亡风险,且安全性终点不劣于华法林;PREVAIL研究中,左心耳封堵术在远期卒中预防方面不劣于华法林,而安全性较以往研究明显提高。2016年ESC指南推荐左心耳封堵术可用于存在长期抗凝禁忌的患者(Ⅱb,B);在2019年ACC指南更新中,首次推荐经皮左心耳封堵术作为房颤患者卒中预防的非药物策略之一,建议房颤卒中风险高的患者如存在长期抗凝禁忌,可以考虑行左心耳封堵术(Ⅱb,B)。2019年ESC年会公布的旨在评价左心耳封堵术是否不劣于DOAC的首个小样本随机对照研究(PRAGUE-17)结果显示,在经过30个月的随访后,左心耳封堵组在降低全因卒中/TIA/心血管死亡的复合终点事件发生率上达到了非劣效性标准($HR=0.84$,$95\%CI$ $0.53\sim1.31$,$P=0.004$)。但需要注意的是,该研究的假设是预计DOAC组主要终点事件率每年为13%,非劣效检验边界值5%(相当于$OR=1.47$),也就是说若研究中左心耳封堵组的主要终点事件率不高于18%每年就可获得左心耳封堵术不劣于DOAC的结果。这种过宽的非劣效检验边界值让PRAGUE-17研究结论备受争议。

围手术期栓塞及封堵器血栓是左心耳封堵术的常见并发症,而针对这些并发症的处理——即术后抗凝方案的制订,由于缺乏高质量的前瞻性随机对照研究,ESC及ACC指南均未给予具体推荐。2019年EHRA/EAPCI左心耳封堵专家共识建议低出血风险患者术后应用华法林(INR 2~3)45d,后改为氯吡格雷1~6个月;而高出血风险患者不建议应用抗凝药。2019年我国左心耳封堵预防卒中专家共识根据患者肾功能和出血风险,推荐术后与抗凝和(或)抗血小板治疗预防血栓事件,但其安全性和有效性有待更多临床研究进一步证实。

三、房颤导管消融

作为房颤患者节律转复治疗的重要手段,2016年ESC指南和2019年ACC指南更新均推荐药物控制不良的阵发性房颤患者行导管消融术(Ⅰ,A),且ESC指南推荐导管消融作为药物控制不良的阵发性房颤的一线治疗(Ⅱa,B)。毫无疑问,导管消融在降低房颤负荷及改善生活质量方面优于药物治疗,但令人期待已久的CABANA研究结果表明,与抗心律失常药物相比,导管消融在全因死亡、致残性卒中、严重出血或心搏骤停等指标方面并无明显优势,这导致不同临床医师对该推荐有不同的解读,导管消融能否改善房颤患者的临床预后成为目前研究关注的焦点。

对于房颤合并心衰患者,2016年ESC指南将导管消融作为Ⅱa类推荐(证据等级C)。近年发表的CASTLE-AF研究结果进一步证实,导管消融能改善房颤合并心力衰竭患者的预后,减少全因死亡率和心力衰竭再住院率。然而,该

研究入选人群经过高度筛选[仅纳入置入埋藏式心律转复除颤器/心脏再同步化治疗除颤器的房颤合并心力衰竭(左室射血分数≤35%)的患者],故人群代表性不佳、研究结论外推性差。因此在2019年更新的ACC指南中对房颤合并心衰患者接受导管消融治疗的推荐仍维持Ⅱb类推荐(证据等级B)。由我国学者发起的CHANGE研究计划纳入894例持续性房颤合并心力衰竭患者,将评价基于导管消融的节律控制相比室率控制,能否减少心力衰竭患者的全因死亡、卒中、心力衰竭加重致计划外住院的复合终点事件,未来有望弥补CASTLE-AF研究的遗憾并提供强有力的临床证据。

四、合并急性冠脉综合征(ACS)房颤患者的综合管理

ACS患者中的房颤比例为10%~21%,年龄越大的ACS患者合并房颤的比例越高。合并房颤是ACS患者预后不良的危险因素。由于研究证据的匮乏,ACS冠状动脉支架置入术后高卒中风险的房颤患者如何制订抗血小板及抗凝方案是一个临床难题。2016年ESC房颤指南提出,根据出血风险的高低,房颤合并ACS患者冠状动脉支架置入术后可三联抗栓治疗(口服抗凝药、阿司匹林、氯吡格雷)1~6个月(Ⅱa,C);2018年ESC和多个学会联合制定的《2018欧洲联合共识声明:房颤合并急性冠脉综合征和(或)接受经皮心血管介入治疗(PCI)患者的抗栓治疗管理》中,根据患者的ACS类型及出血风险将三联治疗的时间给了更详细的划分。

近年来,针对合并ACS的房颤患者的一系列临床研究结果陆续公布,为更好解决这一人群抗血小板、抗凝的难题提供了新的方向。随机对照研究PIONEER AF-PCI和RE-DUAL PCI均证实,这类人群选择DOAC联合P2Y12拮抗剂治疗方案的出血风险明显小于三联治疗方案,而疗效无差异;2019年公布的AUGUSTUS研究和ENTRUST-AF PCI研究结果证实DOAC联合P2Y12拮抗剂的治疗方案与华法林相比,明显降低这类人群出血风险且不增加血栓事件。而ISAR-TRIPLR研究结果显示,在这一人群中采用不同时长的三联治疗(6周和6个月相比),以死亡、心肌梗死、ST段改变和卒中为代表的主要研究复合终点、缺血性事件终点或严重出血事件终点均无明显差异。因此2019年ACC指南更新推荐,对于接受过冠状动脉支架置入术、高卒中风险的房颤患者,双联治疗(氯吡格雷+利伐沙班15mg每日1次或氯吡格雷+达比加群150 mg每日2次)是合理的,与三联治疗相比可有效降低出血风险(Ⅱa,B)。如选择三联疗法,为降低出血风险,应其时间压缩到4~6周(Ⅱb,B)。我国房颤患者抗凝治疗的覆盖率较低,而合并ACS患者对抗凝药的依从性更差;大部分停用抗凝药的原因在于对出血风险的担忧。上述研究的发表为支持更低出

血风险的抗栓方案提供了循证证据,有望改写我国下一次房颤指南中的相关推荐。

五、房颤的筛查与监测

如何在一般人群中发现房颤及如何评估房颤患者的房颤负荷在近年来越来越受到重视。2018年发表的KP-RHYTHM研究发现,除CHA$_2$DS$_2$-VASc评分中包含的危险因素外,房颤负荷水平与卒中风险独立相关。因此对于房颤及既往不明原因卒中患者的筛查监测尤为重要。目前国内外指南均推荐年龄>75岁或有高卒中风险的患者行长程心电监测已明确是否患有房颤(Ⅱb, B);对于卒中尤其是不明原因卒中患者进行长程心电监测或置入心电事件记录仪进而筛查无症状性房颤(Ⅱa, B)。

传统筛查/监测技术可能会漏诊无症状性房颤,而已有研究证实,新的筛查和监测技术(包括可穿戴式连续心电监测贴片、AliveCor Kardia手持单导联心电图设备等)大幅提高了房颤检出率。2019年ACC年会公布了APPLE-HEART研究结果,该研究旨在分析Apple watch是否能够及时有效发现佩戴者的房颤事件。研究结果显示约1/3收到Apple watch心律失常提醒的人CHA$_2$DS$_2$-VASc评分为2分或更高;当比较手表中的脉冲检测和同步ECG贴片记录时,首次触发心律失常提醒的房颤检出阳性预测值为84%。因此该研究表明可穿戴设备(如Apple watch)可以为用户识别不规律心律问题提供帮助,是发现房颤的有力工具。

目前多个房颤指南均强调,安装了置入式器械的患者如出现心房高频事件,应进一步明确是否存在房颤并指导临床决策(Ⅰ, B)。但发生了高频事件患者接受抗凝治疗能否获益尚不明确,还需要更多相关的临床研究来进一步证明。

六、房颤的综合管理

目前欧美房颤管理指南和国内专家共识都强调以患者为中心的综合房颤管理模式,除做好房颤栓塞和出血风险评估、抗凝治疗、心室率/节律控制之外,房颤患者危险因素及合并症也应受到足够重视,其中包括保持适度体力活动、保持健康体重,减少吸烟和酒精摄入,加强血压、血糖控制,强化慢性阻塞性肺疾病、慢性肾脏病等合并症的管理等。

然而,对于一些危险因素及合并症的管理目标还需要进一步明确。例如房颤合并高血压患者,目前指南均未给出降压的最佳目标值。ACCORD和SPRINT研究荟萃分析显示,与目标值收缩压<140mmHg相比,收缩压<120mmHg可降低主要心血管事件发生率19%,卒中和心衰风险分别降低25%和23%。但是这两项研究并不能作为房颤患者强效降压治疗和最佳血压目标的有力证据。由我国学者发起的一项国际多中心随机对照研究——CRAFT研究,将纳入6000例家庭收缩压在125~155mmHg、具有额外1个心血管危险因素(或年龄≥65岁)的房颤患者,探索与传统血压控制标准相比,强化降压(收缩压<120mmHg)是否降低死亡及心血管事件相对风险,相信在不久的将来会给我们带来新的临床证据。

回顾过去几年,国内外房颤指南在规律预防卒中栓塞、导管消融等介入新技术及危险因素和患者综合管理方面都发生了重要转变,但是如何将房颤管理规范化、个体化、精确化,结合高危人群策略和群体预防策略,做好房颤疾病防控,降低房颤患者总体心血管事件风险及减轻人群的整体疾病负担,还有待今后进一步的研究提供证据。

(马长生 王雨锋)

急性肺栓塞诊断与治疗进展

肺栓塞（pulmonary embolism, PE）是第三常见的心血管疾病，也是三大致死性心血管疾病之一，其年发病率为（39～115）/10万。PE是由内源性或外源性栓子阻塞肺动脉引起肺循环和右心功能障碍的临床综合征，包括肺血栓栓塞、脂肪栓塞、羊水栓塞、空气栓塞、肿瘤栓塞等。其中肺血栓栓塞症是最常见的PE类型，由来自静脉系统或右心的血栓阻塞肺动脉或其分支所致，以肺循环和呼吸功能障碍为主要病理生理特征和临床表现，占PE的绝大多数。肺血栓栓塞症主要血栓来源，多发于下肢或骨盆深静脉。因此，PE常为深静脉血栓（deep venous thrombosis, DVT）合并症。PE/VTE患者30d全因死亡率为9%～11%，3个月全因死亡率为8.6%～17%。同时，由于PE患者临床表现缺乏特异性，导致误诊、漏诊率高。因此，寻找合适的诊断方法降低漏诊率及误诊率，尽早明确诊断以积极开展规范化治疗对改善患者的预后具有重要意义。

一、易患因素

PE和DVT共同构成静脉血栓栓塞症（venous thromboembolism, VTE），是同一疾病、不同部位、不同阶段的不同表现。VTE与众多易患因素相关，这些易患因素包括患者自身因素（多为永久性因素）与获得性因素（多为暂时性因素）。6周到3个月的暂时性或可逆性危险因素可诱发VTE。重大创伤、外科手术、下肢骨折、关节置换和脊髓损伤是VTE的强诱发因素，肿瘤、妊娠、口服避孕药、激素替代治疗、中心静脉置管等也是VTE公认的易患因素。近来随着研究深入，不断发现新易患因素：VTE与动脉疾病尤其动脉粥样硬化有着共同的危险因素，如吸烟、肥胖、高脂血症、高血压、糖尿病等；3个月内发生过心肌梗死或因心力衰竭、心房颤动或心房扑动等心律失常住院患者VTE风险显著增高；体外受精进一步增加妊娠相关VTE的风险，尤其妊娠初期3个月；感染是住院期间VTE的常见诱发因素，输血和促红细胞生成因子也增加VTE风险。但在缺少任何已知获得性危险因素的情况下仍可发生PE。这些患者中部分可检测到遗传缺陷，涉及血管内皮、凝血、抗凝、纤溶等系统相关基因的变异都可能易发VTE，称为遗传性血栓形成倾向，或遗传性易栓症（inherited thrombophilia）。目前研究中，较为肯定的基因变异如蛋白C、蛋白S和抗凝血酶Ⅲ缺乏及凝血因子V Leiden突变和凝血酶原G20210A（PTG20210A）突变为明确的VTE危险因素。此外，β_2肾上腺素能受体（ADRB2）、脂蛋白酯酶（LPL）基因多态性、纤维蛋白原Thr312Ala及G-455A多态性、亚甲基四氢叶酸还原酶（MTHFR）C677T及A1298C多态性都有报道与VTE相关。

二、临床表现

PE缺乏特异性的临床症状和体征，导致误诊、漏诊率高。

（一）症状

PE也可完全无症状，仅在诊断其他疾病或尸检时意外发现。其临床症状取决于栓子的大小、数量、栓塞的部位及患者是否存在心、肺等器官的基础疾病。多数PE患者因呼吸困难、胸痛、咳嗽、下肢肿胀、晕厥、咯血、呼吸及心率增快而到医疗机构就诊，症状缺乏特异性。胸痛是PE常见症状，多因远端PE引起的胸膜刺激所致。中央型PE胸痛表现可类似典型心绞痛，多因右心室缺血所致，需与急性冠脉综合征（ACS）或主动脉夹层相鉴别。呼吸困难在中央型PE急剧而严重，而在小的外周型PE通常短暂且轻微。既往存在心力衰竭或肺部疾病的患者，呼吸困难加重可能是PE的唯一症状。咯血提示肺梗死，多在肺梗死后24h内发生，呈鲜红色，数日内发生可为暗红色。晕厥虽不常见，但无论是否存在血流动力学障碍均可发生，有时是急性PE的唯一或首发症状。一项意大利研究纳入560例以首发晕厥为主要表现的患者（平均年龄76岁），最终97例被确诊为肺栓塞，在整个队列中，肺栓塞发生率占17.3%（95%CI 14.2～20.5）。

（二）体征

主要表现为呼吸系统和循环系统的体征，特别是呼吸频率增加（>20次/分）、心率加快（>90次/分）、血压下降及发绀。低血压和休克罕见，但往往提示中央型PE和（或）血流动力学储备严重降低。颈静脉充盈或异常搏动提示右心负荷增加；下肢静脉检查发现一侧大腿或小腿周径较对侧增加超过1cm，以及下肢静脉曲张，应高度怀疑VTE。其他呼吸系统体征有肺部听诊湿啰音及哮鸣音、胸腔积液等。肺动脉瓣区可出现第二心音亢进或分裂，三尖瓣区可闻及收缩期杂音。急性PE致急性右心负荷加重，可出现肝脏增大、肝颈静脉反流征和下肢水肿等右侧心力衰竭的体征。

Pollack CV等对1880例PE患者临床表现分析显示,上述症状和体征出现频度分别为呼吸困难(50%)、胸膜性胸痛(39%)、咳嗽(23%)、胸骨后胸痛(15%)、发热(10%)、咯血(8%)、晕厥(6%)、单侧肢体肿胀(24%)和单侧肢体疼痛(6%)。

三、实验室检查

(一)动脉血气分析

根据PE患者呼吸功能障碍程度,血气分析可出现低氧血症、低碳酸血症、肺泡-动脉血氧梯度$[P(A-a)O_2]$增大及呼吸性碱中毒等表现。但40%左右的患者动脉血氧饱和度可正常,20%的患者肺泡-动脉血氧梯度正常。检测时应以患者就诊时卧位、未吸氧、首次动脉血气分析的测量值为准。

(二)血浆D-二聚体

急性血栓形成时,凝血和纤溶同时激活,可引起血浆D-二聚体的水平升高。D-二聚体检测的阴性预测价值很高,正常D-二聚体水平通常可排除急性PE或DVT。D-二聚体检测有多种方法,推荐使用高敏检测方法对疑诊PE患者进行血浆D-二聚体检测。高度可疑急性PE的患者不主张进行D-二聚体检测,需CT肺动脉造影评价。D-二聚体的特异性随年龄增长而降低,50岁以上的患者应采用经年龄校正的D-二聚体临界值,而非固定的临界值,以排除中低危疑似PE患者。

(三)心电图

40%的PE患者仅表现为窦性心动过速。最经典的心电图图形是1935年发现的$S_ⅠQ_ⅢT_Ⅲ$(即Ⅰ导联S波加深,Ⅲ导联出现Q/q波及T波倒置)。部分患者的也可出现胸前导联$V_1\sim V_4$及肢体导联Ⅱ、Ⅲ、aVF的ST段压低和T波倒置,V_1呈QR型,不完全性或完全性右束支传导阻滞。这些改变为急性肺动脉阻塞导致肺动脉压力升高、右心负荷增加、右心扩张共同作用的结果。

(四)超声心动图

超声心动图是基层医疗机构诊断PE的常用技术,可提供急性PE的直接征象和间接征象。在提示诊断、预后评估及除外其他心血管疾病方面有重要价值。超声心动图直接征象为发现肺动脉近端或右心腔血栓,间接征象多是右心负荷过重的表现。

(五)CT肺动脉造影

CT肺动脉造影具有无创、扫描速度快、图像清晰的特点,可直观判断肺动脉栓塞的程度和形态,以及累及的部位及范围。CT肺动脉造影是诊断PE的重要无创检查技术,敏感性为83%,特异性为78%~100%。其主要局限性是对亚段及以远肺动脉内血栓的敏感性较差,在基层医疗机构尚无法普及。

(六)放射性核素肺通气灌注扫描

典型征象是与通气显像不匹配的肺段分布灌注缺损。诊断PE的敏感性为92%,特异性为87%,且不受肺动脉直径的影响,尤其在诊断亚段以远PE中具有特殊意义。但肺部炎症、肺部肿瘤、慢性阻塞性肺疾病等可引起肺血流或通气受损的因素可造成误诊。

(七)肺动脉造影

肺动脉造影是诊断PE的"金标准",敏感性为98%,特异性为95%~98%。显示PE的直接征象有肺动脉内造影剂充盈缺损,伴或不伴"轨道征"的血流阻断;间接征象有肺动脉造影剂流动缓慢,局部低灌注,静脉回流延迟。在其他检查难以确定诊断时,如无禁忌证,可行造影检查。对于疑诊ACS直接送往导管室的血流动力学不稳定患者,排除ACS后,可考虑肺动脉造影,必要时可同时行经皮导管介入治疗。

(八)下肢深静脉检查

由于PE和DVT关系密切,约70%的血栓来源于下肢静脉,且下肢静脉超声操作简便易行,对诊断PE具有价值。因此对怀疑PE患者应检测有无下肢DVT形成。除常规下肢静脉超声外,对可疑患者推荐行加压超声(CUS)检查,CUS诊断近端血栓的敏感性为90%,特异性为95%。

(九)遗传性易栓症相关检查

根据2012年《易栓症诊断中国专家共识》,建议以下情况接受遗传性易栓症筛查:①发病年龄较轻(<50岁);②有明确VTE家族史;③复发性VTE;④少见部位(如下腔静脉,肠系膜静脉,脑、肝、肾静脉等)的VTE;⑤无诱因VTE;⑥女性口服避孕药或绝经后接受雌激素替代治疗的VTE;⑦复发性不良妊娠(流产、胎儿发育停滞、死胎等);⑧口服华法林抗凝治疗中发生双香豆素性皮肤坏死;⑨新生儿暴发性紫癜。已知存在遗传性易栓症的VTE患者的一级亲属在发生获得性易栓疾病或存在获得性易栓因素时建议进行相应遗传性缺陷的检测。抗凝蛋白缺陷是中国人群最常见的遗传性易栓症,建议筛查的检测项目包括抗凝血酶、蛋白C和蛋白S的活性。存在抗凝蛋白活性下降的个体,有条件时应进行相关抗原水平的测定,明确抗凝蛋白缺陷的类型。高加索血统的少数民族人群除了筛查上述抗凝蛋白,还应检测凝血因子V Leiden突变和

PTG20210A突变。上述检测未发现缺陷的VTE患者,建议进一步检测血浆同型半胱氨酸(MTHFR突变),血浆因子Ⅷ、Ⅸ、Ⅺ和纤溶蛋白缺陷等。

四、诊断

PE不仅临床表现不特异,胸部X线片、心电图、血气分析、超声心动图等常规检查也缺乏特异性。CT肺动脉造影、放射性核素肺通气灌注扫描、肺动脉造影等检查虽能明确诊断,但费用高,且许多基层医院不具备检查条件。目前指南推荐对怀疑急性PE的患者采取首先进行临床可能性评估,再进行初始危险分层,然后逐级选择检查手段明确诊断的"三步走"策略。

(一)临床可能性评估

常用的临床评估标准有加拿大Wells评分和修正的Geneva评分(表1、表2)。这两种评分标准简单易懂,所需临床资料易获得,适合基层医院。近年来在这两种评分以外,其他的评分标准也不断出现。一项在荷兰12家医院进行的前瞻性、多中心的队列研究发现,针对可疑肺栓塞患者,使用YEARS评分较Wells评分可以更好地排除患者PE的可能性,减少14%需要行CT肺动脉造影明确有无PE的患者数量。

表1 Wells评分

项目	原始版(分)	简化版(分)
既往PE或DVT病史	1.5	1
心率≥100次/分	1.5	1
过去4周内有手术或制动史	1.5	1
咯血	1	1
肿瘤活动期	1	1
DVT临床表现	3	1
其他鉴别诊断的可能性低于PE	3	1
临床可能性		
三分类法(简化版不推荐三分类法)		
低	0~1	
中	2~6	
高	≥7	
二分类法		
PE可能性小	0~4	0~1
PE可能	≥5	≥2

表2 Geneva评分

项目	原始版(分)	简化版(分)
既往PE或DVT病史	3	1
心率		
75~94次/分	3	1
≥95次/分	5	2

续表

项目	原始版(分)	简化版(分)
过去1个月内手术史或骨折史	2	1
咯血	2	1
肿瘤活动期	2	1
单侧下肢痛	3	1
下肢深静脉触痛和单侧肿胀	4	1
年龄≥65岁	1	1
临床可能性		
三分类法		
低	0~3	0~1
中	4~10	2~4
高	≥11	≥5
二分类法		
PE可能性小	0~5	0~2
PE可能	≥6	≥3

(二)初始危险分层

《2019年欧洲心脏病学会急性肺栓塞诊断和管理指南》明确了血流动力学不稳定性和高风险PE的定义。①心搏骤停,需要进行心肺复苏。②阻塞性休克:尽管有足够的充盈状态,收缩压<90mmHg或使用血管加压剂,血压≥90mmHg,伴有终末器官灌注不足。③持续性低血压:收缩压<90mmHg,或收缩压下降≥40mmHg并持续15min以上,并排除为新发心律失常、血容量下降、败血症所致。建议对急性PE的严重程度进行初始危险分层评估PE早期死亡风险(包括住院死亡率或30d死亡率),并由此决定下一步诊疗策略。建议结合临床、影像学和实验室检查结果来综合判断PE的严重程度,提出:①结合临床、影像学和预后相关实验室检查结果来进一步对PE严重程度进行分层(Ⅱb,C);②即使PE严重程度指数较低或简化为0,也应考虑通过成像及实验室生物标志物来评估右心室情况(Ⅱa,B);③对于无症状的PE幸存者,应进一步评估CTEPH风险(Ⅱb,C)。

五、治疗

PE的治疗方案根据病情严重程度而定,必须迅速准确对患者进行危险度分层,制订相应的治疗策略。对高危患者应迅速启动再灌注治疗并加强呼吸支持,必要时需要气管插管给予机械通气治疗;对中危患者不推荐常规进行系统性溶栓,在抗凝治疗基础上如出现血流动力学恶化,推荐进行补救性再灌注治疗。近来的研究结果显示外科取栓或导管导向治疗安全、有效,可作为溶栓治疗的替代方案。低危患者早期出院家庭治疗。随着近年来多项关于新型口服抗凝药(NOAC)研究的完成,NOAC在PE患者治疗领域地位逐渐提高。《2019年欧洲心脏病学会急性肺栓塞诊断和管理指南》建议对于适合NOAC的PE患者而言，起始口服抗凝治疗推荐应用NOAC（阿哌沙班、达比加群、依度沙班、利伐沙班）。VKA是NOAC的替代品。对于PE患者长期治疗和预防复发，需充分评估复发的危险因素及出血风险的大小，建议：①对所有PE患者进行治疗性抗凝≥3个月（Ⅰ，A）；②对于继发于暂时性/可逆转危险因素的首发PE患者，治疗性口服抗凝药3个月后停药（Ⅰ，B）；③对于抗磷脂抗体综合征患者，建议使用VKA进行无限期治疗（Ⅰ，B）；④对于接受延长期抗凝的患者，定期再评估药物耐受性和患者用药依从性、肝肾功能和出血风险（Ⅰ，C）。

六、特殊人群

（一）肿瘤合并PE患者

因恶性肿瘤患者PE具有高复发风险，需要长期抗凝治疗。依度沙班或利伐沙班可作为低分子肝素的替代品，用于肿瘤患者的抗凝治疗，但是对于胃、肠道肿瘤患者要警惕出血风险。

（二）妊娠期合并PE患者

妊娠期或产后出现疑似PE的患者，采用经验证的方法进行诊断评估，可使用D-二聚体检测、临床可能性评估、静脉CUS排除肺栓塞。如胸部X线检查正常，首选CT肺血管造影（低剂量辐射方案）明确有无PE。对于绝大多数血流动力学稳定的疑似PE孕妇，根据妊娠早期体重给予固定剂量低分子肝素抗凝治疗。

七、患者的管理

根据医院已有的资源和专家配置，应考虑建立多学科合作团队综合治疗及管理PE患者。团队包括医师、有资质的护士和其他相关专业人员。对患者护理的建议扩展到整个PE后症状和功能受限，确保患者顺利完成从院内到门诊管理的过渡期，同时优化患者的长期管理及预防血栓复发。

八、总结

肺栓塞是一种常见的心血管疾病，具有误诊率、漏诊率及死亡率高的特点。根据国内外最新指南，对怀疑急性肺栓塞的患者采取"三步走"策略，早期明确诊断，依据个体化差异选取诊疗方案，建立多学科的管理团队，对改善患者预后具有重大意义。

（黄　岚　陈剑飞）

冠心病诊疗挑战及进展

《中国心血管病报告2018》指出，我国心血管病患病率及死亡率仍处于持续上升阶段。推算心血管病现患病人数2.9亿人，其中冠心病人数1100万人。今后10年，心血管病患者人数仍将快速增长。心血管病死亡率居首位，高于肿瘤及其他疾病，占居民疾病死亡构成的40%以上，特别是农村近几年来心血管病死亡率持续高于城市。心脑血管病住院总费用也在快速增加，2004年至今，其年均增速远高于国民生产总值增速。中国的心血管疾病已成为重大的公共卫生问题，防治心血管病刻不容缓。

近年来我国急性心肌梗死（AMI）死亡率总体仍呈上升态势，从2005年开始，AMI死亡率呈现快速上升趋势。2016年AMI死亡率城市为58.69/10万，农村为74.72/10万。大陆地区年冠心病介入治疗总例数保持稳定增长。PCI术后患者死亡率稳定在较低水平。ST段抬高心肌梗死（STEMI）患者中直接PCI比例逐年增长。优化冠心病诊疗方法、直面当前冠心病领域的困境及挑战是当代心血管病医师义不容辞的责任。

一、冠心病诊断新理念、新手段

2019年欧洲心脏病学会议（ESC, 2019）上公布的慢性冠脉综合征（CCS）指南摒弃了既往稳定型冠心病的说法，首次提出了"慢性冠脉综合征"概念。这一概念的转变体现目前对冠状动脉疾病病理生理学机制的深入认识，强调了疾病持续过程中不断变化的病理生理学特点。CAD病程呈现动态性、进展性，尽管冠状动脉疾病在急性事件之间往往是"稳定的"，但潜在的疾病状态却并不稳定，动脉粥样硬化斑块可以随风险因素、生活方式及药物治疗的控制情况而发生变化（进展、稳定、退化）。冠心病的诊断方面，新指南提高了冠状动脉CT血管造影（CTA）的推荐级别。更为重要的是，新指南强调了医师在临床实践中应根据冠心病临床可能性选择诊断方法的重要性，提示临床工作中我们要注重制订个体化的诊疗方案，摒弃"一刀切"的做法。

几年来，随着对冠心病病理生理机制的深入认识及诊断技术的更新与发展，冠心病诊断的重心逐渐从解剖学评估向功能学评估方向转变。血流储备分数（FFR）作为冠状动脉功能学评估的"金标准"，其在临界病变、多支病变、弥漫病变等治疗策略的指导价值已被广泛证实。但FFR因其有创性、需动脉注射腺苷、价格昂贵等方面限制了其在临床中的普遍应用。FFR-CT的出现打破了冠状动脉功能学评估有创性的困境。FFR-CT是基于现有的冠状动脉CTA影像，利用流体动力学的原理，计算出血液的流速和压力，从而换算出三维FFR数据，该技术相对无创，同时不需要血管扩张药物，也不需要价格昂贵的压力导丝。然而，FFR-CT仍存在较多的局限性，包括血流动力学模拟算法造成模型的偏差；运算较为复杂，耗时较长；对CCTA图像质量要求较高。基于此，北京安贞医院周玉杰教授团队在大数据和人工智能技术兴起和发展的背景下，提出了基于人工智能的冠状动脉生理功能评估的方法——深脉分数（DEEPVESSEL FFR）。有创FFR和DEEPVESSEL FFR的对比结果显示，以血管为基础，DEEPVESSEL FFR诊断的准确率、敏感性、特异性较高，诊断性能优越，并且每例DEEPVESSEL FFR的计算时间缩短至5min，开创了全冠状动脉FFR-GPS新理念，实现冠状动脉从解剖到功能评价，避免有创检查及无效支架的置入。

二、冠心病介入治疗理念的转变——介入无置入

自1977年Andreas Grüntzig完成世界上首例经皮冠状动脉球囊扩张术以来，冠状动脉介入治疗技术得到迅猛发展。随着器械及技术的不断更新和改进，经皮冠状动脉介入治疗（PCI）的治疗理念不断进步，从最初的经皮冠状动脉腔内成形术（PTCA）到裸金属支架（BMS）的置入，再到药物洗脱支架（DES）的临床应用，PCI治疗的效果和预后得到了很大的改善。然而，支架置入也带来一些问题，如支架内再狭窄（ISR）、血管内皮愈合延迟、支架晚期贴壁不良、支架内血栓等。药物涂层球囊（DCB）的出现推动了冠状动脉介入治疗理念的转变，"介入无置入"理念应运而生。

目前已有大量的临床试验证实了DCB在支架内再狭窄、小血管病变中应用的有效性及安全性，研究表明，DCB在治疗支架内再狭窄、小血管病变上不劣于甚至优于DES。另外亦有研究表明，在经过选择的一般原发病变及分叉病变中，DCB亦有一定的应用价值，可能不劣于DES。基于大量的临床循证医学证据，DCB治疗冠状动脉疾病已获得多项指南及共识推荐。固然，DCB是"介入无置入"的主要组成部分，"介入无置入"的顺利开展亦得益

于光学相干断层扫描（OCT）、血管内超声（IVUS）等腔内影像，以及切割球囊、棘突球囊、旋磨、准分子激光等预处理技术的发展。腔内影像作为"探路者"、预处理技术作为"助推器"、DCB作为"主力军"，三者共同推动了"介入无置入"的发展。

三、冠心病危重症——PIE-2R抢救模式

2016年4月1日美国心血管研究基金会（CRF）在芝加哥启动了"complex higher-risk and indicated patients（CHIP）"介入大师的培训项目，旨在帮助冠状动脉介入医师更好地理解复杂、高危经皮冠状动脉介入治疗（PCI）的要义，从而降低严重冠心病患者的病死率并改善其长期预后。此后"CHIP"的概念席卷全球，并于2017年引入我国。急性心肌梗死合并心源性休克，是"CHIP"中最典型也是最具挑战性的病例，这些患者往往合并多支血管病变，院内病死率非常高，往往需要在血流动力学支持下迅速进行PCI治疗。由于这部分患者病情复杂，对其进行PCI治疗也同样面临着相当高的围手术期死亡风险。同时也正是因为高死亡风险的存在，PCI在这部分患者中实际应用的比例明显不足。

"CHIP"的提出体现了临床实践中的需求，在临床实践中我们不可避免地会遇到此类患者，虽然病死率非常高，但我们不能因此就拖延或放弃对此类患者的救治，正是因为"CHIP"的救治困难，所以更加需要专门的心脏团队来提供最佳的治疗以改善患者的生存率，从而实现医疗的真正价值。由周玉杰教授团队提出的PIE-2R（Pacemaker＋IABP/Impella＋ECMO＋Respiratory Support＋Revascularization）模式就是整合了当前最佳的救治策略来达到"CHIP"患者最好的救治效果。该策略已在临床实践中创造了多个拯救危重患者生命的奇迹，被证明切实有效，值得广泛推广。

四、冠心病复杂合并症

冠心病和心房颤动（简称房颤）为致残、致死率位居前列的两大心血管疾病，国内外研究均表明，冠心病与房颤之间存在相当高的共患率，尤其对于老年患者，两者共患的比例明显增加。冠心病和房颤两者在发展和转归上互相恶化，其并存导致死亡风险升高1倍。近年来，以我国为代表的亚洲房颤抗凝治疗达标率明显提高。随着新型口服抗凝药（NOACs）大量临床证据的积累，NOACs以其良好的安全性及有效性正在逐渐取代华法林在房颤抗凝治疗中的统治地位，我国NOACs应用比例正迅速增长。PIONEER-AF PCI、RE-DUAL PCI等研究结果的相继发布打破了房颤合并PCI术后抗栓治疗的困境，刚刚结束的2019年欧洲心脏病学会议（ESC，2019）上公布的ENTRUST-AF PCI研究进一步为NOACs在此类特殊人群

中的应用提供了可靠的循证医学证据，使房颤合并冠心病患者的抗栓治疗方案逐步化繁为简，极大地推动了指南的更新与临床工作的进步。除了抗栓治疗方面的进展，冠心病合并房颤患者一站式融合介入治疗也在临床实践中证实了其可行性、安全性及有效性。PCI联合冷冻球囊消融术和（或）左心耳封堵术一站式融合治疗方案为复杂高危人群提供了新的侵入性治疗选择。

一篇近期发表于JACC上的综述对近10年来涉及经导管主动脉瓣置换术（TAVR）的临床试验进行了回顾性总结，结果表明，主动脉瓣疾病需行TAVR的患者中，约50%以上合并有冠心病，尤其是对于高危患者，其合并冠心病的比例更高。主动脉瓣狭窄与冠心病有着相似的临床表现，同时也会影响诸如FFR等冠状动脉功能学评估方法的应用，因此，合并主动脉瓣狭窄会严重影响冠心病患者临床及病变情况的评估。有研究表明，严重冠状动脉病变及不完全血运重建是TAVR术后全因死亡率的独立预测因素，因此，对于合并冠心病的TAVR患者，血运重建治疗或可改善患者预后。2017年ACC及ESC瓣膜病指南也指出，对于存在TAVR指征且存在严重冠状动脉狭窄的患者，可考虑行血运重建治疗（PCI或CABG）（证据级别：Ⅱa）。然而，指南并未对何时（同期、TAVR之前或之后）行血运重建治疗作具体推荐。目前的临床经验是，对于存在复杂病变（分叉病变、开口病变、多支病变等）或慢性肾脏疾病的患者，可考虑在TAVR之前行PCI治疗；而对于血流动力学不稳定、出血风险高危的患者，同期行TAVR和PCI治疗获益更多。

五、冠心病精准治疗

相比传统的诊疗手段，精准医疗具有精准性和便捷性。基因测序指导的精准医疗可提升疾病诊断的准确性，增加对患者治疗的靶向性，能显著改善患者的诊疗体验和诊疗效果。

*CYP2C19*基因多态性是目前冠心病领域被广泛关注的精准治疗靶点。通过对*CYP2C19*基因多态性的检测，可判断患者对氯吡格雷代谢的能力，从而指导抗血小板药物治疗方案的选择及调整，优化冠心病患者抗血小板治疗策略。2019年ESC上公布的热点研究POPular genetics研究验证了*CYP2C19*基因检测对于STEMI患者抗血小板治疗的指导意义。研究表明，对于行直接PCI的STEMI患者，采用基因分型指导选择口服P2Y12受体拮抗剂可减少冠状动脉支架置入术患者的出血事件，同时不升高缺血风险，这种策略在有效性及安全性上不逊于标准治疗。

众所周知，炎症反应在冠心病的发生发展中发挥重要作用。2017年ESC上公布的CANTOS研究进一步推进了冠状动脉疾病的炎症假说。CANTOS研究表明，Canakinumab（重组抗人IL-1β单克隆抗体）可以在降

脂药物治疗基础上进一步降低心肌梗死患者不良心血管事件的发生率，为动脉粥样硬化的炎症假说提供了直接证据，也为后续更多炎症靶向药物的开发提供了依据。

冠心病患者大多需要终身服药，但不可忽视的是，口服用药的生物利用度较低，且全身毒副作用大。周玉杰团队率先提出冠心病靶向药物治疗的理念，首创纳米载药颗粒靶向治疗易损斑块。通过纳米技术构建高稳定性、高靶向性、安全性好的易损斑块诊疗双功能纳米微粒，实现药物的优化精准治疗，提高斑块局部药物浓度，减少全身不良反应，显著逆转易损斑块，识别具有心肌梗死潜在风险的高危患者并及时治疗，大大降低了冠心病患者心血管事件发生率，对冠心病精准化治疗具有极其重要的意义。

（周玉杰　赵　奇　孙铁男　杨士伟）

新型冠状病毒肺炎和心肌损伤

一、新冠肺炎患者的心脏受累表现

新冠肺炎患者存在多样化的临床表现，Guan等在近期报道了来自全国的1099个病例，其中以发热（88.7%）、咳嗽（67.8%）为最常见症状，乏力（38.1%）、咳痰（33.7%）、气短（18.7%）、肌痛或关节痛（14.9%）等情况亦不少见，相对较少的症状包括恶心或呕吐（5%）、腹泻（3.8%）等，文中还提到了患者合并急性心力衰竭的情况，但具体数字并未给出，这与国家卫健委此前公布的死亡病例中也存在无心血管基础病的患者发现心肌损伤的报道相符，此外，国家卫健委公布的确诊病例中还提示了存在以心血管相关症状（胸闷、心悸等）为首发症状的情况。相关报道统计了患者心肌损伤相关血清学标志物的变化，包括Huang等报道了41例新冠肺炎患者中有12%（5/41）出现了血清超敏肌钙蛋白I（hs-cTnI）水平的升高，并将此定义为患者出现急性心肌损伤，此5例患者有4例均因病情危重收入ICU病房，由此推测出现心肌损伤可能提示病情严重。Wang等报道138例新冠肺炎患者，入院时有36人因病情危重收入ICU，这群患者检测血清hs-cTnI及肌酸激酶同工酶MB（CK-MB）水平均明显高于其他非ICU患者（中位值：hs-cTnI 11.0pg/ml vs.5.1pg/ml，$P=0.004$；CK-MB：18U/L vs. 14U/L，$P<0.001$）。而在治疗过程中ICU组患者不仅出现急性心肌损伤的情况明显高于非ICU组（8例 vs. 2例，$P<0.001$），而且出现心律失常的情况也明显升高（16例 vs. 7例，$P<0.001$），上述均提示重症患者更易出现心脏相关并发症。Chen等报道了120例危重症新冠肺炎患者，33例（27.5%）出现血清N末端B型利钠肽升高（NT-proBNP），12例（10%）出现cTnI水平升高（$n=12$），再次表明心血管损伤可提示病情危重。在国家卫健委提出的最新《新型冠状病毒肺炎诊疗方案（试行第七版）》中指出新冠肺炎患者尸检病理可见心肌细胞变性、坏死，间质内可见少数单核细胞、淋巴细胞和（或）中性粒细胞浸润。这也从病理角度明确了患者心肌损伤、坏死的存在。

目前公认肌钙蛋白I升高提示心肌损伤，而其背后病因除常见心肌梗死外，还包括心动过速、心肌心包炎、消化道出血、败血症、充血性心力衰竭、脑血管意外、肺栓塞等多种情况。在现有关于新冠肺炎的病例报告中，多以hs-cTnI作为心肌损伤的诊断指标，此类患者心血管系统相关

表现则包括心动过速、心力衰竭及心律失常等，这些均可与hs-cTnI升高互为因果。而新冠肺炎患者的心肌损伤是否与败血症、脑血管病、肺栓塞等非直接心脏疾病存在内在联系，还需日后进一步的数据分析。

二、新冠肺炎患者出现心肌损伤可能的原因

（一）细胞因子风暴

SARS-CoV-2造成心肌损伤的病理生理机制尚不完全清楚。Huang等报道的41例新冠肺炎患者均存在较健康人升高的白介素（IL）1β、干扰素-γ（IFN-γ）、干扰素诱导蛋白-10（IP-10）及单核细胞化学引物蛋白（MCP1）等多种细胞因子水平，这可能激活T辅助细胞1（Th1）的应答，从而出现更强的自身免疫反应。同时，他们发现其中ICU患者比非ICU患者有着更高水平的粒细胞集落刺激因子（G-CSF）、IP10、MCP1、巨噬细胞炎性蛋白1A（MIP1A）及肿瘤坏死因子（TNF）-α，这表明细胞因子风暴可能影响疾病的严重程度。既往在SARS、MERS患者中均有细胞炎症因子水平升高的报道，提示可能与持续的炎症状态及广泛的脏器损伤相关。细胞因子风暴常可引起多器官的损伤及功能衰竭，暴发性心肌炎的核心病理生理机制也正是如此，由此推测可能是冠状病毒感染在某种程度上使得NK细胞、巨噬细胞、活化T淋巴细胞等持续活化，从而分泌过量细胞因子导致全身炎症反应，造成心肌损伤。

（二）血管紧张素转化酶2（ACE2）

当冠状病毒感染人体时，首先通过其表面刺突的S蛋白与人体细胞表面结合，而达到感染人体细胞的目的。目前研究结果表明，在人体中SARS-CoV及SARS-CoV-2的S蛋白的受体均是人细胞表面的ACE2。ACE2在人体内广泛表达于肺泡上皮、小肠上皮及血管内皮细胞。这或许可以解释为什么冠状病毒感染后更多的症状来自于肺部及消化道。而在心血管系统中，ACE2对心功能、高血压及糖尿病的发生发展均起着至关重要的作用。是否因为该重要作用，使得现有高血压、糖尿病及心脏其他基础病患者ACE2相对高表达，从而对SARS-CoV-2更易感？或仅仅是因为ACE2在血管内皮细胞的高表达，造成了SARS-CoV-2对其攻击？这些疑问还需后续研究进一步探讨解答。

（三）新冠肺炎患者易合并心血管相关合并症

现有的我国新冠肺炎病例报告大多对患者是否合并基础疾病进行了分析，合并症中以高血压、糖尿病最为常见，所占比例为9.5%～31.2%、7.4%～20%。心血管疾病亦不少见，所占比例为2.5%～15%。其中Wang等在将138例新冠肺炎患者按重症与否分为两组，统计发现合并高血压患者在重症与非重症组中所占比例分别为58.3%、21.6%（$P<0.001$），合并心脏疾病患者在两组中所占比例分别为25%、10.8%（$P=0.04$），合并糖尿病患者则分别为22.2%、5.9%（$P=0.009$），从而提示重症患者合并心血管疾病更多见。Guan等报道的1099例患者也做了同样的分组，也得到了相同的结论，在重症组内有更高比例的合并高血压、冠心病、糖尿病等基础病的患者。而在国家卫健委公布的死亡病例中，合并有高血压、冠心病的患者所占比例也较高。由此推测，合并心血管基础病人群更易感染新冠肺炎，而感染后重症比例及死亡比例较普通人群高。同时，在呼吸道感染的情况下，低氧、心率加快、心肌耗氧量增加，易诱发急性心脏事件，而有心脏基础病的患者更易出现这种情况。这也能也是新冠肺炎患者易出现心肌损伤的一种原因。

三、其他易被忽略的情况

（一）可能对心脏的远期影响

此次新冠肺炎患者部分合并心肌损伤，就像我们前面讨论的那样，细胞因子风暴可能是造成这种情况的原因，它类似于暴发性心肌炎的病理生理过程。而暴发性心肌炎会给患者造成远期心律失常、慢性心力衰竭、扩张性心肌病等并发症，这些由于心肌损伤造成的症状可能在疾病后持续存在或数年间逐渐显现，所以对于我们此次新冠肺炎合并了心肌损伤的患者，是否会在远期出现这些心脏并发症目前不得而知，但我们可以在患者康复过程中对心脏情况进行定期随访，主要包括炎性指标、心电图、心脏超声或心脏磁共振等影像学检查，更及时地发现可能出现

的远期并发症，尽早进行干预，以期达到最佳预后。

此外，还无法对其患者远期健康情况进行随访分析，我们应对此类患者进行血糖、血脂情况随访，尽可能更早地发现异常，加强对心血管的保护。

（二）药物相关

国家卫健委提出的《新型冠状病毒肺炎诊疗方案（试行第七版）》中推荐的新冠肺炎患者抗病毒药物包括α-干扰素、洛匹那韦/利托那韦、利巴韦林、磷酸氯喹及阿比多尔。其中明确指出合并心脏疾病者禁用氯喹，氯喹主要通过提高胞内体–溶酶体的pH，使酸性依赖的蛋白酶失去活性而达到抑制病毒复制的作用，但氯喹在既往使用时确有少数严重心肌损害的病例报告，其心脏毒性主要表现为恶性心律失常（室性心动过速、心室颤动等），作用机制考虑与造成心室肌弥漫性传导障碍后引起的细胞复极时程延长和迟早不一相关，所以即使在没有心血管基础病的患者中应用也应警惕此情况。洛匹那韦/利托那韦是P450同工酶CYP3A4的体内外抑制剂，其与其他经此通路代谢的药物均会产生互相作用，包括华法林、利伐沙班等抗凝药物、大部分的他汀类降脂药、胺碘酮及二氢吡啶类钙离子拮抗剂等，这些药物在合并心血管基础疾病患者中均较为常用，故合并使用洛匹那韦/利托那韦时应特别警惕上述药物过量等问题。此外，α-干扰素及利巴韦林也都存在一定的心脏毒性，我们应小心这些可能来源于药物毒性的心肌损伤。

四、总结

新冠肺炎患者明确可以出现心肌损伤，其作用机制目前尚不明确，可能与细胞因子风暴、通过与同样对心血管系统影响较大的ACE2蛋白结合而感染人体、患者合并血管基础病相对较多等因素相关。合并心血管基础病的患者预后更差，在治疗新冠肺炎过程中应特别注意心血管的保护，同时应警惕远期心血管并发症及药物毒性带来的心脏损害。

（张博为　荆志成）

新型冠状病毒肺炎和心力衰竭的防治思考

新型冠状病毒肺炎（novel coronavirus pneumonia，NCP）鉴于在导致肺损害的同时常累及其他器官，如心脏、肝、肾和（或）消化系统等，多学科的关注是必要的。此时，心血管系统的问题格外需要我们专业人士的关注和重视。

最近，中华医学会组织专家研讨，形成了一个"新型冠状病毒肺炎疫情防控期间心血管急危重症患者临床处理原则的专家共识"。同期，美国心脏病学会（American College of Cardiology，ACC）也发表了关于COVID-19感染的临床公告（简称ACC临床公告）。这两个文件对心脏科医师普及相关知识及指导我们在NCP防治中的工作有积极的作用。以下，我们结合两个报告和已知NCP的特点，依据NCP对心脏，尤其心功能的可能影响，着重谈谈心力衰竭（心衰）的防治，供同道们参考。

一、新型冠状病毒肺炎对心脏的影响

ACC临床公告显示，早期病例报告表明，患有基础疾病的NCP患者并发症多，死亡风险高。40%的确诊NCP住院患者有心血管或脑血管疾病。在138例NCP住院患者的病例报告中，19.6%发展为急性呼吸窘迫综合征（acute respiratory distress syndrome，ARDS），16.7%患者出现心律失常，7.2%患者伴有急性心肌损害，8.7%患者出现休克，3.6%发生急性肾损伤。重症监护病区（intensive care unit，ICU）患者的并发症发生率普遍更高。首次报道的死亡病例是一名61岁的男性，有长期吸烟史，死于急性呼吸窘迫、心力衰竭和心脏停搏。

中国CDC的报告显示，NCP的确诊病例/死亡病例中合并基础疾病的构成如下：高血压（12.8/39.7%）、糖尿病（5.3%/19.7%）、心血管疾病（4.2%/22.7%）、呼吸道传染病（2.4%/7.9%）、癌症（0.5%/1.5%）。由此可见，基础疾病对患者死亡率的影响非常明显。合并高血压、心血管疾病和糖尿病的患者最显著。

还有一些未正式发表的文献和临床经验提示，部分NCP患者同时发生了心肌炎。历史上，1918年以后的所有流感大流行中，因心血管事件的死亡超过了所有其他死因，包括肺炎。

目前，尚不清楚其机制，可能有以下几个方面的原因：①严重的NCP导致的呼吸衰竭、ARDS、感染性休克和（或）全身炎症反应等，累及心肌，如中毒性心肌损害，导致包括心肌炎、传导系统病变和心力衰竭等。②原有心血管病患者罹患NCP。病毒感染将导致慢性心血管病变得不稳定，感染后机体代谢旺盛，增加了心脏负担，减少了心脏储备是重要的原因。③在NCP的同时，冠状病毒直接侵袭心脏，导致患者发生（暴发性）心肌炎、心包炎或传导系统异常。在本次疫情中，要加强对心脏功能影响的监测，在有条件的情况下，力争明确新型冠状病毒对患者的直接影响。如比较监测血压、心率/心律、心肌损伤标记物（肌钙蛋白I/T、肌酸激酶同工酶CK-MB）、心脏功能标记物［B型利钠肽（B type natriuretic peptide，BNP）或N末端B型利钠肽前体（N terminal pro B type natriuretic peptide，NT-proBNP）］、超声心动图等，强调患者遗体的病理检查等。

二、类似病毒性呼吸道感染对心脏的潜在影响

1.流感病毒　在流感大流行中，心血管事件超过了所有其他死亡原因（包括合并肺炎）。

2.普通病毒　病毒感染与合并肺炎可直接或间接影响心血管系统。感染者合并冠心病和心衰患者的急性事件或病情加重的风险均增加，如破坏冠状动脉斑块的稳定性。晚近在这次COVID-19疫情中也有一些报道。多种合并症进一步增加风险，包括高血压、糖尿病、肥胖、慢性阻塞性肺疾病、慢性肾脏病等。

3.严重急性呼吸窘迫综合征（severe acute respiratory syndrome，SARS）和中东呼吸窘迫综合征（Middle East respiratory dyndrome，MERS）　已知，SARS和MERS两者均与急性心肌炎、急性心肌梗死及迅速发生的心衰有关联。60%的MERS患者中有1种或多种并发症，导致预后不良。建议合并有高血压、冠心病、糖尿病或慢性肾疾病者应重点关注，早期治疗。本次武汉疫情中有一组观察发现，5例死亡中有2例可归因于急性心肌梗死。这些资料均提示冠状病毒感染患者可能会增加心血管风险，但解读时应审慎，其结果不宜过多外推，还需要有进一步的研究佐证。部分SARS患者出现了可逆性、亚临床舒张性左心室功能受损，即使患者没有基础心血管病。这可能为全身炎症免疫反应的继发变化，并非SARS独有，但入院时射血分数较低是尔后使用机械通气的预测指标。

一项针对121例SARS患者心血管并发症的研究

中, 71.9%的患者出现持续性心动过速, 40%的患者在门诊随访期间持续出现心动过速, 50.4%的患者在住院期间出现持续的无症状低血压(1例需应用正性肌力药), 14.9%的患者出现短暂性心动过缓, 10.7%的患者出现短暂性心脏扩大(无心衰症状和体征), 1例患者出现短暂的阵发性心房颤动, 自发消失。这些研究提醒大家在NCP防治中需要重视患者的心脏损伤, 特别是要探索可能的影响机制。

2020年2月17日, 王福生团队发布首例NCP死亡患者病理报告, 是通过死后微创病理检查(肺、肝、心脏组织), 结果显示, 病理学改变主要有双肺的炎症浸润, 以淋巴细胞为主, 伴随细胞纤维黏液样渗出物, 有非细胞脱落和肺透明膜形成, 视为严重的免疫损伤的证据。肝脏有一些损伤, 可能为冠状病毒感染或药物性肝损伤的结果。心脏组织中除了少量单核细胞炎性浸润外, 没有其他实质性损伤。这个病理改变非常类似于SARS和MERS的特征。

三、新型冠状病毒性肺炎合并心力衰竭的防治意见

NCP对心脏的影响目前仍然是我们关注的问题。然而, 还缺乏更多的研究结果来指导我们的防治。虽然ACC临床公告就如何应对COVID-19提出了9条建议。但由于其对情况了解不够, 资料欠缺, 病毒作用和疾病本身又具有极大不确定性, 建议比较笼统, 且对象仅为美国医师。故笔者结合我国国情和经验, 给我国医师就NCP防治中可能涉及的心功能和心衰问题提出一些意见以供大家参考。

(一)预防NCP的传播

本次NCP疫情显示传染性更强, COVID-19主要经飞沫传播, 体外长期存活。因此, 作为心血管病医护人员, 一定要更加严格地做好标准的公共卫生和个人防护策略, 同时积极做好对家人、朋友和患者人群的宣传, 主动承担和做好疫情的遏制与预防工作, 在疫情严重地区更要严格遵守, 这是当前最重要和优先的工作。

(二)加强心血管病高危人群的防护、早期诊断和治疗

对于合并有心血管病的患者要明确告知他们是易感、易损的高危群体, 更要重视自我防护, 一旦有了感染迹象, 就要尽快到医院检查, 明确诊断, 早期进行治疗, 切忌在家里自行处治, 等病情非常严重了再去医院的情况。高危人群主要为合并高血压、冠心病、伴有心脏结构性改变(左心房增大、室间隔肥厚、射血分数明显降低), 特别是心衰患者及老龄患者。若同时合并糖尿病、肥胖、阻塞性

睡眠呼吸暂停综合征、慢性阻塞性肺疾病患者更是高危人群。若已经罹患NCP, 则首先按NCP治疗指南积极治疗, 同时根据心衰的程度加上相应的心衰治疗。

(三)心衰患者可疑冠状病毒感染的早期识别非常重要

通常, 普通老年人和有基础心血管病者出现发热是比较少的。然而, 心衰患者相对特殊, 常因感染而诱发急性失代偿, 表现为不能平卧、咳嗽、咳痰、呼吸困难, 甚至发热等, 容易混淆。因此, 要仔细询问病史, 明确疫区史、接触史, 区分发病的特点。对非疫区, 无接触史者, 如出现咳嗽、低热, 首先也必须按规定上报和就医, 对疫区、有接触史者则更要严格按规定报告。需要进一步通过对症状的分析, 结合肺部影像学和核酸检测的结果做好鉴别诊断。如普通感冒早期有明显卡他症状如鼻塞、流涕, 伴上呼吸道感染, 可有咳嗽、咳痰、咽痛和扁桃体肿大等, 不一定有发热。而新冠肺炎多有发热, 卡他症状缺如或轻微。

(四)心衰患者罹患NCP的治疗考量

1.如果是慢性心衰, 对原发病要坚持原有标准药物治疗措施, 若遇有病情变化, 则根据患者的具体问题进行个体化治疗调整。同时, 鉴于这是易感易损人群, 是转变为重症的主要人群。因此要高度重视、更加积极地针对NCP进行早期诊断、治疗和管理; 同时, 高度关注心衰的问题, 尽可能预防和减少基础病的加重, 减少与NCP形成恶性循环的机会。

2.对于轻中度NCP合并急性心衰(AHF)。冠状病毒感染和相关肺炎的发生, 能够加重或诱发AHF, 两者会相互影响形成恶性循环。因此在这个阶段要积极治疗, 尽量避免患者病情迅速恶化。这时面对的问题是感染、肺炎和心衰肺水肿, 针对AHF主要通过利尿(包括血液滤过)、扩张血管、氧疗(包括有创/无创呼吸机辅助)、强心、抗心律失常等治疗, 以期快速稳定血流动力学, 减轻呼吸困难, 改善氧合; 一定在严格把握适应证, 同时充分评估并发症风险后, 采用主动脉内球囊反搏(intra-aortic balloon pump, IABP)和体外膜氧合器(ECMO)(V-A, V-A-V模式)等床旁循环辅助手段来救治心衰和呼吸衰竭。针对NCP则要注意肺保护, 以免肺炎恶化。

3.重症NCP合并心衰, 这可能是最棘手的情况, 核心问题是严重的肺损伤、ARDS、严重持续的低氧血症和炎症性休克, 同时又有肺水肿, 而且更容易发生心律失常等问题, 严重的炎症和感染中毒还会导致和加重心肌损伤, 进一步损害心脏。在这个处理上大家目前没有太多的临床经验和规范, 而且, 此时患者的病情瞬息万变。通常首先积极采用相应的呼吸支持。同时, 严格讨论适应证和并发症, 把握时机采用相应的循环支持, 是抢救的重要

方法。

总之，应支持和强调现场对病情的具体分析和处理策略。

（五）康复计划

相对稳定的患者，在做好防护的基础上，坚持既往制订的康复计划，可居家或户外锻炼，尝试各种方法如步行、太极拳、简易体操等都有益，贵在要动，又要适度。若在疫区，则可以从室外活动改为室内活动。继续强调自我心理的调整，保持治疗的信心和良好的心态。系统性评价的证据表明，射血分数降低的心衰或射血分数保留的心衰患者，尤其前者参与心脏运动康复计划，可以降低心衰的住院风险。但如果已经罹患NCP，特别是有低氧血症发生时，则一定要高度注意制动、静卧休息和氧疗，切勿因运动诱发严重的缺氧，这是格外需要注意的问题。

新冠肺炎治疗指南（方案）已是第六版，是指导我们的疫情防控和临床诊治工作的科学原则，我们必须严格遵循。对于累及、诱发心脏问题的处理，原则上可遵循以往的心肌炎或心衰指南，目前尚无证据表明要采用有异于过去的方法或药物。但一线的临床医师可根据积累的新经验和新证据，酌情做出调整，强调个体化治疗原则。

（张　健　黄　峻）

2019 HRS关于致心律失常性心肌病评估、危险分层及管理专家共识的解读

临床心脏病医师早已熟知致心律失常性右心室心肌病（ARVC），这是已故法国心脏病大师Fontain发现并提出的一种原发性心肌病，这使原发性心肌病从原来的3型（限制型、扩张型、肥厚型）变成了5型，增加了致心律失常性右心室心肌病和分类不明的心肌病。

现已明确，致心律失常性心肌病不仅发生在右心室，使右心室心肌发生进行性纤维化和脂肪化，进而引起各种心律失常。该心肌病变还可发生在左心室，形成致心律失常性左心室心肌病（ALVC）。而2019年HRS发表了更加广义的致心律失常性心肌病的专家共识，全面阐述了致心律失常性心肌病的概念、诊断与治疗。这个专家共识文件庞大、篇幅较长，涉及基因学发病与诊断内容很多。受到篇幅限制，我们在解读与编译该专家共识中，做了一定的取舍，选取了与临床更为靠近的内容基本。我们希望，通过刚刚发表的这一共识的学习，能使我们更加全面地理解和掌握这一广义的致心律失常性心肌病（ACM）。

一、致心律失常性心肌病概述

致心律失常性心肌病（ACM）是指不能用缺血、高血压或瓣膜性心脏病解释的一种引发心律失常的心肌异常。其临床表现为心律失常与心功不全的相关症状同时存在［心律失常包括心房颤动（房颤）、传导疾病和（或）右心室和（或）左心室心律失常］。病因可能是全身疾病的一部分（如结节病、淀粉样变性），单纯心脏异常（如心肌炎），感染（南美锥虫病），或为遗传性（如桥粒、核纤层蛋白A/C、受磷蛋白变异）而伴有特别表型。离子通道病也可以引起ACM。

ACM的显著特征是临床记录到或有症状的心律失常。其表型可与其他心肌病（特别是扩张型心肌病）有重叠，而心律失常与中等到严重心室扩张或收缩功能受损相关。对于所有遗传性心血管疾病，其表型发展的机制依赖于最终共同的蛋白质路径。例如，扩张型心肌病通常由编码结构性蛋白如细胞骨架及肌小节蛋白的基因变异所致，进而表现为心力衰竭的特征。心律失常最常见于编码离子通道的基因变异，也见于扩张型心肌病或其他心肌病晚期。"最终通路"可通过蛋白-蛋白结合作为重叠路径而相互作用，可表现为复杂的表型，如扩张型心肌病伴显著的心律失常。尽管ACM也能与肥厚型心肌病、限制型

心肌病或左心室致密化不全相重叠。肌钙蛋白T变异，与其他肌节性致病基因不同，尽管左心室肥厚轻微、甚至没有肥厚，但可表现为心脏停搏或猝死，而肌钙蛋白I变异可能导致一种限制型表型，临床表现为房颤。对于成人和儿童ACM的评估和管理要考虑遗传性和非遗传性原因，对心电图和结构异常及心律失常风险进行评价。家系评估应包括3代家系分析，重点是早发的心血管事件（如猝死、心衰）及相关的心脏性（如心律失常、传导疾病）和非心脏性（如骨骼肌病变、肾衰竭、听觉/视觉缺陷）表型。

致心律失常性右心室心肌病（ARVC）是最具特征的一种ACM，主要累及右心室而伴左束支阻滞型室速，右心室心肌被纤维或脂肪替代，与主要累及左心室的心脏病和其他ACM有明显区别。

在ARVC中常染色体显性遗传占主导地位，大多数患者为一种或多种编码桥粒蛋白的基因有致病性变异。因而桥粒功能异常是ARVC的最终共同路径；因此ARVC是一种桥粒疾病或桥粒病。当然也有导致"典型"ARVC的致病基因并不编码桥粒蛋白，这种情况时多数突变基因编码的蛋白或者是桥粒蛋白的结合配体，或者是桥粒蛋白功能异常干扰了蛋白质的功能或相反，如离子通道功能异常干扰了桥粒功能。新近发现闰盘可作为一个整体被累及。

有左束支阻滞型室性心动过速的ARVC的特异表型常使人们忽略多数ARVC患者存在左心室受累，应用心脏磁共振成像（MRI）可证实为双室ACM。随着对桥粒致病性变异的认识，人们已认识明显左心室心律失常和结构异常为主要表现的个体及家族，同样还有非桥粒性心律失常失常相关。变异患者主要以左心室（但也有右心室）或双心室为主的ACM表型。

"致心律失常性左心室心肌病（ALVC）"是与ARVC显著不同的左心室ACM。不同变异如桥粒可引起不同表型，在遗传性和获得性ACM中ARVC和ALVC存在显著的区别，是病因决定了表型。

"最终通路"假说，是指有相似表型而遗传异质性的遗传性心血管疾病的发生是因编码相似功能的基因或与共同路径瀑布的蛋白基因异常所致，就ARVC来说，最终共同路径似乎是桥粒和闰盘的功能异常。

二、致心律失常性心肌病的诊断与治疗

（一）诊断

患者很少在青春期前出现ACM的临床表现进而对遗传病因进行诊断。其诊断靠临床高度怀疑并结合诊断性检测。有以下情况下应考虑ARVC：患者有运动相关的心悸或晕厥；心搏骤停的幸存者，没有其他心脏病左束支阻滞型频发性室性期前收缩（>500次/24小时）或室性心动过速。怀疑但没有达到ARVC诊断标准的患者应系统评估有无其他遗传性或非遗传性ACM，高度怀疑时可重复评估。

（二）评价

除外获得性心肌病，对ARVC和ALVC的诊断和管理的根本原则相似。单独或主要右心室心律失常伴结构异常的遗传病因最常见与桥粒基因变异有关。左心室起源的心律失常伴结构疾病的遗传病因通常表现为心脏（如传导疾病、房颤）或全身性（如肌营养不良、脂质营养不良）表型。家族评估集中于心律失常及相关表型。在左心室或双室心律失常伴左心室扩张或功能受损的患者中已报道数种ALVC致病基因变异（如*PLN*、*FLNC*、*LMNA*、*SCN5A*）。在ACM中，先证者或家族成员的临床表现通常是心律失常而不是心力衰竭，尽管在疾病进展期两者都存在。

对可疑ACM患者的最初评估包括病史、体检、家族史、12导联心电图、超声心动图、动态心电图及心脏MRI等检查。大多数怀疑ACM的患者表现为心律失常，可通过无创影像学和心电图评估。最初检查不能诊断时，可加做的检查包括信号平均心电图、运动心电图、异丙肾上腺素药物试验、心内膜心肌活检及心电生理检查。

ALVC的诊断依赖于先证者或家族成员有单独或主要为左心室起源的心肌病（如心律失常），而并非由缺血性、瓣膜性或高血压心脏病引起。通过超声心动图和心脏MRI确定的左心室功能受损或结构异常可以缺如、轻度或重度。通常心律失常是疾病的早期表现。

在疾病早期，右心室扩张或节段扩张轻微时ARVC的诊断难以确定，不易与正常心脏相鉴别。1994年特别工作组发表的诊断标准，诊断需要结合主要标准和次要标准进行诊断。这些标准中排除了左心室疾病。2010年，对特别工作组标准进行了修订，包含了左心室疾病并增加了心脏MRI检查可用于诊断。儿科患者ARVC的诊断标准仍有待确定，因为该病在儿童中不常见。

（三）家族史

包括至少3代的详尽家族史及亲属的临床评估在ACM的诊断性评估中十分重要。在怀疑ACM时，关注不明原因的早亡、心律失常、传导疾病能有助于家族疾病的

识别。非心脏表型的存在也能给遗传性或非遗传性病因的相关诊断提供线索。

对可疑ACM的患者，12导联心电图是重要的。>85%ARVC患者至少会有一项ARVC特征性心电图，而心电图正常者可达12%。ARVC是一种进展性疾病，随着疾病的进展性心电图可呈动态改变。随时间而变化，心电图可能S波升支进一步延迟、QRS波时限增加、出现束支阻滞及胸前导联T波倒置等。

（四）心电图特征

1.复极异常 因研究人群不同，V_1～V_3导联T波倒置的发生率为19%～67%。<14岁（"幼稚型"）的患者更见于运动员。>14岁的患者中T波倒置相当特异，是ARVC一项主要诊断指标。在>14岁的患者中，V_1～V_4导联T波倒置伴完全性右束支阻滞是ARVC的一个次要诊断标准（图1）。ARVC患者存在侧壁和（或）下壁导联T波倒置提示左心室受累。

2.除极和传导异常

（1）Epsilon波：Epsilon波系V_1～V_3导联QRS波终末与T波起点之间可重复的低振幅偏折波（图1），其为右心室内延迟传导形成。欧洲和美国登记的Epsilon波的发生率为0.9%～2.5%。有Epsilon波的ARVC患者电解剖标测可显示其与右心室基底节段（环三尖瓣区域）心外膜激动时间一致。Epsilon波系局部大面积心内膜和心外膜瘢痕引起的严重传导延迟有关。但其反映短期心律失常风险的意义有限，因为其具有可变性，敏感性和特异性都低，并与心电图滤波和放大等有关。

（2）终末激动时限延长：终末激动时限（terminal activation duration，TAD）的延长系从S波最低点到全部除极波结束。在无完全性右束支阻滞（CRBBB）的情况下，V_1～V_3导联中任一导联终末激动时限≥55ms时诊断。而且V_1～V_3导联中终末激动时限延长有助于ARVC与右心室流出道室性心动过速的鉴别。42例ARVC患者中30例确定终末激动时限延长，而27例特发性右心室流出道室性心动过速中仅1例延长。有报道7例基因阳性的ARVC家族成员中有4例终末激动时限延长是唯一的心电图异常表现，提示其有早期识别"有患病风险"的作用。

（3）ARVC之外的ACM心电图异常：ACM心电图其他表现的特征性描述不详细。12导联心电图异常包括Ⅰ、aVL和V_4～V_6导联T波倒置；其他复极异常；全导联低电压；QRS波时限增宽，孤立性左心室异位搏动。心电图完全正常罕见。核纤层蛋白A/C变异可能与进展性传导疾病有关（从PR间期延长到房室阻滞），桥粒基因和受磷蛋白变异伴心电图低电压，而细丝蛋白C变异仅有轻微的复极改变。与桥粒变异相关的ARVC相反，在细丝蛋白C和结蛋白相关的ACM中心电图异常似乎并非疾病早期标志。在与全身性疾病相关的ACM中，传导异常常是早期特征（如结

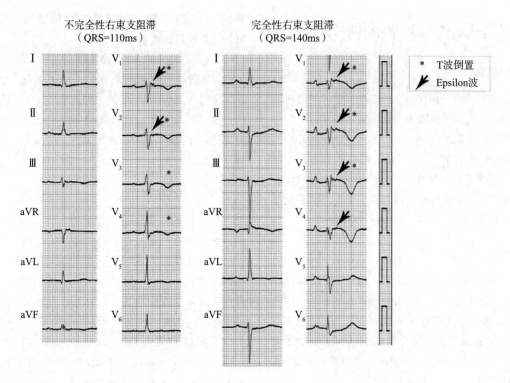

图1　伴不完全性和完全性右束支阻滞 ARVC 患者的12 导联心电图

不完全性右束支阻滞的QRS波时限为110ms，完全性右束支阻滞的QRS时限为140ms。箭头指示为Epsilon波。星号为不完全性或完全性右束支阻滞 ARVC 患者 $V_1 \sim V_4$ 导联记录的T波倒置

节病）。

3.动态心电图检查　诊断ACM时，动态心电图监测（24～48h）对特征分析至关重要。24h内存在＞500个室性期前收缩是ARVC的一个次要诊断标准。一组40例ARVC患者的研究中，平均动态心电图监测159h，每24小时的平均室性期前收缩为1091个，但存在明显的日变异率，尽管有变异，但24h负荷在89.6%的时间内是准确的。

诊断ALVC需要记录到左心室室性心律失常。对ARVC以外的ACM相关的特征性室性心动过速的精确定义或室性异位搏动的频率有待明确。心律失常可以无症状或与心悸和意识受损有关。

4.信号平均心电图　信号平均心电图异常是一项次要标准，因敏感性和特异性有限，其应用较少。

（五）心脏影像

超声心动图和其他无创性影像学检查对评估可疑ACM患者的心脏结构、功能异常及诊断很重要。

对怀疑ACM患者，二维超声心动图（UCG）可提供足够的可视影像，尽管右心室成像可能受限，UCG可系统地定性、定量评价心室功能和心腔大小。心脏MRI可提供容积、心室节段和整体功能的准确测量。当心脏MRI是禁忌或无法获得时，可用多排螺旋CT、右心室血管造影或放射性核素血管造影术替代，但目前较少用于评价心室功能。影像学评价还包括存在右心室无运动、运动障碍或室壁瘤，以及右心室流出道直径和右心室改变分数的评价。

心脏相关MRI参数包括右心室整体和局部功能异常及右心室容积。主要标准需要有局部右心室壁运动异常及右心室舒张末容积增加（男性≥110ml/m²；女性≥100ml/m²）或右心室射血分数降低≤40%（敏感性：男性76%，女性68%；特异性：男性90%，女性98%）两者之一。心脏MRI的次要标准包括右心室节段运动异常伴程度较轻的右心室扩大（男性≥100ml/m²；女性≥90ml/m²）。

2010年ARVC共识对左心室受累未提出诊断标准。如果存在则是限于左心室心外膜下和中层存在延迟钆增强。左心室为主的疾病可能被低估并归于其他异常。心脏MRI对ACM患者诊断和危险分层的潜在作用有待充分利用。已经发现左心室延迟钆增强是有左心室心律失常而心电图正常的桥粒疾病患者唯一的影像学异常。总之，心电图异常和心律失常常是最早的表现；而心脏MRI在检测ARVC早期改变中也很敏感。心脏MRI对非桥粒起源性ACM早期诊断的作用已被认可。

目前发现，临床有显著左心室心律失常的ACM可能存在左心室功能"正常"到严重受损的不同情况。

（六）心电生理检查

怀疑ARVC或ALVC时不必进行心电生理检查。研究表明，心电生理检查识别有心脏性猝死和致死性心律失常风险的预测准确性很低。而ICD电击在可诱发和不可诱发

室性心动过速/心室颤动患者中无显著差异。心电生理检查在有难治性室性心律失常患者考虑消融或与右心室流出道室性心动过速鉴别时可能有益。这种情况下，使用高剂量异丙肾上腺素的电生理检查可能有助于鉴别特发性室性心动过速与ARVC期前收缩起源。

（七）心内膜活检

活检有助于识别全身性或炎症性病因（如结节病、心肌炎）所引起的ACM。心内膜活检是有创的，敏感性和特异性差，诊断率低，因此在ARVC初始诊断中极少应用。ARVC的特征性组织学特点是有透壁性纤维脂肪替代右心室心肌，主要诊断标准和次要诊断标准的区别在于程度不同（残余心肌细胞<60%为主要诊断标准，60%～75%为次要诊断标准）。由于心室肌片状受累和取样误差继发的假阴性结果使活检的诊断意义有限。电解剖学电压标测通过识别低电压区可以提高心内膜心肌活检的检出率。

（八）基因检测

1.基因检测方法　识别ACM遗传学基础的方法有几种。通常Sanger测序法可分析单基因，其已被证明是一种识别遗传性疾病基础变异的可靠技术，数十年来被认为是金标准。下一代测序（NGS）法可同时对数种目标基因（在一种嵌板上，如心肌病嵌板）进行平行测序而花费相对较低。其对人类基因组中所有蛋白的编码基因（外显子）进行测序（全部外显子测序，WES），甚至对全部DNA核苷酸进行测序（全基因组测序，WGS）（表1）。

表1　筛选基因的不同方法

项目	靶目标	范围	变异复制数	灵活性	花费
Sanger测序	单个基因	++	−−	−	IE
靶向下一代测序嵌板	兴趣基因嵌板	+	+	−	+/−
筛选兴趣基因的全外显子测序	兴趣基因集	+/−	+/−	+	+
全外显子测序	全部基因	+/−	+/−	+	+
全基因组测序	全部基因+内含子	+	+	+	+

注：IE.低效（大量测序昂贵，少量测序便宜）；++.很高；+.高；+/−.中等；−.低；−−.很低

2.变异与基因解释　正常情况下，人群不同个体的DNA顺序不同。即使变异确实位于ACM的易感基因内也不是每一个DNA变异都会致病。在这些DNA变异中正确区分可能有致病性者已成为主要挑战。

3.基因检测在危险分层与管理中的应用　一项基因检测的结果能否用于危险分层或管理取决基因型与表型之间的已知关系。总体而言，基因型与临床表型之间因果关

系的证据有限。

3%～6%的患者有超过1种致病性或可能致病性变异引起疾病的表型。具有多种致病性变异介导的ACM患者疾病更严重，表现为疾病的发作、出现室性心动过速的年龄更早（<20岁，而单个ACM病因性变异的患者35岁发病），一生中心律失常或心脏性猝死的风险更高，进展为心肌病更早。

（1）桥粒基因：疾病表现达到诊断标准最常见于20～50岁。心脏MRI中识别的延迟钆增强最常见于左心室心肌病，是疾病表现的最早证据。

（2）核纤层蛋白A/C（LMNA）：LMNA介导的ACM的心脏表型以心房颤动和心脏传导性疾病为特征，其可能比室性心律失常和心肌病的出现要早数十年。LMNA变异在诊断为ARVC或更多双室及左心室为主的患者中被识别。非持续性室性心动过速、在首次临床接触时LVEF<45%、男性，以及非错义变异已被报道是恶性室性心律失常的危险因素。伴LMNA变异需安装起搏器的患者常接受ICD治疗，对可能致命性快速性心律失常有效。

（九）危险分层与ICD置入

ACM最令人害怕的结果是心脏性猝死。在一系列心脏性猝死的年轻个体中，ARVC占20%。ICD可以预防心脏性猝死，有必要识别有心脏性猝死风险的患者，以决定是否ICD治疗（表2A、B、C）。

表2　ACM患者ICD治疗的推荐（A）

推荐级别	证据水平	推荐
I	C-EO	对于ACM个体是否置入ICD，应由患者和医师考虑患者的可能寿命、ICD的风险和获益后共同决定
I	B-NR	有室性心动过速或心室颤动心脏停搏的ACM个体，推荐ICD
I	B-NR	有血流动力学不耐受的持续性室性心动过速ACM个体中推荐ICD
IIa	B-NR	在怀疑室性心律失常所致的晕厥ACM个体，ICD治疗是合理的
IIa	B-NR	在血流动力学可耐受的持续性室性心动过速的ARVC个体，ICD治疗是合理的
IIa	B-NR	凡存在3条主要，2条主要加2条次要，或1条主要加4条次要标准的室性心律失常风险因素的ARVC个体，ICD治疗是合理的*
IIb	B-NR	对于存在2条主要、1条主要加2条次要、或者4条次要标准的，室性心律失常风险因素的ARVC个体，ICD治疗可能合理*

注：*主要标准：非持续性室性心动过速，电生理检查可诱发室性心动过速，LVEF≤49%。次要标准：男性，24h室性期前收缩>1000次，右心室功能不全（根据2010年特别工作组标准中主要标准），为先证者，≥2种桥粒变异。如果同时存在非持续性室性心动过速和室性期前收缩，则仅采用非持续性室性心动过速

表2 ACM患者ICD治疗的推荐（B）

推荐级别	证据水平	推荐
I	B-R	LVEF≤35%合并NYHAⅡ～Ⅲ级症状的ACM个体，预期有意义的生存期＞1年，推荐ICD
Ⅱa	B-R	LVEF≤35%伴NYHAⅠ级症状的ACM个体，预期有意义的生存期＞1年，ICD是合理的

表2 ACM患者ICD治疗的推荐（C）

推荐级别	证据水平	推荐
I	B-NR	在伴血流动力学可耐受室速的ACM（除ARVC以外）个体中，推荐ICD
Ⅱa	B-NR	在伴LVEF＜45%或非持续性室性心动过速的受磷蛋白性心肌病个体中，ICD是合理的
Ⅱa	B-NR	在核纤层蛋白A/C性ACM（LVEF＜45%、非持续性室性心动过速、男性）中2项或2项以上的个体中，ICD是合理的
Ⅱa	C-LD	伴LVEF＜45%的FLNC性ACM个体中，ICD是合理的
Ⅱa	C-LD	有起搏指征的核纤层蛋白A/C性ACM的个体中，具有起搏功能的ICD是合理的

（十）对室性心律失常和心功能不全的管理

1.给予血管紧张素转化酶抑制剂、β受体阻滞剂和抗心律失常药物治疗　对ACM患者药物治疗的目的是控制心室的大小和功能，管理充血症状及预防和治疗心律失常。对ACM患者心衰治疗包括左心衰竭和右心衰竭。

（1）左心衰竭的药物治疗：ALVC的表型与经典的扩张型心肌病相重叠，主要影响左心室。此时，对有症状和无症状的左室射血分数降低心衰（HFrEF）的治疗应遵照2013年（2016年更新）的AHA/ACC和ESC的指南。包括血管紧张素转化酶抑制剂（ACEI）和血管紧张素受体阻滞剂（ARB）、β受体阻滞剂、醛固酮拮抗剂，以及在有选择的病例中，可用血管扩张剂（羟基噻嗪和硝酸异山梨酯）。指南推荐包括新药：血管紧张素受体-neprilysin抑制剂（缬沙坦/沙库巴曲），以及窦房结调节剂伊伐布雷定。充血症状的治疗包括袢利尿剂和容量控制，推荐低钠饮食。对于窦性心律有症状的患者，洋地黄的作用尚有争议；近期对随机洋地黄研究组试验的回顾分析提示LVEF＜40%（HFrEF）的患者和LVEF40%～50%（射血分数适度的心衰HFmrEF）患者从死亡率和住院率或单纯住院率讲，会从洋地黄治疗中获益。此外LVEF下降患者可从心脏再同步治疗、左心室辅助装置，以及心脏移植治疗中获益。

（2）右心衰竭的药物治疗（表3）

表3 推荐的右心衰竭的药物治疗

推荐级别	证据水平	推荐
Ⅱa	C-EO	在伴有症状的右心功能不全的ACM个体中使用ACEI或ARB类以及β受体阻滞剂，醛固酮拮抗剂和利尿剂是合理的
Ⅱb	C-EO	在有症状的右心功能不全和ACM个体中，可以考虑使用硝酸异山梨酯降低前负荷

（3）致心律失常性心肌病中的抗栓治疗（表4）

表4 ACM患者的抗栓治疗

推荐级别	证据水平	推荐
I	B-NR	在存在房颤、腔内血栓或静脉/全身血栓栓塞的ACM个体中，推荐抗凝治疗
Ⅱb	C-EO	在有左心室或右心室室壁瘤的个体中，抗血栓治疗可能是合理的

（4）心律失常的治疗（表5）

表5 ACM患者心律失常的治疗

推荐级别	证据水平	推荐
I	C-LD	在由于窦性心动过速、室上性心动过速或伴快速心室率的房颤/房扑而出现ICD不适当治疗的ACM个体中，推荐β受体阻滞剂治疗
Ⅱa	C-EO	在无ICD的ACM个体中，β受体阻滞剂是合理的
Ⅱb	NR, C-LD	为了控制症状或减少ICD电击，在ACM个体中胺碘酮（LOE B-NR）和索他洛尔（LOE C-LD）可能是合理的
Ⅱb	C-LD	在有ICD和左、右心室功能保持的ACM个体中，为了控制其他治疗无效的室性心律失常，并且未使用其他抗心律失常药物的情况下，联合氟卡胺和β受体阻滞剂可能是合理的

2.导管消融的作用（表6）　目前的科技工艺和技术提示电解剖标测指导下将获得更好的结果，并已有大的中心常规应用了。这些方法能更精准地绘制出瘢痕和病变。对这些更不常见的心肌病消融应在更大的中心进行，后者对每种心肌病不同亚型的特性更有经验，并能提供经高度培训的手术室人员、麻醉师及外科支持。

ARVC患者的导管消融，并非对基础的致心律失常基质的根治，治疗目的是通过减少或消除症状性期前收缩、持续性心律失常，以及必要的ICD治疗而改善生活质量，尚无足够证据显示能影响疾病预后、预防猝死或降低死亡率。

表6　ACM患者的消融治疗

推荐级别	证据水平	推荐
Ⅱa	B-NR	在胺碘酮治疗无效或无法耐受的反复发作的持续性单形性室性心动过速的ACM个体中，为了减少室性心动过速的复发和ICD电击，导管消融是合理的
Ⅱa	B-NR	在抗心律失常药物无效或无法耐受的反复发作有症状的持续性室性心动过速的ACM个体中，采用可使用的心内膜/心外膜联合方法导管消融是合理的
Ⅱa	C-EO	在β受体阻滞剂和（或）抗心律失常药物治疗无效或无法耐受的室性异位搏动负荷过重或非持续性室性心动过速的有症状的ACM个体中，采用可使用的心内膜/心外膜联合方法导管消融是合理的
Ⅱb	C-LD	对于药物治疗未失败的，反复发作的有症状的持续性室性心动过速的ACM个体，可能考虑导管消融

（十一）防止疾病进展

长期以来有学者就认识到ARVC患者在运动员中的发病比例较高，而且患者心脏性猝死风险高。一项对意大利尸检的综述显示竞技性体育运动可导致青少年和年轻成人ARVC患者的心脏性猝死增加5倍，而运动前实施筛查可使死亡率明显下降。

高达60%的ARVC患者中发现编码心脏桥粒基因中的致病性变异。桥粒蛋白异常表达的鼠类ARVC模型一致显示运动诱发或运动恶化的心血管表型。这些发现促进了对运动在ARVC患者及其有患病风险的亲属中外显率、心律失常风险和结构性病变进程作用的更精确意义的研究。研究表明：①运动与ARVC发作（外显）和严重程度之间有剂量依赖的相关性；②在已确定ARVC患者中，频繁、高强度或竞技性运动与临床不良后果相关。

三、疾病机制

图2显示了ACM部分发病机制。

（一）桥粒缺陷

心脏闰盘是连接相邻心肌细胞的组织结构，包括3个主要结构。①缝隙连接：代谢性及电学性连接相邻心肌细胞的细胞质。②黏附连接：连接相邻细胞的肌动蛋白的细胞骨架。③桥粒：其作用是作为细胞锚并连接中间丝。此外，离子通道存在于闰盘中。闰盘蛋白中病理性遗传变异与心律失常有关，如Brugada综合征、ARVC及其他遗传决定的ACM。闰盘并非是独立的，所有闰盘成分通过与多功能蛋白共同协作紧密地在一起工作，使得闰盘成为一个整体完成机械和电学功能。缝隙连接构成一个由围结合斑（perinexus，内有自由的缝隙连接小体存在）包围的斑块；连接体使钠通道（NaV）、桥粒缝隙连接成为一体；结合部区域包括黏附连接和桥粒，也作为黏附连接整体。此外，过渡连接连接着肌小节和质膜。闰盘保证了启动整个心脏收缩的电信号迅速传导并允许心肌细胞能承受由于心脏跳动所强加的强烈机械力量。黏附连接、桥粒、缝隙连接和离子通道作为结合部区域构成一个功能性单位。除此，缝隙连接和离子通道可能共同产生和传导动作电位。细胞与细胞连接的一些结构成分也可以与其他闰盘蛋白或信号途径功能如CX43和β连环链蛋白成为一体。蛋白缺陷可能最终不仅导致机械功能异常（如黏附连接功能障碍）也可导致心律失常。

（二）离子通道缺陷

心脏细胞是可激动细胞，能产生并传导动作电位，电信号进而引起心肌细胞收缩。心脏动作电位是通过离子跨细胞膜运动而产生的，通过除极细胞从静息状态到激动状态，然后通过复极再恢复到静息膜电位。心脏细胞动作电位的全部时相都是通过几种电压依赖的离子通道协同激活和失活发生的。在可收缩的心肌细胞中，动作电位由钠离子急剧进入细胞内触发，导致一个内向电流（INa）（SCN5A）而使膜电位从静息状态（-90mV）迁移至除极状态（+20mV）。这个时相后跟着通过一个外向电流称为Ito，K^+外流，而开始了细胞复极。此后跟随的是平台期，通过电压依赖的L型钙通道（LTCCs）的内向钙电流（ICaL）与时间依赖性延迟整流外向K^+电流（主要有缓慢延迟整流IKs［KCNQ1］和快速延迟整流IKr［KCNH2］）之间平衡，形成一段较短时间膜电位不变。此时，通过L型钙通道的Ca^{2+}触发了肌浆网（SR）通过2型兰尼碱（ryanodine）受体通道大量释放存储的Ca^{2+}，造成细胞收缩所需要的收缩期细胞内Ca^{2+}增加。随着L型钙离子通道失活，净外向K^+流使细胞复极而将膜电位带回静息状态。Ca^{2+}与K^+电流之间的平衡因而决定了动作电位时程。基础的和乙酰胆碱依赖的内向整流K^+电流（IK1和IKAch）控制最终复极和决定了静息膜电位。然后通过1型Na^+/Ca^{2+}交换泵（NCX）Ca^{2+}从细胞内排出，并且通过肌浆网2a型Ca^{2+}-ATP酶摄回肌浆网，因而恢复低的细胞内Ca^{2+}水平，允许细胞在舒张期松弛。

起搏细胞在显示自律性中与其他细胞显著不同，而具有一种由电压依赖和钙离子依赖机制引起的性质。前者涉及奇异电流（If）由超极化激活的周期性核苷酸门控的通道，其具有几个不寻常的性质，如在超极化状态激活，允许钠离子和钾离子通过，受细胞内环磷腺苷的调节，以及一个小的单通道电导率。后者包括从肌浆网自动地钙释放，其激活INCX。在完全心房特异性敲除NCX的鼠中无起搏活动已经说明钙依赖机制的重要作用。两种机制导致

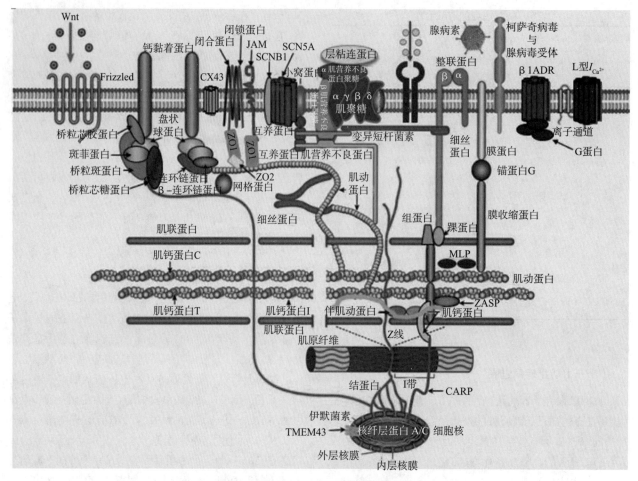

图2　致心律失常性心肌病的发病机制

心肌细胞显示细胞外矩阵、肌膜、肌节、细胞核及维持心室功能和心脏节律的关键蛋白

自动除极而引起膜电位的上升支。当适当的离子电流被扰乱就会出现以心律失常的表现形式的电学异常。

编码电压门控钠通道NaV1.5 α亚单位的*SCN5A*基因负责内向钠电流（INa）。这种电流是心肌细胞中快速除极的主要成分，而形成动作电位的上升支，其随后开启多步骤的兴奋–收缩偶联瀑式反应。这种周期性除极构成心脏各腔室同步和节律性收缩的基础。

在无致病性基因变异的ACM中SCN5A可能起到一定的作用。在ARVC中，当识别编码心脏桥粒的基因致病性变异时，NaV1.5（已被显示与桥粒蛋白PKP2共同参与）可被破坏而致功能异常。PKP2表达丧失改变了钠电流（INa）的幅度和动力学。此外，PKP2的致病性变异与钠通道病表型相关，而大部分人类ARVC心脏标本检测到NaV1.5蛋白的免疫活力降低。这些观察提示在NaV1.5与机械性连接蛋白之间有一种密切的功能关系，这进一步被NaV1.5黏附连接蛋白N-钙黏着蛋白共同作用的发现，以及由NaV1.5和N-钙黏着蛋白聚合物构成的"黏着/兴奋"结的存在所支持。Leo-Macias等描述在心肌细胞中存在黏着/兴奋结并说明：①黏附连接N-钙黏着蛋白作为NaV1.5簇的一个吸引子工作；②在这些簇中NaV1.5是心脏钠电流的

主要决定成分；③NaV1.5聚集成簇有利于其受分子配体调节。Te Riele等进一步阐明NaV1.5在与细胞黏着分子的功能性复合体之中，原发NaV1.5缺陷能影响N-钙黏着蛋白的生物学，导致闰盘中N-钙黏着蛋白簇的大小缩小和密度降低。

NaV1.5与黏附连接蛋白N-钙黏着蛋白组成共同体的发现说明连接/闰盘/桥粒的联系并支持钠通道功能异常可发生于结合配体突变中断（如支持PKP2与心律失常的情况）。对于这种疾病的治疗尚未被很好的研究也未标准化。曾有起搏器和ICD用于部分个体，而结果不同。药物治疗还是令人失望的，对于这些患者尚无特异性药物治疗推荐。

（三）细胞骨架缺陷

细胞骨架是细胞的基本支架，其他亚细胞成分在其中进行空间排列以便细胞内部与外部环境间有效交流。横纹肌细胞的细胞骨架包括肌原纤维和肌外原纤维部分。心脏细胞通过闰盘连接在一起使肌肉同步收缩。肌原纤维通过肋节在Z盘特化的膜内陷（T管）而联系肌浆网侧面与二分体。在闰盘桥粒和黏附连接机械连接相邻的心肌细

胞，而缝隙连接为细胞间通讯提供离子通道。桥粒连接到中间丝细胞骨架（由结蛋白构成），而黏附连接锚定在肌动蛋白丝（肌原纤维）。质膜前最后的肌小节边界被定义为过渡连接。

以心室扩张和收缩功能降低为特征的扩张型心肌病占非肥厚型心肌病的80%以上。扩张型心肌病在人群中的发病率约为1/500，1/3以上的患者在疾病最初表现的基础上进展为严重的心律失常。而年龄增长、男性、心室功能受损是确定的心律失常危险因子，心律失常也出现于无已知危险因子的患者。20%～35%的扩张型心肌病是家族性的。

（四）肌节缺陷

心脏肌小节是心肌细胞基本的收缩单位。肌小节基因中遗传性变异是已证实的肥厚型心肌病的病因，在某些情况下，可引起家族性扩张型心肌病、左心室致密化不全和限制型心肌病。在各种基因型的肥厚型心肌病病例中近50%是由MYBPC3中变异引起，其中大多数是功能丧失性变异，而30%的是因MYH7中错义变异所致。肌小节基因变异导致左心室致密化不全病例，尽管最常见于包括另一种心肌病、心脏畸形和（或）射血分数降低等表型，而大多数病例是由MYH7变异所致。在左心室致密化不全个体中还识别了编码肌节和Z盘蛋白的其他基因。

（五）线粒体的形式

线粒体性心肌病的表现包括肥厚型心肌病、扩张型心肌病和左心室致密化不全等形式，其严重度可以从无症状到多系统破坏病变。严重的心脏症状包括心脏性猝死、心力衰竭和室性心律失常，这些可以在代谢危象时急性恶化。线粒体危象经常由生理应激如发热性疾病和手术诱发，并可伴有急性心力衰竭。大多数患者有神经肌肉症状而表现为肌酸激酶水平正常或轻度升高，肌电图正常、神经传导检测结果正常。多达10%的患者被发现肝脏酶学水平异常。7%～26%的患者感觉神经性听觉丧失并且随年龄增长而发病率增加。

幼儿中，心肌性左心室致密化不全的常见原因是线粒体变异。左心室致密化不全的特点是显著的心室肌小梁，左心室心腔凹陷延伸到心室心内膜表面下深窝，伴或不伴左心室功能障碍。在压力超负荷的实验模型中，衰竭的心脏从氧化脂肪酸（在健康心脏中首先的底物）转变为氧化葡萄糖来生成能量，这种代谢的转换与在线粒体生物合成和脂肪酸代谢中涉及的基因下调有关，并且由过氧化物酶体增殖物激活受体-α（PRAR-α）及其催化剂——过氧化物酶体增殖物激活受体协同激活子-α（PGC-α）（是线粒体调节和生物合成中转录共激活剂家族成员）的失活所介导。对葡萄糖途径依赖的增加在短期内可能有效地减

少氧的消耗；然而随着时间的延长，氧耗量减少可能通过产生一种能量不足的状态而可能使心脏病进展。实验证据表明，脂肪酸含量的增加和脂肪酸氧化（FAO）不足的状态可能与心脏功能障碍有关。脂肪酸氧化慢性增加（如在糖尿病中观察到的）及脂肪酸氧化降低（如在心力衰竭压力超负荷模型中所见）均可导致心力衰竭。因此，能量不足可能既是心力衰竭的一个原因也是一个结果。

线粒体病和心肌病的管理很大程度是支持性的。患者可以从严重的危象状态得到明显恢复。药物策略包括各种饮食补充。经典的"线粒体的鸡尾酒疗法"应当包括辅酶Q10、肌酸、左旋肉碱、维生素B_1、维生素B_2、叶酸及其他抗氧化剂如维生素C及维生素E。研究提示使用抗氧化剂部分改善临床特征。与此相反，Chinnery等系统回顾发现没有明确证据支持在线粒体疾病患者中应用任何补充治疗。

线粒体疾病患者进展到危象状态，如继发于线粒体呼吸链功能的急性或亚急性多器官衰竭可由发热、疾病、应激、药物或热而恶化，其死亡率可能很高，因而紧急治疗是必要的。危象可与严重的乳酸升高有关，在危象过程中的心脏并发症包括心源性休克、房性及室性心律失常、扩张型心肌病及心脏性猝死。患者常有基础酸血症，酸中毒的纠正应循序渐进。氧化可以通过增加自由基的产生而加剧危象，因此氧分压需要保持在50～60mmHg。出现发热或无法进食或饮水的线粒体疾病患者，可以给予维持剂量的含右旋糖酐的静脉输液（首选含有50%生理盐水的D10），而与血糖水平无关。应定期评估其代谢及容量状态。这些患者的心脏并发症（包括心力衰竭、缓慢性心律失常和快速性心律失常）的治疗应当遵循针对普通人群的同样指南。如果在危象时发现有心功能障碍，应当连续检查超声心动图以密切监测患者。在由于心肌病而出现重度心力衰竭的特定患者中，可能需要进行心脏移植。

Kearns-Sayre综合征（KSS）是一种线粒体肌病，其特征是上睑下垂、慢性进行性眼外肌麻痹和视网膜色素沉着异常的临床三联征并伴有心脏传导缺陷和扩张型心肌病，有时需要移植。约50%的Kearns-Sayre综合征患者心脏受累，包括复发性束支阻滞、分支阻滞及非特异性室内传导障碍；这些患者中20%的死亡归因于心脏原因。在一份发布的指南中，ACC/AHA/HRS通过了当心脏阻滞与神经肌肉疾病有关时，在任何解剖水平的三度和高二度房室阻滞都置入起搏器的I类推荐（LOE B级）。

（六）嗜酸瘤细胞心肌病

婴儿期组织细胞样心肌病是一种罕见但特征鲜明的致心律失常性疾病，其特征是无休止性室性心动过速、心脏肥大，并且如果置之不治的话会在2岁以内猝死。文献已报道的组织细胞样心肌病约有100例；但是，其发病率

可能更高,因为许多组织细胞样心肌病可能被误诊为婴儿猝死综合征。女性多见,比例约4∶1,大多数病例(90%)发生在2岁以内的女孩,导致难治性心室颤动或心脏停搏。病变类似组织细胞样或颗粒细胞特征的错构瘤。该病已明确定义为线粒体疾病并影响心脏线粒体呼吸链复合物Ⅰ和Ⅲ的功能。病因倾向于常染色体隐性遗传或X连锁状态。

在组织细胞样心肌病患者中的组织病理学发现包括位于左心室、心房及4个心脏瓣膜的心内膜表面上多发的、扁平到圆形、光滑的、黄色结节。这些结节细胞中可以观察到糖原、脂肪和色素,如同淋巴细胞浸润液。免疫染色显示,膜周对肌特异性肌动蛋白具有免疫反应性,但对组织细胞标记物S-100蛋白和CD69没有免疫活性。这些细胞可能是异常的浦肯野细胞;但是,不能排除原始的心肌前体。治疗心律失常可能需要射频消融或起搏器置入。已有外科干预延长生存的报道。

四、其他疾病

(一)浸润性心肌病:淀粉样变性

心脏淀粉样变性是指在心肌内细胞外低分子量蛋白质沉积,通常发生在有更广泛器官受累的情况下。淀粉样沉积通常由轻链或转甲状腺素蛋白两种蛋白中的一种形成。孤立性心房淀粉样变性是由于心房利钠肽沉积,通常发生于老年,而小规模研究提示其在房颤中的作用。轻链淀粉样变性(amyloidosis, AL)继发于原发性血液恶病质(浆细胞异常增殖并随之单克隆地过量产生轻链)。化疗和干细胞移植已转变了对轻链淀粉样变性的管理并使其生存率得到很大改善。转甲状腺素蛋白淀粉样蛋白是由一种不同的蛋白质构成,一种错误折叠的前白蛋白也将产生淀粉样蛋白原纤维并在组织中沉积。治疗包括肝脏移植(可以延缓疾病进展);治疗效果多变,然而重度的多器官受累经常妨碍治愈。稳定转甲状腺素蛋白,减少其生成或将其移出受累器官的更新治疗目前正在研究中。

心脏是以一种浸润性心肌病的形式受累的,除了由于原发舒张受限而致心力衰竭外,也可见到小血管疾病、传导系统疾病以及房性和室性心律失常。对有淀粉样变性的心脏进行组织学评估有助于了解心律失常的可能机制。淀粉样蛋白原纤维浸润细胞外矩阵、破坏心肌细胞的排列并导致心肌纤维化。也可见血管周的淀粉样蛋白浸润和心肌细胞功能受损,血管活性受损可以导致相对的心肌缺血和电传导异常。这种心脏毒性浸润情况被猜测是传导异常、房性和室性心律失常的基础驱动因素。尽管广泛受累并非罕见,众所周知可伴窦房结功能障碍,结下传导系统疾病看似是主要的传导异常,可通过HV间期延长而证明。在部分人群中,这种疾病与猝死风险相关。由于淀粉样蛋白进

行性沉积在整个心脏,窦房结功能障碍和传导疾病经常恶化,而促使考虑安装永久起搏器。对于那些必须永久起搏的患者,电极的位置需要认真考虑,因为与右心室起搏不同步可能使左心室功能进一步下降。目前,没有研究能提供关于这个问题的明确指导。

在全身性淀粉样变性疾病并累及心脏的患者中通常观察到自主神经功能障碍伴直立性先兆晕厥或晕厥,而为了治疗症状经常需要外周血管收缩剂。大多数心脏性猝死可能与结下传导疾病有关,需要考虑这些患者的病因是明显的传导异常。此外,有重度结下传导异常的明显心脏受累可能经常被看似正常的QRS波群所掩盖。通过进一步阻滞房室结传导,防止生理性代偿性心率增多及直接防止血管收缩,钙拮抗剂会产生一种恶性并可能致死性联合效应。

此病中最常见的快速性心律失常是房性心律失常,应用房室结阻滞剂控制心率格外具有挑战性,因为要面对在广泛全身性自主神经受损中常见的相对低血压及代偿性血管反应性受损。房室结消融在顽固并有症状的病例中看似是一种合理的选择。常需要抗心律失常治疗,因为对于左心室充盈受限患者而言,保持心房主动收缩是必要的;然而当存在广泛的淀粉样蛋白浸润时可能削弱心房收缩。广泛的基质异常(推测与广泛的淀粉样蛋白原纤维浸润有关)常见,心房颤动消融的结果欠理想。频发期前收缩伴非持续性室性心动过速的负荷似乎都不能预测心脏性猝死。ICD是否改善生存率尚不清楚,在这组患者中进行性心衰和无脉性电活动仍然是与心脏性死亡相关的主题。对于已经成功治疗轻链型淀粉样变性病的心脏淀粉样变性患者和等待心脏移植的患者情况可能不同,因此必须有个体化治疗方法(表7)。

表7 心脏淀粉样变性患者的治疗

推荐级别	证据水平	推荐
Ⅰ	B-NR	在有症状及无症状的伴二度Ⅱ型房室阻滞、高度房室阻滞或三度房室阻滞的心脏淀粉样变性个体中,推荐永久起搏器
Ⅰ	C-EO	在心脏停搏生还的心脏淀粉样变性的个体中,如预期有意义的生存期大于1年,推荐ICD
Ⅱb	B-NR	在心脏淀粉样变性的个体中,可以考虑使用地高辛,如果使用要谨慎因为中毒风险高
Ⅱb	C-EO	在伴有症状性房性心律失常的心脏淀粉样变性个体中,可以考虑使用索他洛尔、多非利特或胺碘酮
Ⅱb	B-NR	伴非持续性室性心律失常的轻链型心脏淀粉样变性的个体中,如果预期有意义的生存期大于1年,可以考虑预防性置入ICD
Ⅱb	C-LD	在伴症状性房性心律失常的心脏淀粉样变性个体中可以考虑心脏消融

心脏淀粉样变性患者为发生心腔内血栓和血栓栓塞性卒中的高危者，即使没有房性心律失常也需要认真考虑抗凝治疗。

（二）Brugada综合征

自从最初临床对Brugada综合征进行描述以来，一直在有Brugada表型的患者中找寻结构的异常，这始终很难明确证明。对于Brugada综合征患者简单的经胸超声心动图成像通常是正常的，但是这项技术显然对相关心脏区域（如右心室流出道区域）缺乏成像能力。然而，超声心动图研究显示右心室激动延迟，延迟的程度与ST段抬高的程度相关性好。更高分辨率的CT和心脏MRI一直显示结构异常和心室容积扩大，特别是与SCN5A介导的Brugada综合征患者有关联。结构异常的潜在贡献带来对心外膜标测和消融的冒险尝试以及近来对Brugada表型及猝死个体初步病理组织学数据的兴趣重新建立。

已进行了几组对Brugada综合征患者的心内膜活检，得到的结果比较混乱，从发现淋巴细胞浸润到严重的纤维-脂肪浸润提示ARVC。Frustaci等检查了连续18例有症状的Brugada综合征患者，对其双心室进行了心内膜活检，发现全部患者都有异常的证据。在2008年一项后继研究中病理组织学显示是多种多样的，在21例Brugada综合征患者中活检，通过特异性淋巴细胞改变无法归类为任何病理类型。近期一项对6例推定为Brugada综合征相关的猝死者进行尸检评估其心脏在右心室流出道心外膜表面间质纤维化及缝隙连接表达减少。纤维化和缝隙表达减少与先前心外膜标测研究异常电位的区域相同。这些观察与先前观察到的消融心外膜瘢痕电位可以减轻甚至消除Brugada表型和致命性心律失常。因而，异常的心肌结构和传导可能至少是导致Brugada综合征表型发生的部分原因。

（三）钾通道：TRMP4等

TRPM4是指瞬时受体电位M型4（transient receptor potential melastatin 4, TRPM4）通道介导一种Ca^{2+}激活的非选择性阳离子电流（INSCca）。在心脏中，TRPM4通道代表心脏Ca^{2+}激活的瞬时内向电流（Iti）在心脏传导系统中起到一种关键作用。在负性膜电位，TRPM4通道促进Na^+进入细胞，引起细胞膜除极。在正性膜电位，TRPM4通道能促进细胞内的K^+外流，引起细胞膜复极。TRPM4活动可能因此降低或增加Ca^{2+}的驱动力。TRPM4对Ca^{2+}的驱动力的潜在作用对T细胞和HL1-鼠心肌细胞内Ca^{2+}振荡的频率有重要影响。抑制细胞内的TRPM4通道消除Ca^{2+}振荡导致细胞内Ca^{2+}时相性浓集。TRPM4在很多种类细胞中表达，但是心脏中表达最丰富，在所有细胞类型中可能通过影响膜电位参与细胞内Ca^{2+}感知并影响细胞的兴奋性。

TRPM4的下调或上调产生的影响依赖于细胞类型和其他离子通道，以及交换器及转运子的存在。

4个家族TRPM4基因变异的显性遗传被显示与心脏束支异常I型进行性家族性心脏阻滞（PFHB1）、孤立性心脏传导疾病（ICCD）、房室阻滞，右束支阻滞、心动过缓及Brugada综合征有关。

携带PFHB1和ICCD变异的TRPM4通道表现为一种显性的功能增强表型，与生物物理学性质改变无关而与TRPM4电流增加有关。

Daumy等报道了对95例无亲属关系的进行性传导系统疾病患者的遗传学筛查，识别了13位有病理性TRPM4基因变异的个体。在一个4代的家族中发现了一个变异；系统性家族筛查显示有96位家族成员，其中57位成员被纳入研究。12例患者被诊断为传导障碍，其中6例（50%）置入了起搏器。12位患者中10例表现为右束支阻滞，其中8例显示有左前分支阻滞。功能性及生物化学分析表明这种变异——TRPM4-p.I376T，导致电流密度增加伴有细胞表面TRPM4通道表达增加。在一个家族成员中也发现有左心室致密化不全。受累的患者年龄为（34±25）岁；而婴儿、儿童和青少年也受累。关于左心室致密化不全患者，除了其在婴儿期被诊断为左心室致密化不全、右束支阻滞、左前分支阻滞及置入过一个起搏器外，几乎没有提供信息。

Saito等也在心室致密化不全及心脏传导疾病的患者中识别了一个TRPM4致病性变异，因而进一步扩展了TRPM4异常在ACM中的作用。对心肌病的管理也需要被考虑在内，应采用标准治疗。

（四）左心室致密化不全

左心室致密化不全是一种以左心室内过度的、独特的肌小梁形成为特征的遗传性疾病，是在心脏发育的最后阶段由于发育受阻及故障心脏不完全地形成致密的心肌而出现的。至少30%～50%的患者出现基因遗传性并且认为每7000例活产儿中约有1例。左心室致密化不全的特点是左心室内心肌呈海绵形态的外观，伴异常肌小梁形成，通常在左心室心尖部、中侧壁及下部最明显。右心室也可以受累，导致右心室致密化不全或双心室致密化不全。左心室心肌由不同的2层（致密层和致密化不全层）构成，同时伴有显著的肌小梁形成和肌小梁间的隐窝。心尖致密层变薄也很有代表性。这些特征可能伴随有正常的心腔大小、室壁厚度及功能，左心室扩张或肥厚，收缩和（或）舒张功能障碍，心房扩大，各种形式的先天性心脏病或心律失常。因此，致密化不全心肌是表型各异并可以分成9种不同型，包括最良性型（左心室大小、厚度及收缩和舒张功能正常，无相关的早发心律失常）、右心室型、双心室型、扩张型心肌病型、肥厚型心肌病型、限制型心肌病型、混合型（肥厚型心肌病合并扩张型心肌病或扩张型心肌病合并限制型心肌病）、先天性心脏病型及致心律失常型。更严重的表型最常见于儿童，特别是<1岁的幼儿。高分辨率的心脏影像如心脏MRI，提高了发现最良性型的能力。在美国以人群为基础的心脏MRI研究中，43%的无心脏病或高血压的参与者中至少有一个左心室心肌节段观察到局灶性左心室致密化不全，在这个人群中6%有2个节段受累。在来自英国的一个人群队列心脏MRI研究复制了这些发现，其14.8%的个体达到至少1项左心室致密化不全的标准，而4.4%达到最特异的标准。左心室致密化不全的心肌可以出乎意料地从一种形式变化为另一种形式（"波动形表现型"）。尽管许多患者是无症状的，左心衰竭或右心衰竭经常发生并导致心力衰竭症状（可以是运动诱发的或静息时持续性的）。进行长期治疗的患者有时表现为急性失代偿性心力衰竭。其他致命性危险包括室性心律失常及房室阻滞（临床表现为晕厥或猝死）。通常在某些患者中节律异常出现在早期表现中，最常在初次诊断时就被观察到，符合ACM。左心室致密化不全发生于新生儿、幼童、青少年及成年，报道的最坏预后是在婴儿和处于生命中第3个和第4个10年内的那些人中观察到的。在一些家族，受累的亲属中观察到一致的左心室致密化不全的表型；然而，相当常见的是有左心室致密化不全特征的个体被发现所在的家族中其他受累的亲属曾被诊断为典型的肥厚型心肌病、扩张型心肌病、限制型心肌病或ACM。导致致密化不全心肌病所涉及的约有15个基因的变异，包括有编码桥粒（桥粒斑蛋白和斑菲蛋白-2）、细胞骨架、肌节（最常见）及离子通道蛋白的基因。被破坏的线粒体功能及代谢异常也有致病作用。在那些收缩功能障碍的患者中，治疗集中在改善效能及降低压力。在认为必要和适当的时候心律失常治疗和置入ICD预防猝死是治疗的主要手段。在儿童或成人中左心室致密化不全可能与恶性病程相关，而缺乏危险分层。左心室致密化不全患者与心律失常相关，无论伴或不伴收缩或舒张性功能障碍都应当避免耐力锻炼和竞技性运动。

1.诊断方法与标准

（1）无创影像学检查：超声心动图是首选的诊断性影像技术（表8），最近心脏MRI成为诊断的金标准。超声心动图和心脏MRI的典型诊断标准主要依靠致密化不全与致密层的厚度比，通过彩色多普勒超声心动图证实填充自左心室腔的肌小梁隐窝，以及诊断致密化不全的过度肌小梁形成的节段定位。心脏MRI识别延迟钆增强的存在和程度的能力作为心肌纤维化的替代标识也被用于确定左心室瘢痕（这明显与心电图异常和快速性心律失常相关）及左心室功能障碍。在用心脏MRI评估的左心室致密化不全患者中左心室肌小梁形成的程度没有达到和超过左心室扩张、左心室收缩功能异常及存在延迟钆增强的预后作用。

表8 左心室致密化不全的诊断标准

方式	例数	左心室致密化不全的诊断标准
超声	8	2层，过度显著的心室肌小梁形成，从二尖瓣到心尖总心肌壁厚度逐渐增加，舒张末期CM/（NCM＋CM）≤0.5［胸骨旁短轴和（或）心尖切面］
超声	34	2层，彩色流多普勒可见肌小梁间隐窝没有其他共存的结构异常，NC/C≥2
超声	62	从左心室壁心尖部伸向乳头肌的肌小梁>3个，舒张末期NC/C≥2
MRI	7	2层，舒张末期NC/C>2.3
MRI	16	完全左心室肌小梁团没有乳头肌，舒张末期NC层体积>20%

注：CM.致密化心肌；NC/C.致密化不全与致密化心肌最大比值；NCM.致密化不全心肌；MRI.磁共振成像

（2）心电图：在左心室致密化不全中，正常的心电图结果很罕见，80%～90%心电图是异常的。婴儿和幼童通常电压过高，前侧壁显著。这些个体，特别是那些儿童早期表现为左心室致密化不全的患者，可能也合并有预激。在左心室致密化不全中，心律失常（包括室上性心动过速、室速及房颤/房扑）是常见并且危险的并发症。也会出现传导系统异常。Bhatia等进行了系统回顾，在左心室致密化不全患者中最常见的心律失常是室速和房颤，室速的发生率接近40%，而55%以上左心室致密化不全相关的死亡是由心脏性猝死导致的。Brescia等报道了对242例单纯患者左心室致密化不全的儿童评估，特别提到31例（12.8%）死亡，150例（62%）表现为或发展为心功能障碍，以及13例（5.4%）进行了移植。存在心功能障碍与死亡率强相关。在87%的患者中观察到心电图异常，最常出现是心室肥大和复极异常。复极异常与死亡率增加相关。80例（33.1%）儿童有心律失常，那些有心律失常的死亡率增加，42例（17.4%）有室性心动过速，5例心脏性猝死被复苏。在这个人群中总计15例（6.2%）心脏性猝死，其中14例猝死患者有异常的心脏大小或心功能障碍以及早期发作的心律失常。在左心室致密化不全儿童中死亡率与心律失常的发生强相关，心功能障碍或室性心律失常与死亡率增加相关。

2.治疗 根据ACC/AHA关于对心律异常以装置为基础的治疗指南，有足够多的观察数据显示ICD置入作为降低猝死风险的策略可能是对左心室致密化不全患者进行一级预防的合理的临床策略。ICD置入应当遵循一级预防和二级预防的总体指南。有左心室收缩功能中度降低的左心室致密化不全患者更可能有一级预防性ICD置入指征。

五、总结

通过2019年HRS的致心律失常性心肌病（ACM）专家共识及解读，使我们从原有狭义的致心律失常性右心室心肌病（ARVC）概念扩展的当今广义的ACM概念。这是一种原发性心肌病,因各种原因引起的心肌病变最终导致了临床的心律失常与心功能障碍。

读者可以看出,目前对ACM的研究尚处于起始阶段,现有的各种证据与资料十分有限,因而需要更多的研究结果与资料的积累和涌现。此外,本共识的内容涉及很多现代心脏病的诊断新技术、新方法、新理念,这些对每位同道都有着重要的学习与补益作用。

（郭继鸿　王立群）

2019欧洲室上性心动过速管理指南精要概览

室上性心动过速（SVT）是一种很常见的心律失常，在一般人群中SVT患病率为2.25/1000人，发病率为35/（10万人·年）。2019年8月，欧洲心脏病学会（ESC）联合欧洲儿科心脏病学协会（AEPC）共同发布了室上性心动过速患者的最新管理指南。就整体而言，该新版指南有以下几个方面特点：①根据循证医学的最新进展进行推荐；②推荐意见更加重视尊重患者个人意愿和选择；③提出了除房颤之外的所有希氏束及以上部位起源的SVT的管理推荐，内容全面翔实；④针对SVT合并特殊情况，包括先天性心脏病、孕妇、儿童、司机、运动员、TCM给出具体处理建议；⑤临床实用性较强，用大量流程图对SVT鉴别诊断、宽窄QRS波心动过速的急症处理、明确诊断后各类型SVT的急慢性处理给予推荐，清晰明了，符合临床需求。

一、2019版与2003版有何不同

由于前一版指南于16年前发布，当时许多推荐药物并没有纳入2019年版指南当中。此外消融治疗的适应证也发生了变化（表1、表2）。

表1　2003年与2019年室上性心动过速指南变迁

	2003年	2019年
窄QRS波心动过速的急性期管理		
维拉帕米和地尔硫䓬	I	IIa
β受体阻滞剂	IIb	IIa
胺碘酮和地高辛在2019年指南未提及		
宽QRS波心动过速的急性期管理		
普鲁卡因胺	I	IIa
腺苷	IIb	IIa
胺碘酮	I	IIb
索他洛尔和利多卡因在2019年指南未提及		
不恰当窦性心动过速的治疗		
β受体阻滞剂	I	IIa
维拉帕米/地尔硫䓬和导管射频消融在2019年指南未提及		
体位性心动过速综合征的治疗		
盐和液体摄入	IIa	IIb
高枕睡眠、弹力袜、选择性β受体阻滞剂、氟氢可的松、可乐定等药物在2019年指南未提及		
局灶性房性心动过速的治疗		
急性期		

续表

	2003年	2019年
氟卡胺/普罗帕酮	IIa	IIa
β受体阻滞剂	I	IIb
胺碘酮	IIa	IIa
普鲁卡因胺、索他洛尔和地高辛在2019年指南未提及		
慢性期		
β受体阻滞剂	I	IIa
维拉帕米/地尔硫䓬	I	IIa
胺碘酮、索他洛尔、丙吡胺在2019年指南未提及		
心房扑动的治疗		
急性期		
心房或食管起搏	I	IIb
伊布利特	IIa	I
氟卡尼/普罗帕酮	IIb	III
维拉帕米/地尔硫䓬	I	IIa
β受体阻滞剂	I	IIa
地高辛在2019年指南中未提及		
慢性期		
多菲利特、索他洛尔、氟卡尼、普罗帕酮、普鲁卡因胺、奎尼丁、丙吡胺在2019年指南中未提及		
房室结折返性心动过速的治疗		
急性期		
胺碘酮、索他洛尔、氟卡尼和普罗帕酮等在2019年指南中未提及		
慢性期		
维拉帕米和地尔硫䓬	I	IIa
β受体阻滞剂	I	IIa
胺碘酮、索他洛尔、氟卡尼、普罗帕酮等药物和"pill in pocket"用药方法在2019年指南未提及		
房室折返性心动过速的治疗		
氟卡尼/普罗帕酮	IIa	IIb
β受体阻滞剂	IIb	IIa
胺碘酮、索他洛尔等药物和"pill in pocket"用药方法在2019年指南未提及		
孕妇室上性心动过速的治疗		
维拉帕米	IIb	IIa
导管消融	IIb	IIa
索他洛尔、普萘洛尔、奎尼丁和普鲁卡因胺在2019年指南中未提及		

表2 2019年指南最新推荐内容

推荐	级别
对于不适当窦性心动过速患者,应考虑伊伐布雷定单药治疗或联合β受体阻滞剂进行治疗	Ⅱa
伊布利特(静脉注射)可用于局部房性心动过速的急性治疗	Ⅱb
体位性心动过速综合征患者可考虑使用伊伐布雷定;局灶性房性心动过速患者可考虑使用伊伐布雷定联合β受体阻滞剂进行长期治疗	Ⅱb
不伴有房颤的心房扑动患者应考虑进行抗凝治疗,但尚未确定起始阈值	Ⅱa
推荐应用伊布利特(静脉注射)或多菲利特(静脉注射或口服)进行心房扑动的转复	Ⅰ
在置入起搏器或除颤器的情况下,建议采用高速心房起搏终止心房扑动	Ⅰ
不推荐预激伴房颤患者静脉注射胺碘酮	Ⅲ
无症状预激患者,应考虑应用EPS进行危险分层	Ⅱa
对于电生理测试(异丙肾上腺素)确定为高风险的无症状患者(如SPERRI≤250ms,APERP≤250ms,多个AP和可诱导AP介导的心动过速),建议行导管消融治疗	Ⅰ
对于无症状预激者,可考虑通过非侵入性方法评估AP的传导特性	Ⅱb
无症状预激和侵入性或非侵入性评估方法确定的低风险AP患者,可考虑进行导管消融	Ⅱb
无症状预激和电不同步导致的左心室功能不全患者,应考虑导管消融	Ⅱa
如果导致TCM的心动过速不能被消融或者药物控制,建议房室结消融后起搏治疗(消融联合起搏),可选用双心室起搏或HIS束起搏	Ⅰ
妊娠前3个月,建议尽量避免使用所有抗心律失常药物。	Ⅰ
不伴WPW综合征的妊娠期患者应优先考虑选择性β受体阻滞剂(阿替洛尔除外)或维拉帕米,以预防SVT	Ⅱa
伴有WPW综合征且无缺血性/结构性心脏病的妊娠期患者,可考虑应用氟卡尼或普罗帕酮预防SVT	Ⅱa

注:EPS.电生理检查;TCM.心动过速性心肌病;SVT.室上性心动过速;WPW.预激综合征;AP.旁路

二、SVT的定义和分类

SVT是指HIS束及以上部位来源的心动过速,静息状态下的心房率>每分钟100次(表3)。

表3 常见室上性心动过速的分类

解剖部位分类	机制亚类
窦性心动过速	生理性窦性心动过速
	不适当窦性心动过速
	窦房折返性心动过速
房性心动过速	局灶性房性心动过速
	多源性房性心动过速
	大折返性房性心动过速

续表

解剖部位分类	机制亚类
	三尖瓣环依赖性大折返性房性心动过速:典型房性心动过速(顺时针或逆时针)和其他三尖瓣环依赖性大折返性房性心动过速
	非三尖瓣环依赖性大折返性房性心动过速
房室交界区心动过速	房室结折返性心动过速:典型(慢快型)和不典型(快慢型和慢慢型)
	非折返性交界区心动过速
房室折返性心动过速	顺向型(房室结前传,包括持续性交界区折返性心动过速)
	逆向型(旁道前传、多数经房室结逆传,也可经另外的旁路逆传)

三、在没有明确诊断的情况下的紧急治疗推荐

(一)窄QRS波(≤120ms)心动过速(图1)

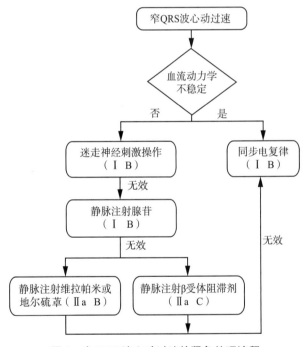

图1 窄QRS波心动过速的紧急处理流程

(二)宽QRS波(>120ms)心动过速(图2)

(三)心律不规则的心动过速

宽QRS波不规则性心动过速通常是房颤的表现。多形性室性心动过速(罕见情况下)和单形性室性心动过速(非常罕见情况下)也可表现为不规则性心动过速。电复律是治疗伴有血流动力学不稳定的不规则预激相关心动过速的首选急性治疗方法。窄QRS波群不规则心律的心动过速

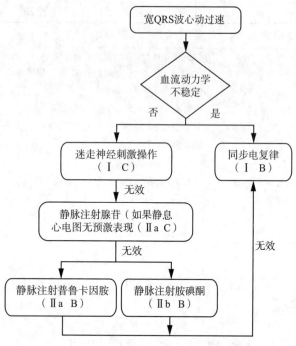

图2 宽QRS波心动过速的紧急处理流程

应考虑房颤，可使用β受体阻滞剂或钙通道阻滞剂进行心率控制，并在抗凝达标后进行药物或电复律。

（四）特定类型室上性心动过速

1.窦性心动过速（图3）

2.房性心律失常

（1）局灶性房性心动过速（图4、图5）

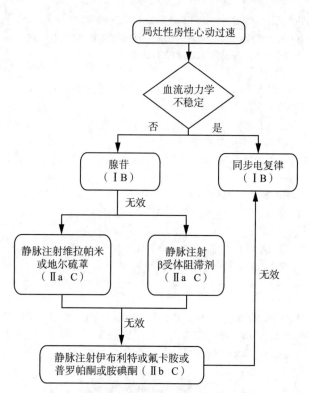

图4 局灶性房性心动过速的紧急处理流程

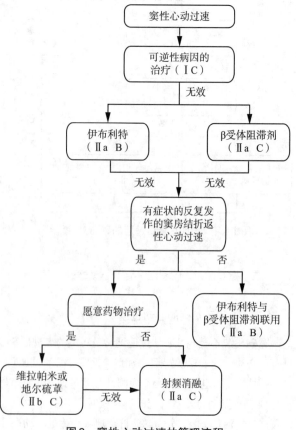

图3 窦性心动过速的管理流程

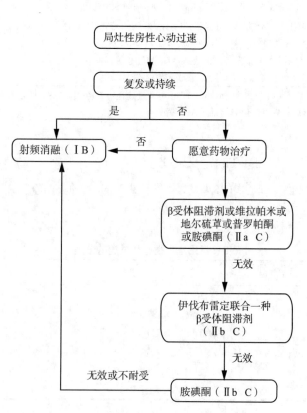

图5 局灶性房性心动过速的长期管理流程

（2）多源性房性心动过速的指南建议：紧急处理建议：如果可行，治疗潜在疾病是首要推荐（IC）；静脉注射β受体阻滞剂或静脉注射非二氢吡啶类钙拮抗剂（维拉帕米或地尔硫䓬）（IIaB）（需要注意的是，静脉维拉帕米和地尔硫䓬在低血压或者射血分数减少的心衰患者禁用；静脉β受体阻滞剂在失代偿心衰患者禁用）。长期治疗：对于反复发作的症状性多源性房性心动过速患者，除外射血分数减少的心衰，可以考虑口服维拉帕米或地尔硫䓬（IIaB）；对于反复发作的症状性多源性房性心动过速患者可考虑应用选择性β受体阻滞剂（IIaB）；药物治疗无效的复发性多源性房速导致左心室功能障碍的患者可以给予房室结消融后起搏治疗（优先选择双心室起搏或HIS束起搏）（IIaC）。

（3）大折返性房性心动过速见图6、图7。

3.房室交界区心律失常

（1）房室结折返性心动过速见图8、图9。

（2）非折返性交界性心动过速：交界性异位心动速（JET）或局灶性交界性心动过速是一种罕见的心律失常，由AVN或HIS束近端的异常自律性引起。胺碘酮（静脉注射）是治疗和预防儿童心脏直视术后早期JET的首选药物。在心房逆行最早激活部位选择性导管消融是可行的，但与AVNRT（5%～10%）相比成功率低，房室传导阻滞风险高，冷冻消融更安全。非阵发性交界性心动过速过去常被诊断为一种渐进性发作和终止的交界性心律，其心率为70～130次/分，被认为是洋地黄诱发的AVN中延迟后除极和触发活动的典型例子。非折返性房室结性心动过速是一种罕见的房室结性心动过速机制，常被称为双房室结性心动过速，由同时存在的多条房室结传导通路所致，可引起心动过速性心肌病（TCM），慢径路消融有效。

4.房室折返性心动过速（图10、图11）

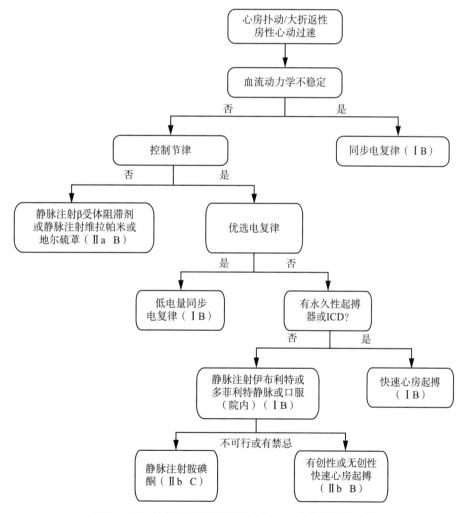

图6　心房扑动/大折返性房性心动过速的紧急处理流程

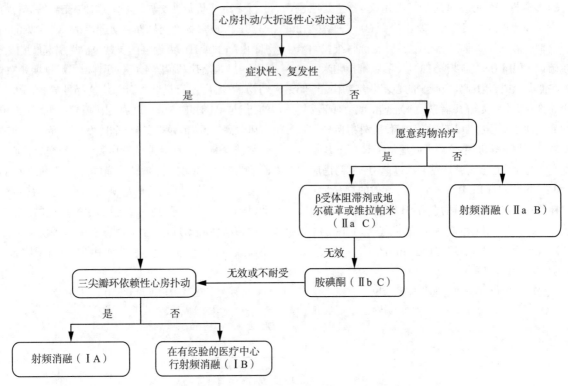

图7 心房扑动/大折返性房性心动过速的长期处理流程

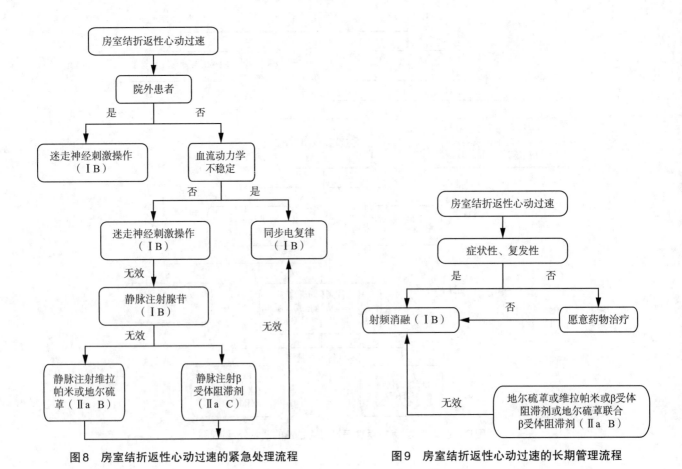

图8 房室结折返性心动过速的紧急处理流程   图9 房室结折返性心动过速的长期管理流程

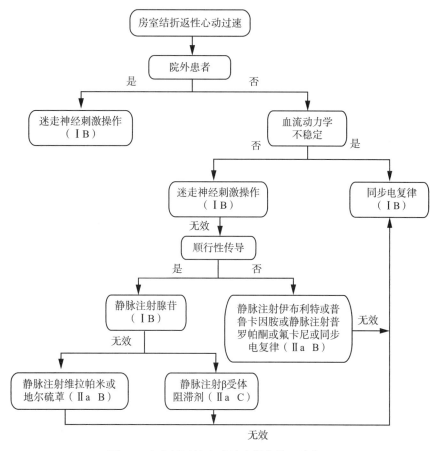

图10　房室折返性心动过速紧急处理流程

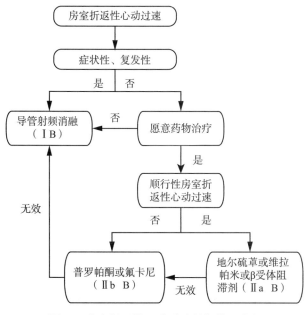

图11　房室折返性心动过速长期管理流程

四、成人先天性心脏病患者室上性心动过速

对于局灶性房性心动过速（简称房速）或心房扑动（简称房扑）患者的抗凝治疗同房颤患者（ⅠC）。急性

期治疗：血流动力学不稳定的患者建议同步直流电复律（ⅠB）；血流动力学稳定的患者建议平卧位下肢抬高行迷走神经操作法（ⅠB）；如果迷走神经刺激失败，建议腺苷（6～18mg）静脉注射（ⅠB）；如果迷走神经刺激和腺苷均无效，考虑静脉注射维拉帕米或地尔硫草（ⅡaB）；如果迷走神经刺激和腺苷均无效，考虑静脉注射艾思洛尔或美托洛尔（ⅡaC）；如果药物治疗无效，建议同步直流电复律（ⅠB）。长期治疗：考虑在有经验的医疗中心行导管消融（ⅡaC）；对于复发性局灶性房速或房扑，如果消融不成功可以考虑β受体阻滞剂（ⅡaC）；如果SVT患者拟行手术修复先天性心脏病，可考虑术前导管消融或术中手术消融（ⅡaC）；如果消融失败可考虑胺碘酮预防（ⅡbC）；因索他洛尔具有致心律失常作用，且与死亡率增加相关，因此不推荐其作为抗心律失常的一线用药（ⅢC）；不推荐氟卡尼和普罗帕酮作为心室功能不全和严重纤维化患者的抗心律失常治疗的一线用药（ⅢC）。

五、儿童室上性心动过速

儿童SVT患者一般不会有明确的主诉，因此疑诊SVT时必须评估间接症状，即易怒、发育不良，甚至生长曲线平坦。儿童的药动学和药效学与成人不同，给药时必须特别注意。这在新生儿中尤其重要，因为牛奶可以大大改变药物的吸收，而且往往会因为喂养时间的不固定影响药效。胺碘酮长期使用能引起与成人相同的不良反应。需在任何可能的情况下避免使用维拉帕米，或者非常小心地给小患者使用维拉帕米，其他可引起严重的低血压。也有学者认为，较年幼儿童对腺苷反应减弱。即使是在非常小的儿童身上，侵入性操作也是可能的和有效的，2岁前行射频消融术是谨慎的。需要消融的小患者应转到有经验的参考中心进行治疗，使用的导管数量、操作和辐射时间应尽量减少。在这种情况下电解剖标测系统最有价值。胎儿心律失常诊断依赖于超声心动图。当观察到持续的胎儿心动过速时，必须及时处理。治疗方案主要为地高辛、氟卡尼和索他洛尔单独或结合，方案确定取决于心动过速的类型。通过给母亲用药使其中一部分到达胎儿，需要密切的随访。

六、孕妇室上性心动过速

对于计划妊娠的症状性、复发性SVT患者，建议采用导管消融治疗（ⅠC）。急性期治疗：对于血流动力学不稳定的患者应立即电复律（ⅠC）；推荐迷走神经操作法和腺苷（迷走神经刺激失败时）用于心律转复（ⅠC）；除阿替洛尔以外的选择性β1受体阻滞剂可用于SVT急性期心律转复或心率控制（ⅡaC）；如果β受体阻滞剂无效，地高辛应被考虑用于房速心率的控制（ⅡaC）；伊布利特可考虑用于房扑的终止（ⅡbC）。长期治疗：在妊娠前3个月，建议尽可能避免使用所有抗心律失常药物（ⅠC）；不伴WPW综合征的妊娠期患者应优先考虑选择性β1受体阻滞剂（阿替洛尔除外）或维拉帕米，以预防SVT（ⅡaC）；伴有WPW综合征且无缺血性/结构性心脏病的妊娠期患者，可考虑应用氟卡尼或普罗帕酮预防SVT（ⅡaC）；对于无结构性心脏病的患者，如果房室结阻滞药物未能有效预防SVT，可考虑应用氟卡尼或普罗帕酮（ⅡaC）；不伴有WPW综合征的患者如果β受体阻滞剂无效，地高辛或维拉帕米可考虑用来控制房速患者的心室率（ⅡaC）；不建议孕妇使用胺碘酮（ⅢC）；对于药物治疗无效或不能耐受的SVT患者，无氟导管消融应被考虑在有经验的医疗中心进行（ⅡaC）。

七、心动过速性心肌病

心动过速引起的心肌病（TCM），或更准确地说心律失常引起的心肌病，是由于持续性心动过速或非常频繁的心室收缩引起的可逆性左心室功能不全，严重时会导致心衰和死亡。TCM发病率还不清楚，但从胎儿到老年的所有年龄组中都有报道。

TCM的诊断需排除其他心肌病病因，在心律失常去除或控制心室率后左心室功能恢复则可确定诊断。在TCM中，典型的左室射血分数<30%，左心室舒张末内径<65mm，左心室收缩末内径<50mm。心室扩张高于上述指标提示潜在的扩张型心肌病。对于疑诊TCM的患者，心脏磁共振（CMR）可排除其内在结构改变。对NT-proBNP进行连续评估，并在随访期间评估基线时NT-proBNP与随访时NT-proBNP的比值，有助于鉴别TCM与不可逆的原发性扩张型心肌病。

治疗上，推荐导管射频消融用于SVT导致的TCM（ⅠB）。如果导管射频消融失败或不适用，推荐β受体阻滞剂用于SVT导致的TCM（ⅠA）。对于左室射血分数下降但心率增快（>100次/分）的患者应考虑TCM的可能（ⅠB）。对于24h或更长时程的心电监测有助于发现亚临床或间歇性心律失常，从而辅助TCM的诊断（ⅡaB）。如果导致TCM的心动过速不能被消融或者药物控制，建议房室结消融后起搏治疗（消融联合起搏），可选用双心室起搏或HIS束起搏（ⅠC）。

八、运动员与室上性心动过速（表4）

表4 运动员室上性心动过速的合格标准推荐

	合格标准	可参加运动
房性期前收缩	无症状，无心脏疾病	所有运动项目
WPW综合征伴AVRT或AF	必须行消融治疗，如无复发1个月后可参加运动	所有运动项目
无症状的室性期前收缩	高风险患者必须行消融治疗，如无复发1个月后可参加运动	所有运动项目
阵发性SVT（AVNRT，AVRT伴隐匿旁路，房速）	建议行消融治疗，如无复发1个月后可参加运动	所有运动项目
阵发性SVT（AVNRT，AVRT伴隐匿旁路，房速）	如拒绝消融或消融不可行	所有运动项目，除了有潜在高风险意识丧失的项目

注：AF.房颤；AVNRT.房室结折返性心动过速；AVRT.房室折返性心动过速；SVT.室上性心动过速

九、室上性心动过速与驾驶限制

2013年，ESC的一个工作小组公布了关于SVT患者驾驶限制的详细建议。主要考虑两组驾驶员：第1组包括摩托车、汽车和其他有或无拖车的小型车辆驾驶员；第2组包括3500kg以上车辆或除司机外超过8个座位的车辆的驾驶员（表5）。

表5 2013年ESC关于室上速患者驾驶限制的建议

传导异常/心律失常	第1组	第2组
AF/房扑/局灶性房速	如无晕厥史可继续驾驶；如有晕厥史需暂停驾驶直到疾病得到有效控制	如无晕厥史可继续驾驶，同时遵循抗凝指南；如有晕厥史需暂停驾驶直到疾病有效控制且复发风险很低；发作期间心率控制应适当；经医疗评估合格后方可继续驾驶
AVNRT, AVRT, WPW	如有晕厥史需暂停驾驶直到疾病得到有效控制	如无晕厥史或其他显著症状（如心悸、头晕）可继续驾驶；如有上述表现需暂停驾驶直到疾病有效控制且复发风险很低；预激综合征患者在专家评估后方可继续驾驶

注：AF.房颤；AVNRT.房室结折返性心动过速；AVRT.房室折返性心动过速

十、指南关键要点

该指南需要特别注意的关键要点如下：①并非所有SVT都是年轻人的心律失常；②SVT急性期治疗的首选方法为迷走神经操作法和腺苷治疗，并且其可能提供重要的诊断信息；③不建议在未明确病因的宽QRS波心动过速患者中使用维拉帕米；④建议使用伊伐布雷定，有指征时还可联用β受体阻滞剂；⑤在所有折返性心律失常和大多数局灶性心律失常中，在详细解释潜在风险和获益后，导管消融应作为患者首选；⑥心房手术后出现大折返心动过速的患者应转诊到专门的消融中心；⑦在房颤消融后的房性心动过速（AT）中，局灶性或大折返患者应尽可能在房颤消融3个月后进行消融；⑧消融典型或非典型房室结折返性心动过速（AVNRT）时，消融损伤的部位在房室结延伸的解剖区域，从右侧或左侧的间隔；⑨典型或非典型AVNRT可即刻进行消融，且几乎无房室传导阻滞的风险；⑩SVT患者不应使用索他洛尔；⑪左束支传导阻滞（LBBB）患者、缺血性或结构性心脏病患者不应使用氟卡尼或普罗帕酮；⑫预激伴房颤不应使用胺碘酮；⑬在随访期间，1/5的无症状预激患者可出现与旁路（AP）相关的心律失常；⑭无症状预激患者的心搏骤停/心室颤动风险为2.4/（1000人·年）；⑮非侵入性筛查可用于无症状预激患者的风险分层，但预测能力有限；⑯建议对从事高危职业或为竞技运动员的无症状预激人群进行电生理检查（EPS）侵入性评估；⑰若EPS评估显示患者有高危AP特征，则应进行导管消融；⑱如果可能则建议妊娠期患者在妊娠前3个月避免使用所有抗心律失常药物。如果需要应用β受体阻滞剂，则仅可选用选择性β1受体阻滞剂（阿替洛尔除外）；⑲如果在妊娠期间需要进行消融治疗，则应使用非荧光透视标测；⑳在左心室功能下降及SVT的患者中，应考虑TCM；㉑消融是SVT所致TCM的首选治疗方法。如果SVT无法消融，则应考虑进行房室结消融，随后选用双心室或HIS束起搏（消融和起搏）进行治疗。

十一、总结

整体而言，2019版《ESC/AEPC指南：室上性心动过速患者的管理》对SVT的诊疗推荐方面、导管射频消融的地位明显提升，而药物治疗的地位逐渐下降，治疗方式上更注重患者的具体情况和个人选择。该指南临床实用性较强，对于心血管医师SVT的诊疗具有很强的指导意义。

（张海澄 李 瑶）

中医药治疗心血管疾病研究进展

在我国心血管疾病诊疗实践中，中医药及中西医结合得到了广泛应用，具有自身特点，并有确切疗效。但在国内相关指南中却少之寥寥，原因是缺乏符合要求的高质量循证证据和明确的作用机制。2017年，张运院士基于2006—2016年发表的较高质量随机对照试验（randomized controlled trial, RCT），系统评估了中医药对高血压、血脂异常、糖尿病/糖尿病前期、动脉粥样硬化性心血管疾病、卒中、慢性心力衰竭的疗效和安全性，认为中医药可以作为心血管疾病一级和二级预防的补充和替代方法。但还需要进一步开展严格设计的RCT以评估中医药对心血管疾病患者长期硬终点的影响。既肯定了中医药的价值，又指明了研究不足和方向。中医药缺乏高级别的循证证据已经成为制约其推广应用和深入发展的瓶颈，必须予以高度重视。循着这一方向，我们重点检索了中国临床试验注册中心（http://www.chictr.org.cn）和美国临床试验中心（https://clinicaltrials.gov），追踪中医药治疗常见心血管疾病相关研究及成果报道，旨在把握当前研究趋势，分析中医药治疗的相对优势和特点，展望未来应用前景。

一、中医药治疗高血压

中医药联合西医常规药物治疗高血压具有更好的疗效和安全性，不仅可以缓解临床症状（头痛、眩晕等），改善危险因素，提高患者的生活质量，还可以有效平稳地协同降压，可为不能耐受西药的患者提供另一种选择，且具有多靶点、多途径的作用特点和对重要脏器的保护效应，但中医药对血压和心血管事件的长期效果尚不明确。

2010年以来有20余项中医药治疗高血压的临床试验注册，多数为RCT试验，样本量为60～660例，干预措施包括中药汤剂（天麻钩藤饮、清肝滋肾方等）、中成药（松龄血脉康胶囊、养血清脑丸）及针刺等，主要结局指标包括即刻血压、24h动态血压、血压达标率、SF-36量表等。这些临床研究设计较为严谨、规范，但主要结局指标为替代终点，缺乏诸如对死亡率、器官终末损伤、卒中、冠状动脉疾病和肾衰竭等硬终点的评价。

目前，依托于不同行业协会发布的《高血压中医诊疗指南》《高血压中医诊疗专家共识》，较好地总结了既往中医药干预高血压的研究成果，可用于指导临床。

二、中医药治疗冠心病

中医药治疗冠心病具有良好的临床疗效，在缓解心绞痛、预防冠状动脉介入术后再狭窄、防治再灌注后无复流、心肌梗死二级预防等方面具有一定优势，加载中医药能够改善冠心病患者的临床症状、提高生活质量、增加活动耐量、调节焦虑和（或）抑郁、改善远期预后，具有良好的应用前景。目前以硬终点为结局指标的高质量临床试验证据数量尚少。但是，芪参益气滴丸对心肌梗死二级预防的多中心随机对照临床试验，在全国16个省市88家医院募集了3505例合格病例，项目试验周期6年。结果显示在复合终点事件（心血管死亡、非致死性再梗死、非致死性卒中）发生率方面芪参益气滴丸和阿司匹林无显著差异，两者对心肌梗死二级预防具有相似的效果，芪参益气滴丸可作为阿司匹林抵抗及禁忌患者的替代用药。

2006年至今有120余项中医药治疗冠心病临床试验注册，研究对象包括稳定型心绞痛、不稳定型心绞痛、急性心肌梗死、急性冠脉综合征、陈旧心肌梗死等冠心病患者，多为RCT设计，少数为队列研究、注册登记研究、单臂设计，研究样本量多至4000例不等，干预措施包括中药汤剂（血府逐瘀汤、瓜蒌薤白半夏汤合丹参汤等）、中成药（复方丹参滴丸、通心络胶囊、芪参益气滴丸、丹蒌片、速效救心丸、宽胸气雾剂等）、中药注射液（注射用血栓通、丹红注射液、注射用丹参多酚酸盐等）等不同剂型及针灸和穴位敷贴等，采用空白对照、安慰剂对照或阳性对照，主要结局指标有死亡率、复合终点（心血管死亡、非致命性心肌梗死、支架血栓、血运重建、缺血性脑卒中和因不稳定心绞痛住院）、TIMI心肌灌注分级、运动平板试验运动总时间、代谢当量、左心室舒张末容积、心电图、炎症因子水平、血清超敏C反应蛋白水平、心绞痛发作频率、缓解时间、心绞痛症状积分、硝酸甘油停减率、西雅图心绞痛问卷等。目前仍有10余项以终点事件为主要结局指标的多中心临床研究在进行中，期待这些研究能够带来中医药治疗冠心病的高质量研究证据。

依托于不同行业协会发布的共识/指南，如《冠心病稳定型心绞痛中医诊疗专家共识》《经皮冠状动脉介入治疗围手术期心肌损伤中医诊疗专家共识》《经皮冠状动脉介入治疗（PCI）术后胸痛中医诊疗专家共识》《经皮冠状动脉介入治疗（PCI）手术前后抑郁和（或）焦虑中医诊疗专家共识》《急性心肌梗死中西医结合诊疗指南》等,对当前中医药治疗冠心病的临床证据、治疗经验从不同角度和层次进行了总结,均可作为临床和研究参考。

三、中医药治疗心律失常

近年来鲜有新的抗心律失常药物问世,对传统抗心律失常药物疗效的质疑及不良反应的担心亦不曾中断。与此同时,中医药在抗心律失常领域的应用和研究较前均有显著增加。研究显示,中药可通过多靶点、多途径、多离子通道阻滞和非离子通道调节的整合机制,发挥调节心律失常作用,部分中药制剂如参松养心胶囊经实验及临床循证医学评价显示出了"快慢兼治"而无致心律失常不良反应的整合调节优势。

2012年至今有7项中医药干预心律失常临床试验注册,均为RCT设计,研究对象为室性期前收缩、缓慢性心律失常患者,样本量最多达2400例,干预措施为参松养心胶囊、稳心颗粒、参仙升脉口服液等,采用安慰剂对照或阳性对照,主要结局指标为24h动态心电图、室性期前收缩、平均心率等,这些试验的部分研究结果已发表。参松养心胶囊能显著减少室性期前收缩发生频率,并改善临床症状,还能够明显提高心动过缓患者心率且无明显不良反应。稳心颗粒治疗心律失常多中心临床研究结果表明,治疗房性期前收缩总有效率为83.6%,治疗室性期前收缩总有效率为83%,同时能缓解胸闷、心悸、乏力、失眠等症状,用药期间安全性良好。

2008年中华中医药学会发布了《中医内科常见病诊疗指南(中医病症部分)心悸》《中医内科常见病诊疗指南(西医疾病部分)室性早搏》对心悸病、室性期前收缩等病证的诊疗进行了推荐。《稳心颗粒治疗心律失常专家共识》对相关临床研究证据及作用机制进行了系统总结,推荐其作为室性期前收缩和房性期前收缩的一线治疗,提示可能对心房颤动有效,可单独使用或与抗心律失常西药联合使用。

四、中医药治疗心力衰竭

尽管现代医学治疗心力衰竭(心衰)的方法和手段不断丰富,但如何进一步降低心力衰竭患者病死率及再住院率,提高生存质量仍是当前研究的难点。在我国心衰临床治疗实践中,中医药因其具有增加运动耐量、提高生活质量、改善心功能的疗效特点而被广泛地加载应用,中西医结合已成为心力衰竭治疗中客观存在且为普遍接受的医疗模式。已有系列系统评价表明中医药治疗心衰有效,但临床研究质量尚有待提高。

2008年至今有30余项研究注册,多为RCT设计,研究对象包括急/慢性心衰、射血分数保留/减少心衰患者,样本量有多达5000例,干预措施为中药汤剂(益气活血方、益气活血利水方、养阴舒心方、益气温阳活血利水中药等)、中成药(芪苈强心胶囊、芪参益气滴丸、麝香保心丸、心宝丸、养心氏片等)、中药注射液[参麦注射液、参附注射液、注射用益气复脉(冻干)]等,采用空白对照或安慰剂对照等,主要结局指标有复合终点事件、脑钠肽(BNP)、氨基末端B型脑钠肽前体(NT-proBNP)、6min步行距离、NYHA心功能分级、明尼苏达心力衰竭生存质量评分、中医症状积分等。部分临床研究结果已发表,第一个中医药治疗心衰的注册研究结果表明,加载中医药辨证治疗方案能进一步增加心衰患者6min步行距离,提高生活质量等。芪苈强心胶囊治疗慢性心衰的临床试验结果在JACC发表,肯定了其能降低慢性心衰患者血清NT-proBNP水平,并能提高左室射血分数、降低复合终点事件(死亡、心力衰竭加重再住院等),产生了较大的学术影响。另有研究表明,加载参附注射液能进一步改善心衰急性加重期患者心功能和临床症状,提高生活质量。此外,加载芪参益气滴丸能进一步提高心衰患者活动能力等的研究结果也即将发表。

《慢性心力衰竭中医诊疗专家共识》《慢性心力衰竭中西医结合诊疗专家共识》《规范应用心脉隆注射液治疗慢性心力衰竭的专家共识》等总结了中医药治疗心衰的临床证据,汇聚了专家共识,提出了辨证要点,提高了心衰中医辨证治疗和研究的规范性。特别指出,正如《中国心力衰竭诊断和治疗指南2018》所期待的那样,以病死率为主要终点的研究已在进行。

五、中医药治疗心血管疾病的机制研究

中医药应用于心血管疾病事件链的各个阶段,其多靶点、多层次的作用机制研究也在不断深入和广泛开展。中药治疗高血压的机制可能与抑制血管重塑、阻滞Ca^{2+}内流及释放、减少神经递质的分泌、调节血浆内皮素-1、一氧化氮的平衡、抑制血管紧张素转化酶的表达、保护血管内皮细胞损伤等有关。用于治疗冠心病的中药具有抗血栓、抗炎、抗脂质过氧化、抑制内皮细胞损伤、调控L型电压门控钙通道、促进血管新生、抑制心肌细胞凋亡等多种效应,其机制可能与调控血小板ERp57和αⅡbβ3蛋白质的相互作用、调控凝血因子Ⅶ、上调Bcl-2表达及下调Caspase 3的表达,抑制血小板5-羟色胺释放及升高胞质Ca^{2+}浓度、激活雌激素受体调节PI3K/AKt信号通路、抑制心肌细胞凋亡等多途径有关。用于治疗心律失常中药可调节心肌细胞膜上的钠、钾和钙通道,具有Ⅰ、Ⅲ类和Ⅳ类抗心律失常药物活性,可以预防和减少恶性室性心律失常的发生,延长除极化后的不应性,预防或治疗心律失常。用于治疗心衰的中药通过舒张血管、调节神经内分泌细胞因子、抗氧化应激、抗炎、抑制细胞凋亡、抑制肾素-血管紧张素-醛固酮系统、降低心脏前后负荷、减少

心肌纤维化、延缓心室细胞重塑等机制,发挥抗心衰的作用。

需要指出,临床应用的中医药通常不是单一化学成分或化学部位,而是基于多组分的化学基础的中药复方,受限于技术原因,目前尚难系统阐释中药复方确切效应机制,还有待不断深入研究。中西药物相互作用的中西医结合药动学研究目前主要集中在中药和一些窄谱西药如地高辛、华法林合用后产生的影响,仍需进一步拓展。

六、总结

中医药或西医常规治疗基础上加载中医药治疗,可通过多途径、多靶点、多层次、多环节干预产生整体调节的复合效应机制,达到改善心血管疾病患者临床状态,有效缓解气短、乏力、头晕、食欲缺乏、多汗、失眠、便秘等症状,提高患者生活质量,这种改善是否一定能转换为长期获益,仍需要更多大规模、多中心、硬终点的高质量临床研究。近期,国家中医药管理局批准立项了中成药治疗优势病种临床应用标准化研究项目,基于当前研究证据在"循证为主、共识为辅、经验为鉴"实事求是原则指导下编制系列指南,其中《中成药治疗高血压临床应用指南》《中成药治疗冠心病临床应用指南》《中成药治疗心律失常(频发室早)临床应用指南》《中成药治疗心力衰竭临床应用指南》即将发布,采用国际通用的GRADE证据质量分级方法对中医药进行了示范推荐,较好地总结了当前循证证据。下一步针对中医药优势病种,筛选优势中药,做好顶层设计,发挥行业力量优势,系统、深入开展高质量临床和基础研究,不断为中医药治疗心血管疾病提供更加可靠的临床证据和更加明确的效应机制。同时,也应继续重视名老中医经验的传承和总结,从中整理、挖掘新的、更有效的诊疗方案,进行科学评价,不断完善中医药干预心血管疾病的理法方药体系,获取令人信服的中医药疗效和安全性的科学证据,以更好地继承发展、推广普及与服务患者。

（毛静远　赵志强　王贤良）

临床思维与临床决策

医生在职业化进程中想要尽快成长，必须抓住两个重要的环节：一是临床思维的养成，二是临床实践的磨炼。用正确的临床思维指导临床实践，在实践中使临床思维不断地完善和提升，是每一个临床医生在职业化方面毕其一生的追求。

关于医学和医生曾有如下的描述：在所有人类成员中，没有比作为医生更有机会承担责任和义务。在对病患的照护中，医生需要技能、科学知识和对人类的理解和关注。机智老练、同情心和同理心是对医生的期望，因为患者不仅仅是症状、体征、功能紊乱、器官受损和情绪紊乱的集合体，还是怀有恐惧并充满希望，寻求救济、帮助和安慰的人。

实际上要达到如此严苛的标准实属不易，通过临床思维的培育和临床实践的磨炼，也只不过是更加逼近这一标准而已。

正确的临床思维指导下的临床实践，可以挽救患者的生命，而不恰当甚至错误的思维和决策则可对患者造成极大的伤害甚至死亡。下面的例子足以说明此点。

患者一，急性胸痛就诊，正确的处理流程应当是在最初的10min内完成包括心电图在内的可能危及生命的病情的评估。然而，患者亲属为超声科医师，第一反应是心脏超声检查，当发现室壁运动异常后返回急诊科行心电图检查，不幸出现心室颤动。幸运的是具有院内抢救复苏条件，患者生命得以挽回。

患者二，根据胸部CT和PET影像学表现诊断为肺癌，手术医师笃定患者肺癌诊断，术中未按程序做冷冻切片验证即行全肺切除，术后病理报告为炎症。患者失去了一侧肺的功能，是该庆幸还是该惋惜？

如此或更甚于此的误诊、误治病例很多，都与错误的临床思维与决策息息相关。

一、临床医师应当具备运用逻辑思维的能力

（一）什么是思维

1.思维最初是人脑借助于语言对客观事物的概括和间接的反映过程。思维以感知为基础又超越感知的界限。通常意义上的思维，涉及所有的认知或智力活动。它探索与发现事物的内部本质联系和规律性，是认识过程的高级阶段。思维对事物的间接反映，是指通过其他媒介作用认识客观事物及借助于已有的知识和经验，已知的条件推测未知的事物。思维的概括性表现在它对一类事物非本质属性的摒弃和对其共同本质特征的反映。

2.思维的基本过程包括对获取的信息的分析与综合、比较与分类、抽象与概括等。

思维有多种形式，如感性具象思维、抽象逻辑思维、理性具象思维、上升性思维、求解性思维、决断性思维、创造性思维等。

思维技巧包括归纳、批判、演绎、集中、求异、求证、递进、逆向、横向、辩证、组合等。

（二）什么是逻辑思维

在诸多思维形式中，逻辑思维是思维的一种高级形式，也是临床思维的常用形式。它是一种符合某种人为制定的思维规则和形式的思维方式，我们所说的逻辑思维主要指遵循传统形式逻辑规则的思维方式，常称它为"抽象思维（abstract thinking）"或"闭上眼睛的思维"。逻辑思维是一种确定的，而不是模棱两可的；前后一贯的，而不是自相矛盾的；有条理、有根据的思维。在逻辑思维中，要用到概念、判断、推理等思维形式和比较、分析、综合、抽象、概括等方法，而掌握和运用这些思维形式和方法的程度，也就是逻辑思维的能力。

人们在认识过程中借助于概念、判断、推理等思维形式能动地反映客观现实的理性认识过程，又称为理论思维。它是作为对认识着的思维及其结构及起作用规律的分析而产生和发展起来的。只有经过逻辑思维，人们才能达到对具体对象本质规定的把握，进而认识客观世界。它是认识的高级阶段，即理性认识阶段。

（三）逻辑思维要遵循逻辑规律

逻辑规律主要包括形式逻辑的同一律、矛盾律、排中律、辩证逻辑的对立统一、质量互变、否定之否定等规律，违背这些规律，思维就会发生偷换概念、偷换论题、自相矛盾、形而上学等逻辑错误，认识就会出现混乱和错误。

逻辑思维本质是分析性，需要按部就班，循序（发展规律）而行。做逻辑思维时，每一步必须准确无误，否则无法得出正确的结论。我们所说的逻辑思维主要指遵循传统形式逻辑规则的思维方式。常又称它为"抽象思维"或

"闭上眼睛的思维"。

在逻辑思维中,使用否定来堵死某些途径。比喻说,逻辑思维的目的是在深挖一个洞,而逻辑思维过程中要通过对某些不符合逻辑规律的途径的否定,找到正确的途径,将一个洞挖得更深些。可见逻辑思维就是"挖洞"的工具。

逻辑思维是人脑的一种理性活动,思维的主体即人把感性认识阶段获得的对于事物认识的信息材料抽象成概念,运用概念进行判断,并按一定逻辑关系进行推理,从而产生新的认识。逻辑思维具有规范、严密、确定和可重复的特点。

人们在长期的实践中,由于各自的经历、汲取的经验和教训及对问题的认识的不同,形成了自身固有的一些思维模式。如有人善于全面分析问题,有人则可能是"管样思维",一条道跑到黑;有人行事果断,有人办事常犹豫不决,凡此均影响逻辑思维的建立。

(四)逻辑思维过程的主要形式

1.分析与综合 把对象的各个部分或因素结合成为一个统一体加以考察的逻辑方法。

2.分类与比较 比较两个或两类事物的共同点和差异点,根据事物共同与个性分类,具有同属性的事物归入一类,具有不同属性的事物归入不同的类,进而认识事物的本质。

3.归纳与演绎 归纳是从个别性的前提推出一般性的结论,前提与结论之间的联系是或然性的;演绎是从一般性的前提推出个别性的结论,前提与结论之间的联系是必然性的。

4.抽象与概括 抽象是抛开非本质的东西,从对象中抽取其本质属性。概括是从单独对象的属性推广到这一类事物的共有属性。

(五)逻辑思维过程的实质是推理

1.推理 由一个或几个已知判断推出一个新的判断的思维形式。已知判断称为前提,根据前提推出新的判断称为结论。两者是理由与推断、原因与结果的关系。

2.演绎推理 从一般的原理为前提去论证个别事物,从而推导出一个新的结论。

3.归纳推理 由因导果或执果索因,将一定的现象、过程归入某个范畴,透过现象抓本质,建立事物和现象的因果联系。

4.类比推理 从一个对象的属性推出另一个对象也可能具有此属性,即从特殊性前提推出特殊性结论。

二、用逻辑思维形式建立正确的临床思维模式

(一)建立临床思维的出发点和落脚点

就医师而言,最影响其正确临床思维建立的一个因素是对医学本质的理解和对医学人文特征接受的程度。因为这一因素左右医师思维的出发点和方向、决策的落脚点和内容,因此有必要了解医学的本质。

医学是什么?美国学者佩里格利诺(Edmund D.Pellegrino)曾说过:"医学居于科学与人文之间,并非二者中的任何一方,而是包含了双方的许多特性。医学是最人文的科学,最经验的艺术,并且是最科学的人文。"

由此不难看出,医学的目的绝不仅仅是治疗疾病,还是维护健康、诠释生命的过程,是敬畏生命的行动。对医学的深入理解是临床思维建立的基础和保证。维护人的健康、诠释生命过程是临床思维的出发点和落脚点。

(二)临床思维的主要过程及常见的思维模式

临床思维是贯穿于临床诊断、决策实施及验证反思的完整的认知过程。通俗地讲,临床思维就是面对临床问题时医师思考的方式。

按照诊疗流程,医师首先要收集患者的症状、体征和相关检查结果以获取全面、真实、客观的信息,然后通过分析与综合、比较与分类、抽象与概括、归纳与演绎,探寻疾病的客观表现与内在本质间的联系和规律性,做出临床诊断,进而给予治疗。至此临床思维过程并未完结,还要评估患者对治疗的反应,用以验证原有诊断决策是否正确或对其修正。治疗过程中病情可能会出现新的变化,重复询问病史、体格检查和有针对性的实验室检查对修正诊断和更改治疗极为重要。在临床思维过程中的质疑和反思可以使医生积累越来越丰富的经验(包括教训),对医师的成长极其重要。

临床思维通常有几种简单的模式,这些模式并非固化的公式,但针对特定疾病环境将它们有机互补使用,常可较快地锁定患者病情发展的主线,节省诊断时间,避免误诊漏诊,使患者得到及时正确的治疗。

1.顺向思维模式 也称为简单匹配模式。根据典型的症状、体征和实验室检查结果与相应疾病的特征进行比较,直接做出诊断与处理(图1)。

2.递进式思维模式 通过肯定—否定—肯定,层层递进,形成最终诊断(图2)。

3.否定之否定思维模式 在某些特殊情况下,尤其急症患者,不容许医师有足够的时间获得更多的信息,但又需要在短时间内做出判断并给予紧急处理。此时常根据主要症状和体征做出初步诊断并予以处理。当评估治

疗反应并非预期时,则可能否定初步诊断,选择进一步检查形成新诊断。此过程根据患者的治疗反应可重复进行,通过否定之否定最终确立正确诊断和针对性治疗(图3)。

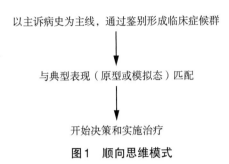

图1 顺向思维模式

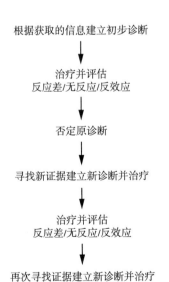

图3 否定之否定思维模式

4.逆向思维模式 有时患者会向你诉说种种不适且无主次之分,或因多种基础病存在出现若干体征,对于有经验、善于观察细节的医师来说,常会发现某一个有意义的症状或体征,以此为切入点回溯发病过程也可做出诊断,即"见微知著"(图4)。

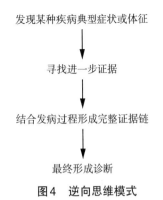

图4 逆向思维模式

(三)运用逻辑思维解析实际病例要注意的一些问题

1.正确使用"推理",避免"臆想" 当我们与患者交流时,通过其主动诉说和医师询问,以及进行体格检查时的发现,再加上最初的实验室检查结果,为我们提供了大量的信息。然而,这些信息常常是杂乱无章的,并且混有与疾病无关的信息。对于我们想尽快做出临床诊断和决策而言,可谓困难重重。

此时,应用逻辑思维的方法,在临床表现和疾病诊断之间建立具有内在规律的有机联系是唯一正确的途径。

推理是逻辑思维的基本方法之一。但如果我们不从客观存在的事实(或我们常指的临床证据)或已被公认的客观规律出发,而是主观想象,在临床表现和疾病诊断之间本身毫无关联的情况下生拉硬拽建立联系,必然导致错误诊断。此时,我们即把推理蜕变为"臆想"。

2.归纳推理和演绎推理相结合 通常将因果、理由和结论连接起来的常用逻辑思维方式是归纳推理和演绎推理。当我们采用归纳法推理时,是并列出数个事实/证据,从中找出共通点,从而得出结论。所谓共通点,就是反映事物/疾病的内在规律的外部特征。从疾病诊断角度而言,这些具有共通点的临床表现实际上形成了某一特定疾病的"症候群"。例如,某患者表现为发热,新近出现的咳嗽咳痰或原有呼吸道症状的加重伴或不伴脓痰、胸痛、呼吸困难、咯血,白细胞增高,肺实变体征或湿啰音表现,X线胸片有相应表现,我们可以得出社区获得性肺炎的诊断。虽然这些临床表现各异,但它们均与相应的细菌感染紧密关联,即其共通点是"某种病原体感染"。与此同时,我们还会发现这些临床表现之间具有时间和空间上的关联,如可能首先出现咳嗽,而后发热,进而有胸痛甚至咳血等,它真实地反映了疾病的发生发展过程。这种在一定基础上形成的临床证据的组合,可称为"临床症候群"。这一方法的缺陷是难于避免推理的主观性,而且不能完全排除例外的情况,如一般肺炎以外的特殊感染、结核等。相对而言,演绎推理似能避免此点,该法是将某个/数个事实/证据与对应的某个规律进行组合,这些规律或定理均经过实践的验证，因此通常会得出正确的结论。但是，如果我们所采用的规律是错误的，则会演绎出错误结论。需要强调的是，在演绎推理时，要遵循"事实—规律"的顺序，而非"规律—事实"的错误顺序，从而导致"主观臆断"。演绎推理和归纳推理的综合运用对于复杂疾病、并发病及伴发疾病的诊断极为有用。

3.避免临床证据的重复、遗漏和错误纳入　由于临床表现的多样性，病程长短及疾病发展阶段不一，多种疾病在同一患者中并存等复杂情况，在利用归纳和演绎推理之前，我们首先要通过分析与综合、分类与比较、抽象与概括等思维方法首先进行主要症状或体征的鉴别，以期完成"类"的鉴别，如是感染性疾病还是非感染型疾病，是呼吸系统的问题还是心血管的问题等，进一步进行疾病的鉴别。在这一过程中，要十分注意避免证据的重复、遗漏和错误纳入。

避免重复，即要使某一事实/证据在特定的症候群中是"唯一"的，意即具有排他性。如前文中的发热，根据热型、热程、体温高低、诱因等各个方面具有唯一性，使能与其他症状有机组合，进行诊断。

避免遗漏，意即预计本该在此处出现某一事实/证据并未出现，此时可能由两个因素造成，一是主观的忽略或遗漏（如不详细的问诊和体检），二是客观上出现误差。例如我们曾接诊过一个患者，根据高度水肿、高胆固醇血症和低蛋白血症拟诊肾病综合征，然而其尿检蛋白阴性，此时重复尿检，结果呈大量蛋白尿，最后明确了诊断。

避免错误纳入，错误纳入主要为主观臆断所致。如果医师根据一两个临床表现就先入为主地考虑某一疾病，然后生拉硬拽将互无关联的表现纳入一组临床症候群中，肯定会做出错误诊断。比如，某一患者原有慢性支气管炎和心力衰竭两种疾病，自述因受凉后出现咳嗽、咳痰，进而出现呼吸困难。是心力衰竭还是慢性支气管炎急性发作？医师要进一步明确呼吸困难的特征，比如呼吸困难的症状在劳力时加重，休息时减轻，平卧时加重，坐位时缓解，辅以BNP或NT-pro-BNP结果可以明确其为心力衰竭所致。通过对症状或体征的鉴别和限定可以避免错误纳入。

4.医"人之病"，先关注"病之人"　即通常所说的疾病的诊断和治疗要把握好整体与局部，主要和次要，群体和个体等关系。

（1）当我们对某一特定个体的一个或数个疾病做出诊断后，从逻辑思维的角度，要首先明确其各自的病因，由此才可以进行针对性治疗（干预）。

（2）要分析目前的主要矛盾和次要矛盾，还要找到矛盾的主要方面，如此才能制订出科学的计划。

（3）在治疗开始时要找到敏感的切入点，如一个陈旧性心肌梗死，慢性心力衰竭急性加重的患者，首要的是稳定血流动力学状况，然后予以改善预后的治疗措施，如此计划堪称完美。但是该患者血红蛋白低至3.0g/100ml，因此，我们应将提升血红蛋白水平作为敏感的切入点，否则机体严重缺氧，心肌能量代谢极其低下，血流动力学很难稳定。

（4）在关注主要问题的同时对次要问题予以足够的重视，以防止矛盾的转化。如某患者数日来进食很差，血钾处于正常低值，心电图QTc 505ms，而在患者的实际治疗中又使用了利尿剂，同时使用了喹诺酮类药物，患者出现室性心律失常，进而使用了口服和静脉胺碘酮制剂，使心律失常蜕变为TdP和室颤，这种矛盾的转化使患者险遭死亡。

（5）在查明现状的同时要规划治疗的目标，通过对达标过程的评估及未达标的原因分析，可以评估预后或修改治疗方案。

（6）在一些情况下，由于多种原因会出现错误的判断和治疗，有时需要进行水平方向的思考，即跳出原有纵向的框架进行横向分析比较，以期找到正确诊断。必须认识到，逻辑思维的过程是周而复始、循环往复、不断提升的过程。

三、临床诊断和决策流程

流程又称路线图，做任何事情，首先要有明确的目标，而要达到目标就必须借助有效的方法，采用最优化的程序，才能优质高效的完成任务，临床诊断与决策也同样如此。

（一）诊断和决策流程的重要性

正确运用临床思维是疾病诊断和治疗的重要前提，然而，如果我们不能遵循正确的流程（或称为"路线图"）去完成诊断和治疗，则常常是事倍功半，甚或事与愿违。我们须知，明确患者的主诉或称之为主要疾病（状态）始终是我们临床诊治工作的出发点，任何对于此点的偏移都会导致不良后果，正所谓"失之毫厘，谬以千里"；而不论何人、何地、任何状况，患者的生存权和生存质量，是我们治疗决策的唯一落脚点。诊断和决策的流程或可有助于解决"从哪里来，到哪里去"这一关键问题。在日常医疗实践中，时常看到这样的事例，如"头痛医头"甚至"头痛医脚""病治了而人没了"或是"医非须医"，其关键问题是没有遵循正确的诊断和治疗流程。

（二）对于疾病的诊断，通常需要历经两个主要过程

一是由"征"即广泛的临床症状或体征，通过鉴别将其归类为"某类疾病"的过程，即我们通常所进行的症状和（或）体征的鉴别诊断，形成某类（如某类感染、

某个系统、某个器官等)疾病范围的界定;二是通过对临床表现(或称为证据)进行有机整合,形成某种疾病特征性的症候群,由某类疾病最终形成某一特定疾病的诊断。

首先,我们要将患者就医的主要疾病表现(或称为"主诉",意为主要的痛苦和对医师的主要诉求)作为出发点或始动因素进入临床诊断流程。

然后,通过详尽的问诊、体检和实验室证据的归纳、类比、推理、演绎,识别出相互之间有内在联系的主要证候,形成具有唯一性和排他性的"某类疾病"的症候群,完成归类过程。

最后,对"某类疾病"这一归类,再经过对证据的补充和剔除,形成特定疾病的诊断。至此,我们完成了初步诊断的过程(图5)。

在这一完整过程中,其中最关键的一个问题是形成具有"类"特征和"病"特征的临床"症候群"的整合。患者提供的主观描述和医师搜集到的客观证据常是各自独立存在的,而医师的工作则是从中找到规律性的东西,并依

此将其有机整合,形成在某类或某种疾病具有"唯一性"和"排他性的"症候群。

该流程对于临床表现呈多样性的复杂病例尤为适用。此时需要将多个临床表现(证据)根据疾病发展的规律建立起内在联系(即整合过程),形成代表某种或某类疾病特征的症候群,经过症状鉴别诊断将疾病归类(即疾病"类"的鉴别),然后再在同一类疾病的各病种之间相互鉴别以最终得到某一个特定疾病的诊断(即"病"的鉴别)两个过程,最终做出疾病诊断,故又可称为"两次鉴别法"流程。需要注意的是,所谓"两次鉴别"实际上是两个阶段或两个层面上的鉴别活动,每一阶段可能都需要多次的鉴别工作才能得出最后结论。这是因为疾病的分类可因其所依据的标准不同而各异,如胸痛可以根据病程缓急、脏器来源不同、发生机制等形成不同的分类,临床医师需根据所接诊患者的特征与疾病分类有机结合予以鉴别归类。无论使用任何一种方法,在诊疗过程中经常都需要一次甚至多次根据病情变化和治疗反应修正诊断和更改治疗的过程,直到患者病情痊愈(或缓解)为止。

(三)临床决策需要专业技术和人文思想兼顾

在疾病的决策过程中,需要把握下述关键问题:一是明确疾病的主次及相互之间的关系和决策对于预后的影响。二是要兼顾技术层面和人文伦理两者。不论何人、何地、任何状况,患者的生存权和生存质量,是我们治疗决策的唯一落脚点。三是对治疗过程中出现的新的问题的鉴别和对于预后的反思及纠正应予以足够的关注(图6)。

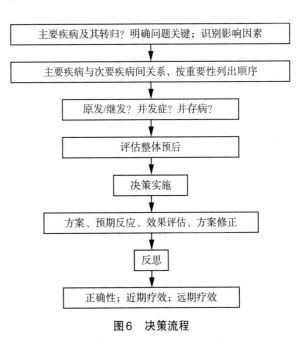

图6 决策流程

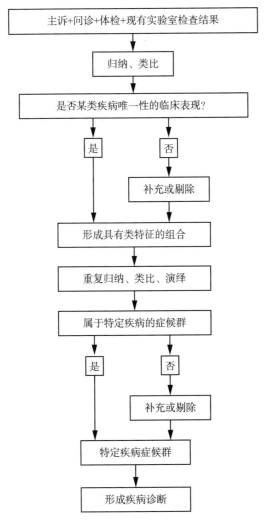

图5 诊断流程

(四)其他可借鉴的临床诊断和决策流程

Chris Del Mar等在临床思维(Calinical Thinking)一

书中介绍了几种程序化的决策方法,当将它与其他方法如循证方法和叙事医学方法相补充应用于临床决策时,可以提高决策过程的质量。

1. Pro-Act-Ive approach决策方法

(1) PRO确定问题,聚焦目标

P明确问题(defining the problem):根据诊断明确和限定主要临床问题。

R从多侧面重构问题(reframe problem from multiple perspectives):分清主次,确定问题的重要性、紧迫性、一般抑或特殊问题,共存疾病(背景疾病),预后。

O聚焦目标(focus on the objectives):根据P和R列出目标内容实施干预,确保有效并最小、最少伤害。

(2) ACT确定治疗措施、权衡结局(获益-损害)(determining the alternatives, consequences and trade-offs)

A考虑所有相关的治疗选择(consider all relevant alternatives)。

C考虑每一治疗选择的结局,估计其应用的机会(consider the Consequences of each alternatives and estimate the chances)。

T识别和权衡风险-获益(identify and estimate the trade-offs)。

(3) IVE整合与探寻(integration and exploration)

I整合证据和临床价值(integration the evidence and value)。

V优化预期价值(optimise the expected value)。

E探寻假设是否成立,估计其不确定性(explore the assumption and evaluate uncertainty):当决策后出现不良结局,某一方法实施的时间过长,需要重复决策过程,决策的损失和获益及变异不如预期,或存有不确定性时,要对原有策略进行评估。对此的另一种描述方式又称为"敏感性分析"。

2. Step by Step决策法

(1) Step 1:设问限定的临床问题。

P(patient):患者及其疾病。

I(intervention):选择何种干预方法。

C(comparator):方法的比较。

O(outcome):结局或转归。

(2) Step 2:检索(寻找)最佳临床(试验)证据。

(3) Step 3:评价证据等级:采用相对危险度、相对危险度降低、绝对危险度、绝对危险度降低和NNT(number needed to treat)等指标评价。

(4) Step 4:将证据用于患者个体

1)确定治疗可能的收益和有害结局。

2)确认患者亚组之间治疗时是否存在可预期的变异。

3)检查治疗收益是否随危险水平改变。

4)依患者个体的绝对危险估计预期可能的收益和损害。

实际上,此决策过程同样可以作为诊断流程应用。首先对主要临床表现(以主诉为中心)予以鉴别和界定,然后以此为诊断过程的起点,逐步深入,做出最终诊断,又可称为"逐步递进法"流程。

3.决策反思 任何一种治疗都存在自然存在的偏倚(natural bias),即在实践中群体和个体,多数和少数对该治疗的反映可能有很大差别,对决策反思有利于今后的临床决策过程。

4.决策在真实世界评价

(1)总体考量某一治疗方法的短、长期获益和损害,总结出更好的结论。

(2)病情不同适于某种疗法的时机、给予的强度、持续的时间等均有不同。

(3)有时可换用另一种方法以更快获得短期收益而对长期结局无不良效应。

其目的是使治疗方法更具有可操作性,对患者个体更具适用性。

5.预后判断

(1)了解疾病预后具有"双重不确定性"(康复或恶化两种可能),为患者讲明康复的重要性及如何进行康复,使患者有信心配合治疗。

(2)了解正常期望寿命,疾病的自然(不治疗)病程和预后,患者的年龄、性别、并存疾病,自身和环境暴露的危险因素对预后的影响,对上述的综合考量才能较好地做出预后判断。

(3)了解预后类型:自发缓解型、进展型、复发或间歇发作型、慢性进展型或慢性非进展型;了解不同的疾病具有相同或不同的影响预后的因素,这些因素或与疾病相关或独立存在。

(4)了解疾病的自然病程和不同的干预措施对预后的作用。

四、其他有助于临床诊断和决策的重要问题

(一)了解疾病模式(疾病的临床表现型)

了解疾病的临床表现型对于疾病的诊断十分重要。虽然疾病种类繁多,表现千变万化,同一种疾病在基础生理和病理状态不同患者、不同阶段可以有不同的临床表现,反之不同的疾病也可以表现出相似的临床表现,但从其发生、发展、转归上仍有一些规律可循。掌握疾病的基本模式对临床诊断、决策及确立正确的临床路径极有帮助。

1.因果关系模式

（1）简单因果（图7）

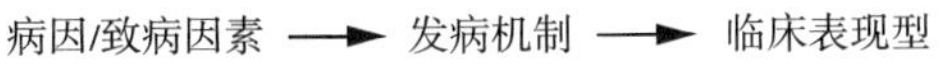

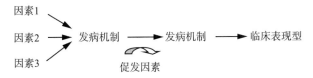

病因/致病因素 ━━▶ 发病机制 ━━▶ 临床表现型

图7 因果对应致病

（2）多重因素致病（图8）

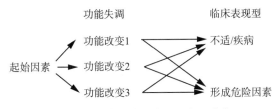

图8 多重因素致病

（3）多因素导致疾病："功能失调-病理改变"（图9）

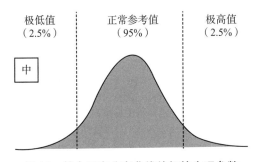

图9 多因素致功能失调-病理改变

（4）病因-病理机制-疾病三者间尚未建立完整、明确关系模式。

（5）根据经验性治疗的效果推断疾病的模式。

2.疾病的边际分布性模式

（1）正常与异常的概念来源于疾病在分布上的特性（图10）

极低值
（2.5%）   正常参考值
（95%）   极高值
（2.5%）

中

**图10 符合正态分布曲线特征的生理参数
"正常"和"异常"的相对性**

正态分布：95%的行为表现为正常，两侧的5%视为异常；连续性特征的生理指标如血压、心率等，采取三分位、四分位等定义某些概念如正常高值、高血压前期等（图11）。

（2）非疾病状态

1）如胃下垂：从未存在的"疾病"，用于解释上消化道不适症状。其他如同性恋、手淫。

2）药物制造商推崇导致秃发、肥胖、更年期、性欲低

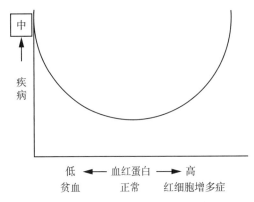

中

↑
疾病

低 ◀━ 血红蛋白 ━▶ 高
贫血   正常   红细胞增多症

**图11 血红蛋白正常及分布在两侧的异常状态：
贫血和红细胞增多症**

下等，药厂推出相关药物鼓励大家使用。

3）含混的因素与疾病相联系，如乙肝病毒携带不能诊断为乙型肝炎，但其确实是肝炎的致病因素

4）区分"老化"和"老年性疾病"：尤见于一些生理指标的变化，如血压、心率、血脂、血糖、肾功能等。

3.疾病自发缓解模式和永久存在模式　如神经性皮炎、慢性疲劳综合征（图12）。

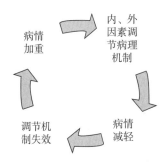

病情
加重   内、外
因素调
节病理
机制

调节机
制失效   病情
减轻

图12 永久存在疾病病情演变规律

（二）提高诊断水平的方法

1.掌握对疾病诊断的基本认知

（1）诊断的目的是为疾病治疗和预后判断提供目标。

（2）做出诊断最直接的方式是"类比"，而进一步肯定诊断则要进行鉴别。从最初我们给出的临床印象到形成临床诊断是一个充满科学性、哲学理念和人文艺术色彩的思维过程。

（3）注意诊断的"精确化"和"扩大化"的区别：如由于技术的不断提高，使心肌梗死的诊断更加精确，治疗措施更具针对性，对预后评估更有帮助。同时也要防止扩大化，如超声对甲状腺癌筛查、前列腺抗原用于筛查前列腺癌等目前均有过度治疗现象。图13形象地描述了精确化和扩大化的区别，如果不加以区分，任何胸部的不适都可以疑诊为缺血性，若加以不同的限制性因素进行鉴别，则可以使诊断愈加精准。

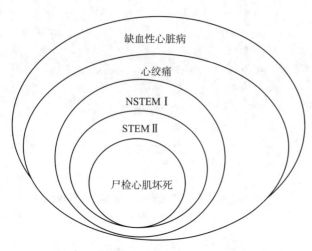

图13　根据胸痛症状、心电图、CK-MB、TNI/TNT和病理可以使诊断精确或扩大

2.学会用于临床诊断的一般方法

（1）使用模式识别和特征匹配：完整准确的病史询问和体格检查以及正确采信的辅助检查结果为前提，医师（有经验的）结合必要的知识进行判断。有时当信息相当完整明了时，下意识或凭直觉即可做出诊断（图14）。

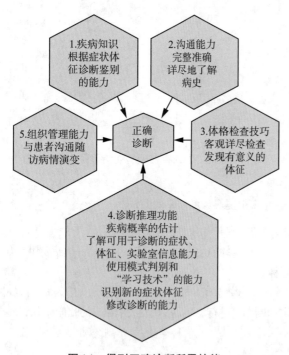

图14　得到正确诊断所需技能

（2）假说和演绎推理：医师根据现有信息罗列数个诊断，再根据进一步检查信息肯定或否定之；若这些诊断均在否定之列，则应根据新的证据再做出新的诊断。

（3）重复了解病史：当出现非特异性信息或医师极不熟悉临床表现时，应当：①更宽泛的分析。是否重病？是否少见或罕见病？是否需要其他专科人士帮助？②再次全面彻底了解病史及其他信息，特别注意搜集到的信息的质

和量，其中质是决定性的。缺乏质量的信息常误导出错误诊断。

3.诊断过程中要把握的基本原则

（1）根据发病率、地域、季节等流行病学特征考虑患者患某种疾病的概率。首先考虑常见病和多发病，其次考虑少见病和罕见病。临床诊断过程中，医师常忽略了这一条重要原则，实际上对于某些疾病特别是传染病，其关键是早发现以隔离和控制传染源，切断传播途径，以免引起暴发和流行，因此在诊断中切实应用好此原则十分必要。此次武汉为主要疫区的新型冠状病毒肺炎的暴发流行就是极好的例证。

（2）病理上先器质后功能，排除后再考虑精神因素致病的可能。

（3）整体观点，遵循"患者—疾病—病理改变"的顺序。

（4）通过"主诉"和疾病的发展变化过程找出主要矛盾，防止错误诊断。既要重视阳性发现也不要忽略阴性信息。

（5）动态观察，评估反思，及时修正诊断和干预措施。

（6）选择辅助检查注意先无创后有创，先廉价后昂贵，要有针对性（重视验前概率）。

（7）防止"忽略"。由于时间或疾病的急迫性或管样思维、单向化思维等，医生有时会产生主观先入为主的判断。同样，患者由于主观上对疾病的隐瞒、否认、忽略或客观上疾病或其他因素的干扰导致主诉和病史的不充分、不完整、不准确，影响了判断的准确性。

4.临床误诊常见原因

（1）形成假说的触发因子出现错误：即错误的触发因子使错误假说产生的过程，这种错误与医师的知识积累有关。患者的临床表现是混杂的、主次不分的、非典型的，甚至数种疾病交叉重叠的，而有些医师往往仅记住教科书上按器官系统所描述的典型疾病表现，错误地将甲病的典型表现归于乙病。因此应切记，患者不总是会按教科书的要求患病的。

（2）错误症候群的构成：依靠极少的证据，过早地做出貌似正确的结论，而不去考虑其他潜在的可能。

（3）错误的信息搜集加工

1）不了解某疾病发病率，无法据此判断患者患某种疾病的概率。

2）根据疾病的相似性做判断式的"代表性偏倚"。忽视一个症状可与一个或几个典型疾病相联系，笃信"听到蹄声，就肯定其为马而一定不是斑马"。

3）对临床数据缺乏正确认知及解释：过分依赖个人经验、相信阳性结论、极少修改个人做出的诊断、在诊疗过程中偏爱实施肯定性策略。

4) 错误应用直接探索推算法（heuristic，本意为启发、探索或经验推断，如今已演变成一种计算机的算法）：假定某一表现与某种疾病相联系，其优点为可以迅速做出诊断，特别是在紧急情况下是极其有效的。但当其联系可能性不存在时，即否定之而不再考虑其他可能，更不会结合其他特征综合考量，其结果可能是误诊、漏诊。

（4）诊断的"系统性"错误：疾病随时间的推移，其症状和体征不断变化，疾病的不典型性，疾病的加剧和缓解交替出现，疾病早期的潜伏性，实验室检查的误差，既往治疗的影响等因素均可导致确定诊断时出现错误。

（5）非人为（疾病本身）因素错误，即疾病的表现极不典型所致。

5.提高诊断能力的方法

（1）运用"启发训练"或"探索理论"：又称经验推算法。本意指在进行人工智能介入的检测时，通过反复训练，使人工智能免受恶意信息流的攻击。此处指医师经过反复训练，提高对所搜集到的临床信息"去伪存真，去粗取精"的能力，也可认为是"深度学习"。其又表现为捷径或经验法则，代表性的应用范例是 Murtagh's red flag system，即使用表格罗列所有对某种疾病状态判断的要素，通过"yes"或"no"的评估，做出诊断或决策。目前临床对 AMI 溶栓治疗适应证选择也应用了该方法。

（2）提高概率推理能力：依据 Baye 原理，通过量化（常常是评分）指标判断某种诊断的可能性或治疗收益的大小。在应用过程中，通过不断地反馈使诊断的敏感性和特异性、治疗的精确性和有效性日益提高。

（3）整合概率推理和临床实践：典型的例证是将验前概率和验后概率进行整合，计算似然率，当似然率＞0.5时提示阳性可能性较大。使用概率修正图可作为另一种有效的方法（如图15所示：对乳房肿块良、恶性判断）。

根据似然率决定何时或是否开立检查项目医嘱（图16）。

五、总结

本文从认识医学本质开始，介绍了如何应用逻辑思维方法进行临床诊断和决策，强化了临床诊断和决策的的人文和技术特征，同时给出了诊断与决策的模式和流程及一些有助于尽快形成正确的临床思维，提高诊断和决策能力的方法，凡此种种均有助于提高临床医师的职业化水平。

首先需要强调的是，职业化之路没有终点，更不可能一蹴而就。需要不断地实践—总结与反思—修正—再实践的过程，这一过程中喜悦总是短暂的，而艰难、痛苦的经

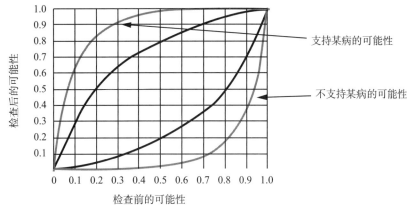

图15 某种疾病的概率修正图

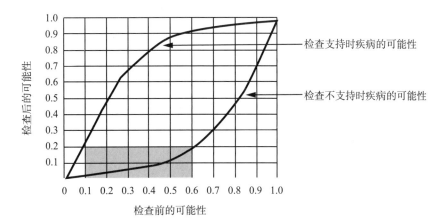

图16 某种疾病随发病时间的PTP出现的似然率

历和与付出不成比例的结局甚至失败时常出现且只能以科学的分析、不屈不挠的精神和顽强的意志力去应对。

其次,我们应该认识到疾病的诊断、决策和实施并非是医师单方面的行为,以患者为中心,医患双方共同面对去解决临床问题才是完美的临床路径。

最后,我们应该牢记生命的复杂性和医学的风险性,面对复杂的病情,医师的决定永远不可能是完美的。尽管我们的诊断和决策能力达到了相当高的水平,而且具备了将其付诸实践的技术水平,坏的结果仍然可以出现。人的生命只有一次,要学会什么时候说"Yes, I do",什么时候说"No, I don't"。

(刘克强)

第二部分　基础研究与转化医学

去泛素化酶在心血管疾病中的研究进展

心血管疾病是一类涉及心脏或血管的疾病,例如心脏肥大和心肌梗死、心力衰竭、高血压心脏病、主动脉瘤、外周动脉疾病等。随着社会经济的发展,人口老龄化进程加速,国民生活方式发生深刻变化,在发展中国家尤其是中国,心血管疾病发病和死亡率呈快速上升趋势,我国医疗卫生保障和疾病预防事业面临严峻挑战。因此,研究心血管疾病的发病机制和靶向治疗药物刻不容缓。去泛素化酶(DUB)参与了多种疾病的发生发展,如癌症、神经系统疾病等。DUB与这些疾病的研究较为广泛,而近年来DUB在心血管疾病的研究也受到越来越多的关注,本文就目前DUB与心血管疾病的研究进展做一综述,以期为该领域的研究提供新的思路和研究方向。

一、DUB分类及作用

真核细胞可通过3种不同的系统进行蛋白质降解:①线粒体蛋白酶,主要降解线粒体蛋白质;②溶酶体,主要降解膜蛋白和内吞蛋白;③泛素-蛋白酶体系统,主要降解各种细胞内蛋白质。其中泛素-蛋白酶体系统是细胞内蛋白质降解的重要途径,该系统具有4个主要组件:蛋白酶体、泛素、促进泛素化的各种酶和DUB。蛋白酶体是负责降解细胞内蛋白质的大蛋白质复合物;泛素(Ub),因其细胞内广泛表达而命名,是一种高度保守的含76个氨基酸残基的蛋白。泛素化是ATP依赖的动态和可逆过程,通过一系列酶促反应实现,主要是三类酶:泛素激活酶、泛素结合酶和泛素连接酶(E3),在ATP存在的情况下泛素激活酶激活泛素,随后将活化的Ub转移到泛素结合酶的半胱氨酸残基,最后通过E3结合将靶蛋白泛素化。单个Ub标记到目标蛋白上为单泛素化。Ub本身含有的7个赖氨酸残基(K6、K11、K27、K29、K33、K48和K63),均可进一步参与泛素化,即几个赖氨酸残基上连接的泛素分子可以被叠加,形成泛素链,称为多泛素化。在一般情况下,单泛素化很大程度上与染色质调节、细胞内蛋白质分选和运输有关,而多泛素化大多数与通过蛋白酶体或自噬等降解的蛋白质信号传递和清除相关。底物分子多聚泛素链的类型影响了其参与的重要生理过程:K48多聚泛素链通过促使目标蛋白被蛋白体降解来调节细胞内蛋白水平;K63多聚泛素链参与细胞内吞过程中的物质运输、炎症和DNA修复等过程;而K11连接的多聚泛素链则参与细胞有丝分裂调控和内质网相关降解。除了蛋白酶体、泛素、促进泛素化的各种酶之外,细胞中还存在许多DUB。DUB不仅可以去除底物上的泛素链,稳定底物蛋白,回收泛素,使泛素化可逆,也可以使泛素前体蛋白转化为泛素,促进编码泛素或与核糖体蛋白融合的基因表达。

使用实验和生物信息学方法已经在人类中鉴定了近100个DUB。根据催化结构域的不同,DUB可分为5个不同的家族,包括4个半胱氨酸蛋白酶家族[泛素C末端水解酶(UCH)、泛素特异性蛋白酶(USP/UBPs)、Otubain结构域泛素结合蛋白(OTU)、Machado-Joseph结构域(Josephin结构域)包含的(MJD)蛋白酶],及1个金属蛋白酶家族[含有Jab1/Pab1/MPN结构域(Jab1/Mov34/Mpr1 Pad1 N-terminal+, JAMM)的蛋白酶]。DUB是在相连的泛素蛋白分子之间或泛素蛋白和修饰的蛋白之间切割肽键或异肽键的蛋白酶,使泛素化成为一个可逆的过程。不同DUB可以区分不同的多聚泛素链,而呈现链特异性的去泛素化作用。USP和OTU蛋白酶家族具有K48和K63特异性,JAMM/MPN1家族对K63链有特异性,部分OTU家族的DUB具有针对K6、K11、K29和K33泛素连接的特异性。除具有链特异性外,一部分DUB可靶向较长的泛素链,如MINDY、YOD1和ATXN3;一部分DUB可从特定的蛋白质底物上切割单泛素如组蛋白导向的DUB;也有的能够切割完整的泛素链如蛋白酶体DUB。此外,还有一部分DUB可特异性靶向泛素样分子如USPL1靶向SUMO蛋白酶,USP18靶向ISG15特异性蛋白酶,COP9信号小体复合物亚基5(CSN5)靶向NEDD8。

二、DUB在心脏疾病中的作用

（一）DUB与心脏重塑和肥大

心脏肥大是心肌细胞的增大或增厚，根据心脏功能正常与否可分为生理性心脏肥大和病理性心脏肥大。生理性肥大是指由于长期反复活动，心脏工作量增加，逐渐引起心肌张力性扩大，是机体适应性反应。如运动员长期运动可导致心脏生理性心脏肥大，而慢性心脏疾病如高血压或瓣膜疾病，使心脏内血液循环障碍，增加心脏的负荷，导致心脏病理性肥大。其主要特征为心室过度增厚，并伴有心肌功能障碍和纤维化，最终导致心脏的泵血功能下降和心脏功能障碍，甚至发展到心力衰竭和病理重塑。而肥厚性心脏的心肌耗氧量增加更容易导致心肌供氧不足，因此，病理性心脏肥大常伴发及加重其他心血管疾病，包括冠心病、心肌梗死、心律失常等。

越来越多的证据表明，泛素–蛋白酶体系统与心脏疾病密切相关。最新的研究报道发现，DUB在保护心脏病理性肥大方面发挥了重要作用。转化生长因子激酶1（TAK1）是MEKK家族成员，是调控心脏肥大的关键分子。TAK1可以激活下游p38和JNK1/2激酶，增加心脏的压力负荷，刺激细胞扩大和腔室重塑，诱导心脏肥大性反应。在肥大的心脏中，USP4水平持续降低，而USP18的水平则呈保护性上升。小鼠心肌细胞特异过表达USP4或USP18均可通过阻断TAK1依赖性p38和c-Jun氨基末端激酶1/2（c-Jun N-terminal kinase 1/2，JNK1/2）信号传导减轻了心肌肥大，心肌纤维化，心室扩张并保留了射血功能和收缩功能，这表明USP4和USP18是一种有效的分子开关，可抑制TAK1过度激活。A20/TNFAIP3/TNFAIP3是经典的细胞内炎症负调控因子，作为DUB在心血管系统中被广泛研究。有文献表明，NF-κB可能在心肌细胞的肥大信号通路中发挥重要作用。用PE或ET-1刺激心肌细胞时，A20/TNFAIP3和NF-κB同时被激活，A20/TNFAIP3可能作为内源性反馈因子，抑制心脏中的NF-κB信号传导并减弱心肌细胞肥大。此外，A20/TNFAIP3也可通过阻断TAK1依赖性信号传导改善心脏功能，抑制心脏肥大。

与具有心脏肥大保护作用的DUB相反，一些DUB在肥大性心脏病进展过程中起促进作用。肝糖合成酶激酶3β（GSK-3β）是一种丝氨酸苏氨酸蛋白激酶，参与许多疾病如糖尿病、心衰、癌症的调节，是心肌肥大的负调节剂。GSK-3β转基因小鼠出生后心肌细胞生长明显受损，心脏收缩功能明显异常。有研究发现USP14在心脏肥大反应中上调，而抑制USP14的活性，可减少GSK-3β的磷酸化，缓解心脏肥大反应，提示USP14可能成为治疗心脏肥大的潜在靶点。骨骼肌LIM蛋白1（SLIM1）在心肌病的发病机制中

起关键作用。在肥厚型心肌病的小鼠模型中，心脏SLIM1的表达上调。USP15可以去除SLIM1泛素链，导致其蛋白水平显著增加，引起心脏肥大。这些研究阐明DUB在病理性心脏重塑和肥大的发病过程中非常重要，可作为心脏肥大性反应的内源性正调节或负调节因素，为治疗心脏肥大提供了新思路。

（二）DUB与心肌梗死

在西方国家，心肌梗死是导致死亡的主要原因。急性心肌梗死是由冠状动脉的血栓闭塞引起的缺血导致的。缺氧和营养供应障碍导致心肌发生一系列生化和代谢变化。细胞功能障碍、损伤或死亡的程度受缺血的程度和持续时间的影响。促血管新生疗法是治疗急性心肌梗死的一种有效策略，可显著改善缺血区域的血液供应，降低心肌梗死患者的梗死面积和死亡率。对缺氧做出反应的缺氧诱导因子1α（HIF-1α）的激活通常被认为是血管新生的标志。有研究表明，HIF-1α参与了单核细胞趋化蛋白诱导蛋白（MCPIP）诱导的血管新生的过程，其中潜在机制可能是MCPIP的DUB活性使内皮细胞中的HIF-1α不能被泛素化降解，从而稳定或促进其核转位，促进血管新生。NOTCH信号有助于在血管新生过程中向现有的血管网络增加新的血管的出芽，研究发现内皮细胞敲除USP10的小鼠可通过上调NOTCH1在细胞中的表达促进血管新生。肿瘤抑制因子（CYLD）引起毛细血管出芽增加而在血管新生中起重要作用。血管生成测定结果显示，内皮细胞中A20/TNFAIP3/TNFAIP3也能够引起毛细血管出芽增加，而A20/TNFAIP3又是经典的炎症负调节分子，因此可以作为治疗心肌梗死的分子进行进一步研究。综上所述，DUB作为促进血管新生的关键因素，其可能是治疗急性期心肌梗死的有效靶点。

尽快恢复血流是当前治疗的主要方法，但是长时间缺血后，恢复氧气和营养供应的同时，由于缺血细胞中抗氧化剂的浓度降低，局部炎症和活性氧（ROS）的产生增加。ROS引起氧化应激，促进内皮功能障碍，DNA损伤和局部炎症反应，从而介导不可逆的细胞损伤和死亡。因此，了解缺血–再灌注（ischemia/reperfusion，I/R）损伤的详细机制不仅可以为新的治疗方法提供策略，而且可以为预防心肌损伤提供坚实的基础。Abro1（也称为KIAA0157）是一种支架蛋白，可募集多肽以组装BRISC（含BRCC36的异肽酶复合物），而后者是一种K63泛素化的特异性DUB。研究表明Abro1主要在心肌细胞中表达，其蛋白水平在心肌梗死区域和冠状动脉疾病中增加，这种上调可作为一种心脏保护机制，抵抗氧化应激诱导的细胞凋亡。因此，Abro1可以减缓由于缺血再灌引起的心肌细胞的细胞损伤和细胞死亡。同时，USP49也被发现在I/R损伤后上调，它可以通过与双特异性蛋白磷酸酶（dual-specificity phosphatase, DUSP) 相互作用，抑制JNK1/2信号通路激活而导致的心肌细胞活力降低和凋亡。反之，USP9X可通过激活JNK和p38 MAPK信号通路介导氧化应激诱导的细胞死亡，提示抑制USP9X可能起到保护心肌I/R损伤的作用。

另外，在I/R损伤的过程中，钙超载可通过增加ROS，激活炎症细胞，破坏细胞膜和干扰线粒体功能，诱导细胞凋亡。DUB在调节细胞内Ca^{2+}稳态中起重要作用。从最近的报道中发现，BRCA1相关蛋白1（BRCA1 associated protein-1, BAP1）是UCH亚家族的成员，其位于内质网，可稳定3型肌醇-1，4，5-三磷酸受体（Type-3 inositol-1, 4, 5-trisphosphate receptor, IP3R3）的水平，调节内质网中Ca^{2+}的释放，增加细胞内Ca^{2+}水平，促进细胞凋亡。因此，抑制BAP1可以降低细胞内IP3R3和Ca^{2+}水平，阻止细胞损伤和凋亡。另外，L型钙离子通道在组织中广泛分布，并在心脏生理反应中发挥着重要作用，有研究发现，降低具有泛素化酶活性的CSN5在大鼠心脏和心肌细胞中的表达，可以激活细胞内L型钙离子通道的活性，表明CSN5可能通过与心脏L型钙离子通道相互作用，参与调节细胞内的钙离子水平。上述研究均表明靶向特定DUB可通过降低细胞内钙离子的水平，保护I/R引起的心肌细胞的损伤和凋亡。

这些研究均阐述了DUB通过调节血管新生，氧化应激，细胞内钙离子水平在心肌缺血、心肌梗死和I/R损伤中的作用，而DUB是否通过其他机制进一步参与这些过程需要更多的研究来证明。此外，研究DUB在各种心脏疾病中的功能也能够为预防心力衰竭的发生带来新视野。

三、DUB与血管疾病

（一）DUB与动脉粥样硬化

1. DUB在早期动脉粥样硬化中的作用　内皮细胞功能障碍出现在血管易发病变区域，是动脉粥样硬化病变最早可检测到的变化。在动脉粥样硬化发病过程中，多种复杂的致病因子作用于内皮细胞，引起内皮细胞的异常活化和损伤，导致VE-caderin的减少，破坏内皮细胞的黏附连接，增加循环中脂蛋白的局部渗透。A20/TNFAIP3可以促进内皮细胞VE-caderin在黏附连接中的表达，具有维持和修复受损内皮屏障的功能，因此维持A20/TNFAIP3在内皮细胞中的表达可以减轻动脉粥样硬化过程中致病因子引起的内皮屏障功能破坏，有利于在早期抑制疾病的进展。另外，上调的炎症反应被认为是动脉粥样硬化病变开始的动力，涉及多种细胞类型，包括巨噬细胞、内皮细胞、平滑肌细胞等。活化的内皮细胞、平滑肌细胞、单核细胞/巨噬细胞协同作用使血管呈持续的慢性炎症状态，促进动脉粥样硬化病变的进展（表1）。

表1　早期动脉粥样硬化中协调炎症信号通路的DUB

DUB	靶点	作用细胞	细胞和病理过程
UCHL1	IκBα	内皮细胞，血管平滑肌细胞	降低炎症因子的表达
CYLD	TRAF2	内皮细胞	抑制炎症信号通路
USP20	β-arrestin2/TARF6	血管平滑肌细胞	抑制炎症信号通路
	RIPK1	血管平滑肌细胞	
A20/TNFAIP3/TNFAIP3	IκBα	内皮细胞	减轻黏附分子和促炎细胞因子的表达，以及单核细胞黏附
CSN5	IκBα	内皮细胞	减轻炎症反应和单核细胞黏附
USP25	IκB/MAPK	巨噬细胞	抑制炎症信号通路
MCPIP1	TRAF2, TRAF3, TRAF6	巨噬细胞	抑制炎症信号通路
Cezanne	HIF-1α	内皮细胞	诱导细胞增殖和炎症
USP12	IκBα	巨噬细胞	促进炎症信号通路
USP2/USP14	TNFα	巨噬细胞	促进炎症信号通路

2. DUB在动脉粥样硬化进展中的作用　巨噬细胞是疾病进展中的主要免疫细胞，起源于骨髓中的髓样祖细胞。经典的炎性巨噬细胞表型称为M1型。金属蛋白酶家族的MYSM1控制巨噬细胞的存活并促使其向M1型转化，产生更多促炎症因子，而A20/TNFAIP3/ABIN则可以抑制其向M1型极化效率低下。泡沫细胞的形成是动脉粥样硬化进展的标志。Ox-LDL被巨噬细胞的清道夫受体识别并摄取，其过度摄入或排出障碍是泡沫细胞产生的主要原因。在A20/TNFAIP3/TNFAIP3敲除的小鼠中，清道夫受体CD36的水平明显增加，导致脂肪酸和胆固醇的摄取和合成增加。另外，巨噬细胞的胆固醇流出取决于膜泵，如ATP结合盒（ABC）转运蛋白ABCA1和ABCG1。有文献表明泛素化ABCA1的水平可以被CSN降低，通过其DUB的活性抑制了ABCA1的降解。以上文献均提示巨噬细胞内的DUB可能通过调节细胞极化，细胞内的脂质水平来调控动脉粥样硬化的进展。

动脉粥样硬化进展过程中另一个重要部分是血管平滑肌细胞的表型转化。一些研究表明，DUB通过影响血管平滑肌细胞的表型转化，在动脉粥样硬进展阶段发挥一定功能。CYLD可以通过破坏细胞周期蛋白D1和E2F途径引起血管平滑肌细胞的增殖。A20/TNFAIP3/TNFAIP3通过增加细胞周期蛋白依赖性激酶抑制剂p21waf1和p27kip1的表达并阻断NF-κB和NF-κB依赖性蛋白水平，显示出抗增殖和抗炎的功能。相反，USP39又能够促进血管平滑肌细胞的增殖。由此可以推断，在此阶段，靶向不同的DUB，抑制平滑肌细胞表型转化的可能是一种有效的治疗方法，通过抑制平滑肌细胞的增殖和迁移可以减缓动脉粥样硬化进程。

3. DUB在晚期动脉粥样硬化中的作用 在晚期病变中，细胞大量凋亡导致清除死细胞的能力不足和过度的炎症反应是病变进展和斑块不稳定的关键决定因素。在这些过程中，DUB具有重要的调节作用。

Fas/Fas-legand系统对于诱导巨噬细胞凋亡至关重要。A20/TNFAIP3/TNFAIP3通过抑制Fas/Fas-legand诱发的caspase-8信号通路及线粒体相关通路，在巨噬细胞中具有显著的抗凋亡功能。另外，斑块坏死核中的胆固醇晶体可以激活NOD样受体蛋白3（NOD-、LRR-and pyrin domain-containing protein 3，NLRP3）炎性小体，激活的炎症小体可以大量分泌活性IL-1β和其他细胞因子，从而促进动脉粥样硬化斑块的不稳定性。A20/TNFAIP3/TNFAIP3和POH1（又称为Rpn11或PSMD14），一种K63特异性DUB，可抑制巨噬细胞中NLRP3炎性小体的激活及其相关的炎症反应，有助于维持斑块的稳定性。相反，USP50，BRCC3，USP7和USP47可以激活NLRP3炎性小体并促进巨噬细胞中促炎性细胞因子IL-1β和IL-18的释放，从而增加斑块的不稳定性。越来越多的研究结果表明了DUB在晚期动脉粥样硬化斑块中具有许多作用，它们可能是治疗晚期动脉粥样硬化的新靶点。

（二）DUB与动脉瘤

腹主动脉瘤（AAA）是指动脉管直径扩张至少是肾动脉正常直径（约2.0cm）的1/2。AAA预示着主动脉破裂的潜在致命后果，其病理特征是进行性管腔扩张，并伴有主动脉壁发炎，内侧平滑肌细胞数量减少和细胞外基质破坏。A20/TNFAIP3/TNFAIP3通过一氧化氮依赖性机制使平滑肌细胞更容易被细胞因子和Fas诱导凋亡，表明A20/TNFAIP3是促进主动脉破裂的潜在因素。外膜成纤维细胞分化为肌成纤维细胞是AAA进展的重要标志。研究发现CYLD可通过去泛素化NADPH氧化酶4诱导外膜成纤维细胞的分化为肌成纤维细胞，并导致高同型半胱氨酸血症加重，AAA的形成。因此，CYLD可能是治疗AAA的新靶标。越来越多的研究中提到了DUB和AAA之间的联系，但其中具体的机制还有待进一步确定。

（三）DUB与高血压

高血压通常与慢性肾脏疾病密切相关，是由多种因素引起的复杂的病理过程。肾小球滤过率降低或肾小管对盐和水的重吸收增加会破坏水和盐的平衡，并导致慢性高血压。上皮钠离子通道（epithelial sodium channel，ENaC）是一种功能性调节性离子转运蛋白，可介导钠离子在肾脏集合管和血液之间的循环转运。ENaC的激活增加了钠的重吸

收和钾的分泌，这对于维持细胞外的钠离子和血压稳态至关重要。E3连接酶Nedd4-2诱导的ENaC的泛素化会加速它的内吞降解。而泛素化障碍则会导致Liddle综合征，主要临床表现为高血压。有研究报道USP8通过抑制ENaC在导管上皮细胞内吞过程中的降解，选择性地调节ENaC的转运来增加ENaC在细胞表面的表达。UCHL3是皮质收集管细胞的内体中的主要DUB。有文献报道抑制UCHL3的活性能够增加ENaC的泛素化，促进其回收，降低ENaC的表面密度。上述研究报道均提示DUB能够参与调节ENaC水平，有效降低ENaC在细胞表面的表达对治疗高血压有潜在的参考意义。明确DUB与钠离子转运过程中相关的信号通路对于维持肾脏中钠离子的稳态，揭示高血压的发病机制至关重要，可为高血压的治疗提供新的见解。

T细胞可通过释放影响肾功能的细胞因子，甚至通过直接与肾小管细胞接触来介导肾脏中的氧化应激和钠离子重吸收而升高血压。而树突状细胞是激活T细胞的最有效的抗原呈递细胞。A20/TNFAIP3虽然是经典的NF-κB信号通路抑制分子，但在血压中的作用还没有被完全了解。最新的研究发现，树突细胞中的A20/TNFAIP3在血管紧张素输注期间可以通过抑制肾脏中效应T淋巴细胞的积累和肾脏水钠潴留来预防高血压，提示了DUB通过影响免疫系统在调节血压反应中的新作用。因此，对于DUB在高血压中作用的研究较匮乏，需要进一步的研究来明确两者相互关系及其潜在机制。

四、总结

翻译后修饰是通过影响不同细胞中蛋白质的表达或活性，从而调节不同信号转导途径，参与调控不同细胞的功能。泛素化是通过用不同的泛素链标记并调节底物蛋白的翻译后修饰之一。为了维持心脏血管中的蛋白质水平的稳态，蛋白质降解起着至关重要的作用。我国心血管病患病率及死亡率仍处于上升阶段，高于肿瘤和其他疾病。虽然对心血管疾病各方面的研究很多，但靶向避免心血管疾病发展的可调节蛋白的研究比较少。越来越多的文献表明泛素-蛋白酶体系统在心血管疾病发展和心脏病理学的动态生理学中发挥重要作用。DUB如何实现心脏血管中蛋白质的调控，其不稳定是否会导致心血管疾病进展需要更多研究来进一步说明。另外，DUB在正常心脏功能或疾病状态中的作用尚未完全表征。未来，通过研究DUB在正常和疾病阶段的水平，可以为临床治疗提供一些理解这种疾病的新视角。它们可以作为生物标志物应用于各个心血管疾病中进行研究，也可以作为靶点研制出相应的特异性抑制剂/激动剂，为心血管疾病的治疗干预提供新的策略。

（朱　毅　王碧晴　姚　柳）

肺动脉高压遗传：过去、现在与未来

一、肺动脉高压与遗传：从BMPR2说起

1891年，第一个肺动脉高压的病例被报道：患者死于右心衰竭，尸检显示发生了不明原因的肺动脉硬化。1951年，Dr.Dresdale报道了他所在中心39个肺动脉高压的患者临床表型。由于所有患者均病因不明，Dr.Dresdale提出了"原发性肺高血压"（primary pulmonary hypertension, PPH）的概念。3年后，Dr.Dresdale报道了第一例家族性肺高血压，这个家庭中先证者、先证者的姐姐和侄子均为肺高血压患者，建立起遗传与肺高血压的关系。随后的40年，30多个不同地区和国家的肺动脉高压家系被报道，遗传与肺动脉高压的关联愈发紧密，但是肺动脉高压的致病基因依然很不清楚。

为早日确定原发性肺高血压病理机制，多个国家的科学家们联合起来，成立了国际原发性肺高血压联盟（International PPH Consortium），应用全世界的家族性肺高血压病例进行遗传研究。1998年，家族性肺动脉高压的致病基因被定位于2号染色体长臂31～33区。2年后，位于该区间的骨形成蛋白受体2型（BMPR2）基因被最终确定为家族性肺动脉高压的致病基因，在纳入研究的8个肺动脉高压家系中有7个家族均携带BMPR2突变。

BMPR2基因的发现真正明确了基因突变在肺动脉高压发生发展中的作用，是肺动脉高压领域里程碑事件，奠定了整个肺动脉高压遗传学研究的基础。美国、法国、德国、中国等多个国家分别检测BMPR2基因在本国家族性PAH和遗传性PAH中的突变概率。结果显示，BMPR2是最主要的肺动脉高压致病基因，西方人群中有70%～80%的家族性PAH患者和20%～40%的特发性PAH患者携带BMPR2基因突变，中国人群特发性PAH和特发性PAH的BMPR2基因突变比例分别为53%和15%。

BMPR2基因的发现也推动了肺动脉高压临床分型的改变。2004年国际肺动脉高压诊治指南更新了第一大类肺动脉高压的临床分型：取消原先的家族性肺动脉高压（familia pulmonary arterial hypertension, FPAH）和原发性肺动脉高压（primary pulmonary arterial hypertension, PPH）分类，将原先的FPAH与明确携带基因突变的PPAH患者合并，统称为遗传性肺动脉高压（heritable pulmonary arterial hypertension, HPAH），未发现基因突变的PPAH患者称为特发性肺动脉高压

（idiopathic pulmonary arterial hypertension, IPAH）。经过这样的调整，肺动脉高压大体可以分为3个亚类，第一类是特发性肺动脉高压，是指散发的、病因不明的患者；第二类是遗传性肺动脉高压，是指由基因突变引起发病的患者，包括家族性肺动脉高压和明确致病突变的散发患者；第三类是继发性肺动脉高压，包括药物、毒素等明确诱因或先天性心脏病、结缔组织病等基础疾病引发的肺动脉高压。至此，遗传性肺动脉高压被单独列为一类，基因突变临床意义被进一步明确。

二、新的肺动脉高压致病基因

2000—2010年，科学家对BMPR2通路的多个基因进行遗传筛查，陆续发现活化素受体类激酶1基因（ACVRL1/ALK1）、血管细胞黏附分子基因（Endoglin, ENG）、SMAD9、骨形成蛋白受体1B（BMPR1B）等多个基因也是PAH致病基因。2012年，Austin等利用全外显子组测序技术，在一个排除已知致病基因突变（BMPR2、ALK1、ENG、SMAD9）的PAH家系中发现患者均携带CAV1基因突变，基因型与表型共分离，提示CAV1是新的致病基因。2013年，Ma Lijiang等对两个遗传性PAH家系进行全外显子测序，发现编码钾离子通道蛋白KCNK3基因的错义突变与疾病表型共分离。这些致病基因能解释30%～40%特发性PAH患者病因，还有大量患者的遗传病因完全未知。

基于这一问题，2014—2019年，荆志成教授与王晓建副研究员开展了一项大规模针对中国特发性PAH患者的全外显子组遗传研究。该研究共纳入331个特发性PAH患者和10 580个健康对照，采全外显子组遗传负荷分析策略，经过多阶段反复验证，发现了一个全新的PAH致病基因——BMP9。BMP9基因突变存在于6.7%的特发性肺动脉高压患者中，使PAH发病风险上升了22倍，仅次于BMPR2。BMP9基因突变显著影响了蛋白合成和分泌，携带突变的患者血浆中循环BMP9的水平显著降低。功能研究表明，BMP9基因突变使通路活性下降，严重损伤BMP9基因保护肺血管功能，进而引发肺动脉高压。这是首个在中国完成的大样本、全基因组PAH遗传学研究。英国剑桥大学的Nick Morrell教授为本研究撰写述评，指出"这项重要研究清晰表明BMP9是肺动脉高压的新的致病基因"。BMP9已被《中国肺高血压诊断和治疗指南2018》列为中国

人PAH主要致病基因。

近年来，全外显子组测序技术广泛应用于PAH遗传研究，进一步加快了新基因的发现。2018年，日本庆应大学研究人员对79名不携带BMPR2基因突变的特发性PAH患者进行全外显子组测序，发现RNF213基因p.Arg4810Lys变异是新的PAH遗传危险因素，携带该变异的特发性PAH患者相比BMPR2基因突变患者临床预后更差。美国哥伦比亚大学研究人员对233名第一大类肺动脉高压患者进行全外显子组测序，发现了一名10岁儿童患者携带de novo的ABCC8 p.R985H突变，随后该研究在680名第一大类肺动脉高压患者中对ABCC8基因进行验证，新发现10名携带ABCC8基因突变的PAH患者，提示ABCC8可能是一个新的PAH遗传相关基因。美国辛辛那提儿童医院研究人员对2572名第一大类肺动脉高压患者进行全外显子组测序，排除740名携带已知致病基因的患者，研究者对余下的1832名欧洲患者进行基于基因（gene-based）的病例对照关联分析，发现KLK1基因和GGCX基因的罕见变异与肺动脉高压发病密切相关。

三、新的肺动脉高压易感基因

由于PAH是罕见病，既往遗传学研究主要关注罕见遗传变异在疾病中的作用，常见遗传变异往往被忽视。2013年，欧洲一项大规模全基因组关联分析（GWAS）首次将常见变异与肺动脉高压联系起来。此项研究总共入选了625名不携带BMPR2基因变异的特发性PAH/遗传性PAH患者以及1525名健康对照。经过两个阶段的病例对照研究，研究者发现CBLN2基因附近两个连锁不平衡的SNP位点（rs2217560和rs9916909）与PAH表型高度相关，rs2217560位点G等位基因使PAH患病风险增加近2倍。功能研究表明，CBLN2基因在PAH患者肺组织及体外培养的PAH患者内皮细胞中表达水平显著增高，CBLN2基因高表达可以抑制肺动脉平滑肌细胞增殖。CBLN2基因属于小脑肽基因家族，编码分泌型神经糖蛋白。GWAS研究第一次将其与PAH联系起来，为PAH遗传学研究提供了新线索。

2019年，欧洲科研人员组织了一项规模更大的全基因组关联分析。在这项共纳入2085名PAH患者的研究中，科学家发现在SOX17基因中的一个基因座（rs10103692，$OR=1.80$，$P=5.13\times10^{-15}$），以及HLA-DPA1/DPB1（rs2856830，$OR=1.56$，$P=7.65\times10^{-20}$）与肺动脉高压密切相关。功能研究表明，SOX17启动子区风险变异影响增强子转录活性，降低SOX17基因在内皮细胞表达，进而引发PAH。HLA-DPA1/DPB1 rs2856830基因型与生存率密切相关，T/T基因型患者中位生存时间为7.0年，而C/C基因型

患者的中位生存时间为13.5年。

四、展望：基于基因突变的肺动脉高压分子分型和精准治疗

距离1891年肺动脉高压第一次被描述已有100多年。100多年来，从开始的一片混沌到发现BMPR2基因再到目前发现BMP9等新的致病基因，我们对肺动脉高压的遗传机制认识不断加深。新一代测序技术在大规模临床队列中的应用，极大地加速了我们发现新致病基因、新易感基因的能力，仅在最近两年，就有超过10个新基因被发现，中国特发性肺动脉高压患者中超过50%的患者可以明确基因突变，PAH的遗传全貌已经逐步展示在我们眼前。

新基因不仅与PAH发病相关，也与患者的预后、治疗紧密相关。例如，携带BMPR2突变的患者往往临床表型更重（肺动脉压力更高、阻力更大），死亡风险更高；携带RNF213基因变异的患者预后比BMPR2基因突变患者更差。基于此，国际肺动脉高压指南建议对携带BMPR2基因突变的患者起始即进行双联甚至三联治疗。《中国肺高血压诊断和治疗指南2018》也将推荐对遗传性PAH、儿童PAH患者等进行遗传筛查，并应将遗传结果整合入临床，进行更好的患者危险分层和临床治疗。此外，PAH的遗传检测和遗传咨询使遗传性PAH患者家庭成员直接受益，使无症状突变携带者的早期预警成为可能，产前基因诊断结合体外受精给遗传性肺动脉高压家系根除疾病危害带来希望。

在为不断发现新的PAH相关基因感到鼓舞的同时，我们也应该清醒地认识到，很多新基因功能还很不清楚，基因突变导致PAH的具体机制还远未明了。PAH病理本质是肺血管重构，包括肺血管内皮细胞的损伤以及肺动脉平滑肌细胞和成纤维细胞不受控制的过度增殖。目前发现PAH每一个致病基因或危险基因都为我们研究上述病理重构提供了方向，如何从这些基因的功能出发，揭示肺小动脉不断狭窄乃至最后完全闭塞的病理机制，研发新型药物，缓解甚至逆转肺动脉压力升高和阻力增加，延长患者寿命，改善生存质量，是下一步的重要工作。

肺动脉高压的病理机制也许远比我们想象得复杂，目前我们看到的可能依然是冰山一角。但是我们相信，PAH的遗传检测将逐步融入临床，成为诊疗常规；新一代测序技术将进一步揭开肺动脉高压遗传的全貌；转基因动物模型及患者来源的多能干细胞等功能学研究将逐步阐明疾病的遗传机制；更多新的治疗靶点将被发现，新的针对突变的治疗手段将成为现实。总体上，一个更高形式的肺动脉高压精准医疗时代正大步向我们走来。

（王晓建）

miRNAs在PAH肺动脉重塑中的研究进展

一、简介

PAH是一种隐匿进展性疾病，临床表现为进行性呼吸困难、右心室后负荷增加，以至右心衰竭而死亡。肺动脉重塑是PAH的主要病理特征，是指肺血管结构和功能异常，包括肺血管床内膜损伤、中层肥厚、外膜纤维化及基底膜的硬化，最后导致肺动脉管腔进行性狭窄、闭塞，肺血管阻力不断升高。

microRNAs是一类进化上高度保守的单链核苷酸，miRNAs主要与靶mRNA的3′非翻译区（3′-untranslated region, 3′-UTR）相互作用，在转录水平上调控基因表达。其中，动物miRNAs与靶mRNA的3′-UTR部分互补匹配，多使靶序列被抑制。miRNAs特异性低，作用于多个靶基因，形成复杂的调控网络，在细胞生长、发育和死亡等许多生理和病理过程中发挥重要作用。PAH预后差、死亡率高，研究PAH疾病进程中miRNAs对肺动脉重塑的作用机制对提高治疗手段和帮助诊断具有重要意义。

二、miRNAs与血管重塑

目前血管具体重塑过程尚未阐明，但一般认为，肺动脉内皮细胞（PAECs）的损伤导致其丧失屏障及功能完整性，出现自体凋亡，经过一定过程转化为凋亡抵抗的、促血管生成的内皮细胞（ECs）。同时，肺动脉平滑肌细胞（PASMCs）和外膜成纤维细胞（PAFs）也在增殖，三者在细胞外基质（ECM）分解和沉积改变的帮助下，推动血管重构。

（一）内膜

内皮功能障碍是PAH血管病理发生和发展的主要因素，包括血管收缩受损、内皮细胞增殖不平衡、内皮血管活性介质的生成异常和内皮间充质转化。正常细胞通过一系列严格的调控机制监控细胞周期，但在PAH中miRNAs直接或间接地影响细胞周期调控因子，破坏ECs增殖平衡。对人肺动脉内皮细胞（HPAECs）缺氧处理后，miR-125a显著上升，靶向调节BMPR2的蛋白水平，而抑制miR-125a可以上调CDKN1A和CDKN2A，从而抑制HPAEC的增殖。CDKN作为一种肿瘤抑制因子，抑制细胞周期蛋白依赖性激酶，阻止细胞从G1期进入S期。考虑到已有实验证实了

BMP-2诱导CDKN1A产生这种下游效应，所以在PAH中miRNA-125a可能通过靶向BMPR2表达介导CDKN调节内皮细胞增殖。

一些新的研究表示miRNAs可以影响PAECs线粒体和细胞的代谢，从而改变细胞增殖和迁移表型。遗传性和特发性PAH患者外周血来源的过度生长内皮细胞（BOECs）表型异常，概括为患者PAECs代谢异常，从氧化磷酸化向需氧糖酵解的表型转变。对正常BOECs进行BMPR2基因敲除，miR-124显著下调，其靶蛋白剪接因子多嘧啶结合蛋白（PTBP1）增加，糖酵解增强。在严重PAH的大鼠模型中，除了上述表现，PKM2表达也增加。相反，过表达miR-124或沉默PTPB1可恢复BOECs的正常增殖和糖酵解，部分恢复线粒体呼吸。因此，miR-124表达下调改变PTPB1和PKM2/PKM1水平，导致PAH内皮细胞代谢和增殖异常。

在长期缺氧状况下，肺高血压（pulmonary hypertension, PH）患者PAECs中miR-210表达上调，铁硫簇支架蛋白ISCU1/2和Fe-S下调。对小鼠分别进行低氧、miR-210过表达及ISCU1/2敲除的处理，也发现Fe-S水平下降，使糖酵解和代谢转移增强，PAECs增殖。相反，抑制miR-210表达可以形成对Fe-S和PH抵抗表型，此外，ISCU1/2可以独立影响线粒体代谢。可见，miRNA-210-ISCU1/2轴改变Fe-S依赖的线粒体呼吸，促进低氧性PH发展。

内皮间充质转换（EndMT）是指PAH患者肺动脉内皮细胞形态发生改变，并且通过标志蛋白的表达检测发现有平滑肌样细胞和小部分移行细胞（即同时含有内皮样细胞标志蛋白和平滑肌样细胞标志蛋白）的存在，研究发现miRNAs在EndMT过程中发挥重要作用。在大鼠PAECs和HPAECs中，缺氧诱导miR-27a的表达上调，抑制miR-27a可抑制缺氧诱导的EndMT。miR-27a的高表达通过靶向Smad5来抑制骨形态发生蛋白（BMP）信号，从而减轻分化抑制因子Id2对EndMT的两个关键介质（Snail、Twist）的抑制。针对新生儿持续性肺动脉高压（PPHN）的研究发现，缺氧诱导的新生大鼠循环、肺微血管内皮细胞的miR-126a-5p的表达升高，血小板内皮细胞黏附分子（Pecam1）表达降低，而平滑肌肌动蛋白（SMA）表达升高，在miR-126a-5p敲除的细胞内表达相反，进一步实验表明miR-126a-5p可能通过p85-beta/p-AKT通路参与新生儿肺动脉

高压内皮间质转化。血管活性介质及其受体在PAH动脉血管收缩机制中已受到广泛研究并应用于PAH患者的临床治疗，而事实上，这类物质在缓解和逆转肺动脉重构也有很大的意义。在PAH患者分离的PAECs中，miR-98表达下调，内皮素（ET-1）表达上调，细胞增殖增加。在对PAECs在体内外进行缺氧处理也得到相同结果并发现PPAR-γ对miR-98有正向调节作用，而miR-98的上调可以靶向抑制ET-1水平和减缓细胞增殖。所以，通过PPAR-γ的激活恢复miR-98、ET-1的水平不失为一个好的治疗机制。

此外，miRNAs也可以作为旁分泌信号进行细胞间通信。在针对抗凋亡微血管内皮细胞（PVECs/AR）的研究发现，缺氧时PVECs/AR分泌的miRNA-195-5P水平增加。通过与PASMCs共培养分析，miRNA-195-5p作为介质作用于共培养的PASMCs，调节其增殖和迁移。通过进一步实验，考虑ECs可能通过HIF-1a/miRNAs-195-5p/Smad7途径，以旁分泌方式促进PASMCs的增殖和迁移。

（二）中膜

中膜的肥厚主要是PASMCs异常增殖导致的，是PAH最重要的病理过程。在病理状态下，PASMCs突破内弹性膜的限制，获得更大的肌节数和长度，增殖为新内膜，使血管壁硬化，管腔狭窄，导致肺动脉压的持续升高。

上文提到miR-125a促进ECs增殖的机制，事实上，根据不同细胞的类型和背景，miR-125家族通过不同信号转导参与血管重构。在缺氧PASMCs中，miR-125a调控线粒体融合蛋白（Mfn1）的上调，介导线粒体稳态破坏，并促进细胞由G0/G1进入S期。而miR-125a激活剂在体内外都可以减轻Mfn1对肺血管重塑的作用，miR-125a抑制剂则模拟缺氧对线粒体稳态的影响。本中心研究发现在野百合碱（MCT）诱导的PAH大鼠体内，上调miR-125a-5p的表达，PASMCs的增殖抑制、凋亡增加，延缓了肺血管重构。进一步实验表明，miR-125a-5p受TGF-β1和IL-6负反馈调节，直接靶向STAT3的3′-UTR，抑制下游分子增殖细胞核抗原、Bcl-2和生存素，影响细胞表型变化。

同内皮细胞一样，PASMCs的线粒体和细胞代谢的改变是肺动脉重塑中重要的病理机制，而miRNAs的调节在这个过程中有着重要意义。

线粒体钙单向转运蛋白（MCU）障碍会降低线粒体内Ca^{2+}，抑制丙酮酸脱氢酶活性和葡萄糖氧化，增加胞质Ca^{2+}，启动了Warburg效应，使细胞在氧气充分条件下进行糖酵解。在PAH患者PASMCs中，miR-138和miR-25直接或通过下调转录调控子抑制MCU，而在MCT-PAH大鼠中，雾化抗miR-25和miR-138可恢复MCU的表达。MCU水平增加，线粒体钙浓度下降，从而抑制了细胞分裂，减少细胞迁移，而抑制MCU可以重现PAH的表型。

瞬时受体电位通道（TRPC1）是一种质膜阳离子通道，介导Ca^{2+}内流。miR-135a-5p靶向与TRPC1的mRNA，降低TRPC1蛋白表达。在MCT-PAH大鼠中，在疾病早期，肺中miR-135a-5p的表达急剧下降，在后期却增加了12倍或10倍。而在体内外试验中，早期激动miR-135a-5p可以抑制TRPC1，抑制PASMCs的增殖和迁移，逆转肺动脉重建。

PASMCs也可以通过外泌体（EXOs）介导的miRNAs沟通内皮细胞，以旁分泌方式调节邻近细胞表型。在PAH患者和牛犊模型的动脉血管壁中，miR-143的表达升高，且miR-143-3p有在PASMCs迁移时选择性上调，而在慢性缺氧小鼠中，下调miR-143水平对PAH有预防和逆转作用。在转染pre-miR-143-3p的PASMCs中，EXOs可以富集miR-143-3p，并被邻近PAECs吸收，诱导细胞迁移和血管生成。

此外，在PAH患者和大鼠的肺组织中，miR-221-3p表达升高。AXIN2异位表达或对β-catenin的药理抑制可以减弱miR-221-3p的影响，而沉默miR-221-3p则可以减缓大鼠PAH的发展。轴向抑制蛋白（AXIN2）是miR-221-3p的靶基因，而β-catenin表达的调节依赖于AXIN2。因此，miR-221-3p的表达上调，靶向抑制AXIN2的表达，促进PASMCs增殖和抑制其凋亡。

（三）外膜

在PAH病变中，异常表观遗传机制的调节，诱导肺血管外膜主要成分成纤维细胞（PAFs）形成高增殖、迁移、纤维化、炎症特性。在严重PAH的患者和牛犊的PAFs中，miR-124的表达显著降低，PKM2/PKM1比值显著高于对照组。其作用与在内皮中相似，miRNA-124选择性调控PTBP1，上调丙酮酸激酶PKM2/PKM1比例，调节肺动脉高压血管外膜成纤维细胞的整体代谢、增殖和炎症状态。此外，MiR-124下调介导的PTBP1也可通过Notch1/PTEN/FOXO3等通路调节p21/Cip1和p27/Kip1细胞周期调控基因，上调PAFs单核细胞趋化蛋白（MCP-1）的表达，形成高度增殖、迁移和炎症表型。在不同疾病中，miR-29通过调节成纤维细胞的激活，参与了器官纤维化的发展。在PAH方面，在体内外缺氧诱导的PAFs活化都伴随着miR-29a-3p的显著下调。miR-29a-3p抑制剂模拟缺氧对PAFs的影响，而miR-29a-3p模拟物可以抑制PAFs活化相关蛋白，抑制细胞迁移、增殖和分泌。

（四）基质

在PAH中，小动脉细胞外基质硬化是一个早期和普遍的过程，ECM通过改变胶原蛋白和弹性蛋白沉积的平衡、基质降解等，为肺血管重塑中细胞增殖、存活和迁移创造外环境。在不同的血管细胞体外试验中，ECM刚度作为机械刺激，通过YAP/TAZ和POU5F1/OCT4依赖的途径使miR-130/301的表达上调。有趣的是，miR-130/301也可以调控PPAR-γ-ApoE-LRP8轴调节下游胶原沉积和ECM重塑，形成了一个正反馈调控环。但是，在刚度减弱的情况下，miR-130/301表达下调，表明它在后期的相关性可能不那么线性。此外，这种ECM重构诱导了miR-21和miR-27a的表达，控制肺血管其他细胞增殖和功能变化。进一步实验发现，miR-130/301家族并不依赖于单一的基因靶点或通路，而是在体内诱导纤维化基因程序性表达。

三、miRNAs在PAH诊断和治疗中的价值

尽管目前肺动脉高压诊断意识已明显提高，但由于PAH患者的症状和体征不典型，诊断"金标准"的右心导管需要在有经验的治疗中心才可以实施，使得大多数患者确诊时已为疾病晚期。PAH缺乏特异诊断来进行早期预警，监测疾病进展，预后评估。miRNAs具有稳定性、易检测性和序列保守性，因此miRNAs在检测癌症和其他疾病方面有作为疾病生物标志物的应用价值。相当多的研究工作表明血清miRNAs对PAH的诊断有很大的潜能，且部分miRNAs与严重程度相关。在PAH患者血浆中miR-19a、miR-23a、miR-30a5p、miR-130/301、miR-424显著上调，miR-21、miR-1181、miR-193减少，其中miR-424增加显著，且与患者疾病严重程度有关。此外，根据ROC曲线评估患者血浆miRNAs诊断价值，发现miR-451与多普勒心超诊断价值相当，而联合应用更有价值，能更好为PAH的早期诊断服务。

因此，血液循环中miRNAs的研究为PAH的诊断和预测疾病提供了潜在的分子生物标志物。目前，PAH药物治疗主要是肺血管靶向药物，包括内皮素途径、前列环素途径和一氧化氮（NO）等三大经典途径，使PAH患者1年、3年和5年生存率分别从77%、41%和27%升高至85%、68%和57%。虽然近年来PAH治疗取得了可观的进展，但不能从根本上阻止肺血管重塑的进展和诱导失去微血管的再生。我们亟须一种针对PAH进展的驱动因素的治疗方法。miRNAs可以作用于多个靶点，同时一个靶点受多个miRNAs调节，为从病理机制的根本上治疗PAH提供了可能。在很多动物模型实验中miRNAs的模拟物或拮抗剂显示出减轻或逆转PAH的潜力，有实验团队利用功能化脂质纳米粒传递miRNAs拮抗剂逆转大鼠PAH，提出了新的有效、低毒的转染介质。此外，从间充质细胞的外泌体（MSCS-EXOs）分离的相关miRNAs具有抗炎、抗增殖的能力，因此推测可以外泌体可以通过其miRNAs载量改善肺动脉病变。

四、问题与展望

在miRNAs进入临床实践之前，仍然存在有待解决的问题。首先，实验动物模型的不同病理机制、内在差异分子靶点和患者不同的遗传、环境因素，都影响miRNAs的研究准确性和特异性。其次，从血液中提取miRNAs的方法不同，差异不明显，甚至用作参考基因的内源性miRNAs实际上也是不稳定的，所有的这些都使得研究结论的进一步推广和应用受到限制。在治疗方面，尽管miRNAs治疗的前景很好，但必须考虑到利用MSCs所产生的不良反应。因为miRNAs的高保守性决定了其低特异性，它可能靶向多种下游蛋白，影响全身细胞，以及如何诱导MSCs的归巢都需要进一步探索。虽然动物实验与临床有着巨大的鸿沟，但不能否认miRNAs在PAH发生发展中的巨大作用。随着更稳定精确的技术发展和更深层次的探索，miRNAs在肺动脉高压诊断和治疗中一定具有广阔的应用前景。

（沈节艳　阮彬倩）

蛋白质翻译后修饰在
心肌缺血再灌注损伤中的研究进展

心肌梗死是冠状动脉急性、持续性缺血缺氧所导致的心肌坏死，已经成为世界范围内最常见的死亡原因，造成极大的社会经济负担。及时开通罪犯血管，恢复心肌的血流灌注，是降低心肌梗死患者死亡率、改善预后的关键措施。然而，再灌注本身在挽救缺血心肌的同时，也可能导致额外的心肌损伤，称之为"缺血再灌注损伤"。

心肌缺血再灌注损伤（MIRI）是一种复杂的病理生理过程。1960年，Jennings等利用结扎犬冠状动脉建立的心肌缺血模型，第一次描述了MIRI现象，他们发现血流再灌注30～60min后心肌的坏死程度与永久性冠状动脉阻塞24h所导致的心肌坏死程度相当。时至今日，虽然我们对于MIRI有了更深的认识，但是其具体的细胞和分子机制依然不明确。

作为生命活动中各种功能的执行者，蛋白质对各种生物功能和信号通路的调节除了与自身的表达高低密切相关外，蛋白质的快速可逆修饰也发挥至关重要的作用。蛋白质翻译后修饰（PTM）是指蛋白质在翻译中或翻译后发生化学修饰的过程，通过向蛋白质特定氨基酸残基添加或去除某些功能基团，改变蛋白质的空间构型及其生物学活性。PTM作为调节蛋白质功能的关键步骤之一，能够调节蛋白质之间的相互作用，改变蛋白质的亚细胞定位，增加蛋白质功能的多样性，为细胞的增殖、分化、凋亡等多种生命活动提供复杂而精密的调节，同时参与冠心病等多种疾病的发生发展。因此，本文针对PTM在MIRI发生中的研究进展进行综述，希望能为MIRI的研究提供帮助。

一、磷酸化与心肌缺血再灌注损伤

磷酸化是目前研究最广泛、最深入的PTM。一方面，磷酸化对细胞生长、分化等正常细胞过程的调节至关重要；另一方面，异常磷酸化是病理状态下多种结构、功能和调节蛋白改变的主要原因之一。在真核生物中，约30%的蛋白质可以发生磷酸化修饰，蛋白激酶和磷酸酶分别催化蛋白质发生磷酸化和去磷酸化修饰，苏氨酸、丝氨酸和酪氨酸是最常见的磷酸化位点。下面将重点阐述糖原合成酶激酶-3（GSK-3β）在MIRI中的作用。

GSK-3β是一种高度保守的丝氨酸/苏氨酸激酶，能够使百余种蛋白质发生磷酸化修饰，与NF-κB、Wnt/β-catenin、Notch等多种经典信号通路发生交互，除了参与各种正常的细胞生物过程外，GSK-3β也在MIRI中发挥不可或缺

的作用，抑制GSK-3β的活性有利于缺血再灌注后心肌的存活。

线粒体通透性转换孔（mPTP）是跨越线粒体内外膜的一种非特异性钙离子依赖性通道，允许小于1.5kDa的分子通过，由腺嘌呤核苷转位蛋白（ANT）、电压依赖的阴离子通道（VDAC）及亲环素D（Cyp D）等成分构成。在生理条件下，mPTP处于关闭状态，而缺血再灌注等刺激因素，使得细胞内ROS产生增加，钙离子超载，促使mPTP开放，一旦mPTP开放，线粒体膜电位将在短时间内丧失，线粒体发生肿胀，失去正常的动态功能，导致凋亡和坏死相关蛋白质泄漏到细胞质中，造成细胞的凋亡和坏死。Johaszova等首次报道GSK-3β可以作为调节mPTP开闭的关键因子参与MIRI。他们发现在心肌细胞中，利用LiCl等药物失活GSK-3β或通过si-RNA敲除GSK-3β后，ROS引起mPTP开放的阈值明显增加，减轻缺血再灌注导致的心肌损伤。GSK-3β失活抑制mPTP开放的机制尚未完全清楚，可能与以下因素有关：①GSK-3β失活使得VDAC磷酸化修饰减少，抑制mPTP稳定因子己糖激酶Ⅱ（HK-Ⅱ）从mPTP复合物中解离，增加mPTP的稳定性；②Cyp D与ANT结合提高mPTP对钙的敏感性，有利于mPTP开放，缺血预适应等处理可使得GSK-3β发生磷酸化修饰，磷酸化的GSK-3β竞争性与ANT结合而减少Cyp D与ANT的结合，从而抑制mPTP开放；③GSK-3β能够磷酸化修饰p53，使得p53易位至细胞核和线粒体，促进mPTP的开放，导致心肌细胞的凋亡和坏死，失活GSK-3β将减少p53所致的mPTP的开放，提高心肌细胞的存活。

GSK-3β可以磷酸化激活TSC2，抑制mTOR活性，促进心肌细胞自噬，参与MIRI，并表现出阶段特异性。Zhai等发现，在心肌缺血时GSK-3β被激活，而再灌注时GSK-3β活性被抑制，通过药物抑制GSK-3β活性将下调mTOR依赖的细胞自噬，加重心肌缺血损伤，但是可以减轻MIRI。这提示在恢复血流灌注时抑制GSK-3β活性将更好地保护心肌细胞，提高心肌细胞的存活，改善预后。

虽然GSK-3β抑制已被证明可以改善MIRI，但是由于GSK-3β的多功能性，其抑制剂可能具有严重的不良反应，事实上，在小鼠体内敲除GSK-3β可致胚胎死亡。由于GSK-3β底物广泛存在于各种细胞内腔室中，因此改变GSK-3β的亚细胞定位也是GSK-3β功能的重要调控机制。在心肌细胞中，静息状态下GSK-3β主要存在于细胞质

中，但缺血再灌注刺激将诱导GSK-3β从细胞质转位至线粒体，介导MIRI。Tanno等研究发现，GSK-3β的激酶活性及其与VDAC2的相互作用是GSK-3β转位至线粒体的主要决定因素。敲除心肌细胞内的VDAC2显著抑制GSK-3β向线粒体转位，抑制mPTP的开放，减轻细胞损伤。GSK-3β的N末端结构域作为功能性线粒体靶序列（MTS），与VDAC2交互参与GSK-3β向线粒体转位。抑制GSK-3β/VDAC2的相互作用和（或）抑制GSK-3β中MTS的功能是一种改善MIRI的有效方法，相比直接抑制GSK-3β的活性具有更广的临床应用前景。

二、O-GlcNAc修饰与心肌缺血再灌注损伤

糖基化是真核生物最常见的PTM之一，在糖基转移酶的作用下，将活化的单糖加到蛋白质肽链上，改变蛋白质的功能。作为一种重要的糖基化修饰，蛋白质O-糖苷键连接的N-乙酰葡萄糖胺（O-GlcNAc）修饰是指N-乙酰氨基葡萄糖（GlcNAc）分子以β-构型的O-糖苷键连接到蛋白质丝氨酸和（或）苏氨酸残基上的过程。与复杂的磷酸化修饰不同，O-GlcNAc修饰仅受两种关键酶的调节：O-GlcNAc糖基转移酶（OGT）催化GlcNAc基团从糖供体UDP-GlcNAc转移到靶蛋白的丝氨酸和（或）苏氨酸残基上，完成糖基化修饰，而N-乙酰氨基葡萄糖苷酶（OGA）催化GlcNAc基团从被修饰蛋白上解离，降低蛋白质O-GlcNAc修饰水平。

Voraratt等利用新生大鼠心肌细胞，第一次证实O-GlcNAc修饰水平是影响心肌细胞在缺血再灌注等应激后存活的重要因素。葡萄糖胺、高浓度葡萄糖及PUGNAc（OGA抑制剂）等处理心肌细胞后，细胞内蛋白质O-GlcNAc修饰水平明显上升，而这种反应的增强有利于心肌缺血再灌注后心肌细胞存活率的增加、坏死及凋亡的减少，提高了心肌细胞对缺血再灌注的耐受性。蛋白质O-GlcNAc水平升高相关的保护作用可能与钙介导的心肌细胞坏死和凋亡的减弱有关。Gladys等发现，在MIRI中，活性氧及钙离子明显增加，激活mPTP，使得心肌细胞发生不可逆损伤，向心肌细胞内转染携带OGT基因的腺病毒或者利用PUGNAc处理心肌细胞，提高细胞内O-GlcNAc水平可以减轻心肌细胞内缺氧和氧化应激介导的活性氧的生成，这可能与超氧化物歧化酶、过氧化氢酶等抗氧化酶的表达上调或活性增强相关。同时，提高心肌细胞内O-GlcNAc水平能够减轻缺氧和氧化应激介导的细胞浆和线粒体内的钙超载，保护心肌细胞，其具体机制有待进一步研究。

葡萄糖-胰岛素-钾溶液（简称极化液，GIK）治疗对多种损伤具有保护作用，包括低血容量性休克、感染性休克和心肌梗死等。但由于相关临床研究结果不一致，以及对GIK疗法心脏保护作用的具体机制缺乏统一认识，GIK疗法的有效性在临床实践中仍存在很大争议。Chun等研究发现，在心室肌细胞的缺血再灌注损伤模型中，葡萄糖和胰岛素协同作用，抑制活性氧产生，减少心肌细胞凋亡，这可能与葡萄糖和胰岛素导致的心肌细胞内OGT及O-GlcNAc修饰的水平升高有关，但该研究并未评估O-GlcNAc增加与细胞存活率升高之间的直接关系。GIK治疗的潜在问题在于高血糖本身是急性心肌梗死患者预后不良的因素，GIK临床试验结果的多变性可能与血糖水平相关。Yu等研究发现胰岛素是GIK的关键成分，它通过激活细胞存活信号来保护心肌细胞免受凋亡，而高血糖会显著加重心脏损伤，削弱GIK治疗的心脏保护作用。GIK通过促进胰岛素信号通路中关键信号蛋白胰岛素受体底物-1（IRS-1）和蛋白激酶B（Akt）磷酸化，保护缺血再灌注的心肌细胞，而高血糖促进细胞内HBP的激活，增加IRS-1和Akt的O-GlcNAc修饰水平，竞争性抑制IRS-1和Akt的磷酸化，从而减弱GIK对MIRI的保护作用。良好的血糖控制可能是GIK充分发挥心肌保护作用的关键。

三、SUMO化修饰与心肌缺血再灌注损伤

小泛素相关修饰物（small ubiquitin-related modifier，SUMO）是泛素类蛋白家族的重要成员之一，可以修饰众多转录因子和共转录因子，在DNA修复、转录和细胞分裂等细胞过程中具有重要的功能，同时参与糖尿病、冠心病、阿尔茨海默病及肿瘤等多种疾病的发生发展。SUMO化修饰是新近发现的蛋白翻译后修饰形式，由多种酶催化的四步级联反应组成：SUMO特异性蛋白酶（SENPs）促使SUMO成熟、E1活化酶激活SUMO、活化的SUMO与E2结合酶结合、E3连接酶促进SUMO与靶蛋白的结合。同时SUMO化修饰也是一个动态可逆的过程，SENPs可以促进靶蛋白与SUMO的解离，调节靶蛋白的SUMO化状态，进而参与调控细胞功能。与泛素化修饰不同，SUMO化修饰并非直接促进蛋白的降解，而是通过影响蛋白的亚细胞定位、改变与其他蛋白的相互作用、调控蛋白的转录活性等多种形式影响蛋白质的功能，发挥生物学活性。SUMO化修饰在MIRI中具有双重作用。

（一）保护作用

缺氧诱导因子1α（HIF1α）是细胞内参与调控缺氧反应的主要转录因子，在MIRI中起着重要的保护作用。在心肌缺血再灌注的过程中，无论是在转录水平还是在翻译水平，SENP1的表达都明显上调，而SENP1通过降低SUMO化修饰稳定心肌细胞中HIF1α的表达，从而发挥抗凋亡及抗坏死作用，在MIRI中发挥重要保护作用。

帕金森病相关蛋白DJ-1，是一种高度保守的蛋白质，在多种细胞过程中发挥重要作用，包括氧化应激反

应、抗凋亡信号和转录调控。Shimizu等研究发现DJ-1在心肌缺血再灌注损伤时被激活，作为一种内源性心肌保护蛋白，DJ-1的活化下调线粒体分裂蛋白的SUMO化修饰水平，抑制线粒体过度分裂，从而减轻MIRI。

SERCA2a是心肌细胞中维持钙循环的关键泵，在心脏舒张期，将钙离子泵入SR，维持心肌细胞的正常舒张及收缩功能。在MIRI中，SERCA2a表达水平及活性的降低，加重细胞内钙超载，导致钙依赖蛋白酶的激活和细胞死亡的增加。SUMO能与SERCA2a结合调节心肌细胞中SERCA2a的水平和活性。Du等研究发现在MIRI中，SEARCE2a、SUMO1的表达水平及SERCA2a的SUMO化修饰水平明显下降，木犀草素增加SERCA2a的SUMO化修饰水平，减少SERCA2a被泛素蛋白酶体系统降解，增加SERCA2a的稳定性，减轻MIRI。

（二）损伤作用

过氧化物酶体增殖体激活受体γ（PPARγ）是一种由配体激活的核转录因子，在各种生理和病理过程中起着重要的作用，包括糖脂代谢、免疫反应及心血管疾病。作为一种E3连接酶，PIAS1介导PPARγ的SUMO化修饰，在心肌缺血再灌注中，PIAS1表达明显下调，直接导致PPARγ的SUMO化修饰水平下降，进一步引起NF-κB通路活化。NF-κB通路活化可以诱导炎性细胞因子转录，并进一步导致细胞凋亡，参与MIRI。

法尼酯衍生物X受体（FXR）是一种新近发现的代谢相关核受体。在心肌缺血再灌注的过程中，心肌组织中FXR的表达明显上升，FXR通过开放mPTP，介导线粒体膜电位消散，细胞色素C依赖的caspase-9的活化，从而导致心肌细胞的凋亡。Gao等进一步研究发现在心肌组织中，FXR能够发生SUMO化修饰，心肌缺血再灌注将抑制FXR的SUMO化修饰，激活线粒体凋亡通路，引起细胞自噬紊乱，增强FXR的有害影响。

真核延伸因子2（eEF2）是一种GTP依赖的转位酶，在蛋白质的翻译过程中起到重要作用。eEF2的功能受到磷酸化、SUMO化等多种翻译后修饰调控。在心肌缺血再灌注中，eEF2对心肌细胞凋亡具有双向调节作用。去磷酸化eEF2通过调节能量代谢，抑制缺血再灌注过程中的心肌细胞凋亡。磷酸化eEF2可引起自身SUMO化修饰，而SUMO化反过来通过蛋白酶依赖途径使得磷酸化的eEF2裂解，裂解产生的N端片段将引导eEF2从细胞质向细胞核易位，引起心肌细胞细胞核的变形，不稳定增加，促进心肌细胞凋亡。

四、总结

MIRI是心肌缺血后由于恢复血流灌注所导致的心肌二次损伤，涉及机制复杂，目前临床上尚缺乏针对MIRI的有效的治疗措施。本文综述的研究表明，MIRI与多种细胞信号通路相关，而PTM可以精确调控多种信号通路的稳定性和活性，参与MIRI的发生发展，但其详尽的分子机制和调控网络尚未完全明确，有待进一步研究。因此，深入研究蛋白质PTM在MIRI中的调控机制，有助于我们更好地了解MIRI的发生过程，开发出更有效的预防或改善MIRI的药物，提高心肌梗死患者的预后。

（唐益阳　余再新）

端粒与冠心病关系的研究进展

冠心病（coronary heart disease, CHD）是当今社会危害人类健康和生命的主要心血管疾病（cardiovascular disease, CVD）之一，是我国CVD死亡的第二大主要原因。我国目前约有2.9亿名CVD患者，其中有1100万人患CHD，而且CHD患者数正呈逐年增长的趋势。流行病学研究表明，性别、吸烟、糖尿病、高脂血症、高血压及CHD早发家族史等均与CHD的发病密切相关，但上述因素不能完全解释CHD的发病机制。衰老是CHD的危险因素之一，组织学研究表明，体外诱导衰老的内皮细胞（endothelial cells, ECs）同冠状动脉病变局部具有一致的表型特点，因而生物学年龄可能和CHD的发生密切相关。

端粒与衰老密切相关，其长度作为生物学年龄的标志物被广泛接受。端粒长度（telomere length, TL）主要受遗传影响，同时被多种内源性和外源性因素调控，吸烟、饮酒、精神压力和肥胖等多种与CVD密切相关的危险因素均与TL有关。近20年的临床研究表明，TL与CHD的发生风险密切相关，而其确切机制目前尚不清楚。氧化应激（oxidative stress, OS）能够引起ECs功能障碍，促进动脉粥样硬化（atherosclerosis, AS）的发生和发展。流行病学研究表明，OS能够加速TL缩短，因此OS在端粒与CHD的关系中可能扮演着重要角色。下面就端粒及其氧化损伤与冠心病关系研究进展做一综述。

一、端粒生物学

（一）端粒（图1A）

端粒是位于线性染色体末端的核蛋白复合体，由5′-TTAGGG DNA序列重复串联组成，其主要功能是防止DNA被降解及被识别为DNA断端发生损伤修复，从而维持染色体的稳定性。人类端粒双链部分长4～15kb，3′端富含G、长30～400碱基的G悬挂链，其部分插入双链并与碱基互补配对，形成T环和D环（图1B）。该结构能够隐藏DNA末端3′-OH，防止DNA被识别为双链断端。在DNA的复制过程中，由于DNA聚合酶无法完整复制后随链，端粒随着细胞的分裂而缩短，人类体细胞端粒每次分裂缩短50～200bp。其他引起端粒缩短的机制还包括核酶作用、化学损伤（如OS）和DNA复制应激。在体外，当体细胞复制一定次数后便会停滞并发生复制性衰老，即所谓的海弗利克极限（Hayflick limit）。复制性衰老被证实与端粒的

缩短有关，当端粒缩短至约4kb的临界长度时，细胞分裂停止并发生衰老和凋亡。因此，端粒被认为是"有丝分裂的时钟"。由于端粒损耗是引起机体生理性衰老的原因之一，大量的研究对端粒与年龄相关疾病（如CVD）的关系进行了探讨。

（二）端粒结合蛋白（图1C）

端粒与端粒蛋白复合体（shelterin）相结合，由6种核心蛋白组成：端粒重复序列结合因子1和2（Telomeric Repeat Binding Factor 1 and 2, TRF1, TRF2），TRF2相互作用蛋白1（TRF2-interacting protein 1, RAP1），TRF1相互作用蛋白2（TRF1-interacting protein 2, TIN2），端粒保护蛋白1（protection of telomeres protein 1, POT1）和POT1结合蛋白1（telomere-binding protein POT1-interacting protein 1, TPP1）。TRF1和TRF2直接与双链DNA相结合，POT1直接与G悬挂链相结合。RAP1通过与TRF2相互作用定位到端粒，TIN2起到桥梁作用将POT1-TPP1复合体与TRF1、TRF2连接，从而形成shelterin结构。Shelterin的功能主要为调节端粒长度，保护端粒免受DNA损伤应答，同时协助T环的形成。

（三）端粒酶（图1C）

端粒酶可延长端粒能够克服海弗利克极限。端粒酶是一种具有反转录活性的核糖核酸蛋白，主要由端粒酶反转录酶（telomerase reverse transcriptase, TERT）及其引物端粒酶RNA（telomerase RNA component, TERC）两部分组成，TERT能够以TERC为模板在端粒末端添加六核苷酸重复序列，从而延长端粒。

端粒酶能够在人类正常生殖细胞中表达，在干细胞中少量表达，而在大多数体细胞中表达非常有限，并不能抵消DNA复制和其他因素所引起的端粒损耗。因此，在个体的生命进程中，端粒不断缩短。

二、TL和端粒酶与CHD的关系

（一）外周血白细胞端粒长度与CHD

同一个体不同组织之间TL存在显著性相关，而获取人血管组织样本并非易事，基于外周血白细胞端粒长度（leukocyte telomere length, LTL）与血管组织TL有

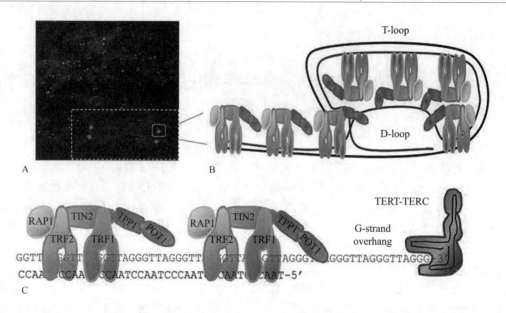

图1 端粒DNA、端粒蛋白复合体和端粒酶

A.荧光显微镜下端粒图像，DAPI染色的染色体，端粒DNA特异性的核酸探针；B.端粒包括双链DNA和G悬挂链两个部分，G悬挂链部分插入双链并与碱基互补配对，形成T环和D环；C.端粒由5′-TTAGGG DNA序列重复串联组成。Shelterin由TRF1、TRF2、RAP1、POT1、TIN2和TPP1六种核心蛋白组成。端粒酶包含催化亚基TERT和RNA模板TERC，其能够识别G悬挂链末端的3′-OH并催化延长端粒

注：T-loop. T环；D-loop. D环；TRF1和TRF2.端粒重复序列结合因子1和2；RAP1. TRF2相互作用蛋白1；TIN2. TRF1相互作用蛋白2；POT1.端粒保护蛋白1；TPP1. POT1结合蛋白1；TERT-TERC.端粒酶反转录酶–端粒酶RNA；G-strand overhang. G悬挂链

显著相关性，且不同白细胞亚群之间TL同步性很强，因此在众多探讨端粒动力学与CHD的研究中，LTL被广泛应用。

CHD的发生、发展乃至最后出现不良事件的历程较长，而端粒在多种因素的累积作用下，随着时间发生动态变化，许多流行病学研究对冠心病与端粒的关系进行了报道（表1）。尽管多数研究支持LTL与CHD的负相关关系，但其结果并不完全一致，两者相关性还可能受到受试者年龄和AS发展阶段的影响。此外，这些不尽一致的研究结果可能与不同的研究设计和端粒测量方法有关，部分研究受试者在基线时有着较高CVD发病风险，尽管上述研究在统计分析时，充分考虑了可能对结果造成偏倚的混杂因素，但仍难以排除残存混杂因素对研究结果的影响和反向因果关系。另一方面，多数研究的端粒测量指标均为平均LTL，而一个染色体的TL缩短至临界值就可以引起细胞凋亡，因而探讨短端粒负荷与CHD的关系可能更有意义。而PESA研究结果表明，短端粒负荷与早期AS无关。近期的一项伞状Meta分析结果支持LTL与CHD发生风险的负相关关系，但其结果效应量较小，且证据等级较低。因此，端粒是否在CHD的不同阶段扮演着不同角色，TL与CHD的发生风险是否为线性负相关，这些问题还有待进一步开展更广泛的流行病学研究加以论证。

TL在人群中的变异主要与遗传因素有关。首先，假设短TL能够增加AS发生的风险，那么可以推测，遗传性TL较短的人群AS的发生风险将明显上升。先天性角化不良

（dyskeratosis congenita, DKC）患者由于TERT基因发生突变，TL明显短于健康人群，而DKC患者AS的发生风险并未增加。其次，有学者提出了替代假设：端粒缩短速率而非TL本身与AS相关，但近期公布的一项小规模队列研究与其相悖，受试者基线时的LTL与AS的发生风险和颈动脉斑块数量相关，而LTL损耗速率与AS并无相关性。此外，孟德尔随机化研究为分析CHD与TL的相关性提供了一个新的角度。GWM研究结果表明，TERC、TERT、NAF1等7个基因与TL显著相关。值得注意的是，尽管每种短TL基因型单独与CVD做相关性分析的结果并无统计学意义，但联合7个基因位点的短端粒基因风险评分与CVD发生风险呈显著负相关，其原因可能是每个基因位点对TL的影响有限（决定系数均<0.5%）。该研究为LTL与CHD的前后因果关系提供了有力证据，CHD患者LTL的显著缩短不太可能仅是其他CVD风险因素的附带效应。但由于TL检测来自受试者的血液循环中的白细胞，且无法排除基因多效性的影响，分析该研究结果时应该更加审慎。尽管多数流行病学研究以受试者基线LTL为解释变量，但必须注意的是，LTL不一定在CHD的病理进程中发挥作用。人体组织研究表明，CHD患者冠状动脉AS病变处内皮细胞TL显著短于健康受试者，并且在同一患者的冠状动脉血管组织，AS病变处内皮细胞同非AS病变处相比，TL显著缩短。虽然人体各组织细胞间TL显著相关，但局部与系统的差异使冠状动脉AS病变处的TL能够更好地反映端粒与CHD的关系，因此，进一步开展组织学研究以探讨端粒与CHD的关系十分必要。

表1 LTL与CHD相关性的部分流行病学研究结果汇总

第一作者	发表时间	端粒测量方法	研究类型	样本量（人）	随访时间（年）	主要结果
Brouilette SW	2007	qPCR	巢式病例对照研究	484	—	根据LTL对受试者进行三分位分组后，与LTL最长组相比，其余两组CHD事件（分别为MI和接受血运重建治疗组）的发生风险分别增加了0.51倍和0.44倍
Peter Willeit	2010	qPCR	队列研究	800	10	短端粒与晚期AS呈显著负相关，但LTL与早期AS却无相关性，且在>75岁的受试者中，LTL与心血管事件发生风险的相关性消失
Maren Weische	2012	qPCR	队列研究	19838	19	根据LTL对受试者进行十分位分组后，端粒最短组与最长组相比，受试者发生MI和缺血性心肌病的风险分别增加0.49倍和0.24倍
Alessia Russo	2012	qPCR	病例对照研究	389	—	年龄在18~48岁的受试者中，LTL与MI发生风险无关
D' Mello MJJ	2016	qPCR	病例对照研究	8293	—	相对LTL每缩短一个单位，MI的风险增加2.24倍。LTL与MI发生风险的负相关关系与受试者种族无关
Marios Margaritis	2017	qPCR	队列研究	290	1	在MI后患者中，同长端粒组相比，短端粒组1年内的心血管死亡和全因死亡风险分别增加了2.96倍和2.21倍
Xiaotian Yuan	2018	qPCR	队列研究	247	11.7	LTL发生缩短的群体心血管死亡风险降低了60%
Denes Stefier	2018	qPCR	队列研究	1144	12	LTL与CHD死亡风险呈显著负相关，但当纳入非致死性CHD事件共同分析时，这种负相关关系减弱

（二）端粒酶与CHD

1. 人体血管组织和细胞研究　血管ECs、平滑肌细胞（vascular smooth muscle cells，VSMCs）及炎症细胞在AS的病理机制中发挥着重要作用，而端粒酶的表达能够调控细胞的TL从而影响细胞的增殖能力，且端粒缩短引起的复制性衰老与细胞功能障碍密切相关，越来越多的证据表明，端粒生物学引起的细胞衰老可能是AS发生的始动因素。

（1）ECs：AS斑块处ECs同正常血管处相比，TL显著缩短，与衰老密切相关的β-半乳糖苷酶（β-galactosidase，SAβG）表达量显著增加，并出现功能障碍（表现为eNOS活性下降，ICAM-1表达增加）。而通过诱导ECs端粒酶表达，能够显著改善复制性衰老模型引起的内皮功能障碍。ECs的端粒酶活性（telomerase activity，TA）受到多种因素调节，人体新分离的脐静脉内ECs的TA非常低，而在体外培养的ECs中，纤维母细胞生长因子-2（fibroblast growth factor-2，FGF-2）能够显著促进端粒酶表达，拮抗端粒缩短引起的复制性衰老。另外，雌激素可分别通过转录和翻译后修饰来调节ECs的TA，后者与PI3K-AKT通路的激活及后续Tert的磷酸化有关，而TNF-α和ox-LDL等促进AS发生的炎症介质因素能够通过抑制该通路从而抑制ECs的TA。此外，NO对ECs端粒酶表达是否有促进作用尚存争议。Jorge等采用药物诱导和RNA沉默的方法并未发现NO对ECs端粒酶的调控作用。

（2）VSMCs：同ECs一致，AS斑块处的VSMCs端粒长度同正常血管组织相比显著缩短，表现为衰老表型（SAβG阳性和细胞周期蛋白依赖性激酶抑制因子P16、P21和P27的表达增加）。VSMCs的数量及表型对维持AS斑块的稳定性尤为重要，而衰老的VSMCs增殖能力很低，并且基质金属蛋白酶、ICAM-1和纤溶酶原激活物抑制物-1（plasminogen activator inhibitor-1，PAI-1）表达增加，不利于维持斑块的稳定性。通过诱导Tert表达能够在一定程度上逆转VSMCs的衰老表型，增加VSMCs的增殖能力，但AS斑块局部和正常血管组织的VSMCs的端粒酶表达量都很低。而现有的组织学研究对AS斑块处TA的报道也并不完全一致。有研究表明，冠状动脉AS处的血管组织同正常血管相比，TA显著升高，且端粒酶的表达主要集中在VSMCs内。此外，诱导VSMCs的Tert表达与异常的血管重塑有关。

（3）炎症细胞：Florence等的研究结果同样支持AS斑块处TA高于正常血管组织，但端粒酶的表达主要集中在斑块内的巨噬细胞。体外试验表明，LPS、TNF-α和ox-LDL等炎症介质能够通过NF-κB通路诱导巨噬细胞Tert mRNA表达。有研究表明，多形核中性粒细胞（polymorphonuclear neutrophils，PMNs）只存在于不稳定型斑块中，而稳定型斑块中却没有，同不稳定型心绞痛（unstable angina，UA）患者相比，稳定型心绞痛（stable angina，SA）患者出现系统性的PMNs激活和凋亡延缓。为研究TA与PMNs的关系，Maria等通过冲洗PCI手术中使用过的球囊，间接地收集了患者AS斑块处的PMNs。其研究结果表明，UA患者PMNs的TA显著高于SA患者，并且在同一患者中，AS斑块处PMNs的TA显著高于血液中的PMNs。因而，PMNs的TA增加可能与AS斑块不稳定性增加密切相关。

2.动物实验　转基因动物模型为探究端粒酶与心脏形态功能的关系及进一步理解端粒酶在CHD中的作用提供了良好的方法。敲除$Terc^{-/-}$基因而丧失端粒酶功能的小鼠心脏表现为血管生成能力下降、心肌细胞肥大、心室扩张和左心功能降低，相反，诱导Tert表达能够引起小鼠心肌细胞增生和肥大，同时具有抗心肌细胞凋亡的作用。在哺乳动物心脏中，尽管端粒酶表达量很少，但其功能至关重要。Gavin等的研究表明，Tert仅在小鼠心脏的心肌细胞、ECs和纤维母细胞的部分亚型中表达，并且心脏TA在小鼠出生后的3个月内显著下降。值得注意的是，在低温损伤的小鼠心脏中，表达Tert的细胞数量增加了6.45倍。通过病毒转导促进MI后小鼠心肌Tert的再表达，能够显著缩小梗死面积、改善心功能和降低小鼠MI死亡率。此外，成人心脏中能够表达血小板源性生长因子受体（platelet derived growth factor receptor, PDGFR）的间充质干细胞中无端粒酶表达，而移植的$hTert^+$ PDGFR间充质干细胞能够通过端粒酶依赖途径改善MI后小鼠左心室功能、缩小瘢痕面积和促进血管生成，因而端粒酶在心脏的修复和再生过程中可能起到关键性调节作用，端粒酶可能成为CHD治疗的一个新靶点。与上述研究结论相左的是，同时敲除$Terc^{-/-}apoE^{-/-}$小鼠主动脉弓处动脉粥样硬化斑块面积显著低于$Terc^{+/+}apoE^{-/-}$小鼠，短端粒似乎成了AS的保护因素。由于短端粒同时引起了免疫系统的复制性衰老，而免疫细胞在AS各个阶段的发展中都发挥着重要作用，因此该结果可能与$Terc^{-/-}$小鼠的免疫衰老有关。尽管小鼠模型的实验结果对于人类来说并不完全适用，但这些研究证据充分说明端粒酶激活在AS发生发展中具有重要作用。

3.临床研究　鉴于LTL与CHD假定的负相关关系，且TL受到端粒酶的密切调控，流行病学研究同样也对外周血TA对CHD的预测价值进行了探讨。CARDIA研究表明，外周血单个核细胞TA与冠状动脉钙化（coronary artery calcium, CAC）呈显著正相关，尽管TA与受试者5年后CAC的发病率无关，但在基线LTL较短的人群中，TA与CAC进展呈显著正相关，因此，端粒酶可能在AS斑块早期形成和进展中发挥重要作用。与之相反，CHD患者Tert mRNA表达显著低于非CHD的对照组。由于上述研究对端粒酶的测量标准并不一致，而TA可能会受到转录后修饰的影响，Tert mRNA的高表达并不完全等同于端粒酶的高活性。并且端粒酶表达量在CHD高风险人群中可能受到其他混杂因素的影响，如CHD的独立风险因素–同型半胱氨酸（homocysteine, Hcy），能够引起Tert启动子的低甲基化进而降低Tert mRNA的表达量，再如他汀类药物降脂治疗能够显著增加受试者TA。

TA-65是一种从中药黄芪中提取的小分子端粒酶激活剂，小规模随机临床对照试验表明，其能够延长受试者LTL，此外，补充TA-65能够显著改善受试者CHD相关风险指标，如降低空腹血糖、血压和Hcy等。但不容忽视的是将外周血端粒酶或端粒长度检测应用于CHD的风险评估，甚至应用于临床治疗，其理论基础还需进一步明确。因此有必要进一步开展大规模临床循证医学研究以探讨端粒酶与CHD的关系。

三、端粒与氧化应激（OS）

OS由体内活性氧（reactive oxygen species, ROS）水平和抗氧化能力失衡所引起，正常的氧代谢、炎症和诸多环境因素（如污染、电离辐射和紫外线）都可以引起细胞ROS的产生。尽管流行病学研究表明，OS可引起端粒缩短速度增加，但其确切机制尚不清楚。

有研究表明，OS能够引起组织细胞衰老和死亡，存活细胞代偿性分裂增加，从而引起端粒缩短。然而，该机制不能对非细胞毒性、轻度OS状态下端粒损耗加速做出合理解释。另外，OS可直接引起DNA单链断裂和碱基损伤。端粒富含鸟嘌呤的结构特点使其更易受到OS的损害，ROS作用于DNA能够产生100多种不同类型的损伤碱基，其中以8-氧鸟嘌呤（8-Oxoguanine, 8oxoG）最常见。近期研究表明，8oxoG对端粒酶活性具有双重调节作用，因而能够间接影响端粒长度。同DNA双链相比，游离的脱氧核糖核苷酸更易受到ROS的攻击，端粒酶能够利用8-oxodGTP合成并延长端粒，而这种氧化碱基的插入会引起端粒合成的提前终止；相反，预先存在端粒中的8oxoG能够破坏端粒四联体结构，促进端粒与端粒酶的结合，从而延长端粒。我们的前期研究表明，CHD患者血浆Hcy水平与LTL呈显著负相关，通过对受试者血浆Hcy水平、LTL及外周血白细胞基因组8oxoG水平的中介分析，我们发现CHD患者LTL缩短可能与Hcy所引起的8oxoG（代表端粒DNA损伤）水平升高有关。此外，单变量分析时，外周血白细胞基因组8oxoG水平与CHD发生风险呈显著负相关，虽然校正CVD危险因素后两者相关性无统计学意义，但近期研究表明，LTL与血管组织的OS水平并不相关，VSMCs端粒8oxoG的增加能够促进细胞衰老，且DNA的氧化损伤能够引起炎症反应并促进AS的发生和发展。

TERT在细胞中的位置并非仅限于细胞核，线粒体中同样有TERT的存在。在正常氧浓度的环境中，诱导TERT表达的纤维母细胞TL较为稳定，而在持续轻度OS的刺激下，TERT从细胞核被转运至线粒体，TL显著缩短。TERT的移位能够显著减少mtDNA损伤，降低线粒体超氧化物和细胞ROS的水平，并能够增加线粒体膜电位。因而，在慢性轻度的OS环境中，TERT对线粒体具有保护作用。明确TERT能否成为CHD的治疗靶点，进一步了解TERT与线粒体的关系及其对CHD的影响也十分重要。

综上所述，既往的流行病学研究及遗传学分析为TL和CHD的相关性提供了强有力的证据，端粒缩短不太可能仅是CHD一种附带现象。端粒酶能够调控心肌细胞、ECs和VSMCs的增殖能力和表型，进而与心血管系统的再生能力密切相关。尽管多数体细胞TA很低，但AS斑块处血管组织的TA却异常增高，端粒酶在CHD不同阶段的作用机制尚有待探讨。不可否认的是，OS的确在一定程度上介导了CHD患者LTL的缩短，但由于OS能够影响并损害机体的多种结构和代谢途径，OS对TL的影响为直接性还是间接性，以及其与CHD的关联仍需进一步明确。端粒能否作为CHD新的风险标志物，能否成为治疗冠心病并改善预后新的靶点，仍需要进行进一步细胞、动物实验及大规模临床研究提供理论支持。

（高玉霞　胡　汉　邹优兰）

YAP在血管稳态维持中的作用与机制

YAP（Yes-associated protein）最初是作为果蝇中的Yorkie基因编码产生的同系物被发现，广泛表达于除外周血白细胞外的各种组织中。YAP可定位于细胞核中，但由于YAP与其同源类似物TAZ不含DNA结合结构域，因而只能通过与其他转录因子如TEAD1-4、RUNX1/2和Smad1等相互作用被带到启动子区发挥转录调控作用，通过调控下游靶基因的转录，促进细胞生长和增殖、维持干细胞特性和组织结构完整性等。作为Hippo通路主要的下游效应分子，YAP/TAZ能够被多种上游信号调控，包括细胞极性、细胞密度、G蛋白偶联受体信号通路与肌动蛋白细胞骨架功能等。活化后的YAP可以发挥促进细胞凋亡、增殖、分化、DNA修复及维持内源性稳态等作用，而过度激活则可能促进肿瘤的形成。

近年来的研究发现YAP在心血管系统中发挥重要作用。平滑肌细胞（vascular smooth muscle cells, VSMCs）特异性敲除YAP及内皮细胞条件性失活YAP都会导致小鼠大血管畸形发育及胚胎致死，提示YAP参与血管系统发育过程。此外，YAP广泛参与调节心血管相关疾病的病理生理过程，包括血管新生、内皮炎症、内膜新生及动脉瘤等。因此，本文主要围绕近期发现的YAP在维持血管稳态及血管重构类疾病中的作用展开综述。

一、YAP与血管新生

血管新生是一种生理及病理情况下从已有血管形成新血管的过程，这个过程由静止及激活的内皮细胞应对多种细胞因子的动态调控作用而产生，包括生长因子、炎症因子或者血流诱导的机械力刺激等，在血管的发育、伤口愈合及缺血等病理生理过程中具有重要作用。在小鼠视网膜血管发育早期阶段，YAP主要分布在顶细胞的细胞核中，提示YAP可能在内皮出芽生长过程中发挥转录调控作用。当敲除内皮细胞中的YAP/TAZ后，顶细胞生长停滞并呈瘤样结构，顶细胞丝状伪足形成减少，同时细胞间连接蛋白表达减少、血管屏障完整性被破坏，严重时出现视网膜以及脑出血。内皮特异性过表达YAP，会增加乳鼠视网膜血管出芽数目、覆盖面积及顶细胞伪足数目等。

血管新生过程受到多种因素驱动，如血管内皮生长因子（vascular endothelial growth factor, VEGF），细胞黏附蛋白（VE-cadherin）等。研究发现细胞黏附蛋白、细胞骨架蛋白和血管内皮生长因子等因素，均可作为YAP上游信号，通过调控YAP的丝氨酸磷酸化水平及YAP在内皮细胞中的亚细胞定位，进而调控血管内皮细胞生长、增殖和新生血管生成相关因子的表达。视网膜血管内皮细胞中的细胞黏附蛋白可以介导YAP^{Ser127}磷酸化和转位入细胞核，激活后的YAP通过转录性调控ANG-2（angiopoietin-2）的表达从而增强内皮细胞的血管生成功能。VEGF诱导激活的YAP，可以通过抑制STAT3与出核转运蛋白结合，使STAT3滞留在核内并导致转录活性增加，从而上调ANG-2基因的表达，促进视网膜血管新生。同时，VEGF可以通过作用于肌动蛋白细胞骨架激活YAP/TAZ，YAP/TAZ激活后启动调节细胞骨架动态变化的转录程序，确保适当的血管生成反应。此外，YAP还能以转录活性非依赖的方式促进血管新生。胞质中的YAP/TAZ可以通过调节Rho家族GTPase CDC42活性调控新生小鼠视网膜内皮细胞迁移从而促进血管新生。

除了发育阶段的血管新生过程外，多种因素诱导的病理性血管新生过程中YAP也发挥着重要的调控作用。肿瘤的生长和迁移依赖于肿瘤内和周围新生血管。内皮细胞过表达YAP，可以增加小鼠皮下接种肿瘤中新生血管的密度，同时促进肿瘤的生长。在肾癌细胞中，YAP可以通过增强Gli2/VEGFA轴促进肿瘤血管形成。在胶质母细胞瘤中，内皮细胞中TAZ的水平和血管密度正相关，同时TAZ的表达依赖血管VEGFR2的水平，提示TAZ和VEGFR2调节恶性母细胞瘤中的血管生成。

综上，在生理性和病理性血管新生过程中，YAP可以通过响应VEGF等上游信号，通过多种机制调控血管新生过程。针对YAP作为靶标的药物设计对于缺血性疾病及肿瘤等血管新生相关疾病的治疗有潜在应用前景。

二、YAP与内皮炎症

内皮细胞的慢性炎症反应是导致动脉粥样硬化等疾病的起始步骤和重要促进因素。血流剪切力、整合素蛋白、细胞炎症因子（如TNF-α、IL-1等）等是在体激活内皮细胞的重要因素。内皮细胞激活后，血管通透性增高，在细胞因子的刺激下，细胞膜上高表达ICAM-1、VCAM-1等炎症分子，进而引起内皮功能障碍等一系列疾病。

YAP可以作为细胞内的机械感受器存在，对细胞外基质的硬度变化做出反应。由于血管结构的区域性变化，血液流经血管对血管壁造成的剪切力差异是动脉粥样硬化斑块呈现局灶性分布的重要影响因素。在ApoE$^{-/-}$小鼠行左颈总结扎术模拟的湍流模型中发现，与对照相比，湍流处内皮细胞中的YAP/TAZ主要定位在细胞核内，提示湍流介导YAP激活。内皮特异性过表达YAP会促进内皮细胞增殖和炎症因子表达，并加重ApoE$^{-/-}$小鼠动脉粥样硬化斑块的形成。机制研究发现，层流能够通过促进整合素蛋白β$_3$与Gα13相互作用，进而促进YAP^{Ser127}位点的磷酸化并使YAP滞留细胞质中，进而抑制JNK和下游cyclin A1和CCL2等的表达，最终发挥抗动脉粥样硬化的保护作用。湍流可通过诱导整合素蛋白α5及其下游c-Abl的激活，促进YAP Y357位点磷酸化及YAP的细胞核转位，从而诱导内皮细胞炎症反应。

除血流剪切力外，研究显示血管炎症因子如TNF-α等也可以诱导YAP激活。TNF-α处理内皮细胞可以导致YAP/TAZ去磷酸化并转位入细胞核。在LPS模拟的败血症小鼠模型发现，内皮特异性敲除YAP加重败血症诱导的血管炎症和心血管功能障碍。YAP可通过增强TRAF6的K48泛素化及抑制其K63泛素化来降解TRAF6，从而抑制NF-κB的激活及炎症反应的发生。同时，LPS能够引起内皮细胞中YAP和Egr-1转位入细胞核，并增加组织因子的表达。气管内给予YAP小RNA的处理能够有效缓解败血症小鼠的肺损伤。综上，YAP在多种因素诱导的内皮细胞激活及内皮炎症性疾病发生过程中发挥重要作用。

三、YAP与内膜新生

内膜新生是指血管应对损伤如血管成形术或置入支架后内膜层形成新的内膜，主要是平滑肌细胞增殖并导致内膜和细胞外基质融合造成的。这个过程伴随着VSMCs收缩标志物表达下调以及迁移增殖能力增加。

近年来研究发现，YAP可作为重要的转录因子驱动VSMCs表型基因的表达。心肌细胞/VSMCs特异敲除YAP导致小鼠胚胎致死及血管畸形。机制研究发现YAP能够

募集表观遗传抑制因子HDAC4抑制细胞周期阻滞基因Gpr132的高表达，进而抑制VSMCs增殖。在球囊损伤诱导的内膜新生过程及体外给予VSMCs表型转换驱动剂PDGF-BB刺激，YAP的表达上调可以促进VSMCs增殖和迁移并且使VSMCs从收缩表型转换为合成表型，提示YAP参与VSMCs表型转换及内膜新生过程。其他因素如转录因子Sp-1（specificity protein 1）也可以通过上调YAP启动子的活性诱导收缩型VSMC转换为合成型。

相反，体外敲低YAP可以抑制VSMCs的增殖并上调收缩标志物基因的表达。小鼠颈动脉结扎模型中，敲除YAP可以抑制VSMCs的表型转换以及内膜新生。机制研究揭示YAP可通过干扰myocardin-SRF-CArG box三级复合体的形成，进而调控VSMC表型转换。近年来针对YAP结合的转录因子TEAD1的研究发现，小鼠股动脉导丝损伤模型中TEAD1的表达显著增加，并可以通过介导SLC1A5的表达增加谷氨酰胺转运，同时上调mTORC1的活性，最终在mTORC1和TEAD1协同作用下促进VSMCs增殖和内膜增生。因此，YAP/TEAD是平滑肌表型转换过程的重要蛋白复合体，可能作为治疗内膜新生的潜在靶点。

四、YAP与动脉瘤

主动脉夹层和主动脉瘤由于发病快、死亡率高，是目前心血管高危疾病之一。动脉瘤与动脉粥样硬化具有相似的病理特征，如局部血流剪切力变化、炎症反应、细胞外基质沉积改变等，常见的有胸主动脉瘤及腹主动脉瘤等，虽然有证据显示YAP对于这些因素存在响应，但目前针对YAP在动脉瘤疾病中的作用的研究较少（图1）。

Stanford A型主动脉夹层主要累及升主动脉。在人的升主动脉瘤管壁中发现YAP表达下调，同时伴随VSMCs凋亡及细胞外基质紊乱的发生。在大鼠的主动脉夹层模型中也发现了类似的现象，过表达YAP可降低VSMCs的凋

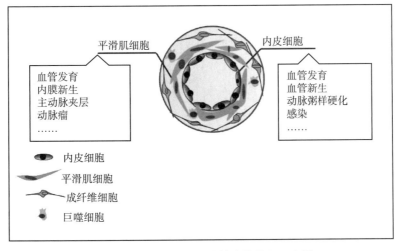

图1　YAP在血管稳态维持中的作用示意图

亡，同时也可以抑制主动脉夹层的发生及主动脉夹层的厚度。主动脉根部的平滑肌细胞来源于心血管祖细胞，YAP可以通过和NKX2.5相互作用降低心肌蛋白的转录从而抑制心血管祖细胞向VSMCs的分化过程。这些研究提示了YAP在主动脉夹层和动脉瘤发生过程中可能发挥了重要调控作用，但具体的分子机制尚需要进一步深入研究。

五、展望

血管稳态的维持，是包括血管内皮细胞、血管平滑肌细胞、巨噬细胞及成纤维细胞等多种细胞共同作用的结果。YAP除了在血管内皮细胞及VSMCs中发挥重要调控作用之外，近年来的研究也表明YAP在巨噬细胞及成纤维细胞中也起到至关重要的作用。在病原体感染引起的小鼠炎症性肠病模型中发现，YAP调节M1和M2巨噬细胞极化的平衡。病原体感染后，小鼠体内巨噬细胞中的YAP表达增高，促进M1巨噬细胞极化并产生IL-6，进而促进炎症进展；而在巨噬细胞中敲除YAP则能够减缓炎症性肠病。YAP激活能够促进肿瘤相关巨噬细胞向肝癌细胞趋化。同时，YAP也是驱动间质细胞纤维化的关键因素。研究发现通过抑制间充质干细胞中YAP/TAZ的功能，可以逆转间充质干细胞的促纤维化状态。YAP也参与调控成纤维细胞细胞外基质重构过程。

综上所述，在血管稳态维持中，YAP通过多种分子机制在内皮细胞、平滑肌细胞及巨噬细胞等多种细胞中发挥重要调控作用。YAP的异常功能调节是导致多种血管重构类疾病发生发展的重要因素，针对其具体分子机制的研究，有助于发现血管疾病的新的治疗靶标。

（艾　玎　何金龙　崔　珍）

低氧诱导因子-1对心肌损伤保护作用的研究进展

一、低氧诱导因子-1（hypoxia-inducible factor-1, HIF-1）概述

HIF-1是1992年首次由Semenza等在人肝癌Hep3B细胞核提取物中发现的能特异结合于促红细胞生成素基因低氧反应元件（hypoxia response element, HRE）上的一种转录因子，是由低氧敏感的α亚基（120kDa）和组成性表达的β亚基（91-94kDa）构成的异二聚体。HIF-1通过作用于低氧反应元件在转录水平调控一系列低氧反应基因表达以介导细胞对低氧的应答，在缺血缺氧性疾病中发挥着重要的生物学功能。当前，心血管疾病已经逐渐成为影响人类身体健康的首要因素，而缺血性心脏病是心血管疾病的常见类型，临床预后差、危害重。目前已有研究表明HIF-1与缺血性心脏病的关系密切，对受损心肌发挥重要的保护作用。该文就HIF-1功能调节、信号通路及参与心肌保护机制的研究进展做如下综述。

二、HIF-1功能调节与相关信号传导通路

HIF是一种异源二聚体，主要由氧依赖的α亚基和组成型表达的β亚基构成，β亚基又称芳香烃受体核转运蛋白（arylhydrocarbon receptor nuclear translocator, ARNT），主要在细胞核内稳定表达，不受氧浓度的调节，而α亚基主要在细胞质中表达，随氧浓度的变化来调节HIF-1的活性。每个α亚基的氨基末端均含有碱性的螺旋-环-螺旋（basic-Helix-loop-helix, bHLH）构型和Per/Amt/Sim（PAS）结构，是其形成异源二聚体并与DNA结合所必需的结构。α亚基的两个末端是感受缺氧信号的活性调控区域，C末端有一个富含脯氨酸-丝氨酸-苏氨酸（Pro/Ser/Thr）的氧依赖降解结构域（oxygen dependent degradation domain, ODDD）。在整个羧基端存在2个反式激活结构域（transactivationdomain, TAD），即局部C端的C-TAD和局部N端的N-TAD。这些结构域都是调控缺氧诱导蛋白稳定、核定位和转录激活的调节域，其中C-TAD发挥精细调整作用，N-TAD为激活转录所必需。正常氧含量下，α亚基在体内的含量极少，半衰期低于5min。α亚基的ODDD上2个位点的脯氨酸残基被HIF脯氨酸羟化酶（prolyl hydroxylase, PH）羟基化，这一信号招募泛素E3连接酶、抑癌因子VHL蛋白（von hippel-lindau protien, pVHL）、延伸因子B、延伸因子C、氯化铜、环指

状蛋白（Ring-box-1）等相关成分形成复合体，最终被26S的蛋白酶体降解。

在低氧条件下，脯氨酸羟化酶所依赖的α-酮戊二酸、Fe^{2+}及维生素C盐等辅助因子的改变，导致酶活性受抑制。α亚基C端天冬酰胺结合共激活因子P300/CBP在胞质内积累后转位入核，与β亚基形成稳定的二聚体，增加α亚基的稳定性。二聚体在核内与P300/CBP和RNA聚合酶Ⅱ复合物共同结合在HIF基因的反应元件（HRE）上，激活血管内皮生长因子（vascular endothelial cell growth factor, VEGF）、促红细胞生成素（erythropoietin, EPO）、诱导型一氧化氮合酶（induced nitric oxide synthase, iNOS）、葡萄糖转运体（glucose transporter, GLUT）等约100种下游靶基因的转录，提升机体在缺氧条件下的耐受能力。

HIF-1自身活性调节主要通过两条信号途径：PI3K/Akt信号通路和MEK/MAPK信号通路。前者主要介导调控HIF-1α蛋白质水平和稳定性，后者则介导HIF-1α反式激活功能调控。这两条通路既分别独立又协调地调控HIF-1α的转录活性。此外，Notch信号及miRNA分子等也参与HIF-1稳定性或活性的调节。

三、HIF-1的心肌保护作用机制

（一）HIF-1在缺血心肌局部具有促血管生成作用

在体外培养多种与心肌缺血和梗死相关的细胞时，发现HIF-1α基因的过表达可以增加血管生成相关基因的表达。有报道在猪心肌梗死区域注射携带有HIF-1α基因的腺病毒，可以短期内改善猪的心脏功能，推测可能与HIF-1介导的新生血管增多有关。在低氧条件下，HIF-1α在内皮细胞中积聚，并与VEGF基因启动子结合从而诱导后者的表达。其他细胞因子如干细胞因子等，可通过与其同种受体结合而发挥促血管作用，作为HIF-1的下游因子受其调控。HIF-1α可直接调控SENP-1转录，从而形成一个正反馈，作用于低氧血管内皮细胞内，可增加VEGF的表达和血管新生。

（二）HIF-1能够改善缺血心肌细胞的能量代谢

HIF-1的另一心脏保护机制是调节葡萄糖有氧代谢和无氧酵解之间的平衡。目前已证实，葡萄糖转运蛋白、己糖激酶1和2、6-磷酸果糖激酶-2、丙酮酸激酶及介导

乳酸向组织外转运的单羧酸转运蛋白4，都受HIF-1的调控，而己糖激酶-2在细胞的糖代谢及细胞凋亡中具有很重要的地位。腺苷是一种遍布人体细胞的内源性核苷，可直接进入心肌经磷酸化生成腺苷酸，参与心肌能量代谢，同时还参与扩张冠状动脉血管、增加血流量。研究者针对HIF-1α与腺苷信号通路在缺血预适应（ischemia preconditioning, IPC）急性期的相互作用做了研究，发现IPC能够增加成年鼠心肌细胞外腺苷的含量。

（三）HIF-1在低氧心肌具有抗凋亡的作用

在低氧导致的细胞凋亡过程中可出现caspase-3的激活、促凋亡基因（如Bax）表达上调及抗凋亡基因（如Bcl-2）表达下调。在凋亡过程中，编码重要蛋白的基因（如Bcl-2家族），受到HIF-1的调控。Bax/Bcl-2介导的caspase-3相关通路也受到HIF-1的调控。给予在体外培养的心脏成纤维细胞低氧的环境（1% O_2），可以导致细胞凋亡增加、caspase-3激活、Bax上调及Bcl-2下调，上述现象可以由过表达的HIF-1所改善，从而发挥抗凋亡的作用；在低氧引起的心脏肥大过程中，HIF-1起到重要作用，其机制为瞬时受体电位通道（transient receptor potential channels, TRPC）的上调，随后导致钙调磷酸酶（calcineurin, CaN）通路的激活。

（四）HIF-1的调节氧化应激作用

活性氧族（reactive oxygen species, ROS）在心脏IPC中具有重要的作用。关于ROS在心肌损伤方面的作用存在两种截然不同的理论。一种理论是，适量的ROS可作为内源性心脏保护作用的信号介导分子调控3-磷酸肌醇激酶、蛋白激酶B、丝裂原活化蛋白激酶等多种信号转导通路，不仅能激活相关抗氧化基因的表达，还能激活其他转录因子，如HIF-1α和核转录相关因子2，并诱导各自的下游靶基因反应性增加，从而产生心肌保护效应。线粒体ROS能够活化预先存在的蛋白激酶如PKC、ERK1/2及p38MAPK，这些蛋白激酶在缺血预处理中发挥着重要的

调节作用。近期的研究表明，线粒体心磷脂重塑缺陷由于缺乏NF-κB激活，进而抑制了HIF-1α信号转导，减少线粒体ROS生产，导致HIF-1α转录下降。Cai等发现，HIF-1α和线粒体ROS信号的心肌保护作用在缺血预适应的急性期就已经表现出来，且这种保护作用能持续2～3h。另一种理论是，ROS会加重心肌损伤，其机制可能与心肌缺血缺氧性损伤所产生的ROS开放的mPTP（一种决定细胞凋亡的关键因素）有关。通过稳定化HIF-1α使得新陈代谢由氧化磷酸化转变为无氧糖醇解有望减少在缺血-缺氧过程中线粒体ROS的产生，进而降低心肌再灌注时mPTP开放的易感性。

（五）HIF-1能够活化内源性干细胞

低氧预处理、过表达HIF、药物抑制PHD和基因敲除PHD和FIH等均能有效活化干细胞中HIF-1信号。Ling等报道，在糖尿病患者中由于HIF-1信号受损将导致内皮祖细胞动员迟滞和减少，这可能是糖尿病合并急性心肌梗死患者心功能不佳的原因之一。相反，经过低氧预处理/培养或过表达HIF-1的干细胞则有效参与了受损心肌组织的修复。活化HIF-1信号能提高缺血区心脏干细胞的存活并减少其凋亡，促进干细胞动员等来参与心肌保护作用。

四、展望

综上所述，HIF-1通过促进血管生成、改善心肌细胞能量代谢、抗凋亡、抗氧化应激及活化干细胞等机制保护受损心肌，在缺血性心脏疾病的发生、发展过程中起着重要作用，以HIF-1为基础的药理性或基因性治疗将会成为缺血性心血管疾病有效的治疗策略。但目前对于HIF-1的认识和研究还远远不够，还需对HIF-1活性的调控机制及信号转导通路更加深入研究，为心血管疾病的药理学研究提供靶点，进而为临床治疗提供新的策略。

（赵季红 安 芳）

环状RNA在心血管疾病中的研究进展

心血管疾病（CVD）是人类健康的主要杀手，也是导致我国居民死亡的主要非传染性疾病之一。我国目前有冠心病患者约1100万人，每年行冠状动脉（冠脉）介入的患者已超过50万例，而且冠心病的发病率和致死率正呈持续上升趋势，给我国经济和社会的持续发展带来沉重负担。冠心病的发生是环境和遗传因素共同作用的结果，是一系列基因异常表达导致的复杂病理生理过程。

血管发生病变是引起冠心病发生和死亡的主要原因，内皮功能障碍是引起血管疾病的关键因素，而增殖、迁移和平滑肌细胞的表型转换是血管疾病发生的进一步标志。炎症细胞通过释放分泌的生长因子和细胞因子，以及对损伤永久反应的细胞间的相互作用进而加重血管疾病的发生。在经典的基因表达模型（中心法则）中，由基因组所编码的基因脚本以RNA分子的形式表达于每一个细胞中，每一个RNA分子由线性的化学"碱基"串联组成。人类基因组计划产生的大量数据显示，人体中具有编码蛋白质功能的基因仅占总基因组序列的1%，其余的序列转录产物均为不具有蛋白质编码功能的RNA，经典中心法则中对RNA的定义正逐渐被完善。近年来，非编码RNA（non-codingRNA，ncRNA）已成为分子生物学领域的研究热点。最近的研究发现，非编码RNA作为表观遗传学的重要内容，在基因表达调控、细胞生长发育、疾病发生发展中发挥了重要作用。研究发现，非编码RNA与血脂异常、动脉粥样硬化、血栓形成、心力衰竭等心血管疾病关系密切，不仅可作为疾病的生物学标志，还有可能作为分子靶向药物用于疾病的治疗。非编码RNA包括微小RNA（microRNA，miRNA），长度>200nt的长链非编码RNA（long non-coding RNA，lncRNA），以及环状RNA（circular RNA，circRNA），一种通过反向剪接形成的环形lncRNA的特殊亚型。科学家们在装满古怪RNA的匣子中看到最新的玩意：天然生成的环状RNA分子影响了基因表达。

环状RNA是一类广泛且多样地存在于哺乳动物细胞中，具有调控基因表达作用的内源性非编码RNA。目前研究表明，circRNA在心肌细胞的分化过程，起到十分关键的作用，并在许多心血管疾病中扮演重要的角色。最近几年关于circRNA的研究有许多进展，本文从以下几方面对circRNA进行综述。

一、环状RNA的发现和特征

（一）环状RNA的发现

越来越多的研究发现，遗传因素和表观遗传学因素对心血管疾病的进展有着重要影响。目前，非编码RNA已成为研究心血管疾病及相关异常发生发展机制的新热点，既往普遍认为circRNA表达丰度低，很可能是在剪接中错误表达。在20年前，科学家们将从植物类病毒、酵母线粒体及乙型肝炎病毒中鉴定的circRNA视为异常剪切后产生没有调控功能的副产物。随着生物信息学新测序方法发展，circRNA逐渐被重新认识，并在几个生物体进行检测和调查，通过高通量测序和新颖的计算方法说明了它们广泛大量的存在于真核细胞转录组内。circRNA是一类具有闭合环状结构的非编码RNA分子，主要位于细胞质或储存于外泌体中，不受RNA外切酶影响，表达更稳定且不易降解，已被证明广泛存在于多种真核生物体内，且具有调控基因表达的作用，在各种细胞进程中扮演重要角色。随着转录组学基因测序技术的发展，近年来的研究表明，circRNA在动物细胞、植物细胞、原生动物、真菌及古生菌中均有大量表达，可能是真核生物基因表达程序进化过程中古老且保守的一部分。近几年来，多个研究小组发表了有趣的结果，揭示了circRNA的生物发生及其可能的机制。

（二）环状RNA的结构特征

circRNA是一类3′端和5′端相接的闭合式非编码RNA，和传统线性RNA含有5′帽子和3′多聚A尾不同，circRNA是通过前体RNA首尾反向剪接形成。circRNA根据其来源可分为三类：外显子来源的circRNA（exonic circRNAs），内含子来源的circRNA（circular intronic RNAs）及由外显子和内含子共同组成的circRNA（retained-intron circRNAs）。环状RNA通过已知RNase P RNA合成，一些sno RNA和16s，23s rRNA通过3′-5′连接环化形成环状的RNA加工中间体。有了这一发现，circRNA现在被分为许多组，到目前为止所有类别都是通过剪接过程生物合成的。

根据目前研究结果，反向剪接所形成的circRNA具有如下特点：首先，circRNA呈共价闭合环状结构，不具有3′末端和5′poly A尾，因此不易被RNA核酸外切酶或RNase R降解，相对于线性RNA，其具有更高的稳定性；其次，circRNA种类繁多，在一些情况下，circRNA的丰度是相应的线性mRNA的10倍以上，是比mRNA丰度更高的主要转录本；再次，circRNA大部分是由外显子组成的，少数来源于内含子或内含子片段，主要存在于细胞质中。然后，circRNA的吸附作用预示着miRNA靶标多态性显著减少，一些来自内含子或具有内含子的外显子的circRNA"保留"于外显子之间并且主要位于真核细胞的细胞核中可以调节基因表达。外显子来源的circRNA表现出许多作用：比如参与调节线性剪接，过度结合蛋白质并且调节它们的活性，以及作为miRNA海绵结合miRNA从而抑制miRNA的表达。大多数circRNA由外显子构成且主要存在于细胞质中，暗示其可以被装载到核糖体中翻译成多肽。因此，从传统上讲，circRNA不参与翻译，然而仍有很小的一部分有编码蛋白质的潜能，这是众所周知的一小部分circRNA的功能，除此之外，circRNA还具有较强的物种保守性。总而言之，这些特征提示circRNA具有在转录和转录后水平发挥重要作用并在疾病诊断中成为理想生物标志物的潜能。

二、环状RNA的作用机制

过去曾认为，环状RNA是剪接异常的产物，本身不具备功能，但近期研究发现，环状RNA主要在miRNA海绵、转录调控、结合蛋白等多个方面发挥作用。由于circRNA具有丰富的进化保守性，因此已经预测了circRNA的几种潜在功能。

（一）miRNA海绵

除了小部分通过内含子环化产生的circRNA位于细胞核中，大部分的circRNA主要定位于细胞质中。近年来，有大量的研究发现定位于细胞质中的circRNA可以和mRNA竞争miRNA的靶向结合位点，从而调控mRNA的表达。胞质中的circRNA包含miRNA结合位点，称作miRNA的应答元件（MRE），这使得circRNA可作为竞争性、内源性RNA（ceRNA）发挥作用，因此circRNA的存在或不存在会影响miRNA的活性。circRNA可以竞争性结合到miRNA上，从而导致miRNA分子的减少，因为miRNA对它们的靶基因有抑制作用，所以当miRNA被circRNA海绵吸附时，它对靶基因的抑制作用会得到缓解。circRNA含有多种miRNA的MRE，同时对于单个miRNA也有多个结合位点，因此，circRNA能够瞬间结合大量miRNA，从而高效地发挥其调控作用。

鉴于circRNA调节miRNA的活性并因此影响miRNA的靶标调控，研究circRNA与其配偶miRNA的相互作用为了解某些疾病的发展过程提供了新的方向。

（二）调节细胞转录和翻译

circRNA可以释放进入胞质，甚至可以在细胞外作为生物标志物发挥作用。然而在很小的程度上，一部分circRNA仍存在于细胞核内，这些核circRNA可以与宿主基因启动子区域的RNA Pol II发生反应并调节转录。circRNA可以通过多种途径调节细胞转录，大多数circRNA和EIcircRNA存在细胞核中，而且不含有许多miRNA结合位点，这提示circRNA和EIcircRNA有着不同于circRNA的作用机制。EIcircRNA可以通过RNA-RNA作用招募U1小RNA蛋白复合物（U1 snRNP），EIcircRNA-U1 snRNP复合体能和真核聚合酶II复合体结合，从而促进亲本基因的表达，亲本基因的表达也能够促进EIcircRNA的生成，从而形成正反馈作用。

（三）蛋白质海绵

circRNA不仅有miRNA结合位点，同时也可通过RNA介导间接与蛋白质发生关联，作为蛋白质海绵发挥作用，影响蛋白质功能，当circRNA绑定它们的靶蛋白时，会抑制相应蛋白的功能。circMBL是由剪接因子muscleblind（MBL）的第二个外显子通过MBL蛋白相互配对环化形成，circMBL序列中包含有许多MBL蛋白结合位点，可以和MBL蛋白结合并发挥作用。当MBL蛋白表达过多时，可以结合在RNA两侧的内含子上，导致RNA环化形成circMBL，同时线性转录表达的MBL蛋白水平下降，生成的circMBL结合MBL蛋白，又降低MBL蛋白在细胞内的水平，从而抑制MBL蛋白的作用，究其原因可能是形成自身的负反馈系统，从而调节MBL蛋白在细胞中的水平。

（四）蛋白质编码

外显子circRNA含有翻译序列即开放阅读窗，所以有潜在的翻译功能。研究表明，当RNA分子中含有内源核糖体进入位点（IRES）或原核核糖体结合位点时，即可以从circRNA中翻译出多肽，对于要翻译成蛋白质的基因，翻译起始复合物的形成是至关重要的，该复合物的合成需要识别mRNA的5′末端的5′-帽子结构。由于circRNA没有5′-帽子结构，因此通常不编码蛋白质，然而最近报道表明，人类肌肉细胞中的circZNF609可以编码蛋白质，这种环状RNA都能够与核糖体相互作用，并以不依赖5′-帽子的方式编码蛋白质。Yang等解释了5′-帽子非依赖性蛋白质编码的机制，指出这是发生在circRNA起始密码子附近的N6-甲基腺苷（m6A）修饰的结果，这种m6A修饰可以作为内部核糖体进入位点（IRES）并导致翻译起始，另外，还确定了许多circRNA与多核糖体之间的联系。这些对circRNA蛋白编码能力及其进一步表征的新见解可能最终揭示了大量迄今未被鉴定的蛋白质种类，并揭示它们参与的过程，因此越来越清楚的是，除了最初提出的ncRNA的调控作用外，circRNA还可能代表一种新型的蛋白质编码RNA。

三、环状RNA和心血管疾病的关系

随着研究的深入，circRNA在各种生命活动中都显示出其不可忽视的功能，circRNA的表达具有组织细胞及发展阶段特异性。已经有大量的研究发现circRNA的表达影响着细胞的发展，包括增殖、分化、凋亡、衰老等细胞事件，以下就根据circRNA与心血管系统的关系进行探讨。

（一）环状RNA与心脏发育

由于先进的测序技术和数据分析方法，已经在人类和小鼠心脏中识别出越来越多的circRNA。对人心肌组织进行高通量检测发现超过上万种的circRNA，其中富集最多的是定位在胞质中的circSLC8A1-1，仅最长的转录本TTN产生了超过415种不同的外显子circRNA。另有研究表明，在对人、小鼠、大鼠心脏组织进行测序分析和实验检测中发现，有很多circRNA来源于肌联蛋白（titin，Ttn）的基因，Ttn参与着心脏成熟的选择性剪接，在新生和成年大鼠心脏中发现了Ttn来源的circRNA的差异性表达，提示circRNA的形成可以调节Ttn剪接。除了Ttn，兰尼碱受体（ryanodine receptor 2，RYR2）基因在人的心脏中可以表达出超过100种的circRNA，所以心肌中高表达的circRNA的存在为后续研究奠定了基础。

最近研究表明，选择性剪接不仅可以调节心脏发育，其反向剪接也可以在心脏发育过程中起关键作用。随着研究进展，大量circRNA逐渐被发现，部分circRNA参与调控心血管疾病的发生及发展过程，不同心血管疾病中的circRNA表达量有显著差异，进一步研究这些circRNA的功能及发病机制，可能为心血管疾病的治疗提供新的靶点。

（二）环状RNA与血管发育

circRNA在胚胎发育中的作用延伸到血管发育，缺氧是血管生成的关键诱导因素，锌指结构域的转录因子（ZNF292）在内皮细胞中表达水平高，但其在内皮细胞中的生理功能尚不清晰。

一项研究发现，hsa_circ_000595在缺氧主动脉平滑肌细胞中显著上调，在人主动脉平滑肌细胞中沉默hsa_circ_000595可发挥miR-19a的调控作用，从而抑制细胞凋亡。据报道，hsa_circ_0003575在氧化低密度脂蛋白（oxLDL）诱导的脐静脉内皮细胞中明显上调，沉默hsa_circ_0003575可促进细胞增殖和血管生成，该研究提示circRNA在血管内皮细胞损伤诱导的动脉粥样硬化中具有重要调控作用。

（三）环状RNA在心肌梗死中的作用

心肌梗死（MI）是冠状动脉急性闭塞引起的，在心肌梗死发展过程中，长时间的心肌缺血参与心肌细胞的凋亡过程，导致心肌细胞的丢失，由缺血应激引起的瘢痕形成和病理性左心室重构促使心功能不全，最终导致心力衰竭。心肌细胞具有终末分化特征，细胞疗法在修复心肌梗死损伤后心肌细胞丢失方面已引起高度重视。细胞凋亡是一种程序性细胞死亡，在急性心肌梗死过程中对心肌细胞的损失有很大的贡献，因此人们还努力探索心肌细胞凋亡丢失的分子机制，然而心肌梗死后心肌细胞凋亡的机制尚不完全清楚。

心肌梗死及并发症是社会与医疗保健体系巨大的经济负担，虽然大量研究证实心脏干细胞移植到缺血心脏后可改善心功能，但其治疗心肌梗死仍处于初级阶段，因而对心肌梗死发生机制的研究及找到更多的治疗手段极为重要。Wu等使用微阵列分析，发现了63种候选circRNA，包括circRNA CDR1as，它在小鼠正常心肌组织和由心肌梗死所导致心力衰竭的心肌组织中差异性表达。同时，Geng等的另一项研究也报道了circRNA CDR1在心肌梗死损伤中的作用机制，在心肌梗死和缺血受损的心肌细胞中，CDR1as的表达水平随心肌梗死面积的增大而上调，miR-7a的表达下调，而miR-7a的靶基因PARP、SP1可在CDR1as的调控下表达增强，过表达的CDR1as可使PARP、SP1的表达上调，心肌梗死面积增大，由此推测CDR1as可能通过海绵作用抑制miR-7a的活性，由此导致miR-7a的靶基因过表达，进而促进细胞凋亡。

（四）环状RNA在心肌病中的作用

心肌病包括肥厚型心肌病和扩张型心肌病，是一种影响心肌的心脏病理表现。当左心室心肌变得比正常情况更厚时，会发生肥厚型心肌病（HCM），导致舒张期充盈不完全，最终会导致心力衰竭和死亡；当左心室或右心室受损时发生扩张型心肌病（DCM），可导致心室扩张、心力衰竭和死亡。Wang等报道，心脏相关的circRNA HRCR具有预防心肌肥厚和心力衰竭的作用，在该研究中，当小鼠注入异丙肾上腺素并经受主动脉缩窄手术时，HRCR表达被下调。通过使用生物信息学预测和AGO2免疫共沉淀分析，该研究证明HRCR与miR-223相互作用，在细胞质中保留该miRNA，并抑制miR-223的促肥大活性。Khan等的另一项研究证实心肌病间的异常circRNA剪接事件，通过对来自肥厚型心肌病和扩张型心肌病患者的心脏样本进行测序分析，作者找到了800多个反向剪接点，他们使用qRT-PCR验证了测序结果，并确认10种外显子钙/钙调素依赖性蛋白激酶2δ（Camk2d）和Ttn基因的circRNA与心肌病相关，Camk2d的circRNA在肥厚型心肌病和扩张型心肌病患者中均下调，而Ttn基因的circRNA仅在扩张型心肌病中下调，这些circRNA可能在心肌病中起重要作用。

（五）环状RNA在心肌纤维化中的作用

心肌纤维化是指间质性心肌胶原网络中的多种定量和定性变化，这些变化是针对心脏缺血性损伤，全身疾病，药物影响循环系统或心脏本身的其他有害刺激而发生的，心肌纤维化改变心肌的结构，促进心脏功能障碍的发展，也诱发心律失常，影响心力衰竭患者的临床过程和结果。心肌纤维化可作为多种心脏疾病发生的部分发病机制，如心肌梗死和糖尿病，有研究工作提示，circRNA可参与心肌纤维化的调节。Zhou等研究糖尿病小鼠心肌组织中的circRNA表达谱，发现43个circRNA异常表达，包括24个上调的circRNA和19个下调的circRNA，在Ang Ⅱ处理的糖尿病小鼠心肌成纤维细胞中，发现circRNA_010567显著上调。生物信息学分析预测circRNA_010567可吸附miR-141，抑制miR-141的表达，并通过双荧光素酶活性试验进行了验证，功能实验表明，沉默circRNA_010567可上调miR-141的表达，进而下调TGF-β_1的水平，并抑制纤维化相关蛋白Col Ⅰ、Col Ⅲ和α-SMA的表达，circRNA_010567/miR-141/TGF-β_1在糖尿病小鼠心肌纤维化模型中起着重要的调节作用。该研究表明，circRNA-miRNA-mRNA通路在糖尿病小鼠模型心肌纤维化过程中可能发挥着重要作用。

Tang等的一项研究表明，小鼠myo9a基因反向剪接的circRNA_000203与心肌纤维化相关。在血管紧张素Ⅱ诱导的糖尿病小鼠心肌成纤维细胞中circRNA_000203的表达上调，该研究还发现，抗纤维化的miR-26b-5p是circRNA_000203的直接靶标。如果miR-26b-5p被circRNA_000203海绵吸附，通过激活Ⅰ型胶原蛋白a$_2$（CoⅡa$_2$）和结缔组织生长因子可促进心肌成纤维细胞的增殖，过表达circRNA_000203可降低miR-26b-5p在心肌纤维化中的抗纤维化作用。此外，阻断miR-26b-5p与过表达circRNA_000203一致，均可促进心肌纤维化作用。circRNA Acta2也被报道通过"海绵吸附"作用于miR-548f-5p，进而调控α-平滑肌肌动蛋白（α-SMA）的表达和功能。总之，circRNA_000203和circRNA Acta2通过与相应的miRNA互作进而调控心肌纤维化的这一发现为circRNAs在心血管疾病中的研究提供了新的视野。

（六）环状RNA在心力衰竭中的作用

心力衰竭是全世界人类死亡的主要原因之一，心脏肥厚的终末病程会发展为心力衰竭。Wang, K等发现一类和心脏相关的circRNA（HRCR），可以通过HRCR-miR-223-ARC（含胱冬肽酶富集功能域的凋亡抑制因子）抑制心脏肥厚进程，防止心力衰竭的发生，HRCR作为miR-223的海绵，同ARC基因竞争结合miR-223，从而调控ARC基因的表达。

ARC蛋白是一类重要的心脏保护蛋白，在心脏细胞中大量表达，之前已经有报道表明ARC蛋白与心肌细胞肥大及凋亡相关。ARC基因的3'端非编码区含有miR-223的结合位点，miR-223可以通过结合在ARC基因的3'端非编码区，靶向调控ARC基因在细胞内的表达。成熟心肌细胞的更新非常低，并且一旦它们分化为成熟形式就不足以克服心脏损伤，心肌细胞也经历称为心脏衰老的病理性衰老。Du等报道，外显子circRNA Foxo3可诱导心脏衰老，外源性的circRNA Foxo3可加重心脏衰老和多柔比星诱导的心肌病，这可以通过敲除circRNA Foxo3来逆转。circRNA Foxo3通过与分化抑制因子-1（ID-1），转录因子（E2F1），黏着斑激酶（FAK）和缺氧诱导因子-1α（HIF-1α）结合来促进心脏衰老，一旦与circRNA Foxo3结合，上述因子仍保留在细胞质中，导致心脏产生应激反应。

（七）环状RNA在动脉粥样硬化中的作用

动脉粥样硬化是一种血管疾病，由血管内皮损伤导致胆固醇积聚，最终阻塞血管，动脉粥样硬化是很多心血管疾病共同的病理基础，是世界范围内导致人类死亡的主要原因之一。circRNA在心血管疾病中的作用是从发现INK4/ARF基因簇反义非编码RNA（antisense non-coding RNA in the INK4 locus, ANRIL）在动脉粥样硬化中的作用开始的，动脉粥样硬化可能具有遗传易感性，研究发现，位于第9号染色体短臂（9p21.3），邻近INK4/ARF基因簇的单核苷酸多态性（single nucleotide polymorphisms, SNPs）与ASVD的易感性有关，该段基因的多态性通过调节ANRIL的转录从而调节INK4/ARF基因的表达，ANRIL的表达水平反过来也可以影响INK4/ARF基因的表达。该段基因簇编码3种已知的抑癌基因：*p16ink4a*、*p15ink4b*和*p14arf*，这些基因的表达产物可抑制细胞的生长和增殖，与ASVD发病相关的基因位于邻近*ANRIL*编码基因120kb的区域，研究发现，ASVD的发生与*p16ink4a*、*p15ink4b*、*p14arf*和*ANRIL*基因表达水平下降有关，这些抑制增殖的基因表达水平下降可导致单核细胞增殖或血管增生，从而导致动脉粥样硬化的发生与发展。ANRIL具有19个外显子，研究者发现其转录过程中存在"外显子跳读"的现象，*INK4/ARF*基因簇反义环状非编码RNA（circRNA ANRIL）不能造成*INK4/ARF*相关抑癌基因的沉默，从而可以减少罹患心血管病的风险。Holdt等展示了一种环状ANRIL亚型的分子机制，circRNA ANRIL通过与60S核糖体装配因子PES1结合从而损害核糖体的成熟，导致核应激和p53活化，最终导致平滑肌细胞和巨噬细胞的失活，同时诱导细胞凋亡，这是动脉粥样硬化的关键细胞功能。总之，circRNA ANRIL通过调控核糖体生物合成来提供动脉粥样硬化保护，表明长链非编码RNA的环化可能改变RNA功能和预防人类疾病，因此，circRNA ANRIL可以预防动脉粥样硬化。

四、环状RNA可作为心血管疾病的新型生物标志物

在所有非编码RNA中，circRNA可能是未来疾病生物标志物的最佳候选者。原因如下：首先，circRNA由于是封闭环状结构，所以没有5′-3′的极性，也没有polyA尾巴，因此比线性RNA稳定，不容易被RNA核酸外切酶或者RNase R降解，所以它们的半衰期在细胞外释放后更长，这使得circRNA在细胞外液中更加稳定和丰富，易于检测，有证据表明，在健康人的唾液细胞里就发现了400种以上的circRNA；其次，深度RNA测序研究已经在人和小鼠中发现了数百至数千种细胞和（或）组织特异性circRNA；最后，circRNA存在于全血、血浆和细胞外囊泡如外泌体中，表明血液的大部分成分（如外周血单核细胞、外泌体、血小板、血浆和血清）可用于生物标志物的研究。

例如，一项关于人血小板的有趣研究表明，用RNase R去除血小板中的线性RNA后，发现血小板中富含的circRNA是剩余线性RNA的14～26倍，这表明血小板中的线性RNA比环状RNA降解得更快。同样地，心血管疾病与circRNA的表达失调有关，人们越来越关注circRNA作为心血管疾病的潜在生物标志。Zhao等的一项研究表明了circRNA_0124644在冠状动脉疾病患者的血液中表达上调，并提出circRNA_0124644可作为冠状动脉疾病的潜在临床生物标志物。尽管关于环状RNA作为心血管疾病潜在生物标志物的报道不多，但是与其他非编码RNA相比，环状RNA作为心血管疾病生物标志物的功效由于其出众的稳定性而显著增加。

五、总结

circRNA高度保守，结构稳定，具有细胞和组织特异性表达及发育阶段特异性表达的特征，circRNA具有多种生物学功能，主要是作为miRNA海绵，通过与miRNA相互作用从而与多种疾病相关联。目前，circRNA在心血管疾病中的研究刚起步，仅发现几种与心血管疾病相关的circRNA，随着研究的深入可能会发现更多与心血管疾病相关的circRNA及其作用机制，为心血管疾病的诊断及治疗提供新的思路。

目前，环状RNA在RNA领域中非常引人注目，内源的circRNA是一种丰富、多样、稳定和保守的RNA分子，代表了一种新型的非编码RNA，关于circRNA如何起作用以及调节多种生理和病理过程的知识很少，这肯定会延迟circRNA在临床上的应用，直到对它们建立足够的认识。先前所涉及人类受试者的研究中仅包含一小部分患者和

健康受试者，因此该领域需要具有更大群组的研究，使其可以提供关于circRNA的病理生理学机制及其作为生物标志物的更令人信服的数据资料，此外，不同组之间的结果通常存在很大差异，并且缺乏数据重复性，这主要归根于缺乏用于测量体液和组织中circRNA水平的标准化方法，上述限制使得将circRNA作为心血管疾病的生物标志物应用于临床还存在一定风险，并且也不容易得到批准。

circRNA的数量庞大，功能复杂，目前的研究还处在起步阶段，随着二代测序技术的完善，基因芯片及高通量测序检测疾病状态下差异表达的circRNA，为筛选在心血管疾病中有重要调节作用的circRNA提供了理论基础。回顾既往的相关研究不难发现，通过高通量技术筛选建库，随后进行定量PCR对差异表达的circRNA进行验证，是circRNA作为疾病生物标志物的研究策略，除检测circRNA的表达外，还可同时检测相关miRNA的表达量，深入研究circRNA与miRNA的相互作用也是当前相关研究的主要关注点。此外，利用基因过表达和基因敲除的方法，可以探索circRNA的下游通路和分子机制，进而阐明其在疾病发展中的作用。

六、展望

心血管疾病是全球死亡率最高的疾病，其治疗与预后是一个重大难题，除了常规的治疗方式，目前基因的诊疗技术为治疗心血管疾病提供了新视角。采用疾病特异性相关的反义miRNA分子来抑制疾病已进入临床试验阶段，在分子水平上对miRNA的反义核苷酸链进行化学修饰可提高miRNA与细胞的亲和力，使其更有效地到达治疗靶点。而LNA-GapmeRs技术则直接靶向lncRNA，与目标lncRNA结合后可迅速激活核糖核酸内切酶（RNase H），降解lncRNA。

目前对circRNA的研究日渐广泛，其分布、特点、形成机制和功能逐渐被发现，检测技术越来越精确。与miRNA和lncRNA不同，环状RNA能抗核酸外切酶从而可在体内稳定存在，因此更有潜力成为基因治疗的新工具，随着新技术的发展，将发现更多的circRNA及其新的功能。circRNA可充当"分子海绵"，与某个特定的miRNA相结合，从而抑制靶基因的表达，已有报道证实在体外人工合成的circRNA分子可靶向调控与丙型肝炎病毒密切相关的miR-122，进而抑制丙型肝炎病毒复制和病毒蛋白的形成，缓解疾病进展。环状RNA还可通过调控基因表达、蛋白质翻译和生成等机制发挥作用，因此人工合成的环状RNA也可能以靶基因或蛋白质为靶点，直接作用于疾病。近年来也有研究发现一些circRNA可通过不同途径调控心血管疾病的相关信号通路，还有许多circRNA在心血管疾病的血浆、组织与细胞中表达差异较大，这些

circRNA也可能参与疾病的发生发展过程，然而，在我们充分了解circRNA在心血管疾病中的分子机制之前，还需要做更多的研究。虽然circRNA的研究已经很广泛，但大多数研究还不够深入，很多功能机制尚不清楚，未来的研究中将会体现出circRNA更多的功能优势和生命活动的意义，对于了解基因转录的复杂性提供分子基础，为临床疾病的诊断和治疗提供理论依据。

（梁　雪　王蔓蔓　刘　裕）

PCSK9再认识——调节胆固醇之外的功能

前蛋白转化酶枯草杆菌蛋白酶/kexin 9型（proprotein convertase subtilisin/kexin type 9，PCSK9）可以结合于肝细胞的低密度脂蛋白受体（low-density lipoprotein receptor，LDLR），从而引发LDLR的内吞与降解。肝细胞LDLR的缺失会导致肝脏回收LDL效率降低，并引起血浆LDL-胆固醇（LDL-Chesterol，LDL-C）水平升高。而血浆LDL-C是动脉粥样硬化性心血管疾病（atherosclerotic cardiovascular disease，ASCVD）的独立危险因素。目前，PCSK9抑制剂作为一种新型降血脂方法，可能会成为安全、有效、长期改善心血管预后的辅助药物。PCSK9不仅在肝脏表达，在小肠、肺、肾、胰腺和脑等组织中均有表达。最近的研究表明，PCSK9在内皮细胞、血管平滑肌细胞（VSMC）和巨噬细胞中有较高水平，对血管稳态和动脉粥样硬化斑块产生局部影响。组织特异性表达分析，PCSK9主要表达于肺、肝脏和小肠等与物质交换密切相关的组织和器官。PCSK9作为一种分泌蛋白，可能通过旁分泌调节局部区域的生理应激，也可能通过血液循环调节机体各部位的LDLR水平。各种生理或病理性的刺激包括LPS、zymosan、TNF-α、低剪切应力和氧化LDL（oxidized LDL，oxLDL）显著增加PCSK9 mRNA的表达，说明PCSK9在免疫应答与炎症中具有重要作用。无论何种应激，最终PCSK9的功能趋于一致：即降低细胞表面LDLR和促进血液LDL水平升高。说明PCSK9-LDLR-LDL轴具有与免疫炎症相关的潜在机制。目前，针对于PCSK9为靶点的各种抑制剂已经取得了很好的降脂效果。但对于降低血脂以外的其他功能却评估较少。本综述旨在阐述PCSK9降低LDL-C以外的潜在功能进行讨论。

一、LDL异质性与PCSK9——LDLR依赖性机制

PCSK9结合于LDLR的EGF-A区域，促进LDLR内吞并抑制其再循环至细胞膜，降低了肝脏从血液中清除LDL-C的能力。人体70%胆固醇合成是由肝脏完成，胆固醇可通过LDL转运至周围组织。而胆固醇的平衡，涉及饮食摄入，肝脏合成与分泌，肠道吸收及外周组织利用等多个方面。假如不考虑小肠再吸收胆固醇的效率和人体摄入胆固醇的量，就可以用一个简单地公式描述血液LDL-C的水平，即：血液LDL-C=肝脏合成分泌-肝脏回收-外周

组织吸收（图1A）。他汀类药物通过抑制HMG-CoA还原酶来阻断肝胆固醇的合成途径（来路）。而PCSK9可以降低肝脏或外周组织中LDLR的水平，对肝脏回收和外周组织吸收形成双重阻碍（去路）。因此，PCSK9抑制剂可通过促进肝脏的LDL回收和促进外周组织的利用对高脂血症产生明显的抑制作用，也就是增加胆固醇的去路。值得注意，PCSK9调节胆固醇是通过LDL颗粒实现的，而LDL颗粒包含的物质可不止胆固醇一种。

脂质组学和蛋白质组学分析表明，LDL颗粒含有不同的脂质和蛋白质成分，说明脂蛋白具有异质性。尽管血浆LDL-C水平升高是心血管事件的独立危险因素，但LDL颗粒的其他脂质和蛋白成分容易被忽视。在这种情况下，由PCSK9引起的血浆LDL-C的增加也促进了LDL颗粒中其他成分的增加，如神经酰胺和鞘磷脂等。来自多项研究的数据表明，血浆神经酰胺比率是急性冠脉综合征患者致命心血管事件的重要预测指标。一些血浆脂质组学的研究发现，抑制PCSK9不仅会导致LDL颗粒的血浆水平显著下降，而且还会导致LDL、VLDL和HDL颗粒的脂质组成发生变化，尤其是鞘脂和胆固醇酯之间的改变。而鞘脂代谢在炎症信号通路的调节中也起到至关重要的作用。因此，PCSK9抑制剂不仅具有降低LDL-C的作用，而且还具有调节血浆中LDL-鞘脂的功能。从应激和免疫反应的角度来看，高脂血症可能只是PCSK9分泌的暂时结果。PCSK9抑制剂阻断LDL送达外周组织和肝脏回收途径，同时也干扰了脂蛋白之间鞘脂成分的动态变化。在生理过程中，细胞分泌的PCSK9似乎发出了拒绝LDL颗粒的信号。一些脂溶性微生物抗原，如细菌特异性的脂多糖（LPS）、脂磷壁酸、α-毒素和阿拉伯糖甘露糖脂、病毒和真菌释放的信号分子。这些病原体相关模式分子（PAMP）或损伤相关模式分子（DAMP），会导致宿主免疫反应的激活。值得注意的是，脂蛋白作为一种两性颗粒，不仅可以携带细胞必需的脂类原料，同时也充当脂溶性抗原的载体，LDL-C与LDL-抗原属于共同载体。一方面利于毒素的中和，另一方面促进肝脏通过胆汁排出体内。有文献报道，高脂血症就表现出一种先天性免疫麻痹的形式，由于LDL中和了大部分抗原而减少对模式识别受体的激活和促炎因子释放（图1B）。此外，HCV、黄病毒科病毒和牛病毒性腹泻病毒等病毒可通过LDLR介导的内吞作用间接进入细胞。牙周卟啉菌（PD）的感染是一种典型的牙周病细

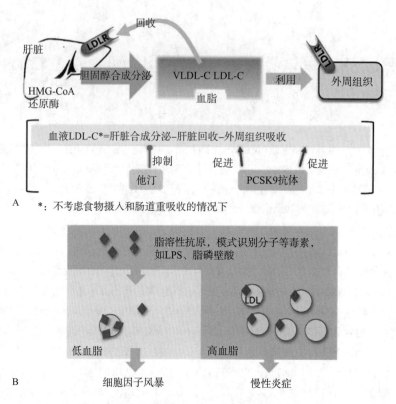

图1 LDL—异质性与PCSK9—LDLR性机制

菌，导致血清PCSK9水平显著增加，同时伴随着LDL-C的升高及HDL和甘油三酸酯水平的降低。因此，这些研究可能提示PCSK9参与HCV或LPS等抗原途径LDLR进入细胞的调节过程，以及通过LDLR途径参与了炎症应答的调节。而血脂变化可能只是PCSK9与免疫应答之间的伴随现象。LDL的异质性，也在很大程度上与细胞PCSK9的表达形成了复杂的反馈机制。

二、PCSK9调节LDL——LDLR为标签的细胞分流

基因在各种组织和细胞中的表达谱不尽相同。由于细胞分工不同，某些特定的基因受到表观遗传学和多种复杂的转录翻译调控。LDLR虽然在各个组织中普遍表达，但也存在表达丰度差异。如肝脏和肺组织表达较高。单细胞测序表明肝脏组织中包括肝实质细胞、血管内皮细胞、肝脏驻留巨噬细胞（库普弗细胞）和其他的免疫细胞类型，以及胆管细胞和肝上皮祖细胞等。肝实质细胞LDLR表达明显高于其他细胞种类。由此可见，肝实质细胞、血管内皮细胞和库普弗细胞形成了一个LDL颗粒吸收的梯度，血液中的LDL倾向于被LDLR表达丰富的肝实质细胞所吸收。假设肝实质细胞回收血液中的LDL受阻，那么血液中LDL水平就会明显上升。PCSK9作为LDLR的抑制性分子，在肝实质细胞回收LDL过程中起到了抑制作用。值得注意的是，PCSK9的分泌降低了肝实质

细胞LDLR的水平，也等同于肝实质细胞吸收LDL的能力减弱了，并且相对于血管内皮细胞和库普弗细胞的优势便消失了。另一方面，巨噬细胞作为强大的吞噬细胞高表达清道夫受体和模式识别受体。当PCSK9分泌后导致所有类型的细胞LDLR水平下降的同时，使LDL的吸收落差向巨噬细胞倾斜（图2）。在这种情况下，巨噬细胞大量吞噬修饰的LDL或者抗原结合的LDL，一方面促进了免疫反应，另一方面也是对其他非吞噬细胞的一种保护。但如果巨噬细胞吞噬过量也会导致泡沫化和转为慢性炎症反应。

三、PCSK9调节血脂平衡与感染之间的矛盾

据报道，丙肝病毒（HCV）、黄病毒科病毒和牛病毒性腹泻病毒等可以通过LDLR介导的内吞作用间接进入细胞。脂质-HCV病毒复合体（LVPs）中检测到了apoB100和apoB48，说明LDL或VLDL是HCV重要的载体。LVPs相关的载脂蛋白可以增加病毒感染性，参与脂蛋白受体介导的病毒进入细胞过程。实际上，脂蛋白的存在可以保护HCV免受抗体识别并促进其进入细胞。某些关键的HCV侵入受体包括LDLR、VLDLR、SRB1和CD81受PCSK9调控。HIV合并HCV感染的患者中，血浆PCSK9水平也显著增加，而在HCV-G1基因型患者中，LVP颗粒水平与PCSK9水平呈正相关。HIV阳性患者的血清PCSK9水平升高，并且

与冠状动脉内皮功能异常相关，CVD风险增加。

脓毒症是由感染引起的全身炎症反应综合征，最常见的是细菌感染，也可能是真菌、病毒或原生动物。脂蛋白可作为脂溶性抗原的载体，在毒素的溶解、中和与消除中发挥作用。高脂血症还表现出一种先天性免疫麻痹的形式，包括促炎症因子和抗炎症因子释放均是降低的。脂类代谢和血脂的变化在许多传染性疾病中发生，并且参与免疫调节。小鼠模型LPS诱导的急性炎症使apoE的血浆水平增加了4倍。脓毒症模型中，LDLR敲除小鼠对于LPS的清除减慢。血浆PCSK9水平与脓毒症的多器官功能衰竭的发生高度相关。在这种情况下，PCSK9降低了肝细胞上的LDLR水平，导致肝LDLR依赖性的LDL-LPS摄取减弱，LPS胆汁排泄减弱，不利于清除。与之相反的研究表明，血浆PCSK9抑制剂降低血浆LDL水平，导致LDL对LPS的中和作用降低，引起过度的局部或全身过度炎症。脓毒症患者的血浆胆固醇水平升高与预后改善相关。以上结论表明PCSK9对于脓毒症具有两面性。PCSK9缺乏可能缓解脓毒症诱导的IL-6的增加，而PCSK9的过表达增强脓毒症中IL-6的分泌和早期脓毒症的促炎状态。但是，另一项研究发现在LPS诱导的内毒素血症中PCSK9抑制剂相对于对照组致死率没有下降。这可能是由于LPS致脓毒症模型与盲肠结扎穿刺（CLP）模型具有机制上的差异。综上所述，由系统性炎症引起的PCSK9表达增加可能参与了脂质代谢以外的免疫调节（图2B、C）。

四、PCSK9引起的免疫与血脂的再平衡假设

尽管肝细胞是PCSK9表达的主要部位，但PCSK9也会通过自分泌或旁分泌途径影响其他细胞。此外，越来越多的研究支持巨噬细胞在应激下表达PCSK9。巨噬细胞是专业的吞噬细胞，它们位于人体的不同组织中。在感染的情况下，细胞分泌的PCSK9可以阻止微生物或脂溶性毒素通过LDLR途径进入大部分组织特异性的细胞。但巨噬细胞高表达清道夫受体可以在不依赖于LDLR途径的情况下，吞噬致病性微生物、LDL-抗原颗粒及修饰的LDL等。当肝脏分泌PCSK9时，高表达LDLR的肝细胞受到PCSK9调节作用最明显，而巨噬细胞由于LDLR表达丰度不高，受到PCSK9调节的程度较弱，此时巨噬细胞可能成为血液LDL清除的主力。值得注意的是，巨噬细胞代替肝细胞清除LDL的效率是不能同日而语的。修饰的LDL或LDL-LPS可以诱导巨噬细胞变成泡沫细胞并促进炎症反应。被持续高浓度LPS包围的巨噬细胞可以表现出内毒素耐受性，然后无法识别和杀死微生物。与之对立，清除效率降低导致的LDL水平升高也有效地中和了一部分抗原对巨噬细胞的刺激。由此达到免疫与血脂的再平衡（图2）。

五、总结与展望

PCSK9的发现为胆固醇治疗和降低CVD风险带来

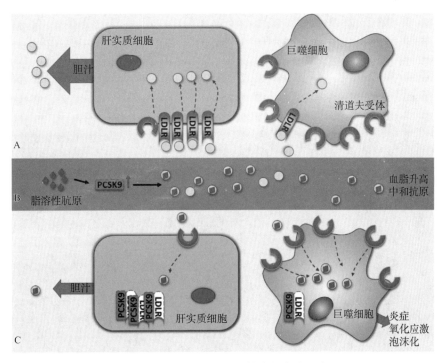

图2 PCSK9-LDLR-LDL轴参与免疫反应

A.肝实质细胞高表达LDLR，而巨噬细胞LDLR表达较低，两者吸收血液LDL的速度不同；B.脂溶性抗原刺激使PCSK9水平增加，导致LDL水平升高，部分脂溶性抗原与LDL形成复合物；C.PCSK9降低肝实质细胞LDLR水平，导致肝实质细胞吸收血液LDL的速度下降。而巨噬细胞高表达清道夫受体，可以持续吞噬LDL或者修饰的LDL。巨噬细胞容易吞噬过多抗原结合的LDL，使得病原体得到分流，激活免疫反应

了新的治疗选择。尽管如此，PCSK9除了具有调节LDLR的能力外，还调节多种受体、酶和离子通道的表达。尽管PCSK9在脓毒症中具有双重作用，但PCSK9抑制剂对动脉硬化性心血管疾病的抗炎作用令人兴奋。从LDL异质性方面考虑，PCSK9阻止LDL进入细胞的动机尚不明确，PCSK9为靶点的降血脂策略仍有诸多尚未挖掘的信息。PCSK9在免疫细胞、肝细胞和其他体细胞中的不同作用有待进一步研究。此外，PCSK9可能参与细胞耐药性和肿瘤微环境的可能性仍有待探索。

（刘 行）

NLRP3炎症小体与动脉粥样硬化

动脉粥样硬化（atherosclerosis, AS）是一种与脂质代谢障碍有关的全身性疾病，是目前世界范围内最主要的致死、致残原因之一，其病变特点是以动脉壁的脂质沉积、功能紊乱及斑块形成、慢性炎症细胞浸润为主要特征。近来的研究发现，炎症是AS的病理基础，NOD样受体蛋白3（NLRP3）炎症小体可引发血管壁炎症反应，并导致AS的进展，是AS重要的调控因子。现就近年来NLRP3与AS的关系的研究进展进行综述。

一、NLRP3的结构

NLRs是一种进化上高度保守的胞质受体家族，其结构：中间是NOD（nucleotide binding and oligomerization, NACHT）结构域，能介导自身寡聚反应；N端是热结构域（pyrin domain, PYD）或caspase募集结构域（caspase recruitment domain, CARD），可介导下游信号转导；C端为亮氨酸富集结构域（leucine-rich repeat, LRR），用于识别配体。NLRP3（nucleotide-binding domain and leucine-rich repeat protein 3）炎症小体被研究的最为深入和广泛。

NLRP3炎症小体由NOD样受体家族中的NLRP3受体蛋白、凋亡相关斑点样蛋白半胱氨酸蛋白酶突变体（ASC）和效应分子前半胱氨酸天冬氨酸特异蛋白酶-1（pro-caspase-1）三部分构成，分为3个结构域：羧基端的亮氨酸富集结构域（LRR），在配体识别中起重要作用；中心核苷酸域（NACHT），在受体蛋白激活过程中介导自身寡聚化；氨基端热蛋白结构域（PYD），介导下游信号转导。LRR识别配体，促使炎症小体复合体组装，进一步活化NLRP3。NLRP3炎症小体主要被内源性或外源性伤/危险相关分子模式（DAMP）激活，在细胞溶质中形成NLRP3炎性体分子复合物，并参与无菌炎症过程。

NLRP3激活后可使无活性的caspase-1前体（pro-caspase-1）裂解为有活性的caspase-1，活化的caspase-1将IL-1β前体（pro-IL-1β）和IL-18前体（pro-IL-18）裂解为成熟体IL-1β和IL-18，从而引起无菌性炎性反应和caspase-1依赖的细胞死亡，即细胞焦亡。当细胞被DAMP刺激时，NLRP3由NACHT结构域组装，通过其PYD之间的相互作用为ASC自身寡聚化提供支架。由于NLRP3缺乏CARD，所以在ASC存在时才能募集胱天蛋白酶-1，通过CARD亲和作用低聚ASC与半胱氨酸天冬氨酸蛋白酶-1

相互作用，并诱导半胱天冬酶-1自身激活，促进一种有效的炎症细胞因子IL-1β前体的加工，并诱导成熟的IL-1β释放以引起组织炎症反应。此外，半胱天冬蛋白酶-1促进Gasdermin-D（GSDMD）的活化与释放从而介导炎症程序性细胞死亡。

常见的NLRP3炎症小体活化机制包括：细胞内阳离子（如K^+）外流，溶酶体破坏及线粒体活性氧（ROS）的产生。其中，细胞内阳离子（如K^+、Ca^{2+}）浓度的变化在NLRP3激活中起关键作用。细胞外ATP激活ATP门控离子通道P2X7并引发快速K^+外流；细胞外高浓度的Ca^{2+}增加胞质Ca^{2+}和环磷酸腺苷（cAMP）的浓度；流感M2蛋白触发高尔基体复合物释放出离子进入细胞溶质。上述变化可激活NLPR3炎症小体。此外，很多能够刺激并启动NLRP3炎症小体的物质，如ATP、明矾、尿酸等，都会促进ROS的形成，而ROS也参与了NLRP3炎症小体的激活。虽然ROS抑制剂显示出有抑制NLRP3激活的作用，但这种作用可能是由于ROS在核转录因子NF-κB信号通路上介导了NLRP3炎症小体上调和前体IL-1β转录，而不是直接抑制NLRP3本身的激活。溶酶体破裂促使组织蛋白酶B等促炎物质释放从而激活NLRP3炎症小体。

炎症小体的活化调控包括多个层面，相关机制研究也较多，主要包括活性氧参与、黏膜免疫反应、免疫因子、细胞焦亡等多种方面。Zhong等研究表明，颗粒刺激可诱导线粒体产生ROS，并通过介导钙内流激活NLRP3炎症小体。在正常情况下机体T细胞来源的γ-干扰素（IFN-γ）可通过激活诱导型NO合酶或特异性TNF所诱导的CD4⁺效应T细胞抑制NLRP3炎症小体激活。最近研究提示，IL-1β是肠道中NLRP3炎症小体下游最可能的效应分子，而IL-18可能是通过继发效应间接受NLRP3的影响，因为IL-18缺乏可能也取消了NLRP3在肠道中的保护作用。

二、NLRP3炎症小体与动脉粥样硬化

NLRP3炎症小体的激活与多种疾病的发病机制密切相关，如AS、心肌缺血–再灌注损伤、心肌病、阿尔茨海默病、痛风、代谢综合征等。其中AS是一种慢性炎症性疾病，属无菌炎症，主要由炎症小体活化，诱导细胞分泌IL-1β等促炎症因子介导。IL-1β、IL-18是NLRP3活性水平提高后的产物，两者参与AS的形成，可以通过上调某些组分来增强炎症反应和斑块形成，从而加快AS的发展进

程。在AS病情发展过程中，炎症反应和脂质代谢失常，此时在NLRP3、IL-1β、TNF-α等炎症细胞因子的共同作用下，泡沫细胞、免疫细胞等大量形成，进而出现AS斑块。IL-1β和IL-18的成熟则依赖于NLRP3炎症小体的激活。

心血管疾病的危险因素包括高脂血症、高血压、高血糖、高尿酸血症、肥胖、牙周炎等，这些危险因素被证实具有独立调控炎症小体活化的能力，并可调节胆固醇结晶依赖通路的激活。在AS发展的过程中，胆固醇是NLRP3炎症小体通路的重要激活剂，在疾病早期就发挥重要作用。Zhu等研究表明在稳定性冠心病及急性心肌梗死患者外周血单个核细胞（PBMC）中的NLRP3炎症小体及其下游细胞因子表达升高，并且他汀类药物对NLRP3炎症小体的激活有抑制作用。Duewell等在载脂蛋白E（ApoE）缺陷小鼠中发现，氧化低密度脂蛋白（ox-LDL）可通过诱导胆固醇结晶和激活引发信号，引起NLBP3表达，释放IL-1β，导致动脉粥样化；根据Sheedy等的研究，巨噬细胞通过清道夫受体结合ox-LDL，促进细胞ROS产生等途径激活NLRP3炎症小体，促进IL-1β释放，参与AS病变进展。Jourdan等利用糖尿病肥胖大鼠阐述了胆固醇晶体激活NLRP3炎症小体，从而产生一系列的炎症反应导致胰岛细胞的死亡。Peng等的研究表明，ox-LDL通过上调巨噬细胞内P2X7R诱导蛋白激酶R（proteinkinase R，PKR）磷酸化，促进大量磷酸化PKR与NLRP3形成复合体，最终引起NLRP3炎症小体构型改变并活化。在AS和2型糖尿病小鼠模型中，ox-LDL提供了启动NLRP3和IL-1β表达的第一信号，以此来催化和激活NLRP3炎症小体。根据后来的发现，清道夫受体CD36通过AS模型ApoE$^{-/-}$小鼠巨噬细胞中Toll样受体TLR4/TLR6的协同作用来调控ox-LDL介导的NLRP3炎症小体的启动。充分证明，在NLRP3影响AS的这一过程中，ox-LDL也起着一定的调节作用。LPS通过结合巨噬细胞凝集素样ox-LDL受体-1（LOX-1）诱导细胞内线粒体ROS生成，线粒体DNA（mitochondrial DNA，mtDNA）损伤，自噬小体形成，进而激活NLRP3炎症小体。

巨噬细胞、血管平滑肌细胞和内皮细胞是IL-1β的主要来源，这些细胞也能表达炎症小体相关蛋白，并能激活炎症小体。游离脂肪酸（FFA）可诱导巨噬细胞中炎症小体活化，加剧AS病变进展。FFA可直接作用于TLRs，激活NF-κB，从而促使IL-6、肿瘤坏死因子-α（TNF-α）等炎症因子表达而发挥促炎作用。棕榈酸和硬脂酸作为主要的饱和脂肪酸，通过溶酶体破裂和线粒体反应性氧化物ROS产生，激活NLBP3炎症小体，并呈浓度依赖性地促进IL-1β和IL-18分泌，干扰胰岛素信号通路。Usui等发现，磷酸钙（calciumphosphate）结晶也能通过溶酶体–组织蛋白酶B途径激活巨噬细胞中NLRP3炎症小体，诱导caspase-1活化，促使细胞释放大量IL-1β，加速AS病变进展。Wen等发现，β-磷酸甘油（β-glycerophosphate，β-GP）诱导原代

大鼠主动脉VSMCs发生钙化后，细胞内NLRP3、ASC及caspase-1的mRNA水平增加，细胞释放大量IL-1β；沉默NLRP3蛋白后，可降低IL-1β水平，并能抑制VSMCs钙化。同时，人动脉钙化组织中炎症小体相关蛋白的mRNA水平均明显上调，caspase-1活性升高，提示NLRP3炎症小体与动脉炎症及钙化疾病关系密切。

高血压是AS的独立危险因素，能造成血管内皮损害和促进AS斑块形成。Dalekos等首次发现，与对照组相比，原发性高血压患者血清IL-1β水平显著升高，提示细胞因子IL-1β与高血压存在一定的相关关系，且IL-1β水平可能也是AS的独立危险因素。在高血压的发生与发展过程中，炎症扮演了重要的角色。在高盐诱导的高血压大鼠中，NLRP3和IL-1β水平较普通饮食的大鼠显著上升，显示NLRP3炎症小体与高血压的发生发展密切相关。而高盐摄入诱导高血压模型中伴随炎症小体成分NLRP3、ASC及pro-caspase-1的高表达，IL-1β的成熟及分泌增加，敲除ASC基因能阻断上述改变，提示NLRP3炎症小体、IL-1β信号通路可成为高血压治疗中的潜在靶点。

糖尿病是AS发生和发展的主要危险因素，糖尿病患者AS性心血管并发症的发生率比普通人高2～4倍。近期的研究表明，NLRP3炎症小体的激活与许多代谢性疾病如AS和糖尿病发生发展密切相关。Zhou等研究发现，高血糖可诱导与胰岛素抵抗相关的硫氧还蛋白结合蛋白（TXNIP）表达，TXNIP参与NLRP3炎症小体的活化，增加尿酸盐晶体依赖的炎症小体的激活。在糖尿病并发症方面，有学者认为，在慢性高糖状态下，视网膜神经胶质细胞中的TXNIP水平表达会增加，其能够引起固有的免疫应答，进而将氧化应激和炎症反应联系在一起，临床表现为ROS产生、ATP释放、激活NLRP3炎症反应小体等，最终分泌出更多的IL-1β、TNFα等炎症反应因子。肾小管上皮细胞系中的NLRRP3、IL-1β、IL-18、ATP水平均有所增加，但是对细胞外的ATP进行消耗后则可降低肾小管上皮细胞系中上述物质的水平，在此过程中，P2X4选择性拮抗剂直接削弱了NLRP3及其炎症反应因子的表达。进一步提示，ATP-P2X4信号对NLRP3炎症反应小体的活化起到了介导和刺激的作用，进而促进DN间质性炎症反应的发展。2型糖尿病患者外周血来源的巨噬细胞NLRP3和ASC表达增强，活性形式（切割）的caspase-1和IL-1β增多，二甲双胍治疗2个月可以缓解病情并显著减轻上述改变，提示NLRP3炎症小体可以成为糖尿病治疗的重要靶点。

高尿酸血症出现在AS斑块形成之前，心脑血管事件的发生率及病死率明显高于血尿酸正常者，被认为是心血管疾病病死率的独立危险因素之一，控制尿酸水平对冠心病的防治有着重要的临床意义。随着尿酸的不断积累，尿酸盐结晶形成，尿酸盐结晶可激活NLRP3炎症小体，导致

IL-1β释放，这可能与高尿酸血症在AS形成过程中发挥的作用有关。在动物的气囊模型及腹膜炎模型中，缺乏IL-1β几乎可以完全抑制由单钠尿酸盐引发的炎症，而IL-1β的产生与NLRP3炎症小体密切相关。单钠尿酸盐可以被Toll样受体及NOD样受体识别，激活TLRs及NLRP3炎症小体，产生IL-1β。Riteau等近期发现，单钠尿酸盐可以通过激活胞外的ATP-P2X7R信号通路，影响胞内K^+水平，激活NLRP3炎症小体。细胞吞噬单钠尿酸盐，驱使NADPH生成ROS，进而使硫氧还蛋白相互作用蛋白从抗氧化蛋白硫氧还蛋白上释放，结合至LRR区域，使NLRP3蛋白抑制性蛋白解离，激活NLRP3炎症小体；TXNIP进入线粒体与TRX2结合，使线粒体功能紊乱，释放被氧化的线粒体DNA，激活NLRP3炎症小体；单钠尿酸盐刺激细胞后，内质网释放储存的Ca^{2+}，当细胞中抑制或干扰了内质网钙离子释放通道1，4，5-三磷酸肌醇受体（IP3R），Ca^{2+}的释放及NLRP3炎症小体的激活均受到抑制。Ca^{2+}影响NLRP3炎症小体的激活可能是细胞质中Ca^{2+}促使NLRP3炎症小体形成络合物。另外，Ca^{2+}释放导致线粒体Ca^{2+}超负荷从而损伤线粒体，激活NLRP3炎症小体。

肥胖常伴随着胰岛素抵抗、糖尿病及代谢综合征的发生，这些病理改变都可促进AS，是心血管疾病的重要危险因素。肥胖与脂肪组织的炎症反应及NLRP3炎症小体的活化相关。随着脂肪的积累超过脂肪细胞的容纳量，过多的脂肪侵入其他组织中，除了三酰甘油和脂肪酸，这些组织中的神经酰胺也越来越多。肥胖相关的神经酰胺通过触发脂肪组织中的巨噬细胞，激活NLRP3炎症小体及释放IL-1β。在高脂诱导的肥胖小鼠模型中，脂肪组织NLRP3、ASC和caspase-1表达上调，IL-1β的成熟体增多，敲除NLRP3和caspase-1基因可改善脂肪组织炎症，减轻高脂诱导的胰岛素抵抗。Koenen等观察到腹型肥胖患者腹部脂肪较之皮下脂肪有更高水平的caspase-1表达，提示腹内脂肪组织中可能存在NLPR3炎症小体的活化；而肥胖的2型糖尿病患者在体质量减轻后，血清中NLPR3和IL-1β的表达量减少。

此外，吸烟是冠心病、脑卒中和外周动脉疾病的危险因素。高脂饮食的$ApoE^{-/-}$小鼠经过12周的尼古丁干预，其主动脉粥样硬化程度显著高于非干预组。而细胞试验证实了尼古丁可通过激活人主动脉内皮细胞内NLRP3炎症小体，产生活化caspase-1，增加IL-1β释放，促进内皮细胞的焦亡，且这一通路的激活是ROS介导的，从而提示尼古丁通过NLRP3炎症小体途径促进AS发生和发展。病原菌也是一种重要的炎症小体激活剂。近年来研究发现，牙周疾病可通过下调人类单核巨噬细胞中ASC的表达，来分解NLRP3炎症小体复合体。高同型半胱氨酸也是心血管疾病的独立危险因素，可直接激活NLRP3炎症小体，从而促进AS：同型半胱氨酸高活性巯基自氧化产生大量ROS，而ROS可上调NLRP3基因表达，是NLRP3炎症小体激活的关键因素。Zhang等报道同型半胱氨酸能激活肾脏足细胞NLRP3炎症小体诱导肾小球硬化。此外，牙周炎被认为是AS的危险因素之一，这可能与它对炎症小体的调节有关。

三、展望

综上所述，NLRP3炎症小体触发的炎症反应在AS形成中起重要作用，脂代谢紊乱、高血压与肾脏疾病、高同型半胱氨酸血症、肥胖、糖尿病、吸烟及代谢综合征等多种心血管危险因素均可激活NLRP3炎症小体，通过促进IL-1β和IL-18等的表达，促进AS发生和进展，最终导致心血管疾病和事件的发生。因此，炎症小体的发现丰富了我们对心血管疾病发病机制的认识，虽然目前尚无针对NLRP3的药物，但干预NLRP3炎症小体的激活可能成为AS疾病防治的新靶点。

（王学文）

PGI2与纤维化的研究进展

纤维化（fibrosis）是临床上多种疾病的共同病理改变，虽然组织器官在纤维化早期对其具有适应性，但是其长期进展可严重影响脏器的功能，引发器官功能衰竭。纤维化和由其导致的器官衰竭是当前致死的主要原因，可占全世界死亡人数的1/3以上，故对其机制及治疗手段的探讨有着极为深远的现实意义。多种刺激可引起组织细胞损伤，继而引发炎症反应，导致损伤组织内炎症细胞聚集，其可释放多种细胞因子，刺激来源于间质或由上皮细胞转化而来的成纤维细胞分泌细胞外基质蛋白，从而引起组织纤维化。前列环素（prostaglandin I2, PGI2）是花生四烯酸的下游代谢产物，目前有研究关注了其与脏器纤维化间的关系，本文就此做一综述。

一、PGI2概述

PGI2是一种小分子活性物质，最早由Vane等分离鉴定，早期研究认为其具有强大的血管舒张和抑制血小板聚集的作用，近年来随着研究深入，发现其参与维持多种脏器功能稳态，并且与部分疾病的发病机制相关。目前广泛应用于心脑血管疾病、肺动脉高压、抑制血栓形成和减轻血管损害。

PGI2在体内由ARA经COX2、前列环素合成酶（prostacyclin synthase, PGIS）作用下催化生成。PGI2存在于平滑肌细胞、血小板、内皮细胞、心肌细胞及心肌成纤维细胞等多种细胞内，可通过自分泌和旁分泌发挥作用。目前研究认为，PGI2通过激活细胞膜上的前列环素受体（prostacyclin receptor, IP）起到调节血管扩张、改善血流的作用。PGI2作为TXA2的生理性拮抗剂，与TXA2共同维持心血管稳态。研究业已表明给予外源性PGI2或类似物可延缓心肌缺血再灌注（ischemia-reperfusion, I/R）损伤，而PGI2前列环素受体敲除（IP$^{-/-}$）小鼠I/R损伤加重。此外，IP$^{-/-}$小鼠行左冠状动脉前降支结扎术后心肌梗死面积大于野生型（wide type, WT）小鼠。亦有研究报道，心力衰竭发生时PGI2合成增加，而IP$^{-/-}$小鼠行主动脉缩窄术2～4周后，其心脏与体重比、心肌组织中脑钠肽mRNA表达水平及心肌纤维化程度均较野生型小鼠升高，上述结果均提示PGI2可能在心肌缺血及心脏重构中发挥着保护作用。

PGI2除可通过膜上的IP发挥生物学作用外，也可通过与其内源性的胞内受体过氧化物酶体增殖物激活受体β/δ

（peroxisome proliferator-activated receptor β/δ, PPARβ/δ）结合调节某些基因的转录。PPARβ/δ是PPAR家族中分布最为广泛的成员，但其在不同组织器官的生理功能尚不明确。有研究发现，应用cre-loxP系统特异性敲除心肌细胞中PPARδ后，其脂肪酸氧化酶的活力降低，心肌病发病率升高，提示，PPARδ在心肌脂质代谢中发挥重要作用。

二、PGI2与纤维化

（一）PGI2与心肌纤维化

心肌纤维化表现为细胞外基质的过度沉积，通常分为两种类型：反应性纤维化和替代性纤维化。反应性纤维化常发生在心脏血管的周围，与其他组织的纤维化相类似；而替代性纤维化常见于梗死后心肌坏死的部位，由于心肌细胞坏死后不可再生，梗死部位局部组织纤维化作为修复机制，填补空白。在心脏，纤维化是由心肌成纤维细胞所致，其来源于心肌组织、血液甚至是由上皮细胞转化而来。TGFβ1、内皮素1及血管紧张素Ⅱ等经典的细胞因子参与了这一过程。心肌纤维化可以导致心脏收缩和舒张功能障碍以及电活动的障碍，引发心律失常和心力衰竭。早在1998年，Gallagher A M等研究发现在兔心室成纤维细胞（fibroblasts, FBs）中给予缓激肽后，可升高PGI2水平，并通过此途径降低Ⅰ型、Ⅲ型胶原mRNA表达水平。众多研究业已表明，IP$^{-/-}$敲除小鼠可加重心肌梗死、主动脉结扎和盐敏性高血压等所致的心肌纤维化程度。Hara A等研究结果表明IP$^{-/-}$敲除可促进小鼠压力负荷所致心肌细胞肥大和心肌纤维化的程度。IP$^{-/-}$敲除的小鼠更易发生盐敏性高血压、心肌肥厚和严重的心肌纤维化。给大鼠长期加用PGI2类似物贝前列素钠可以减轻大鼠盐敏性高血压所致的心肌纤维化程度。目前研究表明PGI2可能通过多种途径发挥抑制纤维化的作用。Chan EC等的研究发现PGI2可能通过促进cAMP反应元件结合蛋白（CREB）磷酸化发挥抑制心肌纤维化的作用。而Chen Y等的研究却认为PGI2通过作用于IP受体，继而影响TGF-β/Smad信号传导通路发挥抑制心肌纤维化作用。

（二）PGI2与肺纤维化

肺纤维化是一种以成纤维细胞增殖和细胞外基质重

构为特征的进行性、致死性高的肺部疾病，可导致肺结构和功能不可逆的损毁。环境、职业接触粉尘、吸烟、病毒感染和机械性肺损伤均可导致肺泡上皮细胞的慢性损伤，从而导致肺纤维化。虽然近年来吡非尼酮等新药物的应用可以延缓肺纤维化的进展，但是对肺功能的改善作用较弱。既往有研究关注了COX2-PGE2轴与肺纤维化的关系，结果表明COX2敲除小鼠在博来霉素的刺激下更易发生严重的肺纤维化，提示COX2-PGI2轴可能在肺纤维化形成过程中发挥着重要的作用。Cruz-Gervis R等从特发性纤维化患者体内分离的成纤维细胞中发现PGI2水平降低。PGI2在体外已经被证明可以抑制成纤维细胞的迁移、增殖和胶原合成。吸入稳定的PGI2类似物伊洛前列素可以消除哮喘动物模型的过敏性炎症反应程度。在缺氧诱导的WI-38、TIG-3-30、HEL人的肺纤维化细胞和两种肿瘤细胞（NB-1和G361）中PTGIS表达升高，导致PGI2水平升高，使得PGI2与PPARδ结合增加，诱导PPARδ下游靶基因VEGF的表达增加，促进肿瘤的生长和血管形成。而Zhu Y等的研究表明PGI2类似物依洛前列素可以抑制博来霉素诱导的小鼠肺纤维化，其机制可能通过上调抗纤维化介质（IFNγ和CXCL10）和下调促炎和促纤维化细胞因子（TNFα、IL-6和TGFβ-1）。Lambers C等研究也表明PGI2类似物曲前列环素可通过激活cAMP发挥抑制成纤维细胞增殖和细胞外基质沉积的作用，从而抑制肺纤维化的生成。曲前列环素的前体药物INS1009也具有相同的作用。

目前认为PGI2调节肺纤维化的作用主要是通过IP受体实现的，PGI2作用于IP受体调节腺苷酸环化酶（AC）活性，影响cAMP的生成，进而影响下游MEK1/2/MAPK信号通路发挥抑制成纤维细胞黏附和分化功能，同时也可以通过抑制Smad6和激活Smad1/5发挥抑制平滑肌细胞增殖的作用。

（三）PGI2与肝脏纤维化

肝纤维化是一种因Ⅰ型和Ⅲ型胶原、蛋白多糖、纤连蛋白和透明质酸等增加，导致细胞外基质（ECM）沉积为特征的疾病，最终可发展为肝硬化。目前，PGI2在肝纤维化中的作用尚未明确，各研究结果结论不一，甚至截然相反。张莉娟等探讨了PGI2和胰高血糖素在大鼠肝纤维化发病中的作用，结果表明PGI2和胰高血糖素参与CCL4诱导大鼠肝纤维化形成过程，并且IL-10对二者有拮抗作用。Sui G等的研究结果表明PGI2可能是通过活化PKC刺激人星状细胞的增殖和合成释放TGF-β₁和PDGF，发挥促进肝纤维化的作用。

（四）PGI2与肾脏纤维化

目前关于PGI2与肾纤维化的研究较少。有研究学者发现PTGIS$^{-/-}$小鼠较WT小鼠更易发生肾间质纤维化，说明PGI2有抑制肾纤维化发生的作用。COX$^{-/-}$小鼠研究也已表明抑制肾素-血管紧张素-醛固酮系统（renin-angiotensin system，RAS）可以改善肾脏纤维化的进展，罗来敏等通过5/6肾切除术建立大鼠慢性肾衰竭模型，给予PGI2类似物贝前列素钠4周后发现与对照组相比，PGI2类似物贝前列素钠能减轻慢性肾衰竭模型大鼠肾脏纤维化程度，推测其可能是通过调控上调肾脏组织中ACE2、Ang（1-7）水平，拮抗血管紧张素Ⅱ与其受体AT1R水平等来实现的。

三、前景与展望

纤维化作为众多疾病发生发展过程中共同的病理学基础，可以影响全身各个器官，严重影响器官功能，目前尚未有有效的治疗方法。鉴于PGI2在纤维化形成中的作用，特别是针对其受体对其进一步研究可能为纤维化的治疗提供新的靶点和手段。

（张　跃　李广平）

血小板应答蛋白在心血管疾病中的研究进展

血小板应答蛋白(thrombospondins, TSPs)作为细胞外基质的(extracellular matrix, ECM)成分,是一种进化上保守的钙结合糖蛋白。TSPs与其他基质分子,细胞因子,衔接蛋白和伴侣蛋白发生瞬时或长期相互作用,在调控胶原蛋白纤维组织构成上共同发挥作用。TSPs在细胞外基质中能够结合和锚定一系列生长因子或蛋白酶;在细胞表面能够与一系列受体相互作用,激活依赖性信号传导通路进而调控细胞生理功能。通过这些动态的、多效的和条件性的途径,TSPs在血管新生、血管重构及心肌重构中发挥着重要作用。本文主要概述TSPs的结构及其在体内的作用,揭示其与人类心血管疾病的相关性和病理生理学意义,为治疗心血管系统疾病提供新的靶点和治疗思路。

一、TSPs的蛋白结构和生物学功能

(一)TSPs的蛋白结构与特征

不同TSPs羧基末端区域相对保守,包括一系列EGF样结构域、13个钙结合3型重复序列及在结构上与L型凝集素结构域同源的羧基末端结构域。这一结构域的排列是TSPs的标志,被称为血小板应答蛋白1型结构域(Thrombospondin type 1 repeat, TSR)也被称为"签名"域。TSPs的氨基末端部分的结构域在组成上相对多样,其中层粘连蛋白G样氨基末端结构域(Amino-terminal domain, NTD)是最广泛保守的结构域。TSPs主要的结构特征是位于氨基末端结构域附近的α-螺旋卷曲螺旋结构域,它通过形成左手超螺旋介导了共翻译低聚反应。脊椎动物的TSPs可以组装成三聚体(包括TSP1和TSP2)或五聚体(包括TSP3、TSP4和TSP5)。TSPs的主要域的结构已通过X线晶体学解析出来。每个血小板反应蛋白1型结构域(TSR)对应一个由3个不同方向β链形成的新折叠,被第一链中高度保守的色氨酸残基和第二链中2个精氨酸残基之前的3个二硫键和阳离子-π键所固定。这种折叠模式将来自第一和第二链的序列整合在一起,在TSR的一个表面上形成带正电的凹槽,该凹槽是CD36受体的代表性结合位点。人类基因组中约有90种蛋白含有TSR结构域,在细胞-细胞和细胞-ECM相互作用及细胞迁移等方面发挥作用。

(二)TSPs的蛋白合成和降解

TSPs mRNA和蛋白表达受许多环境因素和病理因素的调控。信号通路介导的共翻译合成的TSPs多肽转移到内质网腔中,由内质网分子伴侣介导TSPs多肽折叠。随后,衣被蛋白Ⅱ包被的小泡将TSPs从内质网转运到高尔基体,随后被分泌到细胞外。

分泌到细胞外的TSPs可以产生具有特定细胞外活性的蛋白水解片段,或者为了完全降解而被内在化。在细胞内,内吞后的TSPs在溶酶体被降解。在细胞外,TSP1可以被Adamts-1(a disintegrin and metalloproteinase with thrombospondin motifs-1)或1型膜基质金属蛋白酶(membrane type 1-matrix metalloproteinase, MT1-MMP)水解,产生不稳定的N端片段和C末端片段进一步与下游受体结合。

(三)TSPs的相互作用分子

许多分子能够与TSPs发生相互作用,TSPs可以与整合素(integrin)、CD47和CD36结合,直接调控细胞内信号转导。此外TSPs还可以与生长因子和蛋白酶结合,间接调控细胞生物学功能。TSPs与整合素蛋白结合在与之相关的细胞黏附、扩散和迁移中发挥重要作用。TSPs中的单个RGD序列与整合素结合,以及其不完全的钙离子负载或3型重复序列中二硫键的还原,可能是促进该RGD基序与整合素结合的原因。CD47作为细胞表面受体,可以与TSP1的C端结构域高亲和力结合。CD47与TSP1结合除了具有良好的抗血管生成和抗增殖作用外,还参与了巨噬细胞的免疫抑制,在心血管系统病理生理过程中发挥调控作用。在调控血管内皮细胞生长因子(vascular endothelial growth factor, VEGF)信号方面,CD36与TSP1的相互作用发挥了抑制作用,两者结合将Src同源域蛋白酪氨酸磷酸酶-1(src homology 2 domain-containing protein tyrosine phosphatase, SHP-1)引入血管内皮生长因子受体2信号复合物中,减弱VEGF信号转导。此外,TSP1与巨噬细胞表面受体CD36结合后,可以将潜在转化生长因子β(latent-transforming growth factor β, Latent-TGF-β)在细胞外被剪切成有活性的TGF-β,在组织纤维化中发挥调控作用。

二、TSPs在血管重构中的作用

（一）TSPs在血管新生中的作用

TSP1是血管新生的天然抑制剂，TSP1抑制了内皮细胞对成纤维生长因子（fibroblast growth factor β，FGF-β）的趋化作用和FGF-β诱导的血管新生，同时TSP1能够抑制细胞增殖。在内皮细胞中，TSP1抑制了内皮细胞生长因子的作用，通过抑制VEGF促进的cGMP的增高，cGMP是生物NO下游重要的效应器。NO被认为通过扩大内皮细胞受体CD36而发挥作用。此外，TSP1也可以结合可溶性的VEGF，通过转移细胞膜上的VEGF抑制内皮细胞血管新生。

TSP2同样可以通过调控血管新生从而在损伤愈合中发挥作用。Thbs2⁻/⁻小鼠基质胶向血管新生显著增加，同时促进MMP2的分泌调控ECM构成，提示了TSP2抑制血管新生并维护血管ECM构成。TSP2的表达可能受到氧浓度的调控，在缺氧过程中TSP2的表达降低，缺氧诱导因子1α（hypoxia inducible factor 1α，HIF1α）可以抑制TSP2的转录。在常氧状态下，HIF1α水平较低失去对TSP2的抑制作用，以此来协助其调控血管新生过程。

与TSP1和TSP2不同，TSP4在血管新生中具有促进作用。TSP4在各种大小血管的血管基质中均可表达，在毛细血管中尤为丰富，在生长的血管腔内也能够检测到TSP4的表达。与野生型小鼠相比，Thbs4⁻/⁻小鼠的血管新生能力降低，同时Thbs4⁻/⁻小鼠的肺内皮细胞的黏附、迁移和增殖能力均减低。重组TSP4促进了内皮细胞的增殖和迁移。TSP4的P387突变与野生型TSP4相比具有更强的细胞亲和力，并且可以诱导更为广泛的信号转导通路，此外，TSP4 A387P基因突变的小鼠与野生型小鼠相比，血管新生能力增强。

（二）TSPs在动脉瘤中的作用

TSP1是机械转导的重要组成部分，也是动脉壁弹性纤维组织的关键调控因子。TSP1在血管损伤后激活血管壁中平滑肌细胞，促进其增殖和迁移。小鼠颈动脉结扎后，首先是血管内皮细胞开始死亡并且伴随生长因子释放，随后是血管内壁平滑肌细胞的激活和增殖。而Thbs1⁻/⁻小鼠中，血管损伤后平滑肌细胞激活延迟，增殖和迁移能力降低，导致新生内膜减少，中膜变厚，后期胶原蛋白和骨桥蛋白在血管壁沉积导致血管平滑肌细胞发生表型改变。TSP1在小鼠和人的主动脉瘤中表达上调。机械牵张和血管紧张素Ⅱ直接诱导血管平滑肌细胞TSP1的产生依赖于早期生长反应蛋白1（early growth response protein 1，Egr1），引起丝氨酸/苏氨酸磷酸酶Ssh1诱导的丝切蛋白去磷酸化和肌动蛋白丝的断裂。TSP1在主动脉瘤中的适应性上调导致弹性蛋白-收缩单元的破坏和肌动蛋白细胞

骨架重塑的失调，从而导致体内升主动脉瘤的发展。另一方面，在腹主动脉瘤中，TSP1促进巨噬细胞募集和血管外膜的炎症反应，导致腹主动脉瘤的形成。阻断TSP1介导的TGF-β激活或TSP1的缺失可以促进炎症发生并加剧腹主动脉瘤的发生。由于胸主动脉瘤和腹主动脉瘤主要的病理生理学机制不同，TSP1在两者发生发展过程中也起到不同的作用。

目前临床研究发现，TSP2的变异等位基因是高血压患者胸主动脉瘤发生的危险因素。此外，Thbs2基因3′非编码序列3949 T→G的多态性与胸主动脉瘤的患病率显著相关。而TSP2在动脉瘤中的具体作用机制尚待被研究。但TSP2作为动脉瘤临床早期的生物标志物有待进一步应用于临床转化。在高血压过程中，血管中TSP4表达增加。Thbs4⁻/⁻小鼠持续灌注血管紧张素Ⅱ（Angiotensin Ⅱ，Ang Ⅱ）以诱发高血压后，小鼠心脏与体重比率增加，并出现主动脉瘤和偶发性破裂。Ang Ⅱ处理后Thbs4⁻/⁻小鼠出现心肌细胞肥大、血管周围纤维化和炎症、主动脉壁横截面积和厚度增加、并发主动脉夹层，伴有明显的炎症反应。这一部位血管纤维组织结构分布不均衡，血管中膜纤维更小，而外膜纤维更粗，因此可能成为主动脉夹层的好发部位。

（三）TSPs在动脉粥样硬化中的作用

TSP4在动脉粥样硬化病变部位及病变易发部位较为丰富，通过激活内皮细胞直接与巨噬细胞相互作用，影响巨噬细胞的募集，增加巨噬细胞的黏附和迁移，在动脉粥样硬化相关炎症的局部调节中发挥重要作用。Thbs4⁻/⁻/ApoE⁻/⁻小鼠的主动脉根部病变的大小在雌性小鼠中减少了48%，在雄性小鼠中减少了39%；在西方饮食的小鼠中，雌性小鼠降主动脉病变减少了30%，雄性小鼠减少了33%。在ApoE⁻/⁻小鼠中，TSP4在易于发生病变的血管区域和病变组织基质中含量丰富。TSP4的缺乏使病灶内巨噬细胞数量减少。此外，TSP4的缺乏降低了内皮细胞表面黏附分子的表达，以及降低血管炎症相关单核细胞趋化蛋白-1的产生。这些反应导致p38-MAPkinase激活并依赖整合素β₂和β₃蛋白识别TSP4作为配体。此外，导丝拉伤的小鼠动脉中TSP4表达上调，并与CD68表达相关。Thbs4⁻/⁻/ApoE⁻/⁻小鼠损伤后脂肪组织和血管内膜中巨噬细胞浸润均减少。TSP4缺乏抑制了西方饮食喂养后的ApoE⁻/⁻小鼠血管损伤后再狭窄。TSP4促进巨噬细胞对血管平滑肌的黏附，并促进血管平滑肌的增殖和迁移。

三、TSPs在心肌重构和心力衰竭的作用

TSPs家族蛋白对受损伤的心脏具有保护作用。Thbs1⁻/⁻小鼠呈现更为严重的心脏损伤表型，Thbs2⁻/⁻小鼠在病理刺激下更容易发生心室壁破裂，Thbs4⁻/⁻小鼠在损

伤后胶原蛋白成熟或失代偿能力降低。Thbs1$^{-/-}$、Thbs2$^{-/-}$和Thbs4$^{-/-}$小鼠这些严重的心肌损伤表型与ECM缺陷有关。而Thbs3$^{-/-}$小鼠改善了压力负荷诱导的心肌扩张和心肌纤维化，可能与其保护细胞膜稳定性有关。

在压力负荷诱导的心肌重构中，心肌间质间隙中TSP1明显上调，激活TGF-β介导的信号转导通路，在防止心脏成纤维细胞受损和保护细胞外基质完整性中有其重要作用。Thbs1$^{-/-}$小鼠在TAC后表现出心肌间质出现大量功能失调的成纤维细胞浸润，这些受损的成纤维细胞向肌成纤维细胞转化的能力和ECM蛋白合成的能力均下降，导致更为严重的心肌不良重构。而在心肌梗死后，TSP1沉积在边界区，Thbs1$^{-/-}$小鼠可以防止肉芽组织形成及向非梗死区扩展，在心梗后的心肌重构中起屏障作用。在睡眠呼吸暂停的患者血浆中TSP1明显上调，同时发现在间歇性缺氧诱导的心肌纤维化中，上调的TSP1激活TGF-β，促进心肌纤维化的形成。此外，糖尿病性心脏纤维化与心脏间质中明显的TSP1上调和沉积有关，在糖尿病患者心脏中，TSP1发挥基质保护作用，防止扩张性心肌重构，这一作用可能由于直接激活MMP所介导。在糖尿病心肌中，上调的TSP1进一步促进Ang Ⅱ的表达，抑制血管生成，导致稀疏毛细管网络的形成。

TSP2在年龄依赖性扩张型心肌病中起保护作用。与野生型小鼠相比，Thbs2$^{-/-}$小鼠在年轻时的存活率、心功能和心肌组织形态学表现无明显差异。然而，>55%的Thbs2$^{-/-}$小鼠在24～60周龄死亡，而野生型小鼠的死亡率低于10%。在TSP2缺失的情况下，老年小鼠表现出严重的扩张型心肌病，收缩功能受损，心脏扩张和纤维化加重。超微结构分析显示，衰老的Thbs2$^{-/-}$小鼠的心肌细胞应激和死亡加重，并伴有炎症反应和代偿性纤维化，而毛细血管和冠状动脉形态及密度未受影响。在Thbs2$^{-/-}$小鼠中，70%的小鼠死于ANG Ⅱ导致的心脏破裂，幸存小鼠发生心力衰竭。此外，TSP2通过影响心脏的免疫反应，在病毒性心肌炎中对损伤和功能障碍的心脏起到保护作用。在小鼠和人类心肌炎过程中，TSP2水平均升高。Thbs2$^{-/-}$小鼠缺失会导致炎症加剧，心肌坏死加重。TSP2在外周血中激活T调节细胞，从而抑制了由免疫反应引起的心脏损伤。

TSP4在心肌梗死、压力负荷和高血压诱导的心肌重构中表达上调，并影响影响ECM蛋白的构成。压力负荷诱导后，Thbs4$^{-/-}$小鼠心脏重量增加，间质胶原水平升高，但心肌细胞大小和凋亡不受影响。Thbs4$^{-/-}$小鼠中ECM沉积的增加同时伴随着心脏功能的下降和血管密度的降低，提示TSP4诱导的心脏纤维化在压力负荷诱导的心肌重构中起主要作用。此外，TSP4通过增加心肌细胞内钙浓度和改善收缩力，将亚急性心肌后负荷的增加与心脏的适应能力联系起来。TSP4的缺失对整个心脏、肌肉或分离的肌细胞对压力牵张的即时收缩反应没有影响。相反，整个心脏和

肌肉对慢性牵张压力的反应消失，而对分离的心肌细胞没有影响，这些结果提示了TSP4需要与胶原蛋白相互作用来维持肌细胞的基质应力。同时，TSP4可迅速恢复Thbs4$^{-/-}$小鼠肌肉的延迟力。因此，TSP4在压力负荷诱导的心肌疾病中的上调是一种适应性的改变。

TSPs一方面通过改变细胞外基质发挥调控心肌重构的作用，另一方面，TSPs还可以在细胞内通过调控内质网应激发挥作用。TSP1、TSP3和TSP4通过调节转录激活因子6α（Activating transcription factor 6α，ATF6α），从而介导内质网应激，运输小泡的扩张和增强蛋白质的转运和分泌通路。这种增强的蛋白质运输能力可以进一步保护损伤后的心肌和骨骼肌。TSP3缺失小鼠在一定程度上免受心脏损伤的侵袭。心肌细胞特异性过表达TSP3的小鼠受到压力负荷诱导后，心肌细胞明显肥大，显著加重了心室重构和扩张，心室功能下降，肺水肿和心脏纤维化更为严重。心肌细胞特异性过表达TSP3的小鼠遭受心肌梗死损伤后，同样表现出心脏增大，并且伴随心室扩张和心功能显著降低，提示了TSP3是心脏适应性反应不良的效应物。在机制上，TSP3通过降低整合素亚基在心肌细胞膜上的表达，破坏了细胞膜的稳定性，加重压力负荷诱导的心肌重构。

四、TSPs与临床转化

（一）临床早期诊断的应用

由于检验手段的局限，CT、MRI及多普勒超声成像技术是目前动脉瘤的常规诊断和检测手段。但是，这些成像技术无法用于准确确定临床前状态及预测主动脉夹层以及动脉瘤破裂的时间。主动脉直径的大小并不能作为判断A型或B型主动脉夹层的依据。因此，迫切需要发现相关的血液检查的生物标志物，使我们能够及时评估动脉瘤解剖或破裂风险。尽管在TSPs和主动脉瘤之间的关联尚未完全明确，但血清中TSP1水平增加可能与腹主动脉瘤呈负相关。此外，另一项动脉血栓分泌蛋白组学分析也提示了TSP1与腹主动脉瘤的负相关性。同时，Thbs2的变异等位基因和基因多态性与胸主动脉的相关性，提示我们对TSPs的进一步研究可能为主动脉瘤的早期诊断和风险预测提供帮助。

最近两项临床研究中发现，TSP2在血浆中的表达与心力衰竭显著相关，可以作为急性心力衰竭鉴别诊断的生物标志物，对TSPs的进一步研究有望将TSPs作为生物标志物应用于今后的临床检查。

（二）TSPs在抗纤维化治疗中的应用

TSP1对TGF-β的激活并促进下游信号通路转导是导致心脏及其他器官纤维化的重要因素。TSP1激活TGF-β

依赖于TSP1特定序列KRFK和潜在相关蛋白（latency-associated peptide，LAP）N基端保守序列LSKL之间的相互作用，两者的结合使LAP释放出激活的TGF-β使其与受体结合。人工合成的LKSL肽可以拮抗TSP1，抑制TGF-β活化释放。在糖尿病大鼠主动脉缩窄术诱导的肥厚型心肌病模型中，LKSL多肽治疗抑制了心肌纤维化的形成，使心脏功能得到改善。但在对LKSL的进一步研究中发现，LKSL可能增加ApoE$^{-/-}$小鼠发生腹主动脉瘤的风险，因此对于LKSL的安全性需要进一步探索。

（三）TSPs在血管新生相关疾病中的应用

基于TSP1和TSP2的抗血管生成活性，将第二个TSR第二链的结构合成多肽ABT-510进行Ⅱ期临床试验；然而，作为单一药物，ABT-510对转移性黑素瘤和肾细胞癌没有显著的临床疗效。但其改善了顺铂和紫杉醇的吸收和疗效，提示其与其他药物联用，可能在癌症治疗中起作用。另外，针对TSP1与FGF-β的结合位点开发的小分子药物以及传递完整的TSP1，TSP2或TSR的策略也在进一步研发中。

与癌症相反，血管新生受损与年龄相关的心血管疾病密切相关，如冠状动脉疾病和周围动脉疾病的患者中血浆和骨骼肌TSP1升高。TSP1与CD47信号传导的阻断可以增加缺血组织的存活率。除此之外，TSP1的C末端片段与CD47的高亲和力结合可能进一步参与CD47介导的巨噬细胞的免疫功能，提示我们对这一结合位点的进一步研究和药物研发可能为相关疾病的治疗提供新的思路和治疗靶点。

五、总结与展望

TSPs作为可由多种细胞分泌的ECM蛋白，其可以与多种ECM分子及细胞外受体结合的蛋白结构特征决定了其具有复杂的生物学效应。尽管对TSPs的研究已经持续了近半个世纪，但我们对其在心血管系统病理状态下的作用仍然认识不足。由于其生物学功能的多样性，我们更需要继续深入了解TSPs在不同心血管疾病发生及发展阶段中的可能作用及机制，为心血管疾病的早期诊断及精准治疗提供更多新思路。

（鲍乾坤）

交感神经支配心脏的作用研究现状

支配心脏的自主神经系统主要包括交感神经和迷走神经系统，其中交感神经发挥着重要作用，与多种心脏疾病密切相关。近年对心脏交感神经重构的研究成为热点，临床中多种心脏疾病的发生发展与交感神经有着潜移默化的联系。研究心脏疾病与交感神经之间的对应关系，对于心脏疾病的发病和药物的作用机制具有重要的临床和现实意义。目前对心脏交感神经重构的研究主要集中在心肌组织中分布的交感神经，而支配心脏的交感神经不止于此，还有更远端的交感神经。除了对心肌组织中的交感神经进行研究，很有必要对远端交感神经与心脏疾病内在联系的机制进行探讨，以便更加全面的了解心脏疾病的发病机制，为今后心脏疾病的治疗和药物的研发提供理论和实验参考。

本文主要介绍了支配心脏的交感神经的分布和心脏疾病后交感神经重构的发生情况，总结了交感神经的干预在心脏疾病治疗中的作用，以及交感神经对心脏的调控作用机制的研究现状，最后提出了一些新的设想。

一、支配心脏的交感神经的分布

支配心脏的交感神经来自大脑、脑干或脊髓低级中枢发出的神经支配（第一级神经元），这些神经元位于脑干和脊髓胸段，发出的神经（节前交感神经）穿过白交通支进入交感神经干，终止在第二级周围交感神经节内的神经元（节后神经元）位于颈上、颈中神经节和星状神经节内，之后发出节后神经纤维到达心脏并分布于心脏的各个部位。可见，支配心脏的交感神经不仅是分布在心脏组织中的交感神经，还有远端的交感神经。在支配交感神经的中枢神经系统中，脊髓、脑干、下丘脑和大脑皮质等对心脏功能的调控同样发挥着重要作用。如下丘脑是调控自主神经系统的高级中枢，可对心脏等内脏器官的生理功能进行调控。

交感神经干上的交感神经节是支配心脏的远端交感神经的一部分，即颈部和星状神经节等，这些神经节组织块大且含有丰富神经元，更容易进行各项科学研究。它们不仅可以传递交感神经节的上级神经元发出的节前信号，并传出节后信号达到心脏，可整合交感神经信息的传递，在支配心脏的过程中发挥着不可替代的作用，可作为心脏疾病治疗中的作用靶点。

二、心脏疾病中的交感神经重构

心脏交感神经会随着心脏疾病的发生发展而发生重构。目前对于心脏交感神经重构的研究主要集中在两个方面。首先是心脏疾病状态下心脏交感神经重构，通过分子生物学和免疫组化等实验手段研究疾病状态下的心肌组织中交感神经的改变。其次是通过心交感神经的阻滞来改善或辅助治疗某些心脏疾病。而交感神经重构的研究多数集中在心肌组织中分布的交感神经，通过对心肌中酪氨酸羟化酶（TH）、神经生长相关蛋白43（GAP43）和神经生长因子（NGF）等因子的测定反映交感神经重构的程度。

不同心脏疾病下交感神经重构是不同的。以心肌梗死为例，心肌梗死后心脏不仅在功能和结构上发生改变，随着心肌的缺血、损伤、坏死和重构，同一区域的交感神经也随之发生一定程度的损伤、坏死和重构，且交感神经损伤后的修复十分活跃。由此引起的交感神经重构，主要包括去神经化、神经萌芽及过度再生，导致神经对心肌活动支配的不均一性。交感神经的改变会对梗死周边的心肌细胞的自律性、不应期和传导速度发生影响，引起心脏电传导紊乱，是心律失常发生和维持的重要机制。大量文献报道表明，心肌梗死后心脏的交感神经重构是致命性心律失常的重要原因。另外，心肌缺血和梗死会造成交感神经的过度兴奋。交感神经对于心脏的支配主要是通过调节心脏组织中神经递质的释放来实现的。去甲肾上腺素（NE）是主要的神经递质，它与神经细胞膜兴奋性有关。交感神经释放NE，作用于肾上腺素能受体兴奋心脏，增加心率和心肌收缩力。心肌缺血情况下NE的大量释放和堆积就会对心肌和神经具有毒性作用，极易造成心律失常的发生。而且梗死后在心肌组织中交感神经释放的神经递质增加也会改变心肌细胞本身离子通道的电流特性，加剧心肌的电不稳定性。临床和实验研究表明，MI后不仅会造成心肌组织中的交感神经重构，同时交感神经节神经节也发生显著改变，如神经节的神经萌发、突触密度，以及神经节整体活性的显著增加。神经节中这些改变会进一步对心脏产生影响。因此，有效干预交感神经重构和降低交感神经活性是防治心肌梗死后心律失常的有效手段，对心肌缺血和梗死的预防和治疗具有重要意义。目前临床上，大多数研究以减少MI后诱发心律失常来减少MI发病率和死亡率。除此之外，心力衰竭、心肌肥大、高血压等多种心血管疾病都涉及交感神经的重构和交感神经活性的变化。可见，交感神经在心脏疾病中的重要作用。

三、交感神经的干预在心脏疾病中的作用

很多报道指出，可以通过对交感神经的干预（药物或物理因子）来达到治疗或辅助治疗心脏疾病的目的。如对交感神经节的封闭或阻滞可改善或治疗心肌缺血、心绞痛或自发性高血压等。而实验和临床研究中，以对星状神经节的干预更为多见。例如，向星状神经节注射药物或物理刺激，又或者阻滞与切除，具有抑制或诱发心律失常的发生，因此选择性干预交感神经节可达到防治心律失常发生的目的。有文献报道，对星状神经节的靶向消融可抑制缺血诱导的心脏自主神经失衡和心脏电生理不稳定性，对心肌梗死诱导的室性心律失常有保护作用。对星状神经节切除或电刺激可改善血流量和血管收缩，降低房颤的诱发率并逆转心房电重构。静脉麻醉联合星状神经节阻滞有利于围手术期血管舒缩因子的调节和开胸手术，可保护心肌并有效抑制患者麻醉诱导和气管插管期间的应激反应。除此之外，胸交感神经高位阻滞改善慢性心力衰竭患者冠状动脉微循环障碍，有助于逆转心肌重塑和功能障碍，而且可促进心肌毛细血管生长。也有实验研究表明，对于颈上神经节切除会使心脏神经支配部分丧失，并不影响急性心肌损伤和梗死面积，但可显著减轻心肌梗死后的心肌炎症、心肌细胞肥大和整体心功能不全的情况。通过罗哌卡因阻滞左侧颈上神经节可达到抑制肺动脉高压的目的。同时交感神经节切除术对健康心脏没有明显的负面影响。由此看来，交感神经节阻滞可起到治疗和辅助治疗心脏疾病的目的，有必要对它的干预治疗机制通过各种实验方法进行更全面的分析研究。

四、交感神经支配心脏的机制研究

交感神经在支配心脏过程中会发出神经冲动到达心脏，直接影响着心脏的搏动频率和收缩强度。而交感神经的神经冲动、某些蛋白质、受体和因子的变化直接会影响着心肌组织中神经递质释放和心脏功能变化。目前交感神经支配心脏的机制方面的研究报道较少，具体机制研究主要有以下几个方面。

首先，心脏疾病后交感神经节神经元离子通道特性显著改变。离子通道是各种无机离子跨膜被动运输的通路，是神经系统中信号转导的基本元件。生物膜对离子的通透性与多种生命活动过程密切相关，是维持正常生命过程的基础，它的功能范围从动作电位的产生和传播、感觉传导、突触传递，到肌肉收缩、细胞周期的协调和渗透调节等。交感神经节神经元细胞膜含多种离子通道，是神经元产生动作电位（AP）的基础，AP进一步影响交感神经

整体的神经电冲动的传递和交感神经的兴奋性。交感神经的兴奋性的变化会影响着心脏的电生理改变。交感神经节神经元细胞膜上含钠、钙、钾通道等多种离子通道。在周围神经节神经元中，钠通道主要由SCN9A基因编码，它开放的主要作用是使细胞除极，并传播动作电位，是动作电位传播过程中内向电流的主要成分。神经元钙通道主要是N型钙通道，主要由CACNA1B基因编码，与神经递质的释放直接相关。钾通道是动作电位复极化过程中的主要成分，由多个基因编码。这些离子通道在调控交感神经节神经元兴奋性及交感神经兴奋性信息传递过程中发挥重要作用。比如，心肌缺血和梗死后不仅心肌中交感神经会发生重构，交感神经节神经元钠、钙和钾通道电流幅值的增大，且对应的通道蛋白mRNA表达增加。除了这些电压门控的离子通道，此外还有受体门控的离子通道在支配心脏过程中同样发挥作用。这些表明，在心肌疾病情况下，交感神经节神经元的离子通道在交感神经兴奋性传递中的重要作用。

其次，心脏疾病后交感神经节中的多种蛋白参与了信息传递的过程。在交感神经支配心脏过程中，多种相关蛋白质起着重要作用。如神经生长因子（NGF）在维护交感神经中起着至关重要的作用。NGF能调节交感神经元和感觉神经元受体的表达和神经元的活动。在星状神经节中注射NGF可以改善衰竭心脏中NE的再摄取。神经细胞外的钙离子结合蛋白S100A1是重要的心脏功能调节者，它的变化会影响到交感神经元钙离子通道和动作电位特性，并影响交感神经轴突末梢的递质释放，进而影响了心率的改变和心肌的收缩。其次，受体是存在细胞膜上或胞质内的蛋白质大分子，配体与它结合后会产生一系列的反应，如酶的激活和灭活、神经元的兴奋或抑制、递质或激素的释放等。在交感神经节调控心脏疾病的过程中，多种相关的受体发挥重要作用。比如，嘌呤核苷酸ATP既可作为酶促反应的能量来源，也可作为配体门控离子通道和G蛋白偶联受体的第一信使。细胞外ATP激活P2X配体门控型非选择性阳离子通道受体涉及多种生理功能和病理生理变化。如交感神经节中的P2X3和P2X7受体参与糖尿病性心脏自主神经病变和心肌缺血后信息的传递过程。另外，组胺是一种氨基酸类神经递质，也在交感神经节中存在。在正常生理条件下，颈上神经节的组胺H_1受体在交感神经活动的调节中发挥了重要作用。而在心脏交感神经急性缺血情况下，组胺H_2受体介导了心脏交感神经活性。这些都表明，交感神经中多种蛋白参与了交感神经调控心脏的过程。

最后，心脏疾病后交感神经节中的其他因子也发挥重要作用。交感神经节中促炎症细胞因子白介素17a通过与其受体结合激活下游炎性信号，从而加剧交感神经节重构，进而导致心室电生理特性的不稳定。颈上神经节中趋

化因子CCL5和CCR5介导的信号转导可调节糖尿病心血管自主神经并发症。此外还有其他因子在交感神经对心脏的调控中发挥重要作用。神经生长导向因子Semaphorin 3A（SEMA3A）在交感神经节神经发育过程中起着重要作用，该因子可降低心肌梗死后星状神经节萌芽和GAP43的表达，降低电刺激的诱发室性心动过速的易感性。因此可见，交感神经中的多种因子参与了交感神经调控心脏的过程。

以上主要为目前研究报道中涉及的交感神经调控心脏机制相关的一些离子通道、某些蛋白质和相关因子的研究的一部分。总体上在交感神经调控心脏机制研究方面的文献相对较少，未来还有很大的发展空间。

五、总结和展望

交感神经在支配心脏的过程中起着关键作用，对其调控心脏的机制研究具有重要的价值，可在临床治疗中起到很好的指导作用。目前相关的实验和临床研究报道相对较少，有必要进行深入的机制研究。在之后的研究中，我们可以通过分子生物学等实验手段筛选在心脏疾病模型中交感神经（尤其是交感神经节）发挥作用的受体、蛋白质、基因以及其他相关因子。通过免疫组化分析、分子生物学、细胞电生理、细胞实验等多种实验方法，从动物整体和细胞水平对交感神经中参与心脏调控因子支配心脏的机制进行全面研究。同时在细胞水平和动物在体对某因子进行过表达和敲低实验，对该因子调控心脏功能的具体机制进行深层次研究。通过实验研究找到交感神经调控某些心脏疾病的具体靶点，而通过对该靶点的干预达到改善或治疗心脏疾病的目的，这可为之后临床治疗和药物的研制提供可靠的实验基础。

总之，交感神经支配心脏的机制研究还有很多亟须我们去解决的问题。本文简要介绍了支配心脏的交感神经的分布情况，总结了心脏疾病后的交感神经重构、交感神经干预在治疗中的应用及机制方面的研究现状。而更深层次的揭示交感神经在心脏疾病的发病机制中的作用研究，在未来有待进一步的深入研究和发展。

（程立君）

PCSK9参与心血管系统炎症反应的研究进展

动脉粥样硬化(atherosclerosis, AS)是部分心脑血管疾病的重要病理基础改变, 随着基础医学研究的深入, 人们对AS的认识不再局限于脂质的沉积。炎症反应作为AS发生发展的重要环节之一, 国内外学者对此的研究也越来越多, 炎症假说在证据积累的过程中不断完善。其中蛋白转化酶枯草杆菌/kexin类型9(proprotein convertase subtilisin kexin9, PCSK9)在21世纪初发现与家族性高脂血症密切相关, 随着研究深入, PCSK9与低密度脂蛋白胆固醇(low density lipoprotein cholesterol, LDL-C)水平及炎症反应间的关系论证也在不断更新, 其中动脉粥样硬化斑块不稳定性增加与炎症反应的关系再次得到论证, 因此以炎症反应为出发点, 通过探究动脉粥样硬化的炎症机制及新型靶向药物的作用机制, 寻找临床试验证据支持和炎症标志物指导就显得尤为重要。本文就PCSK9参与心血管系统炎症反应的研究进展进行综述, 旨在总结探讨PCSK9参与心血管系统炎症的过程和PCSK9抑制剂的抗炎作用方面研究进展。

一、PCSK9的结构和功能

PCSK9是分泌性前体蛋白转化酶(PC)家族的重要成员之一, 主要在肝脏中高表达。2003年首次发现并克隆PCSK9基因不久后, 由Abifadel等首次报道, 常染色体显性遗传的家族性高胆固醇血症与PCSK9功能获得性突变具有相关性。由此人们开展了一系列研究, 进一步探究PCSK9基因表达/抑制在脂代谢、炎症反应方面的作用。其中PCSK9表达水平的升高与循环血液中LDL-C水平升高的相关性已有报道, 由此也衍生了对于新型降脂药PCSK9抑制剂的临床试验, 为PCSK9抑制剂降脂药于临床应用的安全性和可靠性提供循证学依据。与此同时, PCSK9抑制剂的抗炎作用也更多地被提及和研究, 或许会更加完善动脉粥样硬化的炎症学说理论及相关诊疗指南。

二、PCSK9的促炎症机制及证据

炎症学说是21世纪以来对动脉粥样硬化机制研究的重要学说之一, Peter Libby等逐步完善并提出动脉粥样硬化的炎症起源假说, 并于2002年首次系统地阐述了炎症反应与动脉粥样硬化发生发展的关联。该学说认为炎症反应与动脉壁早期的脂质沉积同时发生, 并一直影响着动脉粥样硬化斑块的发展乃至结局, 是影响心血管事件发生的重要危险因素之一。

在阐明AS炎症过程的研究中, 认为炎症反应参与了动脉粥样硬化的发生, 当长期暴露在LDL-C的情况下, 促进氧化修饰的低密度脂蛋白(oxidized low density lipoprotein, ox-LDL)形成, 同时与清道夫受体结合, 促进了巨噬细胞对于脂质的吞噬等一系列免疫反应, 开始形成泡沫细胞(早期粥样硬化的关键标志), 同时还包括其他免疫细胞的募集和细胞因子的释放, 进而产生炎症反应的持续作用。在多项旨在探索PCSK9促炎机制的研究中, 认为PCSK9基因参与了动脉粥样硬化的炎症反应。

但是迄今为止, 动脉粥样硬化的炎症假说尚未得到充分证实。最近的CANTOS研究发现抗白介素1β(interleukin 1β, IL-1β)抑制剂canakinumab可将伴有高敏C反应蛋白(high sensitive C-reactive protein, hs-CRP)升高的近期心肌梗死患者的主要不良心血管事件减少15%, 同时hs-CRP和白介素6(interleukin 6, IL-6)的水平较基线水平明显降低, 但脂质水平未显示降低。这项研究反映了IL-6信号通路的调节与心血管事件发生的降低有关, 但与血脂水平的下降可能无关, 同时也证实了炎症反应是动脉粥样硬化中的重要独立因素。然而该研究只能阐述IL-6信号通路异常与心血管事件发生的相关性, 其深层机制研究还需要相关基础研究进一步证实。

(一)间接促炎症作用

高脂血症可诱导炎症的发生, PCSK9的活性形式与LDL受体(LDLR)的EGFA结构域结合, 并促进LDLR在细胞内降解, 从而干扰了LDL-C被肝细胞摄取并降解的过程, 由此升高循环中LDL-C的浓度, 使机体内的脂代谢过程发生改变。由此PCSK9通过对LDL-C的调节作用起到了促炎作用。研究显示, 在脂肪细胞与巨噬细胞共培养过程中, 核因子κB(nuclear factor kappa-B, NF-κB)在两者中都被激活, 并对促进诱导的促炎细胞因子(如MCP-1、TNFα)增加起着关键作用, 同时在Toll样受体-4(Toll-like receptor-4, TLR-4)/NF-κB信号通路的介导下, 氧化修饰的低密度脂蛋白(Oxidized low density lipoprotein, Ox-LDL)在TLR4的部分介导下使巨噬细胞向泡沫细胞分化, 并且ox-LDL/β2糖蛋白Ⅰ(β2-glycoprotein Ⅰ, β2GP Ⅰ)/

抗β₂GPⅠ复合物的推动下，进一步产生促炎症因子（如单核细胞趋化蛋白-1（monocyte chemoattractant protein-1, MCP-1）、肿瘤坏死因子α（tumor necrosis factor α, TNFα），使得动脉粥样硬化的炎症反应发生并持续存在。

糖代谢异常及胰岛素耐受状态与机体炎症反应有密切关系。研究发现PCSK9基因缺陷小鼠出现糖耐量受损和胰岛素异常表现，同时由于糖代谢和脂质代谢存在交叉的生化途径，胰岛素似乎通过双重效应调节PCSK9，包括通过上调SREBP-1c转录因子诱导和通过抑制hNF-1α表达抑制，从而影响多代谢途径，使得炎症反应与血糖代谢异常间产生了联系。

（二）直接促炎症作用

PCSK9除了通过影响胆固醇代谢产生间接的促炎作用外，可能还存在绕过LDL-C调节途径的直接促炎作用。最近一项基础研究表明，PCSK9基因的缺失通过独立于LDLR的机制来减少动脉粥样硬化的发生，同时PCSK9基因缺陷小鼠内皮细胞中黏附因子（intercellular cell adhesion molecule-1, ICAM-1）和趋化因子（MCP-1、MCP-3）表达下调，据此推测PCSK9的促炎症作用存在直接通路，绕过对LDL-C的浓度调节导致的间接促炎反应。

PCSK9基因的表达受固醇调节元件结合蛋白（Sterol-regulatory element binding proteins, SREBP-2）和肝细胞核因子1α（hepatocyte nuclear factor 1α, HNF1α）的转录调控改变，同时饥饿和饱腹状态也是SREBP激活的决定因素，也影响了LDLR基因的表达。有研究表明，PCSK9在巨噬细胞中过表达上调TLR4的表达，伴随着较高的NF-κB核转位（是炎症反应的重要调节因子），促进炎症因子的释放。并且研究发现PCSK9与细胞凋亡间具有相关性，抑制PCSK9的表达会影响Bcl-2/Bax比值变化（用来描述细胞凋亡能力），导致凋亡过程的减弱。此发现进一步提示PCSK9的促炎症作用仍有部分来自可直接调节炎症因子的释放，不单纯依靠脂代谢和糖代谢异常，也提示应对动脉粥样硬化的抗炎机制更加深入的研究，以更清晰合理的炎症机制来指导临床疾病的诊治。

三、心血管炎症风险标志物分类

心血管炎症标志物与炎症因子间具有重叠性，但不完全一致，炎症标志物范围略小于炎症因子范围，主要是以炎症反应中的关键且可监测因子为选取指标，旨在及时了解心血管不良事件的风险及临床治疗的收益效果，以此为标准提供给患者更精准的诊治方案。

参考部分文献，大概可以将心血管炎性反应标志物分为血细胞相关标志物、急性期蛋白标志物、促炎症细胞因子标志物（表1）。

表1 部分炎症相关指标分类

项目	正相关指标	负相关指标
血细胞相关标志物	红细胞沉降率，单核细胞白细胞计数，中性粒细胞数	
急性期蛋白标志物	血清CRP，淀粉样蛋白A同型半胱氨酸，纤维蛋白原	
促炎症细胞因子标志物	白介素1、2、6、8，TNFα白介素1β	白介素10

最常使用研究的炎症指标hs-CRP，是一种肝源性、与炎症相关的急性期蛋白，在循环中容易检测；对于评价全身性炎症改变时来说，是一个方便易得但特异性有限的临床检测指标。考虑hs-CRP对于预测未来心血管事件具有独立相关性。有学者将hs-CRP作为分类的一项重要指标，将急性冠脉综合征（acute coronary syndrome, ACS）的斑块病变分为斑块破裂伴全身炎症、斑块破裂不伴全身炎症、斑块侵蚀、斑块不伴血栓4种分型，从而指导ACS的分层诊断和治疗。

简述其他几个常用炎症标志物中，MCP-1是负责单核细胞向内膜中活跃炎症部位迁移的主要趋化因子，在梗死愈合的炎症阶段，MCP-1介导巨噬细胞募集，与之后泡沫细胞及动脉粥样硬化发展有重要关系。IL-6是一种多功能细胞因子，在炎症的急性期是重要的炎症反应蛋白刺激因子，促进了包括hs-CRP、血清淀粉样蛋白A、纤维蛋白原等。

四、PCSK9抑制剂与炎症标志物的相关性及抗炎作用的试验依据

炎症指标的改变一方面反映患者的急性炎症状态，另一方面可以作为预测指标来综合评估患者的预后，标志动脉粥样硬化斑块破裂的风险。探究PCSK9抑制剂与炎症指标间的相关性对解释临床研究结果和临床疾病诊治有重要的指导作用。

炎症过程不仅促进动脉粥样硬化的发生和发展，而且决定性地促成动脉粥样硬化的急性血栓并发症。循环血液中的PCSK9浓度随冠状动脉病变的严重程度增加而增加。既往报道显示，炎症刺激PCSK9的表达，而小干扰RNA介导的PCSK9的敲除可减弱促炎基因的表达，这提示PCSK9与机体炎症标志物改变具有相关性。同时有研究显示在男性中，血浆PCSK9浓度与白细胞及其亚群（淋巴细胞）的计数呈正相关，支持了PCSK9与炎症标志物的相关性。有学者指出，炎症标志物的升高可独立于心肌损害预测急性冠脉综合征患者的预后。

Schuster等发现给予APOE*3Leiden.CETP转基因小鼠高脂饮食和PCSK9-mAbl（PCSK9单克隆抗体），进行了18个月的研究后，斑块巨噬细胞浸润减少，激活趋化因

子［如趋化因子（C-X-C基元）配体（chemokine（C-X-C motif）ligand，CXCL）1、10、13］下降、补体C5a下调等一系列炎症反应减少指标；Landlinger等同样是在小鼠中使用PCSK9-AT04A疫苗进行研究，在证实降脂作用（血清胆固醇减低53%）的同时，也发现此干预对炎症的抑制作用，包括降低循环趋化性炎症细胞因子［巨噬细胞集落刺激因子-1（Macrophage colony stimulating factor，M-CSF-1），血管内皮生长因子-A（vascular endothelial growth factor-A，VEGF-A）等］的水平。

此外，PCSK9单克隆抗体RG7652的大型多中心随机对照试验显示，拮抗PCSK9治疗24周，对冠心病高危者或已确诊冠心病患者的LDL-C在50%～60%的显著性降低，但是hs-CRP和促炎细胞因子IL-6和TNF-α的循环水平没有明显影响。推测可能LDL-C与hs-CRP无直接相关性联系，抑或PCSK9抑制剂的具体抗炎机制通路中不包含hs-CRP的参与。同样的，采用Canakinumab（CANTOS研究中使用的IL-1β抗体）治疗不会改变LDL-C水平。这表明或许PCSK9的主要作用仍是降低LDL-C水平，给患者带来更大获益，同时LDL-C水平与hs-CRP间存在独立性，在人群研究中PCSK9的抗炎作用尚需积累更多的证据。

临床试验中也有报道显示PCSK9单克隆抗体Alirocumab和Evolocumab能逆转单核细胞的促炎症作用，减少单核细胞内脂质积累，并降低趋化因子（C-C基元）受体2（chemokine（C-C motif receptor 2，CCR2）的迁移作用，同时显示TNF-α的降低和抗炎症细胞因子白介素-10（interleukin-10，IL-10）的产生增加。动物模型类似遗传性高脂血症，显示出PCSK9抑制剂的抗炎作用，这是否说明PCSK9抑制剂对于家族遗传型高胆固醇血症患者与混杂因素导致的动脉粥样硬化患者间的作用机制存在差异，导致药物作用观察出差异性抗炎效果，仍需进一步研究讨论。

最近对于ODYSSEY研究的进一步分析，在PCSK9单克隆抗体Alirocumab的治疗中，冠状动脉疾病的全基因遗传风险评分（PRS）较高的人群获益更加明显。与安慰剂组对比，高遗传风险评分（PRS）组MACE事件发生的绝对风险和相对风险分别降低6%和37%，明显高于低遗传风险评分（PRS）组的1.5%和13%。由此证明了对治疗人群的精准划分可以显著提高PCSK9抑制剂的临床获益。

以上关于PCSK9抑制剂在临床试验中的抗炎作用仍存有分歧，或许与采用不同类型抑制剂有关，同时也许需要更多的炎症指标的监测和试验研究数据来进一步综合分析。与此同时，对于PCSK9抑制剂安全性的研究已初有成效，基于荷兰一家大型大学医院238例门诊者调查显示，在真实世界随访中观察到的PCSK9抑制剂的脂质减少和不良反应状况与大型临床试验中的观察结果相当，同时Evolocumab和Alirocumab也已经获批准上市，相信关于PCSK9抑制剂的研究和临床证据会得到更为广泛的论证。

五、总结

综上所述，对于动脉粥样硬化机制的研究逐步深入，炎症学说也渐渐得到学者们的普遍接受。随着对PCSK9的多层次研究开展，将会有越来越多的证据揭示PCSK9在动脉粥样硬化中的促炎症作用分子机制，从而有助于阐释PCSK9在干预调节循环中LDL-C浓度之外的多效性作用。此外，部分学者还对PCSK作用于免疫细胞等方面进行研究，探讨PCSK9的直接参与炎症反应的机制。目前，鉴于PCSK抑制剂的高昂治疗费用，制定更为精准的炎症标志物和遗传风险评分对于其获益人群的筛选至关重要。

（周　欣　刘航宽　杨　清）

ox-LDL刺激内皮细胞产生氧化应激与动脉粥样硬化形成的关系

动脉粥样硬化是患者死亡、发病，以及全球范围内的成人残疾的主要原因。根据动脉粥样硬化斑块的存在位置（主动脉、冠状动脉、股动脉或颈动脉）的不同可能导致心肌梗死、心绞痛、主动脉瘤、外周动脉疾病或卒中。动脉粥样硬化不再被认为是由脂质在动脉壁沉积引起的疾病。这是一种复杂的心血管疾病（CVD），涉及多个因素，包括内皮功能障碍、氧化低密度脂蛋白（ox-LDL）、炎症和氧化应激。动脉粥样硬化的复杂机制也包括某些可调控的因素，如糖尿病、肥胖、血脂蛋白异常、高血压、吸烟和缺乏锻炼等，以及一些不可调控的因素，如年龄、性别和遗传倾向。相关研究已经揭示了动脉粥样硬化及其危险因素之间的关系，包括高胆固醇血症、吸烟、缺乏运动在氧化应激和炎症的过度产生中的作用。本文旨在概述ox-LDL引起的内皮细胞的氧化应激在动脉粥样硬化形成中的作用。

一、动脉粥样硬化的发展过程

动脉粥样硬化是一种以动脉壁内脂质积聚为特征的血管疾病。动脉粥样硬化的发展是一个复杂的级联反应，其中脂质代谢异常、氧化应激和持久的炎症起主要作用。动脉粥样硬化发生过程中的一个重要事件是内皮细胞接受多种刺激后在血管腔内表达黏附分子，这其中包括了高水平的活性氧（ROS）和促炎症细胞因子的表达。随后，它促进循环单核细胞黏附于血管内皮，并使其向内膜迁移，从而进一步向损伤部位吸收更多的炎症细胞，最终形成以其丰富脂质为核心的动脉粥样硬化斑块。内皮下巨噬细胞摄取修饰性低密度脂蛋白（modified LDL）导致泡沫细胞的形成，而泡沫细胞是动脉粥样硬化病变发生的关键决定因素。此外，动脉粥样硬化通常与其他代谢性疾病有关，如脂肪肝。肝脏在调节脂质代谢和氧化还原状态的稳态中起着中心作用。肝功能障碍可通过血脂异常和全身炎症的恶化进一步促进动脉粥样硬化的发展。

二、内皮细胞及其在动脉粥样硬化形成中的作用

血管内皮功能障碍可能是促进动脉粥样硬化损伤发展的加速器，血管内皮是血管内稳态的主要因素。而内皮细胞则是血管内皮中的关键成分，可以产生许多调节血管生成、炎症、氧化应激、一氧化氮（NO）产生、血管张力和通透性的因子。内皮细胞的增殖和迁移是血管生成（无论是生理或病理形成过程）的必要条件。内皮细胞凋亡也参与在动脉粥样硬化的发病机制之中。血管内皮细胞释放的NO也是血管活性物质之一，参与许多信号通路，从而维持正常的内皮细胞功能。此外，NO可保护内皮细胞免受促炎细胞因子以及由ox-LDL诱导表达的血小板聚集和黏附分子的损伤。内皮细胞中ROS的过度产生也是内皮细胞功能障碍的必要步骤。

三、氧化应激及其存在于人体内的证据

氧化应激是指超出机体对抗其有害作用的氧化物质的过度生成，它会使天然低密度脂蛋白–胆固醇发生氧化。氧化应激，参与了动脉粥样硬化发展的中的重要病理过程，如内皮功能障碍和巨噬细胞补充和粘连，以及易损斑块进展，如斑块内出血、新生血管形成和纤维帽厚度变化。氧化应激与全身炎症、内皮细胞增殖凋亡和血管收缩有关，这些因素导致内皮功能障碍，进而导致动脉粥样硬化。此外，在粥样斑块中，氧化应激和炎症通过基质金属蛋白酶（matrix metalloproteinase，MMP）的分泌导致纤维帽变薄和破裂。涉及动脉粥样硬化氧化应激和炎症的主要成分包括免疫细胞、巨噬细胞、细胞因子、脂质、内皮细胞、平滑肌细胞的增殖和转化。其中内皮功能障碍、内皮黏附和促炎巨噬细胞的极化，这些因素直接参与了动脉粥样硬化斑块的进展，而这一过程已知是由氧化应激和炎症机制调节的。

大量研究表明，动脉粥样硬化的几乎所有危险因素（包括糖尿病、高血压、血脂异常、吸烟、高同型半胱氨酸血症和肥胖）均可以导致氧化应激的增强。这一假设可以在不同的方面得到论证。

1.在亚临床或临床动脉粥样硬化患者中，LDL氧化程度增加。

2.急性冠脉综合征（acute coronary syndrome，ACS）患者血清ox-LDL水平高于稳定型冠心病患者，提示急性氧化应激是急性冠状动脉综合征的基础。这将血浆ox-LDL水平与预后联系起来。虽然这种相关性在一些研究中是明显的，但其他受试者未能显示出类似的相关性。这可能反映了在血浆或血清中ox-LDL测定中的不稳定性，但也可能受了患者服用可能影响LDL氧化的大量药物的影响。

3.抗ox-LDL的血浆抗体水平在一些研究中有所增加，但并非在所有研究中都有增加。这种差异可能反映了

使用不同表位的ox-LDL测定方法上的差异。

4.多项研究显示冠状动脉粥样硬化患者内皮依赖性血管舒张功能减弱。一些研究表明，冠状动脉粥样硬化患者的后代也表现出内皮依赖性血管舒张功能的降低。内皮依赖性血管舒张反应被认为反映了内皮源性NO的合成、释放和活性。而NO的生成或活性降低被认为是由于氧化应激增加所致。

5.内皮依赖性血管舒张功能的丧失与冠状动脉粥样硬化和高胆固醇血症患者血浆ox-LDL水平相关。

6.几乎所有的冠状动脉危险因素均与内皮依赖性血管舒张功能的减弱有关。

7. Kume等的研究显示，急性冠脉综合征患者血浆植物血凝素样氧化低密度脂蛋白受体-1（LOX-1）水平升高，而稳定型心绞痛患者血浆LOX-1水平不升高。由此推测，LOX-1水平的升高是比天然低密度脂蛋白胆固醇水平更有意义的急性冠状动脉综合征的一个预测指标。

8.与ROS对内皮细胞的损害作用相一致，血浆中被称为微颗粒的内皮细胞残留物在冠状动脉危险因素中是升高的，它可能起着促血栓形成的作用。

9.氧化剂能激活血小板和炎症细胞，促进血小板–中性粒细胞/单核细胞混合物的形成，并且这些混合物的水平在不稳定型心绞痛患者的循环系统中是增加的。

四、ox-LDL的形成及其对内皮细胞功能的影响

ox-LDL是一种比天然的未经修饰的LDL更有效的动脉粥样硬化介质。ROS可引发脂质过氧化，导致天然未修饰低密度脂蛋白（LDL）的活化，进而导致ox-LDL的形成。这些反应涵盖了多种酶系统，如烟酰胺腺嘌呤二核苷酸磷酸（NADPH）氧化酶（产生超氧阴离子）、线粒体电子运输酶、黄嘌呤氧化酶、脂氧合酶、环氧合酶、髓过氧化物酶、细胞色素P450酶和非偶联内皮型一氧化氮合成酶（eNOS）。ROS的一个重要来源就是eNOS的解偶联，而ROS进而将天然的未修饰LDL氧化成ox-LDL。

LDL对维持内皮细胞的正常功能很重要，但在高浓度的情况下，它会导致内皮细胞的功能障碍和动脉粥样硬化的形成。在过去的几十年中，人们已经非常清楚地看到，ox-LDL在动脉粥样硬化的发生和发展中比天然的低密度脂蛋白胆固醇更重要。ox-LDL导致内皮功能障碍，这是动脉粥样硬化形成的第一步。ox-LDL通过与许多清道夫受体（scavenger receptor, SR）如SR-A1、SR-A2和凝集素样ox-LDL受体（LOX-1）结合发挥作用，进而上调内皮细胞自身受体LOX-1的表达。此外，ox-LDL还促进平滑肌细胞、单核/巨噬细胞和成纤维细胞的生长和迁移。ox-LDL也会导致ROS的产生，在生理浓度下，它可以抵抗有毒药物对身体的侵袭，但当过量时，会导致氧化应激状态，进而导

致内皮细胞的功能障碍。

五、ox-LDL在粥样斑块的形成中的作用

动脉粥样硬化形成的第一步是形成脂肪条纹，它是富含ox-LDL的单核巨噬细胞的内皮下沉积物。ox-LDL结合于内皮细胞上的特异性受体，进而引起内皮细胞的活化和损伤。ox-LDL对内皮细胞的初始损伤导致黏附分子的表达，从而导致单核细胞的聚集并迁移到内皮下层。这些单核细胞在内皮下区域分化为巨噬细胞，并通过许多SR摄取ox-LDL。随后巨噬细胞转化为泡沫细胞。泡沫细胞又能促进炎症反应，表达生长因子，导致平滑肌细胞增殖，并从中膜向内膜迁移。ox-LDL还刺激成纤维细胞胶原的形成，导致脂肪条纹上形成纤维帽。纤维斑块的破裂，或被金属蛋白酶（MMPs）侵蚀能削弱斑块，使血小板黏附、聚集并形成富含血小板的白色凝块。有趣的是，ox-LDL也增加了MMPs的产生、释放和活性。

六、LOX-1及其与动脉粥样硬化的关系

凝集素样氧化低密度脂蛋白受体（LOX-1），属于凝集素型D清道夫受体，最初于1997年从主动脉内皮细胞克隆而来。近些年来，LOX-1这种具有C型凝集素样胞外结构域和短细胞质尾的Ⅱ型膜蛋白ox-LDL受体，在ox-LDL对内皮细胞功能的影响中得到了广泛的重视，因为一些细胞将LOX-1作为ox-LDL的受体，除内皮细胞外，还包括了单核细胞、血小板、心肌细胞和血管平滑肌细胞以及肾、肺和神经元组织等。LOX-1在ox-LDL诱导的血管平滑肌细胞凋亡及MMP的产生中起作用，可导致斑块破裂并导致急性冠状动脉综合征。且LOX-1在急性冠脉综合征和稳定的冠状动脉疾病患者的细胞膜和膜质内表达明显升高。

LOX-1在动脉粥样硬化形成中的作用有几个方面的证据支持。

1. LOX-1在ox-LDL的结合、内化和蛋白质降解中起着重要的作用。

2. ox-LDL通过激活LOX-1诱导内皮功能障碍/凋亡，是动脉粥样硬化发生初期血管生物学上的一个重要过程。

3.此外，ox-LDL，以及其他动脉粥样硬化的中介物，如AngⅡ、细胞因子、物理压力、晚期糖基化终产物，都对LOX-1有调节作用。

4. LOX-1在糖尿病、高血压和血脂异常等病理条件下表达动态上调。

5. LOX-1存在于动脉粥样硬化斑块起源的细胞中，在人和动物体内动脉粥样硬化病变组织中可见大量的LOX-1表达。

LOX-1在动脉粥样硬化中致病作用的确切证据，来源于对低密度脂蛋白受体（LDL-R）基因敲除小鼠进行

高胆固醇饮食喂养产生动脉粥样硬化模型的研究。虽然LDL-R基因敲除小鼠在主动脉内表现出广泛的动脉粥样硬化，包括内皮功能障碍、炎症、纤维化、平滑肌细胞迁移和增殖等过程，但同时缺失LOX-1的小鼠的动脉粥样硬化及其伴随的后遗症明显减少，尽管它们给予高胆固醇饮食处理的条件是相同的。这直接证明，LOX-1在动脉粥样硬化的形成过程中起着重要的作用。

七、总结

综上所述，ox-LDL在动脉粥样硬化中起多重作用，而LOX-1清道夫受体介导了ox-LDL诱导的多种效应，ox-LDL-LOX-1相互作用可以改变多个下游基因位点的表达水平，诱导氧化应激反应，增加细胞内的ROS产生，进而导致了内皮细胞功能失调、增殖和凋亡。内皮细胞是血管内皮的重要组成部分，它受到刺激后会表达黏附因子，促进单核细胞的黏附及转化为巨噬细胞。巨噬细胞能够进一步地吞噬ox-LDL而形成泡沫细胞。泡沫细胞参与了粥样斑块的形成，并在动脉粥样硬化病变起着关键性作用。阻断LOX-1的表达可在一定程度上改善细胞功能，减少动脉粥样硬化病变的形成，提示LOX-1可能是治疗动脉粥样硬化的理想靶点。

（张　梅　陈润都）

HMGB1与心房颤动的研究进展

心房颤动（atrial fibrillation, AF）是临床最常见的快速性心律失常之一。目前临床治疗AF方法效果不理想，应更多探究其发生机制。大量研究表明，炎症、氧化应激、血栓栓塞、心房纤维化与AF的发生有很强的关联性。高迁移率族蛋白B1（high mobility group protein B1, HMGB1）与多种疾病存在关联，在生物体内参与了炎症反应、氧化应激等多种过程。目前关于HMGB1与AF相关性的研究鲜见，其可能与AF上游发病机制存在密切关联，本文就此方面进展综述如下。

一、HMGB1概述及与炎症反应、AF间的关系

HMGB1广泛分布于心脏等器官，存在大多数真核细胞中，是种高度保守的核蛋白。于细胞核内HMGB1参与转录调控，稳定基因组和修复DNA，在胞外参与炎症反应、细胞迁移、增殖、分化和组织再生。HMGB1可以结合的受体有TLR、TIM3和RAGE等10余种。HMGB1与RAGE结合导致多种信号分子激活，如核因子κB、p38，参与诸多炎症反应，与其他配体结合亦可发挥促炎活性。HMGB1也是细胞焦亡的标志物。细胞焦亡不同于坏死与凋亡，在感测到潜在破坏性损伤后发生。研究表明，触发细胞焦亡的经典途径由caspase-1所介导。近几年研究揭示，人类中caspase-3/4/5及小鼠中与caspase-4同源的caspase-11也可以介导细胞焦亡的发生。

以经典途径为例，细菌、ATP、毒素、尿酸晶体、二氧化硅或损伤相关分子模式等（damage associated molecular patterns, DAMPs）产生应激源，使钾离子外流，NLRP3得以结合NEK7且发生低聚反应被激活，与凋亡相关斑点样蛋白衔接，以招募效应蛋白pro-caspase-1装配成炎症小体水解为有活性的caspase-1。随后caspase-1将pro-IL-1β和pro-IL-18切割为IL-1β和IL-18，同时GSDMD-N结构域形成。该结构域可促进10～20nm孔径容纳的DAMPs释放。在胞质膜迅速破裂后释放大量细胞内容物和促炎症介质，其中含有HMGB1。有学者发现非经典途径引发的细胞焦亡也可释放HMGB1。

Bangert等实验中表明，野生型与*RAGE*基因敲除（RAGE knockout, RAGE-ko）小鼠接受腺相关病毒载体处理，使体内HMGB1过度表达，均引起心脏发生炎症反应。甘草酸或抗HMGB1抗体对HMGB1抑制后可减弱心脏

肌钙蛋白I引起的心肌炎症反应与纤维化。Zhang等将重组HMGB1分别注入野生型C57/B16和TLR4缺陷小鼠的左心室中。72h后野生型小鼠心脏引起强烈的炎症反应，而基因缺陷小鼠程度较轻。经变性处理HMGB1注射的野生型小鼠与TLR4缺陷小鼠中心肌炎症的程度无明显差异，证明TLR4受体在HMGB1诱导小鼠心脏炎症的发生也起到重要作用。

心脏术后AF多由体外循环引起的炎症引发。Qu等纳入无AF史并进行冠状动脉旁路移植术患者。采集了患者进行体外循环（cardiopulmonary bypass, CPB）前与之后4h，24h外周静脉血。发现患者行CPB后4h、24h血浆HMGB1浓度均增加，且患者大多为CG或CG＋GG基因型。此结果为依据基因型筛选人群中易患AF提供了可能。多项研究表明，HMGB1的水平在AF患者体内高于窦性心律人群，是AF的重要独立预测因子，影响患者炎性反应发生的作用极大。

二、HMGB1参与血栓形成影响AF

AF患者心脏收缩不规律，心房内易形成血栓，脱落后会发生器官栓塞、脑卒中等严重并发症，故预防血栓极为重要。Gurses等将进行冷冻球囊消融术的持续性和阵发性AF患者与经房间隔穿刺的无AF患者进行对比，发现AF组外周血和左心房中血小板TLR2/4受体和HMGB1表达水平均更高。在AF组内外周血中三种物质表达水平无差异，但左心房血中持续性AF患者浓度较高。Bangert等发现HMGB1过表达导致RAGE-ko小鼠心肌TLR2/4水平上调。有研究显示，HMGB1-TLR2/4轴有助于心脏疾病的发生。HMGB1作用于TLR2/4受体或通过MyD88/核因子κB途径参与AF患者红色血栓的形成，且有助于血小板黏附和聚集，形成白色血栓。血小板在病理过程中可通过TLR2受体触发血栓形成，将内皮功能调节至病原体相关的分子模式刺激凝血，其衍生的TLR4受体可促进内毒素血症中微血管血栓形成。尚有研究表明血小板产生的HMGB1是血栓形成的关键介质，提示两者之间存在互相促进的作用。另外，HMGB1有助于凝血因子活化，促进血纤蛋白形成。Xu等研究证实AF患者中HMGB1的升高与凝血因子Ⅲ增加平行，但两者间作用机制尚不清楚。

三、HMGB1参与氧化应激影响AF

氧化应激（oxidative stress, OS）参与心房重构，使心

房电生理结构改变，且抗氧化剂在动物模型中可阻止此现象。通过谷胱甘肽的氧化还原电位测得OS的增加与偶发或持续性AF有关，提示OS可能是AF发展的关键机制。HMGB1与机体内OS也有密切关系，烟酰胺核苷可通过NAD$^+$/SIRT1信号传导抑制HMGB1释放和氧化应激预防肺和心脏损伤，并改善败血症的存活率。活性氧被认为是在免疫和非免疫细胞中HMGB1释放的关键信号，过氧化氢（hydrogen peroxide, H$_2$O$_2$）作为经典的活性氧之一，通过损伤肝细胞的DNA介导Parp1激活，导致NAD$^+$过度消耗，Sirt1活性被抑制。这一过程触发Parp1-Sirt1-HMGB1乙酰化的级联反应，使HMGB1过度乙酰化并从肝细胞中释放。同时，HMGB1在缺血-再灌注损伤的肝脏中于再灌注阶段会极大地促进OS和炎症发展，加重损伤。由上述可见，OS与HMGB1释放存在反馈通路。

生物体内，脂质在自由基的介导下发生过氧化反应生成丙二醛，超氧化物歧化酶催化（.O$_2$）$_{22}$歧化为O$_2$和H$_2$O$_2$。丙二醛是机体内脂质过氧化程度的一个指标，超氧化物歧化酶在氧化与抗氧化平衡中有至关重要的作用。Wu等研究发现，表现为AF患者的HMGB1浓度不仅显著升高，且与丙二醛活性呈正相关，与超氧化物歧化酶活性呈负相关，并对HMGB1阻滞剂用于阻断氧化过程进而治疗AF做出了展望。

四、HMGB1与心肌纤维化

HMGB1在组织纤维化的发病机制中发挥重要作用。心房纤维化是引发和维持AF的主要病理因素，消融后残留的纤维化是心律失常复发的有力预测指标。Wu等研究证实NLRP3/Caspase-1/Gal-3通路参与了糖尿病性心房重构。NLRP3与HMGB1之间可形成正反馈促进，所以HMGB1也可能与心房重构有关。HMGB1的受体RAGE和TLR4均与心房纤维化相关联，CTRP9抑制TLR4/核因子κB和Smad2/3信号通路可有效减轻心房炎症和纤维化。Zhang等选取坏死心肌细胞的上清液（含有HMGB1等其他DAMPs）处理心脏成纤维细胞（cardiac fibroblasts, CFs）72h，发现可呈浓度依赖性显著促进其增殖。上清液经热处理后，对CFs增殖的影响被消除。野生型小鼠中注入HMGB1较变性处理注射剂组相比，心脏中胶原蛋白量程度明显更大。体内外的研究表明，HMGB1是坏死心肌细胞诱导心肌纤维化与炎症的重要介质，对于体外成纤维细胞的激活是必需的。

糖尿病性心肌病（diabetic cardiomyopathy, DCM）发病机制之一是高血糖引起心肌纤维化，进而可加速AF进展。Wang等将糖尿病组小鼠分为短发夹RNA（short-hairpin RNA, shRNA）介导的shRNA-HMGB1组与只接受溶媒载体组。与健康对照组相比，糖尿病小鼠心肌中HMGB1-mRNA与转化生长因子-β1（transforming growth factor-β1, TGF-β1）表达显著增强，胶原蛋白沉积升高2.93倍，Ⅰ和Ⅲ型更加明显；shRNA-HMGB1组较溶媒组以上指标明显降低。研究证实TGF-β1有增强CFs的分化和促胶原蛋白生成，与基质金属蛋白酶协同细胞外基质产生作用，最终导致心房纤维化和AF的发展。上述证据表明，抑制HMGB1可限制糖尿病引起小鼠的心房与心肌纤维化，逆转心脏重塑。在体外，研究者用高浓度葡萄糖或重组HMGB1（recombinant HMGB1, rHMGB1）处理分离的新生儿CFs。发现高浓度葡萄糖诱导了心肌细胞和成纤维细胞中HMGB1易位和分泌，rHMGB1则剂量依赖性地增加了CFs中胶原蛋白Ⅰ、Ⅲ和TGF-β1的表达。再使中和性抗HMGB1抗体或shRNA-HMGB1抑制HMGB1，降低了细胞中胶原蛋白生成，基质金属蛋白酶活性。此实验结果可为抑制HMGB1而减轻DCM的心房纤维化和重塑，延缓AF进展提供新思路。

HMGB1引发心肌细胞纤维化可能与以下机制有关：HMGB1-RAGE相互作用时激活MAPK信号传导产生多种炎症与纤维化因子；通过PKCβ/Erk1/2信号通路直接导致心脏胶原沉积；HMGB1预处理新生大鼠心肌细胞使钙调神经磷酸酶活性和该酶A类蛋白表达增加，诱导离体心肌细胞肥大，在心肌细胞坏死后可释放HMGB1，造成恶性循环。以上表明HMGB1可使心肌发生纤维化与肥大，加速AF进展。但也有证据显示，适量的HMGB1片段会减轻DCM仓鼠左心室的纤维化，改善其重构。Zhang等实验中将TLR4缺陷小鼠注射HMGB1与注射变性HMGB1的野生型小鼠心脏相比，心肌纤维化影响未见明显差异。尚有研究发现HMGB1与心肌细胞的存活及心肌梗死后的血管生成有关。综合这些结果，HMGB1与心肌纤维化、AF进展之间的关系还需进一步探究，对于心脏功能影响并非绝对的。

五、展望

综上所述，HMGB1可能在AF发生发展的上游机制之中发挥重要作用。Wu等研究表明AF患者组血清hs-CRP与HMGB1浓度呈正相关性，而hs-CRP是首发AF患者的重要预测指标，故我们可合理推断血清HMGB1浓度也对预测AF的发生有重要意义。继续深入探究HMGB1诱发AF的具体途径及调节表达通路，可为AF治疗提供新的方向。

（刘长乐　霍　宁）

蛋白棕榈化修饰在心血管疾病中的研究进展

蛋白需经过DNA复制，转录形成RNA，转录后加工，翻译成蛋白，翻译后加工转运等一系列复杂过程才具有生物学活性。有些蛋白需要定位在细胞特定的亚器，如细胞膜，才能发挥其正常的生物学功能。在这些蛋白中，有些属于膜内在受体，可以直接定位在细胞膜，如G蛋白偶联受体，而有些蛋白则要经过翻译后修饰才可以准确定位到细胞膜，如法尼基化，棕榈酰化，豆蔻酰化等，因此这些修饰对于蛋白的功能至关重要。其中，棕榈酰化是唯一可逆的脂质修饰，广泛存在于各组织系统中，这种修饰过程参与了多种疾病的发生发展过程，与肿瘤、神经系统疾病和心血管系统等疾病的发生发展密切相关。

一、蛋白的脂质化修饰

蛋白的翻译后加工包括磷酸化、糖基化、甲基化、羟基化和脂质化修饰等。其中蛋白质的脂质化修饰是蛋白质翻译后加工修饰中重要的一种，指蛋白质与脂质分子的共价结合。根据蛋白质结合脂肪酸链的不同，可将其以分为法尼基化、豆蔻酰化、酰基化和异戊烯化等脂质修饰。脂质化修饰对于蛋白定位、转运及蛋白质间相互作用和信号传导具有重要的意义。现今约有5%的人类基因组编码蛋白参与了这些翻译后的调控修饰。研究表明，对于棕榈酰化修饰缺陷的N-Ras（c186s）虽然仍有GTP结合效率，但是其不能结合在胞膜上，因此缺乏对下游通路激活的能力。脂质化修饰程度不同直接影响此蛋白与细胞膜的结合能力，当蛋白只经过法尼基化单一修饰时只能与细胞膜进行短暂的结合，当经过两次脂质修饰，即法尼基化和棕榈酰化修饰后，蛋白与细胞膜的解离速率可以长达几个小时。当单一对于棕榈酰化修饰而言时，只有1个棕榈酰修饰位点的N-Ras在细胞膜停留的半衰期不到5min，而有两个棕榈酰化修饰位点的H-Ras，其半衰期却可以延长到20min。可见，脂质修饰与蛋白的膜定位及其活性有密切关系。

二、蛋白的棕榈酰修饰及相关酶

在脂质化的多种修饰中，只有棕榈酰化修饰是可逆的修饰过程。它是指16个碳的脂肪酸棕榈酸盐通过硫酯键在棕榈酰转移酶（palmitoyl transferases，PATs）的作用下结合到靶蛋白的特定半胱氨酸残基上，再在蛋白质棕榈酰基硫酯酶（protein palmitoyl thioesterase，PPT）的作用下硫酯键水解，实现去棕榈酰化，实现了可逆的循环过程。蛋白的棕榈酰化修饰对蛋白转运、定位、信号传导起到非常重要的作用。这种动态的棕榈酰循环最初是1981年在transferrin受体蛋白上发现的，随后几年ankyrin和p21NRas蛋白也相继发现存在这种脂质修饰过程。

PATs可以催化蛋白质的S-棕榈酰化，是一组含有高度保守的半胱氨酸富集的DHHC结构域的跨膜蛋白。Fukata筛选人鼠基因库，发现了23个DHHC基因，编码23种不同DHHC蛋白。DHHC蛋白最早是在酵母中被发现的。其中，DHHC结构域中的半胱氨酸残基，对于PATs的酶活性具有决定作用，能够影响其空间结构和定位。DHHC蛋白广泛存在于从植物到人类的各个物种中，且对不同的催化蛋白具有特异性。这一家族在不同物种中的同源基因具有高度保守性，但是同一物种不同成员之间的序列保守性却很差。

在棕榈酰修饰中还另一类关键蛋白，即棕榈酰蛋白硫酯酶（palmitoyl protein thioesterases，PPTs），它们可以去除棕榈酰化修饰。PPTs发现的比PATs要早，1993年PPT1在牛脑组织匀浆中发现，其可以去除提前经［3H］棕榈酰标记的H-Ras和Gα的棕榈酸盐。虽然PPTs发现较早，但是有关PPTs的作用蛋白，及其特异性等相关研究却少有报道，迄今为止被确定为PPTs的也只有PPT1、APT1、APT2、APTL1等。PPTs属于丝氨酸水解酶，含有激活的丝氨酸位点，用以水解多肽、蛋白及脂质的酰胺、酯及硫脂键。随后，有研究发现PPT1缺陷可以导致婴儿型神经元蜡样质脂褐质沉积病，这种病是由于脂质修饰的蛋白质积累在神经元导致神经退行性溶酶体贮积失调而引起。但是有关PPT1在胞质中棕榈酰化修饰机制尚不清楚。随后的3年，即1996年，另一种PPT被日本科学家Hiroyuki等发现，而此蛋白最早发现时却是作为一种Lysophospholipases（溶血磷脂酶）在大鼠的肝脏中提取出来的，所以这个蛋白称为Lypla1，即APT1（acyl protein thioesterases 1）。所以APT1同时兼有两种酶的活性，但是其棕榈酰化硫脂酶的活性要远远大于溶血磷脂酶活性，相差约100倍。随后越来越多的APT1作用蛋白相继被发现，如eNOS、Gα、SNAP-23和病毒蛋白，并参与了相应的疾病病理过程。

三、棕榈酰蛋白硫酯酶的棕榈酰化修饰

APT1和APT2作为现今最主要的两种棕榈酰化硫

脂酶，在其的N端都有一个棕榈酰化修饰的半胱氨酸位点，使得这两个蛋白和其他作用的蛋白一样也可以定位于细胞膜，而正是这种作用，也促进了这两个蛋白与其靶蛋白在胞膜的结合，从而行使相应功能。Kong等发现棕榈酰化可以促进APT1在细胞膜的聚集，并且催化棕榈酰化蛋白的去棕榈酰。随后，Vartak等发现，非棕榈酰化的APTs还可以与棕榈酰化的蛋白在细胞内膜系统结合，说明去棕榈酰化过程是一个短暂而广泛存在的修饰过程。APTs可以帮助错误定位的棕榈酰蛋白去棕榈酰化，重新定位于高尔基复合体，在那里这些蛋白可以重新棕榈酰化修饰，所以对于很多棕榈酰蛋白主要定位集中于高尔基复合体。棕榈酰化的APT1和APT2部分定位于高尔基复合体，在那里这两个蛋白相互结合而去棕榈酰化，使它们重新进入胞质。而且研究者发现在高尔基存在一个负反馈的棕榈酰化循环，即棕榈酰化可以招募去棕榈酰酶，使得高尔基的棕榈酰和去棕榈酰化达到一种平衡。所以，从这些结果来看，去棕榈酰酶APTs只是作为一个调控者，而不是关键因子存在，这也就解释为什么在低等动物中，APT1的棕榈酰半胱氨酸的保守性并不好。当阻止去棕榈酰化过程就会延长蛋白与质膜的结合，使得蛋白错误定位于内膜系统。这样就会消耗定位于细胞膜的N-Ras、H-Ras，减弱其下游信号通路从而抑制肿瘤的发生发展。

四、棕榈酰化与心血管病的关系

我们知道的NCX1是一种钠/钙交换因子，介导钙的跨膜转运，其的活性受到钠梯度和膜电位的控制。在心肌中，NCX1可以通过影响钙流出控制心肌的舒张功能，NCX1功能异常与心律失常和缺血再灌注损伤密切相关。Fiona Plain等发现NCX1的C-端靠近跨膜区的第739位半胱氨基酸可以发生棕榈酰化修饰，NCX1的棕榈酰修饰异常可以影响其功能及下游信号传导，势必在心律失常和缺血再灌注损伤中发挥重要作用。

心脏的另一种通道蛋白——电压门控钠通道（Nav1.5）可以通过启动和传导心脏中的动作电位在调节心脏电活动中起重要作用。Nav1.5功能失调与多种心脏疾病相关，包括长QT3和Brugada综合征。Pei等发现Nav1.5受棕榈酰化修饰，从而增加晚期钠电流活动，提高心脏兴奋性并延长动作电位持续时间。阻断棕榈酰化后会降低肌细胞的兴奋性。Pei等发现Nav1.5有4个可能的棕榈酰化修饰位点，其中的一个修饰位点与心律失常密切相关，棕榈酰化修饰可以改变Nav1.5功能和心脏兴奋性，因此棕榈酰化修饰与心律失常密切相关。

Jindal等发现Kv1.5可以在C593位点发生棕榈酰化。在Kv1.5棕榈酰修饰突变的稳定细胞系中，Kv1.5在细胞膜的表达增加，并增加外向钾电流。在人类心脏中，Kv1.5通道选择性地在心房肌细胞中表达，并且家族遗传的心房纤维化与Kv1.5的功能异常密切相关。Kv1.5在大鼠心肌细胞中的过表达可以缩短动作电位的持续时间，产生类似于短QT综合征中的表型，因此，受棕榈酰化修饰Kv1.5势必与心肌纤维化和心律失常密切相关。

ZDHHC21是一种棕榈酰转移酶，有研究表明此蛋白突变小鼠的主动脉和肠系膜动脉对苯肾上腺素（一种α_1肾上腺素能受体激动剂）反应变得迟钝。在体试验中，其对去氧肾上腺素的反应也同样变得迟钝，使得儿茶酚胺水平和α_1肾上腺素受体基因的表达也随之升高。同时，这种小鼠还会出现心动过速和低血压，这种现象正好与其血管张力减弱密切相关。最后研究者发现上述反应与ZDHHC21对α_1D肾上腺素受体的棕榈酰化影响密切相关。可见棕榈酰化修饰可以通过影响肾上腺素受体的活性来影响血压或心率的变化。

相似的研究还有有关zf-DHHC16缺陷的小鼠模型（Aph2$^{-/-}$）的研究，研究人员发现zf-DHHC16蛋白的作用底物是受磷蛋白，这种蛋白与人类心肌病密切相关，并证明了Aph2在胚胎/出生后存活，眼发育和心脏中发挥着重要作用。Aph2$^{-/-}$胚胎和幼仔表现出心肌病和心脏缺陷，包括心动过缓等病理变化。Aph2缺乏导致受磷蛋白磷酸化的低磷酸化状态，使此蛋白处于一种高抑制形式。Aph2$^{-/-}$小鼠中受磷蛋白功能的抑制减轻了心脏缺陷。这些发现使Aph2成为一种关键的心脏功能调节因子，并揭示了蛋白质棕榈酰化修饰在心脏等器官发育中的重要作用。

Lin等通过电学和光学测量发现，心肌缺氧后复氧会发生大量内吞作用（massive endocytosis）。而这一过程需要DHHC5——一种棕榈酰基转移酶的参与。此外，DHHC5的缺失对缺氧后心肌的表现有益，这意味着抑制蛋白质的棕榈酰化修饰可能会避免复氧时心脏受损，进一步丰富了棕榈酰化修饰在心血管疾病中的研究。

五、展望

棕榈化修饰在细胞信号和细胞生长发育等各个环节发挥着重要作用，与恶性肿瘤、神经系统等多种疾病密切相关。而其与心血管相关的研究却多集中在对离子通道蛋白的影响及其下游信号通路的研究，因此，也主要集中在与心律失常相关的疾病中的研究，而其他心血管相关疾病的研究相对较少。对于影响广泛的蛋白的棕榈酰化修饰和表达广泛的棕榈酰修饰的相关酶类而言，其在心血管领域的研究显得滞后和缓慢。一方面与其研究方法的复杂性和研发相关试剂的有限性有关，另一方面与研究者对其在心血管领域影响的认知度不高有关，因此，需要我们进一步认识其在病理生理过程中的重要作用，并加快在心血管领域中的研究，以便为心血管系统的诊断和治疗提供更多的科研依据和思路。

（王兴华　程立君　李广平）

基因与药物的相互作用
在心血管疾病防控中的意义

心血管疾病是心脏和血管系统所诱发的循环系统疾病，目前仍然是全世界死亡的主要原因，约占中国人口死亡人数的40%。人体各器官之间在结构与功能上密切联系、相互协调，而基因的作用和环境因素包括基因与基因、基因与环境之间的相互作用决定着疾病的发生发展。物质如药物摄取是环境因素的一部分，可以影响人体基因修饰的改变产生多种生物学效应，而基因的改变反过来又会影响药物的作用。细胞膜、细胞核、细胞器如线粒体等靶向的药物研发一直以来是人们关注的热点。组蛋白修饰、G-四链体、DNA甲基化等基因修饰调控改变在心血管疾病中扮演着重要的角色，近年来针对这些基因修饰的靶向药物研发也取得了很大的进展。本文以基因的修饰调控与药物之间的相互作用为切入点，综述目前临床和基础研究中的新发现。

一、组蛋白修饰

一个核小体分别是由两个组蛋白H2A、H2B、H3、H4组成的八聚体和缠绕在外面的DNA组成，构成了染色质的基本单位。组蛋白乙酰化与基因的转录调控密切相关。组蛋白赖氨酸残基特别是H3和H4的乙酰化残基，能够中和组蛋白正电荷，使其对DNA的亲和力降低从而使染色质构象松散。组蛋白乙酰化是高度动态的过程，受组蛋白乙酰转移酶（histone acetyltransferases，HATs）和组蛋白脱乙酰酶（histone deacetylases，HDACs）两个作用相反的酶家族调节。HATs以乙酰辅酶A为辅因子向赖氨酸残基添加乙酰基，促进DNA与组蛋白八聚体解离，从而有利于转录因子特异性地结合在DNA结合位点。HATs有2类，A型HATs修饰组蛋白尾部多个位点并充当转录共激活因子，而B型HATs乙酰化新形成的组蛋白，但不会使已经与DNA结合的组蛋白乙酰化。HDACs使组蛋白脱乙酰化，与带负电荷的DNA紧密结合，使得染色质构象致密。HDACs分4类，Ⅰ类HDACs包括HDAC1、HDAC2、HDAC3和HDAC8；Ⅱ类在细胞核和细胞质之间移动，包括HDAC4、HDAC5、HDAC6、HDAC7、HDAC9和HDAC10；Ⅲ类也称沉默信息

调节因子2（silent information regulator 2，Sir2）相关酶类（Sir2-related enzymes，sirtuins），包括SIRT 1~7，并与寿命和衰老疾病相关；Ⅳ类目前仅发现HDAC11。Ⅰ、Ⅱ和Ⅳ是Zn^{2+}依赖性的组蛋白去乙酰化酶类，而sirtuins的去乙酰活性依赖于烟酰胺腺嘌呤二核苷酸（NAD$^+$）。

（一）组蛋白修饰与心血管疾病

大量研究表明，短期肾素-血管紧张素-醛固酮系统（RAAS）的激活能够维持循环和重要器官的灌注量，但是活性的长期增高易诱发高血压和心肌重构，导致心血管疾病的发生发展。血管紧张素转化酶（angiotensin converting enzyme，ACE）通过调节血管紧张素Ⅰ转换成血管紧张素Ⅱ，在调节血压和心脏功能中发挥重要的作用。对高血压大鼠的研究发现，组蛋白修饰与ACE1的上调有关。脂多糖处理的高血压大鼠后代中，在ACE1启动子区域，ACE1基因过表达与组蛋白H3乙酰化相关。血管内皮功能障碍是高血压及其并发症发生的重要诱因，因此预防血管内皮功能障碍的研究一直以来是人们研究的热点。HDACs介导的血管稳态已引起广泛的关注。SIRT6是高度保守的NAD$^+$依赖的HDAC，最近的研究发现其能够通过在肾小球足细胞中抑制炎症并使Notch配体、Notch1和Notch4启动子区域的H3K9去乙酰化，维持内皮功能来预防高血压及其并发症。此外，对SIRT1的研究发现其过表达在体外可减轻血管紧张素Ⅱ引起的心肌肥大，在体内可降低血管重塑和高血压。

心脏通过重塑对急慢性的刺激做出反应，该过程伴随着心肌细胞肥大、收缩功能受损和泵衰竭。成人心脏的病理性生长和重构常与胎儿心脏基因程序的重新激活有关，从而进一步削弱心脏的功能。基础研究表明，HATs和HDACs与心肌肥大高度相关。早在2003年，Yanazume T等发现一种HAT p300/CBP在小鼠心肌中过表达时，小鼠左心室会发生心肌肥大、扩张和功能障碍。肌内质网Ca^{2+}-ATP酶SERCA2a是心脏功能的重要调节因子，心力衰竭时SERCA2a的水平和活性显著降低。在人类、小鼠和猪的衰

竭心脏中，SIRT1水平的下调增加了SERCA2a的乙酰化，从而导致SERCA2a功能障碍并降低心脏功能。赖氨酸492能够通过乙酰化调节SERCA2a的活性，而在衰竭的心脏中，赖氨酸492的乙酰化可能是由p300/CBP介导的。HDAC成员HDAC5或HDAC9基因敲除的小鼠对压力超负荷和钙调磷酸酶刺激更加敏感，并易发展成为年龄依赖性心肌肥大。此外，糖尿病患者心力衰竭的发病率显著增加，有学者提出高血糖可诱导胰岛素样生长因子-1受体（IGF-1R）启动子处HDAC1依赖性减少，从而导致IGF-1R表达降低并伴随程序性细胞死亡增加，表明组蛋白修饰在高糖诱导的心力衰竭过程中发挥重要的作用。

（二）组蛋白脱乙酰酶（HDAC）抑制剂

HDAC抑制剂通过增加细胞内组蛋白的乙酰化程度一度成为肿瘤靶向治疗的热点，通常可分为两大类，即Zn^{2+}依赖性和NAD^+依赖性。其中合成的Ⅰ类、Ⅱ类和Ⅳ类HDAC抑制剂与Zn^{2+}的催化结构域结合，抑制这些HDAC的活性。按照其结构主要分为4类，即短链脂肪酸（如丁酸、苯丁酸、丙戊酸）、氧肟酸盐（如曲古抑菌素、伏立诺他、帕比司他、贝利司他）、环肽（如缩酚酸肽 FK-228、环氧肟酸、apicidin）和苯酰胺类（恩替诺特、莫西司他）。合成的Ⅲ类HDAC抑制剂包括二氢香豆素、萘并吡喃酮、2-羟基萘醛等，能够通过影响NAD^+抑制HDAC的活性。我们以曲古抑菌素为例介绍Zn^{2+}依赖性HDAC抑制剂的作用机制和相关应用。曲古抑菌素最初来源于抑菌抗生素链霉素，多项研究发现其能够抑制HDAC1依赖的脱乙酰化，增加组蛋白H3和H4的乙酰化程度，从而启动内皮细胞中eNOS的表达改善内皮功能紊乱。曲古抑菌素亦可以通过抑制HDAC4的活性提高Mef2启动子和Mef2介导的KLF2的转录活性，进而改善内皮细胞功能，对预防动脉粥样硬化可能有重要的意义。多酚类化合物除了能够影响DNA甲基化外，其表观遗传学活性还可以体现在影响组蛋白乙酰化的过程中。在天然多酚类化合物中姜黄素和白藜芦醇是已知的HDAC抑制剂。姜黄素具有强大的HDAC抑制活性，能够显著下调HDAC1、HDAC3和HDAC8的活性，抑制能力超过合成化合物丁酸和丙戊酸。通过染色质免疫沉淀发现，姜黄素能够抑制HDAC1的表达增加自发性高血压大鼠中基质金属蛋白酶-1组织抑制剂（TIMP1）启动子区组蛋白H3的乙酰化，进而促进TIMP1的转录活性，而基质金属蛋白酶（MMPs）参与高血压终末期的器官损伤。但在肿瘤的相关研究中发现，姜黄素可抑制血管细胞黏附分子-1（VCAM-1）基因启动子上 HAT p300/CBP介导的组蛋白乙酰化，进而抑制VCAN-1的NF-κB依赖性表达，并阻止白细胞黏附。在心脏肥大的小鼠模型中，姜黄素也可通过抑制p300/CBP依赖的转录因子GATA4的激活和TGF-β/SMAD信号转导阻断小鼠的心肌肥大和纤维化。

二、富G序列与G-四链体

组蛋白的调控作用下，染色质松紧度出现变化，给DNA形成新的二级结构创造了条件，其中包括G-四链体和i-motif等。富含鸟嘌呤（guanosine，G）的DNA或RNA可以缠绕折叠形成G-四链体（G-quadruplex）。G-四分体是四链体的结构单元，是由4个鸟嘌呤之间通过Hoogsteen氢键形成，相邻的四分体再通过π-π堆积而成G-四链体。这种结构的发现打破了传统沃森-克里克DNA结构，以其独特的稳定性和多态性引起了科学界的关注。

DHX36是一种DEAH-box解旋酶，可打开DNA和RNA中形成的平行G-四链体结构。DHX36与DNA G-四链体结合的共晶体结构表明DNA G-四链体解旋发生了部分重排，而不是完全展开，最近的研究发现DHX36的这种活性是ATP非依赖性的。与在DNA G-四链体上不同，RNA G-四链体通过DHX36的重复和ATP依赖机制解旋。

在多数基因组的上游启动子区域、端粒DNA、rDNA和转录起始位点存在大量富G序列，这些富G序列和G-四链体结构容易产生化学活性分子。活性氧族（ROS）是氧化应激的产物，可氧化鸟嘌呤形成8-oxo-7,8二氢鸟嘌呤（8-oxo-dG），从而降低G-四链体基序的稳定性，影响多种G-四链体特异性蛋白的结合，由于是能够被氧化的DNA碱基，所以常被用作检测氧化是否参与癌症、心血管疾病、衰老和神经退行性病变的生物标志。位于染色体末端的端粒3′突出端是富G重复序列易于形成G-四链体结构，很可能是氧化损伤的关键部位。端粒富G序列的氧化损伤导致端粒缩短和过早衰老。

（一）G-四链体与心血管疾病

心肌纤维化是一种重要的病理改变，包括成纤维细胞的增殖和细胞外基质胶原沉积，可导致心力衰竭在内的多种心脏疾病。研究发现G-四链体参与内源性松弛素的表达发挥抗纤维化的作用。此外，最近的研究发现在人成纤维细胞中TGF-β诱导的纤维化应激也增加了G-四链体的形成，起到良好的抗纤维化作用。

长链非编码RNA（lncRNA）是一类新兴的生物学功能调节剂，其在心血管谱系中的作用研究较少。哈佛大学Laurie A.Boyer实验室先后发表两篇lncRNA与心血管谱系的研究成果。他们在小鼠中构建了一种心脏相关的lncRNA，称为 Braveheart（Bvht）。Bvht在心肌细胞分化过程中与SUZ12相互作用，而SUZ12作为PRC2的组成部分在表观遗传的修饰中有重要的作用。以上提示Bvht介导心脏的表观遗传调控。进一步地，他们利用CRISPR/Cas9编辑小鼠胚胎干细胞，发现Bvht（bvht^dAGIL）的5′非对称富G RNA基序（AGIL）的内环中11nt的缺失极大地损害心肌细胞的分化。富G RNA基序和一种结合单链富G序列的锌指蛋白细胞核酸结合蛋白（CNBP）之间有一种特殊的相互作用。CNBP缺失通过恢复分化能力部分逆转bvht^{dAGIL}突变的基因表型。总之，lncRNA很可能是通过其富G RNA基序参与心血管谱系。

（二）G-四链体与药物配体

G-四链体参与端粒维持、转录调控、mRNA翻译和复制等许多重要的生物学事件，成为抗癌治疗的理想靶点。目前针对G-四链体结构沟槽设计了许多药物配体。一些天然的柔性环状分子如天然生物碱与G-四链体有很高的结合亲和力。小檗碱，又称黄连素，是一种从中草药中分离出来的季铵型异喹啉类生物碱，长期以来被用于抗菌药物。研究报道小檗碱能够增加形成并稳定内源性G-四链体，抑制端粒酶的活性，干扰端粒酶的延伸。利用G-四链体的结构信息，一项基于人类端粒序列d$[AG_3(T_2AG_3)_3]$和c-myc基因启动子结构对天然生物碱虚拟筛选的研究证实，小檗碱及其衍生物与c-myc具有很好的理论亲和力。X射线结构也显示两个小檗碱分子可以同时通过Π-Π堆积与外界DNA G-四链体一个平面G-tetrad相互作用。研究发现小檗碱能够形成和稳定G-四链体上调mRNA和蛋白水平的松弛素表达，从而起到抗心肌纤维化的作用。在血管紧张素Ⅱ处理的心脏成纤维细胞和大鼠心脏中也发现小檗碱可通过上调松弛素抑制成纤维细胞的活化、胶原合成和心肌纤维化的程度。此外，Telomestatin可与端粒G-四链体DNA结合，通过抑制端粒酶活性导致端粒功能障碍，是端粒酶的有效抑制剂。Quindoline衍生物能够结合人端粒G-四链体结构，对癌细胞有细胞毒性并抑制端粒酶的活性。Pyridostatin可以与启动子G-四链体相互作用，并抑制G-四链体相关基因的转录。Quarfloxin衍生物能够干扰核苷/rDNA G-四链体复合物，阻止rRNA的生物合成，是rDNA G-四链体的良好配体。

三、DNA甲基化

早在2008年就有报道O^6-甲基鸟嘌呤影响G-四链体DNA的稳定性。DNA甲基化（DNA methylation）是基因表达调控的主要表观遗传学形式，是在DNA甲基转移酶（DNA methyltransferases, DNMTs）的催化下，DNA序列上的特定碱基以S-腺苷甲硫氨酸（S-adenosyl methionine, SAM）作为甲基供体，通过共价键结合的方式获取甲基基团的过程。在脊椎动物中甲基化仅发生在CpG二核苷酸的胞嘧啶碱基上。CpG二核苷酸在整个基因组中很罕见，但高频存在于大多数基因启动子中，这些CpG集群的区域被称为CpG岛。CpG岛中大多数的胞嘧啶未甲基化，CpG岛的超甲基化通常会由于转录因子结合减少和甲基CpG结合蛋白的结合增加而导致转录沉默。目前已发现4种DNMTs，分别为DNMT1、DNMT3a、DNMT3b

和DNMT3c。DNMT3a和DNMT3b是从头甲基转移酶，在未甲基化的胞嘧啶中建立甲基化；DNMT1在复制后的子细胞中保持甲基化状态；DNMT3c可以抑制雄性小鼠生殖细胞中的反转录转座子。

（一）DNA甲基化与心血管疾病

高血压受遗传因素和环境因素的双重影响，由于RAAS系统与高血压密切相关，因此关于RAAS系统的表观遗传学研究较为充分。已有的研究表明，由Atgr1α编码的血管紧张素1α受体（AT1αR）在自发性高血压大鼠中有重要的意义。亚硫酸氢盐测序进一步显示，在CpG岛处自发性高血压大鼠的Atgr1α启动子低甲基化，暗示Atgr1α CpG岛的甲基化能够降低血压水平。DNA甲基化也与雌激素受体介导的血管调节有关，雌激素直接与血管系统作用，诱导血管舒张并抑制血管对损伤的反应。研究发现，在已孕绵羊的子宫动脉中雌激素受体α启动子在缺氧时高甲基化以抑制其表达，启动子高甲基化抑制转录因子结合和启动子的活性导致基因沉默。以上表明雌激素信号转导的保护作用可能是通过DNA甲基化调控的。此外，11β-羟类固醇脱氢酶2型在防止远端肾单位糖皮质激素异常刺激盐皮质激素受体中起着至关重要的作用，与其启动子区域的甲基化程度成反比。在人体的研究中，同样发现血压的变化和高血压的发生与DNA甲基化有关。Richard等分析一项全基因组DNA甲基化的横断面研究大样本数据，确定了13个与血压显著相关的CpG复制位点。

心力衰竭是高血压的终末阶段，是世界范围内死亡的主要原因。当心肌经历结构和功能重塑时就会诱发心衰。早在10年前Movassagh等首次通过全基因组研究发现在人类终末期衰竭的心肌中GpG岛和启动子低甲基化，并进一步证实非衰竭和终末期衰竭心脏之间DNA甲基化差异性表达集中于启动子CpG岛、基因内CpG岛和基因体内。2016年在一项基于工程化心肌组织（EHTs）的体外心肌肥厚模型中研究了DNA甲基化及其动力学特征。EHTs提高后负荷处理7d后，与心肌肥大相关的基因Nppa、Nppb和Acta1的启动子甲基化降低，Atp2a2的甲基化增加，而DNMT抑制剂部分缓解了后负荷增加带来的后果。此外，缺血性心肌病是冠心病的临床终末阶段，也是心力衰竭的主要原因之一。Mark E.Pepin等结合RNA测序和全基因组DNA甲基化分析显示DNA甲基化编码人类缺血性心力衰竭的心脏转录重编辑。KLF15被确定为代谢基因表达的上游调节因子，其本身由EZH2以SET结构域依赖性的方式调节。他们观察到缺血性心肌病和非缺血性心肌病患者之间存在12.6%的CpG位点甲基化差异，并且在缺血性心肌病中观察到与启动子相关的CpG岛内的超甲基化。

（二）DNA甲基转移酶（DNMT）抑制剂

DNA甲基化由DNMT1、DNMT3a和DNMT3b以SAM作为胞嘧啶甲基化的底物催化而成，抑制DNMTs是一种治疗心血管疾病的有效手段。现在用于临床的合成去甲基化药物包括两大类，即核苷类抑制剂和非核苷类抑制剂。核苷类抑制剂的主要作用机制是通过磷酸化后直接插入DNA，与DNMTs形成共价复合物，减少细胞中DNMTs的浓度，诱导DNA去甲基化。5-氮杂-2′-脱氧胞苷，商品名为地西他滨，是美国FDA批准用于治疗骨髓增生异常综合征的药物，该药是特异性DNMT1核苷类抑制剂。最近的一项研究发现，房颤与人类和自发性高血压大鼠的Pitx2启动子高甲基化相关。而给予5-氮杂-2′-脱氧胞苷能够改善心电图显示的心律失常，降低自发性高血压大鼠的左心室纤维化。另一类非核苷类抑制剂主要是通过与DNMT酶的活性位点非共价结合，阻止DNA的甲基化过程。RG108是非核苷类抑制剂的代表药物，在较低的浓度下就可以明显地引起抑癌基因的去甲基化和再激活，但不影响着丝粒卫星序列的甲基化。心衰与基因表达改变和DNA甲基化有关，抑制DNMTs可能会阻止压力超负荷下的基因改变和心功能恶化。多个研究发现RG108能够降低压力超负荷诱导的Atp2a2启动子甲基化，减轻心肌肥厚。此外，许多天然化合物也能够抑制DNMTs，在心血管疾病中发挥重要的作用。表没食子儿茶素3-邻没食子酸酯（EGCG）是具有生物活性的多酚，也是绿茶儿茶素中最有效的DNMT1抑制剂，能够通过没食子酸部分特异性地与该酶的活性位点相互作用阻止Mg^{2+}的结合，而Mg^{2+}是DNMT催化活性构象中必不可少的。白藜芦醇、槲皮素、葛根素等天然多酚类化合物对DNMTs也有一定的抑制作用。

四、总结与展望

人体是各器官相互影响、相互作用共同组成的有机整体，疾病的宏观表现是机体内部微观分子变化调控的，基因的修饰改变和药物的摄入在机体内是动态变化的过程。药物设计的靶向性、靶点的选择性是新药研发的重要部分。组蛋白修饰、G-四链体、DNA甲基化等基因层面的调控与心血管疾病密切相关，新药研发过程中考虑上述影响因素具有十分重要的临床科学意义。

（徐　明　王　虎）

特殊职业人群高血压——牧民高血压

一、引言

众所周知，中国是一个农业大国，也是一个牧业大国。全国流行病学调查显示，我国高血压患病率和流行存在地区、城乡差别，具有民族特异性和职业差别性。高血压病发病与职业明显有关，从事不同职业的人群患病率存在明显差异。例如从事脑力劳动者较体力劳动者易患高血压；长期精神紧张或长期受环境刺激者如会计、驾驶员等高血压患病者较多。约60%的高血压患者，通过脱离紧张的工作环境、休息调整后血压下降10%以上。根据上海高血压研究所的调查显示：公交车司机发病率高达21.31%，而农民发病率仅为1.95%，处于各种职业的最低水平。职业人群患高血压还有一种特殊现象，即"蓝领高血压""白领高血压"。

牧民是指放牧牲畜并以此为生的人，他们大多生活在地广人稀的草原上。根据2010年第六次全国人口普查统计，我国55个少数民族人口为113 792 211人，占全国人口数的8.4%。在我国牧区绝大多数为少数民族人群。中国有内蒙古、新疆、西藏、青海、甘肃、四川六大牧区省份和266个牧业及半农半牧业县。六大牧区人口总数为1.62亿，占全国人的12.61%。六大牧区草原面积2.93亿公顷，是全国草原面积的73.25%，占6省区面积的53.4%。根据自然地理及行政区划分为5大草原区，即东北草原区、蒙宁甘草原区、新疆草原区、青藏草原区和南方草山草坡区。这些地区交通相对不发达，教育卫生相对落后。牧民高血压发病率相对高，而防控能力相对又薄弱，对牧民健康的危害更大，因此草原牧民高血压防治问题不容小觑。

二、牧民高血压的流行病学

以牧业为生的少数民族主要有蒙古族、藏族、哈萨克族及达斡尔族、鄂温克族、鄂伦春族等，主要分布在内蒙古、新疆、青海、西藏等牧区。2002年中国居民营养与健康状况调查显示，藏族、蒙古族是高血压较高发的民族，标化患病率率分别为24.7%、17.6%，均高于汉族人群的16.2%。对15 892例30岁以上新疆少数民族高血压患者的流行病学调查发现，新疆哈萨克族、蒙古族和汉族高血压的发病率分别是55%、42%、40%。两地资料显示，藏族在西藏和甘肃的高血压发病率分别为51.2%和24.6%。2010年笔者对以游牧业为主的"三少民族"（即内蒙古自治区鄂伦春族、鄂温克族和达斡尔族）高血压调查研究显示：鄂伦春族、鄂温克族和达斡尔族居民的高血压患病率分别为33.8%、32.4%和30.2%（标化患病率分别为33.7%、33.1%、31.3%），均高于当地汉族居民的高血压患病率25.1%（标化患病率为25.8%）。

最新发布的《中国居民营养与慢性病状况报告（2015）》显示，2012年我国18岁及以上居民高血压患病率为25.2%。近年来的一些蒙古族聚集地的小样本抽样调查发现牧区的高血压患病率要高于全国整体水平。包头地区调查684名牧区居民发现，牧民高血压患者为37%，知晓率43.5%，治疗率31.6%，控制率8.3%。对新疆阜康牧区1146名哈萨克族调查发现，该人群高血压患病率高，而治疗率及控制率很低。

三、牧民高血压的患病特点

（一）患病率更高，高血压知晓率、治疗率、控制率更低

目前我国高血压防控存在"三高三低"现象。即患病率高、并发症高、致残率高，知晓率低、治疗率低、控制率低。牧民的"三高三低"现象尤为明显。由于牧民大多于偏僻地深部草原分散居住，调查难度很大。因此，截至目前，国内还没有统一的关于牧民生活方式及慢性病分布情况的调查报告。赵芬芬等采用整群随机抽样调查的方法调查了辽宁省阜新县7158名蒙古族人，人群中确诊高血压2878例，高血压总患病率为40.21%（标化患病率为40.18%），高血压知晓率为26.44%，治疗率为21.36%，血压控制率为7.47%。与《中国居民营养与慢性病状况报告（2015）》中高血压知晓率46.1%，治疗率41.1%，控制率13.8%相比，牧民患病率更高，知晓率、治疗率、控制率更低。

此外，还有一个特点是牧民高血压重度高血压者居多，阻塞性睡眠呼吸暂停相关性高血压，H型高血压发病率高，隐蔽性高血压偏多，白大衣高血压者偏少。

低知晓率、治疗率、控制率有明显的地域特点。对内蒙古自治区"三少民族"高血压现况调查发现，高血压知晓率、治疗率和控制率鄂伦春族居民分别为64.1%、56.5%和27.2%（标化后分别为63.5%、56.8%和27.4%），鄂温克族居民分别为60.0%、53.5%和24.1%（标化后分别

为62.9%、56.7%和26.6%），达斡尔族居民分别为59.2%、54.0%和20.7%（标化后分别为60.3%、54.7%和21.4%），汉族居民分别为65.0%、57.7%和27.3%（标化后分别为63.3%、56.5%和27.1%），各民族间的知晓率、治疗率和控制率差异均无统计学意义。这说明牧民高血压知晓率、治疗率、控制率与生活环境息息相关。

调查发现牧民知晓率、治疗率、控制率低的可能原因有如下几方面。第一，牧民大多生活在边疆地区的大草原，经济相对落后。早在20世纪20年代，人们就已经注意到社会经济状况对心血管疾病的影响，经济水平较低者心血管疾病危险因素的控制率较低。第二，牧民居住相对分散，交通不便，不易组织集中的高血压病普查、高血压病防治或者其他基础健康医疗知识普及等工作，造成牧民对高血压的知晓率低和官方学者对牧区高血压流行情况不了解。第三，即使是在居住相对集中的地区，基础医疗设施和技术也较差，有的地区还是一个牧区医生各处奔走上门看病的状态，这是治疗率低的原因。第四，有调查发现牧民文化程度普遍较低，健康保护意识欠缺，关于高血压并发症方面的知识和心脑血管病的危险因素大部分人基本不了解。文化程度较高的人群对健康保健知识关注更多，而少数民族牧民由于文化程度相对低或语言交流的限制，对保健健康知识获取相对难或少，导致对高血压的知晓率低，治疗意识差。大部分高血压患者无临床症状，调查中发现很多牧民认为无症状没有必要服药，仅在出现头晕和头痛等不适症状后才服药，造成不规则用药，或认为降压药物有"依赖性"而拒绝用药。还有患者服用降压药后不监测血压情况等造成高血压患者血压得不到有效控制。

（二）危险因素分析

1.年龄和遗传因素　多个研究显示牧区牧民的高血压患病率随着年龄的增长而增加，男性患病率高于女性，且男性患者血压水平高于女性，有高血压病家族史者患病率高于无高血压病家族史者，这与中国14个省市高血压现状流行病学研究结果相一致。蒙古族是典型的牧民，蒙古族高血压患者家族史更为明显。

2.地理环境因素　我国牧民主要居住在横亘于北纬30°～50°东北的西部、内蒙古、西北荒漠地区的山地和青藏高原一带的草原上，平均海拔高于南方地区，天然的地理因素造就了春秋冬三季比较寒冷的气候条件，局部地区寒冷期长达7个月。中国居民高血压病主要危险因素研究中指出高血压患病率在多个研究中出现北方明显高于南方的结果，其中，北方寒冷气候时间很长，寒冷环境刺激血管的交感神经兴奋，可直接引起血压的升高。此外，高原缺氧等环境因素也是影响血压的重要因素，这就是牧区牧民高血压高发的地理环境危险因素。

3.饮食因素

（1）牧民作为一个特殊的群体，有着独特的生活方式和饮食习惯，因此其患病危险因素较其他地区和职业有着特殊之处。牧区居民的饮食特点存在"一低三多"现象，即膳食结构以高蛋白、高脂肪、高能量的肉制品和奶制品为主，植物油、蔬菜和水果的摄入量较低。冬季进食腌制品较多，牧民食盐摄入量为：（17.6±6.3）g（男），（15.1±4.5）g（女），显著高于全国城乡居民平均每标准人日的食盐摄入量（12g）。这种特殊的膳食结构单一、高盐的饮食习惯，既是多年形成的，也与经济收入、交通状况密切相关。

长期高蛋白、高脂肪、高盐、高能量的肉制品和奶制品的饮食习惯作为多种慢性病特别是高血压的危险因素，有的容易导致肥胖和血脂异常，进而增加高血压病的患病风险。研究发现，相同地区的牧民与农民相比，农民高血压检出率较低，究其原因主要是因为农村饮食主要以谷物和蔬菜为主，肉制品和奶制品较少，形成了低蛋白、低脂肪、高纤维的饮食习惯。

（2）吸烟与饮酒：除了高盐、高脂的不良饮食习惯外，牧区牧民吸烟和饮酒者比例较高，几乎是男性中普遍存在的不良生活习惯，大样本调查资料显示饮酒是导致蒙古族牧民患高血压病的主要危险因素之一。调查中发现，当地牧民所吸的烟大部分为含焦油量多的自制卷烟或劣质过滤嘴烟，吸烟量大而持久，烟龄长。酒多为高度白酒或马奶酒，且饮酒量大甚至豪饮，饮酒频率高，几乎天天喝、顿顿喝，醉酒的概率也高。这进一步增加了高血压病心脑血管并发症的危险性。

4.肥胖　近几年随着牧区物质生活条件的改善，放牧方式也发生了巨大的改变。放牧的主要方式由游牧转变为圈养，放牧的交通工具也由骑马转变为骑摩托或驾驶越野车。此外，富裕层牧民雇佣牧民工放牧现象普遍，导致放牧者和随富裕层牧民参加体力劳动或活动的机会逐渐减少，更容易出现肥胖和血脂异常，而肥胖和血脂异常又增加了高血压的患病风险。

牧区牧民高血压危险因素复杂多样，危险因素聚集明显，重叠多见，有的具有独特性，这是牧民高血压的鲜明特征。

四、牧民高血压的预防与治疗

目前我国牧民高血压的防治现状并不理想，牧区的医疗卫生事业发展相对较慢，牧民人员对高血压预防知识了解甚少，对其危害性认知严重不足等多方面因素导致牧民人员的高血压知晓率、服药率、血控制率均很低。牧区牧民高血压的防治工作亟待重视加强。第一，要建立政府主导，高血压专业人员牵头，预防人员与临床医师相结合的高血压防治队伍。第二，重点加强牧区防治队伍的组建,建立专门机构或专项项目组,建立防治体系和制度,引进专业防治人才队伍,吸收先进的防治经验。加强防治专业培训,提高防治能力。第三,加大资金投入,利用现代网络技术,构建防治技术云平台,提高防治研究的效果。第四,利用现代媒体宣传工具,大力宣传高血压防治相关的保健知识,普及高血压基础知识,提高牧民对高血压的知晓率,让牧民参加到防治的队伍中,发挥牧民的主观能动性和防治的积极性。第五,创建健康牧区,把高血压防治纳入到各级基层政府的重要工作和考核内容,开展群防群治,形成由政府主导的高血压防治的广泛联盟。具体预防措施是要特别注重改善牧民的生活方式,这一点在牧区预防牧民高血压尤为重要。特别是针对牧民多饮高盐这一突出的生活方式,采取有针对性的有力措施。如开展戒烟运动,开展限酒活动,倡导牧民远离烟酒,广泛宣传吸烟、饮酒的危害,提高广大牧民对吸烟饮酒与高血压关系的认识,提升戒烟率,减少饮酒的人群,减少饮酒量,逐渐建立无烟牧区、低酒牧区。牧区牧民的日常生活离不开奶茶和腌制品(如酸菜、咸菜等),因此,要想方设法降低牧民生活中的盐含量,改良奶茶,在奶茶中少加盐,尝试加用其他富含镁或钙的替代品。提倡食用新鲜蔬菜,少吃腌制品。改变膳食成分,减少高热量,高蛋白的肉食量,增加蔬菜摄入量,减肥,降体重。当然其他牧区牧民高血压危险因素的控制也是预防的内容,牧区高血压的预防是一个综合预防,坚持这一防治策略,定能取得惊人的预防效果,从而降低牧区牧民的高血压发病率。高血压病知识的健康教育和普及为核心的一级、二级预防尤为重要。对牧民尤其要重视对于有高血压家族史青少年的健康教育工作,提高高危人群的警惕性。

针对牧区牧民特别是牧区牧民高血压的治疗药物推荐,由于缺少大规模针对牧区牧民降压药物的临床试验研究,世界各国及我国高血压指南均未专门述及,目前治疗需遵循现行的高血压防治指南。需坚持综合治疗原则,提倡个体化原则。具体用药,五大类降压药物均可选用,优先考虑应用钙拮抗剂、利尿剂、β受体阻滞剂。要注意从小剂量开始,优选长效制剂,联合用药。可以结合各少数民族牧区牧民的生活方式及临床用药经验,给予优化的

降压治疗方案。提倡使用单片复方制剂,如复方降压片、降压0号等具有我国特色的降压药物,对于牧民这样一个收入偏低、家庭不是太富裕的群体来说,尤显经济适宜。还应提倡因地制宜开展牧区牧民高血压的治疗,利用民族医药的独特优势,进行高血压的治疗,如茶疗法治疗高血压,罗布麻茶、决明子茶等在牧民高血压的治疗中也取得了一定的效果。这些方法节省费用,与牧民生活紧密融为一体,牧民喜欢接受和应用。要注意对牧民高血压的监测,提倡家庭自测血压,增加服药的依从性,提高达标率。有条件的牧区可以探讨使用远程血压监测系统,通过这一系统实现与高血压中心的网络化、信息化,可以得到高血压专家的治疗指导,提高牧区高血压诊治水平,提高牧区高血压管理能力。在有条件的地区,还可开展针对有需要的高血压人群进行遗传特征检查,基于现有的科学水平明确遗传特征,从而有利于指导个体化精准治疗。目前,牧区的政府及基层医疗服务体系开始认识到治疗与控制高血压的重要性,均在积极开展防治工作,采取各种有效措施防治牧区高血压。三甲医院的高血压中心专家下乡、义诊"支边"等工作,把高血压专家门诊开到牧区,充分释放、利用医疗资源,已初见成效。在今后的牧区牧民高血压防治工作中,要对牧区牧民高血压进行流行病调查,开展牧区牧民高血压药物治疗的大样本多中心临床研究,探索我国牧区牧民高血压的防治策略,尝试建立我国牧区牧民高血压的防治模式。目前我国H型高血压调查研究等大型研究项目在全国多地区同时进行,希望此类研究能把我国少数民族牧区牧民高血压纳入其中同步进行,相信对探讨牧区牧民高血压特征及治疗药物选择具有重要意义。

需要指出的是,我国是一个幅员辽阔的大国,存在着明显的地区差异和民族差异。牧区之间,牧民之间也存在较大差异,遗传因素和环境因素复杂多变多元。因此,对牧区牧民高血压的防治应结合各地区的实际情况和特殊性,积极探索各地区高血压防治的有效方法和模式。危险因素有重叠,特征明显,切不可人云亦云,千篇一律,照搬照抄。只有这样才能有效推动各牧区牧民高血压的防治及研究工作。

(赵兴胜　吴　云)

脑卒中一级预防的血压目标值：证据、争议和未来研究的问题

我国40～74岁成人的卒中发病率从2002年至2013年以每年8.3%的速度增长，对我国慢性病控制造成了极大的疾病和经济负担。高血压位居我国卒中的可控危险因素之首。通过分析我国有关卒中的27项研究中的5项可控危险因素，结果发现高血压的危险比为2.75～5.47，高于血脂异常、肥胖、糖尿病和吸烟。由此可以看出，脑卒中风险与高血压的预防和控制密切相关，而降压治疗对卒中死亡率的降低具有最实质性的影响。尽管如此，高血压的预防、治疗和控制仍然存在关键的临床问题。

一、脑卒中一级预防：目标血压是多少？

在过去50年中，卒中的死亡率得到了显著的降低，其重要原因之一是高血压治疗和控制策略的实施得到了改善。加拿大、美国等国居民发生卒中的风险较低，与这些国家的成人各年龄段收缩压（SBP）的降低趋势是一致的。

尽管如此，在脑卒中一级预防中是否需要强化降压治疗一直存在争议，突出表现在降压的目标值不一致。近20年来，在一定血压范围内通过降压治疗预防卒中的大多数研究，没有发现J形曲线。但是这些研究的数据大多来自于事后分析。在控制糖尿病患者心血管疾病风险性行动（ction to control cardiovascular risk in diabetes, ACCORD）和收缩压干预试验（systolic blood pressure intervention trial, SPRINT）之前，为了预防包括卒中在内的心血管疾病（CVD）事件，还没有令人信服的随机对照试验来解决血压降低目标值的问题。

新的随机对照试验（RCT）和荟萃分析提供的新证据，对高血压指南、临床实践和未来的研究将产生重要的积极影响。

（一）强化降压的大型临床对照研究

ACCORD研究是至今为止世界上最大规模针对高血压合并糖尿病患者的干预研究。其降压分支研究入选4733名2型糖尿病患者，随机分入强化治疗组（SBP目标＜120mmHg）和标准治疗组（SBP＜140mmHg），评价对CVD（包括非致命性卒中）发病率的影响，平均随访4.7年

强化治疗组一年后随访的平均SBP为119.3mmHg，相对于SPRINT的等效值为121.4mmHg；标准治疗组平均SBP为133.5mmHg，相对于SPRINT的等效值为136.2mmHg。其结果是两组在主要复合终点或组成其的大

部分次要终点方面没有显著性差异，但降低了两个密切相关的次要终点即卒中和非致死性卒中的发生率；需要治疗89例患者5年能够预防1例卒中的发生。与此同时，强化治疗组的患者比较容易发生严重不良事件。

2015年在美国心脏协会（AHA）年会上发表了SPRINT的结果。SPRINT的设计与ACCORD研究十分相近。共有9361名SBP为130～180mmHg且有高CVD风险的患者被随机分为两个SBP靶目标组，分别为＜120mmHg和＜140mmHg。主要复合终点为心肌梗死、其他急性冠脉综合征、卒中、心力衰竭或心血管死亡。

1年后，强化治疗组和标准治疗组的平均SBP分别为121.4mmHg和136.2mmHg。强化治疗组的主要复合终点发生风险降低25%，全因死亡风险降低27%。特别值得一提的是，糖尿病前期亚组的患者通过强化降压也可以获得类似的益处。

一个令人意外的结果是两组卒中发生的风险并没有显著差异（强化治疗每年0.41%；标准治疗每年0.47%），这同样包括在≥75岁的亚组人群。这可以解释为该研究已排除了合并糖尿病、卒中史的患者，可能需要更大的样本量才能够体现卒中一级预防的效果。如果将SPRINT与ACCORD两项研究的卒中数据汇合起来进行分析，卒中的相对风险减少41%，支持积极降压可以避免发生卒中。

中国卒中一级预防试验（china stroke primary prevention trial, CSPPT）的主要研究终点为首次卒中，平均随访4.5年。该研究的事后分析显示，在无相关临床疾病（心血管疾病、糖尿病和肾功能降低）的17 720例高血压患者中，SBP和首次卒中的风险之间的相关性遵循U形曲线。相比平均SBP为120～130mmHg（平均为126.2mmHg）的受试者，第一次卒中的风险不仅在SBP为130～135mmHg（平均为132.6mmHg）或135～140mmHg（平均为137.5mmHg）的受试者中是增加的，在SBP＜120mmHg（平均为116.7mmHg）的受试者中也是增加的。因此，SBP目标值120～130mmHg，相比于SBP＜120mmHg或130～140mmHg的目标值，发生第一次卒中的风险最低。对年龄、性别和治疗组进行分层后的各亚组中也发现相似的结果。

SPRINT采用了自动化血压测量技术（automated office blood pressure, AOBP），其测量值较一般诊室血压低5～10mmHg，提示临床实践中可能需要高于120mmHg

的SBP目标。综合ACCORD、SPRINT和的CSPPT三大降压研究，可以认为在条件允许的情况下，应采取强化降压的治疗策略；SBP降至120～130mmHg可能在有效性和安全性之间达到最佳平衡，取得卒中一级预防的最大获益。

（二）强化降压研究的最新荟萃分析

20世纪80年代的预测模型表明，较低的SBP可预测卒中风险降低40%，即使SBP只降低2mmHg也可以降低卒中风险。这些模型是准确的，随着1960年至2005年美国人群SBP分布的变化，卒中死亡率也得到降低。因此，降低血压对于降低卒中风险都可能具有潜在的临床意义。

最近，有多个荟萃分析采用不同的分析方法比较严格控制与一般控制血压对卒中发生风险的影响。在一项19个RCT（不包括SPRINT）共44 989名患者、平均随访3.8年的荟萃分析中，强化降压组的血压水平达到133/76mmHg，低于一般降压组的140/81mmHg。这种血压差异使强化降压组的卒中风险降低了22%（$P<0.001$）。另一项16个RCT（包括SPRINT）的荟萃分析，对比了不同的血压目标值。在SBP降低的3个等级中，140～149mmHg与≥150mmHg比较，标准化卒中风险降低32%；130～139mmHg与≥140mmHg比较，标准化卒中风险降低38%；<130mmHg与≥130mmHg比较则降低29%。Bangalore对共计55 163名患者参加的17个RCT进行了网络荟萃分析，发现SBP<120mmHg和<130mmHg是预防卒中位居第一、第二的有效靶点，但SBP<120mmHg时发生的不良事件最多。一项综合疗效和安全性结果的聚类分析显示：当SBP目标值<130mmHg时可在有效性和安全性之间达到最佳平衡。

在卒中一级预防中，普通人群始终是异质性最强的人群，降压目标值似乎不应该"一刀切"。尽管高血压是卒中最重要的危险因素，但是与卒中相关的危险因素毕竟还有多个，并且互有关联。在目前情况下，不妨采用"中国脑卒中防治血压管理指导规范"的推荐意见，即"卒中一级预防将140/90mmHg作为标准降压目标，在可耐受的前提下，可进一步降至120/80mmHg的理想血压水平。"

二、SPRINT研究带来的争议

（一）能否接受增加的不良反应

较低的血压目标值固然可以带来更多的获益，但可能会增加不良反应和治疗中断的发生。有研究纳入SPRINT和ACCORD-BP研究中基线时无慢性肾脏病（CKD）的受试者（分别为6715人和4311人）进行二次分析。SPRINT研究中进行强化降压受试者的CKD 3年累积发病率为3.5%，标准降压受试者为1.0%。ACCORD试验中强化降压组和标准降压组的CKD 3年累积发病率分别为10.0%和4.1%。ACCORD试验中的糖尿病受试者，罹患CKD的绝对

风险显著高于SPRINT试验中无糖尿病的受试者，提示大幅降低SBP主要增加合并糖尿病患者的CKD风险。

（二）能否使虚弱的老年患者获益

在预先设定的≥75岁的SPRINT亚组分析中，一般老年患者，虚弱的甚至那些步速和移动能力降低的老年患者的主要重点事件发生的风险均显著降低。事实上生活能够基本自理、可以自行就诊人群中的虚弱者并不多见。SPRINT入选人群基线时仅有17.6%存在运动受限，75岁以上的亚组中，大部分老年人的虚弱指数仅为0.2左右（通常虚弱老年人的虚弱指数≥0.45）。因此积极的强化降压治疗并不适用于明显虚弱者。

（三）绝对风险的降低是否足够

SPRINT中强化降压组的全因死亡率为3.3%，低于标准降压组的4.5%（HR 0.73；95% CI 0.6～0.9，$P=0.003$）；强化降压组的心血管死亡率为0.8%，低于标准降压组的1.4%（HR 0.57；95% CI 0.38～0.85，$P=0.005$）。虽然全因死亡和心血管死亡的相对风险分别降低27%和43%，但绝对风险仅分别降低1.1%和0.6%。不过将SPRINT的降压目标值应用于总体人群的好处不能低估。仅在美国，根据SPRINT的结果可以估算出，每年CVD事件将减少9万例次，死亡和卒中的人数分别减少6.2万人和10.1万人。

三、新的高血压指南对降低卒中风险的影响

2016—2018年，已有多个主要的高血压实践指南发表或修订。2018年ESC/ESH指南、2017年AHA/ACC指南和2018年我国高血压防治指南都强调了心血管疾病风险风险的评估在降压治疗中的指导作用。加拿大指南积极推荐无人值守的AOBP测量，然而这项技术要替代诊室人工血压测量尚需时日。以上这些指南将对卒中的减少产生积极的影响。

2017年AHA/ACC高血压指南更改了高血压的诊断标准，由原来的140/90mmHg更改为130/80mmHg，由此将高血压的防线前移，更积极地预防卒中及其他的CVD的发生。虽然2017年AHA/ACC高血压指南发表之后其他指南并没有跟进，但正如中国高血压联盟终身名誉主席刘力生教授、现任主席王继光教授在该指南发表不久之后所指出的："此次变化并不仅仅是概念性的鼓励，而将最终带来心血管预防获益"。虽然中国短期内不会更改高血压标准，但"我们完全有信心，我们将很快迎头赶上。"虽然2018年欧洲高血压指南仍坚持高血压的原定义，但同时又强调大多数人血压的靶目标应该降至130/80mmHg以下，并且提出了更强力降压的建议，例如推荐大部分患者以联合治疗作为初始治疗，除非是低危的1级高血压（特别

是如果收缩压<150mmHg）、虚弱老年和高龄老年患者。

2017年AHA/ACC高血压指南对于确诊的高血压患者，无论是否合并CVD或10年动脉粥样硬化心血管病（ASCVD）事件风险多高，均推荐BP目标值<130/80mmHg。如果普遍推荐的降压目标值只有一个，就可以简化治疗决策，提高管理效率。虽然我们很欣赏这一理念，但在降压目标值上的一刀切显然是有问题的。例如，推荐30岁和80岁的人具有相同的血压目标值，对于许多患者而言这个目标是难以达到的。2018年中国高血压防治指南在制定降压达标的策略方面，分两个阶段进行：即先将中青年和老年患者的血压分别降至<140/90mmHg和<150/90mmHg。在达到初步血压目标之后，中青年患者的收缩压可以进一步降至<130mmHg，而老年患者的收缩压可以进一步降至<140mmHg。上述指南的这些改变，无疑将卒中的一级预防推进到一个崭新的阶段。

四、未来的研究问题

有关降低卒中风险的目标血压的具体证据仅限于少数报告，今后仍然需要针对卒中一级预防进行更多的关于SBP靶目标的研究。预防卒中临床试验的设计面临着挑战，需要考虑研究的样本量和随访时间。有的临床试验没有获得显著减少卒中的结果，问题可能出在研究的设计和统计能力方面。例如在SPRINT中，卒中的预期发病率仅为0.47%，在中位数3.26年的随访中很少发生卒中事件。

选择容易发生心血管事件的高危人群作为研究对象，这种高风险策略可以最大限度地提高绝对获益或获益与风险的比率，并增加组间差异的概率。然而，基于10年心血管风险的评估将某些受试者排除在外的做法也有其缺点。中年或被认为处于低危或中危的年轻人群有可能得不到应有的治疗，尽管这些人群可能存在重大的终身风险，这将影响到卒中的预防。

高血压在大脑神经退行性疾病（如阿尔茨海默病、血管性痴呆和血管性认知障碍）的发生或加速中发挥作用。SPRINT子研究之一的"降压与记忆和认知"（SPRINT MIND）发现，强化降压能够降低轻度认知障碍（mild cognitive impairment, MCI）发生的风险。今后需要进一步证实降压治疗能否降低痴呆的风险，以及阐明高血压与这类疾病相关的潜在机制。

实施更为严格的血压控制将需要医师和世界各地的卫生系统采用新的策略，包括改善生活方式、解决药物不依从性、基于团队的管理方法等。缺乏降压治疗的依从性往往是实现降压达标进而预防卒中的主要障碍。评估抗高血压药物治疗依从性的最佳方法对今后预防卒中至关重要。

五、总结

新的RCT和荟萃分析的结果为卒中的一级预防提供了新的证据。新的研究结果及基于证据的后续建议对卒中的预防可能产生重大影响。强化降压治疗和更低的血压目标值已成趋势，SBP降至120～130mmHg可能在有效性和安全性之间达到最佳平衡，以取得预防脑卒中风险的最大获益。但获得证据的这类研究依然有限，试验设计面临着挑战。高血压的管理正处在一个关键时期，我们必须从战略上把握机会。

（陈鲁原）

心脑联合防护伞，降低卒中的风险

脑卒中是我国成年人致死、致残的首位病因，具有发病率高、致残率高、死亡率高和复发率高的特点。2016年全球疾病负担数据显示，脑卒中是造成我国寿命年损失的第一位病因。中国国家卒中筛查数据显示，我国40～74岁人群首次脑卒中标化发病率由2002年的189/10万上升到2013年的379/10万，平均每年增长8.3%。2016年发表在《柳叶刀》杂志上的来自32个国家的INTERSTROKE研究结果显示，全球90.7%脑卒中与高血压、糖尿病、血脂异常、心脏疾病、吸烟、酒精摄入、不健康饮食、腹型肥胖、体力活动不足和心理因素10项可纠正的危险因素相关。对于我国人群，该10项危险因素可解释高达94.3%的全部脑卒中的高发病率。而《中国脑卒中防治报告2018》显示，我国的脑血管病防治工作初显成效，但随着社会老龄化和城市化进程的加速，居民不健康生活方式的流行，高血压等心血管病危险因素普遍暴露，我国脑卒中疾病负担有暴发式增长态势，并呈现出低收入群体快速增长、性别和地域差异明显及年轻化趋势。我国脑卒中防治仍面临巨大挑战。为了应对这一局势，2016年国家卫计委出台了《脑卒中综合防治方案》，要求加强脑卒中防治体系建设，实施脑卒中综合防控策略和措施，心脑联合防治是其中的重要内容。高血压和房颤是与脑卒中密切相关的心血管疾病危险因素，也是心脑联合防治的核心内容。

一、高血压与脑卒中

中国高血压调查最新数据显示，2012—2015年我国18岁及以上居民高血压患病率为27.9%（标化率23.2%），与1958—1959年、1979—1980年、1991年、2002年和2012年进行过的5次全国范围内的高血压抽样调查相比，虽然各次调查总人数、年龄和诊断标准不完全一致，但患病率总体呈增高的趋势。青年高血压尤其值得注意，据2012—2015年全国调查，18～24岁、25～34岁、35～44岁的青年高血压患病率分别为4.0%、6.1%、15.0%。而≥18岁成人高血压的知晓率、治疗率和控制率分别为51.6%、45.8%和16.8%。我国公民的防控意识、健康的生活方式和风险因素的控制仍不理想。

血压水平与心脑血管病发病和死亡风险之间存在密切的因果关系。在对全球61个人群（约100万人，40～89岁）的前瞻性观察研究中，基线血压从115/75 mmHg到185/115mmHg，平均随访12年，结果发现诊室SBP或DBP与脑卒中、冠心病事件、心血管病死亡的风险呈连续、独立、直接的正相关。在包括中国13个人群在内的亚太队列研究（APCSC）中，诊室血压水平与脑卒中、冠心病事件密切相关，而且亚洲人群血压升高与脑卒中、冠心病事件的关系比澳大利亚与新西兰人群更强。同时研究发现，高血压也是心房颤动发生的重要原因。高血压-心房颤动-脑梗死构成一条重要的易被忽视的事件链。我国人群监测数据显示，心脑血管疾病死亡占总死亡人数的40%以上，脑卒中的年发病率为250/10万，冠心病事件的年发病率为50/10万，脑卒中发病率是冠心病事件发病率的5倍。因此，脑卒中仍是我国高血压人群最主要的心血管风险，预防脑卒中也是我国治疗高血压的重要目标。

为全面开展脑心同治策略，2018年王陇德院士联合80位院士发起递交《关于开展"减少百万新发残疾"的工程》建议，要求各地要以高血压危险因素防控和脑卒中适宜技术普及为抓手，以强化政策支持为保障，积极推进高血压网格化管理，建立门诊普查血压制度，开展"30岁以上公民知血压行动"，增设自助血压测量点，明确脑卒中适宜技术推广分阶段目标，完善培训体系，规范开展技术推广普及工作，目前正积极推进中。争取到2025年，实现减少100万新发残疾的目标。

那么，对高血压的诊断标准，我国2018年高血压防治指南明确指出：在未使用降压药物的情况下，非同日3次测量诊室血压≥140/90 mmHg；动态血压监测的高血压诊断标准为：24h平均SBP/DBP≥130/80mmHg，白天≥135/85mmHg，夜间≥120/70mmHg；家庭血压监测的高血压诊断标准为≥135/85 mmHg，与诊室血压的140/90mmHg相对应。这与2018年欧洲指南一致，并未效仿2018年美国指南将血压的诊断标准下调至130/80 mmHg，但将＜130/80 mmHg 作为多数高血压患者的降压治疗目标值，这意味着我国和欧洲学者也认为应该通过多种形式更为严格地控制血压，以期更为显著地降低高血压相关的靶器官损害的风险。

对于合并脑卒中的高血压患者的血压控制，应遵循以下原则。

1.对于病情稳定的脑卒中患者，降压目标应达到＜140/90mmHg。颅内大动脉粥样硬化性狭窄（狭窄率70%～99%）导致的缺血性卒中或短暂性脑缺血发作（TIA）患者，推荐血压达到＜140/90mmHg。低血流动力学因素导致的脑卒中或 TIA,应权衡降压速度与幅度对患者耐受性及血流动力学影响。降压药物种类和剂量的选择及降压目标值应个体化,综合考虑药物、脑卒中特点和患者三方面因素。

2.对于急性缺血性卒中准备溶栓者血压应控制在<180/110mmHg。缺血性卒中后24h内血压升高的患者应谨慎处理,应先处理紧张焦虑、疼痛、恶心呕吐及颅内压升高等情况。血压持续升高,SBP≥200mmHg或DBP≥110mmHg,或伴有严重心功能不全、主动脉夹层、高血压脑病的患者,可给予降压治疗,但避免使用引起血压急剧下降的药物。

3.急性脑出血的降压治疗:应先综合评估患者的血压,分析血压升高的原因,再根据血压情况决定是否进行降压治疗。SBP>220mmHg,应积极使用静脉降压药物降低血压;患者SBP>180mmHg,可使用静脉降压药物控制血压,160/90mmHg可作为参考的降压目标值。早期积极降压是安全的,但改善预后的有效性还有待进一步验证。

二、心房颤动与脑卒中

截至2010年,全球心房颤动(房颤)患者估测约3350万例。40岁以上者房颤患病终身风险分别为男性26%和女性23%。房颤的患病率及发病率均随年龄增长逐步增加,且各年龄段男性均高于女性。不同地区的患病率及发病率不同。房颤导致女性全因死亡率增加2倍、男性增加1.5倍。房颤导致患者死亡主要原因为脑卒中、进行性心力衰竭及心搏骤停。房颤增加缺血性脑卒中及体循环动脉栓塞的风险,其缺血性脑卒中的风险是非房颤患者的4~5倍,且将导致近20%的致死率及近60%的致残率。无论是否抗凝治疗,亚裔房颤患者均较非亚裔患者更易发生缺血性脑卒中,同时出血性脑卒中发生风险亦较高。房颤增加认知功能下降、痴呆、阿尔茨海默病、血管性痴呆的风险。房颤是缺血性脑卒中最常见的危险因素,房颤相关脑卒中占所有缺血性脑卒中的1/3,其致死率和致残率高于其他任何类型的脑卒中,所以预防房颤相关脑卒中已经成为房颤患者综合管理策略中的重要内容,同时房颤的早期干预和控制也是减少心源性栓塞卒中的发生及预后不良的重要措施。

房颤是脑卒中的独立危险因素,与房颤相关的脑卒中与无房颤者相比,其病死率、致残率及住院天数均显著升高。因此,预防房颤引起的血栓栓塞事件,是脑卒中治疗策略中重要环节。在血栓栓塞危险较高的房颤患者中,口服抗凝药物是预防房颤相关脑卒中的重要手段,但同时可能增加出血风险。因此,目前指南要求在启动抗凝治疗前应对房颤患者进行危险分层,完成脑卒中风险评估和出血风险评估,以制订合理的抗凝策略。最近的一项研究显示,12.4%的房颤患者存在口服抗凝药禁忌证,其中43%的

患者CHA$_2$DS$_2$-VASc评分≥4分。由于超过90%的非瓣膜性房颤患者血栓可能来源于左心耳,左心耳封堵术可考虑用于不适合长期规范抗凝治疗的房颤患者脑卒中的预防,包括存在抗凝治疗禁忌证、高出血风险或长期规范抗凝情况下仍发生血栓栓塞事件的患者。CHA$_2$DS$_2$-VASc评分作为目前指南推荐的房颤患者脑卒中危险分层方法,虽然存在一定局限性,但由于其简便易行,容易推广,在房颤血栓栓塞风险评估中仍占重要地位。近年来研究显示,心电图左心房异常指标、超声心动图参数及血浆标志物有助于房颤患者的脑卒中危险分层。Maheshwari等基于ARIC和MESA研究人群,得出P波电轴异常(aPwl)能预测缺血性脑卒中的发生,提出建立P-CHA$_2$DS$_2$-VASc评分用于评估房颤相关脑卒中风险,其中aPWI计2分,而该评分较传统CHA$_2$DS$_2$-VASc评分对房颤相关脑卒中的预测价值更高。

合理的抗凝策略应该包括合理有效的抗凝药物和合适的抗凝时机两方面的内容。抗凝药物的选择需要考虑多方面的因素,其中首先考虑的当然是房颤的类型。2019年最新的美国房颤指南对于临床医师感到困惑的非瓣膜性房颤和瓣膜性房颤的区别给予定义,瓣膜性房颤一般指在中度至重度二尖瓣狭窄(可能需要手术干预)或人工(机械)心脏瓣膜存在情况下发生的房颤,瓣膜性房颤认为是华法林长期抗凝的指征。非瓣膜性房颤是指在无中度至重度二尖瓣狭窄或机械性心脏瓣膜情况下发生的房颤,如二尖瓣反流、三尖瓣反流、主动脉瓣狭窄或反流等,因其使用新型口服抗凝药预防血栓栓塞事件已有较多的临床证据,因此推荐非瓣膜性房颤应用新型口服抗凝剂作为抗凝治疗策略。目前的新型口服抗凝剂(new oral administration of anticoagulants,NOACs),如阿哌沙班、达比加群、依度沙班和利伐沙班,对AF相关缺血性卒中一级和二级预防的疗效至少与VKA相当,颅内出血的风险约为VKA的50%。但比较遗憾的是,没有一项NOACs试验纳入了近期(起病后前几周)缺血性卒中患者。

伴有房颤的急性缺血性脑卒中患者何时开始口服抗凝剂治疗是长期以来一直未被解决的挑战性问题。这些患者早期缺血性卒中复发的风险很高,但早期口服抗凝剂可能会增加颅内出血的风险,包括增加脑梗死出血转化的风险。当前指南的推荐意见是不十分严谨和精确的。2013年ESC欧洲心律协会(European Heart Rhythm Association of the European Society of Cardiology,EHRA-ESC)认为"大面积梗死(引起严重卒中症状)比小片梗死更容易发生出血转化",因此推荐"1-3-6-12d原则"。2018年美国AHA《缺血性卒中早期管理指南》推荐发病后第4~14天开始口服抗凝治疗。英国指南认为对于致残性缺血性卒中患者,口服抗凝治疗至少应该推迟到发病后14d,并由临床医师根据情况判断。所以,更加精确的抗凝时机仍需要足够效能的随机对照试验比较早期和延迟NOACs治疗对合

并AF的缺血性卒中患者的安全性和疗效。可喜的是，目前有4项随机对照试验（共约9000例患者）正在进行中，这些研究或在单一临界时间点比较早期或延迟NOACs治疗的疗效，或按照缺血性卒中的严重程度和影像学特征制订开始NOACs治疗的时间。这些试验将有助于更加精确地确立近期缺血性卒中后开始使用NOACs的最佳时机，有助于明确不同严重程度的缺血性卒中开始抗凝治疗时机是否有差异，预期这些试验将于2021年公布。

三、县域心脑保护伞行动

《2017年中国卫生与计划生育统计年鉴》指出，心脑血管疾病是我国农村第一死因构成，因此调动农村县域医疗机构、基层医院的积极性，提高其救治水平是心脑血管疾病救治体系的重要环节。新中国成立70年来，我国以县域医疗机构为基础形成的三级医疗网发挥了越来越重要的作用，显示出了制度优势和学科发展优势，这为县域心脑血管学科的建设与发展提供了有利条件。

2015年，国家卫计委办公厅发布《关于提升急性心脑血管疾病诊疗救治能力的通知》，要求各地加强急诊急救体系建设，提升急性心脑血管疾病医疗救治相关专业医疗服务能力，提高急性心脑血管疾病医疗救治质量，加强专业人员培训和公众健康教育。2016年发布《关于卒中中心建设与管理指导原则的通知》，2017年发布《关于胸痛中心建设与管理原则的通知》，要求各地高度重视脑卒中及胸痛相关疾病诊疗管理工作，建立以卒中中心、胸痛中心为基础的多学科联合诊疗模式，提升医疗服务能力。2018年，我国县域医院院长联盟在国家卫健委的指导下，组织专家对卒中中心和胸痛中心的认证指标进行了对照分析，制定卒中-胸痛中心认证标准，就县域卒中-胸痛双中心联合建设进行探讨，开展县域心脑保护伞行动，积极实施县域心脑血管疾病急救体系建设项目，目前已经在近百家县医院开展卒中-胸痛双中心联合建设并逐渐扩大试点。

我国县域医院院长联盟在县级医院推进卒中中心、胸痛中心的过程中，了解到县域对救急病、管慢病，实现从急救到慢性病管理延伸的综合防治需求与能力提升愿望，于2018年8月启动县域慢性病管理中心建设项目，以高血压、糖尿病、冠心病、卒中和慢性阻塞性肺疾病等县域主要慢性病为切入点，通过制定适宜县域的主要慢性病管理标准与流程，形成县乡村责任明确的慢病协同管理机制，推动县域主要慢病高危患者的筛查、管理与健康促进工作，并逐渐实现从疾病为中心到健康为中心的战略转移。

依托"脑卒中高危人群筛查和干预项目"的开展，王陇德院士创造性地提出并践行由医疗机构在慢性非传染性疾病防治实施中发挥主体作用，以脑卒中高危人群筛查和干预工作推动脑卒中综合防控策略和措施实施，探索疾病治疗向防治结合转变的健康管理模式。建立了以三级医院为工作主体的"防、治、管"结合的新型慢性非传染性疾病防治工作体系，推广了脑卒中高危人群筛查和干预系列指导规范，创立了涵盖人群预防和高危因素筛查、规范化诊疗和综合干预随访的全流程健康管理服务模式。项目地区人群脑卒中危险因素的知晓率、治疗率和控制率得到明显提升。目前，脑卒中防治工程正探索设立脑心健康管理师开展脑卒中随访管理工作。计划在医院支持下，脑心健康管理师对脑卒中高危人群和患者开展院前、院中和院后全流程的健康管理服务。2017年，启动"卒中健康管理师"培训项目，2018年更名为"脑心健康管理师"。截至2019年3月，脑心健康管理师培训班已连续开办8届，累计为近400家医疗机构免费培训700余人，培训考核合格后，国家卫生健康委员会脑卒中防治工程委员会颁发《脑心健康管理师培训合格证》，负责脑卒中相关病区脑卒中高危人群和患者的健康管理工作。

四、总结

综上所述，高血压和心房颤动等心血管疾病，是导致脑卒中发生的最重要的危险因素，临床医师应从更高的层次和更宽的视野认识和防治卒中，加强促进与相关的临床科室的合作和交流，达到心脑联合防治，降低卒中风险的终极目标。

（安中平）

社会经济因素对心脑血管疾病发病影响的研究进展

一、心脑血管疾病流行病学及疾病负担

心脑血管疾病（CVD）是心脏血管和脑血管疾病的统称，包括冠心病（如心肌梗死和心绞痛）、脑血管病（如缺血性脑卒中和出血性脑卒中）、外周动脉疾病（如间歇性跛行）和心力衰竭在内的一类疾病。CVD目前已经成为世界范围内的重大公共卫生问题，严重威胁人类健康。CVD在中国也成为严重影响个人生活质量、加重家庭及社会负担的重要公共卫生问题。根据《中国心血管病报告2018》和《中国脑卒中防治报告2018》，中国现有脑卒中患者1300万例，冠心病患者1100万，CVD已经成为中国城乡居民的首位死因，每5例死亡中就有2例死于CVD。

自20世纪80年代以来，中国医院CVD患者的出院人次数及住院总费用在不断增加。2016年中国医院CVD患者出院总人次数为2002.19万人次，占同期出院总人次数的12.57%；其中，心血管病1002.63万人次，占6.30%，脑血管病999.56万人次，占6.27%。CVD患者出院人次数中，以缺血性心脏病（738.24万人次）和脑梗死（640.30万人次）为主，分别占36.87%和31.98%；其余依次为高血压（240.70万人次）和颅内出血（142.91万人次）。2016年CVD的住院总费用：急性心肌梗死（acute myocardial infarction, AMI）为190.85亿元，颅内出血为254.19亿元，脑梗死为601.05亿元，自2004年以来，年均增长速度分别为29.15%、16.88%和22.24%。2016年AMI次均住院费用为26 056.9元，颅内出血为17 787.0元，脑梗死为9387.0元，自2004年以来，年均增长速度分别为7.12%、5.90%和2.30%。

2011年世界银行关于中国的报告中预计，自2010年至2040年，如果每年能将CVD死亡率降低1%，其产生的经济价值相当于2010年国内经济生产总值的68%，或多达10.7万亿美元。

CVD所造成的疾病负担并非无法避免。遏制CVD发病的上升趋势，降低其对我国居民健康的影响，三级预防体系各有侧重，尤其一级预防、二级预防都要落实在控制危险因素，降低发病风险的基础上。

二、社会经济状况及其发展历程

社会经济状况（socioeconomic status, SES）是反映个人或群体在社会中相对位置的综合性指标，通常由文化程度、职业、收入水平、婚姻状况、居住状况、医疗保险状况、性别及种族等指标单独或复合后表示，划分标准不完全相同。

SES最早是由Hollingshead引入，用三因素量表测量心理健康流行病学研究中的社会声望。1961年，Dunean提出综合职业声望，收入和教育形成社会经济指数来评价个人的社会经济地位。1970年，Green考虑了在不同种族人群中家庭收入对健康的影响不同，提出了针对不同种族家庭的SES计算公式。大量的研究使用受教育程度、职业和收入来代表SES。教育是流行病学上常用的SES指标，可根据个体具体受教育年数或所取得学历划分等级；职业通过影响社会地位、社会网络、工作压力、工作暴露等，从而与健康相关；收入可以影响食物和保健品的购买能力，医疗服务的可得性，从而直接或间接影响着健康，收入水平可使用家庭年收入或家庭月人均收入两种指标来衡量。有些研究将婚姻状况也纳为衡量指标。也有研究将各种指标综合，根据受教育程度、职业、家庭条件、耐用消费品、收入等指标分值之和，从低到高分为几层，统称为社会阶层。

三、社会经济因素对心脑血管疾病发病影响

近年，SES在不断发展变化之中，人们试图了解反映社会差异的社会经济因素对健康差异和健康公平性的影响，对CVD病因的关注也从传统心血管危险因素延伸到更为复杂的社会经济因素。随着疾病谱的转变、社会经济的发展及人口老龄化，传统心血管危险因素已不能完全解释CVD的发病风险，SES对CVD的发病扮演着越来越重要的作用。SES在不同国家和地区对CVD的发病的作用并不一致。由于SES是综合性概念，其内涵和外延都较为复杂，迄今没有一个统一的标准，为了更好地评价SES各个指标作用，本文通过文献综述梳理成年人群社会经济状况与CVD发病的关系，有助于对不同SES的人群采取特定的防控策略，从而能更加有效地控制CVD的危险因素，降低其发病风险，以期能为CVD更好的防治提供一些线索。

（一）国外研究进展

1.教育　低教育程度者由于不健康的生活方式及对CVD认知水平较低，CVD发病率较高。但也有研究表明，对不同年龄者或不同CVD类型，未观察到这种影响，或出现相反的状况。

2001—2014年，一项全球20个国家城乡流行性学调查的前瞻性研究（prospective urban rural epidemiologic，PURE）显示，在35～70岁人群中，校正财富及其他因素后，相对于高教育程度者，低教育程度者发生CVD的风险在中等收入国家HR为1.59（95% CI 1.42～1.78），在低收入国家HR为2.33（95% CI 1.79～2.77），在高收入国家未见统计学显著性。这可能由于中低收入国家地教育程度者获得的医疗照护水平相对于高教育程度者较低。美国1982—1991年纽黑文市进行的前瞻性队列研究将2512名65岁及65岁以上研究对象的受教育程度依据受教育时间划分为4个等级：0～7年、8～9年、10～12年、13年以上。研究发现，75岁以下的人群中接受0～7年教育者患脑卒中风险是接受13年以上教育者的2.07倍，但在75岁以上人群中这种关联刚好相反，高教育程度导致高发病率，以接受13年以上教育者为参照，0～7年受教育程度者患脑卒中的比例风险比为0.42。另一项美国的女性健康研究发现在健康女性中随着教育程度增高，CVD的发病风险会下降，但教育的保护作用并不能完全由CVD的传统危险因素和生物标志物解释。丹麦2004—2015年的一项前瞻性研究显示，教育水平与急性心肌梗死（AMI）发病呈负相关。一项Meta分析同样显示，早期受教育水平和卒中风险负相关。Jichi医学院队列研究显示，日本居民的受教育程度和出血性脑卒中呈负相关，而与冠心病（CHD）无关。

2.职业 瑞典的一项从1990年对中年人的10年随访研究根据人群是否进行脑力劳动将职业阶层分为7个等级：高等脑力劳动者、中等脑力劳动者、低等脑力劳动者、技工、非技工、自我创业人员和其他，发现男性最低等级的职业阶层脑卒中发病率是高等脑力劳动者的2.84倍，而女性为1.43倍。英国的一项1993—1997年对39～79岁的社区人群的10年随访研究将职业阶层由高到低划分为6个等级：专业人员（如医师、律师等）、管理者、技术类非体力劳动者、技工、半熟练工人、非技术工人。非技术工人脑卒中发病率是专业人员的2.25倍。Jichi队列研究显示，经多因素校正后，女性白领蛛网膜下腔出血发生率比蓝领的高；而不同职业女性总脑卒中、缺血性脑卒中和CHD发病风险无统计学差异；不同职业男性脑卒中各型及CHD发病风险均无统计学差异。德国的一项急诊研究显示，随着失业率的上升，城市内有关急性冠脉综合征、心搏骤停、脑出血等急诊医师的调度会显著上升。

3.收入 PURE研究并未发现财富多少与CVD事件的发生具有强关联。丹麦队列研究显示，收入水平与AMI发病呈负相关。瑞典的10年随访研究发现，女性低年收入组缺血性脑卒中发病危险是高年收入组的1.78倍，男性为1.25倍，而出血性脑卒中未出现此种联系。美国女性健康研究显示，收入与CVD发病呈负相关，不同于受教育程度，收入对CVD发病的保护作用很大程度上可以由CVD的传统危险因素和生物标志物来解释。

（二）国内研究进展

1.教育 受教育水平也可以作为个体未来职业和收入的一个重要指标。个体在受教育阶段获得的能力和知识能影响其获得健康信息及卫生服务的能力。全国高血压调查流行病学随访研究（China National Hypertension Survey Epidemiology Follow-up Study，CHEFS）显示在1991年40岁以上中国成年人中，10年后受教育水平对男、女CVD发病均呈负相关，且对女性作用比对男性强。原因可能是文化程度较高的群体对这些疾病相关知识的知晓率较高，更好地选择健康的生活方式进行预防。2007—2012年我国5省市（广东省、上海市、黑龙江省、山西省和安徽省）老年队列研究显示受教育程度越低，脑卒中发病危险度越高。2013—2015年南京某医院回顾性研究显示与受高中及高中以上教育程度患者相比，教育程度为小学或文盲、初中文化水平患者更倾向于患有重型缺血性卒中。2016年9月—2017年10月广东某医院神经科病例对照研究却显示了相反的结果，相对于<6年教育者，6～9年教育者首次患缺血性卒中的风险OR为2.63（1.45～4.75），>12年教育者首次患缺血性卒中的风险OR为2.18（1.25～3.82）。

2.职业 职业是一个与个体经济收入及物质生活条件强相关的指标。不同的工作环境带来不同的工作压力、获得教育的机会并影响个体获取卫生服务的能力。CHEFS研究结果显示在1991年40岁以上中国成年人中，10年后，职业与CVD发生风险间有负相关趋势，且对男性影响大于女性。经多因素校正后，除了农民外，男性其他职业组（包括工人、退休人员、职员、专业人员及管理人员）发生CVD均低于无业者；退休人员、职员、专业技术人员及管理人员发生心脏病及脑卒中风险较低；职员、专业技术人员及管理人员CHD发生风险较低。女性中，职员及专业技术人员发生CVD的风险低于无业者。我国五省市老年队列研究显示工人脑卒中发病发病率最高，最低为农民和家庭妇女，但差异均无统计学意义。广东某医院神经科病例对照研究却显示了相反的结果，相对于无业者，工作者首次患有缺血性脑卒中具有更高风险。有研究表明，工作压力和更长的工作时间也可能增加心脏病及脑卒中的发病风险。

3.收入 我国5省市老年队列研究显示家庭人均年收入最高的人群为脑卒中发病高危人群，脑卒中发病率为4.8%；家庭人均年收入最低的人群脑卒中发病率为2.7%，差异有统计学意义。山西省开展的中国营养与慢性病家庭队列研究，简称"山西队列"，显示低收入人群相比社会经济条件好于他们的人群，尽管血脂水平稍低，心脑血管疾病发病风险却更高。广东某医院神经科病例对照研究却显示了相反的结果，相对于低收入者，高收入者患缺血性脑卒中风险增加。可能由于当地高收入居民不健康生活方式导致，也可能由于高收入居民医疗条件好，更容易到该医院治疗，检出缺血性卒中，存在选择偏移。

四、总结

SES是一个复杂的指标，与许多暴露因素、资源和易感性有关，并对健康产生影响。不同社会经济发展水平的国家和地区的SES与行为方式的关系是不同的，社会经济地位对健康的影响也各异。SES对CVD的影响是社会经济地位在健康相关行为、环境条件及健康信息接触和传递的综合效应。社会经济的不平等可能会影响个体对健康服务的获得和使用，从而导致个体危险因素水平的变化、发病风险的差异。

在发达国家，当其处于现代化和经济发展的早期阶段时，高SES人群可能更易拥有危险因素，如摄入致动脉粥样硬化饮食、静坐式工作、吸烟；低SES人群则因为无力购买价格贵的糖和高脂食物，劳动强度又大，反而较少患CVD。使SES与CVD发病风险表现呈正相关。但是随着经济发展、医疗水平的提高，高社会阶层人群因为更容易获得健康信息、高质量的健康照护、社会福利和健康的社会环境，形成促进健康的行为，从而降低CVD的发病风险；而SES差的人群由于失业率高、购买力弱，不能建立健康的膳食模式，再加上吸烟等不良行为，反而会促使CVD发生；所以SES与CVD的关系转变呈负相关。发展中国家可能正在重复发达国家走过的路。社会经济的发展如此，疾病流行模式的变化可能也是如此，不同地区SES的巨大差异也许是导致各种相关关系并存局面的重要原因。所以，需要更大样本的研究进一步阐明我国人群近年来不同SES与CVD发病风险的关系，了解SES对CVD的影响，对认识各阶层人群的主要危险因素，有针对性地采取适当的健康促进策略，具有指导意义。

综上所述，SES与CVD发病存在着一定的关联，对不同SES易感人群应采取不同的防控策略和针对性的措施，通过倡导良好规律的生活方式、公共卫生服务、生活环境改善、医疗卫生政策等多方面进行干预，从而更加有效地预防和控制CVD的发病，减轻疾病负担，促进不同SES人群平等享有卫生资源，减少健康不平等，实现全民健康。

（戚文威　赵金红　樊子暄）

预警心脏性猝死的心电图衍生指标及其拓展应用

心脏性猝死预警指标的相关研究很多, 涵盖了临床疾病、易患因素、心电图、超声、化验、生活方式、心理状态等各个方面的研究。研究显示有意义的心电图预警指标就不下10种, 包括心电图时间指标和电压指标。通过计算可以得到心电图衍生指标, 而现代技术不仅可以记录到常规12导联心电图, 还能连续记录几十个小时甚至跨年的心电数据, 并可以采用统计学原理, 计算10万次心搏的平均值及标准差, 观察昼夜节律, 甚至可以通过傅里叶变换得到心电图的频率三维图像及数据。这些蕴藏在心电信息中, 关于猝死的信息被发现、挖掘, 并得到实际临床的应用。

心电图是神奇的, 它作为一幅二维的图形曲线, 通过解读可以发现器质性心脏疾病的蛛丝马迹, 可以确诊各种类型的心律失常, 还可以反映原始大脑自主神经系统对心脏的调节功能。近年来, 心电图衍生指标不断发掘出新的应用领域, 拓展到心血管以外的其他医学方面及运动体育等多个领域。

一、心电图衍生指标的特征

心电图衍生指标是指通过母体心电时间和电压信息演变出新的心电相关指标, 也就是在心电图常规测量的指标基础上, 进行计算、推演, 形成新的心电图指标。心电图衍生指标符合大数据的特征。

（一）数量巨大

面对以往10s的几次心搏产生的心电图, 1h 3600s产生360倍的心电信息, 24h 10万次左右的心搏可以记录到海量心电信息。目前, 以周记录、月记录, 甚至通过可穿戴技术及体内置入记录器可以记录年度3650万次的心搏心电信息, 真是一个巨大的数量。通过对大数据的计算得到衍生的心电特征值, 反映人体的状态。

（二）实时快速

既往的心电图是依赖人工读图的, 费时费力。现在通过计算机分析技术和实时传输技术, 做到了随时产生的心电信息, 可以实时记录、实时读取及实时分析。快速获取心电图信息并快速分析得到有意义的衍生心电特征值。

（三）真实性

不是传统意义上的抽取不同时段的10s心电图片段分析, 也不是推测和猜想, 而是直接将所有记录的全部心电数据纳入分析, 得到长时程数据并具有真实可靠的特性。

（四）有实际意义

这些数据统计分析后, 可以提供以往没有发现的规律并促进临床诊疗, 使得患者获益。

二、与心脏性猝死相关的心电图衍生指标

（一）RR间期的连续时阈变化指标

记录24h动态心电图, 测量10万次的RR间期, 通过计算得出RR间期的标准差值, 就是心率变异时阈指标SDNN, 代表了RR间期的总体变化, 反映自主神经的平衡状态。SDNN显著减小是心脏性猝死的预警指标。

（二）频域变化指标

记录长时程动态心电图, 通过傅里叶变化, 计算并描绘出多峰的曲线, 就是心率变异频阈指标。高频的峰代表迷走神经的功率大小, 低频的峰代表交感神经和迷走神经共同的功率大小。通过这样的衍生变化, 我们对于大脑原始的下丘脑活动, 可以通过视觉判断图形的正常与否, 进而对心脏性猝死进行预警。高频显著降低是心脏性猝死的预警指标。

（三）散点图形变化指标

混沌理论与量子力学、相对论被誉为20世纪的三大发现。心电图衍生指标心率变异非线性分析就是混沌理论的一个实际应用。心率变异散点图的理论就是基于可以确定

信号的混沌程度。正常人和不正常人群中心率的分数维不同，前者分维数明显大于后者；室颤发生前，分维数显著下降。对心率变化进行的频谱分析显示出混沌过程特有的宽带谱。分维数显著下降，带谱明显变窄是心脏性猝死的预警指标。

（四）心率减速力及连续心率减速力

记录24h动态心电图，测量每一个RR间期，标记后一个RR间期是增大还是减小。计算得出总体减小的状态就是心率减速力；如果标记出现连续的RR间期减小，可以与增大的RR间期比较并计算出连续心率减速力。界值在2.5～4.5，低于低界值易于发生心脏性猝死。

三、心电图及衍生指标预警心脏性猝死

中国每年发生猝死的患者约54万人，平均每天1500人。发生猝死的人群中，急危重症患者占1/3，有器质性疾病患者占1/3，还有1/3是平素认为健康的正常人。心电图是最常用的反映心脏功能的检查之一。比较公认的心脏性猝死的预警关注在这3个方面：心脏基质异常、心电活动异常和自主神经功能异常。这些方面大部分心电图都有改变。

1.心血管器质性疾病　对猝死人群进行病因分析，发现成年人中心血管器质性的疾病80%是冠心病，青年人36%是心肌病。心电图可以发现这些疾病的蛛丝马迹。

2.心电记录恶性心律失常　发生心脏性猝死的80%是心律失常，心律失常中80%以上是快速性心律失常、心室扑动或心室颤动。心电图是诊断心律失常的金标准。

3.自主神经功能紊乱　在更高一个层面观察，发现调节心脏功能的神经是自主神经，自主神经的紊乱直接参与了心脏性猝死的发生过程。心率变异和心率减速力作为心电图衍生指标可以间接反映自主神经功能。

心脏性猝死的患者发作前往往会有身体不适的症状，有些是易被忽视的极度疲劳、胃痛等症状，也有长期慢性病或者有高血压、糖尿病、高血脂、吸烟等易患因素，在饮酒后、工作压力增大或者情绪受到打击后等诱发而猝死。测量心电图结合心电图衍生指标可以全方位观察和评估猝死风险。

四、拓展应用

心脏性猝死的发生是多因素作用的结果，显著的疲劳及严重的心理压力是不可忽视的重要因素之一。对心理压力的测试方法通常有问卷测试鉴别压力的承受程度，也有用心率计算评估压力的大小，其中基于生理信号对心理压力进行检测的研究占了很大的比重，本节主要针对反映自主神经功能的心率变异性指标的应用范围进行综述。HRV是近年用于评估压力并观察训练强度的指标之一，它可以应用于真实场景，如考试、驾驶、体育训练、入职面试等。

（一）在运动员训练方面的研究

2009年北京体育大学在不同程度运动性心理疲劳心率变异性与脑电图特征的研究中发现，运动员的HRV线性分析指标对运动员的心理疲劳程度划分具有参考价值；严重心理疲劳运动员的HRV的功率谱呈现总变异性相对较大，低频增加的特点。这是比较早的用心电图的时域指标评估压力并观察训练运动强度的指标的研究。最近还有研究发现心理疲劳对HRV和皮温有影响，皮温、心率、SDNN、RMSSD、SDSD、VLF和TP可以作为心理疲劳的预警指标。

（二）在心理压力检测方面的研究

心电数据在心理压力检测方面也有一定的研究。该研究利用单模的生理信号计算RR间期，截取104个RR间期序列，提取较少且有效的心率变异性特征，实现基于HRV的心理压力连续检测。具体的研究方法是利用问卷的形式对被试者心理压力的诱发进行评估，让被试者画出整个考试过程中的心理压力自评曲线。采集被试者的心电数据，计算心率序列，提取有效的HRV特征。运用压力检测模型对整个考试过程的心理压力变化进行连续检测，从而得到心理压力模型的压力识别曲线。最后对心理压力自评曲线和心理压力检测模型的压力识别曲线进行相关性分析，验证该模型的泛化性能，实现了心理压力的连续检测。

还有研究者通过计算HRV时域、频域指标与NASA-TLX得分的相关系数的分析，得出心电数据对心理压力的评估价值。其研究发现，HRV时域指标对心理压力是敏感的，可以通过单个的HRV时域指标对心理压力进行评估。这一结果也启发我们通过HRV时域指标深入探索心理压力的内在生理机制。

（三）对驾驶者HRV的研究

2018年有研究者分析了不同应激场景下驾驶人的心电数据后发现，在心率增加率方面，不同的应激场景会对驾驶人的心率增长率有着显著的差异性影响；在HRV时域特性方面，驾驶人对行人、自行车这两种目标物紧张程度持续性较长，而对天气、机动车的紧张程度则是间断性的；在HRV频域特性方面，驾驶人对行人和自行车一类的非机动车时心理负荷增加，而对机动车和外在天气条件心理负荷有所降低。

（四）在康复训练方面的研究

最近成都中医药大学研究发现，基于生理与环境等因素的影响，导致现代部分老年人出现抑郁心理及HRV问

题,极大影响老年人的身体健康及生活质量。针对此,在社区内推广运动康复干预,可有效改善老年患者的抑郁心理状态以及HRV,同时也能够在一定程度上提升老年人的生活质量。

国外做了一项研究,在青年人和中年人群中分别实施抗阻训练,观察其对HRV的急、慢性效应。研究发现,在年轻的健康人群中,急性抗阻训练比有氧运动更能降低副交感神经的调节功能,意味着进行阻抗训练以后,心血管功能紊乱的风险增加了。在健康的年轻人中阻抗训练对静息HRV无作用,然而在患有自主神经功能紊乱的中年人中,阻抗训练可以提高副交感神经的调节功能。急性阻抗训练可降低任何年龄段人群的副交感神经的活性。根据以上结果可以得出,阻抗训练对于健康年轻人的HRV无明显作用,而对于自主神经功能紊乱的中年人群,可考虑通过阻抗训练增强副交感神经的调节功能。在阻抗训练时,尽量避免急性阻抗训练。该研究对康复训练可以起到一定的指导作用。

(五)在心理疾病方面的研究

近年来,HRV越来越多地被用于心理疾病的诊断中。其背后的原理为在面对心理压力时,人体会启动"应激反应"机制,这种变化可以通过呼吸、心率、体温、瞳孔直径或一些临床检验指标(如血液、体液标本)反映出来。一般来说,而较高的心率变异性通常意味着身体具有较强的耐受应激能力,低心率变异性通俗点说可以理解为"抗压能力"较差。因此,心理医师会根据心率变异性偏低来帮助诊断抑郁、焦虑、惊恐,并非是怀疑心脏疾病。

有研究者通过HRV时域分析法对护士人格特质与心理应激强度相关性进行了研究。该研究通过佩戴相关仪器捕捉操作者的基本生理指标、心率、皮肤温度和皮肤电阻,应用HRV时域分析法对研究对象的心率变异性进行分析,得出时域分析相关指标。结论显示,情绪稳定、沉着、冷静、低兴奋的人在现场救援或急救工作中更有优势,在应激场景下生理指标波动更小,调节能力更强。另有研究还发现,HRV可作为评估妊娠高血压合并焦虑抑郁患者心脏自主神经功能变化的无创性参考指标。

在国外的一个实验性的令人痛苦的电影模型中发现,基础心率变异性较低的受试者与随后连续痛苦的回忆有关,创伤前较低的HRV基线可能是随后的痛苦记忆的一个易感因素。

(六)在创伤后应激障碍方面的研究

创伤后应激障碍(PTSD)是海军陆战队等退伍军人中一个重要的公共健康问题,值得关注与重视。一项最新前瞻性、纵向研究表明,HRV较低可增加PTSD发生风险。研究者美国加州大学的Arpi Minassian及其同事入选2008年7月14日—2012年5月24日的2160例现役海军陆战队队员,于作战前1~2个月及作战返回后4~6个月分别评估其HRV及PTSD发生情况。结果发现,作战前HRV正常及较低者分别有2122例和38例,作战后分别有78例(3.8%)和6例(15.8%)罹患PTSD。进一步分析发现,参与作战前不久HRV较低与参与作战后PTSD发生风险增加具有相关性(OR 1.47, 95% CI 1.10~1.98; P=0.01)。

研究者认为,鉴于心理治疗并非对所有PTSD患者均有效,有必要关注与PTSD相关的生物学因素,从而为其防治提供更多更好的信息。另外,目前尚不能说HRV较低可导致PTSD。该研究仅提示,HRV较低预示着机体应激反应系统无法发挥最佳作用,从而可能会使机体在面临创伤时增加PTSD的发生风险。此外,并非所有暴露于创伤者均会发生PTSD,故有必要进一步探寻PTSD易感性的生物标志物,从而针对易感人群进行有针对性的预防。埃默里大学医学院Amit Shah评论认为,有必要开展更多研究验证HRV作为PTSD风险标志物的作用。

(七)在设备研发方面的进展

基于当今肥胖、营养、代谢、心血管、心理问题等疾病及亚健康问题的暴增,目前国内已有心率变异性检测仪研发出来。我国东华原医疗团队研发的DHD-8000心率变异性检测仪便是研发出的多种健康体检设备中的一种。该检测仪操作过程5min,即时获得几十项参数的检测报告;全程无创非侵入性检测,无辐射;科学准确自动生成HRV全面分析报告评估整体心理健康状况。该心率变异性检测仪利用指夹传感器,自动测量并生成报告,时间和频率双领域量化评估,数值客观而准确。相关健康检查设备的研发将为"健康中国"战略的实现再提速。

五、总结

由于心电数据分析具有无创、简便、可重复性好、应用普遍、便于随访等优势,尤其是其中蕴藏着丰富的猝死预警心电现象,因此,心电图应成为检测、发现和随访可疑猝死者的重要手段。对HRV的研究范围目前比较广泛,因其可以反映自主神经活性和定量评估心脏交感和迷走神经张力及其平衡性,HRV已经变成了一种研究工具和评估技术。最近研究发现,对于最大运动后HRV指标的研究具有重复性。但对于HRV在心理压力等领域未来的研究仍需重新认定现有参数的评估效度,进行评价指标的标准化,应用范围也应该拓展。

(王红宇　曹春歌)

急性非ST段抬高心肌梗死心电图表现与研究进展

急性心肌梗死根据心电图ST段的特征性变化分为急性ST段抬高心肌梗死（STEMI）和急性非ST段抬高心肌梗死（NSTEMI）。NSTEMI是指临床上出现持续超过20min的典型的缺血性胸痛，心电图不具有典型的ST段抬高，而表现为ST段压低或者正常，但患者的血清心肌坏死标志物浓度升高并有动态演变的一类急性心肌梗死。NSTEMI为急性冠脉综合征（ACS）的一个亚组，也是ACS中较为凶险的病症之一。随着现代诊疗技术的不断提高，NSTEMI在ACS中所占的比例也逐渐升高，由于NSTEMI具有发病率高，但生存率低、预后差及心电图改变不典型等特点，而且好发于高龄，多数伴有多支冠状动脉（简称冠脉）病变、冠脉重度狭窄及侧支循环形成比例较高，严重威胁到人们的生活健康和生命质量，因此，掌握NSTEMI的心电图表现及临床特征，对患者进行及时救治及改善其预后显得尤为重要。本文主要对NSTEMI心电图表现及预后研究做一综述。

一、发病机制

NSTEMI发病机制与STEMI相似，均以不稳定性斑块为前提，多种诱因导致血栓的形成。NSTEMI的病理基础主要是在不稳定粥样斑块的基础上形成了富含血小板的白色血栓，从而导致病变的冠脉内非完全闭塞性血栓，或是虽为完全闭塞性，但其远端会有侧支循环的形成；而STEMI主要是在冠状动脉粥样硬化的基础上形成了富含红细胞、纤维蛋白的红色血栓，从而导致病变的冠脉完全闭塞、血流持续中断。

NSTEMI的病理学机制是由于动脉粥样硬化纤维帽的不稳定及高风险性导致血栓形成。冠状动脉内膜粥样硬化斑块的形成，冠脉动脉粥样硬化表面是纤维帽薄，纤维帽是否稳定与急性冠脉综合征的发生有极大的关系，且含有大而柔软的脂核，在情绪过度激动、过劳过累或环境刺激等诱因下，由于血流动力学的改变，冠状动脉粥样硬化的帽子结构破裂，其结构内富含的脂质的流出，同时内皮细胞的抗凝与促凝失衡，内皮细胞胶原暴露，血小板被激活，血小板与之发生反应。首先形成白色血栓，白色血栓富含血小板，使冠状动脉血流锐减甚至严重关闭，而此时更多的血小板参与反应，并且生成许多生物活性物质，其中包括缩血管因子使血管收缩，进一步加重管腔狭窄，临床表现为非ST段急性冠脉综合征（ACS、NSTEMI）。病情进

一步发展，使血流减慢，利用更多的红细胞聚集，同时纤维蛋白附着，形成红色血栓，则导致冠脉100%中断，且时间大于半小时以上，患者发生STEMI，甚至导致猝死。

NSTEMI患者多支病变、弥漫性病变较多，合并左主干病变者亦不在少数，致病血管的典型特征表现为偏心性狭窄伴圆齿状或者突出的边缘和狭窄颈部，这些血管病变形态提示动脉粥样硬化斑块的破裂、血栓的形成或两者同时存在。

二、临床症状及诊断标准

（一）临床症状

在临床上NSTEMI与STEMI患者的具有首发症状均以胸痛为主，就诊时间较早的共同特点，但是两者的冠脉病变则具有不同特点：NSTEMI患者的冠脉病变支数多，侧支循环丰富；而STEMI患者的冠脉病变支数和侧支循环都少。

（二）诊断标准

1. 典型的心肌缺血临床表现：胸痛持续时间多在30min以上。

2. 血清心肌损伤标志物：增高或者增高后降低，至少有一次数值超过正常值范围。

3. 心电图（ECG）无病理性Q波及ST段抬高，而是两个或两个以上导联出现ST段水平型压低或是下斜型压低伴（或不伴）T波倒置，有动态变化。同时应排除既往有心肌梗死病史、急性心包炎、早复极综合征、电解质紊乱及药物影响等患者。

三、心电图表现

NSTEMI患者的心电图有常见表现与特殊类型，在分析时要特别注意与临床结合。

（一）常见的心电图表现

1. ST段的压低（典型的非透壁性心肌梗死）：①常出现在 I、II、aVL、$V_4 \sim V_6$ 等导联上。②大多呈水平型或者下斜型。③持续时间>24h。④部分伴有T波倒置（图1）。

2. 单纯表现为T波倒置：①除外aVR导联，其他导联均可出现。②倒置的T波多呈深宽对称。③T波形态有动态演

变过程。④部分可伴有ST段的压低（图2、图3）。

3.新出现的各种心律失常：例如各种传导阻滞、再灌注性心律失常、心室颤动等（图4）。

4.心电图表现为大致正常。

业已证明，NSTEMI患者心电图ST-T改变的动态演变最具有诊断意义，因为大多数患者在胸痛发作时可以记录到ST段一过性的缺血性改变，待胸痛症状有所缓解后，压低的ST段又恢复到原来的水平。因此，在患者首次医疗接触后10min内应进行12导联心电图检查，如果患者症状复发或诊断不明确，应复查12导联心电图。如果怀疑患者有进行性缺血而且常规12导联心电图结论不确定，建议加做V3R、V4R、V7～V9导联心电图，以免误诊或漏诊。

（二）特殊类型的心电图表现

1.碎裂QRS波（fQRS） fQRS波的心电图概念最早由Das等在2006年提出的一个心电学概念，常见于冠心病，也可见于心肌病、先天性心脏病等。

（1）fQRS波的定义：早期定义是在排除了完全性或不完全性束支阻滞后冠心病患者常规12导联心电图上相邻两个或两个以上导联已形成或新出现的形态不同的RSR′波群或其他形式的多相波。目前较为明确的fQRS波定义为：在窄QRS波群中，冠状动脉供血区相邻两个导联新发QRS波群出现RSR′波或其他形式多相波，同时排除完全性或非完全性束支阻滞；在宽QRS波群中，12导联心电图相邻≥2个导联，R波≥2个切迹，或S波上升支或下降支≥2个切迹（图5）。

（2）fQRS波的心电图特点：有2个以上的导联，出现各种形式的RSR′波（如QRS波群中出现三相波或多相波）或R／S波有切迹。根据QRS波群时限fQRS波可分为窄QRS（<120ms）和宽QRS（≥120ms）两种。以窄QRS多见，其特点为：①QRS波群呈三相波RSR′、rSr′、rSR′波、多个R′波、呈碎片状、或S波有切迹，S波切迹多数发生在S波底部。②碎裂QRS波群心电图特征同一患者同次心电图的不同导联，碎裂QRS波群可表现为不同形态。③QRS时限多数<120ms。④除外完全或不完全性束支阻滞及室内阻滞。⑤可伴或不伴Q波存在，Q波可有单个或多

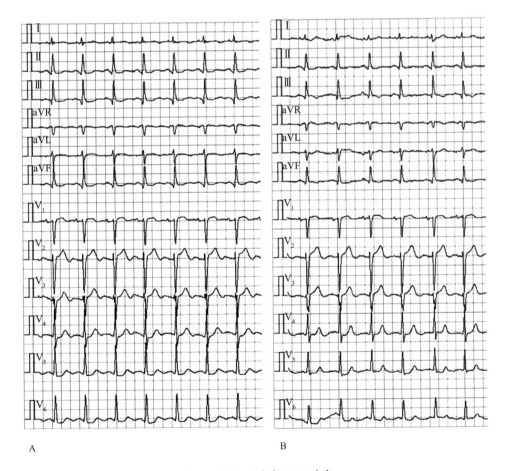

A   B

图1 NSTEMI患者ST-T改变

患者男性，65岁。发作性胸痛胸闷2年，加重5d。临床诊断：冠心病，急性非ST段抬高心肌梗死。冠脉造影：前降支近中段弥漫性狭窄，最狭窄95%以上，远端狭窄90%以上，回旋支近中段狭窄90%以上，右冠状近段重度狭窄，远端完全闭塞。心电图提示：A.入院时记录：窦性心律，ST-T改变（多导联ST段压低伴T波低平）；B.PCI术后：窦性心律，ST-T改变（与术前比较无明显改善）

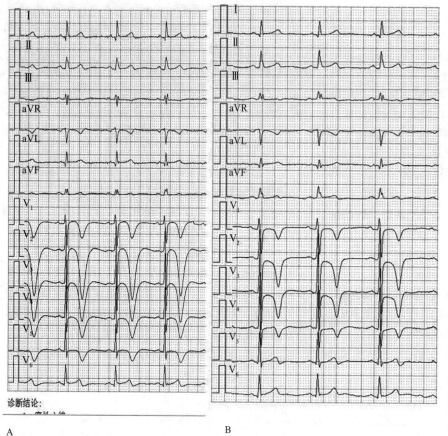

图2　NSTEMI患者巨大T波倒置心电图

患者男性，78岁。因突发胸痛、胸闷12h。临床诊断：冠心病，急性非ST段抬高心肌梗死。冠脉造影示：左主干未见明显狭窄，前降支中段局限性狭窄约80%。A.入院时记录：窦性心律，ST-T明显异常（胸导联巨大倒置T波，以$V_3 \sim V_5$明显）；B.PCI术后第1天：窦性心律，ST-T改变（与A图比较，ST段转为压低，T波倒置变浅）

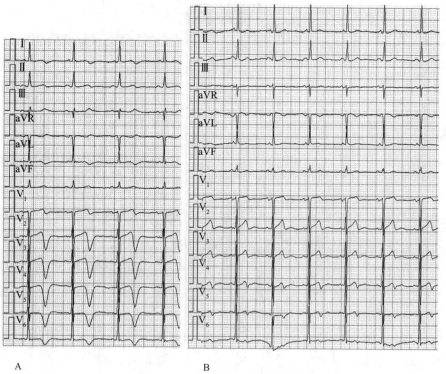

图3　NSTEMI患者T波倒置心电图

患者男性，57岁。因发作性胸闷8余年，胸痛9d。临床诊断：冠心病，非ST段抬高心肌梗死。冠脉造影示：左主干无狭窄，前降支近中段弥漫性狭窄60%～90%，第一对角支开口狭窄约80%，回旋支近段局限性狭窄60%～70%，前降支及回旋支钙化明显。右冠状动脉近中远段弥漫性斑块狭窄20%～40%。A.入院时记录：窦性心律，ST-T明显改变（胸导联T波深倒置，以$V_2 \sim V_5$明显）；B.PCI术后第8天：窦性心律，T波改变（与A图相比明显改善）

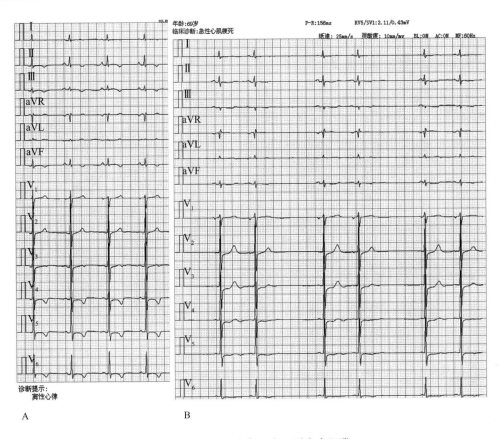

图4　NSTEMI患者二度Ⅱ型窦房阻滞

患者男性，69岁。持续性胸闷13d，伴恶心呕吐1d。临床诊断：冠心病，急性非ST段抬高型心肌梗死。冠脉造影示：前降支近中段可见斑块，最狭窄约40%，旋支近段可见斑块，狭窄约95%，右冠全程弥漫斑块及狭窄，近中段最狭窄约90%，远段最狭窄约95%。A.入院时记录：窦性心律，T波改变；B.PCI术后第8天，窦性心律，二度Ⅱ型窦房阻滞，ST-T改变

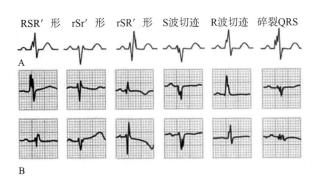

图5　不同形态的 fQRS波

A.不同形态的碎裂QRS波的示意图；B.实际记录到的与示意图相对应的心电图［引自临床心电学杂志，2017，26（1）：13-15］

个切迹。⑥三相或多相碎裂QRS波群常出现在冠状动脉供血区域对应的至少两个导联（图6）。

（3）fQRS波的形成机制：近年来，许多国内外研究已证实fQRS波是一种心肌梗死的标志，反映缺血心肌的一种电活动。关于其形成机制主要有：①梗死区内阻滞。②梗死区周围阻滞。③局部心肌瘢痕。④多灶性梗死。⑤细胞间阻抗变化。Friedman的研究显示，碎裂QRS波在NSTEMI患者的急性心肌梗死诊断中，敏感性达到

41.9%，特异性达到96.0%；由于NSTEMI患者大多数都存在不同程度不规则狭窄病变的开放血管，心肌缺血坏死呈非均质性，易有岛状存活心肌，多无病理性Q波，因此易出现fQRS波。

（4）fQRS波与冠脉病变：许多研究发现，fQRS波常累及的血管是回旋支及右冠脉，fQRS波在各个心壁之间发生的概率从高到低依次为下壁、侧壁和前壁等。而且fQRS波的发生在下壁的概率要高于其他各壁；有的研究不仅支持下壁的fQRS波的发生度高，还提出发生的机制是由于下壁存在着部分区域时同时受到左、右冠脉的供血，当心肌坏死并形成纤维环的过程中，心绞痛便会发生，最终导致向量的改变，形成了下壁的fQRS波。

（5）fQRS波的临床意义：有研究认为，有fQRS波的老年NSTEMI患者双支或多支血管病变发生率明显高于无fQRS波老年NSTEMI患者，提示冠脉病变数目越多，fQRS波检出率越高。fQRS波是由于心肌瘢痕所致的动作电位的不均一性，形成了心室的碎裂电位，一旦该碎裂电位与正常心肌组织之间发生传导不同步，就会导致折返激动，从而引起室性心律失常。许多学者研究认为，fQRS波与NSTEMI患者的既往心肌梗死病史、高敏C反应蛋白和LVEF密切相关，当NSTEMI患者心电图出现fQRS波时

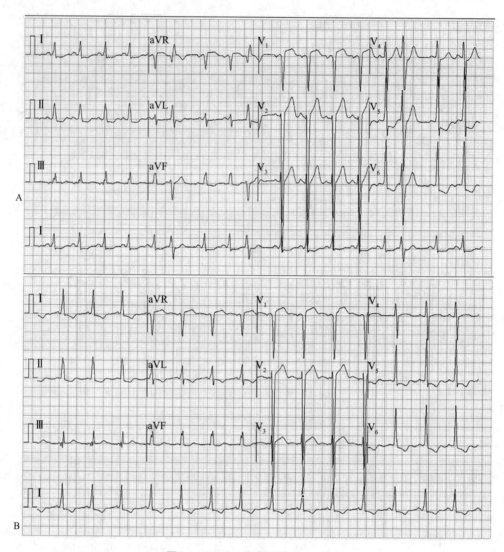

图6 NSTEMI患者下壁fQRS波

患者男性，56岁。突发心悸气促4d。BNP＞5000ng/ml，TNI 2.65ng/ml。冠脉造影示：前降支近段局限性狭窄约50%，中段弥漫性狭窄60%～70%，远段弥漫性狭窄50%～60%，对角支近段弥漫性狭窄50%～70%，远段局限性狭窄约50%，可见间隔支与右冠后三叉逆灌；回旋支近段、远段弥漫性狭窄，最重狭窄约80%，钝缘支近段局限性狭窄约50%，远段弥漫性狭窄，最重狭窄约70%，右冠显影近段弥漫性狭窄70%～80%，中段以远闭塞。行冠状动脉腔内成形术（PTCA）。临床诊断：急性非ST段抬高型心肌梗死，心功能Ⅲ级（Killip分级），高血压3级很高危。A.入院时记录：可见Ⅲ、aVF导联QRS波群起部及顶部们钝挫及切迹，为碎裂波，窦性心动过速，室性期前收缩，ST-T改变；B.PTCA术后第5天：Ⅲ、aVF导联QRS波群的碎裂波更加明显，ST-T改变有所恢复

不良心脏事件发生率增加。总之，fQRS波可作为NSTEMI患者心电图诊断的一个新指标，也是预测NSTEMI患者短期心脏性事件的较可靠标志。

2. Wellens综合征　Wellens 综合征是以心电图孤立性T波改变及演变为特点的急性冠脉综合征，又称前降支T波综合征。1982年Wellens等结合冠状动脉造影结果，发现有心电图胸前导联心电图T波双支对称性深倒置，并逐渐恢复直立的病例，其不伴QRS波及ST段改变，并提示患者前降支近端存在严重狭窄（50%～99%），是尽早行冠脉内介入治疗（PCI）的指征。

（1）Wellens综合征的临床特点：以往将Wellens综合征归为高危不稳定型心绞痛，极易进展为急性ST段抬高型心肌梗死。2009年ACC/AHA发表的心电图标准化与解

析建议和2010年国际动态心电图及无创心电学会发表的共识将上述T波改变归为非ST段抬高型急性冠脉综合征（NSTE-ACS）中的缺血后T波改变（不伴QRS波及ST段改变），其中部分患者心肌生化坏死标志物升高，属于非ST段抬高型急性心肌梗死。

（2）Wellens综合征的心电图特征：心电图特征性改变是诊断Wellens综合征的主要依据。

1）T波形态改变：一种T波呈双支对称性深倒置，主要出现在V_2、V_3导联，少数可扩延至V_1、V_4～V_6导联；另一种呈正负双向，主要出现在V_2、V_3导联。上述两种类型的T波改变与冠状动脉病变的严重程度并不相关。值得注意的是，我们在变异型心绞痛（心电图表现为一过性ST段抬高）患者心电图ST段抬高之前，观察到T波从直立至双向

倒置的改变,提示双向性T波可能反映心肌严重缺血(图7、图8)。

2)T波的演变:Wellens综合征患者倒置或双向的T波在数小时至数周(通常2~4周)可以恢复直立,相对急性心肌梗死患者的T波演变时间(数月或数年)显著缩短,可能是由于冠脉闭塞后迅速再通或有侧支供血,仅引起严重心肌缺血或小范围的心肌坏死,心电图T波演变在罪犯冠脉定位和指导PCI治疗中起重要作用。另外,如果Wellens综合征此类患者心绞痛再发作,已存在的T波倒置可能程度加深,进展为急性ST段抬高心肌梗死。

3)无QRS波形态改变:病理性Q波及胸导联r波递增不良是大面积梗死心肌除极向量丧失的表现,而Wellens综合征患者通常表现为小面积或散在的心肌坏死,未造成心室除极向量显著改变,心电图QRS波形态无明显改变。

4)无明显ST段偏移:ST段抬高是心肌损伤的心电图表现,多数Wellens综合征患者不伴胸前导联ST段轻度抬高,少数患者有ST段轻度抬高,并迅速下降至等电位线,后者在心肌生化标志物升高的患者中更为多见。

5)QT间期延长:患者在出现T波改变的同时伴QT间期延长,多数随T波形态的恢复而恢复正常。目前尚无Wellens综合征患者因QT间期显著延长出现尖端扭转型室性心动过速的报道。

(3)Wellens综合征的鉴别诊断:Wellens综合征需要与典型的不稳定型心绞痛、急性心内膜下心梗或引起T波改变的其他疾病相鉴别。

1)典型不稳定型心绞痛:常伴ST段下移或抬高(变异型心绞痛)及T波倒置,而且心电图ST-T改变常随心肌缺血的改善而迅速恢复(24h内)。

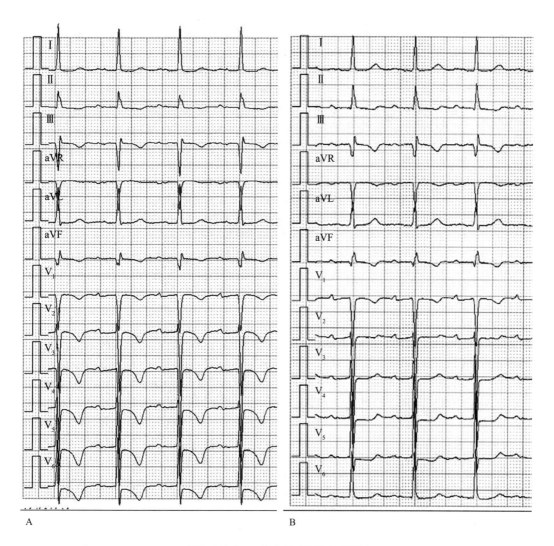

图7 Wellens综合征(T波深倒置)

患者男性,75岁。发作性胸痛、胸闷10年,再发加重1周。临床诊断:冠心病,急性非ST段抬高型心肌梗死。冠状动脉造影示:右冠近段重度狭窄,最狭窄85%以上;中段斑块形成伴节段性狭窄,最狭窄70%以上;远段完全闭塞;可见锐缘支供血前降支。左主干远段斑块形成至管腔轻度狭窄,前降支完全闭塞并无残端;回旋支近段节段性中度狭窄,钝缘支近段轻度狭窄。A.入院时记录:窦性心律,一度房室传导阻滞,下壁心肌梗死,ST-T明显改变(胸导联T波深倒置,符合Wellens综合征心电图表现);B.PCI术后2d:窦性心律,一度房室传导阻滞,下壁心肌梗死,ST-T改变(与A图比较明显恢复)

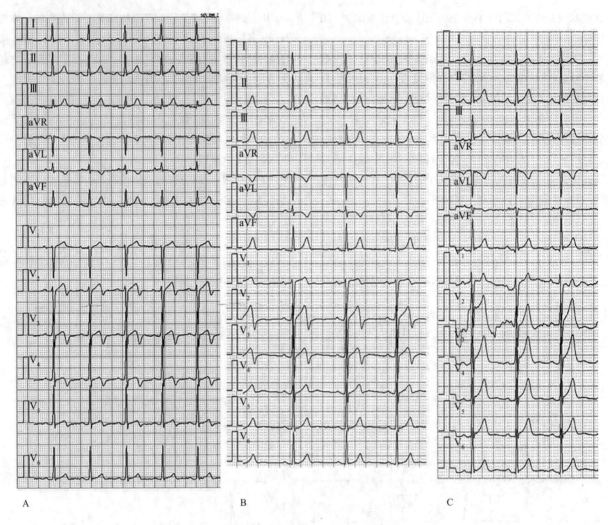

A   B   C

图8　Wellens综合征（T波正负双向）

  患者男性，34岁。反复胸痛4年，再加重2d。临床诊断：冠心病，急性非ST段抬高心肌梗死。冠状动脉造影示：回旋支远段狭窄约40%，前降支中段次全闭塞。A.入院时记录：窦性心律，ST-T改变（$V_2 \sim V_3$导联T波呈正负双向，符合Wellens综合征心电图表现）；B.PCI术后1d：窦性心律，T波改变（与A图相比有所改善）；C.PCI术后4个月：正常心电图

  2）心内膜下心肌梗死：患者心电图多个导联出现广泛ST段下移超过0.2mV，伴有心肌标志物显著升高，T波改变和恢复时间较长。

  3）肺栓塞、心肌炎、心包炎、神经系统疾病、洋地黄效应等情况常伴T波改变，但根据相应的临床情况及心电图特点不难鉴别。

  临床很多情况都能引起T波改变，应注意鉴别。为了及时发现Wellens综合征的T波呈特征性形态改变及演变特点，临床应动态观察患者多份心电图，进行认真对比分析，避免漏诊，同时也避免将其他非特异性T波改变误诊为该综合征，而导致过度治疗。

（三）左主干病变

  左主干病变是指冠状动脉造影显示左主干血管直径狭窄程度超过50%以上的病变。研究发现经冠状动脉造影证实，有意义的左主干病变发生率为4%～10%，而左主干完全闭塞发生率仅0.04%～0.42%左主干提供了左心室大部分心肌的供血，其病变可能会导致严重的心肌缺血，并引起血流动力学障碍、致命性心律失常、心力衰竭甚至死亡，有报道3年随访死亡率近50%。

  1.左主干病变的心电图特点　为"8+2"现象，即在12个导联中≥8个导联的ST段压低≥0.1mV伴aVR和（或）V_1导联ST段抬高提示左主干或相当于左主干病变或严重的3支血管病变，尤其是患者血流动力学不稳定时，并同时多有右冠状动脉病变的心电图表现（图9）。

  Prieto等研究发现，左主干闭塞病变的ST段电轴在额面轴指向-90°～180°发生率为100%，敏感性和特异性分别为95%和100%，ST段水平方向电轴指向前壁或与之平行的发生率与特异性均为95%，QRS波群电轴左偏≥30°的发生率为75%，特异度为95%，提示ST段电轴和QRS波群电轴改变均可预测左主干闭塞。

  2.左主干病变心电图鉴别诊断　业已证明，除左主干

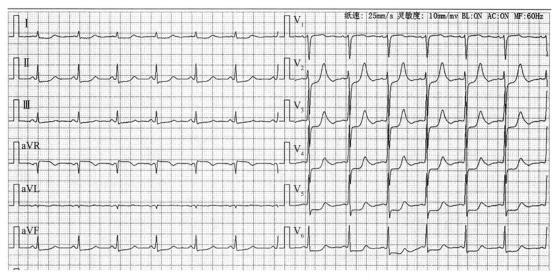

图9 左主干病变"8＋2"现象

患者男性，59岁。阵发性胸闷1年余，加重伴胸前区疼痛、黑粪3d。肌钙蛋白I 3.15ng/ml。患者于入院后两次出现大动脉搏动不能扪及，心音不能闻，监护心电图示窦性停搏，经抢救恢复。急诊冠脉造影示：左主干远端次全闭塞，左前降支近中段弥漫性狭窄，最重处次全闭塞伴瘤样扩张，回旋支近段狭窄约70%，右冠近中段、中段弥漫性狭窄，最重处约80%。临床诊断：冠心病，急性冠脉综合征，急性非ST段抬高心肌梗死。入院心电图提示：窦性心律，ST-T明显改变（符合"8＋2"心电图表现）

病变外，其在他临床上相关疾病也可出现类似的心电图表现，如心肌病、急性肺栓塞、高血压心脏病、心动过速、贫血或失血过多及急性主动脉夹层等导致心肌缺血，心电图也可表现为广泛导联ST段压低，aVR导联ST抬高。因此，在心电图诊断时一定要结合患者临床症状、实验室检查等不同的情况综合考虑。

3.临床意义 有"8＋2"心电图表现的患者，往往需要尽快行冠脉造影明确诊断及之后的介入治疗或冠状动脉旁路移植手术。

四、NSTEMI心电图表现与罪犯血管关系

许多研究表明，在STEMI患者中常有相应的一支冠脉病变突出，心电图具有良好的定位作用，然而NSTEMI患者的病变范围常不限于某支冠脉，而是不规则地分布在心脏，所以心电图定位罪犯血管特异性差，但是在NSTEMI患者中，心电图表现与冠状动脉造影主要有以下关系。

1.前壁导联上T波倒置≥0.2mV，常能反映患者左前降支近端或是左主干有严重的冠状动脉狭窄。

2.多个导联T波存在着显著的动态演变，常提示左主干远端及前降支病变。

3. aVR导联ST段抬高＞0.1mV，其余心电图导联或出现一定水平的ST段压低，这也提示左主干及三支病变的信号。

4.左心室后壁的心电图导联V_7～V_9也能反映一定区域的心肌细胞供血障碍，而该区域的供应血管为回旋支，也就间接说明了此血管的病变，而V_3R和V_4R导联显示单纯右心室供血障碍。

5.Ⅰ、aVL导联ST段压低的罪犯血管前降支可能性大于回旋支和右冠。

6.Ⅱ、Ⅲ、aVF导联ST段压低时罪犯血管回旋支和右冠可能性大。

心电图预测急性心肌梗死罪犯血管与冠状动脉造影结果符合率较高，NSTEMI罪犯血管闭塞以回旋支多见，且STEMI罪犯血管闭塞以LAD多见，NSTEMI以二支、三支血管病变较多见，STEMI以单支、二支病变较多见。

五、鉴别诊断

由于NSTEMI患者的临床表现和心电图特征与许多疾病相近，诊断时应特别注意与以下疾病相鉴别。

1.不稳定型心绞痛，是介于劳力性稳定型心绞痛与急性心肌梗死和猝死之间的临床表现。主要包括初发心绞痛、恶化劳力性心绞痛、静息心绞痛伴心电图缺血改变和心肌梗死后早期心绞痛。特征是心绞痛症状进行性增加，新发的休息或夜间性心绞痛或出现心绞痛持续时间延长。

2.既往有过心肌梗死，急性心包炎、早期复极综合征、左心室肥厚、预激综合征、束支阻滞、电解质紊乱（图10）。

3.药物影响、脑血管出血性疾病。

4.风湿性心脏病、酒精性心肌病。

5.原发性心肌病等其他心脏本身的严重病变（图11）。

6.合并程度严重的肝、肾功能障碍及自身免疫病。

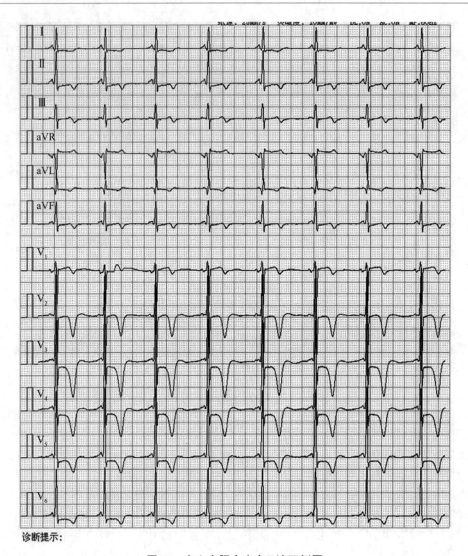

诊断提示：

图10 左心室肥大患者T波深倒置

患者女性，54岁。活动后胸骨后疼痛1年余。超声心动图提示：①左心房增大；②室间隔增厚；③左心室舒张功能减退。临床诊断：胃食管反流病，高血压2级，冠心病。心电图提示：窦性心律，短PR间期，提示左心室肥大，ST-T明显改变（ST段压低，T波深倒置）

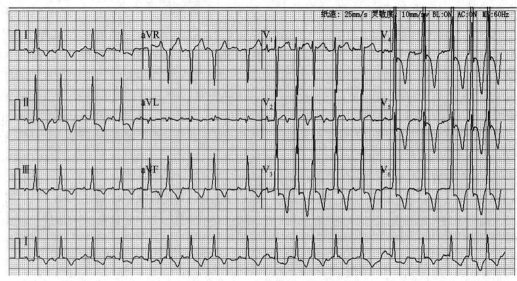

图11 心尖肥厚型心肌病T波深倒置

患者男性，65岁。临床诊断：肥厚型心肌病。超声心动图提示：①左心房增大，主动脉窦部增宽，心尖部左心室内径偏小；②室间隔及左心室后壁非对称性肥厚，以心尖段及中间段明显（中间段25mm，心尖段28mm）。心电图提示：窦性心律，提示左心室肥大，房性期前收缩，短阵房性心动过速，ST-T明显改变（多导联T波深倒置，以$V_3 \sim V_6$导联最为明显，两肢对称酷似"冠状T波"）

7.其他原因或者因经济不能及时行冠状动脉造影检查者,资料不齐全的患者。

8.急性肺栓塞(APE)心电图变化具有完全性右束支阻滞、$S_IQ_{III}T_{III}$或$S_IS_{II}S_{III}$模式、顺时针转位、电轴右偏及ST-T改变等特点。有研究发现,V_1～V_3导联心电图ST段压低和V_1～V_3合并Ⅱ、Ⅲ、aVF导联T波倒置是APE的重要预测因子。而V_5～V_6导联T波倒置与ST段压低伴V_5～V_6导联T波倒置是NSTEMI的重要预测因子。该结果能够得到临床病理生理学的支持:APE主要影响右心系统(循环阻力增加,肺动脉高压,右心室后负荷过重,右心室扩张,右心功能不全),表现为V_1～V_3导联ST段压低、T波倒置。右心室负荷过重的心电图表现可能有助于APE的诊断。

六、预后与研究进展

许多研究报道,与STEMI患者相比,NSTEMI患者发病年龄大、无特异性临床表现且预后差。如与体力活动诱发的胸痛相比,静息性胸痛患者的预后更差。患者的胸痛症状发作就诊时心动过速低血压、心力衰竭和新出现的二尖瓣反流也提示预后不良。有资料表明STEMI患者预后不良与Killip分级、糖尿病、入院时心肌梗死面积有关,而NSTEMI患者预后不良与高龄(>65岁)、Killip分级、入院时心肌梗死面积有关。有研究发现心电图ST段下移≥1mm、ST段下移导联数≥6个、QRS波群时限≥100ms,表明NSTEMI患者冠状动脉病变血管较多,提示心肌缺血严重,预后不良;在近、远期风险方面,STEMI患者在住院期间发生心血管不良事件的比例高于NSTEMI患者,然而NSTEMI患者的远期风险却明显高于STEMI患者,且心功能恢复情况STEMI患者优于NSTEMI患者,说明NSTEMI患者的近期预后好于STEMI患者,而STEMI患者的远期预后好于NSTEMI患者。

一项最新系统回顾和荟萃分析,评估了40 777例NSTEMI患者罪犯动脉完全闭塞和未闭塞对临床结局的影响,发现其中罪犯动脉完全闭塞者10 415例(25.5%),主要分布在下侧壁(右冠状动脉及左旋支分别占40%和33%)。分析显示,与罪犯动脉未闭塞者比较,罪犯动脉完全闭塞可使主要不良心脏事件(MACE)的短期及中长期风险分别增加。结果提示,冠状动脉造影显示罪犯血管完全闭塞的NSTEMI患者更高危,存在更高的全因死亡及MACE风险。因此,临床实践中医师有必要对NSTEMI患者更好地进行风险分层以识别上述高危患者进而改善其预后。

七、总结

NSTEMI患者无典型的ST-T动态演变,且因为有侧支循环、互相抵消、血栓自溶等原因,有时即便冠状动脉病变严重,心电图亦不能明确反映出来,因此在临床上很容易漏诊或误诊,且患者的年龄大、冠状动脉病变具有多样性、复杂性,所以当分析诊断这类患者心电图时,要尽可能做到主动对照以往心电图,注意心电图动态演变;掌握心电图常见及特殊类型的特征;并认真结合患者临床相关资料(症状、实验室检查或心脏超声等),为临床尽早做出准确判断,尽快做出最佳治疗措施提供可靠依据。

(钟杭美 刘春燕 徐 瑞)

2019心电学研究新进展

心电学是心血管病学的一个重要组成部分。尽管目前医疗界已拥有许多高精尖的心血管病诊断技术，但心电图仍然是诊断心血管病最基本、最简便、最经济的检查手段。心电学的研究涵盖了心脏病的许多领域，每年全球心电学领域都有大量的进展。我们通过系统检索过去1年全球顶尖的心血管病、心律失常和心电学相关杂志，筛选10项与心电学最密切相关的研究进展介绍给全国同仁，以期对促进心电学普及、发展和提高有所裨益。

一、频发房性期前收缩为新发心房颤动的预测因子

频发房性期前收缩（premature atrial contraction, PAC）发病率较高，且与死亡率增加相关。既往研究表明，频发PAC与新发心房颤动（atrial fibrillation, AF）有关。Prasitlumkum等系统回顾了2009—2017年的12项研究（其中7项为前瞻性队列研究，5项为回顾性队列研究），共纳入109 689名受试者（9217名频发PAC和100 472名非频发PAC），评估了频繁PAC与新发AF之间的关联。荟萃分析结果表明一般人群中频发PAC是新发AF的独立预测因子，频发PAC患者新发AF风险增加3倍。频发PAC与新发AF的风险增加相关（RR 2.76, 95% CI 2.05~3.73, $P<0.000\ 1$, $I^2=90.6\%$）。

二、直立倾斜试验中发生心房颤动：需长期随访

直立倾斜试验（head-up tilt testing, HUT）是一种广泛应用于晕厥患者评估的有效工具。为了提高HUT的诊断率，常使用异丙肾上腺素进行激发。通常情况下，HUT检查时输注异丙肾上腺素耐受性良好，但可能增加快速心律失常的风险。其中，AF是常见的心律失常之一。Kim等通过对6780例接受HUT检查且既往无房颤患者的研究发现，HUT检查过程中，AF的发生率为0.8%。其中61.5%和28.9%的患者AF分别发生于异丙肾上腺素输注过程中和输注后的恢复期内，仅9.6%的患者未输注异丙肾上腺素的情况下发生AF。该研究未观察到短期不良反应，且83%的患者48h内自行转为窦性心律。在34.8个月的中位随访中，46%患者出现房颤复发，复发的患者中有79.2%的患者进展为持续性或永久性房颤。进一步分析发现，对于HUT过程中出现房颤且持续时间>1h者，房颤复发率更高、转化为持续性房颤可能性更大且不良事件更多。

三、利用QRS电轴定位器质性室速–基于AHA的左心室17节段模型

美国心脏协会（AHA）定义的左心室17节段模型是心脏成像中使用的标准模型。基于此模型，Andreu等提出了一种通过QRS电轴定位器质性左心室室速（ventricular tachycardia, VT）的新流程。流程法确定VT起源节段的两个步骤为：①首先确定肢体导联（正或负）中最高电压者，从而确定短轴切面节段。由于Ⅰ、Ⅱ或Ⅲ导联位于两组节段之间的边界，因此最高电压出现在其上时，需进一步分析其邻近的两个导联，邻近导联中电压较大者为其短轴切面所在节段。②再确定胸导联（V_3/V_4）的极性，从而确定长轴切面节段（一致性正向和负向分别表示基底和心尖起源；其他组合表示中间起源：V3-、V4+提示起源于中间间隔，V3+、V4-提示起源于中间左侧壁）。该新的流程可成功预测81.9%的室速出口，未能成功预测出口的VT中，77.8%的实际出口与预测出口相邻。游离壁靠下（无论靠心尖或心底）准确性最高，间隔中间部位准确性偏低。

四、严重高钾血症的心电图表现

严重高钾血症可导致严重的心律失常、心搏骤停和（或）死亡，需要紧急干预。因其临床症状常与所伴发疾病相似，很容易被误认为是潜在疾病的简单恶化，从而耽误处理。在危重病患者中，心电图可作为鉴别潜在致死性高钾血症患者的最直接的诊断工具。以下心电图表现提示有可能出现严重的高钾血症，需要立即进行干预：①严重低血压伴有急性QRS增宽和电轴偏转；②低血压、休克伴V_1、V_2导联QRS波增宽及ST段抬高；③ECG软件反复计算心率时的严重疾病；④存在宽QRS无脉电活动的急症患者；⑤无法电转复的无脉的宽QRS心动过速；⑥双侧下肢麻痹或四肢轻瘫伴ECG明显异常。

五、鉴别房室折返性心动过速与房室结折返性心动过速的新标准：联合aVR标准

2015年ACC/AHA/HRS成人室上性心动过速（supraventricular tachycardia, SVT）治疗指南将房室结折返性心动过速（atrioventricular nodal reentrant tachycardia，AVNRT）的经典ECG诊断标准（即V$_1$导联中的伪r′波和下壁导联中的伪s波）纳入其中。然而，窦性心律时V$_1$导联可能已存在r′波，因而AVNRT发生时通过判断有无r′波并不准确；并且，由于AVNRT发作时较紧急，进行ECG检查时通常未连接胸前导联。Demirtas等提出联合aVR标准来鉴别房室折返性心动过速（atrioventricular reentrant tachycardia，AVRT）与AVNRT。联合aVR标准被定义为：①窦性心律无r′波的患者在心动过速时aVR导联出现伪r′波；②r′波振幅较窦性心律下aVR导联r′波增加≥50%。他们通过对480例经电生理检查确诊为AVNRT或AVRT的窄QRS的SVT患者研究发现，联合aVR标准诊断AVNRT的敏感性、特异性、阳性预测值和阴性预测值分别为84.1%、90.9%、96.9%和62.9%。

六、维拉帕米敏感的特发性左束支心动过速的新认识

维拉帕米敏感的左束支单形室速（left fascicular monomorphic ventricular tachycardia，LF-VT）最早约在40年前被描述。LF-VT是一种与浦肯野纤维相关的，主要发生于心脏结构正常人群中的心律失常。左后分支室速（left posterior fascicle ventricular tachycardia，LPF-VT）是LF-VT中的最常见类型，其经常被误诊为SVT合并右束支传导阻滞和左前半分支阻滞，尤其是当出现夺获而未见融合波或房室分离时。近期，Michowitz等报道了4条可能有助于鉴别LPF-VT的ECG标准：①不典型V$_1$形态（非rsR′，或R大于R′）；②QRS宽度≤140ms；③V$_6$导联R/S比>1；④aVR导联主波直立。其中，符合0～1条标准不支持VT，符合3～4条标准则支持VT的诊断。与后乳头肌VT的鉴别中，支持LPF-VT的诊断因素包括青年期初发和I、aVL导联存在明确的Q波。LF-VT可以通过心房及右心室或左心室刺激诱发。消融的靶点通常包括舒张期电位（P1）或最早的收缩期前电位（P2）。由于它是一个大折返环路，成功消融的靶点通常不止1个。然而，通常在间隔的中间到远端2/3处消融，以避免损坏左束支系统或房室结。此外，通过避免在具有明显浦肯野纤维网分支部位的远端消融，可增加消融成功的可能性。

七、心电图左心房异常预测心血管死亡

ECG诊断左心房异常的临床应用因P波形态各异、经验性标准多且缺乏影像学"金标准"而受到限制。Ha等首次对胸前导联（V$_1$和V$_2$导联）的P波形态进行分类，并确定与心血管死亡（cardiovascular death，CVD）相关的形态。形态1：单个正向P波；形态2：单个负向P波；形态3：先正后负的复合P波。对于形态2和形态3，左心房异常定义为负向成分≤100μV。P最大时限定义为：aVF、V$_1$和V2导联中P波

时限最大者（包括P和P′成分）。通过对接受ECG检查的20 827名年龄<56岁的退伍军人回顾性分析发现：形态1、形态2和形态3的P波检出率在V$_1$和V$_2$导联中，分别为29% vs.81%、4.6% vs. 1.6%及64.5% vs. 17.5%。形态2和形态3的负向成分≤100 μV与CVD显著相关（校正HR 2.9～4.1，P<0.001）。总P波时限≥140ms也与CVD相关（校正HR 2.2，P<0.001）。

八、碎裂QRS波用于预测肺栓塞临床恶化及死亡

ECG上碎裂QRS波（fragmented QRS，fQRS）常提示心肌缺血、瘢痕形成和纤维化引起的心肌激动的改变。既往有研究发现，fQRS对急性肺栓塞（pulmonary embolism，PE）的预后具有潜在的预测价值。Qaddoura等通过回顾2017年10月前的研究，最终纳入了3项研究进行荟萃分析。结果表明fQRS可显著预测PE患者的住院死亡率（OR 2.92，95% CI 1.73～4.91，P<0.001）、心源性休克（OR 4.71，95% CI 1.61～13.70，P=0.005）和2年随访的全因死亡（OR 4.42，95% CI 2.57～7.60，P<0.001）。调整后的分析结果与以上结果基本一致。因此，研究者建议将fQRS与其他临床和ECG检查结果一并作为肺栓塞风险评分的一项指标。

九、V$_1$～V$_2$导联S-R差值用于流出道室性期前收缩的定位

目前，有不同的ECG算法用于定位起源于流出道的室性心律失常。然而，它们的准确性和实用性仍有限，尤其是在V$_3$导联移行的室性期前收缩。正确评估室早起源于右心室流出道（right ventricular outflow tract，ROVT）或左心室流出道（left ventricular outflow tract，LOVT）可缩短标测消融时间、减少射线暴露和减少血管穿刺通路数量。Kaypakli等提出V$_1$～V$_2$导联S-R差值可用于准确区分流出道室性期前收缩的起源部位。V$_1$～V$_2$的S-R差值计算公式为：（V$_1$S+V$_2$S）-（V$_1$R+V$_2$R）。研究发现，LOVT来源室性期前收缩的V$_1$～V$_2$导联S-R差值明显低于RVOT来源的室性期前收缩。V$_1$～V$_2$导联S-R差值>1.635mV诊断ROVT来源室早的敏感性、特异性、阳性预测值和阴性预测值分别为95.1%、85.5%、86.5%和94.5%。

十、Tp-e间期对致心律失常右心室心肌病死亡率的预测作用

致心律失常右心室心肌病（arrhythmogenic right ventricular cardiomyopathy，ARVC）是一种遗传性心肌病，以室性心律失常和特定的心室病理改变为特征。复极异常是ARVC患者ECG改变的常见原因，是导致危及生命的心律失常和死亡的重要因素。Cekirdekci等研究发现

ARVC患者Tp-e间期、cTp-e间期、Tp-e/QT、Tp-e/QTc比值均明显高于正常人；并且，与存活者相比，ARVC死亡患者的Tp-e间期、cTp-e间期、Tp-e/QT比值、Tp-e/QTc比值均显著升高。多因素分析显示，右心室面积变化分数（OR 1.747, 95% CI 1.012～3.018, P=0.045）、cTp-e间期水平（OR 1.166, 95% CI 1.017～1.336, P=0.02）与全因死亡率相关。预测ARVC患者死亡参数的Cut-off值：Tp-e间期≥107ms（敏感性为90%，特异性为88%），右心室面积变化分数<30%（敏感性为80%，特异性为88%）。

（方丕华 夏 雨 余 森 刘 俊）

Kounis综合征临床诊治现状

1950年，Pfister和Plice首次报道青霉素过敏致急性心肌梗死的病例。1991年希腊学者Kounis等将过敏反应、炎症介质和伴发的心绞痛联系起来，明确提出"过敏性心绞痛概念"，并对过敏所致心绞痛、急性心肌梗死（AMI）和支架内血栓形成进行了深入的研究和报道。故许多学者在随后的报道中将严重过敏反应诱发的急性冠脉综合征称为Kounis综合征。虽然其发病率尚不明确，但Kounis综合征的特殊临床表现和治疗已引起临床关注。本文结合文献学习对Kounis综合征的病因、临床表现和诊治现状简述如下。

一、Kounis综合征的病因和机制

（一）病因和诱因

当过敏体质者接触过敏原或致敏药物等因素时诱发。

1.患者因素　患者如有以下疾病时容易诱发Kounis综合征：血管性水肿、支气管哮喘、食物过敏、运动过敏、血清病、荨麻疹、肥大细胞增多症、应激性心肌病、变应性肉芽肿血管炎、心内置入人工装置（如支架、封堵器）、花粉热、异尖线虫病、Scombroid综合征（又名鲭鱼中毒，潮红综合征）。

2.环境因素　①昆虫（蚂蚁、蜂）叮咬、海蜇或水母蜇伤、草割伤；②进食某些食物（如贝壳类、鱼类、小米、猕猴桃）等过敏；③蛇毒、沙林（神经毒气）等中毒；④接触毒的常青藤、乳胶、柴油等。

3.药物因素　过敏体质者服用如下药物可诱发Kounis综合征（表1）。

表1　过敏体质者服用下列药物可诱发Kounis综合征

系统用药	常用具体药物
心血管疾病用药	依那普利、卡托普利、氯沙坦、艾司洛尔、肾上腺素、利多卡因
血液系统用药	肝素、链激酶、水蛭素、比伐卢定、鱼精蛋白、阿司匹林、氯吡格雷
消化系统用药	兰索拉唑、奥美拉唑、泮托拉唑、西咪替丁
神经内分泌用药	咪噻吩、安非他酮、阿米替利、甲状腺素、地塞米松、氢化可的松

续表

系统用药	常用具体药物
抗感染用药	①青霉素、阿莫西林-克拉维酸、氨苄西林-舒巴坦、氨苄西林
	②头孢唑林钠、头孢美唑钠、头孢呋辛、头孢噻吩、头孢拉定、头孢哌酮钠-舒巴坦
	③阿米卡星、林可霉素、克林霉素、万古霉素、环丙沙星、西诺沙星、甲氧苄氨嘧啶-磺胺甲噁唑
抗肿瘤用药	5-氟尿嘧啶、卡培他滨、卡铂、顺铂、环磷酰胺、干扰素、紫杉醇、长春新碱、白喉毒素-白细胞介素融合蛋白质
抗炎镇痛用药	双氯芬酸钠/钾、布洛芬、安乃近、萘普生、甘氨苯喹、异丙安替比林、阿西美辛、阿司匹林
麻醉肌松用药	异氟醚、依托咪酯、琥珀胆碱、库泰、罗库溴铵、咪噻吩
造影剂	碘海醇、低渗显影葡胺、葡甲胺、泛影葡胺、靛蓝二磺酸钠皮肤
消毒剂	氯己定、聚维酮碘
其他药物	别嘌醇、果糖注射液、右旋糖酐、琥珀酰明胶注射液、胰岛素、破伤风抗毒素、吗啡、尼古丁皮肤贴片

（二）发病机制

目前认为Kounis综合征的发生是过敏体质者接触特异性抗原后发生过敏反应所致。可能与肥大细胞和血小板的活化相关，其中肥大细胞起主要作用，其联合炎症细胞（T淋巴细胞、巨噬细胞）发挥作用。当致敏原进入人体后激活肥大细胞（尤其是心脏及冠状动脉组织）并使其发生脱颗粒，释放大量炎症介质如组胺、类胰蛋白酶、血小板活化因子、花生四烯酸及其衍生物及各种趋化因子、生长因子、细胞因子等。这些介质扩张外周血管，引发低血压，影响冠状动脉血流，同时引发冠状动脉痉挛、斑块破裂或支架内血栓形成，从而引起胸痛、AMI甚至猝死。

二、Kounis综合征临床表现和分型

（一）临床表现

Kounis综合征的临床特征是同时出现急性心肌缺血（心绞痛、AMI）和急性过敏反应的表现。

1.急性过敏反应表现 常见有荨麻疹、血管神经性水肿、呕吐、腹痛、气促、低血压、休克等。

2.急性心肌缺血表现 常见有缺血性胸痛、胸闷、心悸症状，可合并心力衰竭、休克、心律失常等。

3.辅助检查 常需做的有心电图、实验室检查、冠状动脉造影、心脏超声等。

（1）心电图：符合急性冠脉综合征（ACS）的心电图改变和演变，可伴QTc间期延长和心律失常。

（2）实验室检查：①心肌损伤标志物，血清心肌酶、肌钙蛋白升高；②过敏相关检查，类胰蛋白酶、嗜酸性粒细胞、组胺、补体、免疫球蛋白（IgE）等升高。

（3）冠状动脉造影：可显示冠状动脉血管痉挛、血栓形成或支架内血栓形成，右冠脉较常受累。超声心动图：显示节段性室壁运动异常，数天或数周可恢复。

（4）心肌核素扫描（SPECT）：可发现局部心肌缺血，对于I型Kounis综合征患者冠状动脉造影正常者，可检出心肌缺血。

（5）心脏磁共振成像（MRI）：是评估Kounis综合征心脏受累的可靠工具。

（二）临床分型

根据冠状动脉造影的结果临床分3种类型。

I型（无冠状动脉疾病）：此类患者冠状动脉正常，无冠心病危险因素，但可见冠状动脉痉挛或药物（乙酰胆碱、麦角新碱）可激发引起痉挛，可能是由于内皮功能障碍或发生了微血管病变引起的。Jiang等报道了一名成年男性，冠状动脉造影术中出现呼吸困难、血压降低，继而出现心电图II、III、aVF导联ST段抬高，I、aVL、V_1～V_3 ST压低，地塞米松治疗后症状改善，ST段抬高在16min内恢复，超声心动图未见室壁运动异常，冠状动脉CTA未见明显病变，cTnI0.091ng/ml，考虑为造影剂过敏引起的I型Kounis综合征（图1）。

II型（合并冠状动脉疾病）：患者既往有冠状动脉粥样硬化病史，可有或没有支架置入病史，而急性过敏反应导致冠状动脉痉挛和（或）斑块破裂，最终导致急性心肌梗死。Bhaskaran等报道了一例83岁男性患者，既往有RCA支架置入史，因晕厥、心电图ST段动态压低、cTn升高入院，急诊行冠状动脉造影：RCA近端支架血流正常，左冠状动脉多处病变，术中出现下壁导联ST段抬高、荨麻疹、低血压、RCA近端闭塞，置入支架后远端痉挛，类胰蛋白酶出现一过性升高，冠状动脉内用硝酸甘油，并联合间羟胺、肾上腺素、肾上腺皮质激素等抗过敏治疗后好转（图2）。

III型（支架内血栓形成）：患者既往有冠状动脉支架置入史，过敏反应引起支架内急性血栓形成，血栓抽吸物组织学检查可见嗜酸性粒细胞（苏木精-伊红染色）和肥大细胞浸润（吉姆萨染色）。Velasco等报道了一名66岁男性患者，右侧冠状动脉置入支架2枚，术后72h，进食奇异果后，出现瘙痒，呼吸短促，舌、面部肿胀，新发胸痛，下壁导联ST段抬高，特异性IgE升高，给予抗过敏药治疗，同时

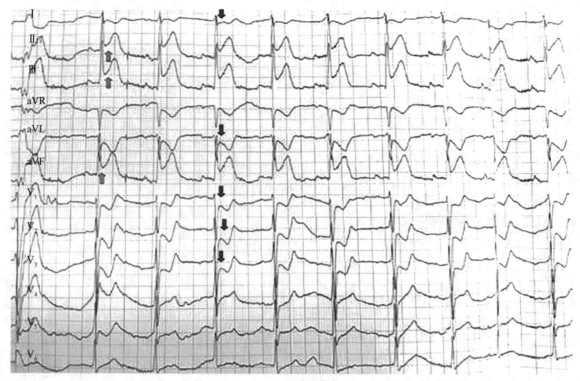

图1 成年男性，造影剂过敏，II、III、aVF导联ST↑，I、aVL、V_1～V_3 ST↓

地塞米松治疗，症状改善，ST↑在16min内恢复。超声心动图未见室壁运动异常。冠状动脉CTA未见明显病变。cTnI 0.091ng/ml

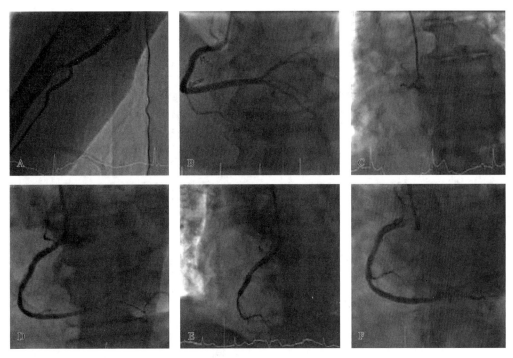

图2　冠状动脉造影

A.桡动脉注入造影剂；B.开始示RCA近端支架（箭头）未闭塞；C.术中ST↑出现RCA急性闭塞；E.近端扩张后中至远端痉挛；F.冠状动脉内用硝酸甘油后

行冠状动脉造影显示支架内血栓形成，置入药物洗脱支架，症状缓解，诊断为奇异果过敏所致的Ⅲ型Kounis综合征（图3）。

三、Kounis综合征诊断和治疗建议

（一）诊断建议

Kounis综合征病例虽然报道不多，但在临床工作中并非罕见。对急性冠脉综合征患者应注意有无过敏征象；对严重过敏者应询问有无急性缺血症状并进行相关检查。建议如同时出现下列情况可拟诊为Kounis综合征。

1.具有相关病因和诱因（患者因素、环境因素、药物因素）。

2.同时出现急性心肌缺血和急性过敏反应的临床表现（要结合冠状动脉造影）。

3.不慎重复接触过敏原后复发有助确诊。

4.必须除外单纯冠状动脉病变或其他原因（易栓症、红斑狼疮、红细胞增多症、高脂蛋白A血症、先天异常纤维蛋白血症等）引起的ACS。还应除外过敏性/嗜酸性粒细胞性心肌炎。

（二）治疗建议

Kounis综合征的治疗具有挑战性，因为它需要同时治疗急性心肌缺血和急性过敏反应，而用于治疗心脏缺血的药物有可能使过敏症状恶化，用于治疗过敏症状的药物亦可能加重心脏症状。

目前尚缺乏治疗Kounis综合征的指导指南，其治疗建议来源于个案报道的经验汇总。认为Kounis综合征急性心肌缺血处理应遵循ACS治疗指南；急性过敏反应的处理应遵循过敏指南。针对Ⅰ型患者，在经过抗急性过敏处理后往往有较好的疗效，而针对Ⅱ、Ⅲ型患者抗急性过敏的同时需要抗急性心肌缺血才可使病情缓解。

1.急性缺血的处理　按照ACS诊疗指南指导临床治疗，Ⅰ型及Ⅱ型冠状动脉痉挛者应重视扩冠治疗（如硝酸酯类、非二氢吡啶类钙通道阻滞剂），Ⅱ型斑块破裂及Ⅲ型支架内血栓形成患者应重视血运重建、抗栓等综合治疗，在应用治疗ACS常用药物时，应注意其可能引发或加重过敏，因此应密切监测或慎用以下药物。

（1）阿司匹林：具有抑制血小板聚集、抗炎作用，常规推荐应用。但过敏常见，因此Ⅰ型患者建议改用氯吡格雷，Ⅱ型、Ⅲ型患者未知过敏者，应在密切监护下使用，对其过敏者行脱敏治疗。

（2）硝酸酯类：具有改善心肌供血、缓解胸痛的作用，但可能引起低血压和心动过速，加重过敏反应，而荨麻疹和接触性皮炎少有发生，因此血压尚可无禁忌证者，应推荐静脉或含服使用。

（3）肝素：常用抗凝药，主要用于Ⅱ型、Ⅲ型患者。但应注意其可能引起过敏，对其过敏者可选用直接凝血酶抑制剂。

（4）非二氢吡啶类钙通道阻滞剂：缓解冠状动脉痉

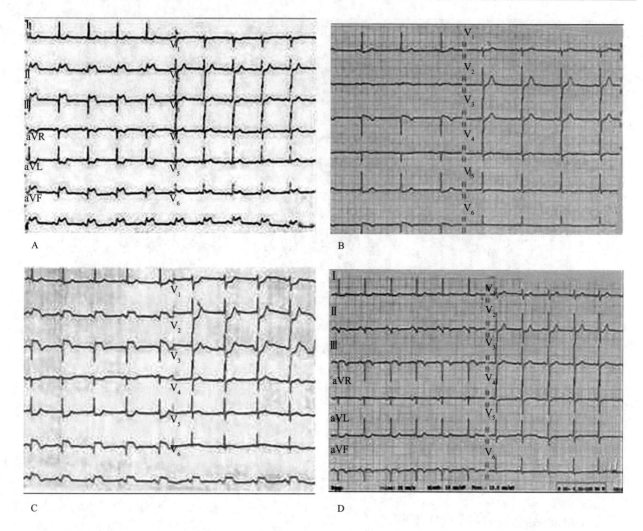

图3 术后心电图

患者男性，66岁。右侧冠状动脉置入支架2枚。术后72h，进食奇异果后，出现瘙痒，呼吸短促，舌、面部肿胀。新发胸痛，下壁导联ST↑。给予抗过敏药治疗，冠脉支架内血栓形成，置入药物洗脱支架。特异性IgE升高。心电图序列：A.入院ECG下壁STEMI；B.右侧冠状动脉支架置入后48hECG；C.过敏反应时ECG；D.出院时ECG

挛，常用药物有维拉帕米、地尔硫革，适用于Ⅰ型和Ⅱ型患者。其过敏反应少见，若无心衰或禁忌证者推荐应用。

（5）吗啡：缓解剧烈胸痛并有抗凝血作用，但应注意其可能引发和加重过敏，所以应慎用。必要时可用芬太尼代替。

（6）β受体阻滞剂：可改善心肌缺血，预防心律失常，无禁忌证时应尽早给予。但其可对抗肾上腺素能作用，加重过敏反应，所以应谨慎使用。

（7）药物支架：降低血管再次狭窄的发生。但可能引发Ⅲ型Kounis综合征的发生，因此避免应用，发生时应及时脱敏治疗，无效者应移除支架。

2.急性过敏反应的处理　应参照过敏诊治指南，去除过敏原、补液、氧疗、抗过敏药物等治疗，同时应密切观察，避免不良事件的发生。

（1）补液：对于纠正休克，维持血流动力学稳定至关重要。但可诱发或加重患者心衰症状，因此应评估患者情况合理慎重补液。

（2）H受体阻滞剂：H₁和H₂受体阻滞剂，如苯海拉明和雷尼替丁，可用于缓解瘙痒、荨麻疹和血管水肿，同时预防抗凝药所致胃肠出血。但可使血压下降，影响冠状动脉血流，加重心肌缺血，应慎用。

（3）肾上腺皮质激素：适用于严重或迁延的急性过敏，尤其适用于重症Ⅰ型和Ⅱ型患者。但皮质激素可能影响心肌愈合，增加室壁瘤和心脏破裂的发生，但需要大样本量来证实。

（4）肾上腺素：严重过敏治疗的一线用药。但它能加重心肌缺血，诱发冠状动脉痉挛、心律失常，引起高血压、颅内出血，尤其静脉注射时，因此应谨慎使用。

（5）肥大细胞稳定剂：其可抑制肥大细胞活化，有效抑制组胺、白三烯等炎症介质的释放，但其作用较弱。因此，推荐该药为抗急性过敏和预防支架血栓形成的辅助用药。

四、总结

目前对Kounis综合征认识主要来源于个案报道和回顾性分析。尚无大样本的前瞻性研究。至今还是一个相对尚未被完全认识的疾病。在困惑的急性冠脉综合征病例分析中并不是非常罕见，诊断和治疗尚无专家共识。目前发病率、确切机制，与过敏性心肌炎、应激性心肌病的界定均待进一步深入研究。

（徐兆龙　刘仁光　杨　方）

心电向量图对心电图上不典型心肌梗死
Q波的鉴别作用

一、概述

心室除极的起始向量投影在心电图（ECG）某些导联轴的负侧，所形成的QRS波群第一个向下（负向）的波，称为Q波。在分析ECG上各波形态变化时，分析Q波是非常重要的一项内容。正常情况下Q波可在ECG的某些导联出现，而在另些导联则不应出现，所以Q波可以是正常，也可以是异常。因此，如何准确判断Q波的正常与否其临床意义十分重要。长期以来，对Q波的讨论很多，尤其是经过大量的冠状动脉造影检查和病理研究，发现一些以往认为是正常的Q波，现被归入异常范畴；相反，少数所谓异常Q波也可能是正常变异，因此，这就要求我们要对Q波做出鉴别。由于篇幅的限制，本文只探讨在临床工作中遇见的一些MI呈不典型异常Q波，以及ECG上异常Q波却不是MI患者，并通过VCG来加以辅助鉴别。

二、Q波的形成及正常Q波

（一）正常间隔q波的形成原理

正常时窦性激动沿左、右束支下传心室，由于左束支在室间隔左侧中部较早分出细小分支，故心室最早除极发生在室间隔左侧，然后迅速向右上、下方扩展，产生指向右前上或下方QRS波初始除极向量，称为间隔向量（又称起始向量）。面向起始向量的导联上QRS波形成初始r（或R）波，而背向起始向量的导联上则形成小q波。

（二）正常间隔q波在ECG上的表现形式

按照心室除极顺序及VCG在ECG上的投影规律，正常情况下起始间隔向量q波可因心脏位置不同，起始向量在VCG上空间投影方位的差异，主要有以下不同的表现形式。

1. VCG上起始向量在空间上投影在右前下时（图1B），就背向ECG肢导联Ⅰ、aVL及胸导联V₅、V₆，在这几个导联就形成起始小q波，右胸导联V₁则出现小r波（图1A）。

2. VCG上起始向量在空间投影在右前上时（图2B），背向ECG上肢导联Ⅱ、Ⅲ、aVF及胸导联V₅、V₆，在这几个导联就形成起始小q波，右胸导联V₁则出现小r波（图2A）。

3. 当VCG上起始向量投影在左前上时（图3B），就背

向ECG肢导联的Ⅱ、Ⅲ、aVF，在这些导联就形成q波；正对Ⅰ、aVL和胸导联V₅、V₆，这几个导联无起始q波。因背向胸导联V₁（也可在V₂），在V₁（V₂）则呈QS型（图3A）。

4. 少数情况下，当VCG上起始向量投影在左前下时（图4B），则全投影在左侧导联轴的正侧端，这些导联（Ⅰ、aVL和V₅、V₆）均无小q波，而在V₁、V₂则呈QS型（图4A）。

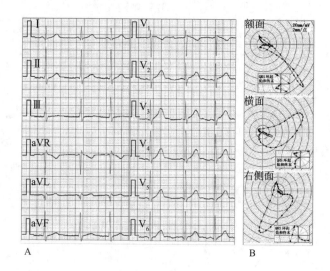

图1　正常心电图（Ⅰ、aVL、V₄～V₆导联出现起始的小q波）

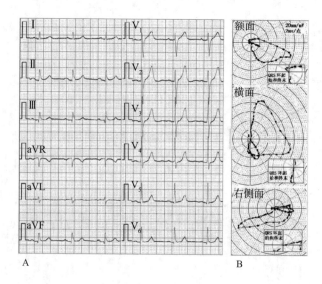

图2　正常心电图（Ⅱ、Ⅲ、aVF、V₅～V₆导联出现起始的小q波）

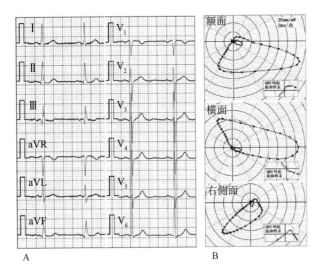

图3　正常心电图（起始向量指向左前上，仅Ⅲ导联见间隔q波，V₁呈QS型）

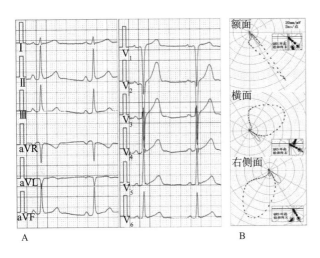

图4　正常心电图（顺时针转位，起始向量指向左前下，aVL、V₁、V₂呈QS型）

三、异常Q波

Q波时间和深度超过正常值或伴有切迹则为异常Q波，多见于MI，除此之外，其他许多因素如心脏位置改变、阻塞性肺部疾病、脑血管意外、心室预激、室内阻滞、严重心绞痛、心包炎、重症心肌炎、心肌结构异常及严重代谢紊乱等情况。

（一）异常Q波的形成原理

Wilson等认为梗死区域的心肌丧失了电活性，坏死的心肌如同打开了个"窗口"，面对坏死部位的电极所记录的电活动是透过坏死心肌窗口而记录到的心腔内负电位，在ECG上即呈负向Q波。但"窗口学说"却不能完全解释MI的ECG表现，因为有的透壁性MI在ECG上可无异常Q波。因此，有学者提出了"综合向量学说"，认为坏死心肌丧失了生物电活性，以致某一方向心肌所产生的心电

向量丧失，而对应健康部位心肌心电向量相对增大，位于心肌坏死部位的电极于心室除极时记录到的初始向量指向坏死部位相反的方向，所以在ECG上表现为异常Q波。若此时总向量只是幅度减小，则在ECG上可不出现异常Q波，表现为QRS波群幅度减小，此学说能较好地解释非透壁性MI的ECG上QRS波群改变。目前，虽然关于Q波形成的机制尚有争论，但QRS波群的向量学说已得到较广泛的认可。

（二）异常Q波的诊断标准

①Q波时限≥0.04s；②Q波电压大于或等于同导联R波的1/4；③如原有R（r）波的导联变为QS型。以上标准要除外位置性Q波，即aVR、Ⅲ、aVL、V₁导联可出现QS型。

四、不典型异常Q波的ECG表现形式及VCG在鉴别中的临床应用

提到异常Q波，不只是满足以上典型异常Q波标准，其实异常Q波可有很多表现形式。可呈QS、QR或Qr型、QRS波幅的正常顺序发生改变、正常间隔q波消失、等位性Q波及Q波的镜面映像等。

（一）右胸导联Q波

1．呈QS型　正常时右胸导联V₁、V₂多呈rS型，V₃、V₄呈RS型，左胸前V₅、V₆则呈qRs、qR或Rs型。当V₁、V₂（V₃）呈QS型时，除见于前间壁MI外（图5），还可见于正常变异时的顺时针向转位，尤其是慢性阻塞性肺疾病、右心室肥大、重度左心室肥大、完全性左束支阻滞和心室预激等。

需强调的是如V₁、V₂呈QS型，V₃呈rS型，V₄～V₆的QRS波形态正常，仅凭ECG有时则很难鉴别，这种情况可以是顺时针转位所致的正常变异，也可以是前间壁MI（陈旧性或梗死面积局限）。如图6、图7两例患者的ECG表现很相似，此时可借助VCG加以鉴别。

2．V₁～V₃导联均有极小r波，呈rS型　r波极小（<0.15mV），r波升支与降支合并几乎呈一条线，被称为线性r波，若连续出现在两个导联则具有临床意义。可见于局限性或表浅的前间壁心肌梗死（图8），也可见于顺时针转位所致的正常变异或右心室肥大（图9）。这时需结合临床，或观察VCG上QRS环起始向量的变化加以鉴别。

3．右胸导联呈QS型，起始部伴切迹、顿挫或出现胚胎r波　QRS波切迹或顿挫是指在R波起始部出现>0.05mV的负向波。胚胎r波是指在MI后的QS波或异常Q波随后出现了一个小r波，其r波电压<0.2mV；时限<20ms（甚至<10ms）。多出现在胸导联，也可出现在肢导联，多见于局限性MI或陈旧性MI。当MI后坏死心肌与顿抑心肌均无除极电活动，而形成背离梗死区域的向量，在面向梗死区的

相应ECG导联上则形成QS波。当顿抑心肌恢复电活动产生除极向量，便在原呈QS波的导联上形成r波（图10）。胚胎r波的出现可使原异常Q波部分甚至全部消失，以至于部分MI被漏诊，应注意识别并引起高度重视。

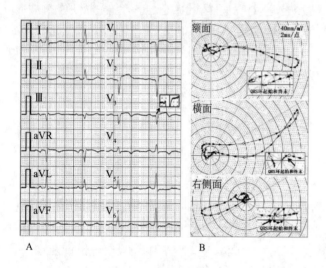

图5　急性前间壁MI

患者男性，75岁。因胸痛3h前来医院就诊。ECG（图5A）显示：V_1、V_2呈QS型，V_3呈qrS型，$V_4 \sim V_6$呈Rs型，$V_1 \sim V_3$伴ST段抬高，$V_3 \sim V_5$的T低平及倒置，结合临床病史，因此应诊断为急性前间壁MI。VCG（图5B）改变更为直观，横面和右侧面QRS环正常的起始向前向量消失，却指向左后下方，这就意味着是由于前方心肌出现了坏死，丧失了电活动，向量才会背离正常的前方而指向后方，并出现一个对诊断MI特异性的"蚀缺"（箭头），ST-T向量指向右前上。VCG诊断：急性前间壁MI

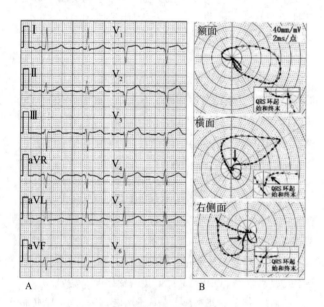

图6　陈旧性前间壁MI

患者男性，40岁。1年前因突发胸痛在外院就诊，诊断为急性前间壁MI，并置入支架。此次复查ECG（图6A）表现为V_1、V_2呈QS型，V_3呈rS型（r波极小），并伴ST段抬高。VCG（图6B）表现一目了然，可见极小（<10ms）的起始向量指向左前下，垂直或背离ECG的V_1、V_2导联，因此V_1、V_2呈QS型，这一向量却投影在V_3正侧，而形成一个极小的r波，随后迅速转向左后下，并出现一个明显"蚀缺"（箭头）。因此该患者的ECG和VCG可明确诊断为陈旧性前间壁MI

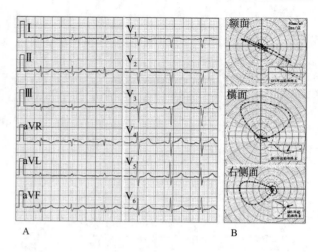

图7　ECG轻度顺时针转位（V_1、V_2呈QS型），VCG轻度右心室肥大

患者男性，74岁。有慢支炎、慢性阻塞性肺病史。2年前无明显诱因突发胸闷、心悸，持续10余分钟缓解，当地医院诊断为冠心病。近段时间因症状加重来我院就诊，冠状动脉造影显示左冠状脉主干无明显狭窄，前降支中段狭窄约30%，并见心肌桥，收缩期狭窄约50%，回旋支近段狭窄约20%。右冠状脉近中段局限性狭窄约40%。ECG（图7A）表现与图6相似，V_1、V_2呈QS型，V_3呈rS型，伴ST段抬高。但VCG（图7B）表现与图6不同，QRS环正常起始前向量存在，由于心脏顺时针转位，致起始向量空间投影指向左前下，投影在V_1、V_2就形成了QS型，另外空间QRS向量环投影在右后上向量远超正常的20%（为35%），符合慢阻肺轻度右心室肥大的VCG表现。VCG的QRS环特征完全不符合前间壁MI，其ECG的表现则是由于右心室轻度肥大心脏顺时针转位所致

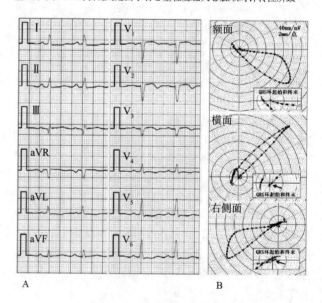

图8　急性前间壁心肌梗死

患者女性，63岁。9d前无明显诱因突发心前区及锁骨下剧痛，放射至左肩部，伴大汗及濒死感，持续不缓解，急送当地医院以急性冠脉综合征入院。转我院后冠状动脉造影显示左冠状脉前降支近段狭窄约90%，中段以远完全闭塞；回旋支近段狭窄约85%，远端弥漫性狭窄69% ~ 90%。右冠状脉中段以远完全闭塞。ECG（图8A）显示$V_1 \sim V_3$呈rS型，呈线性r波，伴ST段抬高，结合患者临床，ECG诊断为急性前间壁MI无疑。前间壁MI时ECG上$V_1 \sim V_3$通常呈QS型，少数可呈QR或Qr型，VCG上则表现为无起始的向前向量。该患者VCG（图8B）上虽可见起始向前向量（箭头所指），但仅有8ms（<20ms），然后迅速转向左后，ST-T向量指向右前上，VCG特征符合前间壁MI

4.右胸导联r或R波前有小q波　正常情况下由室间隔最早除极形成的q波应出现在V₅、V₆导联，而右胸导联则应出现起始小r波。如q波出现在右胸导联，左胸导联反而无q波；或在V₃~V₆都有q波，但q波在V₃>V₄>V₅>V₆。很多学者都认为这种改变和病理性Q波相似，可作为MI的诊断指标，并将这些伴临床症状出现的特征性QRS波群改变称为"等位性Q波"（图11、图12）。这种情况是由于梗死的面积局限、厚度较浅、或部位特殊等多种原因所致。

（二）胸前导联R波递减

正常情况下，胸导联R波应递增，即从V₁~V₆导联R波逐渐增高，通常在V₄或V₅最高，V₆不变或稍低。一旦R波不递增反而是递减，在除外右位心，电极安放错误，气胸及其他一些人为错误情况下，常提示小面积的前壁MI（图13、图14）。

（三）下壁导联Q波

当ECG上Ⅱ、Ⅲ、aVF导联同时出现异常Q波，呈QR、Qr或QS型时，结合临床诊断下壁MI则很容易。若由于梗死范围局限、陈旧性MI、或下壁MI同时合并有左前分支阻滞，会导致下壁MI表现不典型，或与左前分支阻滞难以鉴别。如只有Ⅲ导联异常Q波，Ⅱ、aVF导联不够异常Q波标准（图14）；或Ⅱ、Ⅲ、aVF导联呈rS型，呈线性r波，这种情况可以是陈旧性下壁MI（图15），也可能是左前分支阻滞（图16），如果仅凭ECG则很难鉴别。此时可借助VCG，通过观察VCG的QRS环运行情况加以辅助鉴别。

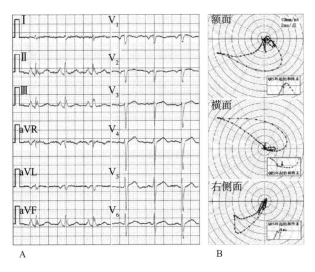

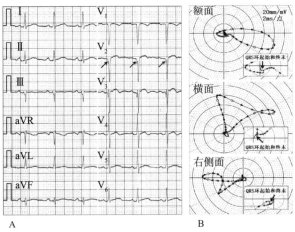

图10　陈旧性前间壁MI

患者男性，42岁。2年前因劳累后出现心前区刺痛，冠状动脉CTA提示前降支中段弥漫狭窄80%~90%，远段轻度狭窄。ECG（图10A）表现为V₁、V₂呈QS型，V₂的QRS波群起始部伴切迹，V₃呈qrS型。VCG（图10B）表现为横面和右侧面正常向前的起始向量消失，而指向左后下，三个面均可见朝向前方的明显"蚀缺"（箭头），背离ECG的V₁~V₃导联，因此在这几个导联出现异常Q波。以上ECG及VCG特征提示为陈旧性前间壁MI

图9　右心室肥大致顺时针转位

患者男性，67岁。患慢性支气管炎10余年，明确诊断为慢性阻塞性肺病。ECG（图9A）显示Ⅱ、Ⅲ、aVF的P波高尖，V₁、V₂的P波呈负向。QRS波群在V₁~V₅均呈rS型，V₁~V₃与图8相同也表现为线性r波。但VCG（图9B）表现与图8明显不同，横面可见明显起始向左前向量持续达30ms，这说明室间隔有正常的除极，未发生梗死。但这30ms向量中仅有起始10ms向量投影在ECG的V₁~V₃导联正侧，其后的20ms向量几乎与横坐标（0°）平行，这部分向量与V₁~V₃导联轴呈垂直或投影在负侧，因此，在V₁~V₃就仅能显示出前10ms的正向小r波，三个面中QRS环体位于右后下方，投影在右侧的向量超过了20%（达50%以上），结合患者临床病史，其VCG上QRS环改变应诊断为右心室肥大。导致V₁~V₃的QRS波群出现酷似于MI的线性r波图形，是由于患者右心室增大后导致明显顺时针转位所致，此种情况我们可通过结合临床和VCG加以鉴别

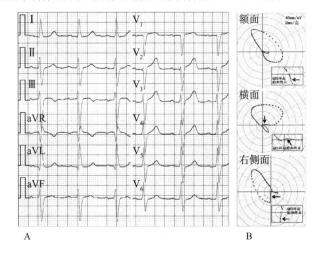

图11　V₁呈QS型，V₂呈qrS型的陈旧性前间壁MI

患者男性，68岁。3年前因突发胸痛就诊，诊断为急性前间壁MI，PCI术后。此ECG和VCG为术后来我院复查时记录，ECG（图11A）表现为V₁呈QS型，V₂呈qrS型，V₃呈rS型，V₄~V₆呈RS型，左胸导联正常室间隔q波消失，V₁~V₃伴ST段上斜抬高0.10~0.15mV。VCG（图11B）表现为横面和右侧面正常向前的起始向量消失，空间起始向量指向左后下，横面和右侧面可见一个位于左后下的小"蚀缺"（箭头），这一向量背向V₁、V₂导联，因此出现Q和q波。以上ECG及VCG特征表现提示为陈旧性前间壁MI

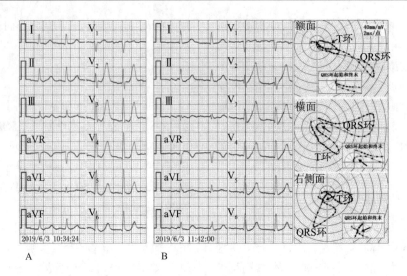

图12 急性前壁MI

患者男性，77岁。于2h前无明显诱因突发心前区压榨性疼痛，伴胸闷、大汗淋漓，急入医联体下级医院，记录并上传ECG（图12A），见V$_2$～V$_6$的T波高尖对称，ST段无明显异常。急诊送入我院后行冠状动脉造影及支架置入术，冠状动脉造影显示左主干未见狭窄，前降支中段重度狭窄约80%伴血栓形成；回旋支未见狭窄；右冠状动脉近段轻度狭窄约20%。图12B为送入我院后记录的ECG和VCG。ECG显示：V$_1$呈QS型，V$_2$呈qRS型，V$_3$～V$_6$均呈qR型，V$_2$～V$_6$均可见小的q波，但q波呈递减，胸导联同时伴有ST段呈上斜型压低，aVR的ST段抬高，Ⅱ、Ⅲ、aVF的ST段呈J点型压低，T波高尖，其ECG特征符合de Winter综合征表现。VCG显示正常的起始向前向量消失，而背向前方指向右后下。在横面起始6ms向量指向右后，然后迅速转向左后，18ms时转向左前，横面和右侧面从起始0～18ms向量形成了一个朝向前方对诊断MI具有较特异性的"蚀缺"（箭头），投影在V$_1$～V$_3$就形成了q波。ECG和VCG诊断急性前间壁MI

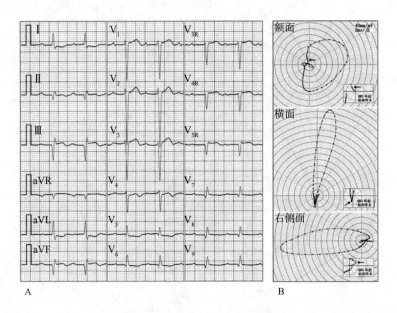

图13 急性下壁、前壁及后壁MI

患者男性，52岁。于9h前睡眠中出现阵发性胸骨后胸闷，无明显胸痛，伴呼吸困难、出汗，持续时间最长约1h，于凌晨到当地医院就诊，诊断为急性心肌梗死，后经120急送我院行冠状动脉造影及支架置入术，冠状动脉造影显示左主干未见狭窄，前降支全程弥漫性狭窄，中段最重处狭窄约85%；回旋支中段狭窄40%，远段狭窄80%；右冠状动脉近段以远完全闭塞。入院记录ECG（图13A）表现为窦性心律，一度房室传导阻滞；Ⅱ、Ⅲ、aVF呈Qr型，诊断急性下壁MI明确。V$_1$～V$_4$均呈rS型，但r波明显递减，应诊断前壁MI；V$_5$～V$_6$呈qR型，V$_7$～V$_9$异常Q波，说明有后壁MI。Ⅱ、Ⅲ、aVF、V$_3$R～V$_5$R伴ST段抬高≥0.10mV，肢导联ST段抬高Ⅲ＞Ⅱ，这些现象符合右心室MI。VCG（图13B）显示：空间QRS环起始向量指向前上，最大向量和环体位于左后，终末向量和ST-T向量位于右前下。额面QRS环起始向量位于右上，呈顺时针运行至左上，后转向左下；横面起始30ms向量位于右前，在右前呈顺时针运行并迅速转向左后，在左后呈逆时针运行，环体主要位于左后；右侧面QRS环起始向量位于前上，呈逆时针运行。VCG的三大特征：①额面和右侧面向上向量增大，表现为持续时间（达56ms，＞25～30ms）、向上电压（达0.30mV，＞0.20mV）及额面向上向左电压（达0.80mV，＞0.30mV）均明显超过正常；②横面起始向右前向量持续时间延长，左前向量缺失；③空间ST-T向量位于右前下。其ECG和VCG表现符合下壁、前壁及后壁MI

（四）高侧壁 I、aVL 导联 Q 波

正常情况下，心室除极的起始向量从左后指向右前下，此向量就背离 ECG 的 I、aVL，在这两个导联就形成 q（或 Q）波，这一向量在右前下持续时间通常 ≤20ms，因此，在 I 导联形成小 q 波，由于 aVL 在 I 导联的左上 30°，也就导致了起始向量与 aVL 导联相交的夹角比 I 导联大 30°，故 aVL 导联往往会出现大 Q 波。少数情况下额面起始向量也可以指向左下，此时 I 可以不出现 Q 波，aVL 仍然会出现 Q 波，甚至呈 QS 型。因此，如仅有 aVL 异常 Q 波，I 导联无，不一定是高侧壁 MI，如出现高侧壁 MI 时，I、aVL 导联会同时出现异常 Q 波，呈 QS、QR、Qr 或 Qrs 型，同时伴有 ST-T 的改变（图17）。

五、小结

ECG 和 VCG 两者同样都是反映心肌的电活动，但 ECG 记录的是心脏电活动产生的心电向量在某一导联轴上投影的时间及电压总和的曲线变化，所反映的只是心电向量改变的一个综合计量关系。而 VCG 则是以环状图形从空间立体表达在额面、横面和侧面三个平面一个心

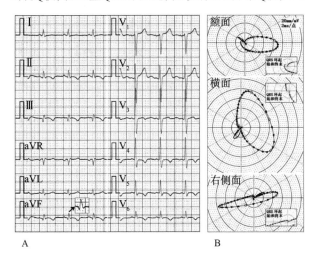

图14 下壁 MI（仅 III 导联异常 Q 波）

患者女性，48 岁。10d 前下午不明显诱因出现心前区绞痛，放射至脸颊，并持续不能缓解。与次日凌晨到一家二级中医院就诊，冠状动脉造影显示前降支中段重度狭窄约 90%，回旋支中段以远闭塞，右冠状动脉中段以远完全闭塞。诊断为急性非 ST 段抬高型 MI。10d 后来我院就诊，并行支架置入术。入院时记录 ECG 和 VCG。ECG（图 14A）显示：基础心律为窦性，QRS 波群在 II、aVF 呈 qR 型、III 呈 QR 型，只有 III 表现为异常 Q 波，aVF 导联 q 波时限正常，电压为 R 波的 1/2，此图如不了解临床仅凭 ECG 下诊断，完全可能会忽略下壁 MI。但 VCG（图 14B）显示比较直观，横面 QRS 环起始向量指向左前，环体宽阔呈前后展开。额面和右侧面 QRS 环起始向量指向左上，环体呈顺时针运行，离心支在左上向量持续时间（32ms）、向上电压（0.38mV）和向上向左向量（0.90mV）的电压均超过正常。额面和右侧面的 QRS 环特征符合下壁 MI 的 VCG 改变

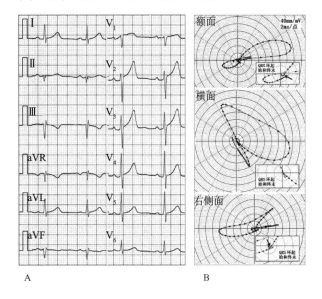

图15 II、III、aVF 的 QRS 波群起始呈线性 r 波的陈旧性下壁 MI

患者男性，48 岁。1 年前不明诱因突发心前区压榨性痛，不能缓解，急送一家三甲教学医院就诊，明确诊断为急性下壁 MI，后住院行支架置入术。1 年后来我院复查时记录 ECG 和 VCG。ECG（图 15A）显示：基础心律为窦性，QRS 波群在 II、III、aVF 呈 rSr′ 型，r 波极小，呈线性 r 波，II 导联 QRS 终末部见多个小切迹，$S_{III}>S_{II}$，I、aVL 呈 Rs 型，$R_{aVL} \geqslant R_{I、aVR}$，额面 QRS 电轴左偏 −25°。如仅凭 ECG 下诊断，究竟是陈旧性下壁 MI，还是左前分支阻滞（不完全性）无法明确。通过分析 VCG（图 15B）发现额面和右侧面 QRS 向量环始仅 8ms 向量指向左下，然后迅速转向左前上。额面环体呈顺时针运行，位于左上方向量达 40ms，之后的 30ms 向量转向右下方，环体的 88% 位于上方；额面和右侧面在左上向量持续时间和向上向左向量的电压均超过正常，其 VCG 特征完全符合下壁 MI 的 VCG 改变。ECG 及 VCG 诊断：陈旧性下壁 MI

图16 II、III、aVF 呈线性 r 波的左前分支阻滞，酷似陈旧性下壁 MI

患者女性，78 岁。临床诊断：冠心病，高血压。ECG（图 16A）显示：基础心律为窦性，II、III、aVF 的 QRS 波群形态表现与图 15 相类似，呈 rS 型（只是 S 波后无 r′ 波），也呈线性 r 波，$S_{III}>S_{II}$，I、aVL 呈 qR 型，$R_{aVL}>R_{I、aVR}$，额面 QRS 电轴左偏 −45°。但其 VCG（图 16B）表现与图 15 则完全不同，在额面和右侧面 QRS 环起始向量位于左下向量达 18ms。最显著的不同就是图 15 额面 QRS 环离心支在左上呈顺时针运行（下壁 MI 特异的 VCG 表现），而此图则呈逆时针运行，环体在左上呈扇形展开，在左上的面积占 QRS 环总面积 75%，为典型的左前分支阻滞的 VCG 表现。因此，这份 ECG 上 II、III、aVF 的线性 r 波与图 15 的线性 r 波的意义是完全不同的，是由于左前分支阻滞所致

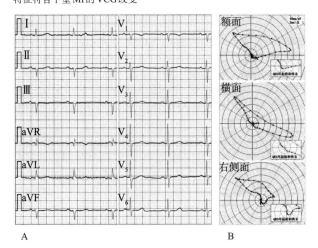

动周期内心电活动的心电向量变化，能有效反映心脏电激动的顺序及心电活动各瞬间及综合向量的方位、运行轨迹、速度及各方位向量的大小。因此，VCG更能客观反映心室除极异常情况下的心电活动，对一些在ECG上表现不典型的MI，尤其是陈旧性MI的病例，以及不是MI的病例，由于VCG在ECG上第二次投影关系所出现的酷似MI的ECG表现，在ECG上难以明确时，可通过VCG加以鉴别（图18）。

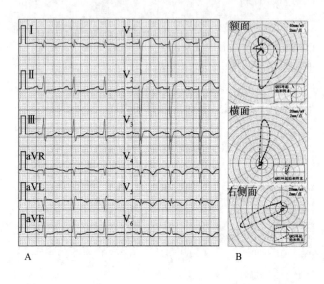

图17　陈旧性前壁、高侧壁MI

患者男性，57岁。6年前无明显诱因出现胸痛，伴胸闷，持续不能缓解，急送一家三甲教学医院就诊，明确诊断为急性心肌梗死，后行冠状动脉造影及支架置入术。近2周患者间断出现胸闷并加重来我院就诊，就诊时记录ECG和VCG。ECG（图17A）显示：基础心律为窦性，Ⅰ、aVL、V_5、V_6导联QRS波群呈QR及Qr型，V_3、V_4呈QS型，V_1、V_2呈rS型，r波递减。ECG诊断：窦性心律，陈旧性前侧壁及高侧壁MI，ST-T改变。VCG（图17B）显示：空间QRS向量环起始向量指向右前下，环体位于后下方偏左；ST-T向量位于右前上。额面QRS环起始向量指向右下，环体呈逆时针运行，突出特点为离心支在右下向量持续时间＞20ms（达44ms），在右前向量电压＞0.18mV（达0.77mV），最大向量＋92°，符合典型高侧壁MI的VCG改变。横面QRS环20ms起始向量指向右前，突出表现为离心支呈顺时针运行转至右后，归心转至左后，最大向量–86°，符合典型前侧壁MI的VCG改变

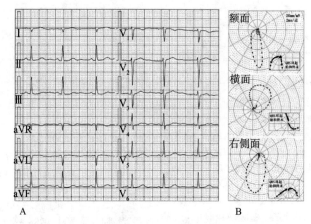

图18　ECG疑是高侧壁MI，VCG表现为正常

患者女性，47岁。感心慌、胸闷1个月余，近期加重前往当地医院就诊，就诊时记录ECG怀疑高侧壁MI。几天后来我院就诊，先行ECG检查。ECG（图18A）显示基础心律为窦性，QRS波群在Ⅰ导联呈rS型，为线性r波，aVL导联则呈QS型，其余无异常表现。为鉴别Ⅰ、aVL的QRS波群形态是否为高侧壁MI，给患者进行VCG检查。VCG（图18B）额面QRS环特征充分表明ECG上Ⅰ、aVL的线性r波及异常Q波不是由于高侧壁MI所致。真正高侧壁MI如图17所示，额面QRS环显著特征表现为起始及离心支向量背离梗死区左上方指向右下方，环体呈逆时针运行。而此图额面的QRS环起始向量在左上方，充分说明左上方的高侧壁没有发生梗死，其除极向量仍然存在，环体则是呈顺时针运行，这完全是正常的表现。为何ECG上Ⅰ、aVL会出现酷似高侧壁MI的表现，这是由于VCG在ECG上第二次投影所致。首先分析心电向量在aVL导联轴上的投影，VCG显示QRS环起始有16ms向量投影在aVL导联的正侧，按理aVL应呈rS型，但却没记录到r波，而呈QS型，可能有以下原因：①两者的导联体系不同；②ECG频响设置过低；③ECG在记录过程中为避免肌电和交流电干扰，设置并开启了滤波功能。因此也就未记录下这微小的正向r波。从离心支向量投影分析，从离心支14ms开始到最大向量稍后有26ms向量投影在Ⅰ导联的正侧，但Ⅰ导联却只记录到微小的线性r波，除以上3个方面原因外，还有一方面原因是，虽然投影在Ⅰ导联的向量稍占时较长，但向左向量电压偏低，更重要的是这26ms向量几乎是与Ⅰ导联的导联轴呈垂直状态，根据其投影原理该向量与相应导联反映出来的波形是最小的关系。所以也就出现了这种酷似高侧壁MI的假象ECG改变。根据以上的分析，该患者的ECG和VCG都是属于正常，或称为正常变异，是受心脏在胸腔内的位置改变（顺转位）所致

（罗昭林）

多维心电图的基础与临床

一、概念及分类

（一）概念

心脏是一个U形的空腔结构，从整体论的角度看，心脏的电活动是一个复杂的有前后、左右、上下的空间电活动。因此，记录心脏的电活动也应该是一个复杂的空间多维图形。

从1902年荷兰生物学家、莱顿（Leiden）大学教授Einthoven（1860—1927）发明心电图并应用于临床，至今已有118年。100多年来，心电图检测技术不断改进、日趋完善，同时对心电图理论的认识也不断加深。2014年我和于小林教授在举办心电向量普及班及提高班的过程中，逐渐认识到多维心电的空间多维理论，提出多维心电图的概念。多维心电图即以常规12导联心电图为基础，增加了多个面和空间表达心脏电活动的心电信息，开辟了精准心电学的新理论、新方法、新技术。有非常大的应用和科研前景！根据这个理论体系，将心电图分为一维线性心电图、二维平面心电图、三维空间心电图。本文向大家介绍多维心电图的基本认识和应用前景。

（二）多维心电图的分类

理论上多维心电图分为一维线性心电图、二维平面心电图、三维空间（或立体）心电图，如果加上时间轴则为二维时间/电压心电图、三维时间/平面心电图、四维时域空间心电图。本书按照前者命名，简称为一维心电图、二维心电图、三维心电图。

1.一维心电图　指在一维空间用线性（直线）方式表达心脏电活动的图形，如加上时间轴，即为二维时间/电压曲线图。目前我们临床上广泛应用的单导联心电图、多导联心电图、同步12导联心电图、15导联心电图、18导联心电图、食管导联心电图、正交导联心电图都属于二维时间/电压心电图的范畴。

2.二维心电图　是在两条空间坐标轴所确定的二维平面上点的体现，用平面方式表达心脏电活动的图形。如用两条空间坐标轴描记心脏电活动再结合时间轴即成为三维时间/平面心电图。传统的心电向量图属于三维时间/平面心电图的一种表达方式，但与三维时间/平面心电图在理论及应用上有所不同。

3.三维心电图　是以三条空间坐标轴所确定的三维立体空间上点的体现，再结合时间轴即形成四维时域空间（立体）心电图。

二、多维心电图的产生原理

（一）一维心电图的产生原理

心脏在机械性收缩之前，首先产生电激动，产生生物电流，并经组织和体液传导至体表，于身体不同部位产生不同的电位变化，即形成了体表电位差。在身体的任何两点连接电极，即可记录到这两点的电位差，形成一个反映这两点电位差的图形（图1）。当电流流动的方向指向正极时描记一个正向波（向上的波），反之即描记一个负向波（向下的波）。由此Einthoven-Goldberger-Wilson创立了Wilson导联体系，记录出我们目前常用的常规心电图，即12导联心电图。目前又发展到15导联及18导联心电图等。不管其记录的通道是多少，但它都是在一维空间对心脏电活动的描述，属于一维线性心电图（或二维时间/电压心电图）的范畴。同时按照心房、心室除极、复极的先后顺序描记出P、QRS、T波及PR间期、QT间期等，所以属于二维时间/电压心电图（图2）。

按照心脏除极、复极先后顺序描记出P、QRS、T波及PR间期、QT间期等

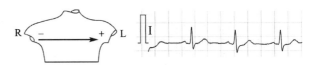

图1　二维时间/电压心电图的产生原理：心电图描记体表两点之间的电位差

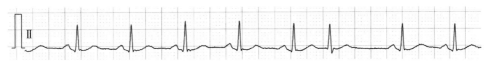

图2　二维时间/电压心电图

（二）二维心电图的产生原理

二维心电图（或三维时间/平面心电图）及传统心电向量图是基于正交导联X、Y、Z轴心电图。X、Y轴心电图形成额面心电图，X、Z轴心电图形成横面心电图，Z、Y轴心电图形成侧面心电图。其形成原理如下。

以两个导联（X、Y）的心电信息形成坐标（图3），X轴心电图信息为横坐标，Y轴心电图信息为纵坐标作图，即形成额面平面心电图。平面心电图除反映自身心电信息变化的同时，还反映与另一通道心电信号的相互关系。同理，以X轴心电图信息为横坐标，Z轴心电图信息为纵坐标作图，即形成横面平面心电图。以Z轴心电图信息为横坐标，Y轴心电图信息为纵坐标作图，即形成侧面平面心电图。

平面心电图不仅反映某个导联的心电信息，还反映了两个导联之间的相互关系，为临床疾病的诊断增加了心电信息。

（三）三维心电图的产生原理

三维心电图是以3个通道（X、Y、Z）心电信息，形成立体坐标，即形成三维空间（或立体）心电图。再加上时间坐标，即为四维/立体空间（或立体）时间电压心电图（图4）。

三、多维心电图的图形学

（一）一维心电图的图形

一维心电图表达的内容包括：①体表两点之间的电位差；②心脏激动、传导的时序关系；③生物电流流动的方向。从这个意义上讲，我们临床上常用的常规心电图属于一维空间记录的心电图，实际上是一种心脏搏动时电变化的时间/电压二维曲线图，即心脏电活动时序电压变化的曲线图（图5～图7）。

一维心电图的优越性是在电压和时间域上的表

达，只要通过一个导联轴线就可以观察到是否经传导束传导的时序关系，突出的是心脏激动时的电压、波形、频率和节律；对P波、Ta波、QRS波群、T波、U波、PR段和ST段等波段的认知有其独特的优势。应用100多年来对心血管疾病的诊断起到了其他检查所不可替代的作用（图8）。

一维心电图的观测指标主要体现在3个方面：时间、振幅、波形形态。由于各个导联轴线曾被认为是从几个角度对平面心电向量环体的再次"切割"，所以反映出的是各个导联轴线（直线）投影的波形。"切割"整个环体时，角度是有限的，相对应正负极两点间的时间、振幅（电位差值）是十分简单的波形变化，丢失了大量心电信息，与真实的心电信息差距较大。按照容积导电理论：身体两点之间线性轴的电压差（或电势差）仅仅反映心脏电活动信息传导到体表的电信息，也不能准确表达心脏电活动的真实

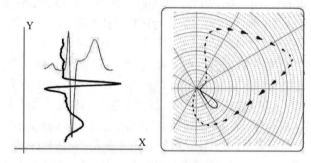

图3　二维心电图形成的原理

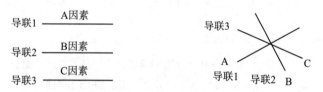

图4　四维时域空间（或立体）心电图的产生原理

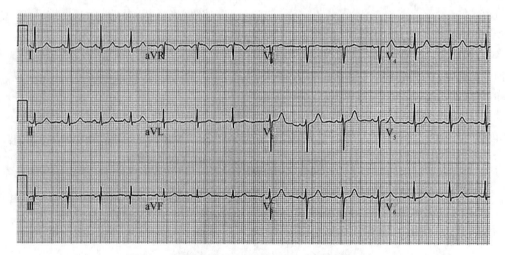

图5　二维时间/电压心电图：常规12导联心电图

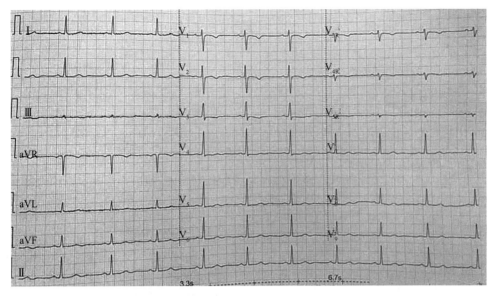

图6　二维时间/电压心电图：18导联心电图

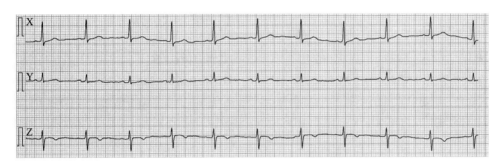

图7　二维时间/电压心电图：正交导联心电图

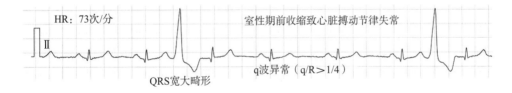

图8　二维时间/电压心电图的观察指标突出的是心跳的频率、节律、电压和波形

信息。另外，一维心电图从各导联轴上制定出来的检测指标、标准多达上百种，其中不少是重复性的指标，十分繁琐；况且心房、心室肌除极和复极时，唯一真正准确的时间和振幅是多少？一维心电图是无法表达的；如果想从各导联中去解析各波形的形态变化的机制就更难了，因为这个问题不是一维直线表达方式所能解决了的。加上各种因素的影响，如性别之间的差别、年龄的不同、种族的差异，神经、体液、内分泌激素的影响，环境及理化因素的干扰，电极位置安放等人为因素，病理状态的差异及生理性干扰等，使各个个体的心电变化千差万别。这些心电变化全部被一条再简单不过的"直线"（导联轴线）所包容，可想而知，若想从一维线性的平台中说清楚上述所有问题是根本不可能的。

不过，常规心电图（属一维心电图）应用百余年来，在心律失常、心肌梗死等诊断中积累了丰富的经验，仍然是其他检查不可替代的检查方法（图9、图10）。这些优势在心电图学的著作及文献中有大量的论述，在这里不再叙述。

这里还要提及的是：不少学者将正交心电图（图7）称为立体心电图，国外也将这种形式称为心电向量图，多用于Holter心电监护（vectrocardiographic monitoring，心电向量图监护）中，但基于做图方式，在未进行三维时间/平面作图前，依然属于一维空间线性心电图的范畴。

（二）二维心电图的图形

前已述及，二维心电图（三维时间/平面心电图）是在

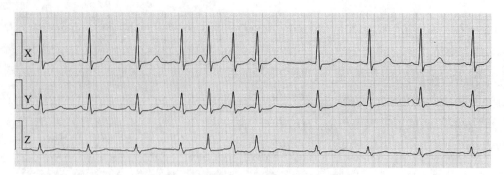

图9　一维心电图在心律失常诊断中的优势

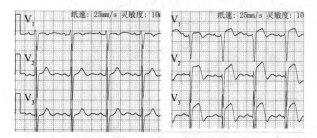

图10　一维心电图在急性心肌梗死诊断中的优势

立体空间的两条空间坐标轴所确定的二维平面上点的体现，用平面方式表达心脏电活动的图形（图3）。如果两条空间坐标轴结合时间轴即成为时间/平面三维心电图。在正交导联体系中，3个相互垂直的心电图的信息之和等于三维心电图的总信息，这恰恰符合了数学、几何学的普遍公理：①全量大于其部分。②全量等于其各部分之和。这些内容客观上反映了三维心电图理论阐述的精确性和准确性。传统的心电向量图是二维心电图的一种表达方式，但不全等于二维心电图（图11）。

二维心电图（三维时间/平面心电图）其表现之一即为平面心电向量图（图11）。从学术观点上讲，心电向量的观点与二维心电图的观点有质的不同。心电向量的观点认为，心电向量图是心脏电活动所产生的空间综合向量轨迹一次投影所形成的图形。而心电图是它的二次投影。如果

仅仅是投影关系，可以推论，向量图上所包含的信息，心电图上都有，在心电图已经广泛普及的前提下，心电向量图的临床使用价值有限，这可能正是心电向量图不被临床医师认可、临床上难以普及的重要原因。而三维时间/平面心电图的观点是：将两个不同导联方向的心电图放在X-Y平面上，除反映它们本身的心电图特征外，更重要的是反映它们两者之间的相互关系，如同将两个未知内在关联的变量进行相关分析一样。三维时间/平面心电图所提供的这类信息，二维时间/电压心电图是不具备的，具有重要的临床实用价值。例如，同样的心电图胸前导联r波递增不良现象，三维时间/平面心电图上就有间隔向量优势和梗死向量两种截然不同临床意义的表现形式（图12），同样是心电图下壁导联组"异常Q波"，三维时间/平面心电图可表现为梗死向量或预激向量不同临床背景的图形（图13），为鉴别诊断提供重要依据。因此，要让三维时间/平面心电图在临床发挥更大的辅助作用，建立科学的多维心电图的观点是非常重要的。

从理论上讲，三维时间/平面心电图较二维时间/电压心电图在表达各种波形（P、QRS、T、U、Ta、ST等）上有较大的优势，是对心脏电活动的平面观察，对心脏电活动的记录比二维时间/电压心电图表达得全面、客观、细致。可以说，凡二维时间/电压心电图波形出现的细微变化，均可在三维时间/平面心电图中得到清晰展现和较圆满解

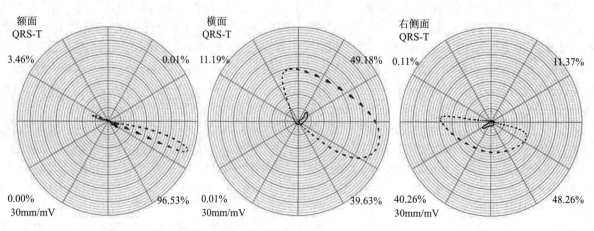

图11　二维心电图（三维时间/平面心电图）的一种表现形式——心电向量图

释，使复杂、难以鉴别和诊断的心电图波形变得简单明确、一目了然（图14）。

不过，三维时间/平面心电图的不足也非常明显，表现为：三个平面环体中各自的定性、定量指标虽较二维时间/电压心电图少，但也不少于几十种，并且重复，也存在着视角盲区、泪点重叠、左右侧面之争等问题，仍然不够客观、全面、直观地观察心电的变化。

（三）三维心电图的图形

又称四维时域空间（或立体）心电图。如果将3个通道的心电信息置入不同方向的3个坐标轴体系内，加上时间轴便形成四维时域空间（或立体）影像心电图。四维时域空间（或立体）心电图的特点是（图15）：①只记录一个心搏的电信号；②只有一套立体空间图形（P-QRS-T）；③只有一套参数（时域–振幅–方位及其关系）。四维时域空间

（或立体）心电图是用空间图形或参量反映心脏生理电活动的特点，揭示3个通道心电信息之间的相互关系。时域指标可实现精确测量，从而使振幅指标统一整合，其四维图形可随意拨动，消除自身图形成分的遮挡、解决了向量投影误差和视觉误差。四维时域空间（或立体）心电图可提供X-Y-Z轴心电信息变量的相互关系，建立和完善了整体性心电参数和测算指标，实现体表心电图时域指标的精确测算等。

四维时域空间（或立体）心电图的优势（图16）如下。

1.定性、定量指标少而准确：从四维空间去观察定性指标，测量各波形的定量指标，如：空间P波（环）的时间、振幅、角度、转向、方位、夹角、比值、体积等，这些指标只有1个，少而准确。

2.三维视图全面而且完整：四维时域空间（或立体）影像心电图可以全角度、全方位旋转观察空间心电变化，消

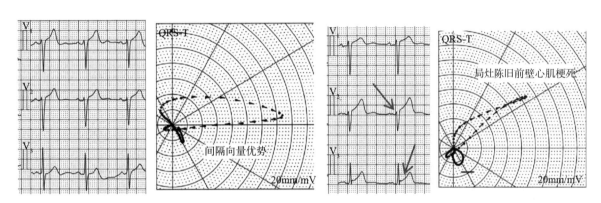

图12 心电图胸导联r波递增不良与二维心电图的不同意义

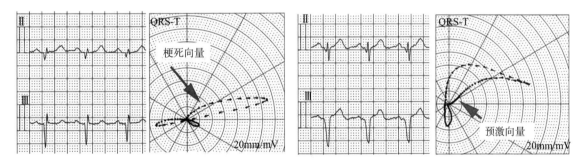

图13 梗死向量与预激向量

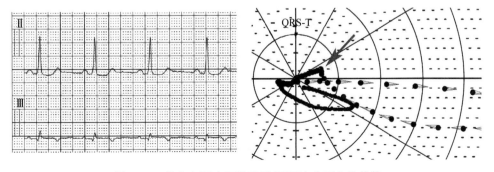

图14 二维心电图（三维时间/平面心电图）的优势

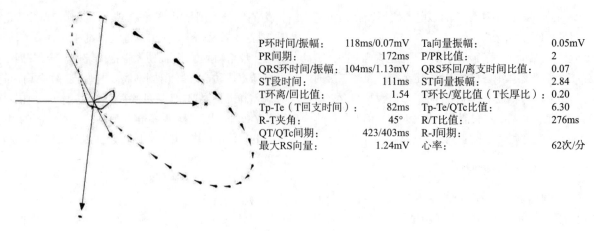

P环时间/振幅：	118ms/0.07mV	Ta向量振幅：	0.05mV
PR间期：	172ms	P/PR比值：	2
QRS环时间/振幅：	104ms/1.13mV	QRS环回/离支时间比值：	0.07
ST段时间：	111ms	ST向量振幅：	2.84
T环离/回比值：	1.54	T环长/宽比值（T长厚比）：	0.20
Tp-Te（T回支时间）：	82ms	Tp-Te/QTc比值：	6.30
R-T夹角：	45°	R/T比值：	276ms
QT/QTc间期：	423/403ms	R-J间期：	
最大RS向量：	1.24mV	心率：	62次/分

图15 四维时域空间（或立体）心电图

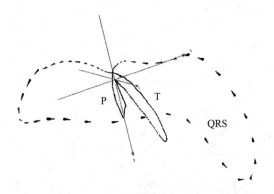

图16 四维时域空间（或立体）心电图的优势

除了盲区和因视角而重叠的部分，纠正了一维、二维因视角重叠造成的假象。

3.可以整合一维空间、二维空间和三维空间的优势，达到多维互补的效果，进而从以往大量的定性、定量指标逐步过渡到立体空间指标上来，明显提高心电学诊断的准确性、敏感性和特异性。

多维心电图的导联连接方式可通过Frank导联体系、Kors关系矩阵在Wilson导联体表心电图测算、双极XYZ正交导联而获得。根据习惯以Wilson导联体系获得多维心电图是最简捷、实用的方法。

四、多维心电图的分析方法及报告出具

（一）多维心电图的分析方法

1. DECG分析方法　即常规12导联心电图的分析方法，已为大家所熟知，在此不在叙述。

2.正交心电图分析方法

（1）正交心电图优势：用Frank导联体系导出的心电图称为X、Y、Z轴心电图，又称正交心电图。正交心电图与常规体表心电图一样，可以进行长条描记，记录和分析各种心律失常（图17）。正交心电图可以做成监护导联，进行超长时间的心电监护。有学者将这一技术称之为心电向量图监护技术。与普通监护心电图不同，正交心电图监护在形态学分析方面功能更强大。不仅可以像心电图那样做连续描记，还可进行基于X-Y平面连续描记技术的时间心电向量图描记（图18）。正交心电图可以进行超长时间的ST段监护和心律失常监护。对波形一致的心律失常，可进行向量图的单波分析。可以测算心电向量图上不易测算的指标，如QRS环初始上向力，即为Y导联初始q波振幅，初始上行运行时间即为q波时间等。

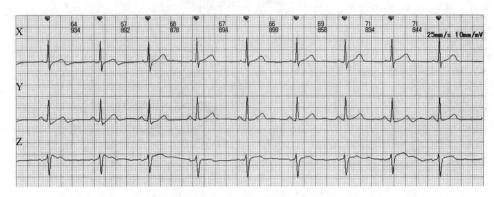

图17 正交导联心电图像普通体表心电图一样长条描记

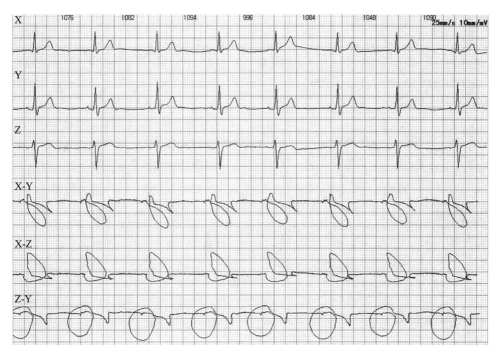

图18 正交心电图和时间心电向量图同步描记

（2）正常正交心电图常用标准

1）P波及PR间期：在X和Y导联直立，Z导联正负双向，时间<110ms，振幅不大于0.25mV。PR间期0.12～0.20s，与体表心电图相同。

2）QRS波群：①X导联。R波多主波向上，振幅<1.6mV，时间<110ms。q波振幅<0.16mV，q波时间<22ms，q/R<0.1。前面说过，X导联QRS初始指标的直接读取可以取代在向量环上复杂的测算，因为两者计算结果都是一样的：X导联q波时间即为横面QRS环初始右向运行时间，q波振幅即为右向力，q/R比值即为右向指数。②Y导联。R波主波多向上，振幅女性<1.9mV，男性<2.1mV，时间<110ms。q波振幅即QRS环初段上向力：<0.3mV，q波时间即为QRS环初段上行时间：<25ms，q/R即QRS环初段上行指数：<0.15。③Z导联。R波主波多向下呈rS型，少数可呈RS或Rs型，如无其他病理性临床背景是为前向电力增大。Z导联不允许QRS波群初始有q波或呈QS型。r波振幅即QRS环初始前向力<0.6mV，r波时间即QRS环前向运行时间：<60ms，r/（r+S）即QRS环初段前向指数：应<1。S波振幅女性<1.4mV，男性<1.7mV，时间<110ms。④ST段。正常的正交导联心电图ST段不移位或呈下述移位：X导联无移位。Y导联可略上移，幅度<0.05mV，Z导联可上移，幅度不大于0.3mV。⑤T波。正常的正交导联心电图T波在X、Y导联直立，在Z导联可直立、低平、双向或倒置。直立或倒置幅度不宜过深。⑥QT间期及经心率校正的QTc间期。与体表心电图大致相同。QT间期为0.28～0.44s。QTc间期男<0.44，女<0.45。

（3）正交心电图测量及分析方法 同常规12导联心电

图分析方法。

3.二维心电图及心电向量图的分析方法 目前主要测量、分析P环、QRS环、ST向量、T环和QRS-T夹角。分析方法有定性和定量分析。

4.三维心电图的分析方法 三维心电图，即四维时域空间（或立体）心电图，由计算机系统自动测量。目前临床常用指标有：心率、空间P环时间、空间P环最大振幅（电压）、Ta向量振幅（电压）、空间QRS时间、空间QRS最大振幅（电压）、QRS环离心支与回心支比值、空间Vi/Vt比值、ST向量时间、ST向量振幅、空间T环时间、空间T环振幅、空间T环离心支回心支比例、空间T环长宽厚值、空间T环长宽厚比值、空间QRS-T夹角、空间QRS-T比值、空间Tp-Te、QRS环空间起始20ms向量与终末20ms向量之比、空间R峰时间。三维心电图的正常值如下。

（1）心率：60～100次/分（55～75次/分清醒仰卧位）。

（2）空间P环时间：120ms。

（3）空间P环最大振幅（电压）：<0.23mV。

（4）Ta向量振幅（电压）：≤0.08mV。

（5）空间QRS时间：76～120ms，≤75ms"麻杆R波"。

（6）空间QRS最大振幅（电压）：男2.1mV，女1.9mV。

（7）QRS环离心支与回心支比值：（时间）0.8～1.0。

（8）空间Vi/Vt比值：≥1（40ms，振幅）。

（9）空间ST向量时间：≤160ms。

（10）空间ST向量振幅：≤0.2mV（前向），≤0.1mV（左向和下方），≤0.5mV（右向和上方）。

（11）空间T环离心支回心支比例：≥1.2～1.5。

（12）空间T环长宽厚值（结合临床判断）。

（13）空间T环长宽厚比值：>2.5至充分扩展。

（14）空间QRS-T夹角：≤60°。

（15）空间QRS-T比值：（振幅）男≥4，女≥5。

（16）空间Tp-Te：80~120ms。

（17）空间Tp-Te/QTc：0.29±。

（18）QRS环空间起始20ms向量与终末20ms向量之比：（时间比≤0.8，振幅无意义）。

（19）空间R峰时间：≤50ms。

（二）多维心电图报告的出具

目前，对多维心电图报告的出具还没形成共识。仍需按照常规心电图、正交心电图、心电向量图、立体心电图的报告出具。待形成共识后，根据共识出具报告。

五、多维心电图的临床应用

多维心电图是集一维、二维和三维心电图于一体的多维心电诊断系统，可充分发挥一维、二维和三维心电图各自的优势，为临床提供更多，而且真实的心电信息，进而可提高临床诊断的精准性。

根据上述多维心电图的理论，多维心电图机可同时记录一维、二维和三维心电图。为临床心电学的发展做出了巨大贡献。多维心电图的问世，可让心电图学不再是天书，变得易学易懂，一目了然。多维心电图的问世，也将颠覆现有的诊断模式。其临床应用的主要亮点如下。

1.为心房异常的诊断提供了新的技术手段。

2.使左心室异常的诊断变得非常简单。

3.使宽QRS波群心动过速的诊断变得一目了然。

4.为不典型心肌梗死的诊断提供了新技术。

5.准确地诊断左前分支阻滞。

6.准确地排除假性的不完全右束支阻滞。

7.用于室内阻滞安装CRT的疗效评估。

8.是房性异位心律鉴别诊断较为理想的方法。

9.真假碎裂QRS波鉴别。

10.避免视觉误差造成假预激向量；发现程度非常轻微的心室预激；鉴别非心室预激的假δ波。

11.鉴别非梗死性异常Q波。

12.诊断心室预激合并心肌梗死。

13.诊断束支阻滞合并心肌梗死。

14.诊断左心室肥大合并心肌梗死。

15.减少心电图时域值测算误差；如：规避仪器测算误差，特别是小波，减少人工测算误差，减少了常规心电图的投影误差等。放大的立体心电图解除视觉误差。

16.提示高血压心脏病早期改变的诊断。

17.完善T波峰末时间测算的方法学问题；提供了精确的Tp-Te/QTc。

18.提供了空间R-T夹角和比值。

19.心电图T波异常的鉴别。

20.解决了高位界嵴与左心房右上肺静脉起源鉴别诊断问题。

21.假性P_{V_1}直立的同位对比。

22.真性CLBBB指标更有价值。

23.空间Vi/Vt的测算。

24.早复极/Brugada波/J波的危险分层等。

多维心电图理论的形成和临床应用必将引起心电领域的一场革命。它将更新心电图和心电向量图的基本理论，也将会带来心电图的春天！

（陈清启　于小林）

T波电交替与心脏猝死

一、概述

Framingham前瞻性研究显示75%的猝死为心脏性猝死（sudden cardiac death，SCD），而90%的心脏性猝死由心律失常所致，其中80%由快速心律失常（室性心动过速、心室颤动）引起。因此，寻找准确识别猝死高危人群的检测方法是临床研究者探索的目标。现已有多种猝死高危患者检测技术，除了反映左心室收缩功能的左室射血分数（left ventricular ejection fraction，LVEF）和反映自主神经功能的心率变异性（heart rate variability，HRV）、心率震荡（heart rate turbulence，HRT）、心率减速力（decelerati on capacity of rate，DC）外，还有各种除极与复极异常的心电易损指标，包括QRS碎裂波（Fragmented QRS complex，fQRS）、QTc延长、T波峰末间期（Tpeak-Tend interval，Tp-Te）延长、T波电交替（T-wave alternans，TWA）。在各种心电易损指标预警SCD方法中，TWA检测是公认的SCD最强预警方法之一。

TWA是指窦性心律时心电图上ST段或T波形态及振幅在相邻心搏间出现规律的交替变化。可见于急性心肌缺血（如急性心肌梗死和变异性心绞痛等）、心肌病、心力衰竭、长QT综合征、药物及严重电解质紊乱等。1909年Hering首次报道在心电图上发现了电交替现象。1950年Hellerstein和Liebow首次提出电交替与心律失常的发生存在潜在的联系，但因心电图上肉眼可见T波电交替发生率太低，数十年来一直未受到重视。直到1988年，Smith等应用频谱分析的方法检测出体表心电图上肉眼所不能分辨的、微伏级的T波电交替，提高了TWA检出的敏感性和可靠性。2002年Nearing和Verrier在动态心电图分析系统中应用时域分析原理检测微伏级TWA（MTWA），对T波进行动态的时域定量分析，进一步提高了MTWA的临床应用价值。近年来，大量研究证实MTWA与恶性室性心律失常、心脏性猝死之间有着极为密切的联系，其预测准确率至少等同、甚至优于经典的心内电生理检查。

二、T波电交替的发生机制

TWA的产生机制尚未完全清楚，目前认为主要与细胞电生理基础、离子基础和神经机制3个方面有关。

（一）T波电交替的细胞电生理基础

心肌复极时，中层心肌M细胞与其两侧的心内膜和心外膜心肌细胞层之间存在复极差异。心外膜心肌细胞层最先进入快速复极期（3期），它与中层心肌间产生的电流（M-Epi）即T波的起始部分，随后心内膜心肌细胞层开始进入快速复极期，与中层心肌间也产生一个电流（Endo-M），并与M-Epi方向相反。复极初M-Epi幅度大于Endo-M幅度，形成T波的上升支，且心外膜心肌的复极终点与T波顶点（T_{peak}）相对应；当心内膜心肌复极时，Endo-M的幅度逐渐增大并超过M-Epi的幅度，从而形成了T波的下降支；M细胞最晚复极，复极的时间也最长，其复极终点与T波终点（T_{end}）相对应。因此时T_{peak}–T_{end}时间主要代表心外膜与中层心肌复极时间的差异。这种不同心肌复极时间的差异即为跨心室壁复极离散度（transmural dispersion of repolarization，TDR）。心电图上T波的形态在很大程度上取决于整个动作电位时程（action potential duration，APD）中三层心肌复极时间的差异，特别是M-Epi和Endo-M两个电流的关系。在某些情况下（如超过一定阈值的快速固定频率或心肌出现病理改变）每搏的复极时间并不完全相等，而是呈长短交替，总有一部分复极时间较长的心肌不能再次除极或完全除极，它们休息一个心动周期后才能恢复正常应激性，表现为APD的逐搏交替变化和心电图上相邻心搏的电交替。这种复极交替在中层（M）细胞中表现得最为突出，因此在跨室壁三层心肌复极离散形成T波的基础上，出现了内、中、外三层心肌复极交替的不均一性，影响到M-Epi和Endo-M两个电流之间的净效应并形成心电图上的TWA。

研究还发现，不同部位的心肌细胞复极交替有两种变化形式：一种为协调性交替，不同部位心肌细胞的复极时间的变化趋势是一致的，即呈同向性，表现为动作电位都延长或都缩短；另一种为非协调性交替，不同部位的心肌细胞的复极时间的变化趋势不一致或者相反，即呈异向性，表现为动作电位有的延长，有的缩短。Pastore等研究指出，TWA的形成主要是由于心肌细胞复极时先出现协调性交替，随后又出现非协调性交替。多种生理及病理因素可诱发非协调性交替，如心率增快、室性期前收缩、心肌缺血、再灌注、交感兴奋、精神压力增大等。当相邻心肌细胞间出现非协调性电交替时，心肌复极离散性增加，相邻心肌细胞间形成传导阻滞和折返, 易导致恶性心律失常的发生。

（二）T波电交替产生的离子基础

心室复极过程中存在复杂的离子流跨膜运动。其中, 细胞内游离钙离子（$[Ca^{2+}]_i$）是产生TWA的核心。$[Ca^{2+}]_i$有自身调节功能并维持一种稳态, 它的变化（即钙瞬变）会同时影响到APD、兴奋收缩偶联、心肌内激动的传导及心肌细胞间连接等。当心率增快时, 舒张期缩短, 心肌细胞复极不全, $[Ca^{2+}]_i$不能完成其循环, 扰乱了$[Ca^{2+}]_i$的稳态并发生钙瞬变, 钙瞬变值整复性的变化可导致APD交替, 即为TWA形成的基础。Pruvot等的研究采用豚鼠离体灌流心脏同步记录心外膜APD、心电图和胞内钙, 结果TWA与APD交替一致, APD交替与胞内钙交替一致, 并发现胞内钙循环与APD交替的滞后相关, 即当刺激频率减慢时APD仍保持快频率刺激时较短的状态。Guo等采用左心室肥厚（LVH）兔楔形心肌灌流, 同步观察心内膜、心外膜APD、心电图和钙激活氯电流[I(Cl-Ca)], 结果显示心内膜、心外膜APD呈非一致性交替改变, TWA与APD交替一致, 并发现LVH兔心肌细胞I(Cl-Ca)密度明显高于非LVH兔心肌细胞, I(Cl-Ca)阻滞剂Ryanodine可抑制心内膜和心外膜APD的交替改变。Walker等的研究提示交替滞后源于细胞内钙循环量的增加, 而不是细胞膜钙电流的变化。除此之外, K通道在心肌不同部位的敏感性差异、心肌细胞内ATP的代谢障碍、心肌细胞膜上连接蛋白的表达异常与心肌细胞间的失偶联（uncoupling）都可能引起复极离散的增大, 参与电交替的形成。

（三）T波电交替的神经机制

交感及副交感神经系统对TWA的发生产生重要影响。交感神经活性增强使儿茶酚胺增多, 通过"交感风暴"引起细胞内钙水平变化、心率增快, 随之心动周期的舒张期（diastoli interval, DI）会相应缩短, 在一定范围内, 动作电位时限与前面一次心搏的DI呈线性相关, 当心率超过一定范围时, 动作电位的时限不随着DI的缩短而缩短, 而是出现心肌细胞动作电位复极的交替, 其表现在心电图上就是TWA。Rosenbaum等研究发现, 心率增快可导致相邻心肌细胞间DI的空间差异和各个心搏DI的不均一性, 是心肌细胞间产生复极非协调性交替的基础, 这种非协调交替现象在不同的病理环境下具有极其强烈的"致心律失常性"。Kovach等在犬的冠状动脉闭塞前及闭塞时激怒犬也可诱发TWA, 并可被静脉给予美托洛尔所抑制。Klingen-heben等对有恶性心律失常史的患者静脉注射β受体阻滞剂后TWA的幅值减少, 少数患者TWA转为阴性, 说明交感神经活动对TWA的发生起一定作用。

三、T波电交替的检测方法

（一）频域法

在运动平板试验中经标准胸前导联和3个正交导联记录采集心电波, 对128个连续心搏的ST-T段上进行多点同步采样, 计算出每一个采样点的电压值后进行平均计算, 通过快速傅里叶转换进行频谱定量分析。频域法规定0.5Hz处测量, 常用参考指标还有交替率（alternant ratio K）, 即电交替振幅与背景噪音的标准差的比值, 反映TWA信号与噪声的相对关系。TWA阳性的判断指标: 检测心率为105～110次/分时, 电压波>1.9μV, 交替率>3, 持续2min以上。

（二）时域法（移动平均修正法）

在运动负荷试验或24h动态心电图检查时记录标准胸导联检测TWA。经抗基线漂移和信号滤波算法处理后, 自动检测并排除干扰的心搏, 将处理后的心电波形依次归入奇数组和偶数组, 分别进行两组波形的渐量中值修正, 计算出两组波形的中位数, 然后对两组的中位数波形再一次修正, 选择JT段作为电交替测量区, 比较该段任意点上的奇数组与偶数组中位数波形的最大差值, 计算机软件将每10～15秒最大差值的平均值作为电交替值报告出来。此分析通过校正分割因子来控制每个纳入检测的心搏对中位数波形变化的影响程度。专家共识建议, 分割因子设定为1/8时, TWA>60μV, 提示心脏性猝死和（或）心血管死亡风险显著增加; 对于早期心肌梗死后伴或不伴心力衰竭的患者, TWA>47μV可预测心脏性猝死, TWA值每增加20μV, 心血管死亡及心脏性猝死风险分别增加55%和58%。

四、T波电交替检测的影响因素

TWA的发生与心率成线性关系, 在心率较快（>110次/分）时发生的T波电交替会出现假阳性。在低危人群中检测TWA要求心率在105～110次/分为宜。在心肌梗死、心肌病和心力衰竭等存在器质性心脏病或者有过持续性室性心律失常病史的患者, 因其出现TWA的阈值下降, 在比较低的心率时也能检出有临床意义的TWA。异位心搏（如房性期前收缩和室性期前收缩等）也可影响TWA的检测结果, 应用时域方法检测TWA时, 分析程序会自动去除早搏及其后边相邻的心搏, 保证TWA检测结果的准确性。某些药物, 如钙离子拮抗剂及β受体阻滞剂可以显著降低TWA的幅度。心肌梗死后短时间内致心律失常机制尚不稳定, 均可以造成假阳性和假阴性的出现, 现已有证据表明, 心肌梗死后心肌大面积重塑之后（数周甚至数月后）, 采集TWA数据进行心肌梗死后的危险分层更为准确。

五、T波电交替预测心脏性猝死和恶性心律失常的临床应用

大量研究已证明TWA在冠心病、急性心肌梗死、充血性心力衰竭、扩张型心肌病、肥厚型心肌病、高血压左心室肥厚等器质性心脏病人群中的阳性比例明显高于普通人群，同时在这些高危人群中，TWA阳性者发生室速、心室颤动等恶性心律失常的比例明显增加。

Gehi等荟萃1990年到2004年19个以TWA作为预测心律失常的指标的临床研究，并得出结论，TWA阳性发生心律失常的风险比TWA阴性高出接近4倍，其阴性预测值为97%，阳性预测价值为51%。TWA作为预测心律失常的指标，在具有器质性心脏病人群中恶性室性心律失常的发生比例较普通人群大大增加。Quan等荟萃5个研究（其中4个动态心电图测得的TWA），总收集人数为1588人，包括317例TWA阳性和1271例TWA阴性患者。与TWA阴性组比较，TWA阳性组显示SCD发生率增加，危险比（hazard ratio, HR）7.49，心脏死亡率HR4.75，和复合终点（SCD和严重心律失常事件）HR5.94。该研究也表明，动态心电图方法测得的TWA为预测致命性心脏事件提供了精确方法。近期，Lewek J等也应用动态心电图方法评估T波电交替的临床价值，该研究纳入5000多名患者（在运动期间及日常活动中使用动态心电图记录的患者），研究结果显示，TWA的增加与出现心脏性死亡和心律失常事件风险的增加呈正相关。

（一）对急性心肌梗死的心律失常的预测

急性心肌梗死后，心肌细胞出现严重缺血缺氧，钾离子外流，导致动作电位变化，同时引起心脏自主神经功能失调，TDR增大，心肌电活动不稳定。因此，心肌梗死患者极易发生恶性室性心律失常，而这也是患者主要的死亡原因之一。ABCD（the Alternans Before Cardioverter Defibrillator trial）第一个应用TWA指导ICD治疗的研究，显示了TWA预测室性心律失常具有与心内电生理检测同等的预测价值。Gold MR等对SCD-HeFT（sudden cardiac death-heart failure trial）人群的490例患者进行前瞻性研究，其中缺血性心肌病占49%，NYHAⅡ级患者占71%，QRS波时限＞120ms的患者占31%，随访间期为30个月，主要终点事件为首次发生SCD或持续室速/心室颤动或恰当ICD放电。该研究最终得出阴性结果，即MTWA并不能预测SCD-HeFT研究人群心律失常事件的发生率或死亡率。有研究者前期观察了105例AMI患者，其中34例发生恶性心律失常，71例无恶性心律失常发生（对照组）。此研究以TWA≥25μV为阳性标准，单独应用MTWA预测住院期间恶性心律失常的灵敏度为50.00%，特异度为

80.28%，阳性预测值为54.84%，阴性预测值为77.03%，而以MTWA≥40μV为阳性指标预测AMI患者发生恶性心律失常的灵敏度不足15%，但特异度可达98%以上，意味着MTWA≥40μV的患者发生恶性心律失常的可能性较大。此项研究还观察了冠状动脉狭窄程度与MTWA及恶性心律失常的关系，结果显示MTWA未随冠状动脉狭窄程度的加重而明显增大，恶性心律失常的阳性率也未随冠状动脉狭窄程度的加重而增高。

（二）对心力衰竭的心律失常的预测

充血性心力衰竭患者约有50%死于突发的室性心律失常。Yamada S等对215例充血性心力衰竭患者进行了平均2.7年的随访，随访结果显示83例（38.6%）患者发生了心脏事件（心力衰竭恶化而再次住院n＝51或心脏性死亡n＝32）。而与无心脏事件的患者相比，有心脏事件的患者具有较高的TWA。多因素校正后的多变量分析表明，TWA是心脏事件的独立预测因素，其HR为1.015（95% CI 1.003～1.027, P＝0.016），对评估心力衰竭患者再住院和心脏性死亡的风险有帮助。Baravelli等亦认为，在纽约心脏病学会（NYHA）心功能分级为Ⅱ级的充血性心力衰竭的患者中，TWA有较高的心律失常事件预测价值，其敏感性100%，特异性53%，阳性预测值24%，阴性预测值100%。一项Meta分析（19个研究，2608例患者）显示，MTWA在单变量分析中是缺血性心力衰竭（相对危险比2.42）和非缺血性心力衰竭患者（相对危险比3.67）发生心律失常事件的强有力预测因子。

（三）对心肌病的心律失常的预测

心肌病有较高的室性心律失常发生率和猝死率。扩张型心肌病患者确诊后2年内的死亡率为25%～50%，死亡者中几乎50%为突发的持续性室速/心室颤动或猝死。如何发现心肌病患者中的高危患者，预防心脏性猝死仍是治疗的一个主要目标，MTWA可识别心肌病中具有发生室性心律失常及猝死危险的高危患者。Adachi等首次对58例扩张型心肌病患者MTWA的意义进行了深入的研究，TWA阳性组持续性室速（sVT）发生率及左心室舒张期末内径（LVDd）均高于TWA阴性组，TWA预测持续性室速的敏感性88%，特异性72%，阳性预测值77%。单因素分析表明LVDd和持续性室速发生率与TWA相关；多元回归分析NYHA、LVDd、FS、QTd、SAECG、sVT 6个指标，认为MTWA是扩张型心肌病发生持续性室速有意义的预测指标。Xue SL等将35例左室射血分数保留的心律失常性右心室心肌病（ARVC）的患者纳入一项长期随访的研究，评估MTWA与电生理技术相结合对ARVC患者发生室速的预测价值。在该研究中，以MTWA≥23.5μV为MTWA阳性标准，以心脏性猝死、室速、室颤及置入埋植式心脏复律

除颤器为阳性事件，结果显示，MTWA是ARVC患者发生阳性事件的独立预测因子，其与电生理技术相结合可提高ARVC患者阳性事件的预测能力。Antunes MO等采用动态心电图记录同时进行运动试验法观察了132例肥厚型心肌病的MTWA，根据Maron危险因子积分法分为高危组67例，低危组65例，结果显示高危组MTWA水平明显高于低危组（101.40μV±75.61μV vs. 54.35μV±46.26μV），其中以TWA≥53μV为阳性标准，敏感性为50.00%，特异性为80.28%。研究结果显示MTWA是肥厚型心肌病的SCD主要危险因素，对非持续性室速（VT）、SCD家族史和心室间隔肥厚（≥30mm）具有很好的预测价值。

（四）对长QT综合征（LQTS）的心律失常的预测

TWA是APD交替的心电图表现，是LQTS室性心律失常的前兆。Takasugi等应用动态心电图记录法观察了10例健康志愿者和32例LQTS患者的MTWA阳性的患病率及它与扭转VT的关系，结果显示健康志愿者无1例TWA≥42μV，有尖端扭转室速（TdP）病史的8例（100%）LQTS患者TWA均≥42μV，而无TdP病史的24例LQTS患者中只有14例（58.3%）TWA达到42μV。因此，以42μV为截点，TWA对LQTS患者TdP病史的敏感性为100%，特异性为41.7%。30例（93.8%）患者的胸导联（V_1~V_6）中TWA水平最高，其中V_2最常见（43.8%），单导联记录TWA≥42μV的比例≤63.6%，V_2~V_5结合记录TWA≥42μV为100%。该研究结果表明MTWA在LQT患者中比以前报道的要普遍得多，并且与TdP病史密切相关，对于LQTS患者应监测胸导联TWA，有限的导联记录可能导致TWA及其与TdP关系的低估。

（五）TWA与心率变异性（HRV）对心律失常的预测

Kawasaki等观察了动态心电图基础上的频域TWA和HRV对室性快速心律失常的危险分层。结果显示，在41例ICD患者中，14例有至少1次适当放电史，频域、时域TWA、HRV（SDNN）和心率震荡（HRT）通过Holter被评估，仅频域TWA和SDNN（≤111ms）阳性，上述阳性值在适当放电患者比无放电患者出现得更频繁。频域TWA阳性者比阴性者具有更高的适当放电的危险性（50% vs. 16%），危险比值比（OR 5.3）。当频域TWA与HRV结合，其特异性（93% vs.53%，$P=0.003$）和预测准确性（83% vs.66%，$P=0.07$）对预测适当放电患者明显优于单独频域TWA阳性者。该结果表明，动态心电图基础上的频域TWA

在探测ICD患者出现快速室性心律失常高危是非常有用的。频域TWA结合HRV可提高探测室性快速心律失常患者高危能力。

（六）TWA在埋植式心脏复律除颤器（ICD）应用中的价值

根据ICD随访数据，近1/3的患者置入ICD后1～3年经历了不恰当放电，死亡率增加了2～5倍。因此，如何准确判断哪些患者不能获益于ICD治疗十分重要。频域法TWA研究旨在明确，TWA检查能否识别无法从ICD治疗中获益的低危患者，尤其是在符合多中心自动除颤器置入试验MADIT-Ⅱ标准［心肌梗死后左室射血分数（LVEF）<35%］的人群中，TWA有无危险分层价值。研究结果显示，97%～98%TWA阴性的患者在随访期内无终点事件（全因死亡或心脏性死亡或室性心动过速）发生，也就是说，这部分LVEF<35%的TWA阴性患者不能从ICD一级预防中获益。而在MASTER试验结果显示，在符合MADIT-Ⅱ入选条件患者中，TWA可预测全因死亡，但不能预测心脏性猝死或ICD恰当放电。SCD-HeFT研究中TWA亚组分析的结论也显示TWA不能预测心脏性猝死、持续性室速或心室颤动及ICD恰当放电。一些学者分析，造成以上不利结果的原因可能为：①将ICD放电作为心脏性猝死发生的评判标准这一做法可能影响研究结果。②检查期间停用了β受体阻滞剂。

关于是否可根据TWA检测结果来选择或延迟ICD预防性置入的研究证据尚不充分。ABCD试验随访1年，TWA阳性或电生理检查阳性患者的事件发生率高于其中任一项检查结果为阴性或不确定性的患者；并且，两项检查结果均为阴性的患者的事件发生率明显低于检查结果均为阳性者（$P=0.017$）。

六、总结

经过数年的研究，TWA的发生机制虽未完全阐明，但TWA的临床应用价值已经得到广泛认可。大量研究结果证实，TWA是恶性心律失常和心脏性猝死的独立预测指标，并与电生理检测具有同等的预测价值，但由于目前缺乏大样本的临床研究统一阳性判断标准，TWA只能作为预后评估的参考指标，尚需综合患者临床资料加以分析。目前对药物干预TWA以减少恶性心律失常事件的发生，降低心脏性猝死的概率，仍缺乏系统研究，有待进一步探索。

（陈元禄　张　媛　张爱雪）

早复极综合征新进展及新概念
——最近的专家共识解读

据报道，美国和欧洲每年发生110万例心脏性猝死，90%是由结构性心脏病所致，10%是由遗传性心律失常引起。其中LQTS占35.6%，BRS占32.1%，SQT占2%，CPVT、ERS、IVF 等占6%～9%。

2014年，HRS/ACFF/AHA等联合发布了遗传性心律失常综合征专家共识，由Priori 和Peter J.Schwartz等18位专家共同拟写，首先把早复极综合征被正式列入遗传性心律失常综合征，这样基本平息了多年来关于早复极和早复极综合征的争论。

2016年4月，AHA又提出了关于ERS新的专家共识；2016年10月，Antzelevitch教授等也发表了关于ERS新的专家共识。

两年时间内，国外至少发表了关于ERS的3个专家共识，说明了国外学者对ERS的重视。以下重点介绍这3个专家共识中的新概念，并简单介绍其中有争议的部分。

一、关于J波

相关定义

J波：最早是低体温时的Osborn波，也就是QRS终末部的切迹；现在认为更加准确的定义，是QRS终末部的切迹或者模糊/粗钝。

1. QRS切迹：是指出现在直立R波的降支上的QRS终末部的低频波，如图1所示。

2. QRS终末部模糊或粗钝（slur）：出现在直立R波的降支上，QRS终末部的突然的斜率改变，如图2所示。

3. J波峰值（Jp）的测量方法，见图3。

二、早复极图形（early repolarization pattern, ERP）

早复极图形是一种临床常见的心电图现象，人群发生率高达1%～13%，据最近公布的美国Framingham 资料，其发生率为6.1%（243/3955；6.1%）。超过70%的ERP为男性在运动员，有色人种及东南亚人群中更为常见。

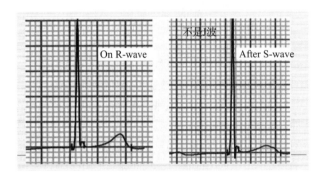

图1　QRS切迹

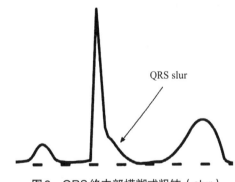

图2　QRS终末部模糊或粗钝（slur）

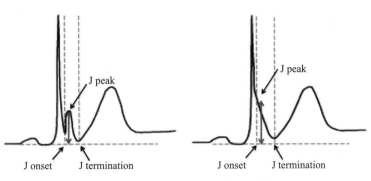

图3　J波及其峰值（Jp）的测量方法

（一）ERP诊断标准

1.在12导联ECG上，连续≥2个导联，切迹或模糊，J波的峰值（Jp）≥0.1mV，但是除外V_1～V_3导联。

2.在有切迹或模糊（slur）的导联，QRS间期<120ms。

3.无胸痛的ST段抬高，即J点抬高，除外缺血性ST段抬高。

（二）ERP诊断标准的要点

命名为早复极心电图图形，必须强调以下几点。

1.下侧壁导联，不含V_1～V_3导联。

2.连续2个导联。

3.J点（Jp）抬高≥0.1mV。

4.存在J点抬高的QRS波间期<120ms。

5.强调缺血性ST段抬高，不是J波的基本概念。

（三）J波的新定义的重要意义

这个新的J波的定义，一个重要的改变就是，原来的缺血性J波概念已经被纠正。原来有学者将冠状动脉粥样硬化性疾病或冠状动脉痉挛引起严重的急性心肌缺血时，心电图出现新发的ST段抬高，也称为J波，或称为缺血性J波。新的J波的定义，明确了因为冠状动脉病变引起的ST段抬高，不能被称为J波，也不是ER图形。

三、早复极综合征（early repolarization Syndromes，ERS）

（一）定义及诊断标准

早复极心电图图形伴有：

1.伴发不明原因的VF和（或）多形性室速。

2.或发生猝死，尸检结果阴性。

3.无长短QT综合征、Brugada综合征等。

以上标准明确了早复极和早复极综合征不是一个概念，解决了争论多年的命名问题。建议统一使用早复极图形和早复极综合征的命名。

（二）早复极综合征诊断记分表

2016年Antzelevitch C等提出了早复极综合征诊断的记分表：≥5分为确定的早复极综合征；3～4.5分为可能的早复极综合征；<3分可以排除诊断。但是目前这个记分表还没有得到公认。早复极综合征诊断的记分见表1。

（三）早复极综合征的致病基因和电生理机制

各种原因引起的心肌细胞1相、2相内外向复极电流失衡，形成跨室壁复极电流梯度，形成J波和（或）ST段抬高，形成2相折返（具体条件不清楚），达到阈值即发生VT/VF。

表1 早复极综合征诊断记分

	记分
1.临床病史	
A.原因不明的心脏猝停，肯定的室颤或多形性室速	3
B.心律失常性晕厥	2
C.原因不明的晕厥	1
2.12导联心电图	
A.在≥2个下壁或侧壁导联上，ER≥0.2mV，伴水平性或下垂性ST段改变	2
B.在≥2个下壁或侧壁导联上，J点抬高≥0.1mV，伴动态改变	1.5
C.在≥2个下壁或侧壁导联上，J点抬高≥0.1mV	1
3.动态心电图	
有短配对间期的室性早搏，其R波在T波的升支或顶点上	2
4.家族史	
A.有一级亲族确诊为ERS	2
B.≥2个一级亲族具有ⅡA型心电图改变	2
C.一级亲族有ⅡA型心电图改变	1
D.<45岁的一级或者二级亲族发生原因不明的SCD	0.5
5.基因检测	
检测到ERS可能的基因致病突变	0.5

任何增加外向电流（Ito，IKs，IKr，IK-ACh，IK-ATP）主要涉及Na^+、Ca^{2+}和K^+通道或降低动作电位1相末期内向电流（INa^+，Ica^+）的因素都能使跨室壁复极电流梯度增强，导致J波或ST段抬高更明显但是导致早复极综合征和早复极区别的确切离子机制仍不清楚。

（四）早复极综合征的遗传学

美国的麻省总医院的Peter A.N和芬兰奥芦大学的Tikkanen.J.T.发表了分析了Framingham Heart Study（FHS）和The Health 2000 Survey（H2K）的研究成果，ERS 在FHS（$n=243/3995$，6.1%），H2K（$n=180/5489$，3.3%）有ERS家族史的（OR 2.22，95% CI 1.01～4.85，$P=0.047$）强烈提示ERS有遗传趋势。目前已知有7个致病基因。

（五）早复极综合征和"缺血性J波综合征"

缺血性心脏病出现的ST段抬高，出现类似于ER图形，发生室性心动过速的原因是由于缺血心肌周围的除极延迟引起的，是因为0相折返。早复极综合征和"缺血性J波综合征"异同（表2）。"缺血性J波综合征"的概念是错误的，必须纠正，否则可能会造成临床的诊断和治疗的混乱。目前的新的共识已经明确地纠正了这一错误的概念。笔者认为"缺血性J波"和"缺血性J波综合征"

的概念必须废除，因为临床上的概念错误，可能会造成患者的生命危险，因为这两者的诊断和治疗是完全不同的。

表2　早复极综合征和缺血性J波综合征异同

	早复极综合征	缺血性J波
病因	遗传性	CAD
电生理机制	2相折返	0相折返
	复极异常	除极异常
ECG	切迹、模糊	ST/J点抬高

（六）早复极综合征的国内病例

约>95%的早复极或早复极图形是良性的，是正常心电图变异，预后良好；约≤5%的伴有VT/VF的早复极，为早复极综合征。我国也在20世纪90年代初就已报道了早复极综合征的病例，早复极综合征在我国并不罕见。

（七）早复极综合征——危险分层（2016）

约>95%的早复极或早复极图形是良性的，是正常心电图变异，预后良好；约5%的早复极有发生Vf/Vt的可能。目前最大的问题是如何在良性的早复极图形中，识别有危险的患者。结合目前的研究，专家共识提出了一些危险分层

的指标。

关于早复极综合征危险分层的心电图标准，专家共识提出了几个公认的高危指标。

1.下侧壁导联J点抬高≥0.2mV。

2.近期J波振幅明显增高（静息心电图上J波≥0.2mV），如图4所示。

3.伴有ST段呈水平或下斜型的早复极患者。

芬兰奥卢大学的J.T.Tikkanen和H.V.Huikuri最近的研究发现，ER≥0.1 mV，而ST段呈水平或下斜型（horizontal/descending）（$n=412$）增加心律失常死亡危险（RR 1.43；95% CI 1.05~1.94）。如下壁ER≥0.2 mV，心律失常死亡危险增加为3.14（95% CI 1.56~6.30），但如ST段呈斜型上升（ascending）形的，则不增加心律失常死亡危险。ST段呈水平或下斜型。

4.伴有QT明显缩短的早复极患者，如图5所示。

5.近期出现频繁的成对，或短联律间期室早的早复极患者，如图6所示。

6.近期出现长间隙后J波振幅明显增高。

（八）早复极综合征的治疗

1.急性期早复极综合征的治疗　初步的研究显示，由早复极综合征并发的特发性室颤，其药物治疗有其特点。Haissaguerre等发现，当早复极综合征并发急性VT/VF电

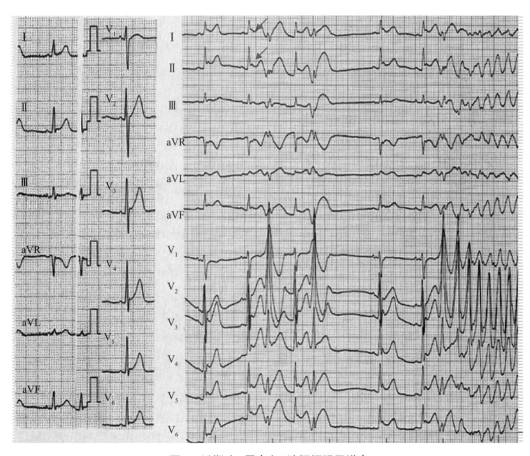

图4　近期（1周内）J波振幅明显增高

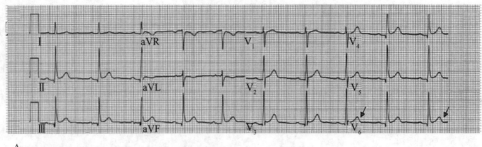

A

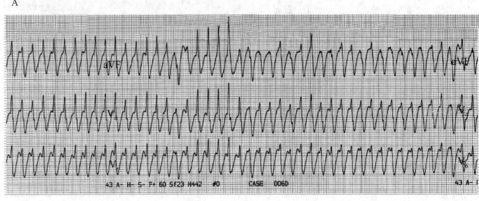

B

图5　QTc突然缩短至330ms

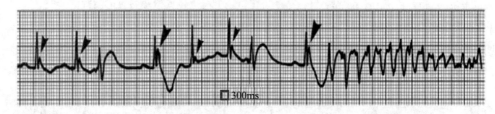

图6　近期出现频繁的成对，或短联律间期室性期前收缩

风暴时，最有效的静脉药物是异丙肾上腺素。应用异丙肾上腺素维持心率在较高水平，是治疗早复极综合征室颤风暴的关键。静脉应用异丙肾上腺素后，患者下侧壁导联ST段抬高的幅度显著降低，甚至完全恢复正常。

2.慢性期早复极综合征的治疗　早复极综合征慢性期室颤的预防，最有效的药物是奎尼丁，在平均随访（69±58）个月期间，服用奎尼丁的患者室颤发作完全消失。而且心电图上早复极的表现亦完全消失。

3.早复极综合征治疗的ICD指征

Class Ⅰ：

（1）确诊的ERS患者，发生了VF/多形性室速。

Class Ⅱa：

（2）诊断ERS患者，异丙肾上腺素能够抑制VF/Vt电风暴。

（3）奎尼丁能够预防VF发作的ERS患者。

Class Ⅱb：

（4）ERS家族成员中有晕厥病史的，本人连续2个前侧壁导联，J波/ST抬高≥2mm，应该考虑置入ICD。

（5）有高危ER心电图图形[J波明显增高和（或）伴有水平或下垂型ST段]；家属中有年轻人不明原因的猝死；

伴或不伴有突变基因的都应该置入ICD。

Class Ⅲ：

（6）只有孤立的ER心电图图形，而没有症状的，不考虑置入ICD。

四、临床医师的对策

1.因为ERS目前只能通过临床心电图得到诊断，所以临床医师需要重新认识ERS的新概念和诊断标准。

2.在对ERS危险分层还没有统一认识的情况下，目前的共识认为还是沿用目前比较同一的危险分层方法。

3.ERS的发病率很低，绝大部分的ER如果没有家族史，大多是良性的，ER是心电图的正常变异。

4.所有ER患者的心脏危险性是可以变化的，所以应该对患者进行通信随访。

5.ERS的急性治疗主要采用异丙肾上腺素，慢性治疗可以采用ICD置入或者奎尼丁治疗。

6.ER的高危患者，包括有猝死的家族史，发生心律失常性晕厥史，ER图形改变和振幅明显增大，可以建议患者前往心律失常中心，评估是否需要安装ICD。

（杨钧国）

窦性心率减速力

窦性心率减速力（DC）是近年来动态心电图研究中最引人注目的进展之一。通过24h心率的整体趋向性分析和减速能力的测定而评估受检者迷走神经张力高低，进而筛选和预警心脏性猝死高危患者的一种新的无创心电技术。最早是由德国慕尼黑心脏中心的Georg Schmidt和Bauer A于2006年提出；其后在2012年，Georg Schmidt在心率减速力测定的基础上，又提出了"连续心率减速力（DRs）"的无创心电检测技术，同样可用于心肌梗死后猝死高危患者的预警与危险分层。目前，多家动态心电图分析系统将采集的心动周期数据进行数据处理，得出心率减速力的具体数值。此种检测手段因简便易行、精确度高、稳定性高，得到了临床的广泛应用。

一、定义与机制

DC是通过位相整序信号平均技术（PRSA）测定心率减速能力，并定量评估受检者迷走神经张力高低的一项新技术，其检测结果是从混杂着非固定性信号、噪声和人工伪差的复杂时间系列信号中提取周期性心电信号而获取的，真实地反映了自主神经对受检者心动周期的调节作用。在生理条件下，心脏受交感和迷走神经共同支配，两者分别从相反的方向调节心脏：交感神经是心脏的加速神经，其兴奋性增加时心率加快，心率加速力（AC）增强。迷走神经是心脏的减速神经，其兴奋性增加时心率减慢，DC增强，提示迷走神经对人体的保护性作用增强，受检者发生猝死的危险性降低；相反，DC降低时提示迷走神经的兴奋性减低，其对人体的保护作用减弱，受检者发生猝死危险性增加。

DRs是指动态心电图记录中连续出现RR间期逐跳延长的现象，即2~10个心动周期连续减慢，是迷走神经对窦性心率在短时间内的负向频率调节作用持续存在。DRs是通过测定多个心动周期连续发生的减速力而定量评估受检者迷走神经张力高低，进而筛选猝死高危者的一项无创心电检测技术。

DC与DRs相互补充，均有较强的预测心脏性猝死的能力。

二、指标危险分层

DC值的大小反映了迷走神经兴奋性的高低。DC值越高猝死危险性就越低，反之，DC值越低猝死危险

性就越高。临床根据DC结果将受检者划分为低危（DC>4.5ms）、中危（2.5ms<DC<4.5ms）和高危人群（DC<2.5ms）。

DRs是指心率减速现象连续发生的现象，DR1是指发生心率加速的心动周期仅有1个；DR2是指连续2个心动周期中发生心率加速现象；DR4是指连续4个心动周期中发生心率减速现象；以此类推，DR10是指连续10个心动周期发生心率减速现象。根据研究结果，将DR4≤0.05%定义为高风险界值；DR4正常，DR2≤5.4%为重风险界值；DR2、DR4正常，DR8≤0.005%为中风险界值；DR2、DR4和DR8均高于上述界值者为低风险。

三、临床应用

（一）冠状动脉粥样硬化性心脏病（冠心病）及心肌梗死

冠心病患者因心肌缺血、损伤，导致迷走神经的减速能力降低，引起心肌电的不稳定性，造成对心脏的保护作用减弱，加剧了心脏的缺血程度，致使患者处于恶性心律失常，甚至心脏性猝死的高发状态，自主神经系统受到不同程度的损伤。多项研究结果表明，较低的DC提示较高心肌梗死后死亡的风险。DC检测在预测梗死后猝死风险准确性方面优于风险预测指标的黄金标准（左室射血分数、常规的HRV测量方法及两者的结合），故DC可以用来识别心肌梗死后猝死的高危患者。还有研究表明，DC值与冠心病病情严重程度呈负相关。心肌梗死后2周内的患者中，DRs分层与DC值相关。综上所述，DC能有效地对冠心病及心肌梗死患者进行危险分层，定量、单独测定迷走神经的张力大小，对急性心肌梗死患者猝死人群的筛选和预警有重要作用。

（二）心律失常

清醒的人和动物都以迷走神经的直接调节作用占优势。发生恶性心律失常甚至心脏性猝死，尤其是无器质性心脏病患者，很大程度上都是迷走神经直接调节作用的减弱，而并非交感神经的直接作用增强，致使抑制副交感神经的作用减弱，反射性增强了交感神经的作用，使心率加快，增加了发生快速性心律失常的危险。迷走神经对心脏的保护作用除了减慢传导、减慢心率外，还有这种心脏保

护作用已被大量临床研究证实。有研究显示室性心律失常患者DC异常率增高，甚至高于心率变异等指标。高血压患者中，DC值随室性心律失常程度的加重而降低，DC与室性心律失常程度呈负相关。

（三）慢性心力衰竭

慢性心力衰竭患者存在自主神经功能失衡的表现，使迷走神经对心脏的保护作用减弱，DC是心力衰竭患者的独立危险因素。还有研究显示，DC可随心功能的变化而变化，故DC可作为评价心力衰竭患者心功能变化的新的检测手段。DC的检测较传统的检测方法更稳定，在定性和分类方面都有明显优势。使用DC检测的敏感性高，不仅表现在对LVEF≤30%的慢性心力衰竭患者死亡风险的预测上，而且对存在较高风险的LVEF>30%的患者也有很高的预测能力，其对慢性心力衰竭患者全因死亡预警作用明显优于LVEF，DC的定量检测能更细化地对危险进行分层，且能稳定可靠地做出正确预测。

（四）高血压

高血压患者的自主神经功能损毁，DC值明显降低，提示迷走神经功能降低，致猝死的风险增加，可利用DC值对高血压患者进行危险分层，采取有效的治疗措施防止青少年高血压患者发生猝死。还有研究对高血压前期患者自主神经进行横断面研究，发现高血压的发生可能与神经功能失调相关。DC值可以作为定量评估高血压前期人群自主神经功能的指标，干预自主神经功能的高低，以及早预防高血压的发生。

（五）病毒性心肌炎

病毒性心肌炎患儿存在迷走神经功能的损伤，其DC值较正常儿童显著降低。

（六）血管迷走性晕厥（VVS）

血管迷走性晕厥属于功能性心血管疾病，是最常见的晕厥原因之一，通常由久站、体位变化、闷热环境等因素而诱发，是由于脑灌注不足引起的一过性意识丧失，出现晕厥，同期伴有心率和（或）血压下降。VVS属于自主神经介导的反射调节异常或自主神经功能障碍所致。异常活跃的迷走神经张力在VVS的发病机制起着重要作用。有研究显示全天心率减速力同VVS晕厥发作呈正相关，证实了VVS患者存在迷走神经功能障碍。不同血流动力学反应类型的VVS患者发生晕厥前，DC值显著下降，晕厥发生时，DC值显著增加，表明晕厥前出现迷走神经张力减弱，晕厥是出现迷走神经活化。提示VVS的病理机制与血流动力学反应具体类型无关。

（七）2型糖尿病

有研究表明，2型糖尿病患者较正常人群，除心率变异性等指标显著降低外，DC也显著降低，心血管事件的发生率较非糖尿病患者增高，DC可用于预测糖尿病患者心血管事件发生率并提出预警。还有研究表明，糖尿病患者DC值在猝死中危组、高危组的占有率明显高于正常对照组，表明2型糖尿病患者存在明显的自主神经功能受损，迷走神经张力减低。通过评估糖尿病患者的心血管自主神经功能，可预测心血管事件发生的风险，早期识别易发生心血管恶性事件的高危人群，对指导糖尿病的治疗及预防并发症有着重要的意义。

（八）妊娠高血压及胎儿宫内生长受限

有研究发现，DC值与目前评估胎盘功能不全的一线超声波标记物（子宫动脉多普勒血流波动指数）相关联，通过DC可了解孕妇的自主心血管调节，进一步反映胎盘血管功能不全的严重程度。平均DC的改变可以反映胎儿自主神经功能变化，借以评估胎儿生理状态，以便区分正常胎儿和宫内生长受限胎儿。

（九）其他疾病

有研究显示，服用抗精神分裂症药物的患者，其DC及心率变异指标明显低于正常人，据此可以识别药物所致心脏性猝死高危患者。还有研究显示，高原环境对DC值≤4.5ms的队员影响明显，为了防止发生严重高原病，应当避免让DC值≤4.5ms的队员进入高原环境。

四、局限性

DC也存在一定的局限性，明显心律失常，房颤或频发室性期前收缩、房性期前收缩者，该检测技术受限；此外还有研究表明，DC值会受性别、年龄、周围环境、昼夜节律等因素的影响，可能限制其对疾病的预测价值。

五、前景与展望

当前，心率震荡、心率变异及DC是检测心脏自主神经功能的主要方法。心率震荡的检测要求有室性期前收缩这一前提，心率变异的测定结果易受外界环境、活动干扰等影响，而DC的检测结果则不受以上干扰。

DC是独立并定量测定迷走神经作用强度的一项新技术，其检查操作简单方便，可用于心脏自主神经功能多个方面的危险分层及预后评估。这有助于尽早预防、发现、处理恶性心血管事件。

（王志毅　齐　欣）

运动试验心率异常反应的价值

1932年，Goldhammer等首先提出心电图运动试验可作为冠状动脉供血不足的辅助诊断方法，随着20世纪80年代心脏介入技术的发展，进一步肯定了运动试验对心肌缺血的诊断价值。运动试验具有操作简便、无创、可重复及价格低廉等优点。目前，已成为心血管疾病诊断和评估不可或缺的非侵入性检查方法之一。

心率是运动试验中重要的观察指标，运动中随着迷走神经张力降低，交感神经张力增加，心血管系统对运动的即时反应表现为心率的增加。心率变化随运动负荷和耗氧量呈线性增加，而心率加速的大小受到年龄、性别、身体位置、运动的类型，以及健康和治疗的各种状态等因素影响。运动试验中心率异常反应主要包括运动中的变时性功能异常及运动后心率恢复异常。运动试验心率异常反应是冠心病独立的相关因素，亦是心血管疾病预后预警指标，具有重要的临床价值。

一、运动试验变时性功能异常

（一）变时性功能异常的定义

人体在运动过程中，或在各种生理及病理因素的作用下，心率随运动变化而逐渐增加，以使心排血量与代谢需求相匹配。心率随着机体代谢需要的增加而适宜增加的适应性功能称为变时性功能。当心脏对机体代谢的需求发生不适当性变化称为心脏变时性不良（chronotropic incompetence），包括变时性低下与过度。当心率不能随着机体代谢需求增加并达到一定的程度或者不能满足机体代谢需求时称为变时性低下；而心率增快的反应超过了运动时机体的代谢需求，运动后心率高于预测最大心率，称为变时性过度。

（二）变时性功能异常的机制

目前，心脏变时性不良的发生机制尚未阐明。研究显示，与变时性不良发生的相关因素很多，包括心肌缺血、心肌损害、自主神经功能失调、内皮功能失调与炎症反应、颈动脉粥样硬化与压力反射敏感性、可能的分子机制及年龄、窦房结功能障碍、抗心律失常药物、吸烟等。一般情况下，以自主神经功能失调的反应是最重要的影响因素。多种机制参与完成人体运动后的心率增快，包括副交感神经活动减弱，交感神经活动增加，循环中儿茶酚胺水平增加，静脉回流增加导致右心房扩张引起Bainbridge反射、压力反射等非特异性心血管反射，骨骼肌运动对心率的调节，左心室负荷降低等机制。在人体运动等代谢需求增加过程中的不同阶段，各种机制对变时性的调节交错发挥作用。

（三）变时性功能异常的判定方法

运动试验作为心脏功能的常用检查方法之一，为检测静息、运动及恢复各阶段自主神经系统与心血管系统之间的相互作用提供了可能，是检测变时性功能最重要的方法。由于运动方式及运动负荷的可控性，在用于检测变时性功能方面，平板运动试验优于踏车运动试验。

常用的运动试验变时性功能判定标准有以下几种。

1.运动最高心率达预测最大心率值之比　运动中预测最大心率计算方法为220－年龄（岁），运动试验中，当运动最高心率达到预测最大心率值85%时，则认为心脏变时性功能正常。若运动后最高心率＜75%预测最大心率值时为明显的变时功能低下。运动后最高心率明显超过预测最大心率值的100%时为心脏变时性过度。

2.心率储备百分比（heart rate reserve）　心率储备百分比＝（最大心率－静息心率）/（220－年龄－静息心率）×100%，当心率储备百分比＜80%则考虑心脏变时功能不良。Azarbal等认为心率储备百分比在预测心脏死亡率和全因死亡率方面优于85%最大预测值心率。在运动测试中，心率储备百分比应成为评估心率反应充分性的标准，并应常规纳入风险分层算法中。对于服用β受体阻滞剂的患者Khan等的研究在校正年龄、性别、静息心率、危险因素、其他药物、duke评分和心率恢复等因素，认为心率储备百分比≤62%可作为变时性不良的诊断标准预警死亡。

3.变时性指数　Wilkoff等首先提出应用变时性指数评价心脏变时性功能。变时性指数等于心率储备与代谢储备的比值，正常值大约为1，正常值范围为0.8~1.3。心率储备为极量运动所能达到的最高心率与静息心率的差值，代谢储备为能达到的最大运动负荷和静息负荷的差值。其中，心率储备＝（运动后心率－静息心率）/（最大预测心率－静息心率），代谢储备＝（运动后代谢值－1）/（极量运动的代谢值－1）。变时性指数＜0.8为变时性低下，＞1.3为变时性过度。

（四）变时性功能不良的意义及临床研究

运动试验中变时性功能异常不仅与受试者可能存在的多种疾病相关，也与受试者运动耐量、心功能等密切关联。当某些心脏疾病（如冠心病、病态窦房结综合征）患者合并变时性功能异常时，可使原发性心脏病加重。心脏变时性不良随着时间的变化可以逐渐改善，也可以逐渐恶化。因此，及时了解和评价变时功能不全对疾病的诊断、预后和治疗具有重要的临床意义。

30多年前，Hinkle等首次报道了心脏变时性功能异常与心脏死亡率和全因死亡率增加的关系，研究纳入在标准运动方案下无法达到预期心率的男性患者，通过7年的随访发现存在心脏事件频率的增加。研究人员最初将这种不充分的心率反应称为"持续性相对心动过缓"。随后，Eckberg等探讨了这种现象的发生与自主神经功能之间的关系。Ellstad等进一步证实了运动期间心率异常反应相关的心脏事件风险大于运动中发生缺血性ST段压低相关的风险，并提出"变时性功能不良"概念。

随后，一些扩展性研究发现，运动后心率反应不良独立于其他混杂因素，如年龄、性别、体质、心血管危险因素，可用于预测死亡率和冠心病发生的风险。即使考虑到冠状动脉疾病和（或）左心室功能障碍的不利影响，运动后心率反映受损的预后价值似乎仍然存在。在已知或怀疑患有心血管疾病的人群中，运动后心率反应不良也可预测主要的心脏不良事件。此外，在未服用β受体阻滞剂的心力衰竭患者，变时性功能不全的存在亦增加了死亡发生的风险。

变时性过度的患者常伴有持续的心率增高。长期无休止性心动过速可能使患者心功能下降，造成心律失常性心肌病，从而引发严重的临床后果。Falcone等研究纳入458例冠心病患者，在症状限制性运动负荷试验的第1分钟对心率增加进行量化。在6年的随访中，71名患者出现了心脏不良事件（21例心脏性死亡，56例非致命性心肌梗死）。在单变量分析中，运动负荷试验中第1分钟12次/分预测不良结局和心脏死亡的危险率分别为5.0（$P<0.000\ 1$）和15.6（$P<0.001$）。在对潜在混杂因素进行调整后，其对合并终点和心脏死亡仍有预测作用。

因此，变时功能不良是无症状和特定临床人群（包括冠心病或心力衰竭患者）猝死的有力预测因素。总之，诸多研究表明，在运动测试中应增加心率反应不充分/不适当的筛查，以帮助患者进行更有效的风险分层和预后预警。

二、运动后心率恢复（heart rate recovery, HRR）异常

（一）运动后心率恢复异常的定义

目前多采用 Framingham心脏病研究中心定义，运动

试验结束后分别记录运动1、2、3、4、5、6、7min时的心率，并与运动中峰值心率的差值比较，即为运动后各时段心率恢复值△HRT（T表示运动后停止时间）。HRR受控于心脏交感神经和迷走神经，是评定心脏自主神经功能的常用指标。通常以运动终止后△HR1≤18次/分、△HR2≤42次/分作为HRR异常的诊断标准。

（二）运动后心率恢复异常的机制

心脏自主神经系统在心血管系统的调节中起着重要作用，主要作用于窦房结，影响其自律性。在舒张期缓慢除极过程中，迷走神经兴奋，会使窦房结起搏细胞超极化且自动除极的速率减慢，从而导致窦性心率减慢；而交感神经兴奋时其节后神经释放的去甲肾上腺素作用于各种离子通道，引起起搏细胞的舒张期除极速率加大，从而窦性心率加快。在行平板运动试验的过程中，机体组织尤其是心肌组织的需氧量进行性增加，为满足不断增加的需氧量，心脏交感神经兴奋而迷走神经受抑制，导致心率增快；运动停止后迷走神经兴奋而交感神经受抑制，导致心率减慢。HRR被认为是心脏迷走神经再激活的表现。心脏迷走神经活性降低可导致HRR异常及运动即刻心率减慢。

（三）运动后心率恢复异常意义及临床研究

平板运动过程中的心率变化是交感神经与迷走神经相互作用于心脏传导系统的结果，心率恢复异常与心脏性猝死、合并糖尿病患者的心血管病死率及心力衰竭相关，是预测心血管疾病死亡的独立危险因素。Vivekananthan等通过对2935例冠心病患者随访6年的全因死亡率研究发现，HRR异常在严重的冠心病患者中较为常见，并且是冠心病死亡率的独立预测因子。Gulati等发现运动后HRR异常程度与心血管病死亡风险呈正相关，可能原因是心肌长期缺血缺氧对室壁机械、化学感受器的刺激作用通过心-心反射活动使心脏自主神经调节作用减弱的缘故。一项前瞻性队列研究荟萃了9项涉及近7万人次的患者，应用随机效应模型计算HRR及心血管事件的相关性分析。研究显示，心血管事件风险比为1.69，全因死亡风险比为1.68。HRR异常与心血管事件和全因死亡率增加相关，更进一步支持了将HRR作为常规记录用于临床风险评估的建议。

三、血压心率乘积

心率和收缩压的乘积，称为心率压力乘积（rate-pressure product, RPP）是运动试验中易获得的反映心肌氧耗需求的非常可靠的指标，广泛应用于临床。当血压增高、心率加快时，提示心肌耗氧增加。心率压力乘积储备与冠心病风险密切相关，尤其与负荷试验时心肌灌注显像

（MPI）结果密切相关，更有研究发现，RPP是心源性死亡的独立预测因子。正确理解运动试验中RPP的含义及其临床意义，为临床提供更多价值。

（一）血压心率乘积的定义

RPP又称为心血管乘积或双重乘积，应用于心脏病学和运动生理学确定心肌做功的参数。RPP＝心率（次/分）×收缩压（mmHg）。RPP是用来测量心肌每分钟跳动的压力和动脉血管泵血压力的工具。RPP直接代表心脏能量需求，是心脏耗氧量的良好测量指标。通过RPP测量我们可以得出心肌内部作功或血流动力学反应。

（二）运动试验RPP意义及临床应用

早在1967年，已有学者报道RPP与心绞痛发作密切相关，并且首先在动物模型中得到证实，研究发现心率和收缩压在所有心绞痛发作时处于一个相同的范围，但个体之间存在差异，而RPP常常相对恒定，提示心绞痛发作时RPP维持在一个恒定的水平。RPP作为心绞痛患者运动时心肌耗氧量的评价指标直接证据是国外学者应用气相一氧化氮色谱分析法测量心肌血流，发现心率，RPP和峰值血压联合峰值LVdp/dt三个血流动力学参数均是心肌氧耗的独立预测因素，相关性分别为79%、83%和86%，而前两者临床上非常容易获得。

运动后RPP、出现ST段压低时的心率及最大ST/HR环在预测有心绞痛症状的患者罹患冠脉病变及其严重性程度方面比较可靠，且三者之间有重叠。对于冠状动脉三支病变，糖尿病、高血压、运动中ST段压低的程度和运动RPP均是独立预测因子。对心肌氧耗与运动诱发的缺血性ST段压低相关性研究，发现由于运动诱发心肌氧耗与冠心病患者冠状动脉血流出现不平衡，导致运动诱发的ST段压低与心肌缺血呈对应关系。

冠状动脉血流的减少病因众多，内皮功能障碍在慢性冠状动脉血流的病因发生中起关键作用，而内皮一氧化氮合酶的血浆水平降低是内皮功能障碍的重要指标。研究发现，冠状动脉血流减慢患者运动峰值RPP普遍低于正常冠状动脉者；而这类患者同时伴有运动后内皮一氧化氮合酶的显著降低，RPP值与内皮一氧化氮合酶有很好的相关性，提示在冠状动脉无解剖狭窄的患者，可以用运动后RPP值来估测患者是否存在冠状动脉血流缓慢。

有意思的是，过度换气和精神压力增加临床上常引起平板运动试验假阳性的诊断，但研究发现这类患者大部分为X综合征患者，即典型的心绞痛胸痛，阳性运动试验和正常冠状动脉造影。运动时，过度换气和精神压力增加可以引起血液去甲肾上腺素浓度明显升高，RPP值显著增加，而冠状动脉血流速度明显降低，临床上出现胸痛症状。这种冠状动脉血流的减少是由于微血管阻力增加的结果。RPP作为心肌氧耗的直接指标，与冠脉病变程度、范围及缺血发作密切相关；与心肌灌注现象结合可以辅助诊断X综合征等特殊类型的"心肌缺血"。

运动试验常存在一定的假阳性率，如何提高其诊断准确性是指导临床的关键所在。研究发现，对于运动试验阳性表现，而RPP>30 000mmHg时高度提示冠状动脉无明显狭窄，平板运动试验为假阳性。冠状动脉疾病是女性死亡和残疾的主要原因。冠状动脉疾病的发病率在绝经后急剧增加。冠状动脉疾病由心肌供氧和心脏氧需求之间的不平衡引起。RPP随着运动逐渐增加，作为心肌氧耗的观察指标，同时也反映了心室功能状态。达到更高的峰值RPP的能力与更充分的冠状动脉灌注有关。因此，峰值RPP低值表明冠状动脉灌注的损害和左心室功能的降低。

通常认为女性冠心病患者平板运动试验诊断准确性更低，且在不稳定心绞痛发作期间事件率明显增加，研究发现，对于女性患者早期进行症状限制性的运动试验，ST段压低、胸痛及RPP等变量均是未来发生心血管事件的良好预测因子。应用运动试验研究发现冠状动脉疾病的绝经后女性中更加危险的冠状动脉灌注。这种灌注降低可能与雌激素等因素有关。本中心亦通过研究发现，结合峰值RPP确实可以提高平板运动试验诊断准确性，但进一步研究选出合适的峰值RPP截点需要大样本进行证实。

尽管RPP通常作为心脏"做功"的指标。在犬和人类心脏（其具有正的力-频率关系）中，RPP与氧消耗线性相关。然而，RPP并不适用于分离的大鼠心脏中氧消耗"做功"指标。此外，运动中血压异常增高会影响RPP值，尚无报道表明运动试验中RPP优于传统的ST段改变，临床中应用运动试验可以参考RPP指标来分析，为临床治疗做指导。

综上，运动试验作为一项无创性心血管疾病的检查方法，具有经济、重复性高、相对安全等特点。心率在运动试验中易得且测量准确，心率异常反应能够对心脏变时性功能进行评估，对冠心病及其他心脏疾病的诊断、危险分层、预后判断具有重要的参考价值。目前，对于运动试验心率异常反应方面已有较多的研究，对其发生机制尚未清楚，一些诊断方法和诊断标准亦缺乏规范性。随着更多研究的日益深入，运动试验心率异常反应评价必将展现出更加广阔的临床应用空间。

（石亚君）

图形掩盖对心电图诊断的影响

在心血管疾病的临床诊断中，经常需要依靠心电图来协助诊断或确诊疾病。然而，一些心电图波形被掩盖，或者显示不典型，以及在一些无症状性疾病中，疾病被"无症状"掩盖。如果不能及时进行深层次的鉴别和诊断，往往会造成诊断上的困难。常见的隐藏和掩盖现象有波形被隐藏、隐匿性传导、无症状性疾病、某些心电图现象掩盖另外的心电图图形、心电图图形的伪改善等。熟悉并随时想到这些相关图形与症状掩盖现象的存在，是打开疑难心电图确诊的捷径。

一、波形隐匿

主要是不同的异位P'波隐藏在前一心动周期T波的不同位置，或QRS波群中。

（一）波形隐匿的常见形式

1.波形全部隐匿　当P'波隐藏在前一心动周期的T波中间位置前后时，可以造成该T波增高、变形或者出现切迹等异常。如果只是造成轻度增高变低（当P'波倒置时）常难以识别，有切迹者识别也有一定困难。往往通过主动改变心率或多次复查使P'波改变位置加以识别。必要时可以利用食管导联记录P'波振幅高大的优势明确诊断。当发生三度窦房阻滞时，会造成所有P波的消失。然而，由于体表心电图不能显示窦房结波形，此时所造成的P波消失则无法判断。

2.波形部分隐匿　P'波隐藏在前一心动周期T波偏前、偏后时，可以看到T波升支或降支含有凸起的P'波，或者出现该T波出现明显的双峰。P'波也可以提前出现，隐藏在前一心动周期的QRS波群之中。依据隐藏的位置可以出现假性r'波、假性q波，以及假性s波。这些假性波形因其所占QRS波群的百分比不同而有一定规律的变化。有些非常容易识别（P'波几乎向前或向后脱离QRS波），有些则因P'波大部分埋藏在QRS波中而难以识别。后者往往可以在发作前后进行图形对比，在发作后此类所谓假性波形消失可以确定诊断。食管导联图形对其鉴别也具有优势。

（二）波形隐匿的辨认方法

综上所述，设法改变心率，使被掩盖的P'波显现出来。采用食管导联心电图能充分显示P'波。通过P'波形特征，以及RP'间期和P'R间期的关系辅助间接分析。迷走神经刺激手法可以终止室上性心动过速，前后进行对比，可以通过有无发作时的r'波、q波、s波在发作后消失，而间接判断是否心动过速时有被掩盖的异位心房波形。

二、隐匿性传导

（一）隐匿性传导的认识

心脏内的任何激动在其传导过程中未能传导全程，只是传导达到传导系统的某部分，或心房及心室肌的某部，最终未形成可见的波形（P、QRS波群）。在其后续激动的心电图表现中可以见到其实际存在的传导所形成的不应期对后续激动的影响。如波形增宽变形或消失、间期延长、假性传导阻滞等。从这后续激动的心电图表现中能分析出前面传导的痕迹。这种没有在实际图形中直接显示的不完全性传导现象在心电图学中称为隐匿性传导。隐匿性传导现象造成了许多疑难心电图现象。为此在疑难心电图诊断中，随时想到它的影响至关重要。

（二）隐匿性传导的部位与方向

隐匿性传导可以发生在传导系统任何部位，如房室交界区、折返通路内、心房、心室内，以及附加传导束内。其中以隐匿性房室交界区传导最常见。隐匿性传导既可以发生在顺向传导过程中，也可以发生在逆向传导过程中。隐匿性传导的存在使许多心电图现象变为复杂难辨。

（三）常见的隐匿性传导现象

1.房性期前收缩伴有隐匿性传导　房性期前收缩可以伴有室内差异传导，也可以使后续激动出现房室传导缓慢或不同程度的阻滞表象。偶见房早后首个P波变形（钟氏现象），就是房性期前收缩在心房内的隐匿性传导所致。

2.某些激动可以隐匿传导到心房造成一次P波消失　当某激动隐匿传入心房，就很容易造成P波消失。如室性期前收缩偶可逆行隐匿性传入心房，导致下一次的窦性激动因隐匿性传导造成的不应期，而不能传入心房而使P波消失。

3.房颤伴有交界区隐匿性传导

（1）房颤的RR间期绝对不齐，是由于房颤波连续不规律的隐匿性传入房室交界区，这些隐匿性房室传导也可以形成不规律的不应期变化，从而造成不规律的房室传导。

（2）房速或房扑突然转变为房颤时，由于心室率的突然增加，造成房室交界区增加了隐匿性传导的次数，传入心室的激动减少，结果会导致心室率下降。

（3）房颤过程中也会因右束支连续发生逆行隐匿性传导，由其形成的不应期造成连续出现宽大畸形QRS波的蝉联现象。

4.蝉联现象　除了房颤过程中可以连续出现某一侧束支逆行隐匿性（多为右束支）传导，导致再次顺传的激动不能下传产生蝉联现象。蝉联现象主要表现为右束支连续逆行隐匿性传导较多见，表现为右束支阻滞图形；相反也可以表现为左束支阻滞图形。少数情况下见到两侧束支交替出现蝉联现象。在其他心律失常过程中，也可以通过隐匿性逆行传导造成连续出现宽大畸形QRS波群的蝉联现象：顺向性房室折返性心动过速或慢快型房室结折返性心动过速时，也可出现短时间逆行隐匿性传导形成的蝉联现象。

5.预激综合征折返途径内的隐匿性传导

（1）顺传性房室折返性心动过速（AVRT）多与隐匿性旁道相关。通过房室交界区顺传与旁道逆传的折返通路连续折返产生AVRT。由于顺传经过房室交界区，进入心室后的传导程序正常，所以无δ波。PR间期往往正常，常由房早或室早诱发。其QRS波呈室上型。偶在QRS波群后见"逆P′波"，但RP′间期<P′R间期。有时隐性预激（潜在性预激）在某些病理情况下，其旁道的前传功能得以体现，这也构成逆传型房室折返性心动过速。可以见到有δ波的宽大畸形QRS波的心动过速。有时可见逆P，逆P′在两次R波之间，靠后一些。

（2）黄释丹等报道一例完全性预激综合征，由于其

起搏点较为隐晦，可能位于心房下部，加之P波不清晰，极容易误诊（图1、图2）。最终还是通过图形的前后认真比对，才得以确诊。

第5～7个心搏为窦性心律（频率53次/分），PR间期0.11s，QRS起始可见δ波。第1～3个心搏（频率50次/分）其QRS形态明显异于窦性QRS，仔细观察可见QRS前有低小的逆行P′波，P′R间期0.09s；QRS波时限0.16s，宽于窦性QRS时限0.12s，整个QRS宽钝，类似于完全性左束支阻滞，而QRS预激部分及波形的极性不变，说明预激量明显大于窦性心搏，可判为源于心房下部或房室旁道。第4个P波为心房下部P′波或房室旁道逆行P′波与窦性P波的心房融合波。

宽大畸形QRS-T波群规律出现，频率53次/分，QRS波群前均有低小逆行P′波，P′R间期0.09s。诊断：①窦性心动过缓＋间歇性房性逸搏心律或房室旁道性逸搏心律，②B型预激综合征（心房下部或房室旁道逸搏心律时伴完全性心室预激）。

（3）预激综合征在房早时出现：预激综合征因旁路的间歇开放导致多种表现形式。有些患者在一定年龄后旁路开放显现典型的WPW综合征，有些患者的预激图形时隐时现，有些则在房性期前收缩中显现等。李兴杰等报道了多例在房性期前收缩中显现预激图形的病例，都是在窦性心律正常QRS波的基础上出现房早图形显示典型WPW综合征图形。其中一例表现为房早揭示隐匿性WPW征并诱发AVRT。

6.维金斯基现象　当刺激隐匿逆传经过传导系统某部位时，使其先后除极、复极。当一个顺传的激动传导到这个逆行隐匿刺激兴奋性周期变化的超常期时，会使其"顺利通过"称为维金斯基易化作用，连续发生者为维金斯基

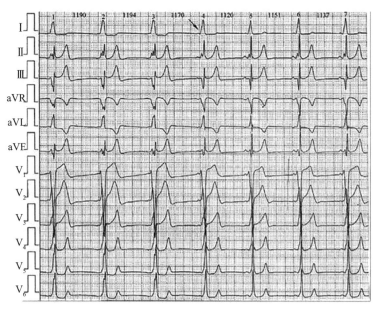

图1　预激综合征

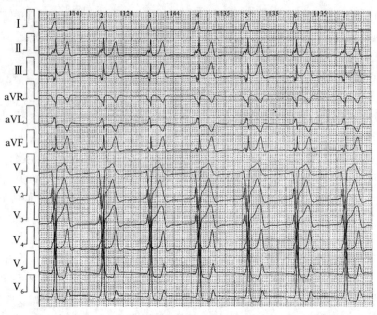

图2　预激综合征患者心电图

效应。应该强调的是维金斯基现象多在传导障碍的基础上发生的局部传导改善，而不是正常传导的一过性改善。也就是发生在传导异常基础上的一过性改善，持续时间较短暂。这种现象多发生在房室交界区，也有发生在束支及其分支内或传导系统其他部位。

三、房室折返可以发生在房室交界区内或房室交界区与附加传导束之间

在临床诊断中，常对房室结折返性心动过速（AVNRT）与房室折返性心动过速（AVRT）的鉴别而煞费苦心。主要因素也是由于某些波形，尤其是倒置的P′波被完全掩盖，或部分掩盖，或者是有些显而易见的诊断信息没有引起足够的重视。

首先要识别出逆行P′波

在各种心动过速中，如果有倒置P′波，可以被完全掩盖在QRS波群中或者被掩盖在T波中。当怀疑有这种掩盖现象时，就应该反复做心电图，前后对比。对于掩盖在T波中的P′随着心率的变化，有时候会逐渐露出头角。前面已经提过有些逆行P′波幅太低，或者隐藏在QRS波群内或T波内而难以识别。对于因P′波振幅过低而影响鉴别者，可以采用食管导联记录心电图，一般可以显示在常规导联被掩盖的极低振幅的P′波，从而使鉴别诊断变得显而易见。倒置P′波如果清晰可见，结合RP′间期与P′R间期的比利关系很容易协助确诊。

1.逆行P′波可以造成一些假性波形　逆行P′波有时候还经常前半部分或后半部分隐藏在QRS波群中造成假性q波，或假性s波，或r′波。这些都可以在连续记载描记中找到蛛丝马迹。如在心率改变时，尤其在发作心动过速前后进行对比非常重要。这些假性波形，往往在心动过速终止后即消失，此点可以作为是否存在倒置P′波的证据。必要时实施迷走神经刺激手法，可以终止心动过速，此时立刻可以识别发作前后的微细波形变化而做出确诊。

2.逆行P′波的位置可以明确AVNRT及AVRT的诊断　吴浩等选取行射频导管消融术治疗的慢-快型房室结折返性心动过速（AVNRT）患者262例和顺向型房室折返性心动过速（OAVRT）患者285例，分析体表心电图V_1和食管双极导管心电图V_1 RP间期值和EB RP间期诊断两种类型PSVT的灵敏度、特异度、最佳临界值。发现V_1RP间期和EB RP间期有助于PSVT的鉴别诊断，慢-快型AVNRT的RP间期值常常短于OAVRT（顺向型房室折返性心动过速）。两者诊断慢-快型AVNRT的最优切点分别为<90ms和<80ms。

3.其他辅助诊断手段的探索　Benjamin等报道一例90岁女性患者，因呼吸急促，常规心电图无法确诊时，发现了规律的颈静脉搏动。在AVNRT中，心房和心室波形距离很近，甚至部分重叠，造成几乎同步收缩。此时右心房收缩时遇到三尖瓣关闭，静脉压突然升高。静脉压升高造成颈静脉搏动增强，形成"炮波（cannon A waves）"。患者最终行电转复，缓解了症状、颈静脉搏动和心动过速。在房室分离的情况下可以看到不规则出现的"炮波"，而心动过速时如果出现规则的"炮波"强烈支持AVNRT的诊断。

四、症状隐匿

（一）无症状性心肌缺血

无症状性心肌缺血（silent myocardial ischemia,

SMI）首先从无明显症状的广泛冠心病患者的尸检报告中发现。其后又观察到某些冠心病患者在运动试验和动态心图监护中发生一过性心肌缺血而无疼痛发作。无症状性心肌缺血的最佳定义为具有心肌缺血的客观证据而不伴有胸部不适或其他形式的心绞痛发作。Cohn 将无症状性心肌缺血分为如下3种类型。第一型：心肌缺血患者完全无症状。第二型：在心绞痛的间歇期中出现无症状性心肌缺血的发作。第三型：在心肌梗死后于心绞痛的间歇期中出现心肌缺血发作。

无症状性心肌缺血的诊断主要依靠某些特殊检查，最常使用的是动态心电图记录、各种运动负荷试验、放射性核素显像及介入性检查技术。无症状性心肌缺血既可以因冠状动脉主要分支病变所导致，也可以因冠状动脉微循环障碍所致。这是提醒我们在日常临床工作中对于一些有冠心病易患因素的中老年人，加强这方面的联想，随时想到无症状性心肌缺血的发病率并不太低的可能。经常对可疑个体进行有关的仪器检测。Erikssen及其同事对50例无症状性心肌缺血的有意义冠状动脉狭窄进行了鉴定。其中单支、双支、三支病变的人数接近。在8~10年随访中有28例（56%）发生了有意义的心脏事件：3例死亡，7例发生心肌梗死，16例出现心绞痛。另发现少于1%/年的死亡率及临床事件常见于多发病变中。在13年的随访中，17例3支病变者，6例死亡（2例为猝死），4例发生非致命性梗死，7例发展为心绞痛。一些流行病学调查显示，在无症状个体中运动试验阳性者常伴有是为了增加的趋势。猝死常发生在Ⅰ型无症状缺血个体中。Sharma及其同事对15例院外室颤存活者进行了分析：在心搏骤停前9例是无症状的，所有患者冠状动脉造影均显示冠状动脉狭窄。这些患者无一例有过运动引起心绞痛者。无症状性心肌缺血可以在室颤前发生，并在猝死中发挥作用。发生在梗死后的无症状性心肌缺血的预后较Ⅰ型者差。伴三支病变及无症状性心肌缺血者存活率明显低于单支病变者。Callaham等观察到新近发生梗死后出现ST段压低者，无论其有无症状，预后均差。对心肌梗死后患者采用铊扫描利于运动试验结合可增加预后的评估价值。Tzivoni等对一组低危险组梗死后患者进行Holter检测发现有33%出现一过性缺血发作。在Holter监护中有ST段缺血性变化的患者中51%发生了心脏事件，而无ST段变化者有12%发生心脏事件（平均随访28个月）。Gottieb等评估了高危梗死后缺血性ST段改变对预后的影响。在Holter监护中见到有29%的患者发生缺血型ST段变化，93%的患者存在无症状性心肌缺血。那些有ST段变化者有27%在第一年内因心脏因素而致死，而无ST段变化者仅11%发生死亡。在24h动态心电监护中，梗死后无症状性心肌缺血的ST段变化可增加一年内死亡率。

（二）无症状性心律失常

常见一些患者始终没有任何心悸等与心律失常相关的症状，却在偶尔体检，或门诊听诊，或偶尔检查心电图、Holter中突然发现一些心律失常；或者在测量血压中，或者在偶然间自己摸脉中发现脉搏停跳、脉律不齐等。这些存在心律失常却没有任何征兆，称为无症状性心律失常。

2019年3月欧洲心律学会（EHRA）发布了《2019 EHRA 无症状性心律失常的管理专家共识》。共识就无症状性心律失常的定义、临床评估及诊治建议进行了较为全面的总结。除了严重的恶性心律失常外，无症状性心律失常可以见于大多数心律失常。多数见于偶发良性心律失常，如偶发房性期前收缩、室性期前收缩等。有些患者常年处于无任何不适的窦性心动过速或窦性心动过缓中。此外，预激综合征可以隐匿存在，当其不发生折返时可以没有任何症状。然而即使是没有症状，但是部分无症状性预激综合征也需要消融治疗。近年来发现某些房颤患者多年后才知道自己患有房颤。其中需要特别关注的是，某些房早可以在合适的机会诱发房颤，后者常发生一些较严重的并发症。近年来一些学者探索对无症状性房颤的监测。高明喜等探讨心脏电子置入装置（CIEDs）对无症状性心房颤动的诊断。选取本院心内科起搏器门诊全部连续随访监控患者497例，利用CIEDs观察起搏器术后患者无症状性房颤的发生率。约89.0%患者CIEDs记录到持续时间超过5min的心房高频事件，在无房颤病史组中该比例为46.%，提示既往的房颤病史与更高的房颤负荷相关。在所有CIEDs记录到的心房高频事件（AHRE）中，绝大多数为无症状的。国内外多位学者依靠新型穿戴式或长时程的监测设备有利于早期高效率发现无症状性心律失常。少数室性期前收缩、甚至室速也没有症状，尤其常见于老年人。各种程度的房室传导阻滞也可能会没有症状，多数二度以上房室传导阻滞会有不同的症状。除少数个体外，三度房室传导阻滞较少无症状。

五、某些心电图现象掩盖重要的心电图变化

（一）完全性左束支阻滞（CLBBB）掩盖心肌梗死图形

左束支传导阻滞可以影响心室内从始至终的向量变化，使许多导联起始部的q波或终末部的s波消失，还可以出现继发ST-T改变。这些因素都可以掩盖或改变典型梗死图形。

1.在R波为主的导联中出现q波　左束支传导阻滞时，在以R波为主的导联中，与q波相关的室间隔由左向右

的初始心室向量消失,为此就不会出现q波。此时如果出现q波,哪怕是振幅低的q波也应该高度怀疑心肌梗死。

2. 部分导联的R波或S波出现切迹顿挫 V$_2$~V$_4$导联的S波(rS或QS型)升支出现切迹,持续时限0.05s,称Cabrera氏征。Ⅰ、aVL、V$_6$导联的R波升支出现切迹称为Chapman氏征。这两种征象均提示合并前壁心肌梗死。

3. ST-T短时间内出现动态演变 单纯左束支传导阻滞时一般不会出现ST段动态演变。如果急性期出现ST段逐渐升高,或逐渐降低及T波逐渐倒置,则可以确认心肌梗死的存在。

4. ST段在以R波为主的导联中出现抬高 左束支传导阻滞中,由于心室内除极顺序的改变会造成复极顺序发生继发改变,造成以R波为主的导联中ST段压低和(或)T波倒置。在这些导联中如果出现ST段抬高,就高度怀疑心肌梗死的存在。如果ST段抬高过高,则确诊无疑。

(二)WPW综合征掩盖心肌梗死图形

预激综合征之附加束的位置多变导致其方向多变,从而极容易掩盖诸如心肌梗死、束支阻滞等,造成心电图延误诊断。反复复查心电图,多次进行前后对比,仔细识别δ波和PR间期缩短,以及PJ间期不延迟是鉴别的关键。部分患者的P波极低,δ波比较含混难辨,有时P波与δ波几乎重叠,以及预激综合征常发生AVRT等是造成诊断困难的要素。由于完全性WPW综合征中心房激动几乎单纯经过旁路传入心室,往往不易发现δ波,但是可以因激动主要沿传导较慢的心肌传导而造成较宽的QRS波。因此在过宽QRS的WPW综合征,要审慎注意完全性WPW综合征的鉴别。对此可以参看本文前面的图1、图2。

(三)少数心肌梗死图形只在室性期前收缩或室内差异传导中显现

在部分梗死患者中,于常规心电图记录中没有梗死相关图形,但是在其间发生的室性期前收缩或室内差异传导图形中显现了心肌梗死图形。常见在心肌梗死的室性期前收缩图形中出现异常Q波或ST段抬高。虽然这种情况已经在文献中提示多年,但是还极容易被医师忽视而贻误病机,为此被一些专家提示为既简单又严重的问题。

(四)胸前导联R波递增不良揭示心肌梗死

在正常情况下,胸前导联V$_1$~V$_6$是从r波开始,r波振幅逐渐升高,R/S逐渐增大。如果胸导联R波移递增规律满足 RV$_1$≤RV$_2$≤RV$_3$,但R波振幅整体偏小,最大振幅也小于0.3mV为r波递增不良(poor R-wave progression,PRWP)。Zema提出的r波递增不良诊断标准:RV$_1$>RV$_2$>RV$_3$>RV$_4$,或 RV$_2$<0.3mV,RV3<0.3mV。如果出现r波负递增现象,称为r波逆向递增(reversed R-wave progression,RRWP)。PRWP及RRWP具有提示心肌梗死、心室肥厚的临床意义。RRWP更多见于心脏有器质性病变的患者,它提示心肌梗死的准确率要高于PRWP,在辅助诊断前间壁或前壁心肌梗死中有一定的临床实用价值。

六、疾病发作间歇期心电图正常

(一)心绞痛发作间歇期的心电图

临床中常见一些冠心病患者,心绞痛发作间歇期时,其心电图中的ST段会从发作时的抬高或压低中回复到正常水平。从而造成医师在冠心病诊断中的误判。为此注重反复多次复查复查心电图是非常重要的。

(二)心律失常发作间歇期

许多心律失常患者,甚至是频繁发作者,在其发作的间歇期内心电图是正常的,也没有症状。甚至在其发作时也没有什么症状。许多患者需要多次复查心电图才能抓取到心律失常。为此一些研究和机构正在探索长时间不间断大数据相关的心电图抓取设施的研究和应用。

七、ST段正常时也可能存在心肌缺血或心肌梗死

(一)变异型心绞痛时ST段的伪正常化

患者原有ST段压低和(或)T波倒置,于变异性心绞痛发作时出现ST段抬高,"弥补"了原有的ST段压低或T波倒置,使其一过性的出现ST段返回基线水平,甚至出现T波恢复直立的假象。从心电图直观观察"没有异常"。这种现象称之为ST段的伪正常化。

龚兆会等发现一例变异型心绞痛患者在发作时显示了ST-T的伪正常化。发作前心电图显示Ⅱ、Ⅲ、aVF导联ST段轻度上移约0.1mV,胸导联多数导联T波几乎全部倒置。于凌晨心绞痛发作时,Ⅱ、Ⅲ、aVF导联ST段回落的基线,胸导联V$_2$~V$_5$的T波直立向上。治疗心绞痛缓解后,心电图恢复到发作前状态。

(二)心肌梗死演变过程中的伪正常化

常见在急性心肌梗死演变过程中出现一过性伪正常化的现象。往往出现在抬高的ST段回落过程中。

(三)对应部位的心肌发生心肌梗死时可以表现为ST段假性正常

对应导联发生心肌梗死时,会因其各自梗死向量的抵消而表现为ST段在基线水平。随着疾病的进展,部分患者的图形会逐渐部分或全部显露出梗死图形。

（四）延迟出现的心肌梗死图形

按照一般规律急性心肌梗死发生后当天即可陆续出现典型的心电图演变，如ST段抬高，冠状T波和病理性Q波等。在少见的情况下，也可以延迟出现心电图改变。遇到这种情况，容易延误诊断。阎方等报道一例男性60岁急性心肌梗死患者，心肌酶谱均明显升高，一周左右才逐渐恢复正常。每日复查心电图，于发病第5天才出现典型的心肌梗死图形。

八、心电图中非标准化影响心电图的诊断

心电图记录标准化对正确诊断心电图影响颇大：心电图波形的规范测量、记录等的标准化非常重要，国内诸多心电图专家对此特别重视。非标准化的心电图，会对心电图的诊断造成很多麻烦，包括波形的掩盖、误导等。因此标准化的心电图记录是心电图正确诊断的灵魂。

伪差波形掩盖或代替正常心电图图形：各种伪差图形或设置不当导致图形不典型，或掩盖了可能存在的诸如ST段移位或T波振幅的误诊。利用同步记录这种简单的记录手法，可以协助解除某些图形的鉴别。

（一）帕金森病患者难以自控的手臂规则颤动导致伪差

在描记中会出现极为类似心房扑动或心房颤动等图形。即使是经过精心的治疗也不能缓解这些异常。

刷牙、摆臂等随意的节律性活动影响监护导联和Holter记录的质量。可以"同步记录"到因刷牙等接近规律的大幅度肢体活动的干扰波形。

（二）电极脱落导致的假性心搏骤停图形

可以通过同步记录的多导联Holter记录加以鉴别。在电极脱落的导联中显示"窦性停搏"，而同步记录到的其他导联中仍有规则的窦性心律。

（三）电压设置不当导致误诊

阻尼曲线设置为5mm高度，可以使ST段抬高或压低显示不出来。还可以误诊为QRS波群低电压。为此提倡标准化的专家呼吁没有特殊需要一般不要随意减低记录器的电压。

（高克俭）

心脏记忆机制与临床

1982年Rosenbaum首次提出心脏记忆概念，意指宽QRS节律（心室起搏、间歇束支阻滞、预激综合征、宽QRS波心动过速）转为正常除极后，T波"记忆"了异常除极QRS波的主波方向，在一段时间内出现T波倒置的改变，亦称为"电张调整性T波"。心脏记忆具有"记忆"及"累积"特点，前者指在转为窦性心律后T波记忆异常除极的QRS方向，引起T波倒置；后者指记忆T波改变程度和记忆时间与宽QRS波的持续时间及频率的乘积成正比（图1），若多次重复发生，可加快T波倒置的速度。记忆性T波与继发T波和原发T波的机制不同，是新认识到的T波改变，易误认为原发T波改变。特别是近年随急性心肌梗死（AMI）的诊治进展，与缺血T波鉴别已成为临床关注的热点；并随分子机制的深入研究，心脏记忆与心功能和心律失常的关系正在被关注。本文仅就心脏记忆性T波的机制与临床研究进展综述如下。

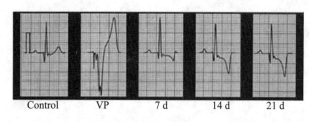

图1　对照组和左心室起搏21d心电图

ECG示记忆T波随时间延长倒置程度加深（Circulation 1998, 97: 1810-1817）

一、心脏记忆的机制

（一）电张调整作用

最初Rosenbaum认为，心脏记忆现象的发生是由于电张调整作用（心肌复极化对新的除极顺序的适应性反应），即先除极部位动作电位时程长（不应期长），使T波方向和异常除极QRS方向趋于一致，称为"电张调整性T波改变"，是除极顺序异常引起的与继发T波改变方向相反的非病理表现，在异常除极时被继发T波掩盖。由于其记忆特征在除极正常后表现T波倒置，需要与原发T波改变相鉴别。

（二）心室电重塑

近年来，研究证实心脏记忆的分子机制与心肌细胞膜的一些离子通道、受体的活性和数量改变引起的心室电重塑有关。短期记忆（心室异常除极15min至2h所引起的T波改变，持续数分钟至数小时）认为与离子通道电流在心室壁重新分布和通道蛋白调节及修饰有关。长期记忆（指经过2～3周异常除极后的T波改变，持续时间数周到数月）与基因转录和蛋白质合成有关。目前研究观察到的心脏记忆分子变化包括多个离子通道、受体、细胞偶联的改变，具体涉及外向钾电流通道（Ito, Ikr）、L型钙通道、牵张激活离子通道、Na/Ca交换蛋白、AT1受体、CREB和缝隙连接等。

1.瞬时外向钾电流（Ito）通道　是最早被研究与心脏记忆有关的离子通道，主要形成动作电位复极1相的切迹，使动作电位呈"尖峰和穹顶"的形状。Ito通道是由KCND编码的Kv4.3通道蛋白（α亚基）和KCh IP2编码的KCh IP2调节蛋白（β亚基）组成。由于Ito在心外膜分布密度比心内膜大，使得心外膜比心内膜更快复极。而Ito在心脏起搏时随着起搏心率增加细胞复极的切迹会明显减少。起搏的早期心脏Ito通道的活性受到抑制，Ito密度下降，Ito恢复活性的时间延长。主要影响心外膜复极，而心内膜因含有Ito少复极受到的影响小。故在起搏时心外膜复极时间最晚，跨壁复极离散度（TDR）增加，T波倒置，形成短期记忆。接受Ito阻滞剂（4-氨基吡啶）治疗可阻止短期记忆发生，而新生的缺失Ito通道的犬模型中同样未见心脏记忆，以上研究表明Ito通道活性下降造成Ito电流减弱使动作电位（APD）延长，TDR改变，是造成T波向量改变，呈现出记忆现象的原因之一。

2.延迟整流钾电流（Ik）通道　是心肌细胞动作电位复极3相的主要外向钾电流通道。Ik可分为快速激活延迟整流钾电流（IKr）和慢速延迟整流钾电流（IKs）。在起搏心室3周诱导心脏记忆的试验中，用全细胞膜片钳测定各组细胞的Ikr变化，发现对照组和假手术组Ikr的密度在心外膜的分布比心内膜大，同样使得心外膜复极比心内膜快。而实验组的情况正好相反，心内膜的Ikr密度比心外膜大。心外膜的动作电位（APD）延长而心内膜APD不变甚至缩短，使TDR增大，复极方向改变，T波倒置。Plotnikov等用Ikr抑制剂E4031和奎尼丁可消除起搏诱导的记忆现象。这进一步证明Ikr参与形成心脏记忆并在其维持中起重要作用。

3. L型钙通道　是心肌细胞动作电位复极2期的主要

内向电流通道。与钾电流不同的是，L型钙通道电流具有频率依赖性，随着刺激的增加电流会不断增强。L型钙通道电流对心脏记忆的作用机制尚不肯定。可能是通过增大心肌细胞的APD，使平台期延长从而诱发和维持心脏记忆。Plotnikov等发现用硝苯地平可以抑制心脏记忆的发生。有研究发现Ica-L通道的功能仅在长期心脏记忆中发生重构，而在短期记忆中的作用尚不明确。

4.缝隙连接 近年发现起搏可致心肌细胞缝隙连接蛋白43（CX43）表达减少和分布重构。Sachdeva等运用不同的细胞模型（浦肯野纤维、窦房结细胞、浦肯野细胞），证明了缝隙连接的重构是短期记忆的基础。目前Cx43重构的机制尚不清楚。

5.牵张激活离子通道 新近有证据表明异常除极顺序导致心室壁牵张力改变并由此形成的机械电反馈机制是触发心脏记忆的根本原因，而该反馈是由一类称为牵张激活离子通道（Stretch-activated ion channels, SACs）介导的。据Jeyaraj等的研究，用动作电位的光学成像和磁共振牵张成像发现心脏复极时间延长最明显的是在受牵张力最大的心肌，而不是与电活动改变最明显的起搏点心肌。这就解释了心室异位激动时，心室壁不同层次受到的牵张力不同导致的动作电位差异，继而节段复极离散度（SDR）增大，引起电重构现象，反映在心电图上，即记忆性T波。Hermeling等发现通过牵张心室壁而不用电激动仍然可以诱发记忆T波。通过减少心脏负荷、心肌收缩力和室壁压力均可抑制记忆T波，这一发现更加证明了起搏致心室壁牵拉模式改变是诱发记忆T波的原因。Kooshbadi等用SAC抑制剂链霉素处理犬的心脏，结果起搏后心电图显示T波倒置的幅度明显下降，进一步确认心脏记忆现象是由存在于心肌细胞膜上的SACs介导的。

6. AT1受体 目前的研究表明心脏记忆受两个方面的调节，其中一个是体液调节，主要是血管紧张素Ⅱ的调节。心肌牵张可以强有力地刺激局部血管紧张素Ⅱ（AngⅡ）的释放，Doronin等发现血管紧张素受体（AT-1）在细胞内与Kv4.3共位表达于胞膜并可下调Kv4.3的活性。AngⅡ是通过与胞膜的AT-1的结合而作用于Ito通道蛋白Kv4.3和调节蛋白KCh IP2，使其内化到胞质从而降低胞膜的Ito密度，引起心脏记忆现象，有学者发现用阻断血管紧张素Ⅱ合成或作用的药物可以削弱短期记忆，但不能抑制长期记忆。

7. CREB 调节心脏记忆的另一方面为细胞内调节，主要是离子通道蛋白与环磷腺苷反应元件结合蛋白（cAMP response element binding protein, CREB）活性的调节，涉及基因转录和蛋白质合成。Patberg等在研究长期记忆时发现伴随着Ito通道蛋白Kv4.3及其mRNA减少，考虑可能与CREB的作用有关。在实验中发现在起搏后2h CREB的含量明显减少，且越接近起搏电极的心肌组织

CREB减少就越明显。推测CREB的减少可能导致Ito减弱继而促使记忆现象的出现。而AT1受体阻断剂和Ca通道阻断剂都防止CREB减少。CREB活性的下降与磷酸化减少和蛋白质降解有关。有研究表明血管紧张素Ⅱ对CREB的下调作用是通过活性氧（reactive oxygen species, ROS）实现的。据此可推测由起搏引起心脏的牵张反应，诱导局部血管紧张素Ⅱ的分泌，通过胞膜的AT1受体活化ROS以阻碍CREB的合成，下调Ito通道蛋白和调节蛋白的生成从而引起心脏长期记忆现象。

二、心脏记忆与临床

（一）右心室起搏记忆T波与心肌缺血

右心室起搏引起记忆性T波易误认为原发缺血性T波改变，诊断上常混淆，以下要点有助鉴别。右心室起搏记忆性T波特点为：恢复正常除极顺序后，胸前导联（V_1～V_4，偶波及V_5～V_6）及下壁导联（Ⅱ、Ⅲ、aVF）T波倒置（图2）；而缺血性T波的向量方向背离缺血区，如前降支近端病变引起的缺血主要累及左心室，故心电图上T波倒置常出现在胸前及Ⅰ、aVL导联；若右冠状动脉病变，则T波倒置出现在Ⅱ、Ⅲ、aVF导联。Shvilkin A等的一项研究中，将13例置入DDD起搏器患者与47例接受PCI的急性冠脉综合征且心电图出现胸前导联T波倒置的患者进行比较，提出记忆T波特点如下：①Ⅰ、aVL导联无T波倒置；②心前区导联最大T波倒置幅度大于Ⅲ导联T波倒置幅度。以上两点对鉴别起搏或缺血诱发的T波倒置敏感性和特异性分别达92%和100%。

（二）左束支阻滞（LBBB）记忆T波与心肌缺血

左束支阻滞记忆性T波特点：①常出现在LBBB恢复后，临床无胸痛等心肌缺血症状；②恢复正常除极后，Ⅰ、aVL、V_5、V_6无T波倒置。而缺血性T波为伴随症状新出现的，且T波倒置范围符合冠状动脉供血区域。

（三）WPW综合征记忆T波与心肌缺血

WPW综合征记忆性T波特点：①与胸痛等心肌缺血症状无关，出现在射频消融术后或间歇性预激综合征时；②心电图表现T波倒置出现在预激δ波负向的导联（图3）。WPW综合征合并心肌缺血T波改变特点：①对于显性WPW综合征（δ波明显），T波改变为伴随症状新出现的，且与δ波同向；②特别是在δ波无明显动态变化而伴随临床症状出现区域性（冠状动脉供血）导联T波动态变化或伪正常化时，均提示合并有缺血性T波改变。

（四）宽QRS心动过速记忆T波与心肌损伤及梗死

宽QRS心动过速记忆性T波（心动过速后综合征）特

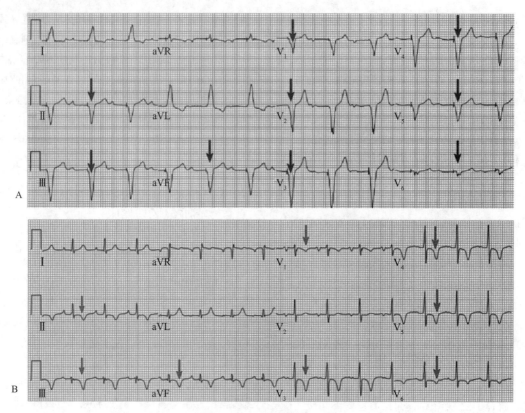

图2　右心室起搏记忆T波

A.房室阻滞右心室起搏（↓示QRS主波向下：下壁+胸导）；B.次日P下传QRS，房室阻滞恢复（↓示记忆T波 TV3＞TⅢ）（ARCH INTERN MED 2011，171，NO.15）

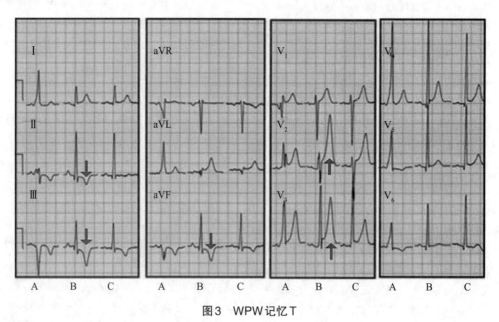

图3　WPW记忆T

消融后与预激同向T（−），1周减轻。A.消融前心电图：示预激；B.消融后30min。注意右心前导联高尖T波及下壁导联T波倒置；C.消融后1周。正负T波振幅均减小，但未完全正常

点：①宽QRS心动过速终止后，T波与宽QRS波发生同向改变，即宽QRS中以负向波为主的导联，恢复正常除极后T波倒置；②无心肌缺血等临床症状；③T波倒置可持续数小时、数周至数月，多在2个月内恢复；④该T波倒置并非心肌缺血，室性期前收缩可有类似表现。临床上常见心动过速致急性心肌损伤或2型心肌梗死案例，前者临床特点

为：肌钙蛋白（cTn）一过性增高；心动过速频率极快，同时心电图上伴多个导联ST段压低（可至心动过速终止瞬间）；常伴血压下降；临床无心肌缺血症状。后者临床特点为：cTn变化符合心肌梗死（MI）酶峰演变曲线；临床上有心肌缺血症状及新发缺血影像学改变；瞬间ST段压低不能作为缺血表现，仅为心动过速引起的继发改变。

（五）异常除极中记忆T波表现及意义

心室除极顺序异常时，记忆T波表现如下：①异常除极时心脏记忆性T波初始振幅小，继发性T波初始振幅大且变化明显，后者常掩盖前者，只表现为继发性T波改变的特点（T波与QRS波主波方向相反）。②随异常除极时间延长，记忆T波"累积作用"不断加大，使得继发性T波振幅逐渐减小（图4），而当心室异常除极消失，继发性T波改变随即消失，（与异常除极"同生同亡"），此时记忆T波得以表现。异常除极时心脏记忆引起的T波变化多被忽视，通过体表心电图分析受限，向量图能更好检测到此时的心脏记忆。

意义：有助于新发LBBB（<24h）的识别。新发LBBB具有初始记忆T波振幅小、继发T波振幅大的特点。一项1700例的回顾性研究发现，当用胸前导联最大S/T<2.5为界值时，其筛选新近发生的左束支阻滞（<24h）敏感性为100%，特异性为89%。而真正的陈旧性LBBB最大S波振幅/胸前导联最大T波振幅≥3.0。

三、总结

目前研究发现心室异常除极后的记忆性T波是心室原发性电重塑表现，无病理意义，需与心肌缺血等病理状态相鉴别。异常除极时，记忆性T波常被继发性T波所掩盖，而继发性T波改变的振幅大小有助于新发左束支阻滞的识别。近年来，随心脏记忆分子机制的深入研究已观察到，其细胞离子通道蛋白表达和功能状态的改变，可影响抗心律失常药物作用靶点，进而影响药物作用效果。同时由于T波记忆会影响心室复极化和不应期离散度，也成为诱发折返性心律失常的潜在因素。因右心室起搏致双室收缩不同步，长期可促进心肌细胞肥大的发展，诱发心力衰竭，该问题已成为起搏治疗中临床研究关注热点。

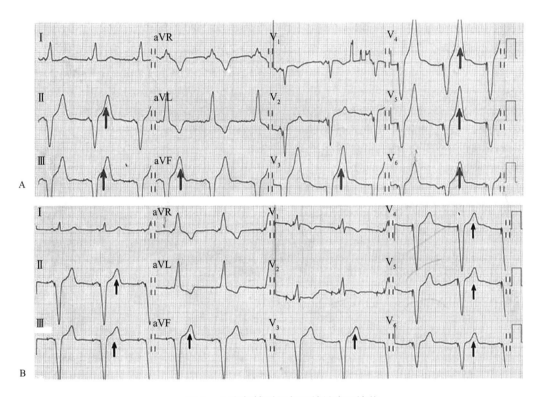

图4　心室起搏时记忆T被继发T掩盖

A.起搏器置入术后。示继发T波（↑）；B.置入第7天。记忆T增大→继发T振幅↓

（刘仁光　徐兆龙　孔　洁）

先天性长QT综合征风险评估——临床诊治研究进展

一、概述

LQTS是一组以ECG上QT间期延长为基本特点,易发生TdP/室颤等恶性心律失常、晕厥甚至心脏性猝死的临床综合征,根据病因不同可分类为先天性和获得性。在美国先天性LQTS的患病率约1:2000,我国尚无统计学数据。女性患者稍多于男性,比例为1:(1.6～2.0)。来自美国的数据显示,每一年将近有4000例LQTS导致的心脏性猝死,尤其是发生在青少年中的猝死,给家庭和社会带来了极大的负面影响。这一数据在我国仍不清楚。目前临床主要通过心电图特征、临床发作特点,并结合基因检测结果进行诊断及鉴别亚型,但各种方法均存在一定的局限性。

二、诊断

根据2015年ESC室性心律失常和猝死预防指南,LQTS诊断标准如下:①12导联心电图证实患者QTc间期≥480ms,或者LQTS风险评估分数(Schwartz评分,详见表1)≥3,且除外其他引起ECGQT间期延长的因素;②无论QTc间期多长只要存在确定的LQTS致病基因突变;③排除继发因素,重复多次12导联ECG检查示QTc间期≥460ms,并伴有无法解释的晕厥。

表1　LQTS 诊断标准Schwartz 评分法

标准	计分
心电图标准[a]	
A.QTc间期[b]	
≥0.480ms	3
460～479ms	2
450～459ms(男性)	1
B.运动试验恢复期4min QTc≥480ms	1
C.尖端扭转型室速(TdP)[c]	2
C.T波电交替	1
D.3个导联中有切迹型T波	1
E.心率低于同龄正常值[d]	0.5
临床病史	
A.晕厥[e]	
与体力或精神压力有关	2
与体力或精神压力无关	1
B.先天性耳聋	0.5

续表

标准	计分
家族史	
A.家族中有确定LQTS者[e]	1
B.直系亲属中有<30岁发生不明原因猝死[e]	0.5

注:a.在没有药物和代谢紊乱干预下;b.Bazett公式计算方法为:QTc间期=QT/R-R;c.晕厥和尖端扭转不能同时参与评分;d.静息心律低于同龄正常值2个百分位数;e.同一家族成员不能同时用家族史A、B两项评分

三、一般临床特点

LQTS典型的特征表现为QT间期延长,T波异常,常常伴有T波电交替(T wave altern, TWA),甚至出现TdP(图1)。TdP可自行终止,也可引起晕厥,是LQTS患者中最常见的症状。不同亚型LQTS患者晕厥诱因不同,某些条件下TdP可退化为室颤,甚至引起猝死。

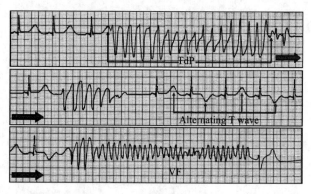

图1　先天性LQTS QTc间期:670ms,T波电交替后出现TdP

TWA特点为心脏节律规则时,ECG上ST-T 的极性、振幅或者形态规律的交替改变,这一表现与恶性心律失常的产生关系紧密,提示心脏的电活动极度不稳定。TWA是LQTS的特征之一,反映了心脏复极时心电不稳定性,TWA值越大,表示风险越高。如果通过移动平均修正(MMA)算法分析测定的TWA≥46μV,则说明患者出现心脏性猝死的风险显著升高。

LQTS能够呈现许多不同的临床表现,从完全缺乏任何症状到严重至心脏性猝死,这反映了在通道功能的异质性。突变基因、突变类型、位置,甚至患者的种族背景、年

龄和性别是影响该病病理生理的关键因素。

四、LQTS遗传学基础及分型

1957年长QT综合征（LQTS）由Jervell and Lange-Nielsen第一次报道，一个家系中几个孩子经历了反复晕厥和猝死表现为先天性双侧神经性耳聋和心电图示QT间期延长，遗传特点为常染色体隐性遗传（Jervell and Lange-Nielsen syndrome）。几年之后Romano（1963）和Ward（1964）分别报道了类似但更为常见的类型，患者QT间期延长但不伴耳聋，家系调查表明为常染色体显性遗传（Romano-ward syndrome）。这些报道强调这QT间期延长疾病的家族遗传特征，随后的研究发现恶性室性心律失常是LQTS患者晕厥和猝死的原因。目前，已经确定了15个LQTS相关基因（表2）。

表2 LQTS的分型和特点

类型	基因	P蛋白	功能
LQT1	KCNQ1	KvLQT1	降低I_{Ks}
LQT2	KCNH2	HERG	降低I_{Kr}
LQT3	SCN5A	Hav1.5	增加I_{na}
LQT4	ANK2	Ankyrin B	减少细胞膜表面Na^+都和Ca^{2+}通道的表达
LQT5	KCNE1	MinK	降低IKs
LQT6	KCNE2	MIRP	降低I_{Kr}
LQT7, Andersen-Tawil syndrome	KCNJ2	Kir2.1	降低外向电流I_{K1}
LQT8, Timothy syndrome	CACNA1c	Cav1.2	增加I_{Ca}
LQT9	CAV3	Cardiac caveolin gene	通过改变门控增加I_{Na}
LQT10	SCN4B	Sodium channelβ_4 subunit	减少亚基表达进而增加I_{Na}
LQT11	AKAP9	Yotiao	通过儿茶酚胺影响I_{Ks}激活
LQT12	SNTA1	Syntrophin	减少NaV1.5亚硝基化和增加的电流
LQT13	KCNJ5	Kir3.4/GIRK4	减少I_{KAch}，（乙酰胆碱依赖性钾电流）
LQT14	CALM1	钙调素	多种通道相互作用
LQT15	CALM2	钙调素	多种通道相互作用

五、LQTS各亚型的临床特点（临床常见类型及最新进展）

（一）LQT1

既往研究表明，与其他类型LQTS相比，LQT1更多地

被肾上腺素刺激触发（如身体劳累或情绪紧张），特别是潜水和游泳。在正常生理状态下，交感神经的促进IKs通道激活，从而缩短心室复极电流，对抗L型钙通道电流，从而预防Ca^{2+}相关心律失常。当KCNQ1基因突变导致IKs缺陷时，心室复极或QT间期没有适当缩短，从而产生一个高度致心律失常的条件。

Brink等对一个大的南非LQT1（均携带KCNQ1-A341V突变）人群进行了研究，发现基础心率较快和自主神经反应活跃的患者与出现症状的概率更大。这可能是由于LQT1患者心率增加时缩短QT间期的能力受损。进一步分析表明，对于有严重致心律失常基质患者（QTc>500 ms）心率的影响相对不重要；而对有相对轻微的致心律失常基质的患者（QTc≤500 ms），在心率水平较低者多无症状。此外，相对较低的压力感受反射敏感性——迷走神经或交感神活动快速反应能力的指标，与症状发生率降低有关。事实上，心率突然增加时QT间期不能相应缩短有利于R-on-T现象及室性心动过速、心室颤动的发生，而突然的心搏骤停可以触发LQTS患者早后除极，进而诱发TdP。迟钝的自主神经反应性，意味着患者突然改变心率的能力下降，对LQT1似乎是一种保护机制。

（二）LQT2

LQT2患者往往在情绪激动（49%）或突然出现的听觉刺激（如铃声、打雷等）后出现室性心律失常（49%），睡眠中（22%）和运动（29%）诱发症状相对少见。女性在产后特别容易出现心律失常事件。晕厥是LQT2的常见临床表现。患者心室复极延迟，ECG呈为QT间期延长表现，触发TdP，可进展为室颤和心脏性猝死。

Vink等研究表明年龄、性别、基因型对LQTS患者QTc间期有重要影响。LQT1和LQT2男性患者在青春期开始后QTc间期缩短。在LQT2男性患者中，这之前是进行性QTc间期延长。在LQT1中，12岁后男性患者的QTc间期显著短于女性患者。在LQT2中，在1岁和14～26岁，男性患者的QTc间期显著短于女性患者。相反，在5～14岁，LQT2男性患者的QTc间期明显长于LQT2女性患者。

（三）LQT3

在LQT3患者中，多数（≈65%）心律失常事件发生在睡眠或休息的情况下（图1），没有明显情绪激动或预警信息，此时心率减慢时动作电位时限过长，诱发LQT3致命性心律失常事件。约30%的LQT3患者经历了至少一次心脏事件：晕厥、ACA或SCD。在某些情况下，TdP退化为心室颤动（VF）导致ACA（及时除颤）或猝死。LQT3的小鼠心脏模型显示心房电生理和心房直径的微妙变化，包括房性心律失常。有研究显示，从出生至40岁，SCN5A KPQ突变患者心脏事件风险比D1790G突变患者高2.4倍，并且这一

效应独立于QT间期,证明了解突变位点对LQT3患者危险分层的重要性。

（四）LQT4

LQT4是一种相对罕见的LQTS,发病率约占所有类型LQTS的1%。其可以产生广泛的心律失常,包括CPVT、心房颤动、室内传导异常、窦房结功能障碍等。

（五）非心脏特点

LQTS的某些类型的一个延伸心律失常表型相关。

LQT7,即Andersen-Tawil syndrome,临床特点为QT间期延长、肌肉无力和面部畸形。

LQT8,即Timothy syndrome,特点是QT间期延长及手、足、面部神经发育异常。

Jervell and Lange-Nielson syndrome(JLNS),与*KCNQ1*和*KCNE1*基因突变相关的一类LQTS,常合并严重的感音神经性聋。

合并双等位基因突变或者合并两个不同的杂合致病,致病基因突变杂合(即双致病基因突变)通常与更严重的表型、QTc间期延长和心血管事件发病率高相关。

六、风险评估

对LQTS患者进行危险分层是制订患者治疗方案关键环节,特别是对于无症状的年轻患者尤为重要。虽然过去的30年间对患者的危险分层取得长足进步,但是目前仍处于发展过程中。早在2003年Priori等(Risk Stratification in the Long-QT Syndrome)报道了基于患者基因型、性别及QTc间期的危险分层方法。尽管自20世纪90年代以来分子遗传学的进步极大提高了我们对LQTS的认识水平,但是目前对LQTS的危险分层仍然极具挑战,目前缺乏关于LQTS危险分层的指南和专家共识,为LQTS患者的治疗带来诸多不便。既往心律失常风险分层主要关注患者的发病年龄、QTc间期、家族史及临床及40岁之前发生心脏事件的概率,并且风险组的生成是表型–基因型导向。重要的临床危险因素包括患者的亚型、突变位点、性别、年龄、QTc间期、18岁之前的心脏事件数量、首次心脏事件年龄、经适当β受体阻滞剂治疗后心脏事件的复发。QTc至少增加了500ms的心脏事件概率增加。在此我们进一步总结了不同临床、心电和遗传因素对患者风险评估中的价值。

不同研究均显示性别是影响LQTS患者预后的重要因素。2018年Koponen等报道了来自芬兰的研究,在LQT1及LQT2患者女性患者心脏事件风险均较男性患者高(*HR* 3.2,*P*<0.001),尤其是在LQT2患者中女性患者风险最高;18岁前发生心脏事件患者患者随访过程中心脏事件风险同样较高(*HR* 5.9,*P*<0.001)。2016年Wilde等的研究显示对于LQT3患者,女性风险同样较男性显著升高,尤其

是在30～40岁。Kutyifa等报道LQT1男性患者<14岁(*HR* 2.15 1.59～2.90,*P*<0.001),LQT2患者女性>14岁是心脏事件预测因子(*HR* 3.15 2.14～4.64,*P*<.001)。此外,不同的研究均证实围生期LQTS患者和胎儿心脏事件风险显著升高,尤其是对LQT2患者心脏事件风险进一步升高。

不同患者的心电特征对患者的风险预测极具价值。Valentina Kutyifa等对1923例LQTS患者(LQT1 *n*=879,LQT2 *n*=807,LQT3 *n*=237)的注册研究表明,对于3种主要类型LQTS患者来说QTc≥500ms均是心脏事件的重要预测因子。Wilde等报道显示在LQT3患者中首次心脏事件的风险与QTc间期显著相关,尤其是在16～26岁;当QTc间期≥500ms时,QTc间期每增加10ms,心脏事件风险增加19%。此外,Zhang C等报道了LQTS患者(LQT1和LQT2)QTc间期<500ms且20岁前无心脏事件,平均随访45年其心脏事件风险与健康对照相同,为低危患者。Platonov等研究证实异常T波形态(宽大、切迹、低平、倒置、双相)患者心脏事件风险显著高于正常T波形态患者;遗传学进展使得我们对LQTS的发病机制有了更加深入的了解,对不同患者的遗传特征进行总结,为LQTS危险分层提供了更加深入的基础。Crotti L等比较了*KCNQ1-A341V*突变患者和非*KCNQ1-A341V*突变患者的心脏事件风险,结果显示*KCNQ1-A341V*突变患者较其他区域突变患者心脏事件风险显著增高(75% vs. 24%,*P*<0.001),且发病年龄更早(6 vs. 11,*P*<0.001)并且这一效应在南非和欧洲人群中无差异。Barsheshet等分析了860名LQT1患者数据,发现C-loops区域缺失突变患者较非缺失突变患者心脏性猝死风险显著增高(*HR* 2.75,*P*=0.009)。2018年Koponen等报道了来自芬兰的研究,携带*KCNQ1-D317N*突变患者相对携带其他突变(G589D,c.1129-2A>G 及其他*KCNQ1*突变)患者心脏事件风险高(*HR* 3.0～3.9,*P*<0.001～0.03)。Shimizu等报道位于跨膜区域孔区(S5-loop-S6 region)的缺失突变患者心脏事件风险显著增高。此外,位于α螺旋区域的突变相较β折叠或其他位置突变的心脏风险更高。Koponen等的研究显示*KCNH2* c.453delC,L552S和*R176W*突变心脏事件风险较其他*KCNH2*突变心脏事件风险低(*HR* 0.11～0.23,*P*<0.001)。Platonov等证实了QTc间期正常的LQT2患者,T波形态异常的女性和pore区域突变的男性患者心脏事件风险更高;Rohatgi等报道了LQT3和LQTM患者5年心脏事件风险较LQT1及LQT2患者显著升高。

七、治疗策略及评价

（一）药物治疗

目前对治疗和未经治疗的LQTS患者心脏事件发生率的数据主要来源于很早的回顾性或前瞻性国际注册研

究，或者来源于小样本的、单中心用于评价特定治疗策略的研究（如β受体阻滞剂和左心交感神经切除术）。据报道，未经治疗的无症状患者基因型LQTS有很高的心脏事件和心脏性猝死的发生风险（36%和13%，随访28年）。早在1985年，Schwartz等就证实β受体阻滞剂能够大幅度降低LQTS患者死亡率（心脏事件发生率从治疗前的71%下降至治疗后的6%），并且在过去30年间β受体阻滞剂已经成为LQTS患者治疗方案中的核心药物。最近的研究主要集中在评估单一治疗模式的结果。在5～10年的随访过程中，β受体阻滞剂（主要是纳多洛尔和普萘洛尔）能够使LQTS患者死亡率降低至0.5%～2%。然而，尽管死亡率明显下降，β受体阻滞剂治疗的LQTS患者仍有每年3%左右的心脏事件风险。早在2000年，Moss等经过对一项国际注册研究中869例经过规范β受体阻滞剂治疗的LQTS患者进行了系统研究和分析，证实了β受体阻滞剂能够最大程度地降低LQTS患者心脏事件风险，同时证实部分LQTS患者从β受体阻滞剂治疗中获益有限。接受β受体阻滞剂治疗前患者的症状类型对其预后有重要影响。接受治疗前主要临床表现为晕厥的患者，经过β受体阻滞剂治疗后患者的晕厥再发率达到32%，而发生心搏骤停甚至猝死的概率仅为3%左右；患者如果在进行β受体阻滞剂治疗之前就曾发生过心搏骤停，在经过充分β受体阻滞剂治疗之后，5年内心搏骤停的复发率仍然高达14%左右。

在一个大样本研究中，β受体阻滞剂治疗使女性LQT3患者心血管事件风险减低83%左右，但是其对男性LQT3患者效果并不显著（心脏事件相对较少）。此外，β受体阻滞剂减少女性LQT3患者的风险，其疗效在男性患者中仍需进一步确定。在LQT1患者中，β受体阻滞剂对发生在细胞质内环区域的基因突变能提供更大获益。某些特定β受体阻滞剂药物可能对某些特定基因型的LQTS提供更多的保护。

此外，尽管围生期患者心脏事件风险升高，但是β受体阻滞剂能够显著改善患者预后，特别是对有高风险患者，应尽早开始β受体阻滞剂治疗，且患者能很好地耐受药物治疗。

（二）钠通道阻滞剂

β受体阻滞剂在LQT3患者中的疗效较其他类型的LQTS差。有症状的LQT3患者可能需要加用另一种药物如美西律、氟卡尼或雷诺嗪。钠通道阻滞剂如美西律、氟卡尼、雷诺嗪和实验性晚钠电流抑制剂，GS-6615（eleclazine）可以作为LQT3的治疗选择。

根据指南规定钠通道阻滞剂，主要包括美西律、氟卡氨或雷诺嗪，可以用作QT>500ms的LQT3患者的补充治疗以缩短患者的QT间期。

美西律是一种非选择性电压门控钠通道阻滞剂，属

于IB类抗心律失常药物。美西律能够阻滞快Na^+电流，进而抑制心肌细胞动作电位的0相快速除极，显著缩短患者QT间期、减少心律失常事件比例（从22%降到3%）和降低心律失常事件的负荷（平均每年心脏事件次数）（从10.3%到0.7%）。对LQT3患者来说，除了缩短QTc间期，美西律使危及生命的心律失常事件大幅减少。Ruan等报道，美西律可能促进突变蛋白转运，从而使QT间期延长。这些数据表明，在某些特殊突变携带者中需谨慎使用此类药物。

Windle等报道，低剂量［平均（0.28±0.08）mg/L］口服氟卡尼缩短了5个LQT3患者（均携带SCN5A：DeltaKPQ突变）的QTc间期，从基线值（565±60）ms缩短到（461±23）ms（P<0.04），平均缩短了104ms，并且T波形态恢复了正常。此外，与口服美西律相比QTc降低更多，T波正常化更完全。低剂量氟卡尼为LQT3患者提供了一种很有前途的治疗方式。据报道在13例LQT3患者中氟卡尼缩短了12例患者QT、QTc、JT及JTc间期，同时在6例患者中观察到了胸前导联V_1～V_3的ST段抬高（>或者=2mm）（图2）。证明氟卡尼可能诱导LQT3患者ST段抬高，提示我们应该重视氟卡尼治疗的安全性问题及LQT3和BrS可能存在的重叠现象。

雷诺嗪是一种临床用于治疗心绞痛的哌嗪衍生物，另外有潜在的抗心律失常、抗癫痫、镇痛作用。既往研究表明雷诺嗪可以显著抑制心肌细胞中多种电压门控Na^+通道介导的持续或晚Na^+电流。在SCN5A-D1790G突变携带者中雷诺嗪对晚钠电流（INaL）的抑制呈浓度依赖性，并且没有明显降低INa。在8例SCN5A-D1790G突变携带者中，雷诺嗪使QTc从（509±41）ms缩短到（451±26）ms，平

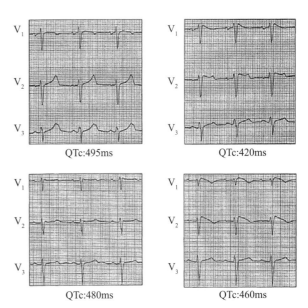

图2　LQT3患者服用氟卡尼后QTc间期缩短伴ST段抬高

均下降（56±52）ms（10.6%，$P=0.012$），并且没有影响窦性心率、QRS宽度。在（22.8±12.8）个月的研究期间QT间期缩短效应持续存在。

八、交感神经节切除术

自主神经系统在心脏活动中发挥重要作用，是心律失常发生的重要机制。1968年，罗切斯特大学心血管和神经手术组首次引进了左交感神经节切除术用于治疗一例反复发生室速和室颤的39岁LQTS患者。在3年的随访过程中患者无症状，且患者目前已85岁仍身体健康。

左心交感神经失神切除术包括切除左胸交感神经链从T_2到T_4和左星状神经节（T_1）的下极，从而减少去甲肾上腺素对心脏的影响。本手术可以减少LQTS和CPVT症状的发作频率。目前有许多病例报告表明，交感神经切除术能够降低LQTS患者心脏事件发生率。传统上，LCSD的主要临床适应证是β受体阻滞剂不耐受或疗效不佳，β受体阻滞剂治疗后仍有高危猝死风险，或频繁ICD放电，或者作为婴儿和儿童置入ICD前的桥接治疗。此外，LCSD为β受体阻滞剂治疗依从性差的患者提供了另一种治疗选择。对于已经置入ICD的患者，LCSD可以显著减少ICD放电，改善生活质量。最近，通过电视胸腔镜进行交感神经节切除手术（VATS-LCSD）的方法已被应用于LQTS患者，其允许患者早期下床活动，缩短了住院时间，并且围手术期并发症少。但是迄今为止，就这一手术的短期和长期疗效还没有充分研究的报道。

九、ICD治疗

ICD是高猝死风险LQTS患者的有效治疗手段，特别是猝死生还患者推荐β受体阻滞剂结合ICD治疗。虽然国际指南对高危风险患者ICD置入指征明确，但国际指南并不总是遵循之，风险分层可能基于基因型而不是个体风险分布。一项来自瑞典的研究分析了1989—2013年109名LQTS患者ICD和起搏器登记处和医疗记录中的数据，以考察国际指南遵循的情况。大多数患者（91%）在置入前有症状。在接受ICD治疗的患者中有70%达到了ICD置入的Ⅰ类/Ⅱ a类治疗指征。31%的无症状LQT3患者接受了ICD治疗。尽管已经接受了β受体阻滞剂治疗，45%的LQT1患者晕厥后接受了ICD治疗。2018年Biton等报道了ICD用于LQTS一级预防的注册研究，并根据患者的临床表现、药物疗效、QTc间期及遗传特征对患者进行风险评估（评分标准：2分，QTc≥550ms；1分，QTc 500～550ms，β受体阻滞剂治疗后仍有晕厥发作，LQT2，LQTM），证实对于高风险患者推荐ICD治疗。目前很多LQTS患者ICD治疗并未真正基于国际准则，这一数据在中国患者中仍不清楚，需要我们进一步研究。

一般来说，ICD不适用于没有经过β受体阻滞剂规范治疗的无症状LQTS患者。预防性ICD置入治疗可以考虑用于虽然无症状但高危患者，如在遗传学检测中发现两种或多种致病基因突变的无症状患者。直系亲属猝死家族史并不构成ICD置入的指征。

（张 萍 李 锟）

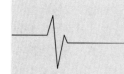

起搏脉冲及其影响因素

起搏心电图与普通心电图不同之处在于增加了起搏脉冲信号。因此，分析起搏心电图的第一步就是熟悉起搏脉冲，它是起搏器所释放出的电刺激在心电图上的表现。起搏脉冲在快速脉冲示波器上呈现为矩形波，矩形波的前缘反映了输出电压，前缘与后缘（尾缘）之间的距离则是脉冲持续的时间（图1）。由于普通心电图走纸速度较慢，因此该矩形波在普通心电图上表现为占时极短的电位偏转波，该电位偏转波称为起搏脉冲、起搏信号、刺激信号、电脉冲、起搏钉或针样标记。以下从起搏脉冲在心电图上的时间、振幅、形态、方向及其影响因素等几个方面进行论述。

一、起搏脉冲的时间

起搏脉冲在心电图上的时间（长短）与起搏器发放的脉冲宽度有关。埋藏式起搏器的脉冲宽度多介于0.3～0.5ms，起搏脉冲在常规速度（25mm/s）记录的心电图上表现为直上直下、时间极短的脉冲信号波（图1、图2）。经食管心房或心室起搏时，脉冲输出时间多采用10ms，记录在心电图上的脉冲时间也相较较宽。无创性经胸壁心脏起搏时，脉冲输出时间常为40～50ms。由于起搏器输出脉冲的时间较长，脉冲在心电图上的时间更宽且明显变形。

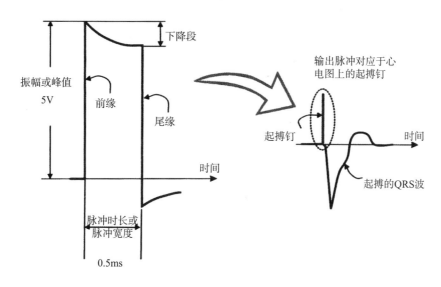

图1 起搏器脉冲示意图

图左侧为起搏器脉冲在快速脉冲示波器上显示的波形，呈矩形波，前缘的振幅是脉冲电压，以后逐渐下降，前缘到后缘是脉冲持续的时间，尾缘（后缘）的基线下方为脉冲反向过冲及其衰减曲线。图右侧为该脉冲在常规心电图上的形状，为直上直下占时极短的起搏钉

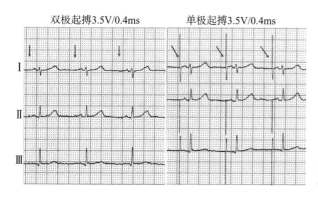

双极起搏3.5V/0.4ms　　单极起搏3.5V/0.4ms

图2 单极起搏脉冲与双极起搏脉冲

本图系一心房起搏患者，采用同等输出量不同极性起搏记录心电图。左图为双极起搏时记录，右图为单极起搏时记录，箭头指示处为心房起搏脉冲，均占时较短，呈直上直下的钉样波

二、起搏脉冲的振幅与形态

起搏脉冲振幅的高低及形态与下列因素有关。

（一）正负两极间的距离

起搏脉冲振幅的高低主要取决于正极与负极之间的距离，两极间距离较远时，脉冲振幅较大，反之，脉冲振幅就较小。

1.单极起搏时，负极位于心腔内电极导线顶端，而正极位于起搏器外壳，两极之间距离较远。由于正极与负极之间距离较大，所形成的电场也较大，致使起搏脉冲在心电图上的振幅较高（图3～图5）。

2.双极起搏时，起搏电极的正极与负极均位于同一心腔内，两电极间距离较近（一般为1～2cm）。双极起搏所形成的电场较小，局限于两极之间，故起搏脉冲的振幅较低，甚至在某些导联上辨认不清，酷似室性、房性逸搏心律（图3～图5）。此时应从多个导联观察方可确定。必要时加大心电图记录增益使脉冲增大，有助于辨认。

不论单极起搏还是双极起搏（尤其是单极起搏），当起搏器输出较大时，起搏脉冲在心电图纸上的振幅就会明显增大，在其回零电位（心电图基线）时可发生"反向过冲"，表现为起搏脉冲后出现一个与起搏脉冲方向相反的

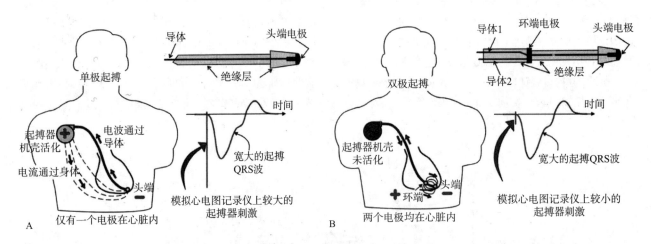

图3　单极与双极脉冲形成机制示意图

A.单极起搏示意图，导线中仅一条金属导体，导线顶端（负极）位于心腔内，正极位于起搏器机壳，正极与负极间距离较远，环路中需通过人体组织，形成的电场较大，所产生的脉冲较大；B.双极起搏示意图，导线中两条金属导体，正极与负极均位于同一心腔内，负极位于导线顶端，正极位于距顶端1～2cm的环电极上，正极与负极间距离较近，形成的电场较小，所产生的脉冲也较小

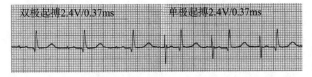

图4　单极与双极起搏同一导联比较

本图系用程控仪改变起搏极性过程中连续记录Ⅱ导联心电图，输出均为2.4V/0.4ms，前三个为双极起搏，起搏脉冲小，后三个为单极起搏，起搏脉冲较大

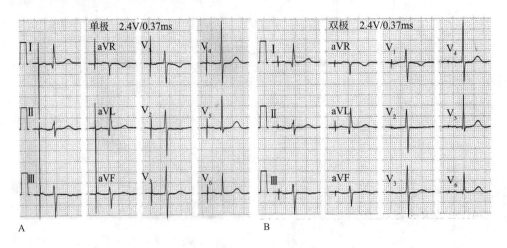

图5　单极与双极心房起搏时12导联起搏脉冲比较

同一患者在起搏心房时记录的12导联心电图，起搏器埋藏于左前上胸。A.单极起搏，起搏脉冲较大。Ⅰ导联脉冲起始向上，Ⅲ导联脉冲起始向下，电轴左偏，反向过冲明显；B.双极起搏，输出电量与左图相同，其起搏脉冲及反向过冲明显变小，但电轴仍左偏

电位偏转及占时较长的电位衰减曲线,酷似QRS波群。较大的"反向过冲"及其后的电位衰减曲线可使随后出现的心房或心室激动波起始部含糊及变形。若为心房脉冲,可掩盖其后的P波。较大的起搏脉冲及"反向过冲"易被误认为是起搏的QRS波。此时,应观察刺激信号较小的导联或根据其后有无心室复极的T波来区别究竟是心室有效起搏还是单纯的起搏脉冲。

（二）起搏器释放的电能

反映起搏器每次释放能量大小的参数为输出电压和脉宽,当电压或和脉宽增加时,起搏脉冲的振幅增大;反之,起搏脉冲振幅降低。虽然心电图上起搏脉冲振幅与起搏器的输出电压及脉宽有关,但不完全成正比。因此,不能单纯依据心电图上起搏脉冲的振幅来推测起搏器输出能量的大小及电池储量的多少。

（三）心电图机滤波的范围

心电图机的滤波值也是影响心电图脉冲幅度的一个因素。低通滤波数值较大时,心电图上的起搏脉冲振幅就大,相反起搏脉冲振幅变小。低通滤波值一般置于100～150Hz。有时为了减少肌电及交流电干扰,给予抗干扰处理,即将低通滤波值减小,这将使部分起搏脉冲的信号被滤掉,特别是双极脉冲受影响更大,甚至在心电图上看不到起搏脉冲,而被误认为室性逸搏心律、房性逸搏心律或束支阻滞(图6)。此时,关闭抗干扰的滤波开关(提高低通滤波值)后描记心电图可使信号增大,有助于辨认。

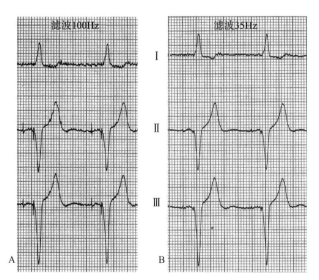

图6 不同滤波状态下双极起搏脉冲比较

患者二度AVB,置入双腔起搏器,运行DDD模式,PAV150ms,电压3.0V/0.4ms。图A是在100Hz时记录,心房与心室起搏脉冲均清晰可见。图B系按下抗干扰键（35Hz）后记录,起搏脉冲明显减小,几乎不可见,类似自身心律及束支阻滞

（四）起搏脉冲向量与导联轴的夹角

起搏脉冲在不同心电图导联上的振幅取决于起搏脉冲向量与导联轴的夹角。当起搏脉冲向量与导联轴平行或接近平行时,该导联上的脉冲振幅就大,反之,起搏脉冲向量与导联轴垂直或接近垂直时,脉冲在该导联上的振幅就小。

三、起搏脉冲的极性

脉冲向量是由负极指向正极。起搏脉冲在各导联上的方向取决于起搏脉冲向量与导联轴方向。脉冲向量的方向指向导联轴的正电端时,脉冲为正向,反之,背离正电端时,脉冲为负向。

（一）双极起搏

双极导线起搏时,负极位于心腔内电极导线的顶端,正极位于距电极顶端1～2cm处的环电极上。脉冲在各导联上的极性与电极所在位置有关。

1.右心室心尖部双极起搏时,起搏导线的顶端电极位于右心室心尖部,环电极在顶端电极的右上方,脉冲向量指向右上方,背离Ⅰ、Ⅱ、Ⅲ导联的正电端,即脉冲向量投影在Ⅰ、Ⅱ、Ⅲ导联轴的负电段,因此,起搏脉冲在这三个导联均向下(图7)。

2.右心室流出道双极起搏时,电极导线指向左上方,电极导线的负极位于左上方,而正极位于右下方,脉冲向量指向右下方,背离Ⅰ导联的正电端,指向Ⅲ导联正电端,即脉冲向量投影在Ⅰ导联负电段和Ⅲ导联负电段,故Ⅰ导联脉冲向下,Ⅲ导联脉冲向上,脉冲电轴右偏(图8)。

（二）单极起搏

电极起搏时,负极位于心腔内电极导线顶端,正极(起搏器外壳)多位于右前胸、左前胸或腹部等部位,脉冲在各导联的极性就取决于起搏器埋藏的位置。

1.起搏器位于右前胸时,脉冲向量指向右上方,Ⅰ、Ⅱ和Ⅲ导联均应出现向下的脉冲波(图9)。

2.起搏器埋于左前胸时,脉冲向量指向左上方,Ⅰ导联脉冲向上,而Ⅲ导联应向下(图10)。

3.起搏器置于腹部时,脉冲向量就指向下方,在Ⅱ、Ⅲ及aVF导联均向上。

依此类推其他导联的脉冲方向。根据起搏脉冲在各导联上的方向,虽然可推测电极的位置,但远不如根据起搏脉冲后的心房或心室波判断更准确。

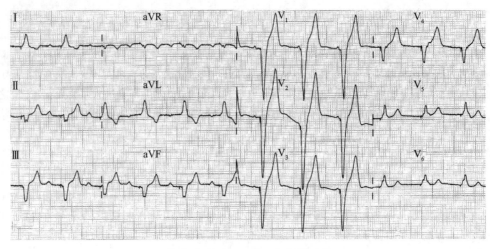

图7 右心室心尖部双极起搏脉冲

患者三度 AVB，行临时起搏，采用双极起搏导线，电极置于右心室心尖部，顶端电极位于左下方，环电极在顶端电极的右上方，输出电流 7MA。各导联脉冲振幅均较小，脉冲在 I、II、III 导联均向下，脉冲电轴极度右偏，其后紧随 QRS 波群

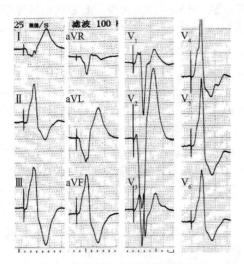

图8 右心室流出道双极起搏脉冲

起搏脉冲起始在 I、aVL 导联向下，在 II、III、aVF 导联向上，脉冲电轴右偏，符合右心室流出道起搏特点

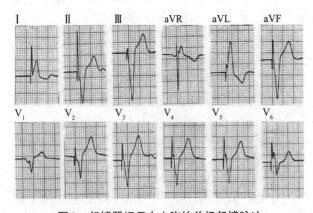

图9 起搏器埋于右上胸的单极起搏脉冲

起搏器（正极）位于右上胸，导管顶端电极（负极）位于右心室心尖部，起搏脉冲幅度均较大，起搏脉冲起始部在 I、II、III、aVL、aVF 导联均向下，aVR 导联向上，脉冲向量极度右偏，反向过冲明显

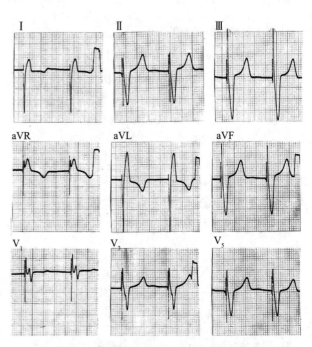

图10 起搏器埋于左上胸单极起搏脉冲

起搏器埋于左上胸，电极位于右心室心尖部，脉冲向量指向左上方，因此起搏脉冲起始部分在 I 导联向上，在 III 导联向下，脉冲电轴左偏

四、起搏脉冲的种类

（一）心房脉冲

起搏器的心房输出电路发放的脉冲称为心房脉冲，用于起搏心房（图11、图12）。当心房电极脱位到心室时也可起搏心室。

（二）心室脉冲

起搏器的心室输出电路发放的脉冲称为心室脉冲，用于起搏心室（图11、图12）。三腔起搏器有两个心室输出电

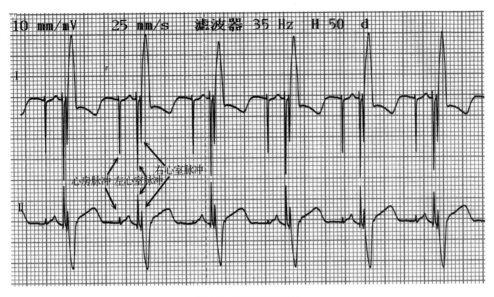

图11　三腔起搏脉冲

三腔起搏患者，每一次心搏，先是心房起搏脉冲及起搏的P波，其后依次为左心室脉冲、右心室脉冲及起搏的QRS波

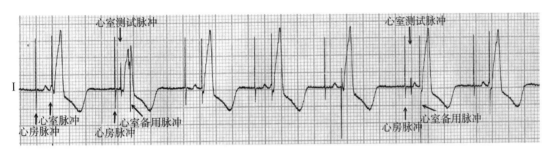

图12　心室测试脉冲与备用脉冲

本图系双腔起搏器正值心室阈值测试时记录，第2个心搏中心室测试脉冲起搏心室，心室备用脉冲落于QRS中，不能激动心室。第6个心搏心室测试脉冲未起搏心室，其后的心室备起搏心室产生QRS波

路，分别发放右心室脉冲及左、右心室。无论左心室电极还是右心室电极脱位到心房时均可起搏心房。

（三）测试脉冲

起搏器在自动阈值测试中发放的测试脉冲称为测试脉冲（图12）。

（四）备用脉冲

起搏器在自动阈值测试中紧随测试脉冲后发放脉冲称为备用脉冲（图12）。

（五）安全起搏脉冲

当自身心脏或外界电信号落入心房脉冲后的交叉感知窗内会触发心室脉冲提前发放，该脉冲称为安全起搏脉

冲，目的是防止交叉感知导致心室脉冲的抑制（图13）。

五、总结

起搏脉冲是心脏起搏器发放的电刺激在心电图上的具体表现，它代表了起搏器所释放出的电能。起搏器的脉冲宽度在0.3～0.5ms时，表现在心电图纸上是一个时间极短的脉冲信号波。起搏脉冲的振幅主要取决于两个起搏电极之间的距离。双极起搏时两极间距离近，起搏脉冲较小；而单极起搏时，脉冲距离远，振幅较大。起搏脉冲振幅的高低也受起搏器输出电压和脉宽的影响，当电压或/和脉宽增加时，脉冲的振幅增大；反之，脉冲振幅降低。起搏脉冲振幅的高低还与心电图机的滤波及采样率有关。当开启心电图机滤波时，起搏脉冲变小。起搏脉冲在各导联上的方向取决于起搏脉冲向量的方向与导联轴的关系。

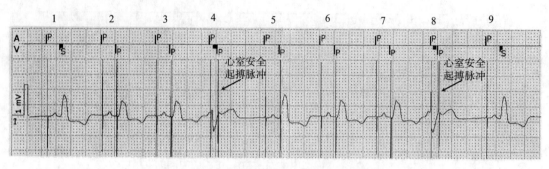

图 13　室性期前收缩引发心室安全起搏脉冲

　　患者因窦性心动过缓及完全性左束支传导阻滞置入 Biotronik 公司 PHILOS Ⅱ D 双腔起搏器，目前起搏频率 80PPM，PAV200ms，AV 安全窗口 100ms。本图第 1 个和第 9 个心搏为心房起搏后经房室结下传心室的搏动，该心室激动落入心室感知电路的正常感知期，抑制了心室脉冲的发放。在心房标记通道上显示竖线及 P，心室标记通道显示黑块及 S。第 2、3、5、6 及 7 均为房室顺序起搏，心房与心室标记通道均显示竖线及 P，AV 间期为 200ms，心室脉冲后 QRS 波与下传的 QRS 波近似，可能系起搏搏动或为融合波。第 4 和第 8 个心搏呈现短 AV 间期（100ms），A 脉冲与 V 脉冲之间可见室性早搏的 QRS 波，在心室标记通道显示心室感知的黑块（由于空间小，未能记录出 S）和安全起搏脉冲的竖线及 P。由于安全起搏脉冲落入室性早搏的 QRS 波末尾，心室肌正处于不应期不能再次激动，成为无效脉冲

（崔俊玉）

希氏束-浦肯野纤维系统起搏

一、引言

心脏起搏传导系统疾病是该系统遭到损害及功能发生障碍，从而引起的一系列临床综合征，严重者可危及患者的生命。尽管心脏该系统疾病的病理生理机制多种多样，但对于这种非可逆性器质性改变的患者，心脏起搏器置入术是目前唯一有效的治疗方法。心脏起搏器作为一种置入体内的电子治疗仪器，可以用于治疗某些心律失常及所致的心脏功能障碍或药物难治性充血性心力衰竭等。

由于起搏器可以根据设定程序激动心脏的不同部位达到模拟近似正常的传导、起搏顺序激动心脏，希氏束-浦肯野纤维系统起搏（以下简称"希浦系统起搏"）通过将起搏电极置入希浦系统中并产生类似于正常生理激动顺序起搏，心电图表现为窄QRS波，目前被认为是最接近生理的起搏方式。

二、传统起搏技术的弊端

对于患有心脏传导系统疾病的患者，如何选择合适的心室起搏部位，一直是起搏器治疗的一个难题。由于起搏电极容易到达右心室，右心室起搏（right ventricular pacing, RVP）是既往最常用的传统起搏方式，其已经在临床上应用超过50年的时间。然而，由于RVP在左心室侧壁激动前，先激动了右心室心尖部或室间隔，使心室左、右心室电-机械活动不同步，造成人为的类似左束支传导阻滞（left bundle branch block, LBBB）改变，这使得左、右心室出现非同步化收缩，从而影响这类患者左心室功能，增加远期死亡率。研究表明，起搏器诱导性心肌病（pacing-induced cardiomyopathy, PICM）在RVP患者中发生率高达20%。

双心室起搏（biventricular pacing, BVP）通过心内膜右心室电极起搏右心室和通过冠状窦静脉分支放置于左心室基底外侧位置的心外膜左心室电极起搏左心室，以改善左、右心室的同步收缩。其可以缩短LBBB患者的QRS时间和左心室的激动时间，一项纳入了3872名心力衰竭合并LBBB患者荟萃分析表明，通过BVP治疗可使这些患者的全因死亡率降低34%（HR 0.66; 95% CI 0.55~0.78）。因此，BVP亦称为心脏再同步化（cardiac resynchronization therapy, CRT）治疗。然而，BVP使QRS持续时间缩短的范围有限，并且，不会真正将左心室激动时间恢复至正常生理水平。此外，因为BVP起搏的部位是心室肌而不是心脏

的传导系统，此种起搏方式亦不符合心脏正常的电生理特点。当BVP用于QRS波时间正常或QRS波时间轻度延长的患者时，实际上可能延长心室激动时间，并加重不同步收缩，最终反而会提升这部分患者的死亡率。尽管在90%的患者中这种置入方式在技术上是成功的，但仅在不超过2/3的患者中真正实现了临床症状改善或逆转左心室重塑。造成这种反应的原因可能有以下几种：患者适应证选择不佳，左心室电极置入位置不当和程序设计欠佳。因此，探索希-浦系统起搏技术将为解决这些起搏技术的弊端提供一些新的治疗方案。

三、希浦系统起搏

希浦系统起搏主要分为希氏束起搏（His bundle pacing, HBP）和左束支起搏（left bundle branch pacing, LBBP）。

（一）希氏束起搏（HBP）

1. 希氏束的正常解剖　了解希氏束（又称房室束，AVB）的正常解剖位置及变异对于HBP起搏电极能否成功置入至关重要。希氏束起源于房室结，向下走行穿入中央纤维体，一直延展至室间隔膜部下行，其总长度约为20mm，之后分为左束支和右束支。根据希氏束在室间隔的走行位置，主要分成3种类型：Ⅰ型（46.7%），希氏束走行于室间隔膜部下边界，由一层较薄的心肌纤维覆盖，并在到达室间隔肌部时穿出；Ⅱ型（32.4%），希氏束走行于室间隔膜部心肌组织内，即使到达室间隔肌部的位置，依然穿行于其中，此种类型的希氏束周围有较厚的心肌围绕；Ⅲ型（20.9%），希氏束走行于心内膜下，而不在室间隔中走行，其表面常常无肌肉组织覆盖（图1）。

2. HBP技术的生理基础——功能性纵向分离　组成希氏束的细胞（即浦肯野纤维细胞）为细长型，并且这些细胞周围有一层纵向的胶原纤维将细胞分割成细长的线束，细胞之间横向边缘接触较少，主要在末端接触。这些胶原纤维可以抑制电活动的侧向传递。功能性纵向分离是指电活动从希氏束近段传导至远段，并且只传导至单个分支。因此，当希浦系统某一部位发生病变时，可通过起搏病变部位的远段恢复其正常电活动。

3. HBP的临床分类　临床上，HBP起搏方式可根据心室产生的电活动是否完全由希氏束产生分为选择性HBP

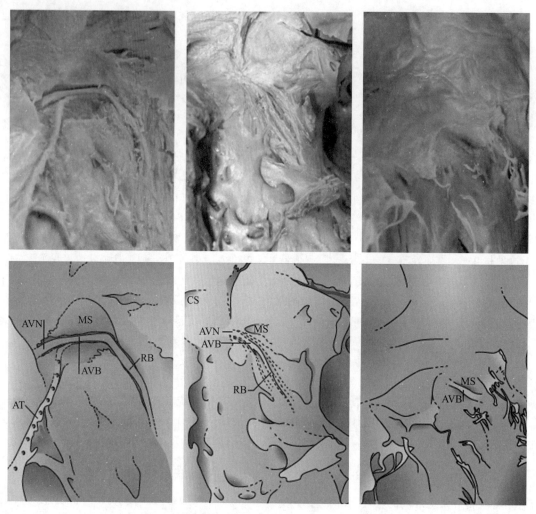

图 1 希氏束的正常解剖分型（引自 Sharma 等）

AT.三尖瓣附着缘；AVN.房室结；MS.膜中隔；AVB.房室束；RB.右束支

（Selective HBP, S-HBP）和非选择性 HBP（Nonselective HBP, NS-HBP）。目前尚缺乏严格统一的定义。患者最终是 S-HBP 还是 NS-HBP 主要取决于患者希氏束的解剖特点、希–浦系统是否存在病变和起搏电极置入的位置。一般情况下，Ⅲ型希氏束由于表面心肌组织相对较少，更容易达到 S-HBP，而Ⅱ型希氏束则由于周围心肌纤维组织较多，则更易成为 NS-HBP。对于 S-HBP 而言，起搏的 QRS 波的形态及宽度基本与正常的 QRS 波一致，在 NS-HBP 状态下，与正常的希氏束心室激动时间相比，由于存在周围心肌组织的激活，使心室激动所消耗的时间更短，因此 QRS 波形态可因为输出电压的变化而发生改变。理论上 S-HBP 要相对于 NS-HBP 更加有效，但实践表明，通过 SPECT、MRI 扫描观察左心室同步化参数，并未发现明显差异。这可能是由于希–浦系统电活动传导速度很快，所以差异并不明显，其远期临床预后仍有待更大规模的研究去证实。

4. HBP 的临床应用

（1）起搏器诱导性心肌病（PICM）：置入 RVP 的患者，约 20% 的会发展为 PICM，而最新数据也表明，在起搏器最初置入时，选择置入 HBP 与 RVP 相比，HBP 能显著降低 PICM 发生的比率（2%vs. 22%；$P=0.04$）。在 5 年随访时间内，HBP 组（75例）的 LVEF 保持不变（55%±8%vs. 57%±6%；$P=0.13$），而 RVP 组（98例）则显著下降（57%±7% vs. 52%±11%；$P=0.002$）。同时，HBP 组的死亡率或心力衰竭住院率显著降低（32% vs. 53%，$P=0.04$）。除此之外，对于已患有 PICM 的患者，通过 HBP 激活病变部位远端，则可以使心脏收缩同步化，进而逆转 PICM 的进程。2018年，Vijayaraman 等探讨了 HBP 治疗 PICM 的有效性，在 60例 PICM 患者中，95% 的患者成功地接受了 HBP 治疗。平均持续时间（78.8±79.4）个月后，右心室起搏 QRS 时间从基线时（置入 RVP 前）的（125±30）ms 增加到（177±17）ms（$P<0.001$），而 HBP 后 QRS 时间从基线显著减少到（114±20）ms（$P<0.001$）。RVP 后 LVEF 从基线时的 54%±7.7% 显著降低到 34.3%±9.6%（$P<0.001$），HBP 后显著提高到 48.2%±9.8%（$P<0.001$）。综合分析结果提示：75% 的患者左室射血分数增加了 10%。

（2）房室传导阻滞：与 RVP 相比，许多研究均表明，HBP 可明显改善患者的临床预后，尤其是在因房室传导阻滞而接受 HBP 的患者中。在一项前瞻性研究中，对

38例房室传导阻滞患者（QRS波正常，LVEF>40%），随机进行RVP或HBP治疗，1年后，行RVP治疗患者的LVEF（50%±11%）明显低于行HBP治疗的患者（55%±10%；P=0.005）。在NYHA分级、6min步行距离、生活质量评估或与设备相关的并发症方面，没有发现显著差异。迄今为止，最大的一项临床研究也表明，332例尝试置入HBP的患者（成功率为92%）与440例RVP患者相比，HBP组患者的主要终点事件（全因死亡率，心力衰竭住院率和需要更换成BVP的比率）明显降低（25% vs. 32%；HR 0.71，P=0.02）。这种差异主要发生在心室起搏负荷>20%的患者中（25% vs. 36%；HR 0.65，P=0.02）。

（3）药物难治性快速心室率房颤：在房颤的管理中，心室率控制至关重要。对于药物难治性症状性心室率控制有困难的患者，房室结消融联合右心室起搏器置入是一种有效的治疗选择。尽管已显示房室结消融和起搏可以控制心室率，改善症状、心脏功能和超声心动图参数，但RVP的潜在危害，尤其是对于有左心室收缩功能异常的患者，这种起搏模式的疗效是不理想的，从而使临床研究者进一步探寻房室结消融联合HBP治疗的有效性。在42例接受房室结消融联合HBP治疗的患者中，成功率为95%，在经过平均约19个月的随访后，LVEF从43%±13%提升到了50%±11%（P=0.01），NYHA分级则从2.5±0.5改善至1.9±0.5（P=0.04），这提示了HBP在此类患者中应用可有更大的获益。Huang等对HBP合并房室结消融术的患者长期随访研究（中位随访时间为20个月）与Vijayaraman等的研究结果相似。52例患者中有42例成功进行了房室结消融联合HBP治疗。与基线相比，LVEF明显改善（P<0.001）。该研究还显示LVEF降低的患者（n=20）的LVEF术后显著改善，并且需要利尿剂治疗心力衰竭的患者显著减少（P<0.001）。

（4）束支传导阻滞：鉴于HBP也可以克服束支传导阻滞引起的左、右心室激动不同步，临床利用HBP进行再同步化治疗越来越多。有些心力衰竭患者常合并LBBB（约34%），由于LBBB会引起左、右心室不同步收缩，导致心力衰竭症状的进一步恶化。CRT治疗已成为目前最有效的一种治疗方法，并能显著降低该类患者的全因死亡率和非致死性心力衰竭事件。通过HBP治疗心力衰竭合并LBBB患者临床疗效亦已证明。HBP不仅能够显著缩短QRS波时间，改善LVEF，NYHA心功能分级和改善心肺储备功能。HBP改善LBBB的详细机制尚不清楚，可能是通过增加起搏阈值覆盖LBBB区的阻滞区，从而纠正LBBB。2018年，Arnold等发表的一项研究比较了HBP与BVP的疗效，通过测量血流动力学改变，他们发现：HBP可以达到CRT的治疗效果，血流动力学得到明显改善；短期内HBP可使患者的收缩压再提升60%（在BVP提升7.8mmHg的基础上额外再提升4.6mmHg），这得益于HBP可有效改善心室激动时间。

然而，对于患有右束支传导阻滞（right bundle branch block，RBBB）的患者，虽然右心室收缩不同步，但左心室的激动大多正常。由于BVP主要是通过激动左心室起作用，对于右束支传导阻滞患者BVP的获益并不大，尤其是对于单纯RBBB的患者。因此，对于心力衰竭合并RBBB患者，常规BVP的总体获益仍不确定。而HBP可通过克服室间隔延迟使延迟的右心室激动正常化。2018年，有关HBP治疗心力衰竭合并RBBB的多中心研究显示，39例患者中有95%的患者HBP成功，而78%患者的RBBB得到完全矫正。希氏束起搏阈值为（1.1±0.6）V，置入HBP后，QRS时间从（158±24）ms缩短至（127±17）ms（P=0.000 1）。在平均15个月的随访中，LVEF从（31±10）%增加到（39±13）%（P=0.004），NYHA心功能等级从2.8±0.6改善到2.0±0.7（P=0.000 1），总体临床有效率为76%。

5. HBP面临的挑战

（1）置入成功率：目前HBP的短期手术成功率已显著提高（最高达到92%），该数值主要在经验丰富的中心达到，主要归功于术者的经验，以及在手术过程中，通过对器械的灵活应用达到的良好结果。Bhatt等研究显示，整体的成功率可达到75%，房室传导阻滞的患者只有56%，而没有房室传导阻滞的患者为83%。因此，相关手术仍需要改进，以帮助提高患有解剖学变异和晚期传导系统疾病的患者HBP成功率。

（2）起搏阈值：由于希氏束位于中央纤维体内，被心肌组织包裹，除非导丝尖端穿透希氏束外周的纤维绝缘层或非常接近希氏束，否则希氏束的起搏阈值会显著高于传统的RVP起搏阈值。在一些患者中，希氏束可能位于更深的位置，电极很难到位，无法达到可接受的希氏束起搏阈值，约有10%的患者在1ms时的起搏阈值>2V。但95%以上的希浦系统传导正常的患者中，HBP始终可以达到理想的起搏阈值。

在某些患者中，希氏束的起搏阈值会逐渐增加。Vijayaraman等在75例HBP患者的5年随访中，希氏束起搏阈值保持相对稳定（置入时为1.35V±0.9V，0.5ms时为1.62V±1.00V；P<0.05）。其中，有9例HBP患者起搏阈值较基线水平升高>1V。在一项332名HBP患者的研究中，在平均2年的随访期内，有4.2%的患者由于起搏阈值明显增加需要更换导线。约14%的患者在12个月时其起搏阈值>2.5V。希氏束起搏阈值增加的机制仍不明确，可能是由于固定不当，导线松动，微小移位或局部纤维化引起。此外，当前使用的3830起搏电极导线缺少类固醇洗脱，这也可能导致起搏阈值的后期升高。

（3）电池寿命：由于HBP为了达到希氏束夺获需要提高起搏阈值，尤其是对心力衰竭合并LBBB进行CRT治疗时，部分LBBB患者因为阻滞部位相对较低，为了能够激活远端的左束支，常需要更高的起搏阈值，起搏阈值的提高则会降低电池的寿命。在一项对比HBP和RVP治疗效果的研究中，在5年随访后，与RVP患者（1%）相比，约9%的HBP患者需要更换电池。因此，未来仍需进一步改进电池技术。

（4）希氏束损伤：由于希氏束的直径只有1~2mm，且不同个体间希氏束的解剖位置存在一定的差异，因此，在放置起搏电极时，有时会造成希氏束出现损伤。此类患者大多数希氏束电图的电位幅度较高，提示此类患者希氏束位置相对表浅。最常见的损伤类型是RBBB，严重时可发生希氏束内完全阻滞，但大多数可恢复至正常。这提示有可能是由于外部刺激造成局部组织水肿产生的希氏束内完全阻滞。

（二）左束支起搏（LBBP）

1. LBBP的发展　虽然HBP在临床上针对LBBB患者的可行性和临床获益已证明，但是其亦存在一些局限性。临床发现HBP可矫正97%患者的LBBB，然而这些患者束支发生阻滞的部位通常位于希氏束或者左束支近端。黄伟剑教授首先报道了LBBP在临床上的应用。其团队对于1例合并LBBB的心力衰竭患者中多次尝试HBP，但因起搏阈值过高（10V）且无法纠正LBBB，尝试将起搏电极顶端朝心室方向移动15mm，最终以较小的起搏阈值（0.5V）纠正了LBBB。1年后的随访显示，患者不仅心力衰竭相关症状明显减少，心功能和心脏重构得到明显改善，LVEF从32%增加到了62%，左心室容积也明显减小。基于此，他们提出了一种新的起搏策略，通过绕过此类患者的阻滞性病理区域来起搏左束支，即LBBP。

因此，对于房室传导阻滞位置相对较低以及部分LBBB的患者LBBP已成为一种新的近似生理性起搏方式，以实现左心室的电活动的同步化。目前，LBBP已在我国迅速发展，并已投入临床使用。中国起搏与电生理学会的注册表数据库表明，2018年约5000例传导系统起搏案例中，约有80%采用的是LBBP。

2. LBBP的临床分型　判定LBBP的标准主要有：①可以记录到左束支的电位；②起搏至QRS波时间明显短于通过希氏束至QRS波的时间；③12导联心电图在LBBP期间显示右束支传导延长，如果患者心电图有LBBB，则可以改善LBBB；④在心电图V_5、V_6导联中观察到了快速的左心室峰值激动时间。与HBP相似，LBBP也可以是选择性或非选择性的。选择性LBBP仅夺获左束支，可以通过与LBBP电极的单极记录图上的刺激电位来分析证实。夺获左束支和相邻的局部室间隔心肌组织均会导致非选择性LBBP。

3. LBBP的临床优势　LBBP的明显优势在于，起搏部位可以绕过病变部位，选择传导系统的远端。此外，通过室间隔起搏的方法使LBBP与HBP置入相比更易于执行，起搏电极放置所需的精确度较低且易于固定。与HBP相比，由于LBBP通过起搏室间隔左束支而具有较低且更

稳定的起搏阈值，从而提高了电池寿命，减少更换起搏电极的可能。与HBP相比，LBBP期间可检测到R波幅度更高，从而简化了起搏管理。而且，由于左束支的纤维束广泛分布在室间隔左侧的心内膜下，LBBP的置入通常比HBP更为简单和快捷。此外，对于HBP置入失败的患者，LBBP也是一个合理的选择。

目前，有关LBBP的研究主要集中在CRT治疗方面。LBBP对于患有LBBB的心力衰竭患者可能是最佳选择。Zhang等的最新研究表明，在11例有CRT适应证的患者中进行LBBP，不仅可以矫正LBBB，且能够保证心室电活动和机械收缩再同步化，而且LBBP组患者的心功能也得到了显著改善。对于QRS波时间正常的心力衰竭患者，BVP起搏技术会引起症状的恶化，而此类患者如出现其他原因造成的心脏传导疾病而引起心室非同步化收缩，LBBP或HBP目前是较好的选择。Li等最新研究表明，对于患有窦房结功能异常和房室结传导障碍的患者，LBBP置入成功率与HBP相似，达到了80.5%，且与RVP相比患者的QRS波时间得到明显改善，手术并发症的发生率也较低。

4. LBBP面临的挑战　尽管LBBP的早期研究显示出技术优势和较好的临床应用前景，但仍有许多未知问题需要解决。包括短期和长期的安全性、疗效及选择符合适应证的患者。由于该项技术自2017年才被推广使用，其长期安全性尚未得到充分的临床观察和研究。如前所述，LBBP非常适合作为典型LBBB患者的CRT替代疗法。但是，与HBP或常规CRT相比，还需进一步了解LBBP对不同心力衰竭患者的适应性。

此外，在心脏的该区域起搏可能会发生一些机械性并发症，如起搏电极穿过室间隔致左心室出现的穿孔。如果LBBP的起搏电极尖端突出至左心室，则有产生血栓的可能性。虽然目前已经提出了预防这种并发症的方法，但仍需要做常规风险评估。此外，尚未对隔膜内部起搏电极主体远端部分对局部心肌收缩的影响的研究。而目前用于LBBP的设备是专为RVP设计的，没有LBBP的专用电极、输送工具或专用于LBBP的鞘管。因此，从技术角度来看，为了促进具有高可靠性和安全性的LBBP，还需要对相关专用设备做进一步研究、改进和发展。

四、总结

希浦系统起搏是一项有着广泛应用前景的新型近似生理性起搏技术，其在未来有可能作为CRT的主流治疗手段。目前，亟待对希浦系统起搏进行大规模的前瞻性临床观察和机制研究，以更好地了解该技术及确定最有可能受益的患者人群。设计相应专用的希浦系统起搏置入设备及发展相应的专用程控程序也是进一步提高希-浦系统起搏成功率和远期临床收益需要进行的工作。

（魏经汉　魏毅东　李志强）

置入式心脏电子装置治疗心律失常研究新进展

心律失常是指心脏活动的起源和(或)传导障碍导致心脏搏动的频率和(或)节律异常。严重的心律失常会给患者带来心力衰竭、休克、晕厥等严重并发症,不仅给患者造成严重的心理负担,也同时影响着患者的生活质量,甚至威胁患者生命。自第一台起搏器应用于临床以来,起搏置入技术已经逐渐普及,起到挽救患者生命、减少至消除症状的作用。置入式心脏电子装置是目前治疗心律失常的研究热点。传统起搏器给患者带来福音的同时也存在起搏器置入相关的并发症,如囊袋感染、导线脱位、导线断裂、导线相关感染、心脏穿孔等严重威胁患者的生命健康。所以新兴起搏技术的发展越来越受到临床工作者的关注。本综述旨在总结全皮下置入式心律转复除颤器(S-ICD)、无导线心脏起搏的研究新进展。

一、全皮下置入式心律转复除颤器(S-ICD)

心脏性猝死(SCD)是当今世界范围内的重大公共卫生问题,多项随机多中心临床试验证实,置入式心律转复除颤器(ICD)是治疗室性快速心律失常和预防心脏性猝死的主要手段。我国自1996年第一台经静脉置入式心律转复除颤器(TV-ICD)置入后,TV-ICD在我国的应用得到了巨大发展。随着TV-ICD应用的增多,越来越多的并发症如导管相关感染、导线断裂、导线移位、感染性心内膜炎等,影响着患者的生活质量,甚至威胁患者的生命健康。同时部分患者应用TV-ICD受到限制(如先天性或获得性静脉通路异常、需要使用静脉通路作为肾脏代替治疗的患者等)。全皮下置入式心律转复除颤器(S-ICD)作为一种不侵入血管及心脏的新型心律转复除颤系统,直接包埋于皮下感知心脏电活动变化而做出相应处理。因其手术操作相对简便、手术相关并发症相对较少等优点受到更多人们的关注。

(一)S-ICD特点与置入技术

S-ICD设备系统是在传统TV-ICD设备系统的基础上设计建立的,由脉冲发生器和电极导线两部分组成。S-ICD通过远端和近端两个感知电极和脉冲发生器之间形成三个传感向量,分析患者心电活动,捕捉类似体表心电图的高频率电信号。为了避免重复计数QRS波或过感知T波,该装置自动选择R波与T波比值最优的向量进行心律失常的监测。S-ICD系统能够在一次事件中最多提供5次连续的双向冲击(若在第一次除颤治疗失败的情况下,自动反转极性再次除颤),每次能量维持在80J。值得指出的是S-ICD不能提供抗心动过速起搏治疗(ATP)。但当S-ICD系统检测到持续超过3.5s的室性停搏,则只能使用最大持续时长约30s,频率50次/分,输出电流量200mA,脉宽7.5ms的起搏保护。传统置入技术主要为三切口置入法,主要包括剑突切口、上切口(距离剑突切口约14cm,胸骨中线向左或向右1~2cm)和囊袋切口。最近的一些研究表明肌间双切口技术是一种安全有效的S-ICD置入方法。这项技术可以减少传统置入法囊袋相关的并发症并具有更好的美容效果。肌间双切口技术操作主要为以下6步。

1.通过透视检查确定电极和脉冲发生器位置。

2.沿背阔肌前缘皮下褶皱切开,钝性分离背阔肌与前锯肌间隙,制作囊袋。

3.在剑突水平做一个2cm的水平小切口(剑突切口),使用电极置入工具(EIT)建立放置电极的皮下隧道。

4.将皮下隧道于剑突切口上约14cm、胸骨中线左右1~2cm处穿通,放置在EIT轴上的保护套鞘完全置入皮后,保留鞘于皮下,撤出EIT。沿鞘内放入电极直到缝合套筒到达鞘开口,保留电极,撤出保护套鞘。将缝合套筒固定在筋膜上。

5.将近端导线连接于S-ICD的连接器端口,并固定螺钉。

6.常规可吸收缝线缝合前锯肌和背阔肌。装置安装成功后用皮内缝合法缝合两个切口(剑突切口和囊袋切口)。因此该装置位于肌间囊袋,同时锚定在筋膜上,以防止使用传统不可吸收缝线材料可能的存在的移位并发症。术后除颤阈值检测(DFT),通过50Hz交流电诱发心室颤动(VF),以65J能量进行初次除颤阈值检测。需要注意的是,术后第一天及术后2~6个月行胸部X线检查,以确定电极和脉冲发生器的位置。Kaya E等试验结果表明有意识的局部麻醉是使用肌间技术进行S-ICD置入术安全可行的选择。

(二)S-ICD有效性及安全性的临床试验评价

Basu-Ray等纳入了5项前瞻性、非随机性、单中心的荟萃分析结果显示,S-ICD与TV-ICD对室性心律失常事件两者间无明显差异,支持S-ICD是一种可替代TV-ICD

安全有效的新概念，同时S-ICD具有减少导线相关并发症的优点。感知方面S-ICD与TV-ICD相比，同样可以与之媲美。Gold MR等的研究表明，S-ICD与单腔或双腔TV-ICD对室性快速心律失常的有效检出率分别为100%和99%以上。值得一提的是，S-ICD系统对室上性心律失常识别的特异性明显优于TV-ICD系统［98.0%（S-ICD）vs. 76.7%（单腔TV-ICD: 64.0%～92.0%）vs. 68.0%（双腔TV-ICD: 32.7%～89.8%；$P<0.001$）］。但总体而言，S-ICD在预防SCD方面的有效性和优势是大多数国内外学者认可的。Boersma L等的EFFORTLESS研究试验主要是通过比较S-ICD与TV-ICD之间出现并发症和发生不适当电击的频率来评估S-ICD的安全性。EFFORTLESS研究中患者的平均年龄48岁，平均随访时间（3.1 ± 1.5）年，其中82名患者完成研究方案的5年随访。结果显示，S-ICD在并发症和不适当电击的发生率方面与TV-ICD相关研究中观察到的发生率相似。S-ICD系统消除了经静脉导线的几个严重并发症（如血管堵塞、血栓形成、导线相关感染和心脏穿孔等），最近发表的一篇荟萃分析结果表示S-ICD可以显著降低87%发生导线相关并发症的风险。同时分析了S-ICD与TV-ICD间囊袋分离感染发生率有无差异，结果得出两组间的囊袋分离感染发生率差异无统计学意义。因此，与TC-ICD相比，S-ICD不会增加非导线相关并发症和感染的风险。León Salas B等纳入了10个纵向研究（$n=7820$），进行了系统回顾和荟萃分析，进一步为S-ICD的安全性提供了可靠的临床数据。研究结果显示，S-ICD组和TV-ICD组患者的死亡率分别为4.4%和5.9%（OR 0.79；95% CI 0.50, 1.24）。感染发生率（OR 1.79；95% CI 0.93, 3.43）、不适当电击发生率（OR 1.28；95% CI 0.91, 1.78），两组间的差异无统计学意义。与TV-ICD相比，S-ICD减少了与导线相关的并发症（OR 0.13；95% CI 0.05, 0.29）。在操作层面来讲，置入TV-ICD相比于置入S-ICD更容易发生气胸（OR 0.17；95% CI 0.03, 0.97）。

（三）S-ICD的应用

随着S-ICD安全性和有效性临床试验证据的不断增加，ECS指南将预防治疗室性心动过速列为ⅡA类推荐。然而，由于S-ICD不提供起搏，因此并不适合需要起搏治疗以支持心动过缓、CRT或ATP治疗的患者。对S-ICD应用于临床治疗的初步研究结果大多认为更适合于静脉通路困难的患者、面临终身器械治疗的年轻患者或有特殊菌血症风险的患者。根据S-ICD在美国临床应用后的大规模研究，相关指南对S-ICD推荐级别进行调整，将符合ICD置入标准，而无ATP、心脏再同步治疗要求，无严重心动过缓，既往存在感染、静脉系统及心脏解剖结构异常的患者列入Ⅰ类推荐。Brouwer T.F.等将来自美国ICD登记管理中心的393 734例置入ICD的患者进行回顾性分析，发现

S-ICD目前更多地应用于年轻的患者、女性患者和透析的患者。

二、无导线心脏起搏器

传统心脏起搏器特点是由脉冲发生器和电极导线组成，通过电极导线置入心脏腔室，感知心电活动，发挥起搏功能，而电极导线和脉冲发生器的置入是其相关并发症的主要来源。2007年Lee等首次报道了无导线起搏器在人体应用，利用超声能量成功有效起搏心脏，同时避免或减少了电极导线及囊袋所致的并发症。这一报道使人们看到了无导线心脏起搏技术发展的曙光。目前Nanostim无导线心脏起搏器（LCP）、Micra经导管起搏系统（TPS）、WiCS-LV起搏器得到全球范围的广泛关注，下面分别介绍其各自特点及临床研究。

（一）Nanostim无导线心脏起搏器（LCP）

1. Nanostim无导线心脏起搏器（LCP）特点及置入 Nanostim无导线心脏起搏器（LCP）外观呈圆柱形，长42mm，外径5.9mm，通过18F鞘管经股静脉送入固定右心室。起搏器的近端和输送导管对接，远端为不可吸收的类固醇洗脱（地塞米松磷酸钠）单螺旋电极，最大穿透深度为1.3mm，可将起搏器固定于心内膜（该过程可以通过设备上不透射线的标志物进行监测）。和所有新兴无导线起搏器一样，Nanostim无导线心脏起搏器在VVI模式下起搏心脏。Nanostim无导线心脏起搏器使用锂碳-氟电池，在低于0.7mA的情况下，静态电流约是传统起搏器的10%。据报道，在标准设置下（2.5V/0.4ms，600Ω，60bpm，100%夺获心脏）的Nanostim无导线心脏起搏器的电池使用寿命为9.8年。

2. Nanostim无导线心脏起搏器有效性及安全性的临床试验评价 虽然支持Nanostim无导线心脏起搏器临床应用的试验数据至今为止仍然十分有限，但试验结果是令人振奋的。评价Nanostim无导线心脏起搏器在临床上使用的有效性和安全性的第一个研究是LEADLESS试验，该试验是在欧洲进行的一项前瞻性、单臂、多中心的研究，共纳入33名患者，平均年龄（77 ± 8）岁，其主要安全终点被定义为置入Nanostim无导线心脏起搏器术后90d内没有发生严重的装置相关或置入手术相关并发症，其中97%的患者成功置入Nanostim无导线心脏起搏器，94%的患者没有发生相关并发症达到主要安全终点。2例患者出现严重并发症：右心室心尖穿孔导致心脏压塞1例和通过未闭的卵圆孔将LCP错误的置入于左心室心尖处1例。在1年的LEADLESS研究随访中，研究中的患者均未出现与手术或设备相关的不良事件，Nanostim无导线心脏起搏器的起搏性能（即起搏阈值、感知振幅和阻抗）保持稳定。随后，在纳入526名患者的前瞻性、非随机、多中心LEADLESS Ⅱ

研究中进一步评价了Nanostim无导线心脏起搏器的临床安全性和有效性。该研究对随访6个月的前300例患者进行有效性和安全性终点评价，93%（280/300）的患者符合安全终点，90%（270/300）的患者符合有效性终点（即起搏阈值、感知振幅和阻抗）。Sperzel J.等的LEADLESS观察研究是一项前瞻性、多中心、非随机的试验，报道了LCP在真实世界的安全性，最常见的并发症与置入手术相关，即心脏穿孔1.3%、器械移位0.3%和血管并发症1.3%（该试验因发生心脏穿孔并发症后中止研究，调整原有方案和培训操作人员），在LCP置入术后6个月后成功到达了研究主要安全终点，心脏穿孔和器械移位的发生率在研究暂停后有所下降。

（二）Micra经导管起搏系统（TPS）

1. Micra经导管起搏系统（TPS）特点和置入　Micra经导管起搏系统（TPS）是一个单腔起搏器，具有与现有心室起搏器相似的功能，包括自动起搏夺获阈值管理和感知自身心电信号并做出应答。该设备长25.9mm，外径6.7mm，体积0.8ml，重量2.0g。起搏器主体是含氟化碳的钡酸锂电池。起搏器近端连接输送导管，通过23F或27F鞘管经股静脉送入并固定于右心室。前端为类固醇起搏电极，电极周围围绕着4个镍钛尖端。值得注意的是释放电极之前，需要通过牵拉试验及X线透视下确定至少有2个镍钛尖端固定至右心室心肌内。根据强度持续时间曲线，设定TPS标准脉宽为0.24ms，减少起搏能量消耗，延长电池使用寿命。根据设计，TPS患者可以安全接受全身磁共振成像1.5T和3.0T的扫描仪检查，这也是该起搏器的特点。

2. Micra经导管起搏系统（TPS）有效性及安全性的临床试验评价　一项纳入来自11个国家23个研究中心的140名成功置入TPS患者的早期临床试验研究，平均随访时间为（1.9±1.8）个月（范围为0～6.5个月）。患者大多是男性（60.7%），平均年龄77.0±10.2岁。其中最常见的主要适应证是房室传导阻滞（66%）和窦房结功能障碍（29%），9例（6%）患者因静脉通路不通畅、既往感染、癌症需要留置导尿管等原因，不适合常规经静脉起搏系统的置入。该临床试验早期结果显示140例成功置入TPS的患者在3个月内安全性目标（没有发生严重不良的设备事件）达到100%（95% CI，94.0100%；P＜0.000 1）。共有26名患者在置入术后17d内发生30例不良事件。4例患者出现短暂完全性房室传导阻滞，3名患者的短暂性房室传导阻滞需要通过临时导线进行起搏治疗（其均有左束支传导阻滞或房室传导时间延长的病史，2例为二度房室传导阻滞，1例为一度房室传导阻滞，1例为左束支传导阻滞）。在这140例患者中有3名患者出现腹股沟穿刺部位出血，2例患者出现局部血肿。因为上述出现的这些事件都在没有侵入性干预的情况下得以解决，所以这些事件都不被认为是严重的。随

访期间发现血管假性动脉瘤2例，其中有1例被认为是严重的，需要注射凝血酶、延长住院时间来治疗，另1例血管假性动脉瘤并不严重，在没有任何介入治疗的情况下就治愈了。1例患者在置入TPS后139d死亡，死亡原因与心血管疾病无关，并被确定与手术或TPS无关。该早期研究公布试验结果同时证实了该设备的有效性，其中60例患者3个月的平均起搏阈值为0.51V（脉宽0.24ms时）（0.45～0.56V；P＜0.000 1），符合预期疗效目标。这60例患者置入术后的R波感知电压、起搏阻抗和起搏阈值（在脉宽为0.24ms前提下）分别为（11.7±4.5）mV、（719±226）Ω、（0.57±0.31）V（置入时）；（15.6±4.8）mV、（662±133）Ω、（0.48±0.21）V（置入术后的1个月）；（16.1±5.2）mV、（651±130）Ω、（0.51±0.22）V（置入术后的3个月）。上述所有测试结果都在随访的预期之内。该60例患者自置入术后至术后3个月R波振幅增加（4.4 mV，P＜0.000 1），阻抗降低（68Ω，P＝0.006）；起搏阈值无明显变化（0.06 V，P＝0.057）。该早期试验研究带来了鼓舞人心的有利结果，提供确实可靠的试验数据。随着全球对TPS应用关注度的增高，TPS更多地应用于临床患者，随之更大样本量、随访时间更长的研究试验正在进行。Gabor Z等报道了Micra经导管起搏系统的长期有效性和安全性与先前报道的数据一致。Gabor Z等研究纳入了全球19个国家56个中心共720名成功置入Micra经导管起搏系统患者。平均随访时间为（16.4±4.9）个月。期间发生与Micra经导管起搏系统或手术相关主要并发症有29例。在术后12个月，达到了长期安全目标（长期安全目标是在12个月内避免Micra经导管起搏系统或手术相关的主要并发症），96.0%的患者没有出现与Micra经导管起搏系统或手术相关主要并发症（95% CI 94.2%～97.2%；P＜0.000 1）。主要并发症包括肺动脉栓塞、腹股沟穿刺部位事件、动静脉瘘、血管假动脉瘤、心包积液/穿孔、起搏器综合征、晕厥等。此外，在整个随访期间没有与Micra经导管起搏系统相关的感染。在随访12个月期间里可用的630例患者起搏阈值中，93%的患者起搏脉宽为0.24ms时，起搏阈值≤1V（平均0.60 V±0.38 V），在随访24个月期间里可用的58例患者起搏阈值中，97%的患者起搏阈值≤1V（平均0.53 V±0.23 V）（脉宽为0.24ms时）。研究显示，起搏阈值在置入起搏器后趋于下降，此后趋于稳定。平均起搏阻抗置入时724Ω至12个月时下降到596Ω，并在24个月保持稳定。同时根据12个月使用条件的电池寿命来估计，Micra经导管起搏器电池可用12.1年（其中89%的患者电池预测寿命＞10年）。此研究中所有患者亚组均较传统对照组获益，进一步提供可靠有利的临床数据。

（三）WiCS-LV起搏器

1. WiCS-LV起搏器特点和置入　WiCS-LV起搏器是

一种完全无导线超声起搏系统,于左心室内膜起搏用于心脏再同步化治疗(CRT)。WiCS-LV起搏器为多组分起搏器,包括发生器、左心室心内膜感知/起搏器和一个传统起搏器或ICD。WiCS-LV起搏器长约12.7mm,外径约2.7mm,由聚酯覆盖的钛构成,通过12F鞘管经主动脉逆行送入左心室内,并用头端5个锚钩固定于左心室心内膜下。将发生器置入左侧胸壁下,利用传统起搏器感知右心室刺激信号约3ms延迟后,皮下发生器发射超声波,心室内电极接收后转化为电信号起搏夺获左心室。目前WiCS-LV起搏器主要适用于那些由于冠状窦解剖异常、导线稳定性差、膈神经刺激或对心外膜心脏再同步化治疗(CRT)起搏无反应而无法通过传统左心室心外膜起搏实现再同步化治疗的患者。

2. WiCS-LV起搏器有效性及安全性的临床试验评价　Auricchio A等报道了首次在人体应用WiCS-LV起搏器的3例患者的观察研究结果。随访至6个月,3例患者均有效的起搏心脏,心功能(NYHA分级)得到明显改善,平均左室射血分数(LVEF)从23.7%±3.4%增加到39%±6.2%($P<0.017$),这些结果表明无导线心内膜起搏可能是安全有效的,并能改善患者短期至中期的症状,但是WiCS-LV起搏器有效性及安全性还需要更多、更大规模的研究来证实。随后WiSE-CRT研究报道了17例不能行CRT或对CRT无反应的心力衰竭患者,其中仅有13例(76.5%)患者成功置入了WiCS-LV起搏器,在6个月的随访时,2/3的患者心功能得到改善(NYHA分级),左室射血分数明显提高(置入前LVEF: 25%±4.0%,置入后6个月: 31%±7.0%; $P<0.01$),该试验研究证实了WiCS-LV起搏器在这个小队列中的短期疗效。SELECT-LV研究是一项非随机的多中心研究,该研究共纳入39例传统CRT失败的患者,其中有35名患者(89.7%)接受了WiCS-LV起搏器置入手术,平均年龄为(65.4±7.9)岁。严重的手术相关或设备相关的主要安全终点事件发生在3例患者置入术后的24h内(8.6%),其中1例患者在电极置入过程中发生心室颤动,该患者4d后死于心搏骤停。随访6个月的左室射血分数(LVEF)与基线值比较有明显的改善(基线值: 25.9%±6.4%; 6个月时: 33.0%±10.3%);随访6个月的左心室舒张末容积(LVEDV)从基线值的(243±71)ml减小到(224±77)ml,左心室收缩末容积(LVESV)较基线值明显减少(184ml±63ml缩小至157ml±76ml; $P=0.006$)。随访6个月内,QRS波时长相较于基线值有

显著的减少(169.9ms±29.2ms减少至142.6ms±27.3ms; $P<0.001$)。虽然目前有试验数据支持使用WiCS-LV起搏器进行左心室心内膜起搏优于心外膜起搏的临床益处,但使用WiCS-LV起搏器进行心脏左心室内膜起搏存在一些风险,所以这需要在更大的随机临床对照试验来提供更可靠的证据。

(四)无导线心脏起搏器应用现况

在2016年制造商发布了一份关于电池过早耗竭的报告后,全球停止了Nanostim LCP的置入手术,因为突然的电池耗竭会导致起搏和通信功能的丧失,这种情况严重威胁着起搏器依赖患者的生命健康。在无导线心脏起搏器问世的几年时间里,它仍然是少数患者的选择。目前其应用仅限于有单心室起搏适应证的患者。2018年发布的一项针对欧洲中心的调查研究显示,90%以上的传统起搏设备仍然是起搏器置入术的选择。

三、无导线心脏起搏器与S-ICD联合治疗心律失常

无导线起搏器(LCP)和S-ICD目前置入方式提供心脏起搏和除颤低侵入性治疗方式,解决了部分因传统起搏器或TV-ICD置入引起的并发症。但是由于S-ICD不提供起搏,因此并不适合需要起搏治疗以心动过缓、CRT或ATP治疗的患者,而当前的无导线起搏器也只有一种单腔应答式起搏器(VVIR)的起搏模式,并不具有除颤功能。因此,两者联合使用能够提供心动过缓和抗心动过速起搏治疗。但是设备之间的通信问题成为两者联合使用的挑战。Quast等在犬的体内同时置入LCP和S-ICD,在置入后的急性期和90d的观察期内,两个设备之间的通信都是成功的。随后在人体试验中观察到人体解剖学更适合体内传导性通信。这种联合治疗方法的利与弊,需要在未来更多的临床试验中来获得大量确实可靠的有力证据。

四、总结

S-ICD和无导线起搏器的应用是治疗心律失常的一大历史性革新。尽管相关资料和临床试验数据多来源于国外,国内尚处于起步阶段,但其展现出良好的应用前景。随着研究的深入和设备的不断优化更新、功能的丰富、电池寿命的延长,患者将从中获得更多益处。

(张文娟　孙嘉忆　高　洁)

心脏置入电子装置的管理及研究进展

心脏置入电子装置（cardiac implantable electronic device, CIED）主要包括心脏起搏器（pacemaker, PM）、埋藏式心律转复除颤器（implantable cardioverter defibrillator, ICD）、心脏再同步化治疗（cardiac resynchronization therapy, CRT）等，随着CIED研究的不断进展，无起搏电极导线起搏器（主要包括超声能量转换式无导线心脏起搏器和直接置入于心脏的脉冲发生器），以及皮下置入式心律转复除颤器（subcutaneous implantable cardioverter defibrillator, S-ICD）也逐渐应用于临床。CIED通常置入于左锁骨下胸前区，也可置入于右胸前区，必要时亦可置入于腹部或侧胸壁。

从第一代起搏器问世至今，经静脉置入型永久起搏器已经经历了60余年的发展历史，如今的经静脉置入型永久起搏器发展为更加小巧，功能更加齐备，在显著减少死亡率的同时，大大提高了缓慢型心律失常患者的生活质量。传统的经静脉起搏器由脉冲发生器和向心脏发送电脉冲的电极组成，电极由包裹有类金刚石绝缘材料的起搏导线构成，其末端为钛头，具有导电性质的钛头表面涂有绝缘材料，从而形成刺激表面。该导线可有1个（单极）、2个（双极）或多个（多极）电极。脉冲发生器包含一个锂电池和一个振荡器，可根据预先设定的程序来控制电刺激的持续时间和频率。传统的经静脉CIED的短期风险包括气胸或心脏穿孔（1%～2.7%）、深静脉血栓形成和30d内导线脱出（2.4%～3.3%），以及远期风险包括导线折断（1%～4%）、三尖瓣反流（5%）、静脉栓塞（8%～21%）和囊袋内血肿或感染（1%～2%）。研究显示，单腔起搏系统中有5%需要在置入后前3个月进行手术干预，其中有1.25%为导线相关。总体来说，传统的经静脉起搏系统短期并发症为10%而5年并发症为20%。因此，一个独立的、无导线的起搏系统可避免出现经静脉系统相关并发症，或许是一个不错的选择。

一、无电极导线起搏器

目前，单腔VVI无电极导线心脏起搏器已逐渐应用于临床，无导线心脏起搏器以下腔静脉为入路，最终置入右心室心尖部或右心室其他部位。其主要包括两类：直接置入心脏的脉冲发生器和超声能量转换式无导线心脏起搏系统。

（一）直接置入于心脏的脉冲发生器

目前主要有Micra（Medtronic）和Nanostim（St. Jude）。Micra无导线心脏起搏装置长26mm，直径6.7mm，具有4种功能模式（VVIR、VVI、VOO、OVO）和一个设备关闭模式，可以在设备出现故障的时候启动关闭模式。与传统的经静脉起搏器相似的是，该设备尖端同样包裹有醋酸地塞米松以降低阈值，但也同样会受到电磁干扰（electromagnetic interference, EMI），造成过度感知、快速心律失常及组织损伤等。目前美国心脏病学会/美国心脏协会批准的Micra无导线起搏器的适应证为快慢综合征、有症状的阵发二度、三度房室传导阻滞、永久性二度、三度房室传导阻滞、双分支阻滞、阵发窦房结功能障碍（无论是否合并有AV传导障碍）。禁忌证主要包括存在另一种CIED、机械三尖瓣、下腔静脉滤器等。Nanostim无导线心脏起搏装置为圆柱体（42mm×6mm），近端为对接接口，远端为用于固定的不可伸缩的螺旋结构。Nanostim通过5个体表心电图电极与程控员进行通信，而Micra则是通过传统的射频方法。在LEADLESS和LEADLESS Ⅱ试验中，Nanostim无导线心脏起搏装置适应证主要为房颤伴房室传导阻滞、有症状的高度房室传导阻滞、窦性心动过缓合并停搏、晕厥或His束-浦肯野系统疾病。禁忌证主要包括已置入CIED、起搏器依赖、机械三尖瓣、肺动脉高压、下腔静脉滤器等。在LEADLESS Ⅱ试验中，评估电池预计寿命为15年，置入成功率达95.8%，整体并发症为6.7%，包括脱落（1.7%）、心脏穿孔（1.3%）、阈值差（1.3%）和血管损伤（0.7%）。目前，无导线起搏器的最大限制为单腔RV起搏，因为单腔RV起搏引起起搏器综合征和心力衰竭的可能性更高，且其小巧的外形注定了它有限的心电信息存储空间，另外，远期并发症（如脱位、故障等）、致心律失常的可能、应答的准确性、电池寿命等还有待证实。

（二）超声能量转换式无导线心脏起搏系统

超声能量转换式无导线心脏起搏系统是对传统经静脉起搏的重大突破，然而却与直接置入心脏的无导线心脏起搏器有着很大不同。超声能量转换式无导线心脏起搏系统是依靠一个皮下发生器将超声声能传输到一个小型心内膜接收器，该接收器将声能转换为电子起搏脉冲，同时置入一个传统的起搏器或除颤器来检测RV起搏脉冲,因此,它是一个多组分的系统,严格意义上讲只有小型心内膜接收器在技术上是无导线的。

二、经静脉ICD和S-ICD

(一)经静脉ICD

传统的经静脉ICD由三部分组成:起搏/感应电极、除颤电极和脉冲发生器。心室导线的末端存在两个电极,用于感应和起搏,电极末端置于右心室心尖部心内膜,除颤电极相对较大,以螺旋线圈包裹,以确保最大电流通过心肌。线圈作为电路的无源元件,以磁场的形式储存能量并将其传输到除颤电极。因此,一个单一的经静脉导线即可完成起搏、感知和除颤功能。附加电极可提高除颤效果,降低阈值,第二个线圈可以紧邻第一个线圈。金属外壳的ICD包括传感电路、高压电容器和电池,可以作为放电电极。

(二)S-ICD

S-ICD由一个皮下电极和一个脉冲发生器组成,脉冲发生器沿左腋中线第6肋间置入患者左侧胸部皮下,电极从脉冲发生器囊袋内经过剑突下,置于胸骨柄,与任何心血管结构无直接接触。S-ICD可作为预防心脏性猝死的传统经静脉ICD的优秀替代,其适用于无须抗心动过速起搏(antitachycardia pacing, ATP)或心动过缓起搏的恶性室性心律失常患者,可避免传统的经静脉ICD存在的远期并发症如感染、心内膜炎、心脏穿孔、血管闭塞等。值得一提的是,尽管S-ICD缺乏永久性起搏功能,但是在放电后出现短暂心动过缓时能够以50次/分的频率起搏,最长持续30s。

三、CRT

CRT也被称为双心室起搏,其目的是维持RA和RV之间连续AV收缩的同时维持RV和LV的同步收缩。随着CRT的逐渐应用,人们发现右心室起搏常因传导延迟而导致左心室下壁或下外侧壁延迟除极,于是人们尝试通过在冠状窦(coronary sinus, CS)放置导线来解决这一问题,电极经CS置于右心室心尖部和左心室心外膜静脉。CS导线可从下外侧壁的位置来调整左心室的节律,以达到同步心室收缩和增加心排血量的目的。然而,尽管采用了CS导线,仍有约25%的严重左心室收缩功能障碍患者对CS导线无反应。随着超声能量转换式无导线心脏起搏系统的出现,近年来,人们开始尝试无导线心内膜起搏LV的WiSE-CRT研究,但这项技术目前仍处于研究阶段,其普遍存在的并发症如明显的心包积液、心内膜装置的血栓栓塞风险及环境干扰、电池寿命等问题仍需要进一步探讨。

四、CIED相关感染的预防和处理

CIED感染是临床上非常棘手的问题,研究显示,CIED感染不但会导致患者家庭经济负担的增加,同时会使住院率及病死率大幅度增加。目前国内外研究及指南建议,根治CIED感染需要拔除整个CIED系统。研究表明,CIED感染25%发生在置入后28d,33%发生在置入后364d,42%发生在置入后365d,其中有45%CIED囊袋感染发生于12个月之后。

目前就CIED感染的部位及严重程度分为4类。①浅表皮肤感染:指术后1个月内局限在表皮或切口部位的感染或缝线处脓肿,未进入囊袋,无明确感染迹象。②囊袋感染:指由脓性分泌物、脓肿或瘘管形成的蜂窝织炎,局限于置入装置,无明显全身中毒症状。③血行感染:指感染装置的致病菌侵入血液循环,伴随全身中毒症状。④形成感染性心内膜炎,超声下提示赘生物。

因此,对于CIED感染的预防至关重要。目前对于术前1h预防性应用抗生素的方法已被广泛应用于临床,2017年一项研究指出,术前4d预防性应用抗生素、单一术者操作、佩戴双层手套、先后应用乙醇和碘伏消毒皮肤、切口及囊袋内面,可使感染发生率降至0.26%。另一项研究指出,皮肤消毒三步法对于预防CIED感染有益,即手术前晚使用乙醇消毒前胸、术前10min使用碘伏消毒皮肤、术中于切皮前再次使用碘伏消毒皮肤。此外,一种新型抗菌封膜可用于CIED感染的预防,它是一种携带有米诺环素和利福霉素的生物合成材料,在CIED置入过程中封装于CIED脉冲发生器周围以起到预防感染的作用,分为可吸收和不可吸收封膜。目前看来,抗菌封膜对于预防CIED感染有益,但其远期效果仍有待观察。

导致CIED感染的常见病原体为金黄色葡萄球菌和凝固酶阴性葡萄球菌,因此应首选第一代头孢菌素或万古霉素,万古霉素主要应用于头孢菌素过敏者,如两者均过敏,则可换用利奈唑胺或达托霉素,并且推荐预防性应用抗生素需要超过2倍以上剂量。

然而,一旦发生CIED感染,拔除电极并取出整个CIED系统可视为最根本解决方法,但风险极高,如静脉撕裂、瓣膜损伤、心脏破裂甚至死亡等,目前拔除电极的方法主要分为外科开胸手术拔除电极法、经静脉拔除电极法和内外科杂交拔除电极法。外科开胸法因创伤大、围手术期并发症及病死率高而逐渐被经静脉拔除法取代。经静脉拔除电极法目前主要包括锁定钢丝技术拔除电极法、机械鞘拔除电极法、激光鞘拔除电极法和下腔回收装置拔除电极法等。由于拔除电极法对术者水平要求极高,且手术费用昂贵,因此,在临床中CIED非移除处理仍占据大部分,且随着经验的积累,成功率逐渐提高。非移除电极处理CIED感染是指在应用大量抗生素的前提下保留电极处理CIED感染。目前主要的手段包括持续闭式负压引流术和CIED囊袋重置术，两者仅适用于表皮感染、囊袋破溃或囊袋感染。一旦出现血行感染甚至感染性心内膜炎，移除CIED系统将是必要的选择。此外，对于经静脉置入ICD后感染的患者，改为置入S-ICD，并且在等待再次置入期间佩戴可穿戴式ICD可作为一个合理的选择。

五、CIED围手术期抗凝治疗

CIED围手术期抗凝治疗管理一直是临床上的一大难题。CIED置入术后囊袋血肿与囊袋感染、感染性心内膜炎、血行感染等并发症的发生密切相关，囊袋血肿是CIED感染的独立危险因素，然而行CIED置入治疗的患者往往合并房颤等疾病需要长期口服抗凝治疗，因此，如何平衡出血与栓塞事件成为争论的热点。

（一）华法林的围手术期管理

华法林作为房颤抗凝治疗的传统药物，尤其是风湿性心脏瓣膜病合并房颤患者的首选药物，在临床使用中存在一定比例，而CIED置入术前是否需要停用华法林及停用后是否需要使用肝素或者低分子肝素桥接治疗仍然存在争议。BRUISE CONTROL研究结果显示，对于存在中高危栓塞风险（年栓塞事件发生率＞5%）患者，CIED置入前后不停用华法林患者的囊袋血肿发生率仅为使用肝素桥接患者的1/4，而两组间的栓塞发生率并无明显差异。Proietti等将CIED置入患者随机分为围手术期间连续口服华法林、停用华法林并使用肝素桥接治疗及停用华法林后不使用桥接治疗3组，结果发现肝素桥接治疗组患者术后囊袋血肿的发生率较其他两组更高，而栓塞发生率较连续口服华法林组无显著差异。2017年ACC就非瓣膜性房颤患者围手术期抗凝治疗建议，对于HAS-BLED评分低危、近3个月无出血事件、既往无围手术期出血史患者，在CIED置入围手术期间无须停用口服华法林治疗。因此，CIED围手术期停用华法林并使用肝素桥接治疗，会在一定程度上增加出血风险，而对于减少栓塞事件并无显著获益。

（二）新型口服抗凝药（new oral anticoagulant, NOAC）的围手术期管理

NOAC与华法林相比，在房颤患者中出血风险更低，而栓塞风险无差异，且无须频繁监测INR，因此广泛应用于临床。目前在我国获批上市的主要是直接Xa因子抑制剂利伐沙班和直接凝血酶抑制剂达比加群酯。CIED置入围手术期是否需要停用NOAC目前仍存在争议。

近期公布的一项Meta分析显示，对于非瓣膜性房颤患者围手术期停用NOAC，其术后30d的出血事件发生率为1.8%，栓塞事件发生率为0.4%。为了进一步探究中高危栓塞风险（CHA_2DS_2-VASc≥2）患者围手术期不停用NOAC

的安全性，Essebag等进行了大规模临床随机对照试验，对比CIED围手术期间停用NOAC和不停用NOAC患者，结果发现，两组间出血和栓塞风险均无显著差异，提示CIED围手术期间无论是否停用NOAC均安全可行。2015年发布的一项RE-LY研究的亚组分析中对比了2709名围手术期停用达比加群酯患者使用肝素的安全性，发现相较于停药期间无肝素桥接的患者，进行肝素桥接患者的出血发生率更高，而两组的栓塞发生率无显著差异，提示停用NOAC后使用肝素桥接非但无益于减少栓塞的发生，还会导致更高的出血风险。但需要指出的是，目前对于高出血风险患者CIED围手术期间不停用NOAC的安全性尚缺乏大规模临床研究，而我国对于CIED围手术期抗凝策略亦缺乏统一指南，如何在出血与栓塞之间找到平衡点，将出血与栓塞风险降至最低，仍然需要不断摸索。

六、CIED患者围手术期管理

随着CIED患者数量的增加，特别是老年患者，往往合并着其他疾病需要外科手术治疗，这时就需要心内科医师对CIED进行适当的管理以保证外科手术的顺利进行。而术前评估主要是就设备的类型、患者对CIED的依赖程度、潜在的电磁干扰和来源等进行评估和分析。

起搏器依赖程度通常可以通过病史或程控来评估，如导致晕厥的心动过缓病史、成功消融房室结史，或VVI模式下程控为可耐受的最小心率时仍无自主室性电活动，都提示起搏器依赖程度高，而此时起搏器应在外科手术期间使用磁铁或程控为非跟踪模式。

EMI是指电子设备由于接近外部电源产生的电磁场而造成的工作中断。任何发出0～10Hz射频波的设备均有可能产生EMI，包括电刀、体外除颤器、电休克疗法、经皮电神经刺激、用于消融的射频波及外科手术中的射频扫描系统等。目前普遍认为，如果从电刀电流到CIED的距离大于15cm，则相互作用的电位会显著降低；另外，对于脐以下的外科手术，电刀不会干扰位于上胸部的CIED。除此以外，外科手术中使用一些改进技术，如使用双极电灼法、缩短电灼的时间（少于4s，间隔至少2s）、降低电灼的能量设置、使用超声切割装置（如谐波刀）等以最大程度地缩小EMI对CIED的影响。

无导线起搏器的出现也为围手术期的管理提出了新的挑战。从围手术期管理角度来看，Nanostim无导线心脏起搏装置似乎略优于Micra。Nanostim具有磁铁感应功能，将磁铁放置于心尖部时，Nanostim可以每分钟100次的频率跳动8次，之后以每分钟65次或90次的VOO模式工作。Micra设备没有磁铁传感器，因此术前需要明确患者是否存在起搏器依赖，一旦明确依赖，则需要术前程控为VOO模式，使用短脉冲电刀或双极电刀以最小化EMI。另外，超声能量转换式无导线心脏起搏系统需要同时置入

经静脉起搏器或除颤器才能正常工作,且仍需大量研究证实其围手术期的安全性,因此建议在围手术期停用超声心内膜起搏系统,仅依靠同时置入的经静脉CIED进行围手术期的管理。

对于ICD的围手术期管理,S-ICD与传统的经静脉ICD采取相似的管理方案,不同的是,S-ICD需要考虑到更大的感知区域及电磁干扰的可能。美国心律学会和美国麻醉医师学会建议在围手术期将设备调整为"治疗关闭"模式。但因S-ICD无缓慢型心律失常起搏和ATP功能,因此,如在围手术期存在需要缓慢型心律失常起搏可能,则应考虑经静脉临时起搏。另一种策略是设置为"治疗开启"模式,术中使用标准的环形磁铁暂停室性心律失常治疗,心律失常的感知和感知后放电功能在磁铁移除后立即恢复,且磁铁必须固定在设备上并远离手术区域,以避免不恰当的ATP或放电所带来的电池耗竭或心肌损伤。然而,适当的磁铁应用通常能够使快速性心律失常治疗失效,但并不能使起搏功能转变,因此,当可能发生EMI时,需要将起搏依赖的ICD或CRT-D调整为非跟踪模式,以保证在预期存在EMI的围手术期持续起搏。无论采用何种S-ICD围手术期处理策略,一旦发生S-ICD故障或放电后心动过缓,应及时采取体外除颤/心脏复律或经皮起搏。使用体外除颤器时应注意,在脉冲发生器或电极上直接使用除颤电极片有可能会损坏S-ICD系统。

随着CIED技术不断发展和进步,人们需要对CIED的管理认识不断更新和提高,紧跟前沿,真正为患者的整体治疗方案提供合理性建议和措施。

(邵　帅　尹　力　李广平)

心电人工智能进展

心电人工智能是指将心电设备采集的心电数据, 经过人工编程的心电识别系统, 自动分析报告心电图。再经过心电医师修改并核准以后发出心电图报告。并将心电信息自动存储到心电管理系统中。将人工智能分析的心电图报告输入计算机处理, 存储在心电数据库中, 也可即时打印出心电图报告, 为健康评估、临床疾病的诊断和治疗提供科学依据。

心电自动化诊断系统运用于心电图机、运动平板仪器、动态心电图机、各种心电监护仪器或心电自动化平台上。

在心电图学发展史上, 心电图人工智能诊断正在引起重视。不少心仪器厂家宣传心电图人工智能的水平, 已经战胜了人类分析心电图的能力。近几年以来, 在全国各地举行心电图人机大赛, 都以心电医师失败而告终。

我国的心电图人工智能超过了心电医师的水平了吗? 答案是没有, 还有很大的差距。

一、心电图人工智能的优势

欧美国家人工智能分析心电图始于20世纪70年代。经过40余年的研究与应用, 在心电图工作中, 已经显示出人工智能分析心电图的优势。

1.计算机分析心电图的速度快, 极大地提高了人工分析心电图的速度, 避免了大量重复性工作, 节省了人力和物力。

2.心电图人工智能系统, 采用同一个标准判读心电图, 避免了人为因素的差异影响。

3.计算机测量心电图数据的精度为毫秒级, 是人工测量心电图精准度10倍。如完全性右束支阻滞的QRS时限$\geqslant$120ms, 而不完全性右束支阻滞的QRS时限$\leqslant$119ms。还有QTC女性480ms为正常, 481ms为异常; 男性370ms为正常371ms为异常等, 心电图诊断标准只有1ms之差等, 这些都是人工无法完成的心电图诊断。

4.心电图对比分析功能, 可迅速发现微细的心电图变化, 为疾病的发生、发展及恢复提供信息。

5.临床药物试验, 采集的心电图数据, 就是心电图自动诊断系统提供的心电信息。

6.将心电图以数字的技术存储在服务器上, 为心电图资料的存储节省了空间。

7.心电图自动化诊断系统是制订心电图诊断标准的基石。

8.强大的心电信息检索功能, 为临床诊断和治疗疾病、教学、科研、保健和学科建设提供支持。

9.高质量的医学科研论文的心电图数据, 来源于计算机分析的心电图数据。

10.心电图大数据是建立在心电图人工智能基础之上的。因此, 没有心电图人工智能系统, 是不可能建成心电图大数据的。

二、心电图人工智能的现状

计算机可以取代大部分的重复人工劳动。例如, 每一例正常心电图变化很小或无变化, 我们把这一类心电图成为波形特征重复性好, 如左、右束支阻滞, 预激综合征等, 心电图、计算机自动诊断的准确率高达90%以上。急性冠脉综合征的心电图变化较快, 心电图波形重复性较差, 计算机自动诊断的准确率明显下降到55%; 复杂心律失常心电图, 如心动过速合并传出阻滞、反复搏动、房性期前收缩伴不同程度的室内差异传导、房室结多径路传导、多功能起搏心电图等, 目前的心电人工智能技术还不可能对复杂心电图做出自动诊断报告。

先进的心电人工智能系统的设备价位较高, 到目前为止, 我国仅有少数几家医院引进了国外的心电人工智能分析系统的设备。

近十年以来, 我国的心电厂家也相继开展了心电图人工智能的研究, 并取得了很大进展。但是, 与先进同类仪器系统的心电人工智能水平还有很大差距。

各医院和医学中心相继建成了心电图网络化管理系及心电存储服务器。存储的心电图数量都有百万份以上。

尽管存储了大量心电图, 但是出具心电图报告的方法却很原始。由于还没有用上心电人工智能分析系统, 或者使用的人工智能心电分析系统的水平不高, 心电网络平台上又没有心电危急值预警功能, 更缺少心电图比对功能, 所使用的心电图人工智能报告错误较多, 甚至招致严重后果。为避免计算机带来的差错, 工作人员干脆关掉心电自动分析系统, 这就是为什么仍然沿用传统的分析方式出具心电图报告。人工测量分析心电图、校正心电测量参数、人工输入心电图检查所见、心电图诊断(心电印象)或在编好的模板中添加心电图报告, 导致工作效率低, 患者检查和领取心电图报告时间长。

1961年动态心电图应用于临床，近60年以来，动态心电图技术虽然取得了很大进步。但是，与临床电生理技术、冠状动脉介入诊疗等技术比较起来，动态心电图技术显得更加落后。动态心电监测时间长达24～72h，甚至更长时间，数据量大，心电信息复杂，要求技术条件高，直到现在，还有许多关键技术没有突破。如还不能对P波进行分析，心电自动化分析系统的水平仍然停留在识别R波的水平上，也没有自动分析复杂心律失常的技术，修改分析心电信息操作步骤烦琐，处理一份动态心电信息需要10余分钟或数十分钟。临床医师看到动态心电图监测报告的时间需要3～4d。即使是实时传输的动态心电信息，其总结报告也仍需要一定时间。

三、心电图人工智能是医学科学技术发展的迫切需要

心电图检查早已成为临床医学的常规检查技术。凡是有医疗活动的地方都有心电图。我国是人口大国，又是心电大国，心电信息浩瀚如海，心电资源极其丰富，每年做心电图检查数10余亿人次，动态心电监测50 000万人次，运动负荷心电图试验2000万人次，远程心电监测千万人次。手术心电监护千万人次。

在心电信息中蕴藏着无穷无尽的心电信息，心电图数据是医学数据的重要组成部分，实现医学科学技术的现代化，也包含着心电学技术的现代化，心电图的应用已经融合到临床各个领域，成为实施精准医疗的基石。

计算机测量分析心电图速度快、精度高（精确到1～2s）、功能强大，是助力于精准医疗的有力武器，是科研工作的需要。

人工智能分析心电图，是一项伟大的系统工程，需要有关部门、心电制造商、大学、科研机构和医技人员的通力合作，迫切需要研制世界一流水平的人工智能心电分析系统应用于临床。

心电图应用于临床已有110年的历史。目前医院大量心电图仍然靠人工分析诊断，耗时费工。在860万名医师中，会看心电图的医师仅有3%，而且判断标准也不一样。这种落后的判读心电图的方式是制约我国心电图发展的因素之一。因此，如果不解决心电图的自动诊断系统，在临床心电图学方面我国将永远落后于美国，而且差距会越来越大。

心电自动化诊断水平，代表一个国家的心电图学科技术水平。欧美国家1977年开始致力于心电自动化研究技术，已经取得了巨大成就。解放军总医院出资近千余万元引进美国的MUSE和心电图机，其核心技术就是心电图的自动化诊断系统。

近年来，国内一些心电仪器制造厂商也先后开始研发心电图自动化诊断系统，有的投入不到位，有的没有一个完整的梯队，而使心电图自动化诊断的研究停滞不前。当务之急，我们必须创建中国急需的心电图自动诊断系统应用于临床医疗、保健、教学和科研工作。研发心电自动化诊断系统，是一项极其复杂的系统工程。需要一个高水平的专业技术团队，经过攻克一道又一道技术难关才能实现。我们已经完全掌握了创建一流水平的心电自动化诊断核心技术，时机已经成熟。

四、人工智能心电图分析系统需要解决的问题

1.建设一流水平的心电人工智能研发团队　创建先进的人工智能心电分析系统，需要一个过硬的技术团队，包括数据库团队、心电标记技术团队、心电数学算法团队、程序员与逻辑思维团队、心电专家团队和技术检测团队。在政府有关部门指导下，与大学科研机构、医学中心、生物工程系专家联合攻克心电算法、精准测量、完整定义、整体心电网络技术并与临床疾病谱完全融合的心电人工智能诊断系统的难关。运用大数据，不断提升心电人工智能水平，并整体上提高人工心电智能分析系统的水平。

2.数据库　建立心电数据库是一项紧迫的重要任务。创建P波、QRS波、ST段、T波、QT间期、U波数据库，房室肥大数据库、心肌缺血、心肌损伤及心肌梗死数据库，心肌病数据库、心肌炎数据库、各种先心病数据库、各种类型心律失常数据库和相关疾病心电图数据库。心电图数据库是为心电人工智能研究服务的。

3.标测标记心电图　这是一项复杂而又艰巨的任务，需要对心电图的每一组P波起点和终止、PR间期、QRS起点至终止、T波起点至终止进行精准测量和标记。如果波形时间标准有误，获取的心电信息将失去真实性，直接影响心电图特征的表述及心电图报告的诊断。精准标测和测量心电波段和间期，是人工智能分析心电图的基石。

4.逻辑思维　好比人的大脑，对各科心电图进行反复学习训练，让计算机精准学习各种复杂的心电图，凡是教会计算机识别的心电图，计算机判读心电图要比人工速度快，分析的精准度大大提升。

5.心电专家团队　心电专家包括心电医师、技师、电生理医师、临床医师，对每一份心电图、复杂心电图的每一个波都要进行精准的诊断，心电专家团队的水平，决定人工心电智能分析系统的高度。对心电图结合临床出具临床心电图报告。

五、总结

研发心电图自动诊断系统应用于临床，使心电图诊断自动化、数字化、流程化、规范化和信息化。心电领域急需要先进的人工心电智能分析系统，辅助出具临床心电图

报告,预告预警心电图危急值。彻底改变落后的手工测量分析心电图的落后局面,使数万心电从业人员从繁重、重复性工作中解脱出来。使心电技术人员有更多时间接受技术培训,密切结合临床深入研究心电学技术,整体提高心电专业技术水平,紧跟时代步伐,推动心电学科的快速发展。使心电图更好地为临床医疗、保健、教学和科研工作服务。

(卢喜烈)

第五部分　心电生理与心律失常射频消融研究

单形性与多形性室性心动过速的诊断与处理

室性心动过速（ventricular tachycardia, VT）简称室速，是指起源于希氏束及其分支以下，频率超过100次/分，连续3个或3个以上自发性室性电除极活动。室速可见于心脏结构正常而且没有遗传性心律失常的患者，称为特发性室速，对患者预后影响较小；也可见于各种器质性心脏病患者，最常见为冠心病，特别是心肌梗死患者；其次是心肌病、心肌炎、心力衰竭、各种心脏瓣膜病等各种结构性心脏病，其他病因包括代谢性障碍、电解质紊乱、药物作用或中毒等，作为独立危险因素可能增高患者病死率；与遗传相关的室性心动过速可见于与基因突变相关的离子通道病和伴有结构异常的遗传性心肌病等，可严重影响患者预后。室速发作时根据不同类型和发作时间长短及对血流动力学的影响，临床表现可无明显症状，或伴有心悸、乏力、胸闷，严重者可有晕厥、意识丧失或阿-斯综合征，甚至导致患者心脏性猝死等。室速的分类方法有多种，根据心电图QRS波的形态可分为：①发作时QRS波的形态和频率保持不变的单形性室性心动过速（monomorphic VT, MVT）；②QRS波形态和频率在一个或多个导联发生变化的多形性心律失常（polymorphic VT, PMVT），RR间期多为600～180ms。本文就单形性与多形性室性心动过速的特点进行进一步阐述。

一、单形性室性心动过速

单形性室性心动过速发作时心电图的连续室性搏动的QRS波形态单一、频率相对稳定，QRS波宽度可正常（起源于希氏束）或增宽（≥120ms，起源于束支分叉以下），频率>100次/分。临床表现多样，一般无器质性心脏病患者中可无症状或症状较轻；在器质性心脏病患者中从心悸到头晕、晕厥、心力衰竭甚至SCD都可出现。临床上可根据持续时间分为：①发作持续时间<30s且发作时没有意识丧失或显著血流动力学异常，称为单形非持续室速（nonsustained VT, NSVT）；②持续时间>30s，或虽未达到30s，但出现晕厥或血流动力学障碍，连续产生的QRS波形单一且稳定为单形持续性室速（sustained

VT, SMVT）。

NSVT通常无症状，也可出现心悸、头晕、胸闷、乏力和其他非特异性症状。在长程心电图、动态心电图或心电监护等心脏监测时可诊断出来。NSVT可预后良好，但也可以是判断预后，预测持续性室性心律失常和猝死的可能标志。对于NSVT患者而言，基础疾病的评估，特别是心肌缺血、心功能和不稳定性评估和治疗比NSVT本身的治疗更重要。

SMVT也可能为特发性室速或分支型室速（分别起源于右心室流出道或左心室前后束支），可以发作时间长而血流动力学耐受良好，但更常见于有基础心脏病患者，特别是在冠心病（CAD）的基础上，但与多形室性心动过速或室颤（VF）相比，它通常不是由急性缺血引起的，其他常见病因包括缺血性心脏病、HCM、DCM、先天性心脏病和瓣膜病等，以缺血性心脏病最为常见。另外，在心肌炎的愈合过程中也有可能出现SMVT。

（一）发病机制

NSVT的发生在无器质性疾病中，发生机制多数与触发激动有关系，本质是细胞内cAMP水平增高，细胞内钙离子浓度增高，导致其介导的触发活动发生。也可与局部折返和自律性增高有关。慢性冠心病NSVT的发生机制可能主要是折返，本质是局部心肌激动的传导延缓和单向阻滞，与心肌梗死后持续性室速病理机制相似。

SMVT可分为自律性增高、触发活动及折返三大类。局灶起源室速，如特发性右心室流出道室速与自律性增高及触发活动有关。器质性心脏病折返性室速的折返环路通常位于心肌纤维化或脂肪化后形成的心肌病变组织和（或）瘢痕组织内，其介导的心动过速如陈旧性心肌梗死后室速多为大折返性室速，4期自动除极速度加快也可能参与其中。若折返环路较小或位于心外膜的大折返伴心内膜出口可表现为局灶起源室速。值得注意的是，部分心室肌病变可导致异常自律性升高。另外，I类抗心律失常药物等抑制钠电流的药物可造成心肌内传导减慢，诱发或加重SMVT。在特发性室速（IVT）中，发病机制大概可分为以下几类：①分支型，左心室分支型室速主要是束支和希浦系统内折返，又称维拉帕米敏感性室速；②流出道室速，右心室流出道室速对腺苷敏感；③流入道（二尖瓣环、三尖瓣起源）室速；④乳头肌起源室速；⑤冠状静脉系统起源室速（包括起源于心大静脉远端及前室间沟静脉室速）。相对于流出道室速而言，流入道、乳头肌及冠状静脉系统起源室速相对少见，其确切机制尚不清楚，是否与流出道室速相似还有待证实。

（二）临床特点

1. NSVT 患者通常无症状，多数伴有基础性结构性心脏病，如冠心病、心力衰竭、肥厚型心肌病等。如有症状，则与NSVT发作的时间和频率及合并的器质心脏病严重程度等相关，表现为心悸、胸痛、呼吸急促或晕厥等。NSVT患者通常于持续的心电监测中发现。虽然NSVT可预测总体死亡率，但不能特异性地预测心脏性猝死率，也不能预测冠心病患者是否可能诱发持续性室速。

2. SMVT

（1）主要表现：多数患者都有结构性心脏病史，如CHD、心力衰竭、肥厚型心肌病、先天性心脏病等。临床表现差异性较大，取决于SMVT的心率和持续时间，以及患者本人是否存在重大共存疾病等，常见症状有呼吸急促、呼吸困难、胸痛、心悸、晕厥、全身不适等。如果在SMVT持续时间时做体格检查，可发现房室分离的证据，但并不是总能检测到。在ACS后48h内出现的早期单形性和非单形性室速对患者的预后、死亡率有相关性妊娠期出现持续性单形性室速并不常见，有1例报告中在1例31岁孕妇妊娠20周时出现进行性心悸发作。电风暴（electrical storm, ES）是患者在24h内发生2次或2次以上持续性心动过速、室颤，以单形性室性心动过速最为常见，是一种危及生命的心律失常。

（2）心电图表现：SMVT通常会出现规律的宽QRS波心动过速（wide QRS complex tachycardia, WCT），且QRS宽度常超过0.12s，罕见情况下，SMVT可能表现为相对较窄的QRS波群心动过速，可能会被误认为室上性心动过速。诊断性心电图表现为WCT伴房室分离，融合波和夺获波也提示房室分离。有持续性或间歇性逆向传导阻滞几乎可以诊断，但近40%的患者在SMVT时室房逆向传导正常，且无房室分离。ST段和T波可能存在变异。心动过速的心率通常是固定的。

（三）治疗方法

NSVT以治疗基础疾病为主，特发性室速仅在出现心律失常症状或导致心律失常性心肌病时需要治疗，治疗方式包括抗心律失常药物，如β受体拮抗剂、胺碘酮，电复律，必要时行射频消融等治疗。

SMVT治疗包括以下几种。

1. 急性期治疗 根据患者症状及发作时血流动力学的耐受程度来决定，意识不清或血流动力学不稳定的患者应立即给予同步直流电复律，洋地黄中毒引起的室速不宜用电复律，应给予药物治疗；对于血流动力学稳定或症状轻微的患者在心电图的密切监视下给予静脉注射利多卡因或普鲁卡因胺，普罗帕酮不适于心肌梗死或心力衰竭患者。

2. 原发病的治疗 努力寻找和治疗诱发持续室速的可逆性病变，如缺血、低血压、低血钾等，包括治疗充血性心力衰竭有助于减少室速发作，窦性心动过缓或房室传导阻滞时，心室率过于缓慢，亦有利于室性心律的发生，可给予阿托品或人工起搏治疗。

3. 抗心律失常药物治疗 抗心律失常药物治疗对于有结构性心脏病患者致心律失常作用风险增加，一般只作为辅助治疗。对于非结构性心脏病患者可作为主要治疗手段。可选择药物包括β受体拮抗剂、胺碘酮等。也有学者提出对于血流动力学稳定的患者，将普鲁卡因胺作为首选药物治疗，其次为胺碘酮与索他洛尔，可降低复发率等，但结果还有待进一步证实。

4. 导管消融 对于结构性心脏病患者而言，导管消融的疗效要优于抗心律失常药物，可明显降低室速的发生率，还可降低远期死亡率。是一项非常重要的治疗手段。但导管消融术需要在经验丰富的中心进行。

5. ICD置入 ICD的置入主要适合有结构性心脏病患者，可改善心功能不全室速患者的生存率。同时可合并使用抗心律失常药物辅助治疗。

二、多形性室性心动过速

多形性室性心动过速（polymorphic ventricular tachycardia, PMVT）是QRS波群形态在1个或多个导联发生变化，RR间期不等的一类快速性室性心律失常，心室率通常为200~350次/分，临床表现多样，根据持续时间不同可出现乏力、晕厥、意识丧失或阿-斯综合征，也可恶化为心室颤动致患者死亡。临床上根据PMVT发作前后QTc间期是否延长及其与PMVT发作的相关性，将广义的PMVT分为两类：①发作前后伴有QTc间期延长，且QTc间期延长与室速发作相关者称为尖端扭转型室速（torsades de pointes, TdP）；②QTc间期不延长或仅轻度延长，但QTc间期延长与PMVT发作不相关者称为非长QT依赖性PMVT。

TdP是1966年由法国临床电生理学家Dessertenne首先在1例有间歇性、完全性房室传导阻滞、QTc间期延长伴反复晕厥的80岁女性患者中记录并做报道，属于PMVT的一种特殊类型。其发生于遗传性LQTS（cLQTS）或获得性 LQTS（aLQTS）患者，临床表现多样，具有一定自限性，但也可恶化为室颤，危及患者生命。典型的心电图表现为QRS 波电轴每隔5～15个搏动周期即围绕等电位线翻转1次，呈现尖端扭转图形。

非长QT依赖性PMVT指PMVT发作前后QTc间期正常或轻度延长，但QTc间期延长与室速发作不相关。常见病因包括：①器质性心脏病，如缺血性心脏病、应激性心肌病、左心室致密化不全心肌病、致心律失常性右心室心肌病等；②遗传性心律失常，如特发性PMVT、短QT综合征、Brugada综合征、早复极综合征和儿茶酚胺敏感性PMVT等。其中，缺血性心脏病最常见。

（一）发病机制

1. TdP　Tdp的发病机制尚不清楚，一般认为是触发激动和折返环路的共同参与。包括基因突变、药物、电解质紊乱、心力衰竭等，均可造成QTc间期显著不均一延长，一方面导致心室复极离散度增大，形成折返环路的基础，另一方面可致细胞内钙超载，诱发EAD，触发室性期前收缩。其在病变心肌内的传导可出现单向阻滞，从而触发并维持TdP的发生。

2. PMVT　因基础病的类型不同，差别极大。缺血性PMVT与急性心肌缺血导致儿茶酚胺超敏感性，细胞内钾离子蓄积、酸中毒及腺苷蓄积等引起的电化学不稳定性及ATP敏感性钾离子通道（KATP）激活、晚钠电流（INaL）增大等电重构引起心室复极离散度增加等相关。

（二）临床特点

1. Tdp

（1）好发人群：TdP发生于cLQTS或aLQTS，以后者常见。①cLQTS：基因突变导致离子通道或其相关调节蛋白功能异常，导致内向除极电流增大或外向复极电流减小，复极时间延迟的一组临床综合征。根据突变基因公认的类型有16型，其中LQT1、LQT2和LQT3占90%以上。②aLQTS：较 cLQTS常见，病因包括延长QTc间期的药物、代谢异常、缓慢型心律失常、心肌梗死、应激性心肌病等。

（2）预警信号：某些心电图征象提示TdP高风险，临床上应密切监测，高度警惕，及早采取预防及干预措施。①QTc 间期延长：2010年发表的美国院内TdP防治建议中，推荐 QTc正常上限值男性为470ms，女性为480ms，随着QTc间期延长，TdP的发生风险显著增高，≥500ms为高危，≥600ms为极高危。QTc延长幅度每增加10ms，TdP风险呈指数式增高5%～7%。②T-U波形态明显异常：包括T波低平或双向、T波切迹、T波宽大倒置、U波高大、T-U波融合等，研究发现T波波峰到终末（Tp-Te）的间期延长可增加TdP的发生风险。长间歇后出现显著的QTc间期延长和

T-U形态异常是发生TdP 的强预警信号。③T波电交替：罕见，但预警价值高，发生机制与细胞内钙离子浓度的周期性变化有关。

（3）心电图表现：①常由 "短–长–短" 周期诱发。室性期前收缩后长间歇或高度房室传导阻滞、严重窦性心律失常、窦性停搏所致长间歇，可进一步延长QTc间期，其后室性期前收缩易诱发 TdP，称为 "慢频率依赖性" 或 "间歇依赖性"，多见于aLQTS 患者。部分cLQTS患者在运动、情绪激动或声音刺激等情况下可直接由室性期前收缩触发TdP，呈 "肾上腺素能依赖性"，多见于LQT1和LQT2。②尖端扭转图形。TdP的典型心电图表现为QRS波的尖端扭转图形。但临床需要注意的是：a.由于PSVT发作时不同折返途径的QRS电轴的向量方向不同，尖端扭转图形可仅见于部分心电图导联；b.当心动过速持续时间短，每次发作仅包含数个QRS波群时，尖端扭转的特征可不明显。因此，对怀疑TdP的患者应争取行12导联或多导联心电图同步描记。但是，尖端扭转图形并非TdP所特有，也可见于非长QT依赖性PSVT如短联律间期室性期前收缩触发的PMVT。③发作呈一定自限性。QTc间期延长在TdP的触发及维持中起关键作用，当TdP发作时，快速增加的心室率可以纠正原有的QTc间期延长和复极不均一性，使心动过速自行终止，故TdP多呈一定自限性，常反复发作。

2. PMVT

（1）缺血性PMVT：Wolfe等研究发现院内急性心肌梗死患者中缺血性PMVT的发生率为2%，其常见于急性心肌梗死的超急性期，发作前后可伴心肌缺血相关症状或ST-T改变，QTc间期不延长或轻度延长，常由极短联律间期（≤300ms）的期前收缩（即R-on-T现象）触发，呈快频率依赖性特征。

（2）伴QTc间期延长的缺血性PMVT：QTc间期延长在 ACS患者中并不少见，发生率为19%～60%，但多为一过性改变，在病程的第2～11天达峰，之后逐渐下降，与心肌细胞急性缺血及水肿造成离子通道功能异常、复极时间延长有关，随心肌细胞功能恢复而快速好转，此时与TdP的鉴别较为困难，需要仔细评估。

（三）治疗方法

包括TdP的紧急治疗和LQTS的长程管理。

1. TdP的紧急治疗　常伴有血流动力学不稳定，需要立即非同步直流电复律；血流动力学较稳定的TdP患者可在密切监测生命体征的前提下短暂试用药物治疗。

（1）静脉应用镁剂：是TdP发作时的一线治疗措施，具有操作简单、疗效肯定、不良作用少等优点，推荐维持血镁浓度在正常高值以减少TdP复发。

（2）心率调控：增快心率可缩短QTc间期，可能终止TdP发作，尤其适用于 "慢频率依赖性" 或 "间歇依赖性"

的TdP患者,当静脉补镁治疗无效时可试用。

(3) I b类抗心律失常药:可缩短动作电位时程,并可能有直接抗心律失常作用,适用于心律失常发作时的急性治疗。

(4)补钾:低钾血症是获得性LQTS合并TdP的常见诱因,应积极纠正,维持血钾4.5～5.0mmol/L可减少TdP的复发。

2. LQTS的长程管理

(1)生活方式干预:不同类型cLQTS患者发作TdP的诱因不同,LQT1患者应避免游泳和过度运动,LQT2患者应避免情绪及声音刺激,如闹铃、手机铃声、婴儿哭声刺激等,LQT3患者在休息和睡眠中发生心律失常的风险最高,而在运动状态下发生风险小。

(2)β受体阻滞剂:治疗cLQTS的一线用药,对LQT1疗效最佳,LQT2次之,LQT3最差,关于不同类型β受体阻滞剂之间的疗效差异尚缺乏随机对照研究的证实,但学术界普遍认为纳多洛尔为首选,其次是普萘洛尔,美托洛尔对各型LQTS疗效均较差。

(3)左心交感神经去除术:通过外科手术减弱交感神经对心脏的支配作用,有研究显示左心交感神经去除术预防SCD效果与ICD相当,但因技术原因尚未广泛应用。

(4)ICD:用于有心搏骤停病史、充分药物治疗后仍发作晕厥、QTc间期显著延长(≥550ms)、明显的T波电交替等高危患者,减少猝死的疗效确实;部分患者因精神紧张和放电刺激,可能加重TdP发作甚至引起电风暴。

(5)靶向治疗:美西律对晚钠电流具有一定的选择性抑制作用,可用于LQT3患者,对其他LQTS如LQT2和LQT8等可能也有一定疗效;新型选择性晚钠电流抑制剂(如eleclazine)可缩短QTc间期,并有直接抗心律失常作用,推荐用于LQT3的治疗,但对少数LQT3基因型(如M1652R等)可能疗效不佳。

3. PMVT的治疗　血流动力学不稳定的患者,立即予以直流电复律治疗。血流动力学稳定的患者,给予原发病相应治疗,抗心律失常药物、射频消融术及ICD等。研究显示,补镁、超速起搏、I类抗心律失常药这些针对TdP的治疗对非长QT依赖性PMVT的疗效差或无效。

(1)原发病治疗:缺血性PMVT的首要治疗手段是血运重建,可能减少心律失常的复发及避免过度使用抗心律失常药物。

(2)抗心律失常药物:对缺血性PMVT,β受体阻滞剂疗效较好,胺碘酮可有效终止心律失常的发生;对无严重器质性心脏病患者,其他Ⅲ类抗心律失常药如索他洛尔可能有效;维拉帕米有一定疗效,但可能恶化患者的血流动力学状态。

(3)射频消融术:对反复发作PMVT或心室颤动的患者,如果其对抗心律失常药物不耐受,异位起搏点相对固定时,可考虑射频消融术,但疗效不理想,且操作困难,复发率高。

(4)ICD:可有效降低心脏性猝死的风险。

(吴　林　谯　杰　李　芳)

心房颤动合并心力衰竭的治疗进展

自1937年首次提出心房颤动（房颤）可促成并加重心力衰竭以来，房颤和心力衰竭（心衰）两种疾病各自在相应领域获得了重大突破进展，包括抗凝预防血栓、导管消融治疗房颤、各种改善心衰的药物及心脏再同步化治疗等治疗手段的出现，极大地改善了患者的生存质量并降低了全因病死率，但两者合并存在的领域仍不尽如人意，目前的治疗仍是以预防血栓、改善症状为基础，药物及有创电生理治疗均在不同程度上受限，并无精准的预防和治疗房颤合并心衰的医学手段。Sossalla等建议将房颤合并心衰的患者分为3型：1型，明确为房颤所致的心衰，即房颤性心肌病，是心动过速性心肌病中最常见的心律失常致心肌病的类型；2型，由其他心脏疾病导致的心衰，在此基础上新发房颤；3型，房颤及其他心脏疾病发病时即合并存在，恶化了心功能致使心衰，称为混合型。但多数患者初次就诊时常已经同时存在房颤、心衰，使得因果关系不易区分。

发病机制上，一方面，两种疾病危险因素既重叠，包括高龄、高血压、糖尿病、冠心病、肥胖等；另一方面，两者互为因果，房颤和心衰所致快室率、心房解剖及电学重构、房室收缩不同步、心排血量下降及肾素-血管紧张素-醛固酮系统（RAAS）等神经体液因素激活等因素，又在两者进展过程中起决定性的推动作用。据Framingham研究显示，约有42%的房颤患者在一生中会发生心衰，其中男、女房颤患者较无房颤者合并心衰的风险分别是3倍和11倍；一旦合并心衰，住院率、医疗费用、全因病死率均显著增加，尤其心血管疾病死亡风险将增加5倍，是卒中相关的死亡风险的3倍（37% vs. 10%）。而随着全球老龄化的趋势，房颤合并心衰的发生率在可预见的未来仍将处于增长趋势。因此有必要提高对房颤合并心衰的认识。

研究证明，房颤合并心衰患者中，射血分数保留的心功能不全占50%以上，且各类型心功能不全在危险因素与住院率、卒中风险、病死率等方面差异并无统计学意义。因此，无论射血分数如何，均不容忽视早期的干预及治疗。

房颤合并心衰的治疗主要包括两大类，一是预防血栓、控制心率、恢复节律等与房颤相关的治疗，包括药物治疗及非药物治疗；二是利尿、强心、改善心室重构、神经内分泌抑制治疗等着重改善心衰症状的治疗。本文主要就与房颤相关的治疗展开讨论，尤其是非药物治疗。

一、血栓预防

研究证明，超过90%的非瓣膜性房颤相关性卒中血栓来源于左心耳。房颤合并心功能不全时，由于左心耳射血速度下降、心室收缩力减弱、系统血流淤滞及交感、RAAS系统激活致血小板聚集增加等因素，导致血液高凝状态，缺血性卒中风险将增加2～3倍。根据指南，CHA_2DS_2-VASc积分≥2分的男性或≥3分的女性应行抗凝治疗，目前已将新型口服抗凝药作为I类推荐，推荐级别优于华法林，不推荐抗血小板药物用于房颤患者的血栓预防。

非药物治疗方面，左心耳封堵可作为一种新的选择。房颤合并心衰时，如同时合并高血压、肾功能不全、糖尿病或既往血栓事件，出血风险将增加，而左心耳封堵与口服抗凝药相比，血栓预防有效性相当，但左心耳封堵可降低全因死亡率，其主要原因在于一定程度上规避了抗凝带来的颅内出血等致命性的出血事件。但左心耳封堵目前仍受限，一方面由于其经济原因，另一方面由于存在左心耳不能完全封闭及封堵装置相关的血栓形成等术后不良反应，多项研究证实，目前封堵装置相关血栓形成事件发生率为3%～4%。如何预防和处理左心耳封堵并发症仍需要更多的研究支持。

二、控制室率

目前常用的降低心率的药物包括β受体阻滞剂、非二氢吡啶类钙通道阻滞剂及地高辛。但近年有Meta分析显示，房颤合并心衰患者中应用地高辛治疗组的病死率增加，另外，今年的一篇文章指出，在房颤或心衰患者中，与未接受该药物治疗的患者相比，使用地高辛可使全因死亡率的相对风险增加17%。提示临床上使用洋地黄药物时应更加谨慎。建议β受体阻滞剂、非二氢吡啶类钙通道阻滞剂作为控制室率的一线用药选择，但需注意两点：一是心衰急性期需谨慎应用此类负性肌力药物，二是应用前应除外预激综合征。

此外特别指出，对于已经行心脏再同步化治疗（cardiac resynchronization therapy, CRT）的房颤患者，在房颤发作时起搏模式常自动转换为DDI工作模式，应注意DDI模式下将使CRT的双室起搏比例大幅度下降，严重损害CRT疗效，反而促使心衰恶化；目前已推出新的CRT对房颤自身QRS波反应功能（conducted AF response, CAFR），该功能的原理是患者房颤伴有快速心室率时，系统在不断感知到自身QRS波后，自动提高心室起搏率，心室起搏相当于一次室性期前收缩，其后发生类代偿间期使得RR间期能够延长，此时起搏数量增加后则自动触发降低起搏率，进而降低自身心室率。随着CRT双室同步起搏比例的不断提高，最终能使房颤心律变为以CRT心室起搏为主的心律，RR间期也将变得相对规整，在改善心功能的同时，还能缩短阵发性房颤的持续时间，使其更快地转为窦性心律。

三、控制节律

房颤节律控制策略主要包括以下几个方面：药物复律、同步直流电复律、导管消融术（包括射频消融术与冷冻消融术）及房室结消融联合起搏器治疗。

房颤合并心衰患者的选择节律控制药物有限，目前指南仅推荐胺碘酮及索他洛尔，避免使用Ⅰa类和Ⅰc类药物。其中胺碘酮对于维持窦性心律的效果要优于索他洛尔。遗憾的是，近年来伊布利特尽管在房颤转复中崭露头角，但对于心衰患者，衰竭心室肌细胞由于心电重构、心电不稳定，动作电位时程延长，致QT间期延长，被认为是尖端扭转型室速的易患人群，故不推荐伊布利特用于房颤合并心衰患者的转复。

同步直流电复律对于房颤合并心衰具有重要意义，尤其在血流动力学不稳定、急性心衰药物治疗受限或药物不能耐受的情况下，具有简单、快捷、创伤小等优点，能快速终止房颤，但由于没有维持机制，多数患者在复律后仍反复发作房颤。对于病情经过不明的患者，临床治疗初期，在排除血栓或充分抗凝的基础上，可尝试电转复，为患者争取正常心律，改善血流动力学。

有关心率与心律之争，既往认为控制节律并不比控制室率有明显优势，但应明确指出，既往研究多局限于降低心率药物与控制心律的药物或电复律之间的对比，包括著名的AFFIRM试验及AF-CHF试验。近年指南中有关介入治疗地位的变化预示着随着技术革新，手术时间缩短、并发症更低、有效性提高，导管消融的地位将不断被重新审视，有关导管消融治疗房颤合并心衰的研究不断涌现。其中不乏大型临床试验及多中心研究，如CASTLE-AF试验显示，导管消融治疗与药物治疗相比全因死亡率及心衰住院率明显降低，尽管该试验为非双盲试验，具有一定选择偏倚，但对于降低房颤负荷与改善心功能、降低住院率有显著意义；而CABANA试验的5年随访结果则表明，消融在房颤合并心衰的患者中，对于病死率、致残率及脑血管病改善方面并不优于药物治疗；在得出的结论阴性与阳性均存在时应如何看待CASTLE-AF试验与CABANA试验等类似大型研究，其实并不难以理解。由于各研究选择的临床终点及随访时间均不一致，部分临床研究选择以死亡率为终点，而有些研究选择以射血分数或临床症状的改善为终点等，随访时间也

从1年到5年不等，而导管消融术带来的获益可能需要术后2～3年才能看到，严重心衰患者甚至需要更长的随访时间来检测干预措施的效果；其次涉及介入操作的试验一定存在术者技术与手术量的差异性，因此应理性全面看待试验研究结论。近期发表的Meta分析则显示，导管消融较药物治疗能够改善存活率及住院率。尽管存在一定程度的选择偏倚等，导管消融已经逐渐展示了其对于改善症状和心功能的确切效果，也提示部分房颤伴心衰的患者能够获得较好的结局。在2019年更新的HRS房颤管理指南中，导管消融治疗房颤合并心衰为Ⅱb类推荐，这也是首次在指南明确提出导管消融可作为房颤合并心衰患者的治疗选择，而症状性房颤患者的导管消融推荐级别也从Ⅱb提升至Ⅱa。

关于房室结消融联合起搏器治疗，2014年美国心律学会（HRS）房颤指南推荐级别为Ⅱa类。我国目前尚未有大型相关研究。2017年欧洲的一项大型队列研究表明，房室结射频消融术加起搏治疗可有效降低房颤患者的住院率，其中行右心室起搏者较双室起搏者的心衰住院率明显增加。因此目前相关指南一致推荐，对于药物控制不佳或消融效果差且症状明显的患者，在选择起搏治疗时应尽可能选择双室起搏，起搏前先行射频消融，人工造成三度房室传导阻滞后再行CRT治疗，这样能确保双室同步起搏比例进而保证CRT的疗效。

四、总结

由于房颤与心衰的因果关系难区分，此类患者常同质性差，病情进展过程不一，尤其是持续性房颤，是各方研究结果存在差异的原因之一，治疗决策一概而论，一味过分激进或保守的治疗都有弊。如何选择个体化的治疗至关重要。例如，对于病情经过不明的患者，可尝试电转复及药物复律，同时辅以积极优化药物治疗，进一步观察2～4周，如患者心衰症状改善，再根据射血分数、左心房大小、心房纤维化程度、复律后房颤负荷程度及是否有典型P on T房早触发房颤等，预估房颤在心衰病因中的占比、消融治疗的预期获益程度，制订进一步的治疗方案。这种折中或者说动态观察病情制订治疗策略的方式一方面可改善心衰，另一方面为房颤患者提供了再次治疗选择的时机。

总体而言，对于房颤合并心衰患者的治疗：抗凝与优化药物治疗改善心衰是基石，不可或缺；正确地对患者筛选分类，根据患者不同阶段、不同状态动态制订个体化的控制方案是关键，可达事半功倍的效果。今后率、律之争仍将是热点，但未来发展的方向将不应只是导管消融是否能改善存活率，而是如何能够根据基础状态、合并症或伴发疾病、预期生存时间、房颤持续时间和类型、心房纤维化程度等精准筛选出相应的患者，系统性地制订不同的治疗策略，以使预后效果达到最大化。

（李学斌　杨丹丹）

自主神经系统调控与心律失常：
当前新理论与新策略

过去20年里，针对心脏自主神经调控的研究引起了科学家们极大的兴趣，但最重要的环节是如何将动物实验结果进行临床转化。目前临床中已经陆续开展了大量针对心脏自主神经调控治疗的介入干预并研发了相关的置入器械，但很多临床试验的结果令人失望且相互矛盾。缺乏积极结果的部分原因是，在不充分了解相关机制的前提下，人们争先恐后地寻找解决复杂问题的简单方法。在这篇论述中，我们将重点介绍心脏自主神经调控领域的一些机制研究成果，以期能够改良临床的器械和介入方法，更好地提高心律失常的治疗成功率。

很长时间以来，神经学家就已经知道大脑损伤会造成心血管的相关并发症，如血压紊乱会造成心律失常。但即便不存在神经损伤的前提下，自主神经系统（autonomic nervous system, ANS）作为心脏兴奋性的强大调节器，在机体面临生理、病理及病理生理应激的时候，也会通过大脑与心脏之间的神经网络及心脏自身内部神经系统（可以称之为"心脏中的小脑"）对机体进行有效调控。事实上，情绪控制心脏的起源在民俗和文学中都有相当多的描述，比如"吓死了""心碎而死""心事重重""心灵感应"等。所有这些并不是"上帝的神经学秘密"，而更可能是以"心脏-神经轴"为理论基础的相关机制表现，这也为我们提供了针对"心脏-神经轴"的治疗理念。在本篇论述中，我们将讨论以神经解剖学和神经生理学为基础的神经调控疗法，并对其临床疗效的最新临床试验数据进行分析解读。

一、整体心脏神经解剖学

机体在不同时期的行为不同，如休息、应激和锻炼，需要通过自主神经系统对心脏的活动进行微调以满足整个循环系统和机体的需要。传统观点认为自主神经系统分为交感神经系统和副交感神经系统，充当"加速器和制动器"，但这种定义相对于目前我们对神经解剖和生理的理解过于简单。Ardell和Armour的研究完美揭示了心脏-神经轴存在内在的等级关系。此层次结构中的第一层级包括更高的皮质中心、脑干和脊髓，第二层级包括所有的胸腔内心外神经元（含星状神经节），第三层级则包括所有的内在心脏神经元。当机体面临应激时，由第一层级和第二层级对感觉信号进行处理，并随后将处理信号传入心脏和循环系统中。通过该通路，在大脑、脊髓、心脏外源性或内

源性神经节等不同水平，对心脏交感或副交感神经系统的兴奋性进行张力调控。

在一些心脏病中，如高血压、急性心肌梗死和慢性心力衰竭，神经层级结构的各个水平均可引起神经生理方面的变化。在心脏水平，瘢痕组织形成和纤维化（特别是梗死周边区域）会导致传导阻滞和缓慢传导通路形成，而存活心肌细胞的形状改变和交互融合会使缓慢传导通路的电传导更加缓慢，这些改变建立了折返性心律失常的基质。此外，神经重塑和神经分布的异质性同样也会形成动态的致心律失常基质。传入介导的神经体液系统激活也增加了交感神经张力，降低迷走神经张力，简言之，可以促进心排血量的维持。但心排血量的维持是以增加心肌耗氧量和心肌细胞内Ca^{2+}负荷为代价的，其结果会导致心脏的异位电活动和结构重塑，进而造成心脏肥大。缓慢、异常的心脏输入信号加强了失代偿性的交感神经持续激活，而丧失了心脏迷走神经的保护，最终会导致心脏病进展，包括泵衰竭的可能性增加，以及心律失常性猝死。

心脏神经节内的主细胞轴突可辐射至起搏细胞、心脏传导系统和收缩心肌组织。在神经节内，有些细胞是中间神经元，终止于神经节本身，而其他轴突则支配神经丛内的其他神经节。交感神经节后传出纤维穿过并终止于心内神经节。此外，神经节接受丰富的传入神经支配，以及与中间神经元和主细胞相互作用的小而密集的荧光细胞一起，共同增加了心脏神经系统网路的复杂性。更有甚者，该网络可以在疾病状态下进行结构和行为重塑。例如，研究发现，正常实验动物猪中，心外膜应用树脂毒素可激活和破坏表达香草酸受体-1（VR1，也被称为TRPV1）的心脏传入纤维，增加交感神经传出纤维的活性。但在慢性心衰的啮齿类动物模型中，相同的干预可以减少心脏和肾脏的交感神经活性，改善心脏重塑。

二、自主神经系统与室性心律失常

人类的一生中通常会发生数百万次正常心搏，但令人感到惊奇的是，即便在心脏病患者中，也只有极少数情况下才会产生异常的节律。这些异常节律可能很短暂且并不引起症状，但在某些情况下，可能会持续并危及生命。自主神经系统可以影响心律失常发生的各个阶段。在实验动物模型和人类大范围试验中，急性心肌梗死和慢性心力衰竭（心衰）都与交感神经亢进和迷走神经减弱有关。在人体

研究中，血浆儿茶酚胺水平、心率变异性和压力反射敏感性可预测发病率和死亡率。室性心律失常往往发生在运动期间、早晨刚醒来或快速动眼睡眠期，在这些条件下交感神经兴奋度达到最高。压力反射敏感性和运动后心率恢复也是1型长QT综合征（这是由于编码延迟整流钾电流慢成分通道Iks的KCNQ1基因发生了突变，）患者心律失常风险的重要调节因素。因此，了解心脏神经支配变化的时空特性仍然是当前研究的热点，研究者们可以通过探索相关的神经靶点作为降低室性心律失常风险的替代治疗方法。

（一）心律失常触发因素与β肾上腺素能受体刺激

后者可由肌浆网释放的Ca^{2+}驱动心肌细胞膜除极，或由缺血区的局部电流驱动邻近区的心肌细胞除极。大多数病理性心律失常是由延迟后除极（delayed afterdepolarizations, DADs）所触发的，这是由于肌浆网中的钙超载导致舒张期自发性Ca^{2+}释放，驱动产生电源性的$Na-Ca^{2+}$交换体电流（$Na-Ca^{2+}$ exchanger, NCX），然后使细胞膜向动作电位阈值除极化所致。腺苷酸环化酶的β肾上腺素能受体刺激加剧了钙超载，导致cAMP水平升高，进而通过蛋白激酶A（protein kinase A, PKA）介导的L型Ca^{2+}电流增加和磷蛋白介导的对肌浆/内质网Ca^{2+}ATPase2（SERCA2）抑制而增加细胞内的Ca^{2+}负荷。在心肌梗死瘢痕边缘区，离子通道、转运体和钙/钙调素依赖性蛋白激酶Ⅱ（CaMKⅡ）的信号重塑影响钙处理，并可成为心律失常的触发因素。

在遗传性长QT综合征、低钾或低钙情况下或在药物阻断K^+离子通道时，当动作电位延长时，早期后除极（early afterdepolarizations, EADs）会更常见。心动过缓动作电位较长时或心动过速动作电位时程（action potential duration, APD）无明显缩短时，更容易出现早期后除极。因此，早期后除极受到心率自主控制和动作电位时程的双重影响。传统观点认为，早期后除极机制主要是心室心肌细胞动作电位平台期ICaL离子通道的再激活。与晚期后除极相似，早期后除极在细胞内Ca^{2+}超载时也更为常见，因为细胞内Ca^{2+}水平增加及由CaMKⅡ磷酸化的L型钙离子通道均可使ICaL离子通道电流明显增加。由此，我们认为早期后除极也可独立于心率受到自主神经系统的影响。

（二）持续存在的折返基质与交感神经系统

折返需要一个传导阻滞的中心区域，该区域可以是解剖性的或是功能性的，也可以是单向传导阻滞或初始即处于不应期。这样中心传导阻滞区域周围的两个兴奋波不会相互碰撞和湮灭，因此，折返需要合适的基质条件。局部缺血时可获得这样的基质条件，即缝隙连接失偶联、静息电位降低，从而阻止一些快速的Na^+通道从失活状态恢

复，导致传导减慢。随着时间的推移，该基质可以成为解剖学上固定的结构，即梗死瘢痕区内纤细、传导减慢的心肌细胞可以促进折返的发生。梗死边缘区膜离子通道和缝隙连接蛋白表达的改变会减慢传导速度，进而加重形成折返的风险。作为基质的结构异常也可能由遗传条件而产生，如致心律失常性心肌病、肥厚型心肌病和遗传性扩张型心肌病（特别是由层黏连蛋白A/C突变引起的）。心肌电生理特性可能会受到缺氧、血流动力学、代谢和离子变化、药物和自主神经张力的影响，因此，折返的基质本身具有动态变化的特性，例如，刺激星状神经节会增加传导速度，而在心肌梗死后愈合的瘢痕组织中，电信号传导的神经调控是不均匀的，有些区域存在矛盾性传导减慢，促进了梗死周围区域致心律失常基质的形成。

梗死边缘区的交感神经支配在心肌梗死后也会出现显著的重塑过程，心肌梗死后会立即出现去神经化，但随后会进行再神经支配。交感神经再支配在梗死边缘区心律失常发生中的确切作用尚不明确。通过蛋白酶抑制来防止梗死区失神经似乎不影响心律失常的风险，而通过靶向神经蛋白酪氨酸磷酸酶受体σ（protein tyrosine phosphatase receptor-σ, PTPσ）来防止失神经似乎可以降低心律失常的风险。梗死瘢痕组织中存在的硫酸软骨素蛋白多糖通过与PTPσ结合可阻断交感神经再支配，但PTPσ的缺失或功能调控可恢复神经支配。但敲除编码PTPσ的基因也可促血管生成并改善再血管化。令人感兴趣的是，心肌梗死后，通过在星状神经节注射神经生长因子（nerve growth factor, NGF）可以促进梗死边缘区的神经再支配，导致室性心律失常和猝死的发生率增加。在犬模型中，心肌梗死后NGF水平升高，导致异质性的高神经支配。然而，对这一观察结果的解释可能更为复杂，因为NGF可影响传入神经元的发育，其活动受到急性心肌缺血的刺激。有证据表明与糖尿病相关的神经病变也可扩展并影响心脏的传入神经支配，并促进心律失常的发生，这种致心律失常性神经病变可通过Ngf基因转移而逆转。不同神经营养因子在心肌梗死后改善传入感觉神经支配与恶化不均匀的传出神经支配之间的作用值得进一步研究，因为它可能揭示新的治疗机会。

（三）副交感神经对室性心律失常的影响

尽管心室的胆碱能神经支配较心房内与心房周围的神经节丛相对稀松，但在一系列哺乳动物中观察到心外膜和心内膜的心室神经支配。虽然副交感神经节节前神经终止的部位在不同物种之间有所不同，但刺激左侧迷走神经可以降低猪和人的左心室收缩力。值得注意的是，颈迷走神经由高达70%的传入纤维组成，通过刺激可以募集这些传入纤维。例如，如果迷走神经没有被切断，迷走神经刺激（vagus nerve stimulation, VNS）可以激活传入纤维，同

时伴随着心脏电生理和血流动力学效应的反射抑制。因此，实验方法及使用的刺激参数和模式对于确定整体生理反应至关重要。

三、室性心律失常的神经调节

经皮冠状动脉介入治疗和改进的药物治疗使心肌梗死患者的治疗发生了革命性变化，但随后的心脏性猝死仍是一个重要的临床问题。交感神经活动增强是心肌梗死或心衰患者的典型表现，是这些患者心律失常发生率增加的重要因素。这些患者可出现反复或持续的室性心动过速，导致血流动力学不稳定和死亡率增高，并导致置入ICD的患者出现反复ICD电击事件发生。

如前所述，通过迷走神经刺激进行神经调控是治疗室性心律失常的一种有效方法，这已在机制实验研究中得到了广泛证实，但尚未令人信服地转化为临床实践。迷走神经刺激治疗晚期心衰的临床研究一直令人失望，并没有以降低室性心律失常发生为终点。治疗心衰室性心律失常的药理学方法，如胆碱酯酶抑制剂，也有其局限性。因此，交感-肾轴一直是心肌梗死或心衰患者使用β受体阻滞剂和血管紧张素转化酶抑制剂进行药物治疗的主要靶点，两种药物治疗均可显著降低发病率和死亡率。

目前二级预防室性心动过速的管理策略包括使用抗心律失常药物和导管消融，但室性心动过速长期不复发的终点目标仍不理想。尽管反复消融治疗仍然是室性心动过速的一种治疗方法，但是针对交感肾-神经轴的新治疗策略已经显示出了巨大潜力和希望，并且逐渐从机制研究走向临床研究，目前实验研究结果支持这种治疗模式的转变。

（一）心脏交感神经去神经化

左心室前壁受双侧星状交感神经节支配，它们的刺激导致去甲肾上腺素的释放和电生理变化，进而增加室性心律失常发生的风险。心肌病和室性心律失常患者的星状神经节以肥大、炎症、重塑和氧化应激为特征。心肌损伤后的重塑过程发生在心脏-神经轴的多个层面，并影响内在的心脏神经系统（intrinsic cardiac nervous system, ICNS），来自瘢痕和边缘区区域的传入信号存在异质性。在猪模型中，心脏-神经轴重塑对心脏电生理的有害影响可以通过双侧星状神节切除术（在患者中称为心脏交感神经去神经化CSD）来逆转，可使室性心动过速诱发率降低、激活恢复时间（替换动作电位时程）小幅度校正。

心脏交感神经去神经化（cardiac sympathetic denervation, CSD）的临床疗效首先在长QT综合征（LQTS）和儿茶酚胺敏感型室性心动过速治疗中得到证实。在对接受左侧CSD的LQTS患者进行的最大规模研究中发现，超过50%的先前有症状患者变为无症状患者，而在其余患者中，心脏事件的年发生率下降91%。一项大型、现代临床研究报告了左或双侧CSD的疗效，这种方法使术后ICD电击次数减少80%以上，双侧CSD比左侧CSD更有效。

（二）肾去神经化

机制研究表明，肾去神经化可阻止去甲肾上腺素外溢，去甲肾上腺素外溢会影响心室肌电生理特性。小规模临床试验表明，双侧肾去神经化是治疗难治性室性心律失常的有效方法。鉴于肾去神经化治疗难治性高血压的临床试验（SYMPLICITY HTN-3试验）研究结果令人失望，在进行更大规模的研究以证实其疗效之前，这种方法需要在去神经化部位和能量传递方面进行优化。但值得注意的是，随后在服用抗高血压药物（SPYRAL HTN-ON试验）和未服用抗高血压药物（SPYRAL HTN-OFF试验）的患者中进行的随机、假手术对照试验似乎更有希望。

（三）迷走神经刺激

如上所述，直接颈迷走神经刺激在心肌梗死后室性心律失常的动物模型中显示出巨大的应用前景，这可能与观察到乙酰胆碱水平和副交感神经通路保留在心肌梗死边缘区有关，能使迷走神经刺激后电稳定化。然而，在一项有希望的概念验证研究之后，迷走神经刺激在晚期心衰中的后续临床试验（包括NECTAR-HF和INOVATE-HF试验）的结果令人失望。尽管这些试验中没有评估心律失常的终点，但心衰症状没有改善。ANTHEM-HF研究比较了一小组患者的右心室和左心室，并显示在随访6个月和12个月时症状和超声心动图参数均较基线有所改善，但该试验并不包括对照组。这项研究针对动态心电图记录的子研究结果还表明，T波电交替和非持续性室性心动过速发生率降低，以及对心率震荡（压力感受器功能的标志）的有利影响。基于这些试验结果，一个使用相同评价系统的大型、随机、对照的右侧迷走神经刺激试验（ANTHEM-HF PIVOTAL试验，NCT03425422）正在进行中。值得注意的是，这些试验使用了多种刺激参数和技术，这可能会影响方法的疗效。设备和试验设计的不同侧重点可能会导致神经调控机制研究的不确定性，值得进行广泛讨论。基于对迷走神经刺激科学有效性的普遍认同，结合当前刺激参数改善、编程和硬件科技的发展，特别是考虑到迷走神经刺激在治疗超过100 000例耐药癫痫患者方面长期的安全性和有效性记录，我们对这种方法更加持乐观态度。

四、自主神经系统与房颤

心房颤动（atrial fibrillation, AF）是最常见的病理性心律失常，与严重的发病率和死亡率有关。房颤在心房产生一系列的结构和电重构,包括房腔扩张和房壁纤维化,这样进一步房颤的可能性越来越大,窦性心律的恢复也越来越困难。这一现象被一句众所周知的科学论断所涵盖,即"房颤致房颤"。Haïssaguerre及其同事的开创性工作定义了肺静脉快速触发电活动在引发阵发性房颤中的作用。值得注意的是,肺静脉中含有很多可产生异位电活动的心肌细胞,这些细胞发放的电冲动可到达心房并诱发房颤。肺静脉也可能提供一个非兴奋间隙,以支持折返的发生,同时也是高度神经支配的。心房内在心脏神经系统(ICNS)是由神经节丛、神经轴突和相互连接的神经元组成的广泛、相互连接的心外膜网络。除了位于左心耳和左肺静脉窦之间的Marshall韧带外,这些结构嵌入心外膜脂肪垫内。而且,这些结构大小不一,从含有少量神经元的结构到含有大于400个神经元的结构。

迷走神经对房颤的影响众所周知,迷走神经刺激和乙酰胆碱注射可导致房颤发生。此外,一些阵发性房颤与迷走神经张力增高相关。值得注意的是,虽然运动对整体心血管健康有多种有益的影响,但运动训练与房颤的风险增加相关。这种关系似乎随着年龄的增长而增强,运动员患房颤风险比久坐的人高5倍。运动员房颤也发生在迷走神经张力高的时期,如夜间、停止运动和餐后。

支撑这些观察的电生理效应包括空间异质性心房不应力和胆碱能激活缩短心房传播波长。这些影响可能至少在一定程度上是以空间异质的方式增加IKACh来介导的,从而促进折返的发生。直接记录动物的星状神经节和迷走神经活性,可以发现神经活动的空间改变与房颤触发之间存在相关联系。可能需要同时激活自主神经系统的交感副交感神经分支来启动房颤,这并不令人感到奇怪,因为在β肾上腺素能受体激活过程中,毒蕈碱受体的激活作用通过加强拮抗作用而进一步加剧。直接刺激与左心房脂肪垫相关的神经节丛,可降低房颤的诱发阈值或有助于房颤的发作。神经节丛注射乙酰胆碱可引起邻近肺静脉的放电和持续性房颤发生。此外,肺静脉肌袖的细胞电生理学对自主神经刺激的敏感性增加,这使得动作电位时程比周围心房肌的更短。

自主神经刺激离体肺静脉的实验研究观察到早期后除极及触发活动,与在阵发性房颤患者中观察到的心电现象类似。对Marshall静脉进行高频刺激也能触发房颤,并导致房室结传导减慢,表明Marshall静脉神经节丛和右下神经节丛(控制房室结)之间存在必然的联系。在Marshall静脉注射乙醇后,这种反应被消除,产生区域性副交感神经去神经化。

心房电重构和结构重构在房颤患者中已经得到了广泛的重视,但对神经重构及其机制的研究相对较少,尚不清楚神经重构如何参与房颤的发生。在房颤动物模型和接受心脏外科手术的房颤患者中观察到心房交感神经密度的不均匀增加。低水平颈迷走神经刺激,直接或经腹壁经皮刺激,可使神经节丛静默、减少全身炎症因子生成、降低房颤诱发率、减少阵发性房颤发生、减少外科心脏手术后房颤发生。炎症在房颤的发病机制中起重要作用,并可能在神经、心肌细胞和纤维化重塑中发挥作用,炎症与重塑可相互延续并维持房颤发生。神经节丛和内在心脏神经系统(ICNS)独立发挥作用,或对较高水平心-神经轴做出反应。神经节丛和内在心脏神经系统(ICNS)可以在心房的自主神经及促纤维影响中形成一个最终的效应通路,这使得这些结构在解剖学上成为房颤患者治疗的一个有吸引力的靶点。然而,这个复杂神经网络的基本生理学机制尚未完全阐述清楚。

五、心房颤动的神经调节

目前房颤经皮导管消融术的主要方法为广泛的、环肺静脉电隔离(circumferential pulmonary vein isolation, PVI),包括射频消融术和冷冻消融术。目前肺静脉前庭部PVI治疗方法不可避免地以神经节丛的解剖位置为消融靶点,其生理效应包括消融期间的心动过缓和长期的心率变异性改变。一侧单一的左心房神经节丛被认为支配着肺静脉和周围的心房肌。环肺静脉电隔离术(PVI)后经常出现自主神经去神经化,观察性研究发现当自主神经去神经化发生时,房颤复发率也降低。完整的环肺静脉电隔离术(PVI)可能不需要维持窦性心律,也支持自主神经去神经化后的观察结果。PVI术后常规消融损伤破坏了3个主要神经节丛的解剖结构,因此中断这些解剖位置的神经支配将有助于手术的成功。但PVI治疗效果的具体神经相关机制仍有待确定。

小型、随机对照试验支持了除PVI之外的神经节丛消融的有效性或作为治疗房颤的一个单独策略。神经节丛消融策略的加入使成功率提高了25%,而在阵发性房颤或持续性房颤中单独神经节丛消融的成功率达到了71%~86%。目前最大临床例数随机试验(242例阵发性房颤患者)结果显示,与单纯PVI组或单独神经节丛消融组相比,PVI联合神经节丛消融治疗组的无房颤和房性心动过速的生存率均明显改善。持续性房颤采用类似消融策略结果显示,PVI联合神经节丛消融优于PVI加线性消融,而且还有利于降低左心房心动过速。但对于药物难治性、长期持续的房颤患者,单独神经节丛消融较单独PVI术消融的预后差。

尽管在消融过程中无法获得神经节丛解剖位置的精确成像,但一些数据表明房颤患者心内膜复杂碎裂心房电位(complex fractionated atrial electrograms, CFAEs)的区域与神经节丛的分布区域存在相互关联。大型随机STAR-AF Ⅱ临床试验中,进行了单独PVI、PVI加左心房线性消融和PVI加CFAE部位3种消融策略治疗持续性房颤的效果评价，这项研究的结果在全球临床实践中产生了重大影响，即单独PVI消融策略优于其他治疗策略。神经节丛活动可能在阵发性房颤中最为相关，但随着持续性房颤的发生、心房重塑和纤维变性的进展，神经节丛活动可能变得不那么重要。

此外，外源性心脏神经系统（extrinsic cardiac nervous system，ECNS）和内源性心脏神经系统之间存在着一系列复杂的相互作用，可能有助于探索替代性神经调节疗法。神经节丛通过右前和右下的神经节丛整合自主神经传入和多个相互连接，并最终形成通向窦房结和房室结的共同通路。消融外源性心脏神经系统和内源性心脏神经系统之间的神经节丛会导致房颤负荷增加，表明存在抑制效应以维持窦性心律。因此，随着年龄的增长，迷走神经张力的降低可能导致这种神经节丛张力抑制效应的消失，并增加房颤的发生率。这种相互作用已在临床上转化为低强度迷走神经刺激的生物电神经调节，这项技术已在癫痫和心衰的早期临床试验中显示了疗效。在不引起心动过缓的情况下，应用低强度迷走神经刺激对下游心房电生理产生影响，即心房和肺静脉有效不应期延长、房颤诱发率降低、乙酰胆碱导致的房颤持续时间缩短。

低强度耳屏刺激（low-level tragus stimulation，LLTS）以迷走神经耳支为靶点，在可以导致人类脑干发放电位，在动物实验中可以抑制起搏诱发的房颤。快速起搏后，LLTS恢复了正常的右前神经节丛活动。在阵发性房颤准备进行消融治疗的患者中，LLTS降低了快速起搏诱发的房颤持续时间和血浆肿瘤坏死因子水平。需要进一步的研究来评估LLTS和其他预防和治疗房颤的新方法，包括心外膜脂肪垫注射肉毒杆菌毒素和肾脏去神经化治疗。值得注意的是，在一项对700多名接受原位心脏移植的患者（心脏全脱离大脑支配）进行的研究中，发现只有在术后出现排斥反应或出现血管病变的情况下，才会观察到房颤。

六、总结

自主神经系统的三层神经递阶模型，以及存在于层内和层间的反馈回路，逐渐让我们认识到以下几个问题。首先，这个模型过于简化了一个复杂的神经网络，人们对自主神经系统是如何在疾病状态下重塑还知之甚少。其次，我们与自主神经系统交互的工具，特别是神经刺激、手术切除和消融治疗，也很粗糙。这些干预措施没有一个专门作用于自主神经系统一个分支的传出或传入神经元。也就是说，我们仍然对研究界解决这一复杂性的能力持乐观态度。在过去的10年里，先进的神经科学技术，如光遗传学、基因操作、基因编辑及基因清晰技术，再加上更传统的神经生理学技术，看起来已经取得了巨大进展。然而，过早地进行临床试验而对基础机制的研究不充分，则有可能伤害整个领域。我们需要非常小心，不要犯历史上其他医学领域的错误。如果对心律失常的"心脏小脑"的研究变成了整个心脏病的研究，就像精神分裂症的脑叶切除术变成了神经外科手术一样，会犯"眉毛胡子一把抓"的错误。

（浦 奎 罗 涛）

心房颤动合并ACS/PCI的抗栓治疗2020

心房颤动（AF）是最常见的持续性心律失常，同时它也是心力衰竭、卒中和心循环栓塞主要原因之一。AF的患病率和发病率与年龄有关，随着年龄的增长房颤的发病率也呈现上升的趋势。据估计，到2030年，仅欧洲将有1400万～1700万AF患者。

AF和冠心病（CAD）通常在同一患者中并存。这其中有两种情况，一种是30%～60%的AF患者患有CAD，其中5%～15%的患者在其一生中将接受经皮冠状动脉介入治疗（PCI）；另外，在冠心病尤其是急性心肌梗死（AMI）患者中，AF也是最常见的心律失常之一。而接受冠状动脉介入治疗的患者，可以从双联抗血小板（DAPT）中获益；那么对于房颤患者同时接受了PCI治疗者，如何去选择治疗策略，这是一个非常重要的问题。是简单地将双抗和抗凝治疗叠加？还是单纯抗血小板或单纯抗凝治疗？下面从几个方面进行阐述。

一、房颤患者抗凝治疗选择：NOAC成为主角

一项荟萃了27项研究的分析表明，房颤是心肌梗死、心血管死亡和心血管事件的独立危险因素。对于房颤患者来讲，血栓栓塞（包括脑卒中和体循环栓塞）是最危险的并发症，因此，对于CHA_2DS_2VASc评分男性>2分（在女性>3分）的AF患者，需要进行抗凝治疗，而且OAC（包括VKA和NOAC）比单抗血小板治疗或DAPT更有效。

房颤的抗凝治疗可以说是房颤治疗中的一个非常重要的部分，但是长久以来一直没有被医师和患者所重视，究其原因，抗凝治疗的便利性不佳是一个很重要的因素。在新型口服抗凝剂出现之前，维生素K拮抗剂（VKA，以华法林为代表）是主要的口服抗凝药物（OAC），之后出现了西美加群，但这个药物因为严重的肝损害最终没能上市，直至新的口服抗凝剂（X因子抑制剂和II因子抑制剂）上市后，并通过一系列的临床研究，证实了它们在非瓣膜病房颤的抗凝治疗中的有效性和安全性，最终获得指南的一致推荐。因为华法林从作用机制上是抑制了凝血II、IV、IX、X因子，抗凝作用更广泛；目前的NOAC只是作用在凝血瀑布的一个环节上，它们单纯抑制一个凝血因子（II因子或者X因子），但这些药物问世以来的一些临床研究都证实了NOAC的有效性和安全性。

首先是ROCKER-AF研究，它是一个随机、双盲、双模拟、事件驱动性国际多中心大型III期临床研究，纳入了全球45个国家和地区、1178个中心、14 264例患者，中国有37个中心496例患者参加，纳入了非瓣膜性房颤同时CHADS2≥2分的患者，一组接受利伐沙班治疗（按照肾功能调整剂量），另一组服用华法林治疗（调整INR在2.0～3.0），治疗590d，随访707d，主要疗效终点：卒中或体循环栓塞；主要安全性终点：大出血和临床相关非大出血。结果显示利伐沙班显著降低卒中与体循环栓塞风险21%（优效性$P=0.02$），主要安全性终点包括大出血及临床相关非大出血的复合终点两组之间没有统计学差异，但重要器官出血、颅内出血和致死性出血，利伐沙班组明显低于华法林组，研究提示，X因子抑制剂利伐沙班与华法林相比在可以减少缺血事件的同时还可以降低重要脏器出血、颅内出血和致死性出血的发生。

Re-Ly研究是一项非劣效性临床试验，入选18 113例伴有卒中风险的房颤患者，将患者随机分组，以盲法方式接受2个剂量达比加群（110mg或150mg，每日2次）治疗，或接受调整剂量的华法林治疗。随访持续时间的中位数为2.0年。主要终点是卒中或全身性栓塞。结果显示：主要终点的发生率在华法林组为每年1.69%，而达比加群110mg组为每年1.53%（达比加群的相对风险为0.91；95% CI为0.74～1.11；非劣效检验 $P<0.001$）。大出血的发生率在华法林组为每年3.36%，而在达比加群组110mg组为每年2.71%（$P=0.003$），达比加群150mg组为每年为3.11%（$P=0.31$）。出血性卒中的发生率在华法林组为每年0.38%，达比加群110mg组为每年0.12%（$P<0.001$），达比加群150mg组为每年0.10%（$P<0.001$）。死亡率在华法林组为每年4.13%，达比加群110mg组为每年3.75%（$P=0.13$），达比加群150mg组为每年3.64%（$P=0.051$）。结论：在房颤患者中，达比加群110mg与华法林相比卒中和全身性栓塞发生率相似，但大出血发生率较低。达比加群150mg与华法林相比，卒中和全身性栓塞发生率较低，但大出血发生率相似。这个研究也提示我们可以考虑在非瓣膜病房颤的抗凝治疗中，应用达比加群替代华法林，具体剂量可以根据患者缺血及出血风险进行调整。

2011年发表在新英格兰杂志的ARISTOTLE study（亚里士多德研究），旨在比较至少有一个卒中危险因素的房颤患者服用阿哌沙班与华法林预防卒中或全身性栓塞的效果。该研究为随机双盲对照研究，纳入了18 201例房颤

患者，将阿哌沙班组（5mg，每日2次）与华法林组（INR控制把目标为2.0～3.0）对照，入组患者为非瓣膜病房颤并且具备1个或1个以上的卒中危险因素，主要观察结果包括缺血性卒中、出血性卒中或全身性栓塞。研究的主要目的是检验阿哌沙班与华法林相比的非劣性，次要目的是从上述主要观察结果及大出血的发生率、任何因素导致的死亡等方面检验其优越性。研究的中位随访时间为1.8年，研究的结论是在非瓣膜病房颤患者抗凝治疗中，与华法林相比，阿哌沙班预防卒中或全身性栓塞效果更佳，同时减少了出血事件的发生率，降低死亡率。

以上这些研究均证实，NOAC较华法林相比降低出血事件上有明显的优势，同时NOAC使用方便，只需按固定剂量给予就可以；而华法林，由于药物代谢的特点，使其与很多的药物、食物的相互作用很大，在调整药物剂量时会存在很大困难，造成患者依从性差，因此，指南对非瓣膜病房颤患者抗凝推荐上，NOAC优于VKA在使用的时候也较华法林更方便，因此NOAC也得到了指南的优先推荐。

二、房颤合并ACS/PCI的抗栓策略

房颤患者需要抗凝治疗，而在ACS/PCI患者的治疗方案中，应该考虑给予双联抗血小板（DAPT）治疗，很多RCT研究也证实，接受冠状动脉介入治疗的患者，可以从双联抗血小板（DAPT）中获益；那么对于房颤同时接受了PCI治疗者，如何去选择治疗策略，是一个非常重要的问题，是简单地将双抗和抗凝治疗叠加？还是单纯抗血小板或单纯抗凝治疗？

丹麦2012年发表了一项全国注册研究，分析了2000—2009年房颤同时合并心肌梗死或接受经皮冠状动脉介入治疗的患者（11 480名受试者，平均年龄75.6岁，男性60.9%）。抗栓方案有5种：使用维生素K拮抗剂（VKA）＋阿司匹林＋氯吡格雷的三联疗法（TT）、阿司匹林＋氯吡格雷的双重抗血小板、VKA＋抗血小板药物、单用VKA、单用抗血小板药物。有效性终点是心血管死亡＋心肌梗死＋缺血性卒中的联合终点，安全性终点包括致死和非致死性出血。结果1年之内，共记录了728起出血事件（6.3%）；79人死亡（0.7%）。在30d内，TT组、VKA＋抗血小板和双重抗血小板治疗的出血事件发生率分别为每100人·年22.006、20.3和14.3。与VKA＋抗血小板相比，TT方案早期（90d之内）和延迟（90～360d）的出血风险均增加；HR分别为1.47（1.04；2.08）和1.36（0.95；1.95）。TT与VKA＋抗血小板的血栓栓塞风险无明显差异，危险比为1.15（0.95；1.40）。这个研究告诉我们，心房颤动患者合并心肌梗死或接受经皮冠状动脉介入治疗后应用三联抗栓方案（TT），出血风险很高，因此，应在对患者进行全面的出血风险评估后方可开具TT。同时研究也提示我

们，是否可以考虑应用VKA加上一种抗血小板药物替代TT，在不增加缺血事件的同时，降低出血的风险。这个研究虽不是RCT研究，但让人们看到了三联抗栓方案出血风险的增加，也为今后的进一步研究指明了方向。

2013年的WOEST研究是在比利时和荷兰的15个中心进行了开放标签，多中心，随机对照研究，入选了从2008年11月到2011年11月，需要接受口服抗凝剂并同时接受PCI治疗的患者，共573例，一组口服抗凝剂＋氯吡格雷（双联抗栓治疗，279例），另一组口服抗凝剂＋氯吡格雷＋阿司匹林（三联抗栓治疗，284例），评价双抗抗栓治疗的安全性和有效性。研究预设的主要有效性终点是全因死亡（心血管死亡和非心血管死亡），安全性终点是PCI的1年内出现任何出血事件。结果发现，接受双联疗法的患者出血事件减少64%（19.4% vs 44.4%，HR 0.36，95% CI 0.26～0.50，P <0.000 1）。有效性终点两种治疗方案无明显统计学差异。WOEST研究样本量不是很大，但作为第一个RCT研究，提示接受PCI又同时有抗凝需求的患者，应用口服抗凝剂＋氯吡格雷的方案，可显著减少出血并发症，并且不会增加血栓形成事件的发生率。这个结论，奠定了人们应用双联抗栓治疗的理念。

以上这两个研究中使用的口服抗凝剂都是VKA（华法林），NOAC在非瓣膜病房颤的抗凝治疗中表现优秀，其优势是在降低或不增加缺血事件的同时，减少出血事件，因此，人们也在不断探索新型NOAC为基础的抗栓治疗策略来替代华法林为基础的三联抗栓策略，即NOAC联合抗血小板药物在风瓣膜病房颤合并ACS/PCI患者中应用的有效性和安全性，之后一系列的临床研究公布。

PIONEER AF-PCI研究，研究入选了2124例非瓣膜性AF并接受PCI的患者（平均年龄70.1岁），将患者随机分为三组：第1组（709例患者，平均年龄70.4岁）接受利伐沙班15mg OD［中度肾功能不全降至10mg，肾小球滤过率（GFR）：30～50 ml/min］＋P2Y12抑制剂（氯吡格雷、替格瑞洛或普拉格雷）治疗12个月；第2组（709例患者，平均年龄70.0岁）先接受2.5mg利伐沙班＋DAPT治疗，后续给予利伐沙班15mg OD加小剂量阿司匹林治疗直至12个月；第3组（706例患者，平均年龄69.9岁）接受VKA（INR：2.0～3.0）＋DAPT起始，后续采用VKA＋小剂量阿司匹林治疗至12个月。在随机分组之前，研究者已经选择了DAPT持续时间（1、6或12个月）和P2Y12抑制剂的类型。研究表明，第1组和第2组（利伐沙班组）的出血事件（分别为16.8%和18.0%）均少于第3组（华法林为基础的三联抗栓）（26.7%）；利伐沙班组比使用VKA的标准疗法更安全［第1组的减少出血HR与第3组为0.59，P<0.001；第2组与第3组的HR为0.63，P<0.001］。与VKA组相比，利伐沙班组出血减少与INR稳定性无关。对于有效性终点（因心血管原因，心肌梗死或卒中而导致的死亡），三组之间没

有差异。事后分析表明，利伐沙班组明显降低全因死亡率低和再住院治疗的风险。

在2017年ESC会议上公布的RE-DUAL PCI研究中，将2725名接受PCI的AF患者（平均年龄70.8岁）以1∶1∶1的比例随机分配，以接受VKA＋阿司匹林＋P2Y12抑制剂（氯吡格雷或替格瑞洛）的三联抗栓治疗或接受达比加群150mg每日2次＋P2Y12抑制剂（氯吡格雷或替格瑞洛）的双联抗栓；或接受达比加群110 mg每天2次＋P2Y12抑制剂（氯吡格雷或替格瑞洛）双联抗栓治疗，最少治疗为6个月。在美国以外，仅将老年人（＞80岁或日本＞70岁）分配给达比加群110 mg每日2次组或VKA组。达比加群150mg每日2次组和达比加群110mg每日2次组的出血发生率均低于以华法林为基础的三联疗法组。150mg双联抗栓治疗组主要终点发生率为20.2%，而三联治疗组为25.7%（*HR* 0.72，*P*＜0.001非劣效性），并在110mg双联抗栓治疗组主要终点事件发生率为15.4%相比，在对应的三联抗栓治疗组为26.9%（*HR* 0.52，*P*＜0.001非劣效性；*P*＜0.001优越性）。两个双联抗栓治疗组联合与三联治疗组之间的主要复合终点（全因死亡，血栓事件或计划外血运重建）发生率没有差异［13.7% vs.13.4%，*HR* 1.04，*P*＝0.005（非劣效性）］。虽然这项研究没能提供单一剂量的达比加群的双联抗栓治疗与华法林为基础的三联抗栓的疗效比较结果，但是这个研究中所应用的达比加群的剂量即房颤抗栓治疗中常规应用的剂量，并且研究中应用的新型抗血小板药物替格瑞洛的比例高于WOEST研究和PINOEER-AF PCI研究，可能会使今后的抗栓治疗更加方便一些。

在2019年ACC会议上发布了AUGUSTUS试验，该研究也同时发表在新英格兰杂志上，首先将接受P2Y12抑制剂（氯吡格雷、替格瑞洛或普拉格雷）治疗的4614名ACS或PCI的AF患者（平均年龄：70.7岁）随机分配至VKA或阿哌沙班［5mg每日2次或2.5 mg每日2次（如果符合需要降低剂量标准）］，然后将每组随机分配阿司匹林或安慰剂（2×2 析因设计）。阿哌沙班组的发生率为10.5%，VKA组为14.7%（*HR* 0.69，非劣效和优效性*P*＜0.001）；接受阿司匹林治疗的患者的主要安全性终点（大出血或临床相关的非大出血）为16.1%，而接受安慰剂的比例为9.0%（*HR* 1.89，*P*＜0.001）。在三联疗法组中，P2Y12抑制剂＋阿司匹林＋VKA的三联抗栓治疗方案的出血率最高（18.7%）；P2Y12抑制剂加阿哌沙班的双联抗栓治疗方案的出血发生率最低（7.3%）。AUGUSTUS研究证实，双联抗栓治疗（apixaban＋P2Y12或VKA＋P2Y12）与三次疗法（apixaban＋P2Y12＋阿司匹林或VKA＋P2Y12＋阿司匹林）相比可减少出血。在每种疗法中，使用阿哌沙班的方案（双联或三联疗法）均较应用VKA作为OAC更安全。在所有组中，缺血性事件（心肌梗死，支架血栓形成，卒中或紧急血运重建）的发生率均相似。同时，与应用VKA组相

比，阿哌沙班组减少了住院率。

最新发布的临床研究是2019年ESC会议上发布的ENTRUST-AF PCI，1506名接受PCI治疗的AF患者（平均年龄70岁），包括稳定型冠心病（占48%）或ACS（占52%）的按照1∶1随机分配，分别接受edoxaban方案或VKA为基础的治疗方案。依度沙班（edoxaban）组（751例患者；平均年龄69岁）接受edoxaban 60 mg OD治疗（肾功能不全时GFR 15～50 ml/min或体重≤60 kg或患者使用了强效的P-糖蛋白抑制剂，可将剂量调整为30 mg OD）＋氯吡格雷（或由研究者酌定普拉格雷或替格瑞洛）治疗12个月。VKA方案组（755例患者，平均年龄70岁）接受VKA＋氯吡格雷（或由研究者酌定使用普拉格雷或替格瑞洛）治疗12个月，再加低剂量阿司匹林治疗至少1～12个月。在随机分组之前确定P2Y12抑制剂的选择和三联抗栓治疗的持续时间。edoxaban治疗组的主要安全性结果（ISTH大出血或临床相关的非大出血）的发生率为17%，而VKA组为20%（*HR* 0.83，非劣效性*P*＜0.001，优效性*P*＝0.115）。随访12个月后，edoxaban治疗组的疗效终点（心血管死亡，卒中，全身性栓塞事件，AMI和支架血栓形成的综合发生率）为7%，VKA方案为6%（*HR* 1.06），两组治疗方案的优效性终点的各个部分的发生率相似。但是，ENTRUST-AF PCI试验具有一定的局限性：edoxaban方案组的出血减少是由于临床上相关的非大出血减少，两组之间的大出血发生率相同，因此，这个研究给我们的提示只是可以将edoxaban 为基础的双联抗栓治疗作为一种选择，但并没有明显的优效性。

所有这些试验表明，与华法林为基础的三联抗栓治疗相比，以NOAC为基础的二联抗栓不增加或显著降低出血风险，而不会增加缺血事件，因此，均可作为非瓣膜病房颤需要抗凝治疗同时接受PCI手术或合并ACS的患者的抗凝策略，但临床实际工作中尽可能选择出血风险小同时有临床获益的药物。现将几个大型RCT研究的结果汇总于表1中。

三、抗凝联合应用抗血小板药物选择

我们来看看几个大型RCT研究中抗血小板药物的选择，大多数选择了P2Y12受体拮抗剂，以氯吡格雷使用率最高：WOEST 研究：氯吡格雷100%；PINOEER AF-PCI研究：95%为氯吡格雷，替格瑞洛4%，普拉格雷1%；REDUAL-PCI研究：氯吡格雷88%，替格瑞洛12%；AUGUSTUS 研究：＞92% 氯吡格雷，＜8% 普拉格雷或替格瑞洛；ENTRUST AF-PCI：氯吡格雷92.8%，普拉格雷或替格瑞洛7.2%。

由此可见，新一代抗血小板药物普拉格雷或替格瑞洛在于NOAC联合使用目前缺乏临床证据，在REDUAL-PCI中使用频率最高，也只有12%，而在达比加群说明书上，明

确指出,应用替格瑞洛会增加达比加群的暴露量增加,并可能表现出药效学的相互作用,最后结果导致出血风险增加。由此可见,无论使用VKA或者NOAC,联合抗栓时选用氯吡格雷更加安全,至于新型抗血小板药物,还是需要循证证据来验证其安全性或者安全剂量。

四、三联/双联抗栓时程

抗栓治疗能够减少血栓事件,但也会增加出血的风险,因此,在为患者做缺血评分的同时,一定要评估其出血的风险,出血评分采用HASBLED评分,若HASBLED评分≥3分,则表示出血高危。

ACS/PCI术后给予三联/双联抗栓治疗的时程,各国的指南略有不同,但基本原则是缺血高危、无高危出血者可以适当延长三联抗栓时间,若出血高危、缺血风险不高者可缩短或不给予三联抗栓治疗。2016年ESC 房颤管理指南提出,与ACS或支架血栓相比属于低出血风险的患者,在第1个月给予三联抗栓治疗(Ⅱa, B),之后第2～12个月给予双联抗栓(Ⅱa, C),之后12个月至终身,OAC单药治疗(Ⅰ, B);与ACS或支架血栓风险相比属于高危出血患者,第0～1个月给予三联抗栓(Ⅱa, B),之后第2～6个月给予两联抗栓(Ⅱa, C),第6个月至终身OAC治疗。2019年美国AHA/ACC/HRS 房颤管理指南中建议,因ACS行PCI术的高卒中风险房颤患者,如果给予三联抗栓治疗(OAC＋阿司匹林＋P2Y12抑制剂),建议4～6周转换为双联抗栓治疗(OAC＋P2Y12抑制剂)。有的指南指出对于出血极其高危者,可仅于住院期间给予三联抗栓,出院后即改为双联抗栓。因此,抗栓时程长短是基于出血和缺血风险而定的(表1)。

五、总结

房颤作为21世纪的流行病越来越受到人们的关注,在房颤的治疗中,抗凝治疗是必不可少的一部分。因房颤和冠心病有共同的危险因素,因此经常伴随存在,冠心病一旦合并房颤,预后不佳。对于房颤的抗凝治疗,NOAC的很多临床研究都证实了其安全性由于传统的华法林,已经被指南明确推荐来减少出血的风险;对于ACS/PCI的房颤患者,除抗凝治疗之外,还要考虑抗血小板药物的使用。诸多研究已经证实,OAC(VKA或NOAC)＋DAPT 会增加出血风险,近年来的临床研究发现,抗凝治疗尤其是以NOAC为基础加上一种抗血小板药物(氯吡格雷常用),可以明显减少出血事件,同时不增加缺血事件,可以作为需行抗凝治疗的房颤患者合并ACS/PCI的一个选择,具体三联/双联抗栓时程,需要评估患者缺血(缺血性卒中与支架血栓等)风险和出血风险来决定。

表1 房颤合并ACS/PCI不同抗凝策略RCT研究对比

	WOEST	PIONEER AF-PCI	REDUAL-PCI	AUGUSTUS	ENTRUST-AF PCI
入选人群	573(PCI+有OAC指征)	2124(AF+PCI)	2725(AF+PCI)	4600(AF+ACS或PCI)	1506(AF+PCI)
平均年龄(岁)	68.7	70.1	70.8	70.7	70
目的	比较双联抗栓(VKA+氯吡格雷)与标准三联疗法(VKA+Asprin+氯吡格雷)	两种RIV治疗策略与标准三联疗法治疗12个月的比较	两种剂量的DAB方案加P2Y12抑制剂对比标准三联疗法长达30个月	评估API与VKA的非劣效性安全性(均与P2Y12受体拮抗剂联合使用)长达6个月	通过12个月评估EDO加P2Y12抑制剂与标准三联疗法的安全性
主要终点	全部出血	TIMI临床相关出血	ISTH临床相关出血	ISTH临床相关出血	ISTH临床相关出血
结果	双联抗栓法比标准的三联抗栓出血发生率更低	与标准三联抗栓治疗相比,基于RIV的疗法具有较低的临床显著出血率	两种DAB剂量的双联抗栓比标准的三联治疗更安全	与标准的三联抗栓治疗相比,API加P2Y12抑制剂的出血更少,而不会增加缺血事件	EDO加P2Y12抑制剂在出血方面不劣于标准三联抗栓治疗,缺血事件无明显差异
CHA2DS2-Vsac	入选有瓣膜性心脏病患者	3.8	3.6	3.9	4.0
HASBLED	入选有瓣膜性心脏病患者	3.0	2.7	2.9	3.0
所用P2Y12拮抗剂	氯吡格雷100%	氯吡格雷95%	氯吡格雷88%	氯吡格雷>92%	氯吡格雷92.8%

(刘迎午)

心房颤动的离子机制

心房颤动是以无规律心房电活动引起心房有效收缩丧失为特征的，临床工作中最常见的心律失常。在美国，230万人患有心房颤动，预计到2050年这一数字将增加到560万人。在60～65岁的人群中，心房颤动发生率不足1%，而在80岁以上的人群中，8%～10%的人存在心房颤动。流行病学调查显示，男性相较于女性，白种人相较于黑种人，均存在更高的疾病罹患率。中国人群与西方人群相比心房颤动患病率及发病率略低，但随着我国人口老龄化不断加剧及心房颤动筛查手段的提高，未来心房颤动的患病率及发病率将有可能提高。目前，心房颤动的发生及维持机制尚未完全清楚。研究显示，细胞内离子通道功能的改变可能在心房颤动的发生发展中起重要作用。在小型和大型动物模型及来自不同类型心房颤动患者的心房样本的研究中，都显示肌质网上2型ryanodine受体（RyR2）功能障碍和肌质网自发性钙离子（Ca^{2+}）释放是心房细胞发生异常心电活动、细胞触发活动的潜在原因。导致RyR2功能障碍和肌质网Ca^{2+}渗漏的分子机制可能与所研究的心房颤动患者心房样本或特定动物模型的临床阶段有关。本综述聚焦于心房颤动的离子通道机制，为研究及治疗心房颤动提供新的方向。

一、钙通道及钙离子在心房颤动中的作用

（一）钙离子兴奋收缩偶联作用

心肌细胞兴奋收缩偶联与钙离子出入细胞密切相关。心房肌细胞膜上分布着大量钙离子通道，其中最重要的就是L型电压门控钙通道（LTCC）。当心房肌细胞膜除极化活动达到一定阈值，就会诱发肌细胞膜上的L型电压门控钙通道开放。这一活动将引起少量细胞外钙离子内流，进入心房肌细胞，使得胞质中钙离子浓度轻度升高。此后，胞质中升高的钙离子会触发肌质网通过RyR2通道大量释放储存在肌质网的钙离子，导致胞质中游离钙离子浓度大幅度提高。胞质中游离钙离子结合到肌丝上就会引起心房肌细胞收缩。心房肌细胞的舒张也是通过降低胞质中游离钙离子浓度达到目的的。胞质内升高的钙离子可以通过肌质网上的钙泵再摄取回到肌质网或者通过细胞膜上钠钙交换器移出细胞，由此降低胞质中的游离钙离子。当胞质中钙离子浓度降低

时，结合在肌丝上的钙离子就会释放，引起心房肌细胞舒张。这种钙诱发-钙释放是心房肌细胞兴奋收缩偶联的基础。

（二）RyR2通道自发性钙释放诱发膜除极

生理状态下，钙诱导的Ca^{2+}释放量取决于细胞膜上L型钙离子通道和肌质网上RyR2通道的一种结构蛋白-Juncophlin-2（JPH2）的适当排列。JPH2蛋白与Ryr2通道蛋白结合还可防止舒张期肌质网异常钙离子释放。心肌细胞中蛋白激酶A（PKA）和Ca^{2+}/钙调蛋白依赖性蛋白激酶II（CaMKII）的磷酸化和蛋白磷酸酶1（PP1）的去磷酸化可调节RyR2通道的功能状态，并以此维持细胞内钙离子浓度稳定。

研究发现，阵发性和持续性心房颤动患者的心房组织样本中肌质网异常钙离子释放是右心房肌细胞触发活动的潜在原因。即使窦性节律状态下，阵发性心房颤动患者中也观测到肌质网自发性钙离子释放事件增加的现象。此外，RyR2通道蛋白表达和开放频率增加都会提高自发性心房颤动患者心房肌细胞内肌质网自发性钙离子释放事件的频率。此外，过表达的RyR2通道蛋白还会降低RyR2稳定蛋白JPH2和RyR2之间的比例，这也可能是RyR2通道开放概率提高的潜在因素。目前阵发性心房颤动患者肌质网自发性释放钙离子的确切机制尚不完全清楚，还需深入研究，进一步阐释心房颤动患者RyR2功能障碍的确切分子机制和相关的细胞触发活动。

有研究表明肌质网钙离子自发性释放可能直接促进心房颤动进展，形成永久性心房颤动。在小鼠自发性心房颤动模型中，显示抑制RyR2磷酸化后，（从而增强RyR2介导的钙离子释放事件）尽管存在心房触发活动，依然可以阻止维持心房颤动的基质形成。

肌质网通过RyR2通道自发性释放的Ca^{2+}可以激活细胞膜Na^+/Ca^{2+}交换器。Na^+/Ca^{2+}交换器活动时可将一个Ca^{2+}泵出细胞的同时将3个Na^+泵进细胞，从而产生除极的内向电流，诱发局部电位，引起局灶性异位放电。即使没有心房颤动基质存在的状态下，这种局灶重复性异位电活动可能仍可维持心房颤动，形成持续性心房颤动。另一方面，局灶性异位电活动也可以形成一个折返环路，维持心房颤动。折返活动通常是维持心房颤动的主要机制。

二、钾通道及钾离子在心房颤动中的作用

钙离子激活的钾通道

钙离子激活的钾通道家族根据其电导性分为三类：大电导钙激活性钾通道、中电导钙激活性钾通道和小电导钙激活性钾通道。曾经认为钙离子激活的钾通道在组织表达中是普遍表达的，但在心脏组织中几乎不表达，迄今尚未发现BK通道在心肌细胞中表达。近几年发现心房肌细胞有SK通道表达，但相关研究尚浅。尽管钙激活的钾通道家族相当庞大，目前仅发现SK通道在心肌细胞膜上有功能性表达。而这可能直接影响心肌的动作电位形态。尽管目前在心肌细胞中尚未发现有关IK通道的相关研究，但IK通道在血管中普遍表达，是血压调节的关键分子。

顾名思义，钙离子激活的钾通道依赖于钙离子结合才能激活。生理状态下，SK通道在细胞内钙离子浓度约100nmol/L时是静息的，并且在钙离子浓度约300nmol/L时具有最大半数激活量。细胞内钙离子浓度轻微增加SK通道就会立即被激活。在心肌细胞兴奋收缩周期中，亚微摩尔至微摩尔间的细胞内游离钙离子浓度变化就足以激活SK通道，进而形成心肌细胞的背景电流。

由于SK通道状态仅通过细胞内钙离子浓度变化调控，这使得SK通道在细胞内钙离子浓度和膜电位变化之间提供了关键联系。有研究显示，细胞内钙离子减少会引起细胞膜SK通道显著下调，在心房颤动或房性心动过速过程中，细胞内钙离子增加时，细胞膜SK通道表达会显著上调。早期一项兔离体心房细胞快速起搏的研究表明，SK通道免疫染色在肺静脉袖细胞从核周到细胞膜显著增加。这可能是导致心房细胞动作电位缩短和心律失常持续的一个原因。

与心室肌细胞相比，SK通道在心房肌细胞中表达明显增多。SK通道的表达差异，使得在不影响心室功能的情况下，为心房提供了一种靶向治疗策略。早有文献记载SK通道过表达与心律失常有关，通过药物对SK通道抑制后有明显抗心律失常作用。近年一项研究发现，慢性房颤患者右心耳组织中SK通道的表达明显减少。越来越多的证据支持心房颤动中有SK通道的重塑，但SK通道引起心房

颤动的机制目前仍有争议。

SK通道表达下调和上调所引起的心房颤动可能来自不同的机制，这可能与SK通道不同亚型及心房颤动引起的心房电重构有关。上述研究的差异可能与诱发心房颤动的方法、实验动物不同、实验技术和条件不同等有关。事实上，心房颤动的发病机制可能要复杂得多，SK通道在人类心房颤动中的确切机制仍有待进一步阐述。

三、钠通道及钠离子在心房颤动中的作用

晚期钠通道过度活化增强肌质网钙泄漏

心肌细胞存在早期钠通道和晚期钠通道两种钠离子通道。早期钠通道介导的钠电流迅速而短暂，形成心肌细胞动作电位的0相。而晚期钠通道介导的钠电流比较舒缓，形成动作电位的第2相和第3相。在正常心肌细胞中，晚期钠电流的幅度为早期钠电流的0.1%。尽管如此，晚期钠电流携带的内向电荷与早期钠电流相比也是相当可观的。在钠通道介导的内向电流里，晚期钠通道激活时间比早期钠通道激活时间长得多。（在大型哺乳动物中，晚期I_{Na}为100～400ms，早期I_{Na}仅为1～2ms）。此外，晚期钠电流的增加还可激活钙离子/钙调素依赖性蛋白激酶（CaMK II），并通过激活钠/钙交换器增加钙离子向细胞内转运。因此，晚期钠通道过度活化可引起细胞钠和钙过载，进而引起心律失常和舒张功能障碍。此外，晚期钠通道活动增强还可延长动作电位时程并促进早期后除极（EADS）。早期后除极和触发活动常是始动和维持心房颤动的重要机制。近年Thomas H.Fischer等的一项研究表明，晚期钠电流可激活PKA和钙调素依赖性蛋白激酶II，增加心房肌舒张期肌质网钙离子渗漏事件。这可能是钠离子通道引起心房颤动的机制之一。

心肌细胞动作电位主要是由内向钠离子、钙离子电流和外向钾离子电流的复杂相互作用形成的。心房颤动是心房肌细胞异常电活动的直观表现，尽管涉及的离子不多，但离子间相互作用的机制复杂，离子通道的亚型众多，具体引起心房颤动的机制也错综复杂，心房颤动的离子机制目前尚不完全明了，还需进一步研究。

（刘恩照　程茹坤）

内质网应激与心房颤动

心房颤动（atrial fibrillation, AF）是一种以快速、无序电活动为特征的持续性心律失常，可显著增加脑卒中和充血性心力衰竭的发生风险，有很高的致残和致死率。AF的产生和持续可以改变心房原有的电学和组织学特征，即出现心房电重构和结构重构，形成一种更有利于AF触发和维持的基质。心房重构的早期主要以电重构为主，表现为有效不应期缩短和频率适应性下降，晚期则出现显著的结构重构，主要表现为心房肌细胞内质网和线粒体等超微结构的改变，并出现细胞凋亡、蛋白沉积、间质纤维化等。研究表明，心房重构的发生与心房肌细胞内钙离子超载、氧化应激、细胞凋亡等机制有关。内质网（endoplasmic reticulum, ER）是调控细胞蛋白合成、细胞内钙离子浓度、氧化应激水平、诱导细胞凋亡信号通路的重要细胞器。近年来，ER应激（ER stress, ERS）在心房重构及AF的发生和发展中的作用日益受到重视。本文旨对ERS和AF研究进展做一综述。

一、内质网应激（ERS）

ER是细胞中最大的膜网络结构，也是细胞内主要的钙离子库，其腔内较胞质呈高氧化状态，参与蛋白质合成与修饰、类固醇物质的代谢及细胞内信号处理。同时ER又是细胞应对外界刺激的主要细胞器，通过调节蛋白质的表达而适应环境的变化，是细胞重要的防御机制。在缺血缺氧、氧化应激、异常糖基化反应及钙离子稳态失衡等因素刺激下，ER的正常功能被干扰，大量蛋白质被错误折叠，导致未折叠蛋白质（unfolded protein）在ER中堆积，促使ER启动应急响应机制来缓解未折叠蛋白质的压力，维持细胞内稳态和正常功能，此过程即为ERS。目前认为ERS主要包含2条途径，即未折叠蛋白反应（unfolded protein response, UPR）和内质网过载反应（ER overload response, EOR），以上2条途径并无时间先后顺序。UPR可上调蛋白折叠相关基因的表达，提高蛋白质正确折叠能力；调节蛋白翻译速率，抑制蛋白质的产生和聚集；促进错误折叠蛋白的内质网相关性降解（ER associated degradation, ERAD），提高自身修复能力。EOR则通过核因子κB（NF-κB）介导的信号通路促进炎症激活和细胞增殖。

（一）未折叠蛋白反应（UPR）

ER合成和修饰蛋白的功能依赖于分子伴侣、折叠

酶和丰富的钙离子环境，当ER腔内未折叠形态的蛋白聚集时，固有的分子伴侣蛋白葡萄糖调节蛋白78（Glucose-regulated protein 78/Binding protein, GRP78/Bip）从ER跨膜蛋白的ER腔面解离下来，结合到未折叠蛋白。跨膜蛋白在与分子伴侣GRP78解离之后被活化，启动UPR。其中最重要的3种ER跨膜蛋白是蛋白激酶R样ER激酶（protein kinase R-like ER kinase, PERK）、肌醇需要酶（inositol requiring kinase, IRE1）和活化转录因子6（activating transcription factor 6, ATF6），分别介导3条不同的信号通路（图1）。

PERK是丝/苏氨酸蛋白激酶，通过寡聚化和磷酸化激活，使其下游的真核细胞翻译起始因子2（eukaryotic initiation factor 2, elF2α）磷酸化，造成elF2α不能再被重复利用，因而使mRNA的翻译速率广泛下调，新合成的蛋白减少，ER的蛋白负荷减轻。与此相伴随的是一些抗应激蛋白和氨基酸转运体的mRNA被优先翻译，如活化转录因子4（activating transcription factor 4, ATF4）。ATF4可上调C/EBP同源蛋白（C/EBP homologous protein, CHOP）的表达，激活ER介导的细胞凋亡。

IRE1是一种含有α和β两种亚型的跨膜蛋白，含有丝/苏氨酸激酶区和核酸内切酶区，通过寡聚化和磷酸化激活。IRE1激活后通过其核酸内切酶活性剪切X-盒结合蛋白1（X-box binding protein 1, XBP1）mRNA的前体，切除含有26碱基对的内含子序列，使其成为成熟mRNA并翻译为XBP1蛋白。XBP1及其剪接体结合ERS反应元件（endoplasmic reticulum stress element, ERSE）的启动子区，上调GRP78、CHOP等ERS相关基因的转录，增强ER蛋白折叠和ERAD功能。活化的IRE1还可通过与胞质酶结构域招募接头分子TRAF2（TNF-receptor-associated factor 2）结合而激活ASK1（apoptosis signaling kinase 1），并级联激活JNK（c-Jun N-terminal kinase）和NF-κB而介导细胞凋亡。

ATF6是真核细胞内质网膜上的Ⅱ型跨膜蛋白，其N端是胞质含b-ZIP的转录激活功能域，C端是位于ER腔内应激响应结构域。通常情况下，ATF6通过GRP78对其上的高尔基体定位信号（golgi localization signal, GLS）的抑制作用而停留在ER膜上。GRP78与ATF6解离后，后者暴露出GLS而移位到高尔基体上，在高尔基体Site-1/2蛋白酶的水解作用下释放出N端胞质区，成为具有转录活性的活性片

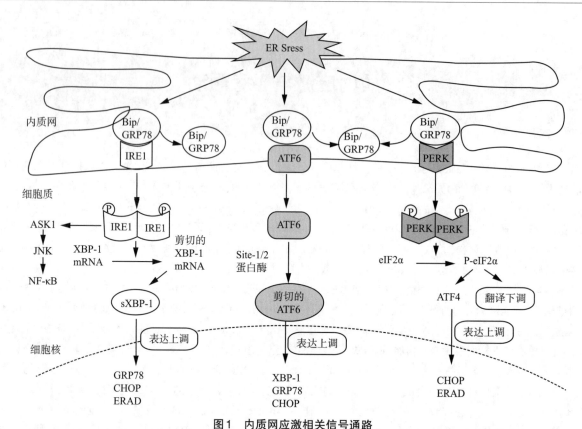

图1 内质网应激相关信号通路

注：ER Stress.内质网应激；ERAD.内质网相关性降解；Bip/GRP78.葡萄糖调节蛋白78；IRE1.肌醇需要酶；PERK.蛋白激酶 R样内质网激酶；ATF6.活化转录因子6；eIF2α.真核细胞翻译起始因子2α；ATF4.活化转录因子4；CHOP. C/EBP同源蛋白；XBP-1. X-盒结合蛋白-1；ASK1.凋亡信号调节激酶1；JNK.氨基末端激酶；NF-κB.核因子κB

段。活化的 ATF6以同源或异源二聚体的形式结合于启动子ERSE，诱导 XBP-1 转录表达，上调GRP78、CHOP 等基因的转录，从而促进蛋白在ER腔内的正确折叠和介导凋亡。

如果ER处理蛋白折叠的能力不能恢复，失去维持ER腔内氧化还原及钙离子平衡的能力，则ER损伤变为不可逆，此时凋亡信号即被启动。

（二）内质网过载反应（EOR）

有关EOR的研究目前远不如UPR深入，钙离子在EOR的过程中发挥了关键性作用。EOR可以被ER腔内过度积累的蛋白诱发，而并非需要未折叠蛋白。ER释放腔内的钙离子，被线粒体摄取后产生活性氧簇（ROS），后者进一步激活NF-κB信号通路。NF-κB可以上调多种转录因子而促进增殖和炎症。EOR的具体机制，尤其是和细胞自噬之间是否存在关联尚不清楚。有研究显示EOR可以抑制病毒蛋白复制，表明其作为一种快速抗病毒反应而具有抗病毒作用。

二、内质网应激介导心房颤动的可能机制

（一）未折叠蛋白反应与心房颤动

在各种致病因素的作用下，ER的功能和结构失衡，激活UPR，细胞翻译速率下调，ER伴侣蛋白的表达上调，错误折叠的蛋白质被降解。通常情况下，ERS可以通过激活UPR能成功恢复ER的内环境平衡而维持细胞功能。研究发现，PERK的激活可以下调心力衰竭患者心肌钠通道（Nav1.5）和快速激活钾通道（Kv4.3）的表达而促进心律失常的发生。一项入选了239例接受心脏手术患者的研究，通过对左心耳组织进行全基因组mRNA芯片分析发现，AF易感性与几种细胞应激反应、炎症和氧化应激相关的转录因子靶蛋白表达降低有关，其中包括ATF6等CREB/ATF家族成员，而离子通道表达的重塑则发生在持续性AF患者抑或是AF的后果，提示UPR功能的缺失不能有效维持ER稳态，是AF发生的可能机制之一。充血性心力衰竭可以促进心房结构重构而造成一种利于AF促发和维持的心房基质，有研究利用犬心室快速起搏造成的心力衰竭模型，通过对心房整体蛋白组学分析发现，起搏2周后ERS标志性蛋白GRP78水平明显增高。Vitadello等在山羊心房快速起搏模拟AF的模型中发现，起搏4周以后ERS相关蛋白GRP94水平较正常心房组织升高2倍，在心房肌细胞未出现不可逆损伤前复律，8周后心房组织GRP94水平恢复至基线水平；而在慢性AF患者心房组织中同样发现，GRP94蛋白水平较非AF患者显著升高。作者认为，GRP对Ca^{2+}具有低亲和力而高容量的结合能力，GRP94升高可能通过其分子伴侣功能而抑制内质网蛋白聚集，促进正常折叠，也可能通过其Ca^{2+}结合位点参与恢复细胞内Ca^{2+}稳态，从而提高心房肌细胞的生存率。也有研究发现，AF与ERS时UPR的过度激活有关。在一项高频刺激HL-1心房肌细胞模拟AF的研究中发现，GRP78蛋白与对照组相比表达明显增加，UPR中3条经典途径p-PERK、p-IRE-1及ATF6蛋白水平均显著升高，而在应用ERS抑制剂4-苯基丁酸（4-PBA）后上述蛋白表达水平明显被抑制，并且高频刺激引起的HL-1细胞凋亡也被显著抑制。

（二）内质网应激介导的细胞凋亡与心房颤动

ERS诱导的凋亡存在多种途径，包括CHOP通路、Caspase-12的活化、JNK通路、Bcl-2蛋白家族及Ca^{2+}等。转录因子CHOP被认为是介导ERS诱导细胞凋亡的最具特征性信号通路，UPR中PERK、IRE-1及ATF6均可以诱导CHOP表达，但PERK-eIF2α-ATF4是CHOP蛋白表达所必需的。CHOP促凋亡的具体机制尚不完全清楚，主要通过对促凋亡和抗凋亡基因的直接和间接调控来介导细胞凋亡。活化的IRE1通过与TRAF2及ASK1相互作用激活JNK，后者从胞质转移到细胞核后通过磷酸化激活c-jun、c-Fos、EIK-1等凋亡相关靶基因而促进细胞凋亡。ERS能够通过多种途径使ER膜上的caspase-12（人类为caspase-4）活化，其促凋亡作用不依赖于其他途径，而是直接激活下游的caspase-3诱导细胞凋亡。Bcl-2蛋白家族分为抗凋亡蛋白和促凋亡蛋白两大类，除线粒体外亦存在于ER膜上，调节ER内Ca^{2+}平衡，调控ERS诱导物及过ROS导致的细胞死亡。此外，ERS会导致ER腔内Ca^{2+}外流，致使ER腔内分子伴侣活性下降，进一步加重ERS；同时细胞内Ca^{2+}浓度升高促进依赖钙离子/钙调蛋白的蛋白激酶Ⅱ（Ca^{2+}/calmodulin-dependent protein kinase Ⅱ，CaMKⅡ）磷酸化，促进氧化应激，进一步激活p-JNK、Fas等的表达，从而导致细胞凋亡。

心房肌细胞凋亡是心房纤维化的初始阶段，被证实与AF的发生、发展及预后密切相关。Zhang等研究发现，犬心房快速起搏可诱导衰老心房肌细胞表达单核细胞趋化蛋白-1诱导蛋白（MCPIP），表现为严重的心房纤维化和心肌细胞凋亡，MCPIP升高程度与IRE1相关，提示其通过ERS导致心房肌细胞自噬和凋亡。研究发现，快速起搏HL-1心房肌细胞，出现明显的细胞凋亡，其机制与ERS和UPR被激活有关，通过上调具有促凋亡作用的CHOP蛋白水平，以及线粒体凋亡途径（mitochondrial apoptotic pathway，MAP）和丝裂原活化蛋白激酶（mitogen-activated protein kinases，MAPKs）途径介导细胞凋亡，在应用ERS抑制剂4-PBA后ERS相关蛋白表达下调，细胞凋亡被显著抑制。Ghavami等在研究他汀类药物对原代人

心房成纤维细胞的稳态、生存和程序性死亡时发现，通过抑制HMG-CoA还原酶，可诱导原代人心房成纤维细胞凋亡，其机制涉及ERS和UPR的过度激活。也有研究显示，过氧化氢培养的乳鼠心肌细胞凋亡现象明显增加，ERS相关蛋白GRP78、GRP94、CHOP水平升高，应用伊布利特可以通过抑制ERS而减轻心肌细胞凋亡。

（三）内质网应激介导细胞内的Ca^{2+}超载与心房颤动

ER具有很强的Ca^{2+}缓冲能力，是细胞内重要的"Ca^{2+}库"，其浓度比胞质内高数千倍。ER腔内Ca^{2+}浓度的改变可以影响蛋白的合成，而未折叠蛋白的聚集又会破坏ER内的Ca^{2+}平衡。生理状态下，ER中的Ca^{2+}大部分呈游离状态，主要通过兰尼碱受体（RyR）和三磷酸肌醇受体（IP3R）两种途径进入细胞质内，又可通过Ca^{2+}泵（SERCA）由细胞质进入到ER内，共同维持Ca^{2+}的动态平衡。ER内还存在伴侣蛋白和缓冲分子等Ca^{2+}结合蛋白，如集钙蛋白（calsequestrin）、钙网织蛋白（calreticulin），具有极强的Ca^{2+}结合能力，对于维持ER内Ca^{2+}平衡极为重要。ER与线粒体之间通过特殊结构存在局部联系，Ca^{2+}可从ER转入线粒体中，调控心肌细胞线粒体能量代谢功能。在病理状态下，ERS激活，ER内Ca^{2+}释放，进而大量Ca^{2+}进入细胞质，细胞内出现Ca^{2+}超载，引起线粒体内ATP能量合成减少，ER内Ca^{2+}浓度降低抑制分子伴侣功能，ER初始蛋白质折叠与合成能力受损；与此同时，细胞内Ca^{2+}超载激活ROS，诱导凋亡，后除极和折返增加，促进心律失常的发生。

心房肌细胞内Ca^{2+}超载是AF电重构的主要机制。Liu等发现PERK/钙调蛋白磷酸酶（calcineurin，CN）信号途径是调控细胞内Ca^{2+}水平的一条新通路，与糖尿病心肌病相关心律失常发生有关，在糖尿病心肌病大鼠模型中，GRP78水平明显增高，PERK磷酸化水平及其下游CN活性增高，可能通过促使RyR受体开放而导致细胞内Ca^{2+}超载，导致心律失常事件发生率明显增加，应用ERS抑制剂4-PBA或通过药物及RNA干扰抑制PERK活性后，细胞内Ca^{2+}超载减轻，GRP78水平均及心律失常事件显著下降。另有研究发现，快速起搏HL-1心房肌细胞，激活ERS及自噬，Ca^{2+}电流振幅降低，应用ERS抑制剂4PBA、过表达ER分子伴侣蛋白热休克蛋白A5、过表达eIF2α磷酸化阻滞的突变体均可抑制ERS及其下游激活的自噬，同时Ca^{2+}瞬变减弱也被显著抑制；在犬心房快速起搏模型中，4PBA显著恢复心房肌细胞内Ca^{2+}稳态，抑制ERS和自噬，改善心房肌结构重构和电重构，抑制AF进展。此外，在大鼠心房快速起搏模型中，GRP78、PERK、IRE-1、ATF6及另外一种ERS蛋白sestrin2水平均升高，磷酸化RyR2蛋白水平及Ca^{2+}渗漏增加，其机制可能涉及Sestrin2直接结合RyR2上

调磷酸化RyR2水平，提示Sestrin2通过调节RyR2参与ER应激介导的AF。

（四）内质网应激、氧化应激与心房颤动

ER正常的生理功能与氧化还原状态密切相关，ER内的高氧化状态为新生肽链的正确折叠提供氧化动力。氧化应激也是触发ERS的主要因素，ROS可以直接攻击维持蛋白折叠酶活性所必需的游离巯基，使得ER腔内蛋白质被氧化修饰，进而诱导ER折叠酶或分子伴侣的功能异常，引起未折叠蛋白的积累，从而激活UPR及其下游凋亡通路。氧化还原状态的改变及ROS的存在也影响ER上的通道功能和伴侣蛋白的缓冲进而出现Ca^{2+}超载。细胞内Ca^{2+}超载不仅会激活下游信号通路激活凋亡、诱导心律失常，又可进入线粒体而增强其代谢，产生更多ROS。另一方面，ER腔内蛋白质折叠过程中，蛋白质二硫键异构酶接受从多肽底物半胱氨酸残基的2个电子进一步传递给氧形成H_2O_2，成为ER内ROS的主要来源。

研究发现，氧化应激及ERS在心房肌细胞的重构过程中发挥重要作用。在AF的细胞模型中，快速起搏HL-1心房肌细胞，ROS水平、EOS水平显著增加，细胞存活率降低，而过表达ATF4可引起凋亡相关的细胞应激基因的表达，提示ROS和ERS引起心房肌细胞凋亡与诱导ATF4的产生有关上调有关。在小鼠主动脉弓缩窄模型中，心房结构重构和电重构改变明显，氧化应激、炎症和心房组织PERK、IRE1α、eIF2α、XBP1蛋白表达水平增高，可溶性环氧化物水解酶抑制剂TPPU可明显抑制氧化应激和ERS水平。Wang等研究发现，伊布利特治疗AF的可能机制之一是通过抑制心肌细胞ERS而降低氧化应激水平。

三、总结

ERS是细胞应对外界刺激的主要应激反应之一，适度的ERS可通过UPR处理未折叠及错误折叠蛋白恢复ER稳态，维持细胞结构和功能，是一种保护性机制。然而持久或严重的ERS则可造成蛋白合成失衡、Ca^{2+}稳态失衡、氧化还原失衡，引起细胞凋亡，进而导致组织的损伤。目前ERS在AF的发病机制中研究尚不深入，但综上证据表明，ERS不足或过度激活可通过多种途径介导AF的发生及心房肌细胞的重构。随着对ERS研究的不深入，必将对AF的基础及临床研究产生深远影响。

（张晓伟　李广平　刘　彤）

肾素–血管紧张素系统与心房颤动相关的心房重构

心房颤动（房颤）是临床上最常见的心律失常，发病率随年龄增长而增加。房颤的主要危害是增加患者血栓形成及血栓栓塞的危险性，致残率高，严重影响患者的生活质量，给家庭和社会带来沉重负担。目前已有大量学者深入研究AF的发病机制，但尚未得出肯定结论。现普遍接受的理论是多子波折返学说和心房重构学说。持续房颤会引发心房重构，包括心房电重构及结构重构，共同促进房颤的发生和持续。心房重构的早期改变首先为电重构，表现为电生理特性及离子通道特征的变化；晚期则为机构重构，表现为心房肌肥大、间质纤维化、蛋白沉积、细胞凋亡等组织结构改变。

一、RAS与房颤相关的心房重构

RAS是一个重要的水、电解质调节系统，包括肾素、血管紧张素、醛固酮、血管紧张素1型受体（angiotensin type 1 receptor, AT1R）、血管紧张素2型受体（angiotensin type 2 receptor, AT2R）及相关酶如血管紧张素转化酶（angiotensin-converting enzyme, ACE）及醛固酮合成酶，存在于外周循环和心肌局部环境中。有研究发现AF患者心房肌局部ACE表达明显增高，研究发现，房颤时心房肌RAS激活是导致心房间质纤维化的主要原因而心房纤维化又有利于房颤的发生和维持。大量临床及动物实验提示RAS与房颤的发生维持有着密切关系。

（一）心房电重构的离子机制

能产生动作电位是心肌细胞的主要电生理特点，动作电位分为0、1、2、3、4期不同时相，不同时相由相关的离子通道来协调完成。心房电重构的离子机制主要是动作电位1相短暂钾外向电流和2相时L型钙通道钙内向电流下调，内向整流钾电流及乙酰胆碱激活的钾电流上调。其中L型钙内向电流和内向整流钾电流是引起APD及ERP缩短的主要因素。L型钙内向电流的减少使心肌细胞动作电位2相时间缩短。而内向整流钾电流具有整流特性，当膜电位负于静息电位时表现为纯K^+内流，当除极时位K^+外流并随着除极程度的增加逐渐减少，有利于促进复极。乙酰胆碱激活的钾通道主要集中于心房肌细胞，是G蛋白调节的钾通道，受M受体和腺苷受体调节，该电流增加也可加速细胞复极化。动作电位1相短暂钾外向电流是细胞1期复极外向电流是细胞1期复极外向电流，主要是钾电流和钠电流。因

而离子通道功能的改变常被认为是在AF诱发的心房电重构的基础。早期的研究报道相关的离子通道功能的改变包括瞬间外向钾电流I_{TO}，L型钙电流I_{CaL}和钠电流I_{Na}减小及内向整流钾电流I_{K1}增加。据Bosch等的临床研究报道AF患者的心房肌内向整流钾电流I_{K1}和乙酰胆碱依赖的钾电流I_{KAch}都有不同程度的增加。相反，Dobrev等提出AF患者I_{K1}增加，而I_{KAch}下降。I_{CaL}有显著的频率依赖性，其随频率减低而减弱，与APD对频率的反应性一致。因而有学者认为AF患者APD缩短与I_{CaL}减弱有关。另有几项临床研究证实在房颤患者中，心房肌细胞I_{CaL}和I_{TO}都下降，并归因于相关的离子通道蛋白转录下调。但I_{CaL}和I_{TO}的同时减弱并不能完全解释AF诱发的APD及AERP的缩短。另有学者提出AF可能诱发I_{K1}密度增加，而在慢性起搏动物模型中发现房性心动过速诱发的犬心房重构包括AERP缩短及频率适应性进行性减弱，同时伴有I_{CaL}和I_{TO}的减弱，但对I_{K1}或延迟整流K^+电流（I_K）并无明显影响。动物实验及临床研究关于AF诱发的离子通道重构并无定论，关于I_{CaL}和I_{TO}以外电流的报道也是莫衷一是，尚需进一步深入研究来探讨。

（二）RAS与AF诱发的心房电重构

动物和人体试验均表明快速心房起搏或房颤可导致心房组织发生电重构，表现为AERP的缩短及AERP正常的频率适应性消失，APD缩短、不应期离散度增大和传导速度减慢。它与心房除极波的缩短、多发子波折返相关，微观上引起离子通道结构和功能的明显变化，有利于房颤的发生和维持。但RAS在心房电重构中具体的病理生理机制尚不明确。近年来研究发现，人心房组织局部存在独立于循环之外完整的RAS，AF的发生与心房肌局部存在RAS系统有关。心脏不仅是AngⅡ的靶器官，另一方面也能通过其他方式调节AngⅡ的分泌，后者反过来调节心肌组织的局部功能。

AngⅡ形成普遍认为有两种途径，除血管紧张素转化酶（angiotensin-convertion enzyme, ACE）转化途径外，还有胃促胰酶转化途径。心房中的AngⅡ主要通过ACE形成，血管紧张素转化酶抑制剂（angiotensin-converting enzyme inhibitor, ACEI）可明显降低AngⅡ含量。但是，心房中的胃促胰酶不受ACEI的影响，由胃促胰酶转化生成的AngⅡ可作用于心肌细胞和交感神经末梢，产生变力、变时及促心肌肥大的作用。早期Nakashma等最先探讨了

AngⅡ受体拮抗剂坎地沙坦和ACEI卡托普利在心房电重构中的作用。他们将24只犬随机分为4组，以800次/分快速起搏心房，持续180min建立犬急性房性心动过速模型，分别在起搏前、中、后测定3次AERP，分别在起搏前30min及实验过程中给予盐水对照组、坎地沙坦、卡托普利或AngⅡ静脉注射。结果发现对照组及AngⅡ组AERP均明显缩短，且频率适应性消失，两组间无明显差异；而坎地沙坦及卡托普利组AERP的缩短程度明显减轻，频率适应性较起搏前无明显变化。本实验初步证明AngⅡ受体拮抗剂及ACEI可预防急性房性心动过速诱发的心房电生理变化，间接证实AngⅡ可能参与心房电重构机制Goette等的临床研究发现，与窦性心律者相比，慢性房颤患者心房肌ACEI含量增加3倍；AT1受体含量减低34.9%，AT2受体含量增加24.6%，研究者认为是代偿RAS激活的结果。Li等在心室快速起搏诱发心力衰竭和房颤犬的研究中发现，房颤犬心房肌AngⅡ含量较对照组明显升高；加用依那普利干预后，房颤犬心房组织AngⅡ含量明显降低，房颤持续时间也显著减少。上述实验均说明AngⅡ参与了房颤诱发的心房电重构。另一方面，Shinagawa等的研究却有不同的发现，他们建立了犬慢性起搏模型，将犬分为Na$^+$/H$^+$交换抑制剂组、依那普利组和对照组；给予持续心房快速起搏7d，发现各组AERP较对照组均明显缩短，AF持续时间明显延长，但各组之间AERP和AF持续时间无明显差异。该研究认为ACEI对快速起搏所致的电重构并无干预作用。虽如此，但目前的研究仍倾向于AngⅡ及RAS抑制剂参与了AF所致的电重构。

目前一些研究探讨了AngⅡ与离子通道功能变化的关系。有研究发现在小鼠心脏中AngⅡ可以增加心房肌和心室肌细胞内的钙离子浓度，心房肌细胞内钙离子浓度比心室肌细胞增加的更为明显，AngⅡ引起的钙超载促进心房电重构。其机制比较明确的是AngⅡ与AngⅡ受体结合后可产生二酰基甘油（DG）和三磷酸肌醇（IP3）。DG可激活蛋白激酶C，引起细胞内Na$^+$-H$^+$交换，使细胞内的Na$^+$浓度增加，进而促进细胞Ca^{2+}-Na$^+$交换，使细胞外更多的Ca^{2+}进入细胞内；另外，IP3与肌浆网上的IP3受体结合后可使肌浆网释放Ca^{2+}增加。以上两种效应，均可造成细胞内钙超载，促使心房电重构，使AF得以维持。此外，Chen等研究AngⅡ对兔肺静脉口分离细胞离子通道的影响，发现AngⅡ对I_{TO}有明显抑制作用而对I_K和I_{CaL}有增强作用。而另一方面Zankov等对豚鼠心房肌的研究发现AngⅡ增强I_{KS}，而Daleau等对豚鼠心室肌的研究发现，AngⅡ增强I_{KR}而抑制I_{KS}，而另有一些报道认为对豚鼠心室肌，AngⅡ对I_K有抑制作用。可见，关于AngⅡ对I_K的影响各家研究并不完全一致，尚需进一步研究证实。而目前的研究结果证明ARB特异性阻断I_{KS}；氯沙坦抑制I_{KR}、I_{KA}及延迟整流钾通道（I_{KUR}），坎地沙坦及醛固酮受体拮抗剂除抑制上述电

流外尚可阻断I_{TO}。因而RAS抑制剂对于钾通道的干预已成为AF治疗的新靶点。

（三）RAS与AF诱发的心房结构重构

房颤时心房除了电重构外，结构重构也促进了房颤的发生、发展。心房的结构重构主要表现为心房肌肥大、间质纤维化、肌原纤维溶解和细胞凋亡等，其中心房间质纤维化对于房颤发生和持续有着重要作用。心房间质纤维化主要表现为心肌间质中胶原沉积增多，各型胶原比例失调和排列紊乱。间质纤维化能引起冲动传导的不均一性及传导空间分布离散，从而增加心房内折返子波数，进而促进房颤的发生和维持。多数研究提示丝裂原活化蛋白激酶（MAPK）可能是RAS引起心房肌间质纤维化的主要途径之一。细胞外信号调节激酶（ERKs）是MAPK主要和经典的信号转导通路。研究表明，在多种病理条件下，如心力衰竭、心肌梗死、高血压心脏病、瓣膜病和心肌病时，RAS的激活与心脏纤维化的发生相关。AngⅡ与成纤维母细胞上的受体结合后，能通过多个第二信号传导通路的介导激活早期基因和晚期基因，转录出Ⅰ型和Ⅲ型胶原；同时促进内皮素、转化生长因子-β（TGF-β）的产生和分泌，减少缓激肽、前列腺素和NO的合成；并能抑制胶原酶的活性，共同促进纤维化的形成。Boldt等观察到在孤立性和瓣膜病相关性房颤患者中的心肌组织中，胶原密度明显高于窦性心律者。Cardin等在快速心室起搏导致犬的心衰模型中，发现房颤犬的心房凋亡和纤维化均较对照组显著。Li等在相似的模型中发现AngⅡ浓度的表达增加，同时心房间质纤维化程度增加，提示心房的纤维化可能与RAS相关。Iwata M等的研究显示AngⅡ会刺激一些生长因子的产生，从而促进心脏纤维化及心脏结构重塑。血管紧张素Ⅱ与AT1受体结合，促进成纤维细胞基因的表达（包括胶原），促进成纤维细胞的增殖，促进心肌细胞的肥大，进而促进心肌纤维化与重塑。理论上讲，AngⅡ浓度增加所致的左心室重塑和功能不全也会导致心房重塑。在心室起搏造成心衰模型中左心房纤维化程度明显较左心室显著，相应的，组织中AngⅡ增加的程度左心房较左心室明显，MAPK激活程度在左心房明显增加，但在左心室这种增加并不显著房颤患者心房纤维化的分子机制可能为心房肌RAS激活，AngⅡ与AT1受体结合，激活G蛋白，使ERKs磷酸化，活化的ERKs通过转位方式进入细胞核，促进编码核转录因子的早期反应基因（如原癌基因等）表达，并引起次级反应基因（如ANF等）异常表达，激活心肌间质细胞纤维网络，导致心房肌纤维化。但其中的分子信号通路未完全阐明，仍需进一步的研究证明。AngⅡ受体亚型在房颤病理生理中的作用仍然不清，一项早期人体心房组织研究报道在房颤患者中，AngⅡ的AT1下调，AT2上调。最近，又有研究报道房颤患者左心房的AT1上调，而右心房

的AT2表达没有明显改变。也有一些实验表明AT1、AT2的表达均增高。因此，房颤时AngⅡ受体亚型的不同作用尚需进一步研究明确。

二、RAS抑制剂与房颤

RAS抑制剂主要指血管紧张素转化酶抑制剂（ACEI）和血管紧张素受体拮抗剂（ARB），大规模临床试验已证明ACEI和ARB对充血性心力衰竭、冠状动脉疾病及高血压有着有益作用，同时试验证明两者能明显降低心肌缺血后室性心律失常的发生率，提示它们能预防再灌注心律失常，近年来已有研究探讨它们对房颤的作用。最近对一些大规模临床试验的回顾性分析提示ACEI和ARB可预防房颤的发生，尤其能预防高血压合并左心室肥厚、充血性心力衰竭及电转复患者房颤的发生和复发。为探讨ACEI和ARB对房颤的预防作用，一些学者对临床试验进行了荟萃分析。Madrid等对7个评价ACEI和ARB预防房颤发生的随机对照临床试验进行了荟萃分析，比较ACEI和ARB与安慰剂或常规疗法在高血压、心力衰竭、缺血性心脏病或糖尿病患者中对房颤的预防作用，结果显示ACEI和ARB较对照组房颤的发生率显著降低，证明ACEI和ARB能明显降低房颤发生或复发的危险。Anand等对9个相关的随机对照临床研究进行了荟萃分析，结果显示ACEI和ARB可使新发房颤的危险性降低18%，而对于心力衰竭患者这种危险性可降低43%，其中ACEI的这种保护作用明显大于ARB。Healey等对11个随机对照临床试验进行了荟萃分析，结果显示ACEI和ARB可降低总的房颤发生的相对危险性28%，但两组药物降低房颤发生率的作用相似。综上，大量相关的临床荟萃分析均证实了ACEI和ARB可有效预防房颤的发生，尤其是对于收缩性左心室功能障碍、左心室肥厚及房颤转复后的患者这种作用更为显著。

（一）ACEI在预防房颤发生中的作用

Pedersen等最先报道了ACEI可预防房颤的发生。在TRACE试验中他们对急性心肌梗死后心功能不全的患者进行了回顾性分析，结果表明相比安慰剂组，群多普利可使新发房颤的危险性降低55%。另有Vermes等对SOLVD研究进行回顾性分析同样也发现，依那普利相比安慰剂可使慢性左心功能不全患者新发房颤的危险性降低78%。高血压是房颤发生的另一个较强的危险因素，研究发现ACEI对高血压合并左心室肥厚的患者能够降低房颤的发生率。L'Allier等对一项关于高血压的大规模临床试验进行回顾性分析，结果发现服用ACEI的患者相比服用钙离子拮抗剂的患者新发房颤的危险性明显降低。

（二）ARB在预防房颤发生中的作用

与来自ACEI对心力衰竭、左心室功能障碍和高血压患者的研究结果相似，ARB在类似患者中的应用也证明它对房颤的发生有预防作用。Maggioni等对缬沙坦治疗心力衰竭研究（Val-HeFT）的回顾性分析表明，在ACEI治疗的基础上加用缬沙坦，新发房颤较安慰剂组降低35%。而在CHARM研究中，对症状性心力衰竭患者，坎地沙坦能显著降低新发房颤的发生率（6.5%vs. 7.9%，$P=0.048$）。Wachtell等对LIFE研究进行回顾性分析发现，与阿替洛尔相比，氯沙坦治疗能使高血压合并左心室肥厚的患者新发房颤发生率降低33%。值得关注的是尽管氯沙坦对两组患者的降压效果相似，但新发房颤发生率仍有差异，提示氯沙坦预防新发房颤可能存在血压控制以外的机制。

（三）抑制RAS预防房颤的可能机制

目前ACEI和ARB预防房颤发生的具体机制尚不十分明确。如前述学者们普遍倾向于认为AngⅡ信号途径参与了心房的结构重构和电重构，ACEI和ARB通过抑制AngⅡ的活性，从而对心房结构重构及电重构有保护作用，预防房颤的发生。ACEI和ARB可通过几个可能的机制来抑制电重构，包括改善心房扩张程度、不应期的缩短、离子通道功能及通道蛋白表达的改变、交感神经张力的缓解和离子浓度的稳定。由于RAS参与各种高血压性心脏病、充血性心力衰竭、心肌梗死和心肌病的心肌纤维化过程，AngⅡ可直接刺激心肌成纤维细胞的增生，或AngⅡ与AT1结合还可通过提高转化生长因子-β_1的合成刺激纤维组织增生，同时醛固酮是心肌纤维化的潜在刺激因子，可能促进心房的纤维化，因此，ACEI和ARB可通过抑制AngⅡ和醛固酮而抑制心房的结构重构。

2000年Nakashima等对犬的实验中发现ARB类药物坎地沙坦和ACEI卡托普利改善了快速心房起搏诱发的心房有效不应期的缩短，首次证实了抑制RAS能够抑制电重构，他们的研究显示坎地沙坦组和卡托普利组在相同刺激条件下心房ERP没有明显变化，而对照组的心房ERP明显缩短。随后人们对ARB及ACEI对房颤的影响进行了进一步深入的研究。在心力衰竭犬的房颤模型，发现心房局部Ang水平和MAPK表达增加，由于MAPK是Ang对组织结构产生影响的重要介导物质，而心肌局部组织中的Ang主要参与了心肌细胞增生和间质纤维化，因此，研究者认为心力衰竭诱发的Ang水平增加和MAPK的激活是导致房颤的结构重构因素，证实了血管紧张素拮抗剂不仅抑制了心房电重构，同时抑制了心房结构重构。新近研究发现人心房肌细胞的AngⅡ所诱导出的钙超载及电生理改变与已观察到的房颤发作时的相关改变相似，预先使用坎地沙坦能有效阻止AngⅡ所诱导的上述改变。另外，在非心衰房颤模型中也证实ARB能预防房颤引起的急性ERP缩短和其频率适应性降低。

目前，ACEI和ARB预防房颤发生的具体机制还不明确，需要更深入的实验研究进行阐明。目前所证实的RAS抑制剂防治房颤的可能作用机制包括：①血流动力学上的变化降低房内压、减轻心房肌的牵拉刺激，从而减少对心脏局部RAS的激活；②阻断AngⅡ的促心肌细胞增生和间质纤维化，阻止心房结构重构；③抑制心肌细胞钙超载延长心房ERP阻止心房电重构和收缩功能的重构；④降低间隙连接蛋白（Cx43）的过度表达，消除传导的延缓和局部微折返的形成。但还应看到基础方面研究处于起步阶段，各家报道结果亦不尽一致，RAS拮抗剂抑制心房重构的细胞及分子水平的改变至今还未能进一步明确。

三、ACE2-Ang（1-7）-Mas轴与房颤的关系

近年来，随着研究的不断深入，有学者提出ACE2-Ang（1-7）-Mas轴可抑制并调节RAS。Ang（1-7）被认为是RAS的新成员，通过作用于Mas受体，发挥多种心脏保护作用，包括扩张血管，抗纤维化，抑制心脏肥大及抑制纤维化等。

（一）ACE2-Ang（1-7）-Mas轴与AngⅡ的代谢关系

AngⅡ是Ang（1-7）合成的主要来源，在ACE2作用下转化为七肽Ang（1-7），同时作为Ang（1-7）生成的替代途径，AngⅠ能被ACE水解为Ang（1-9），进而被ACE2水解为Ang（1-7），但以前者为主要途径。研究表明给予ACEI及ARBs能增加血浆Ang（1-7）的水平，引起后者所介导的心脏保护效应，并且ACEI及ARBs的一些作用能被Ang（1-7）特异性受体拮抗剂即Mas受体拮抗剂A-779阻断或抑制。Ang（1-7）可以特异性激活Mas受体从而发挥抗纤维化、抗增殖、抑制凋亡等功能。

（二）ACE2-Ang（1-7）-Mas轴与心脏重构

在心肌损伤或慢性的心脏负荷增加时，会引起心肌细胞肥大，心室壁变厚。如房颤时会引起心房内压力增加，诱发心房重塑。尽管目前有一些针对ACE2-Ang（1-7）-Mas轴的研究使我们认识了ACE2，但关于ACE2对心脏的作用尚有争议。Crackower等最早报道了在ACE2敲除的小鼠中左心室收缩功能进行性下降对纤维化，左心室肥大及平均动脉压并无明显影响，而在Gurley等发现ACE2的清除增加了AngⅡ诱发高血压压的易感性但并未发现其对心脏结构功能的影响。而另有研究揭示过表达ACE2会对AngⅡ诱发的高血压及心脏纤维化有保护作用。最近，D'ıez-Freire等的研究也同样提示ACE2过表达抑制了心脏纤维化及肥大。最后，Yamamoto等报道了ACE2的消除会明显地抑制AngⅡ增加及AT1激活所诱发的心脏负荷增加相关的心脏重塑。

在MI Ocaranza等的研究中发现在长期左侧心力衰竭的小鼠中循环及左心室ACE2酶活性会下调，上述作用会被ACEI依那普利所抑制，心肌梗死或假手术组接受8周依那普利治疗的小鼠中血浆Ang（1-9）水平会明显增高但循环中Ang（1-7）水平并无明显变化。基于上述研究推测循环中对抗Ang Ⅱ作用的是Ang（1-9）而非Ang（1-7）。而另一方面，自20世纪80年代Ang（1-7）的发现，多项研究均证实了其心血管系统的重要作用。Ang（1-7）对缺血再灌注损伤的小鼠的心律失常有保护作用，并预防了小鼠和犬房颤和心房纤维化的发生。在异丙肾上腺素灌注的模型中Ang（1-7）同样体现了其对心脏纤维化的抑制作用。而这些有益的作用均与血流动力学变化无关，Grobe的团队在AngⅡ诱发的高血压大鼠中依然证实了Ang（1-7）抗纤维化及抑制心脏肥大的作用。进一步的证据表明Ang（1-7）的心脏保护作用必须通过Mas受体来实现，有证据表明在Mas基因敲除的小鼠中细胞外基质蛋白的清除增加，进而心脏功能受损，同时在Mas受体缺失的小鼠，Ang（1-7）并不能与心肌细胞结合。

近年来，随着对Ang（1-7）研究的不断深入，其改善房颤相关的心房重构的作用逐渐被揭示。在我们早期的研究中证实了在犬慢性心房模型中，Ang（1-7）能抑制心房纤维化，并影响离子通道功能，从而抑制快速心房起搏所致的房颤诱发性增加。我们发现Ang（1-7）抑制了AERPs的缩短，降低房颤诱发率及房颤诱发时间，抑制了I_{TO} and I_{CaL}密度的下降，在基因与蛋白水平，Ang（1-7）抑制了起搏所诱发的I_{TO}，I_{CaL}和Kv4.3的mRNA表达下降，预防了起搏诱发的ERK1/ERK2 mRNA表达增加，明显地抑制了心房间质纤维化。

四、总结

综上所述，房颤是一种机制复杂，并涉及多方面心脏结构功能改变的心律失常。目前，我们仅对正常情况下与心房电活动有关的离子通道有较多的了解，但发生房颤时的电活动变化所涉及的离子通道功能的改变我们却知之甚少，并未得出一致的结论。随着对房颤所致的心房重构包括电重构及结构重构的深入研究，我们对房颤的发生、发展和复发有更多的了解，同时对于可能干预房颤诱发的心房重构的药物进行了大量的研究。目前已有多个关于RAS抑制剂预防AF的大规模临床试验，应用RAS抑制剂确实降低了AF发生及复发率，并提高AF的转复率并易于转复后窦性心律的维持，尤其对于合并高血压、心力衰竭的患者获益更多，因此无论是ACEI，ARB，醛固酮受体拮抗剂及近年来发现的活性肽Ang（1-7）等药物都使防治急慢性房颤成为可能，有望成为防治AF最有希望的治疗策略。

（赵 珺）

晚钠电流抑制剂与心房颤动的研究进展

心房颤动（atrial fibrillation, AF）是临床上最常见、危害最大的复杂性心律失常之一，其发病率随年龄的增长而不断升高，其高发的血栓栓塞并发症明显增加了患者的致残、致死率，给患者的日常生活造成了严重的影响和沉重的经济负担。诊断为AF的患者需要长期口服抗凝药，甚至需行左心耳封堵术以降低血栓形成与卒中风险。在临床上抗心律失常药物的使用因为药物安全性问题受到了一定程度的限制，射频消融术的远期疗效有待进一步评价，目前亟待明确AF的发生机制及治疗AF的有效方法。最近的实验和临床研究表明，晚钠电流（late sodium current, I_{NaL}）与AF的发生发展密切相关，I_{NaL}的异常增强是钠通道活动异常引发心律失常的重要原因之一。抑制I_{NaL}有望进一步揭示AF的发生机制，并成为AF防治药物的新选择。现就此相关研究进展情况做一综述。

一、I_{NaL}通道特征

（一）生理特征

在心脏组织中，当心肌细胞膜除极达到阈电位时，钠通道开放，从而产生动作电位（action potential, AP）的升支（动作电位0期）。在正常情况下，心肌细胞钠通道（Nav1.5）激活后会很快失活，通道关闭后，不再有Na^+流入细胞。经过一定时间后，通道由失活状态又恢复到原来的静息状态，以应对下一次的激动。然而在生理条件下，也有很少数的钠通道，激活后不完全失活，即通道关闭不完全，而出现Na^+的持续内流，这种少量持续的内流称为I_{NaL}。正常心肌细胞的I_{NaL}幅度仅有30～50pA，称生理性或内源性I_{NaL}。I_{NaL}由NaV1.5所编码，它参与维持AP的平台期，但是这时的I_{NaL}电流较弱，对动作电位影响不大。然而，病理情况下，钠通道活动的不完全失活增强，可出现不同程度的增大，甚至增大至5倍。随着I_{NaL}增强，AP期间Na^+不断向细胞内流入内向电流加大，动作电位时程（Action potential duration, APD）延长，因而导致早发后除极（early after depolarization, EAD）的发生。

（二）病理特征

在临床很多病理情况下，I_{NaL}可以异常增强，如心力衰竭、LQT3患者、心肌缺血、缺氧等。这些增强的I_{NaL}，在促进EAD、延迟后除极及T波电交替的形成过程中起着重要

作用，进而可触发心律失常。研发特异性I_{NaL}抑制剂对于抗心律失常的药物治疗意义重大。近年来，研究证实NaV1.5门控至少存在3种改变，从而会增加I_{NaL}的产生。此外，I_{NaL}与SCN5A（Nav1.5）基因密切相关。SCN5A基因参与编码的α亚基和SCN1B编码的$β_1$亚基共同组成电压依赖式钠通道，其中α亚基是功能单位，β亚基是辅助亚基和调节单位。SCN5A基因突变会导致I_{NaL}异常增强，其作用机制可能是α亚基表达下降，而$β_1$亚基的表达保持不变，使α亚基与$β_1$亚基的相互作用失衡，其中，表达量相对较高的$β_1$亚基通过对α亚基正向调节作用而导致I_{NaL}异常增强。I_{NaL}的异常增强可引起心肌细胞AP异常、钙超载，导致Na^+与Ca^{2+}动态平衡失调，进而导致严重心律失常的发生，因此，对于I_{NaL}的抑制可以成为治疗心律失常的新方法。

二、I_{NaL}增强与AF

（一）I_{NaL}增强与AF密切相关

心脏I_{NaL}已越来越多地与AF的发生有关，I_{NaL}被认为是抗心律失常的靶点。目前关于I_{NaL}增强致房性心律失常的发生机制研究远不如室性心律失常研究得充分，房性心律失常主要发生于APD及有效不应期（effective refractive period, ERP）缩短的情况下，与延迟后除极（delay after depolarization, DAD）增大有关。尽管I_{NaL}幅度较小，但持续几百毫秒，I_{NaL}的较小增加就可以使平台期显著延长，胞内Na^+浓度增加可使钠泵和Na^+/Ca^{2+}交换体（NCX）活性增加，导致细胞内钙超载及酸碱微环境改变和净外向电流，细胞内钙超载可引起自发性钙释放（钙激发钙释放）导致舒张期压力增加、4相Na^+内流增加及膜电位振荡，可诱发DAD、EAD的发生，进而导致心律失常的发生。I_{NaL}增强可以延长APD并促进EAD。EAD和触发的心房活动构成了AF发生和持续的病理机制。因此，I_{NaL}增强这种致心律失常的触发因素可能会在AF发生中发挥重要作用。

（二）可能机制探讨

I_{NaL}的增加和Ca^{2+}/钙调蛋白依赖性蛋白激酶Ⅱ（Ca^{2+}/calmodulin-dependent protein kinase Ⅱ, CaMKⅡ）的激活与AF的发生密切相关。CaMKⅡ也可以使Nav1.5磷酸化，进一步增加I_{NaL}，在抑制AF方面，而且CaMKⅡ抑制

剂和I_{NaL}抑制剂联合应用可能优于单用其中一种抑制剂。Liang等研究了CaMKⅡ抑制剂和I_{NaL}抑制剂联用对银莲花毒素Ⅱ（ATXⅡ，一种I_{NaL}增强剂）诱导的AF的影响。结果表明，CaMKⅡ抑制剂和I_{NaL}抑制剂联用可显著减少ATXⅡ诱导出现AF的可能性。Onal等认为I_{NaL}增强在心律失常维持底物存在的条件下（如，APD缩短、纤维化或细胞间解偶联）可能增加对房性心律失常触发的易感性，I_{NaL}对调节心房离子通道平衡和CAMKⅡ具有重要作用；他们通过建立数学研究模型证实CAMKⅡ依赖的I_{NaL}的增加促进了心房肌细胞内Na^+和Ca^{2+}的积累及增强Na^+-Ca^{2+}交换电流（I_{NCX}）的活性，而I_{NCX}是连接CAMKⅡ依赖的I_{NaL}与细胞内Ca^{2+}平衡失调，促进AF发生的关键节点。同样，Fischer等认为I_{NaL}通过激活CAMKⅡ和PKA途径对心房肌Ca^{2+}稳态有明显的影响。他们还发现，与窦性心率相比，AF患者的心肌细胞中CAMKⅡ活性增加和I_{NaL}明显增强，在AF患者的心房肌细胞中，抑制I_{NaL}、CAMKⅡ或PKA可减少肌浆网-Ca^{2+}外流。Zhang等认为AF的发生与老年男性睾酮水平下降有一定相关性，而I_{NaL}增强可能在AF发病机制中发挥作用，他们在动物实验中研究证实，睾酮缺乏可导致I_{NaL}增强、AP复极延长和对AF的易感性增加。阻断I_{NaL}有助于防止去势小鼠AF的发生。

三、I_{NaL}抑制剂与AF

（一）I_{NaL}抑制剂的作用机制

选择性I_{NaL}抑制剂能缩短APD，不延长心房ERP，可抑制由于心房I_{NaL}增强诱发触发活动而产生的AF，具有减少阵发AF发作频率或预防复发的作用，并且无致心律失常作用。在诸多动物和临床实验研究中已经证实，抑制I_{NaL}能够减少AF发生，而且安全性较好，为将来临床应用I_{NaL}抑制剂防控AF提供可靠的依据。Carneiro等在闭胸麻醉的实验动物猪中，应用心包内注射乙酰胆碱（acetylcholine，ACH），随后再注入肾上腺素的方法诱发AF，在这种不需要电刺激新的AF模型中，他们的研究结果证实选择性I_{NaL}抑制剂GS-967可抑制自发性AF的发生。由于这种作用方式对心肌收缩的影响很小，无负性肌力作用，比当前抗AF药物更有优势。Pezhouman等认为急性氧化应激时易发生AF，但发生的机制尚不明确，且药物治疗效果不理想，他们经过研究发现CaMKⅡ的氧化激活可促进对I_{NaL}抑制敏感的老年纤维化心房EAD介导的触发性AF。应用I_{NaL}的特异性阻滞GS-967可有效抑制AF。抑制I_{NaL}可提供抗氧化治疗仍不理想的AF患者防治的新策略。

（二）当前几种I_{NaL}抑制剂

雷诺嗪是一种新型抗缺血性药物，其电生理特性主要是抑制I_{NaL}和心房选择性早期I_{Na}。然而，关于其在整体动物实验中对心房扑动（atrial flutter，AFL）和AF的疗效和作用机制的数据有限。基于此，Aidonidis等探讨ACH诱发的兔房性快速心律失常模型中雷诺嗪的电生理机制。研究表明，雷诺嗪通过抑制ACH在整体家兔体内诱发AFL/AF的诱导性而发挥抗心律失常的作用。其作用可能主要与引起心房电兴奋性降低和心律失常发生障碍有关。Yuriivna等报道了1例雷诺嗪对中年女性微血管性心绞痛和持续性左束支传导阻滞、AF患者的疗效，在接受雷诺拉嗪每日1000mg，持续1个月后，患者动态心电图监测显示左束支传导阻滞和AF也消失了。结果表明，雷诺嗪作为一种抗心肌缺血、抗心律失常药物具有很高的疗效。我们的荟萃分析总结了近期发表的关于雷诺嗪在AF预防和复律中的作用的8个大规模随机对照实验（RCTs）的结果，分析结果表明，雷诺嗪可以有效预防AF，还可以增加胺碘酮对近期发作的AF转复效果。但需要更大规模的RCTs，在不同的临床情况下进行长期随访，以进一步阐明雷诺嗪对AF治疗的影响。

Eleclazine（以前称为GS-6615）是一种新的选择性I_{NaL}抑制剂，目前正在进行治疗心律失常的临床试验。Fuller等在实验猪动物模型中，以肾上腺素单用或者联合ACH来诱发房性期前收缩（atrial premature beats，APBs）或AF，探讨应用I_{NaL}抑制剂Eleclazine是否对APBs和AF具有保护作用。结果显示Eleclazine能够抑制实验动物中APBs和AF的发生。Justo等也在动物实验中证实，应用心脏I_{NaL}选择性抑制剂Eleclazine，能够保护肾上腺素致心肌缺血动物模型免受缺血诱发AF的易损性，减少心房和心室的复极异常，而不产生负性肌力作用。以上动物实验说明选择性I_{NaL}抑制剂Eleclazine可能在AF治疗方面具有较好的临床效果，并且安全性良好，具有较高的临床应用价值。另外，近年来发现中药制剂稳心颗粒能够选择性阻滞I_{NaL}，抑制触发的心律失常。Tian等认为稳心颗粒能有效缩短QRS时程和QT间期，通过调节不同的离子通道包括I_{Na}和I_{NaL}等，来减少AF和室性心律失常的发生。研究发现关附甲素在兔AF模型中具有拮抗AF的作用，其作用机制可能是对心房离子通道，尤其是I_{NaL}的选择性抑制作用，该发现也为中草药选择性I_{NaL}抑制剂防治AF提供了新的证据。

四、展望

AF的患病率在过去的几十年里随着我国人口老龄化而增加，老年AF患者由于知晓率及治疗率低，该类人群的规范化治疗仍面临巨大挑战。近年来随着基础和临床研究的深入，心脏I_{NaL}的电生理学特性及发生机制可能与AF的发生密切相关，抑制I_{NaL}能够明显地减少细胞内钠和钙，减少钙调节的触发活动进一步发挥抗AF作用，已成为抗心律失常治疗的新的靶点。选择性I_{NaL}抑制剂是一类有较好治疗作用的新型抗心律失常药物，尤其对局灶性、快速性心律失常。另外, I_{NaL} 抑制剂安全性较好, 不干扰正常心脏的兴奋与收缩偶联, 不影响除极化的幅度和速率, 不减慢心肌组织的传导, 不增加折返激动形成的机会, 而且心室的安全性高, 不增加心律失常性病死率。由于选择性 I_{NaL} 抑制剂具有以上诸多优势, 可能尤其适用于不愿接受导管消融、抗心律失常药物效果差及抗凝高出血风险的老年 AF 患者。虽然目前关于 I_{NaL} 抑制剂通过抑制心房 I_{NaL} 发挥抗 AF 作用的研究较少, 但由于其独特的作用机制和安全性, 抑制 I_{NaL} 有可能成为未来 AF 治疗的新方法。

（赵志强　李广平）

特发性室性心律失常的解剖和心电图定位

临床上常见的室性心律失常（VAs）主要包括室性期前收缩（PVCs）和室性心动过速（VT），通常发生于器质性心脏病（SHD）患者。然而，也有约10%发生在结构正常的心脏，其机制与心肌瘢痕无关，大多认为是自律性增高和触发活动，也有部分存在折返机制（分支型VT），被称为特发性室性心律失常（IVAs）。IVAs可起源于心室的任何部位，多见于心室流出道，其中右心室流出道起源的室性期前收缩（室早）可占所有室早的80%以上，是临床上最常见的VAs之一。影像学检查如超声心动图、心肌核素显像、血管造影或心脏MRI有助于明确IVAs的诊断与解剖定位。IVAs基本上均为良性，大多数患者无症状，但当长期频繁发作时，亦可导致左心室功能障碍，引起心动过速性心肌病，甚至少数患者可发生猝死。研究表明，右心室流出道室早或单形性室速可能是触发某些恶性心律失常（多形性室速或室颤）的因素之一。与药物治疗相比，通过导管射频消融术（RFCA）可根治IVAs，其成功率高且复发率低、并发症少，能够极大地改善患者的症状和生活质量，目前已被推荐为IVAs的一线治疗手段。而射频消融的成功率与IVAs定位的准确率密切相关，由于IVAs常起源于特殊的解剖结构（图1），基于不同的解剖背景可显示出特征性的心电图表现，因此体表12导联心电图作为临床上最常用的无创检查之一，被广泛用于术前对IVAs进行初步定位，从而有助于制订最佳的消融策略，并获得最佳的手术效果。

一、流出道区域（outflow tract region）起源

（一）解剖特点

心室流出道（OT）包括左心室流出道（LVOT）和右心室流出道（RVOT），是IVAs最常见的起源部位。右心室的形态近似椎体，室上嵴将其分为两部分，即下方的固有心室和上方的肺动脉圆锥或漏斗部，后者即所称的RVOT。因此RVOT下界起源于室上嵴，上界止于肺动脉瓣，与肺动脉相连，为一长约1.5cm的垂直于整个右心室的肌性短管。LVOT与主动脉相连，相当于位于左心室基底部的一个椭圆形开口，也被McAlpine称之为左心室开口（LV ostium），以主动脉瓣为界分为主动脉窦和瓣下，因为在主动脉瓣与二尖瓣之间没有心肌，大多数左心室的IVAs可能起源于左心室开口周围，当起源于最上方即主动脉窦时，可以在主动脉窦基底部被消融（图2A）。RVOT与LVOT的解剖关系密切而复杂，RVOT的起始主体位于LVOT之前，然后由右下向左上走行，而LVOT则由左下向右上走行，由于方向相反，两者之间形成了典型的交叉，使肺动脉瓣处于主动脉瓣的左前方。研究发现，RVOT是右心室解剖结构移行十分集中的部位，也是右心室血流动力学变化较大的部位，所以与LVOT相比，IVAs更多起源于RVOT，而大量数据表明，起源于该处的IVAs经射频消融治疗成功

	右心室	左心室	
流出道区域 　瓣上 　心内膜 　心外膜	肺动脉 主动脉	Aorta 左心室流出道（主动脉瓣-二尖瓣连接部） 左心室summit区 　（心大静脉，前室间静脉）	左心室开口
瓣环	三尖瓣环（希氏束旁）	二尖瓣环	
束支		左后分支>>左前分支 高位间隔支	
心腔内部	乳头肌 调节束	后内侧乳头肌>>前外侧乳头肌	
心外膜		后十字交叉（心中静脉）	

图1　IVAs的起源部位

率超过75%。其中在RVOT中，起源于间隔部者多于游离壁；而在LVOT中，则最多见于主动脉根部的主动脉窦，其次是主动脉瓣以下。从空间上看，主动脉根部位于心脏的中心位置，附着于左心室开口的前方，主动脉瓣的3个瓣叶呈环形排列形成3个瓦氏窦（Valsalva窦），分别为左冠状窦（LCC）、右冠状窦（RCC）和无冠状窦（NCC），LCC位于左后方且最高，RCC位于最前方，NCC位于右后方且最低，其中RCC骑跨在室间隔上，与RVOT相邻并位于其后，而LCC的前方与RVOT毗邻。特别是，LCC以下的纤维组织被称为主动脉瓣-二尖瓣连接部（AMC），延伸在二尖瓣前叶、LCC和NCC之间。一些IVAs可在左、右冠状窦的交界处（L-RCC）被消融，在这些IVAs中，消融通常需要从主动脉窦下方进行，而据报道IVAs很少能从NCC内消融成功，这可能是由于NCC在心外膜邻近心房肌而不与心室肌直接接触。解剖学发现，肺动脉内有心肌延伸者约占人群的17%，这些心肌以斜行或纵向延伸至肺动脉瓣以上，并可能成为致IVAs的基质，所以对于既往于RVOT内未能消融成功者，均应在肺动脉瓣上进行电生理检查。IVAs一般起源于心内膜，有时也可见于心外膜，位于左心室心外膜最上方的三角形区域被McAlpine命名为左心室summit区（LV summit），这一区域以冠状动脉左前降支和回旋支为边界，毗邻心大静脉末端和前室间静脉起始部，是心外膜IVAs的主要来源之一。左心室summit区又被心大静脉等分为两个区域：一个位于其外侧，可从心外膜进行消融（accessible area，可进入区域）；另一个位于其上方，由于极为靠近主要冠状动脉，且覆盖的心外膜脂肪层较厚，故而难以被消融（inaccessible area，不可进入区域）。

（二）心电图定位

1.体表心电图定位IVAs起源的一般原则　一般来说，体表心电图预测IVAs起源部位的第一条线索是V₁导联的束支阻滞图形。右束支阻滞图形（RBBB）提示为典型的左心室起源，而左束支阻滞图形（LBBB）通常提示起源于右心室，也有少数位于室间隔左侧。第二，电轴向下（即Ⅱ、Ⅲ、aVF导联主波向上）提示起源点位于心室上部（流出道），电轴向上则提示起源点在下部（心尖部）。第三，根据下壁导联QRS波起始40ms的电位正负，可大致判定前后，起源于前部，电位为正；起源于后部，电位为负。第四，在RBBB型IVAs中，随着起源点从基底部向左心室心尖部移动，胸前导联移行（第一个R/S<1的导联）越来越早；而在LBBB型IVAs中，随着起源点从间隔部向右心室游离壁移动，移行（第一个R/S>1的导联）则越来越晚。所有胸导联QRS波呈正向一致性见于基底部起源的IVAs；反之均为负向则提示起源于心尖部。最后，间隔部的IVAs其QRS波通常比游离壁的更窄，因为前者的心室激动往往

是同步的，而后者则是顺序激动。

2.心室流出道（OT）起源　流出道IVAs的心电图以所有下壁导联的高R波和aVR、aVL导联的深S波（几乎均呈QS形）为特征，RVOT起源的IVAs通常表现为V₁导联的LBBB图形和胸前导联移行于V₃或之后，而LVOT起源则呈RBBB图形且移行等于或早于V₃。如前所述，V₁导联呈RBBB图形明确提示起源点在左侧，然而，当观察到LBBB图形时，一般很难区分IVAs来自左侧还是右侧。因为解剖上RVOT和LVOT特别是主动脉窦的位置相互毗邻且LVOT位于RVOT后方，故LVOT的IVAs比RVOT在V₁和V₂导联上表现为更高更宽的R波，所以胸前导联移行有助于区分RVOT和LVOT：当移行晚于V₄时，可能起源于RVOT；当移行早于V₂时，则可能起源于LVOT。然而，临床上观察到，当移行在V₃时，两者难以区分。Ouyang等首先提出了两者的鉴别方法：计算V₁或V₂导联的R波时限指数或R/S振幅指数。R波时限指数通过用V₁或V₂导联中较长的R波时限除以总QRS时限得到；R/S振幅指数则要计算V₁或V₂导联的R/S振幅比的百分比。当R波时限指数<0.5或R/S振幅指数<0.3高度提示IVAs起源于RVOT，反之则考虑LVOT起源（图2A）。但当心脏存在转位时，上述方法的敏感性和特异性降低，因此，Yoshida等提出可用胸前导联移行区积分指数来判断：即用IVAs时胸前导联移行积分减去窦性心律下的移行积分，当积分指数<0时诊断LVOT起源；当积分指数>0时考虑RVOT起源。该方法提高了鉴别的准确度，适合进行目测估算，但实际可行性不高。后来Yoshida等进一步提出了V₂S/V₃R指数法，即用V₂导联的S波振幅除以V₃导联的R波振幅，当振幅比≤1.5可预测起源于LVOT，而当比值>1.5考虑起源于RVOT（图2B）。经过国内外长期的临床实践，证明这一方法更为准确且方便易行。目前Cheng等又提出了利用右心室和后壁导联来鉴别两者的两项新指标：即V₃R/V₇比值和V₄/V₈指数，由于排除了心脏转位和胸前导联移行的影响，故被认为其优于之前的方法。在成功鉴别左侧或右侧起源后，需要进一步描述两者的心电图特征：如上所述RVOT是IVAs最常见的起源部位，起源于间隔部者多于游离壁，与间隔部相比，游离壁起源者通常胸前导联移行晚于V₄，QRS波更宽（>140ms）且下壁导联多有顿挫；而LVOT的IVAs大多起源于主动脉窦。

3.主动脉窦（ACCs）起源　主动脉根部的主动脉窦起源的IVAs占LVOT的大多数，其中LCC起源最常见，其次是RCC，NCC起源则十分罕见。尽管三个冠状窦的位置相邻，但大都能通过心电图加以区分。LCC起源的特征是V₁导联呈RBBB图形或多相M/W波，电轴向下和胸前导联移行于V₁～V₂，由于其位置最高，当Ⅲ导联和Ⅱ导联的R波振幅比>0.9时，提示为LCC起源。而可在RCC和L-RCC处被消融的IVAs很少表现为RBBB图形：RCC起源通常呈

LBBB图形（QS形），胸前导联移行于V$_2$~V$_3$且Ⅲ/Ⅱ＜0.9；V$_1$导联的qrS形可能是L-RCC起源的特征性表现，其移行往往在V$_3$。NCC起源的心电图特征与RCC非常相似，但

与后者相比，前者的Ⅲ导联会产生S波，此外当Ⅲ/Ⅱ＜0.65时，提示ⅣAs更可能在NCC内被消融（图3）。

4.主动脉瓣–二尖瓣连接部（AMC）起源　由于AMC

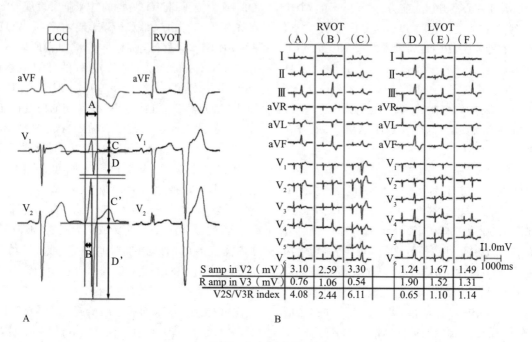

	RVOT			LVOT		
	(A)	(B)	(C)	(D)	(E)	(F)
S amp in V2（mV）	3.10	2.59	3.30	1.24	1.67	1.49
R amp in V3（mV）	0.76	1.06	0.54	1.90	1.52	1.31
V2S/V3R index	4.08	2.44	6.11	0.65	1.10	1.14

图2　心电图分析图例

A.IVAs的心电图分析图例。A为总QRS时限；B为V$_1$或V$_2$导联中较长的R波时限；C、C'为R波振幅；D、D'为S波振幅。B/A即为R波时限指数，C'/D'即为R/S振幅指数。B.RVOT和LVOT起源的体表12导联心电图。A、B为间隔部；C为游离壁；D为左冠窦；E为右冠窦；F为AMC。可以看到所有RVOT起源的V$_2$S/V$_3$R指数均＞1.5，所有LVOT起源的V$_2$S/V$_3$R指数均≤1.5

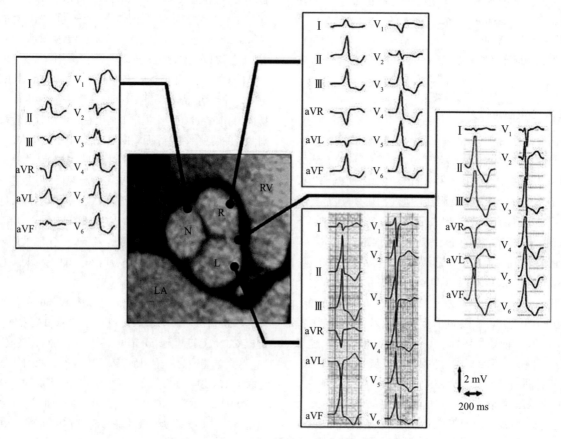

图3　显示主动脉窦起源的二维CT影像和体表12导联心电图

毗邻二尖瓣环前壁且位于LCC正下方,因此,AMC起源的IVAs与二尖瓣环和LCC起源的心电图很相似,其主要特征包括V₁导联呈RBBB图形或qR形,几乎所有胸前导联均为单相R波及V₆导联无S波(图4)。

5.肺动脉(PA)起源 肺动脉与RVOT连接紧密,根据体表心电图几乎无法区分两者起源的IVAs。Tada等报道了鉴别两者的一些特点:与RVOT起源相比,肺动脉起源的下壁导联R波更高,V₂导联R波更低且R/S值更大以及胸前导联移行更早(可见于V₂、V₃导联)。此外,肺动脉的IVAs其aVL导联往往表现为更深的QS形,aVL与aVR导联的平均Q波比值>1且明显大于RVOT的IVAs。

6.左心室summit区(LV summit)——心外膜起源 前已述及,左心室summit区是心外膜IVAs的主要起源

之一,其典型心电图特征为QRS波的起始宽钝,称为伪delta波,这是由于浦肯野纤维网只分布于心内膜下,所以从心外膜起源的心室激动往往需要更多时间才能到达浦肯野纤维网,从而导致QRS波的起始延缓。基于这一机制,Berruezo等已经提出了几个可用于预测心外膜起源的指标:伪delta波时限>34ms,QRS波时限>200ms,延迟类本位曲折(从QRS波起点至R波顶点时限)>85ms,RS波时限>121ms及最大曲折指数(MDI)(任一胸前导联QRS波起点至最大曲折的最短时间除以总QRS时限)>0.54(图5A)。值得一提的是,当心室激动从位于左心室游离壁或心室后壁的心外膜起源点进行传导时,总激动向量的方向应该由外向内或由下向上,导致Ⅰ导联或aVF导联呈QS形;另一方面,当激动从心内膜起源点传导时,一

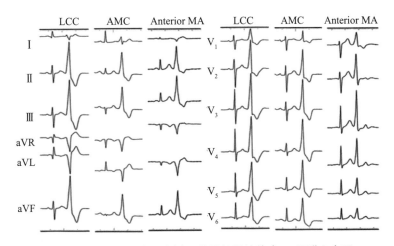

图4 LCC、AMC和二尖瓣环前壁起源的体表12导联心电图

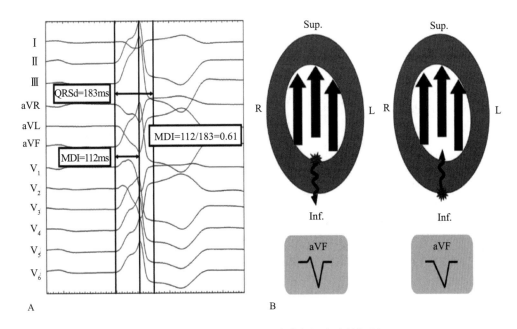

图5 12导联心电图及心外膜起源室速的机制

A.左心室summit区起源的体表12导联心电图。QRSd为总QRS时限;MDI为最大曲折指数;B.心内膜(左)和心外膜(右)起源室速的机制图解。可以看到心内膜室速时aVF导联产生起始R波,心外膜室速时aVF导联呈QS形

部分向量应该向外或向下（反映了从心室壁向心外膜的传导），从而使Ⅰ导联或aVF导联产生起始R波（图5B）。因此，Ⅰ导联或aVF导联的QS形通常提示分别在左心室游离壁或心室后壁存在心外膜的起源点。此外，Kumagai等认为左心室summit区中accessible area起源的IVAs一般表现为RBBB图形，胸前导联移行早于V_1，电轴向下，aVL导联和aVR导联的Q波振幅比为1.1和V_5、V_6导联出现S波；而LBBB图形，Ⅲ/Ⅱ为1.25，移行晚于V_2且aVL/aVR为1.75则提示可能为inaccessible area起源。

二、左心室其他部位起源

（一）二尖瓣环（MA）起源

1.解剖特点　起源于二尖瓣环的IVAs是有别于传统流出道起源的独立亚型，约占所有IVAs的5%。研究发现这些IVAs可起源于围绕二尖瓣环的任何区域，主要包括二尖瓣环的前侧壁、后间隔、后侧壁、前壁和后壁等，其中最常见的是前侧壁，其次是后间隔。

2.心电图定位　吴晓羽等提出二尖瓣环起源的IVAs其QRS波类似A型预激，胸前导联移行早于V_1呈RBBB图形，V_1～V_6导联同为正向R波，但部分邻近后间隔起源者移行在V_2。而Yamada等提出二尖瓣环起源者均表现为RBBB图形和V_2～V_6导联的单相R波或Rs形（图6）。因为所有二尖瓣环IVAs的起源点均位于左心室后方，远离胸前导联，所以来自这些起源点的激动往往面向胸前导联传导，使其移行早于V_2且在V_2～V_4导联产生一致的正向QRS

波。心电图特征有助于推测具体的起源部位：在二尖瓣环前侧壁IVAs中，下壁导联主波向上而侧壁导联（Ⅰ、aVL导联）主波向下，V_6导联有S波；而在后壁和后侧壁IVAs中，下壁导联以负向波为主而侧壁导联多为正向波。起源于前侧壁和后壁者以更宽的QRS波为特征，有时在下壁导联出现伪delta波和终末顿挫，这可能是由于从左心室游离壁向右心室传导的分段激动造成的（图7）。此外，后壁起源者在V_1导联主波为R波，而后间隔起源者在V_1导联有明显的负向QRS成分（呈qR、qr、rs、rS或QS形）。当V_6导联无S波，类本位曲折（IDT）≥85ms时可认为是二尖瓣环前壁起源。

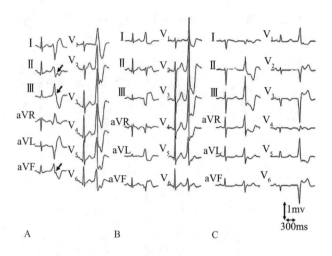

图6　二尖瓣环起源的体表12导联心电图

A.前侧壁；B.后壁；C.后间隔；箭头所示为下壁导联的终末顿挫

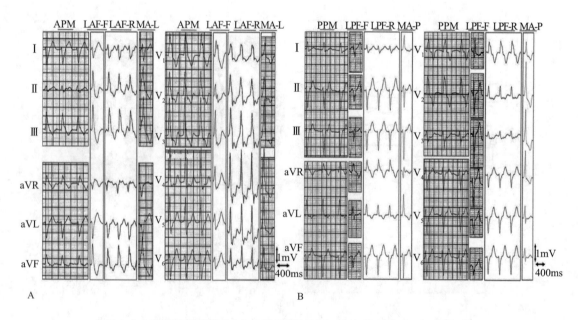

图7　左心室前外侧区域（A）和后间隔区域（B）起源的体表12导联心电图

注：APM.前外侧乳头肌；PPM.后内侧乳头肌；-L.侧壁；-P.后壁

联的IDT>85ms等。

（二）左心室乳头肌（LV PAMs）起源

1.解剖特点 心腔内部起源的IVAs主要产生于乳头肌，约占全部的7%，起源于左心室者多于右心室。左心室乳头肌分为前、后两组，外观呈圆锥状，其中后内侧乳头肌（PPAM）起源较前外侧乳头肌（APAM）起源更常见，部位往往局限于乳头肌基底部。

2.心电图定位 由于左心室乳头肌出口位于左心室中部至心尖部，因此，Tzeis等提出其心电图特点为胸前导联移行于$V_3 \sim V_5$且V_6导联出现rS形。起源于前外侧和后内侧乳头肌的IVAs分别表现为RBBB+电轴右下偏和RBBB+电轴左/右上偏（图7）。下壁导联的极性不一致如Ⅲ导联主波向上而Ⅱ导联主波向下对前外侧乳头肌起源者有高度特异性。

（三）左心室分支（LV Fascicles）起源

1.解剖特点 分支型室速（VT）是左心室IVAs的一种常见类型，又称为维拉帕米敏感型室速，研究表明其机制与左心室分支和相邻浦肯野纤维网之间形成的折返有关，多为良性的持续单形性室速。其中左后分支（LPF）起源最常见，约占分支型室速的90%，其次是左前分支（LAF）和高位间隔支（Upper septum）起源。

2.心电图定位 分支型室速的心电图特征取决于室速的起源部位。①左后分支起源：RBBB+电轴左上偏，V_5、V_6导联呈RS形，但出口邻近心尖部者V_5、V_6导联无R波。②左前分支起源：RBBB+电轴右偏。③高位间隔支起源（罕见）：窄QRS波+电轴正常/右偏。由于相邻的解剖关系，左心室乳头肌和分支起源的IVAs心电图表现十分相似，前外侧乳头肌起源的V_6导联R/S≤1（左前分支起源时>1）和后内侧乳头肌起源的V_1导联呈qR形或单相R波（左后分支起源时呈rsR'形）可能是鉴别两者仅有的可靠指标（图7）。

（四）后十字交叉（Crux）起源

1.解剖特点 后十字交叉是心外膜IVAs起源的另一常见部位。解剖上后十字交叉是位于后间隔部的一个锥形区域，由房室沟和后室间沟的交叉点构成，大致相当于心中静脉和冠状窦的交界处，且靠近后降支的起始部。

2.心电图定位 Doppalapudi等提出产生于后十字交叉的IVAs表现为RBBB或LBBB图形，电轴左上偏，下壁导联出现较深的负向"预激样"波（即QS形的伪delta波）和胸前导联移行≤V_2，后者可能与V_1、V_2导联的极性反转有关。需要注意的是，尽管后十字交叉的IVAs起源于左心室基底部，但V_6导联可出现QS形或S波（不符合心底部起源的一般特点）。此外，这一部位的IVAs通常具有典型的心外膜起源的特征，如MDI>0.55，伪delta波>34ms和V_2导联的IDT>85ms等。

三、右心室其他部位起源

（一）三尖瓣环（TA）起源

1.解剖特点 三尖瓣环起源的IVAs见于约8%的患者，起源点可位于三尖瓣环上的任何区域，其中间隔部起源约为游离壁起源的3倍，特别在前间隔或希氏束旁区域更常见。

2.心电图定位 Tada等提出所有三尖瓣环的IVAs呈LBBB图形类似B型预激，Ⅰ、V_5、V_6导联为正向QRS波（图8）。因为解剖上三尖瓣环的位置比RVOT更偏右下，所以三尖瓣环起源的Ⅰ导联R波通常比RVOT起源的更高，同样的道理，所有下壁导联呈正向QRS波在三尖瓣环IVAs中很少见，但在所有RVOT IVAs中很常见。舒茂琴等认为aVL导联对两种IVAs具有鉴别意义：aVL导联主波向下（呈QS或rS形）为RVOT起源，主波向上或正负双向为三尖瓣环起源。一些心电图线索有助于区分三尖瓣环间隔部和游离壁起源：间隔部的IVAs表现为胸前导联移行于V_3，QRS波较窄，V_1导联呈QS形和下壁导联无顿挫；而游离壁的IVAs通常移行晚于V_3，QRS波更宽且下壁导联出现终末顿挫（顿挫QRS波的第二峰代表左心室游离壁的激动）（图8）。此外，下壁导联的负向QRS波可预测起源点位于三尖瓣环后部，反之则提示起源点在三尖瓣环中部至前部。

（二）希氏束旁（Peri/Para-Hisian）起源

1.解剖特点 位于希氏束周围室间隔的上基底部被称作希氏束旁区域，是较为罕见的IVAs起源部位，其出口在室间隔的右侧或左侧。

2.心电图定位 由于解剖上极为靠近正常的传导系统，希氏束旁起源的IVAs通常表现为相对较窄的LBBB图形，电轴向下和胸前导联移行于$V_2 \sim V_4$。与来自于右心室的希氏束旁IVAs相比，来自于左心室者移行更早。而从膜部室间隔右侧向左心室外侧壁传导的激动往往使V_1、V_2导联呈QS形，下壁导联R波更低且Ⅰ、V_5、V_6导联R波更高。

（三）右心室乳头肌（RV PAMs）来源

1.解剖特点 右心室乳头肌分为前、后、间隔3组，研究显示IVAs很少起源于右心室乳头肌，其中约有50%产生于间隔侧乳头肌。

2.心电图定位 Crawford等提出起源于右心室前侧或后侧乳头肌的IVAs表现为电轴向上和胸前导联移行晚于V_4，而起源于间隔侧乳头肌者则表现为电轴向下和移行等于或早于V_4。

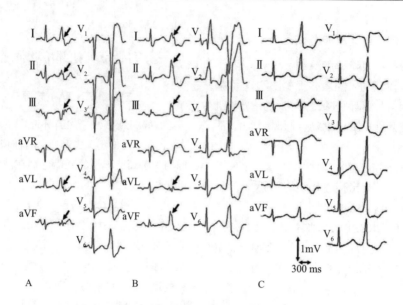

图8　三尖瓣环起源的体表12导联心电图

A.为后侧壁；B.前壁；C.前间隔；箭头所示为肢体导联的终末顿挫

（四）调节束（moderator band）起源

1.解剖特点　调节束作为一个潜在的消融靶点正越来越受到重视，因为在无器质性心脏病患者中，起源于此处的室早或室速可以触发室颤。解剖上，调节束被认为是隔缘肉柱的一部分，起自室间隔连至右心室游离壁，并支撑三尖瓣前乳头肌，有右束支主干走行其中（图9）。

2.心电图定位　产生于调节束的IVAs呈现出独特的心电图形态：LBBB图形，电轴左上偏（Ⅰ、aVL导联主波向上），胸前导联移行不仅晚于V₄，而且一般晚于窦性节律移行区，由于邻近正常传导系统，其胸前导联的QRS波相对较窄且起始降支锐利（图9）。此外，一项特异度高但敏感度低的指标是下壁导联的极性不一致（Ⅱ导联正向/Ⅲ导联负向），这一现象提示可能为调节束或希氏束旁起源，但后者通常QRS波更窄且移行更早。

四、总结

随着射频导管消融术的开展和应用，我们对于特发性室性心律失常包括室早和室速的性质和起源部位有了更深入的认识，在应用射频消融治疗特发性室性心律失常前，体表12导联心电图仍是分析和预测其起源部位的主要依据，而熟悉相关解剖则是识别和理解相应心电图表现的先决条件。总之，术前利用体表心电图对特发性室性心律失常的起源进行初步定位，术中结合起搏或激动标测进一

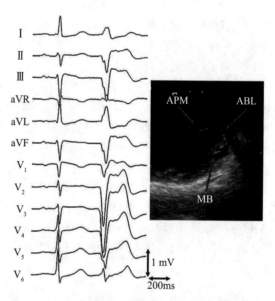

图9　显示调节束起源的体表12导联心电图和心腔内超声

注：APM.右心室前侧乳头肌；MB.调节束；ABL.消融导管

步精确定位，对于正确评估手术风险和难度，节约手术时间，提高手术成功率和安全性，以及预防相关并发症至关重要。

（许　纲　刘　浩）

心房颤动合并心力衰竭的消融治疗

临床上,心房颤动(简称房颤)和心力衰竭(简称心衰)两者关系密切,房颤既可导致心衰(房颤诱导的心律失常性心肌病),又可作为心衰的电学表现而进一步加重心衰。10%~50%的心衰患者会伴发房颤,而房颤也可使心衰的发生率增加5倍。由于两者均导致不良预后,因而临床上需要兼顾而优化的管理。导管消融在房颤节律控制领域具备优势,尽管CABANA研究没有硬终点上的获益,但对于合并心衰的房颤患者,导管消融却可潜在降低死亡率和心衰住院率,因而2019版AHA/ACC/HRS房颤指南更新将症状性房颤伴左室射血分数降低的心力衰竭列为导管消融Ⅱb类适应证。与胺碘酮相比,导管消融可显著降低HFrEF患者房颤复发率,并有助于左心室功能的恢复。因而我国将心衰合并房颤的射频消融列为Ⅱa类推荐。由此可见,导管消融已成为房颤合并心衰患者的重要治疗手段,本文将在不同临床条件下阐述其应用价值。

一、房颤合并不同类型的心衰

(一)左室射血分数降低的心力衰竭(heart failure with reduced ejection fraction,HFrEF)

房颤的治疗原则为抗凝、室率控制及节律控制,而对于合并心衰的患者,还应实施标准心衰治疗。针对室率控制或节律控制的选择,目前仍有争论。Jones等进行的ARC-HF研究是首个关于消融和室率控制的随机试验——相比于室率控制,导管消融可明显改善症状、神经激素状况、客观生理运动能力和预后。CAMTAF研究认为与室率控制相比,导管消融可改善持续性房颤伴心衰患者的左心室功能、心衰症状和生活质量。作为节律控制和室率控制的高效手段,PABA-CHF研究对比了肺静脉隔离或房室结消融联合双心室起搏两种策略的优劣,结果显示在药物难治性房颤合并心衰患者中,环肺静脉隔离的消融策略优于房室结消融联合双室起搏策略。然而Macdonald等研究认为,与室率控制策略相比,导管消融并不能改善磁共振评估的左室射血分数(left ventricular ejection fractions,LVEF);尽管其在放射性核素评估中改善了LVEF,但却没有改善其他次要结果(BNP、6min步行距离和生活质量),并且严重并发症相对增多。分析显示,该研究纳入患者的心衰更重,房颤病程更长,进而导致房颤消融后窦性心律控制率不佳(50%);而并发症发生率高可

能与早期试验相关。此外,AF-CHF研究和Roy等研究认为常规节律控制策略能够降低患者的房颤负荷,但并不降低心血管疾病死亡率。值得注意的是,这些研究的节律控制手段并非导管消融而是抗心律失常药(antiarrhythmic drugs,AAD),其维持窦性心律对于死亡率的潜在益处可能已被AAD的不良反应所抵消。新近完成的CASTLE-AF研究和Marrouche等的研究均认为心衰伴房颤患者导管消融治疗的复合终点事件明显低于药物治疗,且能降低房颤负荷,提高LVEF。AMICA研究则认为房颤射频消融要比AAD有更高的窦性心律维持率,但对于心功能的改善并没有明显优势。一项荟萃分析纳入了7项研究共计856例HFrEF患者,与药物治疗相比,导管消融可降低全因死亡率、提高LVEF,以及减少房颤复发;且不增加并发症发生率。后期研究倾向于得出节律控制优于室率控制的结论,这可能是导管消融技术的不断发展和术者水平不断提高的结果。房颤导管消融能更有效地维持窦性心律且避免了AAD的不良反应,是房颤伴心衰患者有效的治疗手段。

(二)射血分数保留的心力衰竭(heart failure with a preserved ejection fraction,HFpEF)

HFpEF是指有心衰症状且BNP升高,但LVEF≥50%,通常伴有相关结构性心脏病或舒张功能障碍。虽然房颤与HFpEF和HFrEF均有关,但更多见于HFpEF;相比于HFrEF,HFpEF患者房颤负荷更重,且房颤似乎不影响HFpEF患者的再入院率。同时,HFpEF和HFrEF患者在死亡率方面是相似的。从心房基质角度看,左心房重塑更易发生于HFrEF,其直径和容量也相应增大;但HFpEF中更大的动脉搏动及最大压力导致左心房僵硬度增加,导致左心室舒张功能障碍,这也是HFpEF的重要特征,可进一步加重左心房重构,促进房颤的发生发展。因此,在不同类型心衰中驱动房颤的电学基质可能是不同的,其对于房颤的影响也可能不同,进而消融对于不同类型心衰伴房颤患者的疗效也可能存在差异。

临床研究通常纳入左心室收缩功能障碍患者,与HFrEF相比,针对HFpEF患者评估房颤导管消融疗效的大型临床研究较少。观察性研究表明,保持窦性心律可能对生活质量、心脏功能状态和生存率有益。近来一项荟萃分析显示,尽管房颤伴HFpEF和伴HFrEF的患者在卒中和系

统性栓塞发生率方面相似，但HFpEF患者的全因死亡率更低。Black-Maier等的回顾性研究显示，在房颤伴心衰患者中，导管消融对于HFpEF患者的症状改善更加显著，但对HFpEF和HFrEF患者的房颤复发率和心功能改善却无明显差异。Machino-Ohtsuke等也认为消融联合药物治疗可安全有效地治疗房颤伴HFpEF，然而许多患者需要多次手术且术后需要辅以药物。最近一项大型回顾性研究表明，对于老年房颤伴HFpEF，节律控制（射频消融、AAD、电复律或外科手术）相比室率控制能更为有效降低全因死亡率。Vecchio等的研究同样证明射频消融可改善房颤伴HFpEF患者的心衰症状，减少心衰再住院率。由于房颤是导致舒张功能衰竭的常见原因，而舒张功能衰竭则易导致房颤在药物治疗或导管消融术后复发，因此HFpEF患者也将受益于导管消融。另外，对于部分药物治疗不理想的患者，除了常规的环肺静脉电隔离外，房室结消融联合希氏束起搏也不失为一种选择，Huang等的研究认为这种方法也能明显改善房颤伴HFpEF/HFrEF患者的超声心动指标和NYHA分级，并且减少利尿剂的使用。另一项回顾性研究纳入了85名伴有HFpEF的房颤患者，结果相比药物治疗，导管消融能显著降低心衰再入院率，且作为心衰再住院的唯一预防因素（*OR* 0.15；95% *CI* 0.04～0.46；*P*<0.01）。然而，基于复杂的病理生理学改变和多变的临床表现，以及目前尚缺乏具备可靠预后疗效的药物，HFpEF仍然是一个巨大的临床挑战。导管消融是否能改善房颤伴HFpEF患者的症状和死亡率仍需进一步大规模临床研究来证实。

二、房颤合并因心肌病导致的心衰

（一）肥厚型心肌病（hypertrophic cardiomyopathy，HCM）

HCM患者发生房颤通常会导致临床状态、心功能和生活质量的恶化，同时也是卒中和死亡的独立危险因素。这方面研究相对较少，结果也并不统一。Kochi-RYOMA等的研究显示，28%的HCM患者在入组时伴有房颤，将近50%的房颤患者曾因血栓栓塞事件或心衰入院；在21例因心衰住院的患者中，有20例患者在发生心衰之前即出现房颤，且几乎所有心功能Ⅲ级的患者都伴有房颤；在20例同时存在房颤和HFpEF的患者中，有19例患者在发现房颤1年后住院。Magnusson等的研究表明HCM患者在出现房颤或心衰时临床结果会更差。Rowin等的回顾性研究显示，房颤约出现于20%的HCM患者，但它对心衰的发生率和猝死率没有显著影响。对于HCM伴房颤患者，导管消融是一种有效且安全的治疗选择，尤其是阵发性房颤，而对于持续和长程持续性房颤的疗效相对较差。总之，在HCM伴房颤患者中，导管消融是长期维持窦性心律的有

效手段，我国将其列为Ⅱa类适应证。

（二）扩张型心肌病（dilated cardiomyopathy，DCM）

新近一项动物实验表明，DCM伴发房颤和心衰同预期寿命降低和心源性死亡率增加相关。针对不可逆结构改变程度较轻的DCM房颤患者，导管消融可恢复并维持窦性心律，并且可以改善LVEF。在DCM患者中，目前常用的消融策略包括环肺静脉电隔离、线性消融和心房碎裂电位消融，其5年房颤治疗成功率与DCM无关；消融后3年内心衰改善与窦性心律维持率有关。在DCM患者中，心脏再同步化治疗（cardiac resynchronization therapy，CRT）似乎可以预防房颤，进一步说明了心功能和房颤的关系。此外，双心室起搏联合胺碘酮也可防止DCM合并难治性心衰患者发生房颤。与缺血性心肌病相比，继发于DCM的房颤和心衰对房室结消融联合双心室起搏有更好的疗效，可以改善心脏重构，减少心衰住院率和置入式心律转复除颤器（implantable cardioverter defibrillator，ICD）的必要性。

三、房颤合并瓣膜性心脏病（valvular heart disease，VHD）的心衰

房颤是瓣膜性心脏病的常见并发症，伴有二尖瓣反流的心衰患者常伴有房颤。在主动脉瓣狭窄且LVEF正常的患者中，无论心功能状态如何，房颤都会增加全因死亡率。风湿性心脏病二尖瓣病变常伴有左心房收缩功能丧失。房颤快而不规则的室率会导致左心室充盈减少，血流动力学紊乱加重，进而导致左心房进一步增大，心肌细胞壁张力增加，组织缺氧，引起细胞结构和电生理改变，促进折返形成，最终更容易发展为持续性房颤。

对于房颤伴VHD的患者，射频消融的疗效尚存在争议。有研究认为，与AAD治疗相比，心脏瓣膜外科手术联合房颤消融可提高窦性心律的维持率。然而日本一项研究认为行房颤消融的VHD患者在没有AAD的情况下很难长期维持窦性心律。有研究显示，左心房神经节在VHD房颤患者中的作用较为明显，因而左心房神经节消融可作为一项安全有效的辅助治疗手段；早期结果显示，相比于单纯环肺静脉隔离，附加左心房神经节消融可能有更高的消融成功率。此外，PRAGUE-12研究将伴有房颤且需要接受瓣膜外科手术的患者分为两组，分别接受瓣膜手术联合房颤消融和单纯瓣膜手术，长期结果显示联合消融组有更好的窦性心律维持率，并且卒中相关风险更低。因此，对于房颤伴VHD的患者，射频消融也是一种有效的辅助治疗，可能有助于改善症状和预后，然而还需要进一步数据支持和不断细化的适应证。

四、房颤合并接受左心室辅助装置（left ventricular assist device, LVAD）治疗的心衰

LVAD是难治性心衰患者的有效手段；然而46%～52%接受LVAD治疗的患者伴有房颤，且新发房颤发生率约为11%；在进行心脏移植的患者中，有27%患者伴有房颤。

血栓形成和血栓栓塞仍然是LVAD治疗中的主要不良事件，年发生率为6%～8%。尽管房颤在接受LVAD的患者中非常普遍，但其对于预后的影响尚不明确，射频消融治疗相关研究也非常有限。一项来自德国的回顾性分析关注了伴有房颤的LVAD患者，研究表明尽管房颤组和窦性心律组的术前危险因素特征不同，但术前节律对生存率、血栓和血栓栓塞发生率均无影响，故迷宫手术、导管消融或左心耳封堵的价值值得怀疑。另一项研究分析了伴发房颤患者的预后，结果发现在接受LVAD的患者中，术前房颤并没有降低患者围手术期或长期生存率，也并不增加卒中风险，因此，在LVAD置入过程中进行房颤消融可能并无必要。

五、总结

房颤常与心衰共存，引起生活质量下降和死亡率增加。以抗凝、心率或节律控制为主的传统治疗，在房颤合并心衰的患者中仍然不可缺少。而导管消融作为更好的节律控制手段，相比AAD有更显著的疗效和更小的不良反应，其疗效在多项研究中已得到充分证实。在房颤合并心衰（尤其是HFrEF）的患者中，射频消融的成功率与并发症发生率与无心衰患者相似，然而心衰患者术后左心功能和生活质量均明显改善，因此指南针对无射频消融禁忌证的心衰患者，推荐进行房颤射频消融治疗。但对于某些类型的心衰患者，如HFpEF、伴有心肌病或VHD的患者，射频消融的效果尚不确定，还需要开展更多的研究并细化临床适应证。随着术者经验的丰富，相关器械的不断改进及消融策略的不断完善，导管消融在房颤伴心衰患者的治疗中前景光明。

（郑红梅　徐　尧　薛　利）

高效消融在心房颤动消融术中的应用

肺静脉隔离是阵发性房颤消融的基石。肺静脉隔离希望达到的目标为实现肺静脉前庭部位持久存在的、连续、透壁性组织坏死，并且无邻近组织的额外损伤。目前通常认为传统消融功率前壁35W、后壁和下壁30W或25W，文献中把40W以上的消融功率视为高功率。高功率短时程消融也被称之为高效消融。本文就高功率射频消融原理、应用及相关文献做一综述。

一、高功率射频消融原理

射频消融的原理是将电能转变为热能，使局部组织加热进而凝固坏死。射频消融的过程包括两个阶段，一是阻抗热阶段，这是射频消融最初的加热方式，会迅速使组织产生损伤；二是传导热阶段，因局部加热组织的温度向周围扩散而产生。射频消融时，心肌组织升温，组织温度达到50℃可产生细胞透壁性坏死，45℃以上可使细胞或组织产生顿抑。

高功率消融与传统功率消融模式相比，造成局部损伤坏死的机制不同，应用传统的低功率行射频消融时，阻抗热形成的组织坏死局限在距离消融导管尖端1～2 mm，热能由局部向周围组织扩布，产生传导热，传导热随着与导管（热源）距离的延长而降低，致周围组织温度低于50℃，因此可发生组织顿抑。高功率消融加热方式以阻抗热为主，使局部组织温度迅速升高。阻抗热产生的不可逆热损伤理论上可能更易形成均一而持久的组织坏死，周围水肿带更窄，因此它可能获得更持久的透壁损伤。

二、高功率消融病灶几何构型特点

一项体外研究显示，在保持导管接触压力相同的情况下，30W/30s与50W/13s、60W/10s、70W/ 7s会取得相同的消融指数（ablation index, AI）值，如果压力保持在15～20g，取得的AI值约为500。但是相同的AI值产生的病灶几何构型可能是不同的，在一项在体研究中，作者对10只绵羊在麻醉情况下行右心房射频消融，结果发现消融功率从50W、60W、70W、80W均达到透壁，消融点深度没有明显变化，随着功率的增加分别为2.3mm、2.2mm、2.1mm、2.4mm，但消融点的宽度随功率的增加而增加，从50W消融病灶直径7.6mm增加到80W消融病灶直径8.3mm。一项体外试验中对比了应用40W、50W、60W、70W、80W消融功率进行消融，消融时间设定为5s，对比不同功率产生消融点的深度及宽度，测量发现其宽度平均5.2mm，并随功率的增加逐渐增加，40W、50W、60W、70W、80W分别为4.1mm、5.1mm、5.4mm、5.9mm和6.5mm；消融深度除40W/5s之外消融深度均在2mm以上。但也有不同的观点，另一项体外研究结果显示消融点宽度随着功率的增加而明显增大，但深度随着功率的增加而减小。所以高功率消融和传统功率消融的病变相比，其几何构型可能不同。所有研究均提示随着功率的增加消融点的宽度（直径）增加，基于其这种几何构型特点，高功率消融可能更利于保持点与点之间的连续性。

三、量化消融的理念与高功率消融

（一）量化消融的理念与传统功率下AI值的探讨

在目前逐点消融的术式下，为了保证房颤消融成功率，我们希望做到以下3点：①实现透壁性达到双向阻滞；②组织坏死能够保证持续性双向阻滞；③无其他额外区域的损伤。即希望每一点均达到透壁损伤及各点之间连续性损伤并希望保持持久性，同时希望每点的透壁能量适可而止，不损伤周围组织。这其实真的很难，所以不断有量化指标问世，如压力导管的出现，就是一个很有战略意义的进步，它使导管与心肌的接触可以得到更精确的评定，而不只是根据术者的手感，这很大程度上提高了消融的成功率。而在此基础上，目前AI的提出则是综合了接触压力、时间、稳定贴靠时间这些关键指标，为房颤消融的有效性及安全性提出更好的保障，也逐渐提出量化消融的概念。

研究表明，AI指导下的消融明显比原仅导管压力指导下模式更高效。Taghij等报道传统功率下，消融功率25～35W，前壁预设AI值550，后壁400，AI指导下的消融后1年成功率92.3%，其中因为食管温度升高或后壁消融时患者疼痛，40%患者后壁未达目标AI值。在传统的消融模式中，Das等认为无晚期肺静脉传导恢复的AI截断值为前壁和顶部为480，后壁和下壁为370。对于合适的AI值，也可能和不同的人种有关，也有研究可能设置消融指数更低一些，如前壁450，后壁350。

（二）高功率消融的优势及探讨

压力监测、稳定性监测和射频参数（如功率和持续时间）对优化消融损伤至关重要。尽管前两项技术已有进步,但使用传统功率(前壁35W、后壁30W)对于改善消融早期肺静脉再连接及减少射频消融时间上仍旧没有提升。因此,多数术者对高功率短时程消融方式的兴趣与日俱增,期望形成永久性心肌坏死、避免邻近组织损伤并能够缩短手术时间。研究和临床实践均显示随着功率的提高,达到相同AI值所需要的消融时间是缩短的。

在实际高功率消融手术的文献报道中,也得出相似的结论。Berte 等研究报道AI指导下高功率消融(前壁45W,后壁35W)与传统功率(前壁35W,后壁25W)相比,明显减少手术时间和消融时间。Vassallo等回顾分析前壁50W和后壁45W高功率消融和传统功率30W的对比,也发现高功率消融明显降低手术操作时间和总的消融时间。这与蔡衡等发表的一篇高功率研究一致,蔡衡等认为高功率消融明显减少双环消融时间及左心房操作时间,消融功率为60W、50W时消融时间分别为(738±196)s和(1189±238)s。另一篇高功率消融安全性的研究也得出高功率短时间放电会缩短射频消融时间,造成局部更持久损伤的结论。所以不同研究均显示高功率消融缩短手术时间,提高手术效率,但是,对于短时间的定义在不同中心有很大差异。

对于高功率短时程消融短期及长期成功率的问题,近期Chen等发表的一篇AI指导下高功率消融研究取得不错的效果,术中平均AI值:左前壁547,左后壁445,右前壁555,右后壁440,术中单圈隔离率92%,随访6个月96%患者未有房颤房速复发。另一项前瞻、多中心、单盲的应用QDOT导管行高功率消融的研究显示,52例患者中94.2%在术后3个月可保持窦性心律。目前对于高功率消融短期及长期成功率及复发率的问题期待更多的循证医学证据来证实。

四、关于并发症的思考

在前文关于高功率消融点几何形状的讨论中,我们看到对于消融深度的讨论有不同的结果,有学者认为深度无明显增加,有学者认为深度随功率增加而减小,但得出随着功率增加深度减小的研究中我们仍然可以看到其最小深度仍然为3.9mm(70W/7s)。组织学研究发现,左心房壁的厚度从0.5mm到4mm不等,平均厚度为1.5~2.0mm,所以不免会让人担心会不会有额外损伤的问题,尤其在心房后壁消融过程中。2007年Mohamed等即进行房颤消融的高功率探索,共4个中心参加纳入180名患者,得出高功率虽然可以降低射线量,减少手术操作时间的同时,但增加了并发症的发生,文章报道心脏压塞的发生率约20%。从这篇研究看起来高功率消融的安全性的确令人担忧,但这是早期高功率消融的探索,应该看到随着器械的进

步,压力导管及量化消融理念的应用,高功率消融整体安全性在不断提高。最近发表的一篇高功率消融安全性的研究就得出不同结论,他们认为房颤射频消融中采用45~50W短时间放电具有非常低的并发症发生率,该项研究中共纳入10 284例患者的13 974次消融,除后壁外均采用45~50W/5~15s消融;后壁消融中11 436次消融采用45~50W/2~10s,2538次消融采用35W/20s消融策略,结果显示心脏压塞33例(0.24%);脑卒中发生于48h内6例(0.043%),发生于48h至30d内6例(0.043%);肺静脉狭窄需要干预2例(0.014%);膈神经麻痹2例(0.014%);心房食管瘘发生于高功率1例(0.008 7%),低功率3例(0.12%);死亡2例(0.014%;1例卒中,1例心房食管瘘)。该项研究为多中心研究,纳入病例数多,该项研究发现高功率消融与传统功率消融相比风险并未增加,也支持了高功率消融的安全性。这与2019年Berte 等报道AI指导下高功率消融(前壁45W,后壁35W)与传统功率(前壁35W,后壁25W)相比,两组的并发症无明显差别的结果一致。

心房食管瘘是房颤射频消融最严重的并发症,所以在后壁消融时术者常更谨慎,食管温度监测会在术中起到一定的提示作用。Chen等发表一篇研究,AI指导下高功率消融1例(2%)出现小的食管病变,未出现严重食管损伤或心房食管瘘。Vassallo等则回顾分析了高功率和传统功率消融的结果,对前壁50W和后壁45W高功率消融和传统功率30W做了对比,结果显示传统功率组74.3%发生食管温度升高,高功率组51.2%出现食管温度升高,高功率组食管温度升高的概率反而更低,Vassallo等认为高功率消融降低了加热的速率反而降低了食管损伤。另一项研究也认为高功率消融食管损伤的概率反到更低,在他们的研究中,47例患者30W消融,18例患者50W消融,30例患者60W消融,食管损伤的发生率分别为28%、22%和0,亦得到同样的结果。但是最近Barbhaiya等发表的一篇研究可能会让我们从另一个角度思考这个问题,他们认为消融点是否引起食管温度增加与食管温度监测仪放置位置有关,研究认为50W/6s的高功率消融可导致食管温度明显增加,但距离温度监测仪20mm以上的消融位置可能被监测不到,而且如果在2mm区域内60s内连续消融,食管温度可累积增加。所以无论是高功率还是传统功率消融,对于消融造成的食管损伤问题还有待更多循证证据证实。

总之,高功率房颤消融减少消融时间及操作时间,称之为高效消融,笔者认为它可能会是一个潜在的、逐渐会被大家认可的消融方式,但目前仍有很多值得进一步探讨的问题,期待将来会有更多的循证证据发表。

(蔡 衡 郑红梅 李洪仕)

心房颤动冷冻球囊消融进展及适应证选择

心房颤动（房颤）是目前最常见的心律失常，其发生率为0.7%~1%。由于房颤导致的脑卒中及心力衰竭（心衰）的发生率明显增加，近年来成为关注的重点。除了房颤的药物及抗凝治疗，房颤的消融治疗也有了很大进展。随着我们对房颤发生机制的认识，目前认为肺静脉与左心房之间的肌袖连接在早期房颤的发生和发展中起着非常重要的作用。所以对左心房和肺静脉之间行电隔离术成为治疗阵发性房颤的基本方法。近20年来，随着心脏介入技术的发展，经皮导管射频消融肺静脉隔离技术应用于临床并取得了良好的效果，但由于导管操作技术难度相对较大，学习曲线较长，技术的普及受到了很大的限制。随着冷冻球囊消融（cryoballoon ablation）技术的开展，作为房颤消融治疗的技术手段，有着手术操作相对简单、学习曲线短等特点，同时又有着与射频消融相匹拟的安全性及有效性。欧洲及美国房颤诊疗指南均已将冷冻球囊消融作为房颤导管消融的标准消融方法。2018年我国房颤治疗指南建议经肺静脉冷冻球囊消融可用于阵发性房颤肺静脉消融（I类建议）。自2013年冷冻球囊消融技术在我国应用以来，已被越来越多的中心所采用，目前全国已完成冷冻消融25 000余例，其发展之势如火如荼。

一、冷冻球囊器械进展

冷冻球囊消融术作为一项新的技术和术式，为临床提供了新的消融能源和方法。冷冻球囊是依据肺静脉开口形状大小专为行肺静脉-心房电隔离而设计的产品。冷冻球囊中的冷冻能源（目前主要是一氧化二氮）在球囊内完成液-气相转变的过程中球囊内温度短时间内迅速下降，最低可降至约−80 ℃。带走大量与其接触组织中的热量，组织内温度可降至−40℃，短时间内如此大的温差变化使细胞膜流动性降低，离子泵失活，细胞代谢活动明显减弱，细胞外液迅速固态化，细胞内液形成冰晶，线粒体等重要细胞器失活。复温阶段冰晶融化导致微循环障碍，最终造成与球囊接触的肺静脉前庭组织冷冻损伤效应。冷冻中心区域组织细胞凝固性坏死和周围区域的不均匀性损伤。形成连续的环形透壁损伤带，达到隔离肺静脉前庭与左心房电连接的治疗目的。此方法瘢痕边界清晰，组织表面构架没有破坏，减少了血栓附着的风险。2013年第一代冷冻球囊在中国首次亮相，2016年第二代冷冻球囊开始在全国广泛使用。相较于第一代，第

二代冷冻球囊最大的改进在于其球囊冷冻范围的扩大（图1）。

第一代冷冻球囊的设计为4个喷气孔、球囊的冷冻带仅在球囊的"赤道"部分，因此在实际操作中，球囊和肺静脉开口的同轴性非常重要。只有保持良好的同轴性，才能实现冷冻带和肺静脉前庭的有效贴合。尤其是在肺静脉开口较小时，即使封堵满意，也会因为冷冻带没有和周围组织贴靠而无法完成隔离，且由于喷气孔稀少使冷冻带不甚均匀。所以在手术前往往需要仔细研读肺静脉开口尺寸，选择合适尺寸的球囊。但由于每个患者的肺静脉大小并不一致，所以一个患者经常会需要2个不同尺寸的球囊，无形中增加了手术的时间和费用。

第二代冷冻球囊的有效冷冻范围扩大到整个前端"半球"且增加到8个喷气孔。冷冻范围扩大，一个球囊能适应不同口径的肺静脉，有效克服了上述第一代球囊中遇到的问题，不但使手术操作难度明显降低，手术时间明显缩短，单次隔离的成功率明显提高，而且因为其潜在的冷冻损伤面积增加，使得肺静脉恢复传导的比例明显降低，手术整体成功率明显提高。虽然冷冻球囊并不像三维指导下的射频消融能实现精准的消融，但得益于其较大范围的冷冻面积，有经验的术者可以实现左心房顶部线、左心房后壁、碎裂电位甚至三尖瓣峡部等消融效果。相信随着临床术者技巧及思路的不断扩展，冷冻球囊在肺静脉隔离之外的用法会得到不断扩展。

目前第三代冷冻球囊已开始临床使用。与第二代球囊相比，其最大的区别在于球囊前端"nose"的缩短。这一改进能使得Achieve电极更容易回退到肺静脉前庭，使得手术中更容易记录到肺静脉电位。同时国内已有多个公司开发研制国产的冷冻球囊系统，并已开始临床试验。

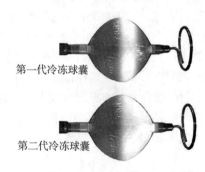

第一代冷冻球囊

第二代冷冻球囊

图1　第一代冷冻球囊与第二代冷冻球囊范围比较

二、冷冻球囊与射频消融对比的临床研究

射频能量的房颤消融使用时间明显早于冷冻球囊技术。两者存在着消融能量及消融方式的不同。冷冻球囊消融技术出现后，人们自然会对两者进行全面比较。冷冻能量造成的损伤往往更为规整，对心肌内膜的损伤较小，消融中形成血栓的风险更低，更为不同的是一旦冷冻冰晶在局部形成，可使冷冻消融大头或冷冻球囊稳定的黏附在局部心肌，这一特性不但能使消融的效率明显提高，消融过程中因为消融导管或球囊移位引起的安全性问题也得以解决。这些理论上的冷冻球囊消融特性能否转换为临床中的效果，很多研究从多个方面对此进行了深入的研究。

2016年，具有里程碑意义的"冰与火研究"（FIRE AND ICE study）结果显示：冷冻球囊消融在临床有效性及安全性上不劣于射频消融。冷冻组即刻成功率为98.9%，射频组为97.9%（$P<0.05$）；平均随访1.5年，冷冻组失败率为34.6%，射频组为35.9%（$P<0.05$）。该研究的主要安全性终点，冷冻球囊消融最常见的并发症为短暂性膈神经损伤，出院时发生率2.7%，1年随访率仅为0.3%，射频消融更常见心脏压塞（1.3%）及消融术后的房扑/房速（2.7%）；二级临床终点包括再住院率、心脏原因再住院率、再次消融率及术后电复律率等冷冻球囊组均明显低于射频消融组。在一项欧洲房颤注册数据分析中，对4657例房颤消融患者的分析结果显示再次消融率及术后电复律率等冷冻球囊消融组均明显低于射频消融组。明显减少的再住院率还为房颤病人群带来了更好的卫生经济学效益。STOP AF PAS研究是二代冷冻球囊上市后针对阵发性房颤的多中心回顾性研究，3年的随访结果显示：无房颤复发率1年为82.8%，2年为75.3%，3年为68.1%；不良事件发生率为5.8%。出院时3.2%膈神经损伤未恢复，随访3年0.3%仍存在膈神经损伤。

RADICOOL TRAIL研究是一项多中心、回顾性研究（15家美国中心），452例阵发性房颤患者应用二代冷冻球囊消融，急性PVI率为99%，随访12个月，单次手术成功率达87%。冷冻球囊在上述临床指标的优势可能得益于其对肺静脉电隔离更为持久。FIRE AND ICE研究患者中对再次消融患者分析显示，冷冻球囊组患者恢复传导的肺静脉数目明显低于射频消融组。即使和压力射频大头导管相比较，冷冻球囊组仍能实现更持久的肺静脉隔离。另有研究显示，冷冻球囊在肺静脉前庭实际上是实现了带状的消融区域，相较于消融大头其消融面积明显扩大且均匀，使得其漏点形成的可能性减小。

冷冻球囊消融的另一个优势是其明显缩短的学习曲线。研究显示，该技术的易学性使得不同手术量的心脏中心之间房颤消融的成功率差别很小，而射频消融技术在较大的医学中心往往有着更好的治疗效果。这一特点有着明

显的现实意义。我国有着庞大的房颤病人群，以往因为射频消融技术掌握需要长期的学习过程，国内仅有少数心脏中心能完成此手术。而冷冻球囊技术很容易"下沉"到更多的市级医院，从而使更多的房颤患者得到更好的治疗。

三、冷冻球囊Dosing相关研究

冷冻球囊消融要达到持久的肺静脉电隔离，冷冻的时间及温度是重要的参数指标。冷冻球囊消融在操作中能够调整的参数很少。与射频消融中我们可以调整大头导管的贴靠压力、消融能量、灌注流量及消融时间等参数相比，球囊冷冻时对检测到的温度等数值并不能自由地调整。整个消融中，术者往往仅仅能调整时间这一参数。过高的温度、过短的时间影响隔离的效果，过低的温度和过长的时间会增加膈神经损伤等并发症风险。

在第一代球囊时期，标准的消融过程建议每个肺静脉4min×2次有效消融，而在第二代球囊中，由于球囊冷冻的范围明显扩大，建议每个肺静脉3min×2次有效消融。在冷冻开始后90s内如不能实现肺静脉的隔离，继续增加消融时间并不能达到理想的隔离效果。这与射频消融时可以通过提高消融时间来增加消融的深度不同。

动物实验显示对于心房肌，单次120s的冷冻已可以造成持久的透壁损伤。越来越多的术者在"更少损伤，更少并发症"的理念下，探讨了能否将标准3min×2次的消融过程简化。有将冷冻次数减少为1次者，有将冷冻时间减少为120s者，亦有根据有效时间（Time to effect, TTI）决定冷冻时间及次数者，并且都得到了与标准冷冻程序相似的效果，同时明显缩短了手术时间和曝光时间。目前，被广泛认同的Dosing建议为根据TTI决定冷冻时间及次数。如果TTI≤60s，则建议TTI+90s或180s×1，如果TTI>60s<90s，则Dosing建议为180s×2。

在二代冷冻球囊时代，肺静脉隔离的过程变得简单而且快速，而一系Dosing列相关研究更是进一步简化了手术过程。然而冷冻球囊对于较大开口的肺静脉隔离位置过深这一问题，提醒术者要尽量实现"干预肺静脉前庭"这一原则。在单次冷冻即可实现持久肺静脉隔离的前提下，利用第2次消融实现更多的肺静脉前庭干预，是我们在冷冻球囊消融中需要注意的问题。因为在我们的冷冻经验中，冷冻术后复发的患者行第2次消融时发现，肺静脉前庭消融漏点是房颤复发的原因之一。

四、冷冻球囊消融后复发病例的特点

冷冻球囊提供了一种"one-shot ablation"的消融方式。由于消融过程中肺静脉结构形态及球囊受力的方向有所不同，在复发病例中有着区别于射频消融复发病例的特点。

射频消融复发患者，肺静脉传导恢复部位分布散

在,但较多集中于双侧上下肺静脉之间及双侧下肺底部。与之相比冷冻球囊隔离后肺静脉恢复传导的部位则多集中于肺静脉前壁及右下肺静脉的底部。由于房间隔与肺静脉走向存在一定夹角,所以在冷冻过程中肺静脉后上壁所承受的压力大于前下壁,这就导致冷冻消融后肺静脉传导恢复的部位多集中在前壁和下壁。同侧肺静脉冷冻消融时,上、下肺静脉分别隔离,上、下肺静脉之间的部位因此被反复冷冻,使得这一在射频消融中因心肌往往较厚不易透壁损伤的部位,得到了更强的消融。这一结果提示对于右下肺静脉底部消融要适度增加消融强度,如采用单次消融策略时,对右下肺静脉往往要考虑给予第2次消融。其最终结果是冷冻球囊对肺静脉隔离相较于射频消融往往更为持久,恢复传导的肺静脉数目明显低于射频消融组。由于冷冻球囊消融患者肺静脉恢复较少,所以在复发病例中应仔细研读患者复发心电图特点,手术中应积极药物及刺激诱发心动过速,寻找可能的肺静脉外触发灶,从而减少再次复发率。

五、持续房颤的冷冻球囊消融

冷冻球囊技术的设计本意,即为肺静脉前庭的环状隔离提供简便的"one-shot ablation"。比较而言,使用射频导管的消融除了能完成肺静脉环状隔离之外,还可以灵活地进行各种线性消融及CAFÉ电位消融,从而完成各种心房基质改良的操作。对于持续房颤尤其是长程持续房颤的患者,由于多存在心房基质的改变,所以早先的一些针对持续房颤的消融策略包括左心房内线性消融、左心房神经节消融、CAFF电位消融等。但遗憾的是到目前为止对于持续房颤来说,除肺静脉隔离以外所有附加部位的消融并没有增加远期的成功率,且术后房速的发生率增加。STAR AF Ⅱ研究比较了持续性房颤的3种消融方法:单纯PVI、PVI+CAFÉ及PVI+左心房顶部线和二尖瓣峡部线消融。研究结果显示3种消融策略的结果无显著差异,随访18个月,单独PVI、PVI+CAFÉ消融及PVI+顶部线和二尖瓣峡部线组的无房颤患者比例分别为59%、49%和46%。另一项荟萃分析汇总了STAR-AFⅡ研究和其他纳入1821名患者的9项研究数据显示。与单纯PVI相比,CFAE消融和线性消融在无心律失常生存方面无明显改善。这一具有里程碑意义的研究改变了许多持续性房颤的消融方式,支持将单纯PVI作为一线治疗,此结果为冷冻球囊治疗持续性房颤提供了实践依据。

(一)持续房颤单纯肺静脉隔离

在肺静脉隔离的持久性方面,多项研究包括SUPIR研究显示冷冻球囊消融具有一定的优势,而第二代球囊较之第一代球囊优势更加明显。故冷冻球囊在2014年已被欧洲认证用于持续房颤治疗,但目前研究随访时间普遍偏短。

有限的研究显示持续房颤使用第二代冷冻球囊消融行肺静脉隔离治疗后1年的单次消融成功率可达60%~82%,2年的单次成功率可达56%,这些结果令人振奋。第二代球囊冷冻所造成的损伤面积明显增加,从而使得肺静脉前庭消融的范围明显增加,一定程度上完成了左心房的基质改良。值得注意的是,由于肺静脉开口多为椭圆形这一解剖特点,左心房后壁的损伤范围往往较大。Kenigsberg等在冷冻球囊完成肺静脉隔离后行心房的电压标测显示,左心房后壁仅有约27%的部位未被干预。而冷冻球囊单纯肺静脉隔离可以达到射频消融肺静脉隔离并左心房后壁隔离类似的临床效果。

射频消融与冷冻球囊消融头对头的比较则显示两者的治疗效果相当。Ciconte等比较了压力大头消融与冷冻球囊消融进行PVI治疗持续性房颤的疗效,随访1年的结果显示两者成功率无明显区别(54% vs. 56%)。短暂性膈神经麻痹仅见于冷冻球囊消融组,但手术结束前均全部恢复;心脏压塞仅见于RFCA组,发生率为1%。而另一项采用倾向性评分入选RFCA及冷冻球囊消融治疗持续性房颤患者的比较性研究也得出了同样的结果。但是应该注意这些研究中1年的成功率均较前述无对照的研究结果为低,且入选的例数均偏低。射频消融与冷冻球囊消融疗效的最终对比仍需要更多的临床研究来支持。

(二)心房基质改良

如前所述,第二代球囊较第一代球囊的改进,使得球囊的冷冻区域明显增加。一些研究者创造性的利用这一特点,使用第二代球囊完成了肺静脉前庭隔离外之前仅能使用大头导管完成的消融技术,从而延伸了冷冻球囊在消融技术方面的应用。

美国Banner大学医学中心的Wilber S.Su教授采用第二代球囊进行左心房顶部、二尖瓣峡部、碎裂电位等部位的消融,从而进行心房的基质改良。1年随访持续性房颤患者成功率可达77%。而来自德国Kuniss等报道使用第二代球囊在PVI外进行左心房顶部的消融,术中电压标测显示该技术可以在左心房顶部形成完整满意的线状消融带,1年随访持续性房颤患者维持窦性心律者高达80%。冷冻球囊也还可以完成左心房后壁的隔离并显著提高消融的成功率。这些令人振奋的结果提示了冷冻球囊在持续房颤患者中进行基质改良的可行性。

Yorgun等则从BELIEF研究中得到启发,利用第二代及第三代冷冻球囊完成左心耳的电隔离,结果显示与单纯肺静脉隔离相比,左心耳隔离能明显提高持续房颤患者的1年消融成功率(86% vs. 67%),且不增加血栓的风险。与射频消融相比,冷冻球囊隔离的过程更为便捷,但手术中约4%的患者出现一过性冠状动脉回旋支痉挛。虽然该研究显示这是一项安全有效的治疗策略,但左心耳电隔离后血栓风险的增加仍是不能回避的问题,期待未来更多的研究探讨这一策略的安全性。

我院心律失常中心自2015年第二代球囊在中国上市后就参照Su等的方法开始了心房基质改良方面的尝试。初步的结果显示第二代球囊完成左心房顶部消融具有损伤均匀,且消融方法简单等特点(图2)。术后初步随访显示可明显提高持续性房颤消融的成功率。

如同CTO病变之于冠状动脉介入治疗,持续性房颤尤其是长程持续房颤目前仍然是房颤消融治疗的难点所在。各种消融术式的提出与争议,是化繁至简还是锦上添花,仍然是目前房颤消融治疗领域中缤彩纷呈的图景。冷冻球囊消融在阵发房颤消融中已经取得令人瞩目的疗效,而在持续房颤消融中也崭露头角。第二代球囊为我们使用冷冻球囊消融提供了更多的可能性和想象空间。未来的临床研究应探讨冷冻球囊在肺静脉隔离外进行心房基质改良的可操作性、安全性及是否能带来额外的获益,而这些必将为持续性房颤患者带来更多的福音。

六、冷冻球囊消融的适应证选择

2018年我国房颤指南建议经肺静脉冷冻球囊消融可用于阵发性房颤肺静脉消融(Ⅰ类建议)。相较于射频消融利用大头导管逐点消融、以点连线的工作方式,冷冻球囊与心房壁之间以面状接触完成消融过程,从而使得其造成心脏破裂并引起填塞的概率明显降低。同时,冷冻球囊较射频消融相比能明显缩短手术时间,术中患者的疼痛明显较轻,在国内绝大多数中心在局部麻醉下完成消融手术的情况下,这些优势有着明显的临床意义。对于高龄、体型瘦小、合并症较多及合并其他情况无法长时间耐受手术过程的患者,冷冻球囊可以作为其首选。来自上海赵冬冬团队及日本的Kanda等的研究均提示对于75岁甚至80岁以上的患者,使用冷冻球囊消融可以达到与年轻患者相似的安全性及疗效。

(一)房颤的类型

无论是阵发性房颤还是持续性房颤,PVI都是基本术式,如不合并其他房性心律失常首次消融均可选择冷冻球囊。对于持续性房颤患者,尤其是对于非长程持续性房颤、心房较小及年龄较大的患者,如考虑仅肺静脉隔离作为其消融策略,冷冻球囊隔离持久性好、前庭消融面积较大的特点,可能会带来更佳的临床效果。而对于长程持续

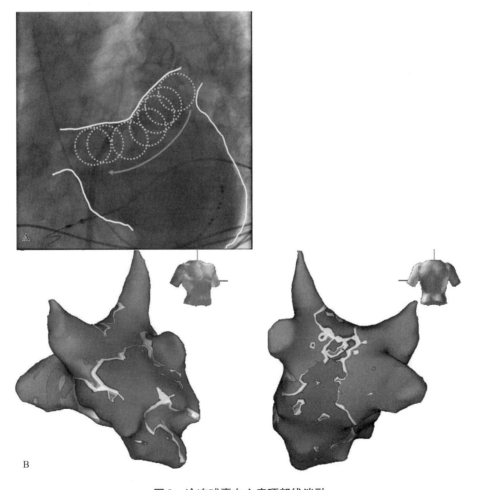

图2　冷冻球囊左心房顶部线消融

A.冷冻球囊消融示意图;B.消融后使用EnSite系统左心房电压标测图

性房颤、心房较大、如考虑需在肺静脉隔离后完成心房基质改良等操作，对于经验较丰富的中心，可以考虑使用冷冻球囊完成左心房顶部线、左心房后壁等操作，但如需要完成左心房多条线性消融、三尖瓣环峡部消融等操作，射频消融应是更为理想的选择。

（二）肺静脉共干

肺静脉的解剖变异对其影响要远甚于射频消融。肺静脉共干对于冷冻消融来说会增加手术难度，影响肺静脉隔离效果。然而肺静脉共干的大小长短变异较大，并没有统一标准。随着技术的提高，尤其是第二代球囊出现后采用的"分段隔离"技术，使得肺静脉共干等不再成为冷冻球囊的禁区。多个研究显示，对于肺静脉共干，冷冻球囊和射频消融在隔离效果上无明显区别。因此，肺静脉共干不应成为冷冻球囊消融的禁忌。

（三）房颤合并典型房扑

对于房颤合并典型房扑的患者，因同时需要进行三尖瓣环峡部消融。虽有术者曾尝试使用冷冻球囊实现三尖瓣环峡部消融，但其存在较大风险，不推荐此种操作。因此如从费用考虑建议射频消融，或加用消融大头完成三尖瓣环峡部消融。而对于上腔静脉触发房颤，马坚教授的研究显示在经验较多的中心可以使用二代球囊安全有效的达到隔离，然而其中存在的膈神经及窦房结损伤的风险仍需要时刻警惕。

（四）房颤复发的二次消融

房颤复发的二次消融是临床经常遇到的情况，房颤复发的原因复杂，有肺静脉传导恢复的因素，也有因肺静脉以外触发灶所致，所以应进行详细的术前心电图分析，术中尽量诱发心动过速发作，根据发作的情况选择不同的消融方法。

总之，随着手术器械的不断进步，临床术者操作技巧的不断提高，冷冻球囊房颤消融的安全性及有效性不断提高。冷冻球囊学习曲线短、手术效率高、术中并发症低等特点，使得其有着广阔的临床前景。相信未来，冷冻球囊消融技术会为更多的房颤患者带来福音。

（许　静　陈炳伟）

射频消融治疗术后心房颤动复发的相关因素

心房颤动（简称房颤, atrial fbrillation, AF）是临床常见的心律失常, 患病率和发病率均随年龄增长逐步增加, 大规模流行病学调查研究显示, 我国房颤患病率约为0.65%, 80岁以上人群高达7.5%。房颤除直接影响患者生活质量外, 还增加体循环栓塞、心力衰竭及心脏性猝死的风险。目前指南推荐的治疗策略主要包括抗凝、控制心室率及转复为窦性心律。随着心脏电生理技术的发展, 导管消融已成为药物转复房颤之外的主要治疗手段。目前导管消融主要以射频能量为主, 冷冻、超声及激光消融也已在临床应用, 新型的脉冲电场消融处于研究阶段, 尚未在临床开展。无论何种消融方式, 房颤术后均有复发可能, 目前阵发性房颤的成功率波动于70%～90%, 房颤复发除术者操作技术因素以外, 还与患者自身的病理生理状态有关。本文就影响导管消融术后房颤复发的因素最新进展做一综述。

一、临床特征

一般临床特征包括年龄、性别、房颤类型和病程长短等, 患者精神因素和临床常用的 CHA_2DS_2 及 CHA_2DS_2-VASc 评分均可影响手术疗效, 本文未全部囊括, 有选择性地对前研究较多、临床常见的两种临床特征（肥胖和阻塞型睡眠呼吸暂停）进行总结。

（一）肥胖

既往已有研究报道肥胖可增加房颤发生的风险。为进一步明确肥胖与房颤消融手术疗效的关系, Bhradeev 等观察了701例行环肺静脉隔离的房颤患者, 其中对照组（18.5≤BMI<25）146例, 超重组（25≤BMI<30）227例, 肥胖组（30≤BMI<40）244例, 病态肥胖组（BMI≥40）84例。单因素分析发现, 年龄、女性、高血压、糖尿病、阻塞性睡眠呼吸暂停在四组中均有差异, CHA2DS2-VASC 评分在病态肥胖组明显高于其余三组, 持续性房颤的发生率随BMI增加而升高, 病态肥胖组最高。1年随访结果发现肥胖组房颤复发率（超重、肥胖、病态肥胖组依次为51.3%、57%、58.1%）明显高于对照组（39.9%）。国内学者深入研究了体重控制对术后复发的影响, 根据随访的BMI较基线的变化情况, 将研究人群分为体重控制组（ΔBMI <-1 kg/m²）及体重未控制组（ΔBMI≥-1 kg/m²）, 在校正基线 BMI、饮酒、教育程度、房颤类型及病程、左心

房前后径及 CHA_2DS_2-VASc 评分后, 体重控制与房颤消融术后复发率低相关（OR 0.40, 95% CI 0.18～0.90, P=0.026）。肥胖与房颤的关系可能与多种机制有关, 肥胖可增加左心房体积及心房纤维化, 两者均证实与房颤术后复发相关。同时, 肥胖可使机体处于长期低水平炎症状态, 炎症参与房颤的发生和维持。另外肥胖患者心外膜脂肪组织增多, 而心外膜脂肪组织是许多炎症介质的主要来源且心包脂肪含量的增多与心房重构相关。

（二）阻塞型睡眠呼吸暂停

阻塞型睡眠呼吸暂停（obstructive sleep apnea, OSA）与多种心血管系统疾病密切相关, 包括高血压、冠心病、心力衰竭、代谢疾病、脑血管病等。研究显示, OSA患者发生房颤的风险较正常患者高2～4倍, 同样, 房颤患者中合并OSA的比例波动于10%～60%。对6项OSA对肺静脉隔离术后房颤复发研究结果的荟萃分析显示, OSA患者术后房颤复发的风险较对照组高25%（RR 1.25, 95% CI 1.08～1.45, P=0.003）。Aakash A等观察在冷冻球囊射频消融治疗房颤术后复发患者的临床特征, 多因素回归分析显示空白期房颤复发、OSA是持续性房颤患者的预测因子。从临床角度分析, OSA导致夜间反复出现低氧血症、交感神经快速激活、炎症因子分泌、脂类物质分解增多、夜间迷走神经与交感神经交替兴奋, 诱发自主神经紊乱导致肺静脉周围异常放电增多, 均可诱发房颤。应用持续正压通气（continuous positive airway pressure, CPAP）可有效改善OSA症状, 降低射频术后房颤复发率。而Anter等从心房基质方面入手, OSA患者心房基质不均一性强（心房电压低、传导速度慢、电图分布散）, 肺静脉隔离后, 心房内非肺静脉起源的异位起搏点（上腔静脉、界嵴、右心房室交界等）增多, 易导致房颤复发。而将房颤复发的OSA患者标测到的异位激动灶继续消融后可明显改善临床预后, 相反不合并OSA的复发患者肺静脉外消融对于心律失常复发无影响。

二、血清学指标

（一）尿酸

尿酸是嘌呤在黄嘌呤氧化酶作用下的代谢产物, 高尿酸血症是继高血压、高血糖、高血脂后心血管疾病的又

一危险因素。已有报道血清中尿酸水中通过激活促炎症因子驱动炎症反应,同时炎症时细胞裂解增加使得尿酸水平升高,两者形成类似正反馈的作用,而炎症反应已确定与房颤相关。He等通过回顾性研究阵发性房颤患者尿酸水平与射频消融术后复发的关系,Kaplan-Meier生存分析显示最低至最高四分位尿酸水平复发率依次升高,多因素Logistical回归分析证实升高的尿酸水平是房颤复发的独立预测因子(HR 1.613, 95% CI 1.601~1.625, P=0.014)。另有一项观察冷冻球囊治疗阵发性房颤的前瞻性研究证实,术前较高的尿酸水平与术后复发率高有关,该研究认为术前高尿酸水平可激活炎症及氧化应激通路,炎症和氧化应激在机制上相互关联,导致钙超载和钠通道减少,最终导致电重构,同时还通过成纤维细胞增殖、炎症和凋亡进行结构重构。尿酸水平与房颤术后复发之间可能通过以上机制产生密切关系。

(二)半乳糖凝集素3

半乳糖凝集素3(Galectin-3, Gal-3)是β半乳糖苷凝集素家族成员,由肿瘤生长因子(Tumor Growth Factor, TGF-β)和Smad3诱导和激活的巨噬细胞释放,可触发与重构相关的多个信号通路,进而参与多种纤维化相关的病理生理过程。如前所述,心房纤维化参与房颤进程,并且已有研究证实血清中Gal-3水平是房颤发生的独立影响因素。Clementy等测定160名房颤患者血清中Gal-3水平[(14.4±5.6)ng/ml],随访12个月后共有55例患者再次出现持续性房性心律失常,统计发现高水平Gal-3是房颤复发的独立预测因素(HR 1.07, 95% CI 1.03~1.12, P=0.001)。另一荟萃分析也指出,较高的Gal-3基线水平射频消融术后房颤复发风险增加,18个月后复发患者的Gal-3水平显著高于未复发患者。但是小样本研究发现应用冷冻球囊行肺静脉隔离的房颤治疗中,尽管术后12个月时复发组Gal-3水平升高,未复发组降低,但两组Gal-3水平无统计学差异[(6.66±4.09)ng/ml vs.(6.02±2.95)ng/ml, P=0.516]。基于目前研究,血清Gal-3水平与房颤密切相关,在射频消融术后房颤的复发有一定的预测价值,但是对于冷冻球囊治疗房颤术后复发的影响尚不能确定,需更大样本量研究证实。

(三)基质金属蛋白酶与髓过氧化物酶

基质金属蛋白酶(matrix metalloproteinase, MMP)是心肌胶原的生物学标志物,髓过氧化物酶(myeloper-oxidase, MPO)是从活化的多形核中性粒细胞释放的杀菌酶,MPO通过催化产生次氯酸等反应性物质,刺激pro-MMP活化成MMP,使其活性和表达均上调,从而促使心肌细胞外基质中胶原蛋白产生和降解失衡,造成心肌组织纤维化,从而引起心房结构重塑及电重构。有研究通过比较随访患者体内炎症因子水平,发现术后复发者血清中MMP-9明显高于未复发者。国内吴聪等通过前瞻性研究观察到房颤消融前血浆MPO>50.5 ng/ml与房颤术后复发有关(HR 4.292, P=0.030),并推测MPO参与房颤术后复发的机制与炎症、氧化应激及心肌组织纤维化相关。

(四)其他

除以上血清学指标外,亦有研究炎性相关血清学指标与术后房颤复发相关,如C反应蛋白(C-reactive Protein, CRP)、中性粒细胞/淋巴细胞比率(neutrophil/lymphocyte ratio, NLR)等,但是因炎症与房颤的关系证据较多,故未将其众多指标一一列出。另有其他类型指标,如甲状腺素等与术后房颤复发相关,但目前研究样本较小,证据不足,无确切结论,仍需大量的研究观察使之进一步明确。

三、心房组织纤维化

心房组织纤维化与房颤的发生和维持密切相关,可导致心房结构重构和电重构,前者表现为心房容积扩大和低电压区面积增加,而后者则表现为心房有效不应期缩短、传导速度减慢等,这将进一步促进房颤的发展,并影响射频消融疗效。Marrouche等开展的一项多中心、前瞻性观察研究-DECAAF研究,应用三维延迟强化MRI定量测定心房组织纤维化程度发现心房纤维化与射频消融术后房颤复发密切相关。纤维化程度每增加1%,术后总体复发率可增加6%。除此之外,另有学者提出应用应用三维标测系统行左心房重建并进行电压标测,根据左心房内电压判断出纤维化区域(电压<0.5mV),并进行针对心房纤维化的个体化消融,即纤维化区域的BOX隔离(box isolation of fibrotic areas, BIFAs)。该研究中根据标测的左心房纤维化区域进行针对性是否加用BIFAs,随访(12.5±2.4)个月后,72.2%的患者经单次消融即成功,1.17次手术/人后可使83.3%的患者成功维持窦性心律,临床效果良好。但是这仅为单中心研究,目前针对应用心房电压评估心房纤维化的方法尚不成熟,具体定义标准无明确定论,临床效果需进一步大规模研究证实。

近来针对心房组织纤维化相关的生物标志物研究众多,如转录生长因子(transforming growth factor-β₁, TGF-β₁)、血管紧张素Ⅱ(Angiotention Ⅱ, Ang Ⅱ)、结缔组织生长因子(Connective Tissue Growth Factor, CTCF)、成纤维细胞生长因子23(Fibroblast Growth Factor 23, FGP-23)等,均有相关研究证实与房颤术后复发相关,但是缺乏大规模临床证据,因此生物标志物检测依旧是研究热点,期待这些标志物能预测房颤的发生、发展,早日纳入指南以指导临床工作。

四、基因多态性

随着分子生物学技术的发展，基因多态性对房颤射频消融术后复发的研究越来越多。一项纳入2145例射频消融治疗的荟萃分析指出，位于染色体4q25区域的单核苷酸多态位点rs2200733 C>T（基因型TT或TT＋CT），rs10033464 G>T（基因型TG或TT＋TG）与消融术后房颤复发风险增加有关，rs2200733与rs10033464至少1个风险等位基因的携带者房颤风险分别增加48%、51%。其可能的机制是与rs2200733 上游（～150 kb）的PITX2基因有关，PITX2可有效调控心房静息膜电位，参与肺静脉肌袖的形成、分化和增殖，这与Tao等的研究结论一致，后者同时指出，染色体1q21（KCNN3）的rs13376333、染色体16q22（ZFHX3）上rs7193343和rs2106261与房颤术后复发无关。在基因组流行病学的心脏和衰老研究小组（CHARGE）的一项研究中，rs7193343为AF易感性位点，Yu-Feng等应用单因素分析发现在中国台湾人群中染色体16q22（rs7193343）与阵发性房颤复发独立相关。近来有研究证实编码肌球蛋白轻链MYL4的等位基因rs4968309与房颤导管消融术后的复发相关。Yuan等连续纳入510名房颤患者及192名对照病例，其中246名接受冷冻球囊治疗并完成1年随访，21名患者在术后3个月内复发，属于早期复发，28名患者在3个月后复发，即晚期复发，整体术后房颤复发率为19.51%。对MYL4基因7个SNP位点进行分型，校正传统的风险因素后进行单变量分析及多元回归分析后，发现rs4968709位点CC基因型的患者房颤复发的风险明显增加[$P=0.019$, $OR=2.889$（1.190，7.012）]。其可能的机制为：肌球蛋白轻链MYL4在正常人对心房肌具有高度选择表达性，MYL4基因突变可导致心房电和机械功能完全丧失，最终发展为心房顿抑、广泛的心房重构。rs4968309为非编码SNP，非编码SNP可能作为增强子元件、DNase超敏区、染色质标志物等在疾病发展中发挥重要作用，间接影响编码区域的功能。此外，该研究发现rs4968309与房颤患者左心房大小相关，rs4968309位点C等位基因与房颤的发生相关。

综上所述，射频消融术后房颤复发是众多因素共同作用的结果。本文仅对近年来研究热点进行分析，并未对传统因素（如性别、年龄、房颤类型及炎症相关指标等）进行一一归纳，加强术前预测因素的识别，对于已知的可控因素进行个体化治疗，可进一步提高射频消融手术成功率，减少术后复发。相信随着对房颤机制及术后复发相关因素研究的深入，射频消融术治疗房颤的前景必将会更好。

（齐晓勇　宋学莲）

人工智能在心脏电生理和起搏中的应用

医学领域的人工智能研究正在迅速发展，在医学的各个领域都得到了广泛的应用，包括肿瘤学、影像学、心血管病学和各种外科手术、康复治疗等。《中国心血管病报告2018》指出，目前心血管病占城乡居民总死亡原因的首位，占居民疾病死亡构成的40%以上。心脑血管病的住院总费用也在快速增加。我国心血管疾病负担日渐加重，严重影响公共健康，因此，运用高效、前沿技术手段进行心血管防治工作，以期降低医疗费用、提高诊疗效果显得尤为重要。心电图智能诊断、心血管影像智能分析、心血管疾病筛查等研究已经在国内外深入开展。本文以心脏电生理和起搏为切入点，综述人工智能在心血管疾病诊疗领域的应用。

一、人工智能的概述

人工智能和机器学习是一组算法的总术语，它们允许计算机从数据中发现模式并做出决策。目前，实现人工智能的技术手段主要是机器学习。机器学习（machine learning, ML）是指从有限的观测数据中学习（或"猜测"）出具有一般性的规律，并将这些规律应用到未观测样本上的方法。传统机器学习的数据处理过程包括数据预处理、特征提取、特征转换和预测。比如在监督学习中，研究者将临床资料，即年龄、性别、血压、血脂、心肌酶谱、心电图指标及基因序列等作为基础样本数据，利用机器学习中人工神经网络、决策树、支持向量机或朴素贝叶斯等算法，构建一个基于这些数据的心血管、全因等结局事件的预测模型。最终，我们通过该模型可以评估其他患者结局事件风险，为临床诊疗提供指导。这种有监督的学习模型的建立必须基于较大的数据集，耗时长，需要不断训练，才能提高其预测准确性。然而，无监督的方法并不是为了确定结局事件的预测因素，而是通过多个特征将相似的患者分组，分析相似分组间个体的特征，并将其与结果或治疗反应联系起来，即试图从数据隐藏的信息中识别新的致病机制、基因型或表型。在无监督学习中，目标是在没有人类反馈的情况下发现数据中隐藏的信息。

二、人工智能与心律失常

人工智能在心律失常领域中的应用非常广泛，最直接的实践是用于诊断。心电信号是最能直接反映心脏电活动

的无创手段，在临床上较易获取，基于心电信号的智能研究有很多。中国人民解放军总医院心内科与第三方研究院进行合作，利用智能腕带或腕表监测患者的脉律持续至少14d，自动分析并上传脉律数据。结果发现，在187 912人中，424人接收到"疑似房颤"的提醒；在262例的有效随访中，227例确诊为房颤；确诊患者中，216人随后进入了一个使用移动设备的综合房颤管理项目，约80%患者接受抗凝治疗。对于诊断房颤，这项技术的阳性预测值是91.6%，并且可以为确诊房颤的患者提供后续的综合管理措施。对于多种心律失常，人工智能算法进行的诊断可能更高效。中国人民解放军总医院心内科采用体表12导联心电图图像作为数据基础，以高年资的心电图医师进行数据精标注，通过监督学习不断训练由卷积神经网络建立起来的模型，该模型在心律失常诊断方面的准确率与灵敏度都达到了95%以上。Hannun AY等开发了一个源于端到端深度神经网络（DNN）学习的方法来区分诊断12种心律，分别是房颤/房扑、房室传导阻滞、二联律、房性期前收缩、心室自主心律、交界性心律、心电噪声、窦性心律、室上性心动过速、三联律、室速和文氏阻滞，研究者使用了来自53 549名患者的91 232个单导联心电图，将这个数据集划分为12个心律等级。当使用专业的心脏病专家一致认可的独立测试数据集进行验证时，DNN在ROC下的平均面积为0.97，DNN的平均F1分（0.837）超过了心脏病专家的平均水平（0.780）；当DNN的诊断特异性与心脏病专家的平均诊断特异性一致时，DNN的敏感性高于所有心律失常的心脏病专家诊断的平均敏感性，这些发现表明，端到端的深度学习方法可以从单导联心电图中对多种不同心律进行分类，具有与心脏病专家相似的高诊断性能。与12导联心电图相比，单导联或双导联动态心电信号虽然不能提供完整的心电信息，但是由于其监测时间长，在心律失常领域上仍具有一定的诊断意义。这些机器学习方法如果在临床得到证实，可以快速诊断心律失常，对紧急情况进行准确分类，降低误诊断率，提高临床心电判读效率。

基于机器学习的心电图数据可以有效预测房颤。广泛可用的数字心电数据和深度学习的算法为大幅度提高自动心电分析的准确性提供了机会。Attia Z等将180 922例患者的649 931份窦性心律心电图分为3个数据集：训练集、验证集和测试集，利用深度学习算法构建和优化房颤预测模型，结果显示该模型诊断房颤的受试者工作

曲线（ROC）下的平均面积是0.9，敏感度、精确度分别是82.3%、83.4%。

机器学习同样可以用于协助临床医师发现新的疾病分类方法。肥厚型心肌病（HCM）按照左心室流出道有无梗阻，可以分为隐匿梗阻型、梗阻型和非梗阻型HCM；按照心肌肥厚部位，可以分为心尖肥厚型、右心室心肌肥厚型和孤立型乳头肌肥厚HCM。然而，这些分类方法没有直接和心脏电活动相关，对于预测恶性室性心律失常的风险来说，具有一定的局限性。Lyon A等根据85例HCM患者和38例健康志愿者的12导联心电图进行建模和聚类分组，分析每组内HCM患者的临床特征，结果发现QRS形态是确定分组的关键因素。如果仅仅依据QRS形态，HCM患者可以分为3组：QRS形态正常组、V_4导联小r大S型组和V_4～V_6导联小r宽S型组。三组患者间心律失常危险因素及心肌肥厚无明显差异。如果以QRS形态和T波作为生物标志物，HCM患者可以被分为4组：QRS形态正常伴T波倒置组、QRS形态异常伴T波直立组、V_4导联小r大S型组、和V_4～V_6导联小r宽S型组。4组患者中第1组HCM患者的恶性心律失常风险最高，室间隔和心肌肥厚的总体比例最高；第2、3组室间隔肥厚的比例较高。这些结果说明，伴有原发性T波倒置的HCM患者的心脏性猝死的危险评分较高，同时容易合并有室间隔肥厚和心尖肥厚，为临床疾病危险分层和诊疗提出了一个新的方向。

此外，人工智能算法可以协助选择最优、最安全的药物治疗方法。心室电复极化的显著延迟表现为体表心电图QT间期的延长，这样的延迟会诱发潜在的致命性室性心律失常。QT间期延长是药物研发中被广泛认定的心脏安全生物标志物。目前临床前药物安全性分析包括膜片钳实验，以评价药物相关的阻断心脏复极化离子流的作用。但用膜片钳方法预测心脏复极延迟的灵敏度和特异性范围分别为64%～82%和75%～88%，而Bergau DM团队使用支持向量机方法，发现对于77个药物亚分类，基因预测心室复极延迟的平均敏感度和特异性分别为85%和90%，这些基因主要涉及脂肪酸代谢、G蛋白、细胞内谷胱甘肽、免疫反应、细胞凋亡、线粒体功能、电子传递和丝裂原激活蛋白激酶相关的基因。所以，临床数据结合机器学习也可以增强心脏安全性预测，及早预防恶性心律失常的发生。所以说，机器学习算法是一种强大而准确的疾病筛选工具。但是，目前一个已知的局限性是，算法模型不能完全解释结果背后的基本病理生理机制，无法解释输入端原始心电信号和输出端之间的病理生理相关性。心脏病专家通常需要使用一致认可的心电图参数，如QRS时限、QT间期或T波形态，再将提取的这些心电图生物标志物输入算法模型进行训练。目前深度学习无法做到提取这些具有生理

意义的关键心电图指标。因此，心电图智能分析的挑战不一定是计算性的，而是大规模所需数字化信息数据集的可用性。

三、人工智能与心脏起搏治疗

多项临床试验表明，心脏再同步化治疗（CRT）可以降低心衰患者的发病率和死亡率。然而，尽管所有患者符合置入标准，仍有约30%的患者对CRT没有反应。基于无监督学习进行人群分类的一个应用领域是更精确地筛选适合接受CRT的患者。有研究纳入1106例CRT患者，提取了包括流行病学资料、血清学检查、心电图、超声心动图、用药情况和就诊中心在内的50项基线资料。通过无监督学习，将这些患者分为4组，4组患者间大多数临床基线和主要终点事件均有显著差异，其中2组患者对CRT的反应较好，组内已知的CRT有反应的预测因子比例较高，主要终点事件的发生风险较低。这些结果说明，整合多项临床参数的无监督学习可以有助于筛选对CRT反应较好的人群。与传统CRT反应性的预测模型相比，机器学习的模型预测效果更优。Kalscheur MW等比较了随机森林算法模型与传统CRT预测模型的预测效果，结果发现，对于CRT术后12个月的全因死亡风险或心衰住院风险，机器学习模型的预测效果优于通过束支阻滞形态联合QRS时限构建的模型的预测效果。目前这些算法的局限性均在于入选人群的特殊性，尚不清楚这些算法是否适用于所有CRT患者。此外，各个研究的随访时间不同，如果随访时间延长，是否会得到类似的结果也尚不清楚。所以，这些结果有待在其他研究人群中进行验证，如果适用于临床，将有助于医师在CRT置入前做出最优的临床决策。

人工智能算法可以优化远程随访。对使用心脏置入型电子设备（CIEDs）治疗的患者进行远程监测有助于及早发现心律失常和设备的技术问题来改善患者的随访和预后。然而，由于医疗花费和医疗报销问题，CIEDs远程随访在临床实践中的应用仍然缓慢，另外，大量的远程跟踪和警报管理对于医师或有经验的管理人员来说比较耗时。法国的研究者Rosier A等研究了一种基于人工智能工具的房颤危险性分级警报系统，通过提取医疗记录构建模型，将房颤危险性分为低、中、高和极高4个等级，分析60例置入起搏器患者的程控记录，结合CHA_2DS_2-VASc评分与房颤持续时间，人工将房颤危险性分级，比较智能分级的安全性和有效性，研究结果发现，在智能模型中，98%的起搏器警报被正确分类，这项技术使人工工作量减少了84%，同时可以保证患者安全。随着临床数据集的扩展，机器学习算法的应用将进一步提高心脏电生理和起搏领域诊疗的精确性。

四、总结

结合临床资料的机器学习工具可以帮助开发标准化的预测模型，帮助心脏电生理和起搏领域的专家制订针对患者的指导方案。与传统研究方法相比，它可以被认为是一种统计认知的扩展，利用人工智能来增强而不是取代医师做出临床决策，但重要的是医师要知道如何充分利用人工智能来验证他们的假设，执行大数据分析，并优化人工智能在临床实践中的应用。目前，这些模型还需要在多个临床数据集中进行验证，并不断扩大训练数据集，提高模型预测、诊断和分型等的精确性。

（华　伟　张妮潇）

乳糜微粒血症的诊治进展

乳糜微粒血症在临床上并不罕见，成人人群中的患病率为1/600，它是严重高甘油三酯血症的一个亚型，其特征性表现是禁食12～14h后患者循环中仍存在乳糜微粒（chylomicrons, CM），血浆呈浑浊乳糜状。这些患者三酰甘油（triglyceride, TG）水平常>10mmol/L（885mg/dl），严重者可发生致命性急性胰腺炎，其病因复杂，临床表现异质性强，常被误诊或漏诊，给患者和社会带来巨大的负担，因此近年引发关注。

新生的CM在小肠黏膜细胞合成，携带外源性TG入血液循环后在脂蛋白脂肪酶（lipoprotein lipase, LPL）的作用下，CM所含TG被水解为脂肪酸和甘油，并释放能量。CM半衰期为10min，正常情况下进餐3～4h后循环中CM基本被清除。载脂蛋白C2（apolipoprotein C2, APOC2）、糖基化磷脂酰肌醇锚定高密度脂蛋白结合蛋白1（glycosylphosphatidylinositol-anchored high density lipoprotein-binding protein 1, GPIHBPl）、脂肪酶成熟因子1（lipase maturation factor, LMF-1）、载脂蛋白A5（apolipoprotein A5, APOA5）均参与CM的代谢，是LPL发挥作用所必需的。

乳糜微粒血症分为原发性和继发性两种。原发性乳糜微粒血症的患病率约1/600，主要是上述参与CM代谢的酶或蛋白因子基因突变所致。目前倾向于根据基因异常将原发性乳糜微粒血症分为单基因性和多基因性两种，以后者多见，患病率是前者的40～60倍。Dron等对563例严重高甘油三酯血症白种人患者进行了研究，发现46.3%的患者是多基因异常所致，单基因突变仅占1.1%。值得关注的是该研究还发现半数以上（52.6%）患者未发现存在相关的基因变异。单基因和多基因乳糜微粒血症的遗传学特征，以及临床和血脂表型存在差异（表1）。

家族性乳糜微粒血症综合征（familial chylomicronemia syndrome, FCS），也称1型高脂蛋白血症，患病率（1～10）/100万，是单基因性乳糜微粒血症中最主要的一种，为常染色体隐性遗传，80%以上由LPL基因突变所致。由LPL基因突变所致的FCS又称为脂蛋白酯酶缺乏症。FCS脂质表型

为单纯的高甘油三酯血症，浓度常>10mmol/L，对循环极低密度脂蛋白（very low density lipoprotein, VLDL）、低密度脂蛋白（low density lipoprotein, LDL）和高密度脂蛋白（high density lipoprotein, HDL）水平几无影响。大部分于儿童和青少年期发病，典型的临床表型为发作性腹痛和复发性胰腺炎。复发性胰腺炎是单基因乳糜微粒血症最严重的临床表现，也是导致死亡的主要原因。胰腺炎的发病机制不清，可能与游离脂肪酸浓度过高、微循环障碍、氧化应激反应、钙超载，以及遗传多态性等有关。循环中高浓度的CM还可以在身体特定部位聚集，形成疹性黄素瘤、视网膜脂血症和肝脾大。疹性黄素瘤多发生于躯干、臀部、肩部和四肢的伸面，表现为由红斑晕环绕的黄色丘疹，镜检可以看到脂肪噬菌体，即吞噬了脂质的巨噬细胞。视网膜脂血症是指通过眼底镜观察到乳白色的视网膜血管，但没有视觉异常。部分患者有易怒、记忆力下降、痴呆和抑郁等神经精神症状。尽管FCS的脂质和临床表现很有特点，但误诊仍常见，最常被误诊为高甘油三酯血症（47%）和原因不明的急性胰腺炎（42%）。IN-FOCUS研究对一组平均年龄33岁患者的调查发现，这些患者在被诊断前平均先后经5名来自不同专业的医师诊治，其中1名患者经30位医师检查仍未做出正确诊断。早期降低TG水平可以逆转肝脾大等临床表现，所以正确识别和早期治疗是改善预后的重要因素。

表1　原发性乳糜微粒血症的分类和特点

特点	单基因	多基因
患病率	1～10/100万	约1/600
遗传方式	常染色体隐性遗传	呈家族聚集，但不符合离散的经典模式
心血管风险	很小	部分证据提示增加风险
主要的脂蛋白异常	乳糜微粒颗粒增加	CM和VLDL，以及相关残粒增加
常见发病人群	儿童和青少年	成人
继发因素的作用	很小	主要

多基因性乳糜微粒血症综合征（multifactorial chylomicronemia syndrome, MCS）相对常见，也呈现"家族聚集性"，又称为V型高脂蛋白血症型或混合性血脂异常，患病率1/600，易感性来自遗传变异的累积效应。其临床表型和血脂表型很大程度上决定于存在的危险因素。当不存在导致高甘油三酯血症的危险因素（表2）时，患者TG水平为轻–中度升高，可以不出现乳糜微粒血症。MCS患者血脂表型为混合型血脂异常，即高甘油三酯血症合并高胆固醇血症，其乳糜微粒血症和高甘油三酯血症的严重程度均低于单基因性乳糜微粒血症，且可呈间歇性发作。MCS一般为成年期发病，常合并肥胖、代谢综合征等。与FCS相比，该类患者急性胰腺炎的风险明显低，但由于其患者数远远大于单基因性乳糜微粒血症，所以对急性胰腺炎的总贡献率并不小。Bruce等对TG水平>10mmol/L的患者进行了研究，发现5例FCS均有急性胰腺炎病史，而MCS胰腺炎的发生率虽远远低于FCS（6.5%），但患者数为12人。随着大量新药上市，特别是抗肿瘤药物和抗精神病药物的广泛使用，在多基因异常基础上药物诱发的乳糜微粒血症和急性胰腺炎患病率明显增加，但认识不足，误诊率高。

表2　高甘油三酯血症的继发原因

高甘油三酯血症的继发原因
摄入高脂肪或高糖饮食
大量饮酒
肥胖
代谢综合征
胰岛素抵抗
2型糖尿病
甲状腺功能减退
肾脏疾病
妊娠（尤其是妊娠晚期）
系统性红斑狼疮
药物：如皮质类固醇、口服雌激素、他莫昔芬、噻嗪类利尿剂、β受体阻滞剂、胆汁酸螯合剂、环磷酰胺、L-天冬酰胺酶、蛋白酶抑制剂和第二代抗精神病药（氯氮平和奥氮平等）

造成乳糜微粒血症误诊和漏诊率较高的原因除认识和关注不足外，还与临床生化无法测定循环CM浓度、MCS常呈发作性，以及乳糜微粒血症的脂质表型和临床表现异质性强等有关。临床上对无继发因素，空腹TG水平>10mmol/L，特别是青少年患者要考虑单基因性乳糜微粒血症的可能，首选基因测序，这不但是确诊手段，同时也有助于治疗策略的制订。虽然基因检测是"金标准"，但如前述由于部分患者缺乏相关的基因异常，所以临床诊断需要根据TG水平及变化、临床症状体征和基因检测结果综合考虑。O'Dea等的研究提示将患者超速离心测定的

LDL-C浓度、体重指数和胰腺炎病史综合分析，区分单基因和多基因性乳糜微粒血症的正确率达91.0%。在诊断过程中，除鉴别单基因性和多基因乳糜微粒血症外，还要及时发现导致继发性高甘油三酯血症的危险因素。

治疗乳糜微粒血症的主要目的是防止发生急性胰腺炎，对于MCS还要降低心血管疾病风险。首先去除和治疗导致继发性乳糜微粒血症的危险因素，最近Pedersen等研究提示乳糜微粒血症最常见的非遗传危险因素为肥胖和2型糖尿病。卡培他滨、他莫昔芬、依维莫司等肿瘤治疗药物导致严重高甘油三酯血症，诱发胰腺炎的病例也时有报道。饮食干预和生活方式控制是治疗乳糜微粒血症基础和重要措施，对FCS患者尤为如此。FCS主要是肠源性CM清除障碍，所以要严格限制脂肪摄入，建议20～25g/d（占热量摄入量的15%～25%），少量多次，以降低TG的峰值，减少肠道内CM的形成。首先禁食，然后辅以数日少量多餐（如每2小时1次）的无脂饮食对高甘油三酯血症相关的急性胰腺炎患者可能是较血浆置换更好的治疗方法，是行之有效的措施，长期严格的饮食控制可以减轻肝脾大、腹痛和黄瘤等，并大大降低胰腺炎的风险，但90%以上的患者对这种脂肪含量极低饮食的长期依从性差。改善依从性除进一步做好传统的患者教育外，需要进一步提高患者对疾病自我管理意识和意愿。最近Wang等开发了依托智能手机系统的血TG浓度即时检测系统，发明者认为该系统能准确检测血TG浓度，为高甘油三酯血症，乃至心血管疾病防治的深入研究和更有效的自我管理提供了一个新的路径。

临床常用的降脂药物均可降低TG，但程度不同。他汀类、依折麦布、前蛋白转化酶枯草溶菌9（proprotein convertase subtilisin/kexin type 9, PCSK9）抑制剂主要降低胆固醇，对TG影响较小，降低幅度为5%～15%；贝特类和烟酸降低TG的能力较强，降幅可达25%～45%。TG<5.7mmol/L（500mg/dl）的MCS患者应以动脉粥样硬化性心血管疾病（arteriosclerotic cardiovascular disease, ASCVD）防控为主要目标，一般建议首选他汀类药物，其后根据治疗后的TG水平考虑是否加用贝特类等；如TG≥5.7mmol/L（500mg/dl），则首选贝特类等，以降低急性胰腺炎的风险。由于大多数药物的降TG作用都至少部分通过影响LPL活性而实现，因此，常用的贝特类、烟酸和他汀类对FCS等单基因性乳糜微粒血症患者作用甚微。

n-3不饱和脂肪酸的临床应用趋于成熟。2018年发表的荟萃研究认为低中剂量（226～1800mg/d）的n-3不饱和脂肪酸不能降低心血管风险，但最近完成的REDUCE-IT研究为大剂量n-3不饱和脂肪酸的临床应用带来希望。REDUCE-IT研究提示对于使用他汀后TG仍增高的ASCVD高危和极高危患者，服用4g/d的n-3不饱和脂肪酸

二十碳五烯酸乙酯（eicosapentaenoic acid, EPA）可以使心血管风险降低25%。有些小样本非随机对照研究提示4～6g/d高剂量鱼油对乳糜微粒血症可能有一定疗效。所以n-3不饱和脂肪酸可用于MCS患者的治疗，但治疗单基因性乳糜微粒血症的前景不容乐观。

拥有有限适应证的上市降脂药物主要有Volanesorsen、lomitapide和米泊美生。Volanesorsen是抑制载脂蛋白C3（apolipoprotein C-Ⅲ, APOC3）mRNA翻译的反义寡核苷酸，APPROACH和COMPASS两个3期临床研究提示Volanesorsen能显著降低FCS或严重高甘油三酯血症患者循环TG水平，降幅达70%左右，并明显降低急性胰腺炎的发生率，可是不良反应，特别是对血小板的作用引发人们对该药的担忧，故该药未获美国FDA批准进入临床，但欧洲药品管理局（European Medicines Agency, EMA）于2019年5月7日批准可用于有胰腺炎高风险的FCS患者，每周1次，皮下注射给药，建议起始剂量为285mg，持续3个月后根据疗效制订下一步的用药策略。微粒体甘油三酯转移蛋白（microsomal triglyceride transfer protein, MTP）抑制剂lomitapide和靶向载脂蛋白B（apolipoprotein B, APOB）mRNA的反义寡核苷酸米泊美生已被欧美批准用于治疗纯合子家族性高胆固醇血症，它们可使LDL-C和TG分别下降约50%和30%～40%，但对乳糜微粒血症长期安全性和有效性还有待进一步研究。Pemafibrate是过氧化物酶体增殖物激活受体-α（peroxisome proliferators-activated receptor-α, PPAR-α）选择性调节剂，可以降低TG 30.9%～42.7%。临床前研究提示该药对降低餐后TG和CM浓度有较好的疗效，同时可以抗炎，改善葡萄糖稳态和肝功能。目前仅在日本上市，用于血脂异常的治疗。

研发中的降TG药物如表3所示。IONIS-ANGPTL3-L$_{Rx}$和Evinacumab分别能降低TG 63.1%和47%，同时也可以使LDL-C降低32.9%和49%，两药均已进入2～3期临床研究。Alipogene tiparvovec商品名Glybera，是西方国家第一个上市的基因制剂，Glybera以腺相关病毒为载体通过肌内注射将产生功能性脂蛋白脂肪酶的基因递送到患者骨骼肌，可以使空腹和餐后TG水平明显下降，并降低胰腺炎的风险，用于治疗脂蛋白酯酶缺乏症。但该药目前已退出市场，原因是价格昂贵，约100万美元/次。肠道二酰基甘油O-酰基转移酶1（Diacylglycerol acyltransferase-1, DGAT-1）是膳食来源CM合成所需的一种酶，其抑制剂Pradigastat对于降低餐后TG疗效显著，但由于严重的不良反应已停止研发。

对降TG药物反应欠佳，且反复发作急性胰腺炎的患者必要时可以考虑使用血浆置换。血浆置换费用昂贵，为有创处置，该方法虽然可以迅速降低TG水平，但大部分在次日就反弹至治疗前水平，另外，是否可以降低死亡率仍然不确定。

乳糜微粒血症并非罕见，不是可以置之不理的良性表现，但目前临床认识不足，漏诊和误诊率较高，早期发现和治疗有助于改善预后。尽管降甘油三酯新药的研发取得巨大成就，但仍无法满足临床需求。

表3　研发中的降甘油三酯新药

药物	作用靶点	研究的适应证	对血脂的影响
AKCEA-APOCⅢ-L$_{Rx}$	APOC3	ASCVD	降低TG，增加HDL-C
Volanesorsen	APOC3	FCS	降低TG，增加HDL-C
Evinacumab	ANGPTL3	FH；严重的高甘油三酯血症；FCS	减少TG, LDL-C和HDL-C
IONIS-ANGPTL3-L$_{Rx}$	ANGPTL3	FCS	减少TG, LDL-C和HDL-C
Alipogene tiparvovec	LPL	FCS	降低TG

（陈　红）

ω-3多不饱和脂肪酸在心血管疾病中的研究现状

ω-3多不饱和脂肪酸（omega-3 ployunsaturated fatty acids，ω-3 PUFAs）是PUFAs家族中的一类，主要来源于食物，参与细胞膜的组成。过去40年间，大量临床研究关注其对于心血管病的保护作用。本文就ω-3 PUFAs在心血管疾病方面的研究现状做一综述。

一、ω-3 PUFAs的生物学作用

根据其双键的位置，多不饱和脂肪酸可分为ω-3 PUFAs和ω-6 PUFAs。ω-3 PUFAs的双键主要位于从甲基端开始的第3个碳原子。其家族主要包括α-亚麻酸、二十碳五烯酸（eicosapentaenioc acid，EPA）和二十二碳六烯酸（docosahexaenoic acid，DHA）3种。前者主要存在于植物油中，而后两者虽可有α-亚麻酸转化，但是机体的来源主要是深海鱼油。在体内，ω-3 PUFAs可经过环氧化酶（COX）、脂氧化酶（LOX）和细胞色素（CYP）等酶的作用代谢为上百种的二十烷酸产物。

这些代谢产物均属于具有生物学活性的小分子物质。目前研究表明它们可以参与机体的生殖发育、体温调节、血压维持等重要的生理过程，并且在炎症、疼痛、肿瘤、高血压、动脉粥样硬化、糖尿病及精神障碍等疾病的发生发展中也发挥着重要作用。目前认为其生物学作用主要涉及以下几点。

（一）抑制炎症反应

在多种刺激诱导下，磷脂酶A2可介导ω-3 PUFAs自细胞膜中释放，并通过传统和新式两种途径转化为多种信号传导分子。传统途径涉及COX和LOX催化生成的具有生物活性的类花生酸，包括前列腺素（PGs）、血栓素（TXs）和白三烯（LTs）。ω-3 PUFAs代谢产生的血栓烷和白三烯的活性通常不如相应的ω-6 PUFAs产物强；而其通过新的途径可以转化为更具生物学活性的环氧化物、醇、二醇和酮，这些产物具有较强的抗炎作用，并可通过跨细胞生物合成途径（一个细胞的产物转入相邻细胞）在炎症清除阶段产生。因此，这些物质被称为"清除阶段相互作用产物"（即缓解因子）。此外，PUFAs通过硝化作用可以产生硝基脂肪酸，其在微摩尔浓度时即可抑制炎症反应。

ω-3 PUFAs掺入细胞膜后可通过调节内皮细胞促炎、促粥样斑块发生相关基因的表达水平，发挥长效直接抗炎、抗动脉粥样硬化作用。同时，ω-3 PUFAs进入细胞膜后还可以减少细胞内活性氧的产生及氧化还原敏感的转录因子的激活，如核因子-κB系统，改变促炎、致动脉粥样硬化基因的表达。有研究发现，ω-3 PUFAs通过作用于G蛋白偶联受体120调控单核细胞和巨噬细胞中的炎症反应及胰岛素敏感作用。

ω-3 PUFAs通过降低血小板的膜磷脂、内皮细胞和炎性细胞中花生四烯酸（ARA）含量，抑制其产物PGE2、TXB2、LTB4、羟基二十碳四烯酸（5-HETE）和LTE4生成。同时，EPA还可作为COX和LOX的底物，增加三系列PGs和TXs类花生酸的合成。

Rho激酶是小GTP酶Rho的下游效应子，可介导多种细胞功能，如平滑肌细胞收缩、细胞迁移和增殖。Rho激酶还可上调促炎症分子、下调内皮一氧化氮合酶（eNOS）。有研究证实，长期服用EPA可以显著抑制缺血再灌注损伤心肌中的Rho激酶活化。此外，补充EPA和DHA可以通过改善线粒体功能和ATP生成的效率，从而发挥对心脏的保护作用。

（二）抑制血小板聚集

ω-3 PUFAs通过抑制血小板聚集，降低血栓形成的风险。重要的是，ω-3 PUFAs可以抑制血小板TXA2合成，其在体外可作为人血小板中TXA2/PGH2受体的拮抗剂。饮食中添加ω-3 PUFAs可下调人单核细胞中血小板衍生生长因子-A和-B的mRNA表达水平。

（三）降低甘油三酰水平

ω-3 PUFAs在调节与体内脂质平衡相关的基因表达中发挥重要的作用。ω-3 PUFAs通过降低甾醇受体元件结合蛋白-1c的活性（这是控制脂肪生成的关键），抑制超低密度脂蛋白（VLDL）组装和分泌，导致甘油三酰基甘油合成减少。此外，ω-3 PUFAs通过活化过氧化物酶体PPAR-α，促进脂质在线粒体和（或）过氧化物酶体中同时进行β-氧化，从而导致合成甘油三酯的底物脂肪酸减少。富含三酰基甘油的乳糜微粒和VLDL可以产生残粒脂蛋白（RLP），其具有较强的促动脉粥样硬化形成的作用。尽管ω-3 PUFAs对空腹总胆固醇和低密度脂蛋白胆固醇水平并无明显影响，但EPA可有效降低高脂血症患者的RLP水平。

（四）改善血管内皮功能

长期服用鱼油，特别是EPA可以增加正常猪冠状动脉内皮依赖性松弛。EPA的这种效应也可在猪冠状动脉微血管中观察到。长期服用鱼油还可以改善患有高胆固醇血症和动脉粥样硬化的猪冠状动脉和股静脉内皮依赖性松弛，其作用机制可能是EPA增加一氧化氮（NO）和内皮衍生的超极化因子的合成，从而介导了内皮依赖性松弛。ω-3 PUFAs的掺入将会改变细胞脂筏和小窝的性质，从而增加膜的流动性，并以此影响激素与其受体的结合及膜相关蛋白的功能。特别是DHA，可以通过改变细胞膜脂质组成及主要结构蛋白分布影响小窝微环境，导致人脐静脉内皮细胞中eNOS活性增加。NO也可以抑制血小板聚集和黏附、白细胞黏附及平滑肌细胞增殖。此外，将白细胞介素（IL）-1、IL-4、TNF-α与DHA共同孵育内皮细胞后，血管细胞黏附分子（VCAM）-1、E-选择蛋白 IL-6和IL-8表达水平降低。

（五）稳定斑块

如前所述，通过其抗炎作用，ω-3 PUFAs不仅可以防止斑块发展，而且有助于稳定斑块。随机临床试验表明，补充ω-3 PUFAs可以显著增加组织中EPA和DHA的水平，并减少巨噬细胞浸润、增加人颈动脉斑块的纤维帽厚度。活化的内皮细胞和巨噬细胞可以释放大量基质金属蛋白酶（MMP），其在斑块进展及不稳定斑块形成的病理过程中发挥重要作用。而EPA可以通过PPAP-α依赖途径降低巨噬细胞MMPs合成，从而抑制载脂蛋白E基因敲除和LDL受体敲除小鼠动脉粥样硬化病变的发展。

（六）抗心律失常

微摩尔浓度的ω-3 PUFAs可无须进入细胞膜进行代谢而直接地、迅速地对机体活动产生影响，如抗心律失常。这些游离的脂肪酸可以干扰钠、钾和钙通道，这与其他已知类型的抗心律失常药物作用机制不同。

PUFAs也可以通过甘油磷脂的sn-2位点酯化作用并掺入细胞膜调节局部信号和结构，通过多种机制影响心肌细胞离子通道的功能，发挥抗心律失常的作用。包括，ω-3 PUFAs可以抑制电压门控Na^+通道开放、延长相对不应期、提高膜电位，这也是膜除极的必要条件。ω-3 PUFAs对L型钙离子通道也表现出调节作用，可降低细胞溶质内游离Ca^{2+}水平和Ca^{2+}流入量，防止缺血性损伤造成的细胞溶质内Ca^{2+}超载。长期服用EPA可以抑制心脏K^+-ATP通道，缩短单相动作电位持续时间，从而降低猪缺血诱发的心室颤动。ω-3 PUFAs的抗心律失常作用可能部分源于其对自主神经调节的影响，特别是增加迷走神经紧张。通过这些机制，ω-3 PUFAs可以防止室性快速性心律失常的发生并降低心脏性猝死率。

二、ω-3 PUFAs在心血管疾病中的临床研究现状

当前，ω-3 PUFAs在心血管疾病（CVD）中临床研究众多，但是结果存在分歧，存在争议。早期的一些前瞻性队列随机对照试验（RCT）和基础研究结果提示，饮食中补充ω-3 PUFAs可以降低CVD风险。然而，随后的一些RCT研究却并未观察到"omega-3保护效应"的存在，得出了中性的结果。目前认为这些研究得出中性结果的原因可能包括：治疗时间短、应用ω-3 FAs的剂量相对较低、不能筛选低ω-3水平、样本量小、高背景omega-3摄入量及预防CVD治疗药物的使用等。在二十碳五烯酸（EPA）干预试验（REDUCE-IT, NCT01492361）和在高甘油三酯血症患者中使用Epanova降低他汀类药物残留风险的临床试验（STRENGTH, NCT02104817）中，分别使用了两种不同的高剂量的ω-3药物前者使用EPA，后者使用ω-3羧酸（即未酯化的EPA和二十二碳六烯酸（DHA），剂量均为4g/d），结果均发现可以减少心血管事件，提示之前中性的研究结果可能与应用的ω-3药物剂量较低有关。

2012年Rizos等所做的荟萃分析结果提示，尽管心脏死亡发生率降低9%（$P=0.01$），但是仍然认为鱼油对于预防心血管疾病事件的风险"无作用"。基于Meta数据分析给出的这种结果，使得ω-3 PUFAs在CVD疾病预防中的地位变得更加不确定。

红细胞（red blood cell, RBC）被公认为评估ω-3 PUFAs状态的最佳样本类型。既往报道，较高的反式脂肪酸（特别是反刍动物衍生的反式棕榈油酸）的RBC水平与较低的10年死亡风险相关。Kleber及其同事分析了20世纪90年代末进行心脏血管造影术的3259例德国患者的RBC脂肪酸含量，他们观察了RBC膜上的α-亚麻酸（ALA）水平、DHA水平以及后两者的总和与HS-Omega-3指数的关系。HS-Omega-3指数是反映ω-3 PUFAs状态更为稳定和持久的指标，不受鱼油急性摄入量干扰，被认为是评估CVD死亡风险的新危险因素之一。结果提示，较高的EPA水平可使全因死亡率风险降低25%（$P<0.001$），使CVD死亡风险降低30%（$P=0.001$）。对于DHA，趋势相似但结果却不具有统计学意义（在考虑多重比较检验后，$P<0.008$）。对于组合度量，两者全因死亡率风险和CVD死亡率的风险均降低22%。

有研究也发现，心肌梗死患者体内EPA水平与2年内死亡风险成反比，与GRACE评分的改善成正比，以上结果均提示良好的预后。Chowdhury等的荟萃分析综合了13项研究的数据结果，提示：高的EPA水平使"冠状动脉事件"发生风险降低22%。最近的一项研究调查了世界各地的RBC EPA DHA水平，发现德国人群处于中间风险区

（4%～8%），与LURIC研究结果所一致。虽然Kleber等的研究结果增加了ω-3 PUFAs与死亡率之间因果关系的证据，但是仍然需要RCT结果去证实。

在临床实践中，更重要的是在临床研究中，评估ω-3 PUFAs生物状态（如HS-Omega-3指数）显得极为重要。应用评估ω-3 PUFAs生物状态的标准化方法将有助于进行风险分层。如果不能排除自身ω-3水平较高的患者，将可能导致出现无益结果。

三、ω-3 PUFAs在动物模型中的研究现状

关于动物模型的实验研究大致分为两类：对血管疾病或血栓形成的研究及抗心律失常作用的研究。在几种动物模型中，ω-3 PUFAs可以改善内皮功能和降低动脉粥样化形成；但研究结果较不一致，可能与选用动物的种数及研究设计不同有关。

在Langendorff灌注兔的心脏和喂养小鼠、猴子的实验中发现，ω-3 PUFAs可以升高致心律失常阈值。在运动引起心室颤动的犬猝死模型中，静脉滴注ω-3 PUFAs浓缩液或含有EPA、DHA或ALA的血清白蛋白防止心室颤动的发生。

此外，我们实验室的前期研究结果显示，富含ω-3 PUFAs的饮食可以显著降低小鼠心肌梗死面积、改善梗死后心功能，同时改变其血浆、动脉及心脏组织中PUFAs代谢谱。用EPA处理人脐静脉内皮细胞可以抑制TNF-α诱导的VCAM-1表达增加，并且CYP代谢通路的抑制剂可以阻断EPA的这种作用。

四、总结

ω-3 PUFAs通过上述一种或多种机制，可能会影响若干与心血管疾病相关的危险因素。每天服用3 g或3 g以上剂量的ω-3 PUFAs可以降低高甘油三酯血症的发生率，但不会明显改变胆固醇水平。ω-3 PUFAs亦可降低炎症标志物水平，如白细胞介素-1β和肿瘤坏死因子（TNF）-α。有研究表明，增加ω-3 PUFAs的摄入可使收缩压降低2～3 mmHg、舒张压降低1～2 mmHg，同时减慢静息心率（每分钟约3次）。此外，摄取ω-3 PUFAs可以改善心脏舒张期充盈、调制自主功能、增加心率变异性、加强压力感受器控制以降低致命性心律失常的风险。ω-3 PUFAs还可以提高胰岛素敏感性。虽然其对止血的整体效果似乎不大，但仍有轻度抑制血小板功能的作用。短期补充ω-3 PUFAs可改善血管内皮功能并降低炎性脉粥样硬化斑块的发生、发展。

在现有证据的基础上，美国心脏协会（AHA）建议所有成年人应每周至少吃2次鱼及富含ω-3 PUFAs的蔬菜；冠心病患者应在医师指导下每天服用含有约1g EPA和DHA（合并）的鱼油胶囊。AHA还推荐高甘油三酯血症[甘油三酯＞500mg/dl，即（5.6mmol/L）]患者补充EPA/DHA。其有效剂量更高：为每天2～4g，可使甘油三酯水平降低20%～40%。

ω-3 PUFAs作为预防心血管疾病的可能药物，引起人们的兴趣，但仍然缺乏对其临床效果和作用机制的有力证据，有待进一步深入探讨。

（袁 梦 朱 毅）

动脉粥样硬化研究总览

人类对动脉粥样硬化的认识由来已久，最早由Albrecht von Halles在1755年提出"atheroma"一词，其含义是"充满稀粥状脓液的肿瘤"，用来指代沉积在体循环大动脉壁最内层的斑块。在1940年，Felix Marchand首次提出了"atherosclerosis"这个词，认为这一词比"atheroma"更能确切地描述病变的特征。"atherosclerosis"来自两个希腊词根："athero"是指稀粥或粥，"sclerosis"意味着硬化。这显然是对旧的动脉硬化定义的一种改进，它认识到进展期病变的钙化和硬化。动脉粥样硬化一词被沿用至今，描述了斑块的两个组成部分：硬化或纤维化的外壳和其包裹的脂质填充的动脉粥样瘤核心，这也是动脉粥样硬化结构的特征。有别于小动脉硬化症，粥样硬化累及的血管类型为大型及中型的肌弹力型动脉，受累部位为主动脉、冠状动脉、颈动脉、颅内动脉、肾动脉、肢体动脉，因此产生相关的临床情况：冠状动脉粥样硬化性心脏病、脑卒中、下肢动脉闭塞症等。2013年美国心脏病学会关于动脉粥样硬化性心血管疾病（atherosclerotic cardiovascular disease, ASCVD）概念的提出概括了以动脉粥样硬化为共同发病基础的、累及不同器官的一组疾病，这有利于制订这组疾病的整体的治疗原则，同时也有利于对动脉粥样硬化流行趋势和危险因素的调查。目前，ASCVD是全球范围内发病率和致残致死率最高的疾病，但是人类对其认识尚有待进一步深入。

近年来，在动脉粥样硬化的致病机制、病理生理及影像等方面都有了许多新发现。因此，本文旨在传达当前动脉粥样硬化的发病机制、病理生理学、组织学及影像学等方面的一些新进展。

一、动脉粥样硬化的发病机制

动脉粥样硬化发生发展是一个慢性进行性过程，本文主要从动脉粥样硬化的起始、进展和出现并发症3个阶段来考虑其发病机制。

（一）动脉粥样硬化的启动

1.低密度脂蛋白（LDL） LDL是动脉粥样硬化形成的主要驱动因子，其在动脉组织中的致动脉粥样硬化作用有多种来源。大体上包括：①LDL颗粒中脂质和（或）蛋白质成分经过共价修饰，触发清道夫受体的摄取，巨噬细胞在吞噬摄取聚集的LDL颗粒后形成泡沫细胞。脂质

（磷脂、胆固醇酯和胆固醇）或ApoB100的氧化可通过酶（如通过髓过氧化物酶）或非酶作用发生（如通过活化内皮细胞或巨噬细胞释放的活性氧）。②LDL氧化后释放的生物活性促炎脂质（如氧化的磷脂）或其碎片（如短链醛类），可能产生局部和全身作用。③由于LDL颗粒变性，形成细胞外脂质沉积，特别是胆固醇结晶。④诱导先天性免疫反应，包括损伤相关分子模式（DAMPs）。DAMPs促进免疫炎症细胞（单核巨噬细胞、中性粒细胞、淋巴细胞和树突状细胞）向局部和潜在慢性炎症的募集，这些炎症可通过凋亡或坏死诱导细胞死亡，从而促进坏死核心的形成。⑤通过醛类共价修饰ApoB100或ApoB100降解以激活抗原特异性T细胞反应并产生抗体诱导适应性免疫应答。

2.脂蛋白（a）[Lp（a）] 脂蛋白（a）[Lp（a）]是一种独特的脂蛋白，由脂类物质和蛋白质两部分组成。Lp（a）除含有LDL的成分即脂质和ApoB100外，还含有一种独特的糖蛋白-Apo（a）。Apo（a）已被证明对Lp（a）有独特的致动脉粥样硬化特性；事实上，在家族性高胆固醇血症（FH）中，升高的Lp（a）比LDL-C更能预测ASCVD发病。Lp（a）对多种细胞类型有不良影响，包括促进细胞黏附分子的产生和降低血管内皮细胞的屏障功能，诱导单核细胞和巨噬细胞炎症因子表达，刺激平滑肌细胞迁移和增殖。据推测，炎症作用是Lp（a）在这些致病过程中起作用的基础。此外，由于Apo（a）与纤溶酶原的相似性，当某种原因造成内皮损伤，在胶原暴露血栓形成部位，Lp（a）可首先进入并阻止正常的纤溶酶产生，并使其所含胆固醇沉积在局部。

3.高密度脂蛋白（HDL） HDL含脂质45%～50%，主要由胆固醇、胆固醇酯、磷脂及少量甘油三酯构成。HDL含有多种载脂蛋白，主要由apoAI和apoAII构成。HDL及其主要蛋白成分apoAI颗粒具有多种抗动脉粥样硬化作用，这是由其物理化学性质决定的。①胆固醇逆向转运，促进动脉壁胆固醇的移除。②促进一氧化氮（NO）的合成也可以改善内皮功能障碍。③减少内皮细胞上黏附分子的表达从而减少炎症，并通过抑制LDL的氧化来减少冠状动脉粥样硬化。④发挥内皮细胞抗凋亡作用功能包括激活PI3K/Akt和上调凋亡蛋白Bcl-2样蛋白1。HDL/apoA-I蛋白和脂质成分的改变可降低HDL的抗氧化、抗炎、抗凋亡、内皮功能和修复功能。

4.血管内皮细胞 血管内皮细胞释放的NO具有扩张

血管、防止血小板在血管内皮黏附聚集、阻止白细胞黏附、使血管内皮免受损害和抑制血管平滑肌细胞增殖的作用。血管内皮细胞的屏障作用可防止血浆中富含胆固醇的脂蛋白的内吞和浸润。当血管内皮受损时，内皮下胶原暴露，血小板黏附其上，聚集和释放各种活性物质，如5-羟色胺、ADP和组胺等均可使血管壁通透性增加，以致血液中LDL等大分子物质能较多地透过内皮层聚集增加，TXA2产生增加，抗凝和促凝之间的平衡失调，导致凝血增强，血栓形成。

当血管内皮功能障碍时：①超氧阴离子对NO的快速氧化分解不仅损害了血管舒缩功能，而且参与了动脉粥样硬化的发生发展；②使平滑肌细胞因解除抑制而增殖；③产生单核细胞趋化蛋白-1（MCP-1）可与巨噬细胞集落刺激因子（M-CSF）使黏附于内皮的单核细胞迁移至内皮下间隙分化为巨噬细胞；④诱导表达多种黏附分子如血管细胞黏附分子-1（VCOM-1）和细胞间黏附分子-1（ICOM-1），它们都能使血流中的单核细胞易于向内皮细胞黏附；⑤促进平滑肌细胞和巨噬细胞的脂代谢。

5.炎症和免疫反应　在动脉粥样硬化病变处单核细胞的募集是早期及整个发展过程中的重要事件。募集的单核细胞成熟为巨噬细胞后增殖并产生多种细胞因子。高脂血症可使能被Ly-6c（或称为Gr-1）标志物所识别的单核细胞促炎症因子大量富集，在病变处表达大量的促炎症细胞因子和巨噬细胞介质（如基质金属蛋白酶）引发固有免疫反应。活化的血小板能够分泌已合成的促炎症细胞因子和多能促炎刺激物CD40配体（CD154）。此外，还可以释放促炎症介质MRP-8/14（髓样相关蛋白8/14）结合TLR-4激活固有免疫。

树突状细胞分布在动脉粥样硬化斑块和局部引流淋巴结中，通过共同刺激分子向T细胞呈递抗原。识别抗原后的T细胞增生扩大免疫反应，当再次暴露于特定抗原后开始产生细胞因子并引发炎症反应，其中部分细胞获得杀伤其他细胞的作用。辅助性T细胞可分为Th1和Th2亚型。Th1常通过分泌如干扰素-γ等细胞因子来扩大促炎症反应，加速动脉粥样硬化进程。Th2细胞和调节性T细胞（Treg）可抑制炎症反应。表达CD8分子的T细胞被激活后通过细胞/细胞接触杀死邻近细胞。一些在病变处产生的介质通过募集CD8T细胞杀死平滑肌细胞和巨噬细胞。表达CD1分子的抗原提呈细胞提呈的脂质抗原发生反应的NKT细胞，被激活后可产生促炎症细胞因子，促进动脉粥样硬化。

（二）动脉粥样硬化的进展

1.动脉粥样硬化斑块的细胞外基质　动脉粥样硬化斑块一旦形成，就通过脂质和脂质充盈细胞的持续积累而进展。在不断增长的动脉粥样硬化斑块中，平滑肌细胞从介质向内膜的迁移有助于平滑肌细胞的积累。这些细胞可以随着时间的推移而增殖，并形成细胞外基质大分子，这些大分子构成了已形成的动脉粥样硬化斑块的大部分。斑块的细胞外基质含有间质胶原、弹性蛋白、蛋白多糖、基质金属蛋白酶等。许多细胞外基质大分子可以捕获脂蛋白并促进内膜内的脂质积累。

弹性蛋白是细胞外基质的主要蛋白之一，主要由平滑肌细胞表达。弹性蛋白在维持动脉壁完整性方面起着关键的结构作用。除此之外，基质中弹性蛋白的表达可以改善体内的斑块特征，这与人类稳定和不稳定的斑块类型具有高度相关性。与弹性纤维相比，胶原蛋白还为纤维帽提供拉伸强度，从而稳定斑块，降低斑块破裂的可能性。纤维蛋白也可在细胞外基质中积聚并通过促进细胞外基质的总量来驱动动脉粥样硬化斑块的形成。细胞外基质中纤维蛋白的相对数量在晚期斑块中增加，晚期坏死核中可以发现大量纤维蛋白。因此，纤维蛋白可以作为一个有价值的生物标志物，用于识别坏死核心的特征和粥瘤前病变与粥瘤的鉴别。

基质金属蛋白酶（MMPs）是锌依赖的细胞外基质降解蛋白酶，在斑块发育的不同阶段起着中心作用。它们几乎可以由斑块基质中的所有细胞分泌，包括平滑肌细胞、内皮细胞和巨噬细胞。由于基质中的大多数细胞表达细胞外基质蛋白受体，MMPs及其对细胞外基质蛋白的影响间接影响细胞功能。MMPs的活性受到一系列拮抗剂的抑制，即所谓的MMPs组织抑制剂（TIMPs）。由于MMPs导致基质组织损伤和功能改变，其活性可能会不受控制地增加，这与基质重构密切相关。研究表明，MMPs在斑块帽变薄和弱化中起着关键作用。MMPs和TIMPs之间的平衡是斑块形成、稳定和不稳定的中心环节。不同的研究表明促动脉粥样硬化特性的MMP2和MMP9的表达增加与纤维帽变薄和斑块不稳定有关。

蛋白多糖在斑块形成的最初阶段尤为重要，其特征是其在内膜损伤中的积累。它们还为更成熟的斑块提供张力强度和稳定性。蛋白多糖由一个蛋白核心共价结合到一个或多个糖胺聚糖（GAGs）组成，GAGs与斑块的形成有关，包括调节血小板聚集、抗凝和与LDL复合物的形成。这一点尤其重要，因为早期LDL进入动脉壁是斑块形成的始发事件。

2.斑块纤维化、钙化　病变的结缔组织最初是正常动脉内膜或适应性内膜增厚的结缔组织，但逐渐这种疏松的纤维细胞组织被富含胶原的纤维组织所取代和扩大，往往成为斑块数量上的主导成分。位于坏死核心和斑块腔表面（纤维帽）的组织是富含I型胶原的纤维。钙化在进行性动脉粥样硬化病变中很常见，并随年龄增长而增加。凋亡细胞、细胞外基质和坏死的核物质可作为显微镜下钙颗粒的核团，这些核团随后可扩展形成较大的块状和片状钙沉积。随着时间的推移，坏死核可以完全钙化，钙化可以构成大部分斑块体积。尸检中许多斑块仅由纤维组织组成，有时钙化组织没有细胞外脂质池或坏死的核心。这些纤维钙化斑块的形成尚不完全清楚。一些病理学家认为坏死核的形成是纤维坏死的先决条件，事实上，脱钙和连续切片往往表明坏死核存在于钙化部位，或存在于纤维钙化斑块内的钙化段的上游或下游附近。

（三）动脉粥样硬化的并发症

根据病变发展的主要途径，动脉粥样硬化的斑块部分可能保持静止，可能出现慢性狭窄，也可能进展为急性危及生命的血栓。斑块破裂是血栓形成的最常见原因。当经过彻底的显微镜检查仍不能确定斑块破裂时，就使用斑块侵蚀这个术语。之所以选择这个术语，是因为血栓下通常没有内皮细胞，但这是否是血栓形成的机制仍不清楚。病理性内膜增厚和纤维粥瘤均可并发斑块侵蚀。

1.斑块破裂　在斑块破裂中，纤维帽处的结构缺陷（裂缝）将高度致血栓形成的核心暴露于血液中。有时在血栓内发现脱落的斑块物质，这表明破裂和血栓形成是同时发生的，从而支持其因果关系。斑块破裂发生在纤维帽最薄和最易被泡沫细胞（巨噬细胞）浸润的地方。尸检研究心脏性猝死的显微镜检查显示斑块破裂的平均厚度上限只有23μm和95%的纤维帽低于65μm。薄的纤维帽可能涉及2个并发机制。一是平滑肌从纤维帽中逐渐消失。破裂的纤维帽比完整的纤维帽含有更少的平滑肌细胞和更少的胶原，而平滑肌通常在实际破裂的部位并不存在。尸检中发现纤维帽破裂通常被巨噬-泡沫细胞严重浸润，这些细胞会分泌蛋白水解酶，如纤溶酶原激活剂、组织蛋白酶和MMPs。纤维帽的变薄是需要几十年的时间来进化，还是更动态化尚不清楚。然而，纤维粥瘤通常发生在30岁，这一事实似乎表明它是一个缓慢的过程。薄帽的破裂和随后的血栓形成可能会自发发生，但在某些情况下，情绪或身体压力的暂时增加会最终触发事件。

2.斑块侵蚀　导致血栓不破裂的机制是动脉粥样硬化研究中最重要的未解决问题之一。血栓下的表面内皮细胞通常缺失，但未见明显的斑块形态学特征。导致心脏性猝死的侵蚀性及血栓形成性斑块通常伴有负性重构，很少有钙化，炎症程度比破裂斑块轻。血管痉挛被认为是内皮损伤和随后血栓形成的原因。没有脂质核或纤维帽厚的病变不存在破裂的风险，但可能在斑块侵蚀时产生血栓。在这些斑块侵蚀病例中，斑块是完整的，但表面缺乏内皮细胞，中性粒细胞在斑块-血栓界面占优势。有趣的是，与斑块侵蚀（病理性内膜增厚上的内皮细胞剥蚀和厚帽纤维粥瘤）相同的形态通常可以在斑块破裂并伴有致命的附加血栓的上行或下行段中发现。这说明需要紧密间隔的切片来诊断侵蚀（通过排除破裂）。尸检研究表明，只有少数的斑块破裂会导致临床症状，而其他的斑块破裂则会悄悄愈合并形成附壁血栓。

二、动脉粥样硬化的病理分型

动脉粥样硬化的早期病变较为稳定，不会直接导致并发症，进展型病变往往涉及内膜的紊乱和动脉畸形，可出现明显的临床表现，且易发生导致缺血性发作的并发症。早期病变按三种特征性病变类型的时间顺序排列，分为Ⅰ、Ⅱ、Ⅲ型。Ⅰ型和Ⅱ型病变都代表动脉内膜中的小脂质沉积，Ⅱ型包括通常称为脂肪条纹的病变。Ⅲ型代表了将Ⅱ型与进展型病变联系起来的阶段。进展期病变是所有破坏内膜结构的病变的总称，即所有Ⅲ型以后的病变。Ⅳ型是第一个组织学标准认为进展的病变，从第三个十年开始频繁发生。在生命的第三个十年之后，Ⅴ型和Ⅵ型的病变开始出现。在中老年人中，这些往往成为主要的病变类型（图1）。

（一）Ⅰ型病变

Ⅰ型病变包括第一个在显微镜和化学上可检测到的内膜脂质沉积和与之相关的细胞反应。术语"初始损害"也用于Ⅰ型病变。Ⅰ型损害是婴儿和儿童中最常见的。然而，这种初始病变也可以在成年人身上发现，特别是在那些动脉粥样硬化很少的人身上，或者在动脉的耐受病变部位。但是，大多数的Ⅰ型病变可能肉眼看不到。

人类内膜的初始病变的组织学变化很小，含有脂滴（巨噬-泡沫细胞内）的小而孤立的巨噬细胞群形成。在冠状动脉中，这些细胞优先聚集在内膜区域，这些区域具有偏心型的适应性内膜增厚。这些部位与Ⅱ型病变更为突出的定位相同，如果年轻人出现Ⅲ型或进展期病变，则首先出现在这些部位。在婴儿出生后的前8个月，45%的婴儿冠状动脉中有巨噬细胞来源的泡沫细胞，没有脂滴的巨噬细胞比正常值增加了2倍。

免疫化学数据表明，最初的内膜巨噬-泡沫细胞既是致动脉粥样硬化脂蛋白病理积聚的结局，又是其细胞标志，特别是在具有适应性增厚的内膜区域（即易发生动脉粥样硬化的区域）。

（二）Ⅱ型病变

Ⅱ型病变包括脂肪条纹，大体检查可见动脉内膜表面的黄色条纹、斑块或斑点，但并非所有Ⅱ型病变都是脂肪条纹。病变是否为Ⅱ型取决于其显微成分，而不是通常可见内膜表面的脂肪条纹。显微镜下，Ⅱ型病变主要由相邻层的巨噬-泡沫细胞组成。除了巨噬细胞外，内膜平滑肌细胞也含有脂滴。与Ⅰ型病变或正常内膜相比，Ⅱ型病变含有更多不含脂滴的巨噬细胞。Ⅱ型病变的脂质主要存在于细胞内，巨噬细胞和平滑肌细胞中脂质的比例各不相同，但

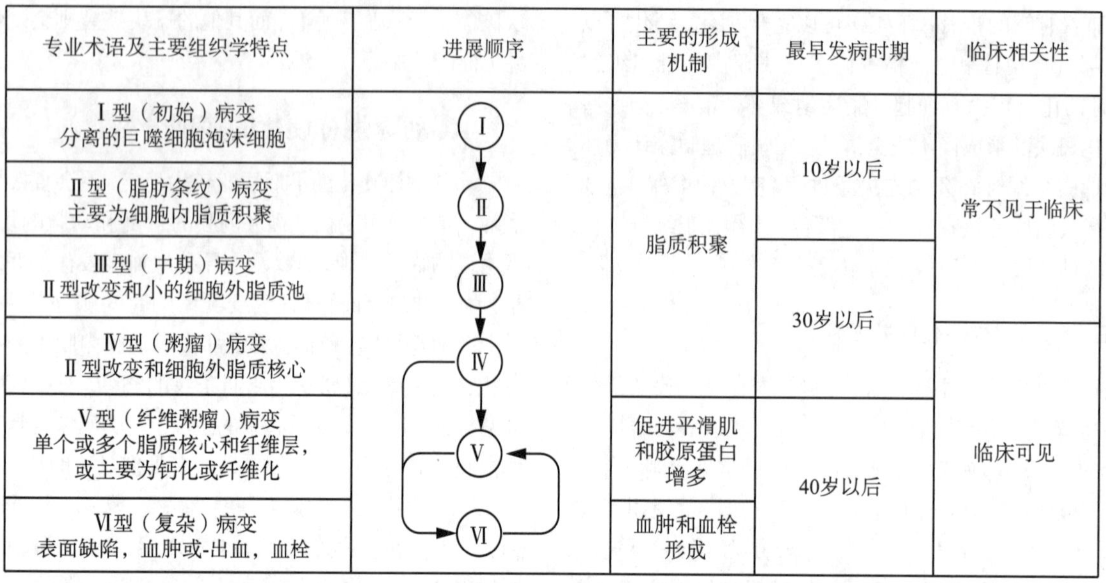

专业术语及主要组织学特点	进展顺序	主要的形成机制	最早发病时期	临床相关性
Ⅰ型（初始）病变 分离的巨噬细胞泡沫细胞	Ⅰ	脂质积聚	10岁以后	常不见于临床
Ⅱ型（脂肪条纹）病变 主要为细胞内脂质积聚	Ⅱ			
Ⅲ型（中期）病变 Ⅱ型改变和小的细胞外脂质池	Ⅲ		30岁以后	
Ⅳ型（粥瘤）病变 Ⅱ型改变和细胞外脂质核心	Ⅳ			
Ⅴ型（纤维粥瘤）病变 单个或多个脂质核心和纤维层，或主要为钙化或纤维化	Ⅴ	促进平滑肌和胶原蛋白增多	40岁以后	临床可见
Ⅵ型（复杂）病变 表面缺陷，血肿或-出血，血栓	Ⅵ	血肿和血栓形成		

图1 流程图说明了人类动脉粥样硬化病变的演变和进展的途径

多数Ⅱ型病变的脂质主要存在于巨噬泡沫细胞中。细胞外空间含有少量稀疏分散的脂滴和囊泡颗粒。这种细胞外脂质，可能是来源于泡沫细胞，不同于常规显微镜下看不到的小型细胞外脂蛋白颗粒。Ⅱ型病变的脂质主要由胆固醇酯（77%）、胆固醇和磷脂组成。胆固醇酯脂肪酸主要是胆固醇油酸酯和胆固醇亚油酸酯（分别占总胆固醇酯脂肪酸的35%和26%）。

在动脉树中，肉眼可以看到Ⅱ型病变的位置（动脉粥样硬化易发部位或病变易发部位）是相对恒定和可预测的。许多Ⅱ型病变通常出现在平均动脉粥样硬化性脂蛋白水平的人身上，其中一小部分亚群将首先进入Ⅲ型病变，然后进入进展期病变。这种一小部分的Ⅱ型病变亚群，与特定的适应性内膜增厚定位在同一处，被称为进展倾向型、或Ⅱa型。在冠状动脉中，Ⅱ型病变的位置与已知幼儿Ⅰ型病变含有较多泡沫细胞的位置一致。更多见的Ⅱ型病变亚群内膜薄且含有少量平滑肌细胞的称为进展抵抗型或Ⅱb型。Ⅱb型病变要么进展缓慢，要么仅存在于血浆致动脉粥样硬化脂蛋白水平很高的人群中。

（三）Ⅲ型病变

Ⅲ型病变仅适用于在Ⅱ型病变和粥瘤之间形态和化学成分的病变。这种类型的病变又称为中间性病变、过渡性病变和前粥瘤病变。其特征性组织学特征是显微镜下可见的细胞外脂滴和颗粒，这种脂质池形成于与适应性内膜增厚位于同一处的多层平滑肌细胞层之间。常规电子显微镜显示细胞外脂滴是膜结合或游离的。它们与Ⅱ型细胞外脂滴和颗粒相同，但在某些Ⅱ型病变中发现的液滴和颗粒很薄且数量很少。脂质池位于巨噬细胞和巨噬泡沫细胞层的下方，取代细胞间基质蛋白糖蛋白和纤维，并使平滑肌细胞相互分离。与Ⅱ型病变一样，许多内膜平滑肌细胞可能含有脂滴。多个分离的细胞外脂质池破坏了某些结构内膜平滑肌细胞的连贯性，导致病变从Ⅱ型进展为Ⅲ型。在这一阶段，尚未形成大量汇合的、轮廓清晰的细胞外脂质（脂核）积聚。

（四）Ⅳ型病变

在Ⅳ型病变中，Ⅲ期病变特征性的多个小且分离的细胞外脂质池增多并融合，在内膜形成了一个广泛分布且边界明显的脂质核心，因此Ⅳ型病变也称为粥瘤。在Ⅳ型病变中纤维组织的增加并非特征性变化，并且不存在如表面缺损和血栓形成等并发症。由于在较年轻的患者中发现粥瘤也存在于增厚内膜偏心一侧，所以粥瘤最初为偏心性病变。粥瘤使得动脉管壁增厚并常增大到肉眼可见的程度，通常不会使得管腔狭窄。但是当血脂水平非常高且伴大量脂质在短时间迅速积聚时，Ⅳ型病变也可能出现管腔狭窄。经过测量发现，动脉管壁增厚的情况与动脉外围边界大小有关。

累积增多的细胞外脂质颗粒逐渐取代了内膜平滑肌细胞和内膜深层的细胞间基质，这些被分散的平滑肌细胞体部变细、拉长，同时形成较厚的基质膜，且可见部分细胞器发生钙化，而在脂质核心中即使是较年轻的成年患者也常可发现钙化颗粒。在脂质核心和内皮表面之间的内膜中，可见巨噬细胞、平滑肌细胞、淋巴细胞和肥大细胞浸润。在脂质核心的边界可见毛细血管形成，且近管腔一侧更加明显。巨噬细胞、泡沫巨噬细胞和淋巴细胞通常更密集地聚集在病变周围。即使上述细胞浸润内膜，在脂质核心和内皮表面之间的许多组织仍富含蛋白聚糖。脂质核心形成之后纤维组织开始增多，并逐渐改变覆盖脂质核心内膜的性质,此时脂质核心和内皮表面之间的组织仍较正常,而当纤维组织(主要为胶原蛋白)逐渐增多时,病变部位即为V型。在5μm厚组织切片或肉眼观察下,Ⅳ型病变的上层内膜与V型病变的纤维覆盖物(纤维帽)无法区分开,因此两者统称为纤维斑块。

(五)V型病变

V型病变的特征性变化为形成了明显的新生纤维结缔组织。当这些新生纤维结缔组织是脂质核心的一部分时,即被称为纤维粥瘤或Va型病变。在V型病变中,当脂质核心和病变的其他部位发生钙化时即Vb型病变。在V型病变中没有脂质且脂质极少是即Vc型病变(部分报道为VⅢ型病变)。上述病变开始存在时动脉管腔逐渐变得狭窄,并且可能像Ⅳ型病变一样出现裂隙、血肿和(或)血栓(Ⅵ型病变),因此这些病变具有一定的临床意义。较Ⅳ型病变而言,V型病变脂质核心边缘的毛细血管更加丰富,并且可见于新生纤维结缔组织中。淋巴细胞、单核巨噬细胞和浆细胞常与毛细血管相关,其周围可见有微出血的发生。

Va型病变可能是由多个脂质核心被一层层不规则堆叠的较厚的新生纤维结缔组织分隔而形成的多层病变,因此也被称为多层纤维粥瘤。多层纤维粥瘤也可能是病灶表面被反复破坏,机化的血肿及血栓组织的沉积所致。在新形成的纤维层和内皮表面之间,机化的血肿及沉积的血栓组织后新的泡沫巨噬细胞和细胞外脂质重新开始积聚。含有大量钙盐沉积的病变通常纤维结缔组织的含量也增多,并具有形成纤维粥瘤形态的潜能。这样以矿物质化为特征的病变即Vb型病变(部分报道为VⅡ型病变)。沉积的矿物质取代了死亡的细胞及细胞外脂质。Vc型病变(部分报道为VⅢ型病变)通常见于下肢动脉,正常的内膜被纤维结缔组织取代且增厚,而脂质成分相对较少甚至缺乏。

(六)Ⅵ型病变

动脉粥样硬化有较高的发病率和死亡率主要是由于Ⅳ型病变和V型病变所致,因为这些病变可以发生表面破裂、形成血肿或出血及血栓沉积。具有一个或多个这些特征的Ⅳ型或V型病变即Ⅵ型病变或复杂病变。根据特征可再分为:发生表面破裂的为Ⅵa型病变、形成血肿或出血的为Ⅵb型病变、伴血栓形成的为Ⅵc型病变,三种特征均有的为Ⅵabc型病变。

尽管Ⅵ型病变常具有Ⅳ型或V型病变的基本形态,但表面破坏、血肿形成和血栓沉积可能(尽管较少)叠加在任何其他类型的病变上,甚至叠加在没有明显病变的内膜上。由于危险因素的不同和组织反应的个体差异而出现复杂的特征。病变的临床影像有助于Ⅵ型病变和相关临床综合征的理解。

三、动脉粥样硬化的影像学特点

由于冠状动脉疾病(CAD)仍然是世界范围内导致死亡的主要原因,因此人们越来越关注体内冠状动脉斑块的特征,即临床CAD表现的解剖基础。本文总结了当前主要的冠状动脉内(IC)成像方法,包括血管内超声(IVUS)、光学相关断层成像(OCT)和近红外光谱(NIRs)在冠状动脉斑块方面的临床应用和新进展。

基于IVUS利用超声技术描绘管腔和中膜-外膜边界的能力,IVUS可以识别血管造影非狭窄病变中的斑块,量化动脉粥样硬化,评估动脉重构,以及评估与斑块进展或消退相关的因素。更高频率提供更高的分辨率和更好的图像质量,但是组织穿透性降低。灰阶IVUS不能直接评估斑块成分,超声衰减斑块在组织学上与纤维粥样硬化的形态相关,特异性高但敏感性低。

在人体尸检研究中,血管内超声-虚拟组织学(IVUS-VH)的组织特征与组织学显示出良好的相关性。可以通过IVUS和IVUS-VH更好地区分脂质核和钙化,或在有覆盖血栓时检测钙化。在评估壁内血肿时,OCT比IVUS更能明确诊断。

OCT轴向分辨率和横向分辨率比IVUS高10倍,但穿透深度比IVUS低,因此很难显示病变的整个深度,特别是当存在富含脂质的组织时,光信号强烈衰减。OCT已经与组织学进行了验证,可以准确测量纤维帽厚和组织成分(纤维、钙化、富脂、坏死),还可以检测巨噬细胞堆积、斑块破裂、微钙化、新生血管和血栓,还具有良好的灵敏度和特异性来区分斑块类型。潜在的局限性包括不能看到后面红色血栓,以及需要置换血液以清晰显示动脉壁,而这需要大量的造影剂,冲洗不足可能造成血栓或剥离皮瓣的假象。但OCT对区分钙质和脂肪池可能很困难。

NIRS目前还没有广泛应用,基于有机分子对光的差异吸收原理,对冠状动脉粥样硬化中脂质池检测显示出良好的特异性(90%),但敏感性只有50%。NIRS能够识别相对较浅的脂质核(纤维帽厚度<450μm)。

约2/3的致命性冠状动脉血栓形成是由于纤维粥瘤(TCFAs)破裂引起的。因为当前影像技术不能区分侵蚀斑块特征,体内识别破裂倾向的TCFAs得到广泛关注。冠状动脉内成像可以检测易损斑块并在一定程度上预测随后的临床事件。虽然目前的IC成像方法可以相当准确地评估体内易损斑块的指标,但没有一种单独的成像方法可以同时评估帽厚、坏死的核心大小和炎症程度,即TCFA组织学总特征。虽然IVUS-VH检测到的坏死核与人类组织学相关,但TCFA表型特征尚未得到证实,而且是推测性的(定义为与管腔相连接的坏死核心)。因为破裂的自噬斑块的临界纤维帽厚(<65μm或<54μm)远低于IVUS的分辨率(≈200μm)。

只有OCT可以测量纤维帽厚度,然而,由于病理标本中的斑块收缩,斑块破裂相关的断裂可能与尸检不同。OCT对TCFA的组织学验证显示了良好的敏感性(100%)和特异性(97%),但阳性预测值有限(41%)。巨噬细胞积聚在OCT下可见的强信号区;纤维粥瘤帽内巨噬细胞积聚的定量与人类组织学有良好的相关性。将检测巨噬细胞定义为动脉壁上的任何"亮点"(不一定与阴影对比)这一特异性较低,因为斑块内其他成分在内膜的其他地方也可作为亮点出现(如细胞纤维组织、纤维钙化组织、微钙化、胆固醇晶体)。OCT还可以检测与斑块进展和易损性相关的微血管。

NIRS对纤维粥瘤的鉴别能力较低,当与IVUS联合应用时有所增强;NIRS可以准确地检测脂质池,但在缺乏解剖信息的情况下不能准确地定位TCFAs。

此外,IC成像可以抓捕到破裂倾向病变的特征,包括正性重构和斑点状钙化(IVUS)、复杂的斑块形态与既往破裂的证据(IVUS),以及斑块弹性和变形能力(IVUS)。亚临床破裂在ACS或稳定的CAD患者中并不少见;在破裂的病变中,IVUS和OCT能检测到与ACS临床表现相关的病变特征,包括更大的斑块负荷、更大的管腔狭窄和更多的血栓。

(车京津　周　雪　张诗盈)

老年人抗血小板治疗进展

心脑血管病是人类致死和致残的主要原因，血栓是导致心脑血管事件的重要原因，其中血小板激活和聚集是血栓形成的关键环节。抗血小板药物能够降低心脑血管事件及死亡率。老年人是发生心脑血管疾病及急性血栓事件的高危人群，抗血小板治疗在减少心脑血管事件的同时增加出血的风险，因此，应权衡其临床获益及药物治疗的安全性。

一、老年人的特殊性

随着年龄的增长，人体肌肉和水分减少，脂溶性药物分布容积增加，药物半衰期延长；肝肾功能减退，药物清除减少，导致药动学改变。

老年人常多病并存，联合使用多种药物，药物间相互作用影响药物疗效及安全性。抗血小板药物和其他抗栓药物、非甾体抗炎药等均可导致出血风险增加。

老年人胃肠道黏膜防御及修复能力下降，使用抗血小板药物时出血风险增加。

二、常用的抗血小板药物

（一）血栓素A2（TXA2）抑制剂

阿司匹林是TXA2抑制剂的代表药，可与催化花生四烯酸（AA）代谢为TXA2的限速酶环氧化酶1（COX1）第529位丝氨酸发生共价结合，不可逆地抑制COX1活性使TXA2合成降低，导致血小板活化和聚集减少。

抗血栓治疗试验协作组的荟萃分析汇总16项阿司匹林二级预防的随机对照试验（RCT），入选17 000例有心肌梗死（MI）或卒中病史的患者，结果显示阿司匹林显著减少严重血管事件（6.7% vs.8.2%/年，$P<0.000\ 1$）、卒中（2.08%/年 vs.2.54%/年，$P=0.002$）和主要冠状动脉事件（4.3%/年 vs.5.3%/年，$P<0.000\ 1$），出血性卒中无明显增加。小剂量阿司匹林（75～100mg/d）对心脑血管病二级预防的临床获益肯定，已成为预防血栓事件的基本用药。

近年研究表明，阿司匹林用于动脉硬化性心血管疾病（ASCVD）一级预防出血的风险超过获益。JPPP研究入选14 464例高血压、血脂异常或糖尿病的老年患者，平均年龄（70.5±6.2）岁，中位随访5年，结果显示，与安慰剂相比，阿司匹林100mg/d降低非致死性MI和短暂性脑缺血发作（TIA）事件，但出血事件（主要是颅外出血）抵消了获益，未减少主要终点事件。ARRIVE研究入选12 546例ASCVD中等风险、除外糖尿病及高出血风险的患者，平均年龄（63.9±7.1）岁，随访60个月，结果显示阿司匹林100mg/d和安慰剂组间主要终点事件无差异（HR 0.96，95% CI 0.81～1.13），但阿司匹林组轻微出血事件增加。ASCEND研究入选15 480例年龄≥40岁、无ASCVD的糖尿病患者，平均年龄（63.2±9.2）岁，平均随访7.4年，与安慰剂组比，阿司匹林100mg/d组主要终点事件较少（8.5% vs.9.6%，HR 0.88，$P=0.01$），但阿司匹林组大出血事件率较高（4.1% vs.3.2%，HR 1.29，$P=0.003$），致命性出血及出血性卒中组间无差异。ASPREE研究入选社区19 114例70岁以上老年人，中位年龄74岁，排除心血管病、痴呆或残疾个体，中位随访4.7年，结果显示，肠溶阿司匹林与安慰剂组比较，心血管事件（HR 0.95，95% CI 0.83～1.08）及主要终点事件（死亡、痴呆或持续性身体残疾）（HR 1.01，95% CI 0.92～1.11）的发生率无差异，未延长5年无残疾生存期，但阿司匹林组癌症相关死亡（HR 1.31，95% CI 1.10～1.56）、全因死亡（HR 1.14，95% CI 1.01～1.29）、严重出血事件发生率（HR 1.38，95% CI 1.18～1.62）均高于对照组。

Rothwell等荟萃分析显示，阿司匹林75～100mg/d预防心血管事件的疗效随体重增加而下降，体重50～69kg人群获益明显（HR 0.75，95% CI 0.65～0.85），而体重<50kg者全因死亡风险增加。Zheng等荟萃分析入选13项阿司匹林一级预防RCT研究共164 225例受试者，中位年龄62岁，结果显示阿司匹林降低主要心血管事件风险（HR 0.89，95% CI 0.84～0.95），但大出血事件风险增加（HR 1.43，95% CI 1.30～1.56）。Huang等荟萃分析入选134 446例年龄42.9～74岁、体重指数（BMI）24～30.7kg/m^2、无心血管病的受试者，与对照组比较，阿司匹林组颅内出血（0.63% vs.0.46%，RR 1.37，95% CI 1.13～1.66）、硬膜下/硬膜外出血（0.31% vs.0.20%，RR 1.53，95% CI 1.08～2.18）风险更高，脑出血风险（0.63% vs.0.46%，RR 1.23，95% CI 0.98～1.54）无差异；亚组分析显示，亚裔人群中阿司匹林组颅内出血风险高于对照组（RR 1.84，95% CI 1.04～3.27），非亚裔人群中颅内出血风险组间无差异（RR 1.14，95% CI 0.89～1.46）；BMI<25kg/m^2的受试者中阿司匹林组颅内出血风险高于对照组，BMI≥25kg/m^2

的受试者中颅内出血风险组间无差异，提示小剂量阿司匹林用于一级预防，颅内出血风险增加，其中亚裔及低BMI者脑出血风险更高。

（二）二磷酸腺苷（ADP）P2Y12受体拮抗剂

1.噻吩吡啶类药物

（1）氯吡格雷：氯吡格雷通过肝细胞色素P450酶（CY3A4、CYP3A5及CYP2C19）转换为短效活性代谢产物，该活性代谢产物通过二硫键与P2Y12受体不可逆地结合，从而抑制ADP与P2Y12受体结合，抑制血小板活化与聚集。

CAPRIE研究入选19 185例ASCVD患者（近期有缺血性卒中/MI/症状性外周动脉疾病史），平均年龄62.5岁，随机分入氯吡格雷75mg/d组和阿司匹林325mg/d组，平均随访1.9年，结果显示，氯吡格雷组的缺血性卒中、MI或血管性死亡年风险率低于阿司匹林组（5.32% vs.5.83%，$P=0.043$），组间安全性终点（上消化道不适、颅内出血、消化道出血）无差异。CURE研究入选12 562例年龄>60岁、非ST段抬高的急性冠脉综合征（ACS）患者，平均年龄（64.2±11.3）岁，随机分为氯吡格雷+阿司匹林（双联抗血小板治疗DAPT）组和安慰剂+阿司匹林组，随访1年，结果显示，DAPT组的主要终点事件（心血管死亡、非致死性MI、卒中）（9.3% vs.11.4%，HR 0.72～0.90）及次要终点事件（难治性缺血、心力衰竭、血运重建）的发生率均低于单用阿司匹林组；但DAPT组的主要出血风险更高（3.7% vs.2.7%，$P=0.001$），致命性出血风险组间无显著差异（2.1% vs.1.8%，$P=0.13$）。研究表明DAPT治疗能显著降低经皮冠状动脉介入治疗（PCI）术后的心源性死亡、MI、卒中及血运重建的发生率，是PCI术后预防血栓事件的标准治疗方案。STOPDAPT-2研究入选3045例平均68岁PCI术后患者，随访1年，结果显示12个月DAPT组和1个月DAPT后单用氯吡格雷组间的心脑血管事件发生率无显著差异，但单用氯吡格雷组的出血风险较低。

部分患者服用标准剂量氯吡格雷不能有效降低血小板聚集率，研究表明氯吡格雷反应性的个体差异与CYP2C19基因多态性密切相关，其中亚洲人CYP2C19弱代谢基因型占比较高。POPular Genetics试验入选2488例初次接受PCI治疗的ST段抬高的MI患者，平均年龄61岁，随机分为基因指导用药组（CYP2C19*2或CYP2C19*3功能缺失等位基因携带者接受替格瑞洛或普拉格雷治疗，非携带者接受氯吡格雷治疗）和标准治疗组（替格瑞洛或普拉格雷治疗），随访12个月，结果显示，基因指导用药对预防临床不良事件（全因死亡、MI、支架内血栓、卒中、出血）不优于标准治疗（5.1% vs.5.9%，HR 0.87，$P=0.40$）；基因检测组部分患者接受氯吡格雷治疗，相对替格瑞洛/普拉格雷的标准治疗，仅降低小出血风险（7.6%

vs.10.5%，HR 0.72，95% CI 0.55-0.94），大出血风险两组无差异（2.3% vs.2.3%，HR 0.97，95% CI 0.58～1.63）。鉴于尚无基因检测增加临床获益的证据，暂不推荐PCI术后DAPT治疗的患者常规进行基因检测。

（2）普拉格雷：普拉格雷是噻吩吡啶类前体药物，经CYP450酶代谢后的产物可与血小板P2Y12受体结合，发挥抗血小板聚集作用。普拉格雷受CYP2C19的影响较小，代谢产物的活性更高，起效更快，但出血风险较高。TRITON-TIMI38研究入选13 608例中高风险拟行PCI治疗的ACS患者，中位年龄61岁，随访6～15个月，结果表明普拉格雷对预防心血管事件（心血管死亡，非致死性MI，非致死性卒中）的疗效优于氯吡格雷（9.9% vs.12.1%，HR 0.81，$P<0.001$），但主要出血风险（2.4% vs.1.8%，HR 1.32，$P=0.03$）、致命性出血风险（1.1% vs.0.9%，HR 1.25，$P=0.01$）更高；亚组分析显示，年龄≥75岁、体重<60kg或有卒中/TIA病史的患者，普拉格雷与氯吡格雷对预防心血管事件的疗效无差异（16.1% vs.16.0%，HR 1.02，$P=0.83$），但出血风险更高。ISAR-REACT 5研究表明ACS患者使用普拉格雷比使用替格瑞洛1年内主要终点事件（死亡、MI、卒中）发生率更低（6.9% vs.9.3%，HR 1.36，$P=0.006$），出血风险无差异（4.8% vs.5.4%，HR 1.12，$P=0.46$）。

2.非噻吩吡啶类药物

（1）替格瑞洛：替格瑞洛可直接作用于P2Y12受体，抑制ADP诱导的血小板活化。替格瑞洛无须肝酶代谢，个体差异小。替格瑞洛与受体非竞争、可逆结合，通过变构调节将P2Y12受体锁定在非活化状态。替格瑞洛半衰期8～12h，比氯吡格雷失活快。替格瑞洛起效快，抗血小板聚集作用更强，适于ACS、反复发生血栓事件的患者。GLOBAL LEADERS研究入选15 968例置入药物洗脱支架（DES）的ACS/稳定型冠心病患者，平均64.5岁，随访2年，随机分入两组，试验组为阿司匹林75～100mg/d+替格瑞洛90mg每日2次，治疗1个月后单用23个月替格瑞洛，对照组为标准DAPT治疗（稳定型冠心病患者服用阿司匹林75～100mg/d+氯吡格雷75mg/d，ACS患者服用阿司匹林75～100mg/d+替格瑞洛90mg每日2次）12个月后单用阿司匹林12个月，结果显示两组的死亡/非致命MI风险（3.81% vs.4.37%，RR 0.87，$P=0.073$）及出血风险（2.04% vs.2.12%，RR 0.97，$P=0.77$）均无差异，表明PCI术后患者单用替格瑞洛与单用阿司匹林的疗效和安全性接近。PLATO试验入选18 624例中位年龄62岁的ACS患者，1年随访显示替格瑞洛治疗组主要终点事件率（血管性死亡、MI或脑卒中）低于氯吡格雷治疗组（9.8% vs.11.7%，95% CI 0.77～0.92），替格瑞洛组全因死亡率更低（4.5%，vs.5.9%，$P<0.001$），两组间主要出血事件率无差异（11.6% vs.11.2%，$P=0.43$），但替格瑞

洛组的非手术相关出血事件率较高（4.5% vs.3.8%，$P=$ 0.03）。PEGASUS-TIMI 54试验入选21 162例平均65岁的MI患者，随机分为90mg每日2次、60mg每日2次和安慰剂组，中位随访时间33个月，结果显示替格瑞洛减少心血管事件（心血管死亡、MI、卒中）（90mg组、60mg组、安慰剂组：7.85% vs.7.77% vs.9.04%，$P<0.05$），但出血风险更高（90mg组、60mg组、安慰剂组：2.60% vs.2.30% vs.1.06%，$P<0.001$）。TWILIGHT研究入选9006例平均65岁的PCI术后患者，结果显示PCI术后3个月DAPT治疗（替格瑞洛90mg每日2次＋阿司匹林81～100mg/d）后转换为单用替格瑞洛治疗较继续DAPT治疗的出血风险更低（1.0% vs.2.0%，HR 0.49，95% CI 0.33～0.74），心血管事件风险未增加（HR 0.99，95% CI 0.78～1.25）。THEMIS研究入选19 220例年龄≥50岁合并糖尿病的稳定冠心病患者，中位随访时间39.9个月，结果显示替格瑞洛60mg每日2次＋阿司匹林75～150mg/d治疗组的缺血事件发生率低于安慰剂＋阿司匹林组（7.7% vs.8.5%，HR 0.90，95% CI 0.81～0.99），致命性出血风险组间无差异（0.2% vs.0.1%，HR 1.90，95% CI 0.87～4.15），但替格瑞洛＋阿司匹林组的颅内出血风险更高（0.7% vs.0.5%，HR 1.71，95% CI 1.18～2.48）。

（2）坎格雷洛：坎格雷洛是静脉使用的P2Y12受体抑制剂，适用于PCI术前未服或不便口服P2Y12受体抑制剂的患者。坎格雷洛的半衰期仅3～6min，较口服P2Y12受体抑制剂的抗血小板作用起效更快，药效可持续约1h。CHAMPION项目的3个RCT研究（CHAMPION-PCI、CHAMPION-PLATFORM和CHAMPION-PHOENIX）比较了坎格雷洛与氯吡格雷的疗效与安全性，结果显示坎格雷洛降低了围手术期的缺血并发症，但增加了出血风险。Stone GW等对CHAMPION-PHOENIX研究数据的统计分析显示，坎格雷洛对减少PCI术后48h内的心血管不良事件的疗效优于负荷剂量的氯吡格雷，且不增加大出血风险，尤其适用于复杂冠状动脉病变的介入治疗。

（三）血小板糖蛋白（GP）Ⅱb/Ⅲa受体拮抗剂

GPⅡb/Ⅲa为血小板聚集的最后通路，GPⅡb/Ⅲa受体拮抗剂可阻止纤维蛋白原与血小板膜GPⅡb/Ⅲa受体结合，高效地抑制血小板聚集，主要包括替罗非班（非肽类）、阿昔单抗（单克隆抗体）和依替巴肽（肽类）。替罗非班和依替巴肽均通过肾脏排泄，严重肾功能不全的患者需调整剂量。阿昔单抗与GPⅡb/Ⅲa受体结合力强，停药后仍存在较长时间的抗血小板聚集作用，出血风险较高。Boersma等荟萃分析纳入6项对比GPⅡb/Ⅲa受体拮抗剂与安慰剂预防心血管事件疗效及安全性的RCT研究，共入选31 402非ST段抬高的ACS患者，分析表明GPⅡb/Ⅲa受体拮抗剂治疗组30d后的死亡或MI发生率

低于安慰剂/对照组（10.8% vs.11.8%，OR 0.91，95% CI 0.84～0.98），但年龄≥60岁的患者使用GPⅡb/Ⅲa受体拮抗剂预防心血管事件疗效与安慰剂无差异（$P>0.05$）；GPⅡb/Ⅲa受体拮抗剂增加主要出血风险（2.4% vs.1.4%，$P<0.000\ 1$），不增加颅内出血风险（0.09% vs.0.06%，$P=0.40$）。REPLACE-2试验表明，年龄＞75岁患者PCI术前常规使用肝素＋GPⅡb/Ⅲa受体拮抗剂治疗1年后的死亡风险高于术前常规使用比伐卢定＋术中选择性应用GPⅡb/Ⅲa受体拮抗剂（6.9% vs.3.6%，$P<0.05$）。ACUITYA Timing研究表明，年龄≥65岁ACS患者PCI术前常规接受GPⅡb/Ⅲa受体拮抗剂治疗30d后的缺血风险低于术中延迟选择性应用GPⅡb/Ⅲa受体拮抗剂（7.7% vs.9.8%，HR 1.27，95% CI 1.04～1.54），但出血风险增加（8.5% vs.6.3%，HR 0.74，95% CI 0.59～0.92）。GPⅡb/Ⅲa受体拮抗剂用于已接受DAPT治疗的稳定冠心病患者无额外获益，但增加轻微出血风险，仅用于接受PCI高危ACS、血栓负荷重或反复发生血栓栓塞患者的补充治疗。GPⅡb/Ⅲa受体拮抗剂应慎用于高龄、肾功能不全等高出血风险的患者。

三、老年人抗血小板治疗指南推荐

（一）ASCVD一级预防

2019欧洲心脏病学会糖尿病、糖尿病前期和心血管疾病预防指南建议对于ASCVD高风险/极高危的糖尿病患者，如无明确禁忌（消化道出血、6个月内消化性溃疡、活动性肝病、阿司匹林过敏史），可考虑使用阿司匹林（75～100mg/d）进行一级预防（Ⅱb，A）；不推荐ASCVD中等风险的糖尿病患者使用阿司匹林进行一级预防（Ⅲ，B），使用阿司匹林时应考虑使用质子泵抑制剂（PPI）预防消化道出血（Ⅱa，A）。2019美国心脏病/美国心脏协会心血管疾病一级预防指南声明：对于ASCVD风险较高且无出血高危因素的40～70 岁患者，可考虑应用小剂量（75～100mg/d）阿司匹林（Ⅱb，A）；年龄＞70岁的个体缺少获益证据，不建议将阿司匹林用于ASCVD一级预防（Ⅲ，B）；伴有任何出血高危因素的个体均不宜将阿司匹林用于ASCVD一级预防（Ⅲ，C）。

2019阿司匹林在心血管疾病一级预防中的应用中国专家共识基于我国ASCVD一级预防人群中高风险人群较多、危险因素控制不佳、风险评估方法也不同于欧美人群，提出阿司匹林在我国ASCVD一级预防中仍有重要价值，较欧美指南更为积极。建议40～70岁初始风险评估ASCVD的10年预期风险≥10%的人群，经积极治疗干预后仍然有≥3个主要危险因素控制不佳或难于改变（如早发心血管病家族史），可考虑服用小剂量阿司匹林（75～100mg/d）进行一级预防（Ⅱb，A）；年龄＞70岁

（Ⅲ，B）、高出血风险［正在使用增加出血风险的其他药物（抗血小板药、抗凝药、糖皮质激素、非甾体抗炎药）、胃肠道出血、消化性溃疡或其他部位出血史、未根除的幽门螺杆菌感染、血小板减少、凝血功能障碍、严重肝病、慢性肾病4～5期、未控制的高血压等］（Ⅲ，C）、出血风险大于血栓风险的人群，不建议服用阿司匹林进行ASCVD的一级预防（Ⅲ，C）。

ARRIVE、ASCEND、ASPREE三项RCT研究均提示阿司匹林导致出血风险增加，不支持ASCVD低中危风险老年患者使用阿司匹林进行一级预防。但ASCEND研究显示平均年龄（63.2±9.2）岁、无心血管病的糖尿病患者使用阿司匹林100mg/d一级预防降低心血管事件发生率，提示存在使用阿司匹林进行一级预防的获益人群。对于ASCVD高风险患者是否应使用阿司匹林作为一级预防仍需积累更多的临床证据。笔者的研究团队多年来进行小剂量阿司匹林疗效和安全性研究，证实老年个体对阿司匹林的反应性存在差异，老年患者服用阿司匹林40～50mg/d明显抑制血小板聚集率，同时相关的出血等不良反应明显减少。建议老年人使用阿司匹林前应充分评估出血风险，在获益明显超过风险时使用，并进行个体化剂量选择，在使用过程中注意不良反应（尤其是消化道不良反应）的监测。基于现有证据，ASCVD的一级预防应重在危险因素（血压、血糖、血脂、吸烟等）综合全面的管理，并非仅考虑用小剂量阿司匹林来进行一级预防。

（二）ASCVD二级预防

1.慢性稳定性冠心病　建议老年慢性稳定性冠心病患者服用低剂量阿司匹林75～100mg/d预防心血管事件，不能耐受或禁忌者，可考虑氯吡格雷75mg/d替代。老年冠心病患者行择期PCI治疗，术前应根据个体情况决定是否用负荷剂量，建议根据体重、肌酐清除率等情况个体化调整负荷剂量；PCI术后建议阿司匹林75～100mg/d＋氯吡格雷75mg/d或替格瑞洛DAPT治疗6个月，或根据出血/缺血风险情况个体化缩短DAPT时程，替格瑞洛90mg每日2次慎用于高出血风险的老年人，必要时使用60mg每日2次，此后终身服用肠溶阿司匹林75～100mg/d或更低可耐受剂量。治疗过程中应监测不良反应，注意有无黑粪和消化道不良反应，监测便常规和血常规；有消化道出血及溃疡病史、高出血风险患者应加用PPI或H_2受体拮抗剂。

2.急性冠脉综合征（ACS）　年龄≥75岁的ACS患者PCI术前应减小或不用负荷剂量，年龄≤75岁者负荷替格瑞洛180mg或氯吡格雷负荷剂量减为300mg。老年ACS患者置入支架后常规DAPT治疗6～12个月，可根据患者缺血与出血风险延长或缩短。且出血风险低的老年ACS患者支架置入后可考虑使用替格瑞洛，替格瑞洛60mg每日2次，高缺血风险（左主干或多血管支架等）且出血风险低的老年ACS患者支架置入后可考虑使用阿司匹林75～100mg/d联合替格瑞洛60～90mg每日2次治疗；非血运重建ACS年龄＞65岁患者可考虑阿司匹林75～100mg/d联合替格瑞洛60mg每日2次，禁用于有脑出血病史患者，慎用于高出血风险、慢性阻塞性肺疾病、室性停搏患者。普拉格雷出血风险较高，不推荐用于有脑出血病史、75岁以上、卒中或TIA病史、低体重（＜60kg）患者。使用替格瑞洛/普拉格雷的老年患者需密切监测出血风险，建议加用PPI或H_2受体拮抗剂预防消化道出血。

综上，ASCVD的一级预防重在危险因素的综合管理。我国ASCVD一级预防人群中高风险人群较多、危险因素控制不佳等情况不同于欧美人群，阿司匹林在我国ASCVD一级预防中仍具有重要价值。老年人抗血小板治疗前需谨慎权衡获益-出血风险，识别出血高危人群。高出血风险的老年ASCVD患者应缩短DAPT治疗时程，根据出血风险调整剂量，出血高危患者加用PPI或H_2受体拮抗剂。老年人进行抗血小板治疗时应关注药物不良反应并选择可耐受剂量。在治疗过程中综合考虑老年患者的症状、病情、合并疾病、联合用药及认知功能、预期寿命等情况，有针对性地采取预防或治疗措施。此外，老年人抗血小板治疗需个体化选择治疗剂量，定期或动态评估获益-风险，监测出血风险，及时调整治疗策略。

（刘梅林　刘雯雯）

2018美国心脏协会/美国心脏病学会
胆固醇管理指南要点与评价

2018年11月10日在芝加哥召开的美国心脏协会（AHA）科学年会上，2018 AHA/美国心脏病学会（ACC）联手发布了新版胆固醇管理指南（以下简称"新指南"）。新指南在2013版指南的基础上结合最新临床研究证据进行更新，强调健康生活方式和预防，突出基于心血管风险的个体化治疗策略，并对非他汀类降低胆固醇药物如依折麦布、前蛋白转化酶枯草溶菌素9（PCSK9）抑制剂等给予了推荐。

一、新指南要点

1.强调所有人都应保持心脏健康的生活方式，以降低动脉粥样硬化性心血管疾病（ASCVD）风险。在20～39岁的年轻人中，终身风险（lifetime risk）评估有助于临床医师与患者间的风险讨论，并强调努力改善生活方式。对所有年龄段的人来说，生活方式治疗是代谢综合征的主要干预措施。

2.在临床ASCVD患者中，使用高强度他汀治疗或最大耐受剂量的他汀治疗以降低低密度脂蛋白胆固醇（LDL-C），LDL-C自基线应降低≥50%。

3.极高危的ASCVD患者，包括多个严重ASCVD事件史或1个严重ASCVD事件史和多个高风险因素，如果使用最大耐受剂量的他汀治疗后，LDL-C水平仍≥70mg/dl（≥1.8mmol/L），加用依折麦布是合理的；如果使用最大耐受剂量的他汀和依折麦布治疗后，LDL-C水平仍≥70mg/dl（≥1.8mmol/L），加用PCSK9抑制剂是合理的，但长期（>3年）安全性还不确定，而且基于2018年前半年的价格，其成本效益很低。

4.对于未计算10年ASCVD风险的严重原发性高胆固醇血症患者［LDL-C≥190mg/dl（≥4.9mmol/L）］，可以直接启动高强度他汀治疗。如果LDL-C水平仍≥100mg/dl（≥2.6mmol/L），加用依折麦布是合理的。如果在他汀＋依折麦布治疗后，LDL-C水平仍≥100mg/dl（≥2.6mmol/L），且患者有多种因素会增加后续的ASCVD事件风险，可考虑使用PCSK9抑制剂，但基于前述（第3条）原因，其经济学价值较低。

5.对于患有糖尿病且LDL-C≥70mg/dl（≥1.8mmol/L）的40～75岁患者，可以在不计算10年ASCVD风险的情况下启动中等强度的他汀治疗。对于风险较高的糖尿病患者，特别是那些有多种危险因素或50～75岁的患者，高强

度他汀治疗将LDL-C水平降低≥50%是合理的。

6.对于需要进行ASCVD一级预防的40～75岁成年人，应在启动他汀治疗前进行医师–患者间的风险讨论。风险讨论应包括：主要危险因素的评估，如吸烟、血压升高、LDL-C、血红蛋白A₁C（如有必要），以及计算出来的10年ASCVD风险；存在风险增强因素（参见第8条）；生活方式和他汀治疗的潜在获益；潜在的不良反应和药物间的相互作用；他汀治疗的费用；以及在共同决策中患者的偏好和价值观。

7.对于无糖尿病、LDL-C水平≥70mg/dl（≥1.8mmol/L）、10年ASCVD风险≥7.5%的40～75岁成年人，如果讨论后治疗方案支持他汀治疗，启动中等强度的他汀治疗。存在风险增强因素支持他汀治疗（参见第8条）。如果风险状态不确定，可考虑使用冠状动脉钙化（CAC）评分来提高特异性（参见第9条）。如果适宜他汀治疗，将LDL-C水平降低≥30%；如果10年风险≥20%，则将LDL-C水平降低≥50%。

8.对于无糖尿病、10年风险为7.5%～19.9%（中等风险）的40～75岁成年人，存在风险增强因素支持启动他汀治疗（见第7条）。风险增强因素包括：早发ASCVD家族史；LDL-C水平持续升高≥160mg/dl（≥4.1mmol/L）；代谢综合征；慢性肾病；先兆子痫或过早绝经史（年龄<40岁）；慢性炎症性疾病，如类风湿关节炎、牛皮癣或慢性HIV；高危族群，如南亚人；甘油三酯持续升高≥175mg/dl（≥1.97mmol/L）；在特定人群中，载脂蛋白B≥130mg/dl、高敏C反应蛋白≥2.0mg/L、踝肱指数<0.9、脂蛋白（a）≥50mg/dL或125 nmol/L，尤其是脂蛋白（a）的值较高。对于10年风险为5%～7.5%（临界风险）的患者，存在风险增强因素可能支持他汀治疗。

9.对于无糖尿病、LDL-C水平≥70～189mg/dl（≥1.8～4.9mmol/L）、10年ASCVD风险≥7.5%～19.9%的40～75岁成年人，如果不能确定是否使用他汀治疗，可考虑测量CAC。如果CAC评分为0，除吸烟者、糖尿病患者和早发ASCVD家族史者外，可不用或推迟他汀治疗。CAC评分为1～99支持使用他汀治疗，特别是对于≥55岁的患者。对于任何患者，如果CAC评分≥100 Agatston单位或≥75th百分位，则表明应进行他汀治疗，除非医师–患者的风险讨论结果为推迟治疗。

10.在启动他汀或调整剂量后的4～12周重复测量血

脂，以评估对降LDL-C药物和生活方式改变的依从性和有效性，根据需要每3～12个月重新测量1次。通过与基线水平相比，用降低的LDL-C百分比来定义对生活方式和他汀治疗的有效性。在极高风险的ASCVD患者中，如果使用了最大耐受剂量的他汀治疗，LDL-C水平仍≥70mg/dl（≥1.8mmol/L），则加用非他汀类药物（参见第3条）。

二、对新指南的评价

（一）降胆固醇治疗选择多样化

基于既往证据，2013版指南强调他汀降低胆固醇减少ASCVD风险，而非他汀类药物如依折麦布获益的证据不充分。而新指南中他汀不再"一枝独秀"，原因在于随着非他汀类降胆固醇药物包括依折麦布、PCSK9抑制剂相关临床试验相继揭晓，他汀基础上联合非他汀类药物获益证据不断积累；此外，临床实践中很多患者即便使用了最大耐受剂量的他汀，其血脂和心血管风险依然没有得到控制，需要在他汀基础上联合依折麦布或PCSK9抑制剂等非他汀类药物通过进一步降低LDL-C来降低ASCVD风险。

（二）治疗决策基于心血管风险

新指南关于降低LDL-C的治疗策略，主要基于心血管风险，同时参考基线的LDL-C水平。中危人群，建议LDL-C自基线下降30%以上，临床证据不支持使用高强度他汀。ASCVD高危人群，建议LDL-C自基线下降50%以上，指南基于证据推荐高强度他汀。在最大耐受剂量他汀应用之后LDL-C仍在70mg/dl以上时，应考虑联合依折麦布和（或）PCSC 9抑制剂。

美国指南有关高强度他汀的一些推荐，只是为我们提供了借鉴和参考。在临床实践中，依然需要结合我们自己的指南、专家经验和患者的反应等制订治疗策略。目前国内多数专家认为适宜中国患者的他汀应是中等强度他汀。如果他汀单药治疗后LDL-C不能达标，中国专家也认可早期积极联合依折麦布或PCSK9抑制剂。

（三）降低LDL-C强调幅度，但LDL-C水平作为调整治疗的依据

2013版指南取消LDL-C目标值曾引发广泛争议，因而新指南关于LDL-C目标的问题备受关注。既往的降脂临床试验多数是他汀与安慰剂或高强度他汀和常规强度他汀来对照的随机对照试验，所谓"目标血脂水平"并非预先设定，而是最终的结果。因此，取消或者是不设立目标水平，符合循证原则。此外，随着研究证据的不断更新，降脂"目标值"在不断下移，目前已有LDL-C降至55mg/dl甚至30mg/dl获益的证据，未来还可能有更低的结果，指南将以而进行更新。新指南建议10年ASCVD风险20%的高危人群LDL-C应比基线时降低50%以上，中危人群应考虑降低30%以上。低危人群医患共同讨论，此外，还要考虑排查心血管风险的增强因素。

（四）治疗策略的卫生经济学问题受到关注

尽管在他汀基础上，新指南推荐可以在ASCVD极高危人群中应用非他汀类药物如PCSK9抑制剂，但又明确指出，基于2018年上半年的市场价格，PCSK9成本效益比较差。对于在严重家族性高胆固醇血症患者中应用也是如此。这体现了美国专家对卫生经济学的重视。临床决策中，检查、治疗的费用仍是不可回避的问题。过高的成本将令多数患者难以接受，依从性大打折扣，从而使降低胆固醇降低心血管风险成为"空谈"。我国指南不推荐高剂量他汀的一个重要原因也在于此。

总之，AHA/ACC胆固醇新指南与时俱进，将最新临床证据融合到了患者管理中，将心血管风险的管理理念贯穿始终。这部指南贴近临床，几乎涵盖了临床可能遇到的各种情况，更加精细。指南将他汀之外具有明确获益证据的药物如依折麦布及PCSK9抑制剂也被引入到血脂管理策略中，强化"胆固醇原则"，即ASCVD风险下降源自胆固醇降低。此外，指南兼顾患者的依从性和耐受性，有专门章节阐述患者依从性问题，这些特点都值得我们借鉴。

（刘　靖）

早期静脉溶栓联合PCI治疗在STEMI救治中的探析

我国ST段抬高型心肌梗死（ST-segment elevation myocardial infarction, STEMI）发病突然，死亡率高，使用血运重建方式和开通梗死动脉方式能够挽救患者的生命，改善患者的预后。院内序贯的再灌注治疗策略，即诊断明确的STEMI患者，30min内无法决定（Primary PCI, P-PCI），立即启动半量静脉溶栓，利用"就诊-球囊扩张"时间的空白，使用药物早期再灌注为PCI再灌注争取时间，最终获得最高的IRA开通率，挽救更多的存活心肌。本文结合我国实际情况就早期静脉溶栓治疗在STEMI中的应用进行综述。

一、中国STEMI患者的现状

我国STEMI患者每年发病50万～70万人，能够得到及时再灌注治疗的仅约10%，而欧美能达到80%以上；高危胸痛患者治疗与时间明显相关尤其是STEMI，2h之内治疗效果最佳，超过6h基本意义下降。静脉溶栓和急诊PCI是目前最主要的再灌注治疗策略，能够改善心功能和远期预后，明显降低病死率。然而，由于直接PCI受到患者对疾病的认知能力、导管室数量的限制及对设备、操作人员的要求较高，势必会导致治疗时间延误。与此相比，静脉溶栓治疗具有快速、简便、经济、易操作等特点。尤其对于很多无法采用PCI的医院，静脉溶栓是主要治疗方式，也是抢救的首选方式，尤其是针对发病时间≤6h的患者，对其死亡率控制情况良好。有研究证实，发病6～12h接受静脉溶栓治疗能够有效降低患者的死亡率。STEMI患者每延误30min，1年死亡相对风险增加7.5%，延误62min直接PCI失去优势，当预期延误（转运）时间超过62min时，直接PCI相比使用特异性溶栓药物进行溶栓治疗，并不能降低死亡率。发病早期，溶栓治疗不亚于甚至优于PCI，直接溶栓与转运PCI30d死亡率分别为7.4%、7.3%。

二、当前溶栓联合PCI的三种治疗策略

（一）溶栓后立即PCI

20世纪90年代学者们就开始探索将药物溶栓与PCI相结合。早期溶栓后立即PCI即易化PCI，在STEMI患者先使用溶栓药物或血小板糖蛋白Ⅱb/Ⅲa受体拮抗剂治疗后即刻实施PCI，其目的是尽快开通梗死血管恢复血流。TIMIⅡa研究入选发病时间4h内的STEMI患者，阿替普

酶溶栓后随机分成立即PTCA组、延迟PTCA组、保守治疗组，虽然结果表明三组间主要终点事件无明显差异，但临床收益低于预期。究其原因发现早期溶栓药物剂量大、半衰期长，增加出血风险。随着溶栓药物及方法的改进，有学者提出将溶栓药物剂量减半以降低出血风险。ASSENT-4研究是一项针对发病6h内，需延误3～4h进行直接PCI的患者，按1:1比例随机分配患者接受全量替奈普酶联合PCI治疗，或接受普通肝素并实施直接PCI治疗。在随机化后60～180min开始进行PCI手术，对已纳入1629例患者分析时发现，易化PCI组在院内主要终点事件（死亡率、再梗死、靶血管血运重建）发生率明显高于标准PCI组，以致试验提前终止。FINESSE研究将STEMI患者随机分为阿昔单抗联合半剂量阿替普酶易化PCI组、阿昔单抗易化PCI组、直接PCI组。结果发现与直接PCI组比较，阿昔单抗联合阿替普酶易化PCI组在主要终点事件上没有带来显著改善，而且增加了出血风险。上述研究均表明易化PCI与直接PCI相比并不能降低死亡率，且具有更高的主要联合终点事件（死亡率、充血性心力衰竭、心源性休克，再梗死和再次血运重建）发生率。ASSENT-4研究疗效性未及预期的原因考虑为再灌注治疗期间没有进行最优化的抗栓治疗。FINESSE研究效果不佳的可能原因为首次医疗接触至溶栓间隔时间过长，降低溶栓治疗的优势。

（二）溶栓失败后补救PCI

溶栓不成功继续追加溶栓药物并无获益，而补救PCI能够迅速开通梗死相关血管，减少心肌坏死，保护心脏功能。多项研究也证实，对合并休克、心力衰竭或恶性心律失常等高危患者补救性PCI可降低STEMI的死亡及再梗死风险，改善患者的预后，获益更为显著。MERLIN研究及REACT研究均证实，溶栓后补救PCI优于单纯保守药物治疗，在合并心源性休克、恶性心律失常、心力衰竭等高危患者中临床获益明显。REACT研究与MERLIN研究中症状发作至补救PCI的时间分别为414 min和327 min（均<12 h）。目前尚无直接证据支持更晚期（>12h）的补救性PCI。STREAM研究纳入1892例STEMI症状发作3h内且无法在1h接受直接PCI的患者，随机分为药物-介入组和直接PCI组，药物-介入组给予替奈普酶（从就诊到给药的平均中位时间为38min，距离症状发作的时间为100min），其中36%患者在给药后因血流不稳定立即实施PCI（距离随机

分钟的平均时间为2.2h），64%患者在溶栓后6～24h血运重建（距离随机分组的平均时间为17h）。直接PCI组未给予溶栓药物，在距离症状发作178min后行直接PCI。主要临床终点包括死亡、休克、充血性心力衰竭或30d内再梗死，该研究旨在比较溶栓后6～24h血运重建与直接PCI的转归。临床研究表明，溶栓后早期补救性PCI不增加患者病死率。

因此应及早判断溶栓治疗效果，对于失败的患者尽早行挽救性PCI。2017年欧洲心脏病学会（European Society of Cardiology, ESC）指南建议溶栓后对溶栓失败（溶栓后60min ST段下降＜50%或仍有胸痛）、心电不稳定或缺血症状加重患者推荐立即行补救PCI（I; LOA; A）。

（三）溶栓成功后早期PCI

溶栓成功后PCI最佳治疗时机的选择几经变迁。考虑出血风险，早期指南建议溶栓成功后仅对存在自发或诱发性缺血的患者行PCI。WEST研究表明，直接PCI组与溶栓后早期介入治疗对比后发现，两组患者在30d内主要终点事件（死亡、心肌梗死、再缺血、心力衰竭、休克及室性心律失常）的发生率没有出现明显的差异。CARESS-in-AMI临床研究入选600例高危STEMI患者，随机分为常规转运PCI和缺血驱使PCI组，常规转运组溶栓至PCI的平均时间2.3h。结果显示，常规转运PCI组30d主要终点事件（死亡、再梗死和再发缺血）发生率明显低于缺血驱使PCI组（4.4% vs.10.7%, $P=0.004$）。TRANSFER-AMI试验入选1059例高危STEMI患者，随机分入溶栓后标准治疗（溶栓失败后行补救性PCI，溶栓成功的患者24h后行择期PCI）和常规转运PCI组（溶栓后6h内转院行PCI），常规转运组溶栓治疗至PCI的平均时间3.9h。结果显示，溶栓后常规早期转运PCI使30d主要终点事件（死亡、再发心肌梗死、再发缺血、新发或恶化的充血性心力衰竭或心源性休克）发生率显著降低（RR 0.64, 95% CI 0.47～0.87, $P=0.004$），而且并不增加出血风险。

国内学者何奔教授的一项临床多中心随机对照研究比较溶栓后早期PCI与直接PCI两种STEMI救治策略。结果证明，对发病6h内PCI延误1h以上患者，使用半量阿替普酶，溶栓成功后在3～24h实施早期PCI，与直接PCI相比，具有相似的疗效和安全性。韩雅玲院士研究将发病6h，延迟PCI在1～3h的STEMI患者给予普佑克溶栓治疗后行早期PCI。结果发现，普佑克联合PCI与直接PCI比较，患者心肌灌注水平更高，且不增加出血风险。

2017年欧洲心脏病学会（ESC）指南首次指出，对于发病早期且首次医疗接触至PCI在120min以上的患者，STEMI再灌注治疗可以选择院前溶栓后快速转运PCI策略，具体为：①优选院前溶栓（I; LOA; A）；②STEMI患者溶栓后均转运到具备PCI资质的医院（I; LOA; A）；

③最初溶栓成功后发现存在缺血症状或罪犯血管再闭塞，应立即行PCI（I; LOA; B）；④溶栓成功后STEMI患者在2～24h接受PCI治疗（I; LOA; A）。

急性ST段抬高型心肌梗死溶栓治疗的中国专家共识组也提出了明确的建议，对于不能在首次医疗接触（first medical contact, FMC）后120min内行直接PCI开通梗死血管的STEMI患者，就应在30min内进行溶栓治疗。研究表明，早期溶栓结合PCI既可掌握早期再灌注时间，又可巩固、完善溶栓后的再通效果，有利于缩短心肌总缺血时间，同时扩大PCI的时间窗，能为患者争取最佳的治疗机会和效果，是目前我国大多数基层医院首选的治疗策略和模式。

三、静脉溶栓的优势

静脉溶栓治疗是我国目前STEMI患者再灌注治疗的起点，因其不受任何时间、地点所限，所有医师均可操作，理论上无时间延迟。为提高STEMI患者早期再灌注治疗的比例，为缩短早期救治时间，提高AMI救治成功率，患者送达医院后部分患者家属无法快速决定是否接受P-PCI手术时，在患者送达医院后的30min内立即实施"院内序贯再灌注药物溶栓策略"，即给予患者半剂量静脉溶栓，充分利用"就诊-球囊扩张"时间的空白期，进一步优化院内AMI患者诊治流程、临床路径和救治策略，降低AMI患者病死率及心力衰竭发生率。院前溶栓5年存活率优于PCI和院内溶栓，采取溶栓治疗患者5年生存率为88%，采取直接PCI患者为84%，院前溶栓的5年存活率为90%，院内溶栓的存活率为85%。通过优化路径后比较分析多方面临床指标，进行综合效果评价研究及与既往非优化路径的对照研究，综合评判不同救治策略的近期和远期效果，用分析的数据说明院内序贯的再灌注治疗策略的优势效果。OCT腔内影像证实：有25%～30%的STEMI患者并无严重的斑块狭窄，仅在血管内膜软斑块糜烂、侵蚀基础上破裂继发血栓形成，此类高凝血栓状态STEMI患者甚至无须支架治疗。经济条件比较差的、年轻的患者（年轻的患者溶栓，或者强化抗凝，可以避免放支架）、无PCI条件或不能24h PCI、导管室占台、家属不同意、血管入路困难者更适合静脉溶栓治疗。

四、结论

现在基层医院中临床使用比较多的溶栓药物是尿激酶，其是第一代溶栓药物，没有纤维蛋白选择性，体内的纤溶酶溶解系统被激活，患者的梗死部位会有结合性水解纤维蛋白溶解酶，让血小板网状结构断裂，溶解红细胞，价格低廉，溶栓效果不理想。瑞替普酶是第三代溶栓药物，没有抗原性，纤维蛋白的选择性比较强，血浆半衰期比较长，使用剂量少，不良反应率低，便捷有效。根据国内外的研究，重组组织型纤溶酶原激活剂及其他的纤溶酶原激活剂相比，其IRA开通时间比较短，开通率比较高，不良反应率低。在对比尿激酶与瑞替普酶治疗急性ST段抬高型心肌梗死的疗效观察研究结果显示，瑞替普酶组溶栓2h再通率为85.29%（29/34），尿激酶组溶栓2h再通率为61.76%（21/34）；瑞替普酶组溶栓2h再通率明显高于对照组，差异有统计学意义（$\chi^2=4.836$，$P<0.05$）。瑞替普酶组不良反应发生率为17.65%（6/34），尿激酶组不良反应发生率为23.53%（8/34）；两组不良反应发生率比较差异无统计学意义（$P>0.05$）。综上所述，采用瑞替普酶治疗急性ST抬高型心肌梗死患者效果显著，且安全可靠，是非常有效的溶栓药物，临床可以进行推广使用。

急性ST段抬高型心肌梗死，心肌持续缺血缺氧，导致心肌坏死，患者死亡率高。冠状动脉再通后濒死心肌可以重获血供，虽然PCI是心肌再灌注的首选方法，但是存在缺乏血管造影设备与技术，且对医师的经验要求比较高等因素，因此很难在基层医院推广，静脉药物溶栓成了非常重要的方式，也是抢救的首选方式。

与前几代溶栓药物相比，瑞替普酶在STEMI患者中疗效肯定，不良反应少，越早进行溶栓治疗，血管再通率越高、预后越好。在12h内或者是在无PCI条件医院应该优先并尽早选择这一治疗方案。综上所述，对于STEMI患者，四代溶栓药物及院内序贯的再灌注治疗策略，具有重要的临床意义，值得推广。

（李春洁　赵　佳　田明星　夏会珍）

动脉粥样硬化残余风险脂蛋白（a）的研究进展

脂蛋白（a）[Lp（a）]是一种结构与低密度脂蛋白相似的特殊脂蛋白，近年来，基础科学、流行病学都为Lp（a）在动脉粥样硬化疾病进展中的致病作用提供了强有力的证据。脂蛋白（a）存在于血浆中，作为一种独特的脂蛋白颗粒，添加了独特的亲水性糖蛋白（载脂蛋白a），其本质与低密度脂蛋白（LDL）相同。临床研究表明，血浆中升高的Lp（a）水平与冠状动脉粥样硬化性心脏病和主动脉瓣狭窄存在着因果关系，现在有证据显示，Lp（a）可能是冠心病的最强烈的遗传风险因素，此外，它还与心肌梗死、周围血管疾病、慢性肾病和缺血性卒中有独立的相关性。因此，降低血浆中Lp（a）水平成为减少患动脉粥样硬化风险的新治疗靶点。尽管如此，目前对于Lp（a）的研究仍存在局限性，其病理生理学机制和代谢过程尚不明确。本文对脂蛋白a的结构特征、合成与代谢、流行病学特征、生理功能、致病机制及目前降低Lp（a）的治疗方法等方面做一综述。

一、Lp（a）的组分及其特征

（一）Lp（a）结构与特性

Lp（a）是在1963年由挪威遗传学家Kare Berg在人血浆中发现的一种特殊的类球形颗粒脂蛋白，是由类低密度脂蛋白成分：磷脂分子、胆固醇酯、甘油三酯、非极性脂类核心、游离胆固醇、整合的载脂蛋白（ApoB-100）与外周载脂蛋白（ApoA）构成，其中ApoB-100与ApoA通过二硫键共价连接。然而，Lp（a）与低密度脂蛋白（LDL）明显区别于一种独特的糖蛋白——ApoA，ApoA与纤溶酶原具有同源性，包含了氨基末端的尾域、羧基末端的胰蛋白酶域及5个独特的被称为Kringles的域（被记为KIKV），Kringles是含有3个二硫键的三环蛋白质基。根据氨基酸序列，在ApoA中有10种KIV（被记为KIV$_{1\sim10}$），而ApoA的一些特定功能就是由某些KIV结构域决定的。ApoA缺乏与纤溶酶原同源的尾域结构和kringles I～III，同时拥有大量与kringleIV相同的结构及kringleV和蛋白酶类结构域，在kringlesIV结构中，包含了多个赖氨酸结合位点，决定了ApoA抗纤溶性，即间接决定了Lp（a）的抗纤溶特性。其中，除了编码KIV$_2$的DNA是重复序列之外，其他所有的都是单独序列。根据Lp（a）的等位基因大小，KIV$_2$的DNA重复序列从3到大于30不等，编码ApoA基因，这就产生了在ApoA和Lp（a）中观察到的显著的多态性。由于在编码KIV$_2$的DNA序列中重复次数的不同，导致相应分子量不同，形成的ApoA存在多种异构体，且KIV$_2$重复序列次数与Lp（a）浓度成反比。KIV$_9$中含有单独的未配对的半胱氨酸，最终参与到Lp（a）中与ApoB-100之间的二硫键连接。KIV$_{10}$包含一个相对较强的赖氨酸结合位点，而KIV$_5$～KIV$_8$每个都包含一个相对较弱的赖氨酸结合位点，KIV$_{10}$中强大的赖氨酸结合能力可以选择性地氧化磷脂，并且与巨噬细胞的促炎症机制相关，因此，KIV$_{10}$也成为Lp（a）致病性的关键结构。

（二）Lp（a）的基因特征

编码Lp（a）中ApoA的基因位于第6号染色体长臂（6q2.6～2.7），与人的纤溶酶原基因（PLG）相邻，PLG几乎是普遍表达的，而Lp（a）的表达仅局限于远古时期的猴、猿类和人类少数物种，因此Lp（a）的微观研究存在一定的困难。有学者提出，人类的ApoA基因可能是在约4000万年前的灵长类动物进化过程中，通过复制原生质基因产生的。ApoA能够促进伤口愈合，因为有一种类似低密度脂蛋白的颗粒——Lp（a），能够结合纤维蛋白，促进胆固醇向组织损伤的部位传递，从而促进新细胞膜的生物合成。

目前研究对Lp（a）表达的调控尚不清楚。然而，在Lp（a）转录调控中有几个重要环节。转录因子中肝细胞核因子（HNF3A）和心肌转录调节因子（GATA4）对Apo（a）表达有负向调控作用。成纤维细胞生长因子19（FGF19）通过影响Lp（a）的启动子中的成分抑制Lp（a）的转录。在人类肝细胞的研究表明，Lp（a）启动子中的白细胞介素-6（IL-6）是存在功能的，IL-6拮抗剂妥珠单抗（Tocilizumab）能抑制IL-6诱导的Lp（a）mRNA和蛋白表达。肿瘤坏死因子alpha（TNF-α）和TNF-β已被证明可以降低猴肝细胞Lp（a）mRNA的表达。遗传变异和病理生理改变，如肾病和肝病，与Lp（a）水平和表达有关。

（三）Lp（a）的代谢过程

1. Lp（a）的组装　血浆Lp（a）浓度主要由编码Lp（a）中Apo（a）部分基因的遗传变异决定，浓度与Apo（a）的肝产率呈负相关，与Apo（a）分解代谢率无关，Apo（a）在释放之前，首先进入内质网腔，然后被折叠并运送到高尔基体，或者被释放到蛋白酶体降解。Lp（a）的形成主要通过在肝细胞表面的Apo(a)与LDL类似样结构中的ApoB-100在胞外通过二硫键耦合,在共价键连接Apo(a)和ApoB-100的二硫键形成之前,Apo(a)中KIV₇和KIV₈的弱赖氨酸结合位点Lys690和Lys680之间可能发生非共价结合,从而提高了Lp(a)组装效率。新的治疗药物的临床试验,直接或间接靶向作用于ApoB-100的产生,更加突出了ApoB-100在Lp(a)代谢中也起到的关键作用。关于Lp(a)的组装悬而未决的问题包括:Apo(a)的共价结合是否发生在肝脏或在血液循环中尚不明确,以及Apo(a)与LDL类似样结构的结合对血液循环中Lp(a)颗粒的形成的影响程度。如果LDL类似样结构在Lp(a)的组装中发挥重要作用,脂肪酶和脂质转移蛋白的对LDL类似样结构的作用可能会影响到Lp(a)的产生。

2.Lp(a)的分解代谢　Lp(a)分解代谢的主要场所是肝脏,肾脏和动脉壁也可以清除血浆中的Lp(a)。多种细胞受体参与到肝脏清除Lp(a)过程中,低密度脂蛋白受体(LDLR)和低密度脂蛋白受体家族的其他成员,如极低密度脂蛋白受体(VLDLR)、低密度脂蛋白受体相关蛋白1(LRP1)和低密度脂蛋白受体相关蛋白2(LRP2)。LDLR在Lp(a)清除中的作用仍然存在争议。在生理条件下,LDLR在Lp(a)的分解代谢中并没有发挥重要作用,一些研究已经证明LDLR可以促进Lp(a)的结合和摄取,而在小鼠过度表达LDLR时,Lp(a)的清除会显著增加,且VLDLR在心肌、骨骼肌和脂肪组织中表达,在肝脏中很少表达。研究显示,Lp(a)可以被VLDLR分解。LRP2由上皮细胞表达,并存在于肾脏、肺、甲状腺、甲状旁腺、大脑、乳腺等多个组织中。LRP1在清除蛋白酶抑制剂复合物和残留的乳糜微粒有一定的作用,Lp(a)和LRP1之间的相互作用可能依赖于Lp(a)中Apo(a)异构体大小。在表达LRP2的细胞中,Lp(a)的摄取和降解比缺乏该受体的控制细胞平均高出2倍。在LRP2对Lp(a)分解代谢过程,Lp(a)中的ApoB100可能起到了关键作用。

虽然肝脏是Lp(a)分解代谢的主要部位,但肾对Lp(a)清除也起到重要作用。在慢性肾病患者中,发现血浆Lp(a)水平增加,肾移植成功后,其水平普遍下降。在正常肾功能的人群,肾静脉的Lp(a)水平明显低于升主动脉,提示肾循环能够去有效清除Lp(a)。在肾功能受损的患者中,Lp(a)升高的程度与肾小球滤过率呈负相关,Apo(a)尿排泄与肌酐清除率呈正相关,人类尿液中高达215kDa的蛋白酶(a)片段的鉴定表明,Lp(a)的清除可能是通过一种主动转运机制,而不是肾小球滤过作用。

因此,在Lp(a)的分解代谢过程中,可以肯定的是LDLR和其他细胞受体在一定程度上参与其中,但涉及的确切机制和其他途径的作用需要进一步的研究。此外,还需要有待研究的是在Lp(a)中,能否通过一些酶或其他机制,使ApoA和ApoB-100之间的共价结合可逆进行,如果

这样的设想存在,那么对于研究Lp(a)的代谢甚至对其他脂蛋白代谢会有新的进展。

二、Lp(a)的流行病学研究

Lp(a)通常被认为是一个独立且高度可遗传的CAD风险因素。虽然没有受到生活方式因素的影响,但一些研究报告显示饮食摄入对Lp(a)水平有一定的影响。相反,在不同种族背景的个体之间以及在某些生理状态下,血浆的浓度差异很大。血浆Lp(a)浓度呈显著正偏态分布,个体间分布差异大。在动脉粥样硬化患者中,约25%患者的Lp(a)水平超过30mg/dl。

(一)Lp(a)生理决定因素:妊娠和绝经

一些纵向调查显示,在正常妊娠期,Lp(a)水平增加2~3倍,在妊娠合并先兆子痫或高血压的情况下,血浆Lp(a)的升高程度可能高于正常妊娠的个体。日本一项调查显示,与绝经前妇女相比,在绝经后妇女中观察到较高的Lp(a),不过在调整了年龄分段后失去统计学意义,绝经后妇女接受激素替代疗法的结果显示,与未接受激素替代疗法的妇女相比,血浆Lp(a)浓度更低。

(二)Lp(a)浓度的地理变化

不同种族的个体之间的Lp(a)水平相差很大。在流行病学研究中,与中国和非西班牙裔白种人相比,南亚人的血浆Lp(a)水平更高。多项研究也表明,与白种人相比(包括西班牙裔、高加索人和一些亚洲人),黑种人Lp(a)的浓度比白种人高2~3倍,除了成年人,黑种人和白种人之间的差异也延伸到儿童和老年人,尽管黑种人的血浆Lp(a)水平较高,但是Lp(a)和心血管风险之间的相关性与白种人不尽一致。

(三)Lp(a)的遗传流行病学

脂蛋白(a)具有高度遗传特点(为70%~90%),基因具有多态性,基因变体是Kringle-Ⅳ type-2(KIV2)大小的多态性,且KIV2重复序列数目与血浆Lp(a)水平呈负相关。此外,在KIV2中有其他的遗传变异,这可能解释了携带相同大小的Apo(a)亚型的个体,Lp(a)浓度不同。在KIV2的外显子中发现了一种罕见的变异,它引入了一种停止密码子,产生一种截断蛋白,导致无法形成Lp(a)。大型测序研究发现,在KIV2领域内,有更多的同义和非同义的变异,其中许多也表现出了种族特异性分布。因此,需要进一步研究这些变异,以确定它们对血浆Lp(a)的影响。

根据孟德尔的随机化(MR)和全基因组关联(GWAS)的研究,得出Lp(a)在动脉粥样硬化性心脏(aSCVD)中起到至关重要的作用,MR研究证明基因升高的Lp(a)是ASCVD发生的重要因素和因果风险因素。

在Lp（a）中，KIV2拷贝数的变体，以及单核苷酸多态性（SNPs）、rs3798220和rs10455872，都与Lp（a）浓度有关。研究观察到rs3798220、rs10455872和主动脉瓣狭窄之间存在因果关系。全基因组关联研究还发现了一种非同义变体rs3798220和一种内含子变异rs10455872，作为冠心病、卒中和主动脉瓣钙化的最强遗传预测因子。根据rs3798220和rs10455872的遗传风险评分预测早期冠心病、外周动脉疾病、主动脉瘤和缺血性卒中发生。

三、Lp（a）的病理生理学研究

Lp（a）是通过二硫键将载脂蛋白A与载脂蛋白B-100结合而构成的特殊蛋白，可通过促进泡沫细胞形成、斑块中脂质的沉积及血栓形成和炎症反应在动脉粥样硬化的每个阶段起推进作用。Lp（a）较低密度脂蛋白胆固醇更易氧化，氧化型Lp（a）对内皮依赖的血管舒张具有更强大的损害作用，并且刺激血管平滑肌，导致其致动脉粥样硬化作用比氧化型LDL-C更明显。目前在Lp（a）研究领域已经确定的是升高的Lp（a）能够增加心血管疾病风险的机制。但由于Lp（a）粒子的结构复杂，缺乏动物模型，研究存在局限性。

（一）血栓形成和纤维蛋白溶解

在Lp（a）结构中，Apo（a）与纤溶酶原具有显著同源性，这点明确了Apo（a）在干扰纤溶酶原正常功能中的作用，即Lp（a）具有干扰溶栓作用。事实上，早期的研究已表明，Apo（a）可以干扰动脉粥样硬化过程的附壁血栓溶解，因为能够干扰纤溶酶原与内皮细胞、单核细胞和巨噬细胞的结合。此外，Apo（a）对纤维蛋白有抑制作用，抑制纤溶酶原激活，导致抗纤溶作用。目前仍有待确定的是，Lp（a）在人类动脉粥样硬化血栓形成过程中是否发挥抗纤溶作用。此外，一项影像研究发现，升高的Lp（a）能加重血管狭窄和闭塞，但并不增加斑块面积，这项观察为升高的Lp（a）促进斑块破裂和血栓形成这一观点提供有力证据。

体外研究表明，Apo（a）促进血小板活化，而Lp（a）干扰了组织因子途径抑制剂（TFPI）的功能，提示Lp（a）可能通过促进凝血机制而导致血栓形成。此外，有研究报告指出，Lp（a）可以影响纤维蛋白凝块结构，高水平的Lp（a）能提高更高密度大凝块的抗溶解能力。

总之，在动脉粥样硬化疾病中，Lp（a）是否会导致血栓形成还远未可知，动物研究存在价值，很可能直接解决这个问题。

（二）炎症反应和氧化应激

炎症反应是动脉粥样硬化发展的核心，Lp（a）通过多种方式引起炎症反应。Lp（a）能够促进促炎症细胞因子的

形成，包括趋化因子（C-C motif）、配体1（CCL1）和白介素-8（IL-8）。此外，Lp（a）增加内皮细胞中促炎黏附分子的表达，促进内皮功能障碍，激活细胞内的信号通路，从而降低屏障功能。单核细胞趋化因子-1（MCP-1）与Lp（a）联合促进单核细胞迁移。最后，Lp（a）在动脉粥样硬化斑块中促进巨噬细胞凋亡，进一步促进炎症反应和不稳定斑块形成。

Lp（a）可以被认为是氧化应激和炎症反应之间联系的一种特殊介质。虽然Lp（a）的血浆浓度通常低于低密度脂蛋白，但由于其对多种细胞外基质成分的亲和力，Lp（a）优先积累在动脉壁上，形成氧化低密度脂蛋白（oxLDL）。

（三）氧化磷脂（oxPL）作用

oxPL是一种有害物质，它通过激活toll样受体（特别是TLR-2和TLR-4）和CD36等多种方式刺激炎症反应过程。Apo（a）上的oxPL存在于KIV10上，依赖于KIV10中强赖氨酸结合位点连接。研究表明，在Apo（a）上的oxPL有促进巨噬细胞凋亡、巨噬细胞IL-8的产生及巨噬细胞的活化和迁移的能力。因此，oxPLs在Lp（a）的心血管疾病病理致病机制上起着至关重要的作用。

（四）致动脉和瓣膜钙化作用

最近的GWAS和MR研究发现，高血浆Lp（a）浓度是导致钙化性主动脉瓣疾病（CAVD）的危险因素。CAVD与动脉粥样硬化具有一些相同的危险因素，包括年龄、血脂异常、代谢综合征、糖尿病等；同时具有相似的发病机制，包括内皮功能障碍、氧化脂蛋白积累、白细胞和巨噬细胞浸润相关炎症等。最近的研究表明Lp（a）能够将oxPL输送到病变的瓣膜组织。因此，Lp（a）在CAVD中的作用可能与在动脉粥样硬化中作用相似，与Lp（a）促进炎症的能力有关。

四、Lp（a）的临床检测

迄今为止，大多数测量Lp（a）浓度都采用免疫化学方法，如酶联免疫吸附法（ELISA）、浊度测定法、免疫比浊法和分离增强的镧系荧光免疫测定法。

标准化和免疫分析Lp（a）分子的结构，对于准确、可靠地量化人类血浆中Lp（a）浓度，分析它的复杂性和多态性做出贡献，然而，目前还没有国际临床化学联合会（IFCC）推荐检测Lp（a）浓度的参考方法。因此，测量Lp（a）方法上的差异会使基础甚至临床研究变得困难，结果可能也会受到影响。最近，提出了一种高效液相色谱/质谱法（UPLC/MS）测定不同Apo（a）区色氨酸肽的方法，从而间接得到Lp（a）浓度，这种方法可以同时量化Apo（a）的浓度，并通过测量每个蛋白质分子的kringles数

量来确定Apo(a)亚型大小。对这种UPLC/MS方法与高度精确的ELISA法进行的验证表明,该方法与Lp(a)浓度有很好的一致性,但同时观察到Apo(a)的大小存在差异。值得注意的是,这种UPLC/MS方法通过了临床研究样本分析的所有必要要求,如分析精度、样品混合和冻融稳定性等。通过其他方法包括测量Lp(a)中的ApoB-100浓度或胆固醇含量,对于克服Apo(a)大小的变化是有效的。然而,在临床降脂过程中,我们还不能确定Lp(a)的胆固醇含量占Lp(a)质量的百分比是否随着LDL中胆固醇水平的降低而保持不变。

目前研究发现3种Lp(a)相关标志物,分别为Lp(a)-C、Lp(a)-M和Lp(a)-P。Lp(a)-C通过电泳法测量Lp(a)颗粒携带胆固醇含量,测量单位为mmol/L;Lp(a)-M通过ELISA法测定Lp(a)颗粒中Apo(a)质量,测量单位为mg/L;Lp(a)-P是一种新型标志物,它通过脂蛋白免疫固定电泳法(Lipo-IFE)灵敏准确地测量Lp(a)颗粒在血浆中的浓度,测量单位为nmol/L,当Lp(a)为30mg/dl的风险阈值时,相对应的Lp(a)-P约为100nmol/L。因肥胖患者数量日趋增加,且Apo(a)存在多种亚型,Lp(a)-C和Lp(a)-M的测量准确性遭到质疑,而Lp(a)-P不受Apo(a)大小差异和其他脂蛋白的影响,最能够代表Lp(a)的真实水平,因此Lp(a)-P成为当前的研究焦点。

五、Lp(a)的临床意义

(一)Lp(a)在心血管疾病中的意义

流行病学研究证据表明,血浆Lp(a)水平与冠心病发病存在联系。升高的Lp(a)在诱导动脉粥样硬化斑块、炎症、氧化应激和动脉粥样硬化血栓形成中具有一定作用。高水平的Lp(a)和低密度脂蛋白之间也有相似之处,它们与动脉粥样硬化性心血管疾病(aSCVD)存在因果关系。设想如果降低原有的高Lp(a)血浆浓度能够减少心血管事件的发生,但是目前缺乏这样的研究数据。高血浆Lp(a)可导致主动脉瓣再狭窄、主动脉瓣钙化和心力衰竭。升高的血浆Lp(a)浓度与CHD的发生和CV事件之间相关,通过与LDL-C共存相关性增强,在LDL-C较低水平下,Lp(a)对冠心病的关联预测作用则会减弱。由于Apo(a)和纤溶酶原的同源性,可以推测Lp(a)和静脉血栓栓塞(VTE)之间可能存在关联,但其结果是有争议的。

(二)Lp(a)对家族性高胆固醇血症(FH)的意义

哥本哈根大众研究对46 200例患者进行了研究,在假定高Lp(a)是家族性高胆固醇血症原因之一时,得出

这样一结论,临床诊断为FH的人群中,血浆高Lp(a)水平患者占1/4,因此提出了与非FH人群相比,FH人群的血浆Lp(a)浓度更高的想法。

在一些研究中认为,高Lp(a)是FH患者中一个重要的CAD风险因素。来自荷兰的大型队列研究数据显示,在2400例FH患者中,血浆Lp(a)浓度升高(定义为>30mg/dl)和CVD之间存在显著关联。在西班牙一项对1960例FH病例队列研究的横断面分析中发现,LDL受体零突变受试者中Lp(a)浓度>50mg/dl时具有最高的CVD风险。也有证据显示基因效应,与杂合子FH患者相比,纯合子FH患者血浆Lp(a)浓度更高。与携带有FH缺陷突变基因的患者相比,低LDLR突变患者的Lp(a)水平持续升高。

(三)Lp(a)对糖尿病的意义

几项在巴基斯坦、印度和伊朗的小规模调查发现,血浆Lp(a)浓度与1型糖尿病(T1DM)和2型糖尿病(T2DM)均呈正相关关系。在我国的一项研究中,T2DM的患病率随着血浆Lp(a)浓度的升高而降低。在丹麦人群中调查,发现低水平Lp(a)与T2DM风险的增加有关,而高KIV2拷贝数同样与T2DM风险的增加有关,然而,在孟德尔随机化研究中发现,Lp(a)基因变异体rs10455872和T2DM风险之间没有关联,暗示低Lp(a)浓度与T2DM无关。然而,我们发现Lp(a)与糖尿病的关系在流行病学领域和遗传学领域的研究结果并不一致,这就需要再进一步研究Lp(a)在T2DM病理生理学中的作用。

(四)Lp(a)对肾脏疾病的意义

Lp(a)与肾病的关系一直是众多研究的焦点。肾病综合征、终末期肾病、血液透析或持续腹膜透析患者的血浆中Lp(a)水平升高。在一些研究中发现,Lp(a)升高的程度取决于内部Apo(a)亚型的大小。在终末期肾病患者中,除了发现Lp(a)的浓度增加外,同时还发现具有高分子量Apo(a)亚型患者中的Lp(a)浓度显著升高。对于不同程度肾损伤的非肾病患者,Lp(a)水平随着肾小球滤过率(GFR)的降低而增加。肾功能不全的缓解与Lp(a)浓度的降低有关,肾病综合征患者蛋白尿的转归也与血浆Lp(a)水平的降低有关。

(五)Lp(a)对肝脏疾病的意义

肝脏是Apo(a)合成和Lp(a)合成、分泌入血的主要场所,因此,肝脏疾病可以对血浆Lp(a)浓度产生深远的影响。根据肝细胞损害病理类型不同,分为肝硬化、肝炎和肝细胞癌,均已被证明上述疾病与血浆Lp(a)水平降低有关。因此,血浆Lp(a)浓度的相对降低被认为是肝损伤的间接和早期指标。然而,韩国非酒精性脂肪

肝（NAFLD）研究表明，血浆Lp（a）浓度与NAFLD的存在和严重程度成反比，但这种关联高度依赖于胰岛素抵抗，也意味着血浆Lp（a）不是NAFLD的独立危险因素。

（六）Lp（a）对肿瘤的意义

Lp（a）在恶性肿瘤的病理生理学中的作用已被提出，但尚未确定。纤溶酶原和Lp（a）的组成成分——Apo（a）在基因结构上是同源的，具有相同的的kringle域，血管抑素是纤溶酶原的降解产物，具有抗血管生成的特性，可起到促内皮细胞凋亡、抑制信号转导通路及对癌基因和肿瘤抑制基因的调控作用，从而推论出Apo（a）也具有抗肿瘤作用，这一概念得到了许多体外和体内研究发现的支持，但在一些临床和流行病学研究中并没有得到定论。总之，目前数据不支持Lp（a）在预防任何类型的恶性肿瘤方面的作用。

六、降低Lp（a）血浆浓度的治疗方法

目前尚无有效的药物被批准用于选择性降低Lp（a），因此降低血浆Lp（a）对临床医师来说是一个挑战。众所周知，他汀类药物的主要成分是3-羟基-3-甲基戊二酰辅酶A（HMG-CoA）还原酶抑制剂，通过上调LDLR活性降低低密度脂蛋白、胆固醇脂蛋白，目前发现它尚不能显著降低Lp（a）的血浆浓度，且对血浆Lp（a）水平影响甚微。降低Lp（a）的治疗方法可分为已建立和广泛使用的治疗方法、脂蛋白分离、新近上市的新药和目前正在开发的新疗法。生活方式的干预和心血管危险因素的管理为降低高Lp（a）患者的ASCVD风险提供了切实可行的选择，EPIC-Norfolk研究强调了生活方式干预的重要性，同样，对于冠心病患者来说，健康的生活方式对冠心病风险的影响与不良的生活方式相比是有益的。

（一）目前已建立的降低Lp（a）治疗方法：烟酸、阿司匹林、雌激素

烟酸作用于Lp（a）结构中的ApoB，使Lp（a）降低。在动脉粥样硬化血栓形成干预低高密度脂蛋白/高甘油三酯代谢综合征（aIM-High）试验中，在他汀类药物治疗的基础上，高剂量烟酸（1.5~2g/d）延长释放与安慰剂相比可使Lp（a）减少19%；然而，观察到CVD事件没有减少。由于烟酸引起高血糖、肝毒性、高尿酸和皮肤潮红等显著不良反应，则不支持在临床实践中使用这种疗法。

在日本一项针对患有动脉粥样硬化疾病的高Lp（a）（>30mg/dl）患者的小型研究中发现，阿司匹林疗法（81mg/d）能够将Lp（a）降低到原基线值的80%。通过体外培养人肝细胞研究发现，阿司匹林通过降低ApoA基因的转录来降低Lp（a），但确切的机制尚未得到确切的证实。

研究表明，含有雌激素的激素替代疗法可以降低Lp（a）水平。尽管如此，激素替代疗法同样能增加甘油三酯、低密度脂蛋白和高密度脂蛋白含量，并可能增加炎症风险。因此，雌激素增加了心血管疾病潜在风险，它不能作为降低Lp（a）的最优选择。

（二）脂蛋白血浆分离置换法

脂蛋白血浆分离置换法（lipoprotein apheresis，LA）是指体外清除血液循环中的低密度脂蛋白和其他含有ApoB的致动脉粥样硬化脂蛋白的方法，是一种能够挽救患有伴有Lp（a）升高的严重高胆固醇血症年轻患者生命的治疗方法。LA适用于纯合子FH（hoFH）或杂合子FH（heFH）同时伴有严重CAD及对他汀耐药的患者，也适用于高Lp（a）的CAD患者，LA通常每周或每2周进行一次，治疗时间1.5~4h，随着每周穿刺，体内Lp（a）值随着时间的推移而降低，且反弹速度较慢。LA能有效减少46%~75%Lp（a）含量，同时降低总胆固醇和LDL-C（至少60%），以及包括甘油三酯在内的其他脂蛋白（40%~70%）。

（三）新兴疗法

PCSK9抑制剂，ApoB-100反义寡核苷酸（Mipomersen）和MTP-抑制剂、CETP抑制剂PCSK9是一种肝源性分泌蛋白，它与LDL受体（LDLR）的胞外区结合，能够降解LDLR，升高血LDL水平。大多数血浆Lp（a）由肝脏分解，PCSK9是通过调节肝脏LDLR水平来调节Lp（a）变化。PCSK9抑制剂通过抑制LDL受体的降解，增加LDL-C受体数量，促进受体在肝细胞表面的循环，从而降低血浆Lp（a）水平，达约30%。皮下注射以肝脏中PCSK9蛋白为靶点的单克隆抗体是抑制PCSK9最先进的方法，目前FDA和欧洲药物管理局已经批准了两种PCSK9抑制剂作为治疗高胆固醇血症的药物。

Mipomersen是一种ApoB-100的反义寡核苷酸，与ApoB-100的mRNA结合，使其降解。ApoB-100是Lp（a）的组成部分，因此Mipomersen能够间接降低血浆Lp（a）水平。研究显示每周皮下注射200mgMipomersen可使LDL-C，ApoB-100和Lp（a）降低约30%。然而Mipomersen的治疗存在一些不良反应，最常见的有注射部位反应、流感症状、肝脂肪和转氨酶的增加，因此对于治疗高Lp（a）患者，这种方法还需做进一步的风险评估和研究。

MTP即微体甘油三酯转运蛋白，对于含有ApoB的脂蛋白的组装和分泌起着重要作用，MTP抑制剂可以通过减少ApoB-100的生产，并与肝细胞内的ApoA结合，降低血浆Lp（a）。Lomitapide为MTP抑制剂的代表药物，当单独使用或与依折麦布联合使用时，Lomitapide可降低17%的Lp（a）。

胆固醇酯转移蛋白（CETP）能够促进胆固醇酯从高密度脂蛋白（HDL）转移到含有ApoB的脂蛋白中。CETP抑制剂能够增加HDL-C含量，当应用单药治疗或联合他汀类药物治疗时，发现LDL-C含量大量减少同时也发现Lp(a)含量也显著降低。CETP抑制剂——AMG899是一种新型高效的CETP抑制剂，能显著增加血脂异常患者的细胞胆固醇流出量，且安全性高，目前仍在开发中。CETP抑制剂降低Lp(a)的作用机制至今仍不清楚。

综上所述，尽管在50多年前已经发现了Lp(a)，但由于基因研究的发现及通过新的反义疗法降低血浆浓度升高的可能性，Lp(a)最近已重新成为脂质学和预防性心脏病学领域的重点。目前对于Lp(a)的研究仍然处于探索阶段，在脂质循环代谢中，Lp(a)究竟在哪一环节参与其中与其他脂质成分的互相转化目前仍不清楚。已证实Lp(a)对于多种疾病的发生均存在因果关系，且对动脉粥样硬化的发生具有预测价值，因此降低血浆Lp(a)迫在眉睫。新兴降低Lp(a)的治疗方法在基础和临床研究均在进行中，目前仍未发现一种直接降低其血浆浓度的药物，相信今后有更广泛的试验及研究来解决目前在Lp(a)领域的问题。

（张　梅　张凤娇）

心血管疾病降脂治疗的过去、现在和未来

一、降胆固醇药物治疗的进展

心血管疾病已成为我国居民主要死亡原因之一,病理基础为动脉粥样硬化。动脉粥样硬化斑块的形成有多种理论,其中最具说服力的是胆固醇理论。病理学家最早对冠心病患者进行病理学研究发现血管壁动脉粥样斑块内有大量胆固醇沉积,其后的研究以高胆固醇饮食诱发动物动脉粥样硬化病变模型,从病理生理学角度揭示血胆固醇水平升高可促发动脉粥样硬化形成。到目前为止,动物实验、人类遗传学、流行病学和药物临床研究从多角度充分证实了胆固醇理论,有证可循,毋庸置疑。

自20世纪50~60年代的多项流行病学研究显示,冠心病的发病率及死亡率随血胆固醇水平升高而增加。1955年来自美国、荷兰等7国16个队列共计12 763例患者的随访研究表明:血清胆固醇水平与冠心病死亡率密切相关,心血管死亡率随血胆固醇水平的升高而上升。1973年多危险因素干预试验(MRFIT)、美国Framingham研究均证实,冠心病死亡风险随总胆固醇水平增高而进行性增加。同时,降低胆固醇水平被证实可降低冠心病事件风险。20世纪60年代开始的一系列干预胆固醇的临床试验相继发现,控制饮食降低胆固醇可以减少冠心病发病风险。早期研究显示,贝特类、胆酸螯合剂等降脂药物治疗可降低胆固醇水平,使冠心病事件发生率下降,但非心血管疾病死亡率却有所增加,其抵消了降低胆固醇的益处。

二、他汀时代开启

20世纪70年代他汀药物的问世,开启了冠心病防治新纪元。1976年,日本生物化学家Akira Endo发现了一种能够使胆固醇合成减少50%的物质,因此Akira Endo也被誉为"他汀之父"。此后洛伐他汀、普伐他汀、辛伐他汀、氟伐他汀、阿托伐他汀和瑞舒伐他汀等他汀类药物相继问世,开创了降脂治疗及心血管预防的新时代。他汀类药物的问世及大量临床研究将胆固醇理论带入了全新时代。

1994年公布第一项他汀降脂临床试验"北欧辛伐他汀生存研究"(The Scandinavian Simvastain Surrival Study, 4S),有力论证了辛伐他汀对于冠心病二级预防的重要意义,该研究证实服用辛伐他汀使低密度脂蛋白胆固醇(LDL-C)下降35%,可使冠心病患者总死亡的相对危险下降30%,冠心病死亡的危险性下降42%。1996年,胆固醇和再发事件研究(The Cholesterol And Recurrent Events, CARE)将4S研究的发现延伸至具有正常胆固醇水平的群体。CARE研究显示:普伐他汀治疗组LDL-C降低28%,致死性冠心病事件与再发心肌梗死较对照组降低24%,脑血管意外事件减少31%。

随后20年间相继完成的一系列他汀降胆固醇试验(如WOSCOPS、LIPID、PROVE-IT、TNT、JUPITER 等)进一步证实,他汀明显降低总胆固醇和LDL-C水平,显著降低冠心病发病率、心血管病死亡率和全因死亡率,奠定了他汀类药物在心血管病防治中的基石地位。

以糖尿病和高血压患者为对象的 CARDS 和ASCOT-LLA 两项研究也显示出他汀治疗在胆固醇水平不高的高危人群具有一级预防价值。2003年ASCOT-LLA研究:高血压合并≥3个危险因素患者可从他汀治疗中获益,阿托伐他汀组非致死性MI和致死性冠心病发生率较对照组降低36%。2004年CARDS研究:他汀治疗显著降低2型糖尿病患者心血管风险,阿托伐他汀治疗组急性冠心病事件,冠状动脉血运重建或卒中发生率较对照组降低37%。2008年发表的JUPITER 研究证实:一级预防中瑞舒伐他汀显著降低全因死亡及心血管事件风险。在基线LDL-C为2.7mmol/L合并C反应蛋白升高的非冠心病非糖尿病人群中应用瑞舒伐他汀治疗可将血清LDL-C降低至1.4mmol/L,发生动脉粥样硬化性心血管疾病(ASCVD)风险降低44%。

而后的ASTEROID、SATURN 等研究进一步证实他汀可逆转动脉粥样硬化斑块进展,为他汀减少临床不良心血管事件提供了新的认识。如此多的大型临床研究不仅为他汀的临床应用提供了可靠依据,同时也有力地论证了积极有效降低胆固醇在心血管疾病防治中的重要性。

经过100多年的不断探索,胆固醇理论已经深入人心。目前各国血脂指南均将降低致动脉粥样硬化性胆固醇作为ASCVD防治的首要目标。他汀是目前抗击ASCVD的基石药物,并且对ASCVD等高危或极高危患者的降脂治疗需要强化,LDL-C目标值趋于更低。

三、非他汀降胆固醇药物进展及未来

然而,尽管已经采取高强度他汀治疗,冠心病患者仍然存在相当高的残余风险。血脂异常国际研究中国数据显示,我国高危和极高危患者LDL-C达标率仍处于较低

水平，分别仅为54.8%和39.7%。单纯依赖他汀剂量加倍降胆固醇的疗效非常有限，而与此同时其产生副作用和不良反应的风险却大幅增加。面对心血管高危及极高危患者"LDL-C水平低些更好"的理念及我国降脂治疗的现状，需要重新考虑如何强化降脂，联合作用机制不同的降脂药物将成为提高LDL-C达标率、保证更安全方案选择。

（一）他汀类药物联合依折麦布

依折麦布是特异性肠道胆固醇吸收抑制剂，可选择性与NPC1L1蛋白结合，使后者失去转运胆固醇的能力，因而具有特异性抑制肠道胆固醇吸收的作用。由于依折麦布抑制外源性胆固醇吸收，故其与抑制内源性胆固醇合成的他汀具有协同作用，两者联合应用能够更显著地降低胆固醇。

2014年IMPROVE-IT试验是降脂治疗的又一里程碑式研究，标志着降胆固醇治疗新时代的到来——联合降脂药物治疗将逐渐成为主流。该研究入选急性冠脉综合征患者，结果显示，辛伐他汀/依折麦布组较辛伐他汀组平均LDL-C水平进一步降低23%，主要终点事件发生率降低6.4%；两组间不良事件发生率无显著差异。2015年PRECISE-IVUS研究以急性冠脉综合征或稳定型冠心病患者为对象，发现他汀与依折麦布联合治疗可以更显著地降低LDL-C水平、提高LDL-C达标率，并且可以更有效地逆转冠状动脉斑块。

基于目前研究，结合国人对于高强度他汀治疗的耐受性较差及药物经济学的考虑，中等强度他汀适合于我国绝大多数血脂代谢异常患者ASCVD的一级和二级预防。经合理饮食控制和中等剂量他汀治疗后LDL-C水平仍不能达标者，联合他汀与依折麦布是更为合理的选择。

（二）新型降脂药物PCSK-9抑制剂

PCSK9属于前蛋白转化酶家族，主要的生物学功能是在蛋白水平降解低密度脂蛋白受体（LDLR），从而影响体内的胆固醇代谢平衡。肝细胞表面的LDLR是决定LDL-C清除和代谢的关键分子，它与血浆中的低密度脂蛋白结合，介导其转运、降解。当PCSK9抑制LDLR的作用时，血LDL-C水平升高。因此，阻断PCSK9与LDLR的结合已成为高胆固醇血症新的治疗靶点。2015年7月，以靶向前蛋白转化酶枯草溶菌素9（PCSK9）为代表的新型单克隆抗体药物PCSK9抑制剂在美国和欧盟上市，拉开了生物制药用于调脂治疗的序幕。

在2017年ACC年会上，公布了首个应用PCSK9抑制剂的临床终点试验FOURIER研究结果。该研究纳入27 564例既往存在心肌梗死、缺血性卒中或症状性外周动脉疾病及在优化他汀治疗基础上LDL-C≥70mg/dl或非

HDL-C≥100mg/dl的患者。研究结果提示，Evolocumab组的主要终点下降15%，心血管死亡、心肌梗死及卒中发生率下降20%。在高强度他汀治疗、低LDL-C的患者中仍有持续获益。该组1年后的心血管死亡、心肌梗死和卒中发生率降低25%。安全性及耐受情况好，糖尿病及神经认知问题等不良事件的发生率与安慰剂组相似，停药率低且不高于安慰剂组。因此，研究结论指出，对于已知的心血管疾病患者，在他汀治疗时应用PCSK9抑制剂安全且显著地降低主要心血管事件。此外，将LDL-C降至现有目标值以下仍有获益。FOURIER研究论证了降胆固醇是患者获益的根本机制，进一步夯实了胆固醇理论。与此同时，本研究也证实将LDL-C降至很低的水平（0.78mmol/L）是安全的。

ODYSSEY系列研究目标人群涵盖杂合家族性高胆固醇血症患者（ODYSSEY MONO, ODYSSEY FH Ⅰ和Ⅱ, ODYSSEYHIGH FH, ODYSSEY COMBO Ⅰ和Ⅱ）、不耐受他汀患者（ODYSSEY ALTERNATIVE）、接受他汀/其他降脂药物治疗或未接受他汀治疗而基线LDL-C水平很高的心血管高危患者（ODYSSEY CHOICE Ⅰ和Ⅱ, ODYSSEY OPTIONSⅠ和Ⅱ），所有研究均达到了主要疗效终点。ODYSSEY LONG TERM试验是关于PCSK9抑制剂的较长期临床试验，平均52周随访期中，Alirocumab与安慰剂相比，能显著降低LDL-C达61%，减少54%的首发主要不良心血管事件，两组治疗过程中不良反应发生率相当。

2018年ACC年会，公布了ODYSSEY OUTCOMES研究结果。ODYSSEY OUTCOMES研究共纳入18 924例经强化他汀治疗LDL-C仍高于70mg/dl的ACS患者，在维持现有最佳治疗的基础上随机分为两组：Alirocumab干预组或安慰剂组。经过中位随访时间为2.8年的治疗，Alirocumab组不仅心血管主要终点事件显著降低15%，且全因死亡风险降低15%；与此同时，除了注射部位局部反应之外，没有出现包括新发糖尿病、认知障碍、出血性卒中、白内障等在内的任何安全性问题。ODYSSEY OUTCOMES研究为胆固醇理论再添有力证据。

虽然研究证实PCSK9抑制剂在显著降低胆固醇水平基础上有效减少主要临床终点事件的发生率，但因其价格问题及获批适应证的限制，其应用范围仍将限于经他汀与依折麦布等常规药物治疗后胆固醇仍不能达标的患者或胆固醇严重增高的家族性高胆固醇血症患者。而且，在联合降脂治疗的时代里，他汀依然是治疗心血管疾病的基石药物。

四、心血管残余风险的研究

心血管病残余风险通常指经现行标准的防治措施后已使LDL-C达标，血压和血糖得到控制，但心血管病发病和事件风险依然存在，残余风险也不能消除。因此，在控

制传统危险因素的同时，不断发现心血管残余风险，积极进行干预和管理，对进一步降低ASCVD事件意义重大。心血管残余风险与诸多因素有关，最常与高TG、低HDL-C为特征的血脂异常有关，即血脂相关性心血管剩余风险。

五、HDL-C

大量流行病学资料显示，HDL的降低与不良心血管事件风险增高存在密切联系，因此长期以来，国内外学者一直试图将升高HDL-C作为血脂异常的干预靶点。然而到目前为止，无一项研究证实通过药物手段升高HDL-C能够对患者预后产生获益。同样，升高血浆HDL-C水平降低ASCVD风险这一假设尚未得到基因遗传学研究的证实。

首先，2007年在ACC年会上公布了关于Torcetrapib的RADIANCE I、RADIANCE II及ILLUSTRATE三项研究结果。这些研究表明，CETP抑制剂Torcetrapib虽然能显著升高HDL胆固醇水平，但并未阻止动脉粥样硬化病变的进展，未给患者带来预期的获益。

2016年ACC年会上ACCELERATE试验表明：CETP抑制剂Evacetrapib不能减少受试者心血管病终点事件。虽然，对比安慰剂组，使用Evacetrapib组患者平均降低LDL水平达37%，提升HDL水平可达130%。换句话说，Evacetrapib对胆固醇方面的良好作用并未转化到任何减少主要终点事件上。

2017年ESC年会，REVEAL研究结果震撼发布。结果显示，CETP抑制剂Anacetrapib较对照组使冠状动脉死亡、心肌梗死或冠状动脉血运重建风险降低9%。然而，Anacetrapib降低心血管疾病风险的机制，认为其疗效仍主要源于降低LDL-C的效应，而非升高HDL-C效应。

除CETP抑制剂外，应用烟酸进行的HPS2-THRIVE研究和AIM-HIGH研究也证实，应用烟酸升高HDL-C并不能使患者获益。综合考虑现有研究证据，我们应该考虑放弃将升高HDL作为血脂异常的药物干预靶点。换言之，RADIANCE、ILLUSTRATE、ACCELERATE和REVEAL研究所终结的不仅是CETP抑制剂，HPS2-THRIVE研究和AIM-HIGH研究所终结的也不仅是烟酸，而是HDL假说。

尚有学者认为，HDL颗粒分为多种亚型，不同亚型的HDL在动脉粥样硬化病变形成及发展过程中所起的作用可能不同。如何通过药物手段升高或降低特定亚型的HDL，可能是未来血脂领域的重要研究方向之一。而且，HDL-C和HDL质量等指标不足以替代HDL功能。而检测HDL功能及其相关生理过程仍处于早期研究阶段，而且比HDL质量测量更加复杂。新的HDL功能测试应该是可再生的、可直接测量，能够直接反映冠心病结局的。目前寻找HDL功能检测方法，并进行心血管预后干预试验，以验证上述假设。

六、甘油三酯（TG）

HDL-C临床研究结果令人失望，也重燃了TG研究的兴趣。有证据显示高TG、残余胆固醇或富含TG的脂蛋白水平是心血管疾病和全因死亡的额外原因。哥本哈根心脏研究发现，非空腹TG水平升高与缺血性卒中、心肌梗死、缺血性心脏病和死亡的风险相关。BIP研究随访22年，对15 355例冠心病患者中的死亡数据进行分析后发现TG水平升高与冠心病患者全因死亡率升高独立相关。TG浓度过高，不仅会导致心血管风险增加，还会导致急性胰腺炎风险增加。新的争议来自究竟应在空腹还是在非空腹状态检测TG，哪种状态下的TG水平对冠心病发病风险的预测价值更大。

证据表明，提高残余胆固醇浓度（主要是TG水平升高），可导致心血管疾病和死亡风险升高。但是我们亟须新型降TG药物及随机干预试验证据，来验证降低TG水平能否降低心血管疾病风险，最好是安慰剂对照、一级预防试验，而且是针对轻中度TG水平升高而LDL-C不高的患者。

七、脂蛋白（a）

新近研究认为脂蛋白（a）[lipoprotein（a），Lp（a）]水平升高不仅是ASCVD独立的危险因素也是残余风险。Lp（a）是低密度脂蛋白（LDL）与载脂蛋白A（ApoA）的复合物。由于以前缺乏标准化检测方法和有效治疗药物，对Lp（a）基础和临床研究较少。随着技术进步，检测方法得到改进并有新的药物出现，目前对高Lp（a）血症有了全新的认识。

研究报道Lp（a）可通过促进血栓、炎症和抑制纤溶而促进动脉粥样硬化形成，在ASCVD中发挥着重要作用。目前，无论是全基因组关联分析、荟萃分析还是孟德尔随机遗传研究，均提示高Lp（a）血症是冠心病的强预测因子，其重要性并不亚于传统危险因子。

在LIPID研究中，评估了6年中位随访期间Lp（a）浓度与心血管疾病的关系。基线Lp（a）浓度与总冠心病事件相关（$P<0.001$），Lp（a）>73mg/ml的患者患病风险最大。认为基线Lp（a）水平可独立于传统的风险因素预测CAD事件。1项前瞻性流行病学研究报道，Lp（a）基线水平与ASCVD风险呈正相关。前瞻性研究的荟萃分析报道了4000例冠心病患者，按基线Lp（a）水平三等份，与Lp（a）水平最低组比较，最高组的冠心病风险增加70%。

高Lp（a）血症不仅是ASCVD独立的危险因素也是残余风险，在疾病风险评估中需关注Lp（a）水平。但目前缺少Lp（a）降低作为其主要终点的试验，而许多能显著降低Lp（a）的疗法正在临床试验阶段。期待进一步探索Lp（a）致病机制，寻找积极有效预防和治疗ASCVD的手段。

八、CVD精准预警、精准治疗新标准及基于磁共振血脂检测的新方法

基于LDL-C为主的常规血脂检测不足以反映CVD风险与降脂效果。大量数据显示常规血脂检测指标在CVD患者中未见异常，如2009年美国报道了基于13万住院CVD患者的大数据分析，显示其中仅50%存在LDL-C等指标异常。可见，作为预警最重要的临床检测指标，LDL-C仅能预警50%CVD风险，同样仅50%CVD患者可以用LDL-C作为调脂治疗指导依据。尤为重要的是，中国LDL-C低于西方人群，更不适合作为预警、调脂的主要监测指标，迫切需要开发更为精准的CVD指示血脂指标。大量文献报道低密度脂蛋白颗粒LDL-p在CVD疾病中的预警和治疗监测作用，如基于6814例患者检测数据显示，LDL-C与LDL-p浓度在同一患者中并不协同变化；在两者不协同变化的患者中，LDL-p较LDL-C更能反映CVD风险。LDL颗粒（LDL-p）对CVD的评价强于LDL-C。

脂蛋白已被确认是由一系列从小而紧密到大而松散的脂蛋白颗粒组成，除了可以按照脂蛋白颗粒的组分、大小及密度对其进行的分类之外，还可以根据动脉粥样硬化过程中的脂蛋白颗粒形态对其进行进一步的细分（脂蛋白亚组分）。大量证据表明，HDL、LDL亚组分间CVD影响权重差异大，脂蛋白亚组分对CVD的指示作用较常规血脂检测指标更为精准。某些脂蛋白子类已被认为是新兴的引发心血管疾病的危险因素。许多研究结果表明心血管疾病的症状与脂蛋白子类中的胆固醇含量、脂蛋白颗粒浓度及脂蛋白颗粒大小相关。基于2072例CVD脂蛋白颗粒亚组分分析证实，体积小而密度大LDL亚组分与CVD密切相关。亚组分组成能对CVD更精准预警，并解释了LDL-C正常的临床CVD发病，同时致病组分监测应作为调脂治疗指导精准依据。对于HDL，只有体积较大的亚组分与CVD呈负相关，体积小的HDL与CVD无

相关性。因而，脂蛋白亚组分分析，无论在CVD预警和CVD调脂监测中均较常规血脂检测更为精准。LDL-p检测和脂蛋白亚组分分析近年来进入多家西方相关学会指南。

磁共振NMR血脂检测以其快速简便的操作流程、无与伦比的结果稳定性，自2008年开始，成为西方CVD预警、治疗监控的必需手段之一。大量文献证实其在临床血脂检测上的重要价值：5538例数据证实基于磁共振的脂蛋白亚组分分析发现NMR血脂指标与临床CVD风险高度相关；在一项大规模前瞻性的调查对象为超过20 000名的健康女性的研究中，在没有利用传统心血管疾病的预后方式下，只根据NMR测试得到的脂蛋白颗粒浓度和脂蛋白颗粒大小的结果成功预测了心血管疾病的发病风险；2011年欧洲LDL委员会提示磁共振是唯一具有标准化流程的LDL亚组分检测方法；2013年美国临床化学会AACC脂蛋白与血管疾病工作组制订的临床指南，支持CVD预警及治疗监测使用基于磁共振的LDL-p检测。

综上所述，基于磁共振技术的脂蛋白颗粒浓度、脂蛋白亚组分分析已经成为西方发达国家CVD预警、治疗监测的重要手段。2008年、2015年磁共振血脂检测分别被美国FDA、欧洲CE认证许可，目前仅美国每年基于磁共振技术的血脂检测达250万人份。

基于中国心血管领域胡大一教授、赵冬教授等专家主导的2017年流行病学调查显示：中国心血管病医师对LDL-C的正确认知率约为70%，对磁共振检测LDL-p颗粒、脂蛋白亚组分的认知率更低；统计学结果表明对LDL-C的认知率与医师对患者调脂成功率呈显著相关。因此，提高医师对血脂指标及西方发达国家血脂新进展的认知在我国心血管界势在必行。同时，需要国人的磁共振血脂数据，建立国人磁共振血脂检测正常范围、预警与治疗监测标准，为CVD精准预警、治疗提供数据支持。

（丛洪良　李婷婷）

补充甲状腺激素在心血管疾病治疗中的作用

甲状腺激素对心血管系统具有多方面的影响，甲状腺激素水平异常在心血管疾病的发生发展中起着重要的作用。随着对甲状腺激素作用机制的明确，以及一些临床研究的开展，人们认识到甲状腺功能异常可导致血流动力学变化、外周血管阻力变化、血脂变化、高血凝状态、内皮损伤等作用，从而在心血管疾病中扮演重要角色。本文主要介绍甲状腺激素对心血管系统的作用，以及补充甲状腺激素治疗对心血管疾病的治疗意义。

一、甲状腺激素对心血管系统的作用及其机制

甲状腺激素（thyroid hormone，TH）是促进机体生长发育，调节三大物质代谢的重要激素，并作为一种心血管激活剂而被提及。甲状腺激素对心血管系统有直接的影响，并能与神经内分泌系统相互作用。甲状腺激素可以增强心肌收缩力，甲状腺功能亢进症时的一个显著症状就是心肌收缩增强。动物实验表明，甲状腺激素对于活体心脏、离体心脏及乳头肌肉均有正性肌力作用，补充甲状腺激素可以改善患者的心肌收缩功能。甲状腺激素还能改善心肌舒张功能，在甲状腺功能减退患者中发现心肌舒张功能受损，舒张期延长，而补充甲状腺激素后可以得到纠正和恢复。

甲状腺激素对外周血管可以起到扩张作用，从而降低外周血管阻力（SVR）。在甲状腺功能亢进症时，甲状腺激素一方面增强心肌功能，另一方面降低外周阻力，患者呈现高动力循环状态，心脏指数增加。甲状腺激素还可以增加静脉压，使回心血量增加，也对心脏输出功能的提高发挥作用。此外，甲状腺激素对冠状动脉循环有独特的作用，可以增加冠状动脉血流并改善冠状动脉微循环。笔者的研究中证明，甲状腺功能破坏的小鼠，冠状动脉微循环受损，冠状动脉血流减少，并最终发生心力衰竭。

与神经内分泌系统相互作用也是甲状腺激素发挥生理、病理作用的重要机制。甲状腺激素可以提高增加儿茶酚胺类物质的敏感性，增加交感神经张力。在动物实验中，给予甲状腺激素使β肾上腺素受体密度增加。长期甲状腺激素水平过高引起的心肌肥厚，给予β肾上腺素受体阻滞剂后有可能得到逆转。另外，甲状腺激素可以通过降低外周循环阻力从而降低血压，以及直接刺激肾素分泌，激活肾素-血管紧张素-醛固酮轴，从而增加血容量。但在心力衰竭的患者中应用甲状腺激素替代治疗，总体效应是增加了肾小球滤过率，这可能与其更强的扩血管功能有关。

甲状腺激素对心血管作用的分子机制主要是促进基因表达，直接作用于心肌，以及增强代谢的间接作用。甲状腺激素可与细胞核受体或细胞核外受体结合，从而促进某些基因的表达和蛋白质的合成。甲状腺激素可促进产生肌凝蛋白的基因表达，使心肌肥厚，还可促进肌浆网Ca-ATP酶数表达，加速心肌对ATP的利用。T_3尚能加强心脏Na-K ATP酶的表达，使心脏复极过程加快。在动物实验中，注射T_3可以使心肌收缩力立即增强，这显然不是通过促进基因表达而发挥的作用，说明甲状腺激素尚可以直接作用于心脏，增强收缩力。甲状腺降低外周血管阻力的作用机制可能与其增强组织代谢和耗氧量，机体为满足需要而代偿性舒张血管有关。

二、甲状腺激素的代谢及其异常指标的确定

人体甲状腺在促甲状腺激素（TSH）的作用下，产生和释放的四碘甲状腺原氨酸（T_4），以及少量的三碘甲状腺原氨酸（T_3，$4\sim6\mu g/d$）。T_4与T_3释放入血之后，以两种形式在血液中运输，一种是与血浆蛋白结合，另一种则呈游离状态，两者之间可互相转化，维持动态平衡。游离的甲状腺激素在血液中含量甚少，然而也正是这些游离的激素才能进入细胞发挥作用，结合型的甲状腺激素是没有生物活性的。具有生物学活性的T_3主要是由T_4在外周循环及组织器官中转化而成，而此步骤成为甲状腺激素代谢及发挥生理、病理作用的关键所在。T_4向T_3转化的实质是脱碘，此过程需要脱碘酶的参与，共有三种脱碘酶参与了T_4在外周的代谢，分别是D_1、D_2，和D_3。D_1催化生成的T_3被认为是循环T_3的主要来源；D_2则扮演了在组织中将T_4转化为T_3的角色；而D_3的作用主要是将T_4转化为反T_3（r-T_3，被认为是甲状腺激素的非活性状态），并能够催化T_3转化为没有活性的T_2。心脏疾病时，心肌组织中T_3含量低下或者对T_3利用不良的机制可能有：①脱碘酶D_1和D_2活性的抑制和（或）D_3活性的增强导致T_3的产生减少和（或）T_3破坏的增加；②甲状腺激素的摄入减少和（或）T_3在心脏组织中降解的增加；③甲状腺激素细胞膜转运子的特性改变；④由于甲状腺激素细胞核受体的变化导致甲状腺激素信号传递的变化。

要想对心脏疾病患者进行补充甲状腺激素的治疗，首

先需要确定甲状腺激素水平异常的标准。现有的检测手段可以准确的测量循环中的T_3、T_4及TSH水平，尤其是化学发光法出现后更是如此，几种激素中以TSH的敏感性较高，常作为甲状腺功能诊断的主要指标。通常，我们定义甲状腺功能减退为：游离T_4水平下降和TSH水平升高（>20mU/L）。轻度的或者亚临床甲减中，患者TSH水平在3～20mU/L，T_3和T_4水平正常。甲状腺功能亢进者，TSH均有明显下降（<0.1mU/L）。有学者建议，降低TSH正常值的上限，以便更好诊断甲状腺功能减退。但需要指出的是，在心脏疾病患者中，甲状腺功能异常一般为继发性，临床症状及血清学指标改变并不明显，常表现为亚临床甲减或低T_3综合征。而且，由于心肌缺少将T_4转化为T_3的脱碘酶，更容易发生局部的T_3低水平状态。笔者之前的研究显示，动物的血清甲状腺激素水平并不能真实反映心肌组织中的水平，当血清甲状腺激素尚在正常范围之内时，心肌组织中的甲状腺激素已经出现减少。目前尚没有能够准确反映组织中甲状腺激素水平的血清标志物。

三、甲状腺功能异常与心血管疾病的相关性

正常甲状腺激素水平对维持心血管系统功能具有十分重要的作用。甲状腺激素作为强有力的心脏激动剂，能够调节血脂代谢和血流动力学，其功能状态的异常，不论是甲亢还是甲减，均会对心血管系统产生不利的影响。甲亢对心血管系统的影响较为明确，通过药物治疗等方式控制甲亢后可以有效缓解症状。甲减对心血管系统也产生多方面的影响，在合并其他心血管疾病的状态下甲减对心血管系统的不利影响更为明显。长期慢性甲减的大鼠冠状动脉微循环减少、冠状动脉血流受损、心肌细胞损失，最终导致心衰的发生。

不仅动物实验和细胞培养实验结果提示甲状腺功能异常对心血管系统疾病的发生发展起着促进作用，近来也有越来越多的临床研究证明甲状腺功能状态与心血管疾病存在很强的相关性。对阜外医院的2466例心力衰竭患者进行回顾性分析，结果显示，心衰患者的心功能分级（NYHA分级）与甲状腺激素水平呈正相关，甲状腺激素水平越低者心功能越差。

与临床甲减相比，亚临床甲减发生率更高，2009年由中华医学会内分泌学会牵头组织的中国十城市甲状腺流行病调查显示，城市人口总的甲减发生率6.5%，亚临床甲减发生率5.6%。亚临床甲减的定义是促甲状腺激素（TSH）升高而游离T_4（FT_4）和总T_3（TT_3）或游离T_3（FT_3）在正常范围内，虽然甲状腺激素尚正常，但临床证据显示亚临床甲减与心血管患者不良预后密切相关。在一项针对老龄化和身体健康状况的人群队列研究中，TSH水平>7μU/ml的人群心力衰竭发生率比甲状腺功能正常的人群高3倍。近期发表在JAMA上的一项欧洲调查也显示，TSH浓度较高

的人群中，亚临床甲减与冠心病事件和冠心病死亡风险密切相关，这种相关性在TSH水平>10μU/ml的人群中尤其显著。荟萃分析也显示，亚临床甲减是冠心病的独立危险因子。

低T_3综合征是另一个心血管疾病患者中常见的甲状腺功能异常状态，指的是患者仅出现T_3的水平降低，而其余甲状腺功能指标均正常。正常人体的T_3在循环或者组织中由T_4转化而来，但心肌细胞不具备局部将T_4转化为T_3的能力，更容易受到低T_3状态的影响。低T_3综合征可见于多种无原发性甲状腺疾病的急、慢性心源性疾病，包括急性冠脉综合征、心力衰竭和结构性心脏病。Iervasi等的研究中，在对危险因素、左心室功能及心肌梗死病史进行调整后，T_3水平仍与冠心病的发病呈负相关，并指示不良预后。在那些既往没有原发性甲减的扩张型心肌病患者中，有20%～30%的患者合并血浆T_3水平低下。

总之，动物实验和临床研究似乎均提示：甲状腺功能减退及T_4向T_3转化障碍与心血管疾病的起病和进展之间有着密切的相关性。这种相关性提醒临床医师，在处理心血管疾病时应当考虑是否并存有甲状腺功能异常，针对甲状腺的治疗有可能是心血管疾病治疗中的重要靶点。

四、甲状腺激素替代治疗在心血管疾病中的应用

既然心力衰竭及一些急性心脏疾病常与甲状腺功能减退或低T_3综合征具有密切相关性，而且患者甲状腺激素水平降低的程度影响其预后及心血管事件的发生，那么甲状腺激素替代治疗能否使患者获益就成为临床关注的重点。

阜外医院研究小组既往的动物实验显示，补充甲状腺激素可以使心力衰竭动物获益，包括阻止心肌细胞的损失、逆转左心室重塑、改善冠状动脉血流等。另外，心力衰竭状态下和甲减状态下，心脏的某些胚胎基因表达相似，而补充甲状腺激素可以逆转这种状况，这也提示我们补充甲状腺激素可以对心力衰竭等心脏疾病起到治疗作用。甲状腺激素减缓心力衰竭进展的机制可能有：①改善心肌收缩和舒张功能，降低血管阻力，从而改善血流动力学；②心脏疾病患者多有冠状动脉循环受损，而补充甲状腺激素可以改善冠状动脉微循环、提高冠状动脉供血；③甲状腺激素可以改变心肌的基因表达，影响功能蛋白的产生和心肌的代谢，逆转心肌重塑。

既往甲状腺激素替代治疗的研究多集中于心力衰竭，但目前已经扩展至冠心病、急性心肌梗死（AMI）、血脂异常、外科手术后恢复、高血压、肺动脉高压等诸多方面。

甲状腺激素替代治疗可以选择多种制剂，常用的有人工合成T_3、T_4，以及甲状腺激素模拟剂（如DITPA）。T_4治

疗在理论上更符合人体生理规律，因为正常情况下，甲状腺分泌主要是T_4，然后在外周及组织中T_4转化为具有生理活性的T_3。早期的临床研究中，多采用T_4替代治疗。但随着研究的进展，人们发现，心脏疾病中常合并的是低T_3综合征，是由于疾病状态下，T_4向T_3转化功能受损或者被调节抑制导致。补充T_3治疗，能够绕过T_4向T_3转化这一环节，直接提供具有生理活性的甲状腺激素，能更好地发挥作用。此外，由于甲状腺激素作用靶点广泛，人们也试图开发出具有心血管选择性的甲状腺激素模拟剂，以便在治疗心脏疾病的同时避免甲状腺激素的全身作用。3,5-二碘代甲腺丙酸（DITPA）是一种具有心脏选择性的甲状腺激素模拟剂，具有对正性肌力和促进心肌舒张的作用，而对心率和耗氧量影响较小，已经开始应用于治疗心力衰竭的临床研究中。选择性$TR\alpha_1$和$TR\beta_1$激动剂或拮抗剂已经合成，它们具有较少的不良反应。GC-1是一种$TR\beta_1$的激动剂，它对于心脏的节律没有影响，却有促进血管生长的作用。心脏对GC-1的摄取相对弱于肝脏的摄取，GC-1表现出的主要作用是降低血浆胆固醇和减轻体重。KB-141是另外一种$TR\beta_1$激动剂，被用于治疗肥胖、高脂血症和糖尿病。最近又合成出了$TR\alpha_1$激动剂在等待进一步试验。

（一）非心衰的心脏疾病患者甲状腺激素治疗

多个临床研究显示，急性心脏疾病及心脏手术中使用甲状腺激素（甲状腺激素）替代治疗可以使患者获益。此类患者常伴有低T_3综合征，甲状腺激素水平降低除了早期一过性的体外循环液体稀释作用外，多为外周循环中T_4向T_3转化障碍所致，因此使用的补充甲状腺激素为人工合成T_3。

在使用体外循环的成人冠状动脉旁路移植手术中，使用T_3治疗可以发挥多方面作用。

1.降低术后房颤的发生率，减少术后心脏复律和抗凝药物的使用。

2.改善患者血流动力学，增加心排血量并降低体循环阻力（SVR），从而减少正性肌力药的使用。

3.尚能减少肌钙蛋白I的释放。

Novitzky等的一项临床研究中，高危患者的心脏直视手术中应用T_3治疗，可以显著降低手术死亡率，与危险性评估预计的死亡率相比下降76%。

对儿童先天性心脏病手术，尤其是对术后心排血量降低而没有其他不良事件者，术前或术后使用T_3治疗可以改善心肌功能和血流动力学状态，并能减少术后重症监护的使用。早期关于T_3替代治疗对小儿心脏外科手术和心肺旁路移植术影响的研究存在很多问题，包括入选病例少、疾病严重程度及手术差异大、研究对象的生理成熟度差异大（包含了从新生儿到青春期后的不同年龄）。不过，这些研究的数据能够提示，甲状腺激素替代治疗可以使特定的高

危受试者获益。目前，一项大规模、多中心的临床试验——"婴儿和儿童心肺搭桥手术中的T_3治疗研究"（TRICC）已经结束，入选了195名随机患者。对其结果的完全评估尚未公布，但初步的数据分析显示，T_3替代治疗可以改善儿童的术后心功能。

在心脏移植过程中，T_3治疗首先可以促进血流动力学稳定，减少脑死亡供者的正性肌力药使用，扩大移植心脏的来源。另外，还可以改善移植心脏在受者体内的收缩及舒张功能，获得更好的血流动力学功能。

曾有病例报道，急性心肌炎患者并发血流动力学不稳定、急性肾衰竭及低T_3综合征，在多巴酚丁胺和主动脉内球囊反搏的基础上，以$2\mu g/h$的速率给予T_3治疗，对血流动力学稳定起到了帮助，而且没有出现心律失常和其他不良反应。

（二）心力衰竭患者甲状腺激素替代治疗

应用甲状腺激素治疗心力衰竭是甲状腺激素替代治疗的热点。甲状腺功能减退虽然只是引起心力衰竭的众多原因之一，但补充甲状腺激素对于改善心力衰竭患者的心功能有着确切的作用。笔者之前的动物实验中，对存在扩张性心肌病的大鼠，补充甲状腺激素治疗可以逆转心肌缺血，防止心肌心肌细胞损失和左心室功能恶化。越来越多的临床研究也逐步开展，评估不同类型的合成甲状腺激素和甲状腺激素模拟剂治疗心力衰竭中的价值、适应证、不良反应，以及合理的剂量、疗程。

1. T_4在心力衰竭治疗中的作用　早期的一些临床研究评价了不治疗方案下T_4对心力衰竭患者的影响。在Moruzzi等的研究中，对非缺血性、扩张性心肌病患者，给予生理剂量人工合成T_4（L-T_4）100μg/d治疗。1994年的研究治疗期为1周，1996年的研究治疗期为3个月，观察其疗效。在两项研究中，L-T_4均显示出良好的耐受性，并显著提高心脏泵功能，包括增加静息心排血量和运动耐力、降低体循环血管阻力。很有意义的一点是，L-T_4治疗组相对于安慰剂治疗组，较低剂量多巴酚丁胺[10μg/（kg·min）]就能增加心排血量和提高心率，提示L-T_4治疗可以调高肾上腺素敏感性，这与实验条件下甲状腺激素可以上调β肾上腺素受体的现象相吻合。

在Malik等的一项临床研究中，入选10名收缩性心衰或者心源性休克的患者，且对传统正性肌力药物治疗和主动脉内球囊反搏治疗反应不好。予以静脉注射T_4（20 μg/h）。在这项研究中，虽然仅有3人在治疗开始前测量了基线T_3，但均发现有低T_3综合征，T_4注射后的T_3或T_4水平未报道。患者心脏指数（CI）增加，同时平均动脉压和肺毛细血管楔压也升高。

持续注射L-T_4所产生的心血管效应可以持续较长时间，足以完成较大的心脏外科手术治疗，包括心脏移植或

者左心室功能辅助装置的安装。

2. T_3在心力衰竭治疗中的作用　对于合成T_3替代疗法治疗心力衰竭，目前也有几个小规模的临床研究，采取了不同的注射方案。1998年Hamilton等的研究中，入选23例心衰患者，采用一次静脉注射剂量T_3，而后给予或不给予数小时的L-T_3持续注射的方案。而在另外两项研究中，采用的方案是：按照每天每平方米体表面积20μg的初始剂量连续注射3d，个体剂量可以根据需要调整，以保持循环中的T_3处于生理水平。虽然不同研究的注射方案不同，但患者都能对T_3很好的耐受，并未报道不良反应（如心律失常、心肌缺血时间、血流动力学不稳定）。

在Hamilton等的研究，入选合并低T_3（有或者没有血浆rT₃升高）的严重心力衰竭患者（NYHA心功能Ⅲ～Ⅳ级），予以高剂量T_3治疗（0.7μg/kg注射剂量，以及随后6～12h滴注，总剂量达到1或2μg/kg），治疗后心排血量明显提高，体循环阻力下降。由于未进行个体剂量调整，L-T_3治疗后的循环T_3水平差别较大（都高于正常上限值），但都没有产生不良反应。

另外的两项研究，一项采用了有创血流动力学方法检测心功能指标，另一项采用无创的心脏磁共振评估左心室功能，研究结果相似。这两项研究入选缺血性和非缺血性扩张型心力衰竭，并发低T_3综合征的患者，予以积极的传统心力衰竭治疗，保证患者处于临床稳定状态。在有创研究中，持续注射L-T_3可以逐步地减少体循环阻力，提高射血分数和心排血量（后两项指标采用有创的Swan-Ganz导管测量）。患者在尿量增加的同时，没有出现心率和动脉收缩压的改变。在无创研究中，患者被随机分配到T_3治疗组和安慰剂对照组，3d持续的T_3注射治疗后，心脏磁共振检查可见心排血量增加，这或许与舒张末期容量的增加有关。舒张末期容量增加可以被视为对剩余心室充盈储备的募集，而这正是心力衰竭患者维持心排血量最基本的代偿方式。这一作用的机制可能是具有生物活性的T_3提高SERCA泵的Ca-ATP酶，同时抑制其拮抗调节物质受磷蛋白，进而增强心肌的舒张能力。这些研究结果与针对轻度原发性甲减患者的研究相符，这些患者左心室功能正常，经治疗后甲状腺激素水平恢复。对轻度原发性甲减或进行甲状腺激素替代治疗后，患者的心排血量、射血分数和心脏指数都有明显提高，而血压和心率没有发生变化。非常重要的一点是，以血压乘以心率的方式评估心肌耗氧量，可以发现T_3治疗在改善心脏功能的同时，并没有增加心肌耗氧。改善心肌代谢这一作用与Hamilton等的研究结果相符，并且通过间接测热法可以测得：T_3注射后并没有增加机体代谢需要。

T_3替代治疗在改善心肌功能的同时，还伴随着神经内分泌系统去活化。患者血浆中的血管收缩剂（去甲肾上腺素）和钠潴留剂（醛固酮）都明显减少，而且这两种激素

的拮抗剂NT-proBNP下降。但尚未明确，神经内分泌系统的这种调整是因为T_3改善心功能而间接引起，还是T_3的直接作用。之前曾提到过甲状腺激素对神经内分泌系统的作用：甲状腺激素是增加而非减少儿茶酚胺类、BNP，以及醛固酮的释放。不管机制如何，鉴于已有文献报道的醛固酮和β受体拮抗剂可以给心力衰竭患者带来巨大的获益（包括生存率、住院率、症状、心脏功能），我们可以推断T_3介导的神经内分泌去活化作用具有积极的临床意义。总之，T_3介导的心脏功能改善和良性的神经内分泌再调整都表明，甲状腺激素水平正常化是打破HF恶性循环的靶点，这种恶性循环包括进展性的心功能不全，神经内分泌系统激活，全身性紊乱。甲状腺激素替代治疗通过打破这一恶性循环，可以延缓心力衰竭进展，有利于恢复心血管系统和全身的动态平衡。

3.合成甲状腺素的种类和剂量　目前尚没有随机对照试验来比较T_3和T_4的治疗效果和使用剂量。正常情况下，循环T_3是有T_4在外周转化而成，因此使用T_4治疗更符合生理规律，但多个观察表明使用T_3比T_4更有效。这是由于，在很多疾病状态下，正常的T_4在外周向T_3转化过程被破坏，患者出现非甲状腺疾病综合征，而T_3治疗可以越过这一步，直接提供具有生物活性的甲状腺激素。考虑到心血管系统主要依靠循环T_3，能够直接提供T_3就显得尤为重要。而且，实验发现通过注射T_4的方式可以提高血浆活性T_3含量，但却不能恢复组织T_3水平，包括心肌中的T_3水平。在低T_3综合征的患者中，由于外周T_4向T_3的转化受损，这一现象更为明显。T_3的剂量应当根据循环T_3水平进行调整，以保证其在正常生理范围之内，并且尽量保持平稳，避免较大的波动，稳定的循环T_3浓度能更好地在心肌中发挥核激活作用和T_3介导的转录作用。需要注意的是，长时间使用高剂量L-T_3，使患者处于类似于甲亢的状态，有可能产生危害。实验数据表明，连续1个月的高剂量T_3治疗，会促进心肌肥大，从而出现开始时心功能改善，但随后下降的现象。这一现象的原因有可能是解偶联蛋白（UCP2和UCP3）表达增加所导致的，而这种解偶联蛋白具有降低线粒体效率的作用。临床应用T_3治疗面临的一个重要问题是，口服药物和滴注都不能实现保证循环T_3水平稳定这一目标。长效的经皮注入方式或许有效，目前市场上尚没有可应用的剂型，有待开发。

4.甲状腺激素模拟剂治疗心力衰竭患者　人工合成甲状腺激素在对心血管系统起到作用的同时，还会增强机体代谢进而增加氧耗，并能作用于其他组织器官，长期过高的甲状腺激素水平也会有心肌结构性改变。为强调治疗的器官选择性，避免不良反应的发生，近年来开发出了多种甲状腺激素模拟剂。甲状腺激素模拟剂家族中，3, 5-二碘代甲腺丙酸（DITPA）结构类似于T_3，对心肌具有选择性，有正性肌力和促进心肌舒张的作用，而对心率和耗氧

量影响较小。DITPA与T₃核受体结合并介导T₃调节的基因转录，可诱导IX-肌球蛋白重链基因的表达，从而引起心肌收缩力的改变。

DITPA用于甲状腺功能减退小鼠，可明显提高心率，而且相对于T₄，DITIPA对代谢的刺激作用较低。心肌梗死后的小鼠注射DITIPA 3d显示，与对照组相比，DITPA能够减少小鼠心梗面积，并能控制心梗时的急性炎症反应。目前有较多关于DITPA对心脏收缩和舒张功能的影响，以及对冠状动脉血管生长的影响的研究，但对心衰患者可能带来的获益研究较少，且出现了不同的研究结果。

2002年的一项研究报道称，在DITPA与安慰剂的随机对照试验中，NYHA Ⅱ～Ⅲ级的心力衰竭患者经过4周的DITPA治疗，可以很好地耐受并没有发生不良反应。由于体循环阻力下降和舒张功能改善，患者心排血量出现较大提高。此外，患者的胆固醇和甘油三酯水平也明显下降。但是，2009年公布的一项2期临床随机对照试验显示，DITPA在心力衰竭患者不能很好耐受，出现了出现体重减轻和乏力症状，此次治疗心力衰竭的临床研究宣告失败。本研究为多中心安慰剂对照试验，DITPA治疗6个月，虽然在血流动力学和血脂指标上有所改善，但未能改善患者症状，获益不明显。治疗失败的可能原因有：①DITPA临床应用较少，在此之前没有关于其合理剂量水平研究；②心力衰竭是一种系统性、全身性疾病，DITPA较为单一的心脏作用或许不适用于心力衰竭治疗。DITPA临床应用的经验较少，需要更多的数据以便确定DITPA是否适合治疗心力衰竭，以及合理剂量安排、预后情况。

5.心力衰竭患者甲状腺激素治疗产生的全身影响　除了之前提到的对神经内分泌系统的良性调整，目前的临床研究并没有显示甲状腺激素替代治疗对心力衰竭患者会产生明显的全身作用。但在无心力衰竭的甲减患者，补充甲状腺激素治疗可以显著改善肾功能，包括提高肾小球滤过率、降低血浆肌酐水平。心力衰竭是一种系统性不稳定状态，涉及全身多个器官、系统，而且可能这种不稳定可能会由于低T₃综合征而加重。在非心力衰竭状态下发现的这些甲状腺激素替代治疗的全身影响，或可使心力衰竭患者获益。

五、总结

心血管疾病为全身性疾病，病理生理机制复杂，其中甲状腺功能异常起到的作用越来越受到重视。心力衰竭等重症心血管疾病和心脏外科手术患者常合并甲状腺激素水平低下，而且甲状腺激素水平低下的程度与患者的不良预后具有相关性，因此，补充甲状腺激素可能成为治疗心血管疾病的新靶点。在较早临床研究中，研究者发现补充甲状腺激素可以改善患者心功能、血流动力学状态，提高运动耐力，并且显示出对神经内分泌系统去激活作用，降低去甲肾上腺素和醛固酮。现有的治疗方案主要有3种：一是人工合成甲状腺激素T₄或者T₃，两者具有自身甲状腺激素的全部作用，对人体产生全身性的影响；二是具有心血管选择性的甲状腺激素模拟剂，能够特异性地作用于心血管系统，避免了甲状腺激素对其他组织器官的作用；三是甲状腺激素受体拮抗剂。临床应用中，既要保证有效改善患者心脏功能，又要同时考虑到药物对患者全身状态的影响。在替代治疗中，选择何种合成激素或模拟剂，以及剂量多少，尚无定论，还需要大规模、多中心的研究，以确定合理的用药方案（给药途径、剂量、时间），以及对心血管疾病预后的影响。

表1　人工合成甲状腺激素及甲状腺激素模拟剂治疗心力衰竭的临床研究

作者/年份	入选患者/人数	治疗措施	主要结果	心率	副作用
Moruzzi/1994	非缺血性心衰/10	T₄ 100μg/d口服共1周	↑心肌收缩力；↑运动耐力；↓LVEDD，↓SVR	未改变	无
Moruzzi/1996	非缺血性心衰/10	T₄ 100μg/d口服共3个月	↑心肌收缩力；↓LVEDD，↓SVR	未改变	无
Hamilton/1998	缺血性及非缺血性心衰/23	T₃ 0.15～2.7 μg/kg泵入6～12h	↓SVR，↑CO	未改变	无
Malik/1999	收缩性心衰及心源性休克/10	T₄ 20μg/h泵入36h	↑CI；↑平均动脉压和肺毛细血管楔压；	未改变	无
Pingitore/2008	缺血性及非缺血性心衰/20	T₃ 20μg/m²体表面积共3d	↑LVEDV；↓醛固酮 ↓NT-ProBNP，	减慢	无
Iervasi/2001	缺血性及非缺血性心衰/6	T₃ 20μg/m²体表面积共4d	↓SVR ↑CO ↑UO	未改变	无
Goldman/2008	缺血性及非缺血性心衰/86	DITPA 90mg每日2次，每2周递增	↓SVR，↑CI，↓脂蛋白和总胆固醇	加快	耐受性较差；体重减轻、乏力

（唐熠达　王文尧）

新型口服抗凝药物在血栓栓塞性疾病中应用的临床进展

近年来，血栓栓塞性疾病已经成为我国发病率、致死率及致残率居高不下的主要疾病。临床上抗凝治疗是不同血栓栓塞性疾病的共同选择。华法林属于维生素K拮抗剂（vitamin K antagonists, VKAs），是抗凝治疗的经典药物，积累了大量的临床循证证据。但是，华法林同时存在着很多弊端和局限性，尤其是应用华法林还需要定期监测国际标准化比值（international normalized ratio, INR）以减小出血的发生率。因此，临床上希望能够生产出一种新型的口服抗凝药物代替华法林，解决华法林所带来的弊端和局限性。

新型口服抗凝药物（non-vitamin K antagonist oral anticoagulants, NOACs）是一种通过抑制特定的凝血因子来阻断凝血酶促反应，从而起到抗凝作用。NOACs具有很多优势，比如无须监测常规凝血指标、起效快、治疗窗宽、半衰期短、出血风险小及与其他药物间相互作用少等特点。2019年在ESC大会上公布的GARFIELD-AF随访1年的结果显示，心房颤动（房颤）患者合并任何一种出血事件均与死亡率升高有关，服用华法林的患者大出血事件的发生率（*HR* 1.51, 95% *CI* 1.00～2.28）和全因死亡率（*HR* 1.23, 95% *CI* 1.11～1.46）较NOACs均显著升高，进一步肯定了NOACs的安全性。因此，本文将针对NOACs在不同血栓栓塞性疾病中的临床应用进展进行阐述。

一、NOACs在非瓣膜性心房颤动患者卒中预防的应用进展

心房颤动是临床上常见的一种心律失常，按照发病原因主要分为瓣膜性房颤和非瓣膜性房颤（non-valvular atrial fibrillation, NVAF）。年龄、高血压、冠状动脉粥样硬化性心脏病（冠心病）、糖尿病及吸烟是房颤发生的主要危险因素。房颤是发生脑卒中的独立危险因素，如果同时合并有心力衰竭、糖尿病及冠状动脉粥样硬化性心脏病时，脑卒中的发病风险会明显增加。因此，抗凝治疗是房颤治疗过程中的基石，能够明显减少血栓事件。

二、房颤患者血栓和出血风险评估

临床上房颤患者都应该评估血栓风险和出血风险，并给予合适的抗凝治疗。对于NVAF患者，ESC在2016年和欧洲心胸外科学会（EACTS）发布的欧洲房颤指南中联合推荐应用CHA$_2$DS$_2$-VASc评分，能够有效预测血栓栓塞风险。多项研究表明，女性患者CHA$_2$DS$_2$-VASc评分≥2分、男性患者CHA$_2$DS$_2$-VASc评分≥1分均应开始进行抗凝治疗。除了需要注重抗凝效果外，还需要进行出血风险的评估。房颤患者抗凝治疗的获益就取决于是否能在血栓和出血之间找到平衡。

三、房颤患者抗凝药物治疗的选择

2019年AHA/ACC/HRS房颤管理更新指南中增加了非瓣膜性和瓣膜性房颤的命名和定义。现在瓣膜性房颤定义为存在机械性人工瓣膜或中度至重度二尖瓣狭窄的房颤。ROCKET AF研究表明，与无严重瓣膜性疾病的房颤患者相比，在伴有严重瓣膜性房颤的患者中，利伐沙班减少血栓栓塞的效果和华法林相当，但是出血风险明显增加。另外，达比加群的II期临床试验研究了达比加群在对华法林适用于机械性心脏瓣膜患者中的效果，但是由于出血和血栓栓塞性并发症的发生率很高，该研究被提前终止。因此，在有机械心脏瓣膜的情况下，不建议使用NOAC进行房颤的抗凝治疗，而应使用华法林治疗。

非瓣膜性房颤是指无机械性人工瓣膜或中度至重度二尖瓣狭窄的房颤。多项大型研究均表明NOACs用于非瓣膜性房颤获益明显优于华法林。每个试验比较了不同的NOAC和华法林在血栓终点事件和出血终点事件的不同，最终证明所研究的NOAC在预防中风和血栓栓塞方面不逊于华法林，且总体出血率较低。RELY试验和ROCKET-AF等大型随机对照临床试验对比了达比加群和华法林在非瓣膜性房颤中预防脑卒中的作用，其结果显示达比加群（110mg，每日2次）发生脑卒中和其他血栓栓塞性疾病的风险和华法林相当，但是在出血风险方面较华法林明显降低；达比加群（150mg，每日2次）能够明显减少房颤患者的血栓风险，而且出血风险与华法林相比较没有明显增加。ROCKET-AF研究比较了利伐沙班20mg/d与华法林在预防房颤患者脑卒中及血栓性疾病的效果分析，其结果显示利伐沙班20mg/d在预防血栓方面和华法林效果相当，但是能够明显降低颅内出血和致命性出血风险。

四、NOACs在冠状动脉粥样硬化性心脏病中的应用进展

冠状动脉粥样硬化性心脏病是指冠状动脉由于粥样硬化从而引起管腔狭窄或闭塞导致心肌损伤的一种疾病。

急性冠脉综合征（acute coronary syndrome, ACS）患者需要常规服用双联抗血小板药物。但是常规抗血小板治疗联合抗凝治疗能否降低ACS患者心血管事件的发生率目前还没有明确证据支持。COMPASS研究是针对稳定性冠心病抗栓策略的研究，结果显示利伐沙班和阿司匹林联合用药组心血管事件发生率明显降低，而且颅内出血和致死性出血的风险无明显增加。因此，小剂量利伐沙班目前被批准用于冠心病的二级预防。

临床上冠心病合并房颤的患者屡见不鲜。房颤合并PCI术后选择抗凝药物具有特殊性，因此需要慎重权衡利弊。在房颤患者合并ACS或者PCI术的人群中NOACs的有效性和安全性也有试验数据支持。PIONEER AF-PCI研究结果表明了利伐沙班＋P2Y12受体抑制剂的双联抗栓方案的终点事件和三联抗栓方案无明显差异，但是出血事件的发生率明显低于应用华法林的三联抗栓方案。2018年EHRA/EAPCI/ACCA发布的心房颤动合并急性冠脉综合征或接受经皮心血管介入治疗患者的抗栓治疗管理共识中指出，除非出血风险极高危，PCI术后患者需要接受至少1个月的三联抗栓治疗，对于高血栓风险合并低出血风险患者，三联抗栓治疗时限应该达到6个月。对于双联抗栓方案来说，如果患者存在高出血风险，需要在PCI术后进行6个月的双联抗栓治疗，对于出血风险极高危的患者，PCI术后患者双联抗栓治疗期限缩短为3～6个月。联合抗栓治疗结束后，所有患者均应进行口服抗凝药长期抗凝治疗。

五、NOACs在静脉血栓栓塞性疾病中的应用进展

最近几年，临床上静脉血栓栓塞性疾病越来越受到重视，猝死发生率约为30%。静脉血栓栓塞症（venous thromboembolism, VTE）主要包括深静脉血栓（deep venous thrombosis, DVT）和肺血栓栓塞症（pulmonary thromboembolism, PTE）。PTE是临床表现最严重的VTE，是一种常见的致死性疾病。DVT的血栓栓子是引起PTE的主要血栓来源。因此，正规的抗凝治疗是VTE的主要治疗手段，能够明显减少VTE的发生和复发。

六、达比加群在VTE中的研究进展

RE-COVER Ⅰ研究是一项多中心的随机双盲对照试验，共纳入2564例急性VTE患者［包括DVT和（或）PTE患者］，研究结果显示达比加群组的有效性和安全性不劣于规范的华法林治疗组。RE-COVER Ⅱ研究共纳入了2589例VTE患者，结果显示达比加群组和华法林组相比VTE的复发率相当，但是达比加群组的出血事件的发生率相比较

华法林减少。同样有另外的试验比较了VTE患者在应用达比加群和华法林治疗过程中出血风险的比较，该研究一共研究了5107名VTE患者，随机分为达比加群治疗组和华法林治疗组，在随访164d后，达比加群治疗组的出血事件的发生率和华法林治疗组比较明显减少。

七、利伐沙班在VTE中的研究进展

利伐沙班在VTE治疗过程中显示出了较好的安全性和有效性。EINSTEIN-PE研究发现在应用利伐沙班治疗3周后行肺动脉CTA和肺动脉灌注扫描明显减少，不劣于传统的标准方案。SWIVTER研究比较了利伐沙班和华法林在治疗VTE过程中的不同，该研究共纳入了2062例患者，结果显示利伐沙班组VTE复发率方面和华法林相似。最近的REMOTEV研究一共纳入了499例VTE患者，在随访6个月后，结果显示利伐沙班组VTE事件的复发率较华法林组低；而且利伐沙班组出血事件的发生率为5.4%，相比较华法林组（9.4%）明显减低。

八、阿哌沙班和依度沙班在VTE中的研究进展

Agnelli G等进行的研究比较了阿哌沙班和华法林在治疗VTE作用的不同，该研究一共研究了5395例患者，随访6个月后结果显示，阿哌沙班在治疗VTE的效果和华法林相当，但是出血事件的发生率在阿哌沙班组明显减少。随后该研究者进行的后续试验比较了阿哌沙班和安慰剂之间在治疗VTE的不同，该研究中阿哌沙班组分为2.5mg，每日2次和5mg，每日2次两组，结果显示，2种不同剂量的阿哌沙班VTE的发生率相当，相比较安慰剂组VTE的发生率明显减少，但是出血风险稍高于安慰剂组。

HOKUSAI-VTE研究针对依度沙班和华法林在治疗VTE过程中的比较，该研究一共纳入了8292例急性VTE患者，抗凝治疗方案主要分为依度沙班组和华法林组，试验结果表明，依度沙班在VTE的治疗及各种原因所致死亡率方面不劣于华法林组，但是出血事件的发生率较华法林组减低。

九、结语

综上所述，目前临床上大量的临床试验比较了NOACs和传统VK拮抗剂，其结果均显示NOACs在血栓栓塞性疾病抗凝作用的有效性和安全性，但是NOACs同时也存在成本高、拮抗剂少等缺点，仍然需要时间来完善NOACs在临床抗凝治疗过程中的有效性和安全性。

（缪　帅）

ASCVD合并高甘油三酯血症的新认识

动脉粥样硬化性心血管疾病（atherosclerotic cardio-vascular disease, ASCVD）是全球致死亡和残疾的首要疾病，血脂异常是ASCVD发生和发展的核心致病性危险因素。据《中国心血管病报告2017》概要报道，我国血脂异常的患病率及ASCVD的发病率和死亡率都呈上升趋势。目前，国内外指南均推荐以低密度脂蛋白–胆固醇（LDL-C）作为ASCVD防控的首要干预靶点，首选他汀类药物，但根据2015年全球胆固醇治疗研究合作组（Cholesteml Treatment Trialists, CLVR）的临床试验显示，尽管应用他汀类药物后，心血管事件相对风险和全因死亡率显著降低，但仍存在超过80%的相对心血管残余风险。众多临床研究显示，对于心血管病、2型糖尿病和代谢综合征患者，在低密度脂蛋白胆固醇（LDL-C）、血压、血糖等传统危险因素控制达标后，患者大血管事件（心肌梗死、脑卒中）及微血管事件（视网膜病变、肾脏病变及周围神经病变）发生率仍然较高，统称为心血管残余风险。心血管残余风险与诸多因素有关，最常见的是血脂相关性心血管残余风险，即高TG血症和低HDL-C血症被认为是残余风险的重要因素。近年来，随着基因学研究、大规模真实世界研究等不断开展，在他汀治疗基础上重新认识高甘油三酯血症（hypertriglyceridemia, HTG）及相关心血管风险带来了新的证据，也越来越受到关注。在胡大一教授牵头下，中国国家胆固醇教育计划委员会组织多位血脂专家根据中国患者血脂异常特点，参考国内外临床研究证据和相应共识指南，制订了《高甘油三酯血症及其心血管风险管理的中国专家共识》，因此，在控制传统危险因素的同时，对心血管残存风险进行干预和管理，有望进一步降低心血管事件，而HTG在心血管疾病风险中的作用也得到了更多关注。现就ASCVD合并高HTG的新认识及干预进展进行综述。

一、HTG的诊断和严重程度分层

一直以来，血清TG的测定均采用空腹血送检，各国指南对HTG的诊断也是以空腹血清TG的水平为标准。但近年前瞻性研究证实，餐后HTG者心血管风险更高，国外已有专家共识推荐采用非空腹TG测定方法及依据非空腹TG水平的HTG诊断标准。欧洲血脂管理指南推荐以下人群可以非空腹采血测定血脂：任何患者的血脂初次筛检，心血管危险评估；刚入院的ACS患者；儿童；患者自主选择；有

低血糖风险的糖尿病患者；老年；接受稳定调脂治疗的患者。但TG>5.0mmol/L时，建议仍应测空腹血脂。虽然餐后高TG与心血管事件关系密切，但鉴于同一个体餐后TG的变异性大、波动性大等特点，目前尚无餐后TG水平的统一判定标准，所以很难用非空腹TG代替空腹TG。现有研究发现，空腹与非空腹血样检测TC、HDL-C和LDL-C水平基本相似，两种方法所测结果用于评估患者心血管风险的价值相同。且我国目前尚无大型研究支持非空腹TG诊断HTG的切点，所以尚未推荐非空腹TG测定和制定相应的诊断标准。

依据《中国成人血脂异常防治指南（2016年修订版）》对HTG的定义为：甘油三酯（triglyceride, TG）水平以空腹（禁食12h以上）<1.7mmol/L为合适水平；1.7mmol/L≤TG<2.3mmol/L为边缘升高；2.3<TG<5.6mmol/L为升高；当TG≥5.6mmol/L时，除ASCVD风险增加外，急性胰腺炎风险也明显增加。中国胆固醇教育计划委员会于2017年发布了《高甘油三酯血症及其心血管风险管理专家共识》，也采用了同样的诊断标准和危险分层。

二、HTG致动脉粥样硬化的机制

HTG是致动脉粥样硬化性血脂异常病理生理机制中的核心因素。食物摄取外源性TG和肝脏合成及分泌富含TG的VLDL均可导致血浆TG升高，因此，肥胖、单糖和饱和脂肪摄入过多、缺乏运动、饮酒和胰岛素抵抗者常伴有HTG。TG主要存在于人体脂肪组织中，血浆TG主要存在于富含TG的脂蛋白中，VLDL和CM统称为富含TG的脂蛋白（triglyceride-rich lipoprotein, TRL），两者皆因颗粒大不能直接进入血管内皮下，而TRL残粒颗粒变小，可直接进入动脉管壁并沉积于此，促进动脉粥样硬化；TRL残粒还可以促进动脉壁的炎症反应和内皮细胞的损伤，如促使前炎症因子、纤维蛋白原和凝血因子的产生，损伤纤维蛋白溶解等；TRL增多，还可以导致具有致动脉粥样硬化作用的小而密LDL（sLDL）增多、促进胆固醇逆向转运的HDL-C降低。正常情况下，血液循环中的各类脂蛋白通过胆固醇酯转移蛋白进行脂质交换，即将富含TG的VLDL、CM中的TG转运至富含胆固醇的LDL和HDL，而后者将胆固醇转运至VLDL和CM，同时，TG不断被脂蛋白脂酶水解，最终形成富含胆固醇酯的VLDL残粒和胆固醇酯含量较少的小而密的LDL。当TG>1.70mmol/L时，具有较强致

动脉粥样硬化作用的sLDL水平升高，sLDL难被LDL受体识别，经正常途径清除不充分，且sLDL易被氧化成具有内皮毒性的氧化低密度脂蛋白(oxLDL)，优先被巨噬细胞吞噬变为泡沫细胞，构成动脉粥样的脂质条纹和斑块的脂质核心，导致动脉粥样硬化；而大颗粒HDL及HDL-C含量减少，HDL颗粒和HDL-C在维持血管内皮反应性、抗氧化应激、抑制内皮细胞凋亡、促进损伤内皮修复、抑制单核细胞激活、减少黏附因子和细胞因子表达中起关键作用，故而致使减缓动脉粥样斑块形成的作用减弱，动脉粥样硬化形成。

在糖尿病或糖尿病前期的患者中，胰岛素抵抗导致脂肪分解增加，游离脂肪酸释放增加，使肝脏产生的TG和VLDL颗粒增多，发生HTG，这是糖尿病患者因血脂异常导致动脉粥样硬化性病变的病理生理机制之一。对2型糖尿病患者的研究发现，有颈动脉斑块者平均餐后TG水平高于无颈动脉斑块者，校正了LDL、HDL、年龄、糖尿病、高血压等传统危险因素后，2型糖尿病患者平均餐后TG水平与颈动脉斑块仍有显著相关关系。进一步分析发现餐后TG水平的升高，导致富含TG的脂蛋白残粒(TRL，乳糜微粒及VLDL残粒)增加，有非常强的致动脉粥样硬化作用，导致心血管事件风险增加。

三、HTG和ASCVD风险的证据

（一）HTG和心血管风险的证据

HTG与心血管疾病风险之间的关系，曾因早期国内外的多项临床研究及荟萃分析结果，而备受争议。但高甘油三酯血症对心血管疾病影响的研究一直没有停止，相关证据也一直不断得到充实和完善。ACCORD研究中，TG≥2.3mmol/L、HDL-C≤0.9mmol/L的患者，主要心血管事件发生率较其他患者升高71%。PROVE IT-TIMI 22研究显示，即使他汀治疗使LDL-C达标(<1.80mmoL/L)，而TG≥2.26mmol/L的患者发生主要心血管事件的风险仍较TG<2.26mmol/L的患者增加27%。近期中国大庆研究公布了23年的随访结果，833例受试者34%存在HTG，高TG组较TG非增高组心血管疾病风险增加27%，基线TG每升高1.0mmol/L，其后20年首次心血管疾病发生风险升高达8%。对dal-OUTCOMES研究，15 817例患者及MARICL研究治疗组1501例ACS患者数据的荟萃分析显示，空腹TG水平升高与ACS患者短期及长期风险密切相关：TG每升高0.113mmol/L(10mg/dl)，长期心血管事件风险增加1.8%，急性冠脉综合征(ACS)短期心血管事件风险增加1.4%。我国的多省市队列研究证实，HTG水平是糖尿病发病风险的独立影响因素，而糖尿病是冠心病的等危症。HTG与脑血管疾病也存在一定的关联。对来自PERFORM和SPARCL2项前瞻性随机试验的数据分析显示，在接受

包括他汀在内的最佳药物治疗的卒中或短暂性脑缺血发作患者中，HTG、低HDL-C血症患者发生主要心血管事件的残余风险增高。

（二）基因学研究

采用孟德尔随机化方法进行的遗传学研究显示，载脂蛋白C3罕见DNA序列变异与终身的血浆TG和载脂蛋白C3水平下降相关，且这些突变可产生冠心病保护作用，并与冠状动脉钙化积分下降相关，也证实了TG和冠心病之间的因果关系。因此，载脂蛋白C3可作为潜在的降低心血管剩留风险的新靶点。新近发表的关于血管生成素样蛋白4基因的研究，纳入近43 000例有欧洲血统的受试者，在携带血管生成素样蛋白4突变的个体中，TG水平比未携带突变的个体低13%，而HDL-C水平高7%，冠心病风险也低19%。另一项研究ANGPTL4功能丧失等位基因携带者TG水平低35%，发生心肌梗死风险低53%。这些研究从基因遗传学提供了血浆TG水平与冠心病因果关系的新证据。

（三）HTG与微血管风险的证据

糖尿病导致的糖尿病视网膜病变、糖尿病肾病及糖尿病神经病变等微血管并发症，给患者带来了巨大的经济负担和疾病相关致残。来自31个欧洲研究中心，2991例患者参与的糖尿病视网膜病变研究发现，校正其他影响因素后，TG水平是增殖性与非增殖性糖尿病视网膜病变的危险因素。纳入了13个国家2535例糖尿病肾病、糖尿病视网膜病变或以上2种并发症的2型糖尿病患者及3683例匹配对照者的REALIST研究，发现TG水平升高、HDL-C水平较低均与糖尿病微血管并发症之间呈显著且独立的相关性，特别与糖尿病肾病相关；TG水平每升高0.5mmol/L，微血管病变风险上升16%。专家共识指出在2型糖尿病患者中，HTG与糖尿病肾病和糖尿病视网膜病变的发生发展相关，是糖尿病微血管病变的重要危险因素。HTG与糖尿病患者微血管并发症之间也存在密切关系。TG增高可能是视网膜硬性渗出和黄斑病变、增生性视网膜病变的重要危险因素，并可能促进白蛋白尿及糖尿病肾病的发生发展。UKPDS研究结果提示，HTG与2型糖尿病患者发生微量白蛋白尿和大量蛋白尿的风险独立相关。

四、ASCVD患者HTG的管理

对于ASCVD患者，他汀治疗可以有效降低LDL-C水平，但是强化他汀治疗仅能降低22%的心血管风险，有研究显示对于经过强化他汀治疗的患者，即使LDL-C<1.8mmol/L，但同时合并TG增高的患者发生不良心血管事件及死亡的风险仍然增加50%。对于TG升高的治疗策略取决于TG升高的原因和严重程度。甘油三酯血症的治疗流程见图1。

（一）改变生活方式

导致HTG的主要继发性原因包括肥胖、糖尿病、慢性肾脏病和饮酒等，使用糖皮质激素、大剂量β受体阻滞剂和利尿剂也可导致HTG。因此，HTG的治疗首先应纠正和去除继发性原因，进行严格的治疗性生活方式改善。中国成人血脂异常防治指南（2016年修订版）、HTG及其心血管风险管理专家共识对高TG的治疗，都强调了生活方式干预的重要性，如合理饮食、控制体重、限制饮酒、戒烟、适当运动等。治疗性生活方式干预对于降低甘油三酯水平、控制其他危险因素（如高血压、高血糖等），以及改善患者心血管预后具有肯定效果，应作为所有HTG患者的基础治疗。合理的饮食应控制膳食总热量，摄入一定量的蔬菜、水果和鱼类、谷物纤维、不饱和脂肪酸及红肉等。而适当运动在即使不减轻体质量的情况下，也可以增加胰岛素敏感度、降低血糖，在脂蛋白水平有广泛的积极影响，包括HDL-C、TG等。生活方式的改变对降低心血管事件的发生具有重大的意义。因此，降低血管残余风险首先应积极改善生活习惯。

（二）药物治疗

在控制体重、合理饮食、限制饮酒、有氧运动和戒烟等生活方式干预后，仍不能有效改善的HTG患者，需及时启用药物治疗。目前临床上用于降脂的药物主要是他汀类药物，其在降低血浆TG和LDL-C方面疗效肯定，但在实际工作中，即使使用了他汀类药物降血脂，仍存在HTG及HDL-C的降低等心血管事件的残余风险，因此在使用他汀类药物降低TG、LDL-C的基础上，目前临床上可用于治疗HTG的药物主要有3类：贝特类、高纯度药用鱼油、烟酸及其衍生物。

1.贝特类药物　贝特类药物是过氧化物酶增生体活化受体α（PPARα）激动剂，单用具有良好的安全性，贝特类药物可使LDL-C降低20%、HDL-C升高5%～20%、TG降低25%～50%，是降低TG的首选药物。在所有贝特类降脂药物中，苯扎贝特对升高HDL-C 水平作用最强。在FIELD和ACCORD研究中分别观察到非诺贝特对2型糖尿病患者微血管病变的保护作用，在联合降脂治疗时，值得注意的是吉非贝齐与他汀类合用时，由于药物相互作用导致他汀的血药浓度峰值增高，而非诺贝特与常用的阿托伐他汀、瑞舒伐他汀和辛伐他汀联用时，他汀类血药浓度无明显变化。联合降脂治疗可以实现更全面的血脂控制，但也可能会导致肌病的风险增大，且不同的贝特类药物发生不良反应事件有差异，研究显示，菲诺贝特联合他汀治疗时发生横纹肌溶解和肌病风险较少，且可显著降低高三酰甘油（≥2.30mmol/L）伴低HDL-C（≤0.88mmol/L）患者的心血管事件发生率。因此，在国际指南（共识）中推荐对他汀

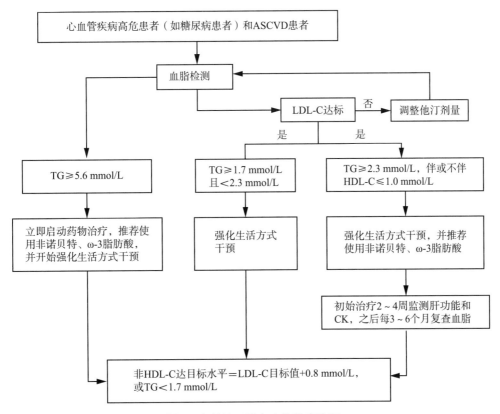

图1　高甘油三酯血症的治疗流程

注：ASCVD.动脉粥样硬化性心血管疾病；TG.三酰甘油；CK.肌酸激酶。若ALT升高＞3 倍正常值或CK升高＞5倍正常值时需停药，2周后复查至指标正常

类治疗基础上LDL-C达标的HTG患者，降低TG的药物首选非诺贝特，旨在进一步降低心血管残余风险。启用非诺贝特治疗的时机：TG≥5.6mmol/L时，立即启用，LDL-C已达标，但TG≥2.3mmol/L的心血管高危患者（如糖尿病）的一级预防，LDL-C已达标，但TG≥2.3mmol/L的ASCVD患者的二级预防。研究结果显示，联合治疗组肝酶升高发生率有所升高，治疗时需注意监测肝功能，建议初始治疗2～4周检测肝功能和肌酸激酶，若ALT升高>3倍正常值或CK升高>5倍正常值时需停药，2周后复查至指标正常。慢性肾功能不全[eGFR<60ml/(min·1.73m^2)]患者不建议联合使用。除了具有调脂作用外，贝特类药物还具有抗炎、降低纤维蛋白原、改善内皮功能、改善胰岛素敏感等抗动脉粥样硬化作用。

2. 烟酸　烟酸类药物属于B族维生素，高剂量的烟酸已经被证实不仅能有效提高HDL-C水平，同时能够降低血浆TG、LDL-C及脂蛋白a水平。研究显示，当缓释烟酸与他汀类药物联合使用时，可显著增高HDL-C水平。其降脂机制可能与抑制脂肪降解和减少肝脏内极低密度脂蛋白合成和分泌有关，最常见的不良反应为皮肤潮红，与他汀类药物联用，需定期监测患者的肝功能。烟酸由于耐受性较差，通常也仅作为三线药物，因其有可能造成或恶化糖尿病，使用时应更加注意，不推荐烟酸与他汀联合应用，尤其是糖尿病患者。AIM-HIGH、HPS2-THRIVE均为阴性结果，目前已淡出欧美市场。

3. n-3脂肪酸　n-3脂肪酸（又称ω-3脂肪酸）主要活性成分是二十碳五烯酸（EPA）和二十二碳己烯酸（DHA），两者为深海鱼油的主要成分。n-3脂肪酸能促进中性或酸性胆固醇自粪便排出，抑制肝内脂质及脂蛋白合成，通过调节VLDL和乳糜微粒代谢降低血清TG水平，并有轻度升高HDL-C水平的作用。其效果与使用的剂量及基础TG水平有关。当血TG正常时该药几乎没有降脂作用，若血TG>2.26mmol/L，应用n-3脂肪酸（2～4g/d，注：这里提到的均指高纯度n-3鱼油）治疗可使TG降低30%。该药可与贝特类或他汀类合用，且n-3脂肪酸的不良反应少，耐受性良好。在美国的Louisville动脉粥样硬化和代谢研究中心，一项关于90% n-3乙酯高纯深海鱼油＋辛伐他汀组合治疗（COMBOS）的扩展性研究结果显示，90% n-3乙酯高纯深海鱼油对于血脂异常的患者有持续降低non-HDL-C和TG的作用，且基本没有不良反应。而在另一项由Michael H.Davidson博士率领的团队在美国

芝加哥、纽约等地的医学中心展开了关于鱼油联用辛伐他汀治疗HTG的临床研究中，结果也提示辛伐他汀联用90% n-3高纯深海鱼油能更有效安全并且全面控制血脂情况。最近的两项荟萃分析（包括截至2017年发布的随机对照试验）均报告说，n-3脂肪酸治疗不会显著减少心血管事件。相比之下，在GISSI-P研究中，11 324例心肌梗死后患者在他汀基础上随机接受n-3脂肪酸或安慰剂，结果发现n-3脂肪酸能降低心肌梗死后患者心血管疾病死亡率：总体致死事件的发生率降低了20%、心血管死亡事件则降低了30%，而猝死的发生率更是降低了45%。在REDUCE-IT研究中，每天服用4g二十碳五乙酯患者的重大不良心血管事件的风险显著降低25%。而STRENGTH研究能否证实在他汀基础上联用n-3脂肪酸为心血管高风险的HTG患者带来获益，同样值得期待。虽然n-3脂肪酸可降低TG水平，但目前其对于ASCVD的二级预防尚缺乏足够的证据。

五、展望

近年两项大型研究表明，编码ApoC-Ⅲ的基因多态性导致低血清TG水平和低心血管风险。基础研究也证实了ApoC-Ⅲ基因参与了TG的代谢，在临床前模型和Ⅰ期临床试验中，已有的研究显示反义寡核苷酸抑制ApoC-Ⅲ，可以降低啮齿动物、非人类灵长类和人类健康受试者的血浆TG水平。因此，上述的试验基础提供了针对ApoC-Ⅲ进行药物研发的可能性以降低血清TG。也有一些研究关注了神经系统尤其是中枢神经系统对脂代谢的调节，发现中枢神经系统通过脑肠循环，调节参与脂代谢的肠道激素，如GLP-1、GLP-2等，从而发挥调脂作用。另外，针对肠道作为脂质处理的治疗靶点也可能成为预防和治疗脂质异常的一种新手段。这些针对脂代谢相关基因的药物研发和精准治疗也许将给调脂治疗和降低心血管风险带来新的曙光。

总之，在他汀时代，调脂治疗的基石地位不会改变，但他汀治疗达标后的心血管事件残余风险仍需要关注，随着肥胖症、代谢综合征和T2DM的全球流行，动脉粥样硬化血脂异常的患病率正在增加，遗传研究提供了强有力的科学证据，表明TG水平升高与ASCVD事件有关，对其进行进一步研究和制订积极有效的干预措施刻不容缓，而富含TG的脂蛋白代谢异常是不容忽视的重要原因之一。

（王　红　杨　娟　张　黎）

冠心病合并心房颤动患者PCI后抗凝及抗血小板药物选择

心房颤动（房颤）是临床最常见的心律失常之一，其发病率随着患者年龄的增长而持续升高。房颤合并冠心病在临床十分常见，Garfield研究中国亚组研究基线数据显示我国房颤伴冠心病的患者比例高达32.4%。研究显示5%～15%的房颤患者需要接受PCI治疗，急性冠状动脉综合征（ACS）患者中，新发房颤的比例为2.3%～37%，同时，ACS新发房颤患者发生再次心肌梗死、恶性心律失常和心力衰竭等心血管不良事件明显增多，因此，房颤合并ACS或冠心病患者PCI后往往需要同时采用抗凝和抗血小板治疗，寻找疗效更佳、出血风险更小的口服抗凝策略已经成为优化房颤合并冠心病患者治疗策略的重点和难点。

一、房颤合并冠心病抗凝治疗的临床证据

（一）双联抗栓与三联抗栓治疗

2012年公布的WOEST研究是第一项评价进行冠状动脉支架术且服用口服抗凝剂（OAC）患者的最佳抗血小板治疗的随机临床试验，比较了长期OAC患者行PCI后采取双联抗栓（华法林联合氯吡格雷）和三联抗栓（华法林联合氯吡格雷和阿司匹林）治疗的有效性和安全性。该研究在2008～2011年在荷兰和比利时15个中心入选573例患者，其中69%口服OAC预防血栓栓塞，研究旨在探讨患者在进行口服抗凝治疗的基础上进行经皮冠状动脉介入术（PCI）后，氯吡格雷单药治疗组在出血方面是否优于阿司匹林+氯吡格雷组，同时不升高血栓事件危险。试验为随机化设计，将患者以1∶1随机分入双药治疗组（OAC+氯吡格雷75mg/d）和三药治疗组（OAC+氯吡格雷75mg/d+阿司匹林80mg/d），置入金属裸支架（BMS）的患者（35%）药物至少持续1个月，置入药物洗脱支架（DES）的患者（65%）需治疗1年。计划随访1年。结果表明，二联组出血率为19.4%，明显低于三联组44.4%（HR 0.36，P＜0.000 1）；根据出血学术研究联合会（BARC）的标准，与三联组相比，二联组中大出血事件明显降低（6.5% vs. 12.7%，P＜0.011），输血率降低（3.9% vs. 9.5%，P＜0.011）。次要终点包括主要的心脑血管事件，如死亡、心肌梗死、卒中、体循环栓塞、目标血管的再血管化及支架内血栓。联合的次要终点发生率二联组为11.1%，明显低于三联组17.6%（HR 0.60，P＝0.025），WOEST试验提

示，口服VKA的患者在PCI术后，二联治疗组出血的并发症发生率低于三联治疗组50%以上。由于WOEST研究结果的出现，初步证明三联抗栓治疗的出血风险超过治疗获益，并建议新的优选策略，即VKA联合P2Y12拮抗剂用于预防支架内血栓、心肌梗死、卒中和血栓栓塞事件。

Lamberts等通过对丹麦的一项回顾性注册研究验证了WOEST结论的正确性。这项研究入组了12 165例房颤合并心肌梗死或PCI后的患者，目的是比较急性心肌梗死或PCI术后各种方案的血栓事件和出血风险。结果显示，与三联抗栓（华法林联合阿司匹林和氯吡格雷）相比，华法林联合氯吡格雷组、华法林联合阿司匹林组和DAPT（阿司匹林联合氯吡格雷）组未显示出冠状动脉事件增加，华法林联合阿司匹林组和DAPT组的出血风险显著减低，但DAPT组缺血性脑卒中风险显著增高，华法林联合阿司匹林组和DAPT组的全因病死率显著增高；华法林联合氯吡格雷组与三联抗栓组出血风险相当。丹麦注册研究最重要的意义在于证实了OAC联合氯吡格雷治疗并未增加血栓事件。

（二）三联抗栓治疗的疗程

ISAR-TRIPLE研究是第一个评估三联抗栓治疗疗程的研究，该研究对长期OAC患者行PCI后三联抗栓（华法林联合DAPT）治疗6个月和6周进行了有效性和安全性比较。结果显示6周三联抗栓治疗组与6个月三联抗栓治疗组间9个月主要复合终点，包括死亡、心肌梗死、支架内血栓形成、心肌梗死溶栓治疗或卒中的差异无统计学意义，且两组的TIMI大出血的差异无统计学意义。

（三）非维生素K拮抗口服抗凝药（NOAC）在冠心病PCI患者中的证据

由于WOEST试验的初步结果令人鼓舞，在NOAC相继问世后，均在房颤合并PCI的领域进行了临床试验，以期取得更强的二联治疗的更强证据。

第一个公布结果的是有关利伐沙班的研究。2016年发布的PIONEER AF-PCI研究评价了在房颤合并PCI的患者中，不同剂量利伐沙班联合抗血小板治疗的有效性和安全性。研究共纳入了2124例患者，随机分为3组，利伐沙班15mg每日1次＋一种P2Y12抑制剂服用12个月；利伐沙班2.5mg每日2次＋双联抗血小板治疗和标准治疗组（华法林

＋双联抗血小板治疗）。主要安全性终点是具有临床意义的出血（TIMI出血标准的严重出血＋轻度出血＋需要关注的出血）。结果显示，利伐沙班15mg每日1次组出血风险低于标准治疗组（16.8%vs.26.7%，$P<0.001$），利伐沙班2.5mg组出血风险同样低于标准治疗组（18.0%vs.26.7%，$P<0.001$）。三种治疗方案的心血管死亡、心肌梗死、卒中事件发生率无显著差异，但因试验设计的原因，并无统计学的把握度对疗效终点进行评价。PIONEER AF-PCI研究是第一个对于PCI术后房颤患者提供NOAC与VKA比较的前瞻性独立的RCT证据研究，证实了利伐沙班与氯比格雷二联治疗的安全性。

2017年发布的RE-DUAL PCI，是一项大规模的RCT研究，作为第二个验证NOAC在PCI支架置入术后房颤患者中疗效及安全性的研究，在全球41个国家的414个研究中心随机入组了2725例行PCI伴支架置入（择期或ACS）的非瓣膜性房颤患者。主要目的是比较110mg或150mg达比加群酯（每日2次）＋氯吡格雷或替格瑞洛双联抗血栓疗法和华法林＋氯吡格雷或替格瑞洛＋阿司匹林≤100mg（每日1次）三联抗血栓疗法。研究为期30个月。安全性终点定义为至首次发生ISTH定义大出血事件或具有临床意义的非大出血事件的时间。关键血栓性终点的非劣效检验为至死亡、首次血栓形成事件（心肌梗死、卒中或全身性栓塞）和计划外血运重建时间复合终点。在主要终点（大出血和临床相关的非大出血事件）方面，达比加群酯110mg双联治疗组为15.4%，华法林三联治疗组为26.9%，相对风险降低48%；达比加群酯150mg双联治疗组为20.2%，华法林三联治疗组为25.7%，相对风险降低28%；两个剂量的达比加群酯双联治疗组大出血和总出血发生率均低于华法林三联治疗组。在关键次要终点（死亡、心肌梗死、卒中、全身性栓塞和计划外血运重建复合终点）方面，观察到的事件发生率相似：达比加群酯150mg双联治疗组为13.7%，华法林三联治疗组为13.4%。RE-DUAL PCI证明了房颤患者行PCI支架置入术后采用达比加群酯加一种抗血小板药物较经典的华法林三联治疗可显著降低大出血风险，且两个达比加群组合并的疗效与华法林相比统计学达到非劣效。RE-DUAL试验的亮点是使用了达比加群在房颤抗凝中的标准剂量。

这两项多中心随机对照研究为NOAC双联抗栓治疗的有效性和安全性提供了有力证据。无论是达比加群酯或利伐沙班双联抗栓组的栓塞复合终点均不劣于华法林三联抗栓组，且出血事件均低于三联抗栓组。

上述两个试验虽然发现二联治疗在安全性方面好于三联治疗，但没有回答究竟是NOAC本身的原因还是去掉了阿司匹林的原因。在ACC 2019上公布的AUGUSTUS研究是一项探讨阿哌沙班在合并ACS/PCI术后房颤患者中疗效和安全性的多中心RCT，研究共纳入来自33个国家、492个中心的4614名患者。其中1714名（37.3%）为接受PCI治疗的ACS患者，药物治疗的ACS患者为1097名（23.9%），另有1784名（38.8%）为择期PCI患者。92.6%的患者使用了氯吡格雷作为P2Y1受体拮抗剂。阿哌沙班组中有10%的患者因高出血风险采用了2.5mg，每日2次的减量治疗，华法林组患者在治疗范围内的时间百分比（time in therapeutic range, TTR）为59%。研究采用2×2析因设计，患者被随机分入阿哌沙班（5mg或2.5mg，每日2次）或华法林组（开放标签），再分别给予阿司匹林或安慰剂治疗（双盲），旨在对比阿哌沙班与华法林及P2Y12单抗与DAPT治疗的安全性。研究的随访周期为6个月，主要终点是ISTH大出血或临床相关的非大出血事件，关键次要终点是全因死亡及全因住院治疗构成的复合终点，其他次要终点为死亡、心肌梗死、卒中、支架血栓、紧急血运重建和住院治疗构成的复合终点。结果显示在6个月的随访周期内，阿哌沙班组主要终点（ISTH大出血或临床相关的非大出血事件）的发生率为10.5%，华法林组则为14.7%，同时达到非劣效性和优效性终点（HR 0.69，$P<0.001$）。在4组治疗方案中，氯吡格雷＋华法林＋阿司匹林治疗组患者出血事件发生率最高（18.5%），氯吡格雷＋阿哌沙班＋安慰剂治疗组发生率最低（7.3%），阿哌沙班组的死亡或住院比例低于华法林组（23.5% vs.27.4%；HR 0.83；95% CI 0.74～0.93；$P=0.002$）。提示阿哌沙班＋P2Y12抑制剂的出血风险最低且死亡率或住院率未增加。而阿司匹林与安慰剂对照出血明显增加（16.1%vs.9.0%；HR 1.89；95% CI 1.59～2.24；$P<0.001$），但主要疗效终点方面并无差别，阿司匹林组的死亡或住院比例与安慰剂组相似（26.2%vs.24.7%；HR 1.08；95% CI 0.96～1.21；$P=0.20$）。AUGUSTUS试验不但证实以阿哌沙班为基础的治疗在出血方面好于以华法林为基础的治疗，而且第一次证实阿司匹林在房颤合并PCI的患者中并无获益且出血增加。

2019年ESC年会上公布了ENTRUST-AF PCI试验的结果。该研究旨在评价艾多沙班用于ACS/PCI术后房颤患者的疗效及安全性。ENTRUST-AF PCI研究纳入了1506例接受PCI治疗的急性冠脉综合征或稳定性冠状动脉疾病的房颤患者，受试者被随机分为12个月的艾多沙班和P2Y12抑制双联治疗方案组，或三联治疗组，即1～12个月使用维生素K拮抗剂（VKA）和P2Y12抑制剂加阿司匹林标准治疗。患者在PCI后平均45h随机分组接受艾多沙班片60mg（部分患者依据既往研究提到的减量标准接受30mg剂量治疗）加一种P2Y12受体拮抗剂，或华法林加双联抗血小板治疗（DAPT），其中阿司匹林应用时间为1～12个月（事先确定）。对所有患者随访1年，比较ISTH大出血和临床相关非大出血，研究结果证明，艾多沙班片加一种P2Y12受体拮抗剂在主要研究终点（大出血和临床相关非大出血）方面不劣于以华法林为基础的三联抗栓治疗。虽然优效性分析未达到统计学显著性（$P=0.1154$），但双联抗栓有出血事件风险更低的趋势。对这一试验没有取得优效结果的解释，是华法林组在随机后前一个月的出血事件率很低，可能与INR不达标有关。

截至2019年，4种NOAC在ACS/PCI术后的房颤患者中的随机对照试验结果均已发布，结果都显示出NOAC联合一种抗血小板药物（主要是氯吡格雷）的双联方案在出血方面好于或不劣于传统三联抗凝方案，而在疗效终点方面未见到有增加的趋势。

二、指南关于房颤合并冠心病抗栓策略的推荐和更新

基于PIONEER AF-PCI和REDUAL PCI研究，2018年发布的《2018 EHRA/EAPCI/ACCA心房颤动合并急性冠状动脉综合征或接受经皮心血管介入治疗患者的抗栓治疗管理共识》更新房颤合并PCI/ACS的抗栓推荐：抗凝药物的选择上，NOACs优于VKAs（IIa，A）。起始联合抗血小板药和NOAC以及后续阿司匹林或P2Y12抑制剂治疗的疗程，应根据详细的缺血和出血风险评估，综合考虑脑卒中风险、冠状动脉病变情况、HAS-BLED评分的动态变化及患者存在可纠正的出血危险因素进行个体化制定。除出血极高危患者外，PCI术后至少需要接受1个月的三联抗栓治疗，出血风险低的患者，推荐将术后三联抗栓治疗延长为3～6个月，如果患者伴有高栓塞风险，三联抗栓治疗时程可延长至6个月。出血高危的稳定性冠心病患者推荐在择期PCI术后进行6个月的双联抗栓治疗。出血极高危的患者，无论稳定性冠心病或ACS，术后双联抗栓时程为3～6个月。联合抗栓治疗后，所有患者均应OAC单药长期抗凝治疗。三联抗凝期间，推荐达比加群酯110mg每日2次，双联抗栓期间改为150mg每日2次。利伐沙班的推荐剂量为15mg每日1次口服。艾多沙班的推荐剂量为60mg每日1次，阿哌沙班的推荐剂量为5mg每日2次。

2019年发表的AHA/ACC/HRS房颤管理指南中推荐，对于血栓栓塞风险增加（CHA2DS2-VASc≥2分）的心房颤动合并ACS患者，推荐抗凝治疗，除非出血风险超过预期获益（I类推荐，B-R级证据）；对于因ACS行PCI支架置入术、卒中风险增加（CHA2DS2-VASc≥2分）的房颤患者，采用P2Y12抑制剂（氯吡格雷或替格瑞洛）与剂量调整VKA的两联治疗较三联治疗降低出血风险（IIa类推荐，B-R级证据），对于因ACS行PCI支架置入术、卒中风险增加（CHA2DS2-VASc≥2分）的房颤患者，采用P2Y12抑制剂（氯吡格雷）与低剂量利伐沙班15mg/d或达比加群150mg每日2次的两联治疗较三联治疗降低出血风险（IIa类推荐，B-R级证据）。因ACS行PCI支架置入术（药物洗脱或裸金属支架）、卒中风险增加（CHA2DS2-VASc≥2分）的房颤患者如采用三联治疗（OAC，阿司匹林和P2Y12抑制剂），可考虑4～6周后转为两联治疗（OAC和P2Y12抑制剂）（IIb类推荐，B-R级证据）。

三、出血的评估

由于大出血和输血事件与病死率增加有关，因此PCI术后预测出血事件非常重要。目前80岁以上、合并症多的老年人群，在多数随机试验中常被除外或占有很少的比例，因此，尚不能确定目前的指南是否适合这组人。老年AF患者CHA2DS2-VASc评分偏高，但应用VKA时出血的风险也高，尤其是年龄>55岁、女性、肾小球滤过率<60ml/min、合并贫血、PCI术前48h内应用低分子肝素及同时应用IIb/IIIa受体抑制剂和主动脉内球囊反搏术的患者。另外，部分患者可能由于表浅或外伤出血而中断抗血小板治疗，导致随后血栓事件如支架内血栓的出现，因此非大出血事件的作用也不能低估。因此，对于患者出血方面的评估，应综合性考虑包括HAS-BLED评分及其动态变化和患者存在的可纠正的出血危险因素。

综上所述，NOAC在冠心病合并房颤接受PCI治疗的患者中，选择抗凝NOACs加一种P2Y12受体拮抗剂可以减少大出血和临床相关非大出血风险，在MACE事件方面没有进一步增加。NOACs联合一种P2Y12受体拮抗剂是房颤PCI治疗患者抗栓治疗的方向。但是采用三联还是两联抗栓治疗，若采用三联治疗疗程应该多长，具体使用哪种药物等，还需要进行个体化分析，依据其冠状动脉病变情况、介入术程、支架类型、卒中风险及出血风险评估来做出判断。新型抗血小板药物联合NOAC的治疗尚需要进一步研究。

（朱　俊　冯广迅）

microRNA-21在动脉粥样硬化疾病中的研究进展

动脉粥样硬化发病机制复杂,它是众多心脑血管疾病发病的病理基础,临床上常见的心血管疾病,如心绞痛、心肌梗死等多数是由动脉粥样硬化引起的,这些疾病严重危害了人们的健康。年龄、性别、高血脂、遗传及生理、吸烟、高血压、糖尿病、肥胖、精神压力大等,这些都是动脉粥样硬化的危险因素。长期以来,对于动脉粥样硬化的发病机制,人们进行了大量研究,关于它的发病机制有很多学说,如脂质浸润学说、血管增生学说、平滑肌细胞增殖学说,还有内皮损伤学说等。现在的观点认为动脉粥样硬化的发病始于血管内皮的损伤,低密度脂蛋白在内皮细胞沉积,单核细胞入侵,氧化低密度脂蛋白和巨噬细胞的清道夫受体结合,形成巨噬源性泡沫细胞,平滑肌细胞迁移,吞噬脂质形成肌源性泡沫细胞,平滑肌细胞增殖,纤维帽形成。各种因素可以使泡沫细胞坏死,形成粥样斑块。粥样斑块的破裂引发临床心脑血管疾病。进一步探讨动脉粥样硬化的发病机制,为临床治疗心脑血管疾病提供新的理论基础,具有很重要的意义。近年来,miRNA普遍引起人们的关注,人们发现miRNA在动脉粥样硬化的发生和发展中起着十分重要的作用。

miRNA是一种非编码的小RNA,它可以和mRNA结合,在转录后水平对基因的表达进行调控。miRNA在很多疾病中发挥着十分重要的作用,近年来,研究发现,miRNA与动脉粥样硬化的发生和发展关系密切。随着人们对miRNA研究的深入,发现miRNA对巨噬细胞、内皮血管和平滑肌细胞均有调节作用。miRNAs可以和靶基因的3′ UTR相结合,从而调控靶基因的表达。近期研究发现miRNAs在心肌重构和肥厚、心肌细胞凋亡、心力衰竭和心律失常中扮演着重要的角色,在心肌缺血和心肌梗死等动脉粥样硬化中的研究也取得了很大的突破。研究发现一些miRNAs的功能与血管内皮细胞的增殖、凋亡和分化密切相关。在恶性肿瘤中可以检测到miR-21高表达状态,miRNA-21和肿瘤的发生、发展及转移存在很大的关系。也有研究发现miRNA-21可能参与调控内皮细胞的凋亡。miRNA-21几乎在所有组织和细胞中均有表达,目前研究比较广泛。近年来,人们对于miRNA-21在动脉粥样硬化中的作用和调节做了大量研究,本文对此进行综述如下。

一、miRNA的作用机制

在真核生物中,细胞在RNA聚合酶Ⅱ的作用下从基因组转录出pri-miRNA。pri-miRNA在细胞核Drosha酶的作用下,由300~1000个碱基变成70~90个碱基组成的pre-miRNA。pre-miRNA从细胞核转移到细胞质中,加工为成熟的miRNA。在RISC的引导下,成熟的miRNA与靶基因mRNA完全或不完全配对。如果完全配对,则使得靶基因mRNA降解,类似siRNA的功能,如果不完全配对,则使得靶基因mRNA的翻译受到抑制。miRNA参与一系列的生命活动过程,在胚胎早期发育、细胞增殖、细胞凋亡、炎症免疫等都发挥作用。目前关于miRNA方面,已经建立数据库,比如MiRBase等,在这个数据库中,登录了8600个成熟的miRNA。其中有851个已经被人类基因组确认。在这些被确认的miRNA中,很多都和调控人类基因和细胞信号通路有关。很多研究发现,在血清或血浆中可以检测到miRNA,它们可能的来源为凋亡或坏死的细胞,可能是细胞的主动释放,也可能是循环中某些细胞的裂解,但是都只是推测,对于它们真实来源目前还不是十分确定,有待进一步研究发现。miRNAs通过与mRNA的相互作用,参与调控约60%的哺乳动物蛋白编码基因的表达。同时,miRNAs与稳定载体(包括微粒子和外泌体)相关,可能作为疾病的生物标志物或治疗靶点。

二、miRNA-21的定位和表达

miRNA-21在多种组织中被检测到,在多种疾病的发生和发展中均发挥作用。最初在肿瘤中研究比较多。众多文献报道,在多种肿瘤组织和肿瘤标本中都可以检测到高表达的miRNA-21,如乳腺癌、宫颈癌、胰腺癌、大肠癌和前列腺癌等,因为认为miRNA-21是一个致癌基因。miRNA-21在心血管组织中也有表达。心肌细胞、内皮细胞和成纤维细胞中都可以检测到miRNA-21的表达,并且在成纤维细胞中miRNA-21的表达量比较高,为心肌细胞的10~30倍。因而人们对它在心肌细胞、内皮细胞和成纤维细胞中的作用进行研究发现,miRNA-21对它们的增殖、凋亡、分化等功能都有调控。在动脉粥样硬化、肺动脉高压、心力衰竭、心肌缺血等心血管疾病中,miRNA-21的表达量常发生改变,在这些疾病的发生和发展中发挥作用,针对miRNA-21进行研究,可以为治疗心血管疾病提供新的治疗靶点。研究发现外周血液miRNA-21的表达水平和颈动脉粥样硬化严重程度相关,提高miRNA-21的表达水平,可以改善易损斑块的稳定性。

人的miRNA-21基因定位于17q123.2。miRNA-21调节可以发生在转录水平，也可以发生在转录后的水平，它有自己的启动子，很多转录因子可以调控miRNA-21的启动子。AP-1、Ets/PU.1、p53、RELA等都可以在转录的水平对miRNA-21进行调节，可以诱导它的转录；NFI、Gfi1及雌激素受体等可以抑制miRNA-21的转录水平。TGF-β和骨形成蛋白在转录后水平，加速miRNA-21的生成，BMPR1aK可以在转录后水平抑制miRNA-21的生成。

三、miRNA-21与靶基因

miRNA-21在体内的作用通过调节它的靶基因来发挥作用的。现在发现的并且经实验证实的miRNA-21的靶基因有70多种，在这些靶基因有8种目前在心血管系统中被证实。miRNA-21发挥作用有可能是多个靶基因共同作用的结果，但目前相关的实验比较少，有待进一步证实。

（一）PTEN

PTEN是1997年发现的一种抑癌基因，定位于人类的染色体10q23.3，可以调控Akt蛋白和下游基因的活性，这个作用是通过编码磷酸酶来调节的。很多实验在肿瘤细胞证实，PTEN是一种抑癌基因，是miRNA-21的靶基因之一。实验研究发现，PTEN具有抗炎作用，它的这个作用和抑制PI3K/Akt细胞信号通路有关。在肝脏缺血再灌注模型中，沉默PDCD4基因后，TLR4水平下降，PI3K/Akt活性增强，NF-κB炎症信号通路受到抑制。miRNA-21通过调控PTEN来调控PI3K/Akt细胞信号通路。PTEN对PI3K/Akt细胞信号通路的调控呈负性调节作用。沉默PTEN可以使PI3K/Akt信号通路活化，PI3K/Akt信号通路的活化可以促进细胞增殖、减少细胞凋亡和促进血管生成。在心血管的相关研究中发现，在心肌梗死的梗死区周边可检测到高表达miRNA-21，它通过抑制PTEN促进基质金属蛋白酶2的表达，在心肌重构中发挥作用。很多研究还发现PTEN在动脉粥样硬化和心肌肥大疾病中发挥作用。PTEN具有抗炎作用。PTEN能抑制VCAM-1的表达。PTEN还可以抑制血管平滑肌细胞的迁移，可以抗动脉粥样硬化。PTEN对一些增殖信号通路具有调控作用，抑制平滑肌细胞内膜增生。miRNA-21通过调控PTEN，可以调控细胞生长和存活。p53基因在细胞凋亡信号通路中发挥作用，PTEN也可以直接作用p53，使p53更稳定。PTEN 与凋亡信号通路紧密相关，PTEN参与凋亡过程不直接引起caspases的激活，而具体的机制有待进一步实验研究。miRNA-21可以通过PTEN和Bcl-2调节平滑肌细胞的增殖和凋亡，促进内膜形成。

（二）PDCD4

PDCD4是一个抑癌基因，它定位于人类基因的

10q24区域上，研究发现PDCD4基因与细胞凋亡有关。miRNA-21可以通过抑制表达或降解靶基因mRNA发挥相应的作用。有研究表明PDCD4为miRNA-21的靶基因，它在心肌细胞中的抗凋亡作用可能是通过它的靶基因PDCD4来发挥的。生物信息学研究发现，在miRNA-21上有一个比较保守的位点，可以和PDCD4基因相结合。在其他一些研究中也发现miRNA-21可以调节PDCD4的表达，miRNA-21的表达和PDCD4的表达存在负相关。miRNA-21可以和PDCD4mRNA结合，使其降解或者被抑制。另外有一项研究发现，高表达的miRNA-21可以减少rictor-PDCD4复合物的形成，上调Akt磷酸化水平，使肿瘤易于转移。miRNA-21可以通过PDCD4调控PI3K/Akt信号通路。血管平滑肌细胞经H_2O_2刺激后，miRNA-21的表达量可以上调，而抑制miRNA-21的表达后，促使平滑肌细胞凋亡，在这个过程中，miRNA-21通过它的靶基因PDCD4发挥抗平滑肌细胞凋亡的作用，起到保护平滑肌细胞的作用。PDCD4在缺血再灌注的中发挥作用。给予大鼠心肌缺血预适应后，心肌中miRNA-21的表达水平明显增高，而在实验前应用miRNA-21的抑制剂，可以加重缺血引起的心肌损伤。在这个过程中，miRNA-21通过介导PDCD4来发挥作用。PDCD4在平滑肌细胞凋亡和增殖中同样具有重要的作用，PDCD4过表达可以促使平滑肌细胞凋亡，抑制它的增殖。在肺动脉高压中，波生坦可以增加PDCD4蛋白的表达水平。应用oxLDL刺激人脐静脉内皮细胞凋亡，诱导miRNA-21的表达水平升高，使PCCD4表达水平下降，可以抑制内皮细胞凋亡。

（三）TPM1

TPM1是一种调节蛋白，广泛存在于真核细胞中。TPM1是TPM家族的一员，在内皮细胞凋亡等方面发挥作用。TPM1基因序列中有一个miRNA-21结合位点，验证了TPM1是miRNA-21的一个靶基因。miRNA-21抑制TPM1表达在转录后水平。目前在心血管中的研究比较少。

miRNA-21调控的靶基因很多，上述是研究比较多的靶基因。在心血管系统中被证实的靶基因还有Bcl-2、Spry1、Fasl、PPAPA等。

四、miRNA-21的调控

很多因素都可以引起miRNA-21表达水平发生改变。前面我们提到，miRNA-21的水平可以在转录水平或转录后水平发生改变，有些因素可以影响它的转录水平，有些因素则影响转录后的水平。常见的危险因素如低氧、炎症、氧化应激、机械性损伤等都可以引起miRNA-21表达水平的改变。在很多心血管疾病中，miRNA-21的表达水平升高，但是在有些情况下，miRNA-21的表达水平也可以下降，如在心肌缺血的缺血部位，miRNA-21的表达量是下

降的，推测miRNA-21下降的原因可能与心肌缺血时心肌细胞大量死亡有关，心肌细胞大量死亡后，miRNA-21流失，所以使得miRNA-21的表达水平下降。

有些调控miRNA-21的转录因子也可以是miRNA-21的靶基因。STAT3是miRNA-21的转录因子之一，可以诱导miRNA-21的过表达。STAT3和炎症相关，可以被很多炎症因子激活，STAT3被激活后，进一步促进miRNA-21的转录，在转录水平上影响miRNA-21的表达，基于STAT3为一种与炎症相关的转录因子，STAT3促进miRNA-21的转录，使miRNA-21的表达水平上调，这一通路在心血管疾病的发生和发展中发挥着重要作用。雌激素水平对心脏有保护作用，但它的具体作用机制不清，有研究发现，雌激素可以抑制miRNA-21的转录，这个作用和ERα有关，这可能是它保护心脏的作用机制之一。活化蛋白（AP-1）可以激活miRNA-21的编码基因，使miRNA-21进行转录。在近期的研究中，人们发现PDCD4可以使AP-1磷酸化，进而影响它的激活。PDCD4可以降低AP-1的活性。很多实验验证了PDCD4是miRNA-21的靶基因，miRNA-21可以降低PDCD4的表达水平，而PDCD4可以降低AP-1的活性。因此推测miRNA-21、PDCD4、AP-1组成了一个闭合环路。TGF-β_1可以正向调控miRNA-21的表达。在动脉粥样硬化、心肌缺血和心肌肥大等多种心血管疾病中，高水平表达的TGF-β和BMP4可以使得miRNA-21的水平升高，TGF-β和BMP4在转录后水平对miRNA-21的表达进行调控，可以促使Smads和Drosha结合，促进成熟miRNA-21的生成。有研究发现，在低氧的情况下，Ago2的功能被增强，Ago2可以促进成熟miRNA-21的生成。NFI-B是miRNA-21的靶基因，对miRNA-21可以负向调控，它可以在转录水平抑制miRNA-21的转录。AP-1促进miRNA-21的表达，miRNA-21的表达后又可以使NFI-B的表达水平下降，从而引起miRNA-21更高水平的表达。

五、miRNA-21在心血管疾病中的相关研究

miRNA-21近年来在心血管系统被人们广泛研究，有望成为预测心血管疾病的独立预测因子。miRNA-21能够促进平滑肌细胞增殖、细胞凋亡，对细胞的分化和迁移均有调控作用，在动脉粥样硬化和血管在狭窄中发挥重要作用。另外，miRNA-21还可以影响血管内皮的稳定状态，研究发现它可以促进内皮细胞向间充质的转化。有研究表明miRNA-21在促进动脉内膜损伤后的修复中发挥作用，可能与促进损伤内膜增生有关，Ruirui J等用球囊损伤动物颈动脉建立损伤后再狭窄的动物模型，在伤后再狭窄的颈动脉中可见血管内膜增生，在增生的内膜上使用基因芯片检测miRNA的表达情况，结果发现miRNA-21的表达量明显升高。如果抑制miRNA-21的表达，可以改善内膜增生。

在体外实验中发现miRNA-21对血管平滑肌细胞凋亡和增殖有作用，它可以抑制血管平滑肌细胞凋亡和促进增殖。因而推测miRNA-21有促进内膜增生的作用。进一步研究发现，miRNA-21可能通过它的靶基因PTEN发挥促进内膜增生的作用。用H_2O_2刺激平滑肌细胞，可以使miRNA-21的表达量明显升高，过表达miRNA-21使得凋亡减少，抑制miRNA-21表达后使得H_2O_2刺激的平滑肌细胞死亡及凋亡明显增加。miRNA-21对H_2O_2刺激平滑肌细胞的保护作用可能是通过它的靶基因PDCD4来发挥的。Cordes K R等用结扎颈动脉后造成颈动脉狭窄，在增生的血管平滑肌细胞中同样测得高水平表达的microRNA-21，这些实验均说明microRNA-21与血管内膜增生有关。很多研究证实PI3K/AKT调控细胞凋亡、增殖、肥厚、代谢等过程，而PTEN是这个细胞信号通路的重要调控因子，PTEN又是miRNA-21的靶基因之一。PDCD4具有抗细胞凋亡的作用，PDCD4是miRNA-21的靶基因。microRNA-21还可使TMP1在平滑肌细胞的增殖和迁移中发挥作用，抑制microRNA-21的表达可以抑制这个作用，它的促平滑肌细胞增殖和迁移的作用可能与其介导的血小板衍生因子-BB有关。

microRNA-21不仅在平滑肌细胞中发挥作用，在内皮细胞中也有着十分重要的作用。血管内皮细胞的损伤被认为是动脉粥样硬化的始发因素，研究发现在血管内皮细胞存在microRNA-21的表达，对内皮细胞的功能调节具有很重要的作用。在人脐静脉内皮细胞中存在microRNA-21的表达。剪切力对细胞影响力很大，可以影响细胞的生长与修复、血管的通透性、动脉粥样硬化等。剪切力可以影响内皮细胞中micorRNA-21的表达。在剪切力对血管内皮细胞处理的实验中，micorRNA-21发挥作用可能是通过它的靶基因PTEN来发挥作用的。micorRNA-21调节PTEN的表达，影响细胞的凋亡，过表达micorRNA-21可以抗细胞凋亡，抑制micorRNA-21的表达可以促进细胞的凋亡。很多研究发现在内皮细胞中micorRNA-21还可以通过PDCD4来发挥作用。PDCD4具有促进细胞凋亡的作用，micorRNA-21可以调节PDCD4的表达水平来发挥抗细胞凋亡的作用。在本实验，我们发现凋亡细胞中micorRNA-21的表达量明显下降，而过表达micorRNA-21后，PDCD4表达下调，细胞凋亡率下降，抑制micorRNA-21表达后，PDCD4表达升高，细胞凋亡率上升。在皮肤微内皮细胞血管放射中，也发现micorRNA-21的异常表达，因而推测microRNA-21可能在内皮细胞放射反应中也同样发挥重要的作用。miRNA-21可能调控了内皮细胞的细胞凋亡、细胞因子释放等功能，影响血管的内皮功能，在动脉粥样硬化中发挥着重要作用。它的这些作用都是通过它的靶基因来发挥的。microRNA-21对内皮细胞屏障维护、NO介导的血管舒缩功能等都有一定的影响。

在心肌细胞中，高水平表达的miRNA-21能够抗心肌细胞凋亡，对心肌细胞具有保护作用，miRNA-21在心肌细胞中的抗凋亡可能是通过它的靶基因程序性细胞死亡4（programmed cell death 4, PDCD4）来发挥作用的。Cheng等研究发现给大鼠心脏缺血预适应处理后，miRNA-21的表达量增加，对心肌的损伤有保护作用。短暂的心肌缺血可以使miRNA-21的表达量增加，而较长时间的缺血使miRNA-21的表达量下降。应用H_2O_2刺激血管平滑肌细胞（vascular smooth muscle cells, VSMCs）凋亡，转染pre-miRNA-21后可抑制VSMCs的凋亡，在这个过程中，靶基因PDCD4参与其中。miRNA-21在心血管疾病中具有十分重要的作用，具有抗细胞凋亡、保护心肌细胞等作用。在肥厚的心肌细胞中miRNA-21表达上调，很多研究检测了心肌肥厚动物模型miRNA-21，发现均存在异常表达的miRNA-21。目前有些研究提示miRNA-21可能在心肌肥厚的过程中有促进心肌细胞增生的作用，也有以下研究发现，在肥大的心肌细胞中miRNA-21的表达量是下降的。但是miRNA-21在心肌肥厚中到底发挥什么作用，目前的研究结果不是很一致。Thum等在主动脉缩窄所致的肥厚心肌的大鼠模型中，可以测得miRNA-21的表达量增加比较明显。Cheng Y等研究证实，腹主动脉缩窄引起小鼠心肌肥厚，在肥厚心肌组织中，miRNA-21表达量也明显增加。有研究表明在肥大的心肌细胞miRNA-21表达量增加，而抑制miRNA-21的表达后，可以明显抑制心肌细胞的肥厚。在肥大的心肌细胞模型中，检测到高水平表达的miRNA-21，而当使用miRNA-21抑制剂，将miRNA-21的表达水平下调后，可以在一定程度上抑制心肌细胞肥大。说明miRNA-21可以促进心肌细胞的肥大和增生。但在另一些实验中，人们又发现miRNA-21可以抑制心肌细胞的肥大。有研究发现当用苯肾上腺素、白血病抑制因子等刺激大鼠时，可以形成肥大的心肌细胞模型，在这个肥大的心肌细胞模型中，miRNA-21处于比较高的表达水平，如果应用抑制剂抑制miRNA-21的表达，可以促使心肌细胞肥大。同时使得miRNA-21过表达后，在一定程度上又可以抑制心肌细胞的肥大。Patric在研究中发现，miRNA-21敲除小鼠后，并不能使小鼠心肌肥厚受到抑制。miRNA-21可以促进心肌肥大，它的这个作用可能和它的靶基因Spry1和Spry2有关。以上的研究结果存在一定的差异，具体原因不是十分清楚，还有待实验进一步探索。

miRNA-21在成纤维细胞中也有比较高的表达状态，在心力衰竭疾病中，成纤维细胞扮演着重要角色。在心力衰竭中的作用研究中，人们对miRNA-21也同样进行了研究。Thum等使主动脉缩窄导致心力衰竭，在心肌纤维母细胞检测中发现miRNA-21的表达量比较高，使得心肌成纤维母细胞凋亡减少，增生明显。在进一步的研究中发现，miRNA-21的抗心肌成纤维母细胞凋亡，促使其增生

的作用可能和Spry1和Spry2有关。miRNA-21通过调控靶基因Spry1，进而影响MAPK和ERK细胞信号通路。在心力衰竭动物模型中过表达miRNA-21后使其靶基因Spry1的表达受到抑制，从而使得MAPK/ERK细胞信号通路激活，发挥抗心肌纤维母细胞凋亡的作用。同时如果抑制miRNA-21的表达，使得MAPK/ERK细胞信号通路被抑制，进一步抑制心肌纤维化，从而使心力衰竭得到改善。由此提出，miRNA-21在致心力衰竭中与心室重构有关，抑制miRNA-21的表达，具有抑制心肌肥厚的作用，也有改善心室重构的作用。在缺血再灌注损伤中，心肌中miRNA-21的表达量明显增高。在缺血性心肌病中，miRNA-21同样具有重要的作用，过表达miRNA-21可以使得缺血性心肌病中心脏纤维化恶化，而相应的抑制miRNA-21的表达，可以使心脏纤维化相应得到改善。miRNA-21可以通过它的靶基因PTEN，进一步影响细胞中基质金属蛋白酶-2和磷酸化AKT，从而影响心肌纤维化。miRNA-21在心肌细胞中发挥作用，也可能是和其他的microRNA共同作用的结果。一项关于扩张性心肌病的研究发现，在大鼠心肌细胞中过表达microRNA-21、microRNA-129和mcroRNA-212，心肌细胞肥大，但单独过表达miRNA-21，作用不是很明显。miRNA-21在心肌成纤维细胞中表达，影响心室重构，它的这个作用研究法相可能通过调节它的靶基因PTEN，进一步影响PI3K/AKT细胞信号通路。激活PI3K/AKT细胞信号通路，促进基质金属蛋白酶2的表达，从而影响心室重构。Van Rooij的研究发现，在心肌缺血小鼠和心肌缺血患者中miRNA-21表达不同。在缺血边缘区和非缺血区miRNA-21升高，而在梗死中心区miRNA-21表达量下调。如果应用腺病毒转染miRNA-21，使得miRNA-21过表达，则可以明显减少心肌梗死面积。类似的实验有Dong S等所做的实验，发现梗死区miRNA-21表达量下降，在梗死外缘和非梗死区miRNA-21表达量升高，如果给予心肌缺血预适应，可以使得梗死区miRNA-21表达升高。给予缺血的心肌细胞过表达miRNA-21，可以减少心肌细胞凋亡，缩小心肌梗死面积，改善心室重构。miRNA-21在心肌缺血疾病中，对心肌细胞具有保护作用。miRNA-21具有抗心肌细胞的作用，它的这个作用可能和它的靶基因PDCD4有关，通过调控PDCD4的表达，激活AP-1，起到对心肌细胞的保护作用。有研究在转基因小鼠过表达miRNA-21后，对小鼠进行缺血处理，结果发现，过表达miRNA-21后，可以使心肌梗死面积更小，减少心力衰竭发生率。这个作用可能与FasL有关。

在缺血再灌注模型中，Yin等发现缺血区miRNA-21表达减低。过表达miRNA-21可以使缺血再灌注损伤减轻，抑制miRNA-21后，miRNA-21的保护作用消失。给予大鼠心肌缺血预适应，miRNA-21表达升高，对心肌具有保护作用，而敲除miRNA-21后，保护作用消失。Yin等在

给予小鼠热休克预适应，发现小鼠心脏miRNA-21表达升高，对心脏具有保护作用，同时发现miRNA-21对心脏的保护作用可能和上调HSP-1表达有关。另外，Naraba H等还发现miRNA-21与盐敏感性高血压有关。关于miRNA-21的研究众多，但结果仍不是十分明确。Van Rooij等的研究发现：在小鼠心衰模型中miRNA-21升高，但在终末期心力衰竭患者中心肌细胞中的miRNA-21未见明显改变。在缺血性心肌病、扩张型心肌病和主动脉狭窄的心力衰竭患者中，miRNA-21表达量未见明显变化。Thum等研究发现，在扩张型心肌病患者中miRNA-21表达升高。临床相关研究中发现：冠心病患者血液中miRNA-21的表达水平升高，稳定型心绞痛患者血液中miRNA-21水平与正常组相比降低。miRNA-21有望成为检测冠心病的独立预测因子。

六、展望

随着人们对miRNA-21在疾病发生和发展中作用的深入研究，人们对miRNA-21的功能有了初步的认识。近年来，药物对miRNA-21的调控成为新的研究热点。但是药物是否能影响miRNA-21的表达，目前还未十分明确。在心血管领域应用较多的中成药丹参酮AⅡ经研究发现可以调控miR-1的表达水平，在缺血和缺氧的心肌细胞中，p38丝裂原活化蛋白激酶（MAPK）可以介导miR-1的上调，丹参酮AⅡ可以抑制这个过程，进一步使缝隙连接蛋白Cx43翻译受到抑制，从而保护缺血受损的心肌。杨宝峰等针对丹参酮AⅡ对缺血引起心律失常的治疗作用进行了研究，结果发现丹参酮AⅡ治疗缺血性心律失常的作用机制可能与miR-1下调、Kir2.1上调有关。同样发现丹皮酚对缺血引起的心律失常也有明显的治疗作用，这个作用可能和它能够下调miR-1的表达有关。在临床应用发现，白藜芦醇对缺血性心肌病有保护作用，研究发现白藜芦醇在心肌中可以调控很多种miRNA的表达，在缺血再灌注实验中发现它可以调节miRNA-21的表达，促进miRNA-21的表达，抗心肌细胞凋亡，保护心肌细胞。实验动物中提高miRNA-21的表达水平，可以改善易损斑块的稳定性。三七总皂苷能够使miR-126、miR-466b表达水平上调，进一步调节钙信号通路、炎症细胞内皮迁移和细胞凋亡信号通路，对心肌具有保护作用。

综上所述，miRNA-21在心血管疾病中具有十分重要的作用，有望成为心血管治疗的一个新的靶点，但是它的功能和机制仍在研究中。进一步探索miRNA-21在心血管疾病的作用机制、调控机制和表达状态，可以为临床治疗心血管疾病提供新的思路和依据。

（徐晓娜）

血脂变异与动脉粥样硬化性心血管疾病的研究进展

随着我国经济的飞速发展和人民生活水平的提高，国人血脂异常患病率明显增加。血脂异常是动脉粥样硬化性心血管疾病（atherosclerotic cardiovascular disease, ASCVD）发生的主要危险因素，而ASCVD现已成为全球人口死亡的首要原因，其中冠心病和脑卒中等ASCVD是危害人类最主要的临床表现。国内外众多研究均表明血清总胆固醇（total cholesterol, TC）、低密度脂蛋白胆固醇（low-density lipoprotein cholesterol, LDL-C）、甘油三酯（triglycerides, TG）的升高和高密度脂蛋白胆固醇（high-density lipoprotein cholesterol, HDL-C）的降低对ASCVD的发生和发展有较好的预测作用，也证实了降胆固醇治疗在ASCVD的一、二级预防中的重要意义，因此，血脂控制达标已成为防治ASCVD的核心策略。近年来有众多研究发现血脂变异性与ASCVD发生及其预后密切相关，因此，本文就血脂变异性与ASCVD发生的关系及对其预后的研究进行综述，以期为临床实践提供理论参考。

一、血脂变异性概述及其影响因素

1960年，Groover等首次报道了人体血脂波动的现象，提出血脂变异是指同一个体由于遗传和环境等因素的影响，使每次血脂测定值有所差异的现象。目前用以计算血脂变异性而进行的血脂测量时间间隔不等，也没有统一的规定，有以月、也有以年为间隔，至少连续测量3次血脂，对其结果进行变异性分析。评估变异性的参数主要有变异系数（coefficient of variation, CV）、标准差（standard deviation, SD）、均值独立变异（variability independent of the mean, VIM）和平均实际变异（average successive variability, ASV）。目前临床上血脂变异性主要是指TC、LDL-C、TG、HDL-C和非HDL-C的变异性。由于血脂变异性根据血脂水平计算所得，因此血脂变异与血脂水平密切相关，而血脂水平受生物学、取样、分析方法、临床状况及遗传和环境等众多因素（如种族、年龄、性别、体质量、饮食生活习惯、药物及合并疾病状态）影响，我们推测血脂变异性亦受上述因素的影响，但目前尚缺乏相关研究依据。

二、血脂变异性在ASCVD中的作用

（一）血脂变异性全因死亡

Framingham研究首次表明胆固醇变异性与全因死亡的发生密切相关。一项中位随访8.3年、纳入3 656 648例基线无冠心病和脑卒中的队列研究表明，TC变异性（CV）最高四分位数比最低四分位数发生全因死亡的风险增加26%（95%CI 1.24～1.28；P<0.000 1），在此基线非ASCVD患者中，血脂变异性与全因死亡关系的机制不明确，可能与高血脂变异性患者合并更高的血压、更多的肥胖和血脂紊乱有关。此外，也有大量研究表明在冠心病或心肌梗死患者中，血脂变异性是全因死亡的独立危险因素，Elaine Boey等纳入130例ST段抬高心肌梗死，中位随访5年发现LDL-C变异性和高HDL-C变异性（VIM）增加主要不良心脏事件（如全因死亡、心肌梗死、卒中、无计划的血运重建和心力衰竭入院）发生的风险分别为3.4%（95%CI 1.004～1.065；P=0.025）和6.8%（95%CI 1.003～1.137；P=0.040）；Bangalore等研究发现在降脂治疗的冠心病患者中，LDL-C变异性（ASV）每增加一个标准差，其全因死亡发生风险增加23%（95%CI 1.14～1.34；P<0.000 1）；一项纳入8658例基线为心肌梗死且接受调脂治疗的事后分析研究发现，在调整降脂治疗和相关传统危险因素后，LDL-C变异性（ASV）每增加一个标准差，全因死亡发生风险增加19%（95%CI 1.14～1.25；P<0.000 1），且LDL-C变异性可以很好地预测全因死亡的发生；Waters等发现HDL-C变异性（ASV）最高四分位数发生全因死亡的风险是最低四分位数的1.81倍（95%CI 1.37～2.40；P<0.000 1）。上述研究表明，血脂变异性高的冠心病或心肌梗死患者也常合并更差的肾功能、更高血脂紊乱率和合并更多的糖尿病、吸烟等心血管危险因素。此外，也有研究分析基线无心血管代谢疾病患者，发现血脂变异性仍与全因死亡密切相关。韩国一项纳入6 748 773例基线无糖尿病、高血压和血脂异常患者，中位随访5.5年后发现TC变异性（CV）最高四分位数比最低四分位数相比，全因死亡发生风险增加31%（95% CI 1.28～1.34；P<0.000 1）。HDL-C被认为是一种有益于保护心脑血管疾病发生的血脂成分，然而，有研究发现高HDL-C变异性也是全因死亡的独立危险因素，说明血脂变异性可能通过和

血脂不同的途径引起心脑血管事件的发生。Eun等通过分析韩国CathOlic大学经皮冠状动脉介入治疗登记研究,中位随访65个月结果发现,在调整相关混杂因素后,LDL-C变异性、HDL-C变异性和非HDL-C变异性(VIM)每增加一个标准差,全因死亡发生风险分别增加36%(95%CI 1.08~1.70;P=0.008)、67%(95%CI 1.40~1.99;P<0.001)和27%(95%CI 1.10~1.47;P=0.001)。尽管上述研究入组对象不同,但通过调整相关混杂因素后,发现血脂变异性参数与全因死亡密切相关,推测可能原因是在基线无ASCVD史患者中,血脂的波动可引起血管内皮受损,而在基线合并ASCVD史患者中,血脂变异性高常合并更多的心血管危险因素,具体机制仍需要更多的研究阐明。

(二)血脂变异性与冠心病

血脂变异性与冠心病或心肌梗死的发生密切相关,这种相关性在不同人群、不同研究中均得到阐明。韩国国民健康保险队列研究表明,在一般人群中TC变异性(CV)最高四分位数比最低四分位数发生心肌梗死的风险增加8%(95% CI 1.05~1.11;P<0.001);Mee等研究发现在一般人群中TC变异性(CV)最高四分位数比最低四分位数相比心肌梗死发生风险增加10%(95% CI 1.06~1.14;P<0.000 1)。上述大样本人群研究发现TC变异性是冠心病发生的独立危险因素,说明血脂波动对患者未来发生心血管事件有一定的影响,这一发现可能对今后临床血脂治疗的指导有一定的意义,提示临床中降脂的同时可能也应该使血脂达标且稳定,防止血脂波动太大。此外,在冠心病人群或降脂治疗的研究中发现,血脂变异性与冠心病再发或心肌梗死发生存在独立的相关性。一项通过事后分析冠心病治疗新目标的研究,表明在调整相关混杂因素后LDL-C变异性(ASV)每增加一个标准差,任何冠状动脉事件和心肌梗死发生风险分别增加16%(95%CI 1.10~1.23;P<0.000 1)和10%(95%CI 1.02~1.19;P=0.020);Bangalore S等研究发现LDL-C变异性(ASV)每增加一个标准差,心肌梗死发生风险增加87%(95%CI 1.46~2.41;P<0.001),且是心肌梗死发生的一个重要预测因子;Waters DD等研究发现HDL-C变异性、TG变异性(ASV)每增加一个标准差,任何冠状动脉事件风险分别增加6%(95% CI 1.02~1.10;P=0.053)、11%(95%CI 1.08~1.14;P<0.000 1),且最高四分位数发生任何冠状动脉事件是最低四分位数的1.50倍(95% CI 1.30~1.74;P<0.000 1)和1.35倍(95% CI 1.14~1.60,P=0.000 6)。尽管上述大量研究表明高TG、TC、LDL-C变异性是冠心病或心肌梗死发生的独立危险因素,然而有研究发现高HDL-C变异性是心肌梗死发生的独立危险因素,一项纳入9292例接受冠状动脉介入治疗,中位随访65个月的观

察性研究表明,在调整相关混杂因素后,LDL-C变异性、HDL-C变异性和非HDL-C变异性(VIM)每增加一个标准差,非致死性心肌梗死发生风险分别增加93%(95%CI 1.28~2.90;P=0.002)、68%(95% CI 1.03~2.76;P=0.039)和86%(95% CI 1.01~3.41;P=0.045)。既往研究表明HDL-C与冠心病的发生呈负相关,LDL-C、TC和TG是冠心病发生的危险因素,但上述研究发现,不但高的LDL-C、TC和TG的变异性是冠心病发生的独立危险因素,而且高HDL-C变异性也是冠心病发生的独立危险因素,说明血脂的波动与血脂在冠心病发生的作用可能不同,血脂变异性评估用于临床实践还需要更多高证据级别的研究来证明。

(三)血脂变异性与脑卒中

韩国国民健康保险队列研究表明,最高四分位数的TG变异性(CV)比最低四分位数发生脑卒中风险增加11%(95%CI 1.08~1.14;P<0.001);另一项纳入6 748 773例基线无糖尿病、高血压和血脂异常,中位随访5.5年的研究发现,TC变异性(CV)最高四分位数比最低四分位数相比,脑卒中发生风险增加6%(95%CI 1.03~1.10;P<0.001)。尽管上述一般人群的研究表明血脂变异性是脑卒中发生的独立危险因素,但不同的血脂变异性参数对脑卒中的发生也存在一定的差异,说明个体之间不同的血脂参数的变异性也存在不同,此外,也有研究发现在基线合并ASCVD时,血脂变异性与脑卒中发生也密切相关。一项纳入9572例基线为冠心病的多中心研究表明,在调整降脂治疗等混杂因素后LDL-C变异性(ASV)每增加一个标准差,脑卒中发生风险增加17%(HR 1.17;95%CI 1.04~1.31;P=0.01);Waters DD等研究发现HDL-C和TG变异性(ASV)最高四分位数发生脑卒中的风险是最低四分位数的1.75倍(95% CI 1.14~2.69;P=0.001 6)和1.66倍(95% CI 1.04~2.66;P=0.035);另一观察性研究也表明在调整相关混杂因素后,LDL-C变异性、HDL-C变异性和非HDL-C变异性(VIM)每增加一个标准差,非致死性脑卒中发生风险分别增加46%(95% CI 1.14~1.87;P=0.002)、68%(95% CI 1.23~2.30;P=0.001)和33%(95%CI 1.01~1.76;P=0.040)。尽管上述研究表明血脂变异性与脑卒中发生密切相关,但目前研究尚未区分其与出血性卒中和缺血性卒中的相关性,也不明确血脂变异性与哪种脑卒中发生更密切,血脂变异性与脑卒中发生的机制目前也仍不清楚。

(四)血脂变异性与其他ASCVD

Donald等对涉及9项临床试验4976例冠心病患者数据分析发现,TC变异性、LDL-C变异性、HDL-C变异性和非HDL-C变异性(ASV)与冠状动脉粥样硬化进展和不良

心血管结局密切相关；一项纳入162例2型糖尿病的研究发现，在调整传统的动脉粥样硬化发生危险因素后，LDL-C变异性（SD）仍然与颈动脉内膜中层厚度（β＝0.201，P＝0.009）独立相关，说明LDL-C变异性与亚临床动脉粥样硬化发生相关；Smit RA等研究发现在调整他汀治疗等混杂因素下，更高的LDL-C变异性（SD）与更低的认知能力、更低的脑血流量、更高的脑白质高信号负荷密切相关。上述研究表明血脂变异性与颈动脉、冠状动脉和脑血管动脉粥样硬化发生密切相关，推测可能由于血脂的波动引起循环系统中炎症状态的改变，进而加速血管炎症反应和氧化应激过程，促进血管内膜增厚。

三、血脂变异性与ASCVD发生机制或假说

目前血脂变异性与ASCVD发生和预后的具体机制仍不明确，可能的潜在机制或假说如下：①研究表明较高的血脂变异性个体往往合并更多的心血管危险因素，如吸烟、肥胖、代谢综合征、糖尿病等，是与其他危险因素相伴随的；②血脂变异性与血管内皮功能紊乱相关；③血脂变异性与炎症反应和氧化应激过程相关；④血脂变异性可能与某些与血脂代谢相关的基因相关，如ApoA4-347、MTP-493；⑤血脂波动可引起血管血流或粥样斑块成分发生改变，从而引起斑块形成或性状的改变。

四、展望

尽管众多研究表明不管是正常人群还是基线时合并相关ASCVD，血脂变异性增加均与全因死亡和主要不良心脑血管事件发生密切相关，但是血脂变异性的临床意义及其与不良事件发生的因果关系尚不清楚。尽管有研究表明接受不同剂量阿托伐他汀、瑞舒伐他汀和辛伐他汀治疗时，个体间存在治疗差异性，且不同药物对血脂变异性产生不同的影响。但目前尚不清楚降低血脂的变异性是否与患者全因死亡或主要不良心脑血管事件发生有关，因此，今后需要开展良好设计的大规模、多中心、前瞻性的研究来验证，降低血脂变异性是否与ASCVD事件发生和预后的因果关系。

（冯颖青　黄雨晴　陈超磊　张　斌）

第七部分　原发性和继发性高血压研究进展

最新中美欧高血压指南异与同：理念与证据

2017年11月的AHA年会上美国发布了新版高血压指南，并提出了多项颠覆性改变，如高血压诊断标准的变化、高血压降压目标的变化，引发业内专家争论，褒贬不一。之后2018年6月9日在ESH年会上发布了2018欧洲高血压指南，2018年12月，2018中国高血压防治指南修订版正式发布，至此全球三大地区的高血压指南均完成了重要更新。本文在研读三大指南的基础，分析其中核心意见的异与同，分析其不同理念背后的证据支持。

一、争论的重点：高血压的诊断标准

诊断标准

	美国指南	欧洲指南	中国指南
定义	≥130/80mmHg	≥140/90mmHg	≥140/90mmHg

此部分是三大指南中最重要的不同之处。与以往的所有指南不一样，2017 AHA/ACC指南首次将高血压的诊断标准下调为≥130/80mmHg。而2018ESC/ESH高血压指南和2018中国高血压防治指南修订版的诊断标准和分级方法延续原标准没有变化。

首先，我们必须承认，高血压定义是人为的。群体中血压水平呈连续性分布，而血压水平与心血管事件发生的风险呈连续相关性。高血压的诊断切点不是一个绝对的、客观的、黑白分明的自然现象，而是一个综合考量风险获益比、经济卫生学等证据后的人为规定。

2017 AHA/ACC指南改变诊断标准给出的理由是：既往流行病学资料显示，普通人群的血压从115/75mmHg开始到175/105mmHg，血压每升高20/10mmHg，心脑血管并发症发生的风险成倍增加。特别是在亚洲人群，收缩压每升高10mmHg，脑卒中与致死性心肌梗死风险分别增加53%与31%。多个Meta研究显示与<120/80mmHg相比，SBP/DBP为120~129/80~84mmHg将使冠心病和卒中风险增加10%~50%，130~139/85~89mmHg将使冠心病和卒中

风险增加50%~100%。

基于高质量的血压管理，以≥140/90mmHg为标准的美国高血压患者知晓率、治疗率和控制率分别达到80%、70%、50%以上，美国严重高血压（≥160/100mmHg）患者的比例已开始下降。且他们认为新标准虽然增加了3110万例患者，但只有同时伴有ASCVD或10年CVD风险>10%者需药物治疗，需服用降压药的人数并不会大幅增加。但对这部分新诊断的低危美国标准一级高血压患者，通过减重、健康饮食、限盐、补钾、增加体力活动、限酒等健康生活方式可显著获益，并为未来的心脑血管疾病防治减少费用。因此，美国决定下调高血压诊断标准，防线前移。

欧洲不改变诊断标准给出的理由是为了维持高血压诊断的延续性，保持前后数据标准的一致性，有利于研究比较，这似乎有点牵强。

诊断标准下移带来的后果是，美国的成人高血压患病率将从32%升到46%。而中国如借鉴此标准，中国高血压患病率将升高近一倍，达到46.4%，控制率则降低到3.0%。而即使使用≥140/90mmHg标准，中国高血压的知晓率、治疗率和控制率也分别仅为46.9%、40.7%和15.3%。

Harlan M.Krumholz等研究使用2011—2012年中国健康与养老追踪调查（China Health and Retirement Longitudinal Study, CHARLS）的数据进行了分析，结果发现，如果采用AHA/ACC指南的新标准中国45~75岁年龄段居民被诊为高血压的人数增加8300万人，从38%增加至55%，共2.67亿例高血压患者；没有接受治疗的人数将从7450万人增加至1.3亿人；诊断为高血压但不需要药物治疗的人数从2340万人增加至5100万人。

刘力生教授和王继光教授在Circulation上刊文明确指出，我国短期内是不会采用该定义的。我国目前最大的问题是高血压的知晓率极低。不过，随着全国社区卫生服务中心对慢性病管理的加强和家庭血压监测的推广，情况已快速好转，高血压的知晓率和控制率在一些经济发达地区显著改善。两位教授指出，我们完全有信心，我们将很快迎头赶上。很可能在5~10年，中国高血压指南就有必要更改

高血压定义了。

二、检出高血压的方法

三大高血压指南观点一致，除继续应用诊室血压外，均强调诊室外血压在高血压诊断和管理中的重要地位。诊室外血压指24h动态血压监测（ABPM）和家庭自我血压监测（HBPM）。一般认为，后两者的血压测出值会略低于诊室血压。后两者有助于检出"白大衣性高血压"和"隐匿性高血压"，有助于了解清晨血压或血压晨峰、血压变异性等指标。美国指南还推荐诊室外血压用于降压药物滴定，并可用于远程医疗咨询。新兴互联网+AI血压监测系统也显示出强大的高血压管理价值。

以诊室血压140/90mmHg为标准，对应24h平均血压130/80mmHg、白天血压135/85mmHg、夜间血压120/70mmHg和家庭血压135/85mmHg。

以诊室血压130/80mmHg为标准，对应24h平均血压125/75mmHg、白天血压130/80mmHg、夜间血压110/65mmHg和家庭血压130/80mmHg。

证据显示，诊室外血压可提供医疗环境外大量血压数据，在更能反映日常生活条件下的血压水平；比诊室血压更好的靶器官损害的预测指标；对心血管预后如冠状动脉病变或致命性事件和卒中，是比诊室压更敏感的风险预测指标。

三、高血压危险分层

2018年中国高血压防治指南修订版与2018ESC/ESH高血压指南类似，均与其前一版指南一样，明确推荐对高血压患者依据血压水平、心血管危险因素、亚临床靶器官损害和ASCVD临床事件进行心血管危险分层。特殊点在于2018ESC/ESH高血压指南推荐应用欧洲SCORE系统评分法或图表式评分法，中国指南仅为图表式评分法。

2017 AHA/ACC高血压指南未明确对高血压患者进行危险分层，但在治疗环节明确建议基于血压水平和10年ASCVD风险进行治疗。其10年ASCVD风险评价是应用ACC/AHA 10年ASCVD风险评估系统（http://tools.acc.org/ASCVD-Risk-Estimator/）。

整体而言，"心血管病综合征"的理念已经为大家所普遍接受，最后ASCVD事件的发生是由各种危险因素共同决定的。完全有必要针对高血压、糖尿病、高脂血症、肥胖、吸烟、家族史、老龄等潜在高危人群进行整体心血管风险评价，以引起医师和患者的共同重视，并进行综合管理。至于采用何种评分方法，需要因地制宜。不同的评分系统多是基于其他地区的研究数据开发的，我国需要开发并验证适合国人的ASCVD评分系统。图表式危险分层应用有助于临床医师快速查阅。

另外，2018 ESC/ESH高血压指南中特意将高血压分级（grade）与高血压分期（stage）区分。除了根据血压数字分级外，将高血压病患根据是否存在亚临床靶器官损害和ASCVD分为一期（stage 1，无并发症期）、二期（stage 2，有亚临床靶器官损害的无症状期）和三期（stage 3，有ASCVD的有症状期）。很显然，高血压分期较高血压分级与未来ASCVD风险更相关，高血压分期不仅可以大略代表复杂的SCORE评分系统结果，更是决定血压控制强度的主要因子。

四、何时启动降压药物治疗

关于何时启动降压药物治疗，中、美、欧三大高血压指南均从血压的绝对值和患者的整体ASCVD风险分层两个维度来考虑，但在推荐上有所差异。

2017AHA/ACC高血压指南建议：①有临床CVD事件的患者，血压≥130/80mmHg启动药物治疗；②无临床CVD事件的患者，但10年ASCVD风险≥10%，血压≥130/80mmHg启动药物治疗；③既往无临床CVD事件且10年ASCVD风险<10%，血压≥140/90mmHg启动药物治疗。

2018ESC/ESH高血压指南建议：①2级和3级高血压（≥160/100mmHg），立即启动药物治疗；②1级高血压（140～159/90～99mmHg）且合并CVD事件、CKD、靶器官损害的高危或很高危的高血压患者，立即启动药物治疗；③1级高血压（140～159/90～99mmHg）且未合并CVD事件、CKD、靶器官损害的低中危高血压患者，可先进行3～6个月的生活方式改善，如不能控制血压再启动药物治疗；④当血压处于130～139/85～89mmHg，但已发生CVD事件尤其是冠心病事件、SCORE评分很高危，可启动降压治疗（Ⅱb推荐）。

2018中国指南建议：降压药物治疗的时机取决于心血管风险评估水平，在改善生活方式的基础上，血压仍超过140/90mmHg和（或）目标水平的患者应给予药物治疗。高危和很高危的患者，应及时启动降压药物治疗，并对并存的危险因素和合并的临床疾病进行综合治疗；中危患者，可观察数周，评估靶器官损害情况，改善生活方式，如血压仍不达标，则应开始药物治疗；低危患者，则可对患者进行1～3个月的观察，密切随诊，尽可能进行诊室外血压监测，评估靶器官损害情况，改善生活方式，如血压仍不达标可开始降压药物治疗。

美国指南从血压水平和ASCVD风险两方面入手进行评价，目的是选出药物降压治疗净获益更高的患者，总体上药物降压态度积极。其核心证据为SPRINT研究，该研究发现与收缩压<140mmHg的控制目标相比，将收缩压控制到<120mmHg可以使心血管事件减少25%，使全因死亡率降低27%；而欧洲指南和中国指南较为保守。

美国指南在130～139/80～89mmHg阶段只要ASCVD

风险高是明确建议降压的（Ⅰ级推荐），而在此阶段欧洲指南虽然也推荐药物降压，推荐并不强烈（Ⅱb推荐）。在140～159/90～99mmHg阶段，美国指南明确建议药物治疗，其证据主要源于HOPE3研究，即使低中危患者，在基线血压为140～159mmHg时，降压药物治疗可使死亡风险降低13%（95% CI 0.75～1.00），使主要不良心血管事件风险降低12%（95% CI 0.80～0.96）。而欧洲指南认为如果高血压危险分层处于低中危，可以先进行3～6个月的生活方式改变，再决定是否需要药物治疗。

荟萃分析显示，即使是血压水平较低但合并心血管疾病或发生心血管疾病风险较高的的患者，进行降压治疗也可以心血管获益。强化治疗组的血压为133/76mmHg，相对弱强化组为140/80mmHg。强化治疗组的主要心血管事件风险降低14%，心肌梗死风险降低13%，卒中22%，蛋白尿10%，视网膜病变进展19%。

另一焦点集中在低中危的较低血压水平高血压患者要不要积极降压。三大指南基本均对血压130/80～140/90mmHg的ASCVD低中危风险人群建议生活方式改变，而不建议启动药物治疗。这部分患者主要为青中年，因年龄因素合并糖尿病、高脂血症等概率较低，且多处于高血压病程的早期，发生高血压靶器官损害和CVD事件、合并CKD的概率也较低。因绝对风险较低，以减少5年或10年CVD事件发生率为药物降压治疗效益评价标准，这些患者是净获益较小的人群。其主要依据来自于HOPE3研究，在HOPE3研究亚组分析基线SBP正常高值亚组（131.6mmHg<SBP<143mmHg）降压治疗不能降低主要心血管事件风险。

五、降压目标

2017AHA/ACC高血压指南建议：①成年高血压患者，已发生CVD事件或10年ASCVD风险≥10%，降压目标为<130/80mmHg（Ⅰ级推荐）；②ASCVD风险未增高的高血压患者，降压至<130/80mmHg可能是合理的（Ⅱb级推荐）。此类患者降压至<140/90mmHg证据充分，<130/80mmHg证据尚较少。

2018ESC/ESH高血压指南建议：①不管心血管风险高低，一般高血压患者的降压初始目标为<140/90mmHg；老年人的目标为140～150/90mmHg（Ⅰ级推荐）；②如果耐受良好，多数患者可以降到<130/80mmHg（Ⅰ级推荐）；③所有患者的舒张压可以降到80mmHg以下；④降压底限>120/70mmHg。

2018中国高血压指南：一般高血压患者的降压初始目标为<140/90mmHg；若能耐受和部分高危及以上<130/80mmHg。

美国指南对所有高血压患者的目标都一致是<130/80mmHg，而欧洲指南显得犹豫。比如欧洲指南

一方面建议将多数患者收缩压"降至130mmHg"，尤其是对ASCVD高风险的患者。另一方面又对占高血压患者50%以上的年龄≥65岁患者（绝大多数为高危），目标是130～139/70～79 mmHg。

欧洲指南可以借鉴之处是更务实，具有更好的临床可操作性。强调逐渐降压、强调可耐受性、强调降压底限为120/70mmHg，避免过度降压出现跌倒等风险。其证据源于ONTARGET研究和TRANSCEND研究，ONTARGET研究于2001—2008年纳入来自40个国家733个中心的30 937例患者。中位数随访了56个月。TRANSCEND研究在2001—2004年入组25 127例患者；在治疗过程中，有4052例患者SBP低于120mmHg。与SBP在120～140mmHg的患者相比，SBP<120mmHg的人群主要复合终点发生风险增加14%；心血管死亡风险增加29%；全因死亡风险增加28%；与≥70mmHg的人群相比，基线DBP<70mmHg的人群具有较高的CVD事件风险，未经治疗群和治疗后DBP维持在75mmHg的人群，具有最低的CVD风险。

美国指南的主要证据是来自于SPRINT研究。该研究以预设SBP目标值<120mmHg或<140mmHg分为强化降压组和普通降压组。主要复合终点包括首次发生心肌梗死、急性冠脉综合征（ACS）、卒中、心力衰竭或心血管死亡。实际平均随访3.26年。结果显示，1年时强化降压组和标准降压组患者平均SBP分别为121.4mmHg和136.2mmHg。强化降压组主要复合终点事件发生率显著低于标准降压组（1.65%/年 vs.2.19%/年，P<0.001）。全因死亡率方面强化降压组亦显著降低（危险比为0.73，P=0.003）。但强化降压组严重低血压不良事件、晕厥、电解质异常、急性肾损伤或衰竭等发生率较标准降压组高。欧洲指南也解读了SPRINT研究，毫无疑问，这一结果为高风险患者中是否采用强化降压治疗提供了强有力的支持。但该研究中的无人值守自动化诊室测量是第一次用于RCT研究，无人值守的自动化诊室血压测量结果相对于传统的测量结果数值会偏低。因此，欧洲指南认为已经指出SPRINT中报告的强化组与非强化组的BP值可以分别对应于130～140mmHg 和140～150mmHg的常规诊室SBP。另一项荟萃分析中，随着目标血压的降低，血压降低对事件获益增加的效应逐渐降低，且欧洲指南认为在不良事件引起的治疗中断风险增加的基础上，提出强化降压的目标，这可能部分或完全抵消CV风险的减少。

2016年一项荟萃分析，检索1966—2015年降压治疗的随机对照试验，纳入50项研究，共190 362例患者，旨在分析不同强度降压治疗的心血管效应及通过治疗达到的血压水平，结果显示：收缩压降至130mmHg以下与≥130mmHg相比减少心血管死亡风险（风险比0.80，95% CI 0.67～0.97）。

但2014年发表的ACCORD研究提供了反面证据。

ACCORD临床试验为前瞻性、多中心、随机化、对照试验，在美国和加拿大的近77个临床中心招募患者，共纳入10 251例有心血管疾病高风险的中/老年2型糖尿病患者。患者的随访年限为4～8年（平均随访时间为5.6年）。强化降压靶目标120mmHg，标准组140mmHg；终点为非致死性心肌梗死、非致死性卒中和心血管死亡复合终点。平均随访4.7年。结果：与SBP降至135mmHg相比，SBP降至121mmHg没有降低主要终点事件风险，只有卒中的风险显著降低（HR 0.59, 95% CI 0.39～0.89, P=0.01）。

HOPE3研究也提供了在中危患者、正常高值血压患者（131.6mmHg＜SBP＜143mmHg）进行药物降压治疗的反面证据。该研究纳入21个国家、228家中心、12 705例研究对象、3691例来自中国，大规模国际多中心临床研究，采用随机分组、双盲、安慰剂对照、2×2析因分析的研究设计。结果显示正常高值血压患者（131.6mmHg＜SBP＜143mmHg）中进行降压治疗不能降低主要心血管事件风险。

六、降压药物的选择

2017AHA/ACC高血压指南主要建议：①一线降压药为噻嗪类利尿剂、CCB、ACEI和ARB；②血压≥140/90mmHg或血压高于目标血压≥20/10mmHg，应开始双药联合降压或使用固定复方制剂；③对于血压在130～139/80～89mmHg的患者，单药起始，后可进行剂量滴定或序贯联合治疗。

2018ESC/ESH高血压指南主要建议：①一线降压药为ACEI、ARB、β受体阻滞剂、CCB和噻嗪类/噻嗪样利尿剂；②对大多数高血压患者（≥140/90mmHg）建议起始联合治疗，联合治疗方案首选RAS抑制剂（ACEI/ARB）与CCB或利尿剂的联合，其他联合方案也可使用；③建议优先使用单片复方制剂；④可联合使用β受体阻滞剂，主要用于特定的临床情况如心绞痛、心肌梗死后、心力衰竭、高心率综合征等。

2018中国指南建议常用降压药物包括CCB、ACEI、ARB、利尿剂和β受体阻滞剂5类，以及由上述药物组成的固定配比复方制剂，一般患者采用常规剂量。对血压≥160/100mmHg、高于目标血压20/10mmHg的高危患者，或单药治疗未达标的高血压患者应进行联合降压治疗，包括自由联合或单片复方制剂。对血压≥140/90mmHg的患者，也可起始小剂量联合治疗。

对于联合降压治疗三方意见一致，在高于目标血压20/10mmHg患者，均鼓励起始联合治疗，尤其鼓励应用单片复方制剂。有研究显示联合治疗尤其是单片复方制剂应用，可大幅提高对高血压的控制率。理论上单药起始方案，后期也可以进行剂量滴定或序贯联合或改为单片复方制剂，但因患者依从性差和医师改变处方意愿低，导致高血压控制率较低。

对待β受体阻滞剂的态度，美国指南未将其列入一线降压药，中国指南和欧洲指南仍保留在一线降压药中，看似不一致，但实质表达类同。β受体阻滞剂应用需要一个理由，即被限定用于具有其他使用β受体阻滞剂适应证的患者。三方指南均支持应用于高血压合并冠心病、心力衰竭、快速性心律失常、高窦性心律，尤其中青年人群、甲亢等特定患者群。

欧洲指南明确建议使用以RAS抑制剂（ACEI/ARB）为基础的联合方案，中国指南和美国指南并无此建议。与欧美指南不同的是中国指南除常用A＋C或A＋D的联合方案，基于中国的证据和临床实践仍推荐C＋D或C＋B作为一线推荐方案。

七、小结

作为国际上三大最具权威性的高血压指南，中、美、欧指南各有特点。美国指南态度明确，高血压防治战线要前移：下调高血压诊断标准、下调降压目标、积极启动药物降压、积极应用联合降压方案。欧洲指南稳中有变，诊断标准、血压分级、危险分层均维持不变，降压目标、降压方法均趋于积极，且提供了更多有利于临床操作的建议，尤其是提出了高血压分期（stages）的概念。中国指南整体与欧洲指南类似，更加重视中国本地的循证证据和医疗实践。

一个地区的指南最终将用于指导当地的临床实践，因地制宜，适合的才是最好的。

（孙跃民 边波 姚薇）

近期国际高血压指南的风险评估系统综述

心血管病是造成我国疾病负担的首要原因，根据《2018中国心血管病报告》，我国心血管病现患人数为2.9亿人，死亡率居首位，占居民疾病死亡构成的40%以上，中国成人高血压患病率为27.9%（加权率23.2%），男性高于女性（粗率：28.6% vs 27.2%；加权率：24.5% vs 21.9%），随年龄增长而升高，高血压作为心血管病的首要危险因素，越来越受到重视，降压治疗的根本目的在于降低心血管并发症和死亡的总风险也逐渐成为共识。从1979年新西兰学者Bigger首次提出急性心肌梗死的"危险分层"概念，到JNC6首次将"高血压患者的心血管风险不单由血压水平决定，还与靶器官损害及危险因素相关"写入指南，近年来有关降压治疗带来心血管病获益的临床循证医学证据不断积累，国内外指南的心血管风险分层系统也在不断更新，越来越强调降压治疗应依据血压水平和风险进行分层管理的策略，但由于各地区高血压人群的高发并发症、高血压控制率及社会经济状况等的不同，相关指南的心血管风险评估策略和评估系统参数也存在差异，本文将对近10年国内外的主要高血压指南的风险评估系统进行比较和综述，分析产生差异的可能原因。

一、ESC/ESH指南

（一）风险评估策略变化

自2003年以来，ESC/ESH高血压指南对于正常血压（SBP 120~129 mmHg或DBP 80~84 mmHg）、正常高值血压（SBP 130~139 mmHg或DBP 85~89 mmHg）及高血压（SBP≥140 mmHg或DBP≥90 mmHg）患者开始10年心血管疾病（cardiovascular disease，CVD）死亡的绝对风险评估并强调应根据CVD风险进行分层治疗。风险评估系统包括系统性冠状动脉风险评分（systematic coronary risk estimation SCORE），此评分与其他危险因素、靶器官损害和临床合并疾病一起构成ESC高血压指南CVD风险评估框架。CVD具体包括冠心病、冠状动脉血运重建及其他动脉血运重建史、缺血/出血性脑卒中、TIA、主动脉瘤及外周动脉疾病。2007 ESC进一步指出需按照临床实际评估心血管相对风险而非平均风险指导治疗，更加强调靶器官损害对于风险评估的重要性并建议在初始治疗和治疗期间均评估靶器官损害。2013年指南的风险评估阈值始于合并危险因素的正常高值血压患者（SBP 130~139 or DBP

85~89 mmHg），将心血管风险分层在除低危、中危、高危和很高危外，增加了低危~中危、中危~高危和高危~很高危三个层次，首次加入了附加参数（added indications）更全面评估CVD风险并提出心血管年龄的概念。

2018 ESC沿用了上述分层且将未合并危险因素的正常高值血压患者列入风险评估范围，将单一风险显著升高或仅有高血压性左心室肥厚（LVH）的人群也列入高危，采用2016年欧洲心血管疾病一级预防指南推荐的改良SCORE CVD风险评分，对第一代欧洲移民人群进行分数矫正。进一步丰富了附加参数的内容，提出对于中危与高危分界点的人群评估风险的修正参数（risk modifiers），强调如果这些修正参数提升了风险评估分级，按照高危处理。

（二）风险评估系统的参数变化

与2007 ESC高血压指南相比，ESC 2013首次将男性列为危险因素，将血胆固醇阈值下调至4.9mmol/L并引入BMI诊断的肥胖；新加入老年人脉压≥60mmHg、颈动脉厚度>0.9mm及斑块形成为靶器官损害，诊断左心室肥厚的超声心动图标准下调为左心室质量指数（LVMI）下调为男性>115 g/m² 和女性>95 g/m²；将糖化血红蛋白加入糖尿病的诊断标准。2018年正式将尿酸和静息心率>80次/分（2007年首次提出）列为危险因素，推荐将血尿酸的测定作为高血压患者筛查的一部分，首次将心理及社会经济因素由附加参数升级为危险因素。

尿酸首次成为危险因素是基于大量观察性研究和荟萃分析的证据，Wang J等对25个前瞻性队列进行荟萃分析发现高尿酸血症显著增加患高血压的风险。一项前瞻性队列通过诊室血压和家庭血压监测证实高尿酸血症可独立预测新发高血压。血尿酸水平也不是越低越好，中国台湾一项前瞻性队列研究显示将血尿酸水平进行分层分析时，全因死亡率和心血管疾病发生率存在U形曲线的关系。Beattie等进行一项65岁以上高血压患者的随机对照研究，结果显示别嘌醇治疗组血压明显下降且血压下降幅度呈剂量依赖，这也从侧面显示控制尿酸对心血管疾病的获益。

二、JNC或ACC/AHA指南

（一）风险评估策略变化

与ESC高血压管理指南对心血管风险作为高血压治

疗依据的一贯态度不同，美国1996年的JNC6指南首次引入了心血管风险管理概念，并强调要根据心血管风险和血压水平综合决定降压治疗策略，但2004年的JNC7中却仅以血压水平决定心血管风险和治疗策略，特别提出对于年龄40～70岁的个体，血压从115/75mmHg起，每增加20mmHg，CVD风险增加1倍，而未对年龄、合并症进行分类，原因可能是1999—2000年与1991—1994年相比，美国高血压控制率仅由27%提高到了34%，远低于2010年50%的健康目标。

ACC/AHA始终强调心血管风险评估，众所周知的有1998年Framingham心脏病研究中心制订的Framingham危险评分（framingham risk score，FRS），但1998版FRS研究人群仅局限于白种人，对非白种人会产生普遍性偏移，且仅关注冠状动脉粥样硬化性心脏病（CHD）的发生风险，未包括缺血性脑卒中等，而根据2011年美国全国健康及营养调查随访研究，居于美国高血压患者心血管疾病死亡率首位的是缺血性心脏病，其次为脑卒中，两者之和>50%，且非白种人高血压的死亡率明显高于白种人，而2008年FRS的评估终点包含了脑卒中、下肢动脉缺血性疾病和心力衰竭，但仍未完全包括其他动脉粥样硬化性心血管疾病（atherosclerotic cardiovascular disease，ASCVD），如主动脉粥样硬化等，故2013年AHA/ACC/CDC心血管病评估指南开始应用可以根据特定性别和种族修正、定量程度高的汇总队列公式（PCE）评估10年ASCVD风险，且PCE涉及其他心血管疾病如心力衰竭等的风险评估，适用人群更加明确。2017 AHA/ACC则延续了该评分系统并将10年ASCVD风险评估结果纳入高血压的诊疗流程，还将其与血压一起作为启动药物治疗的时机，建议对于达到高血压诊断标准的患者统一评估10年ASCVD风险。

（二）ASCVD风险评估系统的参数

上文已经提到，AHA/ACC指南采用10年ASCVD风险评估主要针对缺血性心血管疾病，根据2013年ACC/AHA指南，ASCVD包括急性冠脉综合征（ACS）、心肌梗死（MI）病史、稳定型或不稳定型心绞痛、冠状动脉血运重建、动脉粥样硬化源性脑卒中或TIA、动脉粥样硬化源性外周动脉疾病。

根据2017 ACC/AHA心血管疾病一级预防指南，低危、临界、中危、高危的10年ASCVD风险分别为<5%、5%～7.5%、7.5%～20%及≥20%。PCE包含的危险因素中的低密度脂蛋白胆固醇（LDL-C）或TC升高为特点的血脂异常是ASCVD的重要病因，这一点已由Framingham研究证实。已有大量循证医学证据表明对于高血压合并脂代谢异常的患者，经过他汀为主的降脂治疗后，心血管疾病风险也会显著下降。2003年发表的ASCOT-LLA研究纳入10 180例40～79岁的高血压患者，证明在合并多个危

因素（≥3）的高血压患者中采取降压治疗的基础上加用10 mg/d阿托伐他汀，可进一步显著降低冠心病的卒中事件风险。而2016年发表的HOPE3研究，通过对12 705例中危心血管风险个体的研究，表明降压降脂联合治疗（瑞舒伐他汀+坎地沙坦/氢氯噻嗪）在血压最高的研究亚组（SBP>143 mmHg）中的获益为39%，进一步证明在无心血管病史的中危患者中，联合降压降脂治疗可使患者获益。

三、JSH指南

（一）风险评估策略变化

JSH始终强调心血管风险分层，与ESC指南类似，评估的是总体心血管疾病绝对风险。JSH 2009将心血管风险分为低危、中危和高危，JSH 2014沿用了上述分层，但抛弃了对正常高值高血压人群（SBP 130～139 mmHg或DBP 85～89 mmHg）的风险评估，也不再对其单独设定降压目标值。然而，可能是受2018 ESC和2017 AHA指南的影响，JSH 2019不仅重新定义了正常高值高血压（SBP 120～129 mmHg和DBP<80 mmHg）和血压升高［SBP 130～139 mmHg和（或）DBP 85～89 mmHg］，而且重新将血压升高人群纳入风险评估系统。另外，除了将有心血管家族史、非瓣膜房颤、糖尿病及蛋白尿阳性的糖尿病直接列为高危人群外，新提出了要根据日本动脉硬化纵向队列（japan arteriosclerosis longitudinal study，JALS）和Hisayama回顾性队列计算得分。JALS是一项纳入67 969例年龄在40～89岁受试者的纵向队列（除外了卒中及心脏疾病家族史），其中33.1%为高血压患者，平均随访6.9年，终点事件为脑卒中总体事件、脑出血、脑梗死、心肌梗死、心肌梗死合并脑卒中及总体心血管疾病死亡，计分参数包括年龄、性别、BMI、当前是否吸烟、血压（服药/未服药）、HDL-C、Non-HDL-C、eGFR、房颤、有/无糖尿病，根据参数计算发生比（incidence rate ratio IRR）估计5、10年的脑卒中、急性心肌梗死、脑卒中合并急性心肌梗死及CVD的发生率。Hisayama回顾性队列由来自福冈市南部的久山町的2634名40岁及40岁以上的城镇居民（除外心血管家族史）组成，共随访14年，终点事件为首发冠心病和脑卒中，计分参数包括年龄、性别、收缩压、有/无糖尿病、LDL-C、HDL-C、当前是否吸烟，根据得分估计10年心血管风险和血管年龄。

（二）风险评估系统的参数变化

JSH系列指南风险评估系统包括危险因素和靶器官损伤两方面。与JSH2004相比，JSH 2009新加入代谢综合征为危险因素。靶器官损伤的评价中，增加了脑、心脏和血管的检查。JSH 2014在沿用既往危险分层的基础上，增加了随机血糖≥200 mg/dl 和糖化血红蛋白（HbA1c）

≥6.5% 作为危险因素，更全面地包含了糖代谢的评估。根据日本Hisayama回顾性队列研究的亚组分析（*n*=1631）结果，日本心血管疾病发病率最高的是脑卒中，其中腔隙性脑梗死发病率最高［男性3.8/（千人·年），女性2.0/（千人·年）］，非瓣膜房颤作为脑卒中常见病因，JSH 2019将其加入作为心脏的靶器官损伤评价指标之一。另外，JSH 2019进一步细化了估算肾小球滤过率（eGFR）的计算，建议当肌肉含量很小时采用血清胱抑素C（eGFRcys）公式计算。

四、NICE指南

（一）风险评估策略变化

2011年NICE（英国国家健康与临床优化研究所）高血压指南就开始引入QRISK风险评分评估10年CVD风险，并始终坚持根据风险评估指导降压治疗。NICE系列指南最大的亮点在于，从2011 NICE起就开始强调对所有诊室血压≥140/90mmHg者都应进行动态血压监测（ABPM），而2019年NICE指南除了对诊室血压>140/90mmHg的人群延续上版指南的推荐外，对血压140/90mmHg的人群，推荐进行第2次和第3次血压测量。两版指南均强调遵循NICE血脂管理指南的心血管风险评估系统即QRISK系列评分进行评估，略有不同的是，NICE 2019将外周血糖化血红蛋白加入了高血压患者的筛选检查。

（二）QRISK系列风险评估参数

QRISK评分来源于英国一个大样本队列，QRISK-1目的是预测10年CVD风险，危险因素包括吸烟情况、TC/HDL-C、年龄、社会剥夺程度、性别、SBP、体重指数、冠心病家族史，但该评分未在其他人群中验证并进行效能分析，同时有大量的数据缺失。QRISK-2评分增加了危险因素（糖尿病、类风湿关节炎、房颤和慢性肾功能不全），也拓展了年龄范围（从35~74岁到25~84岁），预测的是终身风险，但根据2014年NICE血脂管理指南，许多与心血管风险相关的因素如艾滋病（HIV/AIDS）、肾功能不全、系统性红斑狼疮（SLE）、严重精神疾病及抗精神病或类固醇性药物的使用，在QRISK2中未涉及，因此可能导致风险低估，QRISK-3的危险因素根据上述建议进行完善。

五、中国指南

（一）中国高血压防治指南

1.风险评估策略变化　国内外指南均反复强调，控制血压的根本目标在于降低心脑肾及血管并发症和心血管死亡的总风险，结合近几年的中国心血管病报告，脑卒中是我国高血压人群最主要的心血管并发症。2003年发表的亚太地区队列研究协作组（APCSC）Meta分析显示，亚洲

人群诊室血压升高与脑卒中的关系较澳大利亚人和新西兰人更为显著。我国也有大量临床试验证明降压治疗能减少脑卒中等心血管事件的发生率，如20世纪80年代的上海老年高血压硝苯地平试验证明对高血压患者进行降压治疗可带来明显临床获益；1995年发表的PATS研究显示降压治疗可显著减少致死及非致死卒中再发风险及心血管事件；1998年开展的中国老年收缩期高血压试验（Syst-China）证明对60岁以上的单纯收缩期高血压患者进行降压治疗可减少脑卒中事件的发生；2005年公布结果的FEVER研究证明小剂量钙拮抗剂与利尿剂联合能更有效降低血压且将收缩压降至140mmHg以下能使卒中、心血管事件及全因死亡率显著降低。而且，大部分高血压患者还有血压升高以外的心血管危险因素，因此，我国从1999年第1版高血压指南开始，始终强调初诊高血压患者必须进行心血管综合风险评估，根据心血管风险进行分层治疗。具体危险分层是以10年主要心血管事件风险15%、20%、30%为界分为低危、中危、高危和很高危组，并在之后的2004、2010及2018三版指南中都沿用了上述的分层办法，2010年指南进一步说明脉压升高是最强的冠心病事件预测因子，将合并糖尿病的高血压患者列入很高危人群，而2018年指南新增对部分正常高值高血压患者（130~139/85~89mmHg）进行心血管风险分层，更加强调了要根据血压水平和心血管风险综合选择治疗方案。

2.风险评估系统的参数变化　从1999年高血压指南起，我国高血压指南的心血管危险分层系统包括心血管危险因素、靶器官损害和伴发临床疾病3部分，根据每个部分的条目数和血压水平评估心血管风险，这个评估系统框架一直延续至今。与1999年相比，2004年的风险评估系统总体因素无明显变化，补充了危险因素中高密度脂蛋白（HDL-C）降低、低密度脂蛋白（LDL-C）升高的标准，以及靶器官损害中动脉壁增厚以及微量蛋白尿的评估标准。2010年高血压指南将糖耐量受损和（或）空腹血糖异常列为心血管危险因素，将判定腹型肥胖的腰围标准改为：男性≥90cm，女性≥85cm；将估算的肾小球滤过率降低（eGFR）<60ml/（min·1.73m^2）、颈-股动脉脉搏波速度>12m/s 和踝/臂血压指数<0.9等列为影响分层的靶器官损害指标，最大不同点在于将高同型半胱氨酸血症（血同型半胱氨酸≥10μmol/L）列为危险因素。2018年指南进一步将高同型半胱氨酸血症的诊断标准改为≥15μmol/L。

国内外研究已经证明高同型半胱氨酸血症与脑卒中风险呈正相关关系，我国一项荟萃分析入选了8个补充叶酸治疗高同型半胱氨酸血症的随机对照实验，显示补充叶酸能明显降低脑卒中的发生率且存在时间累积效应。一个HOPE-2研究的再分析（*n*=5522）对合并心血管疾病的入选者进行5年叶酸联合B族维生素的治疗，结果示联合治疗组血同型半胱氨酸水平、致死/非致死性脑卒中发生率

均明显下降,且在无饮食叶酸缺乏、未接受抗血小板或降脂药物治疗的年龄<69岁人群中获益更大。霍勇等开展的中国脑卒中一级预防研究(CSPPT)对20 702名无卒中或心肌梗死病史的45～75岁的原发性高血压患者进行依那普利预治疗3周后,再随机、双盲分为单纯依那普利治疗组和依那普利＋叶酸合剂组并进行5年随访,结果显示两组血压控制相当,合剂组血叶酸水平明显升高、首发脑卒中发生率显著降低且优势有时间累积效应。然而,正如2018年高血压指南所说,目前我国关于合并高同型半胱氨酸血症的高血压患者叶酸补充治疗预防脑卒中的大型多中心临床试验尚缺乏,而且此类试验的结果受试验地区食物中叶酸的摄入情况影响,目前临床证据并不十分充分。另外,高血压作为心房颤动的主要原因,2018年中国高血压指南首次将其列入伴发的临床疾病。

(二)中国高血压基层诊疗指南

由于基层高血压指南面对的是广大基层医师,旨在检出高血压、进行诊断性评估、规范治疗及加强分级管理,故在心血管风险分层方面与同期高血压防治指南基本相同,但叙述简要、重点突出,以2019年基层高血压指南与2018年高血压防治指南为例,对于高同型半胱氨酸血症、颈动脉超声、颈-股动脉脉搏速度、踝/臂血压指数、外周血管疾病等对检查仪器设备、人员素质要求较高和尚处

争议中的参数,基层高血压指南均未提及,主要强调规范诊治流程,建议在所有发现血压升高的患者中按流程图进行简易危险分层,根据危险分层进行规范治疗、定期随访,必要时转诊上级医院。

(三)中国血脂异常防治指南

2007年中国血脂指南即提出要依据心血管发病综合危险决定血脂异常的治疗强度,主要发病风险为冠心病和缺血性脑卒中,2016年中国血脂指南在延续上版指南的基础上,提出血脂异常的主要危害是增加ASCVD的发病危险,故扩展为ASCVD 10年及终身风险的评估。在纳入参数方面,血脂指南的参数更为简洁,不含靶器官损害及合并临床疾病,以是否合并高血压分为两组,通过危险因素的个数及TC、LDL等血脂指标综合评估、以5%、10%为界分为低、中、高危组。与2007年相比,2016版血脂指南除了对TC、LDL-C的下限更加严格以外,还详细以BMI定义肥胖,对糖尿病患者的TC、LDL-C水平更加严格,取消了危险因素中的早发缺血性心血管家族史,特别强调对于ASCVD10年发病风险为中危的人群应评估额外危险因素(BMI、吸烟、非HDL-C及HDL-C)以评价是否为高危以便尽早干预。

六、心血管疾病一级预防风险评估模型(表1)

表1 心血管病一级预防风险评估

	风险评估系统	适用人群	评估终点	评估参数	局限性
国外	Framingham心血管综合风险评分(FRS 2008)	美国白种人,可拓展至非白种人、地中海及亚裔人群	CHD死亡;非致死性MI;缺血性心脏病;致命或非致命性缺血性或出血性脑卒中(含TIA);外周动脉疾病;心力衰竭	性别;年龄;收缩压;TC;有/无吸烟有/无DM;HDL-C	评估终点未包含所有ASCVD
	SCORE CVD风险评分(2016)	40～65岁欧洲人群,可拓展至已知心血管疾病死亡率的国家	CVD死亡[CHD、心律失常、心力衰竭、致命或非致命性缺血性或出血性脑卒中(含TIA)、主动脉瘤、外周血管病]	性别;年龄;收缩压;TC;有/无吸烟;修正参数①	未估计CVD非致死风险仅按第一代移民原籍调整风险,未细化至族群
	ASCVD风险评分(2013汇总队列公式)	白种人及非白种美国人群	CHD死亡;非致死性MI;致死性或非致死性脑卒中	性别;年龄;收缩压;TC;有/无吸烟,有/无DM	队列人群未包含早发家族史;仅包含ASCVD硬重点
	Reynolds CVD风险评分(2007)	白种人及非白种美国人群	CVD死亡;非致死性MI;非致死性缺血性脑卒中;冠状动脉血运重建	性别;年龄;收缩压;TC;有/无吸烟;HDL-C;hsCRP;父母是否有心脏病发作史(发作年龄<60岁)	队列人群未合并糖尿病
	MESA-HOPE3(Muti-Ethnic Study of Ather—osclerosis 2015)	白种人、非裔美国人、西班牙人及亚洲人群	CVD死亡;CHD;脑卒中;外周血管疾病;充血性心力衰竭	年龄;性别;收缩压(是否治疗);TC(是否治疗);HDL-C;有/无吸烟;有/无DM;家族MI史;CAC评分;族群	
国外	InterStroke	美洲、亚洲、欧洲、澳洲、中东及非洲人群	缺血性脑卒中及其他卒中事件;脑出血	年龄;性别;血压;有/无吸烟;有/无糖尿病;心源性诱因;腰臀比/BMI;运动;ApoB/ApoA 1;饮食;社会心理因素;饮酒量	

续表

	风险评估系统	适用人群	评估终点	评估参数	局限性
中国	InterHeart	美洲、亚洲、欧洲、澳洲、中东及非洲等多种族人群	首发MI	年龄；性别；血压；有/无吸烟；有/无糖尿病；腰臀比/BMI；运动；ApoB/ApoA 1；饮食；社会心理因素；饮酒量；地理位置；族群	
	WHO/ISH心血管风险预测图②	西太平洋区高收入、中等收入国家	冠心病；脑血管疾病；周围血管疾病	年龄；性别；收缩压；TC；有/无吸烟；有/无糖尿病	
	China-Par（2016）	20~85岁中国人群	CHD死亡；非致死性MI；致死或非致死性脑卒中	性别；年龄；血压（是否治疗）；TC；HDL-C；有/无糖尿病；有/无吸烟；现居住地（农村or城市）；地域（北方or南方）；腰围；有/无心血管病家族史	仅包含ASCVD硬终点未考虑降脂治疗
	ICVD风险评估模型（2006）	35~59岁中国人群③	缺血性卒中；CHD	性别；年龄；收缩压；TC；BMI；有/无吸烟；有/无糖尿病	原始队列不是中国人群未纳入外周动脉缺血等其他缺血性疾病
	中国血脂指南	中国人群	ASCVD（10年ASCVD总体发病风险，对低于55岁的中危人群评估终身风险）	年龄；性别；血压；TC；LDL-C；有/无吸烟；有/无糖尿病；HDL-C；非HDL-C④；BMI	
	改进Kaplan-M-eier评分（安贞心肺所）	中国人群	致死或非致死性CHD；致命或非致死性缺血性或出血性脑卒中	性别；年龄；血压（是否治疗）；BMI；非HDL-C；HDL-C；有/无吸烟；有/无糖尿病	失访率高（21.3%）未纳入体力活动

注：CHD.冠状动脉粥样硬化性心脏病；CVD.心血管疾病；MI.心肌梗死；DM.糖尿病；hsCRP.超敏C反应蛋白；CAC.冠状动脉钙化；ICVD.缺血性心血管疾病。①SCORE修正参数：包括社会剥夺、BMI升高或向心性型肥胖、运动量不足、精神心理压力、重大精神疾病、早发心血管病家族史（男性＜55岁、女性＜60岁）、自身免疫性疾病或其他炎症性疾病、人类免疫缺陷病毒相关治疗史、房颤、左心室肥厚、慢性肾功能不全及阻塞性睡眠呼吸暂停综合征。②西太高收入国家（WPR A）：澳大利亚、文莱达鲁萨兰国、日本、新西兰、新加坡；西太中等收入国家（WPR B）：柬埔寨、中国、库克群岛、朝鲜民主主义人民共和国、斐济、基里巴斯、老挝人民民主共和国、马来西亚、马绍尔群岛、密克罗尼西亚联邦、蒙古、瑙鲁、纽埃、帕劳、巴布亚新几内亚、菲律宾、萨摩亚、所罗门群岛、汤加、图瓦卢、瓦努阿图、越南。③原始队列基于中美合作心血管及心肺队列研究（USA-People's Republic of China［PRC］Collaborative Study of Cardiovascular and Cardiopulmonary Epide--miology［the USA-PRC Study］cohort），于中国队列人群（China Multicenter Collaborative Study of Cardiovascular Epidemiology（MUCA）Cohort Ⅱ）中拓展验证。④非HDL-C=TC-HDL-C。

七、总结

国内外的风险评估模型纳入参数均包含年龄、性别、血压、TC、吸烟、糖尿病等，大部分包括LDL-C、HDL-C。上述参数均被大量临床试验证明有心血管疾病的独立预测效应，其中年龄是最重要的预测指标已成为共识——2003 ESC高血压指南即开始强调年龄的重要作用，AHA、NICE、中国指南均多次提及，如上文所说，近年来，ESC指南进一步强调实际年龄并不能完全代表身体年龄，更加强调血管年龄。

由于我国的民族、地域及经济发展水平等特殊国情，国外的危险评估工具如PCE、FRS在我国大队列人群中存在低估或高估的情况。我国几个常见风险评分均基于我国多地区大样本队列人群，具有一定可信度，其中2016年的China-PAR终点事件相对广泛、并加入了地域和居住地等因素，也是2019中国心血管风险评估指南的推荐工具，但也存在仅包含硬重点等不足。我国为多民族国家，制定风险评分时需要将种族、地形条件、经济发展水平等进一步细化，也需考虑各风险评估参数测量的可行性，同时风险评分也要在更广泛甚至包括特殊地形的地区、更多民族的大样本队列中进行验证和效能评估，这些均是在我国制订心血管风险评估工具的困难之处。因此，今后的研究重点一方面可对现有风险评分在多地区多种族大样本队列人群中进行检验及效能评估，另一方面可在不同地区、不同民族的大样本队列中探索适合本地区、本民族的风险评估工具，或对现有工具进行地区、种族、经济水平等因素相关的修正参数研究，从而更准确地评估我国人群的心血管风险。

（张宇清　李清霖）

T淋巴细胞与高血压

近年来的研究表明，高血压是一种免疫细胞功能紊乱，释放细胞因子及促进氧化应激的慢性低度的炎症反应过程。免疫细胞种类繁多，T淋巴细胞在高血压发病机制中的作用备受关注。2007年Guzik等使用T淋巴细胞和B淋巴细胞缺陷的Rag1$^{-/-}$小鼠，发现血管紧张素Ⅱ刺激的血压升高现象被抑制，回输T细胞可恢复Rag1$^{-/-}$小鼠对血管紧张素Ⅱ的反应，包括血压的升高，而回输B细胞则没有变化，证实了T细胞在血管紧张素Ⅱ诱导的高血压小鼠模型发病机制中的关键作用。之后越来越多的研究证实T淋巴细胞功能紊乱诱导的免疫炎症效应参与了高血压的发生发展，本文讨论T淋巴细胞如何参与血压调节导致血压升高及靶器官损伤的过程。

一、T淋巴细胞亚群分类及功能

T细胞在不同细胞因子作用下可分化为功能不同的T细胞亚群，发挥不同效应。未成熟的T细胞来源于骨髓中的造血干细胞，在胸腺中发育成熟，成熟后向外周组织迁移。根据细胞表面标志物的表达不同，T淋巴细胞可分为不同的亚群，分别具有不同的功能。

成熟的T淋巴细胞主要可分为CD8$^+$或CD4$^+$单阳性T细胞两大类，其中CD8$^+$T细胞为细胞毒T细胞（Cytotoxic T lymphocytes, CTLs），CD4$^+$T细胞可分为调节性T细胞（Regulatory T cells, Tregs）和辅助性T细胞（Helper T cells, Ths），包括T help 1（Th1）、T help 2（Th2）、T help 17（Th17）等。当主要组织相容性复合体（MHC）递呈抗原信息给未激活CD4$^+$T细胞的受体TCR，CD4$^+$T细胞将受不同细胞因子浓度的影响，向不同亚型Th1、Th2、Th17或Treg分化。Th1分泌IFNγ、IL-2和TNFβ，在细胞介导的微生物防御中发挥重要作用；Th2分泌IL-4、IL-5、IL-10和IL-13，协助B细胞活化；Th17细胞分泌IL-17和IL-22，参与自身免疫性疾病。这些T细胞亚群产生自己的细胞因子混合物，以旁分泌的方式调节周围的炎症细胞，影响炎症环境。

正常情况下，T淋巴细胞表达与分泌的各种细胞因子如内皮依赖性血管舒张功能因子，以及趋化因子（RANTES）、肿瘤坏死因子-α（TNF-α）等处于平衡稳态以维持机体生理功能。而T细胞功能紊乱诱导分泌多种细胞因子，其共同作用导致低度促炎症反应状态，促进高血压的发生发展。

二、T细胞亚群与高血压

现已普遍认为，CD4$^+$T细胞在高血压发生发展过程中起着关键作用。许多研究已经表明CD4$^+$T细胞中各亚型细胞在高血压中的作用，如Th1激活的细胞因子在高血压中发挥作用，Treg细胞改善高血压等。

（一）T辅助细胞17（Th17）

参与炎症反应的T细胞亚群主要是Th1和Th17，在多个动物实验及临床试验中已证实Th1和Th17在高血压患者数量显著增加。在AngⅡ诱导的大鼠高血压模型中，T细胞向促炎型Th1细胞分化，分泌IFNγ增多，而Th2细胞减少，伴随着IL-4分泌减少。然而，另一个研究报道IL-2可降低自发性高血压大鼠（SHR）的血压至正常水平，证实Th1介导的炎症反应在高血压的发生中起重要作用。缺乏Th1细胞因子IFNγ可降低AngⅡ诱导的高血压反应，然而，IFNγ也可以由细胞毒T细胞和γδT细胞产生，因此尚不能明确TH1细胞在高血压发生发展中的作用。

Th17细胞是许多类型适应性免疫中IL-17的主要来源，IL-23可以增强和稳定Th17细胞。Th17细胞参与适应性和先天免疫反应，并被认为是许多自身免疫病发生的主要致病Th细胞群之一。近年来Th17细胞也被发现参与心血管疾病过程，IL-17在动脉粥样硬化和心肌梗死中被发现上调，而啮齿动物中IL-17的缺失/阻断可保护心脏重建和纤维化。

Th17细胞可以促进自身免疫的发生，Treg细胞参与对Th17细胞的调控，因而Th17/Treg平衡被认为对Th17细胞介导的免疫调控具有重要意义。研究表明，在DOCA-盐的高血压大鼠的外周组织、心脏及肾脏中Th17细胞的激活和Treg mRNA的下调有关。螺内酯（而非其他降压药）可以抑制Th17活化，增加Treg细胞数量，抗IL-17A的抗体治疗可改善高血压和心脏、肾脏纤维化损伤。因此，IL-17是盐皮质激素性高血压的重要因素，IL-17/Treg平衡的改变与DOCA诱导高血压的发生有关。

最近有两项研究同时表明，高盐饮食能够诱导Th17细胞和IL-17的产生。Kleinewietfeld等研究发现在生理条件下，体内盐浓度增加显著促进了小鼠和人类Th17细胞的诱导。高盐环境激活了p38/MAPK通路，该通路涉及细胞因子诱导Th17极化过程中的张力响应增强子结合蛋白(TonEBP/NFAT5)和血清/糖皮质激素调节激酶1(SGK1)。Wu和他的同事解释了IL-23维持增强Th17反应并诱导致病效应的分子机制。他们发现SGK1是IL-23信号下游的重要节点，SGK1通过抑制IL-23R表达的直接抑制因子Foxo1的失活来调控IL-23R的表达并稳定Th17细胞表型。体内外盐浓度的适度升高可诱导SGK1的表达，促进IL-23R的表达，促进Th17细胞的分化，加速自身免疫的发生。这两项研究结果都表明了高盐饮食是如何诱导IL-17的，从而表明了自身免疫和盐引起高血压之间的直接联系。

血管紧张素Ⅱ诱导的高血压也与IL-17增加有关。Madhur等发现，在血管紧张素Ⅱ诱导下小鼠胸主动脉中与IL-17产生有关的T细胞和IL-17蛋白的增加，IL-17$^{-/-}$小鼠对血管紧张素Ⅱ灌注的高血压反应减弱，胸主动脉表现出血管功能完好，超氧化物产生减少和T细胞浸润减少。IL-17A$^{-/-}$小鼠也表现出高血压反应的迟钝。IL-17A的缺失抑制了血管紧张素诱导的协同转运蛋白(NCC)和远端小管上皮钠通道(ENaC)的激活，保护小鼠免于肾小球和小管损伤。在人近端小管(HK-2)细胞中，IL-17A通过SGK1相关途径增加肾氢钠交换器3(NHE3)的表达。在小鼠远曲小管(mDCT15)细胞中，IL-17A增加了SGK1/Nedd4-2相关途径中的NCC活性。有趣的是，这两种细胞类型都产生内源性IL-17A，为IL-17A调节肾钠转运的机制提供了关联，并提示IL-17A抑制可能改善高血压和其他自身免疫病的肾功能。相比之下，对小鼠使用IL-17或IL-23的中和抗体，在血管紧张素Ⅱ输注模型中不能影响血压变化。此外，在DOCA联合血管紧张素Ⅱ的高血压模型中，IL-17/IL-23的缺失引起蛋白尿和高血压肾，导致肾损伤加重，但不加重心脏组织的损伤，提示Th17细胞有保护作用的可能。

（二）调节性T细胞（Treg）

调节性T细胞（Treg）是T细胞的一种亚型，可以调控抗炎症因子白介素10（IL-10）的表达，具有限制免疫应答而抑制炎症的作用。CD4$^+$CD25$^+$是调节性T细胞重要的表面标志，叉头状转录因子P3（Foxp3）基因缺失会导致调节性T细胞的缺乏，引起免疫调节功能紊乱，淋巴系统异常增生。Treg对机体的自身免疫耐受和免疫的内平衡具有重要作用。

研究人员发现将Dahl高血压大鼠的炎症和高血压相关基因用正常大鼠基因取代后，主动脉中CD4$^+$T细胞浸润减少，Foxp3、IL10及转移生长因子β（TGFβ），这些与Treg相关的免疫抑制标志物都在大鼠体内增加，而该类大鼠血管炎症和高血压都得到改善。同样在小鼠血管紧张素和肾上腺皮质激素引起的高血压模型中，Treg的作用也得到证实。单次或每周注射Treg可改善心肌肥厚、电性心律失

常、内皮细胞松弛、氧化应激和血管紧张素Ⅱ和盐皮质激素诱导的高血压炎症，但对血压无明显影响。然而，在血管紧张素Ⅱ灌注下较高剂量给予Treg（每周3次，共2周）的小鼠，表现出血压持续降低，免疫细胞浸润减少的改善现象。重复使用Treg的有效性可能是由于血管紧张素诱导的细胞凋亡导致Treg数量减少。新近Chen和他的同事们的研究为此提供了一方面的解释：血管紧张素Ⅱ灌注促进了过继转移的Treg的补体受体C3aR和C5aR的表达，最终导致Treg的功能失调；多次过继转移Treg可能可以维持其正常的免疫抑制作用，从而阻止高血压。他们的研究发现在血管紧张素Ⅱ诱导的野生型小鼠中，肾脏及血液中的Foxp3调节性T细胞的比例减少，而在C3aR和C5aR双敲除的小鼠中得到恢复。在体外细胞培养实验中也发现，CD3和CD28抗体激活培养的野生型的天然Treg会引起Foxp3表达的下降，而C3aR和C5aR双缺失的Treg恢复了Foxp3的表达。在C3aR和C5aR双敲除鼠中构建血管紧张素Ⅱ诱导的高血压模型，表现出减少的血压、减少的超氧化物产物、减弱的血管损伤和肾脏损伤。而在C3aR和C5aR双敲除鼠中使用CD25中和抗体缺失CD4$^+$CD25$^+$Treg，这些保护作用被抑制，表明该小鼠对血管紧张素Ⅱ诱导的高血压的保护作用是依赖于Treg。随后与前期学者研究一致，在血管紧张素Ⅱ灌注的野生型小鼠中，过继转移一次野生型的Treg并不影响血压的变化；与其相反的是，过继转移一次C3aR和C5aR双敲除的Treg却可以有效阻止血压升高，增加野生模型小鼠肾脏中的Foxp3＋Treg的比例，改善高血压相关的肾脏损伤和血管损伤。

此外，还有些其他手段研究也证明了Treg在高血压实验模型中的作用。研究者们使用一种细胞因子免疫复合物IL-2（IL-2）和抗IL-2单克隆抗体JES6-1（mAbCD25）在体内刺激Treg淋巴细胞的增殖。IL-2/mAbcd25复合物有效诱导脾脏中Treg表型的5倍扩增，而CD4$^+$和CD8$^+$T淋巴细胞数量的变化很小。IL-2/mAbCD25复合物可以抑制血管紧张素Ⅱ介导的主动脉胶原重构及其硬化，抑制淋巴器官Th17反应，降低了IL-17的基因表达以及T细胞和巨噬细胞在主动脉组织中的浸润。然而，刺激Treg群体的自然扩展并没有改变血管紧张素Ⅱ诱导的高血压。其他研究者则使用突变Foxp3基因来缺失Treg的Scurfy小鼠，他们从Scurfy小鼠和野生型小鼠中分别过继转移T、B淋巴细胞到Rag1$^{-/-}$小鼠中，发现只有从Scurfy小鼠中过继转移缺失Treg的T细胞引起对血管紧张素诱导的高血压和微血管损伤的加重现象。另外，还有学者研究发现了Treg功能与交感神经活性之间的重要相互关系。有卒中倾向的自发性高血压大鼠（SHRSP）具有交感过度活性，在高血压发病前，其脾脏中CD4$^+$CD25$^+$Foxp3$^+$细胞（Treg细胞）比例减少。脾脏去神经支配增加了脾脏和外周血中Treg的比例，并推迟和改善了SPSHR的高血压。

（三）CD8⁺ 细胞毒性 T 细胞

近年来，Trott等研究还发现了CD8⁺ T细胞在高血压中的重要作用。血管紧张素Ⅱ诱导的高血压小鼠靶器官中分离CD4⁺ T细胞和CD8⁺ T细胞进行T细胞受体（TCR）频谱分析，将CD4⁺ T细胞和CD8⁺ T细胞过继转移到Rag1⁻/⁻小鼠，评估CD4⁻/⁻小鼠和CD8⁻/⁻小鼠对钠/容刺激的反应。T细胞的活化是通过MHC来递呈抗原肽，从而导致针对特异抗原的T细胞增殖。TCR基因的Vβ区具有巨大的多样性，对这一区域的分析可以帮助我们深入了解适应性免疫反应。特定Vβ家族的主要转录长度的呈现是T细胞增殖的指示，并提供对T细胞激活的抗原库的深入了解。Trott等的研究表明在血管紧张素Ⅱ诱导的高血压肾脏组织中，CD8⁺ T细胞，而不是CD4⁺ T细胞，出现变异的TCR转录长度在Vβ₃、8.1和17家族区域。在血管紧张素Ⅱ诱导下，CD4⁻/⁻小鼠和野生型小鼠表现出相似的高血压反应以及水钠潴留；而CD8⁻/⁻小鼠没有出现水钠潴留，也没有明显的高血压。向Rag1⁻/⁻小鼠过继转移CD4⁺ T细胞并没有改变迟钝的血压反应，而CD8⁺ T细胞的过继转移导致了血管紧张素Ⅱ型高血压的完全恢复。随后其他研究员还发现在DOCA-盐的小鼠及CD8⁺ T细胞注入的小鼠肾脏中，CD8⁺ T细胞直接与远曲小管（DCT）接触，导致Na-Cl共转运蛋白NCC、p-NCC的表达增加，发展为盐敏感性高血压。这些发现最终确定了CD8⁺ T细胞在血管紧张素型高血压和盐敏感性高血压发病机制中的作用。

三、T细胞调节血压异常的病理机制

（一）血管损伤

研究表明，在高血压实验动物模型中，血管外周及血管外膜层发现有T细胞、单核/巨噬细胞等免疫细胞的浸润。使用RNA干扰敲除IL-6可改善胸主动脉中淋巴细胞和巨噬细胞的浸润，说明IL-6在血管外周免疫细胞浸润中发挥作用。在MAPK2缺失小鼠中发现，血管紧张素Ⅱ诱导的血管外周炎症也有类似减少。

多种实验动物高血压模型表明了血管炎症、内皮功能障碍与高血压的关系。在L-NAME诱发的高血压中，小鼠血压升高，主动脉血管细胞黏附分子（VCAM-1）升高，血管舒张功能受损，主动脉eNOS表达降低，内皮损伤。在血管紧张素Ⅱ诱导的高血压动物模型中，TNF-α敲除能够提高NO的生物利用率。某些细胞因子（如IL-10）的抗炎作用、某些降压药（如氨氯地平）和抗氧化剂（如番茄提取物）具有的多效抗炎特性能够改善内皮功能障碍。

血管重构是指血管平滑肌细胞的增殖、凋亡、迁移及细胞外基质的合成或降解等一系列结构改变，血管重构导致血管僵硬和血管顺应性降低，进一步引起血压升高。血管重构过程包括局部生长因子和血管活性物质之间的复杂相互作用，以及血流动力学刺激，如高血流量和血压升高本身。血管重构最初是为了适应以维持血流，但这些结构变化最终可能导致血管并发症。许多研究证实了血管炎症在血管重建的发病机制中的作用。研究表明，长期食用热氧化植物油可显著增加VCAM-1和ICAM-1的表达，增加血管内膜和中膜的厚度和面积，提示血管肥厚性重构与血压升高有关。在原发性高血压的早期，基质金属蛋白酶MMP-9与降解动脉粥样硬化斑块和细胞外基质有关，而炎症因子IL-6和TNF-α与MMP-9的激活有关。

（二）肾脏损伤

肾脏不仅是血压的主要决定因素，也是与高血压相关的炎症性末端器官损伤的关键靶器官。炎症细胞及其产物至少在一定程度上通过增加肾钠转运而导致血压升高。最终，不受控制的炎症会导致肾纤维化、氧化应激、肾小球损伤和慢性肾脏疾病。

在SHR大鼠肾脏中，肾小管中免疫细胞的浸润与高血压的发生发展有关，且免疫细胞的浸润强度与高血压的严重程度相关。肾脏中压力–尿钠之间的关系决定了肾对维持钠平衡的适应性反应。压力–尿钠反应的损伤表明，血压升高是诱发钠钠的必要条件，而尿钠是维持水和钠稳态所必需的。肾脏炎症与压力–尿钠反应的损伤相关，在SS高血压中，在对照的肾灌注压力下的测定表明，免疫细胞的积累与部分钠排泄呈负相关。细胞因子可直接或间接调节钠转运蛋白。各免疫细胞及肾上皮细胞分泌的炎症细胞因子调节钠转运蛋白在肾元不同位置的表达和活性，导致尿钠、钠水潴留和高血压。

肾血管紧张素Ⅱ活性在炎症性利尿障碍中起着重要作用，肾炎症与肾内血管紧张素Ⅱ活性增强有关。血管的血管紧张素Ⅱ受体AT1R对血管紧张素Ⅱ在肾脏中的活性作用至关重要，包括对肾小球血管收缩、肾小管–肾小球反馈的上调和肾小管钠再吸收刺激的作用。肾脏的RAS系统的其他成分对血管紧张素Ⅱ引起的慢性血压反应也是必需的。在缺乏肾血管紧张素转化酶（ACE）的近交系小鼠中研究发现，肾的ACE对血管紧张素Ⅱ灌注引起的持续性高血压和炎症损伤导致的高血压的发生是必不可少的。肾小球滤过率的调节，以及近端和远端肾小管钠运输的激活，需要一个局部血管紧张素Ⅱ的临界水平，而在没有肾血管紧张素转化酶的情况下是无法满足的。

四、总结与展望

综上所述，T细胞亚群分类在血压调节中起了重要作用，如Th1激活的细胞因子促进血压升高，而Treg细胞可以改善血管紧张素Ⅰ诱导的血压升高。T细胞分泌的炎症因子引起的炎症免疫功能紊乱是导致高血压靶器官损伤的重要原因。虽然大多数关于T淋巴细胞在高血压中的研究都是在实验动物中进行的,免疫细胞包括T细胞等异常高血压模型中扮演了重要角色,包括干预T细胞亚群异常功能改变高血压及其靶器官损伤的研究。但是如何将这些研究走向临床仍然是一个重要的研究方向。近期人们发现若给予小鼠高血压模型饮用含2-hydroxybenzylamine(2-HOBA)的水会抑制高血压模型小鼠的血压升高,并改善血管炎症及纤维化,其原因是改变了异常的免疫细胞,包括T细胞。2-HOBA是一种选择性二羰基电泳清除剂,近期临床试验已经显示口服2-HOBA的安全性及耐受性,且已有研究观察了免疫系统在人类高血压中的作用,这些研究为将来干预免疫功能紊乱,治疗人类高血压带来了希望。

（高平进　陈晓卉　潘晓茜）

高血压合并左心室肥厚分型诊断及临床意义

左心室肥厚（left ventricular hypertrophy, LVH）是十分常见的高血压所致的亚临床靶器官损害，临床上有30%～40%以上的高血压患者可能发生LVH，LVH的检出率与不同的检测手段及计算方法有关，超声心动图（ECHO）的检出率、敏感性及特异性均高于心电图。一项纳入30项研究的回顾性分析显示：高血压患者ECHO诊断的LVH检出率为35.6%～40.9%。高血压LVH源于左心室重塑，在此基础上不同形态的左心室几何型改变其临床危害及预后不同，重视和甄别不同类型的LVH或重塑对合理治疗改善预后具有重要意义。近年来学术界已经形成共识：高血压合并LVH已成为预测心血管事件最重要标识之一，同时相对易于识别，可干预并带来确切临床获益的指标。已知高血压合并LVH是心血管事件的独立危险因素，与冠心病、脑卒中、心力衰竭、各类心律失常及猝死密切相关，近40年20项累计48 545例患者的前瞻性研究荟萃分析结果显示：LVH增加心血管事件2.3倍，增加心血管死亡风险2.5倍。传统的左心室肥厚诊断主要依据左心室重量指数（LVMI）标准确定，而没有进行进一步的分型诊断。临床研究显示LVH的风险与左心室不同几何型的改变密切相关，因此LVH的分型诊断具有重要意义。

一、高血压LVH的分型和诊断

（一）LVH的分型

LVH所表现的几何形态有所不同，高血压合并LVH是指高血压引起的心肌细胞肥大、细胞基质增生所致的左心室扩大和质量增加。因为压力负荷增加导致的左心室重塑（left ventricular remodeling, LVR）可以引起不同形态的左心室发生几何型改变，临床依据左心室质量指数、室壁厚度可以大致分为常见的几个类型：①向心性肥厚（concentric hypertrophy, CH），左心室质量指数增加伴有左心室壁增厚；②向心性重塑（concentric remodeling, CR），指左心室质量指数正常，左心室壁厚度增厚；③离心性肥厚（eccentric hypertrophy, EH），左心室质量指数增加，但左心室壁厚度正常，如伴有左心室腔扩大则左心功能受到影响；④离心性重塑（eccentric remodeling, ER），比较少见，很多文献不列入其内，多为晚期高血压患者伴有心肌营养不良及收缩功能不全；⑤正常心脏结构（normal structure, NS），左心室质量指数及左

心室壁厚度均无明显改变。

鉴于高血压LVH的筛查及分型诊断的重要意义，临床上必须应用统一的判断标准，2016亚洲高血压合并LVH诊治专家共识中推荐应用2013ESH/ESC高血压管理指南LVH的诊断标准：即应用相对室壁厚度（relative wall thickness, RWT）的概念结合左心室重量指数（LVMI）的大小对LVH/LVR的几何构型进行分类，是应用超声心动图判断LVH较为科学和实用的一种方法，RWT是指舒张期左心室后壁厚度的2倍与左心室内径的比值，计算公式为：$RWT = 2 \times LVPWT/LVEDD$。

应用舒张期左心室后壁厚度与左心室腔的比值来判断左心室形态的改变，较以前的分型判断方法更加可靠，重复性好。事实上，高血压合并LVH是高血压导致左心室重塑（LVR）的一种形式，LVR是指高血压引起的所有左心室几何型改变，有超声检测结果研究显示：高血压患者中65%合并LVR，35%合并LVH。LVR或LVH分型的意义在于不同左心室几何型改变有着不同的临床预后，如CH或CR往往伴有心肌收缩力增强及舒张期末左心室容量负荷不足，心肌耗氧量增加，导致心脏事件增加；EH如伴有左心室扩张则舒张末期左心室容量增加；导致左心舒张功能不全。同时要强调的是高血压合并左心室不同几何型改变并不是不变的，随着血压动力学的改变有时是可以相互转变的，如CR或CH在长期解除血压动力学负荷后可以恢复正常左心室的形态。CR或CH也可以发展为EH或ER，但是后者不能转换为前者，一旦左心室腔扩大就不能转变为正常形态。这里也可以认为是治疗的时间窗。

（二）LVH的诊断

高血压合并LVH的诊断包括两个步骤：首先是确定高血压前提下发生的LVH，其次是除外其他原因导致的LVH，如心肌病、瓣膜病等。

LVH的诊断方法包括心电图（ECG）、ECHO、心脏磁共振成像（CMR）等，3种方法的诊断敏感性、特异性不同，临床上可根据实际情况选择，目前临床最常应用的是ECHO，并且一些诊断标准都是依据ECHO检查方法制定的。

1.心电图（ECG）　简单方便，适合基层，是目前多数指南推荐的LVH诊断方法之一。心电图诊断LVH的特点是敏感性较低、特异性较高，不足之处是导致一些轻度LVH

及肥胖患者漏诊，对中重度LVH诊断的敏感性及特异性分别为30%～60% 和80%～90%。心电图的诊断LVH的标准不一，主要用于LVH作为筛查或初步诊断。

2.超声心动图　ECHO诊断是目前常用的LVH诊断方法，较心动图有更高的敏感性和特异性，超声心动图的优势还在于对左心室几何型的分类。最常用的超声诊断LVH指标是左心室质量指数（LVMI），首先通过Devereux效正公式计算出左心室质量（LVM）、再除以体表面积的平方（LVM g/m^2）得出LVMI（2010中国高血压防治指南）。2013 ESH/ESC高血压管理指南、2015中国台湾地区高血压管理指南及2014日本高血压指南推荐诊断LVH的标准为：LVMI≥115g/m²（男性）、≥95g/m²（女性）。Devereux效正计算公式为：LVM（g）＝0.8×1.04×（LVEED＋IVST＋LVPWT）³－LVEED³＋0.6（LVEED为左心室舒张末期内径；IVST为室间隔厚度；LVPWT为左心室后壁厚度）。

LVMI（g/m²）＝LVM（g）/体表面积（m²）；男性体表面积（m²）＝0.005 7×身高（cm）＋0.012 1×体质量（kg）＋0.088 2；女性体表面积（m²）＝0.007 3×身高（cm）＋0.012 7×体质量（kg）－0.210 6。此外欧洲心血管影像协会/美国超声心动图学会高血压超声检查建议提出：IVST或LVPWT≥11mm（男性）、≥10mm（女性）为异常，是反映向心性重塑或肥厚简单并且敏感的指标，临床上可以作为诊断LVH 的简易方法。我国基层医院经常以IVST或LVPWT≥11mm 作为诊断LVH的判断标准，但是其敏感性及特异性还有待验证。

3.心脏磁共振成像　心脏磁共振成像（CMR）影像清晰、重复性好于ECHO，被认为是最精确分析判断左心室几何型的诊断方法，与ECHO检查具有很好的相关性。CMR组织分辨性良好可以对心肌组织中纤维成分及心肌细胞进行定量分析，在诊断局部或不规则LVH方面具有独特优势，CMR在LVH分析诊断方面具有广泛的应用潜能。但有其使用的局限性，如心律失常时出现伪影、检查成本高等，不作为常规检查手段，目前建议作为LVH的鉴别诊断方法。

在对高血压患者诊断评估过程中应依据高血压患者的具体情况、血压分级及其他并存的危险因素、不同诊疗机构的医疗条件对LVH分级筛查诊断。首先，心电图（ECG）筛查必不可少，ECG可以初步判断是否存在LVH及心肌缺血；ECHO检查已经成为高血压患者的常规项目，目的在于了解患者的心脏结构及功能改变，LVH的诊断依据LVMI值确定，即应用Devereux效正计算公式得出，我国还没有特定的标准，2010中国高血压指南中，LVH标准为男性125g/m²，女性120g/m²；2016亚洲高血压合并LVH诊治专家共识和2018中国高血压指南推荐标准为男性115g/m²，女性96g/m²，建议应用后一标准。在确定LVH的同时，更重要的是对左心室进行几何分型，有利于心脏

功能预后的评价，指导临床合理降压治疗。

二、高血压合并LVH的危害

（一）高血压合并LVH的心脏危害

1.冠状动脉血流储备（coronary flow reserve, CFR）减低　正常情况下，心肌需氧量增加时，冠状动脉发生相应扩张增加冠状动脉血流量以适应心肌耗氧量的需求。高血压时由于心肌肥厚及小动脉硬化、血管壁增厚致使应急状态冠状动脉扩张的潜力下降，CRF减低。多项研究显示高血压合并LVH患者CFR降低，增加心肌缺血事件及死亡风险。

2.左心室功能受损　高血压左心室负荷过重导致左心室结构发生改变形成LVH或LVR，是发生心功能受损的解剖学基础，由于心肌细胞的形态改变伴随间质纤维增生必然要影响心脏的舒张和收缩功能。有研究报道，高血压患者中50% 以上存在射血分数保留性心力衰竭（ejection fraction preserve heart failure, EFPHF），随着高血压病程的延长和血压水平控制不良，部分EFPHF患者可以进展为左心室收缩功能障碍，有报道CH的患者13%在3年内随访中进展为左心室收缩功能不全。EH是左心收缩功能不全的独立危险因素。

LVH心律失常风险增加，一项纳入12项研究的荟萃分析显示，高血压合并LVH者与不合并者比较，心律失常风险增加3倍，无论心电图标准诊断的LVH或ECHO方法诊断的LVH均与心律失常及猝死（sudden cardiac death, SCD）风险相关，高血压本身就是非瓣膜性房颤的主要原因，LVH时进一步增加房颤的危险，LVH每增加1个标准差，房颤的风险增加1.73倍。

LVH增加心脏血管事件及死亡的风险，framingham队列研究表明，心电图诊断的LVH可以导致心血管死亡率增加8倍，冠心病死亡率增加6倍。在一项为期4年观察研究中将LVM从正常到最高进行5分位分组，发现在高血压人群中心血管病风险与LVM呈联系性正相关，1～5分位RR值分别为1、1.6、1.9、3.0、3.5；全病因死亡率最高5分位与第1分位比较RR值为4.3。值得注意的是高血压合并LVH的预后与其几何型改变密切相关。有研究表明：在EFPHF或EF轻度减低的病例分析中，与正常左心室几何型比较，各异常几何型伴有不同程度的心脏性猝死风险增加，OR值分别为：CR 1.76, CH 3.20, EH 2.47（P＜0.01）；另一项5年观察研究发现，心血管死亡风险依次随EH、CR、CH逐步增高，CH预后最差。

（二）LVH与脑卒中

近年来临床研究表明，LVH是脑卒中的危险因素。有报道脑卒中患者中有25%～62%伴有LVH；高血压观察研

究发现：基线时无LVH或治疗过程中LVH逆转者缺血性脑卒中的发生率0.25（每百人/年），而LVH无逆转者或新发生LVH者的脑卒中发生率为1.16（每百人/年）。COX分析发现：与无LVH或LVH经治疗逆转者比较，LVH无逆转或新发生LVH者脑卒中风险升高2.8倍，LVH是独立于诊室血压和24h动态血压脑卒中的预测因素。另一项2363例高血压患者5年观察随访发现，心电图诊断的LVH患者脑卒中年发生率2.04%，LVH阴性者仅0.73%；超声心动图诊断的LVH每年脑卒中的发生率达1.50%，而LVH阴性者为每年0.57%。

（三）LVH对肾脏及其他危害

高血压病程中伴有尿微量白蛋白（urianry microalbumin, UMA）水平的升高及肾小球滤过率（glomerular filtration rate, GFR）减低是常见的肾脏损伤征象，UMA被认为是早期肾脏受损的标志物。临床研究显示：高血压合并LVH者MAU异常升高，并且与LVMI呈正相关。RENAAL研究显示：慢性肾脏病（chronic kidney disease, CKD）患者基线时合并LVH是血浆肌酐水平倍增/终末期肾病（ERDS）的预测因素（HR 1.42, P=0.031）；在NIDDM研究中，LVH是预测2型糖尿病和肾病患者CKD的发生的危险因素。

三、高血压合并LVH的治疗策略及药物选择

高血压伴LVH属于亚临床靶器官损害阶段，目前各国高血压指南还没有为此制订降压目标，但一致认为高血压合并LVH的患者首先应有效控制血压至达标。高血压合并LVH一般伴有射血分数保留性心衰（HFpEF），2014中国心力衰竭诊断和治疗指南指出，高血压合并HFpEF应积极降压，血压水平宜低于单纯高血压患者的标准，即

<130/80mmHg，因此建议LVH伴HFpEF的患者要遵循以上降压目标，射血分数减低性心衰（HFrEF）存在血压动力学障碍，一般不设血压目标。临床系列研究证实高血压合并的LVH可以通过降压治疗有效逆转，并可以带来心血管事件风险的显著降低。一项纳入5项研究，3149例高血压患者的荟萃分析显示，调整了其他危险因素后，通过降压药物逆转左心室肥厚仍然可以显著降低心血管事件的发生，LVH逆转/维持正常高血压患者的总心血管事件风险降低46%。LIFE研究近5年的随访观察证实：LVMI每降低1个标准差（25.3g/m²），心血管事件降低22%（P=0.009），其中心血管死亡降低38%，卒中下降36%，心肌梗死下降15%，全因死亡率下降28%，事件的减少独立于收缩压水平的降低。逆转LVH还可以有心血管以外的获益。在对LIFE研究中7998例不伴糖尿病的LVH高血压患者随访超过4.6年后发现，通过降压治疗实现LVH逆转的患者糖尿病新发病率降低26%。

LVH的风险不单限于心脏的事件及预后，而与整个心血管事件链相关，因此重视高血压患者LVH检出及几何型分类具有重要的临床价值。左心室损害在早期具有一定程度的可逆性，早期识别和认识LVH的存在对合理干预减少心血管事件具有积极的意义。

大量临床研究证明，各类降压药物均可不同程度地逆转高血压导致的LVH，近年来的高血压指南及共识一致推荐RAS阻滞剂、钙拮抗剂作为首选用药。荟萃分析研究显示，各类降压药逆转LVH的作用有所不同，LVMI下降百分比分别：ARB 13%，钙通道阻滞剂11%，ACEI 10%，利尿剂8%，β受体阻滞剂6%。最新研究表明，对难治性高血压合并LVH患者，肾动脉去交感神经治疗可以取得很好的效果。

（孙　刚）

原发性和继发性高血压的研究进展情况2020

高血压是一个全球性的公共卫生问题,是目前全球疾病负担的主要因素之一,也是我国常见的慢性病,其特征为动脉血压的持续升高。随着我国人口老龄化速度日益加快及不健康生活方式流行的趋势不断加重,高血压患病率正在逐年攀升。尽管有许多有效且耐受性良好的降压药物可供选择,但全球每年仍约有800万人死于高血压相关疾病。现对近年来原发性和继发性高血压的研究进展做一简要回顾。

一、血压控制目标

降压治疗目标值是高血压管理的核心问题之一。多年来,国内外指南多建议将<140mmHg作为多数高血压患者的血压控制目标。但2015年结束的SPRINT(收缩期高血压干预试验)研究却提示应该更为严格地控制血压。该研究中强化降压组和标准降压组患者实际达到的平均血压分别为121.4 mmHg与136.2 mmHg。两组患者主要复合终点事件,即急性冠脉综合征、卒中、心力衰竭或心血管死亡的发生率分别为5.2%与6.8%,其差异具有统计学显著性。这一研究结果提示进一步下调血压控制目标可以使高血压患者更多获益。虽然仅此一项研究尚不足以导致高血压防治指南中关于降压治疗目标值的推荐发生根本性改变,但美国等国家最近更新的指南已将<130/80 mmHg作为降压目标值。2018版中国高血压防治指南建议将<140mmHg为初步降压目标,部分高危患者可以考虑将血压控制在130mmHg以下。

二、新型降压药物的研发

近20年来,以生活方式干预为基础、以钙通道阻滞剂(calcium channel blockers, CCB)和血管紧张素转化酶抑制剂(ACE inhibitor, ACEI)或血管紧张素Ⅱ受体拮抗剂(Angiotension-2 receptor antagonists, ARB)、利尿剂及β受体阻滞剂作为主要手段的综合干预策略一直是高血压治疗的基本方法。对于难治性高血压患者,盐皮质激素受体拮抗剂(mineralcorticoid recept antagonist, MRA)也具有一定的应用价值。α受体阻滞剂虽然已经退出一线用药,但对于部分患者仍有一定的应用价值。曾被寄予厚望的直接肾素抑制剂(阿利吉仑)由于在临床试验中表现平平,一直未能成为主流降压药物。总体来讲,目前全球范围内高血压防控形势仍不乐观,特别是对于一些难治性高血压患者而言,仍缺乏有效的治疗手段,因此,国内外学者一直致力于研发新的降压治疗药物。

(一)氨基肽酶A抑制剂(aminopeptidase A)—Firibastat

肾素-血管紧张素-醛固酮系统(renin-angiotension-aldosterone system, RASS)在高血压的发生与维持过程中发挥着关键作用。在脑组织内,血管紧张素Ⅱ在氨基肽酶A(aminopeptidase A, APA)的作用下转化为血管紧张素Ⅲ。研究发现,抑制脑组织内APA活性可以使血压下降,其机制可能与减少血管加压素释放、降低交感张力及刺激压力感受器有关。Firibastat是一种可以进入脑组织的选择性和特异性APA抑制剂。进入脑组织后,Firibastat分解为两个EC33活性分子,后者可以抑制APA活性,阻滞血管紧张素Ⅲ的形成,进而发挥降压作用。NEW-HOPE研究(2b期临床研究)显示,应用Firibastat治疗8周可以使中度高血压患者血压降低9.5/4.2mmHg。其最常见的不良反应是头痛和皮肤反应。此研究提示Firibastat具有较好的降压效果与安全性、耐受性,但其确切疗效,特别是对高血压患者靶器官损害的保护作用及远期临床预后的影响尚需更大规模的随机化临床研究论证。

(二)SGLT-2抑制剂

SGLT-2抑制剂(恩格列净、达格列净、卡格列净)是一类新型降糖药物,可以显著改善2型糖尿病患者大血管预后。具有里程碑意义的降糖治疗试验EMPA-REG OUTCOME研究发现,恩格列净不仅具有可靠的降糖作用,还能够降低合并心血管疾病的2型糖尿病患者的心血管死亡率、全因死亡率及因HF住院率。值得注意的是,该研究同时发现,恩格列净治疗可以使受试者血压降低4/2mmHg。随后一项应用达格列净完成的研究也显示,该药可使受试者收缩压(SBP)降低4.3mmHg。新近完成的一项3b期临床研究发现,伴有糖尿病的黑种人高血压患者应用恩格列净治疗12周,24h SBP降低5.2mmHg,治疗24周后降低8.4mmHg。这些研究表明,SGLT-2抑制剂不仅具有降糖作用,还有一定的降压效果。对于合并高血压的糖尿病患者,此类药物显然具有独特的优势。

（三）血管紧张素受体脑啡肽酶抑制剂

沙库巴曲缬沙坦被证实可以有效改善HF患者临床预后，同时具有降压作用。PARAMETER研究是应用该药进行的一项降压试验。研究共纳入454例≥60岁的单纯收缩期高血压患者（SBP≥150mmHg，脉压≥60mmHg），将其随机分为两组，分别接受沙库巴曲缬沙坦或奥美沙坦治疗。结果显示，治疗8周和12周后，前者在降低中心动脉SBP、中心动脉压或肱动脉SBP等方面的疗效均优于奥美沙坦，且可以更为有效地改善动脉弹性功能。这一作用特点完全契合老年高血压的临床特点，因而有望成为一种具有良好应用前景的治疗老年高血压药物。

（四）高血压疫苗

高血压疫苗是当前降压治疗领域的研究热点之一。由于RASS在高血压的发生与维持过程中发挥着关键作用，高血压疫苗的研发主要以此为靶点，通过抑制RASS活性发挥降压作用。目前处于研发过程中的疫苗主要包括AT1R、Ang Ⅱ-KLH、ATR12181P等。动物实验显示出其具有一定降压作用，但对于高血压患者的治疗作用仍有待更多临床研究论证。

三、不同类型降压药物的临床地位

关于不同类型降压药物的应用价值一直存在争议。特别是近年来，一些欧美国家指南不同程度下调了β受体阻滞剂的临床地位，而我国指南仍坚持ACEI、ARB、CCB、利尿剂及β受体阻滞剂均可用于高血压的初始与维持治疗。新近发表的一项大型系统性评价与网络荟萃分析表明，常用五大类降压药物的降压作用及对高血压患者心血管预后的影响均相似，从而再次论证了"降压是硬道理"的基本理念。这项网络荟萃分析共纳入1990—2017年间所发表的46项符合标准的临床试验，包括248 887例受试者。结果显示，与安慰剂相比，5类降压药物（ACEI、ARB、二氢吡啶类CCB、利尿剂与β受体阻滞剂）均能大幅降低不良心血管事件发生率。其中ACEI、二氢吡啶类CCB与利尿剂在减少总体心血管事件和心血管死亡方面疗效相似（心血管死亡降低20%，卒中降低35%，总体心血管事件降低30%）。其中ACEI降低心肌梗死（MI）的作用更为显著（降低30%），利尿剂在减少血运重建方面的作用更为显著（降低30%），二氢吡啶类CCB与利尿剂则分别使卒中风险降低39%与37%。虽然β受体阻滞剂在预防心血管死亡方面及ARB在预防MI方面的作用不甚显著，但对于降低总体心血管事件风险的疗效与其他种类药物并无明显差异。此外，分析发现，SBP每降低10mmHg，心血管死亡可减少13%，卒中风险降低17%，总体心血管事件减少14%；舒张压每降低5mmHg，心血管死亡减少14%，卒中风险降

低20%，总体心血管事件降低16%。这项网络荟萃分析不仅规模很大，并且设计严谨，较以往已发表的多项荟萃分析更有说服力。基于此研究结果，我们有理由认为在降压药物选择方面，不宜过分强调某一类药物的特殊优势，而应重点关注如何使患者血压持久达标。

四、高血压的器械治疗

尽管目前有多种药物用于血压控制，但仍有少数患者经过多种药物充分治疗后血压不能得到满意控制，因而高血压的器械治疗技术也成为近年来国内外学者研究的重点内容之一。

（一）肾脏去交感神经术

此技术是近年来高血压领域最受关注的器械治疗方法，曾被国内外学者寄予厚望。虽然著名的SYMPLICITY HTN-3研究结果未能证实该技术具有显著的降压作用，但2015年公布的DENERHTN试验重燃了肾脏去交感神经术（renal denervation, RDN）希望。这项随机对照的开放性试验研究结果显示，相比对照组，RDN 联合标准化阶梯降压药物治疗可更好地降低血压。随后进行的SPYRAL HTN-ON MED、SPYRAL HTN-OFF MED及RADIANCE-HTN SOLO等研究应用不同的技术方法继续进行了更为深入的探索。SPYRAL HTN OFF-MED 研究的3个月中期试验结果显示，RDN组患者24h平均血压降低5.5/4.8mmHg。SPYRAL HTN-ON MED研究则显示，与假手术组相比，接受RDN治疗的轻中度高血压患者24h平均血压降低9/6mmHg。RADIANCE-HTN SOLO研究表明，RDN治疗组与假手术组患者2个月后日间平均SBP分别降低8.5mmHg与2.2mmHg，达到统计学显著性差异。这些研究为RDN技术的进一步发展奠定了基础。

（二）颈动脉压力感受器刺激术

颈动脉压力感受器刺激术（baroreflex activation therapy, BAT）通过刺激颈动脉窦压力感受器激活压力感受性反射，抑制交感神经和兴奋迷走神经来降低血压。第一代颈动脉刺激装置采用Rheos系统，用双侧电极将置入锁骨下区域的皮下脉冲发生器与颈动脉窦刺激器相连接。DEBuT-HT 研究显示，应用Rheos系统治疗3个月后，可使顽固性高血压患者平均血压降低21/12mmHg，2年后平均血压降低33/22mmHg。第二代Barostim neo系统采用单侧电极，脉冲发生器体积更小且电池容量更大，置入步骤简化，安全性高。一项对33例基础血压>160mmHg的难治性高血压患者的研究结果显示，随访6个月时受试者平均血压下降26/12mmHg。应用MobiusHD系统进行的CALM-FIM-EUR研究显示，治疗6个月后受试者血压降低24/12mmHg。正在进行中的CALM 2研究将对其疗效进行

进一步论证。

（三）髂动静脉分流术

髂动静脉分流术是使用一种专门装置在髂动静脉之间建立分流路径，相当于人工髂动静脉瘘。初步研究发现这一方法具有明显的降压效果。ROX CONTROL HTN研究共纳入83例高血压患者，随机分配至药物治疗联合动静脉分流治疗组（44例）或单纯药物治疗组（39例）。随访6个月后结果显示，与试验前相比，动静脉分流组患者和对照组患者SBP分别降低26.9mmHg（与基线比较$P<0.000\ 1$）与3.7mmHg（与基线比较$P=0.31$），动静脉分流组有12例因同侧静脉狭窄而行血管成形术或支架术治疗。该研究结论表明，髂动静脉分流术具有显著的降压作用，可能成为药物治疗效果不佳高血压患者的联合治疗手段。这只是一项初步研究，其远期疗效与安全性仍有待更大规模的研究论证。

虽然近年来国内外学者围绕顽固性高血压的器械治疗进行了很多探索。但由于其疗效与安全性仍有待进一步论证，所以迄今为止国内外指南尚未推荐任何器械治疗技术常规用于降压治疗。随着RDN相关证据的不断积累，2018年ESC/ESH高血压指南认为，对于药物难治性高血压患者可以考虑应用RDN治疗。

五、继发性高血压

继发性高血压占全部高血压患者的10%～20%。此类疾病的病因一旦明确，针对性治疗能显著改善患者的生活质量，降低发病率和死亡率。继发性高血压的常见病因包括肾实质疾病、肾血管性高血压、阻塞性睡眠呼吸暂停综合征（obstructive sleep apnea syndrome, OSAS）和内分泌性高血压，其他罕见的形式包括肾肿瘤与Page肾等。其中，药物性高血压是继发性高血压最常见的病因之一，容易被忽视，但常可治愈。育龄妇女继发性高血压的两个主要非医源性病因是原发性醛固酮增多症（primary aldosteronism, PA）和肾纤维肌发育异常（fibro-muscular dysplasia, FMD）。建议妊娠3个月以上仍处于高血压状态的40岁以下女性和高血压3级的女性患者完善肾素、醛固酮浓度检测及肾动脉血管成像检查，鉴别有无继发性高血压。

（一）慢性肾脏病相关高血压

慢性肾脏病（chronic kidney disease, CKD）与高血压之间存在互为因果的双向联系，增加了心血管不良事件和肾功能恶化的发生风险。约85%的CKD患者可发生继发性高血压。CKD相关性高血压的病理生理过程复杂，发病机制各不相同。这些机制包括水钠调节失调、交感神经系统兴奋性增强和RASS活性的激活、晚期CKD应用促红细胞生成素及甲状旁腺功能亢进等。CKD患者高血压的治疗对于延缓肾实质损害的进展及降低动脉粥样硬化性心血管疾病（atherosclerotic cardiovascular disease, ASCVD）发病风险至关重要。RAAS阻断剂作为主要的治疗手段，对存在蛋白尿者疗效更佳。大多数CKD患者受益于噻嗪类和袢利尿剂的多靶点联合治疗策略，但在CKD晚期，单纯袢利尿剂疗效更佳。此外，调整降压药物给药时间能有效改善CKD患者的夜间血压升高的现象。

（二）肾血管性高血压

肾血管性高血压也是继发性高血压最常见的病因之一。其最常见的病因是动脉粥样硬化性肾动脉狭窄（renal artery stenosis, RAS），其他病因包括FMD、动脉栓塞性疾病、主动脉夹层和血管炎症等疾病。肾动脉多普勒超声是RAS的初筛手段，电子计算机断层扫描和磁共振成像血管造影确诊该病的敏感性和特异性均在90%以上。传统的动脉内血管造影是诊断和指导疾病治疗的金标准，狭窄超过70%为重度狭窄。对于可能发生造影剂肾病的高危患者，可选择二氧化碳血管造影。多项研究结果显示手术干预对控制血压、恢复肾功能或降低死亡率无益。因此，大多数无症状或血压控制良好的患者，无须进行有创性的血管重建，而是通过生活方式干预，如血糖控制及戒烟，应用ACEI/ARB、高强度他汀类药物和（或）抗血小板药物延缓疾病进展。

（三）阻塞性睡眠呼吸暂停综合征（obstructive sleep apnea syndrome）

OSAS患者常存在非构型或夜间高血压，除限盐和控制体重外，良好依从性的持续气道正压通气可以降低肾素活性，下调血压水平。一项有关OSAS与原发性高血压风险之间关系的荟萃分析显示，OSAS严重程度与原发性高血压风险之间存在潜在的剂量反应关系，提示我们在为原发性高血压患者制订降压方案时需将OSAS严重程度考虑在内。此外，由于OSAS和PA均会导致ASCVD的发病率和死亡率增加，有必要对合并OSAS的高血压患者进行该病的筛查。针对OSAS合并PA患者应用MRA治疗的小规模试验结果显示，睡眠呼吸暂停指标有所改善且血压得到有效控制，提示这两类疾病之间可能存在某种内在联系。

（四）内分泌性高血压

因病因不同，其治疗包括使用特殊的降压药物和外科手术治疗。其中，PA、嗜铬细胞瘤（pheochromocytoma, PC）和库欣综合征（Cushing syndrome, CS）可进行手术治疗。术前、术后进行特异性激素治疗是手术治疗成功的关键。

对PA患者进行单侧手术治疗,较MRA治疗更具有成本效益,患者术后血压转归受降压药物、性别、高血压病程持续时间及体质量指数等因素影响。单侧肾上腺切除术可治愈肾上腺腺瘤或单侧肾上腺增生的CS患者。原发性双侧大结节性肾上腺增生的CS患者行双侧肾上腺切除术后易继发终身肾上腺功能不全,常需终身应用类固醇,并随时有发生肾上腺功能不全危象的风险。因此,此类患者可行单侧肾上腺切除术,并于术后进行密切随访。

(五)肾肿瘤所致高血压

肾肿瘤是继发性高血压的少见病因之一。临床表现主要包括难以控制的高血压、低血钾、高肾素血症和继发性醛固酮增多症,手术治疗可使多数患者血压逐步降至正常。Page肾是一种罕见疾病,主要病理生理过程为肾囊下物质沉积引起肾实质压缩及肾灌注不足,进而引起RASS激活和全身性血压升高。鉴于Page肾可以治愈,及时干预可使患者免于不必要的药物治疗。

六、总结

近年来,虽然在原发性与继发性高血压的研究领域尚未取得突破性进展,但新型药物与新型技术的研发仍展示了良好的应用前景。随着相关研究的不断深入及更多临床研究证据的积累,高血压的治疗措施将会日渐丰富。更为重要的是,对于高血压危害性的认识正在全球范围内日渐提高,更多的患者能够得到早期诊断与基本治疗,这是改善高血压防控现状的重要保障。

(郭艺芳　梁　依)

系统性血管炎的影像学研究进展

系统性血管炎是一组原因不明、以非感染性炎症和坏死性血管炎为基本病理改变的结缔组织疾病，在临床上常表现为乏力、皮肤损害、关节炎、多系统侵犯和多脏器功能衰竭。按照2012年的Chapel Hill新分类，系统性血管炎分为7类：①大血管炎（large vessel vasculitis, LVV）；②中血管炎（medium vessel vasculitis, MVV）；③小血管炎（small vessel vasculitis, SVV）；④变异性血管炎（variable vessel vasculitis, VVV）；⑤单器官性血管炎（Single-organ vasculitis, SOV）；⑥与系统性疾病相关的血管炎；⑦与可能的病因相关的血管炎。尽管血管炎的分类已比较清晰明确，但血管炎的诊断及病情评估仍存在很大的困难和挑战：①缺乏唯一的诊断标准；②临床表现复杂，缺乏特征性表现；③血清生物标志物，如红细胞沉降率（ESR）、C反应蛋白（C-reactive protein, CRP），抗核抗体（anti-nuclear antibody, ANA）和核周的抗中性粒细胞胞质抗体（perinuclear antineutrophil cytoplasmic antibody, pANCA）特异性差，尤其缺乏早期生物学标志；④临床获取病理标本困难，因此可能会导致血管炎在早期未能得到明确诊断，影响后续治疗，出现血管并发症，如动脉瘤形成和闭塞性疾病等。目前动脉造影和活检结果是诊断血管炎公认的金标准，但这两种检查均是侵入性检查，且活检也有一定的阴性率。随着影像学技术的发展，更多敏感的影像学技术被用于血管炎的相关检查。目前系统性血管炎的非侵入性影像学检查主要包括电子计算机断层扫描（computed tomography, CT）、磁共振成像（magnetic resonance imaging, MRI）、正电子发射计算机断层显像（position emission computed tomography, PET）等。本文通过查阅国内外相关文献对系统性血管炎的非侵入性影像学检查的相关研究进行综述。

一、PET/CT

（一）血管炎诊断方面

目前血管炎的诊断标准仍按1990年美国风湿病协会（American College of Rheumatology, ACR）关于血管炎的诊断标准；然而血管炎的影像学检查并未被纳入当时的诊断标准中，可能的原因之一是普通结构性影像学技术多普勒超声、CT和MRI等影像学技术对早期炎症改变敏感低，它们只显示解剖学改变，如狭窄、动脉瘤。另外，在疾病

精确程度和强度上它们不能提供精确的信息。随着影像技术的不断发展，出现了更加敏感的影像学技术——PET。PET在提高影像高敏感度方面是一项有用的技术，同时也揭示了重要的病理学进程。但PET对形态学评估却是有限的，因为其空间分辨率相对较低。因此，PET与CT联合使用成为一种常规方法。在此情况下，CT不仅能提示异常病变，还可提供全身解剖信息，PET示踪剂摄取与CT相辅相成，共同提示病变。PET/CT不仅对实体肿瘤、淋巴瘤等恶性疾病的诊断及评估起到重要作用，而且研究表明在各种原因导致的炎症反应中，中性粒细胞、单核巨噬细胞、激活淋巴细胞等炎症细胞表现出与肿瘤细胞相似的代谢活性升高，对氟代脱氧葡萄糖（fludeoxyglucose, FDG）的摄取升高，因此，各种感染性或非感染性炎性疾病的病变部位在PET/CT上也呈现出明显的高摄取。

近年来，血管炎的个案报道和回顾性研究显示PET/CT越来越多地被应用于血管炎的诊断。2014年Svitlana Smiyan等的一篇案例报道中描述大血管炎在PET/CT上影像结果为胸主动脉、腹主动脉、锁骨下动脉、颈总动脉和股动脉出现[18]F-FDG吸收增加，呈线性，而其临床症状及形态学改变并未出现明显改变。可见PET/CT在血管炎早期诊断中起到重要作用。之后在Daniele Penna等的案例报道中大血管炎同样出现示踪剂[18]F-FDG高摄取现象。其PET/CT的影像表现为：大血管壁[18]F-FDG出现异常积累，且高于肝脏吸收。治疗期间的PET/CT显示：大血管壁[18]F-FDG异常堆积显著减少，其吸收类似于肝脏。进一步治疗后的PET/CT显示：大血管壁[18]F-FDG异常堆积的进一步减少，其吸收低于肝脏。

目前在大、中血管炎诊断方面，PET/CT不作为诊断标准，但其在疾病早期是有助于血管炎的诊断的，主要表现为病变血管壁的异常摄取。病变血管的判定主要依据是比较病变血管与肝脏的示踪剂摄取强度，共分为4级：0级不吸收；1级低于肝脏吸收；2级相似肝脏吸收；3级高于肝脏吸收。2015年C.Lavado-Péreza等对40例风湿性多肌痛（polymyalgia rheumatica, PMR）同时怀疑有大血管炎患者进行PET/CT检查，分别对上主动脉干（supra-aortic trunks, STA）、胸主动脉（thoracic aorta, TA）、腹主动脉（abdominal aorta, AA）、髂动脉（iliac arteries, IA）、股骨和胫腓骨动脉（femoral tibioperoneal arteries, FTA）5个部位进行评估，结果显示26例患者诊断为大血管炎，其

中[18]F-FDG最高吸收强度表现在胸主动脉、主动脉干和胫腓骨动脉部位。所有这些患者在胸主动脉均显示吸收，且大多数病例表现为2～3级吸收。14例患者中有4例未被诊断为大血管炎，PET/CT没有观察到任何血管区域吸收。另外10例患者只有在1个或2个区域存在1级吸收。在20例大血管炎患者中，17例在[18]F-FDG PET/CT显示了治疗后的变化。若患者的肝脏受损或者肝功能异常，股动脉可以作为另一种参考标准，如果股动脉因疾病受损，其敏感性可能会稍微降低。除此之外，使用激素治疗的患者可能不适用PET/CT。需要进一步的研究处理激素对血管摄取的影响和半定量方法（SUVs）的潜在价值。2012年，Tezuka等通过对39例大动脉炎患者进行PET/CT分析后认为，将最大SUV值>2.1作为临界值，PET/CT对活动期TA的敏感性为92.6%，特异性为91.7%，阳性预测值96.2%，阴性预测值84.6%。2015年Y.H.Lee等通过Meta分析阐述了PET或PET/CT的诊断精确性。[18]F-FDG PET或PET/CT的诊断特异性为93.0%，敏感性为75.9%，在大血管炎的诊断中具有良好的整体诊断准确性。

该项技术目前在大血管炎的应用较多，而小血管炎的研究相对较少。目前，在抗中性粒细胞胞质抗体（ANCA）相关性血管炎的诊断方面，尤其是肉芽肿性血管炎（granulomatosis with Polyangiitis, GPA）患者，PET/CT有一定的帮助。主要影像学表现为在活动期的GPA患者受损器官摄取增强，药物治疗后的缓解期出现摄取减弱。PET/CT病理性摄取显像主要描述心脏、肾脏、肺脏、鼻窦等器官，而皮肤、眼、神经系统的损害却不能显示病理性摄取。其中GPA伴毛细血管外肾小球肾炎患者PET/CT显示肾实质病理性摄取，而只有慢性肾脏患者疾病却未显示摄取。PET/CT扫描一般于治疗前或特定治疗时间小于7d时进行。PET/CT能准确识别GPA患者的受损器官，但不能对器官进行筛选，PET/CT可以提高出现无法解释的全身症状的GPA患者及复发患者或很难评估疾病活动患者的诊断。而PET/CT在其他ANCA相关血管炎的作用需要进一步评估。

（二）评估血管炎进程

对于大血管炎，PET/CT已不仅仅是诊断工具。有研究表明[18]F-FDG PET/CT在早期评估疑似大血管炎患者中起主导作用。结合FDG摄取增强的强度和程度的综合评价，PET/CT可以在早期区分血管炎的临床进程，复杂进程表现出比好转进程更高的摄取率。另两个半定量参数增加摄取体积（VIU）和全部损伤区的糖酵解（TLG）通过ROC曲线评估证明，也可以有效区上述两种进程。

（三）血管炎的鉴别诊断

在PET/CT的影像学表现中，不只有血管炎表现为摄取增强，其他一些疾病也可引起血管代谢活性的升高。如动脉粥样硬化、动脉血栓形成等，诊断时需注意鉴别。研究显示PET/CT上血管病变处表现为线性弥漫性的高强度摄取多提示血管炎，而点状低强度摄取多提示动脉硬化。动脉粥样硬化一般显示部分正常血管壁，局灶有炎症和钙化。依据患者的年龄，动脉炎症在钙化之前；2005年的一项研究[18]F-FDG PET/CT显示炎症和钙化只有在<2%的情况下出现重叠，故而认为钙化和局灶动脉炎症是动脉粥样硬化的不同阶段。动脉血栓在PET/CT上的FDG摄取升高主要集中在血管管腔中，与血管炎不同的是，血管壁没有摄取增高表现或者非常轻微。

根据目前的研究表明，PET/CT在血管炎的早期协助诊断、鉴别诊断及评估血管炎进程等方面有着很好的应用前景。为了防止不可逆转血管壁组织损伤的出现，早期诊断、治疗和密切监测患者是很有必要的。

二、MRI

（一）血管炎的诊断

在血管炎的诊断方面，尤其对于中枢神经系统血管炎，MRI有着明显区别于其他影像学检查的特点。头颅MRI不仅能间接显示血管炎的影像学表现，如多个缺血性病变和多个血管狭窄，而且还可以直接显示血管壁炎症。此外，通过观察整个狭窄血管血管壁的对比增强程度，还可以对血管炎进程进行评估。

有关中枢神经系统血管炎的个案报道显示：患者的头颅MRI主要表现为大脑前动脉、基底动脉和大脑后动脉壁增厚和对比增强，前动脉急性缺血性病变，还可出现脑梗死等病变。经过2个月的治疗期，头颅MRI显示受损动脉增强减少。类固醇治疗若停止，则出现无症状性对比增强增加。而且与数字减影血管造影（digital subtraction angiography, DSA）相比，DSA显示血管病变仅表现为不规则狭窄，并且心脏评估无特异性。这些被观察到的现象更有助于明确中枢神经系统血管炎的假说。因此，相关动脉的对比增强T_1加权像MRI是一种更敏感的大血管炎检测方法。

目前MRI自身也在不断完善、更新，为疾病的诊断提供更精确的依据。传统2D黑血序列耗时且提供一个有限的扫描区域，不能在不同区域重建。因此，那些方向倾斜的血管，如胸部血管，无法垂直地分析，但这对于血管炎来说特别重要，同心壁增厚（CWT）和同心对比增强（CCE）是血管炎显著性标志。高分辨率T_1WI-3D脂压自旋回波序列可解除这些限制，因为它提供了较好的流体抑制和较短的获取时间。序列成功应用到动脉粥样硬化斑块的成像和颅内血管的成像。2016年Karla Maria Treitl等对T_1W-3D MRI诊断胸部大血管炎的可行性进行了研究。其优势在于：①MRI避免射线照射，特别有利于年轻的大血管炎患者及频繁地随访检查和治疗监控；②用高分辨率MRI可有效评估血管的形态学变化并增加软组织对比；③能更好地区分血管炎和动脉粥样硬化。另外，MRI和增强MRA可以同时评估血管腔和血管壁的病变。因此，T₁WI-3D-BB-MRI诊断大血管炎是可行的。它可能成为一种可供选择的、非侵入性诊断工具，能安全评估LVV且无电离辐射。

（二）血管炎的鉴别诊断

除了中枢神经系统血管炎在MRI上表现为血管壁增厚外，还有其他疾病也会出现上述表现，诊断时要注意鉴别。在中枢神经系统血管炎的鉴别诊断中，高分辨率MRI表现出了其特异性和敏感性。2012年Daniel M.Mandell等从114例患者挑选出7例数据完整的患者进行回顾性研究，结果发现：短节段的壁增厚，在单边或双边血管分布着1个到多个血管片段，存在光滑的同心或偏心的明显增强，同时伴有增厚，而可逆性脑血管收缩综合征（reversible cerebral vasoconstriction syndrome, RCVS）因缺少血管壁，炎症只有弥漫均匀地轻度增强，绵延整个血管壁，MRA表现为受损动脉狭窄。在之后的随访期，RCVS 3个月后的MRA显示狭窄缓解，而血管炎在平均17个月的随访期存在受损动脉壁持续或加重的狭窄。

（三）血管炎的随访

高分辨率MRI（HRMRI）的出现，成为评估颅内动脉疾病的新兴有效工具。在疾病早期阶段，血管炎HRMRI显示：血管炎的高分辨率血管壁的MRI表现为环形壁增厚且增强，而可逆性脑血管收缩综合征（RCVS）因缺少血管壁炎症只表现为壁增厚。在随访期，可逆性脑血管收缩综合征的HRMRI显示在3个月内病变恢复，而血管炎在长达7个月后才恢复或者13.5个月后仍出现持续稳定地增强。另外，在随访期，RCVS出现弥漫性的腔狭窄和壁增厚，此变化可在短期内恢复正常。因此，HRMRI在疾病早期和随访期对血管炎的诊断有着明显的作用，同时在两种疾病造影出现相似影像结果时可能增加了诊断的特异性。脑MRI在随访期是非常有用的，不仅因为在治疗后相关动脉对比剂增强逐渐减弱这一现象支持大脑血管炎的诊断，同时也能发现无症状炎症活动的增加导致治疗的改变，这也许能预防疾病的症状复发。

三、PET-MRI

（一）血管炎的诊断

目前诊断中枢神经系统血管炎是困难的，在许多情况下仍然需要脑活检。随着影像学的发展，PET-MRI联合给我们又提供了新的思路。因普通MRI能够评估大血管炎的早、晚期炎症，却不能给出详细的形态信息。而在决定血管炎的程度方面，¹⁸F-FDG-PET优于MRI。因此，¹⁸F-FDG-PET和MRI的组合不仅能提供敏感的大血管炎症过程的评估，而且提供详细的形态分析，使其精确配准并能与其他炎症动脉疾病如炎症性腹主动脉瘤或腹膜后纤维化鉴别诊断。2013年Ingo Einspieler等报道了第一次使用PET-MRI联合，描述了一位大血管炎患者的影像，表现为主动脉壁包括主动脉分叉广泛活跃的炎症。冠状位PET-MRI融合图像在主动脉壁表现为放射性示踪剂增强吸收以及壁增厚、水肿超过7cm。应用对比剂前后，MRI轴向T₁加权像脂压图像显示主动脉壁增厚和肠系膜周围浸润，以及主动脉壁明显的对比增强，显示活跃的炎症，相应的轴向PET显示¹⁸F-FDG在MRI显示壁增厚的中心呈病理性堆积。此外，对比增强MRA显示直径约5cm的升主动脉动脉瘤，其在随访期是稳定的。相关治疗开始几周后临床症状及实验室检查改善，随访期的超声检查发现发炎动脉壁直径减少为0.5cm与临床症状改善相匹配。对于不能满足美国风湿病学会（ACR）的患者，PET-MRI能够提供诊断依据。而且PET-MRI在增加探测炎症敏感性和形态学分配方面都优于PET/CT。

（二）血管炎的程度和活动度

近年来一些研究发现了PET-MRI在反映血管炎的程度和活动度方面的一些相关进展。2015年Ingo Einspieler等对PET-MRI在大血管炎患者中的可行性及对疾病的程度和强度评估做了一项可行性研究，结果表明PET-MRI能够反映LVV的疾病活动性，特别是¹⁸F-FDG PET。然而，这个问题在以往一些研究却没有显示显著的相关性。因此，关于¹⁸F-FDG PET能否可靠地用来监测治疗反应和疾病的活动没有达成共识。但是，混合¹⁸F-FDG PET-MRI比¹⁸F-FDG PET/CT产生更好视觉和定量结果。此外，通过描述与临床研究结果之间的显著相关性，PET-MRI在未来有可能精确地确定LVV程度和活动度。总的来说，用综合PET-MRI为LVV成像是可行的。将来，PET-MRI在年轻的大血管炎患者中可能发挥重要作用，减少PET/CT相关的辐射，并有可能成为终身随访时的影像学检查方法。

四、展望

通过我们对血管炎相关影像学的研究表明，在未来诊断中，影像学检查将会给血管炎的早期诊断带来优势，而且在血管炎的随访期及疗效评价方面，CT、MRI、PET将会给临床医师带来更多的判断依据。尽管CT、MRI、PET的应用价值在这些研究中都明显地体现出来，但相关研究报道比较少，还需更多样本量的研究去证明，为血管炎的进一步研究提供理论依据。

（李南方　刘莎莎　朱　晴）

假性高血压的诊治进展

一、假性高血压的定义

假性高血压（pseudo hypertension, PHT）是指袖带法所测血压值高于动脉内测压值的现象，收缩压增高≥10mmHg或舒张压增高≥15mmHg。有学者认为PHT应包括3种不同的情况。

1.直接测压完全正常，但袖带压高于正常（单纯PHT），如果发现老年人血压读数高，但无靶器官受累，周围血管触诊时缺乏弹性感，应高度怀疑PHT。

2.直接测压高于正常，但袖带测压更高，PHT的出现并不能排除真正的高血压，此为PHT现象。

3.直接测压完全正常，袖带测压亦正常，但后者比前者高10mmHg以上，亦为PHT现象。

通常所说的PHT指前两种情况。

二、流行病学特点

假性高血压（PHT）多见于严重动脉硬化的老年患者，发生率随年龄增长而增高。目前尚未见有关PHT的大型流行病学研究，文献显示患病率从1.7%到50%不等。其中，Spence等观察了40例无靶器官损伤的舒张性高血压患者，结果显示舒张性PHT检出率达40%，其中年龄<60岁者检出率为25%，>60岁的患者则为50%。我国何秉贤等对50例60岁以上老年高血压患者进行的观察发现，PHT检出率为42%，其中60～64岁检出率16.7%，65～74岁检出率70.6%，75岁以上检出率33.3%。由于目前没有研究团队进行大样本的流行病学调查，PHT的患病率有待进一步明确。

三、假性高血压的发生机制

造成假性高血压（PHT）的主要病理生理机制是动脉中层钙化性硬化及袖带充气后神经介导的血压反应。由于四肢肌肉中等程度的动脉发生了严重的硬化，袖带充气时需要用更大的压力来压缩这些变硬的动脉，所以不能被血压计袖带压迫而得出了错误的读数。

（一）动脉中层钙化性硬化

动脉中层钙化性硬化又称门克伯格动脉硬化（Monckeberg sarteriosclerosis），是一种以动脉中层环状钙化为特征的血管病变，由于钙沉积在动脉中层内部，无

明显管腔狭窄，通常无典型体征，多侵犯中、小动脉。当使用袖带充气测压时，由于血管不易被压迫而导致测量值过高。

（二）袖带充气性高血压

压迫人或动物的下肢可引起血压升高，这种由神经介导的现象与等长运动引起的血压反应不同。Mejia等研究PHT时发现当袖带充气时，患者动脉内的血压随之升高，第一次正式提出了袖带充气性高血压概念，并认为是假性高血压中的一种类型。袖带充气性高血压与高血压有相似的生理基础，但是这种现象只在少数患者中出现，具体机制仍有待于研究。

（三）其他原因

老龄、糖尿病、慢性肾病、测压袖带与臂围匹配程度、体重指数等均有密切关系。高龄、糖尿病及肥胖患者易出现PHT，考虑系动脉硬化所致。而袖带臂围匹配对血压测值有一定的影响，小袖带测值要高，大袖带测值要低。对于臂围大者，普通袖带可能高估了实际的血压值而出现PHT。

四、检测方法

（一）有创血压测量法

有创血压测量法也称直接法，将导管插入动脉内并通过导管顶端很小的压力探头直接测量动脉腔内压力，是诊断PHT的金标准，多用于介入诊断、治疗及危重症抢救。由于其要求难度高且具有一定的创伤，不适合高血压患者普查与长期血压监测。不同测量部位动脉内血压值不同，1992年Willem等同时比较了主动脉、肱动脉、桡动脉及股动脉4个部位的动脉内血压，发现收缩压自主动脉、肱动脉至桡动脉逐渐升高，认为血管测量部位越高，诊断PHT越多，既往采用主动脉内测压高估了PHT的患病率，建议根据上肢动脉内血压值来确诊PHT。由于有创血压测量的研究受到了病例数的局限，不同部位动脉内血压的差别仍需进一步证实。

（二）无创血压测量法

1.柯氏音法　是指使用袖带充气式水银血压计或自

动血压计进行测量的方法。通过袖带加气压挤血管，使血流完全堵断，然后慢慢放气至听到脉搏声，此时认为是高压，即收缩压；继续放气，通过听诊器能听到强有力的脉搏声，且慢慢变轻，消失。这时认为血管完全未受挤压，此时作为低压，即舒张压。柯氏音法的优点是测量简单，目前临床应用最为广泛，但存在以下缺点：①具有一定的主观性，不同的人可能测出不同的结果，有时差别较大；②与有创血压测量相比，存在一定差异。

2.次声法（infrosoundmethod） 类似于柯氏音法，但通过分析人耳听不到的低频柯氏音振动（<50Hz）的能量探测血压，可准确反映动脉内真实血压，用于疑似人群的筛查。

3.示波法 慢速放气过程中，袖带阻断动脉血流，使血管壁搏动产生震荡波，通过检测该波的轨迹并利用轨迹与血压间的固有关系测量血压。该方法具有重复性好、测量误差小（5～10mmHg）及不受测压者听力限制的优点，但对于SBP与DBP的计算尚无统一的标准。

4.脉搏波（pulsewave）速率法 随着心脏间歇性收缩和舒张，血流压力、血流速度和血流量的波动及血管壁的变形和振动在血管系统中的传播统称为脉搏波，其传播速度取决于传播介质的物理和几何性质，且与动脉壁的弹性、口径和厚度密切相关。血管的弹性越大（即顺应性越大），脉搏波的传播速度越小；动脉管径越小，则速度越大。动脉壁的杨氏模量与血压有关，动脉内压增加时，管壁的杨氏模量也将变大，因而脉搏波的传播速度与动脉血压密切相关，通过脉搏波速度可大致估计血压。该方法也是一种间接反映PHT血压值的方法，可用于疑似病例的筛查。

5.超声法 超声法原理是利用超声多普勒效应来检测收缩压和舒张压处动脉管壁的运动变化，特别用于婴儿和休克患者及用其他方法难以测量的低血压状态的血压值。它在上臂袖带下安放一个超声传感器，当超声遇到运动的血管壁时，其回波发生频移，频移第1次被检测出的袖带压定为收缩压，频移显著减小处的袖带压定为舒张压，目前国内外应用超声法测量血压对PT进行研究报道不多。

6. Osler法 以袖带测压法测血压时，当袖带压力超过患者SBP约20mmHg时，尚能清楚地触摸到桡动脉或肱动脉搏动，即为Osler征阳性，反之为阴性。Osler征阳性提示存在显著的动脉硬化。此方法具有操作简便的优点，但研究发现Osler征阳性在老年人中相当常见，且有随年龄增长而增加的趋势，因此Osler法并不是检测PHT的有效方法，且一致性、重复性较差。

（三）影像学检查

1. X线片（双上肢） 首选影像学检查方法，主要表现有动脉处有弥散而均匀的薄层钙化或动脉边缘呈齿状钙化影，提示动脉中层钙化。

2.血管超声、CT、MRI 当X线片显示不清晰时，可考虑行血管超声、CT或MRI检查，可有相应的血管钙化表现。

3.血管造影 可提示前臂动脉钙化，并可直接测量血管内压，但具有一定的创伤性，需要一定的技术支持，检查费用相对昂贵，不易为患者接受。

五、临床诊断及鉴别诊断

（一）诊断思路

PHT多见于老年、尿毒症、糖尿病、严重动脉硬化的患者，当高血压患者出现联合降压药物治疗无效、治疗抵抗及长期高血压或严重高血压而缺乏靶器官损害或经降压药物治疗后出现低血压症状而袖带血压仍持续升高的老年人应考虑PHT的可能。

（二）PHT的诊断标准

根据中国老年学和老年医学学会心脑血管病专业委员会和中国医师协会心血管内科医师分会联合撰写的老年高血压的诊断与治疗中国专家共识（2017版），袖带法所测血压值高于动脉内测压值，收缩压增高≥10mmHg或舒张压增高≥15mmHg即可诊断为PHT。但应排除PHT现象，即直接测压完全正常，袖带测压亦正常，后者比前者收缩压高10mmHg或舒张压高15mmHg以上。

（三）鉴别诊断

血压假性升高的现象还包括白大衣高血压、精神因素性高血压等，这些患者血压并非持续性升高，可视为PHT现象之一，家庭血压监测和ABPM对此类PHT现象的识别有重要作用。此外，PHT还需与难治性高血压相鉴别。

白大衣高血压指诊室血压≥140/90mmHg，但诊室外血压不高的现象。在整体人群中的发生率约13%，老年人可达40%。家庭自测血压和动态血压监测可以对白大衣性高血压进行鉴别。白大衣性高血压并非完全良性状态，发展为持续性高血压和2型糖尿病的风险更高，总体心血管风险增加。此类患者应完善心血管危险因素筛查，给予生活方式干预，并定期随访。

难治性高血压（resistant hypertension, RH）指在改善生活方式基础上应用了可耐受的足够剂量且合理的3种降压药物（包括一种噻嗪类利尿剂）至少治疗4周后，诊室和诊室外（包括家庭血压或动态血压监测）血压值仍在目标水平之上，或至少需要4种药物才能使血压达标。RH需要在排除生理因素、心理因素、生活方式、药物因素、继发因素等基础上做出诊断。部分难治性高血压实质为假性高血压，应注意鉴别。

六、PHT的临床处理

老年高血压患者出现降压药物治疗无效、长期严重高血压病史而无靶器官损害时,应高度怀疑PHT。PHT一旦诊断明确,无须治疗,过度降压治疗可能引起重要脏器血液灌注不足,导致心、脑、肾脏的损伤,严重者甚至发生晕厥、跌倒、衰弱等。由于PHT主要由动脉硬化引起,因此,对PHT治疗需针对动脉硬化的易患因素进行干预。而对于高血压合并PHT现象的患者,应确定血管内血压,结合患者的降压反应,适当降压,避免过度降压。

七、另一种血压测量的假象:假性低血压

临床上另一种实际血压与袖带测压不同的现象是假性低血压。柯氏音测量血压时,由于声音和血流的不同步,导致所测量的血压值比真实血压值偏小。2000年,Ronen等报道了恶性高血压被误诊为低血压的个案。患者最终血管造影显示左锁骨下动脉次全闭塞,右锁骨下动脉重度狭窄,由于锁骨下动脉硬化导致袖带所测血压值不能反映真实血压值。2010年,王忠凯等报道了冠状动脉介入治疗术后假性低血压1例。患者于介入术后第2天急性左心衰发作,血压降低,应用升压药物后并无明显好转。患者有严重的冠状动脉粥样硬化,肱动脉无创血压不能真实反映实际血压情况,静脉应用血管收缩药物致使心力衰竭加重。因此,正确识别假性低血压在临床治疗上也有着十分重要的意义。

八、血压监测

尽管目前的几种血压检查方法不太可能为PHT的肯定诊断提供支持,但是血压监测仍有可能使广大PHT患者获益。除诊室血压(CBP)外,家庭血压和动态血压的监测也是必不可少的。

(一)家庭自测血压(HBP)

自1999年以来,我国、欧美、日本及世界卫生组织/国际高血压联盟的高血压指南均强调HBP的重要性。

1. HBP可提供特殊时间的血压水平和变化规律　这对医务人员早期确诊高血压有重要参考价值。HBP能在家中取得每天不同时间及多日的多次血压值,增加不同日血压测量的次数,在反映血压水平和诊断高血压方面能弥补诊室血压(CBP)的不足和缺陷。同时,HBP可以排除因一时性精神紧张、情绪波动及躯体或精神刺激等应激状态造成血压暂时升高的假性高血压。而且,作为CBP的辅助手段,HBP有助于提高CBP诊断的准确性,并识别白大衣性高血压和隐性高血压(MH)。HBP还可以提高高血压的知晓率、患者对高血压治疗的依从性及降压治疗的达标率,预防心脑血管并发症的发生。欧美、日本等发达国家及

我国北京、上海、广州等一线城市家庭拥有血压计的比例较高,但是,HBP的采用在农村十分有限。

2. HBP的血压计选择　经过标准化方案验证的上臂式全自动示波法电子血压计的准确性和重复性均较好,临床研究证据较多,测量方法易于掌握,是家庭血压测量的优先推荐。电子血压计的工作原理是利用压力传感器检测气囊袋对血管的压力,通过示波法测定人体血压值,其特点是操作便捷,操作者无须具备专业医学知识,不需要在肱动脉部位安放传感器,获取的读数较准确等,为原发性高血压患者乐于选用。HBP正常上限参考值为135/85mmHg。由于在动脉树的不同部位SBP和DBP是不同的,一般认为,在更远端的动脉SBP升高而DBP下降,难以准确反映患者血压水平,因此,不鼓励选用腕式或手指式电子血压计。

3. HBP测量的注意事项　HBP测量"三要点":安静放松,位置规范,读数精准。①测量前,安静休息5min,测量前30min不吸烟,不饮咖啡,排空膀胱;②测量时,坐在舒适的靠背椅上,上臂暴露并避免衣物压迫,袖带中心与心脏处于同一水平线上,双脚平放于地面,放松且身体保持不动,不说话;③袖带大小合适,袖带气囊紧贴包裹80%上臂,袖带下缘应在肘窝上2.5cm,松紧合适,可插入1～2指为宜。

(二)动态血压监测(ABPM)

ABPM是高血压诊断技术发展史上的重大创新,它可以更准确、更全面地反映一个人的血压整体情况,已成为高血压管理不可或缺的检测手段。

1. ABPM使用符合国际标准(BHS/AAMI)的测量仪进行,分别观察24h内白天和夜间的血压,计算血压24h平均值、白昼平均值及夜间平均值。ABPM的正常值为24h平均值<130/80mmHg,昼间平均值<135/85mmHg,夜间平均值<125/75mmHg。ABPM在临床上多用于诊断WCH、MH、顽固性高血压、发作性高血压或低血压等。

2. ABPM可提供3类有潜在临床应用价值的信息:①真实(或平均)血压水平估计值。动态血压日间平均水平135/85mmHg被认为是正常上限,因为它约相当于CBP 140/90mmHg,而且它是一个阈值,高于此血压水平,患者的心血管危险似乎显著增加。②血压的昼夜规律。血压正常者有明显的血压昼夜节律,清醒和睡眠之间,SBP和DBP的平均差异为10%～20%。高血压患者通常有同样的血压波形,其血压昼夜节律发生在较高水平,只有通过ABPM才能得到24h血压。③血压变异性。测量血压变异性的方法有多种,从测量每次心搏的血压变异,到测量数周或数月间的血压变异。ABPM仅能粗略评价血压的真实变异,而不能评价睡眠时与清醒时相比的血压变化。血压变异性的临床意义尚不明确。

3.下列几种情况应当采用ABPM：①ABPM是肯定孤立性高血压（WCH）诊断的最佳方法；②经选择的难治性高血压，在诊室出现收缩期高血压的老年人及妊娠妇女；③评估低血压状态、发作性高血压、直立性低血压及疑似自主神经功能不良的患者。老年患者中直立性低血压并不罕见，当这些患者仰卧时血压可能非常高，尤其是在夜间。使用血管加压药和反重力袜（antigravity stocking）可避免血压过低或过高。因此，在这些患者中，ABPM是评估血压控制是否理想的一项关键手段，研究表明，多数患者认为，ABPM这项技术是可以接受的。

总之，在所有被诊断为高血压的老年患者中，都要注意PHT存在的可能。在临床诊治过程中需结合患者病史、临床特点及特殊检查（PWV、ABPM、双上肢X线检查等）进行PHT高危患者的筛查。尽管PHT的发生率有随着年龄增长而升高的趋势，但不能忽视在年轻群体中亦有PHT的发生。其他可引起假性血压升高的情况包括颈椎病、血压计使用不当等。

（任 洁 薛玉婷）

个体化联合用药治疗高血压的
理论基础和临床实践

高血压是心脑血管疾病的首要危险因素。目前在我国,高血压的患病率、死亡率及致残率都在快速增长,其发展趋势令人担忧。2015年中国居民营养与慢性病状况报告指出,我国18岁以上人口高血压患病率高达25.2%,估计目前高血压患者已达2.7亿人。特别值得提出的是:我国的高血压控制率低,死亡率高。国家"十三五"高血压调查结果显示,高血压控制率为15.3%,这明显低于西方发达国家60%以上的控制水平,其后果是导致心血管病死亡率、致残率居高不下,占疾病死亡谱第一位。由此可见,我国高血压发展趋势很不乐观,其防治任务十分繁重。如何提高我国高血压控制率、降低心血管病死亡率是目前医务工作者面临的巨大挑战。中国高血压防治指南和美国及欧洲高血压防治指南均提出,为了达到血压<140/90mmHg目标值,绝大部分高血压患者需要应用两种或两种以上的抗高血压药物治疗。认为联合用药是治疗高血压达标的基石。因此,推广应用联合用药治疗高血压是提高高血压控制率和降低死亡率的重要措施。

一、联合用药治疗高血压的优势

大量循证医学证实,为了血压达标需要两种或两种以上的降压药物联合用药治疗。2018中国高血压防治指南及2017美国成人高血压预防、检查、评估和管理指南及欧洲高血压指南均指出,为了达到目标血压,绝大部分高血压患者需要应用两种或两种以上的抗高血压药物。为什么采用这种方法,临床研究提供了联合用药治疗高血压优势的循证医学依据。

(一)联合用药疗效大于单药,增强降压效果

文献报道,联合用药降压的效果可增强30%以上。单药治疗只能控制40%～50%的一级高血压患者,而联合用药对二级或二级以上的高血压达标率可提高到80%以上。

(二)联合用药减少不良反应,服药依从性好

现已证实,高血压患者单药治疗不良反应发生率高于高血压联合用药。临床资料显示,高血压患者对钙拮抗剂(CCB)、血管紧张素转化酶抑制剂(ACEI)、血管紧张素受体拮抗剂(ARB)、β受体阻滞剂(β-RB)、利尿剂(HCTZ)不良反应分别是23.3%、24.7%、15.3%、26.5%、18.4%,而联合用药(HCTZ+ARB)治疗高血压患者不良反应为14.8%,均低于单一用药,与安慰剂相当(15.5%)。此提示,联合用药降低不良反应发生率,更有利于防治高血压。

众所周知,CCB类的药物不良反应主要表现为部分患者踝部水肿,当CCB加用ACEI类药物,患者踝部水肿发生率由9.4%降至3.8%,降低幅度达60%。文献报道,ACEI类药物可引起高血压部分患者发生干咳,影响服药依从性,但加用CCB类药物后可使干咳发生率由35.5%降至16.8%,总降低幅度为53%。樊氏研究指出,贝那普利20mg单药治疗组总不良反应和干咳发生率分别为33.6%和26.5%,氨氯地平+贝那普利组总不良反应和干咳发生率分别为16.2%和11.98%,两组间相比较,联合用药组无论总不良反应发生率,还是干咳发生率均比单用药组显著降低(P<0.001)。

(三)联合用药有效保护器官,减少并发症

有报道,氨氯地平联合贝那普利治疗高血压合并左心室肥厚的患者,其心脏重量指数降低幅度($-29.8g/m^2$)显著大于单用贝那普利($-14.7g/m^2$)组及氨氯地平组($-19.3g/m^2$)。还有研究指出,氨氯地平联合卡托普利治疗高血压左心室肥厚的患者其心脏重量指数降低值($-22.9g/m^2$)与氨氯地平组($-18.3g/m^2$)和卡托普利组($-14.1g/m^2$)两者比较差异有统计学意义(P<0.01)。通过以上研究,充分说明CCB联合ACEI治疗高血压不仅有效控制24h血压,而且左心室重量指数也有显著降低。此提示,联合用药时逆转左心室肥厚效果好于单用药物治疗效果,并起到了保护心脏功能的效应。

大量文献报道,联合用药不仅保护心脏,而且也保护肾脏、血管和脑组织不受损害。联合用药显著降低心血管事件发生率(-21%),减少心力衰竭发生率(-64%)和脑卒中风险(-44%)。

二、高血压治疗联合用药的原则

目前,临床常用的作用机制不同的降压药物有CCB、ACEI、ARB、HCTZ、β-RB。联合应用时应注意以下问题。

（一）不同作用机制的药物联合应用

高血压发病机制极其复杂，由多种因素所致，学说繁多，有多种途径可引起高血压。同一类降压药物只能解决一个发病机制，所以降压效果差。采用两种或两种以上不同作用机制的药物，才能达到更有效地控制血压。临床上一般常用CCB与ACEI或ARB联合。根据患者病情决定联合药物的选择，高血压合并冠心病的患者多选用β-RB与CCB联合；高血压合并心力衰竭患者多采用HCTZ联合CCB。高血压合并肾脏损害者多采用CCB联合ACEI或ARB治疗。

（二）相互减轻和抵消不良反应药物的联合应用

有不良反应的药物易引起患者服药依从性差，降低服药率，影响高血压控制率。采用相互抵消不良反应的降压药物联合，可达到治疗目的。临床上多采用CCB联合β-RB，后者可减轻前者引起心率增快、面红等不良反应。再比如，CCB联合ACEI应用，前者减轻后者干咳不良反应，后者可减轻前者引起的踝部水肿不良反应。

（三）增加降压疗效的药物相互联合应用

临床上应用联合用药，特别重视增加疗效的问题。大量药物临床研究证实，两种降压药联合能起到增加降压疗效作用，达到1+1>2的效果。临床常用ACEI联合HCTZ治疗方案，前者抑制RAS系统活性，降低外周血管受阻力，HCTZ减少血容量，两者疗效互补，增加降压效果。此外，临床上常用CCB联合ACEI方案治疗高血压。这是因为前者降低血管外周阻力，还具有排钠作用。后者具有排钠、减少血容量的作用，两者具有降压效果叠加作用。

但是，值得提出的是有些药物不宜联合应用。

1.同类不同品种的药物不宜联合应用　相同作用机制药物疗效不互补，联合后应用疗效增加不明显，反而不良反应增加。例如，硝苯地平不能联合尼群地平应用，因两者均为钙拮抗剂，作用机制相同，疗效增加并不显著，还会增加下肢水肿和心率增快等不良反应。依那普利不能联合卡托普利应用，因两者均为血管紧张素转化酶抑制剂，疗效无明显增加，反而干咳不良反应发生率增加，严重的影响患者服药依从性。

2.不良反应叠加的药物不宜联合应用　临床上治疗高血压合并冠心病时，不宜采用β受体阻滞剂和非二氢吡啶类药物硫氮唑酮联合应用，因为两者均具有负肌力作用，影响心脏功能。此外，保钾利尿剂（氨苯蝶啶）和ACEI类药物（依那普利）不宜联合应用，两者均具有增加血钾浓度的作用，影响机体电解质代谢，可产生不良后果。

鉴于上述认识，联合应用降压药物应采取个体化选择，合理搭配，这样才能增加疗效，减少不良反应，增加服药的依从性。

三、个体化联合用药方案及临床评价

临床上根据药物的作用机制，一般联合两种或两种以上不同作用机制的药物达到提高疗效，减少不良反应，提高高血压控制率。

（一）CCB联合ACEI或ARB

此组方用于高血压伴有心肌梗死后心绞痛、高血压伴有高脂血症及糖尿病、高血压合并左心室肥厚和高血压合并肾功能不全的患者。这两类药物均减少血管外周阻力，具有协同降压作用，CCB引起交感神经兴奋性增强及踝部水肿，可被ACEI抵消；两者对脂、糖代谢无影响，这两种药物联合，临床适应证较广，降压疗效确切，血压达标率高。此外，适用于高血压合并糖尿病和高脂血症患者，也适用于高血压并发肾功能损害患者。值得提出的是，两者具有相互抵消干咳和踝部水肿不良反应的作用。

（二）CCB联合 β-RB

此方案多用于高血压合并冠心病及心绞痛、高血压合并心动过速及中青年高血压患者。通过CCB扩张小动脉，降低外周血管阻力，并具有排钠减少血容量作用。β-RB能降低心率和具有负肌力作用，减少了心排血量，并抵消了交感神经兴奋作用，达到了协同降压效果。此方案降压效果确切。β-RB尚能消除CCB交感神经兴奋的作用，故认为此种联合有临床应用价值，但要注意高血压合并脂、糖代谢紊乱的患者慎用。

（三）CCB联合HCTZ

此种联合多适用于高血压合并心功能不全、盐敏感性高血压及老年高血压患者。这主要是通过CCB降低外周血管阻力及排钠的作用，特别是HCTZ与CCB联合排钠，明显地减少血容量，具有降压叠加效应。这种联合降压效果肯定，但这两种药物均可激活交感神经和RAS系统活性，可能会引起血压反跳现象。故认为此方案有一定的缺陷，临床应用时要密切观察病情变化，及时调整治疗方案。

（四）ACEI或ARB联合HCTZ

此方案临床上多用于高血压合并心功能不全、老年高血压、难治型高血压及高血压合并脑血管疾病患者。通过ACEI或ARB抑制RAS系统活性，达到降低外周血管阻力的目的；HCTZ通过减少血容量，达到两者疗效互补的效应。但HCTZ可引起RAS激活、低血钾、胰岛素抵抗、糖耐量异常、尿酸增高，这些不良反应可被ACEI或ARB

所抵消。此种联合要注意长期应用 HCTZ 引起的脂糖代谢紊乱。一般认为，高血压合并糖尿病和高血脂病患者慎用。

（五）ACEI 或 ARB 联合 β-RB

此种联合方案多用于高血压合并心动过速、高血压合并心功能不全及高血压合并冠心病患者。这主要是通过 β-RB 降低 RAS 系统活性，ACEI 降低血管紧张素Ⅱ水平，两者不仅具有协同降压作用，而且具有保护器官的效应。特别是 ACEI 或 ARB 能降低胰岛素抵抗，还能降低 β-RB、增加胰岛素抵抗不良反应。此种组合临床上很少应用，其原因是两者均作用于 RAS 系统，作用机制单一，疗效欠佳。

（六）β-RB 联合 HCTZ

此方案常用于高血压合并慢性心功能障碍、高血压合并心率增快及伴有期前收缩患者。其作用机制是 β-RB 抵消 HCTZ 引起交感神经兴奋和 RSA 系统活性。此外，β-RB 通过心脏负肌力作用，减少心排血量。HCTZ 减少血容量，两者具有协同降压效果。但是，要注意两者影响脂、糖和尿酸代谢，故伴有糖尿病、高血脂、痛风的高血压患者不宜使用。

（七）CCB ＋ ACEI（或 ARB）＋ HCTZ 或 ＋ β-RB

临床上也常用作用机制不同的 3 种药物和（或）4 种药物联合治疗重度高血压和顽固型高血压。通过 CCB 阻止钙离子内流达到扩张动脉的作用；ACEI 抑制了 RAS 系统活性；HCTZ 减少血容量并具有排钠效应；β-RB 减慢心率抑制交感神经活性。这几种药物联合，通过多种作用机制扩张动脉、减少血容量达到降压效果。此种联合，尚能减轻和抵消相互之间的不良反应。

四、单片复方制剂是个体化联合用药的新趋势

联合用药的有效性一直受给药的方便性、治疗费用、患者耐受性等诸多因素的影响。因此，固定复方制剂应运而生。固定剂量的两种或 3 种药物的复方制剂可以简化治疗程序，提高患者长期治疗的依从性。临床上两种降压药物联合的单片复方制剂（SPC）常见，尤其是 RASI 与噻嗪类利尿剂、RASI 与钙拮抗剂的联合用药。尽管固定剂量的联合用药给治疗方案的调整带来了不便，但复方制剂减少了患者的服药数量，简化了治疗方案，临床试验显示可以提高患者长期治疗的依从性。

SPC 中联合用药的组成均为目前指南所推荐的优选联合降压方案，每一药物组分剂量均通过严格的临床降压试验证明其协同降压的有效性和安全性。临床研究显示，治疗过程中 SPC 与临时的自由联合相比，避免了联合用药选择和剂量探索的过程，可以获得更迅速、更大幅度的血压下降，有利于血压尽早达标。荟萃分析显示，SPC 与临时药物组合相比，其长期治疗的依从性提高约 17%。多数 SPC 含长效降压药物成分，每天用药 1 次，即可获得 24h 平稳降压作用。而且 SPC 的治疗费用通常低于其中每种药物组分的费用之和，由于血压的尽早达标，通过减少患者就诊和药物调整的次数、减少住院次数，从而降低治疗费用。

CHINA STATUS Ⅱ 是国内大规模、多中心的观察性研究。共纳入 11 422 例单药治疗未达标的原发性高血压患者，缬沙坦/氨氯地平 80/5mg 治疗 8 周，疗效评估显示血压低于 140/90mmHg 的达标率达 76.8%，且患者对治疗的耐受性良好。对 80 岁以上高龄患者的亚组分析也显示治疗的有效性和安全性与年轻患者相似。CHINA STATUS Ⅲ 又进一步证实，以 ARB/CCB SPC 为基础治疗 6 个月，诊室血压控制率显著提升并维持在 75% 以上，同时显著改善患者蛋白尿及逆转左心室肥厚，且患者依从性良好。CHINA STATUS 的中国数据反映了 SPC 在中国高血压患者的应用前景。

综上所述，高血压个体化联合用药是提高高血压控制率的重要措施，是保护器官的重要方法，是减少药物不良反应、提高服药依从性的一种重要举措，也是降低心血管疾病的死亡率和致残率的重要手段。单片复方制剂增加了高血压患者的达标率和依从性，是高血压联合治疗的新趋势。故认为，重视个体化联合用药治疗高血压是防治高血压的重要策略。

（赵连友 牛晓琳）

代谢性高血压

一、代谢性高血压的概念

高血压的经典机制主要与遗传因素、环境因素和某些继发性因素相关。随着社会经济发展和疾病谱的改变，代谢紊乱在高血压的发生中有着突出的作用。鉴于代谢异常在高血压发生发展中的重要作用，其致病机制又有别于内分泌疾病、肾脏病、大动脉炎、妊娠等常见继发性高血压。我们提出：代谢异常与血压升高之间存在较为明确的因果关系，又排除了其他形式的继发性高血压，通过干预代谢紊乱能有效地控制高血压，可诊断为代谢性高血压。代谢性高血压属于继发性高血压，但它在致病因素、病理生理机制和临床特征上有别于其他类型的高血压，正确诊断与评估代谢性高血压，有助于精准防控高血压。

二、代谢性高血压的流行病学及病理生理机制

（一）流行病学

早在1923年，Kylin首次将高血压、肥胖和痛风定义为"X综合征"，这也是将高血压与代谢疾病直接关联的首次描述。Pool于1993年将糖尿病和胰岛素抵抗相关的高血压称为代谢性高血压，但学界更多将代谢紊乱作为高血压的主要危险因素，而非致病因素。随着社会经济的发展及生活方式的改变，高血压的患病率呈升高趋势。中国成年人高血压患病率从1979年7.83%上升至2015年27.9%，糖尿病、血脂紊乱、肥胖、高尿酸血症等代谢异常的患病率也同时显著升高。上海市高血压研究所和重庆市高血压研究所对数千例临床高血压患者的分析显示，80%以上的高血压患者合并有不同形式的代谢异常，尤其以高血压合并肥胖及糖、脂代谢紊乱最为常见。大量临床实践和基础研究证实肥胖、糖脂代谢异常、高尿酸血症、高同型半胱氨酸血症等代谢危险因素不仅为高血压的危险因素，更与高血压的发病有关。

（二）血管病变特征

高血压的重要病理生理特征是外周阻力血管的高反应性和重构。然而，高血压患者合并代谢紊乱时大血管结构和功能也受损明显，导致血管的顺应性下降、内皮功能障碍及动脉粥样病变。大量研究表明，血管损害形式与代谢紊乱因素有关。血脂异常使单核细胞黏附并迁移至内皮下，单核细胞在摄取LDL后转化为巨噬细胞，并随细胞内脂质沉积最终衍变为泡沫细胞，引起中层平滑肌细胞增殖并向内膜表面迁移，导致内膜增厚形成血管内斑块，进一步促使血管纤维化和钙化，形成大血管动脉粥样硬化，导致血管顺应性降低。长期高血糖引起血管的炎症反应和氧化应激，氧自由基损伤血管内皮致使视网膜和肾脏的微血管受损。此外，高糖激活细胞多元醇代谢途径、PKC和氨基己糖途径及糖基化终末产物的形成可直接产生细胞毒性和损伤血管。肥胖导致的高血压机制更复杂，包括呼吸睡眠暂停综合征、压力感受器调节异常、内皮受损、肾脏损害、肾素-血管紧张素-醛固酮和交感神经系统的异常激活。近年发现，肥胖和脂肪组织过度堆积可产生大量脂肪因子、炎症因子和血管活性肽，而这些因子水平的升高对血管结构与功能异常有显著影响。此外，高尿酸血症也是高血压的重要危险因素，高尿酸血症可通过损伤血管内皮细胞、刺激血管平滑肌增殖及介导血管免疫炎症反应来损害血管，引起血压升高。新近研究提示，胃肠道菌群失调、胃肠激素分泌异常等在心血管代谢病的发病中起重要作用。肠道菌群不仅在食物消化和免疫方面有重要作用，还与高血压的发生密切相关，研究发现高血压患者和高血压动物模型中肠道菌群与正常群体有明显变化。肠道菌群可通过菌群代谢产物引起肠神经系统功能改变和肠道炎症免疫反应来升高血压，而通过治疗改善菌群分布可以降低血压。胰高血糖素样肽-1、食欲刺激素、瘦素、胆囊收缩素和胃泌素等胃肠激素对血压的调节也同样起着非常重要的作用。近年来，肥胖合并糖尿病患者在接受胃肠道代谢手术后，高血压、糖尿病和肥胖得到显著改善，疗效明显优于常规内科治疗，且伴随的心血管结构和功能异常也得到明显缓解。最近我们研究证实遗传性高血压大鼠（SHR）及肥胖的糖尿病患者合并高血压经胃肠道代谢手术后，明显改善了其心血管重塑和代谢异常，其机制与拮抗交感神经激活有关。上述证据提示胃肠道可能是代谢性高血压的始动器官之一。

三、代谢性高血压的诊断、临床类型及危险性评估

（一）诊断和临床类型

有关代谢性高血压的诊断，需注意以下3个问题：①血

压值≥130/80mmHg。虽目前尚无指南可循，根据高血压危险性分层显示收缩压（SBP）为120～129mmHg和（或）舒张压（DBP）为80～84mmHg，如同时合并3个以上的危险因素，或代谢综合征，或糖尿病，则其危险性就达中危。②特别要注意明确高血压与代谢异常之间的因果关系，即代谢异常在先，血压升高在后，但临床上两者发生的先后顺序常难以确定，往往需仔细询问病史及长期随诊才可明确。需注意的是，临床中有一部分高血压患者是先血压升高而后出现代谢异常，这部分患者诊断为高血压合并代谢异常更合适。③需排除其他继发性高血压因素，如内分泌疾病、大动脉炎、肾脏疾病及妊娠等。

代谢性高血压的主要临床类型有肥胖相关性高血压、糖尿病性高血压、家族性血脂异常高血压综合征、高血压型代谢综合征、高血压合并高同型半胱氨酸血症、高血压合并高尿酸血症和高血压合并高胰岛素血症等。高血压合并代谢紊乱，更易发展成顽固性高血压，加重对靶器官的损害且显著增加心脑血管风险，更应注重其危险性评估。

（二）代谢性高血压的危险性评估

1.代谢危险因素的评估　代谢性高血压合并多重危险因素，除年龄、吸烟、家族史等传统危险因素外，更应注重评估其代谢危险因素，如高血压型代谢综合征、糖尿病合并高血压及肥胖性高血压。国内外高血压指南中对纳入的代谢危险因素做了更加具体的界定，如强调腹型肥胖的作用（国人，男性腰围≥90cm，女性腰围≥80cm）、血脂异常（TC≥5.7mmol/L或LDL-C＞3.3mmol/L或HDL-C＜1.0mmol/L）、糖耐量受损（2h血糖7.8～11.0 mmol/L）和（或）空腹血糖异常（6.1～6.9mmol/L），更加强调靶器官损害及心肾疾病在其中的作用。将代谢综合征列入高血压的独立危险因素，并指出即使血压不太高，只要合并代谢综合征，其分层即为高危或很高危。在指南纳入的影响高血压的10个危险因素中，代谢危险因素就占6个。因此，目前对高血压危险的评估并不仅仅根据血压值的高低，还要结合其代谢危险因素的多少及轻重程度，是否合并靶器官损害与心肾疾病来确定高血压的危险性。大量研究表明代谢危险因素对高血压的危险性分层起着促进和放大的调节作用。如Framinghan心脏研究显示在TC水平和SBP相同的情况下，有糖耐量异常和其他危险因素者的心血管危险性将显著升高。Interheart研究表明随着心血管代谢危险因素的聚集增加，心肌梗死的危险性呈线性上升，单因素与多重危险因素聚集相比，其心血管危险可相差数百倍。另外，对危险性的评估不仅强调定性分析，新指南及一些专家也推荐在定性评估的基础上结合某些定量分析，如美国Framingham评分、英国前瞻性糖尿病研究（UKPDS）危险评估、德国明斯特大学前瞻性心血管研究（PROCAM）评分、欧洲以10年心血管病死亡率为指标的危险评估

（SCORE）、中国缺血性心血管病（ICVD）研究等进一步准确评估高血压的代谢危险性。这些定量评估方法中代谢危险因素所占比重均＞50%，目前虽然对各种定性与定量方法在代谢性高血压危险性评估中的符合率或一致性尚需进一步比较，但代谢危险因素的评估对代谢性高血压的诊断和治疗十分必要。

2.血管病变评估　代谢性高血压血管病变的评估更为复杂，涉及多系统和多学科。代谢性高血压除需观察血压和糖、脂代谢等指标外，更应明确大血管病变的部位、程度和性质，如应用血管多普勒超声评价大血管内皮依赖的舒缩反应、动脉内膜-中膜厚度（IMT）及斑块情况；应用动脉功能仪检测踝肱指数、动脉僵硬度和脉搏波传导速度（PWV）以确定大血管的功能变化。需要注意的是，血管功能损害不一定与血压水平完全一致。例如，高血压患者的PWV明显高于血压正常人群，与BMI、腰围相关，且不受年龄、性别和血压水平的影响。除了血管层面的评估，还需要注重评估靶器官损害，应用超声心动图、核素心肌扫描、动态心电图等显示心脏结构和功能、心肌灌注和心电活动；应用多排CT、磁共振显像（MRI）及心血管造影可明确大血管病变的性质、程度和范围；应用肾功能检测、泌尿系CT、肾动脉造影等检测明确肾上腺、肾脏及肾血管病变情况。除此之外，还需注意检测一些常见反映炎症状态和氧化应激的生物标志物，如检测肿瘤坏死因子（TNF-α）、高敏C反应蛋白（hs-CRP）、丙二醛（MDA）、8-异构前列腺素（8-epi-PGF$_2$）等。警惕卒中、心脑梗死风险，观察血小板聚集反应、纤溶酶原激活物抑制剂1（PA-1）等，可了解前血栓状态。

从代谢异常到血管病变，进而导致靶器官损害，至最终出现心血管事件是一个漫长的过程，要防止硬终点（hardend point），如心肌梗死、脑卒中和死亡的发生，应尽早评估及干预上述反映大血管病变的替代终点（surrogateend point），如心血管结构和功能及某些生物标志物的变化。虽然目前对替代终点能否真实、有效地反映硬终点有不同的看法，但替代终点对亚临床大血管病变的判断仍有较大的临床价值，多学科全面评估代谢性高血压的血管病变有较大的临床价值。

四、代谢性高血压的综合治疗

（一）生活方式干预

健康的生活方式是一切治疗的基础，合理的饮食结构、热量摄入控制和体育锻炼均可有效降低血脂水平、减轻体重、控制血糖和血压。DASH研究显示低脂和不饱和脂肪酸饮食有不依赖体重减轻的降压作用，如果同时减少钠盐摄入，降压作用将更显著。因此，日常饮食结构中除了限制热量的摄入外，还应增加低脂、低盐及高膳食纤维、

高含水量食物,同时可以选择具有保护作用的膳食因子。近年来一系列研究显示膳食辣椒素可通过激活瞬时受体电位通道香草醛亚家族1(TRPV1)和膳食薄荷醇可通过激活冷敏感通道(TRPM8)具有一定的减肥、调脂和降低血压的作用,提示这些膳食因子可能适用于代谢性高血压的干预。体育锻炼是增加能耗的最有效途径,锻炼的获益远不止于减轻体重。血压下降程度与锻炼的强度及体重减少量有关,临床有意义的血压下降在每周至少锻炼2h就有显现,且对收缩压的作用更明显。虽然合理饮食和减轻体重有显著的降压作用,但单纯的生活方式干预对于高血压合并多种危险因素及靶器官损害患者的作用是有限的,如限制高盐摄入仅使血压下降2~8 mmHg,运动也仅使血压下降4~9 mmHg。肥胖患者能成功减轻体重并长期保持的仅占5%~10%,而且在这些成功者中,血压的下降也可能仅是暂时的,如把握不好反而可能增加其他并发症的风险(如运动损伤、节食引起的低血糖、营养不良等)。所以,生活方式是重要的治疗手段,但单纯靠生活方式来长期控制血压的依从性不佳和获益有限,几乎所有的代谢性高血压患者都需要联合降压药物治疗。

(二)药物治疗

对于生活方式干预效果不明显或并发症多的患者应尽快实施药物干预。与其他类型高血压不同,代谢性高血压患者的降压药物治疗配伍上更应注重个体化治疗。代谢性高血压患者常伴随代谢异常,故应优先采用能改善糖、脂代谢的降压药,避免会增加体重、易引起糖、脂代谢紊乱的药物。在国内外的高血压治疗指南中,血管紧张素转化酶抑制剂和血管紧张素Ⅱ受体拮抗剂被推荐用于高血压合并代谢综合征或糖尿病肾脏病变患者的首选。RENAAL研究比较2型糖尿病伴临床蛋白尿患者使用氯沙坦较其他传统抗高血压治疗的疗效更佳,氯沙坦对2型糖尿病肾病患者有显著的肾脏保护作用。二氢吡啶类钙拮抗剂适用于治疗高血压合并动脉粥样硬化;ALPS-J研究发现,冠心病合并高血压患者给予阿折地平或氨氯地平治疗48周后斑块面积百分比均出现显著性下降。我国高血压多与高盐摄入有关,肥胖相关性高血压多存在交感神经系统激活,因此,小剂量的利尿剂和β受体阻滞剂也适用于代谢性高血压的联合治疗。

除上述降压药物之外,大量研究发现用于改善糖代谢的二甲双胍、阿卡波糖、胰高血糖样肽(GLP-1)、类似物和抑制GLP-1降解的二肽基肽酶制剂(DDP-4抑制剂)和钠糖共转运体-2(SGLT-2)抑制剂被证实不仅具有良好的降糖作用,还具有降压、改善胰岛素抵抗和改善代谢紊乱等心血管代谢保护效应。二甲双胍联合降压药治疗高血压伴高胰岛素血症患者与福辛普利有类似降压效应和良好的协同作用。降压药联合应用二甲双胍也能对非糖尿病的肥胖性高血压患者有效减少内脏脂肪、炎症因子及降低总胆固醇水平。荟萃分析发现二甲双胍在糖尿病、非糖尿病患者中可分别降低血压1.09/0.97 mmHg和1.98/0.67 mmHg。阿卡波糖对糖耐量异常患者有轻度降低血压效应,并显著降低糖尿病患者舒张压。来自中国、韩国、印度的多中心临床研究证实利拉鲁肽可降低收缩压>3 mmHg。国内研究进一步证实艾赛那肽和利拉鲁肽均可明显降低收缩压。DPP-4抑制剂利格列汀降低糖尿病患者血压,但需注意的是服用ACEI的患者,维格列汀的联合应用使血管性水肿的风险增加。研究发现,SGLT-2异常是糖尿病患者血压升高的重要机制。SGLT-2抑制剂可降低糖尿病患者血压,并且无直立性低血压的报道。SGLT2抑制剂单独使用时几乎不发生低血糖,具有升高HDL-C的作用,几乎不影响甘油三酯。这些降糖药物同时有一定程度的降压和减重作用,在慎重考虑其相互作用后可作为代谢性高血压药物治疗方案。

(三)代谢手术治疗

代谢手术主要适用于生活方式改变无效、药物治疗效果不好,合并糖尿病和(或)肥胖等多种并发症,又具备手术适应证的顽固性高血压患者。代谢手术根据原理一般分为3类:一是容量限制型如腹腔镜袖套状切除术,特点是通过减少胃容量易产生饱感,限制饮食的摄入达到治疗目的;二是吸收不良型如胆胰转流术,通过缩短小肠功能段的长度,减少营养物质的吸收;三是混合型如Roux-en-Y胃转流手术,包括胃容量缩小和小肠旁路形成,既能限制摄入又能减少脂肪物质的吸收,因其疗效好且并发症少等优势而应用广泛。瑞典研究显示在代谢手术6个月后,患者收缩压和舒张压分别降低11mmHg和7mmHg。不同代谢手术的短期和长期降压作用结果显示,胃转流术后2年分别降低收缩压和舒张压为12.1mmHg和7.3mmHg,在术后10年为5.1mmHg和5.6mmHg,说明代谢手术具有显著降压效果。Sarkhosh等研究发现腹腔镜袖状切除术能完全缓解58%的高血压,75%的高血压术后好转。Femstrom等研究表明代谢手术后血压下降和持续体重减轻效果依赖于患者术前的血压状态,术前正常血压和已服用降压药物控制良好的高血压患者在术后血压下降幅度较小,严重高血压患者术后血压显著下降。研究发现,代谢手术能够有效降低患者血压及改善血管舒张功能,且血压下降与体重、体重指数、腰围无显著相关性。近年,肾脏的交感神经消融术(RSD)应用于治疗顽固性高血压,但RSD是否对血糖、胰岛素抵抗及其他代谢指标有改善值得进一步探讨。因此,代谢手术可以明确降低血糖、血压、体重和改善高血压相关多种心血管危险因素,是治疗顽固性高血压的有效方法。目前针对合并严重代谢紊乱的顽固性高血压患者在其他治疗无效的情况下,推荐行代谢手术治疗,但应严格把握手术适应证。

(祝之明 赵 宇)

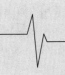

嗜铬细胞瘤和副神经节瘤的诊断和治疗进展

一、定义

嗜铬细胞瘤和副神经节瘤（pheochromocytoma and paraganglioma, PPGL）是分别起源于肾上腺髓质或肾上腺外交感神经链的肿瘤，主要合成和分泌大量儿茶酚胺（CA），如去甲肾上腺素（NE）、肾上腺素（E）及多巴胺（DA），引起患者血压升高的临床症候群，可造成心、脑、肾等脏器的严重并发症。肿瘤位于肾上腺称为嗜铬细胞瘤（pheochromocytoma, PCC），位于肾上腺外则称为异位嗜铬细胞瘤或副神经节瘤（paraganglioma, PGL）。PGL可起源于胸、腹部和盆腔的脊椎旁交感神经链，也可来源于沿颈部和颅底分布的舌咽、迷走神经的副交感神经节，后者常不产生CA。PCC占80%～85%，PGL占15%～20%，两者合称为PPGL。PPGL是一种少见的内分泌疾病，也是比较少见的继发性高血压病因，但却是最常见的功能性神经内分泌肿瘤。PPGL占所有高血压病因的0.2%～0.6%，占接受治疗的高血压患者的0.1%～1.0%。

各年龄段均可发病，发病高峰为30～50岁，男女发病率基本相同。遗传性PPGL占35%～40%，与散发性患者相比，遗传性肿瘤患者起病较年轻并呈多发病灶。至少10%的PPGL为恶性病变。对于恶性PPGL的诊断主要依赖于淋巴结转移或远处转移；超过40%的恶性PPGL的发病与SDHB基因突变有关。

二、发病机制

PPGL的发生与致病基因的种系突变有关，目前已知有17个致病基因，根据基因突变涉及的细胞内不同信号的传导通路，可将这些基因分为两类，第一类与缺氧通路有关，通过激活缺氧诱导因子，促进与缺氧有关的生长因子表达，从而刺激肿瘤生长，包括VHL、SDHx（SDHA、SDHB、SDHC、SDHD、SDHAF2）、FH、PHD1、PHD2、HRAS、MDH2等基因；第二类通过激活MAPK和（或）mTOR信号传导通路促进肿瘤生长，包括NF1、RET、MAX和TMEM127等基因。约50%的PPGL存在上述基因突变，表现为家族遗传性并作为某些遗传性综合征的表现之一，突变频率依次为SDHB（8%～10%）、SDHD（5%～7%）、VHL（7%～10%）、RET（5%～6%）及NF1（3.3%）；SDHC、SDHA、MAX及TMEM127的突变频率<2%；15%～25%的患者存在肿瘤组织的体系突变，在散发性PPGL中的发生频率依次为NF1（20%～25%）、VHL（7%～10%）、RET（5%～6%）和MAX（1%～2%）。部分散发性PPGL的发病机制尚不完全清楚。

三、临床表现

PPGL依据患者的基因类型不同，其临床表现有较大差异，不同基因突变的患者在PPGL的肿瘤部位、良恶性、CA分泌类型及复发倾向上均明显不同。有SDHx基因突变的患者多发生头颈部及交感神经PGL，其中部分患者可合并肾癌、胃肠道间质瘤和垂体瘤；VHL、RET、NF1、TMEM127或MAX基因突变常见于PCC患者，且多为双侧肾上腺受累；RET基因突变亦见于多内分泌腺瘤病域型（MEN域）；SDHB和FH基因突变的患者多提示为恶性PGL。有RET和NF1基因突变的PCC主要分泌E，而有VHL、SDHx突变的肿瘤则以分泌NE为主。

PPGL患者临床症状表现较为宽泛，可能无症状、轻微症状或表现为典型症状。血压升高是PPGL患者最常见的临床症状，由于肿瘤持续性或阵发性分泌释放不同比例的E和NE，高血压可表现为阵发性、持续性或在持续性高血压的基础上阵发性加重3种形式。高血压发作时最常见的伴发症状为头痛、心悸、多汗，称为PPGL三联征，对诊断具有重要意义。患者常因血压突然升高而出现头痛，往往难以忍受；心悸常伴胸闷、憋气、濒死感、恐惧感；此外，发作时可伴有大汗淋漓、面色苍白、四肢发凉等。副神经节瘤分布范围广，临床表现更为多样化，腹膜后占位可表现为腹部、腰背部疼痛，便秘，查体可触到肿块；膀胱病变常表现排尿时头痛、晕厥、心悸、视物模糊、出汗或发作性高血压，该症状常在膀胱充盈、腹部触诊、排便或性交时出现；腹主动脉旁表现类似腹膜后，盆腔嗜铬细胞瘤常有尿不尽感；部分副神经节瘤术前呈寂静表现。

PPGL危象可因大量CA突然释放而发生，也可因手术前或术中挤压、触碰肿瘤、使用某些药物（如糖皮质激素、β受体阻滞剂、甲氧氯普胺、麻醉药）及创伤、其他手术应激等而诱发。PPGL危象发生率约为10%，临床表现可为严重高血压或高、低血压反复交替发作；出现心、脑、肾、眼等多器官系统功能障碍，如心肌梗死、心律失常、应激性心肌病、心源性休克；肺水肿、急性呼吸窘迫综合征（ARDS）；脑血管意外、脑病、癫痫；眼底视网膜血管出血、渗出、视盘水肿；麻痹性肠梗阻、肠缺血；肝、肾衰竭等；严重者导致休克，最终致呼吸、循环衰竭死亡。需要注意的是，是否有PPGL危象在肿瘤良恶性方面未显示出统计学差异。

由于肾上腺素能受体广泛分布于全身多种组织和细胞，亦可以合并其他相关系统临床症状。消化系统：高血压发作时患者常伴有恶性、呕吐等胃肠道症状，长期高浓度儿茶酚胺使肠蠕动减慢而出现便秘，甚至肠梗阻、胆囊收缩减弱、胆汁潴留致胆石症等，部分患者可触及腹部肿块，当触碰或按压腹部肿块可使血压明显升高，此时应高度怀疑PPGL；泌尿系统：部分PGL位于膀胱，患者可有血尿或排尿时诱发高血压发作，肿瘤较大并与肾脏紧邻时，可使肾脏位置变化或压迫血管而出现肾动脉狭窄、肾功能不全，有些患者高血压发作时出现蛋白尿或尿潴留；神经系统：兴奋中枢神经，高血压发作时可伴有精神紧张、烦躁、焦虑、濒死感或晕厥、抽搐、症状性癫痫发作等；内分泌系统：发作时常通过影响胰岛素的分泌而出现血糖升高，部分患者可伴有高代谢症候群，如怕热、多汗、体重减轻等。

需要筛查PPGL的情况如下：①有PPGL的症状和体征，尤其有阵发性高血压发作的患者。②使用DAD2受体拮抗剂、拟交感神经类、阿片类、NE或5-羟色胺再摄取抑制剂、单胺氧化酶抑制剂等药物可诱发PPGL症状发作的患者。③肾上腺意外瘤伴有或不伴有高血压的患者。④有PPGL的家族史或PPGL相关的遗传综合征家族史的患者。⑤有既往史的PPGL患者。

四、诊断方面

（一）定性诊断

激素及代谢产物的测定是PPGL定性诊断的主要方法，包括测定血和尿NE、E、DA及其中间代谢产物甲氧基肾上腺素（MN）、甲氧基去甲肾上腺素（NMN）和终末代谢产物香草扁桃酸（VMA）浓度。推荐诊断PPGL的首选生化检验为测定血游离甲氧基肾上腺素类物质（MNs）或尿MNs浓度，其次可检测血或尿NE、E、DA浓度以帮助进行诊断。通常推荐取仰卧位血MN浓度作为标准，但目前有中心研究显示坐位血MN浓度亦有较高的诊断敏感性。

（二）定位诊断

定性诊断后建议再进行肿瘤的影像学检查定位诊断。首选CT进行肿瘤的影像学定位。CT对胸、腹和盆腔组织有很好的空间分辨率，并可发现肺部转移病灶，增强CT诊断PPGL的敏感性为88%～100%。MRI主要适用于探查颅底和颈部PGL，其敏感性为90%～95%。功能影像学检查包括间碘苄胍（metaiodobenzylguanidine, MIBG）

显像、生长抑素受体显像和^{18}氟-脱氧葡萄糖正电子发射断层扫描（^{18}F-FDG-PET/CT）。^{123}I-MIBG显像诊断PPGL的敏感性高于^{131}I-MIBG显像，MIBG显像适用于肾上腺外病灶、肾上腺内复发和恶性嗜铬细胞瘤，而对转移性、复发性PPGL，位于颅底和颈部、胸腔、膀胱PGL与SDHx（尤其是SDHB）基因相关PPGL的检出敏感性较低。恶性PPGL患者发生转移且不能手术时，如MIBG显像阳性，则可应用^{131}I-MIBG治疗。生长抑素受体显像对头颈部PGL肿瘤定位的敏感性为89%～100%，明显优于MIBG（18%～50%）；对PGL定位的敏感性（80%～96%）高于PCC（50%～60%），故推荐可用于筛查恶性PGL的转移病灶。建议^{18}氟-脱氧葡萄糖正电子发射断层扫描（^{18}F-FDG-PET/CT）用于肾上腺外的交感性PGL、多发性、恶性和（或）SDHB相关的PPGLs的首选定位诊断。其对转移性PPGLs的诊断敏感性为88%，在良恶性肿瘤的鉴别方面，优于^{131}I-MIBG。对于PGL者、血浆或尿3-甲氧基酪胺（3-MT）增高的PCC者以及携带SDHB基因突变者，推荐检测^{18}F-FDG PET/CT确定是否存在转移性肿瘤。^{18}F-L-6-氟-3, 4-二羟基苯丙氨酸（^{18}F-FDOPA）作为合成儿茶酚胺的前体物质，可被嗜铬细胞摄取和代谢。^{18}F-FDOPA PET/CT较^{123}I-MIBG、CT/MRI对PPGLs检出率高。需要注意的是基因状态可能是影响PPGLs对核医学显像剂摄取的最重要因素，^{18}F-FDOPA PET/CT显像的假阴性主要出现于有基因突变的患者中。

（三）基因检测

推荐对所有PPGL患者均应进行基因检测，可根据患者的肿瘤定位和CA生化表型选择不同类型的基因检测；建议对所有恶性PPGL患者检测SDHB基因；对有PPGL阳性家族史和遗传综合征表现的患者可以直接检测相应的致病基因突变。对致病基因携带者建议长期密切随访。

五、治疗

确诊PPGL后应尽早手术切除肿瘤，但手术前必须进行充分的药物准备，以避免麻醉和术中、术后出现血压大幅度波动而危及患者生命。

建议除头颈部PGL和分泌DA的PPGL外，其余患者术前均应服用α受体阻滞剂做术前准备，需要注意的是亦有研究者认为对于分泌DA为主或血压正常的PPGL患者术前亦应使用α受体阻滞剂预防术中高血压的剧烈波动发生。术前可先用选择性α₁受体阻滞剂（哌唑嗪、特拉唑嗪或多沙唑嗪）或非选择性α受体阻滞剂（酚妥拉明、酚苄明、乌拉地尔）控制血压，如血压仍未能满意控制，则可加用钙通道阻滞剂（CCB）。CCB可阻断钙离子的流入而抑制肿瘤细胞儿茶酚胺的释放，直接扩张外周小动脉和冠状动脉，降低血压，解除冠状动脉痉挛，增加冠状动脉血流量，故可适用于冠心病或儿茶酚胺性心肌病的PPGL患者。并非所有病例都需要β受体阻滞剂，只有用α受体阻滞剂治疗后，如患者出现心动过速，则再加用β受体阻滞剂（阿替洛尔、美托洛尔等），但是绝对不能在未服用α受体阻滞剂之前使用β受体阻滞剂，因为PPGL患者先服用β受体阻滞剂可导致急性肺水肿、左心衰或诱发高血压危象的发生。PPGL患者因血浆NE水平增高，低血容量或直立性低血压等而刺激血浆肾素水平增高，因此，血管紧张素转化酶抑制剂（ACEI）通过抑制RAAS系统而降低血压，可作为术前联合降压治疗的选择。血管扩张剂如硝普钠可直接扩张血管平滑肌，扩张周围血管，降低外周阻力，常用于PPGL高血压危象发作或手术中血压持续增高者。对于出现直立性低血压者，血压基本控制后，必要时手术前静脉输注血浆或胶体溶液，使血容量恢复正常。术前药物准备的时间一般至少为2～4周。

对大多数PCC患者，推荐行腹腔镜微创手术，如肿瘤直径＞6cm或为侵袭性PCC，则应进行开放式手术以确保肿瘤被完整切除。为避免局部肿瘤复发，术中应防止肿瘤破裂。推荐对PGL患者行开放式手术，但对于小肿瘤、非侵袭性PGL，建议可行腹腔镜手术。建议对双侧PCC患者手术时应尽量保留部分肾上腺，以免发生永久性肾上腺皮质功能减退。目前PGL的治疗仍以手术治疗为主，但PGL有多发、多病灶的特点，应仔细查找，以防遗漏。需要注意的是，术中挤压瘤体致儿茶酚胺释放入血可导致血压骤升，多见于肿瘤体积大者；肿瘤切除术后，由于高含量的儿茶酚胺作用消失，微血管痉挛解除而导致血管床容积骤然增加，致使全身血容量再分布，导致有效灌注血容量相对不足而形成休克。手术后1周内应重新测定24h尿CA和VMA水平，以确定所有有功能的肿瘤是否完全被切除。副神经节瘤较嗜铬细胞瘤瘤体更大，恶性比例更高。对于手术不能切除的恶性PPGL和肿瘤转移灶者，可采用^{131}I-MIBG治疗和化疗。一项关于^{131}I-MIBG治疗恶性PPGL的Meta分析入选了243例患者，随访24～62个月，其中50%的患者出现肿瘤体积缩小，而40%的患者出现激素水平下降。关于转移性嗜铬细胞瘤和PGL的预后问题，Hamidi O等对转移性PCC（685例）和PGL（611例）进行Meta分析提示平均诊断年龄为43.9岁，平均随访时间为6.3年，其中532例中40.4%的患者有同时性转移，PPGL的5年死亡率（$n=738$）为37%，10年（$n=55$）死亡率为29%，男性和同时性转移与较高的死亡风险有关。推荐所有接受PPGL手术者随访至少10年，以确定是否有原位、转移性病变或新生肿瘤的发生，而对于高危患者（年轻、携带基因突变、巨大肿瘤或PGL）建议接受每年一次的终身随访。

（吴海英）

女性绝经后高血压的特点

一、女性绝经后高血压的流行病学现状

高血压是心脑血管疾病最重要的危险因素，发达国家高血压人群患病率为30%～40%，而发展中国家可能更高。根据《中国心血管病报告2018》，估计中国心血管病现患人数为2.9亿人，其中高血压人数为2.45亿人。高血压的患病率在不同年龄段有不同的性别差异。在50岁之前女性高血压患病率低于男性，但女性在绝经后高血压患病率开始上升，并逐渐和男性一样，70岁后超过男性。高血压的并发症是女性人群的主要死亡原因之一。

绝经后高血压是指女性生理性绝经1年后的高血压。绝经后女性高血压主要有血压波动性大、药物不易控制、伴随症状多、并发症和伴发疾病多等特点。与绝经前相比，绝经后心血管疾病的风险是明显增加的。同时，随着年龄的增长，以及从围绝经期（即绝经前后的一段时期）开始卵巢功能的逐渐衰退，雌激素/雄激素比下降，雄激素水平相对增高，以及伴有多个心血管疾病危险因素的增加，包括血脂升高、体重指数（BMI）增加、空腹血糖升高和胰岛素抵抗等。由于性激素水平的改变，协同了其他因素的影响，使得血管内皮功能障碍、交感神经系统和肾素-血管紧张素系统（renin angiotensin system, RAS）激活等一系列改变，从而影响血压。绝经后女性患高血压和心血管事件的风险都升高。

（一）绝经后女性高血压患病率、知晓率、治疗率和控制率

据《美国国家健康和营养调查》的一项1999—2004年的队列研究表明绝经后女性高血压的患病率、知晓率、治疗率和控制率分别为：1999—2000年28.3%、62.0%、50.3%、24.9%；2001—2002年28.9%、72.6%、62.1%、39.8%；2003—2004年28.2%、67.6%、58.0%、35.2%。从以上数据可以看出女性高血压的知晓率和治疗率并不低，但控制率不高，5年间无明显改善（$P=0.05$）。另一项2007—2012年的《美国国家健康和营养调查》统计数据显示，60岁及60岁以上年龄女性高血压的知晓率为87.5%、治疗率为82.9%、控制率为54.0%。芬兰DECODE胰岛素研究组的一项荟萃分析，共纳入年龄介入30～89岁的6156名中老年男性和5351名中老年女性，中老年女性患高血压的相对风险（95% CI）是1.89（1.34～2.66），中老年男性患高

血压的相对风险（95% CI）为1.45（1.23～1.72），可知中老年女性患高血压的风险要高于中老年男性。绝经后女性不仅发生心血管疾病的风险增加，且高血压患病率也是增加的，这需要对高血压更积极地治疗。Choi等对韩国绝经后女性高血压的研究，共纳入12 089名男性和15 798名女性，总体上男性高血压患病率（34.6%）高于女性患病率（30.8%），但是女性在60岁以上的高血压患病率比男性高（根据对数概率统计），但控制率要低于男性（根据对数概率统计）。

近10年来，在大多数发达国家，高血压的知晓率、治疗率和控制率呈现上升趋势，高血压的患病率和心血管事件的发生率呈现下降趋势，现已出现拐点。但是发展中国家高血压患病率和控制率不理想，并且心血管事件的发生呈现继续增长趋势。中国女性绝经后高血压的控制现状也是不理想的。

一项中国的前瞻性队列研究，共纳入500 223名年龄为35～74岁的中国成年人，结果表明女性高血压总患病率为31.90%，70～74岁绝经后女性的高血压患病率为60.2%，知晓率为37.9%，降压药物治疗的患者数未达到50%，控制率为29.6%。另一项中国慢性病前瞻性队列研究共纳入512 891名年龄在30～79岁的中国成年人，平均年龄为52岁，其中高血压总患病率为32.5%（男性33.7%，女性31.9%），年龄在70～74岁绝经后女性的高血压患病率（60.2%）略高于同年龄段的男性患病率（56.2%）。另外，来自中国31个省份的1 738 886名参与者的一份报道，平均年龄55.6岁，其中59.5%为女性。结果表明，女性绝经后高血压知晓率、治疗率和控制率分别为35.8%～36.2%、22.7%～23.0%和5.6%～5.7%。由于我国城乡经济差距大，绝经后女性高血压患病率增加，农村绝经后女性高血压的防治很不乐观。一项来自山东农村的高血压横向研究，共纳入16 364名农民，55～64岁的绝经后女性高血压的患病率（54.6%）与同年龄段男性高血压患病率（54.7%）持平，但65岁以上绝经后女性高血压的患病率（75.4%）高于男性（64.8%）。Yang等收集1991—2007年中国高血压的数据，共纳入26 685名农村女性，研究表明65～74岁绝经后女性高血压的知晓率、治疗率和控制率比同年龄男性要高，并呈现逐年上升趋势，但控制率仍不容乐观。

非洲阿尔及利亚医疗部门的一项实践研究，共纳入

3622名患者（58%女性），研究表明在2007—2012年，男性发生高血压的患病的平均年龄为48岁，而女性的高血压患病普遍在绝经后，年龄>55岁。老年男性高血压患病率（46.2%）要明显高于老年女性患病率（31.6%）。有69.8%的绝经后高血压女性知道自己诊断为高血压，85.1%的女性接受降压治疗，但只有35.6%的女性血压得到控制。孟加拉一项研究共纳入3870名男性参与者和3955名女性参与者，对于绝经后女性来说，其测量血压的频率高于男性（77.4% vs.74.6%）；认识到自己血压增高率较男性低（67.6% vs.71.4%），治疗率也低于男性（35.7% vs.45.7%）。说明发展中国家女性绝经后高血压的晓率和治疗率并不太低，但达标率却欠佳。

美国2014年人口死亡数据显示，65岁以上的女性死亡的首要原因为心血管疾病，位列二、三位的分别是癌症和卒中。对于绝经后女性而言，与其他传统危险因素（吸烟、高脂血症、肥胖、糖尿病）相比，高血压对心血管疾病相关的发病率和死亡率的影响更为重要。资料显示，我国女性绝经后高血压的患病率高于西方发达国家，我国女性绝经后高血压的知晓率、治疗率和控制率明显低于西方发达国家。

（二）绝经后女性高血压与代谢相关因素的关系

女性绝经后高血压的患病率明显升高，与年龄、体重、血糖及血脂等综合因素有关，这对绝经后的女性心血管系统并发症的发生尤为重要。法国鹿特丹大学一项荟萃研究表明，绝经后女性高血压的发生与其体重增加有联系。意大利一项纳入12 150名女性的横断面研究表明，绝经后女性罹患高血压的风险明显增高，主要与超重、体力活动少和较低的教育水平有关。意大利另一项研究发现，代谢综合征和内皮功能障碍与绝经后妇女的心血管疾病的风险有相关性。巴西一项横断面的研究根据心血管风险综合评分（framingham general cardiovascular risk score, FRS）探讨绝经后女性心血管危险因素的状况，结果表明：相比FRS<10%的绝经后女性，FRS>10%女性的血压、总胆固醇水平和低密度脂蛋白-c水平明显升高。日本的一项对579名自然绝经妇女的临床试验表明，自然绝经的妇女的收缩压和BMI未见明显变化，但胆固醇水平在绝经期前已有升高。日本另一项纳入22 426名40~59岁妇女的回顾性研究表明，绝经期和绝经后期女性与高血压没有独立联系，但过早的绝经可增加胆固醇水平的风险。日本一项针对中老年妇女的研究结果表明，高血压、动脉粥样硬化和内皮功能障碍与衰老和绝经是密不可分的，特别是绝经期和已经绝经期女性收缩压显著高于围绝经期女性，且绝经后女性的收缩压变化与绝经期收缩压的变化差异很大。韩国学者Cho等的一项研究，纳入384名绝经后韩国女性，结果表明绝经5年以内的女性罹患腹型肥胖和血

糖增高的风险加剧，绝经5~9年的女性罹患高血压的风险最高，而绝经后14年的女性罹患代谢综合征的风险呈先升高后降低的趋势。

中国的一项大规模女性研究，共纳入9970名年龄25~64岁的女性，研究表明绝经后女性的收缩压和BMI比未绝经的妇女低，但腹部脂肪百分比较高。随着我国进入老龄化社会，绝经后高血压的患者数呈逐渐上升趋势。Adriani等发现，50岁以上的印度尼西亚女性中，绝经后激素水平的变化与增加高血压及其他心血管疾病的风险有关，且绝经后高血压的妇女被动吸烟和应激水平都明显高于正常血压的绝经后妇女。

二、绝经后女性高血压的病理生理

血压主要受循环血容量、心排血量、外周血管阻力及动脉的弹性贮器作用的影响，通过位于主动脉弓及颈动脉窦内压力感受器的反射作用，将血压维持在正常限度内。女性作为一个特殊的群体，心血管系统受到生殖、性腺和内分泌系统的影响，特别是绝经后的女性体内性激素水平的改变，对高血压的发生发展都产生了不同程度的影响。

（一）女性绝经后性激素水平的改变与血压的关系

由于性激素对血压有调节作用，这可能是成为高血压发展的重要因素。绝经期女性卵巢功能衰退，分泌性激素的能力减退，但卵巢基质和肾上腺仍能分泌睾酮和雄烯二酮，性激素轴的平衡被破坏，可导致高血压的发生。

雌激素是类固醇类激素，主要有雌二醇、雌三醇和雌酚，其中雌二醇的生物活性是最高的。雌激素通过调节一氧化氮合酶（nitric oxide synthase, NOS）的活性，增加一氧化氮（nitric oxide, NO）的产生，降低了氧化应激，对心血管系统起保护作用。

动物实验表明，大鼠卵巢切除后，雌激素水平的降低可引起血管收缩，与减少NO的表达有关，补充雌二醇后，大鼠的NOS活性增加，促进NO合成，血管舒张，降低血压。同时，雌激素还可以改变脂蛋白的代谢和去甲肾上腺素的摄取。雌激素可以改变卵巢切除雌鼠的β1肾上腺素受体、L型钙通道Ca^{2+}稳态、心肌肌浆网对Ca^{2+}摄取和心肌肌丝对Ca^{2+}的敏感性。同时，雌激素通过对内皮素-1和内皮释放的血管活性物质的调节来调节血压。内皮素-1是一种血管收缩剂和促有丝分裂肽，是心血管疾病发病的重要因子。雌二醇可阻断内皮素-1对平滑肌细胞的促有丝分裂作用，并抑制内皮素-1诱导的促分裂原活化蛋白激酶激活。

绝经后女性血清中雄激素水平提高3~4倍，导致雌激素/雄激素比发生变化。睾酮对高血压的作用是一把双刃剑。外源性睾酮可增加绝经后女性的心血管事件。另有研究表明睾酮对心血管系统的作用与浓度有关，只有低浓度

的睾酮对心血管系统起负相关。低浓度睾酮通过对血管平滑肌上内皮细胞的作用,改变细胞膜上Ca^{2+}和K^+,增加环磷酸鸟苷和环磷酸腺苷,从而引起血管舒张,改善血压水平。但是,睾酮对心血管系统的研究很有限,需进一步细胞学和分子学来阐明。

孕激素对心血管系统的影响研究甚少。黄体酮是一种血管活性激素,动物实验表明与雌激素类似,黄体酮可促进内皮依赖性血管舒张。黄体酮具有抗动脉粥样硬化的作用,可降低低密度脂蛋白胆固醇,增加高密度脂蛋白胆固醇,理论上对女性高血压是有益的。但是,动物实验表明,孕酮可拮抗雌激素的抗氧化作用,增强去卵巢小鼠的氧化酶活性和活性氧的产生。

催乳素是一种参与女性乳房发育和哺乳的激素,研究发现催乳素与子痫前期、高血压、健康人的心脏重塑有关。一项纳入201例围绝经期女性随访3年的研究显示,高浓度的催乳素会加速围绝经期女性患者的血管老化。尤其是刚绝经的妇女,催乳素水平可预测动脉硬化的发生发展。

促卵泡激素和黄体生成素与生育期高血压女性的严重程度有关,但是与绝经期女性高血压无关。一项纳入了2658名绝经后妇女研究显示,促卵泡激素的降低可能是绝经后妇女心血管疾病的危险因素。黄体生成素和促卵泡激素在整个绝经期呈现动态变化。从绝经前期开始,雌激素减少,垂体得不到雌激素的负反馈抑制作用,因此促卵泡激素和黄体生成素的分泌水平升高。绝经1年后,促卵泡激素水平比生育期排卵前水平升高10～15倍,黄体生成素增高3倍。这两种激素在绝经后16～20年逐步下降。

(二)女性绝经后高血压RAS活性的变化特点

RAS是血压稳定最重要的调节体系。长期的RAS抑制,可使绝经后妇女的血浆肾素活性(plasma renin activity, PRA)升高,抑制环氧化酶相关的血管收缩和超氧阴离子的合成,改善与衰老相关的内皮功能障碍,使得对绝经后女性的血压抑制作用降低。雌二醇可增加女性内皮源性血管舒张因子的释放,抑制RAS作用。动物实验表明,卵巢切除的自发性高血压大鼠(spontaneously hypertensive rat, SHR)使用血管紧张素Ⅱ-1型受体(angiotensin Ⅱ type 1 receptor, AT_1R)拮抗剂氯沙坦降低血压时,其血压高于未切除卵巢的SHR。

(三)交感神经系统在绝经后高血压中的作用

女性高血压与交感神经系统(sympathetic nervous system, SNS)的激活有关。有证据表明SNS通过肾交感神经作用,增加肾素释放,改变肾小球滤过率(estimated glomerular filtration rate, eGFR),提高肾小管钠重吸收,这可能存在性别差异。绝经后女性的RAS活性增强

可增加SNS兴奋性,刺激节前神经元的神经递质释放,减少突触前膜对递质的摄取,促进末梢去甲肾上腺素的合成,增加儿茶酚胺的释放,提高外周血管阻力和心排血量,最终导致高血压的发生。

一项动物实验表明,与幼龄SHR相比,老龄SHR的肾上腺素能阻断后血压下降幅度大,SNS对老龄雌性SHR的血压影响会更大。原因可能是随着雌性SHR衰老,SNS活动和肾素水平的增加,导致血压变化明显。此外,肥胖和血清瘦素水平的增加也可激活SNS。另外,绝经后妇女的SNS功能亢进可能比绝经前妇女更易出现血管收缩。因此,SNS对女性绝经后高血压很重要,需要更多的研究来证实。

(四)女性绝经后高血压的血流动力学变化特点

女性绝经前高血压具有静息时心率偏快、心排血指数和脉压增加、总外周血管阻力和总血流量低的特点。而绝经后女性高血压特点多为低肾素型,外周血管阻力增高,血流量降低或正常。

女性血压具有相对特殊的血流动力学特征。描述血压有两个常用的参数:脉压(pulse pressure, PP)和平均动脉压(mean arterial pressure, MAP)。PP具有3个决定因素:每搏输出量、动脉僵硬度和脉搏波反射,后两个因素会影响大动脉的脉压。由于PP易受到动脉长度缩短和脉搏波反射的时间影响,绝经后女性的PP比MAP更为重要。PP增加(与主动脉僵硬度的增加有关)导致心血管疾病风险明显增加。年龄超过55岁的女性颈/肱动脉脉压比对死亡率的影响是男性的3倍。

(五)精神心理因素对绝经后高血压患者血压调节的影响

由于社会因素和激素水平的变化,女性绝经后常伴有失眠、易怒、焦虑等问题,甚至可引发心理疾病。心理压力可以刺激机体释放多种升压物质,导致神经、内分泌、心血管和免疫系统的变化,从而升高血压诱发高血压的形成。越来越多的研究表明心理压力参与了高血压的病理生理过程,是高血压病因的重要机制之一。长期的精神紧张、焦虑、抑郁、睡眠不足及恶性刺激等可使SNS和RAS激活,引起血管收缩,血压增高。

女性绝经后易出现焦虑和抑郁症状,发生率高于男性。绝经后女性卵巢功能减退,引起自主神经功能紊乱,血压波动大,受情绪影响明显,因而常表现轻度的抑郁、焦虑或认知障碍。亚临床抑郁症会增加高血压的患病率。

三、绝经后高血压相关器官损害的机制及特点

绝经后高血压更易导致组织脏器损害,女性绝经

后血管相关的器官损害（hypertension mediated organ damage, HMOD）主要包括心脏、脑、肾脏和外周血管等。

（一）绝经后高血压介导的心脏损害

高血压的心脏损害包括左心房扩大、左心室肥厚（left ventricular hypertrophy, LVH）、相应的心力衰竭和心律失常等。而心血管系统疾病（如心肌梗死、心律失常和心力衰竭）占男性死亡总数的40%，占女性死亡总数的49%，女性高于男性。高血压患者的LVH在女性绝经期前后具有不同的演变特点，且在绝经后高血压患者与其同龄男性高血压患者中，心室重构与心力衰竭的转归均存在明显的性别差异。

射血分数保留的心力衰竭（heart failure with preserved ejection fracture, HFpEF）在女性中更常见。HFpEF的危险因素包括高龄和肥胖，这两种因素在女性中越来越普遍。此外，左心室舒张功能障碍先出现于HFpEF。在女性人群中，HFpEF与绝经后期诸多因素密切相关。绝经后高血压患者的衰老是基于高血压并加重HMOD的重要因素之一，是心脏舒张功能异常的一个独立危险因素。研究证实，动物的心肌细胞体积随年龄增长而增加，而老年心肌间质纤维化也随之增加。这些由衰老引起的变化导致心肌僵硬，可能同时导致舒张功能障碍和HFpEF。由于HFpEF的治疗并未降低死亡率，所以早期发现和治疗左心室舒张功能障碍可成为预防HFpEF的唯一有效措施。

与同年龄男性相比，绝经后女性左心室舒张功能障碍使得在容量负荷或血管张力增加时，左心室顺应性降低。另外，由此产生过高的压力将被传导到心房，从而导致心房压力升高和工作的不协调，这又与房颤的发生密切相关。绝经后女性易体重增加，肥胖是房颤重要、潜在可改变的独立危险因素之一。肥胖可直接增加房颤的危险，同时引起全身炎症、心包脂肪沉积、自主神经张力改变及心脏扩大。

由于年龄和女性性别似乎都是左心室舒张功能障碍和HFpEF的重要危险因素，因此，研究发现性激素水平的变化在高血压女性HFpEF的发生中发挥重要作用，尤其是在绝经后人群中。体内循环雌激素水平降低可诱导并加剧LVH。成年雌性大鼠实验发现，摘除卵巢会消除雌激素对容量负荷导致LVH的特异性保护，而外用雌激素可减轻压力负荷和年龄相关性LVH。雌激素水平的大幅度下降，使其抗氧化保护作用消失，体内活性氧水平也将提高，导致氧化应激加重。氧化应激又促进金属蛋白酶的活化，进一步加重LVH。活性氧会导致蛋白质、脂类和DNA的损伤，包括核苷类化合物的氧化。此外，与绝经前女性相比，绝经后女性的循环睾酮水平升高，而绝经后睾酮与血压呈正相关。因此，雄激素在绝经后女性高血压的发展过程中起着促进作用。同时，绝经后雄激素的相对过量导

致雌激素/雄激素比率变化，而该比例也已被提出作为绝经后女性高血压患病率的重要因素，同时也可能成为改善HMOD的重要靶点之一。

RAS在绝经后高血压患者中被进一步激活。心肌细胞外基质胶原蛋白水平升高的关键介质为血管紧张素Ⅱ（angiotonin Ⅱ, Ang Ⅱ）。AT_1R在Ang Ⅱ介导的心脏肥大，心肌纤维化和炎症起着重要作用。而另一重要受体血管紧张素Ⅱ-2型受体（angiotensin Ⅱ type 2 receptor, AT_2R）则发挥着与AT_1R完全相反的生物作用，包括抗炎、抗纤维化及抑制增生等作用。有学者提出这是由于雌激素诱导的AT_1R表达下调，从而导致的Ang Ⅱ水平升高，进而上调全身和肾血管中的AT_2R功能。这种作用被认为是对绝经前女性心脏保护的基础。来自临床和动物研究的证据表明雌激素与RAS激活之间呈负相关。而绝经后雌激素缺乏使得ACE活性上调，导致Ang Ⅱ的积累，从而进一步加重心脏损害。

（二）绝经后高血压介导的脑及认知损害

有研究证实，与绝经前女性相比，同龄男性更易发生卒中，但绝经后女性卒中的发病率明显升高，甚至高于同龄男性。在校正了年龄之后，与绝经前女性相比，绝经后女性的脑白质体积及脑葡萄糖代谢水平均较低。

女性卒中的死亡率一直高于男性。绝经后女性卒中的发病率进一步升高。有研究发现，55～65岁的女性患缺血性卒中的风险翻倍，在此期间，雌二醇水平下降约60%。内源性雌激素受体在绝经前明显下降，导致脑血管中炎症细胞因子的产生。绝经年龄可能与卒中存在相关性，而其原因则为早期绝经可能使女性更长时间暴露于系统性或神经性炎症状态。

绝经后由于性激素环境的改变，使得女性更易发生向心性肥胖，而这类高血压患者随着体重的增加，患卒中的风险将进一步增大。大量观察数据（41 837名55～69岁的女性）表明，最高腰围/臀围比例患者的卒中率增加了1.6倍，BMI最高三分位数患者的卒中率增加1.3倍，两者都最高的患者卒中率增加2.1倍。

高血压不仅是血管性痴呆的危险因素，也是导致轻度认知障碍的重要原因。以往的研究结果表明，脑动脉损伤的严重程度（表现为白质病变、腔隙性脑梗死和微出血）是卒中和认知障碍的危险因素。从最基本的角度来看，认知功能是学习、保留和回忆信息的能力，还代表了复杂的多维智力功能的集合。神经影像学研究发现，高血压患者的大脑结构改变通常与认知能力下降有关，如灰质减少、白质增加，而女性则更易于受此变化的影响。脑白质高信号区是轻度认知障碍的危险因素。绝经期激素水平的变化会改变血管功能，使女性面临高血压和脑白质高信号的风险。

最新证据表明，雌二醇调节动物和人类的认知功能。

调节作用始于胚胎期，雌激素可直接促使几个大脑区域发生性别分化，从而控制生殖和某些认知功能。体内和体外研究结果均指出，雌激素通过促进神经元发芽、减少脑淀粉样蛋白沉积及其抗炎作用共同发挥神经保护作用。雌激素具有抗氧化作用，其能拮抗神经微管蛋白的过度磷酸化及诱导抗炎蛋白的表达，而神经微管蛋白的过度磷酸化是阿尔茨海默病病变的重要组成部分。此外海马对长期记忆的形成必不可少，而其也已被证实具有丰富的雌激素受体，故可推断雌激素对海马具有一定的保护作用。

认知功能损害存在性别差异，这些差异表现为在某些神经退行性疾病和精神疾病中认知能力障碍和丧失程度的不同，如女性比男性患阿尔茨海默病的概率更高，并且具有更多的临床症状。而随着绝经的到来，血清雌激素水平的下降增加了高血压和高胆固醇血症的发生率，将进一步导致认知功能障碍和晚年阿尔茨海默病的发生。

同时，绝经后女性由于体内雌激素等性激素水平的变化，常会发生一系列绝经后症状，如潮热、烦躁及睡眠质量欠佳等，这会增加血压的变异率，血压变异大，会加速认知功能的障碍。而临床和流行病学研究均表明黄体生成素亦与记忆丧失及认知能力降低有关。

绝经后高血压导致脑血管损伤，将进一步加剧执行功能障碍（皮质下损伤）。它还可能使临床上表现为健忘性认知障碍或阿尔茨海默型痴呆症患者的病情进一步恶化。此外，绝经后高血压患者由于动脉粥样硬化引起的神经变性使其认知功能障碍进一步加重。

（三）绝经后高血压介导的肾脏损害

在全球范围内，慢性肾脏病（chronic kidney disease, CKD）的患病率正在迅速增加。而绝经后高血压患者CKD也显著增加。据研究，绝经后患者有终末期肾病的女性每年以超过4%的速度增长。

一项队列研究结果表明，绝经后女性CKD患病率为16.6%，高于中国成年人的CKD患病率（10.8%）。此外，在绝经后患有2期肾病的女性队列中，$60ml/(min \cdot 1.73\ m^2)$ <eGFR<$89ml/(min \cdot 1.73\ m^2)$ 的患病率较高，而在4期与5期肾病的绝经后患者中，蛋白尿的患病率极高。

绝经是终末期肾病发生的独立危险因素。而当绝经后女性合并高血压时，其终末期肾病的风险将进一步升高。以往的临床与基础研究结果提示，雌激素对血管平滑肌有舒张作用，其作用主要是通过增加NO和环磷酸鸟苷的合成，以及其生物利用度实现的。同时，由于雌激素的抗氧化作用，可以减少超氧自由基对NO的分解作用，从而进一步增强血管的抗氧化应激和抗炎能力，发挥血管保护作用，最终有助于降低血压及改善eGFR。此外，亦有动物研究证实，雌激素对肾小球硬化和蛋白尿有改善作用。

蛋白尿与心血管疾病风险和全因死亡率的增加密切

相关。Perticone等的研究证实，以估测eGFR降低为特征的肾功能损害与心血管事件和死亡风险增加有关。而其原因可能是绝经后高血压患者既无雌激素保护又进一步因高血压导致血管内皮损害、氧化应激及炎症，导致肾小球损害，血管内皮损害还将进一步放大凝血相关的级联反应，进一步损伤肾小球功能。

绝经后雌激素水平降低，增加了CKD患者对微血管疾病的易感性，从而可能导致左心室舒张功能障碍和HFpEF；其次，由于内皮细胞在有害环境中失去了雌激素的保护，上述患者心肾综合征及CKD相关的HFpEF的发生极大增加；在行卵巢摘除术后的SHR模型及老年大鼠模型中，当血压升高时其肾血管阻力升高，而eGFR与肾血流量也较年轻健康大鼠明显下降。在这些动物模型中，当阻断RAS时不仅使肾小球损伤及微量白蛋白尿水平均明显降低，改善肾脏血流动力学。有研究表明，RAS激活可导致肾脏损害，而该作用独立于钠的摄入量。上述不良因素在绝经后高血压患者体内共同发挥作用，进一步加重肾脏的损害。

（四）绝经后高血压介导的外周血管损害

尽管年轻女性的动脉僵硬程度较同龄男性低，但老年女性的动脉僵硬程度却随着年龄的增长而增加。更年期使得女性的动脉僵硬度逐步增加，其中部分是由于雌激素水平和活性的降低所导致。在绝经后女性中，肱踝脉搏波传导速度（brachial ankle-pulse wave velocity, ba-PWV）作为全身动脉僵硬度的指标明显升高。其可能与年龄相关的肌肉力量下降和肌肉减少有关。有研究表明，肌肉减少与ba-PWV呈负相关，并且这种关系对于女性比男性似乎更为重要。绝经前，高水平的雌激素通过作用于血管细胞膜、内皮和平滑肌而诱导血管舒张作用，并使得主动脉的舒张性增加。而绝经后由于雌激素水平降低，上述作用减弱甚至消失，致使其血管保护作用低于同龄男性。

女性绝经后动脉僵硬度增加及肌肉力量下降，并随着年龄增长动脉僵硬度进一步增加。动脉僵硬度是由于动脉张力和动脉壁组成的改变而引起的，这可能导致脉压增加及单纯收缩期高血压，并最终导致HMOD和心血管事件增加。衰老和动脉粥样硬化又可导致血管壁中雌激素受体的丢失。此外，循环雌激素水平的下降也将导致血管内皮和血管平滑肌细胞中雌激素受体减少。雌激素通过与其受体结合，发挥减轻炎症反应、减少促动脉粥样硬化性细胞因子（如肿瘤坏死因子α）分泌及增加前列腺素水平等作用，从而减少氧化应激反应和血小板活化的数量。

同时，雌激素可诱导血管舒张，抑制血管重塑过程以及调节RAS和SNS，从而对育龄期女性的血管发挥保护作用，但当雌激素受体减少时，即绝经后，上述保护作用均被极大地削弱，导致绝经后女性高血压患病率及高血压介导的血管损害、心血管疾病风险大幅增加。临床研究和实验研究均表明雌激素缺乏会导致内皮功能紊乱。

有研究发现，在同年龄及同等血压水平的前提下，即使校正了身高和体重，绝经后女性仍显示出较高的动脉硬化程度。进一步表明绝经状态可能是动脉硬化的独立危险因素。而雄激素可能在其中发挥了一定的作用，它的增加会通过与特定的动脉壁雄激素受体结合，致使血管炎症增加、内皮功能障碍、动脉壁弹性蛋白/胶原蛋白比下降及直接诱导血管收缩剂释放而影响动脉僵硬度。

综上所述，绝经后高血压患者因特殊的生理状态，其HMOD较同龄男性更为严重，故该类人群更应受到重视，并在降压及器官保护等方面寻求更为适合的治疗方案。

四、女性绝经后高血压的治疗

绝经后高血压的治疗方法包括非药物治疗和降压药物治疗，这里也讨论一下激素替代治疗（hormone replacement therapy, HRT）和中西医结合治疗对血压的影响。

（一）非药物治疗

非药物治疗包括合理膳食、控制体重、增加有氧运动、限制钠盐等生活方式的改善作为绝经后女性控制血压的首要步骤和基础治疗。一项研究报告显示，高强度的有氧训练能够显著改善绝经后女性的收缩压、总胆固醇、低密度脂蛋白及总胆固醇/高密度脂蛋白比等心血管健康指标。绝经后高血压患者可进行适当的体力活动。绝经后女性盐敏感性增加，可能与女性雌性激素分泌减少从而影响肾脏对钠离子和血压的调控相关，因此应相对严格限制钠盐的摄入。肥胖是绝经后女性高血压发生的相对危险因素。绝经后女性肥胖的发生率高达40%，多伴代谢综合征的发生。因此，对于绝经后高血压体型肥胖患者应注意限制食物热量和饱和脂肪酸的摄入，以控制体重。

（二）降压药物治疗

根据绝经后高血压患者血压的水平、伴随的代谢异常等心血管危险因素，以及相关HMOD的情况等，个体化选择降压药物。针对绝经后高血压的治疗率不低，但控制率较低的特点，把降压达标的目的放在首位。五大类降压药物在绝经后女性高血压患者治疗过程中的效果优劣性目前尚无充足的证据。

1. RAS抑制剂　对于绝经后高血压患者，血管紧张素转化酶抑制剂（angiotensin converting enzyme inhibitor, ACEI）和血管紧张素受体阻滞剂（angiotensin receptor blockers, ARB）应该是应用广泛的降压药物。Fogari等发现群多普利和氯沙坦相比，两者降压效果相似，但群多普利组收缩压降低更明显，同时可改善糖耐量和降低Ⅰ型纤溶酶原激活物抑制因子，而氯沙坦不具有上述改变。一项比较莫西普利和尼群地平的降压疗效的试验，观察8周，研究结果表明女性绝经后高血压患者使用莫昔普利降压效果较尼群地平好，提示绝经后高血压降压治疗中RAS抑制剂优于钙通道阻滞剂（CCB）。另有研究对ACEI及利尿剂对绝经后高血压的降压效果进行比较，发现使用15 mg/d莫昔普利和25 mg/d氢氯噻嗪12周后，两组降压疗效相似，但氢氯噻嗪组血尿酸、空腹血糖及总胆固醇/高密度脂蛋白比均有不同程度的升高。此外，莫昔普利可减慢颈动脉和股动脉搏动波传导速度，延缓动脉硬化发展恶化。依那普利对绝经后高血压患者亦具有良好的降压疗效，并可延缓绝经后高血压患者颈动脉粥样硬化的进展。因此针对绝经后女性高血压以ACEI为首选，尤其是合并糖尿病、蛋白尿和心力衰竭的患者。

2. CCB　是高血压的基本药物，但由于绝经后女性SNS活性增高，二氢吡啶类CCB心率加快等不良反应的发生率可能会增加。SNS活性增加的表现有面部潮红、心慌、出汗等，可以选择无拟交感活性的非二氢吡啶类CCB，如维拉帕米、地尔硫䓬。研究报告提示针对绝经后高血压患者，缬沙坦和阿莫地平的降压疗效无显著差异，但后者可以更好地改善血管功能。

3. 利尿剂　对合并有肥胖、高血容量和低PRA的绝经后高血压患者，使用利尿剂可能更敏感。绝经后女性体内钙离子平衡受损，利尿剂在稳定钙离子平衡方面具有显著优势，因此也是治疗绝经后高血压患者的基础药物。Stimpel等对Ⅰ～Ⅱ级绝经后高血压患者单用氢氯噻嗪25 mg/d，12周降压有效率为52%。使用较大剂量的利尿剂，代谢性不良反应较多。由于绝经后高血压患者存在潜在或较明显的代谢异常，因此目前常推荐小剂量使用利尿剂。噻嗪类利尿剂可减少尿液中钙离子的排泄，有利于降低绝经后女性的骨折发生率。

4. β受体阻滞剂　用于绝经后女性高血压伴明显交感活性增加的患者。丁国林等研究表明，环丙甲氧心安对绝经后高血压患者不仅具有良好的降压疗效和改善临床症状的作用，而且对糖代谢及血脂水平均无不良影响。

5. 联合用药　联合应用降压药物已成为降压治疗的基本方法。为了达到目标血压水平，大部分高血压患者需联合使用两种或两种以上的降压药物。绝经后高血压患者要提高达标率，联合降压药物治疗非常重要。一项中国研究表明，初始联合治疗对心血管中高危险的中老年高血压患者具有良好的降压作用，明显提高血压控制率。2018年中国高血压指南推荐的联合用药的方案也适用于绝经后高血压患者。有研究表明，绝经后高血压患者降压达标，两药联合使用率为31.8%，3种以上降压药物联合使用率为6.4%。其中以CCB为基础的联合用药率达33.5%，以利尿剂为基础的联合用药率达44.3%。

另外，降压药物和改善相关不适症状的药物联合使用也是有必要的。研究发现，ACEI联合抗抑郁药氟哌噻吨美利曲辛片对治疗伴有绝经后症状的高血压患者，除可以有效控制血压、降低血压变异度外，还可改善头晕、焦虑等精神症状。体内多巴胺受体活性下降在绝经后高血压患者的发展中具有重要作用。一项评价了多巴胺受体激动剂降压效果的试验显示，二氢麦角毒素4.5～6mg/d或联合依那普利和氨氯地平，可使106例女性绝经后高血压患者和24例生育年龄的高血压患者的血压下降，而二氢麦角毒素较强利尿作用可使高血压危象发生更为少见。二氢麦角毒素单剂抗高血压和利尿效果确切，且在治疗的第10～14天时绝经症状得以缓解。

（三）关于激素替代疗法

绝经相关的症状和高血压的发生与雌激素减少相关，鉴于以上机制，HRT应该适用于绝经后高血压患者。已患冠心病的患者，不宜进行激素替代治疗，这是由下列两个研究证实的：一项纳入16 608例年龄为50～79岁的绝经后健康女性的随机对照试验，观察有完整子宫长期应用结合雌激素联合安宫黄体酮，该项研究原计划8年，介于冠心病事件和乳腺癌风险分别增加29%和26%，于2002年被迫提前终止；另外一项对10 739例女性观察性研究单独服用结合雌激素，发现脑卒中和静脉血栓的风险分别增加39%和33%，而心血管事件与癌症发病率增加，研究提早终止。但对绝经后高血压患者血压的影响尚有争议。有研究显示，绝经后血压正常的女性，经HRT治疗2个月后，日间动态血压明显下降。另一项HRT试验表明，给予HRT治疗后，收缩压在5～7年中平均上升1.6mmHg，而未行HRT的女性平均上升8.9 mmHg（$P=0.01$），这种差异在老年组更加显著，但HRT不影响舒张压。目前存在较多研究应用动态血压来探讨HRT对绝经后高血压患者和血压正常者血压的影响。有交叉研究结果表明，HRT能使血压的杓型比率（即夜间收缩压相比白天至少下降10mmHg）明显升高。HRT可通过提高夜间血压降低值从而预防心血管疾病的发生（这个话说反了，正常是杓型，非杓型易发生冠心病）。一项250例受试者试验，分为高血压组和非高血压组，经不同剂量雌激素治疗12个月后可以降低收缩压、总胆固醇、低密度脂蛋白胆固醇，升高高密度脂蛋白胆固醇水平。临床研究发现17β-雌二醇对动脉血管有明显的舒张作用，舌下含服17β-雌二醇降低高血压患者的血压。Langrish等研究报道天然的17β-雌二醇在治疗卵巢功能早衰的同时能显著降低血压，但合成的乙炔雌二醇则无降压

作用。Mercuo等报道应用天然雌激素治疗卵巢功能衰竭或行外科双侧切除卵巢引发血压增高的患者，可使其血压明显降低。一项为期10年的横断面调查结果显示，绝经后老年女性长期服用结合雌激素，高血压发病率、舒张压低于未服用者，但收缩压无明显差异。

屈螺酮可与雌二醇联合应用可降低绝经后高血压患者的血压水平，作为目前一种新型HRT疗法应用于绝经后症状的缓解。一项随机双盲临床研究发现2 mg或3 mg屈螺酮联合17β-雌二醇治疗绝经后高血压患者，可使24h平均收缩压显著降低（分别下降6.1mmHg和4.7mmHg），血浆醛固酮水平升高，而1mg屈螺酮联合17β-雌二醇或单独17β-雌二醇则无明显的降压效果。本团队就绝经后高血压患者使用17β-雌二醇替代治疗方面进行了荟萃分析，结果发现屈螺酮合并17β-雌二醇治疗绝经后高血压患者，可明显降低收缩压与舒张压，而不良反应与其他激素替代治疗方案相似。还有研究表明，奥美沙坦或厄贝沙坦联合17β-雌二醇可降低绝经后高血压。

因此，关于HRT对高血压患者血压的影响，以及对HMOD的影响，对预后的影响，HRT的药物、使用剂量、给药时机等许多问题仍需要进一步的研究证实。

（四）中西医结合疗法治疗

近年来，中西医结合治疗绝经后高血压，在缓解绝经后高血压患者伴随症状方面取得一定成果。关于女性绝经后高血压，中医多认为是肝肾阴虚，肾虚为重，兼及脾、心、肝；单纯阳虚较为少见，常阴损及阳，致阴阳两虚，偏于阳虚为主的证候。因此中医治疗女性绝经后高血压以虚则补之，实则泻之，平衡阴阳，调整血气为其基本原则。目前国内研究以中药方剂联合西医降压药物治疗绝经后高血压多见。陶颖等以滋肾平肝、护理阴阳为法，取二仙汤、天麻钩藤饮、甘麦大麦汤等方剂为基础，加减成滋肾平肝汤，联合依那普利片治疗女性绝经后高血压患者，降压治疗的总效率达93.9%。上海的高血压病专题研究小组，以双补肾之阴阳，泻火理冲为法，用二仙汤治疗围绝经期高血压及更年期综合征。徐耀琳等以益气补血、健脾养心为法，用归脾汤加减合温针灸治疗围绝经期高血压中证属肝血不足的病例。加味逍遥丸与缬沙坦联合应用能显著降低血压水平并可改善血管硬化。补肾活血方药联合氯沙坦治疗绝经后女性高血压患者可明显降低血压，且无明显不良反应的发生。中药方剂联合降压药物治疗绝经后女性高血压虽有较好的临床疗效，但因研究纳入样本量较小，且研究质量控制不佳，因而需要更多的大样本临床试验证实。

（余　静　庄辰晨　李宁荫　陈建淑）

高血压伴低血钾的病因诊断及治疗

高血压是常见病，成人患病率约25%。而高血压伴低钾血症，是很常见的临床问题。有文献报道，一般人群罹患低钾血症1.9%～2.7%；高血压伴低钾血症者为3.8%；慢性肾脏病（CKD）伴低钾血症1.6%～3.2%；在高血压专科住院患者中约占21.4%。高血压伴低钾血症，可能是两种独立疾病的临床表现，如原发性高血压合并肾小管性酸中毒；亦可以是一种疾病的两种症状，如继发性高血压中原发性醛固酮增多症（原醛）。因此需要鉴别低钾血症的病因。

人体钾的稳态，取决于钾的摄入、排泄与细胞内外的正常分布。人体钾有98%分布在细胞内，只有2%的钾位于细胞外。外源性钾的摄入，对钾的平衡有一定的影响，肾脏与胃肠道，对钾的吸收起到调节作用。肾脏是保证体内总钾含量的重要器官；细胞内外钾的分布，则是维持血钾浓度稳定的重要环节。人正常的血清钾浓度范围为3.5～5.0mmol/L，当低于3.5mmol/L时，为低钾血症。

对于高血压伴低钾血症患者，明确低钾原因的重要目的之一是筛查及鉴别继发性高血压。众所周知，继发性高血压的治疗原则及方法不同于原发性高血压，因此，低钾血症作为继发性高血压的重要线索，其病因的诊断，即关乎患者高血压治疗的效果及转归。

高血压伴低钾血症病因诊断的重要目的之一是排查继发性高血压。诊断思路为先易后难，先排除导致高血压合并低钾血症的相关影响因素，如胃肠道丢失，药物失钾等；然后通过线索，进一步采用专业化的检查，明确低钾原因及与高血压之间的关系。

一、摄入减少、肾外钾丢失过多及药物相关性低钾血症

为明确高血压伴低钾血症的病因诊断，首先，要排除其他干扰因素。此类原因，通过认真询问病史、体格检查及一些简要的实验室检查即可明确。各种原因引起患者进食少，偏食；恶心呕吐，腹泻；各种操作前的胃肠道准备；胃肠道手术后吸收障碍；各种原因导致的营养不良；酒精中毒；皮肤丢失过多，如大汗且未及时补充电解质；高血压患者常用的排钾利尿药及其他渗透性利尿药、含有肾脏不能重吸收的阴离子药物，如抗生素两性霉素B、青霉素钠等，均可能引起低钾血症；而低镁血症也易合并低钾血

症。这些原因引起的低钾血症与高血压是相互独立的两个症状，需要排除。避免这些因素后，低钾血症消失；但有些中重度低钾血症，不能完全用这些影响因素解释，仍需注意排查继发性高血压，避免让这些表面现象掩盖实质问题。

二、伴肾性失钾的继发性高血压

继发性高血压伴低钾血症以肾性失钾最常见。

在确认高血压伴低钾血症的病因过程中，多分步进行排查。首先，排除干扰因素，并确认是否为肾性排钾增多。肾性排钾过多的表现为低血钾（<3.5mmol/L），高尿钾（≥25mmol/24h或尿钾/肌酐比值≥1.5）；若非肾性失钾，可考虑肾外排除增多的相关因素及细胞内转移。其次，根据血醛固酮/肾素（ARR）或水平，并结合临床表现及特征，分类排查，其流程见图1。

（一）高醛固酮、低肾素的继发性高血压

1.原发性醛固酮增多症　是最常见的伴低钾血症的继发性高血压，近20年给予大量的研究与关注，也出台了多部相关指南，使其诊断、治疗形成相对较完善的体系，确立了筛查、确诊、分型的诊断流程。醛固酮/肾素比值（ARR）是筛查原醛的重要方法，有研究显示ARR较其他方法筛查原醛更敏感；确诊试验包括氟氢可的松试验、高钠饮食试验、盐水抑制试验，卡托普利试验。其中，盐水抑制试验、卡托普利试验，因相对简单易行，在国内应用较为广泛，但卡托普利试验的特异性不及盐水试验。一旦确诊试验阳性，原醛诊断确立后，要进行分型定位诊断，以确定治疗方案。分型诊断方法包括肾上腺影像学检查及分侧肾上腺静脉取血（AVS）。影像学检查是肾上腺疾病的常规检查，以肾上腺CT为首选，对已确诊的部分原醛患者的分型诊断有重要意义，包括单侧较大的醛固酮瘤或醛固酮癌；但因肾上腺的影像学检查有一定局限性，所以AVS被认为是分型定位诊断的"金标准"，多个指南推荐原醛术前应行AVS，尤其对于较小或双侧病变者。

原醛分型包括腺瘤或单侧肾上腺增生（占35%～40%）、特发性醛固酮增多症（约60%）、醛固酮癌及家族性醛固酮增多症（FH）相对比较少见。但对于青少年（<20岁）原醛患者，需进一步排查家族性醛固酮增多症。

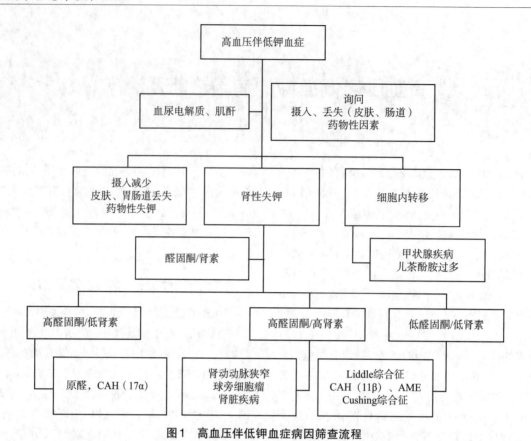

图1　高血压伴低钾血症病因筛查流程

注：CAH（17α）.先天性肾上腺皮质增生，17α羟化酶缺乏症；11β.11β-羟化酶缺乏症；AME.表观盐皮质类固醇激素增多综合征

　　家族性醛固酮增多症，目前常见有3型：FH1、FH2和FH3。FH1又称为糖皮质激素可治的醛固酮增多症（GRA），为常染色体显性遗传的单基因性高血压，早在1966年，Sutherland和Laidlaw报道在一个家庭中发现患有高血压、高醛固酮、低钾血症综合征的病例，采用外源性糖皮质激素治疗可以逆转。因此，GRA临床特点具备原醛的临床表现，即高血压，有或无低钾血症；常有早发心血管病家族史；原醛确诊试验阳性，但肾上腺无明显占位。其发病机制为GRA患者在8号染色体长臂上的醛固酮合成酶基因（CYP11B2）与11β-羟化酶基因（CYP11B1）在染色体不等交换过程中形成融合基因，导致ACTH不仅启动皮质醇，也启动了醛固酮的合成。因此，确诊可采用Southen blot或长PCR，对融合基因进行检测，临床上亦可采用地塞米松抑制试验以明确诊断。

　　原醛的治疗，对于分型诊断为单侧醛固酮腺瘤或单侧肾上腺增生，可首选腹腔镜手术；特发性醛固酮增生为以醛固酮受体拮抗剂为首选的药物治疗；GRA主要采取小剂量地塞米松药物治疗，以抑制ACTH的释放；当血压控制不佳时可联合醛固酮受体拮抗剂及其他类的常用降压药。

　　2.17α-羟化酶缺乏症　为先天性肾上腺皮质增生（congenital adrenal hyperplasia，CAH）中的一个亚型；在CAH中约占1%；属于常染色体隐性遗传性单基因高血压；

也是CAH中两种伴低钾血症的继发性高血压之一。

　　17α-羟化酶属于细胞色素P450氧化还原酶，该酶具有催化肾上腺类固醇17羟化及17，20裂解作用；该酶基因位于染色体10q24.3，该基因有8个外显子，当其发生突变则可引起17α-羟化酶/17，20裂解酶缺乏，使其催化的下游产物，肾上腺皮质束状带的17羟孕烯醇酮、17羟孕酮、皮质醇以及网状带的性激素脱氢表雄酮（DHEA）、雄烯二酮、睾酮、雌二醇合成减少。负反馈引起下丘脑-垂体激素分泌增多，包括黄体生成素（LH）、卵泡刺激素（FSH），尤其重要激素是促肾上腺皮质激素（ACTH）分泌增多；同时，该酶作用底物及上游激素，包括孕烯醇酮、孕酮，以及相关旁路，即肾上腺皮质球状带合成的脱氧皮质酮（DOC）、皮质酮、醛固酮增多（图2）。

　　17α-羟化酶缺乏症的主要表现：肾上腺皮质球状带的激素合成亢进，导致高血压、低钾血症；皮质网状带（性激素）、束状带（皮质醇）合成激素减少，分别导致性发育不全，男性可能出现假两性畸形；女性原发性闭经子宫、卵巢、乳腺等发育不全；骨骼成熟迟缓，骨质疏松。肾上腺皮质激合成障碍，负反馈使垂体激素水平增高，刺激双侧肾上腺增生。

　　典型的17α-羟化酶缺乏症，临床诊断上并不难。临床特点为发病年龄轻，多为青少年，常因青春期性征不发育、原发性闭经，高血压及肾上腺病变而就诊。发病以女性多见，文献报道为4:1，而即便是男性，因性发育不全，常当女性抚养，故发病几乎都是"女性"。

病因诊断：除临床表现为伴低钾血症的高血压、生殖器及第二性征呈幼稚型、肾上腺增生外，生化及激素的实验室检查：低血钾，醛固酮（Ald）水平可正常，可增高，但极少有低醛固酮血症（表1）；虽然在某些文献中，将CAH，包括17α-羟化酶缺乏症统一归为低肾素、低醛固酮，而实际上，如果11β-羟化酶及21羟化酶正常，尽管有其他盐皮质激素，如DOC等能引起钠水潴留，通过抑制肾素，醛固酮水平有所抑制，但由于肾上腺皮质球状带的功能总体是亢进的，因此，醛固酮水平仍以正常及增高为主；

肾素受抑，ARR升高，因此，需要与原发性醛固酮增多症相鉴别。其他实验室检查：垂体相关激素LH，FSH，尤其是ACTH增高；17α-羟化酶上游激素（孕酮）及位于旁路的球状带激素（DOC、Ald）增高；17α-羟化酶下游激素：17羟孕酮（17-OHP）、皮质醇，以及脱氢表雄酮（DHEA）、雄烯二酮（△4）、睾酮、雌二醇等，均为降低。超声、影像学检查肾上腺，生殖器官确认是否异常；染色体核形检查以确定性别；目前研究已发现该酶基因突变位点有100多个，因此，通过基因检测可进一步明确诊断。而对于不典型的病例，亦可采用基因检测或ACTH兴奋试验协助诊断。

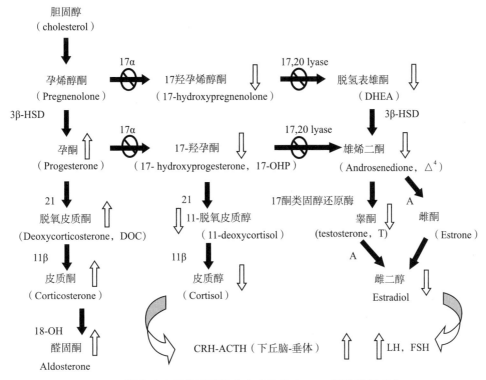

图2　肾上腺皮质类固醇激素合成途径（17α-羟化酶缺乏）

注：3β-HSD. 3β-羟类固醇脱氢酶/△ 4.5异构酶；17α. 17α-羟化酶/17，20-裂解酶；21. 21羟化酶；11β. 11β-羟化酶；18-OH. 18羟化酶/18羟脱氢酶；A.芳香酶；CRH.促肾上腺皮质激素释放激素；ACTH.促肾上腺皮质激素；LH.黄体生成素；FSH.卵泡刺激素

表1　17α羟化酶缺乏症患者血醛固酮与肾素水平

作者及文献	Yoo-M.K, et al.			Ziyang Zhu, et al.			Kardelen AD, et al.		
项目	Ald	PRA	ARR	Ald	PRA	ARR	Ald	PRA	ARR
参考范围	30~160 pg/ml	1~4 ng/(ml·h)	–	48.5~123.5 pg/ml	0.93~6.56 ng/(ml·h)	–	38~313 pg/ml	1.5~6.5 ng/(ml·h)	–
患者1	298	0.16	1862.5	135.86	0.37	367.19	219.7	0.2	1098.50
患者2	215	3.5	61.43	91.95	0.04	2298.75	278.5	0.8	348.13
患者3	136	0.1	1360.00				426	0.1	4260.00
患者4	70	0.1	700.00				95.7	2.7	35.44
患者5	176	0.4	440.00				84.6	0.6	141.00
患者6	59.8	0.3	199.33				836	0.3	2786.67

注：Ald.醛固酮；PRA.血浆肾素活性；ARR.醛固酮/肾素比值

鉴别诊断：

1.原醛及家族型醛固酮增多症　原醛与17α-羟化酶缺乏症均具有高血压，低血钾，低肾素，高醛固酮特点，尤其，FH Ⅰ～Ⅲ型醛固酮增多症也常见于青少年，若忽略对性征及生殖器官的查体及问诊，易漏诊、误诊。生殖器及第二性征异常是这两种疾病的最主要鉴别点；实验室检查，原醛患者无皮质醇、性激素及其他肾上腺皮质类固醇激素、垂体激素的异常；同时，基因检测亦可资鉴别。

2.11β-羟化酶缺乏症　详见下述内容。

3. Liddle综合征　亦表现为高血压、低钾血症，多青少年发病；但Liddle综合征患者为肾素受抑，醛固酮水平低，无皮质醇降低及ACTH增多及肾上腺增生；尤其无生殖器及第二性征异常，两种病均为单基因遗传性高血压，基因诊断有助鉴别尤为重要。

4.肾血管性高血压　与17α-羟化酶缺乏症均有高血压，并青少年发病，可伴有低钾血症，高醛固酮。但肾血管性高血压，肾素水平增高，影像学检查可见肾动脉狭窄，而无肾上腺占位，更重要无皮质醇及性激素水平异常，亦无性发育不全等表现，故不难鉴别。

治疗：高血压及低钾血症治疗主要采用外源性糖皮质激素替代治疗，通过抑制ACTH分泌，减少肾上腺过多产生盐皮质激素，从而控制血压及纠正低钾血症；或血压仍不达标，可联合盐皮质激素受体拮抗剂及其他常用降压药。对于性分化异常，则根据患者对性别的选择意愿，女

性采取长期的人工周期治疗；对于46, XY的男性，一般采取女性社会性别，切除发育不全的睾丸以避免癌变，然后适量的雌激素替代治疗。

（二）低醛固酮、低肾素型的继发性高血压

1.11β-羟化酶缺乏症　同17α-羟化酶缺乏症，属于先天性肾上腺皮质增生，为常染色体隐性遗传性疾病；是伴有低钾血症的继发性高血压。

11β-羟化酶和醛固酮合酶是两个同源酶，分别由CYP11B1和CYP11B2基因编码，这两个基因位于染色体8q21-22，相距40 kb。CYP11B1和CYP11B2均具有活性。11β-羟化酶在肾上腺皮质束状带，将11脱氧皮质醇转化为皮质醇，并由垂体分泌ACTH调节；而在球状带，11脱氧皮质酮转变为皮质酮，后者，则又在醛固酮合成酶（CYP11B2编码）作用下将皮质酮转化为醛固酮，中间代谢产物为18羟皮质酮，此转化主要由肾素-血管紧张素系统与血清钾浓度调节。

研究已发现11β-羟化酶的基因有逾百种突变，当该基因发生突变，使该酶合成出现障碍时，则表现为该酶作用的前体物质聚积（如孕酮、17羟孕酮、脱氧皮质酮与11脱氧皮质醇增多）；而缺陷酶后的产物减少，如皮质醇、醛固酮减少；同时，另一旁路，即网状带的相关性激素合成增加，如雄烯二酮、脱氢表雄酮及睾酮、雌二醇等（图3）。

11β-羟化酶缺乏症，主要表现为由于该酶的前体物

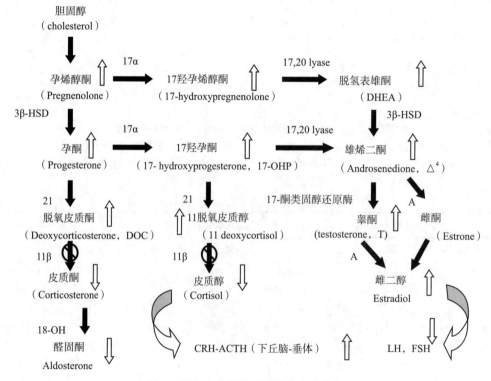

图3　肾上腺皮质类固醇激素合成途径

注：3β-HSD. 3β-羟类固醇脱氢酶/△4.5异构酶；17α. 17α-羟化酶/17,20裂解酶；21. 21羟化酶；11β. 11β-羟化酶；18-OH. 18羟化酶/18羟脱氢酶；A.芳香酶；CRH.促肾上腺皮质激素释放激素；ACTH.促肾上腺皮质激素；LH.黄体生成素；FSH.卵泡刺激素

质增多,过量DOC、11脱氧皮质醇等,通过作用于盐皮质激素受体,导致肾小管钠的重吸收与钾的排出增多,引起高血压、低钾血症;而皮质醇合成减少,负反馈使ACTH增多,刺激双侧肾上腺增生;进一步促进除醛固酮以外的盐皮质激素堆积,加重高血压与低血钾;而网状带相关激素水平升高,尤其睾酮、雌二醇合成增多,不论男性还是女性,儿童期身体生长较快,身高长于同龄人;但青春期,由于骨骼发育提前,骨骺过早融合,生长停滞,因此,身高一般低于同龄人;并因雄激素过多,表现出女性男性化、男性性早熟等。

典型病例,病因诊断不难。临床表现多为青少年发病,首发症状常为高血压及性征异常。女性患者常月经失调或闭经,或伴有男性化的表现,如多毛、阴蒂增大、乳腺发育不全;男性则表现为性早熟表现,可见多毛、皮肤色素沉着等。

实验室检查:低钾血症、DOC、17羟孕酮,以及脱氢表雄酮、睾酮、雌二醇增多;ACTH增高,但LH、FSH降低。超声影像学检查可见肾上腺双侧增生。

但有报道,基因突变、在不同外显子或不同的位点,都可能对11β-羟化酶的活性产生不同影响,从而使临床表现各异;对于典型的11β-羟化酶缺乏症的诊断不难,但有些不典型病例,除根据一些激素水平的检测外,还需借用ACTH等兴奋试验,或基因检测才能做出正确诊断。

与其他伴低钾血症的高血压的鉴别,主要参照17α羟化酶缺乏症。鉴别的重点为本病具有性激素及性征异常;皮质醇与醛固酮水平降低,而ACTH增高及双侧肾上腺增生;基因检测发现突变基因是鉴别的要点。而两种CAH,即11β-羟化酶缺乏症和17α-羟化酶缺乏症间的鉴别点是前者肾上腺皮质网状带相关激素水平增高,性早熟或女性男性化;而后者是性激素水平低,性发育不全(性幼稚)。

治疗:同17α-羟化酶缺乏症,要早期发现、早期诊断,早期治疗,则预后好。糖皮质激替代治疗,以抑制ACTH释放,减少对肾上腺皮质的影响,减少除醛固酮以外的盐皮质激素合成,降低钠水潴留及钾的丢失,以控制血压及纠正低钾血症;当血压控制不佳,可联合盐皮质激素受体拮抗剂,以及其他类降压药。另外,若已存在生殖器官发育异常,必要时可行矫治手术。

2.表观盐皮质类固醇激素过多症(原发性与获得性) 表观盐皮质类固醇激素过多综合征(apparent mineralocorticoid excess, AME)是一种比较罕见的单基因高血压,呈常染色体隐性遗传,是伴有低钾血症的继发性高血压。

11β-羟类固醇脱氢酶(11β-HSD)具有两个亚型,11β-HSD$_1$与11β-HSD$_2$。11β-HSD$_1$对于皮质醇(氢化可的松)及其无活性的代谢产物可的松,具有氧化、还原双重催化作用;而11β-HSD$_2$,则仅催化皮质醇氧化为无活性的可的松,由此,盐皮质激素受体保持对醛固酮及盐皮质激素的正常结合;但当位于16号染色体上、编码11β-HSD$_2$的基因发生突变,使该酶缺陷,导致皮质醇代谢为无活性的可的松减少(图4)。大量皮质醇蓄积,则盐皮质激素受体失去对醛固酮等盐皮质激素结合的特异性,使肾脏远曲小管、集合管,钠重吸与钾的排出明显增加,引起盐敏感的容量型高血压,并伴有低钾血症;钠水潴留,抑制肾素,减少了醛固酮的合成。

AME分为原发性和获得性两大类。原发性AME是因为11β-HSD$_2$基因突变致该酶活性缺陷;而获得性AME则是因有外源性物质抑制该酶活性,而引起与AME相同的临床表现。甘草或柚子中分别含用甘草酸及食用黄酮,当一些敏感人群食用后,因抑制11β-HSD$_2$的活性,即引起继发性AME。

AME的病因诊断。该病发病早,以青少年多见;高血压伴低钾血症;实验室检查,除低血钾外,血浆肾素、血尿醛固酮水平明显降低;而血尿质醇增多,尿皮质醇/尿可的松比值增高。基因检测发现11β-HSD$_2$的基因突变可明确诊断。

鉴别诊断:

1.先天性肾上腺皮质增生(CAH) 主要与11β-羟化酶缺乏或17α-羟化酶缺乏症相鉴别。虽CAH与AME多青少年发病为主,均高血压伴低钾血症,但CAH鉴别要点有生殖器官发育或性征的异常。实验室检查:皮质醇减少,ACTH增高,以及性激素水平异常;而AME则无这些表现,且尿质醇/可的松比值增高;尤其基因检测可发现不同酶的基因突变为主要的鉴别。

2. Liddle综合征 与AME都以青少年发病为主,均伴有低钾及容量型高血压,肾素受抑,并血尿醛固酮水平低;而AME尿皮质醇/可的松比值增高;基因检测为鉴别要点,Liddle综合征表现为肾上皮质钠通道(ENaC)基因,而AME则为11β-HSD$_2$的基因突变。

3.糖皮质激素可治性醛固酮增多症(GRA) 发病早,伴有低钾血症、高容量型的继发性高血压,但GRA作为原醛的一种亚型,其醛固酮水平高,而肾素受抑,血醛固酮/肾素比值(ARR)升高;AME则无此特点,并且尿皮质醇/可的松比值增高。两者最重要的鉴别要点是基因检测,GRA可检测到11β-羟化酶与醛固酮合酶所形成的嵌合基因,而AME则为11β-HSD$_2$的基因突变。

治疗:本病为盐敏感型高血压,肾脏钠重吸收及钾排出增多。因此治疗重点,应严格限制钠盐,富钾饮食;若疾病与服用甘草、柚子等有关,需停止食用。药物治疗:主要是阻断盐皮质激素受体、抑制钠的重吸收,必要时抑制内源性皮质醇的生成。选用钠通道阻滞剂,阿米洛利或氨苯蝶

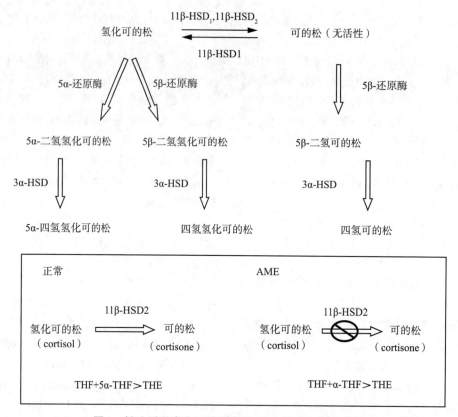

图4　糖皮质激素在肝脏代谢及AME发病机制示意图

注：11β-HSD. 11β-羟类固醇脱氢酶；3α-HSD. 3α-羟类固醇脱氢酶；AME. 表观盐皮质类固醇激素过多综合征

啶；盐皮质受体拮抗剂，螺内酯或依普利酮。如血压控制不佳，或保钾利尿药不耐受，可考虑采用小剂量地塞米松，以抑制ACTH，减少皮质醇的生成；亦可联合其他类降压药。

4.皮质醇增多症　为内分泌科一种较为常见的疾病，也是常伴有低钾血症的继发性高血压。皮质醇增多症作为内分泌系统疾病，专科性较强，一般应在专科进行系统诊断与治疗，而非专科可做初步筛查后转诊。

依据ACTH在疾病中发挥的作用，被分为两大类，即ACTH依赖性与ACTH非依赖性。前者占全部皮质醇增多症的80%，包括产生ACTH垂体病变（亦称库欣病）及异位ACTH综合征；后者，ACTH非依赖性则为肾上腺疾病，亦称库欣综合征，主要见于肾上腺皮质腺瘤或皮质腺癌。

皮质醇增多症引起高血压及低血钾的主要机制为皮质醇过多，超过代谢酶使其失活的极限，则大量皮质醇与盐皮质激素受体结合，发挥理盐功能，使肾脏远曲小管、集合管对钠的重吸收增加，促进钾的排泄；亦有研究报道皮质醇增多，影响肾上皮钠通道蛋白的降解，增加肾脏的保钠排钾，而表现为伴有低钾血症的容量型高血压。

皮质醇增多症所伴低钾性高血压的病因学诊断，首先要重视询问病史及服药史；患者可能有体重明显增加、低钾血症等相关症状；服用激素药物史；外伤骨折史、真菌感染及血糖增高史等。体格检查中注意发现皮质醇增多症的典型体征，如向心性肥胖、满月脸，多血质、多毛、痤疮、水牛背、皮肤紫纹等。实验室检查：循环血中嗜酸性粒细胞减少，血糖升高、低血钾则为非特异性的改变；激素水平：血尿皮质醇增高、血皮质醇昼夜节律消失；2mg地塞米松抑制试验阳性可确诊；依据对ACTH依赖与否，再进行肾上腺和垂体的影像学检查（CT/MRI），8mg地塞米松抑制试验，为进一步确定病变部位（肾上腺、垂体或异位）。伴低血钾性高血压最常见于异位ACTH依赖性皮质醇增多症，而该病病因，常见肺部肿瘤，亦可见于胸腺、胰腺等其他部位的肿瘤，但该病病灶的定位较难。皮质醇增多症诊断及定位见简易流程图5。

皮质醇增多症引起的高血压，首先应由内分泌专家主导下的病因治疗。对于具有手术适应证，如肾上腺皮质腺瘤或癌、垂体腺瘤，异位ACTH肿瘤等，首选手术治疗；对于无法手术根治者，根据病情采用可考虑放化疗或抑制肾上腺皮质激素合成等治疗。控制血压及治疗并发症。选用敏感降压药，并积极联合药物治疗，控制血压达标，最大限度降低心血管病风险，改善预后。

5. Liddle综合征（假性醛固酮增多症）　表现为高血压伴低血钾，是单基因遗传性、较少见的继发性高血压，呈常染色体显性遗传。

Liddle综合征发病机制已明确，为肾上皮钠通道（ENaC）基因突变所致。ENaC有α，β，γ三个亚单位，分别由SCNN1A、SCNN1B、SCNN1G基因编码。目前研究

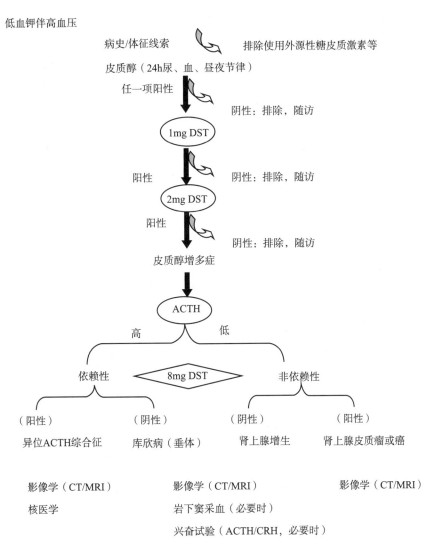

低血钾伴高血压

病史/体征线索 → 排除使用外源性糖皮质激素等

皮质醇（24h尿、血、昼夜节律）

任一项阳性

阴性：排除，随访

1mg DST

阳性

阴性：排除，随访

2mg DST

阳性

阴性：排除，随访

皮质醇增多症

ACTH

高　　　低

依赖性　8mg DST　非依赖性

（阳性）　（阴性）　（阴性）　（阳性）

异位ACTH综合征　库欣病（垂体）　肾上腺增生　肾上腺皮质瘤或癌

影像学（CT/MRI）　　影像学（CT/MRI）　　影像学（CT/MRI）

核医学　　　　　　岩下窦采血（必要时）

兴奋试验（ACTH/CRH，必要时）

图5　皮质醇增多症诊断流程

注：DST.地塞米松抑制试验；ACTH.促肾上腺皮质激素；CRH.促肾上腺激素释放激素；阳性.不被抑制；阴性.可以抑制

发现ENaC基因突变位点，主要集中在β、γ亚单位。ENaC基因的亚单位有一共同保守区域，富含脯氨酸，简称PY基序，正常情况下可与泛素连接蛋白结合，使ENaC被内吞、降解；然而，当PY基序发生突变，不能与泛素连接蛋白结合，并降解，则肾上皮细胞膜表而ENaC增多，使肾远曲小管、集合管内钠被大量重吸收，而钾排出增多，因此，导致容量型高血压且伴有低钾血症，严重者可引起代谢性碱中毒；钠水潴留后抑制肾素-血管紧张素-醛固酮系统；因本病为ENaC的数量增加及活性改变，故对拮抗盐皮质激素受体的螺内酯治疗无效，而阻断ENaC的阿米洛利、氨苯蝶啶治疗有效。

Liddle综合征的诊断：该病的临床特点为发病早，大多为青少年；有早发心血管病家族史；血压水平较高，常见顽固性高血压，可伴低钾血症及代谢性碱中毒。血浆肾素活性或浓度、血尿醛固酮低；螺内酯治疗无效，而阿米洛利，氨苯蝶啶治疗效果佳；检测到ENaC的基因突变，可明确诊断。

Liddle综合征需与原醛，包括GRA、AME、CAH等相鉴别。与原醛及GRA相鉴别，虽两者均属于容量型并伴有低血钾性高血压，但原醛及GRA，均为醛固酮水平及ARR增高；且肾上腺具有原发病灶，虽GRA肾上腺无占位，但基因检测，检测出CYP11B1与CYP11B2所形成的融合基因，可资鉴别；与AME鉴别相似点为均在青少年发病，高血压伴低钾血症、碱血症；血醛固酮、PRA或肾素浓度降低，但两者鉴别点为AME对醛固酮治疗有效，而Liddle综合征对阿米洛利或氨苯蝶啶治疗有效；基因检测是关键鉴别方法，两者病变基因不同，可资鉴别。

治疗：严格限盐，首选阿米洛利或氨苯蝶啶；国内无这两种药的单药，复方阿米洛利亦有效，注意钾的平衡；如血压不达标，根据血压水平联合其他类降压药，包括肾素-血管紧张素系统抑制剂（ARB或ACEI）等。

（三）高醛固酮、高肾素的继发性高血压

1.肾血管性高血压　可因缺血性肾病所致继发性醛固

酮增多症而引起伴有低钾血症的高血压。

引起肾血管性高血压最常见的原因为肾动脉狭窄，主要有3个病因，即动脉粥样硬化、大动脉炎、先天纤维发育不良（FMD）。在病因诊断过程中，可以参考年龄、性别、危险因素进行病因分类，诊断主要依据肾动脉超声及影像学检查；对影像学检查阳性，并有介入治疗指征者，行肾动脉造影，其为肾动脉狭窄确诊的"金标准"。主动脉缩窄只有累及肾动脉，导致肾动脉狭窄，缺血性肾病时，可高血压合并低钾血症。

治疗：对于FMD患者首选球囊扩张，解除狭窄；动脉粥样硬化型，因临床循证证据显示，通过介入方法进行血管成形术，并不比药物治疗对心血管的预后更好，因此，一般当药物治疗血压控制不佳或进行性肾功能减退，需延缓其进展时则选择血管成形术。

2.球旁细胞瘤（juxta glomerular cell tumor, JGCT）是肾脏疾病中一种罕见的、分泌肾素的良性肿瘤。主要表现为肾素介导性高血压，因继发醛固酮增多故伴低钾血症。临床以青少年或年轻人发病为主，女性约为男性的2倍。临床实验室诊断：除低血钾外，肾素、醛固酮水平明显增高；超声影像学检查可见肾脏病灶。而分侧肾静脉采血可显示病灶侧，肾素水平明显升高，有助于定性、定位诊断。

治疗首选：手术切除；若有手术禁忌证，可降压药物治疗，主要选择RAS抑制剂，亦可联合其他类型降压药。

3.肾脏疾病 在某些肾实质性高血压中，当合并慢性肾脏病，主要在早期时，可激活RAS，表现为高肾素、高醛固酮；尤其当同时合并肾小管功能异常时，则可表现为高血压伴低钾血症。

病因诊断：主要有尿检、肾功能及肾小管功能等检查，以明确肾脏疾病。必要时进行肾活检，以明确肾脏疾病的病理诊断。

治疗：主要进行原发病的治疗。控制血压是治疗的重点和关键，尤其，在早期RAS激活阶段，应首选RAS抑制剂，再根据血压联合其他类降压药。

三、继发性高血压伴细胞内外的钾分布异常

1.嗜铬细胞瘤与副神经节瘤（PPGL） 系内分泌性高血压，主要由于肾上腺髓质与肾上腺外的嗜铬组织发生新生物，儿茶酚胺释放过多，而引起血管强烈收缩，血压升高；同时，儿茶酚胺激发细胞膜上的Na^+-K^+-ATP酶的活性，促进K^+向细胞内转移，而引起低钾血症；因此，PPGL常为高血压伴低钾血症。

病因诊断：当患者出现低钾血症并伴有高血压时，要注意发现高交感活性的相应表现，如血压呈阵发性升高，伴有头痛、心悸、出汗等。实验室检查，首选测定血3-甲氧基去甲肾上腺素和3-甲氧基肾上腺素（MNs），此为儿

茶酚胺的中间代谢产物，特异及敏感性较高；亦可测定24h或发作3h的儿茶酚胺及香草扁桃酸（VMA）。影像学检查可确定肾上腺或肾上腺外的肿瘤；核医学检查，首选^{123}I或^{131}I间碘苄胍（MIBG）显像，既可定位原发病灶，亦可明确有无远处转移。生长抑素受体显像对头颈部副神经节肿瘤定位敏感更高，可能优于MIBG。

治疗：明确PPGL后，首选手术切除，术前需确定有无远处转移。若有远处转移，则考虑核医学放射治疗。术前准备及有手术禁忌时，可采取内科药物治疗，首选α受体阻滞剂，必要时联合其他类降压药。但在充分阻滞α受体之前，禁忌使用β受体阻滞剂。

2.甲状腺疾病相关性高血压 甲状腺疾病相关性高血压在继发性高血压中所占比例相对较小。但甲状腺疾病，包括各种原因引起的甲状腺功能亢进（甲亢）或甲状腺功能减退（甲减）均可导致高血压；而甲亢或甲减，亦可引起低钾血症，严重低钾时还可以致低钾性麻痹。因此，在高血压伴低钾血症时应注意筛查甲状腺疾病，以防误诊、漏诊。

甲亢导致高血压伴低钾血症，相对较甲减更常见。甲亢引起高血压的主要机制，是甲状腺激素具有以下作用：①增加心肌收缩力；②通过扩张外周阻力小动脉，有效动脉充盈压下降，进而使肾素分泌增多，激活RAS；③增加动脉僵硬度；④影响内皮一氧化氮的合成。因甲状腺激素增加心肌收缩力，增加心率，而外周阻力降低，因此，甲亢性血压的特点是收缩压高，舒张压低，脉压大。甲亢引起低钾的机制是过量的甲状腺激素刺激骨骼肌Na^+-K^+-ATP酶编码基因的转录，增强该酶的活性，促进K^+从细胞外向细胞内转移，导致低钾血症，严重时肌无力，甚或肌麻痹。

甲减为继发性高血压的一种病因，同时，甲减引起低钾性麻痹的病例也有报道。甲减致高血压的可能机制与脂代谢异常，动脉粥样硬化及大动脉僵硬度增加、内皮功能紊乱、血液的高凝状态等有关；而且，甲减时心脏收缩力与心排血量降低，导致脉压变窄，因此，高血压以舒张压升高为主。甲减引起的低钾机制尚不清楚，与甲亢致低钾机制相似，也是钾离子从细胞外向细胞内转移增多所致；有文献提出甲状腺低钾性周期性麻痹不排除是"离子通道病"，其病变基因包括钾离子内向整流蛋白家族（KCNJ）。

临床病因诊断，当高血压伴有低钾病时，无论是筛查继发性高血压的病因，还是寻找低钾的原因，均应注意检测甲状腺功能，以筛查甲状腺疾病引起的伴低钾性高血压。

治疗：研究结果已提示，对于甲状腺相关性高血压，治疗恢复TSH及T_3与T_4的正常范围，均有利于控制血压及减少心血管病的风险；并根据血压、心率，联合其他

类抗高血压药物。因有证据显示，非选择性β受体阻滞剂，抑制T$_4$向T$_3$的转化，因此，在甲亢伴心率增快时，可选用非选择性β受体阻滞剂。

对于低钾血症，尤其当严重低钾血症伴有麻痹时，应积极补钾；因本类型低钾为细胞内外分布异常，而体钾含量并不低，故在补钾时注意避免矫枉过正，而引起高钾血症。

综上所述，高血压伴低钾血症是临床常见问题，虽其中有部分高血压与低钾血症是独立的两个病症，即原发性高血压合并其他原因所致的低血钾，但鉴于高血压伴低钾血症是诸多继发性高血压的重要表现，因此，需以此为线索去加以鉴别，做出正确诊断。其实，伴低钾血症的继发性高血压远不止上述所列各种，还有未列举的一些临床罕见病例或迄今未知病因的疾病，有待今后不断认知与充实。

（初少莉）

妊娠期高血压疾病诊治进展

随着我国生育政策的调整，生育年龄的延迟，妊娠期高血压疾病（hypertensive disorders of pregnancy, HDP）的群体越来越多，妊娠期血压控制不佳，到妊娠中、晚期就易出现严重并发症，危及母胎安全。自2015年妊娠期高血压控制研究（control of hypertension in pregnancy study, CHIPS）发表之后，国际学术界对于妊娠期高血压疾病的血压控制要求趋于严格。近年来欧美新的指南陆续发布，其中不乏新观点、新建议，在此一并进行介绍。

一、HDP临床疾病谱的演变

随着对HDP研究的不断深入，各大指南中HDP的分类在不断变化。2013年美国妇产科医师学会（American Congress of Obstetricians and Gynecologists, ACOG）妊娠高血压疾病指南将HDP分为4类，即妊娠期高血压、子痫前期/子痫、慢性高血压、慢性高血压并发子痫前期/子痫。2015中国妊娠期高血压疾病指南、2017美国AHA/ACC高血压指南也是采用的这一分类。2018 ESC高血压管理指南和2018ESC妊娠心血管病指南则在2013ACOG指南传统4分类基础上，增加了妊娠期未分类高血压（antenatally unclassified hypertension）。即妊娠期首次血压在妊娠20周后测定，达到高血压标准。由于不能够确定血压升高是否在20周之前，需要在产后42d再次随访血压，根据产后血压回落情况，来回顾性判定妊娠期的HDP分类。与以上指南不同，2018国际妊娠期高血压研究学会（International Society for the Study of Hypertension in Pregnancy, ISSHP）指南开创性地对HDP疾病谱重新进行分类。第一类为妊娠前诊断或妊娠20周前新发现的高血压，包括3个亚型：慢性高血压（原发性和继发性）、白大衣性高血压和隐匿性高血压；第二类为妊娠20周后发生的高血压，包括3个亚型：一过性妊娠高血压、妊娠高血压和子痫前期（新发或由慢性高血压基础上演进而来）。该建议在2013ACOG指南4分类基础之上，增加了3种特殊类型HDP，即白大衣性高血压、隐匿性高血压和一过性高血压。研究表明，白大衣性高血压患者中，50%将发展为妊娠高血压，8%将发展为子痫前期。妊娠早期具有慢性肾病、左心室肥厚或视网膜病变等高血压靶器官受损征兆，但血压无明显升高时，应寻求隐匿性高血压的诊断。一过性妊娠高血压通常在诊室检查时发现，但随后重复测量血压正常，是妊娠中晚期新发的高血压，无须任何治疗即可缓

解。约有20%的一过性高血压会发展为妊娠高血压，另有约20%会发展为子痫前期。与健康孕妇相比，这3种特殊类型HDP的女性妊娠风险明显增加，应注意密切随访。

子痫前期可以在没有任何预兆的情况下病情迅速恶化。因此，ISSHP不建议将子痫前期区分为"轻度"或"重度"。有关子痫前期的诊断，ISSHP强调两点：①胎儿生长受限（fetal growth retardation, FGR）应作为子痫前期的诊断依据，其原因是子痫前期为胎盘源性疾病，可导致FGR。②HELLP综合征（溶血、肝酶升高、血小板减少）是子痫前期的一种严重表现，ISSHP不建议将HELLP综合征作为一种独立的疾病。这样可以减少年轻医师对该疾病认识上的误区，提醒临床医师重视子痫前期的肾、肝、凝血功能、肺、脑部等多器官功能损害。ISSHP对于HDP疾病谱的新划分，对于临床医师有较好的临床可操作性，贴合临床实践。总体上看，这一新分类是客观而实用的。

二、妊娠期血压测量更新

2018 ISSHP建议在血压测量方面推荐上有两大特点，一是强调动态血压监测（ambulatory BP monitoring, ABPM）和家庭血压监测（home blood pressure monitoring, HBPM）在诊断妊娠期高血压中的应用，尤其是在妊娠20周之前。二是强调测量基线血压。妊娠期间的高血压定义为收缩压≥140mmHg和（或）舒张压≥90mmHg。ISSHP建议使用电子血压计进行血压测量，测量时需选择适中的袖口大小。重度血压升高[收缩压≥160mmHg和（或）舒张压≥110mmHg]需在15min内重复测量验证，轻度血压升高应在4～6h重复测量。

诊室血压升高的孕妇中，约有1/4为白大衣性高血压。因此，ISSHP推荐采用24h ABPM或HBPM。目的是为了鉴别白大衣性高血压和慢性高血压，以便针对不同的临床情况给予相应的处置。妊娠20周前如诊室血压≥140/90mmHg，应进行24h ABPM，如日间血压<130/80mmHg且睡眠血压<115/70mmHg，诊断为白大衣性高血压。如日间血压≥130/80mmHg且睡眠血压≥115/70mmHg，诊断为慢性高血压。慢性高血压女性发生子痫前期的风险高达25%，在整个妊娠期需密切监测血压、蛋白尿、血常规、肝功能、凝血功能等指标。如果诊断为慢性高血压的孕妇在进行ABMP时发现有明显的白大衣效应，需进行HBPM来长期监测血压情况。对于在

妊娠20周之前诊断为白大衣性高血压的孕妇,需持续进行HBPM,如果妊娠20周之后,HBPM≥135/85mmHg,则诊断为妊娠期高血压。ISSHP特别指出,在进行HBPM前,应采用汞柱血压测量方法来验证家庭电子血压计测量的准确性。

ISSHP强调基线血压识别慢性高血压,应记录妊娠前或妊娠早期的基线血压值。在生理状态下,孕妇的血压在妊娠早期末会出现下降,至妊娠中期达到最低谷。因此,在不了解血压基线的情况下,妊娠12周后首次测得的血压值即使正常仍有潜在慢性高血压的可能。

三、启动降压阈值和降压目标值更新

由于缺乏大样本的RCT研究证据支持,在HDP降压问题上,国内外始终存在争议。2013ACOG妊娠高血压指南和2013ESC高血压管理指南均指出,血压≥160/110mmHg,应启动降压治疗。2010中国高血压管理指南推荐孕妇血压≥150/100mmHg应开始药物治疗,目标值为130~139mmHg/80~89mmHg。2015中国妊娠期高血压疾病诊治指南指出,收缩压≥160 mmHg和(或)舒张压≥110mmHg 的高血压孕妇应进行降压治疗;收缩压≥140和(或)舒张压≥90mmHg的高血压患者也可应用降压药。孕妇未并发器官功能损伤,目标血压应控制在130~155mmHg/80~105mmHg;孕妇并发器官功能损伤,则收缩压应控制在130~139mmHg/80~89mmHg。且血压不可低于130/80mmHg。

2015年发表的妊娠期高血压控制研究(control of hypertension in pregnancy study, CHIPS)在轻中度高血压治疗问题上有了突破,被视为妊娠期高血压临床治疗的里程碑研究。它是加拿大英属哥伦比亚大学主持开展的一项控制轻中度妊娠高血压的国际多中心RCT研究。发起人和首席科学家是ISSHP的现任主席Laura A.Magee教授。该研究纳入1030例妊娠14周~33^{+6}周、患有慢性高血压(75%)和妊娠期高血压(25%)女性,随机分为两组,非严格控制组的靶舒张压为100mmHg,严格控制组的靶舒张压为85mmHg,研究最终纳入分析病例数为981例。主要结局分析是流产、出生后28d内新生儿高级护理超过48h。次要结局分析是产后6周内或出院前发生的严重母婴并发症。结果显示,两组在主要结局和其他围生期结局上并未存在明显不同。严格控制血压对胎儿未产生不良影响,且孕妇进展为严重高血压的风险减少。该研究结果为舒张压降低至85mmHg时胎儿安全性问题提供了证据支持。2018 ISSHP指南接受了CHIPS研究结果,指出对于非严重高血压孕妇应实施严格血压管理,以减少严重高血压的发生风险。

CHIPS研究的结果对后续HDP指南的制订产生了重大影响。CHIPS之后发表的欧洲和美国指南均引用了CHIPS研究结果。除ISSHP外,稍后发表的2018 ESC高血压管理指南和2018 ESC妊娠期心血管病指南也部分接受了CHIPS研究结果,推荐血压>150/100mmHg即开始药物治疗,伴亚临床器官损害症状的患者,血压>140/90mmHg即需要开始药物治疗。2018 ISSHP推荐所有HDP患者降压阈值为诊室血压≥140/90mmHg或家庭血压≥135/85mmHg;血压管理目标值为舒张压85mmHg,收缩压110~140mmHg,以降低发生严重高血压和其他并发症的风险。2020年中华医学会心血管病分会女性心脏健康学组及高血压学组共同发布的妊娠期高血压疾病血压管理专家共识,建议无靶器官损害的孕妇血压≥140/90mmHg生活方式干预同时建议启动药物治疗,治疗过程中严密监测血压;有靶器官损害的孕妇:收缩压≥140mmHg和(或)舒张压≥90mmHg生活方式干预同时启动药物治疗,治疗过程中严密监测血压及靶器官损害情况。

四、药物治疗

鉴于药物对于妊娠潜在风险和大型临床研究证据的缺乏,妊娠期降压药物一直存在争议。目前各指南推荐的药物,还是基于20世纪70~80年代的一些小样本RCT研究。2013 ACOG妊娠期高血压指南、2013 ESC高血压管理指南和2017 ACC/AHA高血压指南均推荐妊娠期使用甲基多巴、拉贝洛尔或硝苯地平。2015中国妊娠期高血压指南推荐可用于妊娠期的口服降压药物有拉贝洛尔、硝苯地平,静脉用药推荐拉贝洛尔、酚妥拉明。2018 ISSHP建议推荐甲基多巴、拉贝洛尔、氧烯洛尔、硝苯地平、地尔硫䓬作为起始的一线治疗药物,哌唑嗪和肼屈嗪可作为二线和三线药物。

阿司匹林对子痫前期的预防作用可能与其抑制炎症反应、抑制环氧合酶COX-1和COX-2、抑制血小板聚集、调节免疫和血管生成、刺激NO生成等机制有关。2013 ACOG妊娠期高血压指南推荐对于子痫前期高危女性在妊娠<16周时给予小剂量阿司匹林(60~80mg/d)。2013 ESC高血压管理指南推荐子痫前期高危的女性在排除消化道出血高风险后,应从12周起服用75mg/d阿司匹林,直至分娩。2015中国妊娠期高血压疾病诊治指南推荐,子痫前期高危因素者可以在妊娠12~16 周起服用小剂量阿司匹林(50~100 mg/d),可维持到孕28周。2018 ISSHP建议子痫前期高危人群(如子痫前期病史、慢性高血压、妊娠前糖尿病、孕妇体重指数>30 kg/m²、抗磷脂综合征和接受辅助生殖等)16周前给予小剂量阿司匹林(75~162 mg/d)预防子痫前期。

五、妊娠期高血压急症的处置

大多数指南将重度高血压的切点界定为血压≥160/110mmHg。现将近期国外指南和共识中关于妊娠期高血压急症的处置原则汇总如下。

2019年NICE妊娠期高血压诊断和管理指南推荐的

降压治疗方案为：①对妊娠期或产后需重症监护的重度高血压患者，应立即给予降压治疗，可选择以下药物中的一种：拉贝洛尔（口服或静脉注射）、硝苯地平（口服）、肼屈嗪（静脉注射）。需注意的是，产前首次静脉注射肼苯达嗪之前或同时应予以至少500ml的晶体液扩容。②BP≥160/110mmHg，诊断为重度妊娠期高血压，需住院治疗。但是如果血压降至160/110mmHg按一般高血压处理。③降压目标值为≤135/85mmHg。④血压和尿蛋白监测每15～30分钟测量1次血压，直到血压<160/110 mmHg。住院期间每天测量1次蛋白尿。抗惊厥治疗方案为：①在重症监护病房，重度高血压或重度子痫前期患者如发生或曾有子痫发作，则给予静脉注射硫酸镁。②计划24h内分娩的重度子痫前期患者，考虑静脉注射硫酸镁。③如果出现持续或反复发作的严重头痛、视物模糊、恶心或呕吐、上腹痛、少尿和重度高血压、实验室血液化验指标进行性恶化（如肌酐或转氨酶升高或血小板计数下降）等重度子痫前期的一个或多个症状，考虑应用硫酸镁治疗。④硫酸镁使用方案：静脉滴注负荷量4g（给药时间>5～15min），然后1g/h维持量24h。如果患者有子痫发作，输液应持续到末次发作后24h。如子痫复发，应静脉追加2～4 g负荷量（给药时间>5～15min）。⑤在子痫患者中，不能使用地西泮、苯妥英钠或其他抗惊厥药替代硫酸镁。

2018 ISSHP推荐硝苯地平（口服）和拉贝洛尔（静脉注射）和肼屈嗪（静脉注射），同时强调对于子痫前期患者使用硫酸镁以预防抽搐发生。具体流程如下：硝苯地平10mg口服，观察45min；如血压仍然≥160/110mmHg，再次口服硝苯地平10mg，观察45min。如血压仍≥160/110mmHg，给予硫酸镁静脉注射，向上级医院转诊。转诊后，肼屈嗪5mg静脉注射，观察20min；如仍≥160/110mmHg，再次给予肼屈嗪5mg静脉注射，观察20min；如仍≥160/110mmHg，肼屈嗪5mg静脉注射。如肼屈嗪静脉注射3次后，仍持续严重高血压，给予肼苯哒嗪5mg/h微泵泵入，每30分钟增加1.67mg/h，直至最大剂量15mg/h。推荐当子痫前期患者出现严重高血压、蛋白尿、血压升高伴神经症状或体征时，给予硫酸镁预防抽搐发生。强调初级医疗保健机构向上级医院转诊之前，应给予硫酸镁以改善患者症状，预防子痫。不能因为转诊延误硫酸镁的使用。硝普钠因其潜在的氰化物毒性，故只应用于难以控制的高血压。

2018ESC妊娠期心血管病指南/ESC高血压管理指南推荐：①血压≥170/110 mmHg的孕妇需立即住院治疗。②出现子痫前期且合并视觉障碍、血流动力学紊乱等伴随症状时，应进行催产。③对严重高血压患者，推荐静脉应用拉贝洛尔，口服甲基多巴或硝苯地平。④在最新的2018 ESC妊娠期心血管病指南中，肼屈嗪不再作为一线药物。与拉贝洛尔和硝苯地平相比，肼屈嗪可能会增加孕妇和胎儿并发症。孕妇反射性心动过速、狼疮样症状和胎儿血小板减少。

2018 WHO重度妊娠高血压药物治疗建议推荐肼苯达嗪、α甲基多巴、β受体阻滞剂（包括拉贝洛尔）和硝苯地平作为重度妊娠高血压合理选择，该建议认为应避免使用硝普钠。该建议认为在妊娠期严重高血压患者抗高血压药物和给药途径的选择方面证据有限。肼屈嗪、α甲基多巴、β受体阻滞剂（包括拉贝洛尔）和硝苯地平已在临床普遍应用，因此这几类药物在未获得更多证据前可能是较合理的选择。出于安全考虑，认为应避免使用血管紧张素转化酶抑制剂、血管紧张素受体阻滞剂和硝普钠。

2019ACOG妊娠期高血压和子痫前期实践简报推荐对于急性发作的重度高血压［SBP≥160mmHg和（或）DBP≥110mmHg］，确诊为持续性高血压（15min以上）的，应尽快开始降压治疗。降压药应在30～60min使用。肼屈嗪、拉贝洛尔和硝苯地平均可使用。

2020妊娠期高血压疾病血压管理专家共识建议对于血压≥160/110mmHg的孕妇，属于妊娠期高血压急症，应收住院。建议紧急给予降压药物治疗，必要时启动静脉降压药物治疗。每15～30分钟监测血压直至血压降至<160/110mmHg，并严密监测孕妇临床症状及体征，监测血常规、肝功能、肾功能，评估胎儿情况，积极转产科评估终止妊娠时机。

六、产后管理和长期随访

事实上，有32%～44%的子痫是发生在产后。子痫前期亦可在产后首次出现。因此，无论在妊娠期间血压是否升高，产后持续测量血压是十分必要的，这应作为所有女性常规产后检查的一部分。对于已知患有高血压的女性，应避免使用非甾体抗炎药，因其可能会加剧高血压和肾脏损伤。产后血压控制的目标与孕期相同：在接受药物治疗时，血压应低于150/100mmHg。如果出现严重疾病的任何征象，均应提高母亲的护理等级，并考虑给予至少24h的硫酸镁预防子痫。如果出现新发严重头痛，不论是否伴有神经症状，都应进行评估，以判断产后卒中或静脉血栓形成的可能性。所有产妇均需在产后3个月时进行复查，以明确血压、尿常规和其他妊娠期异常的实验室检查项目是否恢复正常。如果仍有蛋白尿和高血压，应启动下一步检查以排除与妊娠不直接相关的病理机制，如原发性高血压或潜在的内分泌、神经或肾脏疾病。HDP患者是CVD的高风险人群，应强调终身CVD预防。

HDP是一个涉及心血管内科和产科的多学科问题。鉴于妊娠期的临床研究实施难度大，全球范围内高质量研究的证据很少。与非妊娠期心血管疾病指南和建议相比，针对HDP的指南和建议更多源于专家共识和小样本/回顾性研究。因此，应始终以一种开放的态度，鼓励和倡导进一步研究和学术探讨。期待有更多的临床循证研究指导临床。

（李玉明　杨　宁）

原发性醛固酮增多症临床研究的最新进展

原发性醛固酮增多症（primary aldosteronism, PA）是继发性高血压的常见因素。PA是指肾上腺皮质分泌过多醛固酮，导致潴钠排钾、血容量增多、肾素-血管紧张素系统活性受抑制，临床表现为高血压和（或）低血钾的临床综合征。作为继发性高血压常见的病因之一，PA发病率在高血压人群中约占11%。PA不仅可导致左心室肥厚、QT间期延长等病变，而且较原发性高血压（essential hypertension, EH）更容易发生脑梗死、心肌梗死和心房颤动（AF），因此，对PA的早期诊断十分重要。PA包括双侧（BAH，65%）和单侧（醛固酮腺瘤，APA，30%）醛固酮增生，其他占5%。PA治疗前要区分是单侧还是双侧肾上腺病变，一侧醛固酮分泌过多可以经手术切除，而BAH则推荐使用药物治疗。本文综合近年发表的最新研究，对PA的鉴别诊断、亚组分型和治疗进行系统的回顾。

一、概述

（一）流行病学特征

在过去几十年，PA一直被认为是少见病，其发生率在高血压人群中不到1%，然而随着诊断技术的提高，符合生化诊断为PA者可占高血压人群的10%以上，这也成为继发性高血压最常见的病因。早期前瞻性大规模调查PAPY研究采用严格诊断PA的方法诊断PA和APA，结果显示，PA占高血压患者11.2%。但是，10年后发表的一项研究显示，PA仅占高血压人群的5.9%。采用肾上腺静脉采血（adrenal venous sampling, AVS）对PA进行分型发现，APA占单侧PA的30%；此外，采用AVS使PA的诊断率提高2倍。研究发现，高血压Ⅰ、Ⅱ和Ⅲ级患者中PA患病率分别为1.99%、8.02%和13.2%，在难治性高血压患者中，其患病率更高，可达17%～23%。我国2010年由中华医学会内分泌分会牵头进行的调查得出，在难治性高血压患者中PA患病率为7.1%。

分析PA漏诊的原因如下：①高血压合并低血钾是PA诊断的一个重要线索，但PAPY研究显示82%的BAH患者无低血钾。②血浆肾素水平降低是诊断PA一个生化指标，但是高钠饮食（>300mEq/d）时血浆肾素水平升高。③不同的种族和个体对醛固酮反应不相同，如非裔美国人对醛固酮敏感，而其他人对醛固酮不敏感，血浆肾素水平降低不明显。

Akasaka等采用AVS检查方法对确诊为PA的2122例患者进行分析发现，与男性相比，女性发生单侧病变年龄较轻；女性和男性年青和老年患者均可出现单侧PA，而男性发生单侧PA主要为中年和老年患者。在年轻患者肥胖与发生双侧PA相关。Gershuni等研究发现，419例经AVS确诊的PA患者中，肥胖占35%、肥胖的PA患者大部分为男性、年轻和需要降压药物治疗；肥胖可影响影像学对PA病变部分的判定，特别是对经手术治疗效果好的小肿瘤。

（二）与EH相比的危害

1. 对心血管系统危害 Hundemer等调查接受药物治疗和手术治疗PA患者AF发生率，结果显示，与EH相比，接受药物治疗的血浆肾素水平低的PA患者AF发生率显著升高；而血浆肾素水平不低或接受手术治疗的PA患者AF发生率不增加。Ohno等研究发现，PA患者心血管病的风险高于EH患者。而且，低钾血症、单侧PA或PAC≥125pg/ml表现的PA患者心血管病风险均高，因此，临床上该人群比其他人更需要PA特异性的治疗。

一项入选了31项研究总计3838例PA和9284例EH的荟萃分析显示，与EH相比，PA患者发生脑卒中的危险增加2.58倍（$OR=2.58$）、冠心病增加77%（$OR=1.77$）、AF增加3.52倍（$OR=3.52$）和心力衰竭增加2倍（$OR=2.05$）。但是，单侧和双侧PA无显著性差异，PA使糖尿病危险增加33%（$OR=1.33$）、代谢综合征风险增加53%（$OR=1.53$）和左心室肥厚风险增加2.29倍（$OR=2.29$）。该研究结果提示，与EH相比，PA可显著增加心血管事件发生率。另一项荟萃分析入选了4546例PA患者和52 284例EH患者，分析显示，与EH相比，PA使卒中（$RR=2.03$）、冠心病（$RR=1.67$）和左心室肥厚（$RR=1.54$）风险显著增加。此外，PA患者的收缩压、舒张压和尿钾排除显著增加。

2. 对肾脏系统危害 Hundemer等调查了PA患者药物和手术治疗对肾功能的影响，研究结果显示，与EH相比，接受药物治疗PA患者慢性肾脏病（CKD）发生率增加63%（$HR=1.63$）；校正的肾小球滤过率（eGFR）年下降率显著增加；白蛋白尿发生率增加2.52倍（$HR=2.52$）。但单侧PA接受手术治疗者无显著差异。该研究结果提示，在预防肾病方面手术治疗优于药物治疗。TAIPAI研究对比了PA与EH患者eGFR与左心室重量指数（LVMI）的关系，结果发现，与EH患者不同，PA患者高和低的eGFR与LVMI

降低相关。

Kawashima等对JPAS数据库的2366例PA患者分析发现，PA患者尿蛋白和eGFR发生率分别为10.3%和11.6%；与EH患者相比，尿蛋白发生率显著升高，而eGFR下降无显著差别。Logistic回归分析显示，PAC与尿蛋白和eGFR降低相关。另一项荟萃分析入选了46项研究总计6056例PA患者和9733例EH患者，结果发现，与EH患者相比，PA可引起肾脏结构和功能的损伤。

3.其他　Varano等采用TensioClinic动脉造影系统评估的增强指数和脉搏波传导速度。视网膜微循环是通过视网膜血管成像仪（RVA）和非Midriatic相机（Topcon-TRC-NV2000）来进行拍照。IMEDOS软件被用来分析视网膜动脉直径（RAD），视网膜静脉直径（RVD）和视盘血管的动脉静脉比（AVR）。评估PA患者、EH患者和健康受试者他们的大血管和微血管的变化情况。结果显示，PA患者相比于EH患者AVR发生了显著改变。

二、发病机制和醛固酮分泌增加的临床意义

（一）发病机制

血管紧张素Ⅱ-1型受体自身抗体（Angiotensin Ⅱ Type-1 Receptor Autoantibodies, AT1AA）在PA发病机制中的作用是近年研究的一个方向。Williams等采用两种ELISAs方法分别测定40例APA患者、40例BAH患者、40例EH患者、23例子痫患者和25例正常对照组血AT1AA水平。结果发现，与APA患者相比，BAH患者AT1AA水平较高；与正常对照组相比，APA、BAH和EH患者ARR和血肾素水平低与AT1AA相关，提示AT1AA参与PA发病。Piazza等同样采用2个试剂盒测定APA和接受手术治疗后患者血AT1AA水平，结果显示，接受手术的PA患者AT1AA水平升高但不影响血钾水平。AT1AA作为弱的醛固酮合成酶的激活物。

Rossi等研究发现，雌激素受体控制了肾上腺皮质球状带的醛固酮合成。雌激素可通过ERβ受体使醛固酮合成降低，而G蛋白转录雌激素受体（G protein-coupled estrogen receptor, GPER）激活可使醛固酮释放增加。经前期妇女血液中雌激素水平高、雌激素可通过ERβ受体抑制醛固酮的合成维持正常血压。但绝经期妇女雌激素可通过ERβ受体抑制醛固酮的合成作用降低，通过GPER介导释放醛固酮。研究发现，在APA患者GPER介导释放醛固酮作用更明显。此外，有研究显示，KCNJ5基因突变，使CYP11B2（醛固酮合成酶）的细胞增殖，从而使醛固酮合成增加最终导致PA的发生。

腺苷是一种内源性血管保护物质，腺苷作用于腺苷受体可预防再灌注损伤的发生。但是，PA患者使用盐皮质激素受体拮抗剂（mineralocorticoid receptor antagonists, MRAs）可抑制机体腺苷的合成。一项研究入选了20例PA患者和20例EH患者，测定血液中腺苷水平发现，与EH患者相比，PA患者腺苷水平减少33%。提示，与EH患者相比，PA患者容易发生缺血性再灌注损伤。TAIPAI研究入选67例PA患者和132例EH患者，结果显示，与EH患者相比，PA患者动脉传导速度显著增加，提示醛固酮可使血管的僵硬度明显增加。

（二）PA患者醛固酮分泌增加的临床意义

PA的特征是PAC异常升高，醛固酮这种异常的升高不依赖于患者血肾素、血管紧张素Ⅱ和血钠水平。异常升高的醛固酮将过度激活盐皮质激素受体，导致血容量增加、高血压、低钾血症、酸中毒；从而引起心血管系统和肾脏系统受损。Vecchiola等研究发现，过量的PAC与代谢综合征、机体炎症前状态和血栓前状态相关。用血浆醛固酮/肾素的比值（ARR）判断肥胖患者内皮功能受损情况。另一项研究结果显示，EH患者PAC与一些代谢变量密切相关，如甘油三酯、尿酸、颈动脉内膜中层厚度（CIMT）、踝臂指数，颈动脉斑块及血压升高相关，与动脉粥样硬化高风险和心血管并发症相关。Demirtas等研究发现，PA患者心电图Tp-e间期、Tp-e/QT和Tp-e/QTc显著增加，提示PA患者PAC影响了心脏传导系统。

Park等探讨了PAC未治疗年轻PA患者左心室结果和功能影响，结果显示PAC可影响年轻未治疗高血压患者左心室几何形态和功能，特别是PAC影响左心室心肌纤维化，导致心室的舒张功能受损。一项研究结果显示，PA患者血醛固酮可使血流依赖血管扩张（FMA）显著降低，使CIMT显著增加。提示PAC对血管结构和功能产生不利影响且与高血压无关。另一项研究显示，PA合并心肌病患者机体醛固酮受体和水蛋白-1表达显著增加。但如果用药物降低PAC，可使PA伴心肌病患者心肌间水肿减轻。提示PAC影响心肌收缩、舒张和超微结构。

三、临床检查

（一）筛查

对所有高血压患者进行PA筛查费用较高，医疗成本大幅度增加，因此要找合适的人群进行筛查。因为高血压伴低血钾是PA的典型症状，是否可以针对这部分人群进行筛查呢？研究表明，只有9%～37%的PA患者存在低钾血症，只针对这部分人群筛查会漏诊大量患者。《PA诊断治疗的专家共识》中推荐对以下人群进行筛查：①持续性血压>160/100mmHg或药物难治性高血压（联合使用3种降压药物，其中包括利尿剂，血压>140/90mmHg；联合使用4种及4种以上降压药物，血压<140/90mmHg）。②高血

压合并自发性或利尿剂所致低钾血症。③高血压合并肾上腺意外瘤。④早发性高血压家族史或早发（＜40岁）脑血管意外家族史的高血压患者。⑤所有PA患者中患有高血压的一级亲属都应被纳入筛查。

2017年指南推荐高血压合并阻塞性呼吸睡眠暂停（obstructive sleep apnea, OSA）患者应该进行PA筛查。有研究显示OSA患者合并PA占79%，PAC升高，使机体水和钠潴留引起呼吸道水肿。OSA患者采用PA手术或药物治疗可显著改善低氧血症和颈围。而且，有研究显示，OSA患者发生PA危险增加2倍，可能是由于低氧血症诱导血浆内皮素-1水平增加，而后者促进醛固酮分泌。最近的一项前瞻性PAPPHY研究提示，对于发病原因不明的AF患者也应该筛查PA，因为PA与心律失常相关。总之，PA病史比较长、最初PA患者的血压正常、血浆肾素水平正常，逐渐出现PA典型的血浆生化特征改变，直到发生2、3级和顽固性高血压。因此，对所有高血压患者均应筛查PA，特别是女性、年轻、高血压病程比较短的患者。因为这样的高血压患者一旦确诊PA，接受手术治疗后高血压可治愈。

Morimoto等开发了一种新的化学发光免疫分析方法，它能在10min内通过同时使用抗体固定的磁性粒子快速聚集和分散的全自动检测法来测定醛固酮和肾素的浓度。研究人员对这种新开发的筛查方法进行临床验证，结果显示，使用此方法可鉴别出125例PA患者和97例EH患者。

（二）实验室检查

临床上采用血浆醛固酮/肾素比值（ARR）进行PA的筛查，由于不同实验室检测ARR方法不同，国内外共识并未给出统一切点，常用切点多为20～40。但如下因素可影响ARR准确性：进行PA筛查时应尽量将血钾纠正到正常范围；维持正常钠盐摄入；停用对ARR影响较大的药物至少4周，包括醛固酮受体拮抗剂（螺内酯、依普利酮）、保钾利尿剂（阿米洛利、氨苯蝶啶）、排钾利尿剂（氢氯噻嗪、呋塞米）及甘草提炼物。血管紧张素转化酶抑制剂（ACEI）、血管紧张素受体拮抗剂（ARB）、钙拮抗剂（CCB）类等药物可升高肾素活性，降低醛固酮，导致ARR假阴性，因此ARR阴性不能排除PA，需停用上述药至少2周再次进行检测，可以选择对肾素血管紧张素系统影响较小且可以控制血压的药物，比如维拉帕米缓释片、肼屈嗪、哌唑嗪、多沙唑嗪、特拉唑嗪，后三种为α受体阻滞剂，需要注意直立性低血压。

对于有严重高血压、药物抵抗性高血压或伴有脏器受损和既往有心血管事件的高血压患者使用MRAs可有效控制血压和纠正低血钾。而上述难治性高血压患者PA发病率较高，接受MRAs的高血压患者应通过ARR测定筛查PA。现有研究显示，接受MRAs治疗的患者可以通过ARR

筛查。但是，在接受降压药物的患者，除非PAC升高和肾素水平降低是由药物引起以外，顽固性高血压患者接受包括MRAs降压药物治疗者血浆PAC＞15 ng/dl可以诊断PA。

半乳糖凝集素-3（Gal-3）是醛固酮诱导的心肌纤维化的关键介质，有研究探讨了与EH相比，PA患者是否有较高的血浆Gal-3浓度，结果显示，与EH患者相比，PA患者血浆Gal-3浓度并不升高，并且其水平在肾上腺切除后并不降低。该结果不支持在PA患者血浆中Gal-3在心血管疾病风险增加中的病理生理作用。血清可溶性前肾素受体［serum-soluble（pro）renin receptor, SSPRR］的水平是反映组织肾素-血管紧张素-醛固酮（renin-angiotensin-aldosterone, RAA）系统的一个标志物。Yamashita等探讨了SSPRR水平与PA患者靶器官受损的关系，结果显示，在PA患者SSPRR水平与靶器官受损相关，而PCA与靶器官受损无关，提示SSPRR水平是PA患者靶器官受损的一个标志物。

（三）影像学检查

AVS是临床诊断PA的金标准，可以定量反映受检者双侧肾上腺分泌醛固酮情况。而增强多排螺旋计算机断层显影（MDCT）和非对比增强磁共振血管造影（MRA）可以较清晰显示血管的位置与形态，目前已经应用于显示右肾上腺静脉（rightadrenalvein, RAV）的解剖位置。

1.增强MDCT 目前评价肾上腺疾病的首选影像方法是CT检查。因其空间分辨力高，指南建议采用MDCT薄层扫描及增强扫描并行三维重组成像作为确诊PA患者的初始检查，从而对病变进行鉴别诊断和侧别的定位。APA在MDCT影像上可表现为低密度小结节影（直径＜2cm），但MDCT对直径＜5mm的结节敏感性较低。BAH在MDCT影像上可见肾上腺呈双侧增生改变，亦可无明显异常变化，因此即使MDCT检查阴性，仍然不能除外单侧或BAH及较小的APA。另外，MDCT难以判断肾上腺优势分泌侧。因此，MDCT对于右肾上腺静脉的显示一直是研究的重点。

2. MRA MRA最突出的优势是无辐射，同时MRA可使血流在无对比剂的情况下依然呈高信号，如临床常见的时间飞跃法MRA，除此之外还包括相位对比法MRA及平衡稳态自由进动序列（balanced steady state free precession, b-SSFP）。近年来b-SSFP序列受到了极大关注，其3个方向的空间编码梯度都进行了相位平衡，因此可以对任意方向的血流成像，呈现相对高的亮血信号。

3. AVS AVS首先由一侧股静脉穿刺置管，经下腔静脉再插管至该侧肾上腺静脉，对侧肾上腺静脉采取同样方式插管，随后同时采双侧肾上腺静脉血样，根据检验样本中醛固酮含量来判断肾上腺生理及病理学改变。左侧肾上腺静脉较长，血液回流入左肾静脉再进入下腔静脉，传统三期增强CT检查可以清楚显示其形态及位置。对于PA诊断明确而影像学检查阴性或占位性病变直径<1cm者，临床指南要求术前必须行AVS检查，通过测定双侧肾上腺静脉醛固酮水平，鉴别是双侧肾上腺病变还是一侧肾上腺病变。

四、诊断

（一）排除诊断

ARR作为PA筛查试验有一定假阳性，因此要想确诊PA还需要进行其他诊断试验，避免假阳性。目前主要有4种确诊试验，包括口服高钠饮食、氟氢可的松抑制试验、生理盐水输注试验及卡托普利试验，各有优缺点。

口服高钠饮食和氟氢可的松抑制试验均操作烦琐，前者对于严重高血压、肾功能不全、心功能不全等患者不宜进行，这两种试验在临床上都较少运用。生理盐水输注试验的敏感度和特异度分别达到95.4%及93.9%，但由于血容量急剧增加，会诱发高血压危象及心力衰竭，对于那些血压难以控制、心功能不全及严重低钾血症的患者不应进行此项检查。目前比较公认的标准为生理盐水试验后PAC>10ng/dl时，PA诊断明确，如介于PAC在5～10ng/dl，必须根据患者临床表现、实验室检查及影像学表现综合评价。有研究显示，坐位生理盐水试验较卧位生理盐水试验诊断PA敏感性更高，其诊断敏感性高达96%。卡托普利试验是一项操作简单、安全性较高的确诊试验，对于存在心功能不全，严重低血钾症即难以控制的高血压患者中进行此项检查，可以降低试验风险。但此试验存在一定的假阴性，部分PA患者血醛固酮水平可被抑制。

（二）诊断方法

血浆肾素水平低或无法测到，PAC异常升高可诊断为PA。因此，将ARR作为筛查PA的一种简单、方便的方法。但是，ARR是由血浆肾素和醛固酮两个因素决定的指标有一定的局限性。例如：不同的血浆醛固酮水平与肾素水平可算出相同数值的ARR，但病理生理和临床意义相差甚远。而且，目前测定肾素方法，包括测定血浆肾素活性（PRA）和直接肾素浓度（DRC）。但是在低肾素水平情况下，测定值不准确。甚至在血浆PAC水平正常情况下，肾素水平低可增加ARR。Eugenio等评价了采用PAC/PRA（ARR）和PAC/DRC（ARC）方法诊断PA的敏感性和特异性。结果发现在诊断PA时ARR的阈值为48.9（ng/dl）/［ng/（ml·h）］（敏感性为100%，特异性为93.6%），同样ARC的阈值为2.3（ng/dl）/（μU/ml）（敏感性为100%，特异性为90.9%）。ARR和ARC相关性好（$P<0.0001$），诊断符合率可达96.6%。另一项研究探讨了ARC诊断PA的准确性，结果发现，采用ARC诊断PA敏感性为100%、特异

性为89.6%。Li等评价ARC诊断PA患者的准确性和理想的切点。结果显示，PRA和DRC相关性好（$P<0.001$），ARC诊断PA理想切点为2.93（ng/dl）/（mU/L），诊断PA的敏感性为80.33%，特异性为92.11%；ARR诊断PA理想切点为25.28（ng/dl）/［ng/（ml·h）］，敏感性为76.92%，特异性为93.38%。

目前对于血浆肾素水平的测定，许多中心采用DRC代替PRA，DRC相对于PA患者更容易接受、因为其廉价、无放射性、检测速度快和自动化水平高、节省人力并可在室温条件下操作。采用多变量技术和智能化管理可解决测定DRC是多种因素的干扰，可以达到精准诊断APA的效果。另外一个优点是可能为PA患者提供是否需要进一步技术检查的信息。

（三）临床分型

因为不同类型的PA治疗方法不同，因此PA的分型很重要。目前PA分型方法有AVS、PET和基因检测等。

1. AVS　虽然AVS检查价格昂贵、技术复杂，可导致0.7%肾上腺静脉破裂。但是AVS是临床诊断PA的金标准，可以定量反映受检者双侧肾上腺分泌醛固酮情况。AVS对鉴别接受单纯肾上腺切除手术是非常重要的。因此，对于PA诊断明确和影像检查阴性或占位性病变直径<1 cm者，临床指南要求术前必须行AVS检查，通过测定双侧肾上腺静脉醛固酮水平，鉴别是双侧肾上腺病变还是一侧肾上腺病变。若为单侧肾上腺病变，治疗方案建议行单侧肾上腺切除术；如患者无法手术或为双侧肾上腺病变，则多采用药物如MRAs。

根据《双侧肾上腺静脉采血专家共识》，以下患者可不必行AVS检查：①年龄<40岁，肾上腺CT显示单侧腺瘤且对侧肾上腺正常的患者；②肾上腺手术高风险患者；③怀疑肾上腺皮质癌的患者；④已经证实为家族性醛固酮增多症Ⅰ型或家族性醛固酮增多症Ⅲ型患者。JPAS研究入选了2599例PA患者，入选者接受AVS检查，成功率88%。分型结果显示，双侧PA为主（占69%）。2004—2017年，AVS手术数量、手术成功率和双侧PA分型成功率显著增加。肾上腺计算机分层造影（CT）和AVS通常用于PA患者的临床分型，但是往往两组对PA患者临床分型不一致。肾上腺CT显示为双侧PA的患者，经AVS检查而证实为单侧PA。Aono等对比了362例接受肾上腺CT和AVS的PA患者，结果发现，肾上腺CT诊断为双侧PA的患者，符合AVS诊断仅占89%。肾上腺CT对双侧PA分型诊断与AVS诊断偏差率为39%。

2. 正电子发射型计算机断层成像（positron emission tomography，PET）　人体吸入显影剂[11]C-metomidate后，[11]C-metomidate分布在人体肾上腺皮质并与肾上腺合成酶相结合，采用PET检测可对肾上腺疾病进行诊断。但

是, 与CYP11B1相比, CYP11B2对^{11}C-metomidate选择性低, 所以在进行促肾上腺皮质(ACTH)抑制试验前提前给药。此外, 制作短效^{11}C-metomidate显影剂需要特殊的回旋加速器, 一般的医疗中心很难具备。因此, 该项技术自提出以来, 很少有研究发表。如果该技术可以确诊大部分APA的话, 这项技术可能保留, 但目前研究太少。有一些小规模研究显示, 采用化学激酶受体类型-4对APA进行分子成像, 但结果不确定。在体外和进行的动物实验显示, 高选择的^{18}F-PET分子成像好, ^{18}F-PET分子分布在肾上腺皮质中, 但目前上未有在人体研究的报道。

3. 基因检测和其他 2011年在一个有严重高血压并需要双侧肾上腺切除的APA亚型家庭基因序列检测中发现了一个KCNJ5钾离子通道Kir3.4基因突变。这个发现提示, 基因突变可能是PA一个发病机制, 不同的基因突变导致不同类型的PA。因此, 采用基因检测的方法可诊断家族性醛固酮增多症 I 型或家族性醛固酮增多症 III 型患者。目前对家族性醛固酮增多症基因检测的适应证如下: 诊断为PA年龄小(年龄<30岁), 特别是PA或年轻(年龄<40岁)者有卒中病史, 应考虑行AVS检查, 因为对这样的患者应除外单侧增生。

KCNJ5、CACNA1D、ATP1A1和ATP2B3发生基因突变常见与肾上腺产生的肾上腺瘤, 特别是在亚洲人。在肾小管细胞培养的小细胞中发生CACNA1D基因突变对于发生双侧PA起非常重要的作用。目前对APA患者进行DNA基因检测是为了发现基因突变, 而不同的基因突变有不同类型的PA, 有助于选择行AVS检测的患者。更重要的是细胞对G151R和L168R的遗传性有保护作用, 这是两个最常见KCNJ5基因突变。具有这种突变的APA细胞在体内接触到抗生素时抑制醛固酮的产生, 因此可自动发现病变。MAPA研究提示, 通过基因检测可以对散发性PA进行基因分型, 发现致病基因如KCNJ5、ATP1A1、ATP2B3、CACNA1D, 可以实现PA患者的精准治疗。

Holler等分析了采用机体类固醇谱和免疫组织化学方法对PA患者进行临床分型, 结果发现, 液化染色图像物质光谱测定(liquid chromatography-tandem mass spectrometry, LC-MS/MS)方法可以识别单侧PA和双侧PA。按照APA患者醛固酮合成变化可以将APA患者分成单侧APA和双侧APA。

五、治疗和随访

PA的治疗有手术和药物两种方法, 治疗方案取决于其病因和患者对药物的反应。PA治疗还应根据临床指南的推荐, 但Wu等分析2006—2016年发表的12个临床指南, 结果显示, 目前发表的PA指南质量偏差, 在各指南中存在一些相似的问题。

(一)手术治疗

目前临床指南推荐APA及单侧PA患者首选手术治疗, 如患者不愿手术或不能手术, 可予以药物治疗。分泌醛固酮的肾上腺皮质癌发展迅速, 转移较早, 应尽早切除原发肿瘤。如已有局部转移, 应尽可能切除原发病灶和转移灶, 术后加用米托坦治疗。APA或单侧PA行单侧肾上腺切除的患者在术后早期, 由于对侧肾上腺抑制作用尚未解除, 建议高钠饮食。如果符合PA生化指标, 对于有严重高血压PA患者, 在AVS引导下进行单侧腹腔镜肾上腺切除术手术危险小, 患者住院时间短。有80%的高血压患者可治愈, 未治愈的高血压患者可以减少降压药的数量和剂量, 特别是那些顽固性高血压患者。

JPAS研究入选了339例单侧PA患者, 276例接受手术治疗, 63例接受药物治疗。结果显示, 治疗6个月后, 手术组患者临床和生化指标显著好于药物治疗组。另一项研究入选51例经AVS确诊为单侧PA患者, 21例接受手术治疗, 30例接受药物治疗。在评价随访(21.18±5.35)个月, 手术组患者血压控制率比药物治疗组高7.75倍; 与药物治疗组相比, 手术组患者收缩压、舒张压均显著降低, 使用降压药的数量明显减少, 两组发生低血钾没有显著性差异。TAIPAI研究显示, 判断PA患者接受手术是否成功, 在盐水输入试验后测定PAC比卡托普利试验后测定PAC效果好。

(二)药物治疗

目前指南推荐双侧PA及GRA首选药物治疗, 但药物治疗存在剂量不充分, 其原因可能有3种: ①目前上缺少完全阻断醛固酮的药物, 因此, 药物治疗很难达标; ②目前使用的药物均存在严重副作用, 限制了患者使用药物的顺从性; ③没有像血压、血糖和血脂一样的推荐目标, 药物的剂量很难掌握。因此, 如有明显低醛固酮血症表现, 需暂时服用氟氢可的松行替代治疗。对于药物治疗患者, 需定期复查肾功能、电解质, 并检测血压, 根据血钾、血压等指标调整药物剂量。

MRAs单独或与其他药物联合可有效控制低血钾和高血压, 特别是对于不能接受手术治疗的患者, 包括PET、AVS检查为非单侧PA。准备手术的患者也是使用MRAs的适应证。推荐螺内酯、坎利酮和依普利酮用于药物治疗。螺内酯可从12.5mg/d逐步增加到400mg/d, 一般剂量为25~50mg/d, 直到血压控制和低钾血症被纠正。在接受MRAs治疗时应监测患者血肾素水平, 因为持续肾素水平低, 提示MRAs剂量不适合。在接受MRAs治疗的男性患者中, 因为雌激素作用可能发生乳房发育, 该作用呈剂量依赖性。减少剂量或用其他MRAs替代可降低这种副作用。

依普利酮是一种选择性更高、作用时间短的

MRAs，但尚未通过美国食品药品监督管理局和欧洲食品药品管理局临床使用。抑制血管内皮钠通道的阿米洛利和氨苯蝶啶也可以降低MRAs的副作用，新的潜在有特殊MRAs作用药物安全性更好，如Apararenone、Esaxerenone和Finerenone，可用于治疗心力衰竭患者发生的继发性醛固酮增多，最终可用于治疗PA。此外，醛固酮合成抑制剂也可以用于治疗PA，一项LCI699预试验显示，降低CYP11B2（醛固酮合成酶）可降低血压和纠正低钾血症。其他CYP11B2选择性最终有望治疗双侧病变的患者。

（三）其他治疗

Donlon等采用微波加热消融（microwave thermal ablation，MTA）方法治疗肾上腺皮质局限性、小病灶PA。动物实验研究结果显示，以被消融的肾上腺皮质区域出现结构上的凝血、坏死和功能上的醛固酮合成受抑制（CYP11B1和CYP17）作为微波加热消融成功的标志。选择MTA（70 W、60 s）可成功消融肾上腺皮质0.8 cm³的容量。肾上腺皮质邻近区域没有受到MTA的影响，表现为没有损伤标志物（HSP-70和HMGB-1）的表达，醛固酮合成正常。该研究提示，在影像学指导下，MTA是治疗局限于肾上腺皮质小病灶的单侧PA和双侧PA可选择的一种安全方法。但目前MTA治疗PA仅限于动物，尚未在人类开展。

（四）随访

接受肾上腺手术治疗的单侧PA患者和接受药物治疗双侧PA患者应规律接受随访，接受手术治疗的患者必须定期接受实验室生化检查，因为按照"5项标准"在手术后，确诊的APA患者应接受生化治疗。手术治疗后，患者生化指标仍提示为PA的患者，一般多为醛固酮引发肾上腺瘤，很少出现双侧病变，可能是在没有AVS指导下的肾上腺手术切除的是非罪犯肾上腺。

手术切除后，由于醛固酮引起肾小球高滤过被纠正可

引起血肌酐轻度升高；还可以看到手术后高血钾伴低醛固酮血症的患者。因此，接受手术的患者至少每6个月接受生化指标的检查。对于长期接受药物治疗的患者，也有必要定期接受血肾素、血钾和血压的监测。JPAS/JRAS研究随访了202例接受手术治疗和303例接受药物治疗患者，结果发现，接受药物治疗PA患者最初出现eGFR小幅度的降低，但以后eGFR降低幅度增大。接受手术治疗的患者，最初eGFR发生快速降低，但以后eGFR保持不变。

评估动脉高血压靶器官损伤，如果发生对降压药物的抵抗应行AVS检查，确定PA是单侧还是双侧病变，单侧病变患者的高血压可以治愈。但是AVIS-2试验结果提示，在许多医疗中心，接受手术治疗和药物治疗的PA患者没有定期接受生化指标和临床检查。

六、总结

PA为内分泌肾上腺高血压，对所有高血压患者均应考虑PA，可通过ARR的高醛固酮血症和低肾素水平筛查PA。PA定性确诊可选择确诊试验，PA的定位诊断首选肾上腺CT检查，需要手术时应鉴别是否为单侧病变时行AVS检查。APA选择腹腔镜手术切除，肾上腺增生药物治疗首次螺内酯，依普利酮为选择性用药。一旦发现为单侧PA时，可通过手术根治高血压。血压正常的患者发生PA可能性低。难治性高血压或对降压药抵抗的患者对诊断PA有一定的帮助，APA患者可以通过手术使血压获得控制，可停用或减量降压药，以预防心血管事件。未来应解决的问题包括：中国的高血压人群在普遍摄入高盐量的情况下是否适合做高钠试验？梅奥诊所口服钠负荷试验是用12.8g氯化钠，中国选择什么标准？老年患者自发低钾血症、高血压并发症、心血管风险高的患者是否有高钠试验、输盐水的禁忌证？血浆醛固酮水平、肾素活性和直接肾素浓度测定的标准是什么？

（郑　刚）

老年特殊类型高血压研究进展

人口老龄化已成为全球性问题，慢性非传染性疾病是老年人健康的巨大威胁。心血管病是我国居民第一位死亡原因，而高血压是心血管病发病和死亡的首要且可改变的危险因素。老年人高血压的临床症状与中青年不同，血压变异性大，易于波动。在治疗过程中，应结合老年人的生理特点、危险因素、靶器官损伤及合并的临床疾病情况，采取个体化治疗。

一、老年高血压流行病学

2006年世界卫生组织（WHO）全球人口健康报告建议根据各国的社会经济学背景确定老年人的年龄切点。发达国家（如欧美国家）以≥65岁作为老年人的年龄界限，而发展中国家则为≥60岁。1982年我国采用≥60岁作为老年人年龄切点，此标准一直沿用至今。近期的全国性调查数据显示，我国≥18岁居民的高血压患病率为27.9%，高血压现患人数高达2.7亿人，约占全球高血压总人数的1/4。高血压的患病率随年龄增长而明显增高。成年男性患病率高于女性，但女性在更年期后高血压患病率迅速升高，在60岁以后高于男性。据2012—2015年统计资料显示，我国60岁以上老年人高血压患病率53.2%、知晓率57.1%、治疗率51.4%，而控制率仅有18.2%。

根据中国疾病预防控制中心的一项研究报道，约54%的缺血性心脏病死亡、41%的其他心血管病死亡及43%的慢性肾病死亡可归因于高血压。高血压不仅是心血管病的首位危险因素，也是痴呆的高危因素。2015年我国老年痴呆患者977万人，占全球痴呆总人数的1/5，到2050年将达3000万人。痴呆的疾病负担在我国人群中快速增加。

二、老年高血压的病理生理特点

（一）动脉壁僵硬度增加，血管顺应性降低

随着增龄和高血压病程的延长，出现血管重塑。

（二）压力感受器敏感性降低

过大的脉压持续刺激颈动脉窦和主动脉弓压力感受器，使得压力感受器敏感性降低。

（三）自主神经系统调节功能减退

尤其是伴有糖尿病、低血容量或应用利尿剂、扩血管药物等情况下。

（四）盐敏感性增强

血压的盐敏感性是指相对高盐摄入所呈现的一种血压升高的反应。不同国家、不同种族人群中盐敏感者检出率不一。在血压正常人群中的盐敏感者检出率从15%到42%不等，高血压人群为28%～74%。老年人、黑种人中盐敏感者比例较大。我国北方人群原发性高血压患者中58%以上为盐敏感者，血压正常人群中近1/3为盐敏感者。血压的盐敏感性随年龄增长而增加，特别是高血压患者。

三、老年高血压的常见临床表现

与老年人病理生理特点一致，老年高血压患者常表现为脉压增大，血压变异性增大，不易于控制。单纯收缩期高血压（isolated systolic hypertension, ISH）是老年高血压常见类型，60岁以上老年高血压的65%、70岁以上老年患者90%以上为ISH。老年人ISH与动脉僵硬度增加有关，临床上表现为颈–股动脉脉搏波传导速度加快和脉压增大。老年人脉压可达50～100mmHg。在动态血压监测中，老年人高血压常表现为非杓型、超杓型及反杓型，非杓型血压发生率可高达60%以上，这与老年人摄盐量过多、容量负荷增加等因素有关。严重动脉硬化老年人有时候会出现假性高血压，袖带法所测血压值高于动脉内测压值，收缩压增高≥10mmHg或舒张压增高≥15mmHg，应注意甄别。

四、老年高血压的特殊类型

（一）直立性低血压（orthostatic hypotension，OH）

OH是指由卧位变为直立位3min内，收缩压下降≥20mmHg，或收缩压<90mmHg，或舒张压下降≥10mmHg。OH在年龄≥65岁人群中的发生率可达20%～50%，年龄≥80岁高龄人群中的发生率为27.2%，合并高血压者比例更高。年龄、糖尿病、高血压等是OH的独立危险因素。OH分为神经源性直立性低血压（neurogenic orthostatic hypotension, nOH）和非神经源性直立性低血压。nOH是去甲肾上腺素缺乏引起的血管收缩不良的表现，患有神经系统疾病的人在立位应激时去甲肾上腺素释放缺乏可引起血管收缩不良，从而产生nOH。非神经源

性直立性低血压产生的原因主要包括药物（如利尿剂、血管扩张剂和抗抑郁药）或低血容量、心排血量减低等临床状况。OH的临床表现各异，轻者通常无明显症状，重者可表现为头晕、晕厥、黑矇、认知障碍、颈部疼痛、乏力等，可导致跌倒和跌倒相关伤害的风险增加。OH的辅助检查主要包括：①卧立位血压监测。患者至少平卧位休息5min，测量卧位血压，然后立即直立，分别于站立后即刻、1min、3min、5min、10min时测血压值。如果没有平躺的条件，可选用坐位替代卧位。从坐位到直立位，收缩压下降>15mmHg和（或）舒张压下降>7mmHg可考虑诊断为OH。②24h动态血压监测。可明确不同时段及不同体位时患者血压的具体数值和血压波动变化的规律，及时反映患者日常活动中不同体位时的血压变化情况，以明确诊断。③直立倾斜试验。是一种有效诊断OH的方法，包括基础倾斜试验和药物激发试验两部分。基础倾斜持续时间随阳性反应随时停止，如果未出现阳性反应，应持续到最长时间45min。当基础倾斜试验结果为阴性时，给予药物激发试验。

目前美国食品药品监督管理局（FDA）批准用于治疗OH/nOH的药物包括米多君及屈昔多巴。屈昔多巴是一种去甲肾上腺素前体药。研究表明，屈昔多巴可在短期内改善自主神经衰竭nOH患者的头晕症状。患者在应用屈昔多巴1、3、6个月后，临床症状、身体状况及生活质量均得到明显改善。血压升高被认为是改善立位症状的替代指标。米多君是一种α_1肾上腺素能激动剂前药，大量临床证据表明米多君可增加立位血压从而改善头晕等不适症状。

易发生直立性低血压的患者平卧位休息时可适当抬高头部及双下肢，起床时动作放缓，可以醒后平卧位在床上活动四肢数分钟，然后缓慢坐起数分钟，接下来再将双下肢垂直床沿数分钟，最后再缓慢站起，站起待身体适应数分钟后再行走活动。亦可通过进行简单而又有效的物理锻炼以减少血压降低。对于静脉回流差的患者可运用加压腹带或穿医用弹力袜，以增加静脉回流血量，减少nOH的发生。

（二）卧位高血压（supine hypertension，SH）

SH指卧位时收缩压≥140mmHg和（或）舒张压≥90mmHg。SH的发生与自主神经功能障碍相关。研究表明，SH可导致心血管损伤（左心室肥大）、肾功能下降（肾小球滤过率下降和肌酐升高），从而增加心血管疾病发病率和死亡率。最具挑战性的临床情况之一是nOH患者合并SH。nOH合并SH在神经系统疾病患者中经常发生，对于此类患者的治疗较为矛盾，如积极治疗SH，可能使直立性症状恶化，而对nOH的治疗也有可能加重SH。

在治疗时，应权衡利弊。为减少SH的发生及其在nOH患者中的潜在风险，升压药物（如屈昔多巴和米多君）应

在睡前3～4h服用。建议患者避免平卧位且睡在倾斜的床上（即头部抬高15～23cm）。严重、持久性SH（收缩压BP>180mmHg或舒张压>110mmHg）需要在夜间应用短效降压药物进行干预。合理使用降压药物对避免次日nOH至关重要。有研究表明缬沙坦联合可乐定在改善夜间SH的同时不易发生nOH。此外，nOH患者合并SH时，还可应用硝酸甘油贴片、硝苯地平或肼屈嗪等药物。然而，这些降压药物用于nOH患者合并SH的证据有限，个别患者会因合并基础疾病等诸多因素产生不同的反应。

（三）清晨高血压（morning blood pressure surge，MBPS）

MBPS是指清晨时段（6：00～10：00）家庭测量血压或动态血压监测≥135/85mmHg和（或）诊室血压≥140/90mmHg。如采用家庭血压监测，清晨血压为醒后1h内2～3个血压读数的平均值。如果患者采用动态血压监测，则清晨血压为醒后2h内血压读数的平均值。如果患者醒来时间不明确，清晨血压为早上（早6～10时）的平均读数。清晨血压升高在心血管事件的发生中起着重要作用，缺血性脑卒中和冠状动脉事件通常发生在清晨，血压也往往在早上达到峰值。研究证实，血压晨峰是心脑血管事件的独立危险因素。清晨高血压的病理生理学机制仍不明确。可能与以下几点有关：①交感神经系统的激活。Lambert等研究表明，清晨高血压与交感神经激活有关，觉醒可激活交感神经系统，引起心率增快，心肌收缩力增强；同时交感神经刺激肾上腺素分泌，作用于血管α肾上腺素受体，增强血管阻力，引起清晨血压迅速上升。②膳食盐。在一项临床实验研究中，高盐饮食增加了盐不敏感高血压患者的清晨血压。③降压药物使用不合理。使用短效或中效降压药物，即使血压未达标，仍持续应用低剂量药物，联合用药不充分。④血管机制。清晨高血压引起小动脉及大动脉血管病变，反过来，血管病变又加重清晨高血压，两者互为因果，形成恶性循环。使用长效降压药物和联合降压治疗能更有效控制24h血压。

（四）餐后低血压（postprandial hypotension，PPH）

PPH是一种常见的老年疾病，是心脑血管不良事件、晕厥、跌倒、死亡等的独立危险因素，是老年人全因死亡的独立预测因子。PPH指餐后2h内收缩压下降20mmHg以上，或餐前收缩≥100mmHg合并餐后收缩压<90mmHg，或餐后血压下降水平超过脑血管自身调节阈值而引起相应症状。PPH的常规诊断方法包括24h动态血压监测和测定餐前及餐后2h血压，前者需要调整餐后血压测量时间间隔，后者需要在2h内测量8次血压。目前，PPH的发病机制尚不明确，饮食可刺激肠肽的释放，进一步引

起肠道血管的扩张,由于胃肠道中血液淤滞导致循环血量减少。在健康的成年人中,循环血量的减少可通过激活交感神经系统、外周血管收缩及增加心率和心排血量来补偿。然而,在老年人中,尤其是患有高血压和糖尿病的老年人,心血管系统和自主神经系统的调节能力减低,导致餐后血压降低。对于老年高血压合并PPH的患者,应积极寻找诱因和病因。常见的诱因包括两方面:一方面是非饮食相关因素,包括血容量不足、利尿剂过量、降压药过量、体位性改变等;另一方面是饮食相关因素,包括高糖饮食、进餐过多、进餐过热、久卧位坐起进食。常见的病因包括糖尿病、帕金森病、肾衰竭、多器官功能衰竭等。应在积极纠正诱因和治疗基础疾病的基础上,进行个体化综合防治。

对于PPH老年患者,非药物治疗尤为重要。非药物治疗措施主要包括:①每天进食前增加饮水量或少食多餐。②对接受造口管饲的老年PPH患者,减少肠道营养物输注速度,在输注前避免使用降压药。③避免在餐前服用降压药,宜在两餐之间服用。④减少糖类摄入。⑤适当的心理干预治疗可有效降低患者焦虑抑郁程度。有症状的患者可考虑加用药物治疗,包括减少内脏血流量、抑制葡萄糖吸收和增加外周血管阻力的药物。研究表明,阿卡波糖是治疗PPH有效的药物。另有研究发现瓜尔胶可延缓胃肠道排空、缓解餐后血压下降。PPH作为老年人发生心脑血管不良事件的危险因素之一,很大程度上增加了患者的死亡率,且严重影响生活质量。同时,由于老年患者往往多病共存,且PPH临床表现不典型,隐匿性高,漏诊率高。在临床上要予以充分的重视。

老年高血压患者是一个特殊而又普遍的群体。老年人高血压常与多种疾病并存,在诊断和治疗上要做到个体化。老年人的继发性高血压易漏诊,对于血压难以控制的老年患者,应依照流程进行继发原因的筛查。另外,针对老年高血压患者,减盐、戒烟、控制体重、适度运动等生活方式干预也十分重要。

(杨　宁　李玉明)

关注高血压患者的低血压状态

高血压既是常见的心血管疾病，又是心脑血管不良事件的重要危险因素，值得我们高度重视。对于大多数原发性高血压患者来说，良好的血压控制能减少靶器官损害和临床疾病的发生，降低致死率和致残率。但是，人的血压总是会随着年龄、季节、环境、情绪、药物应用等多种情况不断波动，高血压患者在降压过程中也会遇到低血压状态，轻则出现头晕、步态不稳、困倦乏力等，重则可造成缺血性脑梗死。

导致低血压状态的原因主要有以下五大方面：降压药物应用过度、直立性低血压、餐后低血压、白大衣性高血压等非持续性高血压的错误治疗、环境或季节改变及血压测量方法错误。

一、降压药物应用过度所致的低血压

据统计，降压过程中低血压的发生率约为1.5%，主要原因包括以下几个方面：降压速度过快；降压药效过强，联合用药或剂量过大；某些患者对某种降压药物过于敏感，使用降压药物后很快出现血压大幅降低；此外，很多药物并非专业降压药物但影响血压；患者本身存在低血容量的状态也是一个重要原因。

2018中国高血压指南指出：将血压降到目标水平可以显著降低心脑血管并发症的风险。除高血压急症和亚急症外，对大多数高血压患者而言，应根据病情，在4周或12周内将血压逐渐降至目标水平。年轻、病程较短的高血压患者，降压速度可稍快；老年人、病程较长，有合并症且耐受性差的患者，降压速度则应稍慢。2018年欧洲高血压指南也提出，根据患者年龄及合并症情况确定靶目标值，同时规定降压下限：推荐大多数患者第一步将血压降低到140/90mmHg以下，能够耐受应进一步降至130/80mmHg或更低。合并糖尿病、冠心病和脑卒中患者均建议收缩压降低到130mmHg或更低，但不要低于120mmHg。慢性肾病患者收缩压降低到130～140mmHg，舒张压降低到80mmHg或更低，但不要低于70mmHg。

二、直立性低血压

直立性低血压（OH）是指由卧位变为直立体位的3min内，收缩压下降≥20mmHg或舒张压下降≥10mmHg，但也有一些老年人直立时间超过3min才出现明显的血压下降。OH在年龄≥65岁人群中的发生率可达20%～50%；在我国年龄80岁以上高龄人群中的发生率为27.2%，合并高血压者比例更高。但OH发病症状隐匿，缺乏特异性临床表现，临床工作中很容易被忽视。

OH根据发生血压下降的时间分为：经典型OH，即体位从平卧位转为直立位30～180s，或在直立倾斜试验至少60°、30～180s收缩压下降≥20mmHg和（或）舒张压下降≥10mmHg，伴或不伴各种低灌注症状的临床综合征；延迟型OH，即体位从平卧位转为直立位的3～45min，血压下降≥20/10mmHg，高血压患者血压下降≥30/15mmHg；初始型OH，即体位从平卧位转为直立位30s内，收缩压下降>40mmHg和（或）舒张压下降>20mmHg。

OH可见于约10%的药物治疗后高血压患者。OH是心血管事件、脑卒中及全因死亡的危险因素，也是跌倒的重要危险因素，即使无明显症状也会导致老年人认知功能受损、活动减少或情绪波动。部分OH患者伴有卧位高血压（最高达50%）。

（一）发生原因

1.压力反射　随着年龄的增长，老年人血管硬化程度逐渐加重，颈动脉窦及主动脉弓压力感受器敏感度降低，高血压、动脉粥样硬化症等颈动脉窦及主动脉弓压力感受器受损，机体由卧位转为直立位时，升压反射不能有效发挥作用，使得回心血量减少，心排血量降低，致血压下降，伴或不伴低灌注不足的临床表现。

2.自主神经功能　健康人由平卧位到直立位，由于重力作用，有500～700ml血液滞留在下肢和下腹静脉，导致静脉回流减少，心排血量降低，动脉压下降。心肺容量感受器和动脉压力感受器感受到中心静脉血容量的减少和动脉压的下降，将此信号经过一系列反射弧传至大脑中枢，使得机体的副交感神经活性降低，交感神经活性增强，去甲肾上腺素释放并作用于靶器官，从而引起心率增快、心收缩力增强、静脉回流恢复、舒张期心室充盈、心排血量增加、动脉血管收缩致体循环阻力增加。以上变化可使得站立位较平卧位收缩压下降5～10mmHg，舒张压升高2～5mmHg，平均动脉压几乎保持不变，心率增加5～20次/分。当上述自主神经代偿机制受损时，交感神经调节皮肤、肌肉、内脏器官血管的功能下降，体循环血管阻力降低，体位改变时血压得不到及时有效的调节，可发生OH。

3.血流动力学异常 所有导致有效循环血量减少的情况和体循环阻力降低如急性失血、腹泻、长时间摄入不足等,会引起血流动力学变化,回心血量减少、心排血量降低、心室充盈不足等,由卧位变为直立位时,机体不能及时有效调节血压,导致OH。

(二)治疗

1.药物治疗

(1)批准的药物:米多君经口服吸收后,在体内经代谢转化为有活性的代谢物脱甘氨酸米多君,而脱甘氨酸米多君是一种选择性外周交感神经α₁受体激动剂,直接作用于突触后,收缩外周血管,增加外周阻力,从而升高血压。屈昔多巴是一种人工合成的去甲肾上腺素前体药物,口服后在体内转换为去甲肾上腺素,升高血压。

(2)可尝试应用的药物:氟氢可的松,通过盐皮质激素的保钠作用而增加肾脏的钠水重吸收,增加血容量,并增加血管对肾上腺受体的敏感性,从而升高血压。吡啶斯的明可促进交感神经节中胆碱能神经传递,轻度升高站立位血压而不升高卧位血压。其他药物如辅酶Q10等对OH也有一定的治疗和改善作用。

(3)注意事项

1)避免降压过度和降压过快,优先选择可改善血压调节或改善脑血流量的药物,如ACEI或ARB。

2)避免使用引发OH的药物,如α受体阻滞剂、利尿剂及β受体阻滞剂。

3)尽量避免使用短效降压药物。

4)尽量避免各种可导致血容量不足、外周血管扩张、回心血流减少的情况,如大量使用利尿剂、血管扩张剂等。

2.非药物治疗

(1)避免突然的体位变化:平卧位时可适当抬高头部及双下肢,起床时动作放缓,站立后待身体适应数分钟后再行走。

(2)避免增加腹压或胸内压的紧张动作,如器械运动;同时多做增加静脉回流的动作,如肢体运动和肌肉的收缩。

(3)弹力袜对存在静脉反流者可能有效。

(4)尽量减少长时间卧床、避免洗澡水过热或洗澡时间过长。

对于原发性高血压合并OH的患者不能单纯追求血压的下降,维持血压稳定更为重要,以提高老年人生活质量及生活自理能力。

三、餐后低血压

餐后低血压是指餐后2h内收缩压较餐前下降20mmHg以上;或餐前收缩压>100mmHg,而餐后收缩压<90mmHg;餐后血压下降虽未达到以上标准,但在餐后2h内有晕厥、跌倒和眩晕的患者,应考虑餐后低血压的可能性。餐后血压下降始于餐后15min,餐后30～60min达到最低,可持续至餐后2h,早餐后发生率最高。鉴于餐后低血压的最大血压下降通常发生于餐后35min到1h(个别报道2h),故诊断性监测应至少涵盖最严重一餐的餐后2h内的血压情况。

餐后低血压的治疗方法如下。

(一)非药物治疗

1.饮水疗法 人体摄入水后的生理反应对血流动力学有显著影响。饮水会升高血浆去甲肾上腺素,从而使自主神经衰竭患者的血压升高,饮水还会增加外周阻力。老年人在餐前摄取100 ml或500 ml的饮用水后,会降低餐后血压的下降幅度,可能原因是增加了每搏量和心排血量。另外一项研究,分别给予健康老年人和餐后低血压患者葡萄糖和水,对他们的血压、心率、心脏血流动力学进行比较,结果发现,餐后低血压受试者饮水后有显著升压反应,这种升压反应比健康组更明显更持久。以上研究说明,饮水引起自主神经衰竭患者的快速升压反应,可用于治疗餐后低血压。

2.膳食 心血管系统可受到饮食特征的影响,而早餐后血压变异是心血管病死亡率最强的预测因素。膳食摄入已被证明可诱发内脏血管舒张和全身血管阻力下降,这可能引起静脉回流减少,导致餐后低血压。膳食量、营养成分和温度都会对餐后血流动力学具有显著影响。在一项7例自主神经衰竭患者中研究了进食量对餐后低血压的影响,结果显示每餐进食量大的一组餐后低血压症状加重。营养成分在餐后低血压中也起作用,因为糖类,特别是葡萄糖具有明显的降血压作用。即使无餐后低血压症状的老年人,在摄入糖类后也会显示出一定程度的血压下降。研究表明,减少膳食中糖类的摄入量可能会降低血压下降幅度和老年人餐后低血压的发生。同样有研究发现,老年人的餐后血压降低取决于食物的温度,低温饮食可诱导胃肠道中冷受体所介导的内脏循环反射增强;所以,用餐期间饮一杯冷水可能会预防餐后低血压的发生。以上从膳食量、成分、温度三个方面阐明了它们与餐后低血压的关系,因此,老年人减少每餐糖类的摄入量、少食多餐、餐前饮用低温水均对预防餐后低血压有一定效果。

3.弹性腹带及腹部压缩 餐后血液汇集于消化系统可能是导致餐后低血压的机制之一。通常改善静脉回流至心脏有两种方法;首先可调整饮食和药物来增加血管系统的血容量(如钠盐、氟氢可的松)或血管舒缩剂(如米多君);其次,可对大静脉血管进行机械压迫,从而改善静脉回流以增加心脏充盈和心排血量。Eschlbock等研究认为弹性腹带治疗可用于OH的治疗,基于该机制,可能对于餐后低血压也有预防作用，尚需开展相关的研究来进一步证实。

4.运动和体位　最近的一项餐前间歇性运动的研究评估了低强度间歇性行走对于患有餐后低血压的老年人收缩压和心率的影响，结果发现间歇步行可减少患者餐后收缩压的下降幅度，该研究与之前研究的不同之处在于其运动在餐前进行，并且是间歇性的，这种运动方式可作为餐后低血压的潜在治疗，而且比较适合大量社区老年人，并容易广泛接受和实现。

（二）药物治疗

α葡萄糖苷酶抑制剂：阿卡波糖是作为一种降糖药物，但其治疗餐后低血压的效果已在多项研究中证实，它可以通过抑制小肠中的α葡萄糖苷酶来减少血管舒张性胃肠激素的释放，还可以通过降低葡萄糖摄取和胰岛素分泌，延迟食物的胃肠道排空，从餐后低血压发生机制来看，这些都可以预防餐后低血压的发生。

瓜尔胶是一种天然食品增稠剂，是由半乳糖和甘露糖组成的多糖，瓜尔胶可延缓胃肠道排空，并且可缓解餐后血压下降，而且无副作用。最近的一项研究表明，瓜尔胶可使肠道缓慢吸收葡萄糖并减少内脏血液的聚集，因此可有效预防餐后血压的严重下降。

四、白大衣性高血压等非持续性高血压的错误治疗

白大衣性高血压是指诊室内血压高于正常，但诊室外血压不高。整体人群中发生率为13%，老年人尤其高发，可达40%。对白大衣性高血压患者错误使用降压药物，容易导致低血压的发生。应首先进行非药物治疗，包括健康宣传和生活方式干预，并做好血压监测和定期随访，同时进行心血管病风险和靶器官损害的评估。对于心血管风险高危伴有靶器官损害的患者，可服用适合的降压药物，并严密监测血压。

五、环境、季节改变或血压测量方法错误及合并多种疾病

血压存在昼夜节律，也存在季节波动。正常人血压昼夜节律为杓型血压，即白天高夜间低，夏季血压较冬季偏低。未随季节调整降压药物，可能导致低血压的发生。血压测量不规范、血压计未定时校正、患者不遵医嘱擅自增加药物剂量也是导致低血压出现的原因。

高血压患者的低血压状态复杂多样，往往是多个因素共同作用的结果。应充分了解患者情况、生活方式、家庭情况、病史及治疗经过等，寻找高血压患者出现低血压状态的诱因及病因；纠正不良生活方式和行为习惯，保持健康的膳食习惯；去除诱因和病因，进行对症及综合治疗，包括纠正贫血、改善营养状况、避免过快过强的降压药、干预合并症等。

关注高血压患者低血压状态，对高血压患者进行个体化精准治疗，对每一个高血压患者至关重要。

（袁如玉　王媛媛　巩苗苗）

去肾交感神经治疗高血压的研究进展

近年来，有关去肾交感神经（renal denervation, RDN）治疗高血压的研究不断涌现，相关研究结果不尽相同，引发了同行们的广泛探讨和深入思考，即RDN可否作为一种安全有效的方式运用于临床高血压治疗？最近的研究集中探讨适合进行RDN治疗的筛选标准，以及基于对肾神经解剖结构更好理解下运用新的方法和技术进行RDN治疗。本文将从肾交感神经解剖分布、作用机制、技术手段和临床研究几方面进行剖析，分析RDN在高血压领域的治疗地位。

一、肾交感神经的解剖和作用

RDN作用于走行在肾动脉外膜的交感神经，主要来源于腹腔神经丛、主动脉肾节和肠系膜上神经节。由于肾交感神经接近肾动脉主干和分支的内膜层，故可以经血管内途径利用射频、超声等手段损伤肾交感神经。肾动脉近端的交感神经纤维比远端更丰富，约50%肾动脉周围的交感神经纤维位于距内膜2.5mm以内，然而，与近端节段相比，远端节段的纤维更接近内膜，79%的远端纤维位于距内膜2mm以内。有研究表明，相对于单纯消融肾动脉主干，兼顾远端及分支的方法阻断肾交感神经的效果更好。但近期发表的RADIOSOUND-HTN研究表明，仅对肾动脉主干消融与主干＋分支消融相比，对血压降低的幅度无明显差异，故如何利用肾交感神经的解剖分布制订更好的RDN策略还存在争议。

交感神经活性增高对高血压的发生起着重要作用。肾交感传出神经兴奋时，局部肾素-血管紧张素系统被激活，神经末梢分泌交感递质，可导致肾血管收缩。此外，肾交感神经兴奋性提高还可降低肾小球滤过率，促进肾近曲小管对钠、水的重吸收，导致水钠潴留。肾交感传入神经兴奋时，可激活中枢交感神经系统，使全身交感神经张力明显增强，临床表现为血压增高、心率加快等。以导管为基础的RDN作为一种微创治疗方法，减少传入和传出肾交感神经信号，从而降低系统交感神经活动以降低血压水平。

二、RDN的器械与方法

最先用于RDN治疗的器械是美敦力公司开发的Symplicity Flex射频消融系统，该系统采用单电极导管，在X线引导下螺旋进入肾动脉远段，对4～6个位点进行120s的射频消融，此方法对术者的经验有较高要求。此后，许多操作便捷、术时缩短RDN的新型器械陆续问世，本文将对几种类型的器械进行简介。

（一）射频消融

射频消融是目前临床应用最广泛的RDN方式，当射频热量到达50℃时，组织会产生不可逆的热损伤。美国圣犹达公司研发的EnligHTN多电极导管由一个拥有4个高频螺旋电极的篮状结构构成。4个消融电极可直接与肾动脉管壁接触，可以在90s内同时进行4个位点的射频消融，大大缩短了手术时间，而第二代EnligHTN系统可使所有电极同时激活60s，从而更加省时。美敦力公司新开发的Symplicity Spyral消融导管上有4个电极，以90°的间隔均匀分布在螺旋形电极环的4个象限中，此导管可以多个位点同时消融，节约手术时间。同时消融位点相对固定，可以减少术者手术操作的差异。射频损伤大小是能否去神经的重要决定因素，可能受消融功率、电极面积、消融时间和导管接触力等因素的影响。应用于RDN的射频消融设备还包括Vessix V2系统、OneShot系统、Iberis系统等，正确评价这些设备的消融效果是临床应用的关键。

（二）超声消融

血管内和体外高强度聚焦超声消融系统已经应用于RDN领域，ReCor公司生产的Paradise血管内超声消融球囊导管已发展到第二代，导管远端为一个低温充气球囊，球囊内的水循环可冷却周围血管壁组织，避免血管内膜损伤。球囊中央的超声发射头发出能量可对肾动脉血管壁进行环状消融，消融深度达7mm，与第一代Symplicity系统比较，Paradise在环肾动脉完全去神经化方面更具优势。无创体外超声将体外低能量超声波聚焦于体内靶区，产生的瞬间高温可对位于肾动脉的交感神经纤维进行消融，此方法需要良好的质量图像保证，不适用于超重患者。

（三）化学消融

化学消融利用长春新碱和乙醇等神经毒素注入肾血管周围组织，导致神经溶解。利用乙醇的RDN装置为Peregrine微注射导管系统，由3根直径0.12mm左右、相互呈120°的微针完成化学消融，该导管送至肾动脉后，可将微针插入血管壁达到血管外侧,通过对外周外膜注射微量剂量的脱水乙醇进行化学肾去神经支配,Peregrine系统已完成临床RDN试验,术后6个月降压效果良好,该装置降压的有效性及安全性仍待进一步研究评价。

其他应用于RDN临床治疗领域的器械采用了微波能量或冷冻消融等技术,具体的降压效果均需大规模临床试验评估。

三、RDN降压治疗的前沿研究

RDN最初的治疗人群针对难治性高血压患者,是指在改善生活方式的基础上,应用合理联合的最佳及可耐受剂量的3种或3种以上降压药物(包括利尿剂)后,一定时间内(至少>1个月)在药物调整的基础上血压仍高于目标水平,或服用4种或4种以上降压药物血压才能有效控制。SYMPLICITY HTN-1和HTN-2试验表明,在难治性高血压患者中使用单电极Symplicity Flex导管行RDN后,患者诊室血压明显下降,另外,一些临床研究结果也证实RDN令人鼓舞的降压效果。然而随机化、假手术对照的SYMPLICITY HTN-3试验未得出阳性结果,RDN组与对照组血压变化比较差异无统计学意义,几个混杂因素,如患者选择,降压药物的改变,介入医师经验有限,可能是造成阴性结果的原因。RDN治疗高血压的有效性因此受到医疗界的怀疑,研究者开始重新评估RDN的疗效。

随着多电极导管消融系统的出现,RDN在技术手段和安全性方面均有较大改善,增加了对远端肾动脉主干和分支的消融,极大提高了RDN治疗的有效率,主要包括SPYRAL HTN GLOBAL试验,该试验包含两个同时进行的随机、盲性、对照研究,入选轻或中度高血压患者,SPYRAL HTN-OFF MED 研究旨在评估RDN对未接受降压药治疗的患者或经过药物洗脱期后患者的有效性。

SPYRAL HTN-ON MED研究最大特点是固定了受试者降压药的类别,减少了混杂因素。入组患者均以24h动态血压监测评估血压,结果显示RDN组24h动态血压较对照显著降低。SYMPLICITY系列研究与SPYRAL研究得出了不同结论,其原因可能是SPYRAL研究选择了适合行RDN治疗的人群,如年龄相对较小、基础心率较快、舒张压较高等。

最近发表的多中心、单盲、假手术对照RADIANCE-HTN SOLO研究,入选轻或中度高血压患者(n=146),行血管内超声RDN或假手术前中断降压药物治疗4周,术后2个月,RDN组较对照组日间动态血压显著下降,术后2个月两组血压高于135/85mmHg的受试者接受降压药物治疗,RDN组不仅较对照组接受降压药物治疗的人数少,术后6个月,RDN组接受药物治疗的受试者日间动态收缩压降低≥5mmHg的比例也高于对照组。RADIOSOUND-HTN研究对Symplicity Spyral射频导管消融与Paradise血管内超声RDN进行比较,术后3个月结果提示血管内超声RDN较射频导管消融降压效果好。

四、总结与展望

尽管RDN临床应用治疗高血压在SYMPLICITY HTN-3试验后出现了挫折,但近几年以假手术组为对照的多中心临床试验均得出了RDN降低血压的阳性结果,使RDN的相关研究重新走上正轨,临床研究的入选人群也已从初期的难治性高血压患者过渡到一般高血压患者,在RDN正式广泛应用于临床治疗高血压前,仍有几个关键问题需要解决:①评估RDN长期安全性和有效性;②评估RDN对高血压终末器官损害的影响;③正确选择具备RDN治疗适应证的人群;④寻找有效评价RDN治疗效果的手段。

(卢成志　李竹青)

高血压及代谢性疾病的综合管理：
理念、靶目标与证据

一、中国动脉粥样硬化性心血管疾病（ASCVD）的现状与问题

（一）中国ASCVD的流行病学

我国动脉粥样硬化性心血管疾病（ASCVD）的负担重，高血压及其他代谢性疾病如糖尿病、高脂血症、肥胖等是其主要原因。依据《中国居民营养与慢性病状况报告2018》：我国心血管病现患人数2.9亿人，其中脑卒中1300万，冠心病1100万人，心力衰竭450万人，高血压2.45亿人。2016年心血管病死亡率高居首位，高于肿瘤及其他疾病，每5例死亡中就有2例死于心血管病，且农村高于城市。其中农村心脑血管病死亡率为309.33/10万，其中心脏病死亡率为151.18/10万；城市心脑血管病死亡率为265.11/10万，其中心脏病死亡率为138.70/10万。

心脑血管疾病高发，但高血压等主要危险因素普遍高发且控制较差。中国高血压调查（CHS）于2012—2015年采用分层、多阶段、随机抽样的方法调查显示中国成人高血压患病粗率为27.9%（年龄标化患病率为23.2%），≥18岁成人高血压的知晓率、治疗率和控制率分别为51.6%、45.8%和16.8%。2015年中国成人烟草调查显示：中国≥15岁人群的标化现在吸烟率为27.7%（男性52.1%，女性2.7%）。10年间中国成人血脂异常患病率大幅上升，治疗率和控制率低，2002年、2010年、2011年和2012年中国≥18岁人群血脂异常的患病率分别为18.60%、33.97%、39.91%和40.40%。2013年全国大样本糖尿病流行病学调查显示，中国成人糖尿病标化患病率为10.9%，男性高于女性（11.7% vs. 10.2%），糖尿病前期检出率为35.7%。糖尿病知晓率为36.5%，治疗率为32.2%，治疗控制率为49.2%。2012年≥18岁居民的超重率和肥胖率分别为30.1%和11.9%。

（二）ASCVD的发病发展机制

ASCVD形成的核心环节是人体大、中动脉发生了动脉粥样硬化，其主流机制有脂质浸润学说、血管内膜损伤学说、血栓形成学说、平滑肌细胞克隆学说等。血液中的胆固醇进入血管壁就成了粥样斑块，并启动一系列的改变。平滑肌胆固醇进入血管壁是否容易，一由动脉血管壁内皮细胞完整性决定，破坏内皮完整性的因素将导致血中胆固醇易于进入动脉壁，这些因素包括高血压、吸烟、高胰岛素血症、雌激素水平等，也包括家族遗传的基因背景、年龄、环境等；二由血液中胆固醇的绝对值决定。

（三）ASCVD危险因素成簇发生，风险叠加情况

血压、血脂、血糖水平均与心脑血管病发病和死亡风险之间存在密切的因果关系。

血压：既往流行病学资料显示，普通人群的血压从115/75mmHg开始到175/105mmHg，血压每升高20/10mmHg，心脑血管并发症发生风险成倍增加。特别是在亚洲人群，收缩压每升高10mmHg，脑卒中与致死性心肌梗死风险分别增加53%与31%。多个Meta研究显示与<120/80mmHg相比，SBP/DBP在120～129/80～84mmHg将使冠心病和卒中风险增加10%～50%，130～139/85～89mmHg将使冠心病和卒中风险增加50%～100%。17项高血压随机对照研究的荟萃分析（$n=47\ 667$名）结果显示：收缩压降低10～12mmHg或舒张压降低5～6mmHg可使心力衰竭风险降低52%，卒中风险降低38%，心血管病死亡率降低21%，心脏病死亡率降低16%。

血脂：众多研究一致证实：LDL是ASCVD的关键致病因素。荟萃分析，入选61项前瞻性研究约900 000例患者，随访近1200万人·年，分析总胆固醇水平（主要包括HDL-C和LDL-C）、非HDL-C与缺血性心脏病死亡率的关系。结果显示，较低的LDL-C水平越低，缺血性心脏病的死亡率越低，两者呈很强的对数线性相关。16项试验的荟萃分析，对29 000例接受降脂治疗的患者随访3.3年，结果显示LDL-C每降低1%，心脑血管风险降低1%。

血糖：Framingham研究显示糖尿病使心血管病风险增加50%。而且，这些危险因素往往成簇发生，且成簇发生后心血管风险会成倍增长。单纯高血压患者心血管病风险增加3倍，单纯高胆固醇者风险增加4倍，而当高血压合并高胆固醇时风险增加高达9倍。西班牙6815例18～55岁新确诊高血压患者，调查合并CVD危险因素情况，结果显示超过70%的高血压患者合并≥2项其他CVD危险因素（图1）。2009—2012年的美国成人高血压患者中，15.5%的患者合并吸烟，49.5%合并肥胖，63.2%合并高胆固醇血症，27.2%合并糖尿病，15.8%合并慢性肾脏病。

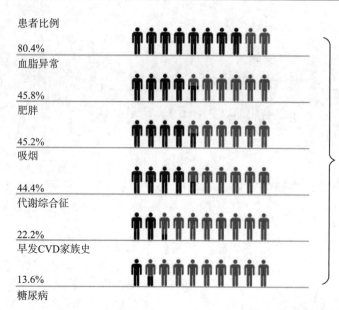

图1　超过70%的高血压患者合并≥2项其他CVD危险因素

（四）健康中国2030的目标

2016年，国家发布"健康中国2030规划纲要"。"健康中国2030"规划纲要是今后15年推进健康中国建设的行动纲领。要坚持以人民为中心的发展思想，以普及健康生活、优化健康服务、完善健康保障、建设健康环境、发展健康产业为重点，将健康融入所有政策，全方位、全周期保障人民健康，大幅提高健康水平。这需要我们创新ASCVD慢病管理模式，从以疾病治疗为主转为以一级预防为主，从单一因子分别控制为主转为高血压及全代谢性疾病理念下的ASCVD整体防治。

二、我们的思路

1.在天津市推动广泛建设"全代谢性疾病综合管理门诊"，一站式综合管理：血压、血脂、血糖、心脑肾外周动脉等疾病。建议依托社区老年查体、单位健康体检、门诊诊疗等获取数据。

2.风险评估：依据《中国心血管病预防指南》和《2019 ACC/AHA心血管疾病一级预防指南》的风险评估公式进行风险评估。

3.确定每项代谢因子的患者现状与指南建议的目标值，整体管理代谢因子并进行系统随访。包括降压、降脂、降糖、减重、戒烟、合理膳食和运动等。

4.以基层医师、家庭医生团队为核心，基层医院与天津医科大学总医院建立医联体合作，通过互联网＋AI模式，为基层医师建立高效AI辅助高血压及全代谢性疾病管理软件，实现快速、高质、高效管理。

三、ASCVD风险评估

2017年，我国发布了《中国心血管病预防指南》，指南指出评估风险（assess risk）是预防的第一步。指南将ASCVD发病风险评估简化为易于查询的流程图（图2）。其中建议的危险分层方案重点在于促进多重危险因素的综合评估，积极采取防治措施，特别是生活方式干预，但对高胆固醇血症和高血压等单个危险因素的控制应以相应指南为准。

在对个体进行风险评估时，已被确诊为ASCVD者（包括有症状的周围动脉疾病）直接列为极高危人群。符合如下条件之一者直接列为高危人群：①糖尿病（年龄≥40岁）。②单个危险因素水平极高者。包括：a.LDL-C≥4.9 mmol/L（190 mg/dl）或TC≥7.2 mmol/L（280 mg/dl）；b. 3级高血压；c.重度吸烟（≥30支/天）。符合上述条件的极高危和高危人群不需再按危险因素个数进行ASCVD风险分层。

对不具有以上情况的个体，建议按照上述细化的ASCVD发病风险图进行10年ASCVD总体发病风险的评估（图2）。ASCVD10年发病平均危险按<5%、5%～9%和≥10%分别定义为低危、中危和高危。

为进一步关注升高的危险因素水平对年轻人群长期风险的影响，以利于对ASCVD的早期预防和早期干预，该指南增加了对ASCVD的10年发病风险为中危且年龄<55岁人群进行ASCVD终身（余生）风险的评估，以识别中青年中ASCVD余生风险为高危的个体。如果具有以下任意2个及2个以上危险因素，其ASCVD余生风险为高危：①收缩压≥160mmHg或舒张压≥100mmHg；②非HDL-C≥5.2mmol/L（200mg/dl）；③HDL-C<1.0mmol/L（40mg/dl）；④BMI≥28kg/m²；⑤吸烟。

阜外医院学者也开发出China-Par心脑血管风险评价软件，方便基层应用。2019年3月17日，《2019 ACC/AHA心血管疾病一级预防指南》正式颁布，将心血管疾病一级预符合下列任意条件者，可直接列为高危或极高危人群，无须进行ASCVD危险评估：
极高危：ASCVD患者（包括有症状的PAD患者）
高危：（1）糖尿病患者（年龄≥40岁）
　　　（2）单个危险因素水平极高者，包括：①LDL-C≥4.9 mmol/L（190 mg/d）或
　　　　　TC≥7.2 mmol/L（280 mg/dl）；②3级高血压；③重度吸咽（吸咽≥30支/日）

不符合者，根据下表评估ASCVD 10年发病风险

危险因素 （个）		血清 胆固醇水平分层（mmol/L）		
		3.1≤TC<4.1 或1.8≤LDL-C<2.6	4.1≤TC<5.2 或2.6≤LDL-C<3.4	5.2≤TC<7.2 或3.4≤LDL-C<4.9
无高血压	0~1	低危（<5%）	低危（<5%）	低危（<5%）
	2	低危（<5%）	低危（<5%）	中危（<5%~9%）
	3	低危（<5%）	中危（<5%~9%）	中危（<5%~9%）
有高血压	0	低危（<5%）	低危（<5%）	低危（<5%）
	1	低危（<5%）	中危（<5%~9%）	中危（<5%~9%）
	2	中危（<5%~9%）	高危（≥10%）	高危（≥10%）
	3	高危（≥10%）	高危（≥10%）	高危（≥10%）

ASCVD 10年发病危险为中危且年龄<55岁者，评估余生危险

具有以下任意2项及2项以上危险因素者，定义为ASCVD高危人群
· 收缩压≥160 mmHg或舒张压≥100 mmHg
· 非HDL-C≥5.2 mmol/L（200 mg/dl）
· HDL-C<1.0 mmol/L（40 mg/dl）
· BMI≥28 kg/m²
· 吸烟

图2　ASCVD风险评估流程

防总结为"ABCDE"，并简化为一张图表。

四、综合管理的方法和学术证据

降压治疗的获益主要来自血压降低本身。在改善生活方式的基础上，应根据高血压患者的总体风险水平决定给予降压药物，同时需要干预所有可以纠正的危险因素、靶器官损害和并存的临床疾病。对每一个代谢因子逐个进行评价并干预。

（一）血压监测与控制

依据2018年中国高血压防治指南，对有0~2个危险因素的初发高血压患者，收缩压在120~139mmHg和（或）舒张压在80~89 mmHg，以生活方式干预为主，1级和2级高血压首先行生活方式干预，1~3个月后若血压未得到控制，则开始药物治疗；3级高血压应立即药物治疗（图3）。

对于有≥3个危险因素，或合并代谢综合征、靶器官损害（蛋白尿、左心室肥厚、视网膜病变Ⅲ~Ⅳ级）、肾功能不全或糖尿病的高血压患者，在积极改变生活方式的同时，应立即开始药物治疗。

降压目标：一般患者血压目标需控制到140/90mmHg以下，在可耐受和可持续的条件下，其中部分有糖尿病、蛋白尿等高危患者的血压可控制在130/80mmHg以下。

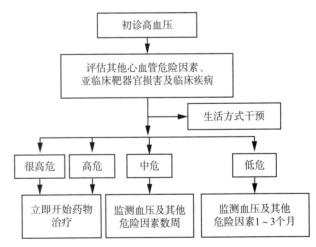

图3　初诊高血压患者的评估及监测流程

2017美国AHA/ACC高血压指南采取更为积极的态度，将成人高血压诊断标准下调为≥130/80mmHg，并将绝大多数人群的降压目标定为<130/80mmHg。2018欧洲ESC/ESH高血压指南整合意见与中国指南类似。

（二）血脂监测与控制

《2019CCEP——调脂治疗降低心血管事件专家建议》提出了一个重要的新概念，即"超高危人群"：代

表比"极高危人群"风险更高的一组群体,推荐确诊的ASCVD患者并存以下情况之一列为超极高危人群:复发的ASCVD事件;冠状动脉多支血管病变;近期ACS;心、脑或外周多血管床动脉粥样硬化性血管疾病LDL-C≥4.9mmol/L(190 mg/dl);糖尿病等。对于"超高危人群"的调脂治疗目标:LDL-C<1.4 mmol/L(55 mg/dl)。LDL-C目标在极高危、高危、低中危人群目标分别为<1.8、2.6和3.4 mmol/L(图4)。

2019 ESC/EAS血脂异常管理指南建议:

1.对极高危个体:ASCVD患者、糖尿病合并靶器官损害,或至少3个主要危险因素,或早发1型糖尿病,病程>20年者,LDL-C水平应降至基线水平≥50%,同时LDL-C水平<1.4mmol/L(55mg/dl)。

2.对于高危个体:糖尿病病程≥10年且不伴有靶器官损害和任何其他危险因素者,LDL-C水平应降至基线水平≥50%,LDL-C水平<1.8mmol/L(70mg/dl)。

3.对于中危和低危个体:LDL-C目标分别为<2.6和3.0mmol/L。

(三)血糖监测与控制

2型糖尿病是一种进展性疾病,随着病程进展,血糖有逐渐升高的趋势,控制高血糖的治疗强度也应随之加强,常需要多种手段的联合治疗。生活方式干预是2型糖尿病的基础治疗措施,应贯穿于糖尿病治疗的始终。

美国心血管病一级预防指南建议:对于所有患有2型糖尿病(T2DM)的成年人,建议制订一个以心脏健康饮食模式为主的营养计划,以改善血糖控制,如有必要应减重,并改善其他ASCVD危险因素。每周应至少进行150min的中等强度体力活动或75min的剧烈体力活动,有氧训练和阻力训练的组合比单独任何一种训练更好。在确诊后开始使用二甲双胍作为一线治疗和开始生活方式治

是合理的。对于患有T2DM和有其他ASCVD危险因素的成年人,经过最初的生活方式改变和使用二甲双胍治疗后仍需要降糖治疗,启动钠-葡萄糖协同转运蛋白2(SGLT-2)抑制剂或胰高糖素样肽-1受体(GLP-1R)激动剂可能是合理的,以改善血糖控制并降低心血管疾病风险。在选用降糖药时应考虑减重、低血糖风险、经济费用等因素。

对于明确合并ASCVD、CKD或心力衰竭的2型糖尿病患者应选用指南优先推荐的二甲双胍、SGLT-2抑制剂或GLP-1R激动剂。

(四)抗栓治疗

低剂量阿司匹林(75～100 mg/d)用于哪些人群ASCVD的一级预防仍有争议。阿司匹林一级预防针对人群为无冠心病或卒中病史的成年人,这部分人群事件发生率低,缺血及出血风险权衡的难度大,获益及风险评估的准确性差。2009年ATTC荟萃分析对每个受试者的信息加以整合分析并进行了与出血风险相关的亚群分析后,发现年龄(每增加10岁)、男性、糖尿病、目前吸烟及平均血压(每升高20mmHg)均与出血相关,而这些因素也都是公认的心血管事件危险因素,即心血管事件风险越大,阿司匹林获益越大,出血风险也越大。只有在预防心血管病事件数明显超过出血风险时,使用阿司匹林才能获益超过风险,一级预防才有意义。

结合最新循证证据与国内外各项指南内容,建议下列人群服用阿司匹林(75～100 mg/d)进行ASCVD的一级预防:①10年ASCVD风险≥10%。②糖尿病患者,年龄≥50岁,伴有以下至少一项主要危险因素:早发心脑血管疾病家族史(发病史,男性<55岁、女性<65岁)、高血压、吸烟、血脂异常或蛋白尿(尿白蛋白/肌酐比值≥30mg/g)。③高血压患者,血压控制良好(<150/90mmHg),伴有以下3项危险因素中的至少2项:吸烟、低HDL-C、男性≥45

危险分层	LDL-C(主要目标)	非LDL-C(次要目标)
超高危	<1.4 mmol/L(55 mg/dl) 或较基线水平降低幅度≥50%	<2.2 mmol/L (85 mg/dl)
极高危	<1.8 mmol/L(70 mg/dl) 或较基线水平降低幅度≥50%	<2.6 mmol/L (100 mg/dl)
高危	<2.6 mmol/L(100 mg/dl)	<3.4 mmol/L (130 mg/dl)
低危/中危	<3.4 mmol/L(130 mg/dl)	<4.2 mmol/L (160 mg/dl)

图4 血脂控制目标

岁或女性≥55岁。④慢性肾脏疾病患者,估算的肾小球滤过率(eGFR)30~45ml/(min·1.73m²)。⑤不符合以上条件者,同时具备以下5项危险因素中的至少4项:吸烟,男性≥45岁或女性≥55岁,早发心脑血管疾病家族史(男性<55岁、女<65岁发病史),肥胖(BMI≥28 kg/m²),血脂异常。

需要指出的是:①用药前必须评估出血风险,并采取防范措施;出血危险因素包括服用大剂量阿司匹林、凝血功能紊乱、严重肝病、肾衰竭、血小板减少、正在使用增加出血风险的药物、消化性溃疡及上腹部疼痛病史、近期出血病史、难以控制的高血压等;对出血风险大于血栓风险的患者不推荐应用阿司匹林做一级预防。②年龄≥80岁或<30岁的人群和无症状的外周动脉粥样硬化(狭窄程度<50%)人群,目前证据尚不足以做出一级预防推荐,需个体化评估。

(五)高尿酸血症的治疗

普及高尿酸血症的相关常识;给予饮食、运动等方面的健康指导,制订个体化的生活方式干预。无症状的高尿酸血症患者,如无心血管危险因素,起始药物治疗为血尿酸>540μmol/L,目标为<420μmol/L;如合并心血管危险因素,起始药物治疗为>480μmol/L,目标为<360μmol/L。如出现痛风,起始药物治疗为>480μmol/L,如为反复痛风性关节炎,起始药物治疗为>420μmol/L,目标均为降至<300μmol/L。

(六)生活方式干预

生活方式干预主要包括:减少钠盐摄入,每人每日食盐摄入量逐步降至<6g,增加钾摄入;合理膳食,平衡膳食;控制体重,使BMI<24;腰围:男性<90cm,女性<85cm;不吸烟,彻底戒烟,避免被动吸烟;不饮酒或限制饮酒;增加运动,中等强度;每周4~7次;每次持续30~60min;减轻精神压力,保持心理平衡。

五、总结

心脑血管疾病已成为我国人群健康的主要负担,建立对高血压及相关代谢性疾病的综合管理体系是扭转我国ASCVD现状的关键。依靠国内外相关指南指引、建立城市中心医院与基层医院的医联体网络、借助互联网+和AI辅助,将有助于构建广覆盖、高质、高效的新型医疗体系,我们期待和您一起进行实践。

(边 波 于雪芳)

周围动脉病患者的高血压如何处理

高血压是全身动脉粥样硬化的重要危险因素,除可引起冠心病外,其在下肢动脉病、颈动脉狭窄、肾动脉狭窄等周围动脉病的发生、发展、转归中亦起着非常重要的作用。随着人口老龄化的加剧和生活方式的转变,高血压合并周围动脉病的患病率逐年升高。与无周围动脉病的高血压患者相比,高血压合并周围动脉病患者的心血管风险更高,预后更差,严重影响患者的身心健康。

高血压和动脉粥样硬化是"孪生姐妹",互为因果关系。高血压与动脉粥样硬化都有血管壁的炎症反应和内皮细胞受损。高血压可以促进动脉硬化,在高血压的驱动下,血流冲击血管内膜、损伤内皮细胞的结构和功能,受损的动脉内膜易于胆固醇、脂质等沉积,最终形成粥样斑块。血压持续升高对血管的机械性作用、对血管内皮的切应力及血管周围组织对管壁的牵张力,导致血管内皮功能障碍。血管内皮细胞分泌多种活性物质,并通过激活血管紧张素转化酶活性,产生血管紧张素Ⅱ,引起血管收缩和平滑肌细胞增生,导致动脉粥样斑块形成。同时,高血压可导致血管壁结构改变和血管反应性增加。①血管中层结构改变:主要为血管平滑肌细胞增生、肥大,结缔组织含量增加,表现为管壁增厚,尤其中层管壁增厚。随着管壁增厚,在血流动力学的作用下,内膜易产生撕裂,引起内皮细胞功能障碍及内皮细胞受损。②血管内膜改变:主要表现为内皮细胞数量增加和形状改变、对大分子(包括脂蛋白)通透性增加、穿过内皮细胞进入内膜表面的白细胞数量增加。白细胞黏附于内膜后,在化学诱导因子或趋化因子的作用下即进入动脉壁。③血管反应性增加:血压持续升高时,血管对内皮细胞释放的收缩因子及神经激素的收缩反应显著增强,而对缺血、代谢物质的舒张反应减弱。总之,高血压可通过对血流动力学的影响和血管壁的作用,导致动脉粥样硬化形成。反之,发生了动脉粥样硬化的血管正常舒张功能减弱,血管壁的僵硬度增加,血压又会升高,两者之间互为因果,形成恶性循环。

一、下肢动脉病合并高血压

下肢动脉病(peripheral arterial disease, PAD)是系统性动脉粥样硬化的常见表现,是冠心病的等危症,随着人口老龄化的加剧及饮食结构和生活方式的转变,其患病率不断上升。国外流行病学调查显示:PAD在普通人群中的患病率为3%~10%,在70岁以上老年人中高达15%~20%。

2010年中国心血管病报告指出其在普通人群中的患病率为2%~4%,在60岁以上老年人群中高达16.4%,在合并高血压、糖尿病和代谢综合征等危险因素的患者中更高。无症状性PAD患者发生卒中和心肌梗死的风险为无PAD患者的3倍,在有症状PAD患者中心血管风险更高。该病预后较差,伴发间歇性跛行的患者5年病死率约30%,而伴发静息痛、溃疡和坏疽的患者5年病死率高达70%以上。高血压是PAD发生和发展的重要危险因素,约5%的高血压患者合并PAD。另有研究表明,多达55%的PAD患者存在高血压,高血压可显著增加PAD患者心血管事件和死亡的发生风险。由于下肢动脉病作为全身动脉粥样硬化的重要组成部分,与高血压常伴随存在,临床医师在积极治疗动脉粥样硬化性下肢动脉病时,需适当控制患者血压,关注降压药物对下肢动脉病的影响。

(一)治疗目标

对于下肢动脉病合并高血压的患者来说,合理的降压治疗不仅可降低患者心脑血管事件的发生率,而且可降低患者的截肢率。英国糖尿病前瞻性研究显示,收缩压每降低10mmHg,下肢动脉病相关的截肢或死亡率可降低16%。然而,目前PAD的血压控制率较低,PARTNERS研究显示84%新发PAD患者和88%既往PAD患者的血压没有得到适当的控制,而且其他的伴随危险因素控制率亦较低,需引起高度重视。

对下肢动脉病有血管重建指征的患者,及时合理地进行血管重建可以显著提高行走能力和生活质量,有助于控制血压和降低心血管风险。

(二)降压目标

目前,该类患者血压是否需要严格控制尚有争议,在降压过程中患肢血流可能有所下降,多数患者可耐受,但少数严重缺血患者会出现血流进一步下降,导致症状加重,故对重症患者在降压治疗时需考虑这种可能性,尤其要避免过度降压。糖尿病适度血压控制研究纳入480例血压正常的糖尿病患者,随机分到适度血压控制组(舒张压维持在80~89mmHg)和强化血压控制组(比适度血压控制组低10mmHg),其中61例为PAD患者。随访5年发现,强化血压控制组中PAD患者的心血管事件发生率低于适度血压控制组(13.6% vs. 38.7%,$P < 0.046$)。调整其他危

因素后，适度血压控制组PAD患者的踝肱指数和心血管事件呈负相关（$P=0.009$），但强化血压控制组两者无相关性（$P=0.91$）。研究同时发现，PAD患者血压严格控制后，心血管事件较无PAD患者未见增加。该研究提示PAD患者严格血压控制的重要性。然而，INVEST研究却得出相反的结果。INVSEST研究显示，随访2.7年，PAD患者心血管事件发生率和血压控制水平呈J形曲线，血压维持在135～145/60～90mmHg时，心血管风险最低。

2011 ESH/ESC外周血管疾病管理指南和2013 ESH/ESC高血压管理指南均推荐对于存在下肢动脉病的高血压患者，血压应控制在140/90mmHg以下，从而降低心肌梗死、卒中、心力衰竭及心血管死亡的发生风险（推荐等级Ⅰ，证据等级A）。2013 ACC/AHA关于周围血管疾病管理指南推荐对于存在下肢动脉病的高血压患者，血压应控制在140/90mmHg以下，如果患者存在糖尿病和慢性肾脏疾病，血压应控制在130/80mmHg以下，从而降低心肌梗死、卒中、心力衰竭及心血管死亡的发生风险（推荐等级Ⅰ，证据等级A）。

（三）降压药物的选择

多项研究表明，只要能够有效地控制血压，具体选择何种降压药物关系不大。噻嗪类利尿剂单用或与其他降压药物联合应用来控制血压有助于降低心血管事件。需要指出的是，应用此类药物需要密切监测血糖、尿酸、血钾、血钠等。钙拮抗剂可通过扩张血管、增加肾脏水钠排泄降低血压。研究显示，氨氯地平可取得和缬沙坦相似的心血管获益。对于下肢动脉病患者来说，血管紧张素转化酶抑制剂可显示出降压治疗以外的心血管保护和改善步行距离的作用。心脏事件预防评价国际性研究（heart outcomes prevention evaluation, HOPE）是一项国际性、随机化、双盲、安慰剂对照的试验，共纳入9541例心脏病、脑血管疾病或糖尿病患者，其中4051例为下肢动脉病患者。研究发现，与安慰剂组相比，雷米普利组患者的主要终点事件（心血管病死亡、心肌梗死和卒中）减少22%，$RR=0.78$（95% CI 0.70～0.86，$P=0.000\ 002$）；心血管死亡发生率降低25%，$RR=0.75$（95% CI 0.64～0.87，$P=0.000\ 2$）；心肌梗死发生率降低20%（95% CI 9%～29%，$P<0.001$）；卒中发生率降低32%，$RR=0.68$（95% CI 0.56～0.86，$P=0.000\ 2$）。EUROPA研究显示培哚普利亦有类似的心血管保护作用。Kurklinsky等的随机临床研究纳入了212例伴有危险因素的PAD患者，随机分到雷尼普利组（10mg/d）和安慰剂组，结果显示，雷尼普利可增加75s的无疼痛步行时间和255s的最大步行时间，并可轻度增加静息和运动后的踝肱指数。Shahin等的荟萃分析纳入6项随机临床研究的821例间歇性跛行患者，结果显示：和安慰剂组比较，血管紧张素转化酶抑制剂可使最大跛行距离增加120.8m（95%

CI 2.95～128.68，$P=0.04$），无疼痛步行距离增加74.87m（95% CI 25.24～124.50，$P=0.003$）。因此，血管紧张素转化酶抑制剂被看作是下肢动脉病合并高血压最为理想的降压治疗药物。以往的小样本研究显示β受体阻滞剂可通过减少肌肉组织血流，加重PAD患者的跛行症状，但随后的荟萃分析及系统性评述均显示β受体阻滞剂在下肢动脉狭窄患者上应用是安全的。有研究显示，无论是β受体阻滞剂使用前、停用或再次使用后2周，PAD患者的症状和微循环无明显变化。由于欧美指南不推荐β受体阻滞剂作为一线降压药，该类药物也不应该作为PAD患者的一线降压药物，除非患者存在其他应用β受体阻滞剂的强适应证如充血性心力衰竭、缺血性心脏病、心律失常、围手术期心血管保护等。肾动脉狭窄在下肢动脉病中较为常见，因此当药物无法控制血压时，应考虑合并肾动脉狭窄的可能。

基于上述证据，2013 ACC/AHA关于周围血管疾病管理指南推荐对于存在下肢动脉病合并高血压的患者，降压治疗有利于降低心血管风险，延缓周围动脉病进展（推荐等级Ⅰ，证据等级A）；β受体阻滞剂并非降压治疗的禁忌证，可考虑应用于合并冠状动脉病和心力衰竭的患者（推荐等级Ⅱa，证据等级B）；血管紧张素转化酶抑制剂用于治疗症状性下肢动脉狭窄患者是合理的，从而降低心血管事件（推荐等级Ⅱa，证据等级B），也可用于治疗无症状性下肢动脉狭窄患者，可能降低心血管事件（推荐等级Ⅱa，证据等级C）。

二、颈动脉狭窄合并高血压

卒中是目前世界范围内致残或致死的重要原因。颈动脉狭窄是缺血性卒中的重要原因，约1/4的缺血性卒中与颈动脉狭窄有关。颈动脉作为全身动脉粥样硬化的"窗口"，可反映全身动脉粥样硬化的程度。血压变化可影响血管内皮细胞的形态、结构和功能，并且影响血管壁通透性，湍流区从动脉切应力引起的高频震颤及流速减慢产生的局部侧压增大，可损伤血管内皮，有助于低密度脂蛋白的浸润和有形成分的堆积。因此，颈动脉粥样硬化多发生于颈总动脉分叉的外壁、颈动脉窦和有反流或涡流的部位。同时，颈动脉狭窄后脑组织缺血，血压可进一步代偿升高。总之，颈动脉狭窄和高血压两者之间可能形成恶性循环。随着收缩压及舒张压的增高，颈动脉狭窄会加速。另一方面高血压可引起大脑小动脉硬化性闭塞，直接导致相应部位的脑梗死。由于颈动脉狭窄和高血压均是卒中发生的独立危险因素，对于高血压合并颈动脉狭窄患者应尽早把血压控制在合理水平，同时需关注降压过程中患者神经系统症状的变化，警惕缺血性脑血管事件的发生。血压控制水平的制订应综合考虑患者的年龄、颈动脉狭窄的程度及合并症等情况。

（一）治疗目标

对于颈动脉狭窄合并高血压的患者，狭窄程度及血压水平的增高均是卒中的独立危险因素，颈动脉内膜增厚和粥样斑块形成是高血压靶器官早期损害的临床指标，积极控制颈动脉狭窄患者血压水平对于延缓动脉粥样硬化发展速度可以起到积极作用，可降低颈动脉内膜厚度，在一定程度上改善颈动脉硬化患者血流动力学紊乱，提高脑血流量，降低卒中风险。降压过程中要注意幅度适宜，避免低血压诱发缺血性脑卒中。

对颈动脉狭窄有血管重建指征的患者，及时合理地进行血管重建可能减少脑灌注不足诱发的交感神经兴奋性激活，有助于控制血压和降低脑血管风险。

（二）降压目标

截至目前，对于伴有颈动脉狭窄的高血压患者血压控制目标尚存在争论。主要争论焦点在于颈动脉狭窄本身引起血流动力学紊乱，局部脑血供减少，血压控制＜130～140/80mmHg后是否会引起脑灌注进一步不足及增大脑卒中风险。以往的观点认为降压治疗影响高血压合并颈动脉狭窄患者脑灌注，可导致短暂性脑缺血发作和脑卒中发生风险升高。但无论动物实验还是临床试验均证实，对于高血压患者，血压控制在140/90mmHg内，脑血流速度及血管反应性随着血压的下降，未见明显变化或甚至轻度增高，而且颈动脉血管膨胀性增加，脑血管远端阻力降低。这是因为高血压患者仍有一定的脑血流自动调节能力，在其脑血流自动调节能力范围内，血压下降并不会引起脑血流量的明显降低。Walters等的研究亦发现降低中重度颈动脉狭窄患者血压后，SPECT联合经颅多普勒超声检查均未发现局部脑灌注减低表现，说明颈动脉狭窄患者降压治疗可以增加颈动脉血流速度，改善血管弹性，增加血管内径，提高脑供血能力。从血流动力学角度看慢性颈动脉狭窄患者中绝大部分健侧（或狭窄较轻侧）脑血流速度正常或代偿性轻度偏高，可以明显缓解患侧供血区域血供矛盾，不出现症状或卒中。因此，既往指南对于颈动脉狭窄合并高血压患者要求血压控制在＜140/90mmHg以下，如果患者同时合并慢性肾脏疾病或糖尿病，血压应控制在130/80mmHg以下。然而，Rowthwell对NASECT、ECST、UK-TIA三个大型临床试验进行荟萃分析：双侧颈动脉狭窄程度＜70%时，血压的升高与卒中风险成正比。但对双侧颈动脉脉狭窄程度≥70%的患者，随着血压逐渐增高，卒中风险呈线性下降趋势，均较130～140mmHg时低，到150～160mmHg时卒中发生风险最低。此外，对于狭窄程度相同的患者，其侧支代偿的情况不尽相同，因此脑灌注的情况亦有不同。理论上，通过对脑灌注情况的监测来指导降压治疗是最为合理的方法。在保证脑灌注的情况下，尽可能地将血压降到理想水平。但是此项有创检查不适合进行推广应用。随着神经影像学的进展，已有多种方法可用来了解脑灌注情况，如MRI灌注成像和CT灌注成像。

2018中国高血压防治指南指出，对于老年人尤其高龄患者、双侧颈动脉或颅内动脉严重狭窄患者、严重直立性低血压患者应谨慎降压治疗。降压药应从小剂量开始，密切观察血压水平与不良反应，根据患者耐受性调整降压药及其剂量。如出现头晕等明显不良反应时，应减少给药剂量或停药。尽可能将血压控制在安全范围（160/100mmHg以内）。同时综合干预相关危险因素及处理并存的临床疾病，如抗血小板治疗、调脂治疗、降糖治疗、心律失常处理等。2011美国颅外颈动脉和椎动脉指南推荐：对于合并无症状颈动脉狭窄的患者，血压应控制在140/90mmHg以下（推荐等级Ⅰ，证据等级A）；对于合并症状性颅外颈动脉狭窄的患者，除非患者处于卒中超急性期，降压治疗可能是合理的，但血压降至某一水平的获益和脑缺血加重的风险比尚未明确（推荐等级Ⅱa，证据等级C）。

（三）降压药物选择

对于高血压合并颈动脉狭窄，应该选择何种降压药物更为恰当呢？钙拮抗剂可提高一氧化氮的舒张血管作用并抑制内皮素-1的缩血管作用，对抗氧自由基及其代谢产物对内皮细胞的损伤起到抗动脉硬化保护内皮的作用。多项报道证实，长期应用氨氯地平治疗或与阿托伐他汀合用可以保护血管内皮细胞，改善血管内皮依赖性舒张功能，延缓甚至逆转内中膜增厚、缩小斑块面积、减小Crouse积分。血管紧张素转化酶抑制剂可以抑制血管紧张素转化酶，减少血管紧张素Ⅱ的生成，从而抑制新生的内膜增生，减轻再狭窄的形成。培哚普利在有效降压的同时，还可以缓解脑血管痉挛，增加脑血流量。血管紧张素受体拮抗剂可拮抗血管紧张素受体，阻滞肾素-血管紧张素-醛固酮系统的激活，有效的抑制间质细胞的过度迁移、增殖，减少血管中层的厚度，使动脉弹性增加，同时还可以抑制组织局部肾素-血管紧张素-醛固酮系统，减少肾上腺素能神经末梢释放去甲肾上腺素，降低交感神经对血管的作用。研究证实长期服用缬沙坦、替米沙、氯沙坦、坎地沙坦可以起到保护血管内皮细胞、改善血管内皮依赖性血管舒张功能、延缓甚至逆转血管内中膜厚度进展的作用。PHYLLIS研究将508名高血压伴高脂血症的无症状颈动脉粥样硬化患者随机分为氢氯噻嗪组、福辛普利组、氢氯噻嗪＋普伐他汀组、福辛普利＋普伐他汀组治疗2.6年。结果显示，单用氢氯噻嗪组不能延缓颈动脉粥样硬化的进展（每年增加0.010±0.004 mm，$P=0.01$）；而和单用氢氯噻嗪组比较，福辛普利组、氢氯噻嗪＋普伐他汀组、福辛普利＋普伐他汀组每年颈总动脉和颈动脉分叉处平均内中膜厚度最大值分别可减少0.023mm（P＝0.012）、0.019mm（P＝0.037）、0.22mm（P＝0.007）。有荟萃分析发现，和安慰剂对比，钙拮抗剂、血管紧张素转化酶抑制剂、血管紧张素受体拮抗剂、β受体阻滞剂及α受体阻滞剂均可降低患者的内中膜厚度；与血管紧张素转化酶抑制剂相比，钙拮抗剂降低内中膜厚度更明显，每年可多减少23μm。欧洲拉西地平治疗动脉粥样硬化研究共纳入2334例患者，随机分入拉西地平组或阿替洛尔组，经过4年的治疗，拉西地平组患者的主要疗效指标即颈总动脉和颈动脉分叉处平均内中膜厚度最大值的增加值比阿替洛尔组患者少0.02～0.03 mm（P＜0.000 1）。拉西地平组的颈总动脉和颈动脉分叉处平均内中膜厚度最大值年进展速率要比阿替洛尔组低40%，且拉西地平组斑块进展患者的比例比阿替洛尔组低（25.3% vs.31.3%），斑块消退的患者比例比阿替洛尔组高（20.4% vs.14.8%）。

基于这些研究的发现，2018ESH/ESC高血压指南推荐对于存在颈动脉粥样硬化的高血压患者，钙拮抗剂和血管紧张素转化酶抑制剂应该比利尿剂和β受体优先考虑来延缓颈动脉粥样硬化的进展（推荐等级Ⅱa，证据等级B）。

三、肾动脉狭窄合并高血压

肾动脉狭窄（renal artery stenosis, RAS）是引起高血压和（或）肾功能不全的重要原因之一，如果未给予适当治疗，病情往往进行性加重，部分肾动脉从狭窄变为闭塞，肾功能逐渐恶化，部分患者因此进入终末期肾病。这类患者高血压可加速肾动脉狭窄和肾功能减退，而肾动脉狭窄加重又可进一步升高血压和损害肾功能，形成恶性循环。据估计，RAS的患病率在高血压人群占1%～3%，而在继发性高血压人群中可达20%。在老年人群中，RAS相当常见，患病率为7%。基于我国"十二五"全国高血压病率流行病学调查结果，18岁以上人群高血压患病率约为26.6%。因此推测我国RAS的患病总数巨大。随着人口老龄化的到来和血管影像学技术的普及，在心血管病临床实践中发现RAS病例越来越多。

（一）治疗目标

首要目标是控制血压和保护肾功能，最终目标是降低心血管事件和死亡。目前对肾动脉狭窄合并高血压患者的治疗手段包括药物非手术治疗和肾动脉血运重建两大类。对肾动脉狭窄有血管重建指征的患者，及时合理地进行血管重建可显著降低血压和改善患肾灌注，保护肾功能。

（二）降压目标

首先应遵循2018欧洲高血压防治指南和2018中国高血压防治指南的基本原则，这类患者的目标血压应降至140/90mmHg以下。对于经适当降压药物治疗后血压不能达标或患肾发生缺血性肾病的患者，需要考虑肾动脉血管重建。肾动脉血运重建，尤其是经皮支架术，对于确定的肾血管性高血压和（或）缺血性肾病患者，已成为临床上首选的治疗方法，但对于指征不确定的患者该方法是否优于单纯药物治疗尚无定论。治疗评估首先要确定狭窄是否与高血压及肾功能不全有因果关系。如果因果关系明确，还要根据患者的年龄、伴随的临床疾病、肾功能、患肾体积、血压水平、对降压药的反应及肾动脉狭窄纠正后对血压与肾功能可能的影响这些因素进行综合考虑，决定是否进行肾动脉血运重建。

由于降压药物的进展，目前多数肾动脉狭窄患者的高血压用降压药即可控制，以控制高血压作为动脉粥样硬化性肾动脉狭窄介入的指征目前也面临挑战。多数回顾性文献结果表明，PTA后血压易于控制，所需降压药明显减少，但治愈率一般＜10%。肾动脉支架术与PTA比较重建血运的技术成功率明显提高而再狭窄率降低，但临床结果并无显著提高。即多数患者的高血压不完全由肾动脉狭窄所致，这些患者往往长期有原发性高血压合并动脉粥样硬化，随后逐步发展为肾动脉狭窄。因此，肾动脉血运重建治愈高血压少见，主要疗效为高血压减轻或易于控制，部分患者甚至无效，这可能是长期高血压和肾缺血已经导致了肾实质损害。目前已基本公认，以控制高血压为目的的肾动脉支架术，入选患者要满足两个关键点：①肾动脉狭窄≥70%，且能证明狭窄与高血压存在因果关系；②顽固性高血压或不用降压药高血压达Ⅲ级水平。

临床上在做肾动脉血运重建之前，最重要的步骤是评估肾动脉狭窄与临床症状之间是否存在因果关系。首先要确定是否存在显著的解剖狭窄，这方面的无创检查方法包括CT血管造影、MRI血管造影和多普勒超声，如果提示存在直径狭窄＞50%的病变，则要进一步做肾功能评估，如卡托普利激发的肾显像或分肾肾小球滤过率、患肾体积、患肾血流量测量等，如果功能评估狭窄导致患肾功能明显下降，要结合临床情况考虑是否行肾动脉介入重建血运。目前尚无统一意见在血管造影时肾动脉狭窄到何种程度进行血运重建是合理的，一般认为如果目测直径狭窄＞70%，跨狭窄收缩压差＞20mmHg，系严重狭窄；如果直径狭窄50%～70%，即所谓的临界狭窄，因目测误差往往较大，建议做进一步的有创功能评估，如测量跨狭窄的压差、患肾血流储备分数等。总之要有功能意义的狭窄才适合做血运重建。如果患者存在有功能意义的狭窄，还有以下临床情况，包括：①高血压-急进型高血压、顽固性高血压、恶性高血压、高血压伴一侧肾萎缩、不能耐受降压药物；②挽救肾功能-肾功能不全无法用其他原因解释；使用降压药，尤其是血管紧张素转化酶抑制剂或血管紧张素Ⅱ受体拮抗剂后肾功能恶化；③伴随的心脏问题——不稳定型心绞痛；反复发作的急性肺水肿与左心室收缩功能不匹配。目前推荐这类患者积极进行肾动脉血运重建。

需要强调的是，肾动脉支架术成功并不意味着动脉粥样硬化进程的终止，积极控制危险因素，如降脂治疗、降糖治疗、降压治疗及阿司匹林等对防止动脉粥样硬化发展有深远的影响，对预防心血管并发症有重大意义，应予以高度重视。

大动脉炎及纤维肌性发育不良所致肾血管性高血压如果持续依赖降压药，则应接受经皮介入治疗，以免高血压造成的长期不良影响。对位于肾动脉主干或主要分支的局限病变，多数研究报告显示经皮球囊成形术（PTA）成功率高，中远期临床获益大。由于单纯PTA治疗的结果很好，血管内支架仅用于PTA失败的补救措施。

（三）降压药物选择

药物降压是肾血管性高血压的基础治疗，这种高血压可选用的药物有血管紧张素转化酶抑制剂（ACEI）、血管紧张素受体拮抗剂（ARB）、钙通道阻滞剂、β受体阻滞剂等。其中血管紧张素转化酶抑制剂或紧张素Ⅱ受体拮抗剂可特异性作用于肾素-血管紧张素系统，控制肾血管性高血压十分有效。目前认为，对于肾功能尚能维持在正常范围的一侧肾动脉狭窄患者，使用这类药物可能有心血管系统保护作用。另一方面，这类药物由于高选择性阻断了出球小动脉的收缩，可能导致患肾肾小球滤过压下降，肾功能损害，在双侧或单功能肾肾动脉狭窄患者中可能诱发急性肾功能不全。故应从小剂量开始，逐渐加量，并密切观察尿量，血肌酐及尿素氮的变化。如服药后尿量锐减或血清肌酐快速上升超过0.5mg/dl，表明已发生急性肾功能不全，应立刻减量或停药，一般肾功能均能恢复。对于禁用血管紧张素转化酶抑制剂或紧张素Ⅱ受体拮抗剂的患者，钙通道阻滞和β受体阻滞剂为较安全有效的降压药物。β受体阻滞剂能抑制肾素释放，有一定的降压作用，可以选用；利尿剂激活肾素释放，一般不主张用于肾血管性高血压，除非有肺水肿或心力衰竭的证据，如肺淤血或急性一过性肺水肿。其他药物如α受体阻滞剂、非特异性血管扩张剂及中枢性降压药也可考虑适当合用。需要注意的是，无论用何种降压药，如降压过度，有可能导致患肾功能的严重损害，尤其是动脉粥样硬化性肾动脉狭窄患者有可能发生患肾肾梗死。因此，药物降压时宜保持血压在适当水平，按高血压指南要求，降压达标即可，以保证一定的患肾血流灌注，避免一味追求血压正常。维持降压治疗阶段要定期测量肾体积及分肾功能，如患肾出现萎缩趋势或肾功能明显下降，则有血运重建指征。但对于双侧或单功能肾肾动脉狭窄患者单用药物治疗疗效差，建议进行血运重建治疗。

（蒋雄京　董　徽）

RDN治疗难治性高血压的未来之路：
道阻且长，行则将至

高血压是影响心血管事件发生和预后的独立危险因素，有效控制高血压可预防或延迟脑卒中、心肌梗死、心力衰竭、肾功能不全等并发症，从而降低心血管病并发症的风险。

目前，国际上高血压的诊断标准不尽相同。我国学者将成人高血压定义为在未使用降压药物的情况下，非同日3次测量诊室血压，收缩压（SBP）≥140mmHg和（或）舒张压（DBP）≥90mmHg。SBP≥140mmHg和DBP＞90mmHg为单纯收缩期高血压。患者既往有高血压病史，目前正在使用降压药物，血压虽然低于140/90mmHg，仍应诊断为高血压。近几十年，高血压药物治疗发展迅速，实现了对部分患者血压的有效控制，但仍有部分高血压患者虽然在生活方式改善的基础上，联合使用了包括利尿剂在内的3种足量降压药，血压仍不能达标或需服用4种或4种以上降压药物诊室血压才能达到目标水平，这类患者被称为难治性高血压（RH）。鉴于顽固性高血压目前药物难于控制且部分患者药物治疗几近无效，靶器官受损进展迅猛，因此业界对其发病机制及干预措施进行了不懈的探索。在此过程中，许多新型非药物干预手段应运而生，而其中最引人注目的当属经皮导管射频消融去肾脏交感神经术（RDN）。

一、RDN的降压机制

17世纪Thomas Willis首先发现了肾交感神经系统，19世纪欧洲生理学家将这些神经命名为"升压神经"。肾交感神经系统分为传入神经和传出神经，这两种神经均途经肾动脉外膜。传入神经纤维末梢分布于肾盂、血管和皮髓质结缔组织，主要由两种感受器，即机械感受器与化学感受器，以传递来自肾内机械及化学感受器兴奋时的传入信息。传入神经神经元位于同侧背根神经节T$_6$～L$_4$，进入脊髓后，上行纤维投射位于中枢神经系统的延髓腹外侧区、孤束核、下丘脑室旁核等区域，从而调控全身的交感神经活性，促进神经垂体释放血管紧张素和催产素，通过调节体循环阻力直接导致血压升高。

肾交感神经的传出纤维来自胸、腰交感干（T$_8$～L$_1$）的节后神经纤维，与肾动脉伴行，传出神经节后纤维呈藤蔓状缠绕于肾动脉外膜，进入肾门，分成较小的分支，进入皮质及髓质，主要分布在肾小球入球动脉、出球动脉、近端肾小管、远端肾小管、髓袢升支粗段及球旁器。肾交感

神经传出纤维将刺激信号从中枢神经系统传递到肾脏，通过肾交感神经末梢释放去甲肾上腺素（NE），兴奋β$_1$受体促进肾素释放，从而激活肾素-血管紧张素系统；兴奋α$_1$B受体，激活小管上皮细胞钠泵，使近端小管重吸收钠水增多；兴奋α$_1$A受体，使肾动脉收缩，肾血流量减少，肾小球滤过率下降。研究还发现肾皮质内亦存在一种多巴胺能神经纤维，其末梢释放多巴胺，尤其与肾小球周围血管网功能关系密切。传出神经和传入神经组成同一神经束环绕肾血管壁周围，这种亲密的解剖结构暗示两者功能上的密切关系：传出神经活性增强可升高传入神经活性，反过来抑制传出神经，导致其活性下降，即抑制性肾-肾反射。两者之间的相互作用生理上调控传出神经活性以保持钠平衡，然而在病理状态下，抑制性反应转为兴奋性，导致传出神经持续激活，从而参与高血压的形成、维持和恶化。

RDN降低血压的机制尚未完全明确，可能与其完全和永久离断肾交感传出及传入神经有关。通过阻断肾交感传出神经，从而抑制肾小管对钠的重吸收，降低肾血管阻力及肾素的分泌；阻断肾交感传入神经，可抑制肾交感神经对下丘脑的反射刺激，进而抑制包括肾脏在内的全身交感神经的活性，抑制交感神经及RAAS系统的激活，从而降低血压。另外，由于长期交感神经系统的过度激活与代谢综合征、心功能不全、心律失常、慢性肾脏病、阻塞性睡眠呼吸暂停综合征等疾病的发生发展密切相关，因此近年来RDN不仅用于难治性高血压，也在试用于这些长期交感神经系统的过度激活相关疾病的治疗。

二、RDN治疗高血压的技术迭代与现状

去交感神经治疗高血压最早见于20世纪初期。1924年，Papin和Ambard首次在人体上进行外科去肾脏神经术。1934年，Page和Heuer采用外科双侧肾脏交感神经去除术治疗严重的原发性高血压。应用传统外科手术方法去交感神经虽然可以显著降低患者血压，但此方法创伤大、围手术期病死率高，还存在各种远期并发症，如无汗症、直立性低血压、直立性心动过速、胃肠道功能紊乱、四肢冰冷、尿失禁、神经性背痛、性功能障碍等。后因20世纪60年代新的有效降压药物逐渐问世，这一方式逐渐失去优势，最终彻底淘汰。外科手术虽然已不再广泛使用，但却在临床上证实了肾脏交感神经切除术是一种有效的血压控制手段。随着血管介入微创技术的发展，终于在半个多

世纪后,古老的外科手术去交感神经治疗方法,通过经皮导管肾动脉神经射频消融术(RDN)涅槃重生。

2009年,Krum等开展了一项具有开创意义的临床研究(Symplicity HTN-1),该研究共纳入45例难治性原发性高血压患者,分别来自澳大利亚和欧洲的5个临床研究中心。随访结果显示,患者在RDN术后的第1、3、6、9和12个月的平均诊室血压分别下降了14/10、21/10、22/11、24/11和27/17mmHg,该结果初步验证了RDN治疗高血压的疗效及安全性。随后,Esler等开展了一项多中心RCT研究(Symplicity HTN-2),来比较射频消融与单纯药物治疗的疗效差异。术后6个月随访发现,RDN治疗组($n=52$)平均收缩压下降11mmHg,而对照组($n=54$)平均收缩压仅下降3mmHg($P<0.05$),RDN治疗高血压的疗效得到了进一步的肯定。但是该研究在设计上未使用盲法,未设置假手术组,因此可能存在安慰剂效应。为排除安慰剂效应,Symplicity HTN-3随即开展,该研究设计更为完善,采用了随机、假手术对照、单盲的设计方法,并且规模更大。研究共纳入535例难治性高血压患者,RDN组364名,假手术组171名。术后6个月随访,RDN组和假手术组的平均诊室收缩压分别下降6.8mmHg和4.8mmHg($P=0.98$),其表明RDN的降压疗效并不显著。Symplicity HTN-3得到的阴性结果无疑为RDN治疗高血压的前景蒙上了一层阴霾,也使得当时许多其他射频消融设备如Enlightn、Vessix、OneShot(图1C~E)等研发中止。

对于Symplicity HTN-3所得到的阴性结果,有学者认为术者技术生疏及消融设备限制导致术中肾动脉神经消融不彻底是其主要原因之一。该研究使用的是第一代RDN设备Symplicity Flex(图1A),其缺点是只能依靠单电极进行射频消融,操作困难且消融不完全。由此,第二代RDN设备Symplicity Spyral(图1B)做出了改进,在消融导管顶端安装了4组电极,呈螺旋形分布,可同时完成绕肾动脉360°的4个位点的消融,使消融更为彻底。2017年发表的一项小型临床研究中,消融肾动脉分支($n=25$)相比单纯消融肾动脉主干($n=26$),平均SBP降低幅度惊人(22.6 mmHg vs.9.4 mmHg;$P=0.03$)。这种差异很可能源于肾神经解剖结构特点,组织学研究发现肾动脉近端及中间段的管壁内侧面3mm内交感神经的累积百分比<50%,而远端却高达75%。虽然肾动脉近端及中间段交感神经分布比重大,但神经距离肾动脉内膜远,消融时热量难以到达,因此消融不完全;肾动脉远端的神经分布所占比重小,但神经更贴近动脉壁内侧面,因而消融更为彻底。而Symplicity HTN-3采用的是肾动脉主干消融。针对肾神经的解剖学特点,RDN的手术方式也相应进行了改进,将肾动脉主干远端及分支也纳入了消融范围。

2017年ESC会上公布了期待已久的Spyral HTN-OFF MED研究结果。该研究为RDN降压的有效性提供

了确切的生物学证据。该研究是一项多中心、随机、假手术对照、单盲的临床试验,是验证RDN能否降低血压的原理证明研究。研究纳入不服用药物的高血压患者(SBP 150~180mmHg,DBP≥90mmHg,24h平均SBP 140~170mmHg),同时通过全程监测血液或尿液标本以确保患者未服用降压药物。该研究的最大特点是,第一,排除了受试者改变降压药对血压变化造成的干扰;第二,使用Symplicity Spyral多极射频消融导管,使消融更为完全;第三,消融手术方式进行改进,将肾动脉主干远端及分支也纳入了消融范围,每例受试者的消融点数高达44个,平均每侧肾脏为22个点,主干平均9个点,剩下的消融点都在分支上完成。对入组的80例受试者(RDN组38例,假手术组42例)数据进行中期分析发现,术后3个月,RDN组相比假手术组,24小时平均SBP和DBP分别下降5mmHg($P=0.041\ 4$)和4.4mmHg($P=0.002\ 4$),达到预设的目标值(24h平均SBP下降≥5mmHg)。

与Spyral HTN-OFF MED研究互补,Spyral HTN-ONMED研究纳入稳定服用1~3种降压药物而血压仍然不达标的患者(SBP 150~180mmHg,DBP≥90mmHg,24h平均SBP 140~170mmHg),结果表明,术后6个月与基线相比,RDN组($n=38$)相比假手术组($n=42$)平均SBP低7.4 mmHg($P=0.005\ 1$),平均DBP降低4.1 mmHg($P=0.029\ 2$)。该研究进一步肯定了RDN的降压效果,但研究仍具有一定的局限性,即样本量相对较小,评估复合心血管事件的随访时间较短,远期疗效尚不明确。

虽然SPYRAL HTN-OFF MED研究为RDN降压有效性提供了确切的生物学证据,但是通过分析受试者血压变化趋势发现,RDN组38例受试者中有10例血压并无应答,甚至有几例患者术后血压较术前反而显著升高达15~30mmHg。RDN治疗后不同的血压反应包括术后血压下降、血压基本不变,以及血压进一步升高,提示着RDN降压疗效存在不确定性,这可能与消融的肾神经种类及功能相关。Marat等认为,肾神经中可能存在交感兴奋性神经纤维(sympatho-stimulatory fibers)、交感抑制性神经纤维(sympatho-inhibitory fibers)及中性神经纤维(neutral fibers),消融交感兴奋性神经纤维将使血压下降,消融交感抑制性神经纤维将使血压升高,而消融中性神经纤维血压基本无变化,因此导致既往非选择性肾神经消融治疗效果不稳定。由此Marat等提出RDN的新理念:术中仅消融交感兴奋性神经纤维,避免消融交感抑制性神经纤维,即选择性肾神经消融。通过肾神经电刺激能够区分不同类型的神经纤维,指导实现选择性消融。2016年国内开展的一项多中心、随机对照、双盲研究(SMART研究),就是采用电刺激标测指导的肾动脉神经消融方法,以验证选择性肾神经消融的疗效,目前RCT研究正在进行中。

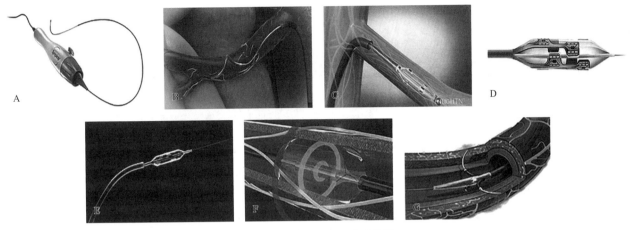

图1 肾脏交感神经消融导管

A.Symplicity Flex消融导管；B.Symplicity Spyral消融导管；C.Enlightn消融导管；D.Vessix消融导管；E.Oneshot消融导管；F.Paradise消融导管；G.Peregrine消融导管

除了Symplicity Flex、Symplicity Spyral多极射频消融导管消融设备，还涌现了其他多种消融装置：①血管内超声消融设备Paradise（图1F），其导管顶端由圆柱形超声换能器及周边密封水囊组成，因超声波具有良好的组织穿透性，从换能器发出的超声波可穿透球囊内液体到达血管组织，环状线性消融肾动脉交感神经。为避免造成内层血管损害，球囊中循环流动冷水以冷却血管。RADIANCE-HTNSOLO研究比较了超声消融与射频消融的降压效果，结果显示，术后3个月时超声RDN降压效果明显优于单纯肾动脉主干射频消融，但较肾动脉主干＋分支射频消融降压效果无明显差异。这提示超声RDN穿透性较好，消融更为彻底，因而无须进行分支消融。②化学消融设备Peregrine（图1G），利用3根微型针头刺破肾动脉，向肾动脉外膜注射无水乙醇以损坏肾交感神经，目前已有小规模研究证实其效果，RCT研究正在进行中。③由我国自主研发的深低温冷冻消融去肾动脉交感神经系统CryoFocus，以−68℃以下低温可造成细胞不可逆损伤为理论基础，通过将液氮作为冷冻载体，采用环面消融（360°消融），消融更彻底，同时通过冷冻消融的内皮损伤更小，肾血管及周围组织修复快，不易导致血栓形成。目前RCT研究正在进行中。

三、RDN临床推广应用面临的挑战与机遇

随着RDN研究的深入、消融设备及消融方法的不断创新与改进，RDN的降压疗效已得到验证，但距离RDN正式投入临床应用，还有一段较为漫长的道路。RDN目前仍面临较多问题有待攻克：①需进行更长期大规模RCT研究确定RDN降压的长期疗效及安全性。②深入探究RDN降压的机制，以优化RDN治疗的效果。③建立一套完整的评估技术，用于确定RDN术中肾动脉失神经的程度，判定消融终点。高频电刺激神经技术显示了在肾神经定位标测及确证消融效果的作用，但是刺激反应的血压观测受到诸多如呼吸、活动、紧张、疼痛等因素的影响，使得刺激反应的判定复杂而困难。Qian等进行的一项动物实验，在血管内导管射频消融术毕通过血管内导管电刺激主动脉肾神经节，观察动脉压及肾血管收缩变化，能有效确定肾神经消融终点，但该技术尚未进行人体试验，未来仍需RCT研究进一步探索与证实。④RDN适应证有待拓展，目前RDN已从难治性高血压的小圈子中突围而出，在轻中度高血压人群中也显示了疗效。未来的研究不应再局限于原发性高血压的治疗，继发性高血压如肾性高血压、原发性醛固酮增多症，以及代谢综合征等，都可能是潜在的获益人群。

综上所述，RDN在21世纪通过微创导管手术重新面世以来，已经历了10多年的发展历程，不管是对肾神经的解剖及生理功能，还是对神经内分泌体液系统病理生理机制的认识，都已经获得了长足的进展；同时RDN手术适应证、手术原理、方法、设备和临床试验方案的不断改进和迭代，也使得RDN的疗效越来越好，RDN的多效性也获得了越来越多的关注和研究，虽然还有种种困难和质疑，但随着众多RDN临床试验的不断开展，相信RDN的临床推广指日可待。

（崔兆强 胡嘉禄 唐敏娜）

中医药在高血压治疗中的地位和作用

原发性高血压是以血压升高为主要临床表现伴或不伴有多种心血管危险因素的综合征，通常称为高血压。高血压是多种心脑血管疾病的重要病因和危险因素，影响重要脏器，最终导致这些器官的功能衰竭，迄今仍是心血管疾病死亡的主要原因之一。高血压因为其较高的发病率及伴随的心脑血管风险，已成为全球最重要的公共卫生挑战之一。在世界卫生组织最新报告中，约有62%的卒中和49%的心肌梗死是由高血压引起的，高血压已被确定为全球疾病负担的第四大主要原因。因此，预防和有效治疗原发性高血压被认为是最重要的心脑血管疾病防控手段之一。然而，目前全球范围内高血压控制率仍难令人满意，而且也受到治疗高血压药物的有效性、成本和副作用的限制。因此，有一定比例的患者选择了补充和替代药物，其中就包括中医药治疗。

中医学虽没有高血压病名，但与其相关的一些病因病机、证候症状描述散见于"眩晕""头痛""不寐""郁证""心悸"等病证的记录中。有专家收集公开发表的71位医家高血压诊疗经验的文献90篇，对文献所涉及的病名进行频数统计，71位医家中共有53位述及高血压病的中医病名，共14个病名。因高血压临床表现以头痛、头晕、目眩、耳鸣多见，故多数医家认为高血压的中医病名属于眩晕、头痛的范畴。涉及的其他病名大致可以分两类，一类是与高血压并发症有关如中风、薄厥、脉痹、惊悸，脏躁则与围绝经期高血压患者的表现具有相似性。另一类是以病机命名，有肝风、肝阳、肝火、痰湿。至于风眩、头风目前多归于眩晕与头痛的范畴。因此，依据临床医家的经验，眩晕与头痛可以作为高血压相对应的中医病名。高血压发病过程中可表现出明显的"眩晕""头痛"等临床症状，而"眩晕""头痛"是中医临床常见的疾病，尽管两者不能混同，但其共同的临床表现说明，高血压这一现代医学发现的疾病可能在中医药理论中早有论述，而中医药物疗法用于防治高血压的历史可能已超过上千年。

一、高血压的中医辨治

中医医经理论对于眩晕的病机记载源于《黄帝内经》。《素问·至真要大论》曰："诸风掉眩，皆属于肝。"指出眩晕病和肝脏问题有关。《灵枢·海论》中记载"脑为髓之海，髓海不足，则脑转耳鸣，胫酸眩冒"。《灵枢·刺节真邪》中记述："一经上实下虚而不通者，此必有横络盛加于大经"，首倡因虚至眩之说，指明了眩晕病的病因、病性及病位。历代医家对眩晕的病机理论也有不同的论述。张仲景认为眩晕的重要发病原因之一是痰饮，开创了"因痰致眩"的先例。《伤寒论》记载："伤寒若吐、若下后，心下逆满，气上冲胸，起则头眩，脉沉紧，发汗则动经，身为振振摇者，茯苓桂枝白术甘草汤主之"，认为"头眩"的病机是中气损伤，水饮上冲。《金匮要略·痰饮咳嗽病脉证并治》则认为"目眩""冒眩"的病机是痰饮上冒清阳。刘河间认为："非外来之风，由于将息失宜而心火暴盛"；李东垣认为："非外来风邪，乃本气自病也"；朱丹溪则另创："湿生痰，痰生热，热生风"之说。张景岳认为："皆内伤积损，颓败而然"，主张"内伤积损"是本病病因，"阴虚"是本病之病机根本，主要从肝肾功能失调进行探讨。杨仁斋在《直指方》中有言："瘀滞不行，皆能眩晕"；虞抟有"血瘀至眩"的理论；叶天士在《临证指南医案》中提到："水亏不能涵木，厥阳化风鼓动，烦恼阳升，病斯发矣。"

中医药理法方药的治疗理念立足于辨证论治，因此，高血压中医证型的正确识别对中医防治高血压有着重要意义。随着中西医的汇通交融，现代中医学者以脏腑辨证为核心，兼顾气血、八纲及经络等内容，对高血压患者的病因病机、中医证型进行了深入的探讨，试图进一步归纳提炼高血压的中医证治，以期提高中医药防治高血压的临床疗效。当前高血压的中医辨证规律与证型客观化研究主要存在3种方向，即基于现有标准的证型研究、基于临床流行病学的证型/证候要素的研究、基于临床经验为依据的证型研究。尽管各种版本的高血压指南对中医证型的识别已经有了较明确的描述，但是相关提示内容仍然偏于症状等主观表述，而现代医学检验手段的引入使不同高血压证型人群之间的指标差异有了更加客观的显现，可能为高血压证型的准确识别提供帮助。证型是中医学整体、动态把握疾病的重要体现，对高血压中医证型与靶器官损害的相关性探讨已成为当今中医药防治高血压病的研究热点。

二、中医药治疗在高血压临床中的应用

近年来研究表明，中西医结合防治高血压较之单纯中医药或西医药治疗有着不可替代的优越性。现代中医学者在中医药防治高血压领域做了大量的研究工作，并从中药

及非药物疗法角度分别提供了许多高血压防治策略，其中中药治疗方药主要来源于经典古方和现代学者的验方，以及在古今验方的基础上，根据现代药理研究，通过现代制药工艺加工而成的降压中成药；而非药物降压疗法则集中于针灸、导引等有明确疗效的物理治疗手段。2011年制订的《高血压病中成药临床应用的专家共识建议》中指出，所有高血压患者都可服用中成药，但使用方法要根据高血压的不同阶段而改变。不少研究者应用Meta分析和数据挖掘的评价方法，分析降压中药治疗高血压的干预效应，对降压中药进行全面系统的定性评估，同时对符合条件的研究进行定量分析比较，为客观评价降压中药的疗效提供可靠的循证医学依据；在中医辨证指导下，规范使用中药能够达到有效、平稳地降压，改善患者临床症状，减少靶器官损害，提高患者药物治疗的依从性、改善患者生活质量的目的。

（一）有效、平稳降压

于泓博士通过Meta分析和数据挖掘对中成药治疗原发性高血压进行临床评价研究，共检索到73种降压中成药，经筛选发现有3篇以上随机对照试验文献支持的降压中成药共有16种，包括松龄血脉康胶囊、天麻钩藤颗粒、安宫降压丸、珍菊降压片、复方罗布麻、心血宁等，依据以上文献发现，降压中成药具有一定的降压疗效，而其中降压西药联合使用平肝潜阳降压中成药可以进一步降低血压。魏嘉琦以62例肝阳上亢型高血压患者为观察对象，研究组采用苯磺酸左旋氨氯地平片＋天麻钩藤饮进行治疗，发现联合组对肝阳上亢型高血压具有明显的降压作用，且降压疗效优于对照组。陈国华将106例非杓型高血压（夜间血压比白天血压下降＜10%）随机分为治疗组（镇肝熄风汤＋依那普利）61例与对照组（依那普利每次10mg，每日1次）55例，连续治疗4周，治疗组总有效率93.44%，对照组总有效率85.45%，且两组患者白天SBP、DBP无显著性差异，夜间SBP、DBP有显著性差异，治疗组经治疗后昼夜血压节律转为杓型，对照组血压节律则仍为非杓型，提示镇肝熄风汤没有降压作用，但可以改善昼夜血压节律。李志伟、韩丽华将98例瘀血阻络型高血压患者，随机分为血府逐瘀汤组50例和对照组48例，连续服用3个月后，发现中药组显效32例，有效16例，无效2例，总有效率96%；对照组显效28例，有效14例，无效6例，总有效率87.5%，提示血府逐瘀汤具有良好的降压效果。邹景霞将120例气血亏虚证的高血压患者随机分为研究组（补中益气汤＋苯磺酸氨氯地平片）60例和对照组（苯磺酸氨氯地平片）60例，连续治疗20d，结果发现研究组血压改善有效率显著高于对照组，提示补中益气汤可以提高西药降压疗效。张圣德运用补中益气汤治疗SBP不高且DBP升高为主的气虚型高血压，结果表明以补中益气汤为基本方辨

证施治气虚型高血压能够得到事半功倍的效果。张金叶将70例肝肾上亢型高血压患者随机分为对照组（依那普利或者硝苯地平缓释片）35例和试验组（对照组＋建瓴汤）35例，连续用药5个月，发现经治疗后两组患者动态血压指标均有所下降，且实验组较对照组下降得更为明显，两组结果有显著性差异，提示建瓴汤联合依那普利可以明显提高降压疗效。陈康远用六味地黄汤加味治疗377例原发性高血压患者，连续用药30d，发现显效113例，有效245例，无效19例，总有效率94.96%；高血压Ⅰ、Ⅱ期疗效相近，Ⅲ期疗效较差；对肝阳上亢、肝肾不足证患者的疗效好于阴阳两虚证，提示六味地黄丸对Ⅰ、Ⅱ期高血压有良好的降压效果；治疗组血尿酸较对照组下降明显，有显著统计学差异，提示半夏白术天麻汤具有与氯沙坦钾类似的降压作用，但降尿酸功能较氯沙坦钾显著。马换青将108例原发性高血压患者随机分为对照组（苯磺酸氨氯地平片）和观察组（对照组治疗＋牛黄降压胶囊），治疗1个月后观察组的总有效率明显高于对照组，24h SBP和24h DBP显著低于对照组。

（二）改善临床症状

王宏献将120例高血压患者随机分成治疗组和对照组（波依定片5mg，每日1次），连续治疗1个月，结果发现治疗组降压疗效总有效率76.7%，对照组总有效率90%，但治疗组降压幅度小于对照组；中医症候积分方面，治疗组优于对照组；同时治疗组血清一氧化氮水平明显高于对照组，提示天麻钩藤饮具有降压作用，同时可以提高血清一氧化氮水平。刘树华将60例痰湿壅盛证的高血压合并高尿酸血症患者随机分为两组各30例、对照组口服氯沙坦；治疗组给予加味半夏白术天麻汤，连续治疗8周，每2周随访，第4周末，若血压未降至正常，则两组药量加倍并更换汤药。最终两组治疗前后血压下降幅度无统计学差异。李玉爽探讨了五苓散治疗高血压的临床疗效，发现观察组患者SBP、DBP、眩晕、脉压及头痛等评分均低于对照组，观察组总有效率优于对照组，提示五苓散治疗局血压具有明显疗效，可改善患者各种临床症状，减少不良反应。刘娟锋将160例原发性高血压伴头晕患者分为对照组（西药治疗）和研究组（对照组治疗＋养血清脑颗粒），研究组的血压水平和头晕程度均低于对照组。孙媛媛将318例高血压患者随机分为试验组（对照组治疗＋养血清脑颗粒）159例和对照组（常规降压治疗）159例，连续用药4周，发现试验组降压效果优于对照组，试验组的临床症状和血压变异性也比对照组的改善更为明显。鞠建庆针对杞菊地黄丸治疗原发性高血压进行的Meta分析，共纳入10项研究，共计1033例患者，试验组560例，对照组473例，结果显示杞菊地黄丸单用或联合西药与单纯西药常规治疗相比，降压疗效总有效率无显著性差异；改善中医证候表现总有效率有

显著性差异,提示杞菊地黄丸未起到降压作用,但可改善症状。于首元通过观察交感神经握力试验前后血压及心率的变化,揭示牛黄降压丸在降低原发性高血压患者的交感神经活性方面具有作用。

(三)保护靶器官

刘远林将73例原发性高血压尿微量白蛋白患者随机分为治疗组(依那普利＋金匮肾气丸)38例和对照组(依那普利)35例连续治疗24周,结果发现两组降压效果无显著性差异,但治疗组的24h微量白蛋白比对照组降低显著,提示金匮肾气丸与依那普利合用能明显降低mALB,起到保护肾功能的作用。褚剑锋将40只SHR大鼠随机分为清眩降压汤高剂量组、低剂量组,替米沙坦组和模型组各10只,连续用药8周,给药前,单次给药2h、6h、12h、24h,给药3天、1周、4周、8周,分别检测各组大鼠收缩压和舒张压,最后一次检测血压后10%水合氯醛麻醉取血,HE染色观察大鼠肾脏组织的病理改变,免疫组织化学方法检测其在肾脏的表达,发现清眩降压汤给药1次,各时间点大鼠血压未出现明显变化,替米沙坦组大鼠给药后2h收缩压、舒张压均明显下降;连续治疗8周后,相对于模型组SHR血压的升高,清眩降压汤各剂量组血压无明显变化,而替米沙坦组血压收缩压显著下降,清眩降压汤各剂量组及替米沙坦组大鼠的肾小球及肾小管增生程度较模型组均得到明显抑制,提示在阻止SHR收缩压升高方面清眩降压汤能够起到作用,可能起到保护SHR肾脏的作用。赵英强比较中药组(松龄血脉康胶囊)与西药组(雷米普利)对SHR大鼠血压的影响,发现中药组与西药组较空白组血压均下降,但中药组降压效果不如西药组;中药组与西药组心脏射血分数均升高,两组间无统计学差异,中药组能显著上调PPARymRNA表达及PPARy蛋白水平,与空白组比较有统计学差异;中药组血管紧张素Ⅱ1型受体,mRNA表达明显抑制,AT1R蛋白水平下调,与空白组、西药组相比,均有统计学差异,提示松龄血脉康胶囊具有降压、提高心脏射血分数的作用。

(四)改善生活质量

余军将56例高血压患者随机分为研究组(清眩降压汤联合西医抗高血压药物)56例和对照组(单纯西药治疗)27例,连续治疗1个月,发现研究组较对照组降低收缩压优于对照组,而舒张压组间无显著性差异,同时研究生存质量改善优于对照组,在生理功能、生理职能、身体疼痛、总体健康、活力、社会功能、情感职能、精神健康等8个维度均有统计学意义,且研究组对高血压患者左心室舒张功能的改善较对照组更为显著,提示清眩降压汤能起到西药降压效果,并改善高血压患者的左心室舒张功能,提高患者生存质量。

三、中药治疗高血压机制的实验研究

(一)作用机制

中药验方和中成药的组成草药众多,其中大多数在单体试验及体外体内都体现了特定的降压疗效。也有药理学研究表明,大多数中成药可以用于降低血压,其潜在机制可能与血浆内皮素、降钙素基因相关肽和一氧化氮水平的改善、交感神经活性的抑制以及肾素-血管紧张素系统的调节有关。中成药治疗高血压的系统评价能提供较全面的中成药药物规律分析,以总结和评价关于中成药作为高血压药物的优势证型和用药规律,为中成药作为高血压补充疗法的疗效提供证据。董蓉蓉等认为镇肝熄风汤的降压作用机制主要涉及调节胃肠激素、改善血管内皮功能、改善血管重构等多个方面。姜凌宇等用痰湿壅盛型高血压大鼠进行实验,结果表明,改善细胞骨架和形态、内质网应激、能量代谢、神经元结构可能与半夏白术天麻汤治疗该型高血压病的分子机制相关。何燕铭通过对比六味地黄汤与缬沙坦胶囊对肥胖高血压大鼠影响,发现缬沙坦用药1周后起效,而六味地黄汤在用药第2周后出现降压效果,两者降压作用均可持续到用药后6周的实验结束,但中药组降压作用明显弱于缬沙坦组,并且中药组高密度脂蛋白显著升高,中药组及缬沙坦组的尿醛固酮、尿钾/钠均显著下降,两组之间无明显差异,提示六味地黄汤对高血压大鼠具有降压作用,可能具有调节RASS系统、改善脂代谢的功能。栗源将6月龄自发性高血压大鼠18只,随机分为空白对照组、天麻钩藤饮组和卡托普利组,结果发现:卡托普利组血压下降明显;天麻钩藤饮组在血压高的初期降压效果明显,随着高血压进程的发展,降压效果不明显;天麻钩藤饮组肠系膜上动脉血管舒张度得到明显改善,而卡托普利组各指标差异均无统计学意义;天麻钩藤饮对铜锌超氧化物歧化酶、4-a-氨甲蝶呤脱水酶1、精氨酸二甲基氨基水解酶2的表达有明显改善作用,天麻钩藤饮对自发性高血压大鼠肠系膜上动脉舒张功能具有保护作用,其对高血压早期肾损伤的干预机制可能与调节一氧化氮系统与抗氧化应激相关。

(二)作用物质基础

孟云辉将24只14周龄的雄性SHR随机分为SHR对照组、镇肝熄风汤组和依那普利组,另设同源雄性WKY大鼠8只作对照(灌服同体积生理盐水)。灌胃8周后,相比依那普利组,镇肝熄风汤组血压无明显下降,但镇肝熄风汤组脑组织内皮素含量明显下降,依那普利组则无显著变化;同时镇肝熄风汤对SHR脑组织中过氧化物酶体增殖物激活受体y信使核糖核酸表达有所上调,但幅度不如依那普利组,提示镇肝熄风汤可能激活脑组织PPARymRNA表达,降低脑组织中内皮素分泌,使脑血管扩张,从而起到保护脑组织的作用。蒋嘉烨将54只6周龄SHR分为3组:半夏白术天麻汤组、卡托普利组及SHR空白组各18只,另设血压正常的WKY大鼠18只,灌胃至24周龄,停药后继续观察到32周龄,各组在18、24和32周龄分3批处理,检测血流动力学指标,观察病理切片,RT-PCR检测血管紧张素原、血管紧张素转化酶、血管紧张素转化酶2mRNA的表达,结果发现半夏白术天麻汤组在18周龄和24周龄均可显著降低动脉压,改善心肌结构,在24周龄时显著降低左心室质量指数,在18、24、32周龄时AGT、ACE显著降低,ACE2的mRNA表达显著升高,提示半夏白术天麻汤具有良好的降压作用,可以逆转SHR的左心室心肌肥厚。程少冰将40例血瘀证未治疗的高血压患者采血制备血清作为模型组,并在对照组的基础上加载含有血府逐瘀汤复方药物的大鼠血清作为药物组,以两组血清同时干预体外培养的血管内皮细胞304,结果发现,与模型组相比,血府逐瘀汤组游离

钙浓度升高,NO、内皮细胞蛋白c受体、血管性血友病因子等内皮损伤标志物降低,提示血府逐瘀汤可以对抗高血压血瘀证患者血清对ECV-304内皮细胞造成的内皮功能障碍。

综上所述,在Ⅰ级高血压治疗中,中医药可单独使用,起到较好的降压效果;在Ⅱ级高血压治疗中,中医药协同西药降压的同时,还具有改善症状、提高生活质量的作用;在Ⅲ级高血压治疗中,中医药保护靶器官的作用更为突出。中医药通过影响细胞因子、调节RASS系统及交感神经系统、干预神经内分泌因子等途径,综合起到降压作用,更深层次的机制有待进一步研究。在未来应开展更多、更有价值的临床研究,通过规范设计随机对照临床试验方案、进行临床注册登记、严格执行既有研究方案、对重要临床结局进行追踪随访来提升临床证据水平,为中医药治疗高血压的临床工作提供可靠的循证依据。

(赵英强 徐 强 张秋月)

新型冠状病毒肺炎疫情下的高血压治疗

世界卫生组织（WHO）将新型冠状病毒命名为2019新型冠状病毒（2019 novel coronavirus, 2019-nCoV），国家卫健委将新型冠状病毒感染的肺炎命名为"新型冠状病毒肺炎"，简称新冠肺炎（novel coronavirus pheumonia, NCP），WHO将新型冠状病毒引发的疾病命名为2019冠状病毒病（corona virus disease 2019, COVID-19）。

研究表明，2019-nCoV对人群普遍易感，但感染2019-nCoV的患者大多为合并慢性疾病的老年人，罹患NCP的患者中合并高血压的比例远远高于糖尿病等其他基础疾病，高血压患者可能是NCP的易感人群。研究报告显示NCP死亡病例中合并高血压的比例较高，在进展为重症和危重症的NCP患者中，高血压患者的比例也更高。但是，这并不是NCP所特有的，这与其他病毒感染导致的肺炎是一致的。因此，我们还不能从这样的结果得出"高血压或老年高血压患者更易感染2019-nCoV"的结论。

NCP的发病机制可能是2019-nCoV与呼吸道或肺组织中的血管紧张素转化酶2（angiotension converting enzyme 2，ACE2）结合，介导病毒进入人体。ACE抑制剂（angiotensin converting enzyme inhibitors, ACEI）和血管紧张素Ⅱ受体阻滞剂（angiotensin receptor blockers, ARB）是目前临床治疗高血压的最主要药物之一，在NCP期间对于高血压患者的治疗是否需要做出调整呢？

那么作为临床一线医师，我们究竟应该如何处理NCP合并高血压的患者呢？

一、ACE与ACE2

血管紧张素转化酶（ACE）与ACEI同属于肾素-血管紧张素-醛固酮系统（RAAS）和激肽-缓激肽系统（KKS），但作用不同。正向的ACE-AngⅡ-AT1轴和负向的ACE2/Ang1-7/Mas轴双向调节维持血压的动态平衡。血管紧张素Ⅰ（AngⅠ）在ACE2的酶切作用下，转化成九肽的Ang1-9，Ang1-9在ACE催化后生成七肽的Ang1-7；ACE2还可直接作用于AngⅡ产生七肽的Ang1-7；ACE2也可将Des-Arg缓激肽降解为无活性肽。Ang1-7与Mas受体结合起到舒张血管、抗炎、抗增生、抗纤维化和抗肺泡上皮细胞凋亡等生物学作用。而ACE可以将AngⅠ转化为AngⅡ。AngⅡ与AT1受体结合引起平滑肌收缩，增加肺血管通透性，促进肺成纤维细胞增殖，诱导肺泡上皮细胞凋亡。

ACE还可以催化缓激肽等肽类扩血管物质的降解。ACE2组织分布具有器官特异性，主要表达于肾脏、心血管及胃肠道系统，在正常肺组织中，Ⅰ型及Ⅱ型肺泡上皮细胞中均存在ACE2。动物研究证实，在正常情况下，肺部ACE2和ACE的平衡对于避免肺损伤的病变形成有重要意义。

二、ACEI与ARB

ACEI主要通过竞争性抑制ACE而发挥降压作用，同时ACEI还有抑制缓激肽降解的作用。缓激肽通过刺激一氧化氮的产生引起血管舒张，并通过直接小管效应产生促钠素。血液中缓激肽水平的增加，可以改善细胞内皮功能，在ACEI保护心血管的功能中起到非常重要的作用。ARB是作用于RAAS系统最终效应途径的拮抗剂，直接作用于受体水平。RAAS系统中，AngⅡ通过结合AT1受体使一氧化氮失活而导致内皮功能障碍，并通过上调黏附分子、细胞因子和趋化因子引起血管炎症。ARB通过选择性阻断AT1受体，阻断了AngⅡ的收缩血管、升高血压、促进醛固酮分泌、水钠潴留、交感神经兴奋等作用，产生与ACEI相似的药理学作用。另一方面，由于AngⅡ合成反馈性增加，血液与组织中AngⅡ水平升高，作用于AT2受体，产生扩血管、抗细胞增殖、调节细胞凋亡等作用。

三、2019-nCoV与ACE2及ACEI

序列分析显示，2019-nCoV与严重急性呼吸系统综合征冠状病毒（SARS-CoV）和中东呼吸综合征冠状病毒（MERS-CoV）同属于β科属。已有研究证实所有冠状病毒进入宿主细胞均由S蛋白介导，其中SARS-CoV的主要受体之一是ACE2，2019-nCoV的受体结合域和外部区域结构与SARS-CoV极为类似，提示ACE2有可能是2019-nCoV的潜在受体。为了验证2019-nCoV确实可以通过细胞表面受体ACE2进入细胞，研究人员构建了特异性表达人ACE2的幼年仓鼠肾细胞（BHK），并用SARS-CoV和2019-nCoV等病毒来感染BHK细胞，最后证明2019-nCoV仅可进入表达有人ACE2的细胞中。因此，2019-nCoV是通过人细胞表面的ACE2进入细胞。

2019-nCoV和SARS病毒一样，均是通过作用于呼吸道上皮细胞表面的ACE2产生作用，借鉴当年SARS研究结果以及对NCP患者的病理解剖，推测进入呼吸道的2019-nCoV在肺泡壁插入细胞的ACE2蛋白，病毒进入细胞复制；但因插入部位不是ACE2的活性位置，故ACE2的空间构型改变反而可能被激活。当复制的病毒破坏了细胞，或者ACE2已经被结合消耗后，此时ACE2活性降低，即失活。在2019-nCoV进入人体后，肺内ACE2的水平下降，而ACE未受影响，AngⅡ水平升高，过度激活肺部AT1受体，导致肺部毛细血管通透性增加，随之出现肺水肿，并加重肺部炎症反应和细胞凋亡，加速肺损伤。同时，ACE2水平降低导致Des-Arg缓激肽降解减少，Des-Arg缓激肽-BK1受体途径激活，进一步加重症状，放大肺部炎症与损伤。从病毒感染到发生肺损伤的进程来看，ACE2既是2019-nCoV感染人体的必要靶点，同时ACE2水平下降甚至失活，也是导致NCP患者肺损伤和肺衰竭的关键因素之一。

四、NCP与ACEI/ARB

当高血压患者服用ACEI时，不仅阻止AngⅠ激活为AngⅡ，还增加了缓激肽水平，而缓激肽是造成肺部组织损伤的重要因子。ACEI/ARB亦具有血管神经性水肿潜在风险。目前尚无NCP患者的尿BK水平或血ACE2活性的数据，故只能从临床症状考虑NCP患者可能有呼吸道BK系统激活。服用ACEI和ARB药物可能会反馈性激活ACE2，增加病毒扩增及恶化的风险。基于此，2020年2月初由我国刘力生教授与国内外专家讨论后起草的《新型冠状病毒肺炎患者的血压管理建议》，虽然缺乏循证医学证据，为规避风险仍建议NCP合并高血压患者停用ACEI/ARB。

但是，某些动物实验发现，应用ACEI/ARB后组织中的ACE2水平升高，而另一些动物实验发现应用ACEI/ARB后组织中的ACE2水平并没有升高，人体试验也未发现服用ACEI/ARB后ACE2水平有变化。尽管我们类比SARS-CoV的发病机制，认为2019-nCoV的感染可能也会引起ACE2的下调，但这一说法目前仅停留在理论阶段，无确切数据证明。而且，ACEI和ARB可降低体内AngⅡ水平，减少因AngⅡ过度激活带来的炎症因子暴发，减缓COVID-19发展成重症；同时，ACEI和ARB可改善患有心血管疾病的COVID-19患者体内RAAS系统平衡，缓解心血管疾病的恶化，给COVID-19的治愈带来更多时间。基于体内调控机制错综复杂，很难用孤立、单一理论去解释整体的病理变化，因此，关于ACEI和ARB类药物在COVID-19患者上的应用，还需充足的临床观察和基础研究证明。

五、总结

目前，2019-nCoV的感染正处于全球大流行阶段，各国确诊感染的病例数激增，虽然我国国内的疫情得到了基本控制，但是随着入境人员的增加，防境外感染向国内扩散仍面临极大的挑战。我们目前尚不清楚服用ACEI/ARB是否与感染COVID-19有关，也不清楚如果有关，ACEI/ARB是起到了有益作用或相反。因此开展相关研究仍然迫在眉睫。对于普通高血压人群，应按原有降压方案继续用药并监测血压，无须调整降压方案。对于NCP患者合并高血压的治疗，是否需要停用ACEI/ARB，仍需要我们积极开展研究，来获得进一步的数据。

（王媛媛　袁如玉）

老年高血压

一、流行病学

人口老龄化是全球发展中不可忽视的问题，根据世界卫生组织的预测65岁及65岁以上的老年人口数量预计将从2010年的5.24亿人增长到2050年的15亿人，其中增长最快的是发展中国家。而高血压是老年人群中常见的慢性病，在老年人中，高血压的患病率随着年龄的增长而逐渐增加。全球范围内，60~69岁的人口中有50%以上患有高血压，而70岁以上的人口中则有60%患有高血压，对社会造成了巨大的疾病负担。

最近的流行病学调查资料显示，我国≥60岁老年人高血压患病率为53.2%，而知晓率、治疗率和控制率分别为57.1%、51.4%和18.2%。

二、诊断和鉴别诊断

老年高血压的分级方法与一般成年人相同。老年高血压的诊断性评估包括以下内容：①确定血压水平；②了解心血管危险因素；③明确引起血压升高的可逆和（或）可治疗的因素，如有无继发性高血压；④评估靶器官损害和相关临床情况，判断可能影响预后的合并疾病。

对老年高血压患者进行整体危险度评估，有助于确定降压治疗时机、优化治疗方案及心血管风险综合管理。因老年本身即是一种危险因素，故老年高血压患者至少属于心血管病的中危人群。

老年高血压需根据病因鉴别原发性和继发性高血压，老年人继发性高血压的发病率较年轻人低，但亦不少见，常见病因包括肾实质性病变、肾动脉狭窄、原发性醛固酮增多症、嗜铬细胞瘤/副神经节瘤等。此外，老年人常因合并疾病而服用多种药物治疗，应注意药物（如非甾体抗炎药、甘草等）相关性高血压。

三、老年高血压的病理生理特点

衰老是生命进程中不可避免的一部分，它主要造成的影响是生理衰退和疾病状态。老年高血压的发生发展除了因存在与成年人相似的生理病理机制，亦有自身的特点，导致高血压的患病率随着年龄的增长而逐渐增加。

（一）动脉硬化，弹性下降

随着年龄增长，动脉弹性下降。据统计60岁以上无动脉硬化改变者仅占17%。胆固醇积聚在动脉壁上，使动脉壁变厚，促使动脉硬化。动脉僵硬、弹性下降，因此心脏收缩时，硬化的动脉血管表现出有限的扩张，无法有效地缓冲心脏收缩所产生的压力，导致收缩压增加。另一方面，由于大动脉储存的血量减少，舒张期主动脉回缩力减小，舒张压进而降低。故老年高血压患者常表现为单纯收缩期高血压，脉压增大。

（二）神经-体液和自主神经调节异常

诸如肾素-血管紧张素-醛固酮系统等神经-体液调节会随着年龄的增长而下降。60岁时血浆肾素活性是年轻个体水平的40%~60%，这归因于与年龄有关的肾小球硬化对近肾小管器的影响。交感神经系统活动则随着年龄的增长而增加，老年人外周血浆去甲肾上腺素的浓度是年轻受试者的2倍，而β受体数目及反应性减弱。与年龄相关的血浆去甲肾上腺素升高被认为是β肾上腺素反应性降低的补偿机制。此外，随着年龄的增长，压力感受器敏感性降低，对体循环的血压调节能力下降，使老年人更易出现直立性低血压。

（三）肾功能退化

肾功能退化的特点是肾小球硬化和间质纤维化的逐渐进展，这与肾小球滤过率的下降和其他体内平衡机制调节异常相关。此外，随着年龄的增长，肾小管的钠-钾泵和钙泵的活性下降，导致细胞内钙和钠的过量，进而增加了血管收缩和血管阻力。同时也导致老年人肾脏排泄钠能力有限，容量负荷增加，对盐的敏感性增加，表现为钠超载时血压升高，因此老年人盐敏感性高血压的发病率亦有增加的趋势。

四、老年高血压的临床特点

基于老年人特殊的生理特点，高血压患者常有以下临床特点。

1.收缩压升高为主，脉压增大常见。

2.异常血压波动：最常见为血压昼夜节律异常、直立性低血压、晨峰血压、餐后低血压等。

3.常合并多种疾病，并发症多。

4.常存在衰弱状态和认知障碍。

5.假性高血压发生率增加。

6.难治性高血压的发生率增加。

五、老年高血压的血压测量

虽然老年高血压的诊断与分类依据是诊室坐位血压水平，但是由于老年人可能存在异常血压波动、假性高血压等特点，注重在诊室血压的测量和评估的同时，也应鼓励老年高血压患者开展诊室外血压的测量，包括家庭自测血压和动态血压监测，定期（如每年）进行双上肢及四肢血压和不同体位（立、卧位）血压的测量，特别注意临睡前、清晨时间段和服药前的血压监测。因为诊室外血压监测更适合老年高血压患者，并且能更真实地反映个体生活状态下的血压状况，预测心血管风险能力优于诊室血压。

六、老年高血压患者的治疗

（一）老年高血压患者接受降压治疗的获益与风险

由于老年高血压患者一般病史较长，常合并明显的心、脑、肾等靶器官损害及其他慢性病，因此降压目标值与成人高血压有所区别，如果过度降压，反而可能加重脏器的缺血、缺氧，增加心血管事件风险。近年来，发布了不少针对老年人群甚至高龄老年人的相关临床研究，为老年高血压的降压治疗提供了高治疗的循证医学证据。

瑞典老年高血压试验（STOP-Hypertension研究）显示，70~84岁的老年患者接受降压治疗后终点事件（心肌梗死、脑卒中、其他心血管死亡）、致命性和非致命性脑卒中事件显著低于安慰剂组，肯定了降压治疗对于该年龄段老年患者的益处，但其中80岁以上的老年人所占的比例很小，不能为高龄老年患者的降压治疗提供充分的证据。

美国老年收缩期高血压研究（SHEP研究）纳入4736例60岁以上单纯收缩期高血压患者，服用降压治疗收缩压/舒张压下降26/9mmHg，可使心血管事件和冠心病发生率分别下降32%和27%，致死性和非致死性脑卒中发病率下降36%。后来欧洲收缩期高血压临床试验（Syst-Eur研究）和中国老年收缩期高血压临床试验（Syst-China研究）亦支持，老年单纯收缩期高血压患者降压后可减少各种心血管终点事件和脑血管事件。

阿姆斯特丹增龄纵向研究（LASA研究）共纳入1466例老年患者，分为衰弱组与健康组，随访11年后结果显示，健康组中，舒张压>90mmHg的患者，死亡风险增高50%；舒张压<70mmHg者，死亡风险无明显增加；而衰弱组的结果恰恰相反，舒张压较低患者，死亡风险增高50%；而舒张压>90mmHg患者，死亡风险却无明显增加。这一研究证实，老年高血压患者的降压目标值应综合考虑年龄与健康状况，对于衰弱老人应避免过度降压。

机构养老的高龄人群中血压和动脉僵硬度的预测价

值研究（PARTAGE研究）也提示对于高龄衰弱的患者应适度降压，对于80岁以上、体质较弱者联合应用多种降压药物且收缩压<130mmHg，发生全因死亡的风险较其他患者增高81%。

收缩期血压干预试验（SPRINT研究）对年龄≥75岁老年患者亚组分析，强化降压（收缩压<120mmHg）可降低主要终点事件发生率及全因死亡率，且与是否伴有衰弱对研究结果无明显影响。

国际维拉帕米缓释/群多普利研究（INVEST研究）提出高血压合并冠心病患者的血压水平与主要终点事件存在J形曲线关系，60~70岁、70岁以上患者收缩压的J形曲线最低点分别为110mmHg、135mmHg和140mmHg，80岁以下及80岁以上患者舒张压的J形曲线最低点分别为75mmHg和70mmHg，收缩压和舒张压过低不能使老年患者获益，反而增加其风险。

高龄老年高血压患者研究（HYVET研究）是首个针对80岁及80岁以上高龄老年人的国际前瞻性、随机、双盲、安慰剂临床对照研究，纳入3845例收缩压160~199mmHg和舒张压<110mmHg的高龄患者，随访2年结果显示，高龄老人血压降至150/80mmHg后，全因死亡率降低21%，脑卒中发生率减少，致命性脑卒中发生减39%，心力衰竭发生率降低64%，心血管事件发生率降低34%，心血管死亡降低23%。提示高龄人群同样可因积极的降压治疗显著获益。但需要注意该研究所纳入的患者收缩压均≥160mmHg，且除外一般健康状况较差的高龄患者，因此其研究结论可能并不适用于所有老年人，特别是对于收缩压140~159mmHg或衰弱的高龄老人，避免因过度降压造成重要脏器缺血。

（二）老年高血压患者的降压原则

老年高血压患者药物治疗应遵循以下几项原则。

1.小剂量　初始治疗时通常采用较小的有效治疗剂量，并根据需要，逐步增加剂量。

2.长效　尽可能使用一天一次、具有24h持续降压作用的长效药物，有效控制夜间和清晨血压。

3.联合　若单药治疗疗效不满意，可采用2种或多种低剂量降压药物联合治疗以增加降压效果，单片复方制剂有助于提高患者的依从性。

4.适度　大多数老年患者需要联合降压治疗，包括初始阶段，但不推荐衰弱老年人和≥80岁高龄老年人初始联合治疗。

5.个体化　根据患者具体情况、耐受性、个人意愿和经济承受能力，选择适合患者的降压药物。

（三）老年高血压患者的降压目标值

证据表明，即使在高龄人群中，血压控制与心血管事件和致残风险降低有关。因此对于老年人群,特别是合并多个心血管危险因素的个体,将血压降至目标值,可有效控制心血管不良事件及死亡的发生率。近年发布的国内外指南均明确指出老年高血压患者的起始药物治疗和降压目标的血压值,具体数值见表1。特别是美国指南,更是将降压目标值统一为收缩压<130mmHg。我国相关指南也指出,年龄≥65岁,血压≥140/90mmHg,在生活方式干预的同时启动降压药物治疗,将血压降至<140/90mmHg;年龄≥80岁,血压≥150/90mmHg,即启动降压药物治疗,首先应将血压降至<150/90mmHg,若耐受性良好,则进一步将血压降至<140/90mmHg;经评估确定为衰弱的高龄高血压患者,血压≥160/90mmHg,应考虑启动降压药物治疗,收缩压控制目标为<150mmHg,但尽量不低于130mmHg。

(四)老年高血压的非药物治疗

非药物治疗是降压治疗的基本措施,无论是否选择药物治疗,都要保持良好的生活方式,主要包括健康饮食、规律运动、戒烟限酒、保持理想体重、改善睡眠和注意保暖等。

(五)老年高血压的药物治疗

老年高血压常用降压药物主要包括钙通道阻滞剂(CCB)、血管紧张素转化酶抑制剂(ACEI)、血管紧张素受体阻滞剂(ARB)、利尿剂、β受体阻滞剂。其他种类降

压药(如α₁受体阻滞剂、直接血管扩张药等)有时亦可应用于某些特定人群。

单药治疗血压未达标的老年高血压患者,可选择联合应用2种降压药物。初始联合治疗可采用低剂量联用方案,若血压控制不佳,可逐渐调整至标准剂量。联合用药时,药物的降压作用机制应具有互补性,并可互相抵消或减轻药物不良反应。如ACEI或ARB联合小剂量噻嗪类利尿剂。应避免联合应用作用机制相似的降压药物,如ACEI联合ARB。但噻嗪类利尿剂或袢利尿剂和保钾利尿剂在特定情况下(如高血压合并心力衰竭)可以联合应用;二氢吡啶类CCB和非二氢吡啶类CCB亦如此。若需三药联合时,二氢吡啶类 CCB+ACEI(或ARB)+噻嗪类利尿剂组成的联合方案最为常用。对于难治性高血压患者,可在上述三药联合基础上加用第四种药物,如醛固酮受体拮抗剂、β受体阻滞剂或α受体阻滞剂。

单片复方制剂通常由不同作用机制的降压药组成。与自由联合降压治疗相比,其优点是使用方便,可增加老年患者的治疗依从性。目前常见的固定配比复方制剂主要包括ACEI+噻嗪类利尿剂、ARB+噻嗪类利尿剂、二氢吡啶类CCB+ARB、二氢吡啶类CCB+β受体阻滞剂、噻嗪类利尿剂+保钾利尿剂等。

(六)老年高血压多病共存的处理

老年高血压患者常合并多种心血管危险因素和临床疾病,因此需要综合评估,个体化治疗伴随疾病的疾

表1 最新国内外指南关于老年高血压的推荐

指南	起始药物治疗的血压值	降压目标值
2017 AHA/ACC	对已发生CVD事件或10年ASCVD风险≥10%,血压≥130/80mmHg	
	未发生CVD事件且10年ASCVD风险<10%,血压≥140/90mmHg	<130mmHg
2018 ESH/ESC	健康的老年高血压患者(即使年龄为>80岁):SBP≥160mmHg	≤80岁,SBP:130～139mmHg
	当SBP140～159mmHg,且治疗耐受良好,建议健康的老年人(>65岁,但≤80岁)进行降压药物治疗	>80岁:如果可以耐受,SBP:130～139mmHg
2018中国高血压防治指南	65～79岁的普通老年人:血压≥150/90mmHg应开始药物治疗,血压≥140/90mmHg时可考虑药物治疗	65～79岁的老年人,首先应降至<150/90mmHg;如能耐受,可进一步降至<140/90mmHg
	≥80岁的老年人:SBP≥160mmHg	≥80岁的老年人:<150/90mmHg
2019高血压基层诊疗指南	65～79岁的普通老年人:SBP≥150mmHg和(或)DBP≥90mmHg时推荐开始药物治疗,SBP≥140mmHg和(或)DBP≥90mmHg时可考虑药物治疗	65～79岁的老年人,首先应降至<150/90mmHg;如能耐受,可进一步降至<140/90mmHg
	≥80岁的老年人:SBP≥160mmHg	≥80岁的老年人:<150/90mmHg
2019 NICE	<80岁:2级高血压或1级高血压合并靶器官损害、心血管病、肾病、糖尿病、10年心血管病风险≥10%	<80岁:≤140/90mmHg
	≥80岁:诊室血压>150/90mmHg。对体弱或多种病症的任何年龄的患者要根据临床判断	≥80岁:≤150/90mmHg
2019中国老年高血压管理指南	≥65岁:血压≥140/90mmHg	≥65岁:<140/90mmHg
	≥80岁:血压≥150/90mmHg	≥80岁:<150/90mmHg

病（如冠心病、房颤、心力衰竭、慢性肾病等），CCB、ACEI、ARB、利尿剂及单片固定复方制剂，均可作为老年高血压降压治疗的初始用药或长期维持用药，可根据患者的心血管危险因素及合并临床疾病情况，优先选择某类降压药物（表2）。

表2 特定情况下首选的药物

情况	药物
无症状靶器官损害	
左心室肥厚	ACEI、CCB、ARB
无症状动脉粥样硬化	ACEI、CCB、ARB
微量白蛋白尿	ACEI、ARB
轻度肾功能不全	ACEI、ARB
临床心血管事件	
既往心肌梗死	β受体阻滞剂、ACEI、ARB
心绞痛	βB、CCB
心力衰竭	利尿剂、β受体阻滞剂、ACEI、ARB、醛固酮受体拮抗剂
主动脉瘤	β受体阻滞剂
房颤，预防	ACEI、ARB、β受体阻滞剂、醛固酮拮抗剂
房颤，心室率控制	β受体阻滞剂、非二氢吡啶类CCB
外周动脉疾病	ACEI、CCB、ARB
其他	
单纯收缩期高血压（老年人）	利尿剂、CCB
代谢综合征	ACEI、ARB、CCB
糖尿病	ACEI、ARB

注：ACEI.血管紧张素转化酶抑制剂；CCB.钙通道阻滞剂；ARB.血管紧张素受体阻滞剂

（七）老年高血压患者降压治疗需注意的问题

1.平稳降压 老年高血压患者本身易受各种因素影响，出现异常血压波动，急剧的血压升高和下降易引起重要脏器的功能异常，因此在规范患者非药物治疗的同时，应注意患者血压波动的特点，个体化患者短效、中效或长效降压药物，使患者血压维持平稳。

2.定期随访 适当的随访和监测可以评估治疗依从性和治疗反应，有助于血压达标，并发现不良反应和靶器官损害。启动新药或调药治疗后，需要每月随访评价依从性和治疗反应，直到降压达标。随访内容包括血压值达标情况、是否发生过直立性低血压、是否有药物不良反应、治疗的依从性、生活方式改变情况、是否需要调整降压药物剂量，实验室检查包括电解质、肾功能情况和其他靶器官损害情况。

3.注意药物不良反应，根据患者情况避免及优选某类药物 老年人常伴有多种疾病，存在多重用药，而且药物吸收代谢减缓，因此该人群对药物种类和剂量更敏感，更容易出现电解质紊乱、肝肾功损害、精神状态异常等不良反应，因此根据患者整体情况，合理制订降压方案，定期评估电解质水平、肝肾功能等。联合用药时可考虑降压作用机制互补性的几类药物，以减轻药物不良反应。

4.提高患者依从性 老年高血压的控制率低一部分原因是老年患者的依从性较差，主要原因包括记忆力下降、降压方案复杂、经济水平等，简化治疗方案可以有效提高依从性，长效制剂、固定复方制剂是简化治疗方案的有效手段。同时也要重视健康教育在慢性病管理中的作用，给予患者心理支持。

（华 琦 诸国华）

第八部分　左心衰竭研究进展

慢性左心衰竭研究进展

一、流行病学

心力衰竭（heart failure, HF）是各种心脏疾病的严重表现或终末阶段，是一种复杂的临床综合征，其发病率、再住院率和死亡率居高不下，大大增加了全球卫生经济负担，严重影响了全球公共卫生事业的发展。未来几十年，我国将逐步进入老龄化社会，且伴随心血管疾病尤其是急性心肌梗死诊疗策略的进步，将导致我国心力衰竭患病率和发病率呈持续上升趋势。

心力衰竭（简称心衰）已成为全球严重的公共卫生问题。2003年流行病学数据显示，我国35～74岁成人心衰患病率为0.9%（男性0.7%，女性1.0%），而美国和欧洲等发达国家和地区为1%～2%，其中65岁以上人群估计为5%～9%，70岁以上人群中则上升到≥10%。西方发达国家55岁人群患心衰的终身风险为男性33%，女性28%。与之相反，我国心衰患病率女性高于男性，可能与我国女性风湿性心脏瓣膜病所致心衰（8.9%）较高有关。2012年美国约有580万人（占总人口2.4%）患有心衰，估计到2030年将在此基础上增加25%。其中，发达国家60岁以上普通人群中，射血分数保留的心力衰竭（heart failure with preserved ejection fraction, HFpEF）和射血分数降低的心力衰竭（heart failure with reduced ejection fraction, HFrEF）的患病率分别占到了4.9%（3.8%～7.4%）和3.3%（2.4%～5.8%）。HFpEF比HFrEF更常见，占所有心衰患者的50%以上，且HFpEF患者年龄更大、女性更多，更多伴有高血压和心房颤动病史，约50%的HFpEF患者有5种及5种以上合并症。由于全民保健意识增强、合并症增加及治疗手段的缺乏，HFpEF的患病率和发病率将持续上升，到2020年，HFpEF的患病率在65岁以上人群将超过8%，HFpEF和HFrEF的相对患病率预计为69%和31%，HFpFF成为最常见的心衰表型。

我国人均寿命延长，老龄化时代即将到来，老年人心衰患病率显著高于中青年，且相比于20世纪，21世纪的医疗条件不可同日而语，心血管疾病患者生存率进一步

提高，因此，我们完全有理由相信在未来很长的一段时间里，心衰的发病率及患病人群将会有增无减。

二、射血分数降低的心力衰竭

心衰可分为左心衰竭和右心衰竭，右心衰竭可以单独存在，也可以是左心衰竭进展的结果，因此临床上一般使用术语"心力衰竭"来指代左心衰竭。根据左室射血分数（left ventricular ejection fraction, LVEF），分为HFrEF（LVEF<40%）、射血分数中间值的心力衰竭（heart failure with mid-range ejection fraction, HFmrEF）（40%≤LVEF<50%）和HFpEF（LVEF≥50%），其中，HFrEF和HFpEF曾被认为是HF的两个极端表现。然而，经过近些年大量的临床和基础研究发现，它们潜在的发病机制、对药物治疗的反应及各自的预后等并不完全相同，甚至截然不同。本文将简要阐述HFrEF研究进展。

（一）病理生理

1.概述　HFrEF始发损伤因素与疾病发生发展之间的关系是极其复杂的。在遗传和分子水平上，可能有细胞结构的改变（如肌节耗尽和糖原沉积）。在衰竭的心肌细胞中，可以发现导致肌原纤维功能障碍的收缩蛋白、调节蛋白和细胞骨架蛋白等相关病理改变（包括去磷酸化和蛋白表达、定位和活性的改变）；在细胞水平上，心肌细胞膜上的钠、钾通道异常可导致心律失常，细胞钙调节异常和钙动力学改变可引起心肌收缩异常，心肌能量代谢异常则包括过度依赖葡萄糖代谢、氧化磷酸化和病理性线粒体功能降低等。尽管如此，对初始心肌损害与疾病进展的关系、从代偿发展到失代偿的原因以及某些患者完全恢复心泵功能的分子基础而言，我们还知之甚少。

到目前为止，没有任何一种特异的病理生理机制能精确解释HFrEF临床综合征，但仍有一些概念模式是目前为人们普遍所接受的（图1）。当心泵功能开始下降后，各种代偿机制被激活，包括肾素-血管紧张素-醛固酮系统（RAAS）、交感神经系统（SNS）和细胞因子系统。在短

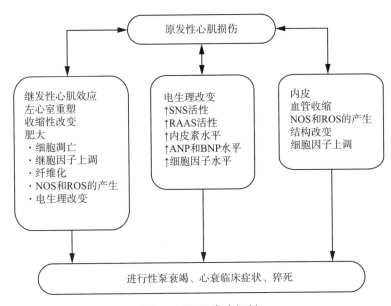

图1 HFrEF发病机制

注：ANP.A型利钠肽；BNP.B型利钠肽；NOS.一氧化氮合酶；ROS.活性氧；SNS.交感神经系统；RAAS.肾素-血管紧张素-醛固酮系统

期内，这些系统的代偿作用能够将心血管功能恢复到正常稳态范围，从而使患者保持无心衰临床症状。然而，随着时间的推移，这些系统的持续激活可导致心肌内一系列继发性改变，称之为左心室重构。左心室重构不断恶化，导致HFrEF发生几乎不可逆的疾病进展并最终进入失代偿状态。

2.进展模型

（1）神经-内分泌系统的激活：我们对心衰的认识经历了漫长的过程，从最初的"水钠潴留"模式到"血流动力学异常"模式，再到"神经-内分泌系统异常激活"模式。大量实验和临床证据表明，HFrEF的进展是由于生物活性分子的过度表达，这些分子能够对心血管循环产生有害影响。心衰进展早期，SNS和RAAS的激活起到重要的代偿作用（图2），这些代偿作用最初是积极适应的，以促进心排血量的增加并维持终末器官的灌注。

1）长期的交感神经活动会引起心肌细胞β肾上腺素能受体水平下调，导致心肌对儿茶酚胺的敏感性降低，并随着心肌变力反应的下降，从而减弱了心肌收缩力。此外，SNS慢性持续活动会引起心动过速和心律失常，从而导致进一步的临床恶化，甚至可能导致心脏性猝死。

2）RAAS的慢性激活导致血管紧张素Ⅱ和醛固酮水平长期升高，进而启动了包括心肌肥大和间质纤维化在内的病理过程，这两个过程都是病理性心室重构的重要标志。

3）为了平衡RAAS和SNS激活产生的有害影响，B型利钠肽（brain natriuretic peptides，BNP）、缓激肽和前列腺素等反调节因子被上调。BNP起到扩血管、利尿和促进尿钠排泄等作用。随着疾病进展，循环中的BNP水平增加，但作用会逐渐减弱，其原因有活性BNP的减少、终末器官反应减弱及RAAS和SNS过度激活等。

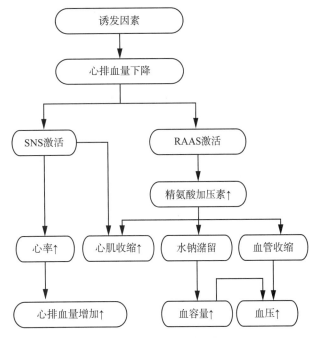

图2 心衰早期代偿机制

注：SNS.交感神经系统；RAAS.肾素-血管紧张素-醛固酮系统

（2）左心室重构：20世纪80年代以来，基础医学和循证医学的快速发展使我们深入了解神经内分泌系统作用下的心肌重构在心衰中的作用，推动了心衰生物学治疗的新纪元。心室重构是指心肌因血流动力学改变、神经激素激活和心肌损伤而发生的结构性改变，主要表现为细胞肥大进而导致心肌肥厚，最初是适应性的，但可导致HFrEF的进展。具体来说，HFrEF患者心肌肥厚是对心室扩张或后负荷过重引起的室壁应力持续增加的反应，导致室壁僵硬，心室舒张末压升高，从而导致左心房压力增加、肺静脉压力升高和呼吸困难，最终进入HFrEF失代偿状态。其他可能导致病理性心室重构和心衰临床表现的因素包括炎症、心肌纤维化和坏死。早期心室重构过程的识别和治疗可能为预防疾病进展提供新的治疗靶点。

（二）诊断

HFrEF的诊断充满挑战性，特别是在早期阶段，症状和体征可以是特异或非特异的，容易误诊为肺部疾病、肥胖症、甲状腺功能减退症和贫血等。临床上常用经胸超声心动图来明确心脏是否存在收缩和（或）舒张功能障碍，因此可用来最终确诊HFrEF（LVEF＜40%）。毫无疑问，全面而准确的诊断和评估是HFrEF患者有效治疗的前提和基础，这依赖于病史、体格检查、实验室检查、心脏影像学检查和功能检查等，其诊断流程见图3。

对于诊断的第一步病史采集，除了要识别典型的心衰危险因素、诱发因素、充血症状和体征外，还应重视心衰家族史和对心肌病的遗传筛查。随着分子生物学、基因工程的迅猛发展，21世纪将是微观精准医学的天下。因此，对肥厚型心肌病、特发性扩张型心肌病、致心律失常性

右心室心肌病等患者进行基因检测和遗传咨询，不仅符合现代医学发展的潮流，更是成为心衰早发现、早诊断、早治疗的关键一环。

其他常规检查手段除了心电图、X线胸片、经胸超声心动图等，还包括重要的实验室检查，其中，以心脏生物标志物为核心的实验室评估已成为心衰患者诊断和判断预后不可或缺的一部分。

（1）目前最常用的心衰生物标志物是利钠肽，如BNP和N末端B型利钠肽原（NT-proBNP），利钠肽检测对于心衰的诊断和鉴别诊断、病情严重程度和预后评估都有Ⅰ类建议。事实上，在未经治疗的患者中，如果利钠肽水平在正常范围内（BNP＜35ng/L、NT-proBNP＜125ng/L），则基本上排除了心衰的可能性。

（2）新型的心衰生物标志物如可溶性生长刺激表达基因2蛋白（sST2）、和肽素、胱抑素C等，被许多临床研究证明在各种急性和慢性心血管疾病中具有相当的预测作用。其中，sST2作为研究最热门的新一代心衰标志物，相比于利钠肽，其特异性更高，且具有不受年龄、种族、肾功

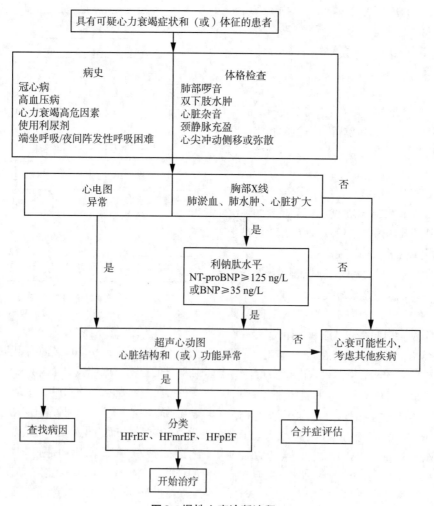

图3 慢性心衰诊断流程

注：NT-proBNP. N末端B型利钠肽前体；BNP. B型利钠肽；HFrEF. 射血分数降低的心力衰竭；HFmrEF. 射血分数中间值的心力衰竭；HFpEF. 射血分数保留的心力衰竭

能影响及单一阈值等优点,在心衰诊断、风险预测、个体化治疗及预后评估中发挥着重要的预测价值。

(三)治疗

HFrEF患者治疗目标主要集中在改善症状、提高生活质量,并预防或逆转心脏重构,减少再住院率和降低死亡率。HFrEF患者的综合治疗通常由药物和非药物治疗组成。

1.药物治疗

(1)经典药物:目前国内外心衰诊治指南和专家共识都推荐使用血管紧张素转化酶抑制(ACEI)、β受体阻滞剂和醛固酮受体拮抗剂来治疗所有有症状的心衰患者,不能耐受ACEI的患者推荐使用血管紧张素Ⅱ受体阻滞剂(ARB)。但应注意,有淤血症状和(或)体征的心衰患者应先使用利尿剂以减轻液体潴留。当患者处于淤血状态时,使用ACEI/ARB耐受性更好;若患者无明显水肿而静息心率较快时,β受体阻滞剂耐受性会更好。部分HFrEF患者可同时给予小剂量β受体阻滞剂和ACEI/ARB。两药合用后可交替逐步增加剂量,分别达到各自的目标剂量或最大耐受剂量。

(2)药物治疗更新:2018年美国心脏病学会发布了急性失代偿心力衰竭的10个问题临床操作/处理的专家共识,其中比较实用的内容包括:①β受体阻滞剂、ACEI/ARB及其他口服血管扩张剂的剂量增加所需时间间隔均为2周;②口服呋塞米超过120mg,每日2次以上时才考虑换用其他袢利尿剂或采用其他措施。2018年中国心衰指南与欧美心衰指南不同的是:①β受体阻滞剂治疗的目标心率为60次/分。除推荐比索洛尔、卡维地洛、琥珀酸美托洛尔外,还推荐了酒石酸美托洛尔作为慢性心衰的长期治疗用药,但是没有推荐奈必洛尔用于治疗心力衰竭。②在静脉血管扩张剂中,除像欧美指南那样推荐硝酸甘油、硝酸异山梨酯、硝普钠及奈西立肽外,还推荐了乌拉地尔。③继续推荐西地兰作为静脉强心剂。④在合并糖尿病的心

衰患者,推荐了钠–葡萄糖协同转运蛋白2(SGLT-2)抑制剂;但与欧美心衰指南相似,2018年版中国心衰指南也新增了血管紧张素受体脑啡肽酶抑制剂(ARNI)和伊伐布雷定作为心衰治疗的推荐药物。其中,ARNI和SGLT-2抑制剂是近年来心衰药物治疗的新亮点。

1)ARNI:ARNI有ARB和脑啡肽酶抑制剂的作用,后者可升高利钠肽、缓激肽和肾上腺髓质素及其他内源性血管活性肽的水平。ARNI的代表药物是沙库巴曲缬沙坦。近几年对沙库巴曲缬沙坦开展的大型临床研究甚为火热,如PARADIGM-HF研究,结果显示沙库巴曲缬沙坦可明显改善心衰患者临床症状,降低心血管死亡、心衰住院等风险,HFrEF患者从中显著获益,显示出ARNI独特的优越性。因此,各国心衰指南均对ARNI进行了积极推荐(表1),使得ARNI在全球广泛应用开来。

2)SGLT-2抑制剂:SGLT-2抑制剂是经批准用于治疗2型糖尿病的最新口服降糖药,同时也是心衰治疗药物的新宠,具有光明的临床应用前景。新的研究证据表明,SGLT-2抑制剂(恩格列净或卡格列净)能够降低具有心血管高危风险的2型糖尿病患者的死亡率和心衰住院率。2019美国糖尿病协会指南也推荐,在有高心衰风险或已合并心衰的动脉粥样硬化性患者中,SGLT-2抑制剂是首选。

2.非药物治疗 当患者进行了恰当的药物治疗后仍有症状时,应采取非药物治疗策略。建议有能力的患者定期进行体力活动或运动训练,临床症状稳定的心衰患者可以进行心脏康复训练,以改善心功能状态、提升生活质量和降低死亡率。心衰患者的心脏医疗器械置入主要包括置入式心律转复除颤器(implantable cardioverter defibrillator, ICD)和心脏再同步化治疗(cardiac resynchronous therapy, CRT)。①ICD用于心衰患者心脏性猝死的一级或二级预防;②CRT用于纠正心衰患者的心脏失同步以改善心衰。两者各自的适应证在这里不再详述,详见2018年中国心衰指南。

表1 各国心衰指南推荐ARNI

来源	经ACEI/ARB治疗患者				未经ACEI/ARB治疗患者
	推荐内容	NYHA心功能	推荐等级	推荐级别	
2016年欧洲心脏病学会(ESC)心衰指南	对于ACEI、β受体阻滞剂和MRA优化治疗仍有症状的HFrEF非卧床患者,推荐使用沙库巴曲缬沙坦替代 ACEI,以进一步降低心衰住院和死亡风险	Ⅱ~Ⅳ	Ⅰ	B	不推荐
2017年美国心脏病学会(ACC)/美国心脏学会(AHA)心衰指南	对于NYHA Ⅱ或Ⅲ级,能够耐受 ACEI或ARB的慢性有症状的HFrEF患者,推荐以ARNI替代ACEI或ARB,以进一步降低发病率和死亡率	Ⅱ或Ⅲ	Ⅰ	B-R	无明确建议
2018中国中华医学会心血管病学分会心衰指南	对于NYHA Ⅱ或Ⅲ级、有症状的HFrEF患者,若能够耐受ACEI/ARB,推荐以ARNI替代ACEI/ARB,以进一步减少心衰的发病率和病死率	Ⅱ或Ⅲ	Ⅰ	B	血压能耐受者谨慎选用

注:NYHA.纽约心脏协会;MRA.醛固酮受体拮抗

2018年欧洲发布了严重心衰的立场声明，进一步更新了严重心衰的定义及处理建议。其中提出的"I need help"对于严重心衰的识别最为实用（表2）。

表2 严重心力衰竭的识别

字符	代表单词	含义
I	Inotropes（正性肌力药物）	目前或之前应用正性肌力药物，如多巴胺或多巴酚丁胺
N	NYHA（分级/利钠肽）	NYHA分级持续Ⅲ级以上和（或）BNP/NT-proBNP持续升高
E	End-organ dysfunction（终末器官功能不全）	心衰情况下存在肾功能或肝功能恶化
E	Ejection fraction（射血分数）	LVEF<20%
D	Defibrillator shocks（除颤器放电）	除颤器反复正确放电
H	Hospitalization（住院）	既往1年内住院超过1次
E	Edema/Escalating diuretics（水肿/利尿剂加量）	持续性体液潴留或需要增加利尿剂剂量
L	Low blood pressure（低血压）	持续性血压偏低（收缩压<90～100 mmHg）
P	Prognostic medication（影响预后的药物）	不能上调/需要下调或停止影响预后的药物，如ACEI/ARB、β受体阻滞剂、ARNI及MRA

注：NYHA.纽约心脏协会；MRA.醛固酮受体拮抗剂

经以上治疗后心衰患者病情仍持续进展，出现进行性和（或）持续性严重心衰的体征和症状，直至进入终末期心衰，则根据病情选择姑息治疗、左心室辅助装置治疗或心脏移植。

（四）总结与展望

未来的治疗进展需要更全面地了解和分析心衰的病理生理学，特别是左心室重构过程中细胞间的相互作用，以及控制左心室逆重构过程的复杂相互作用。新兴的系统生物学领域将使用网络理论来描述基因、蛋白质和代谢物之间的相互关系及它们如何决定细胞、组织和器官水平上的功能变化，这可能会使科研人员加快新目标识别的步伐，并提高临床试验成功的可能性。

三、射血分数保留的心力衰竭

到目前为止，射血分数保留的心力衰竭（HFpEF）仍然是一种"还没有可靠且令人信服的治疗方法可以降低其发病率和死亡率"的状况。从全球来看，HFpEF已经或即将成为世界许多地区心衰的主要形式，使其成为当今心脏病学中亟待解决的最大问题之一。本章将详细阐述HFpEF发病机制、诊断和治疗方面的新进展。

（一）病理生理

相比于HFrEF，人们对HFpEF的认识相对有限，HFpEF的发病机制和疾病进展等诸多关键方面尚未完全明确。近10年的研究发现，HFpFF患者心肌的结构、功能和心肌细胞内信号传导的特异性改变与HFpEF患者的左心室重构和左心室舒张功能障碍有关，其中结构改变包括心肌细胞肥大、不同程度的心肌间质纤维化和毛细血管稀疏，而功能改变包括心肌细胞僵硬度增加。异常的心肌细胞信号转导，包括内皮细胞表达黏附分子、炎症细胞分泌促炎及促纤维化的转化生长因子β、氧化应激增加硝基酪氨酸含量和下调心肌一氧化氮（NO）-环磷酸鸟苷（cGMP）-蛋白激酶G（PKG）信号转导等过程。增加对HFpEF病理生理学的认识和对其异质性的探索将有助于未来治疗的发展。

与HFrEF一样，HFpEF是一种血流动力学的异常状态。HFpEF是心脏无法满足机体的循环需求时，以左心室充盈压升高为代价来满足这种需求。随着疾病进展，左心室舒张功能发生障碍，左心室舒张末压升高，引起左心房压升高，进而引起肺静脉压升高，导致肺淤血，最终形成全身充血状态。目前的观点认为HFpEF的发病机制包括3种血流动力学机制和3种潜在的分子机制（图4）。

1.左心室充血/舒张功能障碍/左心房高压 左心室舒张功能障碍（left ventricular diastolic dysfunction, LVDD）是HFpEF的关键特征。几乎所有的HFpEF患者都有高血压病史，因此可以把HFpEF作为一种进展性疾病，即由原发性高血压、年龄相关的动脉硬化和神经体液激活等对左心室产生负荷相关的心肌肥大、纤维化和舒张功能障碍。高血压合并2型糖尿病的患者更易发生LVDD，因为胰岛素抵抗、血糖控制不佳会通过氧化应激增加、慢性炎症、心肌肥大、血管周围和间质胶原沉积/交联、细胞内钙处理异

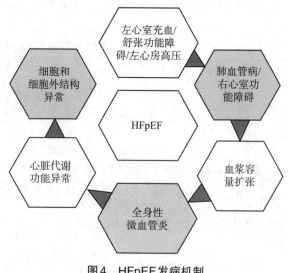

图4 HFpEF发病机制

常、内皮和线粒体功能障碍及凋亡等机制对心脏舒张功能产生消极影响。近些年的研究发现，与年龄相仿、合并症相同的人群相比，HFpEF患者的左心室舒张功能更差，心肌僵硬度更大；同时，HFpEF患者存在严重的LVDD、左心房扩大及左心房舒张储备功能减弱。此外，运动期间动脉硬化及异常的脉动性主动脉负荷，也可增加HFpEF患者的左心室充盈压。在无二尖瓣疾病的情况下，左心房压力反映左心室舒张末压，而左心房重构可作为LVDD的指标。

总而言之，左心室舒张功能障碍引起舒张末压升高，并由此导致的左心房高压，在HFpEF潜在发病机制中起着关键作用。

2. 肺血管病/右心室功能障碍　左心疾病相关肺动脉高压是肺动脉高压常见的一种类型，多见于HFpEF患者。有40%～80%的HFpEF患者存在肺动脉高压，约30%的HFpEF患者会出现右心室增大或功能障碍，特别是伴有心房颤动、冠心病或右心室起搏的患者。HFpEF患者的右心室功能障碍与更严重的肺动脉高压、更低的心排血量、更差的舒张功能和更差的预后相关，右心室-动脉解偶联也对此发挥重要作用。值得注意的是，HFpEF患者大多属于毛细血管后（PCWP>15 mmHg）肺动脉高压，但识别毛细血管前（PCWP<15 mmHg）肺动脉高压的HFpEF患者非常关键，因为该类患者的预后普遍较差，虽然它们对肺血管扩张治疗有较好的反应。此外，肺部本身的异常包括肺功能改变和扩散能力降低，已被证明会导致HFpEF患者的运动不耐受和死亡；不仅如此，肺高压的严重程度与肺静脉及肺小血管（而非动脉）的内膜增厚最为相关，与原发性肺静脉闭塞性疾病相似，提示肺血管重塑可能是HFpEF和肺动脉高压患者的主要治疗靶标。

3. 血浆容量扩张　血浆容量扩张已被认为是部分HFpEF患者的主要病理生理机制，尤其是伴有肥胖症的HFpEF患者。该类患者PCWP的增加与血浆容量扩大相关，容量扩张又与右心室扩张和心脏总容量增加有关，导致心包约束和心室相互作用增强，进而导致左心室充盈压升高。

4. 全身性微血管炎　HFpEF患者的合并症和衰老引起的NO-cGMP-PKG信号异常可能是HFpEF的发病根源。HFpEF患者过多的合并症，如高血压、糖尿病、肥胖和慢病肺源性心脏病等，会引起全身慢性低水平的炎症，从而导致冠状动脉血管内皮细胞功能障碍，降低NO的生物利用度，促进心肌细胞肥大和纤维化，最终导致左心室舒张功能障碍，因为NO可通过NO-cGMP-PKG途径发挥直接抗心肌纤维化作用；微血管缺血、左心室向心性重构、内皮-间充质转化作用的纤维化均可进一步导致舒张功能障碍。然而，由于相关试验尚无明确定论，因此，全身慢性炎症导致HFpEF发展的这一假设仍未得到充分印证。

5. 心脏代谢功能异常　心力衰竭的特征之一是心肌能量受损，其在HFpEF发生发展中的作用颇受关注。心肌能量受损机制包括线粒体结构和功能异常、线粒体底物利用改变、细胞内钙超载等。但目前来自HFpEF患者心肌能量受损的直接证据有限，尚待进一步的临床和基础研究证实。

6. 细胞和细胞外结构异常　心脏中的心肌细胞和非心肌细胞两种组分均可促进左心室舒张期僵硬度的增加，而HFpEF患者的心肌细胞本身更加僵硬，当细胞外基质膨胀并形成不同成分时，也会导致充盈压的升高。此外，心肌细胞和非心肌细胞之间存在着强烈的交联作用，即当一种成分发生变化时，另一种成分也会相应发生变化。高达80%的左心室被动僵硬可以用肌联蛋白来解释，尤其是当肌节长度仍然在生理范围内时；而在过度拉长的肌节中，细胞外基质的作用变得更主要。巨大的弹性肌联蛋白titin是心肌被动张力的主要调节因子，也是心肌细胞源性僵硬的主要调节因子，其在转录和翻译水平参与对心肌僵硬度的调节。在转录水平上，肌联蛋白titin从顺应性亚型N2BA向僵硬性亚型N2B的异构转变被认为是导致HFpEF张功能障碍的重要机制。事实上，蛋白激酶A和蛋白激酶G介导的磷酸化对titin N2B片段的翻译后修饰已经被证明可以改变心肌细胞的被动张力。

（二）诊断

对HFpEF进行治疗和管理，首先取决于全面而准确的诊断。既往诊断标准的参数数据来源有限，过于依赖单个参数来诊断或排除，很多患者处于一个未达到诊断标准但实际却漏诊的状态，而且2016欧洲心脏病学会（ESC）心衰指南和2018中国心衰指南均未对HFpEF提出具体的诊断流程和深入的建议，基于此，2019 ESC和欧洲心力衰竭协会（HFA）对2007年发表的HFpEF诊断专家共识进行了更新，提出了新的"四步HFA-PEFF诊断算法"（图5）和分步诊断流程（图6），大大提高了临床诊断HFpEF的有效性和精确性。

1. 第一步：初步检查（pretest assessment, P）　对任何一位出现劳力性呼吸困难、端坐呼吸等可疑心衰症状或体征的患者应进行初步评估：①充分详细的病史采集，包括临床与人口学特征史。②常规心电图检查以发现心房颤动或其他心律失常。③常规实验室检查，如生化指标、电解质、肝肾功能，也包括甲状腺激素、转铁蛋白饱和度等特殊实验室检查以排除某些特殊疾病。④血液利钠肽水平对心衰有很高的阴性诊断价值（BNP≤35pg/ml或NT-proBNP≤125pg/ml），高水平提示有心脏疾病，但正常水平不能排除HFpEF。⑤如发现以下HFpEF危险因素及共病，应进行经胸超声心动图检查：a.年龄≥70岁；b.高血压；c.肥胖；d.糖尿病/代谢综合征；e.缺乏运动；f.心房颤动；g.心电图异常（除外心房颤动）；h.利钠肽水平升高

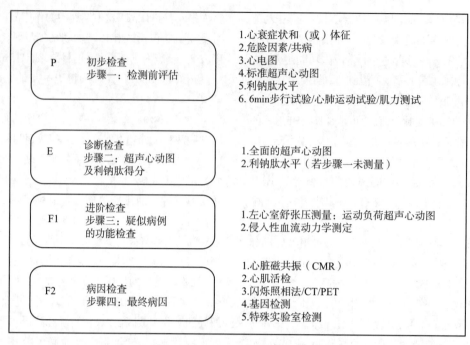

P	初步检查 步骤一：检测前评估	1.心衰症状和（或）体征 2.危险因素/共病 3.心电图 4.标准超声心动图 5.利钠肽水平 6.6min步行试验/心肺运动试验/肌力测试
E	诊断检查 步骤二：超声心动图 及利钠肽得分	1.全面的超声心动图 2.利钠肽水平（若步骤一未测量）
F1	进阶检查 步骤三：疑似病例 的功能检查	1.左心室舒张压测量：运动负荷超声心动图 2.侵入性血流动力学测定
F2	病因检查 步骤四：最终病因	1.心脏磁共振（CMR） 2.心肌活检 3.闪烁照相法/CT/PET 4.基因检测 5.特殊实验室检测

图5 四步HFA-PEFF诊断算法

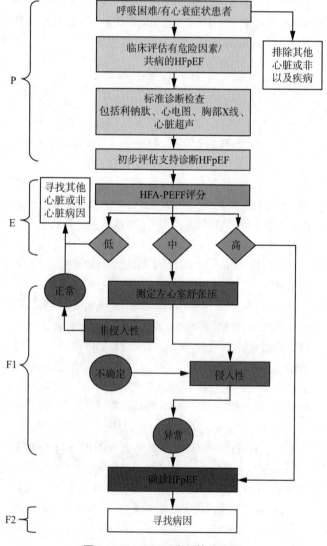

图6 HFA-PEFF诊断算法流程

（BNP≥35pg/ml或NT-proBNP≥125pg/ml）。超声心动图还可以鉴别其他原因引起的呼吸困难，如HFrEF、心脏瓣膜病、心包积液或原发性肺动脉高压。值得注意的是，如果超声心动图发现左心室肥大或向心性重塑、左心房扩大及射血分数正常但左心室无扩大等情况，则应怀疑为HFpEF。⑥对有可疑心肌缺血或肺部疾病的患者进行非侵入性负荷试验检查，如心肺运动试验、心脏磁共振成像（CMR）或冠状动脉CT血管造影成像等。

2.第二步：诊断检查（echocardiographic and natriuretic peptide score，E） 该步骤主要是以超声心动图和血浆利钠肽为基础，通过功能指标、形态学指标、生物标志物指标等三大指标建立一个系统全面的评分标准，即HFA-PEFF诊断算法评分标准（表3）。该评分标准的每个指标均有主要标准和次要标准，符合一个或多个主要标准只计2分，符合一个或多个次要标准只计1分，同一指标中主要标准与次要标准得分不相叠加，即每个指标最多只能计2分，而且最终得分只能在不同指标之间相加。总分≥5分可以诊断为HFpEF，总分≤1分可基本排除HFpEF，总分为2~4分则需进入步骤三行进一步评估。

3.第三步：进阶检查（functional testing in case of uncertainty，F1） 经过第二步的诊断后，得分为2~4分的患者需行进一步评估，因为在具有多种合并症的典型老年患者中，静息状态下单独的心脏结构和（或）功能的异常不能诊断或排除HFpEF。若静息状态下行有创检查测得左心室充盈压升高（左心室舒张末压≥16mmHg，PCWP≥15mmHg）可诊断HFpEF，否则需进行运动状态下的评估，如运动负荷超声心动图（图7）或运

表3 HFA-PEFF诊断算法评分标准

标准	心脏功能	形态结构	生物标志物（窦性心律）	生物标志物（心房颤动）
主要标准 （2分）	间隔侧e′<7cm/s 或外侧e′<10cm/s 或平均E/e′≥15 或TR峰值流速>2.8m/s（PASP> 35mmHg）	LAVI>34ml/m² 或LVMI≥149/122g/m² （男/女） 和RWT>0.42	NT-proBNP>220pg/ml 或BNP>80pg/ml	NT-proBNP>660pg/ml 或BNP>240pg/ml
次要标准 （1分）	平均E/e′为9～14 或GLS<16%	LAVI 29～34ml/m² 或LVMI>115/95g/m² （男/女） 或RWT>0.42 或左心室壁厚≥12mm	NT-proBNP 125～220pg/ml 或BNP 35～80pg/ml	NT-proBNP 365～660pg/ml 或BNP 105～240pg/ml

注：间隔侧e′.二尖瓣室间隔环舒张早期峰值流速；外侧e′.二尖瓣外侧环舒张早期峰值流速；E.二尖瓣舒张早期血流速度；TR.三尖瓣反流；PASP.肺动脉收缩压；GLS.左心室整体长轴收缩应变；LAVI.左心房容积指数；LVMI.左心室质量指数；RWT.相对室壁厚度；BNP.B型利钠肽；NT-proBNP.N末端B型利钠肽前体；1mmHg＝0.133kPa

动状态下侵入性血流动力学测定。

在运动负荷超声心动图评估中，若平均E/e′≥15，计2分；若平均E/e′≥15且TR峰值流速>3.4 m/s则计3分。将此处得分与第二步得分相加，总分≥5分也能诊断为HFpEF。假如评分仍<5分或无法进行负荷超声检查，则可进行有创的血流动力学检查（图8）。

4.第四步：病因检查（final aetiology，F2） 经过第三步的进阶功能检查，已经可以确诊或排除HFpEF，但事实上，大多数HFpEF患者都存在共同的危险因素或合并症，找出其潜在病因进行针对性治疗至关重要，因此，2019 ESC-HFA新共识更新的诊断流程提出了对HFpEF患者进行病因检查。

某些特殊类型疾病的表现与HFpEF患者相似，如肥厚型心肌病、慢性炎性心肌病、心肌炎和自身免疫病等，应当警惕这些心肌病和系统性疾病等特殊病因导致的HFpEF。要诊断这些特殊病因，需要应用更先进也更复杂的方法如心脏磁共振（CMR）、心肌活检、⁹⁹ᵐTc-DPD闪烁照相法（可识别心脏淀粉样变性），正电子发射断层扫描（PET）-CT及特定的基因检查和实验室检查等。其中，新共识特别强调CMR在HFpEF病因诊断中的作用。CMR可准确地测量左心房、左心室体积和质量，能检测出由心外膜冠状动脉疾病或微血管功能障碍引起的心肌缺血或形成的心肌瘢痕，还可通过负荷灌注成像显示出弥漫性心内膜下缺损，并且能使用钆对比延迟增强扫描或T₁-mapping来量化局限性或弥漫性心肌水肿和纤维化。

2019年ESC-HFA新共识推荐的四步HFA-PEFF诊断法，更前沿、更全面系统地阐述了HFpEF诊断流程，提供了一个实际可操作的方法，规范了HFpEF的临床诊断。同时，新共识也指出HFpEF是一种具有多种致病因素、病因和病理生理表型的临床综合征，推荐以诊断流程的形式限定其为一个单一的临床诊断存在一定局限性，该诊断流程也需要进一步的研究来做必要的补充和修正。而且心衰的

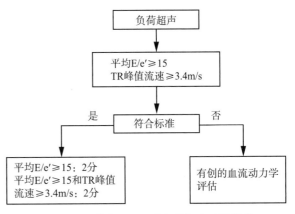

图7 进阶检查A：运动负荷超心动图评估

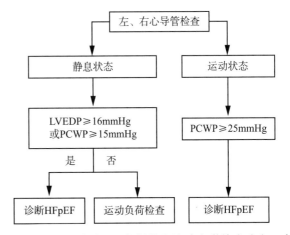

图8 进阶检查B：有创的血流动力学检查（左、右心导管）

注：LVEDP.左心室舒张末压；PCWP.肺毛细血管楔压

不同阶段和严重程度也会影响未来的HFA-PEFF评分标准纳入的一些新指标。

（三）治疗与管理

与HFrEF相比，HFpEF患者的治疗仍是临床面临的重

大挑战。针对HFrEF的标准疗法有充分的循证证据表明其可降低HFrEF患者的发病率和死亡率，但同样的药物却未能在HFpEF患者中显示出相同的获益。目前对HFpEF患者普遍采取综合性治疗措施，包括针对症状的药物对症治疗、合并症的管理及心血管疾病危险因素的预防等。

1.药物治疗

（1）利尿剂：利尿剂消除水钠潴留，有效缓解心衰患者的呼吸困难及水肿，改善运动耐量，恰当使用利尿剂是心衰药物取得成功的关键和基础。若利尿剂用量不足，会降低对ACEI的反应，增加使用β受体阻滞剂的风险；另一方面，不恰当的大剂量使用利尿剂则会导致血容量不足，增加低血压、肾功能恶化和电解质紊乱的风险。对于有液体潴留、容量负荷过重的HFpEF患者，国内外心衰指南对利尿剂均给予积极推荐（Ⅰ，C）。

（2）心衰治疗"金三角"：到目前为止，所有关于β受体阻滞剂、ACEI/ARB、醛固酮受体拮抗剂能否降低HFpEF患者的住院率及死亡率的临床随机对照试验和研究，其结果均令人感到遗憾，这些药物对于HFpEF患者的预后并无显著改善。但对于LVEF≥45%，BNP升高或1年内因心衰住院的HFpEF患者，可考虑使用醛固酮受体拮抗剂以降低住院风险。

（3）新希望：面对HFpEF的治疗困境，我们并没有坐以待毙，包括各种新疗法在内的综合治疗目前正在进行随机试验研究（图9）。除此之外，前文讲到，HFpEF患者潜在发病机制之一为全身性微血管炎，引发NO-cGMP-PKG信号转导异常，最终导致左心室舒张功能障碍。因此从理

论上来说，通过药物干预NO-cGMP-PKG信号通路的关键环节，增加HFpEF患者心肌细胞内cGMP含量，降低心肌僵硬度，从而能在一定程度上延缓HFpEF患者的疾病进展（图10）。但到目前为止，通过可溶性鸟苷酸环化酶激动剂（利奥西胍、威利西胍等）直接补充cGMP，或通过有机NO供体单硝酸异山梨酯间接补充cGMP，在所进行的HFpEF预后试验中都没有达到它们的主要终点，结果基本上是中性的。

2.合并症的管理

（1）高血压：HFpEF患者最常见且最重要的合并症和危险因素为高血压。血压水平得到有效控制可降低因心衰住院、心血管事件及死亡率。除了增加心脏负荷，导致动脉硬化和左心室肥大、纤维化外，高血压还能诱发HFpEF患者的炎症反应、氧化应激反应和内皮功能障碍。目前的高血压指南建议将血压控制在130/80 mmHg以下（Ⅰ，C），降压药物推荐优选ACEI/ARB、β受体阻滞剂（Ⅱa，C）。存在容量负荷过重的患者首选利尿剂。

（2）冠心病：心肌缺血可引起收缩和舒张功能障碍，并可能导致压力下的异常功能储备。因此，对于有潜在缺血性心脏病的HFpEF患者而言，有必要行血运重建。研究表明，25%～68%的HFpEF患者存在冠心病，且冠心病的发病与心功能恶化和死亡率升高有关。冠心病指南也建议，合并冠心病的HFpEF患者，经规范的药物治疗后仍有心绞痛症状或存在心肌缺血，应考虑行冠状动脉血运重建术（Ⅱa，C）。

（3）糖尿病：糖尿病是HFpEF常见的合并症之一，约

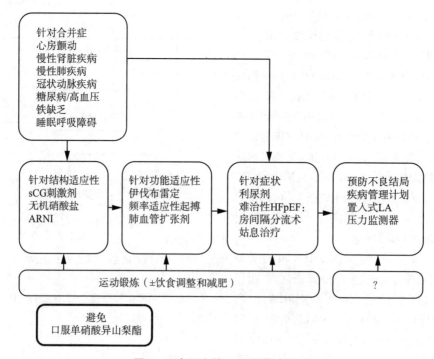

图9 正在研究的HFpEF靶点治疗

注：LA.左心房；sCG.可溶性鸟苷酸环化酶

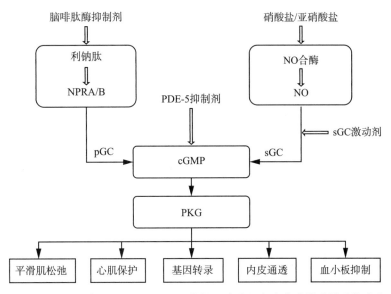

图10　HFpEF中NO-c-GMP-PKG信号通路（红色字体为潜在治疗靶点）

注：NPRA/B.利钠肽受体A/B；pGC.颗粒型鸟苷酸环化酶；NO.一氧化氮；PED-5.磷酸二酯酶-5；sCG.可溶性鸟苷酸环化酶；cGMP.环磷酸鸟苷；PKG.蛋白激酶G

45%的HFpEF患者合并糖尿病。4项评估糖尿病对HFpEF预后的临床试验结果显示，与无糖尿病患者相比，合并糖尿病患者的容量超负荷症状和体征更多，BMI更高，高血压、缺血性心脏病和肾功能恶化的比例更高；心衰住院或心衰死亡的风险增加68%，且全因死亡率增加。

最近的SGLT-2抑制剂预后试验显示，心衰合并糖尿病的患者使用SGLT-2抑制剂后显著获益。显然，未来SGLT-2抑制剂对HFpEF合并糖尿病患者的预后改善将发挥极为重要的作用。

（4）心房颤动：随着年龄的增长和人均寿命的延长，人群中房颤的患病率不断上升。HFpEF患者中房颤的发生与左心室收缩/舒张功能障碍、功能储备受损、左心房较大且功能较差、神经体液激活更明显及运动耐力受损相关。因此，当HFpEF患者合并房颤时，建议通过心脏复律来恢复和维持窦性心律，而不是采用导管消融，因为后者在HFpEF患者中的长期成功率不高。如果心脏复律失败，则再实施心室率控制（60～100次/分，不超过110次/分）和采取永久性抗凝策略。

（5）体育锻炼：进行适当的体育锻炼可以降低心衰不良后果发生的风险。运动训练是心衰稳定患者的ⅠA级推荐水平，对于HFpEF患者，在进行合理的运动训练后，患者的心肺功能和生活质量有所提高，峰值摄氧量、6min步行距离和通气阈值均得到显著改善。实际上，体育锻炼是生活方式中最关键的可控因素之一，对预防和治疗心血管疾病具有重要作用，因此应作为多学科治疗计划的一部分予

以推荐。

（6）其他合并症：肥胖、慢性肾脏病同样为HEpEF的常见并发症。关于HFpEF并发症治疗措施的有效性，尚需大型临床研究进一步明确。

（四）展望未来

迄今为止，我们尚未找到能明确改善HFpEF患者预后的治疗方法，大部分治疗方法仍处于临床试验阶段。新的和有效的治疗必须针对HFpEF病理生理机制，例如，恢复心肌细胞内外钙稳态、改变肌动蛋白磷酸化状态、减少心肌纤维化和使利钠肽水平正常化的治疗都有助于改善HFpEF的预后。其次，运用多种药物和设备，分别针对多个独立的机制，并加强对HFpEF合并症的有效管理，使用综合治疗的方法来降低HFpEF的发病率和死亡率。

HFpEF是一个不断发展的概念，在未来几十年内，其患病率可能会急剧增加，且该综合征很可能会被分成不同的亚型，一些新出现的诊断和治疗策略似乎很有希望，但仍需大量临床研究验证。目前心衰的诊断仍基于左室射血分数，而正常的射血分数对于HFpEF的诊断并无特殊帮助。未来新兴的人工智能技术具有广泛的临床应用前景，结合多参数生物标志物和新的影像技术将有力促进HFpEF诊断技术的发展。同时，分子表型的出现可更好地识别不同的HFpEF亚型并有助于靶向治疗药物的研发，进一步提升HFpEF临床诊治水平。

（姚　桦　梁志斌）

心力衰竭临床诊治中的基础问题

随着卫生保健水平及心血管疾病治疗水平的增高、人口老龄化凸显，心力衰竭的发病率及现患率也明显增加，已成为未来心血管疾病治疗的主战场之一。在发达国家，心力衰竭的患病率为1%～2%，70岁以上者可达10%。我国的流行病学资料表明，国人心力衰竭的患病率为0.9%，55岁以上人群可达1.3%。虽然目前心力衰竭，尤其是射血分数降低心力衰竭的治疗已取得长足进展，但其远期预后仍然堪忧，10年病死率可高达83%～87%。尤其重要的是，作为一个常见疾病，很多临床基础问题却并未被广大临床医师所掌握。因此，本文对心力衰竭的基础临床问题进行论述。

一、心力衰竭的诊断及分类

心力衰竭的分类方法有很多，但直接与治疗和预后相关的分类方法是根据左室射血分数（LVEF）是否降低把心力衰竭分为射血分数减低的心力衰竭（HFrEF）和射血分数保存的心力衰竭（HFpEF）。这种分类方法的重要性在于，目前治疗心力衰竭的循证医学证据均是基于收缩性心力衰竭的；目前尚无确切证据表明哪些治疗方法可以改善HFpEF患者的远期预后。HFrEF的诊断条件包括以下3条：①典型的心力衰竭症状；②典型的心力衰竭体征；③左室射血分数减低（LVEF<40%）。目前国内外指南对HFpEF进行了进一步的划分，即经典的HFpEF（LVEF≥50%）、射血分数中间值心力衰竭HFmrEF（LVEF介于41%～49%）及改善的HFpEF（原为HFrEF，经治疗后LVEF>40%）。需要注意的是，HFrEF的诊断不需要以BNP/NT-proBNP进行确认；但是诊断HFpEF和HFmrEF时必须有BNP/NT-proBNP的升高。

尽管心力衰竭的诊断主要基于症状和体征，但目前主要的心力衰竭均未对这样一个基本问题进行描述。由于心力衰竭任一症状和体征的敏感性和特异性均不够高，因此反映心力衰竭症状和（或）体征越多，诊断心力衰竭的可靠性越大。从实用角度来看，Boston心力衰竭诊断标准（表1）更加贴近临床实践。其中8分以上可诊断心力衰竭，5～7分为疑似心力衰竭，4分及以下可临床除外心力衰竭。2018年欧洲发布的重症心力衰竭（advanced heart failure）立场声明，提出的"I need help"对于识别和记忆严重心力衰竭大有裨益，其含义分别见表2。

表1 Boston心力衰竭诊断标准

类别	指标		分值
病史		静息呼吸困难	4
		端坐呼吸	4
		夜间阵发性呼吸困难	3
		平地走路呼吸困难	2
		爬坡/楼呼吸困难	1
体格检查	心率	91～110次/分	1
		>110次/分	2
	颈静脉压力（>6cm H₂O）	单独存在	1
		合并肝大或下肢水肿	2
	肺部湿啰音	局限于肺底	1
		范围超过肺底	2
		哮鸣音	3
		第三心音奔马律	3
辅助检查	X线胸片	肺泡性肺水肿	4
		间质性肺水肿	3
		双侧胸腔积液	3
		心胸比率>0.5	3
		肺血再分布	2

注：确诊心衰．8～12分；可疑心衰．5～7分；排除心衰．4分以下

表2 重症心力衰竭的识别

字符	代表单词	含义
I	Inotropes（正性肌力药物）	目前或之前应用正性肌力药物，如多巴胺、多巴酚丁胺、米利农或左西孟旦
N	NYHA class/natriuretic peptide（NYHA分级/利钠肽）	持续Ⅲ级以上NYHA分级和（或）BNP/NT-proBNP持续升高
E	End-organ dysfunction（终末器官功能不全）	心衰情况下存在肾功能或肝功能恶化
E	Ejection fraction（射血分数）	LVEF<20%
D	Defibrillator shocks（除颤器放电）	除颤器反复正确放电
H	Hospitalization（住院）	既往1年内住院超过1次
E	Edema/Escalating diuretics（水肿/利尿剂加量）	持续性体液潴留或需要增加利尿剂剂量
L	Low blood pressure（低血压）	持续性血压偏低（收缩压低于90～100 mmHg）
P	Prognostic medication（影响预后的药物）	不能上调/需要下调或停止影响预后的药物，如ACEI、ARB、β受体阻滞剂、ARNI及MRA

二、心力衰竭患者应该做哪些实验室检查

心力衰竭患者的实验室检查分为以下4个层次。第一层次是直接用于确诊或排除心力衰竭的检查。这个层次的检查主要有胸部X线摄片、肺超声和血浆B型利钠肽（BNP）和（或）氮末端B型利钠肽前体（NT-proBNP）浓度测定。如果胸部X线摄片上有确定的肺淤血征象即可确立左心衰竭的诊断，但胸部X线片上如果无肺淤血征象则不能除外心力衰竭。近年，肺超声在心力衰竭诊断中的价值日趋凸显，其主要特征是B线的出现。研究表明，以肺超声B线诊断心力衰竭的敏感性和特异性均明显优于胸部X线及BNP/NT-proBNP。与胸部X线摄片及肺超声检查不同，血浆BNP/NT-proBNP水平则主要用于除外心力衰竭。根据2018年版中国心力衰竭诊治指南，对于排除急性发作的心力衰竭，要求BNP＜100ng/L或NT-proBNP＜300ng/L；若拟排除慢性稳定性心力衰竭，则要求BNP＜35ng/L或NT-proBNP＜125ng/L。如果血浆BNP/NT-proBNP水平超过上述界值则有助于心力衰竭的诊断。值得注意的是，BNP/NT-proBNP水平升高并不仅见于心力衰竭。急性呼吸困难时，BNP/NT-proBNP水平升高还可见于急性冠脉综合征、心肌炎、心包疾病、心脏毒性反应、心脏手术、心脏电复律术后、房性或室性心律失常、肺栓塞、合并肺动脉高压的慢性阻塞性肺疾病（COPD）、肺炎、肾衰竭、烧伤、脑卒中及败血症等；慢性呼吸困难时，BNP/NT-proBNP水平升高还可见于心脏瓣膜病、老年人（＞75岁）、贫血、房性心律失常、左心室肥厚、COPD、睡眠呼吸暂停及慢性肾脏病（CKD）等情况。此外，妊娠期高血压、先兆子痫、双胎、甚至剖宫产术均可引起BNP/NT-proBNP水平升高。2018年版中国心力衰竭诊治指南指出，NT-proBNP诊断心力衰竭的界值需要根据患者年龄和肾功能水平进行调整。对于50岁以下的成人，血浆NT-proBNP浓度＞450ng/L方可确诊心力衰竭；50岁以上需＞900ng/L，75岁以上则应＞1800ng/L。对于肾功能不全（eGFR＜60 ml/min）患者，NT-proBNP诊断心力衰竭的界值应＞1200ng/L。因此，BNP/NT-proBNP水平升高有助于心力衰竭的诊断，但不是诊断心力衰竭所必需的；而BNP/NT-proBNP水平不高，则可确切地排除心力衰竭的诊断。Roberts等对37项研究所进行的荟萃分析表明，BNP、NT-proBNP除外心力衰竭的可靠性均极佳；BNP及NT-proBNP诊断心力衰竭的准确性没有显著性差异。还需要注意的是，HFpEF的心力衰竭患者，BNP/NT-proBNP可以升高不明显。

心力衰竭患者第二层次的检查是那些用于确定患者有器质性心脏病证据的检查，这些检查包括超声心动图、心电图及胸部X线摄片。获得有器质性心脏病证据是绝大多数心力衰竭诊断的前提；缺乏心血管疾病本身的证据，心力衰竭的诊断就是空中楼阁。超声心动图可以提供心脏腔室的大小、室壁运动情况、室壁的厚度、瓣膜情况、某些血流动力学参数（包括肺动脉压力及右心房压力）、左室射血分数及左心室舒张功能参数，尤其是左室射血分数和左心室舒张功能参数是划分心力衰竭类型的关键指标。因此，超声心动图应是所有心力衰竭患者的必查项目之一。心电图是心力衰竭患者必查的另外一项检查。心电图不但可以提供患者是否有心脏病的证据，还可以提供各种心律失常、房室肥厚及QRS宽度等。QRS宽度及束支阻滞的类型及是否为窦性心律是决定患者是否置入CRT/D或CRT/P的决定性参数。而且，在急性呼吸困难的患者，心电图如果完全正常则基本可以排除心力衰竭。此外，心电图还可以粗略估计左心室的收缩功能。除可提供是否存在肺淤血外，胸部X线摄片还可以提供心脏大小、形态等信息，有助于不同心脏疾病的诊断和鉴别诊断。从简洁实用的角度来看，我个人更喜欢2012欧洲心力衰竭的诊断流程（图1）。

心力衰竭患者第三层次的检查是与心衰治疗和预后判断有关的检查项目，其中包括血常规及生化全项。心力衰竭患者检查血常规主要关注的是有无贫血。研究表明，贫血的心力衰竭患者预后较差；但目前没有确切的证据表明采用现有措施纠正贫血能够改善心力衰竭患者的预后。而血生化检查中的肝肾功能指标对心力衰竭患者用药选择及剂量有重要的指导意义；电解质水平也是判断患者预后及利尿剂应用的重要参考指标。在2012年版欧洲心力衰竭诊治指南中，心电图、经胸超声心动图、血常规、血生化检查等均为I类推荐的检查项目，胸部X线片及血浆BNP/NT-proBNP测定则均为Ⅱa类推荐检查项目；但在2013年ACC/AHA心力衰竭诊治指南中，胸部X线片则被推荐为I类检查项目。

心力衰竭患者第四层次的实验室检查主要是用于心力衰竭患者病因确定所需要的检查，如确诊冠心病所需要进行的冠状动脉造影、心肌灌注显像及心电图运动试验等；肾动脉狭窄需要进行的超声、CT或磁共振检查等；致心律失常右心室心肌病所需要的磁共振检查等。值得注意的是，某些检查如有关甲状腺功能的检查在心力衰竭诊治中也有非常重要的意义。在2012欧洲心力衰竭诊治指南中就认为检测促甲状腺激素（TSH）非常重要，因为甲状腺功能亢进不但可酷似心力衰竭，而且常加重心力衰竭。心力衰竭患者需要进行的实验室检查见表3。

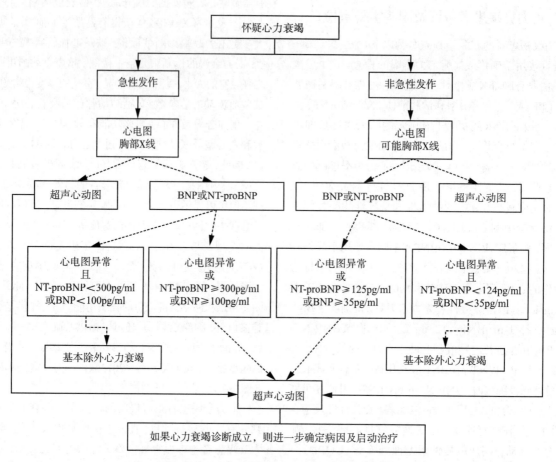

图1 2012年ESC推荐的心力衰竭的诊断流程

表3 心力衰竭患者需要进行的实验室检查项目

检查项目	推荐等级【组织】
超声心动图	I【ESC】,【ACC/AHA】,【CSC】
12导联心电图	I【ESC】,【CSC】
胸部X线片	IIa【CSC】, I【ACC/AHA】,【ESC】
BNP, NT-ProBNP	IIa【ESC】, I~IIb【ACC/AHA】, I【CSC】
生化全项	I【ESC】,【CSC】
血常规	I【ESC】,【CSC】
心肌损伤标志物	I【ACC/AHA】,【CSC】
甲状腺功能,缺铁指标	I【ESC】

三、心力衰竭患者的血压控制目标及措施

心力衰竭现代治疗的主要理念之一是尽可能减轻心脏的负荷,而血压是心脏后负荷的主要评价指标之一,也是最实用而简便的临床指标。然而,目前心力衰竭治疗指南中并没有规定心力衰竭患者的血压控制目标。美国心脏病协会(AHA)关于冠心病预防的科学报告中指出,冠心病患者无论有无心力衰竭,只要有左心室收缩功能降低,血压即应控制在120/80mmHg以下。中国高血压指南建议:合并心力衰竭或左心功能不全的高血压患者,血压应控制在130/80mmHg以下。但根据以上指南及研究,我们可以推测心力衰竭患者的血压的上限应控制在(120~130)/80mmHg以下。

心力衰竭患者血压控制的下限也没有明确的指南进行推荐,但公认的原则是不能造成重要器官的灌注不足。对Val-HeFT试验的事后分析发现,慢性稳定性心力衰竭患者的收缩压控制在100mmHg左右是安全的,并且可以临床获益。但是,对于严重的急性失代偿性心力衰竭患者,特别是在具备有创血流动力学监测的条件下,收缩压可以控制在80~85mmHg。

血压与心力衰竭患者的预后呈现典型的J形曲线关系,过低或过高(尤其是过低)的血压均是心力衰竭患者预后不良的指标。尽管多数心力衰竭患者的血压在正常或增高范围,但有15%~25%的心衰患者表现为低血压(合并或不合并低灌注)。

四、心力衰竭患者的心率控制目标及策略

过快的心率对心血管系统的不利影响是多方面的,包括促进动脉粥样硬化、加重心肌缺血、促使心室重构、增加心力衰竭风险等。但心血管病患者尤其是心力衰竭患者的心率则并非越低越好。从理论上来讲,心率在心力衰竭

的发生、发展过程中是机体重要的代偿机制之一,肯定不是越低越好;应该存在一个适宜的界点。既往指南曾认为,应用β受体阻滞剂的心力衰竭患者静息心率应控制在55~60次/分,但实际上缺乏坚实的临床证据支持。实际上,从流行病学的资料来看,心率与心血管预后的关系也是比较复杂的。对112 680例普通人群的随访观察表明,心率与心血管预后呈现比较典型的J形曲线关系;其最适宜的心率界点在65次/分。大系列观察性研究($n=145\ 221$)表明,窦性心律的心力衰竭患者心率与预后亦呈J形曲线关系,最适宜的心率界点为70次/分左右。实际上,即使是应用β受体阻滞剂治疗的心力衰竭患者,累计存活率与心率亦呈J型曲线关系;最佳心率为58~64次/分。目前,唯一在心力衰竭患者中研究心率干预对心力衰竭患者预后影响为SHIFT研究,在该研究中,采用伊伐布雷定使窦性心律心力衰竭患者的心率降至67次/分可使复合终点事件风险降低18%。正因为如此,目前国内外心力衰竭诊治指南仅推荐心率在70次/分以上时才使用伊伐布雷定进一步控制心率。对于置入CRT的心力衰竭患者,心率控制在80次/分较60次/分有更好的血流动力学效果。以上研究表明,窦性心律的心力衰竭患者,心率应控制在60~70次/分比较合适;不宜将心率控制在60次/分以下。心力衰竭合并心房颤动时,心率与心血管预后的关系则更为复杂。RACEⅡ研究表明,心房颤动合并心力衰竭患者较为宽松的心率控制(静息心率<110次/分)并不比严格的心率控制(<80次/分)预后差。因此,目前指南推荐合并心房颤动的心力衰竭患者静息心率控制在80次/分以下。

心力衰竭患者的心率控制分为两个方面:对于心率慢且心力衰竭与心率过慢相关者,应采用药物或置入心脏起搏器来提高心率;对于心率快者,则应采用药物或射频消融治疗来减慢心率。常用减慢心率的药物包括β受体阻滞剂、非二氢吡啶类钙拮抗剂、伊伐布雷定、洋地黄类药物及胺碘酮等。前二类药物既可以用于窦性心律患者的心率控制,也可以用于心房颤动患者的心率控制,伊伐布雷定仅用于窦性心律患者的心率控制,洋地黄类药物和胺碘酮则仅用于心房颤动患者的心率控制。

由于增快的心率多提示交感神经兴奋、加之β受体阻滞剂在心力衰竭治疗中有较多的循证医学证据,因此,心力衰竭患者减慢心率时应首选β受体阻滞剂。至于哪种β受体阻滞剂在心力衰竭治疗中更具优势,目前尚缺乏足够的对比研究;临床上可结合心力衰竭患者的合并疾病情况自由选用。目前被指南推荐的可用于心力衰竭治疗的β受体阻滞剂包括比索洛尔、美托洛尔缓释片、卡维地洛及奈比洛尔。目前多数研究表明,应用β受体阻滞剂治疗心力衰竭时,心率达标远比所用药物的剂量对预后的影响大,即靶目标心率比β受体阻滞剂靶剂量更重要。

五、心力衰竭患者利尿剂使用及利尿剂抵抗的处理措施

利尿剂是治疗心力衰竭的基础用药,心力衰竭治疗中常用的口服利尿剂种类及剂量范围见表4。当慢性心力衰竭患者出现急性失代偿时,每日静脉应用呋塞米的剂量应为患者平日口服呋塞米(或相当剂量)剂量的1~2.5倍;这一日剂量的呋塞米可以分为每12小时静脉注射,也可以在24h内持续静脉滴注。当需使用的呋塞米剂量较大时,为减少呋塞米的毒性反应,可以采用持续静脉滴注的方式;如果剂量不大,则可以采用每12小时静脉注射的给药方式。无论如何,使用利尿剂的目的是尽快使急性失代偿心力衰竭患者的前负荷迅速减少。欧洲心力衰竭协会的利尿剂应用立场声明建议:接诊6h内应使尿量>100~150ml/h,在接诊7~24h保证尿量>100ml/h。中国心力衰竭诊治指南建议,对于急性失代偿心力衰竭患者,应保持每天出入量负平衡约500 ml,严重肺水肿者水负平衡为1000~2000 ml/d,甚至可达3000~5000ml/d。3~5 d后,如肺淤血、水肿明显消退,应减少水负平衡量,逐渐过渡到出入量大体平衡。心力衰竭患者的容量评估可参照欧洲心力衰竭协会评价体系(表5)。

表4　心力衰竭治疗中常用口服利尿剂的种类及剂量范围

种类	名称	初始剂量	日剂量范围	心衰指南
袢利尿剂	呋塞米	20~40mg	40~240mg	2012ESC
		20~40mg	最大600mg	2013ACC/AHA
		20~40mg	20~160mg	2018CSC
	布美他尼	0.5~1.0mg	1~5mg	2012ESC
		0.5~1.0mg	最大10mg	2013ACC/AHA
		0.5~1.0mg	1~8mg	2018CSC
	托拉塞米	5~10mg	10~20mg	2012ESC
		10~20mg	最大200mg	2013ACC/AHA
		10mg	10~100mg	2018CSC
噻嗪类	氢氯噻嗪	25mg	12.5~100mg	2012ESC
		25mg	最大200mg	2013ACC/AHA
		12.5~25mg	25~100mg	2018CSC
	吲达帕胺	2.5mg	2.5~5mg	2012ESC
		2.5mg	最大5mg	2013ACC/AHA
		2.5mg	2.5~5mg	2018CSC
保钾利尿剂	螺内酯*	12.5~25mg	最大50mg	2012ESC
		12.5~25mg	最大50mg	2013ACC/AHA
		10~20mg	20~40mg	2018CSC
	氨苯蝶啶*	25mg	最大100mg	2012ESC
		50~75mg	最大200mg	2013ACC/AHA
		25/50mg	最大200mg	2018CSC
	阿米洛利*	2.5mg	5~10mg	2012ESC
		5mg	20mg	2013ACC/AHA
		2.5/5mg	5~20mg	2018CSC

表5 心力衰竭患者容量评估方法

指标		干体重淤血 ⟹			
	端坐呼吸	无	轻	中	重
临床淤血证据	JVP（cm）	<8且肝颈征阴性	<8	8～10或肝颈征阳性	11～15	>16
	肝大		无	肋下可及	中等搏动性增大	明显增大有触痛
	水肿		无	＋	＋＋	＋＋＋/＋＋＋＋
实验室检查	6MWT	>400m	300～400m	200～300m	100～200m	<100m
	BNP		<100	100～299	300～500	>500
	NT-proBNP		<400	400～1500	1500～3000	>3000
	胸部X线	无异常	无异常	心脏增大	肺淤血少量胸腔积液	间质性或肺泡性肺水肿
	下腔静脉	最大径<22mm且塌陷率>50%		最大径>22mm或塌陷率<50%		最大径>22mm且塌陷率<50%
	肺超声B线（28点取样）	<15条		15～30条		>30条

注：JVP，颈静脉血柱高度；6MWT，6min步行距离

临床上常遇到在应用利尿剂的过程中出现利尿效果降低，多称之为利尿剂抵抗。利尿剂抵抗可见于多种原因：①并发肾功能不全，可见于心肾综合征、低血容量、呋塞米的直接肾脏损伤作用、合并应用其他药物所致的急性肾损伤（尤其要注意抗生素所致的急性肾损伤），此时应针对具体原因进行处理。②当单独应用袢利尿剂效果不好时，可以在袢利尿剂的基础上加用噻嗪类利尿剂和（或）螺内酯。③将呋塞米用药方式由静脉注射改为持续静脉滴注。④联合静脉滴注呋塞米和小剂量的多巴胺。⑤提高血浆渗透压（包括胶体和晶体渗透压）。提高胶体渗透压可透过静脉输注白蛋白或血浆实现，也可输注血浆代用品（但目前不主张在危重症患者给予羟乙基淀粉）。Turagam等介绍了一种在顽固性心力衰竭存在利尿剂抵抗时的简单方案，即联合应用呋塞米及甘露醇静脉滴注。该方案的起始剂量为20%甘露醇250ml＋呋塞米100mg持续静脉滴注以使尿量达到30ml/h以上，必要时可剂量加倍。静脉输注高渗盐水是提高晶体渗透压的有效方法。Paterna等提出一种静脉输注高渗盐水的治疗方案，治疗组给予每日

2次的1.4%～4.6%高张盐水150ml＋呋塞米250mg静脉滴注，对照组仅给予相同剂量的呋塞米。高渗盐水的浓度在血钠浓度<125mEq/L、126～135mEq/L、>135mEq/L患者分别为4.6%、3.5%及1.4%～2.4%，但总容量不变。结果表明，高张盐水组尿量明显增加、血钠水平升高、住院时间缩短，且无明显血肌酐水平升高及肌酐清除率降低；远期死亡率在高张盐水组也明显降低（12.9% vs. 23.8%，$P<0.0001$）。

如果采用上述方法仍不能有效增加尿量，则可以静脉输注重组人脑利钠肽（rhBNP）。rhBNP可增加呋塞米的利尿作用，短期应用对肾功能及电解质无影响。对于急性失代偿性心力衰竭患者，首先按1.5～2.0μg/kg给予缓慢静脉冲击（推注时间最好>1min），之后按0.0075～0.01 μg/（kg·min）剂量静脉滴注。对于血压偏低者可以不给予负荷量；最大维持量可以达到0.015～0.030μg/（kg·min）；可视情况连续用药5～7d。

（崔 炜）

射血分数中间值心力衰竭研究进展

一、射血分数中间值心力衰竭产生的背景及定义

心力衰竭是各种心脏疾病发展到终末期出现的临床综合征,根据左室射血分数(LVEF)分类和描述在临床实践中有重要指导作用。经典的分类方法,将EF<40%定义为射血分数减低心力衰竭(HFrEF),EF≥50%定义为射血分数保留心力衰竭(HFpEF)。而在这两类心力衰竭之间出现了空白地带。2013年美国心脏病学会/美国心脏协会(ACC/AHA)心衰指南将LVEF在40%~50%范围内的患者归类为一种中间表型,但无明确定义。2016年5月,欧洲心脏病学会(ESC)发布新心力衰竭指南提出射血分数中间值心力衰竭(HFmrEF)作为一个独立的心衰表型。指南指出定义这一新心力衰竭类型,目的主要是促进关于HFmrEF心力衰竭在流行病学、病因学、特征及预后等方面的研究。

2018年中国发布的心力衰竭新指南也提出了HFmrEF心衰类型,并且提出明确诊断需满足以下条件:①具有心衰症状和(或)体征;②LVEF 40%~49%;③利钠肽水平升高[B型利钠肽(BNP)≥35pg/ml或N末端B型利钠肽原(NT-proBNP)≥125pg/ml];④相关结构性心脏病,左心室肥厚[左心室质量指数≥115g/m² (男性)或≥95g/m² (女性)]或左心房扩大(左心房容积指数>34ml/m²)或舒张功能紊乱[E/e'≥13,e'平均值(间隔和侧壁)<9cm/s]。HFmrEF作为新的心衰分类后受到了很大的关注,并开展了一系列的研究,本文将进行相关的阐述及归纳总结。

二、流行病学进展

(一)发病率

Bhambhani等研究发现在4个社区为基础的纵向队列合并数据显示,HFmrEF发生率为每10 000人中有6.7人,HFpEF为26.9人,HFrEF为34.9人。在美国约650万例心衰患者,其中HFmrEF占13%~24%,住院心衰患者HFmrEF为13%~26%,门诊患者HFmrEF为9%~21%。Swedish Heart Failure Registy研究显示HFmrEF占心力衰竭患者的21%。在各个研究中,心衰分类患病率和发病率有所不同的主要原因是研究登记的人群来源不同。在我们医院心衰患者回顾性研究发现HFmrEF患者占

24.3%,HFrEF患者占26.5%,HFpEF患者占49.2%。

(二)临床特点

Kapoor分析GWTG-HF登记研究数据来自220个医院的40 239例患者发现,HFmrEF患者年龄更大(平均年龄77岁),合并糖尿病(50%)、心房颤动(42%)、慢性阻塞性肺疾病(36%)、贫血(27%)和肾衰竭(26%)。多项研究发现HFmrEF患者的临床特征介于HFrEF和HFpEF之间,并与HFpEF的临床特征更相似。一项Meta研究分析了HFmrEF的患病人群特点提示HFmrEF患者年龄多大于HFrEF患者而小于HFpEF患者;HFmrEF的男性患者比例大于HFpEF患者而小于HFrEF患者;合并高血压、心房颤动、慢性阻塞性肺疾病者多于HFrEF患者而少于HFpEF患者;合并糖尿病者与HFrEF相似少于HFpEF患者;HFmrEF患者较HFpEF有更好的肾功能,但比HFrEF差。Bhambhani研究分析了28 829例无心衰患者12年,发现发展成HFmrEF患者中48%为女性,其BMI较小,肥胖患者较少,HDL-C水平较低等特点与HFrEF相似,而其他的临床特点在HFrEF和HFpEF之间。Swedish研究提示HFmrEF在临床特征如年龄、女性比例、合并症(高血压,心房颤动,肺部疾病及肾功能不全)与HFpEF更接近,多于HFrEF。在我们的数据中发现,HFmrEF患者年龄、女性比例、收缩压、高血压心脏病、贫血和心房颤动患病率高于HFrEF组,但低于HFpEF组。

在病因方面,多项研究均突出和一致显示HFmrEF患者中缺血性心脏病(IHD)患病率与HFrEF相似,明显多于HFpEF。Swedish登记研究中IHD患病率在不同EF值分类心衰中分别为HFrEF为60%,HFmrEF为61%,HFpEF为52%。Chioncel等报道了ESC Heart Failure Long-Term Registry研究纳入9134例患者,发现缺血性病因在HFrEF患者中占48.6%,在HFmrEF中占41.8%,而在HFpEF中仅23.7%;HFrEF和HFmrEF患者表现出较高比例的缺血性心脏病和特发性扩张型心肌病,而高血压心脏病和瓣膜性心脏病则是HFpEF更常见的病因。Tasuj指出HFmrEF与HFrEF两者在冠状动脉疾病(CAD)的患病率较高、新发缺血性心脏病(IHD)事件的风险较大这一特点上更加相似。此外,相较于HFpEF,陈旧性心肌梗死和血管再生在HFmrEF和HFrEF患者中更为普遍。Tsuji和Chioncel也报道了其他病因情况:HFmrEF心衰病因发生率介入

HFpEF与HFrEF之间，与HFpEF相比，HFmrEF心衰患者扩张型心肌病较多（HFmrEF20.3% vs. HFpEF6.4%；HFmrEF27.6% vs. HFpEF11.6%），高血压心脏病发生率较少（HFmrEF14.3% vs. HFpEF24.5%；HFmrEF9.6% vs.HFpEF18.1%），瓣膜心脏病较少（HFmrEF10% vs. HFpEF19.5%；HFmrEF5.9% vs.HFpEF14.4%）。

三、病理生理机制

（一）生物标志物

研究发现HFrEF的生物标志物与心脏牵张有关，而HFpEF生物标志物与炎症更相关，而HFmrEF生物标志物介于两者之间。Bhambhani等研究发现HFmrEF预测因子与其他心衰类型相似，而高BMI是HFpEF的预测因子，但不是HFmrEF的预测因子，对比HFmrEF心房利钠肽（BNP）对HFpEF有更强劲的预测作用。Swedish心衰研究提示HFmrEF患者NT-proBNP平均值为1540pg/mL，四分位间距为652～3317pg/ml。HFmrEF患者NT-proBNP水平与HFpEF患者无差别，而显著高于HFrEF患者（$P<0.001$）。Moliner报道HFmrEF患者NT-proBNP水平与HFpEF患者无差别但低于HFrEF（$P=0.02$）；HFmrEF其他的生物标志物与HFrEF相似，HFmrEF患者的胱抑素C和ST2浓度明显低于HFpEF，半乳糖凝集素3（Galectin-3）、可溶性转铁蛋白受体水平与HFpEF无差别。中国患者的研究数据显示HFpEF、HFmrEF和HFrEF平均BNP水平分别为500pg/ml、783pg/ml和1487pg/ml，平均NT-proBNP水平分别为2037pg/ml、5623pg/ml和8110pg/ml，血醛固酮、血管紧张素Ⅱ水平升高程度在各组间无明显差异。

（二）病理生理学

2016 ESC指南指出HFmrEF兼有中度收缩功能和舒张功能障碍的一类心力衰竭，而目前对于中度收缩功能受损和舒张功能障碍在HFmrEF心衰中的相对贡献还了解太少。Rastogi观察到HFmrEF患者为异质性群体，至少由3个亚组人群构成：①既往LVEF<40%患者（好转型HFmrEF）；②既往LVEF>50%患者（恶化型HFmrEF）；③既往LVEF在40%～50%（恒定型HFmrEF），在此研究中好转型HFmrEF占73%，恶化型HFmrEF占17%，而恒定型HFmrEF仅占10%。研究还观察到恶化型HFmrEF患者比好转型HFmrEF患者有更显著进展的舒张功能不全。Tsuji观察3480名患者，随访平均3年时间，发现21%HFmrEF转变为HFrEF，45%HFmrEF转变为HFpEF，HFrEF21%转变为HFmrEF，26%转变为HFpEF，仅有8%HFpEF会出现EF下降。其中IHD是EF恶化的最重要的预测指标。因此，IHD是导致HFmrEF患者更差预后的重要原因。Lupon等报道了一项前瞻性观察性研究，对3160名HFrEF和HFmrEF患者随访15年结果，结果显示了EF值动态的变化轨迹。研究发现第一年中患者EF均有显著增加的趋势，10年中达到一个平台，随后出现下降，形成一个反向U形曲线。这曲线在非缺血性心肌病患者和女性患者中更明显。HFmrEF较HFrEF患者EF增幅较小〔（3±9%）vs.（9±12）%）〕。这些研究均提示HFrEF与HFpEF本质的不同，HFmrEF作为过渡的灰色区域与分类，有内在的病理生理特点和差异。

四、临床表现和预后

（一）临床表现

HFmrEF代偿期通常无症状，而在失代偿期或急性加重期可能出现呼吸困难、乏力、活动耐量减低等左心衰竭表现和（或）双下肢水肿、肝淤血等右心衰竭所致液体潴留表现。研究者对临床表现的统计分析后发现，呼吸困难为所有心力衰竭最常见的症状，超过90%的患者会有呼吸困难，在其他临床表现方面，外周水肿多发生于HFpEF，恶心、呕吐、夜间阵发性呼吸困难及胸前区不适更多常见于HFrEF，HFmrEF的发生比例均居于两者之间。HFmrEF患者入院时最常见的临床表现是急性肺水肿、急性初发心力衰竭或心房颤动/心房扑动。在ALARM-HF所纳入4953例诊断心衰的住院患者中发现与HFrEF、HFpEF相比，HFmrEF患者因急性冠脉综合征（38.6%，$P<0.01$）或感染（17%，$P<0.01$）而入院的比率更高。Lauritsen等对于HFrEF、HFmrEF及HFpEF的人群进行回顾性分析，心力衰竭住院诱发因素中，心肌缺血事件及近期心肌梗死常见于HFrEF及HFmrEF，心律失常的发生多见于HFmrEF及HFpEF，感染诱发心力衰竭恶化住院在HFpEF中比例较高。

在超声心动图方面，HFmrEF患者心室结构和功能的改变介于HFpEF和HFrEF之间，HFmrEF和HFpEF患者的心室壁增厚明显；而HFmrEF和HFrEF患者的左心室质量及质量指数明显升高。HFmrEF患者的二维超声心动图仅表现为左心室轻度扩张，但存在明显的心室重构和心室收缩能力下降，这与HFpEF明显不同，与HFrEF更为相似。

（二）预后

在预后方面，目前有几个研究对HFrEF、HFmrEF与HFpEF患者预后进行了比较。GWTG-HF登记研究纳入美国39 982例心衰住院患者，显示HFrEF、HFmrEF和HFpEF患者的5年死亡率相似，分别为75.3%、75.7%和75.6%。HFmrEF患者的再入院率略高于HFpEF组，分别为85.7%和84%。在RICA研究中，包括西班牙2753例心衰患者，数据表明HFrEF患者的1年死亡率显著高于HFmrEF和HFpEF，分别为28%、20%和22%，而三组患者的30d

和1年再入院率差异无统计学意义。Altaie的Meta分析显示HFmrEF患者全因死亡率与HFpEF相似,显著低于HFrEF,而心脏死亡方面HFrEF与HFmrEF无明显差异;在全因住院率方面HFmrEF与HFrEF和HFpEF比较均没有差别。CHARM研究通过评估坎地沙坦对HFmrEF患者死亡率和发病率的影响,发现HFmrEF患者治疗后的病死率与HFpEF相似,而住院率低于HFpEF。有研究对HFmrEF患者进行了平均4.4年的随访,发现HFmEF患者发生复合终点事件(死亡、左心室辅助装置置入及心脏移植)的风险介于HFpEF和HFrEF之间。

在HFmrEF的随访进程中,LVEF的变化也与其最终预后相关。Rastogi分析了HFmrEF不同亚组的预后,好转型HFmrEF预后优于HFrEF,而恶化型HFmrEF的临床终点与HFpEF类似。而在死亡、心脏住院方面,好转型HFmrEF患者要优于恶化型HFmrEF,但与恒定型HFmrEF比较无区别。HFmrEF与HFpEF患者的1年内死亡率相当,都低于HFrEF患者。然而,HFmrEF的患者如果在1年内转换为HFrEF后,其死亡率会明显增加。

研究比较LVEF<40%和≥40%的心衰患者死亡率预测因子时,两组中的大多数预测特征相似。Swedish研究发现,慢性肾脏病对HFmrEF和HFrEF患者死亡率的预测高于HFpEF。另有研究发现与其他心衰患者组相比,年龄85岁和COPD与HFmrEF组出院后1年内更高的死亡风险相关。ESC-HF-LT研究中,按射血分数进行分层,HFmrEF的1年死亡率独立危险因素有收缩压水平较低、静息心率高、缺血性心肌病、二尖瓣反流及肝功能不全。ESC-HF Pilot研究发现心血管共病的数量与心力衰竭恶化住院及全因死亡率之间呈相关性,共病数在3个以上的患者比起无共病的患者,1年死亡率、再住院率更高。其中糖尿病、贫血及慢性肾脏病与全因死亡率及心力衰竭恶化住院率呈独立相关性。Tsuji发现HFmrEF预后的预测因子包括年龄>75岁、BNP升高、使用利尿剂、卒中、肿瘤。

五、治疗与合并症管理

(一)药物治疗

目前尚未有专门针对HFmrEF治疗的大型临床研究,因此,ESC指南没有给出管理HFmrEF患者的具体建议。但以往一些针对HFrEF、HFpEF治疗的研究包含了一部分HFmrEF人群,尤其是关于HFpEF的研究中。过去几年内,在HFrEF患者治疗中显示出有益作用的几种药物,在HFpEF的试验中仅显示出中性效应。而一些回顾性分析表明,HFmrEF能在这些药物的治疗中显著获益。根据CHART-2研究提示ACEIs、ARBs、MRAs、β受体阻滞剂、他汀类药物、钙通道阻滞剂和利尿剂对HFmrEF预后的影响不同于HFpEF患者,几乎与HFrEF患者相当。

1.醛固酮受体拮抗剂 TOPCAT研究显示,醛固酮受体拮抗剂螺内酯对结局事件的影响随着射血分数的下降,预后改善越明显,可以减少EF45%~50%患者的心血管死亡和心衰住院或心脏性猝死的复合终点,对EF60%的患者无效。另外,一项229名HFmrEF患者的研究显示螺内酯能减少全因死亡并提高患者的生活质量。Gwag研究显示持续给予螺内酯治疗能提高HFmrEF患者生存率(HR 0.24, P=0.01)。

2. ACEI/ARB/ARNI OPTIMIZE-HF研究显示ACEI和ARB类药物在HFmrEF患者使用没有相关获益。而CHARM研究显示使用坎地沙坦能与HFrEF患者一样改善HFmrEF患者的结局,主要终点(心血管死亡或心衰住院)减少:坎地沙坦组7.4/100(人·年)vs.安慰剂组9.7/100(人·年)(HR 0.76, P=0.02);心衰再住院率明显下降(HR 0.48, P<0.001)。在瑞典的大型心力衰竭注册研究中,ACEI及ARB可减少HFmrEF患者的全因死亡率(HR 0.85, 95%CI 0.76~0.95)。Swede HF研究显示使用ACEIs和ARBs,无论是否存在CAD都能有效降低HFmrEF患者的死亡风险。

PARADIGM-HF研究表明血管紧张素受体脑啡肽酶抑制剂沙库巴曲/缬沙坦(LCZ696),可明显减少HFrEF患者心血管死亡事件的发生。PARAGON-HF研究纳入EF≥45%,NYHA Ⅱ~Ⅳ级,存在结构性心脏病,NT-proBNP水平升高的患者,结果显示沙库巴曲/缬沙坦未能降低HFpEF患者的心血管死亡和总心衰住院率(RR 0.87, 95% CI 0.75~1.01; P=0.06),亚组分析提示血管紧张素受体脑啡肽酶抑制剂对HFmrEF患者可能有益,但其确切的影响仍需要进一步研究证实。

3.β受体阻滞剂 OPTIMIZE-HF研究对比了LVEF<40%与LVEF≥40%使用β受体阻滞剂与长期预后的相关性,LVEF40%~50%患者与LVEF≥40%患者类似,β受体阻滞剂对其预后没有明显影响。Gwag等研究显示持续给β受体阻滞剂治疗能改善HFmrEF射血分数。SwedeHF研究亚组分层分析显示,仅在伴有冠心病的HFmrEF患者中,β受体阻滞剂才能减少其死亡率。Cleland JGF进行Meta分析综合了11项β受体阻滞剂心力衰竭研究,纳入18 637例患者,得出HFmrEF对β受体阻滞剂的反应类似HFrEF,能明显减少窦性心律HFmrEF患者的死亡率(HR 0.048, P=0.04),改善左心室收缩功能,对于心房颤动患者尽管β受体阻滞剂能带来射血分数的改善,但其全因死亡率及心力衰竭恶化住院率并无改善。Koh发现β受体阻滞剂可以减少IHD的HFmrEF 1年全因死亡率。

4.利尿剂和其他 针对于利尿剂在HFmrEF中的应用,CHART-2研究提示利尿剂增加HFmrEF的全因死亡率(HR 2.01, 95%CI 1.24~3.28),但其在淤血症状的缓解中非常重要,在指南中仍推荐用于淤血症状严重的心力衰竭患者。Abdul-Rahim AH研究观察7788例心衰患者，其中1995例HFmrEF患者，地高辛应用有减少心血管死亡和心衰住院的趋势（*HR* 0.83, *CI* 0.66~1.05）。

（二）非药物治疗

经导管心内分流装置（intracardiac shunt device, IASD）经由房间隔形成左、右双房间分流，从而减轻活动时左心房压的升高，可能对左心房压及肺动脉压升高的心力衰竭人群带来症状及血流动力学上的改善。REDUCE LAP-HF研究是IASD的非随机Ⅰ期单臂临床试验，纳入的人群标准为LVEF≥40%且存在肺毛细血管楔压（PCWP）升高（静息时PCWP≥15mmHg或活动时PCWP≥25mmHg）。96%患者完成了IASD手术，无严重不良反应，经过6个月的随访，52%患者静息PCWP下降，58%患者活动时PCWP下降，39%患者静息及活动时PCWP皆下降，且超声心动图证实存在左向右分流，手术成功。IASD可能成为LVEF≥40%心力衰竭患者的新治疗手段，但仍需进一步的随机临床试验证实。心肌收缩调节装置（cardiac contractility modulation, CCM）和颈动脉压力感受器刺激疗法用于HFrEF患者治疗显示出增加心肌收缩力，提高LVEF，改善心力衰竭症状，改善生活质量，而对于HFmrEF治疗仍处于探索阶段。

（三）合并症管理

HFmrEF患者合并冠心病很常见，控制治疗冠心病能避免HFmrEF患者左心室收缩功能障碍的进展。其他非心脏合并症如高血压、糖尿病、COPD在HF患者中发生率很高，而且对患者的死亡率有重要贡献。未控制的高血压是HFmrEF患者住院的主要预测因素。应用ARB或醛固酮受体拮抗剂治疗HFmrEF合并高血压患者能减少住院率，减少LVEF下降的风险。研究发现对于心衰合并糖尿病患者应用SGLT2抑制剂治疗能减少主要终点（心血管死亡，心肌梗死，非致死性卒中），能显著减少心衰住院。EMPA-REG试验显示恩格列净能减少心血管死亡（*HR* 0.62, *P*<0.001）和全因死亡（*HR* 0.68, *P*<0.001），而且能减少心衰住院率（*HR* 0.65, *P*=0.002）。DECLARE试验亚组分析显示，达格列净降低了HFrEF合并糖尿病患者的心衰和心血管死亡风险。DAPA-HF试验结果显示无论是否有2型糖尿病，应用达格列净均可使HFrEF患者的心衰住院风险降低30%，死亡风险主要是心血管死亡降低18%。SGLT2抑制剂对HFmrEF患者的心功能影响有待相关的RCT研究证实。慢性阻塞性肺疾病在HFmrEF患者中常见，并且很难区分呼吸系统疾病和心脏系统疾病对呼吸困难的影响。积极治疗慢性阻塞性肺疾病对HFmrEF患者的预后有重要意义，并且有学者提出慢性阻塞性肺疾病产生的促炎状态可能加速HFmrEF的发展。

六、小结

LVEF值作为心衰的预测指标在心衰管理中有重要作用，然而还是要清楚地认识到EF值有很多限制：不能明确识别同类同源心衰患者；EFmrEF仅10%的狭窄EF区间，限制了对其病理生理特点的认识，而且临床精确测量EF值在不同测量者之间也有较大的困难。我们要看到HFmrEF作为独立的心衰表型概念的引入，已实现了其引起关注的目的，更好地认识了HFmrEF临床特点及预后，但缺少相关前瞻性随机双盲研究证明针对HFmrEF患者的治疗策略。希望未来，在HFmrEF的未知领域进行更多基础与临床的研究，更好地认识HFmrEF这一心衰类型的独特性。

（许顶立 詹 琼）

室性心律失常合并心力衰竭的处理

心律失常与心力衰竭（HF）是心血管疾病两个最常见的临床问题，HF是很多心血管疾病的最终临床阶段，也是心血管疾病尚未完全攻克的重要临床问题。心律失常的药物与非药物治疗已经有了很大的发展，许多缓慢性和快速性心律失常可以得到比较有效的治疗和根治，射频（包括其他方式的）消融治疗在很大程度上改变了心律失常的临床转归，但是HF合并室性心律失常（VAs）患者的临床治疗更为复杂和危险。

一、室性心律失常合并心力衰竭的治疗以控制心力衰竭为核心

HF合并VAs的基本治疗是控制HF的症状和改善预后的治疗。HF可以合并各种各样的房性和室性心律失常，也可合并各种缓慢性心律失常和传导障碍，急性和慢性HF合并心律失常的处理又有不同。有些心律失常导致的HF，如心动过速性或心律失常性心肌病，通过心律失常的消融治疗可以完全或部分逆转HF；对于由HF导致的心律失常处理则更加复杂，HF导致的心律失常基质改变可以或部分可以通过导管消融的基质改良或消除降低心律失常发生风险，但常不能根除心律失常和心脏性猝死（SCD）的发生，因此，心律失常置入器械治疗对于HF及其合并恶性心律失常SCD的防治具有重要作用。当然，药物治疗仍然在HF合并心律失常的治疗中作为最基本的治疗手段，仍然发挥着不可替代的作用。

HF作为一个心血管综合征，控制HF症状和预后的治疗是基础，包括利尿剂、血管扩张剂、醛固酮受体拮抗剂（MRA）、血管紧张素转化酶抑制剂（ACEI）/血管紧张素Ⅱ受体阻滞剂（ARB）和β受体阻滞剂等治疗，特别是近年来临床应用的沙库巴曲/缬沙坦（诺心妥）在改善HF患者的临床症状、降低再住院率和死亡率等方面均发挥了重要作用。依据Paradigm研究的结果，2018年中国的HF最新指南已经将诺心妥纳入了Ⅰ类推荐，并且Pioneer研究和Transition研究结果提示在HF症状控制稳定后早期应用诺心妥可以降低HF易损期的临床事件和再入院率。同时，诺心妥可因改善了HF的心功能，阻止和逆转心室重构，可以降低HF患者的心脏性猝死风险。β受体阻滞剂在改善HF症状、延长患者生存率、降低SCD风险方面已经得到共识。ACEI/ARB和MRA的应用在改善或阻止心室重构方面也具有重要作用。窦性心律时HF患者的心率控制十分重要，以β受体阻滞剂控制窦性心律在70次/分以下，如果β受体阻滞剂不能使窦性心律达标或不能耐受，可以选择伊伐布雷定。

HF和（或）合并心律失常的治疗中的介入治疗，包括心律失常的消融、心室同步化起搏（CRT-P）/心室同步化起搏复律治疗（CRT-D）治疗HF及置入式自动除颤装置（ICD），作为HF患者SCD的一级或二级预防措施，也均以理想的药物治疗为前提和基础。

二、心力衰竭合并室性快速性心律失常的药物治疗

HF患者合并VAs非常多见，几乎所有HF患者具有不同类型和不同严重程度的VAs。关注HF患者的心律失常十分重要，对所有HF患者做动态心电图检查（Holter）或连续心电监护（AEM）是必要的。应用临床监测手段及时发现室性恶性心律失常对于SCD的防治有指导价值。HF患者近50%死于SCD，因此，HF患者SCD的一级预防和二级预防已予以足够的重视。

室性期前收缩（VPC）和非持续性室速（nsVT）在HF患者是十分常见的心律失常。对于心功能正常的VPC和nsVT患者，根据患者的基础状况通常不需要积极处理，但是对于HF患者则需要高度重视。较为频繁的VPC和nsVT不仅是HF患者心功能恶化的表现，也常是HF加重的诱因，同样也是HF患者可能发生SCD的重要前奏表现。对于HF患者来说，所能应用的抗心律失常药物十分有限，除了β受体阻滞剂可以应用以外，通常选用的药物是胺碘酮。尽管HF患者出现频繁的VPC和nsVT应用胺碘酮并不是理想的处理方案，但是包括利多卡因和美西律在内的其他抗心律失常药应用存在更大的争议。终止nsVT或sVT可以静脉应用胺碘酮，控制频发的VPC和nsVT/sVT复发可以口服胺碘酮。对于HF患者频发的VPC、nsVT和持续性室速（sVT）的HF患者，在药物治疗的基础上应考虑置入ICD；对于非频发VPC，并无nsVT和（或）sVT证据的左室射血分数降低（LVEF≤35%）的患者也应考虑置入ICD以降低HF患者的SCD发生风险。

对于HF合并nsVT/sVT的消融治疗应充分评估患者的心力衰竭病因和疾病所处的阶段（ABCD），以及HF所合并其他器官的功能状态，而不仅仅是NYHA心功能分级和射血分数。对于VAs是HF重要的诱因或病因者，nsVT/sVT

的消融减少其发作，患者获益可能较为明显，而对于nsVT/sVT是由于HF加重或其血流动力学恶化造成的患者，控制HF和改善血流动力学状态的措施是至关重要的，而这时消融治疗可能获益甚微，甚至不能获益。

三、心力衰竭患者心脏性猝死的防治

预防缺血性和非缺血性HF患者SCD的有效药物是β受体阻滞剂。沙库巴曲/缬沙坦具有降低HF患者SCD风险的作用，可能与其改善心室肌基质和对心室逆重构的作用有关。但是，β受体阻滞剂对于一些HF患者的SCD并无效果，如结构性心脏病的HF。β受体阻滞剂并不能保证满意的SCD预防效果，而由MUSTT、MADIT、MADIT Ⅱ、SCD-HeFT、AVID、CIDS和CASH等临床随机对照研究证实，ICD对HF患者发生SCD的一级预防和二级预防效果更为肯定，并推荐为Ⅰ类适应证。对于ICD置入的HF患者，包括β受体阻滞剂和沙库巴曲/缬沙坦在内的最佳药物治疗，对改善HF的症状和预后，减少ICD治疗性放电仍然是十分必要的。对于符合消融适应证的频发VPC或室速（VT），可以采用消融策略减少其发作以利于HF的控制，并减少ICD治疗的次数。因消融治疗不能完全阻止HF患者发生SCD的危险，故不建议因为采取了VPC或VT的消融治疗策略而放弃采用ICD置入治疗（除非患者的意愿并知情）。HF和心律失常理想的药物治疗是消融治疗和ICD置入治疗的前提；对于具有CRT-P适应证的HF患者，首先推荐应用CDT-D以降低SCD风险。HF患者的SCD防治，应该结合VAs的消融治疗综合考虑临床策略，更符合我国的国情。

四、心力衰竭合并室性心律失常器械置入术治疗中的一些问题

HF合并的VAs与缓慢性心律失常并存并不少见，合并过缓性心律失常的情况也比较复杂，同时影响了抗心律失常药物和一些治疗HF药物的应用，如β受体阻滞剂和胺碘酮等。如果VAs是在过缓性心律失常基础上发生的，起搏器置入提高基础心率是必要的。如果是HF合并窦性心动过缓和（或）窦性停搏（这种情况相对较少），如果心率经常在45次/分以下，通常可以直接选择DDD起搏器置入；如果心率在50次/分以下，但是考虑心动过缓影响患者的血流动力学状态增加了HF症状控制的难度，可以考虑DDD起搏器置入；对于心率超过50次/分的窦性心动过缓，通常不考虑起搏器置入。一般情况下稳定的心律/心率可以减少一定的VAs风险。

更多见的情况是HF伴有缓慢心室率的AFi和VAs，这种情况处理起来比窦性心动过缓或窦性停搏更为棘手，这种情况通常是永久性或慢性AFi，HF的病史更长，过缓的心室率增加了HF的临床症状和控制难度，也增加了Vas

的发生风险，因此双心室起搏或希氏束（旁）起搏是必要的，当HF合并AFi缓慢心室率患者的心率得到提升以后，HF的症状可以得到缓解，或可减少Vas的发生，也可为Vas的药物治疗提供保障。一般情况下，HF合并AFi的心室率控制在60～90次/分为宜，平均心室率以不低于70次/分为宜，平均心室率低于70次/分的HF合并心房颤动的患者死亡率增加，因此HF合并缓慢心室率的AFi，可以适当放宽起搏器置入的适应证。

但是，由于非生理的心室起搏对HF患者的临床事件和死亡有不良影响，因此对窦性心律HF患者的起搏器以AAI模式为宜，尽量保持房室自身下传；对房颤缓慢心室率的HF患者应尽可能采用希氏束（旁）起搏或双心室起搏。对于窦性心动过缓或窦性停搏合并房室传导明显延迟（PR间期>280ms）的HF患者，鼓励自身下传的AAI起搏模式会使AV间期过于延长，不利于房室同步，应考虑CRT-P/CRT-D置入，或采用希氏束（旁）起搏以减少过多心室起搏的不利影响。

对于HF合并房室传导阻滞（AVB）的患者，首先要确认是否具备起搏器的适应证。对于一度和二度Ⅰ型AVB的HF患者，通常不需要起搏器置入治疗。但是，对于合并Vas需要抗心律失常药物治疗而可能因此加重AVB的，可予以起搏器置入治疗。如果PR间期很长，会影响房室同步，可能影响HF患者的临床症状和不利于HF的治疗。因此，对于长的一度AVB应该综合评估来确定是否适合起搏器置入治疗，如果长的一度AVB合并完全性左束支传导阻滞（CLBBB），应考虑CRT-P置入术治疗。对于二度以上的AVB，如果具有起搏器置入适应证，LVEF<35%，或预计起搏比例超过40%、LVEF<40%（HFrEF），不论是否存在CLBBB也应该考虑CRT-P起搏治疗（Ⅰ类适应证）。对于HF合并CLBBB的HF患者，如果QRS时限≥130ms，可以考虑CRT-P起搏器置入治疗。但是只有窦性心律，LVEF≤35%且QRS时限≥150ms的CLBBB，才作为CRT-P起搏器置入的Ⅰ类适应证，所有永久性AFi的HF患者均不作为CRT-P起搏器置入的Ⅰ类适应证（Ⅱa），与2013年的指南相比较，HF患者CRT-P起搏器置入治疗的适应证趋于严格。

由于提高心率或改善传导的药物治疗均有可能增加房性和室性心律失常的风险，一般不作为HF患者合并缓慢性心律失常的治疗措施。尽可能保证心室同步化的心脏起搏也为VAs的药物治疗提供了空间。对于有严重缓慢性心律失常影响HF患者的血流动力学时，可以作为临时的过渡性治疗，但是要密切监测可能发生的室性快速性心律失常，尽早采取临时起搏作为过渡性治疗等待起搏器置入术。对于起搏器置入适应证尚有争议或暂时（患者）不能确定的，提高心率和改善心脏传导的中药也是可以考虑的药物治疗选择。

总之，HF合并VAs是比较复杂的，治疗策略的选择也由于心力衰竭疾病的复杂性较为困难。此外，由于HF合并VAs的患者较重且有较高的病死率和SCD风险，在治疗策略的选择中对患者的综合评估是十分必要的，特别要充分评估患者治疗获益和风险比，为患者选择最为合理而安全的治疗措施，改善患者的临床症状和生活质量，提高患者的生存率。

（李广平）

慢性心力衰竭"金三角"治疗续篇及思考

2003年的流行病学调查显示，我国35～74岁成人心力衰竭（心衰）患病率为0.9%。心衰为心脏结构或功能异常导致心室充盈或射血能力受损的临床综合征。心衰是心脏疾病的严重表现或晚期阶段，呈高病死率和再住院率。随人口老龄化和心血管病临床诊治水平提高，心脏疾病患者生存期延长，我国心衰患病率持续升高。

心衰药物治疗历经演变：继洋地黄类药物之后，利尿剂、血管扩张剂、非洋地黄类正性肌力药物等用于临床，但只改善心衰症状，未能延长患者生命。20世纪90年代，血管紧张素转化酶抑制剂/血管紧张素Ⅱ受体阻滞剂（ACEI/ARB）、β受体阻滞剂与醛固酮受体拮抗剂的应用，降低了患者病死率，神经内分泌抑制剂治疗成为心衰药物治疗的里程碑。心衰治疗理念进入神经-体液治疗阶段。2014年中国心衰指南推荐慢性射血分数减低心力衰竭（HFrEF）治疗：ACEI和β受体阻滞剂黄金搭档基础上加用醛固酮受体拮抗剂，三药合用可称之为"金三角"，应成为慢性HFrEF的基本治疗方案。

21世纪以来，心力衰竭治疗的理念取得新进展，进一步改善了心衰患者的预后。形成"金三角"续篇。

一、血管紧张素受体-脑啡肽酶抑制剂

沙库巴曲缬沙坦是血管紧张素受体-脑啡肽酶抑制剂（ARNI）代表药物，同时作用于肾素-血管紧张素-醛固酮（RAAS）系统和利钠肽（NP）系统。在抑制脑啡肽酶的同时，阻断血管紧张素Ⅱ的1型受体。脑啡肽酶可降低利钠肽、缓激肽、肾上腺素和其他血管活性肽的水平，脑啡肽酶抑制剂可阻断内源性利钠肽等的降解，从而升高内源性心钠肽（ANP）和脑钠肽（BNP）水平，因此ANRI可以排钠利尿，舒张血管，抵消肾素血管紧张素系统和交感神经系统激活，改善、逆转心室重构。

2014年公布的PARADIGM-HF研究在慢性心衰基本治疗的基础上，加用沙库巴曲缬沙坦200mg每日2次或依那普利10mg每日2次，观察对HFrEF患者死亡率、因心衰住院率影响的多中心、随机、双盲研究。入选8399例纽约心脏协会（NYHA）心功能Ⅱ～Ⅳ级、左室射血分数（LVEF）≤40%（后期变更为LVEF≤35%）的慢性心力衰竭患者，同时血BNP≥150pg/ml（或NT-proBNP≥600pg/ml），12个月内曾因心衰住院则BNP≥100pg/ml（或NT-proBNP≥400pg/ml）。研究结果显示，相比于依那普利

组，沙库巴曲缬沙坦组心血管死亡风险降低20%，因心力衰竭住院风险降低21%，全因死亡风险降低16%。新发心房颤动、进展为终末期肾病等发生率两组之间无显著差异。沙库巴曲缬沙坦组症状性低血压率高于依那普利组。临床效果令人鼓舞。2019年TRANSITION和PIONEER-HF研究证实血流动力学稳定后，院内始用沙库巴曲缬沙坦具有显著的临床获益。2019年欧洲心脏病学会年会，美国一项沙库巴曲/缬沙坦旨在改善射血分数保留心力衰竭（HFpEF）临床预后的PARAGON-HF研究发表，结果显示：与单独缬沙坦相比，沙库巴曲缬沙坦钠未显著降低HFpEF患者心血管死亡或心衰住院风险。

ARNI的临床应用为心力衰竭治疗开辟了新的途径，患者多于较短时间心衰症状得到缓解，依从性较好，然而，ARNI作用的生化机制尚不完全明确，除增加ANP、BNP之外，获益尚可能与抑制纤维化、炎症、氧化应激水平相关。脑啡肽酶尚可催化多种内源肽的降解，包括缓激肽、P物质及淀粉样β肽等。PARADIGM-HF研究主要结果的文章中尚缺乏随访期间临床资料。因此，期待更多相关研究进一步明确其持久用于慢性心力衰竭治疗的效果和耐受，为心衰患者带来更多的获益。

遵循2018中国心力衰竭指南，已用指南推荐剂量或达到最大耐受剂量的ACEI/ARB后，仍有症状的NYHA心功能Ⅱ～Ⅲ级、HFrEF患者，可用ARNI替代ACEI/ARB。未使用ACEI或ARB的有症状HFrEF患者，如血压能够耐受，虽然首选ARNI也有效，但缺乏循证医学证据支持，因此从药物安全性考虑，临床应用需审慎。目前，临床实践中，慢性心力衰竭衰患者，应用ACEI/ARB＋β受体阻滞剂＋醛固酮受体拮抗剂后疗效满意的患者，仍可继续"金三角"治疗。NYHA分级为Ⅳ级的患者、心力衰竭收缩压＜100mmHg的患者，给予ARNI治疗需慎重。

二、窦房结If电流抑制剂伊伐布雷定

If通道存在于窦房结细胞，通过调节窦房结细胞动作电位4期除极斜率决定窦性心律。伊伐布雷定是If通道的特异性阻滞剂，可降低患者静息及运动时的窦性心律。

心衰患者心率增快导致心肌收缩力下降、舒张期缩短，冠状动脉供血减少、心肌耗氧量增加，心衰加重，进一步激活神经内分泌。恶性循环导致患者的症状和预后恶化。

SHIFT研究随机6505例NYHA分级为Ⅱ～Ⅳ级、

LVEF≤35%的心衰患者,基于指南的治疗药物,加用伊伐布雷定或安慰剂,分析基线心率和心血管事件之间的关系,研究显示,心率越高,心血管死亡、心衰住院和心衰死亡风险越高,心率<60次/分,主要终点事件发生率最低。研究显示伊伐布雷定组心血管死亡和心衰恶化住院的相对风险降低18%,患者左心室功能和生活质量显著改善。SHIFT中国亚组分析显示联合伊伐布雷定平均治疗15个月,心血管死亡或心衰住院复合终点的风险降低44%。

2018中国心力衰竭指南中,伊伐布雷定适应证:NYHA心功能Ⅱ~Ⅳ级、LVEF≤35%的窦性心律患者,合并以下情况之一可加用伊伐布雷定:①已使用ACEI/ARB/ARNI、β受体阻滞剂、醛固酮受体拮抗剂,β受体阻滞剂已达到目标剂量或最大耐受剂量,心率仍≥70次/分(Ⅱa,B);②心率≥70次/分,对β受体阻滞剂禁忌或不能耐受者(Ⅱa,C)。

伊伐布雷定应用对于β受体阻滞剂禁忌证、体液潴留、低血压不能耐受目标剂量、已达到目标剂量或最大耐受剂量,心率仍≥70次/分患者,通过控制心室率而显著改善慢性HFrEF患者预后。但是,临床中,我国慢性心衰患者的心率控制不足。中国心衰注册登记研究(CHINA-HF)结果显示:出院时平均心率为75次/分,β受体阻滞剂出院使用率50%。在QUALIFY研究中,我国住院心衰患者出院时平均心率78.4次/分,心衰患者心率控制欠佳。心力衰竭临床治疗实践中,还比较普遍存在β受体阻滞剂应用过度谨慎、使用率不足、达标率较低等情况。面临这种情况,有可能导致在未达到目标剂量或最大耐受剂量β受体阻滞剂基础上,加用伊伐布雷定收到心率达标效果,而稀释了β受体阻滞剂在心力衰竭治疗中不可替代的抑制交感神经系统过度激活、逆转心室重构和预防心脏性猝死的作用。

三、钠-葡萄糖协同转运蛋白2抑制剂

DAPA-HF研究为钠-葡萄糖协同转运蛋白2抑制剂(sodium-dependent glucose transporters 2, SGLT-2)与心衰死亡风险关系的随机双盲、国际多中心临床3期试验,对HFrEF患者(LVEF≤40%)接受指南常规治疗基础上,加用达格列净或安慰剂的治疗;45%为2型糖尿病,55%为非糖尿病患者。主要终点为心衰加重(住院、急诊)或心血管死亡。结果显示达格列净组心血管死亡或心力衰竭恶化风险显著降低26%;心力衰竭恶化风险降低30%;心血管疾病死亡风险降低18%;全因死亡风险降低17%。2605例无2型糖尿病的心衰患者中,达格列净可将心血管死亡/心衰住院的风险降低27%。此研究资料中,常规药物使用率:血管紧张素转化酶抑制剂/血管紧张素Ⅱ受体阻滞剂>90%,β受体阻滞剂>90%,盐皮质激素受体拮抗剂>70%。

2019欧洲糖尿病指南推荐合并心血管疾病或高危因素的2型糖尿病患者使用SGLT2抑制剂降低心血管事件风险(Ⅰ,A),推荐2型糖尿病患者使用SGLT2抑制剂降低心衰住院风险(Ⅰ,A)。

2019AHA年会发布DAPA-HF最新分析结果,SGLT2抑制剂达格列净治疗可降低患者的心血管死亡和心衰恶化风险;达格列净在所有年龄组中均减低心衰恶化和心血管死亡事件,分析还显示,达格列净改善HFrEF患者的症状和生活质量。无2型糖尿病的HFrEF患者接受SGLT2抑制剂达格列净10mg每日1次治疗亦具有明显获益。

SGLT2抑制剂可渗透性利尿、增加尿钠排泄、降低心脏负荷,改善心肌能量代谢,增加心肌细胞ATP能量存储。动物实验研究发现,SGLT-2抑制剂可以抑制心肌纤维化,改善心肌重构。

SGLT2抑制剂恩格列净、索格列净仍在进行心衰治疗试验。EMPEROR项目,包括EMPEROR-Reduced和EMPEROR-Preserved研究,入组超过8500例慢性心衰患者,拟评估恩格列净对慢性HFrEF或HFpEF成人患者心血管死亡或心衰住院的影响,研究于2020年完成。SOLOIST-WHF将评估索格列净对2型糖尿病患者心衰恶化后心血管事件的影响。

DAPA-HF研究显示,作为一种新型降糖药物,SGLT2抑制可以显著降低心血管死亡、全因死亡和心衰住院风险。心血管科临床实践中,尚未得到普遍关注,尤其是非糖尿病心衰患者,应用较少。慢性心力衰竭基层诊疗指南(实践版·2019)推荐已使用指南推荐剂量ACEI/ARB、β受体阻滞剂及醛固酮受体拮抗剂或达到最大耐受剂量后,NYHA心功能Ⅱ~Ⅳ级、仍有症状的HFrEF患者,加用达格列净(10mg每日1次)(Ⅰ,B),以进一步降低心血管死亡和心衰恶化风险。应用过程中须注意监测低血压、酮症酸中毒、急性肾损伤和肾功能损害、尿脓毒症和肾盂肾炎、低血糖、生殖器真菌感染等不良反应。

Thomas A.Zelniker, Eugene Braunwald.近期关于SGLT2抑制剂专题综述:SGLT2抑制剂具有良好的疗效,不仅具有降低血糖、减少动脉粥样硬化事件和心衰住院率,并具有肾脏保护作用,可降低心血管和全因死亡率。此类药物获益超过生殖器感染、糖尿病酮症酸中毒及截肢的风险增加等不良事件,且这些不良事件可以预防。SGLT2抑制剂可能对无2型糖尿病的心衰和(或)慢性肾脏病患者有益。

SGLT2抑制剂作为心力衰竭常规治疗药物的获益和安全性及其作用机制有待更多的临床和基础研究。

(孙根义)

慢性射血分数降低心力衰竭的药物治疗进展

心力衰竭是以呼吸困难、乏力等症状为主，伴外周水肿、颈静脉怒张、肝颈静脉回流征阳性等体征的临床疾病，通常由心脏结构或功能异常引起，造成心排血量下降。2019年美国心脏协会心脏病和脑卒中数据显示，美国成年人（>20岁）的心力衰竭患病例数增加到620万，到2030年，心力衰竭的发病率预计将增长46%，患病例数预计将超过800万人。《中国心血管病报告2018》显示我国心力衰竭现患患者数为450万，心力衰竭患者的生存率较以前已有明显提高，然而随着人口老龄化，高血压等心力衰竭的危险因素逐渐增多，导致心力衰竭患病率及患者住院平均年龄均呈上升趋势。我们通常将心力衰竭分为射血分数减低心力衰竭（HFrEF，射血分数<40%）、射血分数中间值心力衰竭（射血分数40%~49%）、射血分数保留心力衰竭（HFpEF，射血分数≥50%）。在心力衰竭住院事件中，HFrEF与HFpEF约各占50%。虽然不同心力衰竭类型的预后相似，但神经-体液水平和对药物治疗反应在心力衰竭类型之间存在差异，其病理生理学也存在诸多不同。本综述主要对HFrEF的最新药物治疗进行一个简要总结。

一、慢性HFrEF的药物治疗

随着认识加深，HFrEF逐渐被视为一种多病因的异质综合征，其多始于心肌细胞缺血、再灌注损伤、感染或中毒引起心肌细胞死亡及功能下降，主要病理生理特点是心室重构、左心室舒张末期压力升高、外周阻力增加、左心室收缩力降低并常伴有心室增大，进而导致心排血量降低。神经激素激活对心力衰竭发生发展具有关键作用，心脏β肾上腺素能受体、肾素-血管紧张素-醛固酮系统（RAAS）、脑啡肽酶通路的过度激活、利钠肽系统和加压素系统均与HFrEF密切相关，而抑制这些途径可以降低HFrEF患者的发病率和死亡率。

目前治疗慢性HFrEF的基础药物包括β受体阻滞剂、袢利尿剂、血管紧张素转化酶抑制剂（ACEI）、血管紧张素Ⅱ受体拮抗剂（ARB）、醛固酮拮抗剂、盐皮质激素受体激动剂和肼屈嗪/硝酸酯类药物；这些常用药物均可以改善患者症状，且除了袢利尿剂，这些药物还可缩短患者住院时间和（或）提高患者的生存率。除了上述提到的经典药物，血管紧张素受体-脑啡肽酶抑制剂（ARNI）和超极化通道阻滞剂伊伐布雷定也已纳入HFrEF治疗指南。

（一）ARNI

沙库巴曲/缬沙坦（SAC/VAL）作为全球首个ARNI类药物可同时阻断RAAS和脑啡肽酶。脑啡肽酶降解具有调节脂质和葡萄糖代谢潜力的肽，如利钠肽、缓激肽、内皮素1和胰高血糖素样肽1（GLP-1）。

PARADIGM-HF试验作为一项ARNI与ACEI改善心力衰竭患者死亡率和预后的前瞻性比较试验，提供了确凿证据证明在HFrEF患者中，与依那普利相比，SAC/VAL可明显降低心血管病死亡率，此外，还具有改善代谢和肾脏保护作用。ARNI已被批准用于有症状的HFrEF患者，特别是对于服用ACEI或ARB后症状仍未改善的患者，改用ARNI可使患者进一步受益，因此，ARNI可能将逐渐替代ACEI/ARB类药物。2019年的一项研究表明，与ACEI/ARB治疗相比，SAC/VAL可明显降低HFrEF患者住院率，并且降低医疗费用（包括心力衰竭医疗费用和全因医疗费用），进一步为PARADIGM-HF试验补充了有力证据。

值得一提的是，欧洲心脏病学会大会和世界心脏病学大会上公布并发表于New England Journal of Medicine的PARAGON-HF最新研究结果显示，在34个月的中位随访时间中，SAC/VAL虽然未能显著降低心力衰竭［左心室射血分数（LVEF）≥45%］患者总（首次和复发）心力衰竭住院率和心血管死亡率（P=0.06），但可改善NYHA心功能分级，并减缓肾功能恶化。ARNI作为一种里程碑式药物正在带领我们进入HFrEF治疗的新时代。

（二）伊伐布雷定

心率与心力衰竭住院率和心血管死亡率呈正相关。伊伐布雷定是窦房结If电流的高度选择性抑制剂，该离子通道传导内向钠-钾电流，称为"起搏电流"。伊伐布雷定通过特异性抑制阳离子运动阻断该跨膜通道，导致心肌细胞除极斜率降低，从而减慢窦房结自发除极，起到降低心率的作用。

2010年，SHIFT试验纳入6558例HFrEF患者（LVEF≤35%），结果显示伊伐布雷定可明显减少心力衰竭入院率和病死率。伊伐布雷定不仅可改善患者生活质量，还可显著减少医疗费用。一项SHIFT研究结果表明，伊伐布雷定可以改善LVEF，并可改善NYHA分级和堪萨斯城心肌病调查问卷评分。2017年更新的美国心力衰竭治疗指南建议,常规指南导向治疗下仍有症状的HFrEF患者服用伊伐布雷定可以减少住院率。

（三）钠葡萄糖转运蛋白2（SGLT-2）抑制剂和GLP-1受体激动剂

CHARM试验结果表明,2型糖尿病（T2DM）是心力衰竭患者心血管患病率和死亡率的独立预测因子,而与射血分数无关,T2DM可增加心力衰竭患者心血管死亡风险及心力衰竭住院率。因此,具有降糖效应的SGLT-2抑制剂和GLP-1受体激动剂成为近年来业界关注的热点,其可将心肌能量来源从脂肪酸氧化转向更有效的能量代谢途径,从而改善心力衰竭患者的心功能和预后。Kappel等研究表明,T2DM和心血管病患者经恩格列净治疗后,体内酮体和支链氨基酸水平升高。与游离脂肪酸相比,酮体可被心脏优先利用从而提高ATP水平。

恩格列净、卡格列净和达格列净是最近研发的选择性SGLT-2抑制剂,已被研究用于治疗T2DM。EMPA-REG OUTCOME试验结果显示恩格列净可以改善患有心血管病T2DM患者的心脏代谢,主要不良心血管事件（MACE）减少14%,心力衰竭住院率减少35%,且不增加低血糖风险。CANVAS试验中卡格列净也得出了相似的结果,并且EMPA-REG和CANVAS试验未以射血分数区分心血管病患者,说明恩格列净和卡格列净可能对HFrEF和HFpEF同样有效,需要进一步研究验证。

DECLARE-TIMI 58试验以心力衰竭住院率作为主要终点之一,用达格列净评估心血管结局,该试验结果显示达格列净虽然不会降低MACE发生率,但可以降低心血管死亡率或心力衰竭住院率。EASEL试验研究结果也支持了上述结果。此外,DECLARE-TIMI 58试验表明达格列净可减少T2DM患者心力衰竭入院率,不仅包括心血管疾病患者,也包括没有确诊为动脉粥样硬化心血管疾病（ASCVD）的患者,因此对新发心力衰竭的预防也有一定作用。SGLT-2抑制剂的3个试验——EMPA-REG（恩格列净）、CANVAS（卡格列净）和DECLARE（达格列净）均显示SGLT-2抑制剂针对糖尿病患者预防心力衰竭和改善肾病预后具有强大且一致性的作用,此结果与患者基线特征是否存在心力衰竭或ASCVD病史无关。SGLT-2降低动脉血压、减轻动脉硬化的作用不仅改善T2DM和心血管预后,而且可能也是改善肾脏预后的有益机制。2019年9月在欧洲心脏病学会大会上发表的DAPA-HF研究是在HFrEF患者中开展的一项多中心、随机、双盲临床试验,研究结果显示在心力衰竭标准治疗的基础上,达格列净组心血管死亡风险下降18%（$P=0.03$）,心力衰竭恶化风险下降30%（$P<0.001$）,在伴或不伴T2DM患者中保持了结果的一致性。之前的EMPA-REG OUTCOME试验、CANVAS试

验和DECLARE-TIMI 58试验均显示SGLT-2抑制剂对伴有T2DM的心力衰竭患者具有获益作用,DAPA-HF研究结果进一步证明无论是否患有T2DM,达格列净均可降低HFrEF患者的病死率和住院率。但SGLT-2抑制剂对HFpEF患者获益程度仍需大量后续研究来进一步证实。这些疑问相信可以在EMPEROR-PRESERVED、REDUCED和DETERMINE preserved试验结束后得到进一步解答。

GLP-1受体在心脏和血管内皮细胞表达,可通过增加葡萄糖摄取降低血糖。在两项T2DM患者参与的心血管结局试验中,利拉鲁肽和索马鲁肽可明显改善HFrEF患者心血管死亡率、非致死性心肌梗死（MI）或非致死性卒中发生率。针对有MI/卒中病史和无MI/卒中但已有ASCVD的高危患者,利拉鲁肽均可降低其心血管死亡率。LEADER CVOT试验结果表明,利拉鲁肽可有效降低T2DM患者的MACE发生率,进一步证实了利拉鲁肽的心血管安全性。

但有研究表明GLP-1治疗并未改善HFrEF患者的临床结局。FIGHT试验结果表明利拉鲁肽并未降低心力衰竭死亡率,而且对心力衰竭再入院率亦无显著影响,既不能改善患者生活质量,也没有降低心力衰竭生物标志物水平。LIVE试验证实,利拉鲁肽并未改善心力衰竭患者的LVEF水平,更糟糕的是,利拉鲁肽组可增加MACE发生率及心力衰竭患者心率,而心率增加可增加心力衰竭住院率和心血管死亡率。因此,GLP-1激动剂能否作为HFrEF患者的临床用药仍需进一步研究。

（四）托伐普坦

虽然心力衰竭患者应用利尿剂的有利证据有限,但由于其可显著缓解心力衰竭症状,被纳入美国心力衰竭治疗指南建议伴有水钠潴留的心力衰竭患者服用。临床上通常使用的袢利尿剂有引起电解质紊乱的风险。托伐普坦是一种选择性加压素V2受体拮抗剂,可产生选择性排水利尿效果,不会影响钠、钾的排泄而引起电解质紊乱,该药已被美国批准用于HFrEF患者的治疗。

EVEREST试验结果显示针对恶化的慢性HFrEF患者,托伐普坦可在短期内改善呼吸困难、水肿等心力衰竭症状和体征,但对中长期死亡率没有影响。另一项研究表明,虽然托伐普坦不能减少心力衰竭再入院率,但可增加患者无事件生存率,分析表明托伐普坦可能降低高危患者死亡率。同样,Udelson等研究表明,托伐普坦可明显降低心力衰竭死亡率和住院率。近期一项涉及3000余例患者的研究证实,服用托伐普坦有效的心力衰竭患者予以托伐普坦可降低全因死亡率。但托伐普坦可能引起患者不可逆性神经损伤、肝衰竭等严重不良反应,在临床中应当引起重视。

（五）左西孟旦

HFrEF患者还可应用正性肌力药物缓解症状，如钙增敏剂可稳定心肌肌钙蛋白C的活化构象以增加心肌收缩力，其中左西孟旦不仅可提高心排血量，在血管平滑肌细胞中开放ATP敏感性钾通道从而扩张血管，还可降低促炎症因子水平，欧洲一些国家已批准其用于心力衰竭治疗。

近期的LION-HEART研究显示，晚期HFrEF患者接受左西孟旦输注可降低N末端B型脑钠肽前体（NT-proBNP）血浆浓度。REVIVE等研究结果表明，左西孟旦在短期内可呈剂量依赖性，明显改善失代偿性心力衰竭患者血流动力学功能指标并减轻心力衰竭症状。LIDO试验结果表明，与多巴酚丁胺相比，左西孟旦可改善HFrEF患者心排血量及肺动脉楔压，并降低180 d死亡率（$P=0.029$）；而SURVIVE试验相同的分组，结果却与LIDO试验相悖，两组的短期、中长期全因死亡率及心血管死亡率差异均无统计学意义。虽然左西孟旦对心力衰竭长期疗效尚无定论，但左西孟旦和多巴酚丁胺的联合作用可能有益。研究表明，与单用多巴酚丁胺相比，左西孟旦和多巴酚丁胺联合治疗可在短期内改善晚期心力衰竭患者心脏指数及肺毛细血管楔压并缓解心力衰竭症状，甚至可延长其短期生存率（45d）。目前左西孟旦在美国仍需经过进一步试验研究方可上市，希望将来可以为HFrEF治疗提供新的治疗方案。

二、慢性心力衰竭的药物治疗展望

随着改善心肌代谢药物不断研发，心力衰竭患者有望根据LVEF水平及其合并症综合考虑来进行危险分层，还可以根据其代谢状态及代谢需求为每位患者提供个性化治疗。另外，由于心脏的泵功能需要线粒体源源不断地产生ATP来启动，因此，心力衰竭的发展进程总是伴随着线粒体功能异常。线粒体靶向肽已在动物模型中显示出心脏有益效果。Q-SYMBIO试验进一步证明，CoQ10可以改善慢性心力衰竭的症状，因此，保护线粒体或增加线粒体功能可能是心力衰竭的潜在治疗靶点。新一代盐皮质激素受体拮抗剂Finerenone已被证实较于依那普利降低NT-proBNP水平更为明显，但能否真正改善临床预后仍需进一步验证。还有试验表明，肠道微生物与心力衰竭之间也有着错综复杂的联系，可能存在心力衰竭治疗的新靶点。还有一些天然自噬激活剂如海藻糖、亚精胺可减轻心室重构并延缓心力衰竭进展，可能对心血管疾病的治疗具有潜在作用。

三、总结

随着心力衰竭治疗不断完善和发展，特别是HFrEF的药物治疗取得了显著的进展，自21世纪以来心力衰竭住院率和死亡率持续下降。因此，心力衰竭的多学科交叉治疗将成为全世界关注的热点，也是我们下一步的研究重点。尽管心力衰竭的预后已经大幅改善，但全球发病率和死亡率仍居高位。因此，重视高龄患者人群的心力衰竭预防日益重要，如强调控制包括高血压在内的心血管危险因素，降低心血管事件高风险患者和糖尿病患者的心脏负荷，从而降低心力衰竭的发病率。我们在寻找新的药物治疗靶点之外，预防慢性心力衰竭恶化也至关重要。

（孙浩楠　王志家　高玉霞　胡雪霄　杨　清）

老年心力衰竭的现代治疗

心力衰竭（心衰）是世界范围内导致患者发病和死亡的主要心血管病之一。心衰主要是老年人的一种疾病，60岁以上发病率上升，75岁左右达到高峰。老年心衰患者的死亡率更是显著增加，其5年生存率为25%～50%。老年心衰患者的流行病学、病因、病理生理、诊断和临床表现都与年轻患者有许多差异。而且，在老年心衰患者中，多药、共病、营养不良、认知功能障碍广泛存在，因此老年心衰是一种多因素并存状态，即是一种老年综合征。心衰的治疗，尤其是射血分数减低心力衰竭（HFrEF）的治疗取得了重大的进展，但射血分数保留心力衰竭（HFpEF）的治疗进展相对较少。在这篇文章中，我们将老年HFrEF和HFpEF患者的现代治疗，包括药物和外科手术、器械治疗做一简单介绍。

一、老年HFrEF的治疗

（一）药物治疗

老年HFrEF的药物治疗包括传统心力衰竭治疗药物、新型心力衰竭治疗药物及其他药物。

1.传统心力衰竭治疗药物

（1）利尿剂：利尿剂是心衰治疗的基石，它可以明显改善患者临床症状、提高生活质量。袢利尿剂在老年人中应用最广泛，呋塞米和托拉塞米是两种最常见的袢利尿剂。一项托拉塞米与呋塞米在心衰患者中比较的荟萃分析表明，与呋塞米相比，托拉塞米能够明显改善患者功能状态，减少心源性死亡率和心衰住院次数，但两组全因死亡率和用药副作用无显著差异。

（2）血管紧张素转化酶抑制剂（ACEI）/血管紧张素受体拮抗剂（ARB）：研究发现，ACEI是治疗HFrEF的第一个重大突破，这类药物能够降低HFrEF的死亡率。指南建议所有HFrEF患者一经诊断即立刻加用ACEI。有研究表明，ACEI在不同年龄段疗效相似。如果患者不能耐受ACEI，可以应用ARB来替代治疗。CHARM研究也提示ARB在不同年龄段慢性心衰患者中具有同样疗效。ACEI/ARB可能会导致肾功能不全、高钾血症和低血压，这些副作用在老年人中尤为明显，老年人用药需要注意。

（3）β受体阻滞剂：β受体阻滞剂也可以降低心衰患者的发病率和死亡率，指南推荐HFrEF患者一经诊断即要将β受体阻滞剂和ACEI联合应用。在有效性和安全性上，比

索洛尔、卡维地洛和美托洛尔是具有最佳证据的β受体阻滞剂。卡维地洛在老年人（包括80岁以上老年人）中耐受性良好，但在NYHA为Ⅳ级、舒张压减低和慢性阻塞性肺疾病的患者中耐受性较差。在24h β受体阻断作用的比较研究中，美托洛尔和阿替洛尔在老年人中的应用无差异，但美托洛尔的耐受性优于阿替洛尔。卡维地洛和比索洛尔在老年收缩功能障碍患者中的应用也无差异，但比索洛尔在慢性呼吸系统疾病患者中具有更好的β受体阻断作用和耐受性。

（4）醛固酮受体拮抗剂（MRA）：RALES研究是一项在NYHA Ⅲ～Ⅳ级HFrEF患者中应用螺内酯的评价研究，研究表明螺内酯能够降低所有年龄段患者的死亡风险。一项关于老年心力衰竭患者中的MRA：RALES、EMPAHSIS-HF和TOPCAT的个体患者数据荟萃分析，旨在评估与年轻心力衰竭患者（<75岁）相比，MRA治疗（vs.安慰剂）在老年患者（≥75岁）中的作用。MRA降低了心血管死亡、全因死亡和心力衰竭再入院率，且年轻和老年患者两组没有显著性差异。但在接受MRA的患者中，肾功能恶化和高钾血症的发生率更高（与安慰剂相比），且与年轻患者相比，肾功能恶化在老年患者中更常见。

2.新型心力衰竭治疗药物

（1）沙库巴曲/缬沙坦：沙库巴曲/缬沙坦是血管紧张素受体-脑啡肽酶抑制剂（ARNIs）家族的首个成员，它可以同时抑制血管紧张素系统和脑啡肽酶，是心力衰竭神经内分泌抑制治疗领域一个具有里程碑意义的新型药物。PARADIGM-HF研究中，患者平均年龄在64岁以上，将近1/5患者（18.6%）>75岁，在所有年龄段，沙库巴曲/缬沙坦在减少心血管死亡、心衰再入院率和全因死亡率上，均优于依那普利。沙库巴曲/缬沙坦也可以引起低血压、肾功能不全和高钾血症。PIONEER-HF研究表明，在因急性心衰住院的患者中，血流动力学稳定后起始沙库巴曲/缬沙坦治疗优于依那普利，能降低死亡和心衰再住院，且沙库巴曲/缬沙坦的安全性和耐受性与依那普利相当。

（2）伊伐布雷定：伊伐布雷定是特异性窦房结If通道抑制剂，它单纯减慢心率，对心肌收缩力没有影响。SHIFT研究表明，在心率≥75次/分的HFrEF患者，伊伐布雷定能够显著降低心血管死亡和心衰再入院率。Tavazzi等回顾了伊伐布雷定在SHIFT试验中不同年龄组的疗效和安全性。约26%的患者年龄>69岁，与年轻患者相比，疗效和严重副

作用的发生率没有明显差异，但老年人有较高的心动过缓和停药的倾向。就目前证据而言，伊伐布雷定治疗心衰仅适用于稳定的HFrEF（LVEF<40%），NYHA Ⅲ~Ⅳ级和窦性心律患者，已经应用循证心衰治疗药物，并且对β受体阻滞剂不耐受或已经达到最大耐受剂量，休息时心率至少为每分钟70次的患者。对于老年心衰患者，伊伐布雷定可以作为一种附加治疗，而不是一线治疗，在β受体阻滞剂应用无效的情况下加用以达到目标心率，并需要对症状性心动过缓密切监测。

（3）钠葡萄糖共转运蛋白2抑制剂（SGLT2i）：SGLT2i可以抑制近端肾小管对葡萄糖的重吸收，最初作为降糖药物开发，但它在心血管方面的独特作用逐步被挖掘出来。EMPA-REGOUTCOME研究显示在有心血管疾病风险的2型糖尿病患者中，恩格列净能够使全因死亡降低32%，心衰住院风险降低35%。关于卡格列净（CANVAS研究）和达格列净（DECLARE-TIMI研究）的试验表明，它们分别降低合并2型糖尿病的心衰患者的再入院率为39%和36%。DAPA-HF研究表明，对于NYHA Ⅱ~Ⅳ级、LVEF≤40%的心力衰竭患者（伴或不伴糖尿病），在标准心衰治疗中加用达格列净降低了患者死亡和心衰住院风险，并改善了临床症状。且研究根据年龄分层探讨了达格列净的作用，各年龄组患者全因死亡率和症状改善均观察到一致的获益。尽管不良事件和研究药物停药随年龄增长而增加，但各年龄组之间并无显著性差异。该研究的积极结果为心力衰竭患者治疗带来了新的希望。

（4）肌力调节药物：Omecamtiv mecarbil（OM）作为一种新型选择性心肌肌球蛋白激活剂，它通过改变肌动蛋白/肌球蛋白跨桥动力学，延长心肌收缩时间，从而在不增加ATP消耗的情况下提高心排血量。COSMIC-HF研究显示OM治疗可改善慢性心衰患者的收缩期射血时间、心脏搏出量及LVEF，减小左心室容积，同时可降低心率及NT-proBNP，其安全性和耐受性与安慰剂相当。一项预计纳入8000例慢性HFrEF的Ⅲ期临床试验目前正在进行中，预计2021年报告结果（GALACTIC-HF；NCT02929329）。

3.其他药物

（1）可溶性鸟苷酸环化酶（sGC）激活剂：sGC功能低下导致环磷酸鸟苷（cGMP）水平不足，与心肌损伤有关。维利西胍是一种口服sGC激活剂，既可以直接激活sGC，也可以增加sGC对一氧化氮（NO）的敏感度，通过提高NO-sGC-cGMP通路活性，达到血管舒张、利钠利尿的生物学效应。2期临床试验表明在HFrEF中，维利西胍具有良好的耐受性。一项纳入超过4500例患者的大型3期试验（NCT02861534）目前正在评估维利西胍在慢性HFrEF患者中，和安慰剂相比，是否能降低发病率和死亡率。

（2）铁剂：有资料表明，高达50%的心衰患者均存在铁缺乏。铁缺乏可以导致心衰不良结局，因此，即使不存在

贫血，这也是心衰治疗的一个潜在靶点。口服铁剂价格便宜，但许多患者会出现胃肠道不耐受，而且心衰患者口服铁剂的吸收能力降低，纠正缺铁需要数个月的漫长时间。现在静脉铁剂的安全性和耐受性良好。一项包括4个随机对照试验的荟萃分析，包括839名合并铁缺乏的HFrEF患者，羧麦芽糖铁注射剂短期治疗（平均随访31周），和安慰剂相比，能够减少心衰患者再入院率，但其长期安全性还需要进一步证明。

（3）治疗高钾血症的新药：ACEI、ARB、MRA及ARNI均会导致高钾血症。因此，许多HFrEF伴高钾血症的患者并没有应用指南所推荐的ACEI、ARB、MRA或者没有达到目标剂量，因此这部分患者的预后更差。老年人，尤其是患有糖尿病和肾功能不全的患者，极易发生高钾血症。Patiromer和锆环状硅酸钠（ZS-9），是新型口服钾结合剂，可在胃肠道内与钾结合，迅速降低血清钾水平。虽然上述新型治疗药非常具有前景，但是它们能否用于心衰高钾血症患者，而且它们能否改善患者预后，目前正在研究中。

（二）外科手术和器械治疗

老年HFrEF患者治疗的基础是药物治疗，但有一些患者，也需要外科手术和器械治疗。

1.心脏再同步化治疗（CRT） CRT治疗能够改善心衰患者的生活质量、降低死亡率。目前指南建议，NYHA Ⅱ~Ⅳ级、LVEF≤35%、QRS波时限≥130ms，最佳药物治疗后仍有症状的心衰患者推荐应用CRT治疗。关于CRT的试验不同年龄段的疗效没有明显差异。但是，在老年人中，血肿形成等副作用发生风险较高，因此，在老年人群的治疗决策中，选择CRT治疗必须要严格掌握适应证。

2.心肌收缩调节器（CCM） CCM是一种创新的置入心内设备的治疗方法。最新一代的CCM由一个可再充电的置入脉冲发生器、2个右心室间隔导线和1个心房导线组成。其基本原理是在心肌动作电位的绝对不应期发放高能量电刺激，这种CCM脉冲可以激活细胞内信号，增强心肌细胞钙离子内流，进而在不增加代谢需求的情况下增加心肌收缩力。其适应证为LVEF在25%~45%、QRS波时限<130ms，经过最佳优化药物治疗仍有症状的慢性心衰患者。研究表明，CCM治疗能改善心衰患者症状，提高生活质量，减少再入院率，安全性和耐受性良好。CCM治疗使不符合CRT治疗资格的患者获益，在临床上有广阔的应用前景。

3.冠状动脉旁路移植手术（CABG） 在冠状动脉病引起的HFrEF患者，经过10年的随访，CABG治疗优于最佳药物治疗，因此，在指南中这类患者推荐应用CABG。但是，和CRT治疗一样，实施CABG手术也应该考虑患者的预期寿命（CABG的益处需要数年才体现）和非心血管病

死亡的竞争风险。因此，CABG在年轻患者中疗效更好。

4.外科瓣膜手术　老年瓣膜性心脏病导致的心衰或心衰恶化的发生率逐年增加，如果证据充分，外科瓣膜置换或修复手术可能会获益。对于主动脉缩窄患者，老年人群常不能接受外科开胸手术，因此，经皮主动脉瓣囊球扩张术和经导管主动脉置换术（TAVR）是一种理想的选择。最近，一项伴有二尖瓣反流的心衰患者经导管二尖瓣修复术联合药物治疗，和单纯药物组相比，随访24个月，心衰再入院和全因死亡率均降低，为这部分心衰患者的治疗找到了新的希望。

5.左心室辅助装置和心脏移植　左心室辅助装置（LVADs）和心脏移植是晚期心衰的重要治疗方法。LVADs是用机械装置部分或完全替代心脏的泵血功能，从而改善心衰症状，并能逆转左心室重构，降低心衰患者死亡率。尽管LVADs能够提高患者存活率和生活质量，但是也要注意其并发症的发生，如血栓栓塞、出血、感染和卒中。同样，对于心脏移植来说，年龄不是禁忌证，但年龄增长是手术的一个危险因素。因此，老年人应用LVADs和心脏移植是一个备受争议的话题，必须要权衡获益和风险再做决定。

二、老年HFpEF患者的治疗

老年患者中HFpEF比例更高。近年来HFrEF的治疗进展迅速，但HFpEF的治疗进展较少，目前，尚无针对HFpEF的有效治疗策略。

（一）传统药物

一项系统回顾和荟萃分析结果提示，和安慰剂相比，β受体阻滞剂能够降低HFpEF患者的全因死亡率和心血管死亡率。因此，有必要进行进一步试验以证实β受体阻滞剂在HFpEF患者中的治疗效果。相反，其他药物，ACEI、ARB和MRA在随访期间没有引起心血管事件的下降。但是，关于MRA的TOPCAT研究在不同地区研究结果不尽相同。该研究纳入3445名老年HFpEF患者，在北美地区，和安慰剂相比，螺内酯治疗可以显著降低心血管死亡和心衰再入院率。但在俄罗斯和格鲁吉亚中心，没有得到相似的结果。

（二）沙库巴曲/缬沙坦

PARAGON-HF试验比较了沙库巴曲/缬沙坦与缬沙坦单药治疗HFpEF患者的心衰住院率和心血管死亡率。这是迄今为止最大规模的HFpEF试验。患者平均年龄73岁，中位随访35个月后，与缬沙坦相比，沙库巴曲/缬沙坦主要终点降低13%，尽管差异没有统计学意义，但因心衰住院的发生率降低，预计随着随访时间的延长可能会得到阳性结果，其在心血管死亡率方面未观察到获益。在次要标准中，沙库巴曲/缬沙坦组生活质量和心力衰竭症状显著改善。这也为HFpEF期待已久的治疗突破带来了希望。

（三）钠葡萄糖共转运蛋白2抑制剂（SGLT2i）

EMPEROR-Preserved试验，即评价SGLT2i药物恩格列净在HFpEF患者治疗上的安全性和有效性试验也正在进行中。

（四）可溶性鸟苷酸环化酶（sGC）激活剂

SOCRATES-PRESERVED研究发现，sGC激活剂维利西胍治疗HFpEF患者12周时，尽管NT-proBNP水平未发生变化，但患者生活质量评分显著改善。维利西胍是一种治疗心力衰竭非常有前景的药物，其对HFpEF患者的影响可能需要长时间的随访。VITALITY-HFpEF试验旨在确定维利西胍对HFpEF患者生活质量和运动耐量的有效性和安全性，目前试验正在进行中。

（五）铁剂

目前有四项随机试验（>1000例患者）目前正在研究不同的静脉注射铁剂（异麦芽糖苷铁和羧麦芽糖铁）是否能改善心衰患者的发病率和死亡率。Ⅱ期临床试验也正在进行中，旨在探讨静脉注射铁剂对合并铁缺乏的HFpEF患者的临床症状和运动耐力的潜在益处（NCT03074591）。

综上所述，老年HFrEF患者药物治疗日新月异，在HFpEF的治疗中，几种新型药物的研究也为治疗提供了新的希望。目前治疗心力衰竭指南推荐的药物同样适用于老年人，但老年人治疗要从老年综合征的角度出发，根据其衰弱程度、共病、依从性及药物副作用等方面制订个体化治疗方案。对于老年心衰患者外科手术和器械治疗，年龄本身不是禁忌证，但在给老年人制订这些治疗策略之前，需要仔细评估治疗效益和风险比，依据其适应证选择最优治疗策略。

（王丽莉）

沙库巴曲/缬沙坦在射血分数降低心力衰竭患者治疗中的临床进展

心力衰竭（心衰）是多种原因导致心脏结构和（或）功能的异常改变，使心室收缩和（或）舒张功能发生障碍，从而引起的一组复杂的临床综合征。主要的病理生理学机制是血流动力学障碍（心排血量减少和肺循环淤血）和神经内分泌系统的异常激活（肾素-血管紧张素-醛固酮系统和交感神经系统的过度激活）。心衰又分为射血分数减低（LVEF＜40%，HFrEF）、射血分数保留（LVEF＞50%，HFpEF）和射血分数中间值的心衰（LVEF 40%~49%，HFmrEF）。慢性心衰的治疗重点在于延缓心室重构，降低再入院率和病死率，改善患者生活，提高患者运动耐量，其中，长期规范的药物治疗是关键。心力衰竭是所有心血管疾病的最终阶段，射血分数降低的心衰患者预后很差，这就更突出了预防和治疗策略在诊治中的必要性。有证据证明沙库巴曲/缬沙坦在降低死亡率、住院率和心衰症状方面优于依那普利，现就沙库巴曲/缬沙坦在心衰治疗中的进展叙述如下。

一、心力衰竭发生的神经内分泌机制

过度激活的肾素-血管紧张素-醛固酮系统（RAAS）和交感神经系统（SNS）是导致心衰发生的主要机制。为了拮抗RAAS和SNS持续的病理激活，机体释放一种钠尿肽（NPs）以应对心房和心室的扩张。因此，提高内源性NPs水平是HFrEF的潜在治疗策略，但研究显示外源性补充NPs并没有显示出降低急性失代偿HFrEF患者的死亡率或心力衰竭（HF）住院率。脑啡肽抑制剂通过提高内源性这一通路防止NPS的清除，同时缬沙坦具有抑制血管收缩、抗RAAS系统、抗高血压、纤维化、心脏重塑的作用，从而形成了第一代ARNI类药物即沙库巴曲/缬沙坦。

二、沙库巴曲/缬沙坦对射血分数减低慢性心衰中的临床进展

射血分数是心衰患者重要且独立的预测因子。沙库巴曲/缬沙坦有效降低不同程度LVEF心衰患者心血管死亡及心衰住院率。PARADIGM-HF研究显示，与依那普利相比，沙库巴曲/缬沙坦的疗效更显著，8399例患者被随机分到LCZ696组和依那普利组，随访27个月。主要终点是心血管死亡和心衰住院。将射血分数与研究结果关联，通过LVEF评估沙库巴曲/缬沙坦的有效性，结果显示随着LVEF降低，心衰预后风险增加，LVEF每降低

5%，心血管死亡或心衰住院风险增加9%（危险比1.09，CI 1.05~1.13，P＜0.01），沙库巴曲/缬沙坦最有效预防心力衰竭病程的进展。PARADIGM-HF研究结果显示低剂量的沙库巴曲/缬沙坦的获益程度与低剂量的依那普利组无显著性差异。在Simpson J、Okumura N、Liu R C等的研究中也指出尽管PARADIGM-HF患者的症状轻微，但与依那普利相比，许多患者均从沙库巴曲缬沙坦中获得了绝对益处。沙库巴曲/缬沙坦具有降压和抗纤维化的作用，Nielsen PM研究显示在心衰的早期及长期治疗中，沙库巴曲/缬沙坦在降低血压方面优于奥美沙坦，不良反应的发生率是相当的。但现实中，收缩压与心力衰竭的预后成U形关系。与收缩压较高的心力衰竭患者相比，收缩压较低的心力衰竭患者预后较差。收缩压较低的患者不能接受进一步降压疗法。沙库巴曲/缬沙坦对于依那普利的优势在于所有收缩压基线分类中疗效是一致的，沙库巴曲/缬沙坦更加耐受，且与高收缩压的治疗患者获益相同。Senni M等也证明低收缩压不应成为阻止临床医师考虑启动沙库巴曲/缬沙坦治疗的障碍。

一些门诊心衰患者中，沙库巴曲/缬沙坦也能缓解晚期HFrEF心衰合并症患者的症状和改善心功能分级预后风险。波兰一项回顾性研究分析了使用沙库巴曲/缬沙坦3个月患者的效果，显示心衰症状减少，NT-proBNP显著下降，运动耐量提高。另一项使用沙库巴曲/缬沙坦治疗6个月临床研究，显示临床症状和心脏彩超参数（如血流动力学，如血压、心律、代谢状态、心室容积及射血分数、心房大小及NYHA功能分级和肾功能）有明显的改善。

PARADIGM-HF入选的是过去12个月因心衰或BNP升高且LVEF≤35%的患者，排除了急性心衰失代偿住院患者，而PIONEER-HF这一项多中心研究，入选的是在首次出现LVEF≤40%，NT-proBNP≥1600pg/ml，且有液体潴留和血流动力学稳定后的24h~10d的急性失代偿（ADHF）患者（在血流动力学稳定后，无论诊断心衰的持续时间或者心衰的治疗背景如何）使用沙库巴曲/缬沙坦，起始剂量依据收缩压而定至目标剂量。治疗8周后，NT-proBNP浓度水平和心肌损伤标志物水平减低。该研究还显示住院期间应用沙库巴曲/缬沙坦治疗与随后心衰再住院率降低有关。且沙库巴曲/缬沙坦与依那普利的副作用发生率无显著性差异。该研究也评估了沙库巴曲/缬沙坦对急性失代偿性心衰（ADHF）患者的高敏肌钙蛋白

（hsTn）和sST2等指标的影响。与依那普利相比，沙库巴曲/缬沙坦可减轻心肌损伤和反映的血流动力学加重的生物标志物。急性失代偿性心衰（ADHF）住院患者预后差，尤其是出院后30d内，虽然上述PIONEER-HF研究显示沙库巴曲/缬沙坦可提高生存率，降低再住院率，但不清楚的是出院前和出院后的效果影响。TRANSITION研究就对心衰住院患者的治疗有了更深入的见解。它评估了1002名因HFrEF急性失代偿患者在血流动力学的稳定后早期应用沙库巴曲/缬沙坦的可行性与安全性。随机分为两组，分别是出院前（血流动力学稳定后≥24h）和出院后（1～14d）开始服用。主要终点是沙库巴曲/缬沙坦到达靶剂量，观察10周，45%住院患者达到目标剂量，50.4%的出院患者达到了目标剂量，两组之间的不良反应无显著差异。因此，TRANSITION研究显示无论是否为新发的ADHF还是慢性HF恶化，以及在有或没有ACEI/ARB治疗的患者中，应在ADHF住院后就开始服用沙库巴曲/缬沙坦可达到最大利益。在耐受性和安全性方面，TITRATION研究评估了在3周和6周内使用沙库巴曲/缬沙坦从50mg到200mg每日2次的耐受性。结果显示沙库巴曲/缬沙坦具有与其他HF药物治疗一致的耐受性。Moliner-Abós等研究一些接受盐皮质受体拮抗剂、心脏内除颤器和心脏再同步治疗的应用沙库巴曲/缬沙坦的患者在6个月随访后，观察心衰住院率，NT-ProBNP显著降低，平均左室射血分数、舒张末期左心室内径显著改善。安全性方面，沙库巴曲/缬沙坦耐受性良好，无不良反应。沙库巴曲/缬沙坦显著降低心衰住院率并促进心脏逆向重构，且无明显不良反应。另外，来自英国大型三级中心的临床经验中也可知使用沙库巴曲/缬沙坦耐受性高，NYHA分级明显改善。

此外，HFrEF患者因为反复再入院，给患者带来沉重负担，沙库巴曲/缬沙坦不仅降低了首次事件的风险，还降低了心衰反复住院和（或）心血管死亡的风险。与依那普利相比，沙库巴曲/缬沙坦可降低首发和复发的心衰患者的事件，改善存活心力衰竭患者健康相关的生活质量（HRQL）。沙库巴曲/缬沙坦住院风险更低、住院率降低，尽管门诊费用较高，但接受沙库巴曲/缬沙坦治疗射血分数降低心力衰竭患者每月的医疗费用和总医疗费用。PARADIGM-HF研究同样显示其具有降低冠状动脉综合结局的风险。PARADIGM-HF排除了在随机化的近3个月内发生急性冠状动脉事件的患者，而PIONEER-HF、TRANSITION等研究均是急性失代偿性心力衰竭

（ADHF）稳定后的研究，所以对于在急性失代偿性心力衰竭（ADHF）发作期间使用益处尚不清楚。

沙库巴曲/缬沙坦是否会改变心肌梗死后心衰风险人群的预后仍有待观察，即将于2020年完成的PARADISE-MI研究结果将受到全球心脏病学界的极大关注。沙库巴曲/缬沙坦是否可以在早期使用，即在心肌梗死患者（有心衰的风险，即梗死后早期血流动力学改变）使用ACEI/ARB之前使用。由于交感神经系统的激活，RAAS、ANP和BNP的释放常导致有害的左心室重构。沙库巴曲/缬沙坦已经证明在改变慢性心衰方面比传统的ACEI/ARB更有影响力。正在进行的PROVE-HF试验研究心室重构、心肌损伤和纤维化相关的生物标志物的改变，将为沙库巴曲/缬沙坦的早期应用提供机制性的见解和重要的临床指导。

目前推荐在HFrEF患者中使用的沙库巴曲/缬沙坦是基于PARADIGM-HF研究的结果，尽管这项研究是全球范围内规模最大、具有代表性的高质量HFrEF患者的临床试验，评估了重要的结局。在PARADIGM-HF中存在许多区域性差异，包括年龄、症状、共病、背景治疗和事件发生率，尽管这些并没有改变沙库巴曲/缬沙坦的总疗效。但自2004年公布最初的实验结果以来，一些研究人员对实验结果在研究设计中对研究人群普遍性方面提出了担忧。PARADIGM-HF不能代表真实中的少数人，如黑种人患者的比例较低（5%），这可能限制了评价沙库巴曲/缬沙坦血管性水肿发生率的差异，这一点尤其值得关注，因为黑种人患者血管性水肿的发生率明显高于对照组，未来的研究将阐明这一关联。对于恶化心衰或新发生的心衰患者，或以前未接受ACEI/ARB治疗的患者，启动沙库巴曲/缬沙坦治疗的益处和安全性还没有得到令人满意的数据。即将于2020年完成的HFN-LIFE研究将有助于评估使用沙库巴曲/缬沙坦治疗晚期心衰患者的血流动力学、临床症状及BNP的水平。PARADOR研究将有助于评价沙库巴曲/缬沙坦对HFrEF患者内皮功能的影响。

三、展望

据统计，目前全球有2300多万例心力衰竭患者。尽管近20年来，指南指导下的药物治疗，如ACEI、ARB、β受体阻滞剂、盐皮质激素受体拮抗剂在慢性收缩期心衰中的应用取得斐然成绩，沙库巴曲/缬沙坦以一种年轻的姿态登上历史舞台，开启心衰治疗的新时代。

（徐延敏 曹 源）

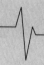

高血压心脏病射血分数保留心力衰竭的临床和处理现状

借鉴国际上欧美和亚洲等各国高血压指南，结合我国高血压和相关疾病多中心临床试验和国情，中国高血压联盟等发表了"中国高血压防治指南（2018修订版）"，经典阐明高血压和相关疾病的概要。国内外指南以诊所测量血压确定高血压，标准为收缩压≥140mmHg和（或）舒张压≥90mmHg。家庭血压监测（HBPM）和动态血压监测（ABPM）有很大价值，HBPM的高血压的诊断标准：平均SBP≥135mmHg和（或）DBP≥85mmHg。作为重要并发症包括心力衰竭等并不少见。在血压升高患者心血管风险水平分层中，与高血压心脏病直接相关的靶器官损害和临床疾病，包括左心室肥厚，表现为心电图Sokolow-Lyon电压>3.8mV或Cornell乘积>244mV/ms；超声心动图LVMI：男性≥115g/m²，女性≥95g/m²；进一步产生慢性心力衰竭，并且可以合并心房颤动。

一、高血压合并心力衰竭的基本概念

长期压力负荷增高，儿茶酚胺与ATⅡ等生长因子都可以刺激心肌细胞肥大和间质纤维化引起左心室肥厚和扩张，称为高血压心脏病。高血压主要合并症之一是左侧心力衰竭（心功能不全）。除解剖学分类和急性、慢性心力衰竭分类外，各国文献按射血分数（EF）对心力衰竭分类有不同表述。包括射血分数保留心力衰竭（HFpEF）、射血分数正常心力衰竭（HFnEF）、射血分数降低心力衰竭（HFrEF）、射血分数中间值心力衰竭（HFmrEF）、舒张功能性心力衰竭（DHF）和收缩功能性心力衰竭（SHF）等。LVEF介于35%～50%的人群，不同研究和文献分类比较混乱。需要指出，HFpEF舒张功能障碍为主，并不完全等于DHF；HFrEF收缩功能障碍为主，也不完全等于SHF。

2016年5月欧洲心力衰竭年会将心力衰竭分成3种类型，2016年9月ESC新公布的欧洲心力衰竭指南和2018中国心力衰竭诊断和治疗指南确认心力衰竭分型如下。

（1）射血分数降低心力衰竭（HFrEF，LVEF<40%）。

（2）射血分数中间值心力衰竭（HFmrEF，LVEF 40%～49%）。

（3）射血分数保留心力衰竭（HFpEF，LVEF≥50%）。

HFmrEF（HF with mid-range EF），指LVEF 40%～49%，为独立组，有利于相关研究，仍然属于舒张功能不全为主的范畴。另外一种既往为HFrEF，现在>40%不属于舒张性心力衰竭，可以称为射血分数恢复的心力衰竭（HFrecEF），HFrecEF死亡率更低，仅为4.8%，住院次数少，终点事件更少，与HFrecEF病变比较单一有关，其预后更好，需要注意区别。

老年高血压相关心力衰竭主要是HFpEF，其中也包括HFmrEF，即以舒张性心功能不全为主。也可以产生HFrEF，即以收缩性心功能不全为主，但是这类患者多合并较大范围心肌梗死或扩张型心肌病。HFpEF和HFmrEF收缩功能仍然可能存在异常，最近一项经由超声心动图整体纵向应变研究结果也证明患者可以同时有收缩和舒张功能异常。

由于HFpEF缺乏统一的诊断标准，表型非常复杂，病因和病理生理机制具有明确的异质性，葛均波等提出了一种新的HFpEF的表型分类方法，将具备类似病理生理改变的患者归为一类，可以鉴别病因，并且根据病因制订相应的治疗策略。分型在指导临床试验设计中将会起到积极指导作用（表1）。

表1 射血分数保留心力衰竭（HFpEF）的新表型分类

亚组分型	名称	相关的疾病
HFpEF-1	血管相关性HFpEF	高血压、冠状动脉疾病和冠状动脉微血管功能障碍相关性HFpEF
HFpEF-2	心肌病相关性HFpEF	这些患者可能患有肥厚型心肌病，以及可以诱导HFpEF的浸润性心肌病，如心脏淀粉样变性和Fabry心肌病
HFpEF-3	右心-肺相干性HFpEF	此亚型患者经常患有肺动脉高压，伴或不伴有右心室功能障碍
HFpEF-4	瓣膜及节律相关的HFpEF	此类型主要指由心脏瓣膜病和心房颤动导致的HFpEF
HFpEF-5	心外疾病相关的HFpEF	心外疾病包括： （1）代谢性疾病，如糖尿病、肥胖或代谢综合征 （2）导致高排出量状态的疾病，如贫血、肝脏疾病、甲状腺功能亢进和动静脉瘘 （3）其他疾病，如慢性肾脏疾病、癌症放疗等

二、高血压并发HFpEF的流行病学研究现状

HFpEF占心力衰竭人群已经达到50%以上,尤其老年人,在80岁及80岁以上人群男性患病率为4%~6%,女性为8%~10%,而一般人群为1.1%~5.5%。世界不同流行病学研究表明HFpEF有增长趋势,占心力衰竭患者的50%~55%。有种族差别,非裔人高于白种人,更多是女性、有高血压病史和合并多种疾病。

左心疾病相关肺高血压(PH)属于2013年NICE会议肺动脉高压的分类第二大类的亚类。目前尚缺乏的准确流行病学数据,超声心动图是作为诊断肺高血压的拟诊标准。在这类中Lam等研究以超声心动图设置切点值为35mmHg,肺动脉收缩压(PASP)≥48mmHg的患者3年生存率较<48mmHg者明显下降。Gerges等用金标准右心导管揭示毛细血管前和后共存肺高压(CpcPH)发生率12%左右。CpcPH临床病情严重,预后差。

三、高血压合并射血分数保留心力衰竭的病理生理和诊断

(一)病理生理学概要

HFpEF典型的危险因素包括高龄、高血压和肥胖等,常是先天和后天复杂因素并存。传统认为HFpEF发生的病理机制包括左心室收缩储备受限、体肺循环血管功能下降、NO生物利用率、变时功能储备、右心室功能、左心房功能和自主神经张力的损害等。

高血压能够引起结构重构,包括心肌细胞肥大、成纤维细胞增生并转化为肌成纤维细胞,伴随血管平滑肌细胞肥大等。另外,非细胞改变包括血管旁和间质胶原构成的细胞外基质增生。心肌内毛细血管密度和动脉厚度的变化引起心肌缺血、细胞内离子通道发生改变等,导致心肌纤维化、微血管病变和内皮功能障碍。这些变化都能够造成左心室舒张末压增高和左心房压力升高。

在继而肺静脉压升高过程中,产生肺毛细血管楔压(PCWP)升高,致肺动脉压(PAP)升高。因此可以合并不同严重程度的肺高血压(PH)。目前对HFpEF患者心房重构的研究进一步深入。

心房独特的结构特性使心房与心室心肌有很大的不同,不仅发挥储备、泵血的功能,还决定了心脏的频率及节律,此外,心房还具有机械传感及内分泌功能。当发生心衰时,心房重构不仅常与心室重构同时出现,还增加了疾病的复杂性。包括心房收缩功能异常、左心房排空分数和左心房压力同样减低,左心房纤维化占左心房区域的30.1%±4.6%。HFrEF心房颤动发病率<10%~50%,而HFpEF中明显升高,达到21%~65%。心房纤维化在HFpEF

患者的心房重构中尤为常见,RELAX研究显示合并心房颤动的HFpEF患者(37%)病情较重,运动耐量较低,心房纤维化重构也可导致利钠肽分泌减少,HFpEF出现急性容量负荷增加时通过皮下注射BNP可改善血流动力学,证实了HFpEF中利钠肽水平的相对缺乏。同样,应用血管紧张素受体脑啡肽酶抑制剂增加利钠肽水平被证实能带来获益,有关作用还有待进一步研究。

(二)高血压合并HFpEF诊断研究

主要从以下几个方面进行研究。

1.流行病学资料 有长期高血压病史,尤其是60岁以上老年人,女性,肥胖,合并多种疾病,包括肾功能不全、贫血、糖尿病等。

2.临床表现 有心力衰竭的临床表现,包括肺淤血所致呼吸困难(气短)常是首发表现,也可以有心悸、咳嗽等表现。HFpEF和HFrEF症状无明显区别。病情发展肺动脉压力升高,右心衰竭引起颈静脉充盈、肝大、下肢水肿。

3.诊断标准 中华医学会心血管病分会2018心力衰竭诊断和治疗指南提出的HFmrEF和HFpEF包括症状和(或)体征、射血分数、利钠肽水平、心室肥厚和(或)心房扩大及超声心动图心脏舒张功能异常指标。

HFmrEF的LVEF为40%~49%,利钠肽升高,即B型利钠肽(BNP)>35ng/L和(或)N末端B型利钠肽原(NT-proBNP)>125ng/L并符合以下至少1条:①左心室肥厚和(或)左心房扩大;②心脏舒张功能异常。此类患者临床特征、病理生理、治疗和预后尚不清楚,单列此组有利于对其开展相关研究。

HFpEF的LVEF为≥50%,利钠肽升高,并符合以下至少1条:①左心室肥厚和(或)左心房扩大;②心脏舒张功能异常。需要排除患者的症状是由非心脏疾病引起的。

(三)HFpEF诊断研究近况

超声心动图是目前临床上唯一可判断舒张功能不全的成像技术,但单一参数不足以准确评估,超声心动图指标还包括二维、多普勒、组织多普勒和斑点追踪技术,可对保留射血分数的心力衰竭患者的心脏结构、功能和力学进行详细的表型分析。建议多参数综合评估。HFpEF主要的心脏结构异常包括左心房容积指数>34ml/m²、左心室质量指数≥115 g/m²(男性)或95g/m²(女性);主要的心脏舒张功能异常指标包括E/e′值≥13、e′平均值(室间隔和游离壁)<9cm/s;其他间接指标包括纵向应变或三尖瓣反流速度。也有的文献指出 E/E′(e′)值>15,提示左心室充盈压>15mmHg;当E/E′(e′)值<8,提示充盈压正常;E/E′(e′)值在8~15提示应考虑其他原因影响左心室舒张末压(LVEDP)。超声应同时估测肺动脉压。心脏磁共振检查有很大价值,但是全面开展还有一定限制。

欧洲心脏学会-心力衰竭协会(HFA-ESC)系统提出诊断HFpEF演算四步骤与方法(HFA-PEFF):①P=测试前评估。包括心衰的症状和体征,典型临床人口统计学特征及共同的危险因素(肥胖、高血压、糖尿病、高龄和心房颤动)和诊断性实验室检查,心电图,心脏超声,6min步行试验和心肺运动试验。还有利钠肽水平(正常不能排除)。②E=超声心动图指标和利钠肽评分(表2)。③F1=进行功能测试,应用超声心动图或侵入性血流动力学运动试验检查。④F2=最终的病因分析,确诊HFpEF潜在特定或可能解释的病因,做相应检查。(CMR、CT、PET、心肌活检、基因等)需要进一步研究以更好地对HFpEF进行分类。

Reddy等提出根据复合评分方法,即H2FpEF计分,范围为0~9分,作为HFpEF诊断参考证据,评分越高,可能性越大。较为简单,鉴别不同情况的因果关系见表3。

四、高血压心脏病HFpEF及合并PH的治疗原则及措施

高血压心脏病HFpEF在心力衰竭症状出现后仍可伴高血压时作为上游治疗推荐应用血管紧张素转化酶抑制剂(ACEI),不能耐受者可使用血管紧张素受体拮抗剂(ARB);还推荐用β受体阻滞剂和醛固酮受体拮抗剂。上述药物并不能降低此类患者的死亡率和改善预后,但用于降压治疗值得推荐,也是安全的。如仍未能控制高血压,推荐应用氨氯地平、非洛地平。不推荐应用α受体阻滞剂、中枢降压药(如莫索尼定)。有负性肌力效应的钙拮抗剂(CCB),如地尔硫䓬和维拉帕米不能用于HFrEF,但对于HFpEF患者,仍可能是安全的。

还需要注意患者心理因素,如发生焦虑或抑郁等症状障碍要进行疏导,与器质性疾病同治。高血压并发肺高血压的治疗也应遵循这一原则,除了高血压积极控制,要干预这类患者有关的混杂因素和合并症,包括肾功能不全、贫血、睡眠呼吸暂停综合征(SAS)和慢性阻塞性肺疾病(COPD)等。注意调整生活方式,强调戒烟、饮食、心理运动和药物五大处方。特别是个体化规范的制订运动康复训练计划应该引起重视。

HFpEF患者的治疗主要针对症状、心血管基础疾病和合并症、心血管疾病危险因素,采取综合性治疗手段。初始临床相关的多中心研究未能证实ACEI/ARB、β受体阻滞剂等能改善HFpEF患者的预后和降低病死率,HFpEF目前临床试验不能达到一级终点。在涵盖了EF 40%或45%以上的心力衰竭患者中,包括地高辛DIG-Ancillary、培哚普利的PEP-CHF、厄贝沙坦的I-PRESERVE、坎地沙坦的CHARM-P、奈比洛尔(Nebivolol)的SENIORS和醛固酮受体拮抗剂螺内酯的TOPCAT研究等。总体对预后指标均为中性结果。因基础心血管疾病(如心房颤动、高血压、冠心病、肺动脉高压)及合并症(如糖尿病、慢性肾脏病等)的不同,HFpEF患者的病理生理机制差异很大。非心血管疾病也是HFpEF患者死亡和住院的原因。故建议对HFpEF和HFmrEF患者进行心血管疾病和非心血管疾病合并症的筛查及评估,并给予相应的治疗,以改善症状及预后(I,C)。

表2 步骤2(E):超声心动图和利钠肽HFpEF工作评分系统(诊断检查)

	功能	形态	生物标记(SR)	生物标记(AF)
主要	间隔e'<7cm/s或横向e'<10cm/s或平均E/e'≥15或三尖瓣流速>2.8m/s(肺动脉收缩压>35mmHg)	左心房容积指数>34ml/m²或左心室重量指数≥149/122g/m²和相对壁厚度>0.42	NT-proBNP>220pg/ml或BNP>80pg/ml	NT-proBNP>660pg/ml或BNP>240pg/ml
次要	平均E/e'9~14或GLS<16%	左心房容积指数29~34ml/m²或左心室重量指数>115/95g/m²或相对壁厚度>0.42或左心室壁厚度≥12mm	NT-proBNP125~220pg/ml或BNP38~80pg/ml	NT-proBNP365~660pg/ml或BNP105~240pg/ml

主要标准:2分 ≥5分:HFpEF

次要标准:1分 2~4分:舒张压力试验或有创血流动力学测量

表3 HFpEF复合评分(H2FpEF)

变量	参数	描述	评分
H	肥胖	身体质量指数超过30kg/m²	2
H	高血压	2种或2种以上降压药	1
F	心房颤动	持续性或阵发性	3
P	肺动脉高压	ECHO Doppler提示肺动脉收缩压超过35mmHg	1
E	年老	年龄超过60岁	1
F	充盈压	Doppler ECHO E/e超过9	1

注:H2FpEF用来诊断非心源性哮喘患者心衰,0~9分。评分越高,HFpEF诊断可能性越大

有液体潴留的HFpEF和HFmrEF患者应使用利尿剂（Ⅰ，B），需要小剂量谨慎给药，避免容量失衡。醛固酮受体拮抗剂TOPCAT研究亚组分析提示螺内酯可降低HFpEF患者因心衰住院风险。对LVEF≥45%，BNP升高或1年内因心衰住院的HFpEF患者，可考虑使用（Ⅱb，B）。

初步研究显示，HFmrEF在病因学、临床特点、影像学表现、合并症、治疗及预后等方面介于HFrEF与HFpEF之间。HFmrEF中缺血性心脏病的患者比例与HFrEF相似，明显高于HFpEF患者。部分HFmrEF可转变为HFpEF或HFrEF，从HFmrEF进展到HFrEF的患者预后比那些保持在HFmrEF或转变为HFpEF的患者更差。对一些随机对照试验的回顾性分析及荟萃分析表明，ACEI/ARB、β受体阻滞剂、醛固酮受体拮抗剂可能改善HFmrEF患者的预后，其中CHARM研究中坎地沙坦有明确证据。

需要再提出β受体阻滞剂的问题，特别是HFpEF在改善预后方面还存在争议，结果各有不同。近来日本学者在醛固酮拮抗剂TOPCAT试验人群研究基础上，总计入选3417例HFpEF患者，LVEF≥45%，应用β受体阻滞剂总体有增加不良心血管事件的风险，特别是有心肌梗死病史患者全因死亡、主要心血管事件和心力衰竭住院升高。另一项荟萃研究证明对HFrEF改善预后是明确的，同时对中间值，即HFmrEF也有充分证据；但是HFpEF不能减少全因死亡和心血管病死亡，随机双盲研究样本仍然不够，因此，还得不出有利证据的β受体阻滞剂疗效或安全性方面的结论。Henning汇总了卡维地洛（Carvedilol）、奈比洛尔、比索洛尔（Bisoprolol）、美托洛尔（Metoprolol）、拉贝洛尔（Labetalol）和阿替洛尔（Atenolol）几乎所有临床使用的β受体阻滞剂的HFpEF临床试验，包括心血管死亡和心力衰竭住院等不同终点，得到的阳性和阴性结果各异。另外，资料荟萃了12个β受体阻滞剂试验结果，证实EF≥40%β受体阻滞剂治疗减少全因死亡，但是对住院率没有影响，认为β受体阻滞剂对这类患者是合适的治疗选择。

有关他汀类药物在DHF中的作用尚有争议。多数研究肯定了他汀类药物在DHF中的有效作用。但今后仍需大规模、前瞻性、随机对照的临床试验来进一步明确他汀治疗对于HFpEF的益处。

值得关注的是血管紧张素受体脑啡肽酶抑制剂（ARNI）——沙库巴曲/缬沙坦（诺欣妥）在HFrEF临床试验PARADIGM-HF和ESC大会发表的TRANSITION取得阳性结果基础上。2019年ACC年会在原研究基础上公布PIONEERHF扩展研究结果沙库巴曲/缬沙坦有益于急性心衰。延展到HFpEF研究的PARAMOUNT二期临床试验，完成12周一级终点——沙库巴曲/缬沙坦与缬沙坦比较NT-proBNP基线值明显下降等结果，包括中国在内沙库巴曲/缬沙坦与缬沙坦比较的PARAGON-HF长期疗效和安全性的随机、双盲大规模Ⅲ期临床研究——纳入4822例左室射血分数（LVEF）≥45%、年龄≥50岁、NYHA为Ⅱ～Ⅳ级、BNP升高、伴有心脏结构或功能异常的心衰患者，1∶1随机分组，分别接受沙库巴曲缬沙坦（目标剂量，每次97mg沙库巴曲与103mg缬沙坦，每日2次）或缬沙坦（目标剂量，每次160mg，每日2次）治疗。主要终点是心衰住院和心血管死亡的复合终点，次要终点包括NYHA分级变化、肾功能恶化和堪萨斯城心肌病调查问卷（KCCQ）临床总分变化情况。在ESC 2019年会公布了研究结果，并同步发表于《新英格兰医学杂志》（NEJM）。该研究表明，ARNI未能使HFpEF患者心衰住院和心血管死亡风险显著降低。中位随访34个月，沙库巴曲缬沙坦组和缬沙坦组分别发生894例、1009例主要终点事件（RR 0.87, CI 0.75～1.01，$P=0.06$），即降低13%，并未达到统计学意义，但是次要终点有所改善，包括明显减少心力衰竭住院15%，生活质量KCCQ评分和肾功能改善。安全性方面沙库巴曲缬沙坦组低血压和血管性水肿发生率较高，高钾血症的发生率较低。虽然主要是阴性结果，未对ARNI能否改善患者预后给出确切的答案，但是目前HFmrEF和HFpEF患者除针对原发病治疗外，还没有经循证医学证实的明确有效药物治疗方法。PARAGON-HF试验显示，沙库巴曲缬沙坦组主要终点事件减少13%，却是一个不能忽视的疗效差别，若进一步增加样本量，有可能使统计分析的结果出现变化。另外，亚组分析表明，HFpEF人群在治疗反应方面存在异质性。沙库巴曲缬沙坦对女性患者可能更多获益，一级终点减少27%；而在不同LVEF患者中，相比LVEF＞57%的患者，沙库巴曲缬沙坦对LVEF≤57%的患者也更多获益，主要终点事件减少22%，具有统计学意义。另外，与缬沙坦相比，沙库巴曲/缬沙坦可以降低总心衰住院率，说明HFpEF患者有可能有不同的病因和病理生理机制。可以证明LVEF在40%～50%的HFmrEF患者和LVEF≥45%的女性HFpEF患者，沙库巴曲缬沙坦治疗可能是获益的。因此成果仍然可喜。2020年发表的加拿大心力衰竭指南也确认ARNI这类药物对HFpEF患者治疗的希望。一项更大的HFpEF随机对照试验（PARALLAX-HF）探讨了沙库巴曲/缬沙坦对生活质量和运动能力的影响，将于2020年公布，提供更多的证据。

值得注意的另外一个热点问题，治疗糖尿病的药物对改善心血管病和肾病预后有很大进展，特别是一些新药。突出的是钠-葡萄糖协同转运蛋白2抑制剂（SGLT-2i）包括恩格列净、卡格列净、达格列净经典试验EMPA-REG OUTCOME，CANVAS和DECLARE-TIMI58，降低心力衰竭住院，降低合并病心血管或极高危心血管风险患者的心血管事件。恩格列净降低心血管病患者死亡风险。上述研究SGLT-2抑制剂能否用于治疗已确诊的心力衰竭，尤其是不伴T2DM的心力衰竭患者尚不明确。非糖尿病亚组的心血管死亡和全因死亡无显著下降。全因死亡仅在糖尿病亚组中显著降低,而心血管死亡在两个亚组中均无显著降低。然而,2019年ESC公布的DAPA-HF试验结果显示,达格列净在接受标准治疗的射血分数减低心衰患者中的有效性和安全性方面均达到了预期结果。美国心脏协会年度科学会议(AHA 2019)上,公布了DAPA-HF试验的最新研究结果,研究表明无论是否合并糖尿病,虽然是研究射血分数降低心力衰竭(HFrEF),在标准治疗基础上加用达格列净,仍然进一步降低心血管死亡或心力衰竭恶化风险,改善心力衰竭患者的再住院率和生活质量。

DAPA-HF研究是心衰治疗领域又一个里程碑式的结果,研究证实非糖尿病人群同样从SGLT2抑制剂治疗中获益,心力衰竭"金三角"或有望将改写,4种药物联合治疗有可能变成"金四角"。包括高血压合并HFmrEF和HFpEF达格列净研究带来希望。恩格列净的EMPEROR-Reduced和EMPEROR-Preserved研究也正在进行当中,其目标包括在HFpEF在内的全部心力衰竭人群,SGLT-2抑制剂在心力衰竭领域的应用有良好前景。在机制方面,通过抑制肾小管对葡糖糖的重吸收,发挥降糖、利钠、减体重作用,具有明确的肾脏保护作用。SGLT2i减少Na^+和选择性改善间质水肿,对血容量影响较小,相对于祥利尿剂减少间质水分比血容量更多,进一步避免心力衰竭时交感神经系统反射性激活。还有待进一步研究。

针对HFpEF可能有效的治疗药物研究还包括雷诺嗪(Ranolazine)、伊伐布雷汀(Ivabradine)、可溶性鸟苷酸环化酶激动剂(sGC stimulator-利奥西胍-Riociguat,vericiguat)、磷酸二酯酶5(PDE-5)抑制剂(西地那非-sidenafil、他达拉非-tadalafil)、白介素1受体拮抗剂(anakinra)、Alagebrium chloride(ALT-711)、硝酸盐(提供NO)、重组松弛素(serelaxin)和基因治疗等,有关的试验结果还不能证明上述药物对改善预后的影响。其中,伊伐布雷汀作为窦房结If电流抑制剂降低心率,对HFrEF即收缩功能衰竭治疗作用已经得到证实,SHIFT研究结论获得FDA批准。但是,最近Kosmala等HFpEF的小规模研究主要是针对降低运动心率后运动耐量、VO2峰值等影响,研究结果一级终点是恶化,次要终点没有统计学意义,与2013年Kosmala等研究改善运动能力和VO2峰值结果不一致,还需要大规模临床试验进一步研究。RALI-DHE Proof-of-Concept Study研究晚钠电流抑制剂雷诺嗪改善了一些血流动力学结果(LVEDP、PCWP),但是没有改变心肌松弛性参数。关于可溶性鸟苷酸环化酶激动剂利奥西胍对DHF-PH患者急性血流动力学作用(DILATE-1)研究,研究结果:HFpEF-PH患者耐受性良好,对mPAP没有明显作用,改善了研究中血流动力学和超声心动图参数。Vericiguat心力衰竭初步研究(SOCRATE)分两个部分:SOCRATES-REDUCED和SOCRATES-PRESERVED。SOCRATES-REDUCED 结果NT-proBNP水平没有差别,耐受性好,进一步分析显示高剂量 BNP水平有下降。SOCRATES-PRESERVED 2b期临床试验,EF≥45%,共477例,其中安慰剂组93例,Verriciguat组384例。每日1次,1.25mg或2.5mg;或2.5mg开始,滴定到5mg或10mg;或安慰剂。共12周。48%为女性,平均年龄(73±10)岁。2个主要一级终点是12周 logNT-proBNP和LAV变化,结果汇总3个高剂量组,与安慰剂比较没有差别。Verriciguat耐受良好。探索性终点根据生活质量KCCQ临床总结评分(CSS)10mg分组平均(19.3±16.3)分,安慰剂基线值9.2分,$P=0.0017$,有明显生活质量改善。因此还需要进一步临床试验。在非药物器械治疗方面,包括CRT等有关研究未得到阳性结果。

Shear等汇总列出了目前应用治疗HEpEF的药物和将来有希望的药物与非药物的研究方向(图1)。

关于HFpEF合并肺高血压(PH)的问题,这类PH属于肺动脉高压2008年Dana Point分类的第2类的亚类,2018年2月在法国尼斯召开的第六届世界肺高血压会议(WSPH)对属于第2类的内容没有变化(左心疾病导致的PH:2.1射血分数保留心力衰竭)。高血压心脏病有HFpEF部分或严重患者并发PH,属于毛细血管后肺动脉高压,即mPAP≥25mmHg,PCWP>15mmHg。慢性心力衰竭一旦合并PH,往往提示症状和运动耐量受损更严重,预后更差。超声心动图是筛查左心疾病所致肺高血压的重要手段,但确诊仍需行右心导管检查。长期应用利尿剂的患者PCWP可能正常,HFpEF患者静息状态下PCWP也可能<15mmHg。液体负荷或运动负荷试验可能有助于发现潜在的左心疾病所致肺高血压。左心疾病所致PH应以治疗基础疾病为主,处理HFmrEF和HFpEF是PH的上游治疗。严重者手术(左心室辅助装置、瓣膜手术、再同步化治疗或心脏移植)治疗,上述治疗可能因左心室充盈压下降而使肺动脉压力迅速下降。由于缺乏循证医学证据,包括欧洲和我国指南目前都暂不推荐在左心疾病所致PH患者中使用第1类肺动脉高压(PAH)靶向药物包括磷酸二酯酶5(PDE5)抑制剂西地那非、鸟苷酸环化酶激动剂利奥西胍、内皮素受体拮抗剂马昔腾坦、Rho激酶抑制剂法舒地尔和前列环素制剂曲前列地尔等有多个临床试验,结果多不理想,这类患者建议到肺血管病中心明确诊断和个体化治疗。目前药物临床试验预后研究还在世界各肺血管病中心进行中。

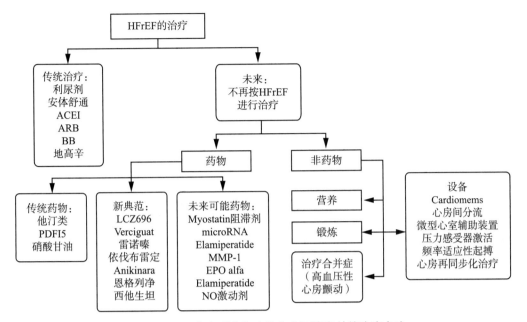

图1　HFpEF患者现有和建议将来可能有效的治疗方法

（张承宗　周　虹）

从DECLARE到DAPA-HF心力衰竭
预防和治疗新循证

心力衰竭（heart failure, HF）（心衰）是多种原因导致心脏结构和（或）功能的异常改变，使心室收缩和（或）舒张功能发生障碍，从而引起的一组复杂临床综合征，主要表现为呼吸困难、疲乏和液体潴留（肺淤血、体循环淤血及外周水肿）等。根据左室射血分数（LVEF），分为射血分数降低心力衰竭（HFrEF）、射血分数保留心力衰竭（HFpEF）和射血分数中间值心力衰竭（HFmrEF）。根据心力衰竭发生的时间、速度，分为慢性心力衰竭和急性心力衰竭。目前认为心力衰竭是慢性、自发进展性疾病，神经内分泌系统激活导致心肌重构是引起心力衰竭发生和发展的关键因素。基于心力衰竭的神经内分泌机制，改善神经激素异常、抑制心肌重塑成为当目前治疗慢性心力衰竭的生物学治疗模式。近年来，随着多种治疗心力衰竭的新药如沙库巴曲缬沙坦、左西孟旦等的出现弥补了既往临床上治疗心衰的不足，有效改善了慢性心衰患者的预后。本文主要讨论心力衰竭的治疗进展。

一、心衰的传统药物治疗

神经内分泌系统激活导致心肌重构是引起心力衰竭发生和发展的关键因素。神经内分泌系统主要包括交感神经系统（SNS）及肾素-血管紧张素-醛固酮系统（RAAS）。因此，针对心力衰竭神经内分泌系统治疗的药物成为心力衰竭治疗的经典药物，主要包括RAAS抑制剂［即血管紧张素转化酶抑制剂（ACEI）、血管紧张素Ⅱ受体阻滞剂（ARB）、醛固酮受体拮抗剂（MRA）］和β受体阻滞剂。

（一）ACEI/ARB

ACEI/ARB是目前治疗心力衰竭循证医学最多的一类药物，是被指南认可治疗慢性心力衰竭的基础和首选药物。ACEI既可通过抑制血管紧张素Ⅰ（AngⅠ）转化为有活性的血管紧张素Ⅱ（AngⅡ），抑制心室重塑，也可通过抑制心脏的肾素-血管紧张素-醛固酮系统（RAAS），减少醛固酮的生成，达到抑制心室重塑的作用；另外，ACEI还可通过抑制缓激肽的降解，使外周血管中的静脉及小动脉舒张，从而降低心脏的前负荷和后负荷。ARB可选择性阻断血管紧张素受体1（AT1）而产生与ACEI类似的作用机制，在阻断AT1的同时，可以使血管紧张素Ⅱ与血管紧张素受体2（AT2）结合，从而产生舒张血管、调节细胞凋亡、抗细胞增生等多种保护心脏的作用。

（二）醛固酮受体拮抗剂

心力衰竭时心室内的醛固酮生成及活化与心力衰竭严重程度成正比。初始应用ACEI或ARB时，醛固酮的生成量减少，但是随着ACEI或ARB应用时间的延长，可出现醛固酮"逃逸现象"。因此，加用醛固酮受体拮抗剂可抑制醛固酮的生成。研究显示醛固酮受体拮抗剂可进一步降低心衰患者的病死率。

（三）β受体阻滞剂

β受体阻滞剂可有效拮抗交感神经兴奋，β受体阻滞剂的作用机制为：①β受体阻滞剂可抑制RAAS系统的持续活化，有效抑制血管紧张素介导的心肌劳损。②β受体阻滞剂可有效抑制去甲肾上腺素释放对心肌细胞产生的毒副作用，通过减慢心室率来改善心肌细胞的对氧的需求，最终降低心室颤动发生率。③β受体阻滞剂能使心肌细胞中α和β受体细胞密度与效应比值逐渐恢复，有效抑制心肌细胞膜上cAMP，抑制心肌细胞内流钙离子出现超载现象，缓解心肌压力，防止心肌细胞受损，有效阻止心室重构。④β受体阻滞剂可使交感神经释放的儿茶酚胺活性降低。⑤β受体阻滞剂能有效改善心肌细胞的收缩功能，减缓慢性心力衰竭的进展速率。BEST等几个大型临床试验结果中显示出，在应用ACEI和利尿剂的基础上加用β受体阻滞剂可改善患者的临床症状，降低病死率和住院率。但在使用β受体阻滞剂治疗心衰时，需达到目标剂量或最大耐受剂量，从而发挥其最佳疗效。目前临床上应用的β受体阻滞剂有3代，第一代为非选择性β1受体阻滞剂，代表药物有普萘洛尔、噻吗洛尔；第二代为选择性β1受体阻滞剂，代表药物有美托洛尔、阿替洛尔、比索洛尔；第三代药物可同时作用于α受体和β受体，具有扩张血管作用，代表药物为吲哚洛尔。

二、应用于临床的心力衰竭治疗新药

（一）窦房结起搏电流（If）抑制剂（伊伐布雷定）

心率增快是心血管疾病的独立危险因素。Na^+内流、K^+外流形成If电流，是窦房结起搏电流，控制着动作电位发生的间隔。伊伐布雷定与If通道特异性结合，选择性抑制If电流，从而降低窦房结自律性，降低心率。伊伐布雷定在减慢心率的同时不影响心肌收缩力和左心室收缩功能；同时对支气管平滑肌、血糖、血脂、血压无干扰；在治疗剂量下不影响心率校正后的QT间期，以及PR间期和QRS间期，无尖端扭转性室性心动过速的风险，也不干扰心房、心室、房室结及希氏束-浦肯野系统的不应期和传导功能；停药后无反跳现象。弥补了既往心力衰竭治疗中对β受体阻滞剂存在禁忌证或不能耐受的缺陷。SHIFT试验纳入6505名射血分数≤35%、NYHA Ⅱ～Ⅳ级并且窦性心率≥70次/分的心力衰竭患者，在常规抗心力衰竭药物治疗的基础上，加用伊伐布雷定可使主要复合终点事件降低18%，死亡率降低26%，因心力衰竭住院率降低26%。证明了减慢心率可以改善心力衰竭患者的预后。

（二）离子增敏剂（左西孟旦）

左西孟旦（Levosimendan）为钙离子增敏剂，通过增强心脏肌钙蛋白C对Ca^{2+}的敏感性，从而增加心肌收缩力。同时，左西孟旦开放K$^+$通道到达扩张血管的作用，为ATP依赖的K$^+$通道开放剂，具有抗炎、抗心细胞凋亡、抗氧化等作用。左西孟旦在增加心肌收缩力的同时不影响舒张功能，也不影响细胞内Ca^{2+}的浓度。REVIVE研究结果表明，急性失代偿心力衰竭患者在标准治疗之上接受左西孟旦治疗后更容易出现症状改善，且症状恶化的可能性更小。REVIVE-2试验纳入600例患者，研究结果发现，左西孟旦治疗组患者（急性HF初始治疗基础上加用左西孟旦）与安慰剂组患者相比，6h、24h、5d的临床症状改善，且左西孟旦治疗组患者较少出现并且恶化，尽管左西孟旦治疗组的死亡风险高于安慰剂组，但差异无统计学意义。

（三）血管加压素V2受体拮抗剂（托伐普坦）

合理应用利尿剂可减轻心衰患者因外周血容量增加造成的体液潴留，是治疗心衰的关键。但是，心衰患者长期使用利尿剂可出现利尿剂抵抗。血管加压素（AVP）是由垂体分泌的具有抗利尿和促进周围血管收缩作用的激素。心衰早期可对体内升高的AVP具有一定的代偿能力，但长期的AVP水平升高会使心衰进一步恶化。托伐普坦（Tolvaptan）是一种新型口服非肽类选择性血管加压素V2受体拮抗剂，通过与集合管上V2受体结合阻断其活性，从而阻断了V2受体介导的肾脏水的重吸收，而不增加钠的排出。EVEREST研究是一项纳入4133例患者的国际多中心研究，该研究在患者入院48h内随机分组，一组给予托伐普坦30mg/d（n=2072），另一组使用安慰剂（n=2061），结果显示托伐普坦具有持续、迅速、安全的脱水作用，且亚组分析显示托伐普坦可降低低钠血症组患者6个月的住院率和病死率，同时研究以显示长期使用托伐普坦可显著改善患者的症状，改善心衰患者的低钠血症，保护肾功能。目前临床上常用托伐普坦治疗心衰患者合并顽固性水肿、肾功能损害、低钠血症。

（四）重组人脑利钠肽rhBNP（新活素）

脑利钠肽（brain natriuretic peptide, BNP）是机体分泌的一种具有利钠、排水和舒张血管、降低心脏前后负荷、抑制心室重塑作用的神经因子。脑利钠肽（BNP）在人体发生心力衰竭时过度激活，是评价心力衰竭发展和预后的重要指标。急性心力衰竭状态下，内源性BNP的分泌相对不足，此时补充外源性rhBNP，可迅速减轻心力衰竭患者的呼吸困难及全身症状，发挥抗心力衰竭的积极作用。重组人脑利钠肽rhBNP（新活素）是通过重组DNA技术合成的人脑利钠肽。其作用机制类似于内源性BNP，能较为显著地改善急、慢性心力衰竭患者的血流动力学。重组人脑利钠肽可以与血管平滑肌上的内皮细胞鸟苷酸环化酶耦联的受体结合，使细胞内环磷酸鸟苷的浓度升高，从而使平滑肌舒张，扩张机体动脉和静脉窦。在新活素进入血液循环之后，可以抑制肾素-血管紧张素-醛固酮（RAAS）系统及交感神经系统的过度激活，扩张肾小球的入球小动脉，抑制近曲小管多钠的吸收，使肾小球滤过率和钠排泄量增加，产生明显的利钠排尿作用，降低心肌前、后负荷。

（五）血管紧张素受体脑啡肽酶抑制剂（诺欣妥）

神经内分泌系统的长期激活被认为是导致心力衰竭发生、发展的病理基础，遵循这一思路，心力衰竭治疗从传统的"强心、利尿、扩血管"转为抑制神经内分泌系统，涌现出血管紧张素转化酶抑制剂（ACEI）、血管紧张素受体拮抗剂（ARB）、β受体阻滞剂和醛固酮受体拮抗剂，而血管紧张素受体脑啡肽酶抑制剂（ARNI）成为这一领域又一崛起的"明星"。ARNI的代表性药物为沙库巴曲缬沙坦，由脑啡肽酶抑制剂的前体物质沙库巴曲和缬沙坦按1:1组成复合物。沙库巴曲缬沙坦在体内分解为血管紧张素Ⅱ受体拮抗剂（缬沙坦）和脑啡肽酶抑制剂（Sacubitril）。脑啡肽酶抑制剂可通过升高利钠肽、缓激肽、肾上腺髓质素和其他内源性血管活性肽的水平达到利尿、扩张血管、抑制血管内皮素的效果。血管紧张素Ⅱ受体拮抗剂通过抑制血管紧张素Ⅱ的作用而达到扩血管、降低交感神经活性等作用。PARADIGM-HF研究是全球最大的关于ARNI的研究，研究最终纳入8339名Ⅱ～Ⅳ级射血分数<40%（后在试验中调整为35%）的心力衰竭患者，随机给予ARNI（200mg，每日2次）或依那普利（10mg，每日2次）。因沙库巴曲缬沙坦显示出压倒性优势，中位随访27个月后试验被提前终止。结果显示：接受ARNI治疗组心血管死亡率或心衰住院率减少20%，进一步亚组分析显示ARNI组患者因心衰恶化需强化治疗、急诊室就诊和入院率均少于依那普利组。其副作用出现较多的为症状性低血压，而血管性水肿、肾功能损害、高钾血症、咳嗽等并发症较少。目前更多

关于ARNI研究正在进行中，现ARNI已为各大指南的I类推荐药物，已广泛应用于临床。

（六）钠葡萄糖共转运蛋白2抑制剂

钠葡萄糖共转运蛋白2抑制剂（sodium glucose cotransporter 2 inhibitor, SGLT2i）可通过抑制肾小管的近段小管对钠和葡萄糖的重吸收，从而增加钠和葡萄糖在尿液中的排泄量，最终达到降低血糖的效果。SGLT2i最初作为口服降糖药研发并应用于临床，此后其在心血管方面的独特作用逐步被发现。SGLT2i对心血管的保护独立于降糖，不仅可以通过渗透性利尿作用降低外周血容量达到减轻心脏的前、后负荷及降低血压，还可能改善左心室壁张力和心肌能量代谢。目前对于SGLT2i对心血管的保护机制尚不明确。

EMPA-HEART Cardiolink-6研究纳入7020例合并心血管疾病的T2DM患者，通过心脏磁共振发现恩格列净可降低有心血管疾病风险的2型糖尿病患者的主要心血管事件，可能与恩格列净改善心脏纤维化作用相关。2017年9月在The Lancet Diabetes & Endocrinology发表的CANVAS研究显示：与其他降糖药相比，SGLT-2抑制剂可显著降低心血管死亡率（HR 0.53, 95% CI 0.40～0.71）、主要心血管不良事件（HR 0.78, 95% CI 0.69～0.87）、因心衰就医（HR 0.70, 95% CI 0.61～0.81）及严重低血糖（HR 0.76, 95% CI 0.65～0.90）的发生率，但对于非致死性心肌梗死、非致死性卒中和房颤的影响无显著差异。

2018年美国心脏协会（AHA）科学会议上公布的DECLARE-TIMI 58研究是迄今为止规模最大的SGLT2抑制剂心血管预后研究，纳入了33个国家超过17 000例患者，研究结果显示心血管死亡或心衰住院（HHF）的复合终点比对照组显著降低17%（HR 0.83, 95% CI 0.73～0.95, $P=0.005$）。心血管死亡、非致死性心肌梗死或非致死性卒中的复合终点（MACE）与对照组相比有下降趋势。两组分析显示，在已患心血管疾病人群中，无论是否有心衰病史，心血管病死亡或HF复合终点均显著下降17%。在已患心血管疾病和具有多重危险因素的人群中，达格列净降低心衰住院的疗效一致。达格列净不但有二级预防的作用，在一级预防人群（有任一种心血管高危因素，如高血压、高血脂、吸烟、肥胖等）也能减少心衰/心血管死亡的发生风险。DECLARE研究的入组患者中，有心血管疾病多重危险因素的人群占59.4%。覆盖人群更能代表T2DM的真实人群状态。2019年DAPA-HF研究的公布更是奠定了达格列净在心衰领域的治疗地位。DAPA-HF研究是全球首个在HFrEF患者中应用SGLT2抑制剂观察其对心衰风险影响的III期临床试验，研究纳入的4744例受试者均为射血分数降低（LVEF≤40%），伴或不伴2型糖尿病的心衰患者，平均年龄为66岁。研究结果显示：与安慰剂相比，SGLT2抑制剂达格列净显著降低心血管死亡或心衰恶化（定义为因心衰入院或因心衰紧急就诊）的风险。达格列净显著改善6～12周NT-proBNP和KCCQ总体评分复合终点。

综上，心衰的药物治疗日新月异，SLGT-2抑制剂的出现为心衰患者及医务工作者提供了一把新的"利器"。DECLARE研究及DAPA-HF研究的相继公布，也为心衰预防和治疗提供了新的循证学依据。但是，面对日益复杂的疾病谱及高度异质的心衰人群，我们应在以指南为指导的疾病管理基础上，探索个性化的"精准治疗"方案。

（姚朱华）

体外超滤在心衰容量管理中的
应用现状及展望

充血性心力衰竭（congestive heart failure, CHF）患者常因心功能失代偿需要反复住院治疗, 社会及经济负担巨大, 已成为最严重的全球性健康问题之一。容量负荷过重和肺充血是绝大多数急性失代偿性心力衰竭（acute decompensated hean failure, ADHF）患者住院的主要原因。利尿剂是临床上解决患者体液过多的常用手段, 但由于长期应用利尿剂存在电解质紊乱、神经内分泌系统激活和利尿剂抵抗等问题, 使治疗效果难以达到临床需要。超滤治疗可控性地纠正急性心衰水钠潴留, 是缓解心衰症状的有效方法。心衰专用体外超滤（extracorporeal ultrafiltration）装置的问世, 保障了治疗的安全性和便利性, 为在心内科广泛应用提供了技术保障, 显示了良好的临床前景。但在超滤治疗有效性和安全性方面, 国内外学者近年来进行了多项包括RCT在内的多项临床研究, 结果并不完全一致, 本文旨在对超滤治疗现状进行综述, 分析该技术在心衰领域应用前景、存在问题及研究方向。

一、体外超滤与利尿剂相比在消除容量负荷中的优势

（一）超滤缓解钠潴留优于利尿剂

缓解钠水潴留的核心是钠, 人体钠总量决定细胞外液总量, 决定充血症状的严重程度。与利尿剂作用原理不同, 超滤通过半透膜利用跨膜压力差把血浆中的水分滤出来。超滤滤出的等张液与血浆渗透压相同, 在每升超滤液中有134～138mmol的钠, 以呋塞米为代表的利尿剂产生的是低张尿, 尿钠浓度约为60mmol/L。等量的液体清除, 超滤的排钠能力是利尿剂的2倍多, 纠正钠潴留效果更好。

（二）无神经内分泌系统直接激活

泮利尿剂直接作用于致密斑, 引起肾动脉收缩, 导致肾脏缺血缺氧, 同时激活RAAS系统。使用超滤时, 只有当超滤率设置不合适, 使血管内液体减少率大于血浆再充盈率（plasma refill rate, PRR）时才会激活神经内分泌系统。

（三）不引起电解质和酸碱平衡紊乱

超滤液电解质浓度和晶体渗透压与血浆相同。因此, 理论上单纯超滤不影响血浆钾、钠、氯、碳酸氢盐水平, 不会造成电解质和酸碱平衡紊乱。

（四）脱水量可控

临床上可以根据患者的具体负荷状况, 确定需要清除的液体总量和超滤速度, 实现可调、可控、可预测的机械脱水。相比之下, 利尿剂量效关系差, 利尿效果不能预测。心衰患者常存在药物吸收障碍、肾血流较少、氮质血症、低蛋白血症和蛋白尿等, 造成肾小管内利尿剂有效作用减少, 是导致心衰患者出现利尿剂抵抗的主要原因。当每日静脉应用呋塞米剂量≥80mg或等同剂量利尿剂, 尿量<0.5～1.0ml/（kg·h）时, 通常认为出现了利尿剂抵抗, 在失代偿性心衰患者的发生比率为1/4～1/3。对于这部分患者, 体外超滤治疗是最优的选择。

二、体外超滤与血液透析相比在心衰治疗的优势

多个临床研究证实, 利用超滤原理进行脱水可有效纠正容量超负荷, 缓解水肿和淤血症状, 且对神经内分泌激素无明显不良影响。但这类设备主要是为清除代谢终产物（如尿毒症毒素）设计, 加之血液滤过设备操作技术要求高, 涉及大量的肾内科知识、技能、经验及昂贵的人力成本等, 虽然显示了良好的临床应用前景, 但并未在心内科普遍应用。

心衰专用超滤治疗与连续性肾脏替代治疗（continuous renal replacement therapy, CRRT）具有各自的特点和优劣势（表1）。首先, 两者的应用邻域是不同的: 超滤应用于心力衰竭, 目标是纠正容量负荷过重, 在心内科使用; CRRT应用于肾衰竭, 目标是清除代谢产物, 当然也可以用于脱水, 在肾内科和重症使用。在脱水模式上, 超滤的特点是小流量, 缓慢超滤, 对血压影响小; CRRT的特点是大流量, 快速脱水, 更易引起低血压。再者超滤操作简单, 不需专业培训, 较粗大的浅表静脉（如肘正中静脉、头静脉）, 能满足30ml/min的血流量, 为经浅表静脉建立体外循环提供了可能。针对心力衰竭的病理生理特征, 纠正液体潴留, 不需要置换液和透析液, 不用频繁检测电解质和血气分析, 简化了操作流程, 适宜在普通病房由心内科医师完成治疗。

表1 体外超滤与连续性肾脏替代治疗的参数比较

	体外超滤	连续性肾脏替代治疗
泵速	5～50ml/min	0～450ml/min
膜面积	0.1～0.3m²	1.2～1.8m²
体外循环容量	33～65ml	200～300ml
体外循环通路	可经外周浅静脉	需经中心静脉

三、体外超滤的效果及其循证学证据

全球首例心力衰竭专用超滤设备（Aquadex System 100 device.Sunshine Heart, Minneapolis Minnesota.）随机对照试验RAPID-CHF研究，共纳入40例心衰患者。该研究虽未能评估患者治疗48h以后的疗效，但显示，超滤治疗8h较单独利尿药治疗可有效改善体液潴留，快速缓解症状。

入选200例急性心衰患者的UNLOAD研究是首个评价超滤治疗心力衰竭的多中心随机对照试验，结果显示超滤治疗组较袢利尿剂组体重降低疗效显著，两组患者缓解呼吸困难无差异，而且90d因心衰再入院率也明显降低。出院时肌酐较基线值升高的两组比例相似。该实验首次证实超滤治疗心力衰竭优于常规药物。

超滤相关RCT研究也有不同的声音。急性失代偿性心力衰竭心肾保护研究（CARRESS-HF）试验，共入选188例合并有肾功能恶化的急性失代偿性心衰患者，随机分配至阶梯药物治疗组或体外超滤组。药物组调整利尿药用量直到每日尿量达到3～5L。主要终点为96h患者体重和肌酐水平的变化。结果发现，两种治疗策略在体重减轻方面作用相似；血肌酐药物组无明显变化，超滤组明显升高（−3.5μmol/L vs. 20.3μmol/L，$P=0.003$）；两组病死率和因心力衰竭住院率无差别，但超滤组有更多的严重不良事件（72% vs. 57%，$P=0.03$）。该研究标明，对于急性失代偿性心力衰竭伴肾功能恶化的心肾综合征患者，药物治疗对保留肾功能效果要优于超滤治疗，而超滤治疗会引起更多副作用。这一CRT研究结果的公布为超滤治疗蒙上阴影。后续研究者认为，这与CARRESS-HF超滤治疗组所有患者都用200ml/h固定速度超滤有关。固定超滤速率不利于血压低和血流动力学不稳定的患者。临床上的经验做法是，不管脱水手段方法如何，都应该根据患者血压、肾功能、尿量和体重因人而异调整液体清除速度。该研究还显示，治疗60d后，两组患者死亡率及再入院率均较高且无显著差异。这提示，急性失代偿性心衰出现心肾综合征是神经内分泌激活和严重心肾轴紊乱的表现，针对病理生理下游的任何治疗均不能改善临床转归。近来一些学者认为消除容量负荷过程中一过性肌酐轻度增高只是由于血流动力学诱发的eGFR减少，其机制类似于ACEI类药物的作用，往往伴随着更完全的容量负荷去除，从而带来更好的出院后预后。

CARRESS-HF的完成治疗分析（per-protocol anylysis）近期发表，只纳入完成随机化治疗的受试者。结果显示，超滤组与阶梯治疗组相比具有更高的累积液体丢失和相对体重减低率；72h时，超滤组血浆肌酐和尿素氮水平更高。进一步的数据分析显示该研究在评价主要终点时，90%的患者未达到充分消除容量的效果，其原因可能为利尿剂阶梯治疗方案本身的缺陷或者研究者对于试验方案的坚持。该分析同时揭示了超滤组疗效欠佳的原因，在主要终点评价时间点96h时，超滤组只有32%的患者（30/94）还进行着超滤，而阶梯药物治疗组80%的患者（76/94）还在接受治疗。超滤组提前结束治疗患者中43%（28/64）的原因为"医师决定"，不得不令人怀疑可能出于方便或对治疗方法不熟悉。另36%的原因为过滤器凝血，这对于试验中所采取的较低的超滤速度（第1～4天的平均值分别为83、140、107、70ml/h）显然是过高了。较低的超滤速度更容易通过减低滤过分数减少凝血，最合理的解释是采取了较低的流速。另外一不合理之处48h和72h的超滤速度高于第一个24h，违背了体液在组织间隙和血管内移动的生理学机制。对于CARRESS-HF研究数据的细致分析再次增强了心内科医师通过超滤治疗充血性心力衰竭的信心。

AVOID研究最早的试验设计旨在检验个体化调整方案的超滤治疗与袢利尿治疗组相比是否可以延长90d内再次发生心衰时间的随机对照双盲试验。计划纳入810例患者，但因为资助方原因提前结束，最终纳入224例。结果显示，90d内超滤组首次再发心衰的时间延长（62d vs. 34d；$P=0.106$），但未达到显著性差异。但30d时，超滤治疗患者较利尿剂治疗患者心衰和其他心血管事件发生明显减少。同期国内沈祥礼等研究结果与AVOID研究相似，而且还发现，超滤治疗患者的呼吸困难评分、肺部啰音、体重、踝关节周径、左室射血分数均显著改善。

Jain等对7项随机对照研究771例患者进行的Meta分析显示，与利尿剂治疗相比，超滤治疗不仅可更有效地减轻急性失代偿性心衰患者的充血症状，而且对肾功能无有害影响，虽然不能减轻死亡率，但能够有效降低再入院率。这与Joey等对12项随机对照试验659例心衰患者进行的Meta分析结果一致。

四、体外超滤治疗目前存在问题

（一）患者选择

鉴于超滤治疗的成本及潜在并发症，超滤治疗在人群选择上应慎重。目前国内外指南大多推荐用于有一定程度利尿剂抵抗的失代偿性充血性心力衰竭患者，类似于CARRESS-HF中病人群。鉴于AVOID研究中超滤组良好表现，需进一步研究根据患者个体情况调整的超滤治疗是否可以用于一线治疗，还是局限于利尿剂抵抗时的补救措施。目前所有的临床试验充血的判定都是根据症状和体征，与充盈压的客观评价不完全一致。一项单中心非随机前瞻性群组研究显示超滤在射血分数减低和射血分数保留心衰中作用相同。理论性推测应用利尿剂后尿钠浓度<100mEq可能超滤更有效，这一筛选标准亟待随机对照试验进一步验证。

（二）体液清除目标和超滤治疗监测

由于间质水分通过毛细血管再充盈入血的速度随着体液清除会逐渐减低，一般建议初始超滤速度确定后只能保持不变或逐渐降低。最优超滤速度和维持时间必须个体化，但一般不超过250 ml/h。对于右心衰竭和射血分数保留心力衰竭对于血容量减少更为敏感，超滤速度一般只能耐受小于100 ml/h。较低的速度、更长的维持时间可以提高超滤耐受性。

一般把患者治疗前体重与其无充血症状和体征时的干体重之间的差值作为液体清除的目标。中心静脉压升高会传到肾静脉从而影响肾功能，致力于使或可把中心静脉压≤10 mmHg作为达到超滤目标的一个客观指标。遗憾的是中心静脉压与血容量不完全相关，也就是说有时心脏充盈压低的时候仍然有容量超负荷。通过超声测定下腔静脉直径及呼吸变异度可以部分替代有创置管测定中心静脉压的方法，但其结果的准确性会受到检查者的技术和患者呼吸深度影响。另一个可选择的观测指标是肺动脉舒张压的降低。

（三）血容量和液体超负荷的评估

因为红细胞体积在短时间内不会变化，血细胞比容的波动可以反映血管内容量。超滤过程中动态监测血细胞比容的变化，超过预定界值（如5%～7%）中断超滤，当变化量恢复到界值范围内，提示血浆再充盈完成，可以恢复超滤。由于其他多个因素，包括体位，可能引起血细胞比容的变化，应综合体征、实验室和血流动力学指标决定合适的超滤速度和液体清除目标。通过测量生物阻抗，可以反映机体的含水量，但是不能区分血管内外的水分。通过测量^{131}I标记的白蛋白可以精确评估血容量，但每次测量需要连续抽6～9次血，限制了在超滤过程中的连续监测。目前还缺乏在超滤过程中监测血容量和液体超负荷的最优方法，需要进一步研究。

（四）生物学标记

用脑钠肽评估去充血治疗不被推荐，因为其数值升高不单反映容量负荷。急性心衰液体清除会实现预期的脑钠肽降低并未被证实。以往血浆肌酐常被用来指导液体清除，其前提是只有在稳定状态下血浆肌酐可以正确反映肾小球滤过和肾小管的功能状态。但在心衰状态，肌酐产生

和排泄都可能发生变化的情况下，血浆肌酐并不能准确反映肾功能状态。

一项研究通过对380万例患者的筛查，发现75%的血浆肌酐的升高是由于血管内容量减低的正常生理反应，而非急性肾损伤。而真正的肾小管损伤由于可测量到的肌酐变化延后，在初期测量值可能是正常的。由于血流动力学导致的肌酐升高可以在治疗后24～72h得到逆转，而急性肾小管损伤所致可持续数周。因此，肌酐升高的期限较肌酐升高的幅度更能体现预后。以血浆肌酐增高作为急性心力衰竭临床试验的终点事件值得商榷。在DOSE试验中，入院后72h的肌酐较基线的升高预示较低的包括死亡和心衰事件的复合终点，而相反，住院期间肾功能改善与60d较差的预后相关。

因败血症、肾毒性、阻塞或缺血等造成的急性肾损伤病理改变发生后3h，中性粒细胞明胶酶相关脂质运载蛋白（neutrophil gelatinase-associated lipocalin, NGAL）释放入血和尿液中，NGAL分泌的水平在20～5μg/ml与肾损伤的严重性和持续时间相关。有证据表明由于容量减少所致的肌酐增高不会引起NGAL水平增高。NGAL及其他肾损伤的生物学标志物可以用来区分超滤过程中引起的肌酐增高是由于容量不足还是肾损伤所致。

五、未来研究方向

有关超滤治疗，未来应该更加关注于细致的机制性研究。包括对利尿剂抵抗的评估；测量中心静脉压或肺动脉舒张压评估容量负荷；如何制订个体化超滤总量、超滤速度，在达到预期血流动力学目标同时避免肾小管损伤，这就需要同时监测血流动力学指标和NGAL等标志物，以辨别血浆肌酐升高的原因是循环血量减少还是肾损伤。连续测定尿和超滤液的钠浓度，有助于了解超滤和传统利尿剂对钠排出数量和模式的异同。上述机制性研究，有望实现制订个体化精准消除液体治疗方案。

改进血管入路和超滤设备元件，提高有效性和安全性，减少仪器相关和治疗相关的不良反应也非常重要。在未来的临床试验中，应根据每位患者的血流动力学和肾功能状态精准制订治疗方案，随访的时间应足够长以评价再入院率及病死率，还应评价机械脱水治疗所带来的高费用是否会因减少后续再住院而被抵消。

超滤治疗可以实现可调、可控、可预测的机械脱水和脱钠，是利尿剂抵抗充血性心力衰竭患者的重要治疗手段。超滤治疗的次数、适应证和禁忌证、超滤的速度、滤出液体总量等都需在临床研究中不断评估，从而总结出一套行之有效的规范。从事心力衰竭临床处理的医师需要熟悉和掌握超滤技术，并能使之与规范的心力衰竭药物治疗相结合，个体化地、因人而异开展治疗。

（李飞雪）

慢性心力衰竭合并缓慢性心律失常的处理策略

心力衰竭（HF）是多种原因导致心脏结构和（或）功能的异常改变，使心室收缩和（或）舒张功能发生障碍，从而引起的一组复杂临床综合征，主要表现为呼吸困难、疲乏和液体潴留（肺淤血、体循环淤血及外周水肿）等。根据左室射血分数（LVEF）分为左室射血分数降低（LVEF<40%）的心力衰竭（HFrEF）、左室射血分数保留（LVEF≥50%）的心力衰竭（HFpEF）和左室射血分数中间值（LVEF40%～49%）心力衰竭（HFmrEF）。根据心力衰竭发生的时间、速度，分为慢性心力衰竭和急性心力衰竭；根据心力衰竭发生的部位，分为左心衰竭和右心衰竭。心力衰竭是各种心脏疾病的严重表现或晚期阶段，已成为21世纪心血管疾病中发病率上升最快、致残致死率最高、花费最大的疾病，其预后甚至比部分实体恶性肿瘤更差。有研究表明，我国35～74岁成人心力衰竭患病率0.9%。中国心力衰竭研究（China-HF）显示，住院心力衰竭患者的病死率为4.1%。主要死亡原因依次为左心衰竭、心律失常和心脏性猝死。因此而言，心力衰竭已成为影响人们健康和生命的严重公共卫生问题，同时也是世界心血管病防治领域中的重要研究热点之一。

由于心力衰竭患者常伴其他危险因素（如血脂异常、肥胖、高尿酸血症、高龄等）、存在基础疾病（如冠心病、高血压、心脏瓣膜病、心肌病和心肌炎等）、各种常见的伴发病和（或）合并症（如糖尿病、肾功能损害、贫血、慢性阻塞性肺病、心理和精神障碍等），再加上心力衰竭患者自身的血流动力学异常、神经内分泌改变、血电解质和酸碱失衡、洋地黄、儿茶酚胺、β受体阻滞剂等药物的应用，常发生各种快速性和（或）缓慢性心律失常，致使心力衰竭患者的临床表现更加错综复杂，病情变化和结局扑朔迷离。本文结合近年来的有关文献，旨对慢性心力衰竭合并缓慢性心律失常的临床处理策略进行综述。

一、慢性心力衰竭合并缓慢性心律失常概述

临床上慢性心力衰竭合并缓慢性心律失常的情况较为常见，约占心力衰竭患者的10%。可分为以下两种情况。

（一）缓慢性心律失常引起心力衰竭

早在1913年Gossagede等首次报道1例心房颤动合并快速心室率的年轻患者发生了难以解释的左心室扩张和心力衰竭，以后见陆续报道，直到1985年Gallagher正式将这一长期心动过速或快速性心律失常引起的疾病命名为心动过速诱发的心肌病，即心动过速性心肌病。恰恰与之相反，根据笔者所掌握的临床资料和查阅的有关文献表明，由于持久的缓慢性心律失常也可引起心脏的扩大和心力衰竭，故早在2003年即在国内外首次将由各种缓慢性心律失常引起的心脏扩大和心力衰竭，称之为心动过缓性心肌病，近年来才得到学者们的赞同。

1.心动过缓性心肌病的病因　各种持续性缓慢性心律失常，包括先天性或获得性病态窦房结综合征，可致持续而显著的窦性心动过缓（50次/分以下）、窦性停搏、窦房阻滞、交界性逸搏心律；心室率缓慢的先天性、获得性高度或完全性房室传导阻滞；缓慢心室率的心房颤动或心房扑动；左束支阻滞；药物引起的各类严重心动过缓等。

2.心动过缓性心肌病的发病机制　目前尚不完全明确。可能与持久的缓慢性心律失常导致的心室舒张期明显延长、左心室舒张末期容量过重、房室顺序收缩丧失、心室激动顺序改变、心室收缩非同步、心肌血流灌注减少等因素密切相关。

3.心动过缓性心肌病的临床表现　一是慢性心力衰竭的症状和（或）体征表现，如咳嗽、呼吸困难、水肿、肝大、胸腔积液、腹水、双肺干湿啰音等。二是不同种类的严重缓慢性心律失常引起的相应症状和（或）体征，如头晕、头痛、乏力、心慌、视物模糊、黑蒙、甚至晕厥、四肢抽搐；心尖部听诊闻及心率缓慢，第一心音常减弱，有时可闻及"大炮音"（完全性房室阻滞时）。

4.心动过缓性心肌病的诊断　可据以下6个条件做出初步诊断：①有长期的缓慢性心律失常病史；②缓慢性心律失常发生前的心脏结构和功能正常，持续性缓慢性心律失常发生后出现心脏结构和功能的改变；③出现慢性心力衰竭的症状和（或）体征；④超声心动图显示心腔扩大，射血分数正常或降低；⑤去除诱因或置入心脏起搏器或长期药物有效治疗后心腔及心功能可恢复正常；⑥需要严格排除与缓慢性心律失常相关的器质性心脏病（缺血性心肌病、扩张型心肌病、高血压心脏病、先天性心脏病等）。

（二）慢性心力衰竭并发缓慢性心律失常

由于慢性心力衰竭的复杂病因所引起的心肌受累及药物治疗的影响，因而发生缓慢心律失常的概率明显增加。

心力衰竭患者常存在一种或多种基础性心脏病,如心绞痛或急性心肌梗死均可导致窦房结功能障碍和(或)房室传导阻滞;心肌病、心肌炎(尤其是病毒性心肌炎)、风湿热和原因不明的房室束支非特异性纤维化等均可导致结性病变,引起窦房结或房室结功能障碍。

慢性心力衰竭可促进和加重缓慢性心律失常。在充血性心力衰竭和自主心率下降的患者中,校正窦房结恢复时间和窦房结的动作电位异常延长。相关研究提示心力衰竭可加重窦房结和房室结的病变,对自主神经反应出现异常。因此,心力衰竭能引发和促进窦房结和房室结重构,导致缓慢性心律失常发生或加重。

由于β受体阻滞剂、洋地黄药物广泛用于心力衰竭治疗,对于冠心病患者,β受体阻滞剂是二级预防基本用药,如果原先合并轻度或无症状缓慢性心律失常(轻度窦房结功能障碍、一度房室传导阻滞等),可能进一步降低窦房结自律性和(或)加重房室传导障碍。

缓慢性心律失常又可导致慢性心力衰竭患者心排血量进一步降低,心力衰竭症状和(或)体征加重,严重影响生活和工作质量,甚至心脏性猝死。

二、慢性心力衰竭合并缓慢性心律失常的诊断和评估

(一)慢性心力衰竭的诊断和评估

慢性心力衰竭的诊断是综合病因、病史、症状、体征及心脏超声诊断、心电图检查等做出的。首先应有明确的器质性心脏病诊断。心力衰竭的症状、体征是诊断心力衰竭的重要依据。左心衰竭的肺淤血引起不同程度的呼吸困难,右心衰竭的体循环淤血引起的颈静脉怒张、肝大、水肿等是诊断心力衰竭的重要依据。

B型利钠肽(BNP)和N末端B型利钠肽原(NT-proBNP)用于对心力衰竭的诊断和鉴别诊断(I,A)、病情严重程度及预后评估(I,A)、疗效判断均具有肯定意义。BNP/NT-proBNP治疗后较治疗前的基线水平降幅≥30%作为治疗有效的标准,如未达标,即使临床指标有改善,仍应列为疗效不满意,需继续强化治疗。BNP<35ng/L、NT-proBNP<125ng/L时,通常可排除慢性心力衰竭。

(二)缓慢性心律失常的诊断和评估

缓慢性心律失常的诊断依赖于静息心电图、动态心电图等,动态观察心电图变化,对于慢性心律失常进展判断有重要意义。电生理检查有助于判断阻滞部位。

对合并缓慢性心律失常的慢性心力衰竭患者的评估包括基础心脏病、临床表现、心律失常类型、心率及对血流动力学影响、应用药物情况等综合评价。缓慢性心律失常的病因及是否可逆对治疗决策具有较重要的意义。

三、慢性心力衰竭合并缓慢性心律失常的处理

应兼顾慢性心力衰竭和缓慢性心律失常并存情况下的用药宜忌,强调整体观念,权衡利弊,精准施策,提升疗效。

(一)慢性HFrEF的治疗

慢性HFrEF的治疗目标是缓解临床症状,改善生活质量,预防或逆转心脏重构,减少再住院,降低死亡率。

一般性治疗包括去除心力衰竭诱发因素,调整生活方式。视病情而定钠盐和水的摄入量。在心力衰竭的治疗中,贯穿全程的个体化、优化药物治疗发挥着非常重要的作用。

1.利尿剂 恰当使用利尿剂是有效消除水钠潴留、缓解心力衰竭患者呼吸困难及水肿并改善运动耐量的关键和基础。在临床上多采用排钾利尿剂(如呋塞米、托拉塞米、氢氯噻嗪)与保钾利尿剂(螺内酯、氨苯蝶啶)联合应用,但也要注意电解质平衡。对有明显液体潴留者,首选袢利尿剂。对轻度液体潴留、伴有高血压且肾功能正常者,可选用噻嗪类利尿剂。新型利尿剂托伐普坦是一种血管加压素V2受体拮抗剂,排水不利钠,它对顽固性水肿或低钠血症患者疗效更显著,推荐用于常规利尿剂治疗效果不佳、有低钠血症或有肾功能损害倾向患者(Ⅱa,B)。心力衰竭患者长期应用利尿剂可因低蛋白血症、低钠血症、肾功能受损、利钠反应减弱等原因出现利尿剂抵抗,应灵活采用增加利尿剂剂量、改变用药方式、更换袢利尿剂、联合用多巴胺等多种措施进行积极防治。

2.肾素-血管紧张素系统抑制剂 应用血管紧张素转化酶抑制剂(ACEI)(I,A)或血管紧张素Ⅱ受体阻滞剂(ARB)(I,A)或血管紧张素受体脑啡肽酶抑制剂(ARNI)(I,B)抑制肾素-血管紧张素系统,可降低心力衰竭发病率和死亡率。

(1)ACEI 能降低慢性HFrEF患者的住院风险和死亡率,改善症状和运动能力。无论有无冠心病的轻、中、重度心力衰竭患者,都能受益。除非有禁忌证或不能耐受,所有HFrEF患者均应使用ACEI(I,A)。此类药物有卡托普利、依那普利、培哚普利、贝那普利等。

(2)ARB用于不能耐受ACEI的HFrEF患者(I,A),可改善血流动力学,降低死亡率和再住院率。此类药物有缬沙坦、氯沙坦、坎地沙坦酯等。应从小剂量开始,逐渐递增至目标剂量或最大耐受剂量后可终身使用维持治疗。一般每隔3~7d剂量倍增一次。

(3)ARNI其代表性药物是沙库巴曲缬沙坦钠,可使心血管死亡和心力衰竭住院风险降低20%,包括心脏

性猝死减少20%。对能耐受ACEI/ARB、心功能Ⅱ～Ⅲ级（NYHA分级）、有症状的HFrEF患者，推荐以ARNI替代ACEI/ARB（Ⅰ，B），以期进一步减少心力衰竭的发病率及死亡率。起始剂量为25～100mg，每日2次，酌情递增，目标剂量为200mg/d。

3.醛固酮受体拮抗剂　适用于LVEF＜35%、使用ACEI/ARB/ARNI治疗后仍有症状的HFrEF患者（Ⅰ，A），可降低NYHAⅡ～Ⅳ级HFrEF患者全因死亡、心血管死亡、猝死和心力衰竭住院风险。代表性药物为螺内酯片，起始剂量为10～20mg，每日1次，至少2周加量1次，目标剂量20～40mg，每日1次。依普利酮片，起始剂量为25mg，每日1次，目标剂量50mg，每日1次。常与袢利尿剂联用。

4.其他药物

（1）中医中药：芪苈强心胶囊能改善心力衰竭患者的症状。

（2）血管扩张药：当无法使用ACEI/ARB/ARNI治疗的有症状的HFrEF患者，联合应用硝酸酯与肼屈嗪类可能改善心力衰竭患者的症状。

（3）改善心肌能量代谢药：如曲美他嗪、辅酶Q10、磷酸肌酸、左卡尼汀等，可改善HFrEF患者的症状和心功能。

（4）钙通道阻滞剂：此类药物不宜应用。合并高血压或心绞痛患者需用时，可选择氨氯地平或非洛地平。

（二）慢性HFpEF和HFmrEF的治疗

目前尚未证实ACEI/ARB能够改善慢性HFpEF患者的预后和降低死亡率。基础心血管病和非心血管病对慢性HFpEF和HFmrEF患者的病程及住院率、死亡率都会产生不同的影响。因此，治疗主要针对其症状、基础心脏病、并发症等，进行综合干预，可改善症状和预后（Ⅰ，C）。

1.积极控制血压，使SBP＜130mmHg，DBP＜80mmHg。

2.适量应用利尿剂可缓解肺淤血和外周水肿，改善心功能。

3.对冠心病所引起的应考虑冠状动脉的血运重建。

4.伴有左心室肥厚者，逆转肥厚并改善左心室舒张功能。可用ACEI、ABB等。

（三）缓慢性心律失常的处理

1.去除诱因和病因　如为急性可逆性缓慢性心律失常，应针对病因积极治疗。如应用大剂量的洋地黄制剂、β受体阻滞剂、伊伐布雷定、维拉帕米、地尔硫䓬等引起的缓慢性心律失常，应立即停药，并增加药物排泄，给予提升心率的药物。如为心肌缺血、心肌炎、药物中毒等疾病所致，应积极治疗原发病。

2.提升心率药物　如阿托品、山莨菪碱、异丙基肾上腺素、沙丁胺醇、氨茶碱、环磷腺苷葡胺、心宝丸等药物，均可通过不同的作用机制提升心率。但多数提高心率的药物可不同程度地兴奋交感神经，仅限于抢救和临时应用，个别情况下如窦性心动过缓时可长期口服心宝丸以提升心率。

3.器械治疗　当慢性心力衰竭合并严重缓慢性心律失常缺乏有效理想药物治疗时，应综合考虑患者基础疾病、心功能、临床用药、自身情况、伴随疾病等，应严格掌握置入心脏起搏器的适应证和禁忌证。合并症状性心动过缓、房室传导阻滞或左束支阻滞的慢性心力衰竭患者在常规置入心脏起搏器之前，应考虑是否有置入式心律转复除颤器（ICD）或心脏再同步化治疗（CRT）/CRT-D的适应证。

（马建群）

左心相关肺高压与舒张性心力衰竭诊治新进展

左心疾病（LHD）不仅是导致心力衰竭的临床常见疾病，也是临床最常见的引起肺高压（PH）的病因，即左心疾病（LHD）相关性肺高压，为肺高压分类的第二类，也是最常见的类型。LHD相关PH已经在心力衰竭（包括射血分数保留性心衰和射血分数降低性心衰）研究中越来越为人们所认识，心力衰竭患者出现肺高压都是预后差的标志。新近，2013 NICE会议将第2类PH即LHD相关PH分为4个亚类：①收缩功能不全；②舒张功能不全；③瓣膜病；④先天/获得左心流入/流出道梗阻。过去，二尖瓣疾病曾是LHD相关PH最常见病因，但现在心力衰竭已成为LHD相关PH最常见病因。

心力衰竭（心衰）异质性很强，由多种原因造成心脏结构和（或）功能异常，导致心室充盈或射血功能障碍，从而引起一系列复杂临床综合征。继2012年欧洲和2013年美国的心衰指南提出左室射血分数（LVEF）心衰分类概念，2016年欧洲指南将心衰分为射血分数降低心力衰竭（HFrEF）、射血分数保留心力衰竭（HFpEF）和射血分数中间值心力衰竭（HFmrEF）。HFrEF定义为LVEF≤40%，亦称为收缩性心衰（SHF），HFpEF定义为LVEF≥50%，亦称为舒张性心衰（DHF）。现代研究证实DHF合并PH很常见，约70%的DHF患者可能合并PH，出现PH是DHF预后不佳的预测因子。因PH-DHF左室射血分数正常，所以常被误诊为第1类肺高压即肺动脉高压（PAH），而PAH的预后很差，大多需加用靶向药物治疗。而目前对PH-DHF的研究进展很少，还存在很多误区，甚至还存在不恰当地应用了第1类PH的靶向药物治疗。我们要提高对PH-DHF肺血管结构和功能改变的认识，以改善患者的预后。

一、PH-DHF的发病率及流行病学

许多研究表明，接近50%的心力衰竭为DHF，由于不断老龄化及DHF的病死率不断上升，在过去的20年，DHF所占比率已经由38%上升到54%。最初认为DHF相比于SHF是一个良性疾病，但一些大型研究都表明DHF与SHF一样，具有相似的发病率及病死率，且有效治疗尚未明确，患者因心衰入院及再入院率都很高。尽管大量DHF患者无明显的心衰症状，但是未来总死亡风险增高。近年来发现DHF更多地参与左心疾病相关肺高压发病。近期研究发现36%～83%的DHF患者有明显的PH，使用不同的方法测定肺动脉压，肺高压在DHF都非常普遍。并且PH-DHF已成为发病率和死亡率的重要预测因子。PH-DHF的1年死亡率为25%～32%，SHF的1年死亡率为22%～29%（两者没有统计学差异）。目前SHF的死亡率已经逐年改善，但是DHF的生存率仍未改善。

由于现有研究入选人群及定义不统一，PH-DHF的真实发病率目前还不清楚，一些社区资料表明肺高压与DHF合并存在的发生率为7%～83%，这些统计数字差异表明对于肺高压、DHF的诊断尚未标准化。新近一项研究发现左心室舒张功能障碍相关PH（PH-LVDD）患病率很高。该研究应用多普勒超声心动图评价244例LVDD患者，结果发现PH（定义为肺动脉收缩压，PASP>35mmHg）患病率可达83%，中位肺动脉收缩压（PASP）为48mmHg。而且正如心肌梗死后和特发性扩张型心肌病一样，这组患者出现PH是死亡率增加的显著标志。亦有研究显示，在PH-DHF患者中PH的发生率和PH的严重程度高于HFrEF患者。

二、PH-DHF的危险因素

已知DHF的危险因素有高龄、女性、体循环高血压、肥胖、贫血、糖尿病及血脂异常。为了更好地描述及定义PH-DHF，Thenappan等研究了PH-DHF、肺动脉高压（PAH）及DHF病例共667例，在多因素变量分析中他们发现，年龄、高血压、冠心病、右心房大、主动脉收缩压、平均右心房压及心排血量是PH-DHF独立的预测因子。PH-DHF与PH相比，年龄、主动脉收缩压、心排血量及平均右心房压都更高一些。而且临床症状更多，运动耐力差，可能是因为合并疾病更多（如高血压、糖尿病、肥胖及冠心病），或是因为PCWP更高。与单纯DHF相比，PH-DHF更多表现为女性，原因可能与雌激素、年龄相关的女性血管僵硬度明显高于男性相关联。而且心功能分级更差，右心房大、右心室肥厚发生率更高，肺动脉收缩压及舒张压更高。

三、PH-DHF的病生理学

新近学者Kraigher-Krainer等通过应力成像技术研究发现尽管DHF患者总体射血分数是正常的，但其收缩功能受损很常见，可能参与DHF的发病过程。因此，DHF是一种具有多因素病生理学的"异质性"疾病，经典发生机制包括细胞内钙调节紊乱、β受体脱敏、肌联蛋白功能异

常、心肌间质纤维化加剧等，导致心脏舒张功能降低。由于左心室或左心房功能不全导致左心房及左心室充盈压增高，继而导致肺静脉压升高，从而激活动脉收缩及血管重塑，有学者认为PH是机体避免出现肺水肿的保护机制，但是跨肺压差升高进一步增加肺动脉压及右心室后负荷，最终导致心室-肺血管之间不匹配。

在细胞水平，跨肺压差持续升高导致肺泡-毛细血管屏障损害，其特征是内皮细胞及细胞外基质受损。毛细血管压缓慢升高还导致压力诱导的肺静脉细胞骨架不可逆的重塑，其机制是通过激活局部生长因子及IV型胶原（基底膜的主要组分）沉积，细胞外基质增厚导致血管外液体潴留增加，这些形态学改变导致肺弥散功能受损。从左心房压升高到肺泡-毛细血管屏障损害，再发展到肺气体交换受损，在这些病理生理过程中，肺动脉及肺静脉发生了改变，如内膜纤维化、中膜增厚、平滑肌细胞增生及迁移，继而出现肺静脉动脉化。

对于压力慢性增高的血管系统受损的反应，内皮细胞可能发挥作用。主要通过是一氧化氮与内皮素-1之间的平衡发挥作用，发现注射N-单甲基-L-精氨酸（一氧化氮合成酶抑制剂）后可增高肺动脉压，增加肺血管收缩，使肺泡-毛细血管膜交换功能降低。有研究表明肺动脉高压合并HFpEF患者血浆C端前内皮素-1和中段前肾上腺髓质素水平升高，展现了内皮素和肾上腺髓质素激活的神经激素通路。内皮素-1（一种血管收缩剂）结合两种受体，内皮素受体A促进血管收缩和肺血管重塑，内皮素受体B使平滑肌细胞收缩和内皮舒张，因为受体A：B比例为9：1，所以内皮素-1总效应是收缩。肺动脉压升高及心力衰竭可使内皮素-1表达上调。

四、PH-DHF的诊断与鉴别

舒张性心衰或射血分数保留心衰合并PH患者，其诊断及其与PH的鉴别诊断有时具有一定的难度。因为PH-DHF定义为正常的左室射血分数，所以这些患者常被误诊为1类肺高压即肺动脉高压（PAH），而PAH的预后很差，大多需要加用靶向药物治疗，所以区分出两者很重要。需要根据其临床特点及血流动力学改变的情况等进行疾病的诊断与评估，一般行右心导管测定血流动力学参数进行鉴别诊断，PH-DHF是毛细血管后肺高压，而PAH是毛细血管前肺高压。所有导致平均肺动脉压（mPAP）≥25mmHg的疾病都归为PH，LHD相关PH区别其他类型PH的关键血流动力学特征是毛细血管楔压（PCWP）>15mmHg，即毛细血管后肺高压，其定义是：平均肺动脉压（mPAP）≥25mmHg，毛细血管楔压（PCWP）>15mmHg，心排血量正常或减低。2009年ESC PH专家共识根据跨肺压梯度（TPG）将毛细血管后PH进一步分为被动性PH和反应性PH两类。跨肺压差（TPG）>12mmHg，提示患者合并反应

性PH；TPG≤12mmHg，提示患者合并被动性PH。值得一提的是，PCWP重复性有时并不令人满意，左心室舒张末压（LVEDP）或左心房压（LAP）更加可信，因此，诊断LHD相关PH更推荐直接测定LVEDP，而不是PCWP。在LHD相关PH早期阶段，PAP升高仅与被动性的LAP升高有关，而TPG和PVR正常，如果LAP升高能够被纠正，该阶段完全可被逆转。当肺动脉本身发生血管重塑导致TPG和PVR升高时，接下来PH发展阶段称之为反应性。该阶段可能被逆转或保持稳定。在不同患者，从被动性转变为反应性PH的过程漫长，且差异较大，并不与LAP升高程度相关。

临床表现中呼吸困难是PH-DHF的主要症状，注意呼吸困难可以仅仅因为舒张功能不全造成，但是应该检查其他心源性及非心源性因素。《2013美国心脏病学会基金会/美国心脏学会（ACCF/AHA）成人心力衰竭诊治指南》指出诊断HFpEF应符合3个关键条件：①有呼吸困难、乏力或活动耐力下降等心力衰竭的症状体征；②心脏彩超提示EF值≥50%，左心室收缩正常或轻度异常；③表现为心功能不全，如左心室充盈压升高、静息或活动时心排血量降低。欧洲心脏病学会建议使用右心导管术或组织多普勒超声心动图检查诊断HFpEF。

超声心动图检查是LHD患者临床最常用的基础疾病的影像学诊断方法和是否合并PH的首选筛查方法。《舒张性心力衰竭诊断和治疗专家共识》建议根据超声心动图（评估参数包括e'速度、平均室间隔-侧壁E/e'比值、三尖瓣反流峰值速度、左心房容积指数、二尖瓣E/A比值）和利钠肽检测建立诊断DHF的评分系统，评分≥5分诊断DHF，采用超声还能进行左心室舒张功能分级。根据左心室肥厚、左心房扩大及多普勒参数（二尖瓣血流E/A，二尖瓣环组织多普勒及肺静脉血流）可以将舒张功能不全分为轻、中、重度。常规血流多普勒（conventional doppler, CD）和DTI可以测定二尖瓣部位舒张功能情况。通过测定二尖瓣环运动速度，可评价左心室舒张功能。E/e'是目前临床应用最广泛最佳的非侵入性测量方法。e'代表左心室舒张早期充盈容积的指数，跨二尖瓣E峰代表跨二尖瓣压力阶差，如果跨二尖瓣E峰高，而e'峰低，提示跨二尖瓣压力阶差较大，而左心室充盈容积较小，表明左心室僵硬度增加，顺应性降低，说明左心室舒张功能下降。左心房压力增加时，E/e'比值增大，该指标不受年龄增加的影响，是反映左心室充盈压的指标。E/e'值>15，提示左心室充盈压或LVEDP>15mmHg；E/e'值<8，提示充盈压正常。E/e'值在8～15提示应考虑其他原因影响LVEDP，结合其他参数判断。

应用多普勒超声心动图还可通过三尖瓣反流峰值速度（TRPV）估测肺动脉压，TRPV>2.8m/s提示增加收缩期肺动脉压和左心室舒张功能障碍。右心室收缩压（RV systolic pressure, RVSP）被假定为等于肺动脉收

缩压（PASP或Ppa），由伯努力方程（Bernoulli equation）通过三尖瓣反流峰值（TRPV）测定得出压力差，与右心房压（Pra）之和计算得到PASP，Pra通过下腔静脉直径估测右心房收缩压。计算公式为PASP（Ppa）＝RVSP＝4（TRVend）^{2}＋Pra。肺动脉平均压（mPH）和肺动脉舒张末压（PADP）在PH诊断和随访过程中不常用，但当TRPV不能应用或不可靠时可以应用。二维超声在大动脉短轴切面能够很好显示肺动脉瓣图像，肺动脉瓣运动可以通过M型超声显示在舒张中期关闭。mPH和PADP可以由肺动脉瓣反流开始速度（PRVbd）和终末速度（PRVed）相应的计算出来PADP＝4（PRVed）^{2}＋Pra；mPH＝4（PRVbd）^{2}。超声心动图可以作为拟诊标准，但其有假阳性和假阴性，必须用有创方法测量确诊合并肺高压。

右心导管检查检查是诊断LHD相关PH的金标准：平均肺动脉压（mPAP）≥25mmHg，肺毛细血管楔压（PCWP）＞15mmHg（静息）。若临床怀疑左心疾病相关肺高压，而PCWP＜15mmHg，可快速静脉滴注生理盐水500ml后再测PCWP，也可同时行左心导管检查测量左心室舒张末压（LVEDP），LVEDP≥15mmHg可确诊，该指标较PCWP更准确。TPG表示平均肺动脉压（mPAP）与平均肺毛细血管楔压（mPCWP）的差值，即mPAP－mPCWP。LHD相关PH患者的严重程度多无鉴别诊断意义，与PAP和PVR相比，TPG是更具有肺血管病变严重程度评估作用的血流动力学参数。如前所述，根据TPG可将毛细血管后PH进一步分为被动性PH和反应性PH两类。跨肺压差（TPG）＞12mmHg，提示患者合并反应性PH；TPG≤12mmHg，提示患者合并被动性PH。

PH-DHF的实验室检查包括血脑钠肽升高，有些炎症因子如hs-CRP、IL-6、IL-1β、TNF-α等会升高，由于抗利尿激素释放引起低钠血症，肾功能不全、肝功能不全（转氨酶、碱性磷酸酶、胆红素主要是间接胆红素升高，间接胆红素升高是因为静脉回流受阻、心排血量降低使结合减少），血蛋白及白蛋白水平减低（由于肠水肿导致淋巴阻塞及蛋白丢失性肠病）。

五、右心室功能不全及PH-DHF的预后

早年的学者都认为右心室仅仅是血流的传导通道，所以很少对右心室功能进行评估。最近几年，已经认识到适当的右心室功能对于整个心血管血流动力学的维持非常重要。出现右心功能不全是预后差的标志，一些研究表明：右心室收缩压升高是DHF和HFrEF短期及长期病死率的独立决定因素。了解右心室、肺循环及左右心室之间的相互作用对于正确处理PH有重要意义。但是目前评估右心室功能的手段受限，因为右心室解剖结构复杂，位于胸骨后方，超声对右心室内膜很难准确描记。

长期在PH的作用下，导致左心房与右心房逐渐增

大，右心室质量/大小和右心房压升高及右心室舒张末期压力升高，这些与症状和生存率相关。在一项入选855名DHF患者的研究，行经胸超声检查，经过调整临床危险因素及影像参数后，左心房功能不全与心衰再入院相关，平均右心房压及右心室收缩压升高是DHF死亡的预测因子，这些发现不仅反映了右心功能，还表明神经内分泌激活、异常的液体稳态及肺血管阻力异常，以及心房顺应性减低（心室舒张性能丧失）与DHF的发生发展有关。

右心功能的其他超声指标也对功能及预后信息有帮助，Puwanant等对于射血分数保留及降低心衰发生右心收缩及舒张功能不全的发病率进行了研究。基于3个反映右心室收缩功能的超声指标：①右心室面积变化分数＜45%；②三尖瓣环收缩期位移＜1.5cm；③组织多普勒测定的三尖瓣环侧壁收缩期峰值速度＜11.5cm/s，这三个指标在DHF患者中的发生率分别为33%、40%和50%。右心室充盈压升高及右心室舒张功能不全的超声指标定义为三尖瓣E/e′＞6（E＝早期血流速度；e′＝三尖瓣环速度），右心室舒张功能不全的发生率为34%。文献中报道了右心室收缩功能不全在HFrEF患者的预后价值。

最近有学者提出了决定PH-DHF患者预后的评分标准，危险评分包括心功能分级、舒张压、肺动脉饱和度、间质性肺疾病、初诊时低血压、右心室肥厚及血肌酐水平，共观察了2年的时间，分为0～2分、3～4分及5分三组，这三组的生存率分别为97.5%、66.4%和24.4%。

六、PH-DHF的治疗

总体而言，LHD相关PH的治疗主要包括基础治疗（针对左心疾病）和PH靶向药物应用。被动性PH主要是左心衰竭的治疗，不能用肺血管扩张药，否则引起肺水肿。反应性PH（不成比例的PH）可做血管扩张试验，PCWP不升高者谨慎使用靶向药物。

目前DHF的治疗策略主要是对症治疗和针对病理生理学的探索性治疗。对症治疗有纠正液体潴留、逆转左心室肥厚（包括ACEI/ARB和β受体阻滞剂等）、控制血压、冠状动脉血运重建治疗、控制心率和节律等。然而CHARM-Preserved、PEP-CHF和I-Preserve等许多随机药物试验未能证实ACEI/ARB和β受体阻滞剂治疗能改善DHF和PH-DHF的预后。

如果把DHF和PH-DHF看作是许多疾病表现的综合征，那么只有通过研究这些疾病的危险因子如何加速心血管老化进程，促进心肌重构的信号转导途径，才能最终找到有效的治疗方法。

近期一项Guazzi等进行的研究显示，磷酸二酯酶5（PDE-5）抑制剂西地那非对DHF合并PH患者有显著的益处。既往研究已表明NO通过cGMP产物可在心脏肥大和纤维化时维持心肌顺应性和血管紧张度方面起重要作用。

NO受体存在于肺血管细胞，心脏单核细胞和全身血管细胞，有效的磷酸二酯酶-5（PDE-5）抑制剂可抑制PDE-5分解cGMP，并增加NO的释放，促进NO介导的血管舒张。PDE-5抑制剂的研究表明其在治疗PH、缺血性心脏病和勃起功能障碍方面是一种有效的血管扩张剂。而且抑制PDE-5可减轻肾上腺素刺激，改善内皮功能，减低室壁-血管僵硬度和肺血管阻力。整个研究过程中西地那非治疗组患者的收缩期、舒张期及平均肺动脉压均出现实质性下降。笔者发现抑制PDE-5可起到肺血管扩张的持久性逆转，改善RV收缩功能。肺动脉阻力、左心室厚度、间隔厚度、左心室质量下降，而减速和等容舒张改善。但新近完成的一项有关PDE-5抑制剂改善舒张性心衰患者的生活质量和运动能力的临床研究——RELAX试验只取得了中性结果。入选对象为DHF伴或不伴PH，采用双盲、安慰剂对照方法研究西地那非治疗DHF对运动耐力的影响。共入选216例，EF≥50%，NT-proBNP或左心室充盈压升高，运动耐力下降。西地那非组113例，安慰剂对照组103例，观察24周。结果表明一级终点氧消耗量峰值和二级终点6min步行试验、临床情况计分，两组间并无统计学差别。不良反应亦无显著性差异。因此，未来仍需进一步观察其疗效。

HFpEF-PH患者特点为内皮功能紊乱，有研究发现一氧化氮-可溶性鸟苷酸环化酶-环磷酸鸟苷（NO-sGC-cGMP）信号途径参与了心肌舒张受损过程，心肌组织低水平的环磷酸鸟苷（cGMP）可能导致心肌细胞功能异常，因此干预NO-sGC-cGMP信号途径是治疗HFpEF合并PH的一种方法。可溶性鸟苷酸环化酶激动剂代表药物利奥西胍（Riociguat）可能有一定作用。目前发表的LEPHT Ⅱ期临床研究，入选对象为LVEF≤40%且静息mPAP≥25mmHg的患者（非舒张性心衰）。由于主要终点降低肺动脉平均压（mPAP）没有达到，虽然可显著降低肺循环和体循环的阻力，增加心排血量，可降低LHD相关PH患者的血浆NT-pro-BNP水平，但仍然为阴性结果。正在进行的实验也探究了辅因子四氢生物蝶呤，其在NO合成解偶联中起重要作用。在动物模型应用四氢生物蝶呤增强收缩和舒张功能，而降低了压力-超负荷肥大，氧化应激和纤维化。

内皮功能异常、血管顺应性、肺动脉高压及心肌纤维化参与了HFpEF的病理生理过程，内皮素受体阻滞剂可以减少血管收缩，逆转肺血管重塑。无论动物实验还是临床研究发现内皮素受体阻滞剂可改善动脉顺应性，降低肺血管压力，改善心肌松弛及调控纤维化反应。但有研究发现内皮素受体阻滞剂并没有改善左心室质量或舒张功能，需进一步的研究确定。

多数研究肯定了他汀类药物在DHF中的有效作用，认为他汀具有抗炎症、代谢调节作用，同样文献报道在动物实验中他汀类药物能有效减轻甚至逆转PH及肺血管重构，用于治疗和预防PH的作用机制目前尚不明确，可能通过抑制肺血管重建、改善肺血管舒缩功能来降低PH、抑制血小板聚集和提高纤溶活性，减少肺小血管内微血栓。但也有相反结果的，McMurtry等实验动物研究显示他汀并没有明显改善PH动物的生存率、肺血管重构和右心肥大等。辛伐他汀治疗PH患者的6min步行距离、心排血量均有提高，而右心室收缩压降低，晚期患者生存率提高，没有发生肺功能异常或明显的溶肌症状。今后仍需大规模、前瞻性、随机对照的临床试验来进一步明确他汀治疗对于PH-DHF的益处。

Rho激酶信号通路的异常激活与肺血管收缩和结构重建有关。其机制可能是通过抑制Rho/Rho激酶信号通路而增加一氧化氮合酶表达，从而改善内皮依赖性的血管舒张，抑制肺动脉平滑肌细胞增殖并促进其凋亡，减少炎症细胞的浸润。Ishikura等观察了使用法舒地尔对PH患者的急性效应，发现Rho激酶抑制剂-法舒地尔可以降低肺动脉压力，增加心指数。其中法舒地尔对1类PH已经有多项临床研究成果，在2类PH方面，目前只有动物实验发现可以改善左心室僵硬度，长期作用有待观察，还需要临床试验的验证。

重组人脑利钠肽与内源性脑利钠肽具有相同的氨基酸排序、空间结构、生物活性及相同的作用机制。它通过特异性A型利钠肽受体在鸟苷酸环化酶作用下，以及C型利钠肽受体，生成cGMP选择性地扩张血管、利尿排钠、拮抗神经内分泌、抗心脏重塑、心肌细胞保护。目前国内外有大量研究表明重组人脑利钠肽有明显的抗心衰作用，一部分临床试验表明脑利钠肽在肺动脉高压治疗中同样有作用。Abraham等采用随机、双盲、对照研究16例心衰患者应用重组人脑利钠肽的临床效果，结果提示重组人脑利钠肽组患者的右心房压力（RAP）、肺毛细血管楔压（PCWP）较对照组相比明显下降，差异有明显统计学意义。2002年Michaels等通过自身对照试验，观察入选患者使用冲击剂量[2.0μg/（kg·min）]脑利钠肽30min后循环血管阻力降低比例，结果显示体循环、冠状动脉循环阻力均有下降，特别是肺循环阻力下降比例最大（25%）。2002年发表于《JAMA》的一项多中心、双盲、随机对照研究（VMAC试验）比较了重组人脑利钠肽和硝酸甘油治疗急性心力衰竭的疗效和不良反应，结果显示15min、1h、3h重组人脑利钠肽降低PCWP较对照组和硝酸甘油组明显，差异均有统计学意义（P<0.05）。2006年Khush等对20例肺动脉高压患者予以重组人脑利钠肽治疗，静脉滴注30min后，毛细血管后的PH患者肺血管阻力显著降低，肺动脉和全身一氧化氮水平升高，cGMP的水平也一样升高。相当于毛细血管后的PH组，毛细血管前PH组的肺动脉NO水平升高更明显。提示脑利钠肽能有效降低PH。目前重组人脑利钠肽治疗PH的有关研究大都是小规模临床研究，希望

对此方面有更大规模的研究试验出现。

在DHF中,升高的左心充盈压是慢性症状的主要因素,同时也参与了肺血管压力升高的过程,Lars Sndergaard等发现房间隔装置系统IASD(interatrial septal device)可安全置入DHF患者体内,可使左心房压力、肺血管压力降低及改善心脏功能。目前对于DHF的治疗方案较少,对于支持IASD治疗方法仍需更多的研究。

总之,随着现代社会老龄化加重,肥胖人群增多,高血压、糖尿病人群年轻化等因素,DHF的发病率、死亡率呈逐年上升趋势,且DHF患者早期阶段在静息状态下缺乏临床特征及阳性实验室检查结果,早期诊断和早期治疗存在一定困难。DHF逐渐成为参与PH发病的主要病因,出现PH是DHF预后不佳的预测因子,鸟苷酸环化酶激动剂、磷酸二酯酶5抑制剂、Rho激酶抑制剂及内皮素受体阻滞剂等对于治疗DHF-PH治疗并没确切效果,需更进一步研究,尽管没有有效治疗方法及降低死亡率的报道,但早期诊断与合理治疗对改善预后尤为重要。

(焦占全 李国敬)

心力衰竭标志物研究新进展

心力衰竭（HF）是各种心脏疾病的危重表现及晚期阶段。已经影响全球近2500万例患者的健康。全球心力衰竭每年的发病率与日俱增，危及着数千万患者的身体健康。无论是发达国家或者发展中国家其患病率都有很大的比重。我国心血管疾病的发病率也不容乐观，心力衰竭也已成为我国心血管领域的重要公共卫生问题。在我国，根据2003年的流行病学调查提示，35～74岁成人这一年龄段，心力衰竭的患病率为0.9%。随着我国人口老龄化进程加快，高血压、冠心病等慢性疾病的发病率日益增高，导致我国心衰患病率升高趋势呈持续性进展，同样有着较高的再住院率及死亡率。现阶段心力衰竭的诊断和分层主要依靠临床表现、血浆生物标志物（以脑钠肽为主）和心脏超声，其中血浆生物标志物具有更大的潜在价值。近年研究提示，生物学标志物如中性粒细胞与淋巴细胞比值、小分子核糖核酸、脂联素、P2X7嘌呤受体、IL-6、生长分化因子-15、可溶性ST2、半乳糖凝集素3等均与心力衰竭的发生发展、预后密切相关，对心力衰竭的早期诊断、治疗及预后评估有重要意义。因此，本文即对心力衰竭标志物的研究进展进行综述。

一、心肌牵张标志物

BNP及NT-pro BNP

发生心力衰竭时，心室肌细胞分泌的BNP水平随心室壁压力增加和神经内分泌的激活而变化，并对心室充盈压具有负反馈调节作用，其升高程度和心衰的严重程度呈正相关。血清BNP水平可以提供预后信息。迄今为止，有研究已经报道了BNP在心衰诊断和预后判断中的价值。Sonoda认为BNP被作为一种被证实的诊断标志物，可以用在充血性心力衰竭危险分层、预后及治疗，且对BNP浓度的动态监测可能有利于进一步的危险分层。但是BNP的连续监测是否对心衰患者的健康管理有利，仍旧存在争议。NT-proBNP是由于心室负荷过重引起心室肌细胞受牵张时pre-proBNP增多，其可以水解成pro-BNP，再经corin水解成为NT-proBNP，NT-proBNP是含32个氨基酸的具有生物活性的片段。2013美国心脏病学会（ACC）/美国心脏协会（AHA）指南提出，NT-proBNP可作为诊断和判断慢性心力衰竭预后的I类标准和指导循证治疗的IIa级指标。2017年指南对此未做出改动。Keiichii Hirono等研究

表明，NT-proBNP相对于BNP在体外环境更稳定，半衰期更长，因此，NT-proBNP被认为在评价心力衰竭时比BNP更有价值。但无论是BNP还是NT-proBNP浓度都受肾功能影响，随着肾小球滤过率的下降而升高。且随着年龄的增长而增加，人体质量指数（BMI）对于两者也有一定的影响，BMI增加导致两者浓度下降；由于BNP及NT-proBNP受多种因素影响，所以仍需不断探索新的心衰检测指标及方法。

二、心肌纤维化和重构标志物

（一）sST2

肿瘤发生抑制蛋白（suppression of tumorigenicity-2，sST2）是白细胞介素（interleukin，IL）-1受体家族中的成员，以不溶性和可溶性两种形式存在，表达于心肌细胞中，反映了心室壁应力，且与炎症和免疫反应有关。可溶性sST2在心肌细胞受到机械应力时产生，ST2和IL-33以配体和受体结合的形式发挥作用，其通过激活核因子γB通路，起到抗心肌纤维化、防止心肌细胞肥大、减少心肌细胞凋亡、改善心功能的作用。Luo等研究结果显示ST2可用于心力衰竭的辅助诊断，可作为心力衰竭危险分层和判断预后的依据。Broch等研究发现sST2与心律失常发生存在联系，ST2与sST2是右心室重构的潜在标志物，可能在预测心脏手术患者的短期和长期死亡率方面发挥某种作用。sST2不受年龄、肾功能、体质指数、利钠肽、心房颤动病因等影响，在检测右心衰竭方面可能比利钠肽等更加特异，应在围手术期进行研究。但是ST2虽然有着上述优势，却因在HF的诊断价值不高而在临床应用受限。

（二）半乳糖凝集素3

半乳糖凝集素3（Galectin-3）在人体多种细胞及组织中均有分布，如上皮细胞，纤维母细胞、软骨细胞、内皮细胞、巨噬细胞及中性粒细胞、肥大细胞等。其通过糖识别结构域（CRD）与细胞外基质、细胞膜分子和细胞内糖蛋白相互作用，发挥重要生物学效应。McCullough等发现无论临床症状、体征及实验室检查结果如何，Galectin-3血浆浓度＞25.9能够预测患者心衰进展更快，对急性心力衰竭的预后评估及治疗方案有重要作用。其作用机制有以下3点：①Galectin-3是一种促炎症因子，在急性炎症反应中

可刺激中性粒细胞的激活和黏附，在慢性反应中，可刺激单核-巨噬细胞及纤维细胞的活化；②诱导细胞外基质的成纤维细胞增殖和I型胶原蛋白沉积，致心肌纤维化引起心室重构；③Gal-3可通过减少心脏中的过氧化物还原酶4，调节机体抗氧化能力，导致氧化应激介质增加，导致心肌损伤。Grupper等发现心力衰竭患者在心脏移植后血浆Gal-3水平并未下降，表明肺纤维化、肥胖、肾功能不全等非心脏疾病可能是这些患者血浆Gal-3升高的主要原因。心脏康复可能会有利于降低慢性心力衰竭患者的Gal-3水平。目前，Gal-3已经成为欧洲和美国心力衰竭患者近期预后临床诊断和评估的重要工具。此外，由于其与心肌纤维化及心室重构有关，所以它不仅可以作为"见证者"，也可以为心衰治疗靶点提供一个新方向。

（三）人附睾蛋白

人附睾蛋白（human epididymitis protein 4, HE4）是乳清酸性蛋白家族的一员，是存在于人类附睾上皮细胞中的一种与精子成熟相关的分泌性糖蛋白。Piek等研究表明HE4水平与心力衰竭的严重程度相关，并且在多因素多变量模型中可以作为预测预后的因素之一。De Boer等实验得出HE4水平在心力衰竭失代偿期升高，当心力衰竭症状缓解后，HE4水平下降，因此，HE4水平有可能成为监测心力衰竭治疗效果的评价指标之一，HE4水平较高的患者有明显不良临床表现，这类患者往往年龄较大，心功能分级较高，有更多并发症。并且其研究还得出HE4水平与心衰患者的病死率、再住院率均有关联。HE4在纤维化过程中发挥着重要作用，在未来有可能成为治疗心肌纤维化的新靶点。

三、心肌损伤类生物标志物

（一）高敏肌钙蛋白

虽然心肌肌钙蛋白一般应用于心肌梗死的诊断，但是心力衰竭患者也可以检测到高敏肌钙蛋白（hsTn）水平明显升高，hsTn水平可以量化心肌细胞损伤，与心力衰竭患者的预后有着密不可分的关联。有研究表明，肌钙蛋白在慢性低级别心肌缺血、坏死、凋亡和自噬过程中会缓慢释放。慢性心力衰竭患者即使没有无明显心肌缺血，也存在持续性心肌损伤，故血浆肌钙蛋白水平升高与心力衰竭的严重程度和进展相关。肌钙蛋白I与BNP联合应用敏感性更高。有研究表明急性失代偿心力衰竭患者入院时，有6.2%的患者是hsTn阳性（其中包含肌钙蛋白I或T），hsTn阳性是hsTn阴性的2.5倍。因为死亡心肌细胞不会再生，所以hsTn可作为心力衰竭患者纤维化的血浆生物标志物。虽然hsTn对诊断心力衰竭的价值不大，但是其浓度的变化与心力衰竭的进程和心力衰竭的最终结局息息相关，并且与失代偿

心力衰竭患者的病死率及再入院率有关。

（二）心脏脂肪酸结合蛋白

心脏脂肪酸结合蛋白（heart fatty acid-binding protein, H-FABP）是一种分子量较低（14X103-15X103）且存在于细胞之中的可溶性非酶促蛋白质，参与脂质的转运和储存、信号转导、氧化和转录调控。H-FABP与心肌损伤有良好的相关性，因其体积小，在心肌细胞损伤后可迅速出现在血液及尿液中，对心肌损伤的诊断有很强的特异性。Zhuang等发现，在缺血或缺氧的条件下H-FABP的表达上调。H-FABP通过减少细胞内的钙离子水平，直接加强心肌收缩，减少兴奋-收缩偶联，损伤心肌和增加细胞外H-FABP水平等过程参与心力衰竭的恶性循环。晚期心衰患者血清H-FABP增加已经被证实，因此有学者指出，H-FABP可以被用作心肌细胞损伤与慢性心衰预后的标志物。然而需要指出的是，大样本实验研究（2099例）显示年龄、性别、肥胖和肾功能等对H-FABP有一定影响。所以在评判H-FABP的参考价值时，应注意这些因素的影响。

四、炎症类生物标志物

（一）生长分化因子-15

生长分化因子-15（GDF-15）是一种应激反应细胞因子，是转化生长因子（TGF）-β分泌成员，GDF-15通常仅在少数组织中表达，如胎盘和中枢神经系统；生理条件下，GDF-15在心脏中几乎不表达或低表达，但在心肌承受的负荷过大、心肌缺氧等应激情况下，其表达增加。因此也有望成为心脏重塑的标志物。Baggen等研究表明，血浆中GDF-15可作为心脏疾病独立的生物学标志物。

已有相关研究表明，在扩张型心肌病所致的心力衰竭患者中，GDF-15与NYHA分级、NT-proBNP和运动能力有关，这也提示该标志物对心力衰竭有诊断价值和潜在的预后价值。上海华山医院近期研究也表明GDF-15与NT-proBNP明显的呈正相关。也提出在检测冠状动脉病变所致的心衰时的价值比NT-proBNP大，这也提示着GDF-15在冠状动脉所致的心衰方面有一定的优势。李三喜等研究结果提示GDF-15也可作为病情严重程度和危险分层的预测指标。

（二）白细胞介素-6

炎症反应是心力衰竭发生发展的一个重要过程，有导致心室重构和负性肌力的作用，炎症系统的过度活化和炎症因子的过度释放能够加速慢性心力衰竭的发展过程。白细胞介素-6（interleukin-6, IL-6）由IL-6基因编码，巨噬细胞和T细胞在感染和创伤时分泌，主要通过影响心脏收缩

期及舒张期的心室功能参与心力衰竭的发展。IL-6在慢性心衰患者体内活化，导致左心室容积和压力增高，加重心脏损害；另外，IL-6可刺激中性粒细胞基质中氧自由基的过度合成和释放，加重病情。

Brout等研究是采取多因素回归分析，将201名NYHA Ⅱ～Ⅲ级患者纳入研究，并进行为期长达761d的随访，结局事件为心衰相关性死亡或因心衰而住院，发现事件发生率与超敏C反应蛋白和IL-6相关，但经过COX多变量分析后，发现仅IL-6为独立事件预测因子。这也提示IL-6在慢性稳定性心衰预测方面优于超敏C反应蛋白。但由于该指标也受性别、年龄等多种因素影响，因此应结合其他特异性标志物来排除其他原因对IL-6水平的影响。通过阻断IL-6受体来限制IL-6对心脏的损害，可以改善心功能。该方法已经成为治疗心力衰竭的新靶点。

（三）嘌呤能离子通道型受体7（P2X7嘌呤受体7）

P2X7受体是在免疫细胞身上表达，也存在于心肌细胞及血管内皮细胞中，P2X7受体激活触发了炎症、自身免疫反应及代谢反应的发生，其激活与免疫反应有关，也可能与心功能不全有关。

有研究表明P2X7受体在扩张型心肌病中发挥重要作用。其作用机制主要有以下两方面：①P2X7受体的复制可减少扩张型心肌病肌肉乙酰胆碱受体亚型M2（M2AChR），通过调节IL-1β和IL-17来调节自身免疫应答，加剧自身免疫反应的发生发展。②P2X7受体的产生受

阻可缓解扩张型心肌病的发展。P2X7受体拮抗剂通过抑制心肌收缩而抑制自身免疫性心肌炎的CD4[+]T和巨噬细胞浸润；降低IL-1β的mRNA表达，导致其抑制炎症反应。

五、其他新型心衰生物标志物

除了以上提到的心衰生物标志物，还有很多近期相关研究提出的标志物，如血浆五聚素3（PTX-3）、血浆中区肾上腺髓质素（MRproADM）、醛固酮、内源基因编码核糖核酸（miRNA）、间质性胶原酶（MMP）、胰岛素样生长因子结合蛋白7（IGFBP-7）、APN、CXCL-16、SDF-1等，这些标志物也将为心衰的诊断及预后判断等提供新方向。

六、小结

生物标志物是评估心血管疾病的一个重要组成部分，然而目前只有很少的一部分进入了临床应用。目前关于心力衰竭的生物学标志物越来越多。生物标志物虽然在预测风险和预后方面的应用比在诊断方面更为复杂，但在实施生物标志物测量及个性化心血管药物的发展也发挥着越来越重要的作用。我国心力衰竭指南也提出联合使用多种生物标志物可能是未来的发展方向。相信在不久的将来，随着对HF生物标志物的深入研究，将会协助临床医师对其有进一步认识，为HF的诊断、预测和判断预后方面开辟新的思路。

（吴　忠　高　鹏）

第九部分　右心和肺血管疾病研究进展

急性肺栓塞2019年指南解读

2019欧洲心脏病学会（European Society of Cardiology, ESC）与欧洲呼吸学会（European Respiratory Society, ERS）联合制订了"急性肺栓塞诊断和管理指南"（以下简称"2019年指南"），对急性肺栓塞的诊断、风险评估、急性期治疗、慢性期治疗和管理、特殊人群管理及长期随访等方面进行了更新，可操作性强，与既往指南相比，更为实用。本文旨在总结该指南的重点内容，并介绍相关更新要点。

一、推荐类别及证据水平

2019年指南依旧对推荐类别及证据水平进行了分类。将推荐类别分为Ⅰ、Ⅱa/Ⅱb和Ⅲ类，分别对应给予推荐/是适应证、应该考虑/可以考虑和不推荐。三个推荐类别分别定义为有证据或一致意见表明特定治疗手段或操作是有益、有用、有效的（Ⅰ类），证据/意见的权衡支持其有用性/有效性（Ⅱa类），有用性/有效性未经证据/意见充分明确（Ⅱb类），以及有证据或一致意见表明特定治疗手段或操作是无用/无效的，在某些情况下甚至可能是有害的（Ⅲ类）。

指南同时将证据水平分为A、B、C 3个水平，分别对应不同的证据来源，即源自多个随机对照临床试验或荟萃分析，源自单个随机对照临床试验或大型非随机研究或源自专家共识和（或）小型研究、回顾性研究、注册登记研究。

二、2019年指南重点内容介绍

（一）流行病学

静脉血栓栓塞症（venous thromboembolism, VTE）在临床上表现为深静脉血栓形成（deep venous thrombosis, DVT）和肺栓塞（pulmonary embolism, PE），是仅次于缺血性心脏病和卒中的第三大常见心血管疾病。PE的年发病率为39～115/10万人，且年发病率呈增长趋势。PE每年在美国导致≤30万人死亡，是心血管死亡的重要原因。近年来，急性PE（acute PE, APE）的致死率呈现下降趋势，PE

预后的改善可能归因于更有效的治疗手段和干预措施的应用，以及更好的指南依从性。

（二）危险因素

多种环境因素和遗传因素都可导致VTE，其被认为是患者相关危险因素（通常是永久的）与环境相关危险因素（通常是暂时的）交互作用的结果，而对于VTE永久和暂时危险因素的正确识别对于复发风险的评估及长期抗凝方案的选择至关重要。目前认为的高风险危险因素（OR>10）有下肢骨折、因心衰或心房颤动/心房扑动住院（3个月之内）、髋关节或膝关节置换、严重创伤、心肌梗死（3个月之内）、VTE史、脊髓损伤；中等风险危险因素（OR 2～9）有膝关节镜手术、自身免疫病、输血、中心静脉置管、静脉留置针、化疗、充血性心力衰竭或呼吸衰竭、促红细胞生成药物等；低风险危险因素（OR<2）有床上休息>3d、糖尿病、高血压、久坐（如长时间的汽车和飞机旅行）、年龄增长等。

（三）病理生理与预后相关因素

APE时循环系统和气体交换系统均受到影响。压力过负荷引起的急性右心衰竭是导致重症PE患者死亡的重要原因。急性右心衰竭是一种由右心室充盈受损和（或）右心室射血减少引起的快速进展性系统性充血综合征，是决定APE临床严重程度和预后的关键因素。明显的右心衰竭和血流动力学不稳定的相关临床症状和体征提示了早期（住院或30d）的高死亡风险，2019年指南对两者更为重视，都进行了更为细化的描述。高危PE的定义为血流动力学不稳定，临床表现包括心搏骤停（即需要心脏复苏）、休克或持续性低血压，有三者之一即可定义。梗阻性休克定义为收缩压<90mmHg或容量充足的情况下需要收缩血管药物维持收缩压≥90mmHg，且存在外周器官低灌注（意识状态改变；皮肤湿冷；少尿/无尿；血清乳酸增高）。持续性低血压定义为收缩压<90mmHg或收缩压下降幅度≥40mmHg，持续时间超过15min，除外新发心律失常、低血

容量或败血症。

（四）诊断

1.临床表现 APE的临床表现缺乏特异性。绝大多数肺栓塞的疑诊患者表现的症状为呼吸困难、胸痛、先兆晕厥、晕厥或咯血等。部分APE患者可能没有症状，或在诊治其他疾病时发现PE。

2.临床可能性评估 结合患者的临床症状和存在的VTE危险因素进行PE临床可能性评估，可提高疑诊PE患者诊断的正确性。指南推荐通过临床判断或预测评分进行临床可能性评估，并根据临床可能制订诊断策略（Ⅰ，A）。目前最常用的评分方法为改良的Geneva评分和Wells评分，评分可将患者分为低、中、高度可能性三类或"疑似"或"非疑似"两类。

3.辅助检查

（1）D-二聚体：急性血栓形成时因抗凝和纤溶的活化使血栓纤维蛋白溶解引起血浆D-二聚体升高。D-二聚体的阴性预测值很高，正常的D-二聚体值提示APE或DVT的可能性低。但该指标阳性预测值较低，不能用于确诊PE。指南推荐对于低中度临床可能性的门诊/急诊患者，或非疑似PE患者，优选高敏检测方法测定血浆D-二聚体以减少不必要的成像和辐射（Ⅰ，A）。但是，D-二聚体不推荐用于高度临床可能性的患者，即使采用高敏检测方法，结果正常仍不能安全排除PE（Ⅲ，A）。

近来研究证实年龄调整或结合临床可能性制定的界值对D-二聚体准确性有所改善，因此指南针对D-二聚体的界值提出了新的建议。因为D-二聚体诊断PE的特异性随年龄的增长而逐渐下降，在年龄>80岁的人群中其特异性可下降约10%，因此，指南建议考虑使用年龄校正的D-二聚体界值（>50岁患者为年龄×10μg/L）作为固定界值的替代方法，结果阴性可排除低中度临床可能性或非疑似PE患者PE的诊断（Ⅱa，B）。另外，作为D-二聚体固定界值或年龄调整界值的替代方法，应考虑与临床可能性相结合的D-二聚体界值以排除PE，即根据YEARS模型（DVT的临床表现，咯血，诊断其他疾病的可能性小于PE）评估，无上述临床指标且D-二聚体水平<1000μg/L，或具有一个或多个临床指标但D-二聚体水平<500μg/L的患者，可排除PE（Ⅱa，B）。

（2）CT肺动脉造影（CTPA）：对于疑诊PE的患者可行CTPA检查，该检查可以显示主肺动脉至亚段肺动脉的结构。其优势包括多数医院可随时进行、准确性高、在前瞻性研究中得到确认、得到不确定性结论的比例低（3%～5%）、可能提供PE之外的其他诊断信息及操作时间短；局限性包括射线暴露（有效当量为3～10 mSv，对年轻女性乳腺有显著的射线暴露）、需用含碘造影剂（即碘过敏者和甲状腺功能亢进患者使用受限；妊娠期和哺乳期女性存在风险；严重肾功能不全者禁忌）、因其简便易行有过度使用倾向及诊断亚段动脉肺栓塞的意义尚不明确。

指南推荐对于中低度临床可能性或非疑似PE患者，若CTPA正常，无须进一步检查即可拒绝PE的诊断（Ⅰ，A）；中高度临床可能性的患者，若CTPA提示节段性或更近端的充盈缺损，无须进一步检查即可接受PE的诊断（Ⅰ，B）；高度临床可能性或疑似PE的患者，若CTPA正常，无须进一步检查即可考虑拒绝PE的诊断（Ⅱa，B）；孤立性亚段充盈缺损，可考虑进一步的影像学检查以确诊PE（Ⅱb，C）；不推荐CT静脉造影作为CTPA的辅助手段（Ⅲ，B）。

（3）肺通气/灌注显像：平面肺通气/灌注显像（V/Q显像）也是疑诊PE患者可用的成熟诊断检查。其辐射剂量低（较CTPA低，有效当量<2 mSv），示踪剂使用少，几乎没有禁忌证，准确性也在前瞻性研究中得到确认且检查费用相对较低，在胸部X线正常的PE临床低可能性的门诊患者，年轻患者（尤其是女性）、妊娠患者、造影剂过敏及严重肾功能不全患者中可优先考虑使用。但其局限性包括并不是所有中心都可以进行、存在观测者解读差异、结果报告为肺栓塞可能性大小、不确定结论比例达50%及不能提供肺栓塞之外的其他诊断信息。

指南建议如果肺灌注扫描正常，无须进一步检查即可拒绝PE的诊断（Ⅰ，A）；如果V/Q显像提示PE高度可能，无须进一步检查，应考虑接受PE的诊断（Ⅱa，B）；临床低度可能或非疑似PE患者，若近端CUS阴性，应考虑结合非诊断性V/Q显像排除PE的诊断（Ⅱa，B）。

单光子发射计算机断层扫描（single-photon emission computed tomography，SPECT）也可用于肺栓塞的诊断，有研究显示仅行SPECT或结合低剂量CT可使不必要的非诊断性扫描减少至0～5%。V/Q SPECT放射剂量较CTPA低，有效当量<2 mSv。其优势包括几乎没有禁忌证、不确定结论比例低（<3%）、准确性高及提供的是有或无的诊断信息（肺栓塞或没有肺栓塞）。但是其局限性包括检查技术多变、诊断标准多样、不能提供肺栓塞之外的其他诊断信息及前瞻性研究证据少。指南也新提出诊断PE可考虑行V/Q SPECT（Ⅱb，B）的建议。

（4）肺动脉造影：肺动脉造影一直以为被认为是诊断或排除肺栓塞的"金标准"。PE的诊断基于血栓存在的两种直接证据，一是充盈缺损，二是肺动脉分支的血流截断。但是在所列影像学检查中，肺动脉造影的放射剂量最高，有效当量10～20 mSv。近年来因CTPA更为无创且诊断准确性相当而应用减少。

（5）磁共振血管造影（MRA）：MRA虽然应用前景可期，但因其对于肺栓塞的诊断敏感度低、存在高比例的成像诊断不明确、在多数急诊难以普及，目前很少应用于肺栓塞的诊断。指南不推荐采用MRA检查排除PE

（Ⅲ，A）。

（6）超声心动图：APE可导致右心室压力超负荷和功能障碍，可通过超声心动图识别。鉴于右心室的特殊几何形态，尚无单一的超声心动图参数能快速可靠地提供右心室大小或功能的信息。与可疑高危PE不同，超声心动图若缺乏右心室超负荷或功能障碍的征象基本上可排除PE作为血流动力学不稳定的原因。

（7）加压超声（CUS）：近年来，下肢CUS在诊断DVT上逐渐取代了静脉造影。CUS诊断近端症状性DVT的敏感性＞90%，特异度可高达95%。在30%～50%的PE患者中CUS可发现DVT，且发现近端DVT的证据可单独作为PE患者抗凝治疗的依据。指南建议临床怀疑PE的患者，若CUS提示存在近端DVT，建议接受VTE（和PE）的诊断（Ⅰ，A）；如果CUS提示仅有远端DVT，应考虑进一步检查以确诊PE（Ⅱa，B）；如果近端CUS阳性，应考虑评估PE严重程度，根据风险调整管理措施（Ⅱa，C）。

4.肺栓塞患者的诊断建议

（1）血流动力学不稳定的可疑PE指南推荐可疑高危PE患者，根据实际条件和临床情况行床旁超声心动图或急诊CTPA进行诊断（Ⅰ，C）；立即启动静脉普通肝素抗凝治疗，包括校正体重后单次推注给药（Ⅰ，C）。

（2）血流动力学稳定的可疑PE推荐使用已明确的标准诊断PE（Ⅰ，B）；在诊断性检查过程中，对中高度临床可能性的PE患者立即启动抗凝治疗（Ⅰ，C）。

（五）肺栓塞严重程度和早期死亡风险评估

急性PE患者的危险分层对于确定适当的治疗管理策略是必要的，2019年指南明确建议评估PE严重程度和早期PE相关风险。血流动力学不稳定的临床症状和体征提示早期死亡高风险，因此指南建议基于血流动力学是否稳定，对疑似或确诊PE的患者进行危险分层，以识别早期死亡高风险的患者（Ⅰ，B）。对于大多数无血流动力学不稳定的患者，建议进一步将患者分为中危和低危（Ⅰ，B），可依据以下两类预后指标进一步进行危险分层（Ⅱb，C）：①提示PE严重程度的临床表现、影像学和实验室指标，主要与是否存在右心室功能障碍有关；②是否存在可能对早期预后产生不良影响的合并症和其他恶化状态。指南建议无血流动力学不稳定的患者，应考虑采用整合PE严重程度和合并症的临床预测工具（最好是PESI或sPESI）来评估PE的急性期风险（Ⅱa，B）。PESIⅠ和Ⅱ级或者sPESI 0分的患者都可视为低危，30d死亡风险较低。同时有右心室不全（超声或CTPA评估）和升高的生物标志物（尤其是肌钙蛋白阳性）的患者归为中高危；而右心室功能评估为和（或）正常心肌标志物正常的患者则归类为中低危。指南也提醒，即使评估为低危的患者也可能存在右心室功能不全而影响早期预后。因此，即使PESI低级或

sPESI阴性应考虑通过影像学方法或实验室生物标志物评估右心室（Ⅱa，B）。

指南推荐的针对血流动力学不稳定及血流动力学稳定患者的诊断策略分别见图1和图2。

（六）急性期治疗

1.血流动力学和呼吸支持 2019年指南对这部分内容进行了全面的修订。PE急性期，如果患者血氧饱和度＜90%，可以给予常规氧疗。但是，如果给予充足的氧疗支持后，患者仍然有严重的低氧血症或者呼吸衰竭，患者可能存在自右向左分流的卵圆孔未闭或者房间隔缺损，可考虑高流量吸氧（如经鼻高流量氧疗）或机械通气（无创性或有创性）。

高危PE合并右心衰竭时，处理策略主要有以下3个方面：一是优化容量管理，谨慎扩容，可用生理盐水或林格溶液，15～30min≤500ml，用于中心静脉压正常或偏低的患者（如继发于低血容量）；二是使用血管活性药物，如去甲肾上腺素或多巴酚丁胺；三是机械辅助，静脉–动脉体外膜肺（extracorporeal membrane, ECMO）/体外生命支持，联合呼吸机，可提供快速的短期支持。

2.初始抗凝 对于高或中等临床可能性PE患者，在等待诊断结果的同时应启动肠外抗凝治疗。可以按千克体重给予低分子肝素（low-molecular weight heparin, LMWH）或磺达肝素钠皮下注射，也可给予普通肝素（unfractionated heparin, UFH）持续静脉泵入。目前指南建议可使用的LMWH及磺达肝素钠包括依诺肝素、亭扎肝素、达肝素钠、那曲肝素及磺达肝素钠。由于近年来新型口服抗凝药（non-vitamin K antagonist oral anticoagulant, NOAC）的安全性和有效性得到了广泛验证，2019年指南将NOAC作为符合NOAC使用条件的PE患者抗凝的首选药物。

3.再灌注治疗 与UFH相比，溶栓治疗可以迅速改善肺动脉阻塞，改善包括肺动脉压力、肺血管阻力等血流动力学指标，并改善右心衰竭。在APE症状发生48h内即开始溶栓治疗临床获益最大；但对于症状存在6～14d的APE患者，溶栓治疗仍然有一定作用。对于高危PE患者，溶栓治疗可以显著降低死亡及PE复发风险；但对于血流动力学稳定的中高危患者，溶栓治疗虽然可以降低血流动力学失代偿的风险，但同时也增加颅内、颅外严重出血的风险。指南提到可使用的溶栓药物仍主要有重组组织型纤溶酶原激活物（rtPA）、链激酶及尿激酶。

4.多学科肺栓塞团队 管理"严重"（高危和部分中危患者）的多学科快速动员团队近年来逐渐应用于世界范围内的多家医院。一个PE应答团队（PE response teams, PERT）可包括来自多个学科的专家，如心脏科专家、肺病专家、血液科专家、放射科专家等，团队成员的交

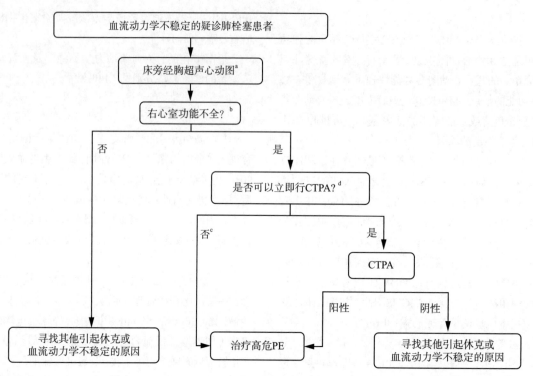

图1 血流动力学不稳定的疑诊高危肺栓塞患者的诊断流程（引自2019年指南）

注：[a]辅助床旁影像学检查可包括经食管超声，可能发现肺动脉及其主要分支的栓子；双侧静脉加压超声，可能确诊DVT，从而确诊VTE

[b]在可疑高危PE的急诊情况下，这里主要是指右心室/左心室直径比值＞1.0

[c]包括患者病情危重，仅允许进行床旁诊断检查的情况。在这种情况下，超声提示的右心室功能障碍可确诊高危肺栓塞，建议行急诊再灌注治疗

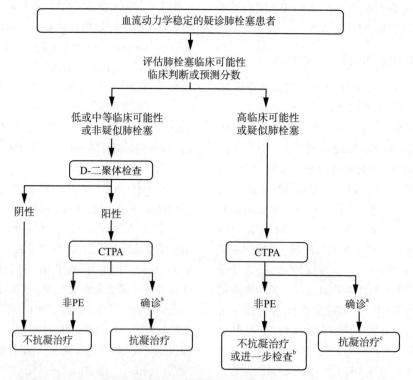

图2 血流动力学稳定的疑诊肺栓塞患者的诊断流程（引自2019年指南）

注：[a]如果CTPA显示段层面或更近端水平的PE，则认为CTPA可诊断PE

[b]如果临床概率较高的患者CTPA结果为阴性，在停止PE特异性治疗前可考虑行进一步影像学检查

流可以帮助临床策略的制订,并可使治疗方案得以快速执行。指南强调了PERT在PE中的应用,建议每家医院应该根据自身现有学科资源及专业知识,为高危及部分中危肺栓塞患者组建多学科团队以共同制订诊疗策略(IIa, C)。

5.下腔静脉滤器 置入腔静脉滤器的目的旨在阻断静脉血栓进入肺循环。多数滤器经皮置入后在数周、数月后可以取出。腔静脉滤器置入的适应证包括有绝对抗凝禁忌的VTE(IIa, C),接受足量抗凝治疗后复发的肺栓塞患者(IIa, C),以及高危VTE的一级预防。指南不推荐常规置入下腔静脉滤器(III, A)。

6.高危肺栓塞患者的急性期治疗意见 再灌注治疗,主要是系统性溶栓,是高危PE患者的首选治疗(I, B);接受再灌注治疗后血流动力学恢复稳定的患者可转换到肠外或口服抗凝治疗,建议高危患者应尽快启动UFH治疗(包括校正体重后的单次快速静脉注射)(I, C);若有溶栓禁忌或者溶栓失败,建议行心外科肺动脉血栓清除术(I, C),或可考虑经皮导管介入治疗(IIa, C);可考虑应用去甲肾上腺素和(或)多巴酚丁胺(IIa, C);合并心源性休克或顽固性循环衰竭者,可考虑ECMO联合心外科肺动脉血栓清除术或经皮导管介入治疗(IIb, C)。

7.中危或低危肺栓塞患者的急性期治疗意见

(1)启动抗凝治疗:高或中等临床可能性肺栓塞患者,在等待诊断结果的同时应启动肠外抗凝治疗(I, C);对于肠外抗凝治疗,多数患者推荐LMWH或磺达肝癸钠(I, A);接受口服抗凝者,推荐NOAC优于维生素K拮抗剂(Vitamin K antagonists, VKAs)(I, A);服用VKAs者,治疗初期需要与肠外抗凝药重叠应用至INR到2.5(I, A);对于合并严重肾功能损害、孕妇、哺乳期女性及抗磷脂综合征患者,不建议应用NOAC(III, C)。

(2)再灌注治疗:抗凝治疗过程中出现血流动力学恶化者推荐补救性溶栓治疗(I, B);抗凝治疗过程中出现血流动力学恶化者可考虑行心外科肺动脉血栓清除术或经皮导管介入治疗,作为补救性溶栓治疗的替代选择(IIa, C);中危或低危患者不推荐初始溶栓治疗(III, B)。

同时需要注意的是,如果患者的超声心动图或CTPA存在右心室功能不全的征象,且肌钙蛋白阳性,因这部分患者存在早期血流动力学失代偿和循环衰竭的风险,应进行密切监测。如果血流动力学稳定的患者存在PE相关危险因素或存在相关并发症应接受住院治疗。

8.早期出院及家庭治疗 指南对患者安全出院的时机进行了建议,提出如果可进行定期门诊随诊及规范抗凝治疗,部分低危患者可考虑早期出院并继续家中治疗(IIa, A)。一般而言,如果符合以下3项标准,应考虑急性PE患者的早期出院和家庭抗凝治疗:①早期PE相关死亡

或严重并发症的风险低;②不存在需要住院的严重合并症或病情加重;③考虑到患者的(预期)依从性及医疗保健系统和社会环境可提供的支持,患者可予以门诊治疗和抗凝治疗。Hestia标准综合了PE的严重程度、合并症和家庭治疗的可行性,可作为评估患者是否可以早期出院的依据。

根据危险分层制订的、包括出院时机的PE综合治疗策略见图3。

(七)慢性期治疗及预防复发

1. VTE复发风险评估 根据患者终止抗凝治疗后的VTE复发风险,可将患者分为以下几类:①存在强(主要)暂时性或可逆性危险因素(OR>10)的患者,这类最常见因素的是大手术或创伤,可被认定为急性病情发作的原因;②病情可部分由弱(小)暂时性或可逆性危险因素(OR≤10)解释的患者,或者某血栓形成的非恶性危险因素持续存在;③病情并无任何可识别的危险因素的患者(本指南避免使用"无诱因"或"特发性"VTE这类用词);④有一次或多次VTE发作史的患者,以及存在持续性血栓前状态(如抗磷脂抗体综合征)的患者;⑤存在活动性癌症患者。估计的长期复发风险分别为:①类<3%每年,②和③类3%~8%每年,④和⑤类>8%每年。

2.抗凝相关出血风险 在抗凝治疗的第一个月,大出血的风险较高,继而随着时间的推移下降并保持稳定。根据现有证据,风险因素包括高龄(尤其是>75岁)、既往出血史(如果与可逆性或可治疗的病因无关)或贫血、活动性癌症、既往卒中(出血性或缺血性)、慢性肾脏或肝脏疾病、同时接受抗血小板治疗或非甾体抗炎药(如可能,应避免)、其他严重急性或慢性疾病及抗凝控制不佳。在开始抗凝治疗前,应通过出血危险因素或通过出血风险评分对患者进行出血风险评估。同时也需要定期再评估,如对低危患者一年一次重新评估,对于出血高危风险的患者每3~6个月再评估。

3.抗凝药物疗程 所有PE患者都应接受抗凝治疗至少3个月(I, A)。3个月后,是否延长抗凝应平衡VTE复发及出血风险进行决策。活动性癌症不仅是长期复发的强危险因素,同时也是抗凝治疗中出血的危险因素。因此将癌症患者予以单独的管理建议。

对于非癌症患者,指南推荐对于首次PE/VTE继发于主要一过性/可逆性危险因素的患者,推荐3个月后停止口服抗凝治疗(I, B);复发性VTE与主要一过性或可逆性危险因素无关的患者,推荐无限期口服抗凝药物治疗(I, B);抗磷脂抗体综合征患者,推荐无限期VKAs抗凝治疗(I, B);首次PE发作且无可识别危险因素的患者,考虑无限期口服抗凝药物(IIa, A);首次PE发作伴有除抗磷脂抗体综合征以外的持续性危险因素的患者,考虑无限

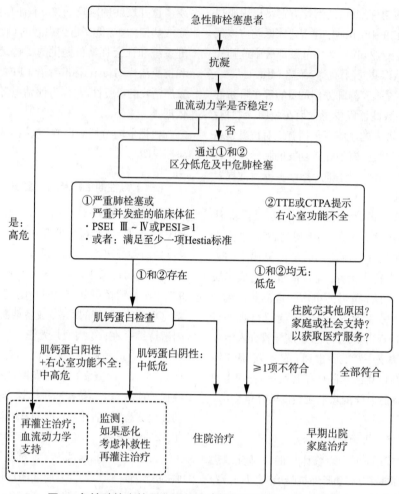

图3 急性肺栓塞的风险调整治疗策略（引自2019年指南）

注：[a]辅助床旁影像学检查可包括经食管超声，可能发现肺动脉及其主要分支的栓子；双侧静脉加压超声，可能确诊DVT，从而确诊VTE

[b]在可疑高危PE的急诊情况下，这主要是指右心室/左心室直径比值＞1.0

[c]包括患者病情危重，仅允许进行床旁诊断检查的情况。在这种情况下，超声提示的右心室功能障碍可确诊高危肺栓塞，建议行急诊再灌注治疗

期口服抗凝药物（IIa，C）；首次PE发作伴轻微一过性或可逆性危险因素，考虑无限期口服抗凝药物（IIa，C）；如果没有癌症的PE患者决定延长口服抗凝时间，则应在抗凝治疗6个月后考虑减量阿哌沙班（2.5mg每日2次）或利伐沙班（10mg每日1次）（IIa，A）；拒绝服用或不能耐受任何形式口服抗凝药物的患者，可考虑使用阿司匹林或舒洛地特进行长期的VTE预防（IIb，B）；接受延长抗凝治疗的患者，推荐定期重新评估其药物耐受性和依从性，肝肾功能及出血风险（I，C）。

4.活动性癌症PE患者的管理 指南推荐癌症合并PE的患者，前6个月应考虑给予经体重校正的LMWH皮下给药，优于VKAs（IIa，A）；未合并胃肠道癌症的患者，依度沙班可作为皮下LMWH的替代药物（IIa，B）；未合并胃肠道癌症的患者，利伐沙班可作为皮下LMWH的替代药物（IIa，C）；癌症合并PE患者，应考虑在前6个月之后延长抗凝治疗，无限期抗凝或直至癌症治愈（IIa，B）；对于肿瘤患者，如果合并PE且累及节段或多个近端分支，多个亚节段分支或与已证实的DVT有关的单个亚节段分支，应考

虑给予与症状性PE相同的处理（IIa，B）。

（八）PE与妊娠

1.妊娠期PE的诊断 基于临床可能性评估、D-二聚体、CUS和CTPA的诊断策略可在妊娠期安全地排除PE。指南推荐如果妊娠期或分娩后出现可疑PE，应使用前述已得到验证的确诊手段予以确诊（I，B）；对于妊娠期及分娩后的女性，D-二聚体和临床预测分数可用以排除PE（IIa，B）；妊娠患者存在可疑PE（尤其是存在DVT征象），应考虑选择CUS以减少不必要的辐射（IIa，B）；妊娠期女性应进行肺灌注扫描或CTPA（低辐射方案）以排除PE的诊断；如胸部X线存在异常，则应首选CTPA（IIa，C）。

2.妊娠期PE的治疗 对于大多数血流动力学稳定的妊娠合并PE患者，推荐给予基于妊娠早期体重的固定治疗剂量的LMWH（I，B）；妊娠合并高危PE的患者，推荐给予溶栓或外科手术取栓治疗（IIa，C）；不建议脊椎或硬膜外置针，除非最近一次给予治疗剂量LMWH的时间

已过24h（Ⅲ，C）；硬膜外置管拔除后的4h内，不建议使用LMWH（Ⅲ，C）；妊娠期或哺乳期不推荐使用NOACs（Ⅲ，C）。

3.羊水栓塞　妊娠期或分娩后的女性出现无法解释的心搏骤停，持续低血压或呼吸衰竭，尤其伴随弥散性血管内凝血时，应考虑存在羊水栓塞（Ⅱa，C）。

针对上述，指南对妊娠期疑诊PE的患者提出了一套专用的诊断流程（图4）。

（九）肺栓塞的长期预后

对于大多数PE生存者来说，肺血管床会在急性期后的几个月内恢复通畅性；因此，对于接受PE治疗的这些患者，随访时不需要常规进行CTPA检查。但是若血栓持续存在并且机化，在少数情况下可能发展为慢性血栓栓塞性肺动脉高压（chronic thromboembolic pulmonary hypertension，CTEPH）。虽然CTEPH的发生率很低，但是急性PE后的数月内持续存在呼吸困难或活动耐力下降的患者并不在少数。因此，指南对患者随访管理的建议涵盖

了上述两个方面，即PE后有效的随访策略应为：①对持续存在症状的患者给予正确的护理，如运动康复、治疗合并症、行为教育和纠正危险因素；②确保CTEPH的早期识别，使患者及时接受进一步的诊断及特殊治疗。

指南推荐对PE患者急性期后3～6个月进行常规临床评估，包括是否存在提示复发、出血、恶化、持续性或新发运动受限等的症状，并决定是否延长抗凝治疗（Ⅰ，B）；对PE患者的一体化护理模式有助于确保患者从医院到社区的最佳过渡（Ⅰ，C）；对于APE后3个月仍然存在症状，且通气灌注扫描（若条件允许，可使用双能CT）持续不匹配的患者，综合考虑超声心动图、脑钠肽水平和（或）CPET的结果后，建议转至肺动脉高压（PH）或CTEPH诊疗中心（Ⅰ，C）；对于PE后持续存在或新发呼吸困难/运动耐力下降的患者，应进行进一步长期随访评估（Ⅱa，C）；无症状但存在CTEPH危险因素的患者，应进行进一步的长期随访评估（Ⅱb，C）。综合上述建议，指南也提出了一套针对APE患者的后续随访策略（图5）。

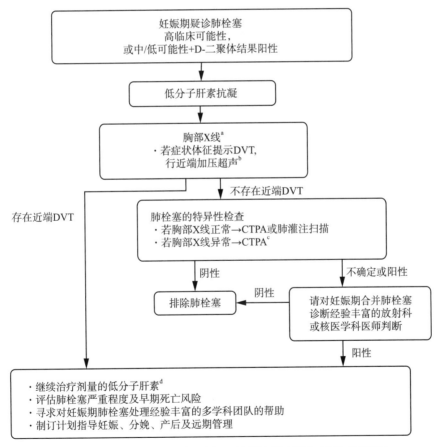

图4　妊娠及分娩后6周内可疑PE诊断流程（引自2019年指南）

注：[a]如果胸部X线异常，考虑导致胸部症状的其他原因

[b]盆腔静脉的DVT可能不能通过加压超声排除。如果出现整个下肢水肿、臀部疼痛、或其他提示盆腔静脉血栓形成的征象，应进行磁共振静脉造影以排除DVT

[c]CTPA须保证胎儿的辐射剂量极低

[d]应进行全血常规检查（血红蛋白及血小板计数），计算用药前肌酐清除率。评估出血风险，排除禁忌证

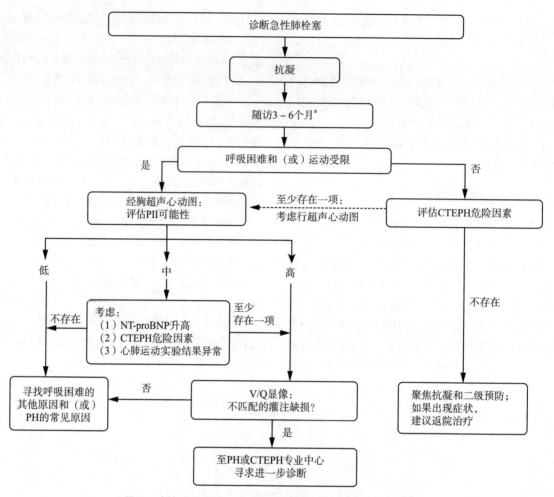

图5　肺栓塞长期随访策略和诊断流程（引自2019年指南）

注：ᵃ 评估是否存在持续性（或新发的）呼吸困难或功能受限及其严重程度，同时评估是否存在VTE复发、癌症或抗凝相关的出血并发症的症状

三、结语

2019年APE指南对APE的诊断、风险评估、急性期治疗等方面进行了更为细致的解读，相关推荐与临床结合更为紧密，使其更方便临床使用，为APE的诊断及治疗提供了必要的证据支持与专家意见。对于指南的学习可以帮助我们更好地管理APE患者，努力提高诊断准确性，并改善APE患者的生存率及生活质量。

（何建国　全睿琳）

肺动脉高压生物标志物研究进展

随着对肺高压（pulmonary hypertension, PH）认识的持续增长，其已不再罕见。PH的血流动力学诊断标准为：海平面状态下、静息时、右心导管测量肺动脉平均压（mPAP）≥25mmHg。世界卫生组织（WHO）于1998年首先制定了PH的分类标准，随后对其进行了修改，目前主要分5大类。WHO第1类是肺动脉高压（pulmonary arterial hypertension, PAH），由特发性PAH（IPAH）、家族性PAH（FPAH）或与其他疾病相关的肺动脉高压（APAH）组成。APAH包括一组患有结缔组织疾病、先天性疾病、门静脉高压和艾滋病毒等患者。REVEAL（评估早期和长期肺动脉高压疾病管理的注册机构）的最新注册数据表明，PAH的发病率为每百万成年人中2例，患病率为每百万人10.6例。PAH患病率不断上升，而且总体发病率和死亡率也较高。美国国家卫生研究院（NIH）注册数据显示，IPAH患者的1年生存率为68%，5年生存率为34%。此外，基于NIH注册数据表明，PAH中位生存期为2.8年，而REVEAL数据提示其中位生存期超过7年。PAH症状发作到确诊的平均时间为2.3～2.8年。目前，PH仍然是一个临床难题，血清生物标志物可能有助于医师做出重要的临床决策。本文将对已存在和潜在的PH标志物的临床应用进行综述。

NT-proBNP和BNP最早被欧洲心脏病学会（ESC）/美国心脏协会（AHA）/美国心脏病学会基金会（ACCF）指南推荐作为PH预后和治疗干预的动态生物标志物。最新研究表明，PH病理生理学基础与细胞增殖、血管重构、血栓形成、炎症和血管收缩密切相关，相关信号通路为血清生物标志物的开发和干预靶点奠定了分子生物学基础。在细胞水平上，PH相关的特定生物标志物已被量化和分类，如心肌细胞损伤类、炎症类、内皮功能障碍类和终末器官衰竭类等相关的标志物（表1）。

一、BNP/NT-proBNP

REVEAL注册研究发现，NT-proBNP水平>1400pg/ml与PH预后较差有关，并且与心脏血流动力学和影像学异常密切相关，为独立危险因素。BNP<50pg/ml或NT-proBNP<300pg/ml的患者存活率增加，而分别>180pg/ml和1500pg/ml的个体发病率和死亡率则增加。REVEAL风险评分是一种PH临床评估工具，主要用于评估患者1年生存率。风险评分包括9个变量，包括BNP或NT-proBNP。对于BNP>180pg/ml或NT-proBNP>1500pg/ml的情况，得1分。分数范围为1～15，各组按分数分为预期的1年生存率：低（95%～100%），中度（90%～95%），中高（85%～90%），高（70%～85%）风险。REVEAL算法的C指数为0.726，95%置信区间（CI）为0.678～0.775，与以前的注册研究得出的风险评分算法（如NIH的c指数为0.588和French 0.57）相比，可靠性更强。然而NT-proBNP水平受肾功能不全、年龄的影响，同时其对PAH的诊断缺乏特异性，限制了其在临床中的作用。

表1 PH相关生物标志物

心肌细胞损伤（损伤/压力）	内皮功能紊乱	炎症和氧化应激	终末器官功能衰竭
NT-proBNP[a]	NO[b]	骨桥蛋白	低钠血症
BNP[a]	内皮素[b]	半乳糖凝集素3	总胆红素
肌钙蛋白I、T	cGMP[b]	红细胞分布宽度	肌酐
尿酸	不对称二甲基精氨酸	白介素（1B, 6, 8, 1 2p70）	$PaCO_2$
ANP		C反应蛋白	胱抑素
CST2		生长分化因子15	
		可溶性CD 40配体	
		肿瘤坏死因子-α	
		高密度脂蛋白胆固醇	
		CXC趋化因子配体10	
		血小板源性生长因子	

注：[a]由ACCF/AHA/ESC相关指南支持
[b]目前的治疗靶点

二、肌钙蛋白

肌钙蛋白T（cTnT）和I（cTnI）在急性心肌梗死中是公认的生物标志物，在13%～20%的PAH高危患者中表达水平也明显升高。肌钙蛋白I/T是原肌球蛋白复合体内的调节蛋白，在压力超负荷（如PAH或容积超负荷）继发的缺血和（或）心肌功能障碍引起的急性心肌细胞损伤的情况下释放。Torbicki等首先将心脏cTnT描述为PH死亡率增加的独立预测因子。研究表明，56例WHO 1类PH患者中有14%cTnT呈现阳性。cTnT阳性人群的2年生存率为29%（P=0.001）。此外，cTnT阳性与PH患者NT-proBNP、6min步行试验、心率和肺动脉氧饱和度等密切相关。新型超敏hs-cTnT在27.3%的WHO 1类PH患者中呈阳性，hs-cTnT阳性患者PH死亡率明显增加。NT-proBNP在该队列中1年生存率的阳性预测值为33.4，而cTnT和hs-cTnT两者均为100（41）。cTnI的效用也已在PAH患者诊治中具有重要的临床意义。cTnI阳性患者与阴性对照组相比，死亡率的风险增加4.7倍。使用新型的高敏感性心肌肌钙蛋白I（hs-cTnI）测定法，能够进一步鉴别高危PH患者，并提高预测患者3.5年生存率的能力。

三、尿酸

血清尿酸（UA）浓度在高左、右心房充盈压力患者人群中升高，被认为是心力衰竭发病率和死亡率的可靠生物标志物。UA水平的升高可能与组织缺氧导致的产量增加有关。心排血量低导致组织缺氧，三磷酸腺苷（ATP）耗竭，尿酸生成增多，进一步刺激黄嘌呤氧化酶的产生。PH患者体内尿酸水平与PH发病率、死亡率、肺血管阻力和右心房压力呈正相关，同时与心脏指数呈负相关，从而影响患者预后。利尿剂、黄嘌呤氧化酶抑制剂或促尿酸分解药物未来有可能成为PH新的研究靶点。

四、生长刺激表达基因2（ST2）

ST2属于白介素-1受体家族，具有两种同工型：可溶性和跨膜型。ST2由心肌细胞、血管内皮细胞和成纤维细胞损伤后释放。可溶性ST2（sST2）水平的升高与PH相关心力衰竭患者的死亡率、发病率和心血管重构的增加密切相关。最近研究表明，PH患者sST2水平明显高于对照组。这项研究表明，升高的sST2水平可作为PH死亡率的独立预测因子。sST2具有作为PH动态标志物的潜力，其

影响PH发病率和死亡率的病理生理机制有待进一步的研究。

五、骨桥蛋白（OPN）

炎症标志物如骨桥蛋白（OPN）、红细胞分布宽度（RDW）、C反应蛋白（CRP）和白介素也与PH发病率、死亡率和心血管风险增加有关。炎症标志物的升高是继神经激素激活，压力状态和心脏指数波动后继发的病理生理变化的结果。OPN是一种糖蛋白，主要存在于心肌细胞和成纤维细胞中，在心室重构中发挥作用。OPN主要起细胞因子的作用，介导心脏特异性整联蛋白（如β1-整合素）之间的相互作用。Rosenberg等研究发现，PAH患者血清OPN水平显著升高；与对照组相比，OPN显著增加，平均值为849ng/ml，明显高于对照组（396ng/ml）。OPN值与心功能分级和心脏功能障碍密切相关，具有较强的生存预测价值。值得关注的是，血清OPN浓度不受肾功能障碍、NT-proBNP和肌钙蛋白等的影响，因此，具有重要的临床应用前景。

六、胱抑素C（CysC）

胱抑素C（CysC）是一种低分子量蛋白质，之前被认为是肾功能不全的早期标志物。最新研究表明，除肾功能不全外，心力衰竭患者也发现了该指标的升高。最近，Fenster等研究表明，与对照组相比，PAH患者的CysC水平显著升高（P=0.001）。与利钠肽不同，CysC浓度与年龄和肌肉质量无关。然而，它受甲状腺功能亢进等细胞更新状态增加的影响，在临床上需要进一步关注。这项研究表明，CysC在PH的发病过程中可能发挥重要作用。

过去的20年里，随着对PH的病理生理学和生物学的理解和发展，PH领域发生了革命性变化。WHO功能分级、右心衰竭风险评估、超声心动图、右心导管血流动力学检查、6min步行距离、心肺运动测试、BNP或NT-proBNP是PH常用的评估方法。新的生物标志物的出现能够对PH的评估起到很好的指导作用，以期帮助医师在基础治疗和随访期间监测PH患者的生存预后。综上所述，进一步探索PH新型生物标志物，对进一步理解其PH病理生理起着至关重要的作用；从诊断、预后和治疗的角度来看，新型生物标志物的出现也为PH的临床诊治、预后评估提供非常必要手段。

（朱建兵　郑泽琪）

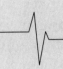

运动相关肺高血压

一、肺循环

肺循环,也称小循环。血液经体循环返回心脏从右心房流入右心室后,便进入了肺循环。右心室射出静脉血进入肺动脉干后,经肺左、右动脉及其分支流至肺泡周围的毛细血管网进行气体交换,使含氧量较低的静脉血(暗红色)变为含氧丰富的动脉血(鲜红色),然后经肺内的各级肺静脉属支达肺静脉,最后注入左心房。血液由右心室射出,沿上述路径到达左心房的这一循环途径即为肺循环。肺脏由肺动脉系统和支气管动脉系统共同为其供血,是一个双重供血的器官。属于肺循环的肺动、静脉负责将静脉血氧合以供于全身。起自右心室的肺循环主干即肺动脉干于主动脉弓下方分为左、右肺动脉。左肺动脉较短,而右肺动脉较长,两者于左、右肺门处分别分为2支和3支进入相应的肺叶。肺静脉起自肺泡壁的毛细血管网,左右分别称为左上、下肺静脉和右上、下肺静脉。而属于体循环的支气管动、静脉,负责给肺提供营养,是肺的营养血管。

肺循环的主要功能是使血液在流经肺泡周围的毛细血管网时进行气体交换,同时保持足够小的阻力,以适应通过的全部心排血量。另外,部分支气管静脉血可通过呼吸性小支气管末梢之间的吻合支进入静脉和左心房,从而使得1%～2%的静脉血掺入主动脉。

（一）肺循环的特点

人体有两种血液循环途径,即体循环(或大循环)和肺循环(或小循环)。体循环起于左心室,止于右心房,而肺循环起于右心室,止于左心房。因此,与体循环相比,肺循环路程短,只通过肺。

除此之外,肺循环与体循环还有其他不同的生理特点。

1.肺循环是低压系统,其阻力和压力均相对较低。由于肺动脉管壁较主动脉管壁薄,分支短、管径较粗,且肺动脉的肌性成分较少,主要组成成分为弹性纤维。因此,肺动脉可扩张性较高,血流阻力较小。而在右心室每分输出量等于左心室每分输出量的情况下,肺动脉压远远低于主动脉压正是得益于此。

2.肺循环血管有贮血库的作用。肺部的血容量约占全身血量的1/10。肺部血容量也因可扩张性大的肺组织和肺血管而具有较大的变化范围,在用力呼气和深吸气时,肺

部血容量最大可相差800ml。这两种因素使得肺循环血管在人体内扮演者“贮血库”的角色。肺循环可在机体失血时发挥代偿作用,将部分血液转移至体循环。

3.肺循环毛细血管平均压小于血浆胶体渗透压,故其具有较大的力量,可将组织中的液体吸收进入毛细血管。肺血管位于胸腔内的负压环境对于肺泡和血液之间的气体交换来说是有利的。此外,负压还有助于肺泡内液体的吸收,避免在某些病理情况下,肺泡内液体积聚形成肺水肿。

（二）肺循环的调节

肺循环主要由神经-体液调节。它可改变肺血管平滑肌的张力,从而改变肺血流阻力(肺循环的阻力和顺应性呈负相关),最终控制通过肺循环的血量及其血流分配,保证肺在不同的生理状态下既可保证耗能少又可正常发挥其功能。

1.神经调节　交感神经和迷走神经对肺循环血管进行双重支配。两者受到刺激时可产生截然不同的效应——刺激交感神经可直接引起肺血管收缩,血流阻力增大。相反,刺激迷走神经则可使肺血管舒张,血流阻力减小。

2.肺泡气氧分压　肺部血管的舒缩活动随肺泡气氧分压的变化而发生明显改变。肺部血管在急性或慢性缺氧时均会收缩,血流阻力也会随之增大。肺泡周围微血管会因肺泡内的气体氧分压低而收缩,且此效应在肺泡气二氧化碳分压升高时会更加显著。

3.体液因子　不同的体液因子会对肺循环血管发挥不同的作用。例如,肺循环的微动脉会受肾上腺素、去甲肾上腺素、血管紧张素、前列腺素等的影响而收缩。而对于肺循环的静脉,可使其收缩的体液因子有组胺及5-羟色胺。此外,一氧化氮在正常肺循环中是一种强直性血管扩张剂,若血管周围一氧化氮浓度降低,则会引起肺血管的收缩。

二、运动对肺循环的影响

正常生理条件下,肺动脉系统在有氧运动训练时可通过补充、扩张血管来降低肺血管阻力,进而适应显著增加的心排血量(最大运动量时可达3～4倍甚至更高)。但在运动过程中,肺血管阻力的减小则与体位有关,如在肺血管完全充盈的情况下,仰卧位只能观察到肺血管阻力稍

有下降。对于健康个体来说，其在运动期间平均肺动脉压（mean pulmonary arterial pressure, mPAP）和肺动脉楔压（pulmonary arterial wedge pressure, PAWP）会略微升高（与年龄有关），而肺动脉压的变化则与运动强度有关，它是肺血管阻力和血流量的一个应变量。当有氧运动强度较低时，随着肺血管阻力的下降，肺动脉压并没有实质性升高；反之，当有氧运动强度较高时，肺动脉压则会在肺血管阻力下降、心排血量（cardiac output, CO）增加之后随之升高。并且随着年龄的增长，肺动脉压会随运动量的增大而升高，但运动对肺血管阻力的影响似乎与年龄无关。相反，肺动脉顺应性的降低则可能与年龄有关。正常情况下，运动期间肺血管阻力的总值是降低的，这主要由机械因素造成，如灌注血管扩张及运动引起肺动脉压力和切应力增加从而使肺血管塌陷。而这正是运动期间，在心排血量增加几倍的情况下，平均肺动脉压通常只是稍有升高的原因。

健康个体在剧烈运动时肺动脉压会有所升高，同时右心室会通过加快心率、增强心肌的收缩舒张功能及增加右心室动脉吻合的方式来弥补心排血量增加的需求，应对右心室后负荷升高的挑战。若是极限运动或长时间运动，则可能会导致右心室功能障碍，引发心肌炎症、基质缺乏及氧化应激导致的心脏损伤。然而，中度或正常的运动是否也会导致健康个体右心室功能障碍或者右心衰竭的风险增加，目前尚不清楚。

因包括心脏在内的整个身体都会受到运动的影响，所以目前普遍提倡健康人群通过运动来提高生活质量、改善健康状况及增强肌肉力量。与平时运动较少的健康者相比，运动员的血流动力学存在较显著的差异，特别是长期的耐力运动可使右心室的容积增大，改善舒张早期的右心室功能和左心室顺应性，有利于肺循环的正常进行。相比之下，健康者久坐不动的生活方式已被确定与吸烟、肥胖和高血压等其他心血管危险因素具有协同效应。因此，适度的体育活动已被推荐用于预防某些心血管疾病。

三、运动相关肺高血压（exercise-induced pulmonary hypertension）

肺高压（PH）是一类常见的肺血管疾病，其发病率和死亡率均较高。在西方国家，有1%左右的普通人群会患肺高压，在65岁以上的人群中肺高压的患病率高达10%，最常见的肺高压为左心疾病相关肺高压和肺部疾病/缺氧相关肺高压，肺动脉高压属于肺高压的第一类。在我国，有调查显示成人肺动脉高压发病的高峰年龄阶段是41～50岁，其中女性多于男性。肺动脉高压的主要特征为静息状态下肺动脉压力升高，同时合并进行性肺血管重构、血管收缩和血栓形成引起的右心衰竭，有时可导致患者死亡。肺高压是一种多病因的肺血管疾病，导致肺动脉压力升高

的原因有毛细血管前性肺高压、毛细血管后性肺高压及混合性肺高压（肺动脉和肺静脉压力均升高），而肺高压患者常表现为运动耐力下降，疲劳或呼吸困难。

20世纪50年代，心导管术应用于肺血管疾病后，首次提出了肺高压的概念。目前我国肺高压的血流动力学定义依然沿用2015欧洲心脏病学学会（European Society of Cardiology, ESC）和欧洲呼吸病学学会（European Respiratory Society, ERS）指南的定义，未采用2018年世界肺高压大会的建议。《中国肺高压诊断和治疗指南2018》中指出，肺高压的血流动力学诊断标准为：海平面状态下、静息时、右心导管测量肺动脉平均压（mean pulmonary arterial pressure, mPAP）≥25mmHg。而正常人mPAP为（14±3）mmHg，上限为20mmHg，此定义包含了一个"安全范围"，是为了减少因健康者的异常值和测量精度不足而发生假阳性的概率。此外，一般认为峰值肺动脉楔压（pulmonary arterial wedge pressure, PAWP）在运动过程中的正常上限在15～20mmHg，但运动员和年龄稍长者可能会有更高的值。且有研究表明，肺毛细血管楔压（pulmonary capillary wedge pressure, PCWP）在静息状态下一般正常，但在运动期间，在肺动脉高压患者及非肺动脉高压患者中均显著升高。肺高压可以是多种不同疾病进展过程中的一个必经阶段，也可以是单独存在的一种疾病。有研究者提出，在慢性阻塞性肺疾病患者中肺高压很常见。

2018年2月在法国尼斯召开的第六届世界肺高压会议上，根据不同的疾病特征，公布了新的肺高压临床分类，将肺高压分为5个临床类型，分别是肺动脉高压（PAH）、左心疾病所致肺高压、呼吸系统疾病和（或）缺氧所致肺高压，肺动脉阻塞性疾病所致肺高压和未知因素所致肺高压。此外，近年来一种鲜为人知的肺高压疾病也逐渐引起了人们的关注——运动相关肺高压，其是指静息状态时mPAP正常，但在心排血量（cardiac output, CO）＜10L/min时，运动引起mPAP≥30mmHg，由超声心动图定义为肺动脉压＞50mmHg。而对于正常人，在CO＜10L/min时，运动期间mPAP的正常上限为30mmHg，相当于总肺血管阻力（或mPAP/CO）为3 Word单位（Wood units, WU）。目前研究者提出的运动相关肺高血压诊断标准主要有：①mPAP/CO的斜率正常值范围为0.5～3.0mmHg/（min·L），当mPAP/CO的斜率＞3.0mmHg/（min·L）时可诊断为运动相关肺高压，且最好是有创性测量。②根据年龄特异性运动肺血流动力学标准，将运动相关肺高压定义为最大直立运动时：≤50岁的患者峰值mPAP＞30mmHg，峰值肺血管阻力＞1.34WU；或＞50岁的患者峰值mPAP＞33mmHg，峰值肺血管阻力＞2.10WU。③无静息性肺动脉高压患者在最大运动量时mPAP＞30mmHg，肺动脉楔压＜20mmHg，肺血管阻力＞1WU即可诊断为运动相关肺高压。

运动相关肺高压包括仅在肺循环中出现异常的运动相关毛细血管前性肺高压，以及同时伴有肺动脉楔压升高的运动相关毛细血管后性肺高压。运动相关肺高压的病因是心力衰竭和（或）潜在的肺血管疾病，与运动能力下降和预后不良有关。其特点为通气灌注不均导致通气效率下降。有学者提出，运动相关肺高压是在静息性肺动脉高压之前，早期症状轻微的、更易治疗的阶段。现在已有研究证实，运动相关肺高压的中枢血流动力学对运动反应的模式、严重程度及代谢特点均介于正常人和静息性肺动脉高压患者之间（亦即肺动脉高压的早期生理阶段），这为上述假说提供了理论支持。肺动脉高压患者常伴有慢性炎症，这恰恰会导致肺血管重构（内皮细胞、平滑肌细胞功能和表型失调的结果），进而引起肺血管阻力及肺动脉压力的升高，即右心室室壁压力增大、后负荷增大。长此以往，为了适应运动时增加的心排血量，右心室会逐渐肥大、扩张，最终形成右心功能障碍，甚至右心衰竭的局面。矛盾的是，人们已经发现肺动脉高压患者的右心室收缩力有所增强，而右心室收缩功能的整体指标，如右心室射血分数和每搏输出量却均有所下降。这或许是因为右心室通过过度收缩来弥补后负荷的增加是远远不够的，甚至会导致房室解偶联。对运动相关肺高压的患者来说，右心室功能受损会导致其在运动期间心排血量减少、血氧饱和度下降，无法提供足够的氧气来满足其耗氧量增加的需求，进而形成低氧血症。即使是在通气量最大的情况下，运动相关肺高压患者在运动高峰时的工作负荷量和摄氧量仍会降低。此外，运动相关肺高压患者的肺组织可能由于运动过程中毛细血管床的补充功能受损而灌注不足。如前所述，缺氧会引起肺循环血管的收缩，导致肺动脉压升高。除此之外，肺动脉内膜增生、纤维化、内侧肥大及原位血栓的形成，都将导致肺动脉管腔进行性狭窄、闭塞，肺血管阻力不断升高，促进其运动期间平均肺动脉压的升高，而这又将加剧对右心室的损伤。若未能及时诊断并积极干预，则会诱发患者右心衰竭，甚至死亡。

临床上，医师通常会通过心电图、胸部X线平片、超声心动图、呼吸功能检查和动脉血气分析、肺通气灌注显像、胸部电子计算机断层扫描（computed tomography，CT）、睡眠呼吸监测、血液学检查及自身免疫抗体检测、腹部超声和心导管检查等方法来诊断肺高压。而心脏磁共振（提供整体容量及功能分析）和正电子成像术（提供灌注和分子成像）可提供互补性的右心室信息，综合应用这些技术可以全面深入地了解肺动脉高压患者右心衰竭病理生理方面不同的情况，有助于为患者提供更为合理的治疗方案。而对于运动相关肺高压，由于其发生于潜伏期或早期疾病的人群中，因此相对于有创性检查，人们更倾向于影像学检查。

此外，右心导管插入术现已广泛应用于肺血管系统的

评估，特别是在疾病存在的情况下，该方法是确诊肺高压的"金标准"，也是进行鉴别诊断、评估病情和治疗效果的重要手段。另外，超声心动图和肺动脉CT也是众所周知并且已广泛应用的检查方法，它们均可提供关于右心和肺动脉有价值的信息。胸部X线平片是评估肺高压的最初检测之一，其容易获得，价格低廉，并有助于与肺实质疾病、心力衰竭、慢性阻塞性肺疾病及脊柱后侧突等疾病的鉴别诊断，且在有血量减少的情况下提高对肺血栓栓塞性疾病的怀疑度。虽然常规X线可以提示肺高压的存在，但这种方法的特异性及其在评估肺动脉高压严重程度上的准确性存在争议。当怀疑有肺高压时，评估肺动脉压最灵敏的非创伤性方法是经胸多普勒超声心动图。在肺高压患者中，通过心血管磁共振成像或多探测器计算机断层成像测得的右心室质量、室壁厚度及心室质量指数（即右心室质量与左心室质量之比）均有所升高，并且与肺动脉压呈适度相关。在硬皮病和肺动脉高压患者中，右心室质量的增加与死亡率的升高有关，这或许可以解释右心室质量在预测特发性肺动脉高压患者死亡率方面的有限价值。

四、运动相关肺高压的防治

活动后气促是肺高压早期最常见的症状，并且常伴有乏力、头晕、胸闷、心悸等。这些症状都是不具体的，缺乏特异性，常引起误诊、漏诊及延迟诊断，从而错过治疗的重要时机。总体而言，肺高压患者出现症状2年以上才能确诊，而此时患者的肺血管已出现大面积的重塑。随着疾病的发展，症状会越来越严重，并且可能会引起新的症状，如俯身呼吸困难和晕厥，尤其后者会在体力活动期间或结束后立即出现。对于肺动脉高压患者来说，即使是在稍微用力的情况下也会经常出现晕厥，这表明其处于一种死亡率高、危及生命的状态。肺高压是一种进行性疾病，如不及时治疗，那么病情会随着时间的推移而迅速发展。有医学研究表明，越早治疗，病情获得改善的可能性就越大，甚至部分患者可达到接近治愈的效果。因此，早期发现和准确分类是肺高压诊断的重要目标。一旦确诊为肺高压，则应尽早治疗。而对于运动相关肺高压患者也是如此，在早期阶段确诊疾病并进行治疗，可能会改善患者的功能状态，防止其发展为更加严重的肺动脉高压。因此，有必要进一步研究运动相关肺高压的治疗，尤其是疾病的发展、功能能力及生活质量方面。

目前，针对肺高压，主要有药物治疗、介入治疗和外科治疗这3种方法。肺高压的基本治疗措施有吸氧、强心、利尿和抗凝。在药物治疗方面，临床上常用的有钙拮抗剂、前列环素类药物、内皮素受体拮抗剂、磷酸二酯酶抑制剂等扩张血管的药物。肺高血压是由多种因素导致肺血管损伤的病理生理过程，药物联合治疗可使药物的治疗作用相互叠加、互相促进，从而增强疗效。此外，介入和手术治疗

常适用于重度肺高血压患者,临床常用的方法有肺动脉内膜剥脱术、球囊扩张房间隔造口术、肺或心肺联合移植及肺动脉去神经术。而运动相关肺高压对二尖瓣疾病、主动脉瓣狭窄、心力衰竭、系统性硬化病、慢性阻塞性肺疾病和肺动脉内膜剥脱术后出现症状的患者具有诊断和(或)预后的相关性。且有必要区分是运动相关毛细血管前性肺高血压还是运动相关毛细血管后性肺高血压。若是前者,有时会考虑额外的治疗,而在运动相关毛细血管后性肺高血压的情况下,则考虑对合并疾病进行干预,如高血压。

值得注意的是,目前有一种新的疗法进入了人们的视线,即通过康复和运动训练来恢复健康。肺高压患者由于有疾病恶化、右心室失代偿及心脏猝死的风险,其体育活动一直受限,长期以来也缺乏有关锻炼的建议(如参加心脏康复训练),也不鼓励运动负荷试验或肺循环容量负荷。大多数肺高压患者在诊断时即有右心室体积增大,功能受损的表现。有人担心,由运动训练引起的高血流量诱发的肺血管壁切向应力可能会引起肺血管重构,使病情恶化。但近年来人们逐渐认识到运动康复可以改善肺高压患者的运动能力、肌肉功能、生活质量,还可能改善其心肺功能,降低住院率及死亡率。除了临床效果,也有研究表明,运动训练可在分子水平上减少炎症和细胞增殖的发生,对肺血管可能产生有益的影响。但值得注意的是,肺高压患者的运动康复应在专业医师的指导下进行。

美国心肺血液研究所在2012年的研讨会中提出将运动训练作为未来研究的重点领域。最近的指南中也建议对病情相对稳定的肺高压患者在有经验的心脏或呼吸疾病中心进行适度的运动和康复训练,以此来辅助药物的治疗。但是,这种康复的最佳训练方式、个人适应及最佳环境仍有待确定,且其病理生理机制仍不完全清楚。这就需要研究者们不断地探索、发现,以明晰其机制,并寻求一种适合中国肺高压患者的运动训练方法。当然,也可结合我国传统的太极拳和八段锦等,来确定我国肺高血压患者简便、适宜的运动疗法,为众多"蓝嘴唇"患者带去福音。

(曹云山　段俊颖　马倩倩)

肺动脉高压多学科中心诊断"真正"特发性肺动脉高压的路径

作为人体循环非常重要的另一半,肺循环的重要性受到越来越广泛深入的关注,肺循环的高血压——肺高压是医疗工作中不得不关心的话题,与机体其他生理系统密切相关,涉及多个学科许多疾病,是多学科分布疾病的典范。正确的诊断是针对性治疗,甚至精准治疗的必要条件。然而目前肺动脉高压的诊断水平依然参差不齐,尤其是特发性肺动脉高压,没有明确的病因,诊断依靠排除所有肺动脉高压相关疾病和因素的"排除诊断"方法,是肺动脉高压诊断中最困难却又最重要的一部分,掌握了特发性肺动脉高压的诊断,相当于掌握了所有类型肺动脉高压的诊断。故掌握特发性肺动脉高压的诊断有着重要的意义。只有肺动脉高压多学科MDT-PH中心,才能做出真正特发性肺动脉高压的诊断。

一、特发性肺动脉高压的概念

特发性肺动脉高压(idiopathic pulmonary arterial hypertension, IPAH)是排除所有引起肺动脉高压的继发性因素后,被认为原因不明的肺血管阻力增加,引起持续性肺动脉压升高,在静息状态下右心导管检查肺动脉平均压力(mean pulmonary arterial pressure, mPAP)≥25mmHg,肺毛细血管楔压(pulmonary capillary wedge pressure, PCWP)>15mmHg和肺血管阻力(pulmonary vascular resistance, PVR)>3 Wood单位,最终导致右心功能不全甚至死亡的一种综合征。早在1951年首次由美国学者Dresdale提出,与家族遗传性肺动脉高压笼统称为原发性肺动脉高压(primary pulmonary hypertension, PPH)。之后随着对该病的认识,尤其相关基因诊断的发展,将家族基因连锁分析认为有家族致病基因突变或携带者称为家族性肺动脉高压(heritable PAH, HPAH);而可能与某些基因相关的散在病例,或尚未发现潜在致病基因,但经过肺动脉高压专业中心规范排查后除外其他肺动脉高压相关原因者,诊断为特发性肺动脉高压(IPAH)。

二、特发性肺动脉高压的流行病学

IPAH的流行病学存在地区和民族差异,也存在性别和年龄差异,也随着诊疗技术及检出率的提高,其患病率和年患病率也有上升趋势,如2001—2003年、2004—2006年和2007—2009年,英国两个注册研究数据显示,IPAH的患病率平均分别为61/100万、62/100万和64/100万;主要原因是年患病率有所上升,分别为0.7/100万、0.9/100万和1.1/100万;2009年前英国IPAH的发病率总体为6.6/100万。同期,法国的流行病学调查报告显示:PAH的发病率为15/100万,患者中39.2%为IPAH。目前我国尚未有相关发病率的调查报道。肺动脉高压以年轻成年女性多发,20世纪80年代美国国立卫生研究院(NIH)注册研究显示,IPAH患者平均年龄36岁,其中女性患者占63%;近年来美国和欧洲(包括法国、西班牙和英国)的多项更大规模注册登记研究结果,进一步证实IPAH女性多发,比例高达60%~80%,但平均年龄较NIH注册研究增加10~20岁,提示其流行病学特点发生了改变。尽管在西方IPAH发病年龄有逐渐增大的趋势,但中国的研究显示IPAH患者的平均发病年龄为30~39岁。2017—2019年新近流行病学总结报道,IPAH的发病率并不高,总体患病率(5~20)/100万,年患病率为(1.0~3.3)/100万。故在2018年国家卫健委等5部门联合制定了《第一批罕见病目录》,将特发性肺动脉高压列为罕见病中。

三、特发性肺动脉高压的病因学

IPAH的病因并不完全清楚,目前认为特发性肺动脉高压与许多心血管疾病一样,其发病也是遗传基因敏感的基础上许多后天因素作用的结果,在出生前可能就存在了某些危险致病基因、某些母体因素、胎盘影响等,从而影响胎儿时期肺血管发育发展的编程过程,于是在出生时就潜在存在表观基因机制和发生发展损伤机制,出生后随着不同程度有害环境因素的暴露,如免疫、感染、药物毒物作用、空气饮食成分、血流改变、血管剪切力增加等,进一步导致不同程度的肺血管损伤,某些患者在成人阶段甚至儿童时期出现肺动脉高压的病理改变及临床表现。

IPAH相关的敏感基因报道最多的是骨形成蛋白受体(bone morphogenetic protein receptor 2, BMPR2)基因突变,BMPR2与遗传性肺动脉高压FPAH相关,2012年Liu等研究显示在中国14.5%的IPAH的患者存在*BMPR2*基因的异常,该结果与2011年Pfarr等国外学者研究显示14.4%的IPAH的患者存在*BMPR*基因的异常较一致。*BMPR2*基因是β转换生长因子家族中的一种,它主要参与间质细胞和上皮细胞的生长、分化和凋亡过程,在介导损伤应答中起关键作用,而*BMPR*基因突变,使血管稳定性降低,导致肺动脉压升高。其他许多与IPAH发病有关的基因，包括5-羟色胺载体（Serotonin Transporter, SERT）基因，活化素受体样激酶1、6（Activin Receptor-Like Kinase 1、6, ALK1-6），小窝蛋白1（Caveolin-1, CAV-1）突变等。后天因素中，近年来报道较多的是免疫因素：一项前瞻性的研究显示肺动脉高压患者中自身免疫性甲状腺疾病的发病率达49%，并且30%的患者中检测出抗甲状腺抗体。此外的后天危险因素包括HIV感染，右芬氟拉明等食欲抑制剂是IPAH的两种公认的危险因素；可卡因、抗癌剂、雌激素治疗及避孕药均有可能与IPAH的发病有关。

因此，目前认为，IPAH是一类遗传敏感基因基础上，表观遗传因素、细胞代谢及DNA损伤等引起的遗传病理学改变。在先天基因多样性或突变、性别的敏感性基础上，不同生长阶段的危险因素，如宫内感染、缺氧、药物或毒物作用，甚至病原体、血管应激力或剪切力等，作为重要的触发因素——板枪（Trigger），在免疫及相关危险因素暴露下，出现不同生命阶段的发病。

四、特发性肺动脉高压诊断

由上述病因学可见，特发性肺动脉高压不只是先天性基因或母体因素导致，更与宫内或出生后相关危险有关，即使发病时未能识别或难以识别，但仍可能存在一些潜在因素。而作为第一大类肺动脉高压——动脉性肺动脉高压中的一个亚类，特发性肺动脉高压是一种"排除诊断"，是在现有的诊断方法下排除所有可能导致肺动脉高压的因素和病因，甚至基于基因测查结果基础上，排除家族性肺动脉高压，才有可能做出本次为"特发性肺动脉高压"的诊断，其诊断是肺动脉高压种类中的难点又是重点，掌握了特发性肺动脉高压的诊断思路，就相当于掌握了肺动脉高压的诊断思路。即使现有的临床手段做出IPAH诊断，也只能仅限于该中心、该阶段对本次发病做出的诊断，随着环境因素的暴露、机体生物标志物的阳性指标出现、新的基因发现和检测手段的进步，可能某些诊断为IPAH的患者修正诊断为其他类型或者遗传性PAH。由此看出，特发性肺动脉高压没有明确病因，没有特异临床表现，没有特异诊断方法，其诊断主要依赖排除肺动脉高压相关疾病或病因，设计多个学科多种疾病，又与许多相关高危因素存在千丝万缕的联系，判断一个真正IPAH，就像抽丝剥茧或剥洋葱皮现象，真正IPAH是存在于核心的茧或洋葱的核心（图1）。诊断真正的IPAH甚至对专业肺动脉高压中心来说也是一个较大挑战。

目前国际指南推荐肺动脉高压的诊断路径及我院肺动脉高压中心临床诊断思维（3P路径），IPAH的诊断分3个层次。

1.从右心导管检查确诊的所有肺动脉高压患者中分辨出第一大类PAH，初步做出Possible IPAH诊断特发性肺动

脉高压和其他类型及亚型的肺动脉高压一样，没有特异的临床表现，也没有特异诊断方法，其诊断主要依赖排除肺动脉高压相关疾病或病因，按以下流程。

第一步排除：首先对于临床症状、体征及病史采集不排除肺动脉压力增高的患者，将超声心动图作为一线的无创辅助诊断检查，根据心动超声显示的右心室/左心室基底部直径比值、右心房右心室大小、右心室流出道加速时间和（或）收缩中期凹陷、三尖瓣反流、三尖瓣环位移、下腔静脉吸气塌陷率等，中度甚至高度提示PH者，首先通过病史、查体、心电图、血气分析、胸部CT、包括CO_2肺弥散量检查的肺功能检查等，排除肺部疾病或左心疾病。

第二步排除：排除第二大类左心疾病相关的PH，以及第三大类肺部疾病或低氧相关PH者，依然原因不明的患者，考虑行高分辨率CT检查，排除纵隔病变和其他原因导致肺动脉外压内生性病变，同时行CTPA和（或）肺通气/血流灌注或肺灌注扫描，以排查CTEPH。

第三步排除：经上述排除第四大类肺动脉阻塞导致的PH，经右心导管检查明确诊断为PAH，符合毛细血管前PAH者[即海平面水平，静息下肺动脉平均压（mPAP）≥25mmHg，肺毛细血管楔压（PCWP）或左心室舒张末压（LVDP）<15mmHg，同时肺血管阻力（PVR）>3Wood单位；心排血量（CO）正常或减少]，提出IPAH的可能性（Possible IPAH），进入下一步排除路径（图2）。

2.可能特发性肺动脉高压（Possible IPAH）诊断做出到很可能特发性肺动脉高压（Probably IPAH）诊断对上述路径诊断为可能特发性肺动脉高压（Possible IPAH）诊断的PAH患者，检测生化、炎症指标、免疫、自身抗体、甲状腺功能、HIV，甚至药物毒物分析，以排查第一大类肺动脉高压中除IPAH外的其他亚型；必要的患者行腹部超声筛查肝门静脉高压。如仍原因不明，需考虑其他少见甚至罕见病因，如肺毛细血管瘤病（PCH）和（或）肺静脉闭塞症（PVOD），通过家系采集和基因连锁分析，等位基因*EIF2AK4*突变可以明确诊断。否则，做出很可能特发性肺动脉高压（Probably IPAH）的诊断（图3）。

3.通过基因检测、定期复查和长期随访，继续排除

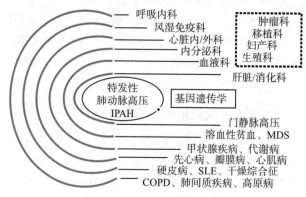

图1 真正IPAH诊断与排除诊断示意图

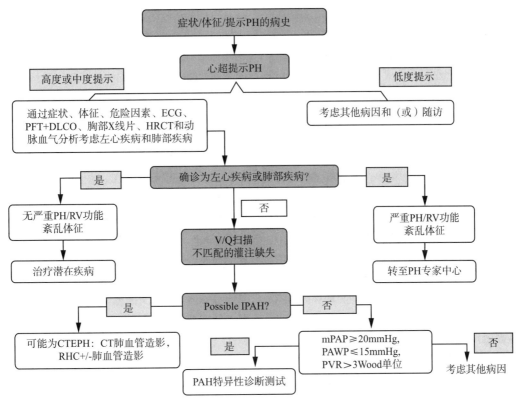

图2　肺高血压5大分类及其分类诊断流程图

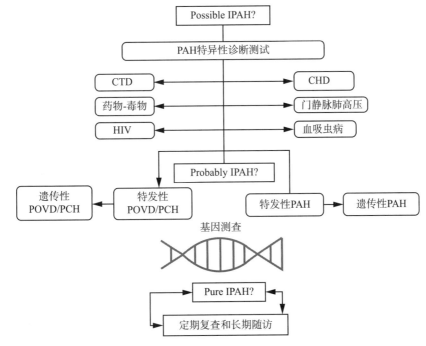

图3　PAH到IPAH的诊断思维及流程

其他PAH亚型和遗传性PAH，诊断Pure PAH如上病因学部分所述，在IPAH的病理遗传机制中，转化生长因子β（TNFβ）家族起着重要的作用，该基因家族影响肺血管形成的完整性。目前研究已经显示，75%的家族性PAH及25%的散发PAH病例可检测出杂合骨形态发生蛋白受体2（BMPR2）基因突变存在。BMPR2基因是转换生长因子

家族中的一种，它通过参与间质细胞和上皮细胞的生长、分化和凋亡过程介导损伤应答，该基因突变后血管稳定性降低，导致肺动脉压升高；对于同时患有遗传性毛细血管扩张症或有该病家族史的患者，还可检测出激活素受体样激酶1（ALK1）及内皮素的基因突变，它们也属于TNFβ家族。此外，近十几年来随着检测方法的进步，也发现了一些

新的杂合基因突变,如通过全外显子测序法在非*BMPR2*突变的家族性PAH患者体内,发现了编码对酸碱度敏感的钾通道的*KCNK3*基因及编码小窝蛋白的*CAV1*基因突变。*KCNK3*突变通过降低钾通道活性促进钙通道介导的血管收缩,引发PAH;*CAV1*突变引发PAH的机制未知,一些研究显示可能与BMPR2通路相关。小窝蛋白同时还能降低内皮一氧化氮合酶的活性,促使肺血管收缩、使肺动脉压力升高。除此之外,还有*Endoglin*、*Smad8*、*SERT*等基因突变,但多数都与TNFβ家族基因有关。对现有基因检测阳性者,进一步通过细致深入的家系采集和基因连锁分析,排除家族遗传性肺动脉高压(HPAH),这部分患者做出真正特发性肺动脉高压(Pure IPAH)诊断。

然而,目前以BMPR2最常见,加上以上其他基因的IPAH基因检测,尽管已经可以解释70%~80%家族性肺动脉高压,但却仅能解释10%~20%特发性肺动脉高压的遗传病因。2019年阜外医院团队新近发表了一个仅次于BMPR2的全新致病基因*BMP9*基因,该基因突变可以解释6.7%的中国特发性肺动脉高压患者的病因,其他新的致病基因及修饰基因仍在进一步研究中。剩余的部分很可能

是特发性肺动脉高压(Probably IPAH)患者,只能定期复查和长期随访,长期随访中仍需要遵循上述推荐的3P流程和思维,及时发现潜在的暴露因素或新暴露因素,注意与肺动脉高压相关的多种因素或疾病并存现象,继续要排除第五大类肺动脉高压的可能,必要时复查基因检测及新发现基因检测,进一步明确真正特发性肺动脉高压(Pure IPAH)。

综合以上内容,特发性肺动脉高压(IPAH)诊断是一个多学科系统的诊断思维,即使经过以上规范的流程排除了PH和PAH相关疾病或病因,并没有完全意义上的诊断IPAH,只是将可能特发性肺动脉高压(Possible IPAH)推向很可能特发性肺动脉高压(Probably IPAH),最终诊断需要基因诊断证实,潜在尚未发现的基因、不同时期不同中心基因检测结果的差异及许多父母双方表型正常的基因携带者是基因诊断率不高的重要因素。因此,特发性肺动脉高压(IPAH)诊断是一个动态过程,需要有经验的MDT-PH中心或多家中心不同时期长期随访后诊断真正的特发性肺动脉高压(Pure IPAH)。

(范粉灵　张松林　谢学刚　陈小英)

晚期肺动脉高压右心衰竭患者的管理

肺高压（PH）特别是肺动脉高压（PAH）是恶性进展性疾病，晚期重症PAH患者预后极差。据法国一项研究显示，入住重症监护室（ICU）的危重PAH患者病死率高达41%。一旦病情恶化，常规心血管病的抢救措施很难奏效，甚至会加重病情，是临床上非常棘手的难题。

2015欧洲心脏病学会PH诊断和治疗指南首次根据估算的1年死亡风险将PAH患者进行危险分层，低危、中危、高危患者的死亡率分别为<5%、5%~10%、>10%。高危指标包括：存在右心衰竭，病情进展快，反复晕厥，WHO心功能分级Ⅳ级；6min步行距离<165m，心肺运动试验峰值摄氧量<11ml/（min·kg）（<35%预计值），二氧化碳通气当量斜率≥45；血浆脑钠肽（BNP）>300ng/L，氨基末端脑钠肽前体（N-terminal pro-brain natriuretic peptide, NT-proBNP）>1400ng/L；影像学检查右心房面积>26cm²，存在心包积液；血流动力学检查右心房压（RAP）>14mmHg，心指数（CI）<2.0L/（min·m²），混合静脉血氧饱和度（SvO_2）<60%。2018年法国尼斯召开的第六届世界肺动脉高压研讨会建议更新危险分层，在原基础上，根据基线和随访资料提出了简化的4项6个参数危险分层法，将高危指标简化为WHO心功能分级Ⅳ级；6min步行距离<165m；血浆BNP>300ng/L，NT-proBNP>1400ng/L，或RAP>14mmHg；CI<2.0L/（min·m²），或SvO_2<60%（表1）。

需在ICU治疗的重症PAH右心衰竭患者右心室的收缩和舒张功能往往均出现障碍。前者会导致左心室充盈不足和低心排血量，继而削弱组织灌注和氧合；而后者则引起全身体循环静脉压升高，不利于组织灌注和氧合。随着

后负荷增加，右心室发生重塑，即肥厚并最终形成球样扩张，伴随着右心室壁应力增加、心肌收缩功能降低和进行性三尖瓣反流，进一步降低有效心排血量，而心室间隔的左向移位导致左心室充盈降低和功能受损（图1）。

重度右心衰竭会影响全身所有器官系统，在ICU重症患者中，肝脏、肾脏和肠道通常是最易受累的。证据表明，慢性充血引起的静脉压升高对这些器官尤为有害。灌注不足和充血会改变肠壁通透性，并可能导致细菌和内毒素从肠道转移至血液循环中，继而引起全身炎症反应或败血症，而这些是右心衰竭患者死亡的常见原因。

本文以重症监护、体外生命支持（ECLS）的应用及肺移植为重点，阐述晚期重症PAH合并右心衰竭患者的管理。

一、右心衰竭患者ICU监护原则

重症PAH合并右心衰竭患者的ICU监护应重点关注心功能及其他脏器的功能。包括ICU的基础监护（心率和心律、血压、体温、外周血氧饱和度或动脉血气、尿量、体重变化）；中心静脉置管测中心静脉压和中心静脉血氧饱和度，明确组织氧合；实验室检查，检测心肌标志物（NT-proBNP/BNP，肌钙蛋白），电解质和肾功能（肾小球滤过率，血尿素氮，尿酸），肝功能（转氨酶，胆红素），炎症/感染（C反应蛋白，降钙素原），组织损伤或缺氧（血气，乳酸）；超声心动图了解右心室和左心室功能，瓣膜功能，心包积液，并除外类似右心衰竭的其他情况，如心脏压塞；而右心导管检查不作为常规推荐，只用于病情危重和复杂的患者。

表1 2018年第六届世界肺动脉高压研讨会简化的PAH危险分层

	预后指标	低危	中危	高危
A	WHO心功能分级	Ⅰ、Ⅱ	Ⅲ	Ⅳ
B	6min步行距离	>440m	165~440m	<165m
C	血浆NT-proBNP/BNP水平或RAP	BNP<50ng/L NT-proBNP<300ng/ml 或RAP<8mmHg	BNP50~300ng/L NT-proBNP300~1400ng/ml 或RAP8~14mmHg	BNP>300ng/L NT-proBNP>1400ng/ml 或RAP>14mmHg
D	CI或SvO_2	CI≥2.5L/（min·m²） 或SvO_2>65%	CI 2.0~2.4L/（min·m²） 或$SvO_2$60%~65%	CI<2.0L/（min·m²） 或SvO_2<60%
危险分层标准		至少3项低危指标且无高危指标	介于低危和高危之间	至少2项高危指标，其中必须包括CI或SvO_2

二、重度右心衰竭的ICU治疗

重度右心衰竭患者需要综合照护,包括治疗心力衰竭的诱因、液体管理和改善心功能。如果可能最好转诊至专科中心接受治疗(图2)。院间转诊必须要考虑患者的具体情况是否适合转诊。

治疗右心衰竭的诱因,包括感染、贫血、甲状腺功能障碍、肺栓塞、心律失常或不遵医嘱服药等。室上性快速性心律失常,尤其是心房扑动和心房颤动,是重症肺动脉高压患者右心衰竭的常见原因,在这种情况下应尝试射频消融、电复律或药物治疗(胺碘酮)快速恢复窦性心律;如果不能恢复窦性心律,控制心室率至关重要,可考虑给予β受体阻滞剂和钙通道阻滞剂。感染是右心衰竭患者死亡的另一重要原因,有针对性地寻找感染源并及时给予适当的经验性抗生素治疗至关重要。如果感染源不明,应考虑使用广谱抗生素。肠道来源的细菌和内毒素是引起右心衰竭患者全身炎症反应和败血症感染的常见原因。

应根据需要给予辅助供氧,以维持外周血氧饱和度>90%。对于重度右心衰竭患者,应尽可能避免插管和有创机械通气,因为全身麻醉的诱导及右心室后负荷的进一步增加会给这些患者带来高死亡风险。如果插管不可避免,维持血压的稳定至关重要。

对于右心衰竭患者,液体管理极为关键。低血容量和高血容量都会对心功能产生负面影响,从而影响血压和器

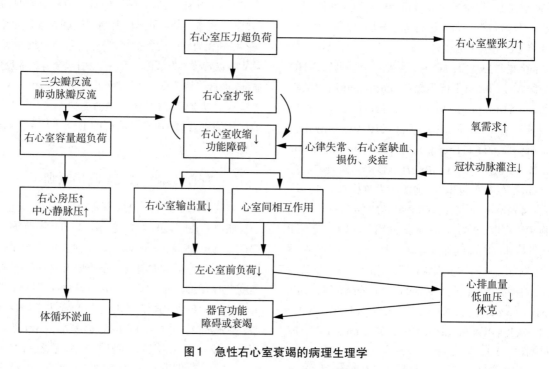

图1 急性右心室衰竭的病理生理学

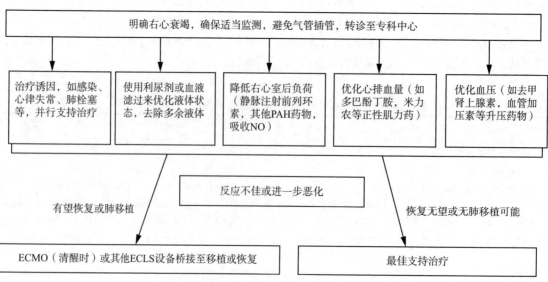

图2 重度右心衰竭患者的治疗路径

注:PAH.肺动脉高压;NO.一氧化氮;ECMO.体外膜肺氧合;ECLS.体外生命支持

官灌注。通常大多数患者右心充盈压明显升高，心排血量下降。在这些患者中，补液可进一步增加右心室充盈压力和心室容积，从而加剧室间隔向左侧移位并增加三尖瓣反流，这些都会导致左心室充盈和功能进一步恶化。对于这些患者，可静脉注射祥利尿剂，血管加压素V2受体拮抗剂，甚至血液滤过以寻求液体负平衡。

所有批准用于PAH的药物均可用于重度右心衰竭的患者，以降低右心室后负荷。静脉注射前列环素类似物（prostacyclin analogue，PCA），如依前列醇、曲前列尼尔，因起效快常作为首选。吸入性血管扩张剂，如一氧化氮或依洛前列素，效果较差，但有时可用于因全身低血压而不能耐受静脉PCA的患者。起始三联治疗（静脉注射依前列醇、口服磷酸二酯酶5型抑制剂和内皮素受体拮抗剂）对于新诊断的PAH合并右心衰竭患者具有良好的短期和中期效果（图3）。

心排血量减低的患者最初可能需要使用正性肌力药物，多巴酚丁胺和米力农使用最广，但在右心衰竭的动物模型中及有限的临床资料中显示，左西孟旦似乎比多巴酚丁胺更有效，但尚缺乏可靠的循证证据。全身血管阻力低的

患者可能需要额外的升压治疗，通常首选去甲肾上腺素和血管加压素。由于血管加压素具有肺血管扩张效应可能更具优势，但其确切临床意义尚不清楚（表2）。

三、体外生命支持

对于难治性右心衰竭患者，在某些情况下应考虑机械支持，即准备接受肺移植患者（桥接移植）。而尚未接受移植评估的患者应避免使用ECLS，除非存在恢复的可能，如既往病情稳定存在右心衰竭可逆病因（如心律失常或感染）的患者，或迄今未经治疗或新诊断PAH治疗尚不充分的患者也可酌情考虑（桥接恢复）。目前，应用最广泛的技术是外周静脉–动脉体外膜肺氧合（VA-ECMO）和插入肺动脉和肺静脉或左心房（PA-LA）之间的无泵型膜式氧合器。静脉–静脉体外膜肺氧合（VV-ECMO）可以改善氧合，但不能卸载右心室负荷，因此不适合重症PAH患者。如果可能，ECMO应优先用于清醒、非插管并能自主呼吸的患者，一方面可避免右心衰竭患者全身麻醉和气管插管相关的风险和并发症，另一方面还可防止机械通气产生的负面影响，如呼吸机相关性肺炎、肌肉退化等。

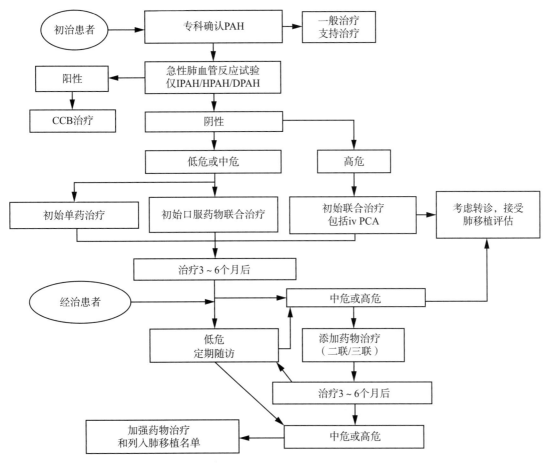

图3　PAH患者的治疗方案

注：PAH.肺动脉高压；IPAH.特发性肺动脉高压；HPAH.遗传性肺动脉高压；DPAH.药物相关性肺动脉高压；CCB.钙通道阻滞剂；PCA.前列环素类似物

表2 临床用于治疗晚期右心衰竭的正性肌力药和升压药

药物	心排血量	PVR	SVR	心律失常	临床前研究	临床研究/经验
正性肌力药						
多巴酚丁胺						
<5μg/(kg·min)	↑	↘	→或↘	++	++++	大量临床经验
5~15μg/(kg·min)	↑↑	→	↘	+++		血流动力学研究
多巴胺						
2.5~5μg/(kg·min)	↑	?	↑↑		+/−	肾血流量↑
>5μg/(kg·min)	↑	↑		+++		
米力农	↑↑	↘	↘↘	+++	++	第二大类PH, PAH(病例报道)
左西孟旦	↑↑	↘	↘↘	+	++	第二大类PH, PAH(病例报道)
肾上腺素	↑↑	↘	↑↑	+++		有效,但有心肌坏死和乳酸酸中毒的风险
升压药						
去甲肾上腺素	↑	→或↑	↑↑	++	++	大量临床经验
血管加压素(低剂量)	→或↑	↘	↑↑	+++	++	PAH中临床数据有限

注: PVR.肺血管阻力; SVR.全身血管阻力; PH.肺高压; PAH.肺动脉高压

四、肺移植

PAH患者定期随访,接受反复的风险评估,对于确定开始移植评估的恰当时机至关重要。尽管已接受优化的药物治疗(包括皮下或静脉前列环素类似物治疗),但仍处于高死亡风险的患者应尽早考虑转诊至肺移植中心。对于药物治疗反应差的患者,如肺静脉闭塞病,也建议早期转诊进行移植评估。早期转诊行移植评估并不意味着必须立即进入移植名单,完整的评估为确定最佳移植时机,以及一旦临床恶化能快速接受移植提供可能。双肺移植是肺动脉高压患者的首选方法。任何程度的右心室功能障碍均不是PAH患者行双肺移植的禁忌。

(柳志红　金　旗)

慢性肺部疾病相关性肺动脉高压

一、背景

肺高压（PH）是一种以肺动脉压（PAP）和肺血管阻力（PVR）升高为特征的疾病，逐渐导致右心衰竭和死亡。传统定义为在静息状态仰卧位下右心漂浮导管（right heart catheterization, RHC）测得的mPAP≥25mmHg；然而，越来越多的证据表明，在系统性硬化症、慢性血栓栓塞和慢性肺部疾病相关的PAH中，即使mPAP（21～24mmHg）轻度升高，也会出现运动受限的症状，结果可能很差。因此，建议对于20<mPAP<25mmHg的患者仍需考虑肺动脉高压。2018年欧洲呼吸学会（ERS）重新制定了肺动脉高压的血流动力学定义，建议将mPAP>20mmHg，PAWP≤15mmHg，PVR≥3 Wood单位作为毛细血管前肺动脉高压的最佳标准（表1）。

表1 肺动脉高压的血流动力学定义

定义特征	临床分组
毛细血管前肺动脉高压	
mPAP>20 mmHg	
PAWP≤15 mmHg	1、3、4、5类
PVR≥3 Wood单位	
毛细血管后肺动脉高压	
mPAP>20 mmHg	
PAWP>15 mmHg	2类和5类
PVR<3 Wood单位	
毛细血管前合并毛细血管后肺动脉高压	
mPAP>20 mmHg	
PAWP>15 mmHg	2类和5类
PVR≥3 Wood单位	

根据其病理机制、临床表现、血流动力学特征和治疗措施将肺动脉高压分为5类，其中第3类PH是由阻塞性或限制性肺疾病和（或）低氧血症引起的，是晚期慢性肺疾病常见的并发症，且较其他相比表现出更差的预后；2018年欧洲呼吸学会（ERS）进一步简化了肺动脉高压的分类（表2）。其中第3类中将睡眠障碍性呼吸、肺泡通气障碍、长期高海拔暴露统称为无肺部疾病性缺氧。本文将重点讨论慢性肺疾病相关性肺动脉高压。

表2 肺动脉高压的最新临床分类

1 PAH
  1.1 特发性PAH
  1.2 遗传性PAH
  1.3 药物及毒素诱导性PAH
  1.4 罕见病相关
    1.4.1 结缔组织病
    1.4.2 HIV感染
    1.4.3 门静脉高压
    1.4.4 先天性心脏病
    1.4.5 血吸虫病
  1.5 对钙通道阻滞剂的长期反应性PAH
  1.6 肺动脉高压伴明显的静脉/毛细血管（PVOD/PCH）受累
  1.7 新生儿持续性PH综合征
2 左心疾病引起的PH
  2.1 射血分数保留心衰所致PH
  2.2 射血分数降低心衰所致PH
  2.3 心脏瓣膜病
  2.4 先天性或获得性心血管疾病所致毛细血管后PH
3 肺部疾病和（或）缺氧相关性PH
  3.1 阻塞性肺疾病
  3.2 限制性肺疾病
  3.3 伴有阻塞性/限制性混合的其他肺疾病
  3.4 单纯低氧性疾病
  3.5 肺发育障碍
4 肺动脉阻塞性PH
  4.1 慢性血栓栓塞性PH
  4.2 其他肺动脉阻塞
5 混合性或原因不明性PH
  5.1 血液学疾病
  5.2 全身代谢性疾病
  5.3 其他
  5.4 复杂先天性心脏病型

慢性肺部疾病与肺动脉高压的联系按照如下分类：

1.慢性肺疾病不伴有PH mPAP<21mmHg或mPAP 21～24mmHg，肺血管阻力（PVR）<3Wood Units（WU）。

2.慢性肺疾病伴有PH mPAP 21～24mmHg伴PVR≥3WU或mPAP 25～34mmHg。

3.慢性肺疾病伴有重度PH mPAP≥35mmHg或mPAP≥25mmHg伴低心指数（CI）<2.0L/（min·m²）。

慢性肺疾病相关性肺动脉高压强调并界定为稳定期慢性肺疾病的PH评估，目前的研究主要集中在慢性阻塞性肺疾病（COPD）和间质性肺病（ILD），慢性肺疾病相关性肺高压（CLD-PH）与功能状态降低和预后更差明显相关。即使在符合第1类肺动脉高压（PAH）诊断标准的患者中，轻微肺部疾病的存在也会影响生存率。

二、流行病学和临床表现

（一）慢性阻塞性肺疾病（COPD）

COPD-PH患病率通常取决于疾病的严重程度、PH的定义、诊断评估方法及特定的遗传特征，先前对GOLD分级与PH发病率的研究表明，GOLD分级Ⅰ级和Ⅱ级COPD患者PH的发生率为5%，Ⅲ级患者的发生率为25%，而Ⅳ级几乎为40%（PH≥25mmHg），而在另一项针对GOLD Ⅳ级患者的研究中，有90%的GOLD Ⅳ级患者的mPAP>20mmHg；其中大部分患者的mPAP位于20～30mmHg，仅1%～5%的患者静息状态下mPAP35～40mmHg。有因COPD急性加重需要住院治疗病史的患者发生PH的概率更高，但是COPD-PH患者肺动脉压力进展是缓慢的，0.39～0.65mmHg/年。COPD-PH运动能力明显下降，即使在中等运动条件下，COPD患者即可表现出mPAP的快速上升，这与肺血管扩张性及血管再生能力下降相关。PH的存在也与COPD患者的死亡率有较强的相关性，mPAP和（或）PVR与PH-COPD的生存呈负相关。

（二）特发性肺纤维化和其他间质性肺病

与慢性阻塞性肺病和肺气肿相比，ILD-PH较少见。而特发性肺纤维化（IPF）是ILD最常见的特发性形式，PH发生率与其严重程度相关，据报道，在IPF中，早期初诊时有8%～15%患者mPAP≥25mmHg，当IPF进展时PH的发生率明显上升（30%～50%），在IPF终末期，PH的发生率>60%；但是在一组等待肺移植的患者中，只有9%的患者mPAP>40mmHg。肺功能损害及高分辨率CT（HRCT）纤维化评分与PH的严重程度没有明显的相关性，而在IPF-PH患者的肺中观察到明显的基因特征，重度IPF-PH的患者中与肌成纤维细胞增殖和血管重塑相关的基因表达增加，而无PH的IPF患者则强烈表达炎症基因。此外，PH是IPF患者生存的独立预测因子，与晚期IPF急性加重的风险增加相关。

（三）肺纤维化合并肺气肿（CPFE）

目前肺纤维化合并肺气肿（CPFE）的定义为胸部CT表现为同时存在上肺的肺气肿和下肺的纤维化病变。患病率较低，但更容易发生PH，估计发生率为30%～50%，68%的CPFE-PH患者mPAP>35mmHg。CPFE-PH患者功能受限较单一COPD-PH、IPF-PH严重，通常表现为正常或轻度下降的肺容积、无气流阻塞，伴有明显的低氧血症、DLCO受损及PH。而PH的存在与较差的预后相关。

（四）结节病

结节病中PH的发生率为5.7%～74%，虽然绝大多数SAPH患者都有广泛的实质性疾病，但也可能发生在没有肺纤维化的患者。据报道，SAPH的5年存活率为50%～60%，DLCO受损与SAPH的严重程度相关。

（五）其他慢性肺部疾病

肺朗格汉斯细胞组织细胞增生症患者PH发病率高，其血流动力学特征类似于PAH。而淋巴管肌瘤病的发生率较低，主要与实质受累的程度有关。PH可能使有支气管肺发育不良和囊性纤维化病史的成年人的病程复杂化。慢性过敏性肺炎、肺癌也可能发生PH。

三、病理生理学改变

慢性肺疾病相关性肺动脉高压形成，除了缺氧引起的血管收缩，还伴有气道及肺实质的炎症和纤维化病变，导致肺血管重塑。从而使肺血管阻力（PVR）及肺动脉压升高。

（一）肺血管收缩

缺氧会引起肺动脉血管收缩，是肺动脉高压形成最重要的因素。在CLD-PH中，早期因肺部疾病导致肺组织通气不均匀，低通气部分的血管收缩而通气良好区域的肺血管则代偿性舒张以保证氧饱和度。但当病灶进一步扩张，缺氧持续存在时，就会导致肺血管肌层增厚和非肌性肺小动脉和肺静脉肌化，进而形成PH。

缺氧性肺血管收缩是多种机制共同作用的结果，包括：①缺氧对血管平滑肌细胞的直接作用；②缺氧影响血管内皮细胞对血管收缩剂和血管舒张剂的平衡；③缺氧可导致K⁺通道关闭，导致膜去极化和Ca²⁺摄取增加。细胞内Ca²⁺浓度增加引起血管收缩。此外，高碳酸血症时，H⁺产生过多使血管对缺氧的收缩敏感性增强，从而易形成PH，但是目前存在争议，需进一步实验验证。

（二）肺血管重塑

肺血管重塑不仅表现在无肌型小动脉肌化和肌型动脉内膜纤维化、中膜及外膜增厚，还包括肺泡间隔毛细血管的丢失、丛状病变、血管周围炎症细胞的聚集及腔内血栓形成和机化。目前也有越来越多的证据表明所有类型的PH都有不同程度的毛细血管后肺静脉系统受累，表现为小叶间隔较大的肺静脉"动脉化"。除了因慢性肺病引起的炎症和肺实质性改变外,其发病机制还与缺氧、血流动力学改变、免疫调节失衡、代谢紊乱及遗传有关。最终引起基因表达的改变,增强促增殖及促炎基因的表达,导致PH(图1)。

1.缺氧 慢性缺氧引起肺血管改变的机制尚未完全清楚。除了上述所讲的缺氧引导的肺血管收缩外,还可以通过影响多种细胞因子、炎症介质及转录调控因子的表达,导致血管内皮细胞功能障碍、PA-SMC聚集、血管的复杂病变。首先,缺氧会引起血管内皮细胞的应激反应,导致HIF-1α、HIF-2α和PGC-1α的表达,它们是关键的转录调控因子,HIF-1α是细胞氧稳态的主要调节因子,在低氧状态下,使细胞的新陈代谢向厌氧方向转变。HIF-1α还可诱导EPO和VEGF的转录,从而增加血液携氧能力,促进缺氧区域的血管生成。低氧还会使血管内皮细胞产生活性氧(ROS)和氮,造成血管功能障碍;其次,低氧肺组织的巨噬细胞会释放缺氧诱导的有丝分裂因子(HIMF),它通过VEGF及其受体VEGFR2促进炎症和血管生成;最后,血管内皮细胞和巨噬细胞释放的细胞因子也可以招募表现为"炎症"表型的纤维细胞,其特征是表达IL-1、IL-6、SDF-1及其受体CXCR4、骨桥蛋白和整合素受体ανβ₃。研究表明暴露在慢性缺氧中的小鼠肺中IL-6的过度表达导致了严重的肺动脉高压,而且,IL-6分泌的增加导致骨形态发生蛋白受体2(BMPR2)的表达减少,该受体在高达70%的遗传性PH患者中发生突变。

2.血流动力学改变 正常情况下,血管内皮细胞对高流体切应力的反应是失去鹅卵石外观并向流动方向延伸,而不能适应这些形态变化则与血管重塑的趋势增加有关。PH患者分离的微血管肺内皮细胞,在体外表现出对高切应力的延迟形态适应。此外,高流体切应力与缺氧共同影响血管内皮细胞的功能障碍。

3.免疫调节失衡 在PH的动物实验中,血管周围混合性炎症细胞浸润往往先于肺血管的重构,这表明免疫炎症机制可导致肺血管重塑。类似地,在肺动脉高压患者的肺活检中可以观察到由小的淋巴聚集成的大淋巴细胞聚集物,类似于高度组织化的淋巴滤泡。PH患者的内皮细胞、成纤维细胞、PA-SMCs及肌成纤维细胞均表现出明显的促炎征象,特别是细胞因子、趋化因子和炎症细胞黏附分子的表达。此外,肺组织中淋巴细胞亚群改变:Th1、Th2、Th17及树突样细胞的募集,Treg功能受损也提示其免疫炎症发病机制。

4.代谢紊乱 肺血管细胞中参与PH发生和进展的异常信号可能是代谢失调的原因或结果,一些代谢和信号通路可能是PH治疗的潜在靶点,包括HIF1和磷酸肌醇3-激酶/蛋白激酶B/哺乳动物雷帕霉素途径;线粒体磷酸酶和张力蛋白同源(PTEN)诱导的激酶1(PINK1),HIPPO和p53信号通路;以及抑制丙酮酸脱氢酶激酶(PDK);线粒体热休克蛋白90的积累。

5.遗传因素 高达70%的遗传性PH患者骨形成蛋白受体2(BMPR2)基因变异。

四、诊断及鉴别诊断

对于临床疑似CLD-PH的患者,应首先进行肺实质性疾病程度的评估,包括肺功能检查(肺容积,DLCO)、动脉血气分析及功能运动试验(如心肺运动试验、6min步行试验),必要时可行支气管镜下肺泡灌洗及活检。超声心动图和胸部CT是CLD-PH重要的筛查手段,但确诊仍需靠右心漂浮导管检查。

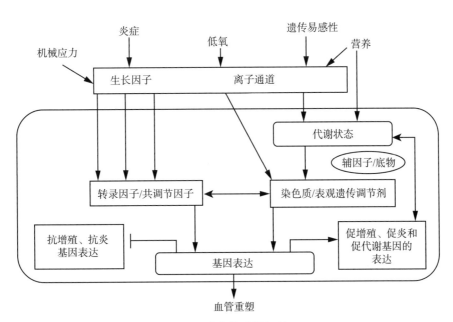

图1 肺血管重塑机制

（一）症状

CLD-PH的症状是非特异性的，除了CLD引起的咳嗽、咳痰、呼吸困难等，还可以表现为疲劳、虚弱、胸痛、头晕/晕厥。进行性右心衰竭症状（如水肿、腹水、腹胀等）发生在较晚或急性加重的疾病中。咯血、Ortner综合征/声音嘶哑（单侧声带麻痹）和心律失常也可能是CLD-PH的特征，但较为少见。

（二）体征

体格检查除了CLD的相关体征外，还可见第二心音（P2）增强、三尖瓣或肺动脉瓣反流杂音，以及右心室抬高、颈静脉扩张、肝颈静脉反流、腹水、肝和（或）脾增大、水肿等。

（三）心电图（ECG）

心电图检查可作为PH存在的线索，特别是PAH患者心电图的特征常提示与较差的预后相关，另外，正常的心电图不能排除CLD-PH。

（四）实验室检查

实验室检查对于CLD-PH的诊断无明显意义，但可以鉴别诊断其他形式的肺动脉高压，以及提示终末期的器官受损。对于疑诊患者应常规行血常规、生化、甲状腺功能及BNP和（或）NT-proBNP检查。肝功能异常常可提示肝淤血、原发性肝病及治疗影响；甲状腺疾病在PAH中很常见，特别是疾病发展过程中急性加重或突然恶化应当考虑；血浆脑钠肽水平（BNP）及N末端BNP前体（NT-proBNP）已被证实在重度CLD-PH中明显升高，但对中度及中度以下CLD-PH的特异性及敏感性较低，且易与左心功能疾病相混淆；此外，对于结缔组织病（CTD）、HIV的筛查也行考虑，尽管抗体效价较低（1∶80），但据报道，抗核抗体（ANA）在肺动脉高压患者中经常升高。抗心磷脂抗体、狼疮抗凝物和抗β糖蛋白抗体可用于鉴别第4类（慢性血栓栓塞性肺动脉高压）。

（五）肺功能检查

肺功能检查可评估CLD-PH患者肺部疾病的程度，帮助鉴别1类和3类肺动脉高压，应包含肺总量及一氧化氮弥散度：一氧化氮弥散度（DLCO）降低（<预计值的40%）、FVC/DLCO升高（低KCO）应考虑CLD-PH。

（六）功能性运动测试

功能性运动测试可量化患者在运动过程中出现的肺循环和体循环的相对低灌注程度，并对运动受限的严重程度进行分级及评价治疗效果。常用的测试包括心肺运动实验（CPET）及6min步行试验（6MWD）；CLD-PH患者常表现为CPET循环储备减少，而通气储备正常；6MWD的距离及动脉血氧饱和度下降，以及Brog评分升高。

（七）经胸超声心动图（TTE）

超声心动图是筛查CLD-PH的最佳无创性检查手段，但是传统的测量三尖瓣反流峰值速度以估计右心室收缩压的方法有一定的限制性，易受到肺部疾病的影响。最新研究提倡应测量右心室流出道直径、三尖瓣环平面收缩期离散度和对右心室结构和功能的定性评估以综合分析。

（八）胸部CT

胸部CT可以直观地测量肺动脉和主动脉的血管直径，若肺动脉与主动脉的比值>1（0.9～1.1）则应考虑CLD-PH，另外，高分辨率CT（HRCT）可发现肺实质性病变，有助于鉴别1组和3组肺动脉高压。

（九）右心漂浮导管（RHC）

右心漂浮导管是PH诊断的金标准，并能准确地评估预后，但因其有创性检查，除非RHC结果影响治疗策略（如肺移植、临床试验）或临床恶化和进行性加重的运动受限与通气障碍不匹配，并不要求对疑似CLD-PH的患者行RHC检查。

有时很难鉴别肺实质性疾病与肺动脉高压是并存的还是相关的，目前对于1类与3类肺动脉高压的鉴别标准（表3）。若第1s用力呼气量（FEV_1）>预计值的60%、用力肺活量（FVC）>预计值的70%、与阻塞性或限制性通气障碍程度不成比例的弥散功能下降，则倾向于1类（PAH）；相反则考虑3类（CLD-PH）。按照上述标准仍无法鉴别的患者，需要转诊至同时具有肺动脉高压和慢性阻塞性肺疾病专业知识的中心。

表3　1类与3类肺动脉高压的鉴别诊断

倾向于1组PH PAH	检查	倾向于3组PH 肺疾病相关性PH
肺疾病严重程度		
正常或轻度损伤： ·FEV_1>预计值的60%（COPD） ·FVC>预计值的70%（IPF） ·与阻塞性或限制性改变不一致的低弥散能力	肺功能检查	中至重度损伤： ·FEV_1<预计值的60%（COPD） ·FVC<预计值的70%（IPF） ·与阻塞性或限制性改变一致的低弥散能力
正常或仅有轻度的气道和肺实质异常	高分辨率CT	特征性的气道和（或）肺实质病变

倾向于1组PH PAH	检查	倾向于3组PH 肺疾病相关性PH
血流动力学		
中至重度的PH	右心漂浮导管 超声心动图	轻至中度的PH
其他辅助检查		
包含更多的PH的危险因素 （如HIV、结缔组织病、 *BMPR2*基因突变等）		缺乏
循环储备耗尽： ·呼吸储备保留 ·氧脉搏减少 ·低心排血量/摄氧量斜率 ·混合静脉血样饱和度在 正常下限 ·运动期间PaCO$_2$没有变化 或降低	心肺运动试验	呼吸储备耗尽： ·呼吸储备降低 ·脉搏正常 ·正常心排血量/摄 氧量斜率 ·混合静脉血样饱和 度高于正常下限 ·运动期间PaCO$_2$的 升高

五、治疗

（一）基础治疗

除了根据现行指南对基础肺疾病进行最佳治疗, 长期氧疗（LTOT）被证实对于伴有低氧血症的肺疾病患者具有直接意义。研究表明, 对稳定的伴有低氧血症的COPD患者进行LTOT, LTOT 15h/d可以阻止mPAP的逐渐增加; LTOT>18h/d, mPAP略有下降; 但对静息状态下SpO$_2$ 89%~93%或运动后SpO$_2$<90%持续≥10s的COPD患者, LTOT在生存方面不具有益处。此外, LTOT在ILD中的有益作用的证据不如COPD明显, 并且缺少LTOT对与这组疾病相关的PH的影响的研究。

（二）药物治疗

1.慢性阻塞性肺疾病（COPD）

（1）根据2020年GOLD慢性阻塞性肺疾病全球倡

议的稳定期COPD的治疗方案（图2）, 所有COPD患者均推荐按需使用短效支气管扩张剂以缓解呼吸困难的间歇加重。

1）A组患者应根据其对呼吸困难的影响给予支气管扩张剂治疗, 可以是一种短效或长效的支气管扩张剂。

2）B组初始治疗应该为一种长效吸入性支气管扩张剂, 长效制剂优于按需使用的短效制剂, 目前没有证据表明哪种长效制剂更优, 对于严重呼吸困难的患者, 可以考虑使用两种支气管扩张剂进行初步治疗。

3）C组初始应为单一的长效支气管扩张剂, 根据实验测试结果LAMA在预防病情恶化方面优于LABA, 因此建议在3组中使用LAMA。

4）D组患者总体来说, 初始治疗首选LAMA, 因其对缓解呼吸困难及减少急性发作均有效。有更多严重症状的患者（CAT≥20分）, 尤其是呼吸困难更重或活动受限的患者, LAMA+LABA优于单药治疗; 目前并没有证据表明LAMA+LABA在预防急性加重方面优于LAMA, 因此初始治疗选择LAMA+LABA要基于症状的水平; 在部分患者, 如外周血嗜酸性粒细胞≥300/μl, 或有哮喘病史, 首选LABA+ICS, 因ICS可能会引起肺炎等副作用, 因此需综合获益及风险后使用。

（2）后续治疗管理应遵循审查、评估, 然后再根据需要进行调整的原则（图3）。首先, 应回顾症状（呼吸困难）和恶化风险; 其次, 评估吸入器的使用和依从性, 以及非药理学方法的作用（包括肺康复和自我管理宣教）; 最后, 根据需要调整药物治疗, 包括升级或降级, 要适当考虑更换同一类别的吸入装置或药物（如使用不同的长效支气管扩张剂）。治疗中的任何改变都需要随后对临床反应进行审查, 包括副作用。

（3）如果起始的治疗合适, 则维持原方案治疗, 否则应根据占主导地位的可治性特征路径进行调整（图4）。

1）呼吸困难

①对于使用单一长效支气管扩张剂治疗的持续性呼吸困难或运动受限的患者, 推荐使用两种支气管扩张剂。

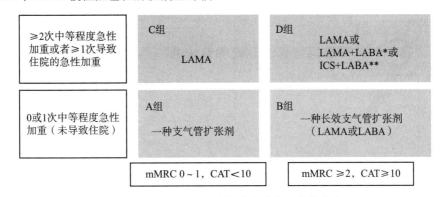

图2　稳定期慢性阻塞性肺疾病主要药物治疗

注：*临床症状明显（如CAT>20）

　　**如嗜酸性粒细胞≥300/μl

如果添加第二种长效支气管扩张剂仍不能改善症状,可以再次降级该治疗为单一疗法,也可以考虑切换吸入器装置或药物。

②对于在LABA+ICS治疗中持续呼吸困难或运动受限的患者,可以添加LAMA以升级到三重治疗,如果是初始症状并没有应用ICS的指征(如ICS是在没有恶化病史的情况下用于治疗),或ICS治疗无效、ICS因副作用需要停用时,则应考虑从LABA+ICS切换到LABA+LAMA。

③在所有阶段,应对其他原因(非COPD)引起的呼吸困难进行适当的调查和治疗。吸入器技巧和依从性应被认为是治疗反应不足的原因。

2)急性加重

①对于应用长效支气管扩张剂单一疗法持续恶化的患者,应升级至LABA+LAMA或LABA+ICS。ICS在治

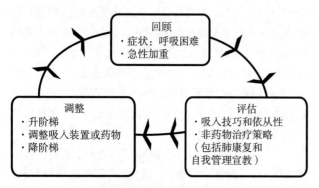

图3 慢性阻塞性肺疾病治疗循环

疗恶化频率和(或)严重程度加重的患者中作用更为明显。而有哮喘病史或发现提示哮喘的患者,LABA+ICS可能是首选。血嗜酸性粒细胞计数可明确对ICS有较大益处反应的患者。对于每年有一次急性加重的患者,外周血中嗜酸性粒细胞≥300/μl更有可能对LABA+ICS治疗有反应。对于每年有2次中度加重或在前一年至少有一次严重恶化需要住院的患者,血液中嗜酸性粒细胞计数≥100/μl可以考虑进行LABA+ICS治疗。

②对于应用LABA+LAMA治疗而进一步恶化的患者,血嗜酸性粒细胞<100/μl可提示应用ICS的效果不佳,我们建议采用两种替代途径。a.升级到LABA+LAMA+ICS。血液中嗜酸性粒细胞≥100/μl提示ICS治疗有益,且嗜酸性粒细胞计数越高,作用越明显。b.如果血嗜酸性粒细胞<100/μl,则加用罗氟司特或阿奇霉素。

③对于应用LABA+ICS治疗进一步恶化的患者,建议增加LAMA升级到三重治疗。或者,对ICS治疗反应性差或因副作用需要停止,可改用LABA+LAMA。

④如果接受LABA+LAMA+ICS治疗的患者仍然有恶化,可以考虑以下选择:a.对于FEV₁<50%预测值和慢性支气管炎的患者,特别是如果他们在前一年至少1次因病情加重而住院,应考虑加入罗氟司特;b.对于存在既往吸烟的患者中,应考虑加入阿奇霉素;c.如果有ICS的不良反应或者对ICS效果不佳时,应停止应用ICS,在停用ICS后,血浆嗜酸性粒细胞≥300/μl提示有恶化的可能,应密

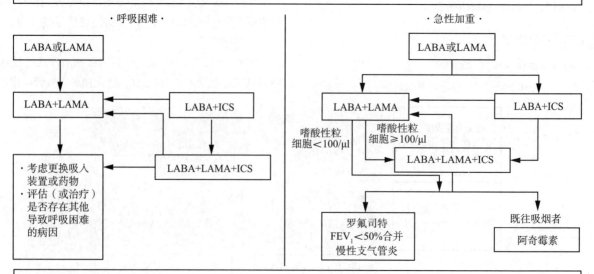

图4 慢性阻塞性肺疾病随访治疗

切关注患者病情变化。

（4）另外，对于伴有PH和肺气肿的晚期COPD患者，有研究表明，内镜下肺减容术可能对COPD和PH都有好处。

2. 间质性肺病（ILD） 间质性肺病特别是特发性肺纤维化（IPF）目前尚无肯定有显著效果的治疗药物，主要以去除诱因、抗氧化剂、抗纤维化及免疫抑制治疗。研究推荐的可酌情使用的药物有。

（1）吡非尼酮（Pirfenidone）：是一种多效的吡啶化合物，具有抗炎、抗纤维化、抗氧化的特点，能够显著地延缓用力呼气肺活量下降速率，可能在一定程度上降低病死率，推荐在轻到中度肺功能障碍的IPF患者应用吡非尼酮治疗。重度肺功能受损的IPF患者服用吡非尼酮治疗能否获益，以及药物服用的疗程需要进一步研究。

（2）尼达尼布（Nintedanib）：是一种多靶点酪氨酸激酶抑制剂，能够显著减少IPF患者FVC下降的绝对值，一定程度上缓解疾病进程，轻到中度肺功能障碍的IPF患者可考虑应用尼达尼布治疗。重度患者能否获益，以及药物服用的疗程需要进一步研究。

（3）N-乙酰半胱氨酸：N-乙酰半胱氨酸单药治疗可以改善IPF患者的咳痰症状，长期服用安全性好，虽然在临床试验中，N-乙酰半胱氨酸单药治疗，对IPF患者FVC的下降没有延缓作用，不能改善生活质量，也不能降低IPF急性加重频率和病死率，但N-乙酰半胱氨酸联合吡非尼酮治疗中晚期IPF患者优于单用吡非尼酮。

（4）抗酸药物：IPF常合并高发的胃食管反流病，其中近50%患者没有临床症状，慢性微吸入（包括胃食管反流）是继发气道和肺脏炎症的危险因素，可能引起或加重IPF，虽然没有足够的证据证实抗酸药物治疗能够延缓IPF肺功能的下降，抗酸治疗也不能降低IPF患者的全因病死率或住院率，但是鉴于慢性微吸入包括胃食管反流可能的肺损伤作用，IPF患者可以规律应用抗酸治疗。

（三）PAH靶向治疗

目前可用于PAH靶向药物治疗的途径有内皮素途径、一氧化氮途径和前列环素途径，包括内皮素1受体拮抗剂、5-磷酸二酯酶抑制剂、可溶性鸟苷酸环化酶（sGC）刺激剂、前列环素类似物、前列腺素受体激动剂（表4）。近年来，对于PAH靶向治疗CLD-PH的安全性和有效性得到了验证，但相关实验均缺乏随机对照试验。

1. 慢性阻塞性肺疾病（COPD） 长期使用PAH靶向治疗可改善COPD-PH患者的肺血流动力学，但对COPD-PH患者的运动能力及呼吸困难或生活质量的改善不明显；相关研究对氧合作用的长期益处证据不一致。虽然目前支持PAH靶向治疗在重度COPD-PH患者中有明显的益处，但对于COPD-PH患者的PAH靶向治疗尚须需要进一步研究，COPD-PH患者应该成为大型前瞻性研究的目标人群。

表4 肺动脉高压的靶向药物

治疗		WHO-FC Ⅱ		WHO-FC Ⅲ		WHO-FC Ⅳ	
钙离子通道阻滞剂		I	C	I	C	–	–
内皮素-1受体拮抗剂	Ambrisentan	I	A	I	A	Ⅱb	C
	Bosentan	I	A	I	A	Ⅱb	C
	Macitentan	I	B	I	B	Ⅱb	C
5-磷酸二酯酶抑制剂	Sildenafil	I		I	A	Ⅱb	C
	Tadalafil	I	B	I	B	Ⅱb	C
	Vardenafilg	Ⅱb	B		B	Ⅱb	C
可溶性鸟苷酸环化酶（sGC）刺激剂	Riociguat	I	B	I	B	Ⅱb	C
前列环素类似物	Epoprostenol i.v.	–	–	I	A	I	A
	Iloprost inhaled	–	–	I	B	Ⅱb	C
	Iloprost i.v.				C	Ⅱb	C
	Treprostinil s.c.	–	–	I	B	Ⅱb	C
	Treprostinil inhaled			I	B	Ⅱb	C
	Treprostinil i.v.				C	Ⅱb	C
	Treprostinil oral				B	–	–
	Beraprost				B	–	–
前列腺素受体激动剂	Selexipag（oral）	I	B	I	B	–	–

2.间质性肺病（ILD）　PAH靶向治疗对于ILD-PH患者的安全性较差，ARTEMIS研究和RISE-IIP试验被提前终止，因为安立生坦（Ambrisentan）治疗的IPF患者更容易出现疾病进展，特别是因呼吸事件导致的住院治疗；而利奥古特（Riociguat）组IIP患者的死亡率和严重不良事件风险增加，故安立生坦和利奥古特应禁止用于ILD-PH的患者。

应用PAH靶向治疗对肺血流动力学未见显著变化；在运动耐量方面，西地那非＋利奥古特＋曲普替尼可显著改善6min步行距离（6MWD）。平均增加46m；此外，西地那非对生活质量有积极作用，曲前列环素可显著改善呼吸短促，其余研究未能显示生活质量问卷或呼吸困难量表的显著变化；对于氧合雾化吸入伊洛前列，一氧化氮或西地那非的急性给药不会恶化通气/灌注关系，但静脉注射依前列醇会导致非通气肺泡单位灌注增加导致气体交换恶化；因此，目前没有证据表明ILD-PH患者可以从其他内皮素受体拮抗剂治疗中获益，不建议应用前列腺素治疗，而西地那非的使用尚有争议，应进一步开展随机对照试验。

3.肺纤维化合并肺气肿（CPFE）　治疗方案仍然有限，目前几乎没有证据支持PAH治疗这种疾病。因此，不建议对CLD-PH患者进行PAH靶向治疗，只有在有经验的中心，可以考虑对以下患者考虑PAH靶向治疗：①严重的PH和轻微的CLD：轻度肺实质及肺功能异常，但具有血流动力学的"PAH"表型：高PVR、低CO的重度PH；②严重的PH和严重的CLD，建议优先在这组患者中进行PAH靶向治疗的临床试验。对于患有严重阻塞性和（或）限制性肺病的患者（IPF FVC＜预计值70%，COPD FEV_1＜预计值的60%），伴随不太严重的PH（mPAP 20～24mmHg，PVR≥3WU，或mPAP 25～34mmHg），目前的数据不支持在这些患者中使用PAH药物治疗；"终末期"阻塞性和（或）限制性肺病相关PH的患者，可以予以机械通气或体外膜肺氧合以维持生命，但应被视为移植的桥梁。

（潘　磊　张杜超　秦　崇）

肺动脉高压的危险分层与处理策略

肺动脉高压(pulmonary arterial hypertension, PAH)是一种罕见的且无法治愈的慢性肺血管疾病,以肺动脉压力和阻力进行性增加同时合并右心衰竭为特征性临床表现。PAH病因多样,包括特发性、家族性、遗传性及与其他疾病相关性PAH等,后者又可进一步分为结缔组织病、先天性心脏病、门静脉高压、HIV感染及药物/毒物相关性PAH等。目前,尽管有关PAH的病理生理学等机制研究已取得重要进展,且有多种PAH靶向治疗药物已相继问世,但PAH患者的预后仍未达到理想水平。

近年来,随着国内外多项基础及临床研究的广泛开展,以上述研究结果为依据的PAH患者临床诊治指南不断完善,特别是最新版《2015欧洲心脏病学会(ESC)/欧洲呼吸学会(ERS)肺动脉高压诊断和治疗指南》(简称欧洲指南)和《2018中国肺动脉高压诊断和治疗指南》(简称中国指南)的发表,从PAH的临床分类、发病机制、病理特征、危险分层及诊治策略等方面进行系统梳理,极大地规范了PAH临床诊疗标准工作流程,为心血管内科、呼吸内科、风湿免疫科、妇产科及儿科等多学科交叉协作提供了很好的范本。

对于新诊断PAH的患者,采用多参数危险分层量表评估其疾病严重程度十分重要,可将患者区分为低危、中危及高危组,并据此选择不同的治疗方案,包括针对前列环素、NO通路及内皮素通路的多种靶向治疗药物单药治疗或以上述药物为基础的双药起始联合治疗方案。如果在随访评估过程中,患者未能维持低危层级,则需上调靶向药物剂量。能够维持低危状态的患者可继续采用原治疗方案,但仍需定期随访评估功能状态,以及时发现可能出现的疾病进展情况。对于多数经过治疗仍不能有效控制疾病进展的患者,应考虑三药联合治疗或肺移植。本文就近年来有关PAH危险分层及处理策略的相关研究进展进行介绍。

一、肺动脉高压危险分层

近期3项独立注册研究证实,在治疗起始阶段及随访阶段对PAH患者进行危险分层,可有效降低终点事件发生率并显著改善患者远期生存率。2015欧洲指南明确指出,初诊PAH患者的治疗方案应根据其病情严重程度进行综合决策,而能够有效判断患者病情、评价治疗效果并评估远期预后的危险分层方案已成为制约PAH临床诊疗水平进一步提高的主要限制因素。经过近30年的不断探索,PAH危险分层方法从最初的单一指标评价发展到目前的多种临床参数综合评估,其已在临床诊疗决策制定及改善PAH患者预后中发挥了重要作用。

(一)肺动脉高压危险分层初始模型

1991年,美国国立卫生研究院特发性PAH注册研究(national institutes of health primary pulmonary hypertension registry)发布了首个PAH患者远期生存率预测模型。该研究共纳入美国32个医学中心的194例患者,平均随访时间1~5年,中位生存时间2.8年,结果表明,患者右心室功能状态与死亡率密切相关,采用肺动脉平均压、右心房平均压及心指数3个指标构建的远期生存率预测公式,可用以指导治疗决策制定及医疗资源分配。随着更多PAH临床研究的广泛开展,多种PAH患者远期预后预测模型相继提出,包括肺动脉高压连接公式(the PH connection equation)、苏格兰组合评分(the Scottish composite score)等,这些预测模型均以患者的不同基线水平及随访参数为基础,采用世界卫生组织(WHO)心功能分级、6min步行距离(6min walking distance, 6MWD)及心排血量等单一指标或多项指标的不同组合形式进行远期预后评价。

(二)REVEAL风险测算公式及评分

2010年发表的美国动脉性肺动脉高压近期及远期管理评价注册研究(registry to evaluate early and long-term PAH disease management, REVEAL)综合12项临床指标构建了风险测算公式。该研究共纳入2716例PAH患者,选择基线资料中的12种可变或不可变参数构建了REVEAL风险测算公式,预测患者1年生存率。多变量比例风险回归(cox proportional hazards)分析结果表明,肺总阻力>32 Wood单位、PAH合并门静脉高压、纽约心功能分级(New York Heart Association, NYHA)/WHO心功能分级Ⅳ级、男性年龄>60岁及PAH家族史等是PAH患者死亡率增加的独立危险因素。而肾功能不全、PAH合并结缔组织疾病、NYHA/WHO心功能Ⅲ级、右心房平均压、静息血压及心率、6MWD、血浆BNP水平、一氧化碳扩散能力预测比值及心包积液等其他指标对死亡率均有预测价值。近期一项研究根据REVEAL研究基线资料进行5年生存率预测，另有研究对REVEAL研究对象进行亚组分析，根据血浆BNP水平筛选出1426例患者并预测其5年生存率。

为进一步提高REVEAL风险测算公式的预测效能，研究人员在原有公式所用基线资料的基础上，进一步纳入初始6个月内全因住院率及肾小球滤过率等影响死亡率的参数，提出REVEAL 2.0，即原有公式的改良版本。近期一项研究对比分析REVEAL 2.0版公式与法国PAH网络（French Pulmonary Hypertension Network, FPHN）注册研究、新型PAH起始治疗前瞻性注册研究（Prospective Registry of Newly Initiated Therapies for Pulmonary Hypertension, COMPERA）的风险评估方案（表1），后两项研究均以2015欧洲指南危险分层量表为基础。分析发现，依据2015欧洲指南危险分层方法，将患者分为低危、中危及高危组时，REVEAL 2.0公式评分对应为：低危组

≤6分，中危组＝7或8分，高危组≥9分。REVEAL风险测算公式的局限性包括预测周期短（随访1年）、所需参数多（12～14项）。

（三）2015欧洲指南危险分层量表

2015欧洲指南进一步系统制定了PAH危险分层量表，根据患者临床症状、心功能分级、运动耐量、生化指标、心脏超声及血流动力学指标等可变参数进行多维度危险分层，综合评估患者预后情况。与REVEAL风险测算公式相比，该量表提出的危险分层方法更为灵活有效，采用右心衰竭临床征象、症状进展情况、晕厥、WHO心功能分级、6MWD、心肺运动试验、NT-proBNP、影像学及血流动力学指标等9种变量进行综合评定，而上述可变参数均具有明确的预后评估价值。根据随访1年的死亡率预测结果，指南将PAH患者分为低危、中危及高危组（表2）。

近期，瑞典PAH注册研究（Swedish PAH Registry, SPAHR）、COMPERA研究及FPHN研究等3项注册研究对2015年欧洲指南推荐的危险分层方案进行验证性研究，结果见表1。其中，COMPERA与SPAHR研究均以IPAH及相关因素所致PAH患者为研究对象，在基线水平及首次随访时，根据指南危险分层方法进行评分（低危组1分，中危组2分，高危组3分）。COMPERA研究以验证2015欧洲指南危险分层方法评估患者病情的能力及在随访过程中评估低危患者的潜在优势为研究目的；SPAHR研究以证实基线和随访中危险分层方法的有效性为研究目的。FPHN研究以首诊PAH患者为研究对象，以4项低危标准为依据进行危险评估，包括：WHO/NYHA心功能分级Ⅰ/Ⅱ级、6MWD＞440m、右心房压（RAP）＜8mmHg及心

表1　四项风险评估注册研究评分对比

	REVEAL	SPAHR	COMPERA	FPHN*
所需变量数量	12～14	8	8	4
基线患者数量	2716	530	1588	1017
随访患者数量	2529	383	1094	1017
入组患者包括相关因素所致PAH	是	是	是	否
低危风险定义	REVEAL评分＜6分	平均分数＜1.5	平均分数＜1.5	4项低危风险标准中符合3～4项
不同风险组1年死亡率（低危/中危/高危）%	≤2.6/7.0/≥10.7	1.0/7.0/26.0	2.8/9.9/21.2	1.0/NA/13.0～30.0

注：NA.未获得；*.仅纳入首诊PAH患者

表2　2015欧洲指南PAH危险分层量表

预后决定因素（评估1年死亡率）	低危（＜5%）	中危（5%～10%）	高危（＞10%）
右心衰竭临床表现	无	无	有
症状进展	无	慢	快
晕厥	无	偶尔	反复发作
WHO心功能分级	Ⅰ/Ⅱ	Ⅲ	Ⅳ
6MWD	＞440 m	165～440 m	＜165 m
心肺运动试验	VO_2峰值＞15ml/(min·kg)（＞65% 预计值）VE/VCO_2斜率＜36	VO_2峰值11～15ml/(min·kg)（35%～65% 预计值）VE/VCO_2斜率36～44.9	VO_2峰值＜11ml/(min·kg)（＜35% 预计值）VE/VCO_2斜率≥45
血浆NT-proBNP水平	BNP＜50 ng/L NT-proBNP＜300 ng/L	BNP 50～300 ng/L NT-proBNP 300～1400 ng/L	BNP＞300 ng/L NT-proBNP＞1400 ng/L
影像学检查（心脏超声、心肌磁共振等）	RA面积＜18 cm^2 无心包积液	RA面积18～26 cm^2 无或少量心包积液	RA面积＞26 cm^2 心包积液
血流动力学指标	RAP＜8 mmHg CI≥2.5 L/(min·m^2) SvO_2＞65%	RAP 8～14 mmHg CI2.0～2.4 L/(min·m^2) SvO_2＞60%～65%	RAP＞14 mmHg CI＜2.0 L/(min·m^2) SvO_2＜60%

注：6MWD.6min步行距离；BNP.脑钠肽；NT-proBNP.血浆氨基末端脑钠肽前体；VO_2.氧耗量；VE/VCO_2.二氧化碳排出的通气当量；RA.右心房；RAP.右心房压；CI.心指数；SvO_2.混合静脉血氧饱和度；WHO.世界卫生组织

指数≥2.5L/（min·m²）。患者根据首诊PAH（基线水平）或再评估时符合低危标准情况进行分组。FPHN研究目的为评估基线和首次随访时，达到低危风险指标的数量和长期预后的关系。结果表明，因以基线水平及首次随访为依据的危险分层方法不同，3项研究获得的5年生存率及未行器官移植患者的生存率预期值存在明显差异。此外，近期一项研究表明，FPHN风险评估方法对于远期生存率的评估较COMPERA更为准确。

目前，上述研究中所使用的危险评估方法尚难以应用于实际临床工作中，尤其不适用于中危及高危患者，且上述方法并未考虑年龄、性别、PAH类型及并发症（如肾功能不全、糖尿病、冠心病）等参数。

（四）第六届世界肺动脉高压大会简化危险分层量表

以2015欧洲指南危险分层量表为基础，2018年于法国尼斯举办的第六届世界PAH大会将风险评估模型简化到4个维度6个参数（表3），进一步明确低、中、高危定义，以期将风险评估模型更好地应用于PAH诊疗流程中。新版简化量表以治疗前基础状态和短期治疗（3～6个月）后的关键临床参数作为观察指标，预测患者远期预后情况。同时建议，根据PAH患者心功能分级、运动耐量、生化指标、心脏超声及血流动力学等指标评估疾病严重程度；对病情稳定的PAH患者进行随访，周期3～6个月；充分靶向药物治疗，使PAH患者病情达到或维持在低危水平；若患者病情持续进展或难以维持低危状态，应考虑靶向治疗不充分。

表3 2018年世界肺动脉高压大会简化危险分层

指标	低危风险	中危风险	高危风险
WHO心功能分级	I／II	III	IV
6MWD（m）	>440	165～440	<165
NT-proBNP（ng/L）	<300	300～1400	>1400
RAP（mmHg）	<8	8～14	>14
CI［L/（min·m²）］	≥2.5	2.1～2.4	≤2.0
SvO₂（%）	>65	60～65	<60
危险分层标准	至少3种低危风险指标且无高危风险指标	介于低危风险和高危风险之间	至少2个高危风险指标，其中必须包括CI和SvO₂

注：6MWD.6min步行距离；NT-proBNP.血浆氨基末端脑钠肽前体；RAP.右心房压；CI.心指数；SvO₂.混合静脉血氧饱和度；WHO.世界卫生组织

目前，各项指南或专家共识推荐的危险分层量表仅适用于成人PAH患者，而其他类型及儿童PAH尚无公认的危险分层量表，且所有已报道的PAH患者风险评估方法均存在局限性。首先，尽管部分验证性研究已应用于前瞻性注册研究，但这些研究的本质仍为回顾性分析。其次，目前已发表的注册研究的数据收集情况均存在问题，包括重要数据缺失及随访过程中患者丢失等。最后，心肌磁共振、心肺运动试验等重要参数及咯血、肺动脉瘤样扩张伴胸腔脏器压迫、心律失常等威胁生命的严重并发症并未得到系统收集及有效分析。后续研究应综合考虑上述所有重要参数，实现更为客观有效且系统的PAH患者风险评估。

二、肺动脉高压处理策略

自2015欧洲指南系统总结PAH患者一般性治疗以来，尚无进一步更新。目前，PAH患者抗凝治疗尚存争议，应在个体化风险评估的基础上决定是否行抗凝治疗。此外，指南建议可鼓励PAH患者适量运动，避免运动过量。已长期不能耐受运动的患者，如果在靶向药物治疗基础上病情较为稳定，可建议其在医师指导下适量运动。近期多项研究表明，PAH患者可从运动中获益。

为获取PAH患者的综合流行病学资料，目前国内外已广泛开展多个级别的PAH临床注册研究，上述研究为划分不同类型PAH病因、评估疾病预后、明确高危因素、评价治疗效果及患者依从性等提供了重要帮助。多项研究结果已相继完成成果转化应用于临床实践，成为指导临床用药的重要参考。目前，累计已有40余项针对PAH靶向治疗的随机对照研究发表及多种靶向药物上市，但PAH治疗仍是临床工作中的难点。

目前，PAH靶向治疗药物仍为针对三条经典通路的抑制剂或激动剂，包括活性减弱的前列环素、一氧化氮（nitric oxide，NO）通路，以及活性增强的内皮素通路。上述三条通路均可显著影响血管内皮功能，其表达和活性失调可导致远端肺动脉阻塞性增殖性病理改变，如不及时治疗，最终可致心力衰竭甚至死亡。临床上使用的前列环素类似物及其受体激动剂、5磷酸二酯酶抑制剂（phosphodiesterase type 5 inhibitors，PDE5is）、鸟苷酸环化酶激动剂及内皮素受体拮抗剂（endothelin receptor antagonist，ERA）等药物均为针对上述三条通路发挥作用，以纠正其功能失调。2003年在意大利威尼斯召开的第三届世界PAH大会首次将上述三种类型靶向药物准入临床治疗指南。过去近20年来，PAH药物治疗进展迅速，这些进展并非缘于新的致病信号通路的发现，而应归功于基于以上三条信号通路的新型靶向药物的研发、联合治疗策略的验证及以临床疗效系统评价为基础的用药方案调整。AMBITION研究证实，起始联合应用安立生坦与他达拉非治疗PAH患者，临床事件发生风险仅为两种单药治疗组的50%，且可显著降低PAH再住院率。2015欧洲指南明确指出，PAH患者治疗策略应以其首诊病情等基线资料为依据，且后续用药调整应根据前期治疗效果进行决策。

（一）PAH临床注册研究时间轴及简要特点

迄今为止，已有40余项PAH靶向药物注册研究公开发表，上述研究共纳入患者9000余例。首项注册研究应追溯到20世纪80年代，由美国NIH启动，该研究以获取肺高压患者自然病史、治疗方案及发病机制等详细资料为目的。结果表明，该病预后与血流动力学严重程度有关，因当时尚无有效治疗药物，患者预后差。目前已发表的研究中受试对象治疗背景不同且治疗策略多样，为临床工作中不同患者具体情况的处治提供了重要依据。

近年来，PAH靶向治疗RCT研究设计的重要进展为主要终点事件由6MWD等短期关联指标向临床病情恶化或心力衰竭等长期临床有效性评价指标转变。这一转变显著增加了PAH靶向药物治疗有效性结论的证据水平。

近期发表的一项荟萃分析研究共纳入25项单药对比安慰剂RCT研究中的3839例无治疗背景的PAH患者，结果表明，PAH单药组死亡率显著降低约44%。另一项研究纳入17项序贯联合治疗对比单药治疗RCT研究的4095例患者，结果表明，序贯联合治疗可显著降低临床病情恶化风险，但并未降低死亡率。

目前，靶向药物RCT研究主要针对IPAH、遗传性PAH及药物相关PAH患者，亦有部分研究针对结缔组织病相关PAH、艾森门格综合征相关PAH及矫正性先天性心脏病相关PAH患者。上述RCT研究的主要血流动力学入选标准为：肺动脉楔压≤15mmHg、平均肺动脉压≥25mmHg、肺血管阻力>3Wood单位。目前，对于未完全满足上述入选标准的患者，尚不能明确PAH药物治疗的有效性/安全性比值是否能使其获益。

综合已发表PAH靶向药物RCT研究结果，可得出以下结论。

1.对于无治疗背景患者，起始单药治疗可显著改善患者运动耐量、血流动力学指标及预后。

2.对于首诊PAH且未接受治疗的患者，与起始单药治疗相比，起始序贯联合治疗可显著改善患者临床症状、运动耐量及预后。

3.对于已接受治疗的患者，与继续维持单药治疗方案的患者相比，序贯联合治疗可显著改善患者运动耐量、血流动力学指标及预后。

然而，以上PAH注册研究存在三点重要偏倚，包括：①生存偏倚，源于选择偏倚，将随访患者生存率评估方案用于首诊患者时，常高估其生存率；②时间偏移，源于PAH患者终点事件可能并未发生在随访过程中；③随访过程中患者脱落。

（二）PAH诊疗策略

以2015欧洲指南为基础，2018年第六届世界PAH大会进一步修订完善了PAH标准诊疗流程。需注意，该诊疗流程并不适用于其他类型PAH患者，尤其是左心疾病或肺部疾病所致PAH（图1）。

1.起始阶段

（1）无治疗背景的PAH患者首诊后，建议开始一般性及支持性治疗。

（2）对于IPAH、遗传性PAH、药物及毒物相关PAH患者，行急性肺血管扩张试验，明确其对钙通道拮抗剂（calcium channel blockers, CCBs）的反应性。急肺试验阳性患者应给予大剂量CCBs治疗，3～6个月后再评估。CCBs治疗反应性良好的标准是，CCBs单药治疗至少1年，患者WHO心功能分级维持在Ⅰ～Ⅱ级且血流动力学指标较前改善。而CCBs治疗反应性差的患者应接受指南推荐的急肺试验阴性患者PAH靶向药物治疗。

（3）急肺试验阴性且危险分层为低危或中危的患者，应接受起始联合治疗，指南建议选用ERA+PDE5is口服联合治疗。

（4）某些特殊类型的PAH患者，因起始联合治疗有效性/安全性尚不明确，建议采用起始单药治疗。

2.起始单药治疗策略

（1）因缺乏单药对比研究数据，目前，尚无循证医学证据导向的单药治疗一线用药推荐。具体用药应结合多种因素，包括用药途径、药物副作用、与患者已有背景治疗之间的相互影响、患者意愿、并发症、医师经验及费用等。

（2）对于急肺试验阴性、无治疗背景且为高危分层患者，推荐采用起始联合治疗，包括静脉用前列环素类似物等。因作为单药应用即可显著降低PAH高危患者死亡率，首推静脉用依前列醇。此外，亦可考虑其他起始联合治疗方案或肺移植。

3.随访阶段

（1）如初始治疗方案可在3～6个月将患者危险分层降至低危或维持低危层级，应继续应用该方案并制订长期随访计划。

（2）如初始联合治疗结果仍为中危层级，应上调治疗强度至三药联合；如初始治疗方案为单药治疗，应上调至双药联合。证据较充分、推荐等级较高的治疗方案包括：马昔腾坦+西地那非、利奥西胍+波生坦、司来帕格+ERA+PDE5is。前列环素类似物也应在考虑范围内。需注意，不推荐利奥西胍+PDE5is的联合治疗方案。必要时应考虑肺移植。

（3）如初始治疗方案治疗效果较差，患者仍为高危层级，应静脉给予最大剂量前列环素类似物治疗。必要时行肺移植。

（4）如第二阶段在3～6个月治疗效果明显，患者可维持在低危层级，应继续该方案并强调定期随访。

（5）如第二阶段治疗结果为中危或高危层级，应上调

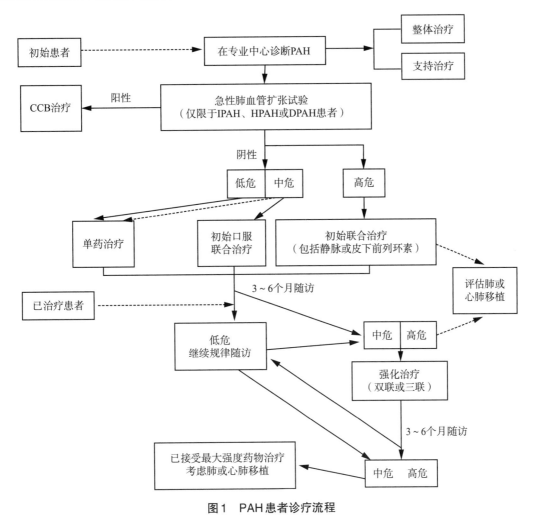

图1 PAH患者诊疗流程

注：PAH.肺动脉高压；CCB.钙通道拮抗剂；IPAH.特发性肺动脉高压；HPAH.遗传性肺动脉高压；DPAH.药物相关肺动脉高压；实线为明确推荐，虚线为可选推荐

治疗药物至最大剂量，包括皮下或静脉用前列环素类似物（建议高危患者选择静脉途径）。对于ERA＋PDE5is或利奥西胍双药联合治疗但仍处于中危层级的患者，建议加用司来帕格。对于应用包括司来帕格在内的三药联合治疗的患者，若仍为中危层级或进展至高危层级，应建议选择皮下或静脉用前列环素类似物进行替代。必要时行肺移植。

（6）患者在随访中由低危进展至中危甚至高危时，结合已有初始治疗方案，应采用双药联合或三药联合治疗，或上调至最大用药剂量。

（7）对于三药联合治疗且已上调至最大用药剂量但治疗效果仍不满意的患者，应建议肺移植治疗，且优先考虑中危或高危患者，根据当地器官捐献政策及平均等待时间进行具体调整。

（8）Hoeper等报道了需转入重症监护室接受高阶治疗的重度右心衰竭患者的具体方案及流程。

（9）对于已接受最优化治疗但病情仍持续进展的患者，应考虑球囊扩张房间隔造口术作为姑息或桥接治疗方案。

（三）PAH转换及并发症治疗

因药物不良反应或患者依从性差等原因，医师可能建议PAH患者由一种靶向治疗方案转换至另一种。对于未达到治疗目标的患者，转换治疗主要指上调药物剂量。而对于药物治疗反应过度的情况，需下调用药剂量作为转换治疗手段。由皮下或静脉用前列环素类似物转换至口服或吸入时，其转换效果尚存争议。如化验检查提示肝功能受损，需停用波生坦，并转换为对肝功能影响较小的安立生坦或马昔腾坦。为提高治疗依从性并避免影响治疗效果，推荐由司来帕格或皮下/静脉用前列环素类似物转换至口服/吸入用前列环素类似物。目前，尚无证据表明由西地那非或他达拉非转换为利奥西胍可改善疗效。

近期，SERAPHIN及GRIPHON研究均表明，可根据并发症相关性PAH患者再住院率增加情况预测患者预后或死亡率，因此，有效预防并发症发生或治疗PAH相关并发症对于患者预后十分重要。2015欧洲指南已对心律失常、咯血及肺动脉扩张相关并发症的诊断和治疗提出相应指导意见。近期一项研究报道合并左主干重度狭窄的PAH患者行冠脉支架置入术治疗，预后较好，提示该类并发症应给予足够重视及积极治疗。

（四）PAH靶向治疗现状及进展

目前，因PAH尚无法治愈，且预后较差，根据前期治疗经验，指南建议采用起始或序贯联合治疗等较为积极的靶向治疗方案。然而，近期几项注册研究证实，大多数患者目前仍采用单药治疗。COMPERA研究表明，仅17%的PAH患者首诊3个月内应用PAH靶向药物起始联合治疗方案。而在随访患者中，约41%的患者在治疗开始3个月到2年内采用联合治疗。在高危患者中，尽管指南明确提出建议该类患者采用联合治疗方案及静脉用前列环素类似物治疗，但目前仅27%的首诊患者及36%的随访患者应用联合靶向药物治疗。SPAHR研究群体中，约44%的PAH高危患者将联合用药作为一线治疗方案。ASPIRE研究也报道了类似结果，仅少数患者采用联合治疗方案。然而，多种因素可能影响上述研究结果，包括患者PAH靶向药物用药条件、不良反应、随访过程中数据采集时间点等。此外，老年PAH患者是否能从联合治疗方案中获益仍不明确。同时，尚需进一步研究评估联合用药方案远期治疗效果及何种方案疗效最佳。

（王琦光　王忠超）

急性肺栓塞救治理念的变化及心血管医师的作用

肺栓塞是由内源性或外源性栓子阻塞肺动脉或其分支引起肺循环和右心功能障碍的一组疾病或临床综合征的总称。肺血栓栓塞症（PTE）是肺栓塞的最常见类型，由来自静脉系统（又以下肢的深静脉血栓形成最为常见）或右心的血栓阻塞肺动脉或其分支所致，以肺循环和呼吸功能障碍为主要病理生理特征和临床表现，占急性肺栓塞的绝大多数，通常所称的急性肺栓塞即为PTE。深静脉血栓（DVT）是引起PTE的主要血栓来源，DVT多发于下肢或骨盆深静脉，脱落后随血流循环进入肺动脉及其分支，PTE常为DVT的合并症。PTE和DVT合称静脉血栓栓塞症（VTE），两者具有相同的易患因素，是同一疾病病程中2个不同阶段的临床表现。

急性肺栓塞导致肺动脉或其分支管腔阻塞，血流减少或中断，引起不同程度的血流动力学和气体交换障碍。急性肺栓塞的临床表现差异很大，从血流动力学不稳定到轻度呼吸困难甚至无明显症状，从影像学上偶然发现或在对意外死亡患者的尸检中发现。急性肺栓塞最常见的症状是呼吸困难（80%）、胸痛（52%），有9%～35%的患者以晕厥发病。新近研究显示，在因晕厥而第一次住院的患者中，有14.4%～17.3%的患者最终诊断为肺栓塞。值得注意的是，国内肺栓塞多由单一科室接诊，涉及学科单一，经导管介入治疗、外科取栓等高级治疗的比例较低，很多患者并未得到最佳治疗。鉴于此，本文将梳理近年肺栓塞救治理念的变化，并探讨心血管医师在肺栓塞多学科救治中的作用。

一、最新流行病学数据显示我国肺栓塞防控现状严峻

VTE和急性肺栓塞发病率呈现显著的上升趋势。流行病学资料表明，VTE年发病率为（100～200）/10万人，全世界约1000万例VTE；美国VTE的发病率约为1.17/1000（人·年），每年约有35万例VTE发生；在欧盟6个主要国家，症状性VTE发生例数每年＞100万。2019年发表于Chest的我国肺栓塞与肺血管病防治协作组的最新数据显示，基于90家综合性三甲医院住院患者资料及2010年我国人口普查数据获得的VTE人群患病率从2007年的3.2/10万人上升到2016年17.5/10万人，肺栓塞人群患病率从2007年的1.2/10万人上升至2016年的7.1/10万人；住院患者中VTE的比例从2.9‰升至15.8‰，急性肺栓塞的比例从

1.1‰升至6.3‰。

急性肺栓塞是常见的三大致死性心血管疾病之一。新近国际注册登记研究显示，7d全因死亡率为1.9%～2.9%，30d全因病死率为4.9%～6.6%。我国肺栓塞与肺血管病防治协作组的最新数据表明，VTE住院期间病死率从2007年的4.7%下降为2016年的2.1%，急性肺栓塞住院期间病死率从2007年的8.5%下降为2016年的3.9%。

二、新型治疗手段有望改善肺栓塞救治效果

对于中高危肺栓塞患者，系统溶栓是各级医院首先考虑的再灌注治疗手段，其可迅速溶解血栓，恢复肺组织再灌注，减小肺动脉阻力，降低肺动脉压，显著降低病死率和复发率。急性肺栓塞溶栓既往推荐100mg rt-PA溶栓方案。国内学者进行的多中心RCT显示，50mg rt-PA溶栓方案与100mg溶栓方案相比临床疗效相同，而出血发生率显著降低。有鉴于此，rt-PA半量溶栓方案与尿激酶、重组链激酶方案均同等被我国指南推荐用于急性肺栓塞患者溶栓治疗。需要注意的是，系统溶栓存在较高的大出血或颅内出血风险，对于溶栓禁忌或溶栓失败患者应该及时选择其他的再灌注治疗手段。

近年来，介入治疗和外科手术取栓为中高危肺栓塞的急诊处理提供了新的治疗选择。介入治疗与药物联合治疗策略通过局部溶栓、碎栓或血栓切除，可快速清除肺动脉主干或分支阻塞性血栓，促进右心室功能恢复，改善症状和生存率（表1）。但是介入治疗技术要求较高且操作具有一定并发症，因此急性高危肺栓塞或伴临床恶化的中危肺栓塞，若有肺动脉主干或主要分支血栓，并存在高出血风险或溶栓禁忌，或经溶栓或积极的内科治疗无效，在具备介入专业技术和条件的情况下，可行经皮导管介入治疗，但对低危肺栓塞不建议导管介入治疗。考虑到急性心肌梗死和脑卒中均经历了溶栓时代向介入时代的成功转变，有理由对急性肺栓塞的介入治疗前景保持乐观。

三、肺栓塞救治团队（PERT）建设和运行显著提升肺栓塞诊疗质量

在世界范围内，肺栓塞长期被临床医师误认为少见病或罕见病，以至于多数患者未能得到及时诊断和有效救治。此外，对于每一例中高危肺栓塞患者，由于不同专科

表1 不同治疗方式的特点比较

治疗手段	实施人员	开始时间	主要优势	主要局限性
系统抗凝治疗	所有医务人员	几分钟内	简便、便宜	治疗失败 起效时间 缺乏新型口服抗凝药在中危肺栓塞中的证据
系统溶栓治疗	所有医务人员	几分钟内	不需要专门的设备即可迅速启动再灌注治疗	颅内或其他大出血
导管定向溶栓	介入医师	几分钟到数小时内	机械与药物联合策略	缺乏随机试验证据 需要相关专业经验
超声辅助的导管定向溶栓	介入医师	几分钟到数小时内	减少溶栓剂的使用剂量	需要相关专业经验
经皮血栓切除术	介入医师	几分钟到数小时内	整体去除血栓	需要相关专业经验 手术大口径入路 可能无法触及远端栓子
外科手术取栓	心胸外科医师	几分钟到数小时内	血管近端整体血栓切除	胸骨切开术 需要相关外科专业经验
静脉滤器	介入医师	几分钟到数小时内	防止血栓迁移，避免抗凝治疗	多种远期机械并发症，因为无法监测和取出滤器

医师临床决策不同,多数患者并未得到最佳治疗。由于肺栓塞的早期救治可涉及的学科专业较多,亟需多学科团队在第一时间做出正确评估和治疗决策。

PERT是肺栓塞救治团队(pulmonary embolism response team)的英文简写。2012年,麻省总医院建立了全球第一支多学科参加的肺栓塞救治团队,为病情复杂的急性肺栓塞患者提供快速而且个体化的特殊诊疗,该团队由呼吸危重症医学、急诊医学、心血管内科、放射介入科、血液内科、血管外科、心胸外科等专家组成。PERT小组成员负责及时地评估每个病例、检查患者,根据现有检查结果,决定进行下一步检查或治疗方案,然后就最佳治疗方案达成一致。但是,PERT团队的价值并不止于急诊肺栓塞的快速救治,尚包含患者的住院治疗、出院后随访的全面管理,以及患者数据收集、分析及团队分享等科研与教育内容。

通过PERT团队建设,美国诸多临床医学中心的急性肺栓塞救治质量得到了极大的提升和改善。近期Rosovsky等分析了PERT成立前(2006—2012年)、后(2012—2016年)麻省总医院急性肺栓塞的救治情况。研究发现,PERT成立前后患者人口学特征相似,但成立后低危肺栓塞患者比例显著低于成立前(37% vs.19%),中危患者显著高于成立前(32% vs.49%);PERT成立后更多的患者接受了导管介入治疗(14% vs.1%)或任何高阶治疗(介入或外科治疗)(19% vs.9%),且并未增加出血并发症和死亡。事实上,来自包括克利夫兰诊所、贝以迪医院等单位的数据均证实PERT团队的运行显著改善了中高危肺栓塞患者的救治质量和效果。

2015年,美国学者Kenneth Rosenfield发起成立全美肺栓塞救治团队联盟(PERT Consortium),旨在指导PERT团队的建设与发展,提高严重肺栓塞的诊断与治疗

水平。目前,全球已有欧美、亚洲和非洲100余家医学中心加入该联盟,其影响力越来越大。最近,美国PERT联盟发布了《急性肺栓塞的诊断、治疗与随访:PERT联盟实践共识》,这是联盟成立以来发布的首个肺栓塞多学科救治指南,旨在为真实世界肺栓塞的管理提供基于循证证据、实践及跨学科和跨机构专家建议的推荐。指南指出,不同的医院PERT架构可能存在较大差异,可能包含心外科、心脏影像、心血管介入科、普通心内科、急诊医学、重症医学、血液科、临床药学、呼吸科、影像诊断科和影像介入科、血管外科和血管内科等科室,也可能只有其中的数个科室,其具体建设应视医院实际而定。PERT的启动通常有指定的电话号码,该号码能随时联系对疑诊患者进行初始快速评估的临床医师。如初始评估后决定仍不明确或为了方便实时讨论以形成共识,即可由PERT组长立即召集所有PERT成员进行视频或网络会议,达成共识迅速告知临床医师(图1)。而在急性肺栓塞患者的治疗上,指南通过流程图形式明确指出了介入和外科治疗的时机与地位,易于指导临床实践。

四、因地制宜开展PERT团队建设,发挥心血管医师在肺栓塞多学科救治中的作用

在我国,肺栓塞的治疗一直以来是临床工作的难点。2017年7月,在国际肺栓塞救治团队联盟的指导下,亚洲第一支专注肺栓塞多学科联合救治的PERT团队在北京安贞医院成立,并设立了流程组、临床组、技术组、科研组和联络组等多个工作组。同年10月,北京安贞医院牵头成立了中国肺栓塞救治团队(PERT)联盟,由此开启了我国急性肺栓塞多学科团队救治的新模式。

2019年9月,由中华医学会心血管病学分会(CSC)肺血管病学组和中国PERT联盟发起,我们牵头开展了一项

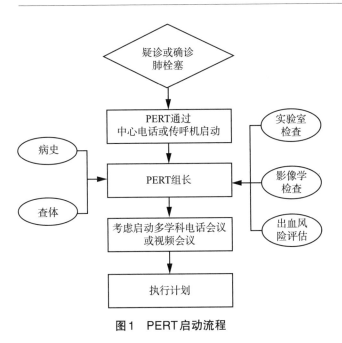

图1 PERT启动流程

国家多中心横断面研究,旨在调查目前我国肺栓塞多学科团队救治能力。研究包括7个地区(华北、东北、华东、华中、华南、西南、西北),每个行政区域根据经济水平分为4个等级(低收入、中低收入、中高收入、高收入),每个收入水平抽取2~3家医院,最终有23个省市45家医院入选,95.6%为三甲医院。调查信息包括医院和医师信息、肺栓塞救治科室信息、肺栓塞诊断和危险分层及治疗、肺栓塞随访、肺栓塞住院患者信息(2018年1月—2018年12月)及PERT救治信息。

调查结果显示,只有约1/4的医院具有完整功能的PERT团队,不同PERT团队具有不同的流程和管理方式。在PERT团队里,具备心脏科、急诊医学科和肺血管/重症医学科的比例最高,而介入心脏科仅占50%,心脏外科仅占1/3。PERT启动科室也主要为心脏科、急诊医学科和肺血管/重症医学科,启动指征为高危和中高危肺栓塞,主要依托电话和微信启动。仅有不到50%的医院具备质控流程,常规肺栓塞数据录入医院仅占约1/3。此外,数据显示,年住院肺栓塞患者中位数为75例,平均住院时间为10.4d;基于20家医院数据,整体肺栓塞住院死亡率为2.54%。以上研究提示,与传统观点认为呼吸科为肺栓塞主要就诊科室不同,心脏科在肺栓塞多学科救治中比例更高。另外,介入心脏科也可以在肺栓塞高级治疗中发挥更大优势。然而,目前我国肺栓塞救治仍为单一学科"串联"模式,多学科团队救治参与度较低,肺栓塞高级治疗(如介入和外科治疗)的比例仍较低,肺栓塞救治形式仍较为严峻。因此,心血管医师包括介入医师应在肺栓塞PERT团队救治中发挥更大作用。

总之,亟须通过PERT成员认证、医师和患者教育、高级治疗理念的普及、新器械研发和引进及国际合作,进一步在全国推广肺栓塞团队救治理念,将肺栓塞救治模式由单一学科的"串联"模式改为多学科"并联"模式,并充分发挥心血管医师在PERT团队中的作用。相信随着更多的医院、更多的科室主动参与到PERT团队、PERT联盟的建设及日常活动,必将改善急性肺栓塞的救治效率、水平和效果。

(聂绍平 王 晓)

慢性血栓栓塞性肺动脉高压的治疗进展

慢性血栓栓塞性肺动脉高压（chronic thromboembolic pulmonary hypertension, CTEPH）是机化的血栓阻塞肺动脉导致血管狭窄或闭塞，肺血管阻力和肺动脉压力进行性升高，最终导致右心衰竭为特征的疾病，1951年美国学者通过尸体解剖首次报道CTEPH这一疾病，最新指南和共识将CTEPH归为第四类肺动脉高压，是急性肺血栓栓塞症（PTE）的严重远期并发症，严重影响生活质量和生存时间，但CTEPH是一类可能治愈的肺动脉高压，早期诊断和及时有效治疗能显著改善预后。

一、CTEPH的发病率和危险因素

国外研究显示急性PTE后6个月、1年和2年CTEPH的累计发病率分别为1.0%、3.1%和3.8%，危险因素包括复发性肺血栓栓塞症、无明显诱因的肺血栓栓塞症、血栓栓子较大、年轻发病等。一项包括16项研究的荟萃分析显示CTEPH的发病率为2.3%。国内研究显示急性肺栓塞后1年、2年和3年CTEPH累积发病率分别为0.8%、1.3%和1.7%，危险因素包括下肢静脉曲张、初始超声心动图测量PASP>50mmHg、中危肺栓塞、急性肺栓塞3个月后CTPA示肺动脉阻塞指数超过30%。

二、CTEPH的临床诊断

CTEPH早期症状缺乏特异性，主要表现为活动耐量下降，随着右心衰竭加重，可出现颈静脉怒张、肝大、腹水、下肢水肿、第二心音固定分裂等体征。CTEPH的诊断需要根据症状和体征临床疑诊，超声心动图筛查肺动脉高压或右心室功能不全，肺V/Q显像鉴别CTEPH，确诊须行右心导管检查。研究表明肺通气灌注扫描对CTEPH诊断的敏感性高达96%以上，而CTPA为51%~88%。即使应用320排螺旋CT扫描，CTPA对肺动脉主干或叶水平栓塞病变敏感性为97%，但对于肺动脉段水平的慢性血栓诊断敏感性约为86%。基于肺通气灌注扫描的高敏感性，推荐作为CTEPH的首选筛查方法，肺通气灌注扫描阴性可基本除外CTEPH，阳性者建议进一步行CTPA、右心导管和肺动脉造影以明确诊断。CTEPH临床诊断标准为：经过3个月以上规范抗凝治疗后，影像学证实肺动脉存在慢性血栓，右心导管平均肺动脉压（mPAP）≥25mmHg，除外其他肺血管病变（如血管炎、肺动脉肉瘤等）。

三、CTEPH的基础治疗

CTEPH内科治疗包括抗凝、利尿、氧疗及康复治疗。在CTEPH患者中进行抗凝治疗可预防静脉血栓栓塞症（VTE）复发及肺动脉原位血栓形成，防止栓塞病变进一步加重，研究表明长期抗凝治疗可有效预防复发性VTE，且其出血发生率未见显著升高，因此CTEPH患者推荐终身抗凝治疗。传统抗凝药物为华法林，Hosokawa K等研究显示华法林和直接口服抗凝药治疗的两组CTEPH患者PVR变化、临床恶化和出血并发症无差异。另一项研究显示CTEPH患者PEA术后采用华法林和直接口服抗凝药治疗，两组患者心功能、血流动力学和出血并发症无差异，但直接口服抗凝药治疗的患者VTE复发率较高。直接口服抗凝药物用于CTEPH长期抗凝的安全性和有效性需进一步研究。

四、CTEPH的手术治疗

肺动脉血栓内膜剥脱术（PEA）是治疗CTEPH最有效的方法，能最大限度缓解症状，使血流动力学指标接近正常。美国UCSD医学中心将肺动脉血栓分为4种类型：1型为血栓累及一侧主肺动脉，当血栓完全堵塞一侧肺动脉则称为IC型，2型为叶肺动脉血栓，3型为段肺动脉血栓，4型为亚段肺动脉血栓。肺动脉近段手术可及的机化血栓可行PEA治疗。一项Meta分析显示共2729例接受手术的CTEPH患者，30d中位病死率为8%，术后肺动脉压力和肺血管阻力（PVR）均呈显著下降。圣地亚哥医学中心回顾分析了从1999—2010年行PEA的患者共1500例，前1000例CTEPH患者住院死亡率为5.2%，后500例患者住院死亡率为2.2%。术后PVR及mPAP均明显降低。Mayer E等进行的一项注册登记研究共纳入679例CTEPH患者，其中386例患者行PEA治疗，住院死亡率为4.7%，术后PVR及6MWD均显著改善。一项27个中心参加的CTEPH注册登记研究显示CTEPH患者PEA术后1、2和3年生存率分别为93%、91%和89%，而没有手术的CTEPH患者分别为88%、79%和70%，手术组生存率明显优于非手术组。能否行PEA与患者的身体状态、外科团队的专业技术和医院的综合条件有关，高龄和肺血管阻力增高不是手术禁忌。一些经验丰富的中心住院病死率目前已低至1%~2%。术后ECMO可作为重症患者的支持治疗手段，早期术后再灌注肺水肿可能需要静脉–动脉ECMO,术后严重的持续性肺动脉高压需要静脉–静脉ECMO过渡到紧急肺移植。

五、CTEPH的介入治疗

BPA是近年迅速发展的肺动脉介入治疗技术,一项注册登记研究显示约34%的CTEPH患者因血栓位置较偏远、高龄、合并其他疾病等因素无法行PEA治疗,约16%的PEA术后患者存在残余肺动脉高压。2001年Feinstein等首次报道18例不能手术的CTEPH患者行BPA治疗,术后尽管mPAP显著下降,约60%的患者出现再灌注肺水肿,由于并发症未能广泛应用。2012年日本学者开始改良BPA,采用小球囊开始对病变肺动脉进行分次逐级扩张的方法,结合血管内影像技术明显降低了再灌注肺水肿和血管损伤的发生率,在个别中心术后再灌注肺水肿的发生率降至2%,显著提高了手术安全性。国外多项研究显示BPA术后BNP、mPAP、PVR较术前明显降低,6MWD、右心功能明显改善。Sumimoto K等研究显示BPA术后右心房和右心室容积明显缩小,右心室游离壁应变明显改善,说明BPA治疗能逆转右心重构。近期一项荟萃分析纳入了全球13项BPA研究的725例患者,结果显示术后mPAP和PVR分别下降24.4%和49.1%,心指数上升了11.5%,6MWD中位数增加了97m,肺血管损伤和再灌注肺水肿发生率分别为2.3%和9.3%,围手术期死亡率为2.1%。波兰学者报道1例26岁女性重度CTEPH患者经BPA治疗后成功妊娠并顺利分娩。Minatsuki S等研究共纳入43例CTEPH患者,其中10例病变适合PEA治疗但因各种原因无法行PEA,所有患者经BPA治疗后mPAP和PVR明显下降,6MWD明显增加。国内多项研究也显示了BPA治疗CTEPH的效果和安全性。

BPA相关肺血管损伤包括导丝和球囊损伤,选择头端较软导丝、合理选择球囊大小及提高手术操作技巧可降低BPA相关肺血管损伤的发生率,术中新发咳嗽、心率突然增加>20次/分、肺动脉压增高>10%或突发血氧饱和度下降>5%,即使未出现咯血,提示可能已经出现BPA相关肺血管损伤,需要暂停BPA操作密切观察5~10min,如果患者未出现咯血并逐渐恢复,可继续治疗其他血管;如果咯血明显,造影明确出血部位后,可采用球囊导管封堵血管近端10~15min止血,必要时可采用明胶海绵栓塞出血部位。国外研究显示mPAP和PVR越高,RPE发生率越高,也有研究显示RPE与术中肺动脉血流分级改善有关,采用改良小球囊BPA技术可减少RPE发生率。术后心电监护出现血氧饱和度下降,治疗部位新出现湿啰音提示可能发生RPE,常于术后24h内出现,可予以吸氧,静脉注射人血白蛋白、利尿剂对症治疗,血氧饱和度下降明显可应用无创呼吸机治疗。BPA长期预后报道较少,日本一项荟萃分析显示BPA治疗组2年病死率明显低于药物治疗组,一项对比BPA和利奥西胍治疗不能手术的CTEPH疗效和安全性的多中心随机对照研究正在进行中。因此,BPA能改善CTEPH患者的临床症状、心脏功能和血流动力学参数,降低肺血管阻力,为不能行PEA治疗的CTEPH患者提供了一种新的治疗方法。

六、CTEPH的靶向药物治疗

一些研究证实,肺动脉高压靶向药物可以改善CTEPH患者活动耐量和血流动力学参数。MERIT-1研究显示马昔腾坦明显降低不能手术CTEPH患者的肺血管阻力。一项荟萃分析显示PAH靶向药物治疗的CTEPH患者的运动能力、心脏功能、血流动力学和临床症状较安慰剂或基础治疗组改善。口服利奥西胍16周,PVR下降226dyn·s/cm^5,6MWD增加了39m。在CHEST-2研究中,利奥西胍延期治疗的安全性与有效性得到了进一步证实,与CHEST-1的基线相比,5MWD增加了51m,47%的患者WHO功能分级有改善,50%的患者保持稳定。术前是否应用药物治疗不影响疗效,但会延迟手术时间。因此,无法行PEA或术后存在残余肺动脉高压患者可应用靶向药物治疗。

七、总结

CTEPH是可能治愈的一类肺动脉高压,早期诊断和及时有效治疗有助于改善预后,CTEPH患者需终身抗凝治疗,PEA是CTEPH最有效的治疗方法,所有CTEPH患者均需经多学科讨论(包括呼吸与危重症医学科、心血管内科、心血管外科、影像和核医学、介入科、超声科等)确定能否行PEA治疗,不能行PEA或PEA术后残余肺动脉高压可采用BPA和(或)靶向药物治疗。

(翟振国 陶新曹)

左心相关重度肺高压的处理研究

肺高压（PH）是左心疾病常见的并发症，是对左心充盈压，更为准确地说是左心房压升高的被动反应。左心疾病引起的肺高血压称为左心相关肺高压（PH-LHD），其血流动力学定义为毛细血管后肺高压，即静息状态下右心导管测得平均肺动脉压（mPAP）升高≥25mmHg且肺动脉楔压（PAWP）>15mmHg。左心疾病出现肺高压在初期往往是原发心脏病发生进展的标志物，但是随着原发心脏疾病的不断加重，肺循环的结构和功能在遗传、神经内分泌等诸多可能机制的作用下发生进一步病变，即出现肺动脉和静脉的重构，肺血管阻力（PVR）增加，右心室后负荷增加，最终出现右心衰竭。左心疾病一旦出现肺高压，预后明显低于无肺高压的患者，而右心衰竭更是死亡率增加的独立预测因子，是终末期左心疾病的主要死因。如上所述，PH-LHD实际为左心疾病的进展期甚至终末阶段，病情重，预后差，其治疗棘手，与无肺高压左心疾病的治疗原则相比有特殊性，应有所区分、有所侧重。近几年许多学者开展了针对PH-LHD的临床研究，本文汇总了这些研究，从这些研究，我们可以得到一些启示。

一、PH-LHD的病理生理

左心疾病是否发生肺高压可能与左心房功能减低有关，心房颤动的患者更易发生肺高压。左心疾病初期因肺静脉压升高而出现肺高压，为毛细血管后肺高压，可导致肺泡-毛细血管壁受损，从而出现毛细血管渗出甚至急性肺泡水肿，这种急性过程是可逆的。当肺静脉压力慢性升高时，肺血管发生不可逆的重构，表现为毛细血管内皮-肺泡上皮细胞基底膜及肺静脉增厚，肺小动脉肌化及新生内膜形成，伴随远端小肺动脉中膜增厚，最终引起PVR增加而出现肺高压，此为毛细血管前肺高压，这种改变逐渐演化为不可逆过程，所以慢性病程患者，肺水肿较少发生，而主要有肺高血压及右心衰竭的临床表现。

二、PH-LHD的血流动力学分类

PH-LHD的血流动力学定义依据为右心导管测得的参数，为毛细血管后肺高血压，即静息状态下，mPAP≥25mmHg和PAWP>15mmHg。如前所述，由于左心疾病不断进展，肺循环从可逆的被动肺静脉压力升高到发生不可逆的肺血管重构，左心疾病引起的肺高压也相应地从初期的单纯毛细血管后成分，到同时出现了毛细血管前

成分。所以2013年第5次WSPH会议中，将PH-LHD分为孤立的毛细血管后肺高压（IpcPH）和混合的毛细血管后及毛细血管前肺高压（CpcPH），分类依据为舒张期压力阶差（DPG）即肺动脉舒张压（dPAP）-PAWP。由于DPG能否预测PH-LHD的预后尚存在争议，而PVR能更好地反映右心室功能受累程度，所以分类依据又加入了PVR。故2013年第5次WSPH会议将PH-LHD分为两个不同的血流动力学类型：①IpcPH：当DPG<7mmHg和（或）PVR≤3Wood单位（WU）；②CpcPH：当DPG≥7mmHg和（或）PVR>3Wood单位。IpcPH为单纯的毛细血管后肺高压，而CpcPH为混合的毛细血管后及毛细血管前肺高压，更明确地说CpcPH在病理上存在肺血管重构。

三、PH-LHD的临床诊断及临床分类

PH-LHD是肺高压五大类疾病中最常见的一类。常见于3类疾病：射血分数降低心力衰竭（HFrEF）、射血分数保留心力衰竭（HFpEF）和瓣膜病（VHD），所以PH-LHD的临床分类相应分为3类：①射血分数降低心力衰竭相关肺高压（PH-HFrEF）；②射血分数保留心力衰竭相关肺高压（PH-HFpEF）；③瓣膜病相关肺高压（PH-VHD）。其中PH-HFpEF与第一类肺高压中的特发性肺动脉高压（IPAH）易混淆，因为PH-HFpEF中可以出现毛细血管前成分即CpcPH，而IPAH中可以存在心血管疾病的危险因素或既往有心血管疾病病史，所以临床实践中两者需要仔细鉴别。虽然右心导管是诊断肺高压的唯一的确诊手段，但是对于肺高压临床分类，尤其要鉴别PH-HFpEF与IPAH，单纯右心导管检查得出的血流动力学指标是不够的，需要把血流动力学指标和临床特征、胸部X线、超声心动图、心电图、心肺运动试验及心脏磁共振等多种诊断标准结合在一起综合判断。在这些联合诊断手段中，超声心动图作为诊断肺高压的半定量筛查工具，具有无创、简便、可重复进行的优点，当三尖瓣反流峰值速度>2.8~3.4m/s，由三尖瓣反流峰值速度估测的肺动脉收缩压（PASP）>30~40mmHg，就疑似存在肺高压。而对于PH-LHD的诊断，超声心动图可用于左心室收缩功能不全、左心室舒张功能不全及瓣膜病的诊断及其严重性的定量判断，测定的左室射血分数（LVEF）是HFrEF及HFpEF的诊断标准，还可以提供右心结构和功能改变信息比如右心房（RA）增大及右心室（RV）扩张、肥厚及功能不全（包括右心室收缩功

能不全和右心室舒张功能不全）。另外，超声心动图由于无创、简便、可重复操作，在评估PH-LHD疾病进展、临床疗效及预后也有非常重要的作用。

四、PH-LHD的治疗现状

PH-LHD目前的治疗原则主要是治疗原来的左心疾病，也就是针对HFrEF、HFpEF和VHD的治疗。HFrEF的药物治疗主要是利尿剂、沙库巴曲缬沙坦（ARNI）/血管紧张素转化酶抑制剂（ACEI）/血管紧张素受体拮抗剂（ARB）、β受体阻滞剂及醛固酮受体拮抗剂。地高辛在应用上述药物后还仍有持续性症状时作为二线用药。HFpEF的治疗是在减轻钠水潴留基础上，针对原发疾病的治疗。VHD的治疗可通过外科/经皮介入手术对瓣膜病进行矫正，可以使肺高压减轻。以上这些针对原发的左心疾病的治疗，可以使PH-LHD的毛细血管后成分引起的肺高压有所减轻，但是对于PH-LHD中毛细血管前成分引起的肺高压大多是没有治疗作用的，所以临床实践中对于CpcPH的治疗更困难。

五、肺高压靶向药物在PH-LHD的临床研究

由于PH-LHD中CpcPH的病理基础与1型肺动脉高压相似即存在肺血管重构，所以许多学者开展了针对1型肺动脉高压的肺高压靶向药物在PH-LHD应用的临床研究。

（一）前列环素类药物

Califf等进行了关于依前列醇（Epoprostenol）的FIRST研究，入选471例晚期HFrEF，LVEF<25%，纽约心脏协会心功能分级（NYHA）Ⅲ级或Ⅳ级，所有患者都已经进行了心衰优化药物治疗，应用了ACEI、利尿剂及洋地黄，许多患者需要正性肌力药物支持。尽管与安慰剂组相比，依前列醇组的血流动力学参数有改善：即PVR和PAWP降低，心指数（CI）增加，但是依前列醇组死亡率高于安慰剂组（6个月死亡率分别为48%vs. 37%），而且两组间症状、生活质量及6MWD没有差别。因依前列醇组死亡率高，研究人员提前终止了FIRST研究。目前指南不推荐在PH-LHD应用前列环素类药物，包括依前列醇、伊洛前列素（Iloprost）、曲前列环素（Treprostinil）、贝前列素钠（Beraprost）甚至是司来帕格（Selexipag）（前列环素IP受体激动剂）。

（二）内皮素受体拮抗剂

在心血管领域，有关内皮素受体的研究很多，内皮素受体不仅作用于肺循环，而且对于体循环及心肌可能都有作用。故在许多心血管疾病中，内皮素受体拮抗剂都被寄予厚望，被广泛研究。

首先ENABLE研究显示内皮素受体拮抗剂波生坦（Bosentan）对于PH-HFrEF无作用。该研究入选1613例严重左心室功能不全（LVEF<35%）的NYHA为Ⅱ～Ⅳ级心衰患者，分为波生坦（非选择性内皮素受体拮抗剂）（125mg，每日2次）组及安慰剂两组。研究结果显示：主要终点（死亡或因心衰再入院）两组没有差异，并发现波生坦治疗组液体潴留更多。

HEAT研究入选157例NYHAⅢ级心衰，CI≤2.6L/（min·m²），PAWP≥12mmHg，随机分为安慰剂及达卢生坦（Darusentan）（选择性抑制内皮素受体A）两组。经过3周的治疗，达卢生坦组CI（该研究的主要终点）增加，体循环阻力减低，而PVR、肺动脉压力及PAWP（也是主要终点）与安慰剂组相比没有差异。研究还发现，达卢生坦治疗组尤其是高剂量治疗组心衰失代偿发生率增加。

EARTH研究也对达卢生坦进行了研究，入选642例NYHAⅡ～Ⅳ级的HFrEF患者，LVEF<35%。没有进行右心导管检查。随机分为安慰剂及达卢生坦组，观察6个月。研究的主要终点是左心室舒张容量变化（应用心脏磁共振测量）。最终达卢生坦对于心脏重构及临床参数没有影响，与HEAT研究相同的，中等到高剂量达卢生坦治疗组心衰失代偿发生率高。

Packer M等评估了高剂量长时间应用波生坦的作用。他们的研究应用波生坦剂量高（500mg 2次/日），随访时间达26周，入选370例晚期HFrEF，心功能分级为NYHAⅢ级或Ⅳ级，LVEF<35%。主要终点是临床病情恶化。研究因为肝毒性发生率高而被迫中断，不足50%的病例完成26周的随访。最终波生坦和安慰剂两组主要终点无差别，但是对于已完成6个月随访的患者，波生坦组临床病情改善。

以上关于内皮素受体拮抗剂研究主要研究对象是HFrEF，大多数是肺高压注册研究，有的研究中血流动力学指标不是右心导管的参数。研究结果早期似乎有血流动力学改善，但是存在临床心衰失代偿增加，可能因为内皮素受体拮抗剂引起钠水潴留有关。但如果能够耐受，中长期应用内皮素受体拮抗剂，可以带来临床获益。

相对而言，MELODY-1研究（马替腾坦在左心室功能不全中合并存在混合性毛细血管前和毛细血管后肺高压应用研究）更有意义。该研究共入选48例心衰患者：为PH-LHD，并且包含了CpcPH；LVEF≥30%，且75%患者为HFpEF；NYHAⅡ～Ⅲ级；6MWD≥150m。研究随机分为马替腾坦组（10mg，每日）及安慰剂组。观察12周，主要终点结果：马替腾坦组更多出现液体潴留及临床病情恶化（NYHA分级加重），尤其是马替腾坦治疗组比安慰剂组液体潴留发生率增多，分别为22.6%和12.5%，即马替腾坦治疗组液体潴留风险发生率增加10.1%，而且液体潴留大多发生在治疗第1个月。可能是因为马替腾坦使肺血流

增加而引起左心房压充盈增加而导致肺水肿。观察12周后，两组血流动力学参数PVR、平均右心房压及PAWP没有差异，NT-proBNP及6MWD两组也没有差别。MELODY-1研究是目前唯一的包含CpcPH患者的研究，而CpcPH病理学背景是存在肺血管重构，所以理论上CpcPH是针对毛细血管前成分的肺高压靶向药物治疗获益的亚组，但遗憾的是，MELODY-1研究显示在CpcPH亚组同样观察到应用马替腾坦后临床病情发生恶化。所以，MELODY-1研究是目前不推荐在PH-LHD应用内皮素受体拮抗剂的最强证据。

（三）5-磷酸二酯酶（PDE-5）抑制剂

Lewis等随机入选了34例NYHAⅡ～Ⅳ级PH-HFrEF（LVEF≤40%）患者，接受西地那非（Sildenafil）或安慰剂治疗12周。西地那非组心功能分级改善，有氧运动能力提高，6MWD提高；血流动力学显示西地那非组PVR比基线明显降低，而PAWP及CI没有明显改变。

关于西地那非用于PH-HFpEF的研究结果是不一致的。有研究随机入选216例患者，分为西地那非组与安慰剂组，观察12周，西地那非没有改善运动能力（以峰值耗氧量为评估指标）及临床病情。意大利学者Guazzi M等开展的西地那非用于PH-HFpEF患者的一项单中心试验研究，却得到了有益的试验结果。他们的研究共入选44例PH-HFpEF患者，服用西地那非（总量50mg，每日3次服用）6个月后，血流动力学明显改善：mPAP减低、PVR减低、右心室功能改善（三尖瓣环收缩期位移增加，右心室射血率增加）及右心房压减低，并且运动耐力改善。但是Hoendermis和同事们的研究结论与Guazzi M等学者的研究结论是不同的，Hoendermis和同事们完成了一项关于PH-HFpEF随机对照试验，入选PH-HFpEF患者52例，观察12周，治疗组西地那非每日总量60mg，每日3次，主要终点是mPAP，次级终点是PVR、心排血量（CO）及运动能力，治疗组和安慰剂组之间无论是主要终点还是次级终点都没有任何差异。

有研究表明，等待心脏移植的患者，应用西地那非后血流动力学改善，PVR减低，心脏临床预后改善。

在PH-LHD中，瓣膜病值得关注。瓣膜病的患者大多有肺高压，而且即使瓣膜病矫正以后，一些患者仍存在肺高压；还有一些患者瓣膜手术之前没有肺高压，但是行瓣膜矫正手术后可以逐渐出现肺高压。最近有一项关于瓣膜病的多中心随机试验研究即西地那非改善瓣膜矫正术后研究（SIOVAC），SIOVAC研究了西地那非对于瓣膜病矫正手术后残余持续性肺高压的影响。该研究入选至少1年前成功进行瓣膜置换或修补术的患者，没有残余瓣膜病变，血流动力学数据提示为2型肺高压，mPAP≥30mmHg，存在CpcPH，稍多于一半（57%）的

患者PVR＞3Wood单位。共入选200例患者，随机分为西地那非组（西地那非40mg，每日3次）（n=104）与安慰剂组（n=96）观察6个月。主要终点是联合终点：死亡、因心衰入院、NYHA心功能分级变化及患者整体自我评估。SIOVAC研究在血流动力学方面发现西地那非组mPAP升高。研究主要终点的结果：安慰剂组的联合临床终点改善明显高于西地那非组，安慰剂组和西地那非组患者联合临床终点改善的例数分别为44和27。与之相对应，更多地观察到西地那非组联合临床终点恶化（OR 0.39；95% CI 0.22～0.67；P＜0.001），西地那非组与安慰剂组患者联合临床终点恶化的例数分别为33和14，其中联合临床终点恶化大多为因心衰入院。对没有因心衰入院的患者进行Kaplan-Meier生存分析，西地那非组与安慰剂组分别为0.76和0.86，但结果没有达到统计学意义。

因此，尽管早期的单中心的一些小型病例报道的数据支持西地那非可用于PH-LHD，但是目前没有足够证据支持推荐常规应用。

（四）鸟苷酸环化酶激动剂

鸟苷酸环化酶激动剂和5-磷酸二酯酶抑制剂一样作用于一氧化氮（NO）通路，鸟苷酸环化酶激动剂直接刺激鸟苷酸环化酶，增加NO。利奥西胍（Riociguat）作为鸟苷酸环化酶激动剂，除了使血管扩张，还有抗纤维化、抗增殖及抗炎作用。利奥西胍已被批准用于1型（肺动脉高压）和4型（慢性血栓栓塞性肺高压）肺高压。人们也在探索利奥西胍是否能够用于PH-LHD。LEPHT试验研究了利奥西胍在PH-HFrEF中的作用。共入选201例PH-HFrEF患者，LFEF≤40%，右心导管参数符合2型肺高压。随机分为利奥西胍组（3种不同的剂量：0.5mg、1mg及2mg，每日3次）及安慰剂组。主要终点是mPAP，次级终点是PVR及CI。主要终点mPAP没有差别，但是次级终点PVR（P=0.03）及CI（P=0.0001）明显改善，尤其是利奥西胍2mg每日3次的治疗组改善更明显。生物标志物、心功能分级、联合终点（死亡或因失代偿心衰入院）两组没有差别。利奥西胍组Minnesota量表评估生活质量显著改善。

利奥西胍对于PH-HFpEF疗效的证据还在积累中，正在进行的研究有DYNAMIC研究（NCT02744339）和PASSION研究（EudraCTn.2017-003688-37）。

SOCRATES研究评估了维利西胍（Vericiguat）（另外一种鸟苷酸环化酶激动剂）在HFrEF及HFpEF的应用。在SOCRATES-Reduced研究，入选HFrEF患者，观察12周，结果显示与安慰剂相比，维利西胍没有改变NT-proBNP水平。同样在SOCRATES-Preserved研究，研究对象是HFpEF，左心房容量（共同的主要终点）在治疗组与安慰剂组间无差异。

六、其他对于PH-LHD有前景的治疗

（一）rho激酶抑制剂

已知rho激酶（ROCK）与肌动蛋白轻链及肌动蛋白磷酸酶亚单位的相互作用引发钙超敏反应，从而出现持久的血管收缩作用。ROCK激活还可促进血管平滑肌细胞（VSMC）增殖、炎细胞迁移、血小板激活、活性氧（ROS）生成及内皮功能不全。在PH-LHD的大鼠模型，应用rho激酶抑制剂法舒地尔抑制ROCK，可以使肺动脉内皮型一氧化氮合成酶（eNOS）表达增加，促进肺动脉NO合成，可减少肺动脉中膜厚度达50%，降低mPAP达56%及减少右心室肥厚达30%。国内沈节艳教授团队报道了法舒地尔对于PH-HFpEF的临床研究，共入选了58例经右心导管确认的PH-HFpEF患者，分为主动性肺高压（RPH）和被动性肺高压（PPH）两组，应用法舒地尔30mg每日2次，治疗2周，研究终点为氧饱和度（SpO$_2$），NT-proBNP，心功能分级及超声心动图测定的血流动力学参数。结果：RPH组病程长（$P<0.05$），CO低（$P<0.01$），跨肺压差（TPG）、PVR、PASP及mPAP更高（$P<0.01$）。法舒地尔治疗2周后，超声心动图提示RPH组PASP明显减低（$P<0.01$），二尖瓣血流频谱E峰速度（E）/组织多普勒二尖瓣环速度（E'）（E/E'）减低（$P<0.05$），二尖瓣血流频谱E峰速度（E）/二尖瓣血流频谱A峰速度（A）（E/A）升高（$P<0.05$），即RPH组肺血流动力学及心脏舒张功能改善，但是以上指标在PPH组没有变化。NT-proBNP和6 MWD两组都有改善（皆$P<0.05$）。该研究显示Rho激酶抑制剂法舒地尔对于PH-HFpEF临床有益，尤其对CpcPH有血流动力学改善作用。

（二）沙库巴曲缬沙坦（ARNI）

目前ARNI已被国内外指南推荐为HFrEF患者的一线用药，然而，尚不明确ARNI对PH-HFrEF的疗效。2019年AHA大会上发布了EVALUATE-HF亚组结果，这是一项前瞻性，多中心，随机，双盲，阳性对照的研究，入选年龄≥50岁，NYHA I～III级和LVEF≤40%的慢性心衰患者464名。分为ARNI及依那普利两组，治疗12周，研究指标：超声心动图监测PASP、NT-proBNP水平及由KCCQ-12评估的健康相关生活质量的变化。研究结果显示ARNI组对比依那普利组PASP降低、NT-proBNP减低及总体健康相关生活质量改善。

鉴于该研究样本量较少，随访时间短，且没有右心导管的资料，故ARNI对PH-HFrEF的疗效仍需要大规模临床研究进一步证实。

（三）经皮肺动脉去神经术（PADN）

最早在2013年开展PADN的动物实验，目前临床研究已经证实PADN是肺高压（包括PH-LHD）的有效及安全的治疗。在肺动脉主干及其分支进行PADN可以明显改善：①mPAP、PASP、dPAP及其他血流动力学参数；②心功能评估指标：6MWD；③肺动脉重构；④临床结局包括再入院率、病情恶化及死亡。近期我国陈绍良教授团队开展了PADN对于PH-LHD（包含CpcPH）的临床研究（PADN-5）：PAND-5试验共纳入4个中心的98例心衰患者，患者mPAP≥25mmHg，PAWP>15mmHg，PVR>3.0Wood单位；39%的患者LVEF≥50%；肺动脉高压持续时间为0.3～9.8年。分为PADN治疗组和接受西地那非治疗的假手术组，PADN治疗组有48例，48例手术组患者同时接受西地那非（20mg，每日3次）治疗1周，之后西地那非调整为40mg，每日3次，治疗6个月。研究主要终点是以6MWD为评估指标的运动能力，试验同时记录了血流动力学参数及临床结局参数。随访6个月时，PADN治疗组比西地那非组6MWD增加更多，PADN组平均增加85.1m（增加50.2%），西地那非组平均增加20.1m（增加6.8%）（$P<0.001$）。而且PADN组mPAP、PASP、dPAP、CO及PVR都有改善，PADN组临床恶化及再入院发生率更低，提示PADN可以明显改善PH-LHD患者的病情及预后。虽然有证据表明PADN可能是包括PH-LHD在内肺高压的治疗手段，但是，还需要更多的临床试验进一步评估其长期临床结局及安全性。鉴于在PH-LHD不推荐用肺高压靶向药物，PADN可能是未来治疗肺高压（伴或不伴心衰）有价值的选择。

（四）针对功能性二尖瓣反流的治疗

HFrEF患者因左心室扩张而出现功能性二尖瓣反流，可引起中等程度肺高压，明显影响患者的预后，近年来认为可能是HFrEF重要的治疗靶点。最近发表了2项相关临床研究，分别为经皮二尖瓣钳夹术（MITRAClip）治疗存在功能性二尖瓣反流心衰的心血管结局评估（COAPT研究）和严重功能性或继发性二尖瓣反流应用二尖瓣钳夹装置进行修补治疗研究（MITRA-FR研究）。COAPT研究的结论：在优化药物治疗基础上行MITRAClip使慢性心衰再住院减少，全因死亡降低。但是MITRA-FR研究未发现MITRAClip的有益作用。有学者推测：两研究的结论不一致的可能原因是COAPT研究入组的患者比MITRA-FR研究的NYHA心功能分级更高。尽管现有的临床研究存在争议，MITRAClip仍可能是慢性心衰尤其是PH-HFrEF有前景的治疗手段。

作为左心疾病终末阶段的PH-LHD，病死率高，其治疗效果还不理想。由于PH-LHD尤其是CpcPH发生肺血管重构，人们一直期待应用肺高压靶向药物能够治疗PH-LHD。近年来开展的相关临床研究尽管有些在血流动力学方面短期看到了一些有益结果，但是中长期结果令人

失望,各临床研究结论还存在矛盾,有些研究的结论甚至是病死率增加而被迫提前终止试验;大多数研究的样本量少,研究人群不一致,入选的患者没有进行明确临床分型,心衰类型及肺高压严重性差别很大,甚至有些研究没有描述是否合并肺高压;即便进行了肺高压评估,大多是应用无创的超声心动图进行血流动力学评估,因为没有右心导管资料,无法对肺高压进行精确地血流动力学分类评估,无法识别出可能对肺高压靶向药物获益的CpcPH;大多数研究没有描述在随机入选患者之前,原有左心疾病的治疗是否已经达到最优化;瓣膜病相关肺高压研究较少。因此,基于目前相关临床研究的现状,要想获得肺高压靶向药物在PH-LHD安全性及有效性的强力证据,还需要进行长期、多中心、随机化、对照研究,研究人群应是基于右心导管血流动力学分类的患者,而且需要在原有左心疾病已经优化治疗后,这样可以确定能从肺高压靶向药物治疗中获益的特定人群。总之,由于缺乏足够的证据,目前没有推荐在1型肺动脉高压批准应用的肺高压靶向药物在PH-LHD中应用。在一些选择性病例,如果对左心疾病已经优化治疗后,尤其是针对容量的优化治疗后,肺高压依旧存在,而且右心导管显示存在毛细血管前肺高压,这时可谨慎应用肺高压靶向药物,最好选用有临床试验研究证据支持的药物,并且应该个体化,要在专业的肺血管中心进行。除了肺高压靶向药物在不同PH-LHD亚型中的作用需要深入探索,其他有前景的治疗如rho激酶抑制剂、ARNI、PADN及针对功能性二尖瓣反流的治疗都值得进一步研究。

(周　虹　张承宗)

第十部分　结构性心脏病诊断与非外科处理

三尖瓣反流的介入治疗进展

一、前言

三尖瓣（tricuspid valve，TV）也称为右心房室瓣，由前瓣、后瓣与隔瓣组成。三尖瓣反流（tricuspid regurgitation，TR）一般由左侧心脏疾病引起，当出现左心房压增高和（或）肺动脉高压时，引起右心室肥大、TV扩张，瓣叶对合不良，最终导致TR。此疾病临床以功能性TR（functional tricuspid regurgitation，FTR）多见，占所有TR的80%～85%，目前针对此疾病有药物治疗、介入治疗和外科治疗，本文从FTR的介入治疗做一综述。

二、FTR的介入治疗

目前经导管TR治疗主要应用于无法手术或手术存在高风险的患者，特别是左侧心脏瓣膜术后发生TR的患者。重度FTR的治疗策略是瓣膜修复，或者对药物治疗无效的TR进行瓣膜置换，对于伴有心衰的患者，优先选择瓣膜修复。

（一）治疗指征

研究证明，二尖瓣修复术后，左室射血分数增加，肺动脉压力下降，右心室与三尖瓣环缩小，TR得到改善，且TR改善程度与肺动脉压力下降程度呈正相关。但若同时对二尖瓣和TV进行手术则具有更高的死亡率。但也有学者认为，单纯对二尖瓣干预，忽略TR情况，此策略仅能暂时使术后的TR改善，无法保证TR改善能长期维持。

也有学者认为，在TR出现临床症状之前，三尖瓣环已有扩张等结构改变，所以，二尖瓣手术后，轻中度TR仍会继续存在，并且TR逐渐加重，中重度TR是长期死亡率的预测因子。所以，对左心瓣膜疾病的患者进行手术的同时，应积极对TV进行手术。美国心脏病学会和美国心脏协会（ACC/AHA）及欧洲心脏病学会（ESC）心脏瓣膜病治疗指南提出，二尖瓣手术中应同时对重度TR（Ⅰ级推荐）、轻中度TR伴TV环扩大（Ⅱa级推荐）或进展性右心室扩大（Ⅱ级推荐）的患者进行TV修复。

另外，右心室功能是决定重度TR能否手术的重要因素，其与术后长期死亡率密切相关，患者是否存在右心衰竭不仅影响腔静脉瓣置入术的预后，对三尖瓣原位置换术也有一定程度的影响。

（二）治疗方法

1.经导管三尖瓣修复　TR的三尖瓣环是不均匀扩张的，前、后瓣环的某些部位扩大最明显，而隔瓣环基本不变，所以，TR可以只对前、后瓣环进行修复，不处理隔瓣环，TV修复通过减少三尖瓣环面积，促进瓣叶吻合，减少TR。最新研究表明，瓣膜修复和瓣膜置换的结果是相似的，但瓣膜修复比置换有更低的死亡风险，所以，比起瓣膜置换，更建议瓣膜修复。但是，对于重度TR，有时更适合使用瓣膜置换。

（1）Mitraclip系统：Mitraclip系统是一种治疗高风险患者有应用前景的新策略，最初为治疗功能性二尖瓣反流而设计，现在也适用于治疗FTR。Hammersting C等采用经颈静脉途径，对中心重度TR的患者，先将第一个夹子夹在靠近反流中心的前叶和隔叶的联合处，以便于第二个夹子放置，夹子放置后可接受的平均TV梯度为3mmHg。入选Mitraclip治疗的是右心室扩大和三尖瓣环扩张的高危TR患者，虽然使用Mitraclip已经对数个异常TV患者成功地进行手术，但未见大规模临床试验。对于2/3的二尖瓣术后重度FTR患者，即使用Mitraclip对TV修复，也无法改善症状，甚至增加死亡率，Gafoor S等认为应进一步建立基于临床症状和超声心动图标准，入选合适的患者使用Mitraclip进行治疗。

（2）Mitralign系统：Mitralign系统模拟Kay外科手术，经颈静脉途径，在瓣环内置入缝线，通过锁定装置将2根缝线收紧，折叠三尖瓣隔瓣瓣环，使TV前后叶隆起来，导致TV双瓣化。SCOUT试验（Mitralign经皮三尖瓣膜成形术早期可行性）已在美国注册，其30d试验结果令人鼓舞，目前已证实：该系统装置是安全的，且能成功缩小TV环形面积，减少反流量，改善左室射血分数。

（3）TriCinch系统：TriCinch系统的原理是在TV环靠近前后叶联合处放置锚定装置，再将连接锚定装置的自扩张支架放置在下腔静脉（inferior vena cava, IVA）中，保持TV环上的张力。将条带拉向IVA时，锚定装置缩短前后瓣环的距离，减小间隔叶面积，重塑前后叶结构。目前尚无关于此系统的临床文章发表，PREVENT试验（TriCinch系统经皮治疗TR）目前正在招募患者。

（4）FORMA系统：对于重度TR更简单的方法是将修复装置放置在反流孔的中心，减小孔口大小。FORMA修复系统旨在保留瓣叶的接合，此手术从左锁骨下静脉进入，将锚定装置与垫片连接，锚定装置位于右心室壁内，再使用超声心动图将垫片放置在瓣叶的中心联合（反流孔）处，当TV闭合时，垫片可提供瓣叶的接合表面，减少反流量。该设备的早期可行性试验目前正在招募患者。

2.异位（腔静脉）置入带瓣膜支架　由于TV解剖结构，且TR通常继发右心室扩大，带瓣膜支架难以固定在TV原位。2010年，Lauten A等第一次做动物实验，将带瓣膜支架分别置于上腔静脉（superior vena cava, SVA）和IVA靠近右心房的位置，间接替代TV，使腔静脉压力下降。SVA瓣为漏斗状，具有可覆盖整个瓣膜底部的裙边，可防止瓣周漏，瓣膜固定在中央静脉中，可避免在右心室流入道中引入异物，且对心室结构损伤较小。由于TR对患者的影响主要由下肢静脉充血引起，Lauten A等2011年提出单瓣置入IVA，并首次在人体上成功进行IVA三尖瓣置入术，此手术可立即消除IVA反流，但需要长期随访评估手术的长期预后及潜在的有害影响。目前，单中心HOVER试验（经导管在IVA置入Edwards-Sapien XT瓣膜治疗三尖瓣反流），用于治疗重度TR无法手术或手术风险高的充血性肝病患者，此试验目前在测试短期安全（<30d）和中长期疗效（6个月和>1年）。

Hahn R.F认为此介入方法应用于临床存在一些限制：首先，人类的TR通常合并三尖瓣环扩张，IVA压显著升高。其次，人体肝静脉流入IVA的距离比羊的解剖距离短。再次，异位瓣膜置换虽然减少静脉反流，但是无法改善右心室和右心房持续性超负荷，其对心脏和肝脏功能的影响未知。最后，在腔静脉置入支架后，随着TR的减少，生物力学和分子生物学指标均会出现明显的改变，而我们对其知之甚少。

此技术的另一个限制在于人工生物瓣膜的耐久性，关于人工材料的耐久性长期以来都是学者们研究的热门话题。Lauten A等提出脱细胞瓣膜，此瓣膜表现出超强耐久性，通过消除细胞基质中的异种细胞，减少移植物的免疫原性，再通过自体细胞促进基质重塑，在表面覆盖一层新内皮层，使降解率和钙化率降低。

Amerini A认为不同患者的TV解剖情况不同，若想延长带瓣膜支架的使用寿命，只有根据患者心脏成像和施加在腔静脉等表面上的锚定力，使用个体化支架，才能均匀分布力，使支架稳定，从而减少血栓形成，使支架使用长久。

3.经导管三尖瓣置换　经导管TV置换是治疗TR的终极目标。Agarwal S等发表了第一篇健康母羊经皮TV原位瓣膜置换的研究，同时提出此手术面临着重大挑战。①TV环直径较大，设计置换瓣膜难度较大；②TV解剖结构模糊，影像学成像和定位不准确；③TV处血流压力和速度偏低，有利于生物瓣膜血栓沉积；④TV瓣膜不易固定，支架材料的耐久性有限，且易形成瓣周漏。

目前关于经皮TV置换的临床案例较少，术者对于这种手术的经验非常有限。经导管Sapien瓣膜通过股静脉置入TV，但缺乏明确的瓣膜放置点。Melody肺动脉瓣是一种牛颈静脉瓣，Roberts等通过将经皮Melody肺动脉瓣假体置入右心房来治疗TR，但是此手术需要退化的生物假体，提供用于固定心脏内装置的"固体基础"。Melody瓣膜有"裙边"，可使密闭性更好，其次，此瓣膜具有长支架，有助于瓣膜放置定位，且不易导致房室结等的结构损伤。

三、展望

目前，TR越来越受到临床关注，但其有效的治疗方法不多，如何根据患者的临床症状、右心衰竭程度、血流动力学和三尖瓣解剖图像等，选择合适的治疗方法尚无定论。对于TR，单纯药物治疗无法完全改善其症状，虽然外科治疗已在临床应用多年，但具有创伤大、并发症多、死亡率高等不足。越来越多的研究者将TR的治疗关注点转为介入治疗，未来的研究应该进一步探讨TR介入治疗的可行性。

（周达新　杨力凡）

主动脉夹层的最新诊治进展

主动脉夹层（aortic dissection, AD）是由于各种原因导致的主动脉内膜、中膜撕裂和分离，致使动脉管腔被分隔为真腔和假腔，属心血管系统的危急重症。当病变累及主动脉及重要分支时，会出现器官供血障碍所致的临床表现。近年来，随着诊断水平日益提高和多学科技术的飞速进步，AD的诊出率不断提高，围手术期死亡率得到明显下降。欧洲心脏病协会最早于2001年发布了"主动脉疾病诊疗指南"，并于2014年对该指南做出修订。中国医师协会心血管外科分会大血管外科专业委员会也于2017年发布了最新的《主动脉夹层诊断与治疗规范中国专家共识》，近年来也有不少相关的临床研究发布，因此本文拟对AD的最新诊治进展做一总结。

一、AD分型和分期

为了更好地指导临床治疗和评估预后，根据内膜破口位置及夹层累及的范围，目前国际上以DeBakey分型和Stanford分型应用最为广泛（图1）。

DeBakey分型：Ⅰ型，原发破口位于升主动脉或主动脉弓，夹层累及大部或全部胸升主动脉、主动脉弓、胸降主动脉、腹主动脉；Ⅱ型，原发破口位于升主动脉，夹层累及升主动脉，少数可累及主动脉弓；Ⅲ型，原发破口位于左锁骨下动脉以远，夹层范围局限于胸降主动脉为Ⅲa型，向下同时累及腹主动脉为Ⅲb型。

Stanford分型：根据升主动脉受累程度来区分，而升主

动脉受累程度是确定适当管理策略的关键。约2/3的主动脉夹层发生在升主动脉（TAAD），其余主要发生在左锁骨下动脉远端降主动脉（TBAD）。凡夹层累及升主动脉为Stanford A型（Type A AD, TAAD），相当于DeBakey Ⅰ型和Ⅱ型；夹层仅累及胸降主动脉及其远端为Stanford B型（Type B AD, TBAD），相当于DeBakey Ⅲ型。

上述两种分型主要反映夹层累及范围及破口的位置，但是难以准确反映AD的病变程度和预后。因此，为了便于制订个性化治疗方案和选择最佳手术时机和手术方式，孙立忠团队在Stanford分型基础上提出AD细分分型（孙氏分型）和相关的治疗策略。

目前，国内广泛应用的孙氏分型如下：TAAD根据主动脉根部受累情况细分为3个亚型。A1型，窦管交界和其近端正常，无主动脉瓣关闭不全；A2型，主动脉窦部直径<3.5cm，夹层累及右冠状动脉，致其开口处内膜部分剥离或全部撕脱，轻至中度主动脉瓣关闭不全；A3型，根部重度受累型，窦部直径>5.0cm，或直径为3.5～5.0cm但窦管交界结构破坏，有严重主动脉瓣关闭不全。根据病因及弓部病变情况分为C型（复杂型）和S型（简单型），符合以下任意一项者为C型：①原发内膜破口在弓部或其远端，夹层逆行剥离至升主动脉或近端主动脉弓；②弓部或其远端有动脉瘤形成（直径>5.0cm）；③头臂干有夹层或动脉瘤形成；④TEVAR术后逆撕A型AD；⑤套筒样内膜剥脱和广泛壁内血肿；⑥主动脉根部或升主动脉术后残余夹层或新发夹层；⑦病因为遗传性结缔组织病，如Marfan综合征。S型：原发内膜破口位于升主动脉且不合并上述任何一种C型病变。临床诊断时根据实际情况组合分型，如A1C型。TBAD根降主动脉的扩张部位分为3个亚型：B1型，降主动脉无扩张或仅近端扩张，中、远端直径接近正常；B2型，全胸降主动脉扩张，腹主动脉直径接近正常；B3型，全胸降主动脉、腹主动脉均扩张。根据病因及弓部有无夹层累及亦分为C型和S型。符合以下任意一项者为C型：①夹层累及左锁骨下动脉开口或远端主动脉弓；②合并心脏疾病，如瓣膜病、冠心病等；③合并近端主动脉病变，如主动脉根部瘤、升主动脉或主动脉弓部瘤等；④病因为遗传性结缔组织疾病，如Marfan综合征。S型：不合并上述任何一种情况者。

AD通常根据发病时间进行分期。即发病时间≤14d为急性期，15～90d为亚急性期，>90d为慢性期。

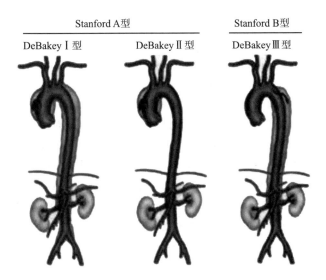

图1 Stanford 分型及 DeBakey 分型

二、诊断

（一）临床判断

由于主动脉夹层是一种致死性疾病，准确及时的诊断是非常关键的。目前认为AD的危险因素主要包括：①增加主动脉管壁张力的临床情况，如高血压、主动脉缩窄、外伤等；②导致主动脉管壁结构异常的因素，如动脉粥样硬化、遗传性结缔组织病、家族性遗传性AD或主动脉瘤等；③其他，如妊娠、医源性AD等。

AD的临床症状根据病变发病部位及累及范围不同多种多样。其中疼痛是AD患者最为普遍的主诉。AD导致的疼痛常被描述为"撕裂样"或"刀割样"的持续性难以忍受的锐痛。疼痛的部位和性质可提示AD破口的部位及进展情况。TAAD常表现为胸痛或背痛，TBAD常表现为背痛或腹痛。如果疼痛消退或稍后复发，应怀疑即将发生主动脉破裂。

约15%的患者存在神经并发症，包括晕厥、神经功能障碍、瘫痪或截瘫。需要注意的是，AD可伴发卒中、心脏病（如累及冠状动脉，引起心肌梗死）、急性肠系膜缺血、急性肾衰竭及肢体缺血等多种脏器灌注不良表现，因此当AD以不典型症状起病时需特别引起警惕。

除上述症状外，疑似AD的患者出现以下体征有助于临床诊断：①血压异常。AD常可引起远端肢体血流减少，导致四肢血压差别较大。若测量的肢体是夹层受累一侧，将会误诊为低血压，从而导致误诊和漏诊。因此对于AD患者，应常规测量四肢血压。②主动脉瓣区舒张期杂音。如患者既往无心脏病病史，而本次突然出现主动脉瓣区舒张期杂音，则提示夹层所致急性主动脉瓣反流的可能。③胸部体征。AD如出现大量渗出或者引起破裂出血时，可出现气管向右侧偏移，左胸叩诊呈浊音，左侧呼吸音减弱。④腹部体征。AD导致腹腔脏器供血障碍时，可造成肠麻痹甚至坏死的体征。⑤神经系统体征。AD引起脑供血障碍时可出现淡漠嗜睡、昏迷或偏瘫；AD引起脊髓供血障碍时，可有下肢肌力减弱甚至截瘫。因此，临床上对于剧烈胸背痛且伴高危病史及体征者应高度警惕AD的可能。

（二）实验室检查

典型胸痛症状且高度怀疑急性AD的患者，应完善常规检查，如血常规及血型、肝肾功能、血气分析、心肌损伤标志物、血凝常规（应包括D-二聚体）和血脂系列（包括总胆固醇、甘油三酯、低密度脂蛋白胆固醇、高密度脂蛋白胆固醇等）等检查。这将有助于明确诊断及评估主要脏器功能和手术风险，缩短术前准备时间。其中D-二聚体是交联纤维蛋白经纤溶酶水解产生的一种特异性降解产

物，主要反映纤维蛋白溶解功能，其在临床大多数用于深静脉血栓形成、肺动脉血栓栓塞症的诊断和排查。研究发现，以500ng/ml为参考值时，D-二聚体对AD的诊断敏感性达100%，特异性达67%，可作为急性AD诊断的排除指标。并且，有研究显示D-二聚体与夹层撕裂范围和不良预后风险呈正相关。鉴于D-二聚体具有易检测、结果回报快等特点，因此目前在AD诊断中应用较为广泛，对AD早期识别、诊断起到了积极作用。

目前除了D-二聚体外，也有不少被发现的潜在AD生物学标志物：①反映内皮或平滑肌细胞受损的特异性标记蛋白，如平滑肌肌球蛋白重链和弹性蛋白降解产物。平滑肌存在于主动脉壁中层，当发生夹层或夹层持续进展时，受损的平滑肌细胞使细胞蛋白释放入血，肌球蛋白重链及相关产物在血液循环中含量明显增加；Suzuki等发现AD患者在发病后3h内平滑肌肌球蛋白重链升高，与健康人相比，敏感性为90.9%，特异性为98.0%。可见其具有良好的鉴别和诊断准确性，但因升高时间窗短，下降较快，可用于症状发生早期的诊断。②反映血管间质受损的钙调蛋白和基质金属蛋白酶。基质金属蛋白酶为锌依赖性金属内肽酶家族，可由成纤维细胞、血管平滑肌细胞及白细胞分泌。任何原因增加主动脉内皮细胞、平滑肌细胞和浸润性炎症细胞的活性，都会使循环血液中基质金属蛋白酶释放增加。Li等发现，与对照组相比，MMP-1和MMP-9的组织表达在AD患者中有所增加。③反映炎症活动的C反应蛋白等。

（三）影像学检查

AD的诊断目前主要依赖于影像学检查。临床上常用的筛查、诊断手段有超声心动图、CT、MRI和血管造影术。影像学检查的目的是对全主动脉进行综合评价，包括病变范围、形态、主动脉直径、主动脉瓣及各分支受累情况、与周围组织的关系及了解AD对其他脏器的影响情况如心包积液、胸腔积液等。

超声心动图包括经胸（transthoracic echocardiography, TTE）和经食管（transoesophageal echocardiography, TOE）两种，其对AD的早期急诊诊断有很大的优越性。对于怀疑急性AD患者而言，TTE因其无创、操作方便可作为急诊初步筛查首选的影像学检查。TTE诊断Stanford B型AD的灵敏度较低，但TEE可明显提高其诊断的准确性。当TTE受患者体型、胸壁、肺部疾病等因素影响时，TEE则可提高AD诊断的准确性。但作为一种侵入性操作，TEE对急性AD患者具有一定的风险，一般非全身麻醉状态下不建议常规实施。TTE诊断Stanford A型AD的灵敏度可达88%～98%，特异性可达90%～95%。对于Stanford A型AD，TEE可便捷、快速评价患者心功能、主动脉瓣膜功能及主动脉窦受累情况，从而为制订手术方案提

供帮助。

主动脉CT增强和磁共振血管造影都是目前诊断AD重要的影像学诊断方法（图2）。主动脉增强CT可清晰显示内膜片，将主动脉管腔分为真腔和假腔，对夹层类型、范围、破口位置及主要分支血管或腹腔器官的受累情况等进行全面评价，为临床治疗方案的选择及患者预后的评价提供帮助，是现阶段诊断AD的金标准。

MRI对AD的诊断效率与主动脉增强CT相似，但由于检查耗时长、费用高，对于不稳定患者难以配合，故MRI仅作为CTA存在禁忌证的替代检查手段。主动脉血管造影曾被认为是AD诊断的"金标准"。由于它是一种侵入性有创操作，依靠血管造影明确诊断存在巨大的临床风险。因此，最新国内外指南不再推荐血管造影作为AD的常规诊断检查手段，仅作为AD腔内治疗的手段（图3）。

三、治疗原则

目前AD治疗方法及原则仍在不断研究中并不断更新。针对TAAD，目前公认的经典治疗方法为开放手术，但开放手术创伤较大，高龄、内科合并症较多的患者难以耐受，因此，杂交手术及全腔内技术出现在一定程度上解决了这些难题。而针对TBAD治疗争论的焦点在于非手术治疗和外科治疗之间的权衡。

（一）TAAD

该型发病急，病情重，非手术治疗预后极差，发病后48h内病死率每小时增加1%，1周内达70%左右，2周内可达90%。TAAD合并脏器灌注不良综合征是影响其治疗策略及预后的主要危险因素。目前对于合并严重脏器灌注不良者是否应进行外科手术尚存在争议。指南指出术前昏迷、休克、卒中、冠状动脉及周围脏器灌注不良等是影响TAAD患者预后的危险因素，但不应作为外科手术禁忌证。

随着主动脉外科的发展，手术术式种类众多，目前主张根据内膜破口位置、数量和夹层累及范围制订个性化手术策略。传统上，TAAD的手术策略是升主动脉置换达

到预防或治疗升主动脉夹层的致命并发症。目前认为，当内膜撕裂延伸至根部或足弓时，或当主动脉弓明显有动脉瘤（>4.5cm）时，就需要进行主动脉根部重建或弓部重建术。TAAD常累及主动脉根部，如冠状动脉、主动脉瓣和主动脉窦等重要解剖结构。外科处理主动脉根部病变的基本原则是尽可能彻底切除撕裂的内膜、纠正主动脉瓣关闭不全及保护冠状动脉开口。孙氏细化分型指导的TAAD主动脉弓部处理策略为：S型病变采用升主动脉替换加部分主动脉弓替换术；C型病变采用全主动脉弓替换加支架象鼻手术（孙氏手术）。近年来，孙氏手术已成为治疗复杂型TAAD的标准术式。

杂交手术是将开放手术和腔内技术结合的方法，可同期处理主动脉根部和弓部病变，避免了深低温停循环，减少手术创伤，适用于高龄合并症多的患者。

无论是何种手术方式，术中出血问题最为紧要，除了提高术者操作的熟练程度外，术前可检测血栓弹力图进一步评估患者凝血功能。其次，围手术期应密切监测患者肝、肾功能指标，如术前出现肝、肾功能异常，往往提示其术后预后不良。如术后早期出现缺血性肾功能损伤，积极行血液净化治疗可以显著改善患者预后。术中脑组织的保护同样必须关注，术中要做到既能保证脑组织的正常代谢需求，又要避免灌注过度导致的脑水肿和脑损伤。国内TAAD的手术死亡占3.1%～15.1%，术后早期并发症主要有呼吸系统并发症、急性肾衰竭、神经系统并发症、出血、感染等，急性期手术死亡和并发症发生率更高。

（二）TBAD

药物治疗是TBAD患者的基本治疗方式。一般而言，TBAD患者急性期药物非手术治疗的病死率较低，部分患者可获得长期良好的预后。非手术治疗的主要目的是控制血压，减少AD进一步进展，预防AD的破裂。血压控制目标是收缩压100～120mmHg。静脉应用β受体阻滞剂是最基础的药物治疗方法，但应注意，一定要保证能维持最低的有效终末器官灌注。对于降压效果不佳者，可在β受体阻滞剂的基础上联用一种或多种降压药物。镇痛治疗是

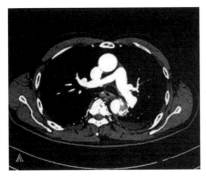
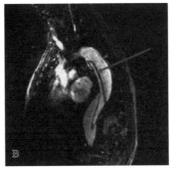
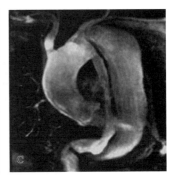

图2　A.增强CTA；B、C.主动脉MRA

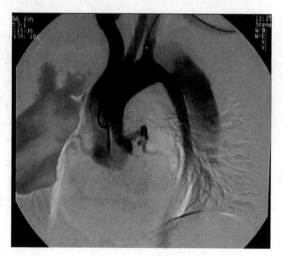

图3　主动脉血管造影

主动脉夹层药物治疗中的辅助环节，可以减轻由于疼痛的交感神经反射造成的难以控制的高血压。

TBAD手术治疗的方法主要有腔内修复术（TEVAR）、开放性手术和Hybrid手术治疗等。TEVAR的主要目的是封闭原发破口，扩张真腔，改善远端脏器、肢体血供，促进假腔血栓化和主动脉重塑。TEVAR适用于锚定区充足（＞1.5cm）、非遗传性结缔组织疾病性TBAD患者。

研究发现，89%的急性非复杂性TBAD患者可仅通过最佳药物治疗出院，但超过3/4患者会在夹层后发展成需手术干预的动脉瘤。因此，TEVAR是否应作为非复杂性TBAD的首选治疗有待研究。ADSORB多中心随机对照试验对急性TBAD患者1年的研究结果表明，TEVAR能够改善患者主动脉重塑，但TEVAR＋药物治疗组手术死亡和并发症发生率并不优于药物治疗组。INSTEAD随机对照试验2年的研究结果得出相同的结论。因此可以认

为，TEVAR治疗非复杂性TBAD的远期效果值得肯定，但需更多的前瞻性随机对照研究证据支持。实际上，考虑到某些危险因素，目前建议采用急性非复杂性TBAD患者个体化治疗方法。Sailer等确定了非复杂性TBAD后主动脉不良事件的5个重要预测因素包括结缔组织疾病、假腔的周向范围、最大主动脉直径、假腔流出道和肋间动脉数量。另外，进一步分低、中、高风险不良事件，可指导急性非复杂性TBAD的治疗策略。

对于急性复杂TBAD，开放手术的手术死亡率超过20%，TEVAR治疗效果明显优于药物或者开放手术治疗。有研究发现TEVAR、开放手术和药物治疗急性复杂TBAD患者的住院死亡率分别为4%、40%和33%。Moulakakis等发现与开放手术相比，急性复杂TBAD患者TEVAR术后30d的死亡率、卒中发生率和脊髓损伤发生率显著降低。

对锚定区不足且无法耐受低温停循环手术的TBAD患者，可以实施Hybrid手术。Hybrid手术采用头臂血管间转流的方法，在不开胸、不使用体外循环下，为覆膜支架争取到足够的近端锚定区。一般而言，该手术适用于高龄、合并慢性阻塞性肺疾病、合并多脏器功能不全等不宜开放手术的TBAD患者。

四、总结

AD的临床表现变化多端，诊断难度大，病程进展迅速，预后不佳，是死亡率较高的急性主动脉综合征的一种。随着对AD认识的日益提高，相应的影像学和实验室检查技术不断进步，许多新的诊疗技术被逐渐用于AD的治疗，因此，我们有信心、也可以做到AD的早诊早治，并且大大降低其病死率及改善AD患者的预后。

（宋浩明　虞宇楠）

经导管主动脉瓣置换术研究进展

主动脉瓣是位于左心室和主动脉之间的半月瓣，作用是抑制射入主动脉的血流回流左心室。主动脉瓣狭窄（aorticstenosis, AS）是指各种原因导致的主动脉瓣叶结构和形态改变、粘连，在心脏收缩时主动脉瓣叶运动异常，开放面积减小，血流在主动脉瓣叶水平受阻，出现跨瓣压差。主动脉瓣关闭不全（aorticinsufficiency, AR）是指心脏舒张期主动脉内的血液经病变的主动脉瓣反流入左心室，左心室前负荷增加，导致左心室扩大和肥厚。据统计，在西方国家人群中，主动脉瓣狭窄发病率在 >75 岁人群达 2.5%，在 >85 岁人群可达 8%，AS 是仅次于高血压和冠心病，是第三常见的心血管疾病。

重度主动脉瓣狭窄出现心衰、晕厥、心绞痛等症状，如不经治疗，第一年的死亡率为 25%，第二年的死亡率可以高达 50%。20 世纪 80 年代，在欧洲曾经盛行过主动脉瓣膜球囊扩张术，但是再狭窄率非常高，且未能改善患者的预后，这种技术很快就失去了关注，仅仅作为高危外科手术患者的桥接治疗。

2002 年，法国医生 Crabier 教授为一例不能接受外科手术的重度 AS 患者实施第一例经导管主动脉瓣置换术（transcatheter aortic valve replacement, TAVR），这种新技术为手术高风险或者无法手术的患者带来了希望。TAVR 是一项快速发展的技术，多项随机对照试验表明，在外科极高危、高危、中危和低危手术风险患者中，外科主动脉瓣置换术（surgery aortic valve replacement, SAVR）与TAVR 相比甚至没有优势。在这篇综述中，我们将总结有关TAVR 领域中的最新进展。

一、TAVR患者选择

根据美国心脏病学会/美国心脏协会瓣膜性心脏病指南，外科手术风险分为低危、中危、高危和极高危（禁忌），风险评估主要根据美国胸外科学会预测的死亡率风险评分（society of thoracic surgeons, STS）、虚弱、主要器官系统合并症及特定手术的障碍（包括气管切开术，严重的升主动脉钙化、胸部畸形、辐射损伤和冠状动脉移植物附着于后胸壁）。

（一）外科手术极高危（禁忌）风险患者

该类患者没有外科手术机会，非手术治疗预后极差。最初的观察性研究证实了 TAVR 治疗这类患者的安全性

和有效性。PARTNER IB 是最早开展的、最具影响力的研究，于 2015 年结束，旨在评估第一代球囊扩张瓣膜 Sapien 的效果。结果表明：相比于非手术治疗组，TAVR 能够显著降低极高危 AS 患者 5 年的病死率（71.8% vs.93.6%，$P<0.001$），并有效改善患者心功能。2014 年 Core Valve Extreme RISK Pivotal 试验再次证明 TAVR 在治疗此类极高危患者时的良好效果和安全性。

基于上述系列随机对照研究及大样本观察性研究结果，2014 美国心脏病学会/美国心脏协会（American college of Cardiology/American Heart Association, ACC/AHA）瓣膜病管理指南推荐将 TAVR 作为无法接受外科手术且预计存活期超过 12 个月的重度 AS 患者的首选治疗方案（I 类推荐，B 级证据），并且在 2017 年瓣膜病管理指南更新中仍推荐 TAVR 作为该类患者的首选治疗方案（I 类推荐，A 级证据）。

（二）外科手术高危风险患者

该类患者可以进行外科手术，但是手术风险高危。2018 年 JACC 发表了 CoreValve 试验 5 年随访结果，研究者将外科高危患者按 1:1 随机分配至 TAVR 自膨胀生物瓣膜组或 SAVR 组。进行为期 5 年随访。结果显示，5 年时全因死亡率 TAVR 组为 55.3%，SAVR 组为 55.4%。两组分析显示，两组死亡率无显著统计学差异。研究提示，TAVR 或 SAVR 术后高危患者的中期生存率和卒中发生率相似。

2017 年 ACC/AHA 瓣膜病管理指南推荐 TAVR 作为高危重度 AS 患者的首选治疗方案（I 类推荐，A 级证据），并建议成立心血管疾病诊治团队，在充分评估患者合并症、解剖特征、患者偏好和预期寿命等因素后选择最合适的手术方式。

（三）外科手术中危风险患者

该组患者 STS 评分 4%~8%。SURTAVI 试验纳入了美国、欧洲、加拿大 1746 例中危（STS 评分 4.5% 左右）的重度 AS 患者，2 年随访原发终点事件：全因死亡及致残性卒中，在 SAVR 组为 14%，TAVR 为 12.6%，TAVR 不劣于 SAVR，而 30d 卒中的发生在 TAVR 组为 3.4% 明显优于 SAVR 组的 5.6%。TAVR 患者还有更低的肾损伤、输血、新发房颤的发生。S3i 研究共入选 1077 例外科手术中危患者，结果分析显示，对外科手术中危的严重主动脉狭窄患

者，TAVR治疗较外科手术治疗能更有效改善患者预后，1年死亡率7.4% vs. 13%，应该成为优先治疗的选择。

PARTNER 2试验显示，与外科瓣膜置换相比，经导管主动脉瓣置换在中危患者中具有非劣效性，无论是在死亡还是致残性卒中方面。研究者对2032例严重主动脉狭窄、中危患者进行了TAVR或SAVR治疗，2年时两组患者的死亡或致残性卒中发生率是相似的。在研究人群中，TAVR组与SAVR组的主要终点发生率分别为19.3%与21.1%（HR 0.89；95% CI 0.73～1.09；非劣效性$P=0.001$），研究者发现，TAVR组患者的主动脉瓣面积更大，急性肾损伤、严重出血及新发房颤发生率更低，而SAVR组的严重血管并发症及主动脉瓣周反流发生率更低。

（四）外科手术低危患者

该类患者STS评分<4%。NOTION研究是观察TAVR用于"外科手术风险低-中危"的主动脉瓣狭窄（AS）患者的前瞻性随机对照研究。该研究于随机纳入了280例年龄≥70岁、外科手术风险低-中危、预期寿命>1年且适合行TAVR或SAVR术的AS患者；5年随访时，两组在复合终点事件方面无明显差异（TAVR 39.2% vs.SAVR 35.8%，$P=0.78$）。另一项探讨外科手术低危风险AS进行TAVR安全性及有效性的LRT研究入选了125例患者STS评分<3%患者，平均STS评分1.9±0.5分，其主要终点30d死亡率为0。卒中、中度以上瓣周漏发生率均为0，永久起搏器置入发生率为4.8%。

Partner3研究纳入来自71个中心的1000例患者，患者平均年龄73岁，平均STS评分为1.9%。结果表明，TAVR组患者的30d卒中发生率（0.6% vs.2.4%，$P=0.02$）、死亡事件发生率（1.0% vs.3.3%，$P=0.01$）、新发房颤率（5.0% vs.39.5%，$P<0.001$）均显著低于外科手术组。此外，TAVR组患者平均住院时间更短（3d vs.7d，$P<0.001$），30d不良预后结局（死亡或堪萨斯城生存质量评分低）风险也更低（$P<0.001$）。TAVR组患者在NYHA功能分级、6MWD及KCCQ生活质量评分上的改善也优于外科手术组。在Partner3研究中TAVR组患者的1年主要终点事件发生率显著低于SAVR组。

EVOLUT研究随机分配了1468例低手术风险的患者进行TAVR或者SAVR手术。研究中TAVR组的主要终点的发生率约为5.3%（24个月），而SAVR组为6.7%（非劣效性$P>0.999$）。完成1年随访的患者中，TAVR组的死亡率为0.4%，而SAVR组为1.2%，两组无显著性差异。数据同时显示，TAVR组的全因死亡率和致残性卒中发生率较低（2.9% vs.4.6%），但也不存在显著性差异；致残性卒中明显减少（0.8% vs.2.4%）；因心衰住院治疗的患者显著减少（3.2% vs.6.5%）。OBSERVANT试验1年结果显示，对于低中危风险的患者，经股动脉的经导管主动脉瓣置换术

（TAVR）安全，且死亡率与SAVR类似。

上述临床试验为TAVR在低危重度AS患者中的应用提供了有效性和安全性的有力证据，但其长期的随访结果仍然欠缺。目前在该类患者中选择TAVR治疗仍应非常慎重，需要更多的研究数据来进一步明确TAVR在该类患者中应用的有效性和安全性。对于低危重度AS患者目前指南仍然推荐首选SAVR治疗。

二、TAVR适应证的拓展

（一）主动脉瓣二瓣化畸形

正常三叶式或异常二叶式主动脉瓣的退行性钙化病变是主动脉瓣狭窄的主要病因。BAV是最常见的先天性心脏结构异常，相较于正常三叶式主动脉瓣其更易发生钙化和狭窄，需要接受治疗的患者年龄更小。对TAVR治疗而言，BAV解剖形态的特殊之处在于其瓣叶空间形态类似火山口、钙化重且多呈不对称分布、常合并严重的左心室流出道钙化及升主动脉扩张。这些因素可导致TAVR瓣膜在释放过程中明显移位，进行瓣中瓣、置入后扩张不良和（或）呈椭圆形扩张影响瓣膜耐久性，并且增加瓣周漏、冠状动脉堵塞和瓣环破裂的发生风险。70岁以下因主动脉瓣狭窄接受外科主动脉瓣置换的患者中，70%以上为BAV患者，71～80岁和81～90岁的患者中BAV的比例仍高达50%和30%。与西方国家相比，我国大陆地区TAVR患者的年龄明显较轻（平均年龄：73岁 vs.80岁以上），BAV所占比例超过40%。在全球范围内，随着TAVR被逐渐用于治疗相对年轻的患者，术者所面临的BAV患者将越来越多。

近年来，多项多中心回顾性研究均已显示，在经过选择的BAV患者中，TAVR治疗可取得满意疗效，30d生存率可达95%。2017年Yoon等将561例进行TAVR的BAV患者与4546例三叶瓣患者进行倾向性匹配，得到546对匹配的患者。比较的结果显示，两组患者2年全因死亡率无明显差异（17.2% vs.19.4%；$P=0.28$）。

BAV曾一度被视为TAVR的相对禁忌证，被排除在主要的TAVR临床试验之外。2012欧洲心脏病学会（ESC）和欧洲心胸外科学会（EACTS）心脏瓣膜病管理指南明确指出BAV是TAVR的相对禁忌证，2017年版指南仍认为BAV患者不是TAVR的理想适宜人群，有待于进一步临床证据的积累。

（二）无症状的重度主动脉瓣狭窄

无症状性AS猝死率每年可达为1%～2%，进行早期干预可能获益。2016年公布CURRENTAS注册试验数据显示无症状的重度主动脉瓣狭窄患者初次行SAVR与心力衰竭采取非手术治疗策略的死亡率相比风险较低。基于以上

数据分析患者应及早行TAVR。

在所有主动脉瓣狭窄患者中,无症状重度AS占所有重度AS比例为40%~50%,因此,当我们拥有了相较外科手术创伤更小、安全性更高的TAVR后,更积极地对AS进行有效干预是一个非常重要的课题。正在进行的EARLY TAVR研究计划将无症状重度AS同时负荷试验阴性的患者随机纳入药物治疗及早期TAVR治疗,主要终点为2年全因死亡、卒中及反复住院复合终点。相信这些研究数据的公布能为TAVR适应证的拓展带来证据。

（三）中度主动脉瓣狭窄

为了明确TAVR是否对中度AS和左心室功能障碍患者有益,目前正在进行TAVR UNLOAD研究（NCT 02661451）,600例患者随机接受TAVR加最佳心衰治疗,或仅接受最佳心衰治疗,观察两组患者临床预后。如果结果理想,将大大扩展TAVR适应证。

（四）症状性的重度主动脉瓣关闭不全

症状性的AR非手术治疗效果差,SAVR仍然是该类患者标准治疗方式,但与重度AS一样,部分患者手术风险大,术后病死率高,导致很多患者失去手术机会。这类患者能否从TAVR手术获益呢?单纯AR患者瓣叶钙化少,且往往合并升主动脉和主动脉瓣环扩张。这些因素可能导致TAVR瓣膜锚定困难、定位释放不准及术后中重度瓣周漏发生率高等。

我国主动脉瓣疾病流行病特点有别于西方国家,我国重度主动脉瓣关闭不全（AR）发生率较重度AS高。目前为AR设计的主动脉瓣膜主要有ACURATE、JenaValve及J-Valve等。新一代介入瓣膜对AR的兼容性也在不断上升,一项发表于2017年的多中心注册研究提示新一代介入瓣膜在再次介入、主动脉瓣术后反流及手术成功率上都显著优于早期瓣膜。相信在经验的不断积累和瓣膜的持续改进下,TAVR在治疗这类患者中的效果有望进一步改善。

现在左心室辅助装置广泛用于终末期心衰和心脏移植的过渡。随着更多患者使用左心室辅助装置,主动脉瓣反流在此类患者中受到关注,因为主动脉瓣反流会影响此类患者左心室辅助装置的支持效率。但是在此类患者中,进行开胸手术无疑是高风险的,TAVR提供了另一个选择。对于此类患者目前只有部分个案报道,我们还需要更多的数据。

（五）外科生物瓣膜衰败

SAVR中使用的生物瓣面临耐久性和瓣膜衰败的问题,高龄患者再次外科手术风险大。WEBB等公布PARTNER2试验中365例衰败外科生物瓣的患者接受

TAVR手术的研究结果,TAVR手术后30d全因病死率为2.7%,心血管事件病死率2.7%;1年的全因病死率为12.4%,心血管事件病死率为9.0%;术后30d和1年时中重度PVL的发生率分别为3.2%和1.9%。DVIR等报道459例行瓣中瓣TAVR的手术结果,术后30d病死率为7.6%,严重卒中发生率为1.7%;1年病死率为16.8%,但术后患者心功能得到明显改善的比例为92.6%。由此可见 TAVR 治疗可能是这类患者的一种有效的替代方案,但该类患者是否真正获益仍有待进一步研究和密切随访。

三、新兴概念

随着TAVR器械的发展和技术进步,最近有几种技术和概念出现了。

（一）早期TAVR（Early TAVR）

Early TAVR涉及两个人群,一是无症状的重度AS,二是合并心衰的中度AS。正在进行的EARLY TAVR研究计划将无症状重度AS同时负荷试验阴性患者随机纳入药物治疗及早期TAVR治疗,主要终点为2年全因死亡、卒中及反复住院复合终点。TAVR-UNLOAD研究计划纳入600例优化药物治疗后仍存在心衰（LVEF<50%或NYHA≥Ⅱ级）同时合并中度AS患者,将其随机进行TAVR或药物治疗,主要终点与EARLY-TAVR基本类似。相信这些研究数据的公布能为TAVR适应证的拓展带来了证据。

（二）极简式TAVR

传统的TAVR是在杂交手术室、全身麻醉、食管超声、外科医师甚至体外循环备台的情况下实施。2014年,Babaliaros V等首先提出极简式TAVR概念。所谓极简式TAVR手术,就是在普通导管室进行,采用局部麻醉加轻微镇静,经胸心脏超声监测,通过股动脉路入,皮下穿刺、血管缝合器缝合,给予尿套,不需外科医师在场备台。极简式TAVR可以使得手术流程更为简易、安全且费用较低。但是否选择极简式TAVR还要结合中心经验、瓣膜种类等因素。

（三）非股动脉入路

股动脉入路为目前TAVR的常规路径,某些患者股动脉偏细或有严重狭窄,扭曲无法送入18F导引鞘管,一些重度肥胖患者股动脉的穿刺、分离及鞘管送入都存在困难。经心尖入路伤口相对较大,且对心脏存在损伤,研究还显示经心尖途径生存率低于经股动脉路径。锁骨下动脉路径虽然理论上比颈动脉路径安全,不用担心脑部并发症,但是有时候经锁骨下动脉走行迂曲,不利于输送鞘管,而且某些肥胖患者不易分离到锁骨下动脉。胸主动脉路伤口较大,出血较难处理,对升主动脉长度有要求,并且对既往有

旁路移植术者有可能损伤桥血管。经颈动脉路径可作为经股动脉路径难以实施时的备选方案。

四、结论

随着TAVR技术的发展，TAVR已经成为极高危、高危重度AS患者的首选治疗方式，并有望在外科手术中低危重度AS患者及二叶式主动脉瓣、无症状重度主动脉瓣狭窄、单纯主动脉瓣重度反流、衰败生瓣膜、中度主动脉瓣狭窄等特殊患者的治疗上取得进一步突破。随着介入器械的改进、影像技术的发展、术者经验，以及相关临床研究证据的不断累积，相信TAVR治疗AS的前景将更加光明，会使更多的主动脉瓣疾病患者临床获益。

（卢成志　李　超）

心脏瓣膜病的介入治疗

心脏瓣膜病是指心脏瓣膜结构因风湿热、黏液性变、退行性变、先天性畸形、冠心病、细菌感染或创伤等原因导致心脏瓣膜结构病变，从而出现血流动力学异常引发心功能异常，最终导致心力衰竭的疾病。心脏瓣膜病变可累及单个或多个心脏瓣膜，是我国最常见的一种心脏疾病。由于心脏瓣膜自身的病变特点决定其病理过程不可逆且渐进性加重，因此，手术治疗成为心脏瓣膜病治疗的最主要手段。

一、心脏瓣膜病的流行病学特征

由于发展中国家风湿性心脏病较高的发病率及发达国家老龄人口中退行性瓣膜病较高的患病率，近些年来估计心脏瓣膜病的总患病人数超过1亿人并有逐年递增的趋势。全球已有约400万人因严重心脏瓣膜病进行人工瓣膜置换手术，每年心脏瓣膜置换手术量高达30万例，其中北美地区年手术量约10万例。

我国心脏瓣膜病变好发部位依次为二尖瓣、二尖瓣与主动脉瓣、主动脉瓣及多瓣膜病变；二尖瓣病变以狭窄为主，主动脉瓣病变以关闭不全为主，三尖瓣病变以关闭不全为主。手术方式依次为二尖瓣置换术（MVR）、双瓣置换术（DVR）、主动脉瓣置换术（AVR）、三尖瓣置换术（TVR）或合并三尖瓣置换术（TVR）。美国心脏瓣膜病变好发部位依次为主动脉瓣、二尖瓣、二尖瓣与主动脉瓣、三尖瓣及多瓣膜病变；主动脉瓣病变以狭窄为主，二尖瓣病变以关闭不全为主，三尖瓣病变以关闭不全为主，且左心房、左心室内径增大不如我国人群明显；常见的手术方式依次为AVR、MVR、DVR、TVR或合并TVR。STS-ACSD年度执行报告显示，近10年间，虽然美国瓣膜置换手术患者数量增长1.8倍，但瓣膜置换仍然以AVR占主导地位。

主动脉瓣狭窄（aortic stenosis, AS）是一种慢性进展性疾病，患者一旦出现临床症状（呼吸困难、胸痛、晕厥等），预后极差，约50%患者自然寿命不超过2年。随着人口老龄化进程的加速，主动脉瓣狭窄的发病率逐年升高，在美国，75岁以上人群主动脉瓣狭窄的发病率为4.6%，仅次于高血压和冠心病。传统的外科瓣膜置换能够明显改善患者的生存质量及预后。然而，传统的外科手术可能导致严重的并发症，尤其是高龄、术前合并其他疾病的患者，因此，超过30%的患者未能接受手术治疗。为解决这一问题，经皮穿刺导管介入的微创技术应运而生。

2002年，法国的Alain G.Cribier教授为一位合并高危因素的重度主动脉瓣狭窄患者实施了全球第一例经导管主动脉瓣置入术（transcatheter aortic valve implantation, TAVI），并取得了满意的效果。TAVI术是将人工生物瓣膜嵌入导管内，并在病变的主动脉瓣原位释放。TAVI手术为失去外科手术机会患者的治疗带来了希望，也掀开了心血管病介入治疗史上新的一页。此后，经导管主动脉瓣膜置入的相关器械和技术的研究逐渐受到重视并迅速发展。目前国外共实施TAVI有40多万例。

随着我国社会、经济的高速发展，人均寿命逐渐延长，老龄化人口不断增加，瓣膜病变的主要病因正在从风湿性心脏瓣膜病向退行性心脏瓣膜病转化，我国主动脉瓣狭窄的发病率必然会逐渐增加并呈现出西方发达国家的流行病学态势。我国的心血管外科事业取得长足发展，年瓣膜手术量高达6.8万余例，为满足国内瓣膜病患者的医疗需求，2010年上海中山医院葛均波院士成功开展了国内第一例TAVI，为广大不能耐受外科手术治疗的重度AS患者带来新的治疗希望。由杭州启明公司研制的Venus A-Valve为代表的国内介入瓣膜上市，不但瓣膜的结构设计更适合国人主动脉瓣病变特点，并且降低了医疗费用，极大促进了国内TAVI技术的推广和发展，目前全国有1000多家医疗单位开展此技术，已完成4500余例。

二、TAVI的临床应用

（一）大量的研究数据促进了TAVI在欧美国家的应用

自2012年以来，目前有5项比较外科主动脉瓣置入术（surgical aortic valve replacement, SAVR）与经导管主动脉瓣置入术（TAVI）的随机对照试验（randomized clinical trial, RCT），以及大范围注册研究数据。最新证据表明，TAVI适应人群由高危人群可扩大至外科手术中危人群，极大促进了TAVI在欧美国家的应用。

（二）2017 ESC/EACTS心脏瓣膜病指南，对重度AS的判定根据跨瓣压差高低分为两类

①PG mean（mean transvalvular pressure gradient）>40mmHg, V_{max}（V_{max}＝peak transvalvular velocity）>4m/s; ②当PG mean<40mmHg, V_{max}<4m/s且AVA（aortic valve area)<1cm²时，需结合左心室每搏输出量高低及患者CT主动脉瓣钙化情况、临床症状、左心室肥厚情况等因素进行综合判断。

（三）重度AS的风险分层

在早期应用EuroSCORE I 和STS心脏瓣膜评分系统评估，但因其高估了患者手术后30d死亡率，同时该评分风险校正较差。因此目前指南推荐应用STS、Euro SCORE II 评分系统，可以更加精确地区分高危和低危患者，能更好地预测瓣膜病患者外科瓣膜手术后死亡率。对高危重度AS患者界定时参考以下几点：STS或EuroSCORE II ≥4%或logistic EuroSCORE I ≥10%，合并有评分中未包含的其他危险因素如身体虚弱、瓷化主动脉、胸部放射治疗后遗症、既往心脏外科手术史、年龄≥75岁、严格受限的活动能力，因此有可能影响术后康复进程，可预期的术后出现人工瓣膜不匹配、严重的胸廓或脊柱畸形。在为重度AS患者选择干预方式前，我们应根据患者的个体情况综合评估。在给予干预措施后，充分考虑其风险和获益比，患者预计生存寿命应达到12个月以上。

（四）对于高危、无法耐受外科手术的重度AS患者采取TAVI为 IA类推荐

PARTNER对照试验的2年、5年随访结果相关数据显示，对于无法耐受手术及高危SAVR的重度主动脉瓣狭窄患者，TAVI明显优于内科非手术治疗（包括球囊主动脉瓣成形术），与SAVR效果相当，在长期效果和耐久性方面同样不劣于SAVR。美国CoreValve高风险研究也同样证明了TAVI优于SAVR；此外，众多大样本的全国性或国际性注册登记研究显示，TAVI在真实应用中的结果显示同样令人满意。这些试验结果的出现，促使TAVI在2017年的ACC指南中的推荐级别由之前的 II B上升为 I A类。针对高危、无法实施SAVR的重度AS患者实施TAVI已被国内外普遍接受，实施。

（五）对于中低危的重度AS患者的TAVI的应用

使用新一代SAPINE的随机对照试验PARTNER II 研究的结果达到了非劣效性终点，SURTAVI试验结果也进一步验证了PARTNER II 研究的结论。为TAVI在中危患者中的应用提供了依据，中危人群中经股动脉TAVI结果甚至净优于SAVR。在中危人群中采取TAVI，心脏团队宜应充分考虑患者个体化风险、价值偏好等特质。对于外科手术中危主动脉瓣狭窄患者TAVI是SAVR的合理替代治疗方案（IIa类推荐，BR级证据），首次出现在2017年ACC/AHA指南中。2017欧洲心脏学会（ESC）瓣膜病指南更是将中危的重度主动脉瓣狭窄患者行经股动脉TAVI的推荐级别升为 I 类推荐。但此类试验的入组研究对象年龄均在70岁以

上，因此，对于诉求更长时间的年轻患者，瓣膜的持久性在手术方式选择上显得更为重要。但是对于年龄可比性相似的中危患者，TAVI不失为SAVR之外的一种选择。

NOTION研究表明，对于低危重度AS患者的TAVI和SAVR，1年的主要复合终点（全因死亡、卒中、心肌梗死）相当；PARTNER3和EvolutR研究也给出了初步答案；针对低危患者的PARTNER3试验显示，使用SAPIEN3进行的TAVI显著降低了主要终点（1年时死亡、卒中和再住院）的发生率。使用自膨胀瓣膜 CoreValve Evolut的Evolut 试验显示，与手术相比，TAVI治疗的主要终点（24 个月时的任何原因死亡和致残性卒中的复合终点）具有非劣效性，1年时致残性卒中和心力衰竭住院发生率显著降低。NOTION II 研究中纳入了更加年轻的患者，以及主动脉二叶瓣畸形的患者，将有助于评估 TAVI的长期效果及瓣膜耐久性，以及了解TAVI在该类患者中的安全性和有效性。相信将为TAVI技术在中国患者和西方年轻、低风险患者中的推广提供理论依据。

（六）先天性主动脉瓣二叶瓣畸形重度狭窄的TAVI应用

二叶型主动脉瓣（bicuspid aortic valve, BAV）是最常见的先天性心脏病，发病率为1%～2%；男女比例为2：1。BAV患者的临床进展包括主动脉狭窄、主动脉反流、主动脉扩张、主动脉瘤、主动脉夹层、血栓形成和感染性心内膜炎。二叶瓣狭窄是一种常见的先天性畸形，在主动脉狭窄患者中占很大比例。对于两个主动脉瓣由于血流异常导致的解剖结构，年龄大的BAV患者常出现瓣膜不规则增厚和瓣膜不对称钙化。Sievers等根据融合脊的数量和小叶的位置和功能将BAV分为3种主要类型。BAV中融合脊的存在与中、重度AS密切相关。

BAV患者更容易出现略小于椭圆环的主动脉扩张（小/大径比大于三叶瓣主动脉瓣患者），这可能导致TAVI后主动脉瓣旁反流和永久性起搏器置入（PPM），死亡率更高。因此，长期以来BAV被认为是TAVI的禁忌证，国外对TAVI的临床试验多将BAV患者排除在外。但由于民族差异和起病早，中国BAV患者常行瓣膜置换术。但是，在中国重度AS患者中BAV形态学的比例可达40%～50%，远高于西方患者中1.6%～9.3%的比例。此外，中国的重症患者往往存在较高的钙化量化，这给TAVI治疗带来了更多的挑战。我国的瓣膜外科界及国内的医疗器械商，为了适应国人二叶瓣畸形导致的主动脉瓣重度狭窄的TAVI治疗，自主研发了Venous-A Valve自膨胀瓣膜，近期临床试验结果显示，具有良好的临床效果和安全性，在经济上的优势也较为突出。但因目前试验结果有限，仍需要前瞻性随机对照研究，长时间随访结果，以检验TAVI在AS合并BAV患者中的疗效和安全性。

（七）主动脉瓣关闭不全中的TAVI应用

主动脉瓣关闭不全（AR）也是临床中常见的一种心脏瓣膜病，治疗包括外科瓣膜成形术、人工瓣膜置换术，随着瓣膜病患者年龄呈现老龄化改变，部分高危AR患者面临外科手术高风险、低获益的抉择。随着介入瓣膜器械的发展，TAVI应用范围逐渐向高危、无法耐受外科手术治疗的AR患者拓展。AR患者的主动脉根部解剖结构不同于AS，常伴有瓣环扩大、窦部、升主动脉扩张，因此导致介入瓣膜锚定不牢固，移位，瓣周漏的发生增加，因此需要更新一代适合主动脉瓣关闭不全结构的手术器械。目前应用于AR治疗的产品有美敦力的corevalve、爱德华的sapien瓣膜系列，这类瓣膜系统经心尖入路；经左胸小切口直视下，通过心尖部切口，将输送系统引入，置入主动脉瓣。这种方法无须体外循环，微创，为高危高龄主动脉瓣疾病患者的治疗提供了一种选择。国内产品有J-Valve，目前已经有相关试验结果显示，证实J-Valve系统在重度AR患者中应用安全，效果肯定，随访效果满意。因目前TAVI在主动脉瓣关闭不全中的应用仍局限于小规模病例、个别心脏中心，应用时间短，临床随访及临床试验结果有限，期望更多临床应用及试验研究结果进一步证实。我们相信随着手术器械的不断改进发展，终将对TAVI在AR中的应用产生更大影响。

（八）手术操作

TAVI开展至今已有10余年，术前诊断、相关检查、适应证、手术器械及手术操作均不断变化。TAVI操作呈现标准化、流程化变化。2017年ESC/EACTS指南指出，MSCT是评估主动脉根部解剖及尺寸、主动脉瓣环大小及形状、冠状动脉开口高度、钙化分布及主动脉瓣叶数量的首选影像工具。评估各种血管入路可行性至关重要，可提供最小管腔直径、动脉粥样硬化斑块负荷、主动脉瘤或血栓、血管扭曲性、胸部及左心室心尖解剖等相关信息。心脏磁共振是另一种选择，但其在评估血管内尺寸及钙化方面劣于多排螺旋计算机断层显像（multislice computed tomography MSCT）。无法进行增强MSCT的患者（如肾功能严重受损的患者）仍然采用经食管超声心动图（transesophageal echocardiography, TEE）测量主动脉瓣环尺寸，但TEE相比MSCT更依赖于操作者及影像质量。此外，TEE依然是术中监测及评估手术结果的重要手段，特别是在发生并发症时。2017指南最新推荐，冠状动脉近端堵塞>70%拟行TAVI的患者应考虑PCI（Ⅱa类推荐，C级证据），而临界冠状动脉狭窄和（或）更远端狭窄可不处理，仅在TAVI术前发生明显心绞痛症状时考虑治疗这些病变。

为了标准化TAVI手术操作，2017 ESC/EACTS指南指出，TAVI的开展需要有健全的心脏瓣膜团队（Ⅰ类推荐，C级证据）。团队应包括具备瓣膜病及相关并发症方面的介入及外科、监护室、影像、麻醉等专业专家。心脏瓣膜中心作为心脏瓣膜病治疗的核心，旨在通过专业培训、继续教育及临床兴趣的培养提供更高质量的医疗服务。同时，在手术量大、经验丰富的医院开展学习曲线陡峭的新技术可能会获得更好的结果。此外，团队建设工作还应包括记录各心脏瓣膜中心绩效相关数据及其患者预后信息、参加国内或ESC/EACTS注册研究。除了标准化，TAVI流程也得到了显著的简化。新一代经导管心脏瓣膜输送系统尺寸更小，故经股动脉TAVI手术量增加。在大多数手术量大的中心，经股动脉入路甚至占所有TAVI手术的90%以上。这一进展促使TAVI手术的麻醉方式由全身麻醉转变为局部麻醉/局部麻醉＋清醒镇静。在欧洲的许多中心，全身麻醉TAVI只适用于行替代入路的患者，如经锁骨下动脉、经心尖、经升主动脉或经腔静脉入路。得益于这一进展，许多其他围手术期处理也得到了简化，如不在中心静脉置管、插导尿管，不用转入重症监护病房等，形成了"极简化TAVI"。总之，这显著缩短了TAVI术后住院时长，通常术后24～48 h即可出院。此外，该"快速"TAVI也明显降低了成本，对目前的医疗服务来说至关重要。

（九）术后并发症

1.房室传导阻滞和永久起搏器置入　虽然TAVI在不同危险程度分级人群中的试验在死亡率、卒中、瓣膜血流动力学等方面表现良好，但TAVI术后的起搏器置入率一直没有明显改善，这与TAVI在对左心室流出道的机械压迫有关。术中介入瓣膜支架会延伸至左心室流出道，靠近传导系统，如果瓣膜置入位置过低，瓣膜膨胀后压可迫房室传导组织，增加传导异常概率，故TAVI术后容易发生传导阻滞。

PARTNER2研究中SAPIEN3术后新的永久起搏器置入比率（1年TAVI 9.9% vs.SAVR 8.9%）稍高于早期SAPIEN瓣膜的结果（1年TAVI 5.7% vs.SAVR 5.0%），这与SAPIEN3的支架结构比以前的系列要长、最终置入的位置可能更低、增加传导系统损伤的可能有关。Husser等的研究显示，SAPIEN3的置入深度和超大尺寸是置入永久起搏器的独立风险预测因子。因此，可以通过选择不太大的瓣膜及偏高位置释放瓣膜来降低起搏器的置入率。

2.瓣周漏　TAVI瓣周漏为术后瓣膜周围出现血液反流。瓣周漏的发生与人工瓣膜型号选择大小不合适、瓣膜释放位置不合适和支架扩张不完全相关。术前MSCT精确地测量瓣环大小，评价瓣膜钙化积分，术中选择与瓣环匹配的瓣叶，发现瓣周漏及时采取措施处理，均可降低术后瓣周漏发生。新一代经导管心脏瓣膜的外周裙边设计及可回收瓣膜系统可优化瓣膜放位置，这些改进已将中重度瓣周漏的发生率降至个位数，中重度瓣周漏影响远期生存率，应结合患者病变具体情况，分析可能导致瓣周漏的原因并予以重视，以降低瓣周漏发生的可能性。

3.血管并发症　局部血管并发症包括血管闭塞、夹层、穿孔、撕裂、栓塞等；经股动脉路径者发生率可达12%。危险因素包括鞘管与路径内径不匹配，血管迂曲、钙化等。随着新一代瓣膜介入系统的更加微型化，18F甚至14F输送系统的应用，使该并发症发生率明显降低。血管缝合器的应用简便，有利于减少血管出血等并发症。预防方法：选择合适的路径行TAVI，良好的操作技巧，选取适合的瓣膜系统。随着术者操作经验丰富熟练，操作技巧提高，瓣膜系统结构优化，此类并发症将会逐渐减少。

（十）术后抗凝及随访

在TAVI术后抗栓治疗方面，2017 ESC/EACTS指南指出，TAVI术后双联抗血小板治疗应持续3～6个月，随后若患者无其他原因需要口服抗凝药则终身单联抗血小板治疗（Ⅱa类推荐，C级证据）。TAVI术后如有出血风险则考虑单联抗血小板治疗（Ⅱb类推荐，C级证据）。伴心房颤动的患者，TAVI术后3个月考虑以新型口服抗凝药代替维生素K拮抗剂（vitamin K antagonist，VKA）（Ⅱa类推荐，C级证据）。术后患者出院前应接受一次经胸超声检查。术后30～90d应常规行超声以确定基线瓣膜功能，术后1年及此后每年都应进行一次超声检查。需要随访的重要参数有跨瓣压差、瓣周漏及瓣中漏的程度和总体左心室功能。

三、二尖瓣的介入治疗

（一）二尖瓣反流（mitral regurgitation，MR）

MR是西方国家中最常见的瓣膜病变，欧美流行病学研究数据显示，在75岁以上人群中，MR患病率达10%，明显超过主动脉瓣膜病变。同样，随着我国人口老龄化进程的发展，二尖瓣反流流行病学特点也终将发生变化。二尖瓣修复术（MVP）或置换术（MVR）是MR治疗方法的金标准，但一些研究表明多达50%的症状严重的MR患者未选择手术治疗，其原因很大程度上与其手术风险过高相关。这一大部分对外科手术耐受性较差的患者迫切需要一种创伤较小的治疗方法作为替代方案，介入二尖瓣治疗技术应势而生。介入二尖瓣治疗技术分为介入修复及置换两个分支。

（二）经导管二尖瓣修复技术

在目前的临床实践中，经导管二尖瓣修复使用的装置主要是模仿Alfieri提出的对缘瓣叶修复的MitraClip装置，自2003年MitraClip推出以来，已有超过80 000名患者接受了治疗，并获得FDA批准，同样，由我国学者及医疗科技公司共同研发的两款二尖瓣修复器械MitralStitch（德晋医疗-介入人工腱索修复）及ValveClamp（捍宇医疗-介入缘对缘瓣叶修复）也凭借良好的FIM研究结果和独特的设计引起的国际社会广泛关注。2017年ESC/EACTS指南中对此定位仍然是经过最佳药物治疗后仍具有严重症状（NYHA Ⅲ～Ⅳ级）、解剖条件适合、无法进行外科手术的重度慢性原发性MR患者可以选择的治疗方式（Ⅱb类推荐）。

（三）经导管二尖瓣置换术（transcantheter mitral valve replacement，TMVR）

与主动脉瓣相比，二尖瓣的解剖和病理都要复杂得多，因此经导管二尖瓣置换技术的发展明显慢于TAVI，很多不同设计特点的手术器械仍处于临床试验阶段。但是理论上TMVR较经导管二尖瓣修复有着先天的优势。考虑到二尖瓣疾病的复杂性和异质性，研制一种经导管二尖瓣修复装置适合治疗所有二尖瓣病变解剖类型和风险水平的患者有着极大的挑战。TMVR为二尖瓣疾病的治疗提供了一个具有通用性全覆盖治疗的概念（即无论任何类型的二尖瓣病理学改变），同时MR的治疗效果可以更可靠地预测（生物瓣膜的耐久性已经得到充分验证），手术创伤又远远小于传统的外科术式。因目前TMVR技术应用均处于初期阶段，期待更好的器械应用于临床，以及有利的临床试验结果给予有力支持。

四、经导管介入治疗心脏瓣膜病技术的应用展望

经导管介入治疗瓣膜病技术的发展给心脏瓣膜病患者的治疗、管理带来了巨大变革，作为主动脉瓣狭窄和外科生物瓣衰败的有效治疗手段，TAVI的地位在不断提升，随着介入器械结构更加优化，具有不同设计特点的产品的开发、临床试验结果的丰富，TAVI在中低危患者、二叶瓣主动脉瓣狭窄患者及主动脉瓣关闭不全患者中的应用、发展定会越来越好。在具有干预指征的MR患者中，目前外科手术仍然是标准治疗方案，但对于外科手术禁忌或高危的患者，经导管二尖瓣介入治疗也是一种不可或缺的治疗选择。

（姜 楠 付 博）

致心律失常性二尖瓣脱垂综合征

二尖瓣脱垂（MVP）是人群中较为常见的瓣膜疾病，发病率为2%～3%，并具有家族聚集性。MVP特点为收缩末期二尖瓣瓣叶向左心房内移位＞2mm及二尖瓣黏液样变性导致舒张期瓣叶最大厚度至少为5mm，伴二尖瓣环形态异常。

MVP通常为良性且大多患者无临床症状，但临床预后具有异质性，取决于年龄、二尖瓣反流（MR）程度、左室射血分数、室性期前收缩与左心房内径等多种因素。MVP并发症包括MR、心房颤动、充血性心力衰竭、感染性心内膜炎、卒中和室性心律失常（VA）等，MVP也可导致最易忽视但最危险的并发症——心脏性猝死（sudden cardiac death, SCD），但目前MVP发生SCD或恶性心律失常的致病机制仍有争议。

Sarano等最先描述一种具有恶性心律失常高风险特征的MVP，称其为致心律失常性MVP，亦是一种双瓣叶广泛多节段脱垂及瓣环扩张的Barlow病，发生SCD的高危特征包括年轻女性、收缩中晚期非喷射样喀喇音、双瓣叶MVP、下壁导联双向或倒置T波及右束支阻滞（right bundle branch block, RBBB）、形态室性心动过速（室速）或多形性室速，无明显MR。目前研究也发现当MVP患者频发复杂室性期前收缩（室早）、室早二联律或室速及交替起源于乳头肌、左右束支、流出道的室性期前收缩，亦预示恶性心律失常与SCD高风险。目前早期识别高风险个体并采取干预措施预防SCD仍面临挑战，本文将重点总结MVP患者发生SCD与恶性心律失常的机制、高危MVP的临床特征及治疗建议。

一、MVP相关SCD的发生率

临床上MVP是一种基因相关的常见瓣膜疾病，患病率约为1.2%，患者常表现为非特异性临床症状如心悸、非典型胸痛等，不利于临床确诊。MVP患者恶性心律失常发生率为0.14%，临床上常见因MVP导致SCD，据一项最新系统评价统计SCD患者中MVP发生率为1.9%，病因未明的SCD患者MVP患病率高达11.7%，鉴于每年发生SCD患者基数庞大，MVP人群患病率高，不容轻视MVP致SCD的作用机制。Basso等研究表明年轻患者（＜40岁）中7%患者仅因MVP而发生SCD，其中近60%为女性患者，且女性发病中位年龄为28岁，男性为39岁，提示MVP与SCD很可能存在相关性，且年轻女性好发。

二、SCD高风险MVP患者临床特征

（一）心电图特点

超过75%的MVP相关SCD患者心电图可表现特征性异常T波——下壁导联T波双向或倒置，约65.3%患者出现ST-T波异常，多提示心室复极异常。但目前缺乏仅T波倒置即可提示MVP高风险的前瞻性证据，应进一步评估风险，鉴别多达40%T波倒置但无持续性VA病史的MVP患者，而近100%MVP相关SCD患者存在RBBB形态VA，可提示VA大多起源于左心室。

研究发现心律失常也可由于QT间期延长及离散度增加，且QT间期离散度与瓣叶脱垂程度、厚度相关，但目前有关研究证据尚少，QT间期延长与MVP相关性差，预测价值不高。

MVP患者室性期前收缩（PVC）最常见，其次为持续性室速，早期电生理检查证实PVC最常起源于左心室下基底部，近有研究发现恶性MVP患者PVC主要起源于左心室乳头肌与流出道，而靠近脱垂瓣叶及邻近结构的PVC可触发室颤等心律失常。

（二）超声心动图特点

超声心动图可重复性与可操作性强且无创，是评估MVP患者首要辅助成像技术，有助于诊断、治疗及随访。MVP患者多有瓣叶脱垂、增厚，腱索拉长甚至断裂，二尖瓣环扩张或分离等。超声心动图显示瓣叶厚度＞5mm可增加SCD、卒中、感染性心内膜炎与MR的风险。

经胸超声心动图（TTE）是MVP诊断及随访的金标准，可准确识别大多患者的脱垂瓣叶，而TTE所示双瓣叶MVP通常与二尖瓣环分离相关，可增加SCD风险。相比单瓣叶MVP，双瓣叶MVP对乳头肌牵拉作用更大，更易发生室速，但无其他危险因素时，仅双瓣叶脱垂并非预示预后不良。

MVP患者常伴轻中度MR，且MR越重，VA发生风险越高，预后越差，TTE可作为综合评估MVP相关MR的首要方法，而彩色多普勒超声喷射区是临床评估MR严重程度分级的重要方法之一。MR常致左心房容量超负荷，进而左心房、左心室扩张，好发VA，研究发现二尖瓣环平均直径是MR由中度发展至重度强有力的预测指标。

也有研究提出一种简易预测心律失常风险的超声心动图指标——Pickelhaube征，即二尖瓣外侧环收缩速度峰值≥16cm/s，Pickelhaube征患者更可能发生恶性VA。斑点追踪超声心动图上左心室机械离散度作为反映电离散的整体应变参数，有助于识别VA高风险的MVP患者，与MR程度、左心室收缩功能及受累瓣叶无关，但还需进一步研究左心室机械离散度增加与MVP心肌纤维化的关系。

（三）心脏磁共振成像（CMR）特点

CMR有助于明确描述心肌组成及形态，识别特殊心律失常危险因素，更精确评估心室容积及收缩功能，并可采用时相对比速度标测量化MR程度。

Basso等发现MVP合并复杂VA患者CMR可出现左心室晚期钆增强（LGE），组织学检查发现SCD幸存者乳头肌与左心室下壁基底部可见心肌纤维化，与VA起源相符，提示存在恶性心律失常的电生理不稳定基质，且LGE瘢痕负荷愈重预后愈不良，表明CMR左心室LGE有利于MVP患者危险分层。但目前也有研究提出CMR心肌纤维化与MR严重程度无关。

存在LGE的MVP患者二尖瓣环分离（MAD）距离更长，瓣叶更厚、更易卷曲，而瓣叶增厚与LGE、MAD及复杂VA有关，表明黏液性MVP易发生心律失常不良事件。

最近Silvia等发现MVP小样本人群中近50%患者CMR均存在心肌纤维化，当无局灶性心肌纤维化、MAD或严重MR时，T1 mapping定量技术可更敏感地发现心室壁微观弥漫性纤维化改变，应用前景可观。LGE评估心肌纤维化结合T1 mapping定量技术可更好地理解MVP对心肌的影响。

（四）心脏CT成像特点

心脏CT可用于评估二尖瓣瓣叶形态，详细显示二尖瓣复合体解剖结构与血流动力学特点。双瓣叶脱垂和特殊瓣膜形态（瓣叶增厚、钙化或二尖瓣环钙化）等均是预测MVP不可修复的最重要的因素，且心脏CT可准确监测严重MR的MVP患者，预测瓣膜是否可修复，因此，术前采用心脏CT认真评估瓣膜形态对手术方案选择和评测术后效果至关重要。但心脏CT评估MVP受限于辐射暴露、时间分辨率差及每一瓣叶的检查能力有限等因素。

（五）二尖瓣环分离

MAD指二尖瓣与左心房壁连接处和心室后外侧壁基底部广泛分离，且因与VA及SCD相关而逐渐引起重视。近有研究发现MAD常见于伴左心室纤维化的致心律失常MVP，但并非特异性表现。MAD患者易频发PVC与持续性室速，存在MAD的MVP患者更易发生室速。MAD主要

局限在二尖瓣后叶基底部，三维超声可有助于深化理解MAD，前文所述Pickelhaube征可提示收缩期瓣叶过度活动导致下壁基底部与乳头肌持续受机械牵拉力，形成长期机械应力的薄弱区，从而导致心肌肥厚并形成瘢痕，故而心室后外侧壁MAD垂直距离越大，VA负荷越重，发生电生理不稳定基质与MVP的风险越高。但目前仍需进一步研究MAD具有预后意义的临床特点、超声心动图及CMR影像学特征。

三、MVP相关VA与SCD的发生机制

MVP相关VA的发生机制主要体现在"基质（心肌纤维化）、触发（PVC）与一过性诱因（如自主神经张力增强）"3个方面，而MVP相关SCD患者常见左心室心肌纤维化（基质）与复杂PVC（触发）。

MVP患者乳头肌受脱垂瓣叶、延长腱索和远端浦肯野纤维的急性牵张作用，动作电位时程缩短，舒张期静息电位下降，诱发早期后除极与自律性异常，触发室性期前收缩。乳头肌过度紧张，随即缺血而产生纤维化瘢痕，MAD与后瓣叶卷曲牵拉心肌促使形成纤维化，均可能作为传导延缓及形成微折返环路的基质，好发持续性室速与SCD。

目前提出的假说——所谓"MVP综合征"是一种心肌病，局部心肌高收缩力可破坏二尖瓣结构，并使腱索与瓣叶张力异常，黏液样组织增多、瓣叶增厚。乳头肌、左心室下壁基底部或下外侧壁的心肌纤维化瘢痕作为诱发VA的电生理不稳定基质，也可使左心室扩张，心肌重构，心肌顺应性下降，运动能力降低，增加SCD风险。

一过性诱因主要体现在自主神经系统与儿茶酚胺水平增加。MVP患者常见自主神经功能障碍，包括交感神经兴奋性升高与迷走神经张力减弱，交感神经活动增强（高肾上腺素能状态与β受体亲和力增强）可能改变瓣膜形态，如增厚、冗余，也可增加PVC频率及心室肌对期前收缩的易感性；儿茶酚胺水平增加可改变下游离子通道，肌浆网内Ca^{2+}负荷超载，导致延迟后除极而诱发VA，增加心血管风险。

MVP具有家族聚集性，提示遗传因素可有助于预测风险。已陆续发现常染色体16p11.2-p12.1、11p15.4、13q31.3-q32区间突变及X连锁染色体基因突变与MVP相关，DCHS1错义突变通过Hippo通路改变成纤维细胞机械信号途径诱导纤维化而致MVP，理解DCHS1突变对MVP的致病作用可为治疗提供新思路。Hwee等发现中至重度MR的MVP患者血浆中结合珠蛋白、血小板结合蛋白和C4b水平降低，可用于MVP的发现、监测和预测。未来研究可联系生物标志物水平与临床表型及预后，以确定合适阈值作为临床决策的基础（表1）。

表1　MVP患者相关SCD病理生理学机制

复极异常和心律失常	ST段压低
	QT间期延长
	QT间期离散
	T波低平或倒置
	双向T波
复杂性室性心律失常	交替起源于乳头肌或束支的流出道室速
	浦肯野纤维组织病变
MVP相关特点	脱垂瓣叶过多牵拉乳头肌
	延长腱索机械刺激心内膜组织
	腱索牵拉致左心室心内膜摩擦损伤
急性二尖瓣反流与心源性肺水肿	原发自发性腱索断裂
二尖瓣结构	二尖瓣叶拉长
	二尖瓣环分离
	二尖瓣环扩张
	二尖瓣环过度运动
	双瓣叶脱垂
瓣叶外因素	自主神经系统功能障碍
	传导系统功能障碍
	小冠状动脉肌纤维发育不良
	特殊心肌病
心室基质	左心室乳头肌与后外侧基底部纤维化
	主动脉瓣二尖瓣连接体
	肺动脉瓣膜上异位激动引发多形性室速和房室瓣环折返性心动过速

四、危险分层

目前虽有一些潜在危险因素，但并非预测恶性VA和SCD的独立预测因素，且AHA、ACC、ESC指南并未提出明确的MVP相关VA与SCD危险分层与治疗建议，仍需深入研究建立统一的MVP患者临床危险分层。女性、双瓣叶MVP、严重MR、交替来源于乳头肌、左右束支、流出道的频发PVC及CMR显示LGE都是极易识别的特征，可作为患者危险分层的依据，且早期识别最为关键但难度很大，可根据心律失常类型及心肌显像进行针对性危险分层。

大多MVP患者休息或睡觉时突然死亡，对此应提高警惕；对疑似心律失常晕厥伴心肌瘢痕的MVP患者，建议行心脏电生理检查，如结果阴性或无法完成，应考虑置入循环心电记录仪进行长期监测，特别针对其他高危特征患者（如双瓣叶MVP、复杂PVC）；对复杂VA伴RBBB及超声心动图显示乳头肌或心室机械牵张，MAD与瓣叶卷曲的患者，建议CMR评估心肌瘢痕并延长心电监护时间；因

严重MR而致左心室功能障碍MVP患者即使无症状，仍建议手术治疗。

五、治疗建议

多形性室速的低危MVP患者可非手术治疗，β受体阻滞剂是治疗有或无症状的阵发性或持续性VA的一线药物。ICD通常可用于无其他潜在可逆心脏疾病而发生院外心搏骤停的MVP患者二级预防。

Syed等证明消融可用于治疗有症状或药物难治性VA的MVP患者，且随访期间消融可减少症状性PVC与ICD适当电击。MVP患者发生恶性VA原因不同，导管消融也可用于消除室速或心室颤动（室颤）触发灶或瘢痕相关折返性室速，而双瓣叶MVP是室颤的独立预测因素，需置入ICD，发生室颤停搏的双瓣叶MVP患者接受导管消融后急性手术成功率高（89%），并可减少ICD治疗，而起源左心室的心律失常较难成功消融，术后心律失常复发率仍很高。

二尖瓣修复术或置换可降低恶性VA负荷，但数据仅来源于小样本病例与孤立病例报告。手术并非能确保控制心律失常，但可改善二尖瓣功能不全伴左心室重构。很难决定手术干预的最佳时机，且采取何种术式尚有争议，二尖瓣修复术可减轻乳头肌牵张力，改善心室重构，减少室性心律失常。但目前尚不明确二尖瓣修复术或置换术能否有效降低既往VA史并伴严重MR的MVP患者发生SCD的风险。研究发现二尖瓣修复术后长期生存率优于二尖瓣置换术，且年龄与女性是术后预后不良的独立预测因素。Syed等也认为二尖瓣修复术远胜于置换术，并提出二尖瓣修复术应避免过于简单化切除，采取尽可能保留必要时切除的策略，实现无张力修复，疗效更好。目前仍需进行前瞻性研究以评估ICD、靶向导管消融与手术修复对心律失常高负荷MVP患者的治疗作用。

综上所述，二尖瓣脱垂与心脏性猝死相关。应早期谨慎识别高危患者并进行危险分层。多数发生MVP相关SCD的患者存在诱发与维持室性心律失常的基质与触发因素。今后需要前瞻性研究进一步理解MVP相关SCD机制，还应研究生物标志物与遗传因素识别高危个体的作用，验证目前危险预测因素，建立标准统一的临床相关危险分层，明确可能获益于一级预防的高危患者。

（刘　彤　王　鑫）

马方综合征药物治疗进展

马方综合征（Marfan syndrome, MFS）是一种多系统结缔组织疾病，由纤维蛋白-1基因（*FBN1*）突变和遗传引起的以常染色体显性方式遗传的疾病。疾病累及范围广并伴有心血管异常，最常见的心血管异常是主动脉根部扩张，见于81.19%的患者，成人和儿童的主动脉根扩张率相似。主动脉根部动脉瘤或夹层，是导致MFS患者死亡的主要原因。主动脉根部夹层发病率约为9.7%，其中近61%患者为男性，不同研究中，发病率不同，其中在60岁时96%的患者有主动脉根部扩张。目前尚无治疗MFS的特效药物，虽然手术更换扩张的主动脉仍然是最有效的干预措施，但减少主动脉根部扩张的药物治疗有助于改善患者生活质量及预后。抑制主动脉扩张是药物治疗的主要靶点，目前临床主要治疗药物为β受体阻滞剂、血管紧张素受体阻滞剂（ARB）。β受体阻滞剂曾被认为是治疗的金标准，最有可能通过降低主动脉壁压力来达到这一效果。ARB也被证实能减缓主动脉扩张进程，但多项研究结果显示出β受体阻滞剂、ARB、甚至两者联合运用在防止主动脉根部扩张上相互矛盾的结果，因此，寻找新型更为有效的药物实属必要。其他药物如血管紧张素转化酶抑制剂（ACEI）、钙通道阻滞剂（CCB）、沙库巴曲缬沙坦、白藜芦醇（RES）、多西环素、肼屈嗪、雷马替尼、Enzastaurin也有相关的研究，下文将一一阐述。

一、β受体阻滞剂

β受体阻滞剂治疗有效的依据来源于早期的动物模型。喂食b-氨基丙腈的火鸡容易发生主动脉自发破裂，当添加普萘洛尔到火鸡饲料中时，主动脉破裂的发生率明显降低。此后Shores J等发表将β受体阻滞剂应用于临床MFS患者的研究结果，他们对70例马方综合征患者进行长达10.7年的随访后发现，32例接受普萘洛尔治疗的患者中，主动脉根部生长率和主动脉事件率均明显低于安慰剂组。根据这项试验的结果，β受体阻滞剂很快成为MFS治疗的主要药物，成为2010 ACC/AHA诊断和管理胸主动脉疾病指南中的首选药物。但此项研究仍存在不足之处，其为非随机对照、样本含量较小的低质量研究，事实上无法得出临床实践的明确结论。因此，2014 ESC主动脉疾病诊断和治疗指南提到对于MFS患者预防性使用β受体阻滞剂、ARB、ACEI等药物，并没有表明具体的推荐药物。后期与β受体阻滞剂相关的研究多见于阿替洛尔与氯沙坦之间的疗效对比。美国小儿心脏网络试验登记了2007年1月—2011年2月共21个临床中心的608名参与者，但这项涉及儿童和年轻成年人的马方综合征和主动脉根扩张的试验最终没有显示氯沙坦比阿替洛尔的预期优势，阿替洛尔组与氯沙坦组3年期主动脉根部Z评分变化率无明显差异。2016年西班牙对140例MFS患者进行的一项较小的随机双盲临床研究发现阿替洛尔与氯沙坦在抑制主动脉扩张上没有区别。随后128名患者继续接受最初的治疗方案，接受平均持续时间为6.7年的随访，结果发现两治疗组之间的主动脉扩张率或临床事件的存在依然没有差异。Forteza A的研究由来自2个临床中心的140名参与者组成，阿替洛尔（$n=70$）与氯沙坦（$n=70$）两组主动脉根部直径均明显增大，氯沙坦与阿替洛尔在马方综合征患者主动脉根部及升主动脉内径进展上无明显差异。Kang YN等的Meta分析发现单独使用β受体阻滞剂治疗和单独使用ARB（氯沙坦）的MFS患者在抑制主动脉生长、心血管事件、主动脉手术方面没有显著性差异。

MFS发病率较低，病例招募困难，目前仍需要高质量的随机试验来评估β受体阻滞剂治疗马方综合征患者的长期疗效，记录所有临床相关的终点和不良事件，以评估治疗的益处和危害。目前的研究认为β受体阻滞剂只是在一定程度上减缓MFS患者主动脉瘤扩张速度，并不能完全抑制扩张进程，还没有研究表明β受体阻滞剂可以完全避免主动脉夹层或预防性手术。

二、血管紧张素受体阻滞剂

在MFS患者中，*FBN1*基因突变导致纤维蛋白原-1缺乏，从而激活转化生长因子-β（TGF-β）信号通路，改变胶原蛋白合成，使心脏和血管壁结缔组织中的弹性纤维断裂，这种重塑增加了主动脉僵硬度，降低了血管反应性，导致主动脉扩张，ARB显示能够减少TGF-β信号通路的能力以减缓主动脉扩张进程，产生对主动脉根部生长和改变具有类似的保护作用，以及减少其他心血管疾病进展。目前临床实验中使用的主要药物是氯沙坦和厄贝沙坦。

（一）氯沙坦

氯沙坦在MFS小鼠模型上表现出较好的抑制主动脉

扩张作用，目前许多临床试验评估了氯沙坦在抑制MFS患者主动脉根部扩张的效果，但结果存在不一致的现象。Elbadawi A等进行了一项Meta分析结果显示氯沙坦在延缓MFS患者主动脉根扩张方面具有潜在的益处，但对升主动脉扩张的进展没有显著影响，对主动脉手术、夹层或死亡率的综合结果也没有影响。氯沙坦治疗MFS患者主动脉扩张的结果不理想，可能与下面因素有关：氯沙坦的生物利用度低（33%）和半衰期短（2h）可能提供的保护不足。Franken R等发现氯沙坦抑制主动脉扩张率上，对单倍体*FBN1*突变似乎更有效，显性负突变（dominant negative mutation）MFS患者效果较差，因此对显性负相*FBN1*突变的MFS患者需要考虑额外的治疗策略。此外，研究也显示遗传异质性也可以影响药物作用发挥。因此，进一步的临床试验探讨氯沙坦的最佳剂量、氯沙坦对MFS患者主动脉根扩张和临床终点的实际影响仍然是有必要的。

（二）厄贝沙坦

与氯沙坦相比，厄贝沙坦具有较高的生物利用度（高达80%）和较长的半衰期（长达15h）的优势，可能会有更好的结果，但相关的研究相对较少。Mullen M等进行的AIMS研究将192名患者随机分为厄贝沙坦组（$n=104$）和安慰剂组（$n=88$），所有参与者进行了长达5年的随访。结果发现厄贝沙坦组主动脉根扩张平均速率为0.53mm/年（95% CI 0.39～0.67），与安慰剂组每年0.74mm（95% CI 0.60～0.89）相比，每年相差-0.22mm（-0.41～-0.02，$P=0.030$）。厄贝沙坦组主动脉Z评分变化率也明显降低。在严重不良事件发生率上与对照组无统计学差异性。这让研究者看到了厄贝沙坦治疗的光明前景。但这项研究仍有不足之处：①由于患者偏少，入组病例未达到预期数量的50%；②由于主动脉夹层和死亡发生率偏低，只能间接依赖于主动脉根部扩张情况反映患者病情；③患者年龄跨度较大，平均年龄偏低（中位年龄为18岁），部分患者无法区分主动脉自身发育过程的影响；④研究中有108名（56%）患者服用β受体阻滞剂，但由于失访率较高（厄贝沙坦组24%，安慰剂组15%），没有足够的数据进行有统计学意义的亚组分析。因此，厄贝沙坦治疗MFS的疗效及安全性还有待于更多、更大规模的临床研究。

三、β受体阻滞剂联合ARB

在抑制主动脉扩张方面，β受体阻滞剂联合ARB治疗是否优于单药β受体阻滞剂或者ARB仍存在争议。目前的多个研究得出的结论并不一致。Lacro RV和Pees C等的研究表明，在儿童和成人MFS患者中，氯沙坦联合β受体阻滞剂预防主动脉根部扩大的作用上优于接受单纯使用β受体阻滞剂治疗。Kang YN等对包括8项试验，涉及1381名患者的Meta分析中发现ARB联合β受体阻滞剂疗法比

单纯β受体阻滞剂疗法具有延缓主动脉根部变化和直径增大、减少主动脉夹层和心源性死亡的趋势，但结果未达到统计学意义。Malik AH等针对包括10项RCT研究，1370例患者的Meta分析发现β受体阻滞剂联合ARB治疗在主动脉根部扩张率上明显优于单药β受体阻滞剂治疗。但也有研究发现β受体阻滞剂联合运用ARB治疗MFS没有区别。2015年法国Marfan Sartan研究将299名已经接受标准疗法（86%患者在基线时接受β受体阻滞剂）的患者随机分为氯沙坦或安慰剂组，研究发现β受体阻滞剂联合运用ARB对限制主动脉扩张的作用与单纯使用β受体阻滞剂无统计学差异。因此，ARB联合β受体阻滞剂是否优于单独使用β受体阻滞剂或单独使用ARB，目前仍存在争议。今后仍需要更大规模的、更强有力的临床研究证据加以证实。

四、血管紧张素转化酶抑制剂

血管紧张素转化酶抑制剂应用于MFS患者的研究相对较少。Williams A等在一项随机、双盲交叉试验中，对14例马方综合征患者分别使用培哚普利、阿替洛尔和维拉帕米进行了4周的随访。结果发现所有3种药物都降低了收缩压，但随访期结束时未见培哚普利有延缓主动脉弓扩张的表现，只有阿替洛尔能延缓主动脉弓和腹主动脉扩张。因此，血管紧张素转化酶抑制剂对MFS综合征患者主动脉瘤扩张的抑制效果、作用机制如何目前仍不清楚。

五、钙通道阻滞剂

在MFS患者中，由于基因突变，TGF-β信号更为活跃，阻断TGF-β信号途径的药物可以减轻这种疾病的症状，但并非所有MFS患者都能耐受这些药物，尤其是钙通道阻滞剂。Doyle J J等在小鼠模型上发现，钙通道阻滞剂提高了两种受TGF-β信号调节的信号分子的活性，使用钙通道阻滞剂治疗的Marfan小鼠表现出更快的动脉瘤扩张、破裂和过早死亡。

（一）氨氯地平

氨氯地平治疗的野生型小鼠和MFS小鼠，两组小鼠的升主动脉明显扩张，且升主动脉扩张的程度大于主动脉根部生长速度数倍，其中氨氯地平治疗的MFS小鼠显得特别敏感，超过40%的MFS小鼠因主动脉破裂继发死亡，血胸或心包积血。组织分析发现，氨氯地平对野生型小鼠的主动脉结构无影响，但在MFS小鼠中使得氨氯地平治疗后主动脉壁增厚、弹性纤维断裂、弹性蛋白含量降低和胶原沉积增加。

（二）维拉帕米

维拉帕米治疗的野生型小鼠和MFS小鼠在主动脉根

部和升主动脉均表现出明显的扩大,但在MFS小鼠上表现得更为严重。同样,组织学分析发现维拉帕米对野生型小鼠的主动脉结构无影响。提示CCB类药物与小鼠基因型之间可能存在特定的相互作用。在MFS患者中不建议使用钙通道阻滞剂。

六、沙库巴曲缬沙坦

近年来,血管紧张素受体阻滞剂-脑啡肽酶抑制剂沙库巴曲缬沙坦作为治疗心力衰竭的药物已在临床中广泛应用。Spoto S等报道了1例沙库巴曲缬沙坦应用于马方综合征合并心力衰竭的病例,在这例心衰患者中,尽管有最佳的药物治疗,但患者仍出现反复发作的心力衰竭。在使用沙库巴曲缬沙坦治疗9个月后,心力衰竭得到明显改善,生活质量得到明显提高,初步证实沙库巴曲缬沙坦对马方综合征心血管并发症的治疗有效。其可能机制为沙库巴曲抑制脑啡肽酶使BNP升高改善心衰,血管紧张素受体阻滞剂通过减少TGF-β信号通路的能力来减少心血管疾病进展,认为沙库巴曲缬沙坦应用于MFS合并心力衰竭的患者可能有较好的治疗前景。不过,该报道中未观察患者主动脉扩张变化情况。虽然多项研究提示血管紧张素受体阻滞剂氯沙坦、厄贝沙坦在MFS中能够减缓主动脉扩张进程,但目前尚无缬沙坦应用于MFS患者的研究,更无沙库巴曲缬沙坦应用于MFS患者的研究。其是否能够延缓主动脉扩张目前尚不清楚,但似乎存在较好的治疗前景。

七、白藜芦醇

在各种啮齿动物动脉瘤模型中,白藜芦醇(RES)被证实对主动脉有积极的修复作用,能够改善与MFS相关的细胞内皮功能障碍,抑制细胞外基质降解,提高平滑肌细胞存活率减缓主动脉老化,而且通过减少氧化应激提高心肌细胞存活率而保护心脏。Fogacci F等发现RES在动物模型中具有对抗动脉瘤形成和左心室功能障碍方面的有益作用,认为其可能通过减少氧化应激和促进细胞存活而对MFS小鼠具有较好的效果。这提示RES在MFS患者中可能具有较好治疗价值,但目前缺乏在MFS患者中进行研究的结果,其应用于MFS患者心血管疾病的效果如何目前尚不清楚,但仍值得期待。

八、多西环素

在MFS小鼠模型中主动脉瘤的进展与基质金属蛋白酶-2(MMP-2)和基质金属蛋白酶-9(MMP-9)高表达有关。亚抗生素剂量的多西环素能显著降低MMP-2和MMP-9表达水平及降低小鼠主动脉壁的弹性蛋白碎裂,从而使主动脉壁弹性显著改善,有效地预防马方综合征胸主动脉瘤。既往的研究将多西环素与阿替洛尔在MFS小

鼠模型进行对比,结果发现长期使用多西环素通过抑制MMP-2和MMP-9,保持血管弹性纤维完整性,使血管运动功能正常化。同时通过减少TGF-β的激活,从而比阿替洛尔更能有效地预防马方综合征胸主动脉瘤的发生。Yang HH等比较了多西环素、氯沙坦钾在抑制MFS小鼠主动脉瘤上的效果,随访9个月时发现单药氯沙坦钾或多西环素与空白对照组相比,主动脉直径明显减少,而氯沙坦钾和多西环素联合治疗时在二级预防胸主动脉瘤方面,要优于单药多西环素或单药氯沙坦钾治疗。Cui JZ等的研究也发现多西环素治疗的MFS小鼠主动脉根部直径明显降低,长期使用多西环素治疗可以纠正MFS小鼠主动脉壁内弹性纤维的不规则性。多西环素在MFS小鼠中可以显著减少主动脉根扩张,但目前尚无应用于人类的临床研究。因其本身是抗生素,在长期使用过程中极易出现耐药情况,也许会限制其在临床中的应用。

九、肼屈嗪

蛋白激酶(PKC)介导的细胞外信号调节激酶(ERK 1/2)在体内的激活,能够促进血管扩张。肼屈嗪是一种以扩张小动脉为主的降压药,后期研究发现肼屈嗪能够通过抑制细胞外信号调节激酶(ERK1/2)从而抑制主动脉扩张。Doyle JJ等对服用肼屈嗪的野生型小鼠和MFS小鼠进行了实验,结果发现肼屈嗪对MFS小鼠主动脉根部动脉瘤扩张有明显抑制作用,同时还抑制了主动脉壁结构的恶化。

十、雷马替尼

ERK1/2的激活会促进主动脉瘤的形成,雷马替尼能够选择性抑制ERK1/2从而抑制MFS小鼠主动脉生长和主动脉壁结构的改变。氨氯地平能够使小鼠的主动脉明显扩张,但雷马替尼联合氨氯地平可预防氨氯地平所致的升主动脉增大,尤其在MFS小鼠中的效应明显更大。此外,雷马替尼还可降低MFS小鼠早期死亡率。但是目前研究仅限于小鼠模型,在人类MFS患者中表现如何尚不清楚。

十一、Enzastaurin

礼来公司研制的抗肿瘤药物Enzastaurin是PKC抑制剂,对PKCβ具有相对选择性,能抑制PKC介导的ERK1/2活化。氨氯地平能促使扩张的主动脉加剧扩张,在氨氯地平治疗主动脉扩张的普通小鼠中,使用Enzastaurin治疗可显著减缓升主动脉的扩张,而在MFS小鼠中的作用更为明显。使用Western Blot分析主动脉根部和升主动脉PKCβ表达,证实Enzastaurin对主动脉扩张的保护作用与PKCβ激活显著减少有关。

十二、总结

理论上任何一种降低血压或降低心脏收缩力的药物都可能有利于MFS，因为原本就脆弱的主动脉壁，在血流动力学压力减少时能够减缓主动脉的扩张，延迟或防止主动脉夹层形成。β受体阻滞剂、ARBs是目前最常用的两类药物，不管是单独使用还是联合运用均取得一定的疗效，但仍缺乏大规模临床研究提供更有力的依据。白藜芦醇、多西环素、肼屈嗪、雷马替尼、Enzastaurin等药物在MFS小鼠模型中表现出较好的抑制动脉扩张作用，但缺乏临床试验结果，能否运用于临床，临床结果如何，值得期待。

（陈剑飞　杨　俊）

实时三维经食管超声心动图在结构性心脏病
介入诊疗中的应用进展

超声心动图如同心血管医师的一双慧眼,能够清晰显示和准确评估心脏及大血管的结构、功能和血流动力学。它自问世以来,在心血管疾病的诊断与治疗中发挥了举足轻重的作用。经食管超声心动图(TEE)的出现是超声心动图技术发展史上的一次革命,其独特的成像方式能够更加清晰地显示心脏后方的解剖结构及病变,已被广泛用于心血管介入治疗及外科治疗术中。但是,常规的TEE仅能实时逐一显示二维平面结构,无法实时显示三维立体结构。近年来,发展起来的实时三维TEE(RT-3D-TEE)技术是将经食管超声技术与实时三维超声技术完美结合,能够精确地显示心脏及大血管的三维立体结构及病变。RT-3D-TEE技术一经出现,就得到了心血管内科介入医师和心血管外科医师的关注与青睐。目前结构性心脏病的介入治疗得到了突飞猛进的发展,新的器械和术式层出不穷,RT-3D-TEE的在整个诊疗过程中有着非常重要的作用。本文将重点对RT-3D-TEE技术在结构性心脏病介入诊疗中的应用做一综述。

一、经导管房间隔缺损封堵术

目前,房间隔缺损的治疗方式已经发生根本性转变,由过去的心外科开胸治疗时代进入到了一个崭新的心内科介入治疗时代。在临床实践中,大多数患者适合行经导管房间隔封堵术。超声心动图在整个诊治过程中都具有极其重要的作用,尤其是RT-3D-TEE。RT-3D-TEE弥补了传统二维TEE和经胸超声心动图的不足,能够实时立体显示房间隔缺损的情况,图像非常准确和清晰,让我们如同看到一个真实的解剖图片,经常会有意想不到的发现,因此也会改变治疗策略。

在术前,RT-3D-TEE可以详细评估房间隔缺损的数目、大小、位置及形态,并了解房间隔缺损残端情况和与毗邻结构之间的关系,以及有无合并的心血管畸形。值得一提的是,RT-3D-TEE可以清晰显示多孔或筛孔型房间隔缺损及各个缺损孔之间的关系,这是传统二维TEE无法做到的。获取三维超声的立体图像后,可以在术前实现对多孔房间隔缺损进行三维模型打印,使得介入封堵术在以往被认为是不适合的病例中也取得成功。我们中心遇到一例多发孔房间隔缺损患者,RT-3D-TEE清晰地显示房间隔有6处缺损孔(图1)。

在术中,RT-3D-TEE可以帮助选择合适的封堵器,监

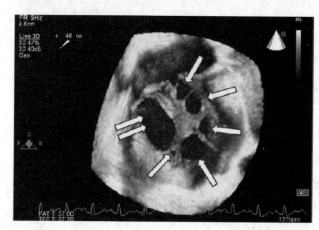

图1　一例多发孔房间隔缺损患者的RT-3D-TEE图像
左心房观显示5处较大的缺损孔和1处较小的缺损孔

测和引导导丝及鞘管顺利通过缺损孔,尤其对于多发孔型房间隔缺损,这一点尤为重要。RT-3D-TEE还可以指导封堵器的释放,评估封堵的效果,观察对毗邻结构的影响及有无并发症。目前,在一些大的心脏中心,训练有素的介入医师能够在全超声引导下进行经导管房间隔缺损封堵术,真正实现了零辐射、零造影剂的手术操作。

二、经导管左心耳封堵术

心房颤动的治疗在近几年发生了翻天覆地的变化。新的介入治疗术式如经导管心房颤动消融术和经导管左心耳封堵术在一定程度上提高了患者的生活质量并显著降低了栓塞的风险。TEE对这两种介入术都至关重要,尤其是对经导管左心耳封堵术。

心房颤动患者易发生左心房或左心耳血栓。经胸超声虽然可以发现大多数左心房血栓,但对左心耳血栓和较小的左心房血栓却无能为力。TEE尤其是RT-3D-TEE可以有效发现左心房或左心耳血栓(图2),并能够准确评估血栓的大小、形态、部位及活动度。TEE检测血栓的敏感性为92%～100%,特异性为98%～99%,空间分辨率0.2～0.5mm,可以发现较小的血栓。一旦发现左心房或左心耳血栓,患者就不再适宜接受这两种介入术治疗,因为术中的任何操作都有可能导致血栓脱落。

左心耳形态的影像学评估是经导管左心耳封堵术成功的关键。左心耳形态复杂、个体变异较大,TEE是首选的评估方法。目前不建议在没有TEE指导的情况下仅依靠X

线透视进行经导管左心耳封堵术。RT-3D-TEE较传统二维TEE优势明显，可以清晰显示左心耳内的梳状肌和小叶（图3），有助于鉴别血栓与正常的梳状肌。此外，RT-3D-TEE能更加准确地评估左心耳的形态、开口径、深度及与毗邻结构之间的关系，由此确定封堵器的类型、型号及锚定区。RT-3D-TEE还可以协助术者零射线进行房间隔穿刺，观察导丝和猪尾导管在心腔内的走行，明确鞘管顶部在左心耳的位置，实时监测左心耳封堵器的释放定位及牵拉试验的结果，评价封堵后左心耳残余血流及封堵器露肩及压缩比率，以及监测有无心脏压塞、左冠状动脉回旋支受压、左上肺静脉口堵塞和新发血栓等并发症。从RT-3D-TEE获取的左心耳图像可用于左心耳模型的三维打印，由此指导选择更加合适的封堵器，提高手术的成功率。有经验的术者可以仅借助TEE成功完成"零"射线的左心耳封堵术。

左心耳封堵术后要对患者进行连续的临床随访和TEE随访。RT-3D-TEE优势很明显，不仅可以准确观察左心耳封堵器的形态、稳定性、对毗邻结构的影响及残余分流的部位、形态和大小，并可以观察是否有封堵器血栓形成、医源性房间隔缺损和心包积液。

三、经导管主动脉瓣置入术

经导管主动脉瓣置入术的出现明显延长了很多被判"死刑"的终末期重度主动脉瓣狭窄患者的生命。这一技术同样在治疗过程中高度依赖TEE提供的精确影像学支持。

RT-3D-TEE较传统二维TEE可以更加精确地观察主动脉瓣瓣叶数目、钙化情况、瓣口面积和瓣环内径（图4）。RT-3D-TEE可以提供瓣环的最大径和最小径及瓣环的横截面积，其测量值和MSCT的测量结果高度一致，明显优于传统二维TEE。新开发的RT-3D-TEE软件可以自动、便捷、快速、准确测量主动脉瓣瓣环径。值得一提的是，RT-3D-TEE还可以准确评估冠状动脉开口位置及其距瓣环的距离。传统二维TEE超声常仅能测量右冠状动脉开口距主动脉瓣环的距离，而RT-3D-TEE能同时测量左、右冠状动脉开口距主动脉瓣环的距离。除此之外，RT-3D-TEE更能准确评估主动脉内粥样硬化斑块的情况，这对经股动脉途径的经导管主动脉瓣置入术非常重要。

在术中，RT-3D-TEE可以实时监测导丝在心腔内的走形，确保其准确通过主动脉瓣口，并实时监测可能随时发生的并发症。在球囊扩张和瓣膜放置后，RT-3D-TEE能够帮助观察人工瓣膜的位置、是否稳定、瓣口及瓣周反流情况及其程度、是否影响冠状动脉开口等，并决定是否最终释放和锚定瓣膜装置。

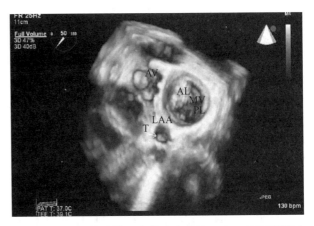

图2 一例持续性心房颤动患者的RT-3D-TEE图像左心房观显示左心耳内有一个大的血栓

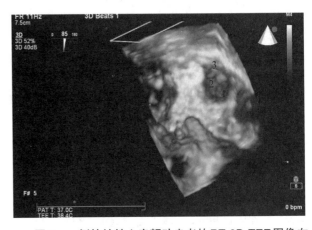

图3 一例持续性心房颤动患者的RT-3D-TEE图像左心房观显示左心耳菜花状，有3个小叶

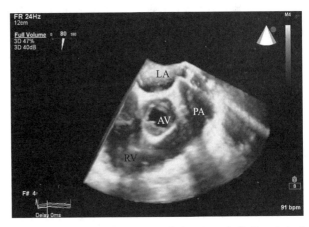

图4 RT-3D-TEE图像主动脉观显示正常的3叶主动脉瓣（收缩期）

四、经导管人工瓣瓣周漏封堵术

瓣周漏是人工瓣膜置换术后一个比较常见的并发症。对于严重的瓣周漏，经导管介入封堵术的出现避免了外科再次开胸手术的高风险。RT-3D-TEE可以精确地显示瓣周漏的大小、数目、形态及位置（图5），从而明确是否适合行

介入封堵术及选择合适形态和大小的封堵器。

在瓣周漏介入封堵术中,RT-3D-TEE可以指导导丝和鞘管顺利通过瓣周漏,并指导封堵器的打开与释放,观察释放后的封堵器位置是否固定、是否影响毗邻结构及二尖瓣反流程度是否减轻。如果第一个封堵器释放后二尖瓣反流程度仍较为严重,RT-3D-TEE可以准确评估反流的原因及部位,帮助决定是否选用第2个或第3个封堵器再次封堵,最终达到满意的效果。

五、经导管二尖瓣钳夹术

经导管二尖瓣钳夹术是目前唯一一种在临床上已经被证实能有效治疗重度二尖瓣反流的介入治疗术,超声心动图在其治疗过程中功不可没。合适患者的选择、二尖瓣病变的评估、介入术中各种操作的监测及疗效和并发症的评估都离不开超声心动图。

除了二尖瓣反流的严重程度外,TEE还能够准确评估二尖瓣的整体结构形态及功能,这对于经导管二尖瓣钳夹术的成功与否至关重要。RT-3D-TEE可以完美地成像二尖瓣,无论是从左心房面还是左心室面均能让介入医师直观立体地观察二尖瓣病变(图6)。比较适合该术式的二尖瓣病变形态包括:反流主要位于A2、P2处且该处无明显钙化;功能性二尖瓣反流时,瓣尖对合长度>2mm,瓣尖对合处相对于瓣环深度<11mm;二尖瓣脱垂呈连枷样时,连枷间隙<10mm,连枷宽度<15mm。RT-3D-TEE还可以清晰显示二尖瓣的毗邻结构如左心耳、主动脉瓣和三尖瓣。RT-3D-TEE能够准确发现二尖瓣裂和穿孔,而这些病变经常会被传统二维TEE漏诊。此外,RT-3D-TEE还可以准确评估二尖瓣的瓣环形态及大小。

由于二尖瓣在X线透视下不显影,TEE就成为二尖瓣介入术中必备的工具。目前国内外专家推荐在介入术中使用RT-3D-TEE,其在术中可以有效引导房间隔穿刺、监测二尖瓣钳夹装置是否与二尖瓣垂直并实时指导释放,在释放后观察二尖瓣反流程度有无减轻及并发症的情况,如心脏压塞、钳夹器脱落等。

六、局限性和并发症

TEE的优势明显,但也有一定的局限性和并发症。一些患者可能不能耐受或有禁忌证而不能接受TEE检查,此时,可考虑使用心腔内超声心动图。术中TEE的使用时间和手术类型、方式、术者的熟练程度有关。TEE的使用时间越长,与之相关的并发症越高。因此,应在保证手术安

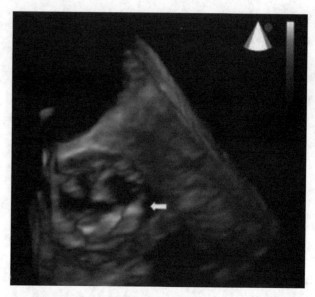

图5　一例人工主动脉瓣置换患者的RT-3D-TEE图像主动脉观显示人工瓣瓣周漏

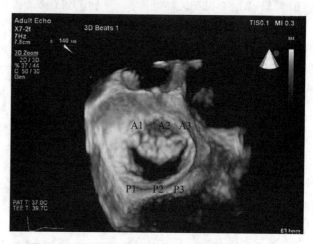

图6　RT-3D-TEE图像左心房观显示正常的二尖瓣(舒张期)

全的前提下,尽量减少TTE的使用时间。

总之,RT-3D-TEE开启了超声心动图的新纪元,高性能的实时三维立体图像结合三维打印技术已成为结构性心脏病介入诊疗的必备利器。除了上述5种心血管介入治疗术式外,RT-3D-TEE也使一些新的介入术式成为可能,尤其是新近开发的影像融合技术,将各种心脏影像学技术融合在一起,如RT-3D-TEE和CT及术中的透视图像相融合,必然在结构性心脏病的介入诊疗中发挥重大的作用。

(杜　鑫)

先天性心脏病相关肺动脉高压的治疗进展

　　肺动脉高压（PAH）是指孤立性肺动脉压力升高，而左心房与肺静脉压力正常，主要由肺小动脉本身病变导致肺血管阻力增加，且不合并慢性呼吸系统疾病、慢性血栓栓塞性疾病及其他未知因素等导致的肺高血压。PAH的血流动力学诊断标准为右心导管测量平均肺动脉压（mPAP）≥25mmHg，同时肺小动脉楔压（PAWP）≤15mmHg及肺血管阻力（PVR）＞3Wood单位。PAH是先天性心脏病（CHD）最常见的并发症之一，最终约有10%的先天性心脏病患者转变成PAH。CHD-PAH按解剖学–病理生理学分型可分为：①三尖瓣前缺损（房间隔缺损或肺静脉回流异常）；②三尖瓣后缺损（室间隔缺损或动脉导管未闭）；③复杂解剖型（房室间隔缺损或单心室）。CHD-PAH按临床分型可分为：①艾森门格综合征（Eisenmenger syndrome, ES）；②体肺分流性先天性心脏病（分为可矫治与不可矫治2个亚类）；③肺动脉高压伴小缺损；④先天性心脏病术后肺动脉高压。如何选择最佳治疗以获得更好的预后受到广泛关注，现对CHD-PAH的治疗进展做以综述。

一、矫正治疗

　　矫正治疗主要是针对CHD-PAH中临床分类的第二大类，CHD-PAH的治疗应根据缺损部位、大小和血流动力学特点选择外科修补或者内科介入封堵治疗。对有矫治适应证的患者应及早进行缺损的修补或介入封堵治疗，避免长期大量分流导致不可逆的肺血管重构，矫正治疗是CHD-PAH患者的根本治疗。

（一）矫正可行性判断

　　左向右分流型CHD-PAH患者的手术时间窗相对较宽，决定患者术后结局的两个关键因素为手术年龄和术前肺血管阻力。肺血管阻力和肺血管阻力/体循环阻力比值是临床常用的判断可行性指标，这两个指标越高，术后残余PAH的风险越高。判断CHD-PAH的手术适应证应该综合多种临床手段，如果患者无心功能不全的症状、杂音

明显、血氧饱和度基本正常、肺血多、无残根样改变、彩超提示左向右为主，右心导管检查肺循环血流量与体循环血流量比值（Qp/Qs）＞1.5，多具有手术指征，短期调整后即可手术或介入治疗。否则应该做肺血管反应试验和试封堵试验，如果达到阳性标准可认为有手术可行性；或行肺动脉造影，如果肺血管良好也可认为有手术可行性。如果经上述综合判断仍然没有手术指征，还可以给予靶向药物治疗6~12个月，再行右心导管检查等，再次综合判断有无手术指征，个别艾森门格综合征前期患者经过充分靶向治疗后再评估，重新获得了手术机会。经过这一方案确定的手术适应证范围明显较单纯血流动力学指标确定的手术适应证范围广，而且绝大多数病例术后肺动脉压力明显下降，近期、中期效果满意，远期疗效仍在随访过程中。

（二）心肺联合移植或肺移植

　　随着CHD-PAH患者的PAP进行性升高，最终发展成ES，心肺联合移植或者肺移植是唯一的希望。国际心肺移植学会（International Society of Heart and Lung Transplantation, ISHLT）注册统计1982—2015年共进行了3879例心肺移植，其中CHD-PAH占所有心肺移植的35%。ISHLT报道2004—2014年心肺移植患者，1年、2年、5年和10年存活率分别为63%、52%、45%和32%，平均存活5.8年。成人心脏病患者的增多，必定会增加心肺移植的数量，这是一个新的挑战。心肺移植的费用高、手术风险大及心肺的来源仍是面临的挑战。

二、一般性治疗

（一）避孕

　　CHD-PAH患者妊娠期病死率显著升高，生育期女性患者应严格避孕。避孕强调使用安全有效的避孕方法。应当避免使用含雌激素的药物以防增加血栓形成。如果是轻至中度CHD-PAH的女性怀孕了，心脏病专家应与有

CHD-PAH患者管理方面专业知识的妇产科专家合作以降低围生期风险。如果存在严重的CHD-PAH,应提前终止妊娠。

（二）抗凝

ES患者由于血液淤滞、内皮损伤等,存在血栓形成风险,但是艾森门格综合征患者同时又存在咯血风险,因此使用抗凝剂存在争议。当ES患者合并矛盾性血栓时需酌情抗凝治疗。

（三）利尿剂

失代偿右心衰竭往往合并水钠潴留,表现为中心静脉压升高、肝淤血、腹水和外周水肿。利尿剂可有效改善上述症状。临床中对容量不足,尤其心导管测定右心房压力偏低,超声心动图提示左心室严重受压且血压偏低的患者,应谨慎使用利尿剂。常用利尿剂包括袢利尿剂和醛固酮受体拮抗剂。血管加压素V2受体拮抗剂在此类患者中尚缺乏循证医学证据,需在有经验的中心严密监测下使用。应用利尿剂时应监测肾功能和血生化指标,避免出现电解质紊乱和血容量下降引起的肾前性肾功能不全。

（四）吸氧

当外周血氧饱和度<91%或动脉血氧分压<60mmHg时建议吸氧,使血氧饱和度>92%。尽管长期氧气治疗可改善ES患者的动脉血氧饱和度并且改善症状,但对于远期生存率无明显改善。

（五）地高辛和其他心血管药物

地高辛可改善PAH患者心排血量,但长期疗效尚不清楚。对合并快速型房性心律失常患者可考虑应用地高辛控制心室率。不建议应用血管紧张素转化酶抑制剂（ACEI）/血管紧张素Ⅱ受体阻滞剂（ARB）、β受体阻滞剂、硝酸酯类药物和伊伐布雷定等药物。特殊情况需应用时应严密监测患者血压、心率和症状,避免PAH靶向药物和上述药物合用产生严重不良反应。

三、PAH靶向药物治疗

（一）内皮素受体拮抗剂

内皮素-1主要通过与肺血管壁上的内皮素受体A和B结合发挥肺血管收缩和促平滑肌细胞有丝分裂的作用。内皮素受体拮抗剂通过阻断内皮素-内皮素受体信号传导发挥治疗PAH的作用。需注意,由于内皮素受体拮抗剂有潜在致畸作用,服用此类药物需严格避孕。

1.波生坦　波生坦是一种双重内皮素受体拮抗剂,可同时拮抗内皮素A和B受体,国内外已使用多年,目前报

道主要副作用为转氨酶异常,建议患者定期监测肝功能。BREATHE5是一项多中心双盲随机对照试验,目的是研究波生坦对于CHD-PAH患者的治疗效果。研究一共纳入了54名ES患者,接受波生坦或安慰剂治疗16周,实验组患者6MWT相对增加（43.44±8.1）m,而对照组的6MWT则相对减少（9.7±22.3）m,实验组的肺血管阻力和肺动脉压力也有明显改善。Kuang等一项关于CHD-PAH疗效的Meta分析显示,短期和长期都有较好的安全性,而且延长治疗时间能很好地改善患者的运动耐力。

2.马西替坦　一种新型口服ET受体拮抗剂,其疗效强于波生坦,欧美已批准用于PAH的治疗,2018年初在中国上市。马西替坦可降低PAH患者的死亡率和延缓病情进展,但对CHD-PAH的疗效还在进一步研究中,Gatzoulis等报道来自多中心226例ES患者,双盲、随机、安慰剂、对照治疗16周,观察6MWT、NT-proBNP、肺血管阻力指数,对照组与安慰剂组比较,没有改善ES患者的运动能力。

3.安立生坦　安立生坦是一种高选择性内皮素A受体拮抗剂,多项随机对照试验证实安立生坦单药治疗可显著改善PAH患者的症状、运动耐量、血流动力学指标,并延缓到达临床恶化的时间。

（二）5-磷酸二酯酶抑制剂

肺血管包含大量5-磷酸二酯酶,而5-磷酸二酯酶是环磷酸鸟苷（cGMP）的降解酶,其抑制剂可通过NO/cGMP通路发挥血管舒张作用,代表药物包括西地那非、他达拉非、伐地那非。

1.西地那非　2005年FDA批准了西地那非用于PAH的治疗,其静脉注射制剂于2009年获得批准。阜外心血管病医院一项研究纳入55名CHD-PAH患者,观察服用西地那非（25mg,每日3次）的效果,研究将55名患者根据先天性心脏病的缺损位置分为3组,分别为房间隔缺损、室间隔缺损、动脉导管未闭。3组患者的6MWT、心功能、肺动脉血氧饱和度都得到明显的改善,患者的体循环压力未见明显变化。不良事件主要为头痛、潮红、鼻出血、耳鸣和月经过多。不良事件的发生率在3组患者中相似。

2.他达拉非　他达拉非是目前上市的5-磷酸二酯酶抑制剂中唯一的长效制剂。Saibal Mukhopadhyay等一项研究纳入16名ES患者,观察服用他达拉非（1mg/kg,最多40mg,每日1次）后90min与12周的效果。结果显示患者的平均肺动脉压力、肺血管阻力均得到明显改善,所有患者均未见明显不良反应。

（三）前列环素类药物

前列环素刺激血管内皮细胞产生环磷酸腺苷（cAMP）从而扩张血管,还能够抑制肺动脉平滑肌细胞增殖及血

小板的聚集。在PAH患者中，前列环素水平及功能均异常降低。患有IPAH或HPAH的成人和先心病患儿的血栓素A2（TXA-2）和前列环素2（PGI-2）的生物合成不平衡，前者占比大，易引起血管收缩。PGI-2和PGI-2类似物刺激cAMP途径增加肺血管舒张功能。此类代表药物有依前列醇、曲前列环素、伊洛前列素、贝前列环素。Isac C.Thomas回顾性分析了8名CHD-PAH患者持续1年应用PGI-2后的治疗效果，8名患者的肺动脉压力、肺动脉血氧饱和度、右心房压力均得到明显改善，患者的体循环压力与MT-proBNP并未见明显变化。CHD-PAH患者长期连续PGI-2治疗导致血流动力学和临床改善。肺动脉氧饱和度的增加表明PGI-2治疗的效果并未导致从右向左的分流增加，反而减少了分流。

（1）依前列醇是静脉注射的PGI-2类似物，1995年被美国食品药品监督管理局（FDA）批准用于成人。接受长期静脉注射依前列醇治疗的儿童生存改善，然而依前列醇半衰期短（3～6min），需要持续静脉泵入以维持治疗效果，不良反应常见且目前对药物的使用剂量经验尚不足。另外，依前列醇属热不稳定药物，需要使用冰袋进行保存，使用不方便。

（2）曲前列尼尔：曲前列尼尔是一种在室温下相对稳定、半衰期较长的人工合成前列环素。曲前列尼尔有多种剂型，可通过皮下或静脉持续注射，也可通过吸入或口服给药。临床研究证实皮下注射或雾化吸入曲前列尼尔均能显著改善PAH患者的运动耐量、血流动力学参数和症状。

（3）伊洛前列素：伊洛前列素是一种化学性质稳定的前列环素类似物，为可雾化吸入剂型，也可静脉泵入。吸入伊洛前列素起效迅速，肺血管选择性好，对体循环影响较小。随机对照试验显示吸入伊洛前列素可显著改善PAH和CTEPH患者的症状、运动耐量和血流动力学参数。由于吸入伊洛前列素起效快速（2～5min），不仅可作为急性肺血管扩张试验用药，也可用于肺动脉高压危象的抢救。Heba Nashat等一项先导性研究，共纳入16名ES患者，12名ES患者完成研究，所有患者心功能分级都在Ⅲ级以上，静息状态下动脉血氧饱和度均>90%，6MWT为290m。实验结果显示吸入伊洛前列素较安慰剂相比并没有提高ES患者的6MWT，但是未出现药物不良反应。

（四）鸟苷酸环化酶激动剂

利奥西胍是一种新型的可溶性鸟苷酸环化酶激动剂，可单独或与NO协同提高血浆中cGMP水平。在PATENT试验中，Stephan Rosenkranz等分析了利奥西胍对于手术纠正后的CHD-PAH患者的效果与安全性。PATENT1试验中，与安慰剂相比，无论是小剂量利奥西胍（1.5mg，每日3次）还是大剂量利奥西胍（2.5mg，每日3次），都明显改善患者的6MWT，患者的肺血管阻力、NT-proBNP、心功能分级均得到明显改善。在PATENT2试验中，利奥西胍依然有良好的效果和安全性。

（五）司来帕格

司来帕格是一种口服选择性前列环素IP受体激动剂，尽管其与其代谢产物具有和内源性前列环素相似的作用模式，但其与前列环素的药理学机制不同。Maurice Beghetti等分析了GRIPHON研究，筛选出110例CHD-PAH患者，结果表明司来帕格可延缓CHD-PAH患者的疾病进展，并且安全性良好。

（六）靶向药物联合治疗

尽管近年来PAH药物治疗取得巨大进展，但患者长期预后仍不理想。对于PAH这种明确有多个致病通路的疾病，理论上联合治疗较单药治疗效果更好。PAH靶向药物联合应用有序贯联合治疗和起始联合治疗两种策略。近年发布的多项随机对照试验结果显示，序贯联合治疗和起始联合治疗均可显著减少PAH患者临床恶化事件发生。

四、肺动脉高压伴小缺损与先天性心脏病术后肺动脉高压的治疗

肺动脉高压伴小缺损患者PVR显著升高，伴有小的心脏缺损（通常是超声测量径线<1cm的室间隔缺损和<2cm的房间隔缺损），这些缺损本身不会造成PVR升高；患者的临床表现与特发性肺动脉高压很相似，因此可以选用肺动脉高压靶向药物治疗。此类患者缺损禁忌矫正，缺损在一定程度上可减轻肺动脉压力。先天性心脏病术后肺动脉高压是指CHD已修复，但PAH在纠正术后仍存在或术后几个月或几年内复发或发生。美国阿姆斯特丹心脏病学研究中心随访1103名CHD患者，缺损修补后50年内有15%的患者出现PAH。因此，所有CHD-PAH患者在接受修复术前与术后都应当进行右心导管评估。此类患者也应当接受PAH靶向药物药物治疗。

五、总结

PAH是先天性心脏病患者预后不佳的独立危险因素，可使全因死亡、心力衰竭、猝死和心血管死亡风险增加4倍以上。CHD-PAH患者早期应积极行矫正术治疗，是阻止疾病发生发展的最重要手段，部分处于临界手术指征的CHD-PAH患者经PAH靶向药物治疗后甚至可获得手术治疗机会。ES患者无论有无临床症状都应该应用PAH靶向药物治疗。CHD-PAH患者仍需早发现、早诊断、早治疗，避免进展成ES。

（吴炳祥 高璇）

卵圆孔未闭与偏头痛的研究进展

偏头痛是临床常见的慢性病之一，至今发病机制尚不清楚。由于偏头痛对患者的身心健康造成严重影响和损害，降低了患者的生活质量和工作效率，并且给家庭和社会带来严重的经济负担，因而深入了解偏头痛的发生机制对于预防和治疗偏头痛至关重要。本文旨在通过对卵圆孔未闭与偏头痛的可能关系、可能机制及介入治疗的疗效进行系统综述，为临床中进一步预防和治疗偏头痛提供更充分的理论依据。

一、卵圆孔未闭与偏头痛的概念

卵圆孔是位于原发隔和继发隔交界处的裂隙，在胎儿发育过程中作为沟通心房之间的先天通道。在子宫内，含氧血经脐静脉进入右心，经卵圆孔绕过肺循环进入全身循环。这种从右到左的分流形成了胎儿循环的基础。卵圆孔未闭指出生后卵圆孔瓣未能与继发隔完全融合，导致心房水平分流的先天性心脏病。在约75%的个体中，卵圆孔在几年内关闭。卵圆孔未闭形成的原因有待进一步的研究，目前考虑可能与常染色体显性遗传有关。卵圆孔未闭最初是在尸检时发现的，其发生率为27%～29%。人群中约25%的人超过3年仍未闭合者称为卵圆孔未闭，然而大多数卵圆孔未闭患者没有显著的临床症状，其中仅2%的患者会出现临床表现，且往往是在咳嗽、剧烈活动、Valsalva动作、肺动脉高压等致使右心房压力明显增高及右向左分流的情况下出现。

偏头痛是一种常见的慢性的多因素的神经血管疾病，以严重的头痛和自主神经系统功能障碍为特征，临床中以反复发作的一侧或双侧搏动性头痛为主要表现，发作时患者可出现恶心、呕吐等胃肠道反应，少数病例发作前伴视觉、感觉和运动障碍等先兆。偏头痛在儿童和青少年中很常见。其患病率为0.5%～13.6%，并随年龄增长而增加。7～11岁的性别分布几乎相等。在青春期，男女比例变为3:1，一直延续到成年。偏头痛的发病年龄通常在20～64岁，超过80%的人首次发病在30岁之前，并在中年时趋于减少。偏头痛以往通常被认为是一种原发性神经系统疾病，但近年来逐渐有研究推测其可能是一些潜在疾病的早期表现或伴随症状，如较常见的有腔隙性脑梗死、脑白质病、动静脉畸形、缺血性脑卒中等常见的脑血管事件。

二、与卵圆孔未闭相关性偏头痛的可能发病机制

人群中约有13%的个体患有偏头痛，而其中约33%的人，也就是总人群中的有4%的个体患有先兆偏头痛，且偏头痛在女性比男性更常见。在Goadsby P J等在小鼠模型中发现，雌性小鼠较雄性小鼠更易出现行路不稳、眩晕等神经系统症状。其原因可能是在实验过程中并未充分考虑并控制不同性别小鼠的激素水平及发情周期，因此，可以推测偏头痛可能受雌性动物的发情周期或人类女性的月经周期影响。

先兆性偏头痛（MA）是一种特殊类型的偏头痛，往往会先以神经、视觉、语言、感觉或运动症状等作为先兆，其后5～20min才开始出现偏头痛症状。每次发病时间不定，持续时间5～60min。近年来越来越多的研究认为先兆性偏头痛可能与卵圆孔未闭相关，尤其是存在较大的右向左分流时可能作为血栓、血小板聚集物、血清素等物质的通路，从而诱发各种疾病。起初开始提出卵圆孔未闭与偏头痛可能存在联系的是1998年Del Seete等的一项对照试验研究。试验中招募了44名难治性偏头痛患者，77名50岁以下局灶性脑缺血患者，并以50名正常人群作为对照。经患者的肘前静脉注射微泡盐水或造影剂，观察当患者平静呼吸或立刻做Valsalva动作两种不同情况下，通过经颈部血管超声观察脉管系统产生微气泡的情况。注射后15s内如果可观察到2～3个微气泡时则被认为是心内分流的阳性发现。44名偏头痛患者中有18名被认定为存在右向左分流，73名局灶性脑缺血患者中有26名存在分流。50名对照组患者中仅有8名存在右向左分流，其结果存在显著统计学差异（$P < 0.05$）。

目前公认的机制考虑可能是血管活性物质（通常由肺循环过滤）进入体循环所致，卵圆孔未闭的存在可能使血管活性物质从肝或门静脉循环进入颈总动脉循环而触发这一过程。血清素（5-羟色胺）作为一种常见的静脉血管活性物质被认为与该过程相关。正常情况下，血清素是由肺单氨基酸氧化酶（MAO）代谢的，但如果其通过卵圆孔分流避开了肺循环的滤过和灭活作用，在右向左分流的作用下直接进入动脉系统，并在脑动脉中沉积到一定浓度时，可刺激神经感受器，并与相应的神经元受体相结合从而触发偏头痛发作并加速加剧先兆期症状。

近年来也有报道指出除了血清素之外，谷氨酸、空气、聚苯乙烯、胆固醇结晶等微粒物质等也有可能参与了这一过程。

另一种机制可能是矛盾栓塞引起短暂性脑动脉闭塞或脑动脉供血区低灌注，导致大脑亚临床梗死，引起偏头痛等局部神经系统症状。尽管可以通过卵圆孔的血栓或栓子直径一般较小，但考虑到脑组织对缺血缺氧的高度敏感性，直径<1mm的微小的血栓足以引起脑组织亚临床梗死，从而引起偏头痛及局部神经系统症状。

三、卵圆孔未闭的诊断方法

如何评估及验证偏头痛患者是否还同时存在卵圆孔未闭是另一个有争议的课题。目前常用的诊断方法是通过对比经胸超声心动图（TTE）和经颅多普勒（c-TCD）在左侧循环中观察到的微泡数量（在没有卵圆孔未闭的情况下由肺循环滤出），从而对患者心房间隔水平上是否存在卵圆孔未闭进行鉴别。经胸超声心动图是一种灵敏度相对较低的检测方法，特别是在青少年和成人中。但经胸超声心动图的优势在于可以初步判断卵圆孔未闭的大小，根据分流微泡的数量，5个微泡可初步判定为小缺损，6~25个微泡为中缺损，>25个微泡为大缺损，若微泡持续超过5个心动周期则考虑为来自肺动静脉分流。在同一视图中可测量了卵圆孔的最大直径，直径<2mm的PFO为小，2~4mm为中等，≥4mm为大缺损。c-TCD则是通过检查中得到的微泡最大数量，可以大致判断卵圆孔未闭的水平，若微气泡数量为1~10个则考虑可能存在小分流；若微气泡数量>10个，且呈现出阵雨方式，则考虑存在中分流；若患者微气泡为阵雨方式且呈现布帘状，且无法辨别单个气泡形态，则考虑可能存在大分流。c-TCD作为一种相对无创的影像学检查方法，其可重复性及高敏感性已被得到多项研究的证实。然而，上述这两种技术均无法精准地确定分流的水平。第三种常用的诊断方法是经食管超声心动图（TEE），它可以直接显示卵圆孔未闭的分流，在目前的技术条件下被认为是明确诊断的金标准。相比之下TTE敏感性较差，常低估了分流的严重程度。考虑到行TEE检查时需要将探头置入患者食管中，并同时要求患者配合Valsalva动作来增强其敏感性，多数初诊患者配合度较差，故而时常需要使用镇静剂，但也因此使被检者无法充分完成Valsalva动作，从而导致了TEE检查的难度及实际可操作性均不甚理想。此外，TEE是一种侵入性相对较强，且具有潜在的创伤。因此，TEE也同样存在其局限性，在目前的医疗实践中，仍然使用TCD或TTE作为初筛卵圆孔未闭的主要手段。

四、卵圆孔未闭封堵术缓解偏头痛的循证医学证据与争议

近年来，越来越多的团队开始着手于卵圆孔未闭与偏头痛之间相关性的研究。但其中大部分研究为非随机回顾性研究，得到的结论大致相同，均认为卵圆孔未闭与偏头痛可能存在某种病理生理学上的联系，尤其是与先兆性偏头痛密切相关，而且可以通过卵圆孔未闭封堵术来达到缓解偏头痛症状或减少偏头痛的发作频率的目的。尽管其机制目前为止仍然缺乏权威的解释，但至少说明卵圆孔未闭与先兆性偏头痛是一组共患疾病。之所以出现这种结果主要是由于这些研究大多是回顾性的、非随机的，并且在高度选择的患者人群中进行，所以这些研究受到了限制。此外，在以往的偏头痛试验中，由于受试者高度可变的偏头痛病程和已知的安慰剂效应，意味着要得出正确的结论必须进行对照和盲法试验设计。随着对研究方法和试验设计的不断升级完善，越来越多的研究通过回顾性观察数据表明患者在卵圆孔未闭封堵后，偏头痛确实有所改善，症状较前减轻，尤其是先兆性偏头痛。但其收益实际上极小，而且是以手术及其并发症作为代价。传统的观点认为，药物和生活方式干预仍然是偏头痛的主要预防手段，因此，近年来出现了越来越多关于探讨卵圆孔未闭封堵术作为治疗偏头痛替代方案，以及评估卵圆孔未闭封堵术后疗效的研究。

最先开始评价卵圆孔未闭封堵术疗效的是MIST试验（采用STARFlex技术进行偏头痛干预试验），作为一项前瞻性、多中心、双盲、假对照试验，其目的主要是评估卵圆孔未闭联合STARFlex房间隔修复种植体治疗顽固性偏头痛的有效性。通过招募年龄在18~60岁的先兆偏头痛患者，既往曾使用过2种或2种以上的预防性治疗且效果欠佳，每月至少有5d无任何头痛症状，并确认存在中度或重度从右到左分流的卵圆孔未闭。147例患者被随机分为两组，一组采用经导管闭合（74例），另一组采用假体置入（73例），随访6个月。以术后90~180d偏头痛停止发作作为主要疗效终点，两组间未见显著性差异（每组3个，$P=0.51$）。以疼痛的天数较术前减少，或者偏头痛的严重程度、疼痛特征的变化为次要终点。结果显示行卵圆孔未闭封堵术者中有42%的患者自觉头痛天数较术前减少了50%，而对照组假手术组患者中仅有23%（$P<0.05$），差异具有统计学意义。因此可以认为，卵圆孔未闭封堵术对于部分患者而言确实能起到缓解症状及减少偏头痛发作频率的作用。

英国布莱顿Sussex心脏中心的PRIMA试验，是一项多中心、前瞻性、随机、开放的国际试验，目的是评价经皮卵圆孔未闭封堵术治疗难治性偏头痛的疗效。招募初发年龄<50岁，每月至少3~5次偏头痛发作，每月头痛天

数<15d，且对预防性药物不敏感的偏头痛患者作为研究对象。并从中随机选取107名卵圆孔未闭患者，其中部分使用Amplatzer封堵器治疗（n=53），其余患者仅接受药物治疗（n=54）。两组分别给予阿司匹林6个月和氯吡格雷3个月，在随机化9～12个月期间，与3个月基线期预随机化相比，基线数据显示两组患者每个月偏头痛天数约为8d。以偏头痛天数减少为主要终点，卵圆孔未闭封堵术组患者的偏头痛天数平均减少-2.9d，药物治疗组减少-1.7d（P=0.17），结果不具有统计学意义。但作为其中一个次要终点，封堵组中有38%患者偏头痛天数较基线减少了50%或50%以上，而在对照组中为15%（P=0.019），差异显著。其后经过长期的随访发现，封堵组中先兆性偏头痛的患者每月平均偏头痛天数（封堵术后患者减少2.4d，对照组则仅为0.6d，P=0.014）及每月发病次数（封堵术后减少2.0次，对照组减少0.5次，P=0.0003）较对照组均有明显减少。在后续长达1年的随访中，封堵组中仅有10%的患者在10～12个月没有再发偏头痛（P=0.055）。而封堵组中有40%的患者没有再发先兆性偏头痛，这个比例在对照组中仅为10%（P=0.004）。这表明由卵圆孔未闭引起的偏头痛更有可能是先兆性偏头痛，且卵圆孔未闭封堵术对于治疗先兆性偏头痛是有效的。然而，PRIMA试验的主要局限性是试验时间短，样本量相对较小，此外还缺乏对于对照组的充分干预（与MIST不同），使对照组个体可能对终点的判定出现偏差。总而言之，PRIMA试验证实了使用Amplatzer封堵器治疗卵圆孔未闭合并先兆性偏头痛在长期内是安全有效的。

双盲PREMIUM（前瞻性，随机调查评估偏头痛和卵圆孔未闭痛患者使用Amplatzer卵圆孔未闭封闭器治疗后头痛减轻的发生率）试验招募了230名卵圆孔未闭患者，受试者平均每个月偏头痛发作6～14d，且至少有3种预防药物治疗无效。这些患者被随机分为两组，一组采用Amplatzer封闭器封闭PFO（n=123），平均每月偏头痛发作天数为7.2d，另一组采用假手术（n=107）作为对照组，每月平均发作天数8d，随访期限为1年。以偏头痛发作天数减少50%为主要终点，在封堵组的受试者中有38.5%自觉与基线相比，偏头痛的发作天数减少超过50%，而在随机对照者中也有32%（P=0.32），结果没有统计学意义。以偏头痛发作减少的天数为次要终点。结果表明，卵圆孔未闭封堵术后患者偏头痛天数每月减少3.4d，较基线每月7.2d下降47%，相比对照组偏头痛天数每月减少2d，较基线每月

8d减少25%（P=0.025）；且在封堵组中有8.5%的受试者偏头痛完全缓解，而在对照组中仅有1%（P=0.01）。这个结果说明卵圆孔未闭封堵对于缓解难治性发作性偏头痛患者的头痛频率确实具有一定的效果，但收益并不显著。然而，当把研究对象调整为先兆性偏头痛的患者时，结果却截然不同。在封堵组中有49%的受试者自觉偏头痛发作天数较前减少50%以上，而这个比例在对照组中仅有23%（P=0.015）。且在封堵组中有15.4%的受试者偏头痛完全缓解，而在对照组中仅有2.5%（P=0.01）。因此可以认为，卵圆孔未闭封堵术并不适用于任何类型的偏头痛，有无先兆可能是评估手术风险与收益的重要预测因子。此外，PREMIUM试验证明Amplatzer卵圆孔未闭封堵器总体是安全的，手术相关的并发症，包括房颤和短暂性低血压，在随机选择卵圆孔未闭封堵术的患者中占2.9%，且是自限性的。综上所述，卵圆孔未闭与先兆性偏头痛相关，而卵圆孔未闭封堵术确实可以达到缓解先兆性偏头痛的临床症状或减少其发作的频率的目的。

然而部分患者在卵圆孔未闭封堵术后4周内，偏头痛的发作频率会增加，数周后症状才开始减轻。目前推测其原因可能是封堵器激活了左心的内皮细胞，从而活化了血小板，使得静脉中血清素浓度升高可能所致。如果血清素确实是某些偏头痛患者的触发物质，则预防性剂量抗血小板治疗，如阿司匹林、氯吡格雷等，理论上可以减轻偏头痛的发作。当封堵装置被内皮生长覆盖，不再是血小板激活的场所时，这种倾向便停止了。通过长期的临床观察及随机对照试验，术后的头4周每天给予氯吡格雷75mg的患者在手术后不久偏头痛先兆几乎完全消失，证实了这一猜想。

总之，偏头痛仍然是目前难以治愈的慢性疾病之一，卵圆孔未闭与偏头痛之间是否存在明确的联系仍需要进一步探索。现有的研究结果也只能推测卵圆孔未闭与先兆性偏头痛可能存在一定的联系，卵圆孔未闭封堵术可以缓解难治性先兆性偏头痛的临床症状或减少其发作的频率，但并不是针对所有类型的偏头痛均有显著的效果。而药物治疗对许多患者来说疗效不确切，且存在一定的不良反应。因此，在药物和生活方式干预的基础上，卵圆孔未闭封堵术可缓解某些患者偏头痛的发作，但仍需更多大样本随机对照研究结果的支持，至少现阶段尚不能认为卵圆孔未闭封堵术是治疗偏头痛的首选疗法。

（张曹进　赵凯勋）

先天性心脏病合并心房颤动一站式治疗

成年先天性心脏病（先心病）患者中，心房颤动（AF）的发病率在逐年增高，远高于普通人群的AF发病率。左心耳是AF患者最主要的栓子形成位置及来源，90%AF相关性脑卒中起源于左心耳内血栓。对于禁忌或无法耐受口服抗凝药物AF患者，左心耳封堵术（left atrial appendage closure，LAAC）已成为替代口服抗凝药物预防栓塞新的治疗策略。近年来，随着介入技术的发展，先心病伴AF患者行LAAC，并同期一站式先心病介入封堵治疗成为先心病AF治疗领域的新热点。

一、先心病合并AF的流行病学

随着外科和微创治疗技术的进步，先心病患者的生存率和预期寿命明显增加，先心病人群的年龄分布已发生改变，目前成年先心病患者数量逐渐增多，心律失常是成年先心病常见的并发症。无论是缓慢性心律失常还是快速性心律失常均可致病死率升高，心律失常可能是再住院率升高及生活质量下降的主要原因。其中房性心律失常在先心病的远期阶段出现，且单纯应用药物较难控制。一项心血管流行病学调查显示，AF在成年先心病患者中的发生率为31%，尤其与高龄密切相关。AF是55岁以上法洛四联症患者常见并发症，此外主动脉缩窄、二尖瓣畸形、未修复的单心室，甚至Fontan术后均易出现AF。在未治疗的先心病患者，或姑息治疗仍存在残余左心房室瓣反流性或狭窄性病变的患者，慢性左心房压力和容量负荷增加可以导致出现AF。因此，先心病患者中出现AF的机制与慢性血流动力学改变和左心房的重塑有关。

AF是先心病房间隔缺损（ASD）最常见的并发疾病，相关研究报道显示年龄>40岁的ASD患者中AF的检出率明显高于普通人群，在≥60岁ASD患者中AF检出率更高达52%。即使未经修复的成人小型ASD也会增加房性心律失常的隐性负担，在高龄患者可进一步加大右心负荷，右心重构进一步增加心律失常风险。一项超声心动图右心功能斑点追踪技术研究显示ASD患者右心房相关参数变化与阵发性AF关系密切。近期发表的一项ASD封堵术后长期结果Meta分析显示封堵术后房性心律失常发生率为6.5%，AF发生率为4.9%，卒中加权比例为2.1%。ASD封堵术后新发AF明显低于外科手术，对于成年ASD患者术前无AF或阵发性AF患者，封堵术可避免发展成AF。以上研究提示在ASD患者中，随着年龄增长，AF的发生率呈

明显上升趋势，这与AF的血流动力学改变密切相关，ASD可致右心系统、肺动脉和左心房血容量增多，长时间的容量负荷过重可导致心房增大，心房壁的压力和伸展力增加，心房壁间质纤维化，心房发生解剖结构重构，继而导致发生心房的电学解剖重构，易于出现AF。对于卵圆孔未闭（PFO），研究发现应用目前金标准经食管超声心动图（TEE）检测AF患者PFO阳性率为18.7%，而在肺静脉隔离术（PVI）中证实阳性率为56.6%，因此AF患者的PFO阳性率被低估。另一项研究显示封堵房间交通围手术期ASD患者生活质量低于PFO，但术后6个月随访时，ASD患者生活质量改善高于PFO，其中房性心律失常改善是重要因素，因此说明ASD较PFO更易引起房性心律失常。AF发生率因房间隔交通、高龄等因素逐年增高，脑卒中的发生率亦显著增加，据文献报道卒中年发生率为1.9%～18.2%，非瓣膜性AF患者的脑卒中发病率是正常人群的5.6倍，因此治疗AF的重要方面是预防脑卒中。

二、先心病合并AF一站式治疗选择

先心病合并AF的治疗策略，目前研究和探讨较深入的是ASD合并AF的一站式治疗。既往ASD合并AF主要治疗策略是经ASD封堵术或外科修补术闭合房间隔交通，通过胺碘酮转复心脏节律或β受体阻滞剂控制心室率，加用抗凝药物预防AF相关脑卒中。有报道部分患者术后一段时间自行转为窦性心律，但转复率低。美国心脏病学会/美国心脏协会/欧洲心脏病学会（ACC/AHA/ESC）及AF抗凝治疗中国专家共识基于AF患者的脑卒中风险，推荐使用维生素K拮抗剂（华法林）抗凝治疗预防卒中。华法林对于AF患者脑卒中的预防效果确切，但仅适用于50%左右的AF患者，其中仅有50%到60%患者可维持INR值在治疗范围内。且华法林的治疗窗窄，药动学波动大，受饮食和很多药物的影响，华法林使严重出血并发症每年增加1%～2%，轻微出血并发症每年增加5%～10%。最近以达比加群酯为代表的凝血酶直接抑制剂以及以利伐沙班、阿哌沙班为代表的激活X因子抑制剂新型口服抗凝药的问世，由于治疗窗宽、与食物药物无相互作用、不用监测、疗效确切等优点受到广泛应用，但是对其20个月应用随访后发现中断治疗的发生率高达37%，此外口服抗凝药物也增加远期出血风险，一旦引起出血，尚无有效的拮抗药物。以上各种原因导致目前抗凝药物并不是AF患者长期预防

脑卒中的理想策略。

随着介入及外科技术的发展，ASD合并AF的一站式治疗策略有了新选择。对于不适合行介入治疗的ASD合并AF患者，外科修补术同期行AF复律迷宫（Maze）手术。主要缺点是手术创伤大，手术时间长，存在AF复发率。祁明等对269例ASD合并AF患者同期行ASD修补术和AF迷宫MazeⅢ手术治疗，术后6、12、24个月保持窦性心律的比率分别为89%、87%、81%；ASD可行介入治疗，同期或封堵术后数月行电复律术，应用胺碘酮维持心脏节律，华法林或新型抗凝药预防脑卒中，这种策略的缺点对左心房内径有要求，且AF复发率高，临床可行性较低；ASD可行介入治疗，先行AF导管消融术，后行ASD封堵术，缺点是ASD伴AF患者多数心房已扩大，导管消融术效果差，同样存在AF复发问题，荟萃分析指出非阵发性AF单次导管消融术1年成功率仅为50.8%，且AF复发后再行导管消融术困难，仍需长期抗凝。根据2014年AHA/ACC/HRSAF指南指出，1年以上持续性AF无明显心悸不适症状，不推荐导管消融。

AF时易形成血栓，血栓脱落最严重的结局是脑卒中，左心耳是AF患者最主要的栓子形成位置及来源。AF的血流动力学状态，左心耳内广泛小梁结构是血栓形成的重要因素。对于不适合口服抗凝药物或导管消融术的先心病 AF患者，LAAC可以预防脑卒中及相关并发症的发生。PROTECT-AF和PREVAIL临床研究发现LAAC预防栓塞的有效性不劣于华法林，而对于曾患脑卒中或短暂脑缺血发作的患者，LAAC预防栓塞的有效性明显优于华法林。在降低心血管病死率、不明原因死亡、致残、致死性脑卒中、出血性脑卒中和主要出血事件发生率上明显优于华法林。因此在先心病伴AF患者中行LAAC，并同期一站式行先心病介入封堵治疗，有望成为理想的治疗策略。

三、同期LAAC及先心病介入封堵一站式治疗现状

先心病合并AF患者行LAAC在国外相关文献报道较少，仅见应用于存在房间隔交通，即ASD或PFO伴持续性AF患者的治疗。2012年Francesco等报道了1例PFO并AF患者因短暂性脑缺血病史且无法耐受抗凝药物治疗，同期接受LAAC与PFO封堵术，初步证实了该技术可行性并且手术操作简便。2014年Dezsoe等回顾了51例PFO并AF患者经先天的未闭卵圆孔行LAAC，技术成功率较高，有效避免了房间隔穿刺相关并发症。2016年Ignacio等报道了1例既往接受过二尖瓣置换术及房间隔修补术的持续性AF患者，因房间隔修复缝合处裂开并为预防脑卒中同期行LAAC和残余ASD封堵术获得成功，随访期间未见相关并发症。Sameer等回顾了ASD/PFO伴AF患者行LAAC的临床经验，同期先行LAAC再行ASD/PFO封堵组，仅1例穿刺

位点出血，无严重并发症。对于左心房内径增大的非AF较大房间隔患者，Shingo等报道了探索行ASD或PFO封堵术的同时预防性行LAAC，其中期随访结果显示无不良事件发生，无有效性安全性主要终点事件发生，所有患者均未出现AF。Yu等通过回顾性研究发现先行LAAC再行ASD/PFO封堵组较单纯LAAC组男性患者比例及术前栓塞发生率更高，但两组在长期随访栓塞事件发生率、器械相关性栓塞、出血事件，以及心源性死亡发生率方面无统计学差异，Kaplan-Meier分析显示先行LAAC再行ASD/PFO封堵组在降低年栓塞及出血风险上获益更大，因此一站式介入封堵治疗可能是存在房间交通AF患者的最佳治疗措施。

四、初步临床经验探讨

先前我们报道了21例房间隔交通（ASD 18例，PFO 3例）合并AF患者成功经房间隔交通行LAAC，并同期房间隔交通封堵一站式治疗（图1 A～D），充分证明了该路径的可行性，短期随访结果良好。但经房间交通路径同期封堵术可使手术操作难度增大，对于较大的ASD，输送鞘管难以固定，容易移动造成重复操作。由于房间隔上PFO位置相对较高，偏向头侧，对于低位左心耳的患者，左心耳输送鞘管通过房间交通达到同轴的左心耳位置操作难度相对较大，研究中3例PFO均成功封堵，提示经 PFO 行LAAC的可行性。我中心前期1例患者为既往外科修补ASD术后，通过房间隔人工补片穿刺后成功置入左心耳封堵器，因此既往外科术后患者行LAAC并非绝对禁忌证。此后，又进行了2例动脉导管未闭合并AF患者的一站式治疗（图1 E、F），虽然经房间隔穿刺造成医源性ASD，但6个月后经TEE复查时未发现持续性房间隔分流。医源性ASD趋向于自发愈合，既往研究显示最大22F输送鞘造成的医源性ASD，18个月后80%患者自发闭合。如果未闭合潜在形成矛盾血栓，肺动脉高压及右心功能不全，需进一步封堵干预。一项经房间交通对比房间隔穿刺行LAAC研究结果表明，两种途径在围手术期及远期随访安全性及有效性相似，同期一站式介入封堵治疗可额外获益而不增加风险。我中心的初步临床经验体会与经房间隔穿刺途径相比，21例经房间隔交通路径手术时间更短，有效避免房间隔穿刺潜在并发症。

同期先行LAAC再行ASD/PFO封堵可较好地利用房间隔交通的解剖优势而简化手术操作，但需注意LAAC后即刻行ASD/PFO封堵，如果出现左心耳封堵器栓塞则无法通过房间隔交通快速介入取伞，因此建议LAAC完成后观察10～15min后再行ASD/PFO封堵，而同期手术的弊端是一旦术后出现感染性心内膜炎，感染源较难判断。通过回顾文献结合初步临床经验，同期LAAC及先心病介入封堵一站式治疗的并发症包括心脏压塞，气栓致脑卒中或短

暂性脑缺血发作，左心耳封堵器残余漏，左心耳封堵器移位，以及心功能恶化甚至猝死。其中LAAC相关心包积液或心脏压塞较常见，高危因素包括反复操作及多次更换左心耳封堵器；封堵器盘面的磨蚀效应及先心病患者心脏重构后心肌组织力学特性变化，可能是左心房与左上肺静脉交界处磨损破裂的主要因素，因此封堵器释放后及时造影观察对比剂充盈情况及封堵器形态，持续监测TEE，尽量避免周围组织解剖结构损伤对于先心病患者行LAAC是至关重要的。随访期间因心衰再住院考虑与先心病长期血流动力学异常引起心功能恶化有关。因此先心病患者心脏功能变化可能是一站式封堵技术潜在的风险因素，需要谨慎术前评估和严格适应证选择。结合我们的临床经验，经一站式治疗患者180d TEE随访，显示封堵器形态良好，位置固定，表面均未见血栓形成，封堵器边缘未见残余分流束（图2）。短中期随访期间无血栓或出血等严重不良事件；患者术后随访期间心功能良好，心脏射血分数较术前无明显变化；Kaplan-Meier分析显示随访期一站式治疗安全有效（图3）。

五、展望

目前对于LAAC治疗安全性及有效性存在争议，2018年一项回顾性研究表明LAAC器械相关血栓（device related thrombus，DRT）事件年发生率高达7.2%，且DRT事件是缺血性脑卒中一项独立危险因素。造成LAAC后DRT因素包括封堵器形态和结构可能影响血栓形成，术后口服抗凝及血小板治疗方案不一致，患者自身情况如左心房大小、脑卒中与出血风险、心功能状态等不同。应用盖口式左心耳封堵器行LAAC后仅应用单药抗血小板治疗的多中心短中期随访的结果显示，单药抗血小板治疗方案可有效降低血栓及出血风险，是LAAC后合理的预防血栓方案选择。但对于先心病合并AF的一站式治疗后预防血栓形成的药物治疗方案仍基于各自心脏中心经验，且患者高龄等因素LAAC后DRT不容忽视，尚需进一步相关临床研究。Blerim等发现LAAC后左心房容积较术前显著增大，左心房储备容积和扩张指数，左心房峰值纵向应变显著增大，分析LAAC后左心房负荷增高是导致左心房机械

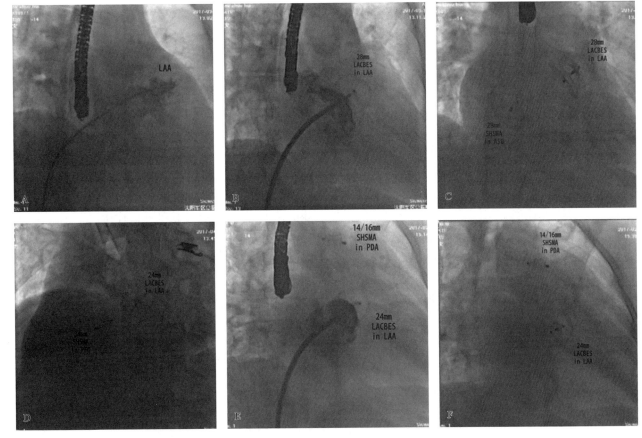

图1　LAAC并同期先心病介入封堵图示

A.经房间隔交通，送入猪尾导管行左心耳造影呈分叶型；B.左心耳封堵器完全释放后，手推对比剂造影及经TEE检测左心耳封堵器位置及残余分流情况；C.同期行ASD封堵术后透视观察封堵器形态及位置；D.同期行PFO封堵术后透视观察封堵器形态及位置；E.PDA封堵术后，经房间隔穿刺途径，左心耳封堵器完全释放后再手推对比剂造影及TEE检测左心耳封堵器位置及残余分流情况；F.透视观察PDA及左心耳封堵器形态及位置。LAA.左心耳；ASD.房间隔缺损；PFO.卵圆孔未闭；PDA.动脉导管未闭；SHSMA.上海形状记忆公司封堵器；LACBES.左心耳封堵器（上海普实医疗公司）

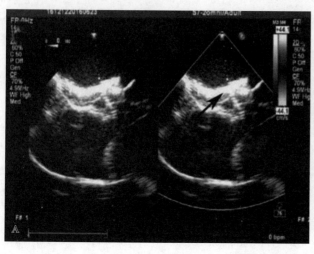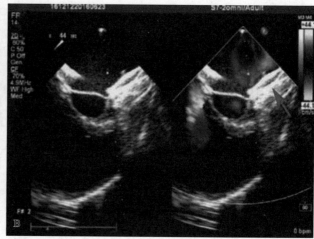

图2　术后180d　TEE随访

A.ASD封堵器（黑色箭头）表面无血栓形成，无残余分流；B.LACBES 左心耳封堵器（红色箭头）形态良好，位置固定，表面均无血栓形成，封堵器边缘未见残余分流束

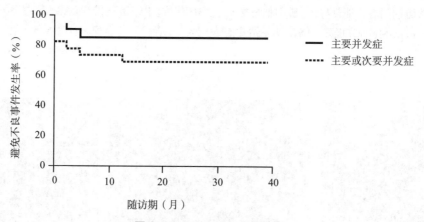

图3　Kaplan-meier分析结果

短中期随访显示免于严重不良事件及全部不良事件发生率较高，充分验证一站式治疗的安全性及有效性

功能改善的潜在原因，这种解剖改变引起左心房的再重构，乃至功能相应改变和电重构及神经重构，其结果较难预测。

根据我们单中心的初步临床实践经验结合国内外相关进展，验证了经房间隔交通行LAAC成功率高，是安全可行的；应用国产新型左心耳封堵器在先心病伴AF患者中行LAAC，封堵器残余分流发生率低，输送系统操作便利；同期行先心病介入封堵治疗是可行的，安全、有效的，短期随访结果良好；先心病患者心脏重构及功能变化可能是一站式封堵技术潜在的风险因素。目前尚无大样本量的完全随机对照研究的证据验证一站式封堵治疗的必要性，其临床疗效及必要性尚有待于大数据结果支持。

（朱鲜阳　王建铭）

先天性心脏病常见镶嵌治疗技术的现状与展望

近几十年来,新的外科手术和经导管技术及生命支持设备的开发显著提高了先天性心脏病患者的生存率。然而,这些进步都有其自身的弊端。例如,小儿患者经常必须经历多次外科手术、胸骨切开术和体外循环(CPB)。暴露于体外循环和深低温循环或局部脑灌注可能会对新生儿大脑产生不利影响,尤其是低出生体重的新生儿将处于危险之中,导致恢复迟缓和长期智力缺陷。尽管经导管治疗有助于降低"侵袭性"的程度,但经皮方法也常受到患者人数、血管通路或异常解剖结构的限制。因此,为了向患者提供最大的血流动力学益处,同时最大程度地减少对CPB的暴露,先天性心脏病的治疗从外科开胸手术的单一手段,逐渐转变为手术和介入共同治疗的模式。心血管外科医师和介入医师之间的合作不断发展,并结合了这两个学科的优势。这种合作正在扩大CHD患者的治疗选择,旨在为先天性心脏病提供最小的侵入性,最佳的解剖学矫正。

以往狭义上的内外科镶嵌治疗(hybrid procedure)主要指外科术中的辅助介入治疗,如多发室间隔缺损的室间隔修补结合术中肌部室缺的封堵等。现代意义的先天性心脏病镶嵌治疗一般分为外科手术前的镶嵌治疗,外科手术中的镶嵌治疗,外科手术后的镶嵌治疗。特别是对于一些复杂先天性心脏病,内科介入技术的微创优势与外科手术的适应证优势相互结合,这种全新的镶嵌治疗模式已经成为先天性心脏病治疗的趋势和发展方向。通过镶嵌治疗减少了手术的创伤,扩大了手术适应证范围,改善了手术效果,同时降低手术和介入治疗各自的风险,也减轻了患者的痛苦和家庭经济负担。现针对临床常用的一些先天性心脏病镶嵌治疗现状做出点评,并展望未来的发展趋势。

一、常见先天性心脏病镶嵌治疗的现状和思考

(一)外科手术前的镶嵌治疗

体-肺动脉侧支血管栓塞术伴右心室流出道狭窄或闭锁的复杂发绀型先天性心脏病,如法洛四联症(TOF)、右心室双出口(DORV)、肺动脉闭锁(PA)及单心室(SV)等,其肺循环血供往往由固有肺动脉、动脉导管、主要的体肺侧支血管(major aorta pulmonary collateral arteries, MAPCAs)共同承担,如果固有肺动脉存在先天性狭窄甚至闭锁,则肺循环的血供则主要依赖

MAPCAs和(或)动脉导管供给,在杂交手术室先介入封堵MAPCAs,再同期行外科矫治手术。通过内外科镶嵌治疗,可降低术后肺部并发症,减少病死率。这里面涉及器械选择的问题,绝大多数中小MAPCAs都可以选用经济实用的不可控弹簧圈,比较大的血管可以置入多枚弹簧圈达到封堵效果;对于较大的MAPCAs或外科术中不易探及的巨大MAPCAs,可以选择血管塞(vascular plug)或者动脉导管未闭封堵器封堵;对于比较细小的MAPCAs,选择微导管甚至明胶海绵,也一样可以达到堵闭的效果。对于合并MAPCAs的复杂发绀性先天性心脏病这种镶嵌治疗已经在全国多家医院常规开展。

(二)外科手术中的镶嵌治疗

1.经皮胸前穿刺治疗 婴幼儿先天性瓣膜狭窄和(或)闭锁主要适用于3种疾病:先天性极重度主动脉瓣狭窄、先天性极重度肺动脉瓣狭窄、室间隔完整的肺动脉闭锁。患儿往往病情极其危重,约50%的患儿在2周内、80%的患儿在6个月内死亡。经典外科手术需要建立体外循环,手术时间长,死亡和并发症发生率较高。介入治疗,包括球囊扩张或射频打孔等,避免了外科手术的缺点,但在新生儿或年龄较小的婴幼儿中操作难度大,血管损伤风险高,有时难以达到预期的治疗效果。近年来发展出一种镶嵌治疗方式治疗这类患者,由外科与介入医师联合完成。经升主动脉和(或)右心室流出道穿刺,在食管超声引导下经过膜性闭锁或者重度狭窄的瓣口,导入导丝和球囊,进行球囊扩张,食管超声确定扩张部位和评估治疗效果。手术主要采用胸骨正中切口,也有剑突下切口在透视下用射频打孔联合球囊扩张的报道。这种方法既避免了传统外科手术的体外循环、心肌切开等损伤,又避免了经皮介入治疗的相关并发症,手术效果非常好,术后恢复时间也比较快。

2.间隔缺损的内外科镶嵌治疗 室间隔缺损(VSDs)是最常见的先天性心脏病,其中肌性VSDs(MVSDs)约占20%。MVSDs通常是位于小梁室间隔中部,远离房室结的单个孤立性病变。由于室间隔解剖结构的复杂性,外科修复可能具有挑战性。合并肌部室间隔缺损的多发缺损,是镶嵌治疗的绝对适应证。多项研究表明,长期的良好结局与严重不良事件的发生率低相关。但是,大多数报道仅限于单中心经验或少量患者。Gray等最近发表的最大的多中

心经验有47名患者。该研究在所有22名单独的MVSD患者及在21/25（87%）的多发缺损组中完成了缺损封堵并结合有或无体外循环外科手术的患者，均取得了手术成功。与进行复杂手术的患者（28%）相比，单纯缺损组的严重不良事件发生率也较低（9%）。复杂组中的4位患者因与手术无关的原因而死亡或接受了心脏移植。长期随访显示90%的患者VSD完全闭合，仅5%的患者有中等程度的残余缺损。

在外科常规修补室间隔缺损的基础上，针对难以探查的肌部室间隔缺损进行术中封堵治疗，极大地缩短了体外循环的时间，且不受体质量的影响，堵闭效果也比外科修补更彻底，这种镶嵌治疗方式值得大力推广。

（三）外科手术后的镶嵌治疗

1.经导管房间隔造口术（BAS） 房间隔造口术最早适用于婴幼儿完全性大动脉转位（TGA）、完全性肺静脉异位引流（TAPVC）及左、右心发育不良综合征等复杂先天性心脏病的患儿。由于新生儿卵圆孔基本上都是开放的，应用球囊扩张进行房间隔造口相对简单易行；房水平分流增加后可以有效缓解发绀、缺氧及酸中毒状况，使患儿达到外科手术的条件。但是近年来，随着小儿心脏外科技术水平的进展，特别是婴幼儿体外膜肺氧合（ECMO）技术的突飞猛进，绝大多数TGA和TAPVC的患儿在新生儿期都可以有效根治，使得BAS应用越来越少而几乎失传，市面上甚至很难找到合适的婴幼儿球囊导管。

另一方面，在心脏术后ECMO的患者中，BAS技术又找到了用武之地。对于术后严重心力衰竭的患者，ECMO辅助可以有效地维持循环压，满足器官灌注需要。但是心脏术后心力衰竭患者在应用ECMO辅助时会存在左心室舒张末压持续过高，引起肺静脉高压、肺水肿，甚至进展为不可逆的肺衰竭。除此之外，左心血流缓慢，血流淤滞，左心系统血栓形成的风险增加，是导致体循环栓塞的原因之一。BAS技术可以在房间隔造口进行左心引流，降低左心前负荷，利于心肌和肺水肿的恢复。房间隔造口产生左向右分流后，左心内血液流动增加，心腔内血栓形成的风险也会降低（图1）。

BAS作为一项"古老"的镶嵌治疗技术，在外科术前的应用越来越少，而在外科术后的应用反而越来越多。这仍是心脏介入医师必须要掌握的一种基本技术。

2.残余狭窄和（或）梗阻的介入治疗 对于先天性心脏病术后出现的残余左心室流出道、主动脉瓣狭窄，或右心室流出道、肺动脉及其分支狭窄，以及静脉吻合口狭窄等情况，二次开胸视野不清，疗效有限，采用球囊扩张或者支架置入均可以达到治疗效果。目前存在的问题是单纯球囊扩张对肺动脉分支狭窄效果有限，往往需要置入支架治疗。但是肺动脉专用支架品种非常少，特别是基本没有针对儿童或婴幼儿的支架，而外周血管支架应用在肺动脉上，随着年龄的增长会出现再狭窄，远期效果有限。所以临床急需可以二次扩张的肺动脉专用支架。

3. Fontan类手术后窗孔封堵术 单心室和其他不能进行双心室矫治的复杂先天性心脏病，Fontan类手术是标准治疗方式，高危患者常常在心房内板障留下"开窗口"以作缓冲，但窗口会影响患者的血氧饱和度，也存在栓塞的风险。在血流动力学调整完成后，需要将窗口关闭，根据不同的位置和大小可以选择房间隔缺损封堵器、动脉导管未闭封堵器或者弹簧圈关闭（图2）。关闭窗口前要做详细的血流动力学检查，符合条件才能闭合窗口，否则会引起严重的肝淤血等并发症。一项最新的研究中，Web等回顾性分析了1992—2015年在儿童医学中心有118例患者接受了心脏外开窗式Fontan手术。其中60例使用介入技术进行关闭开窗。32例（53%）使用AMPLATZER血管塞，而28例（47%）使用封堵器。在3.9年的中位随访中，有5例患者出现不良结局，其中2例患有心律失常，1例患有塑性支气管炎，1例患有蛋白质丢失性肠病和1例卒中，无死亡。118例患者中有23例（19%）自发性关闭。经皮开窗关闭的患者与自发闭窗或持续开窗患者的发病率和死亡率没有差异。Fontan类手术后窗孔封堵术是一种安全有效的方法，其发病率和死亡率均最低。

4.残余缺损和（或）分流的介入治疗 外科先天性心脏病术后残余分流，或者合并肺动脉高压预留的房间隔开口和（或）室间隔活瓣，这类患者如果术后血流动力学达标，均可以选择适当的时机进行介入封堵治疗，减少二次开胸的风险。国内外多家单中心报道残余分流的介入治疗

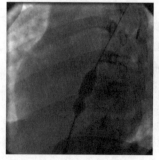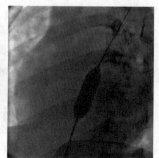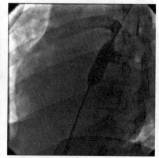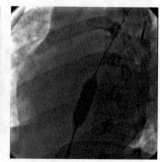

图1 体外膜肺氧合辅助时球囊房间隔造口

疗效佳，风险低，损伤小，是有适应证的外科术后残余分流的最佳选择。笔者治疗一例9岁患儿，右心室双出口术后1个月巨大左心室右心房漏，选用14mm动脉导管未闭封堵器成功封堵，避免了二次开胸手术（图3）。

二、先天性心脏病镶嵌治疗的条件

先天性心脏病镶嵌治疗的条件包括软件和硬件两个方面。

1.软件方面　包括内科介入团队、心脏外科团队、超声及影像团队。首先需要技术成熟的内科介入团队。复杂先天性心脏病的介入治疗没有常规，往往需要开创性思维，术中可能需要临时应用一些非常规的导管、导丝及各类支架球囊或者封堵器等，所以技术娴熟的介入团队是必需条件。能够独立操作并完成常规先天性心脏病的介入治疗，每年先天性心脏病介入治疗应该在200例以上，对常用心脏介入和外周介入的器械要能够熟练应用，这样的团队

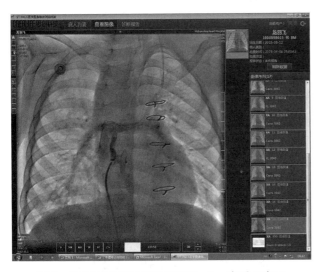

图2　房间隔缺损封堵器堵闭Fontan术后开窗口

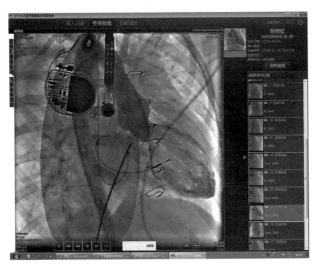

图3　动脉导管未闭封堵器堵闭右心室双出口术后左心室右心房漏

才能游刃有余。其次，心脏外科团队的水平决定了先天性心脏病镶嵌治疗的手术复杂程度，其中Switch术式是标杆性手术，如果外科团队能成熟开展新生儿完全性大动脉转位的Switch手术，则绝大多数复杂先天性心脏病的镶嵌治疗都可以开展。还有超声和影像团队也必不可少，可以提供术前诊断、术中监测和术后评价的全方位辅助，为下一步治疗方案提供依据。

2.硬件方面　杂交手术室在标准心脏外科手术室基础上，整合了数字减影血管成像、超声心动图（包括经胸与经食管超声）、CT及磁共振等系统，这种"一站式"硬件设施提供了全方位的诊治条件，使镶嵌治疗的开展变得更快捷、更安全。但是，杂交手术室费用昂贵，而且并不是开展镶嵌治疗的必要条件，临床中要根据患者病情选择具体的治疗场所和治疗方式，在标准外科手术室加上食管超声的配合，也可以完成大多数先天性心脏病的镶嵌治疗。

一台复杂先天性心脏病的镶嵌治疗，需要多学科团队特别是内、外科医师的完全信任和充分沟通，术前精心设计手术方案，术中密切配合，影像医师及时评估治疗效果，才能达到最好的结果。术者（决策者）的责权一定要明确，术者掌控全局，决定手术台上治疗方案是否要更改，是否终止或继续手术等。

三、先天性心脏病镶嵌治疗展望

先天性心脏病的内外科镶嵌治疗其实没有定式，这里没有阐述的还有很多，如复杂先天性心脏病的右心室流出道支架置入术、右心室流出道疏通术后经导管肺动脉瓣置入术、动脉导管依赖型复杂先天性心脏病的动脉导管支架置入术，以及镶嵌治疗在左心系统中的应用等，随着介入技术和外科理念的发展，镶嵌治疗还会"创造"出很多新的术式。这些新术式有一个共同点：病例少、近期效果显著、远期疗效不明。临床急需开展全国多中心研究，总结大数据，规范适应证，评估远期疗效，制定中国的先天性心脏病镶嵌治疗指南。在此之前，各家中心应该成立专家委员会，对每一项新技术进行客观评价和管理，避免盲目扩大适应证，开展"伪镶嵌"治疗，从而促进真正的镶嵌技术健康发展，最终使患者获益。

心脏领域的内外科融合是未来的大趋势，镶嵌技术是先天性心脏病治疗的必然发展方向，随着影像技术和介入器械的改进，镶嵌技术有着广阔的应用前景，国内广东省人民医院、上海儿童医学中心等已经开展胎儿先天性心脏病的介入治疗，外科预处理后的改良介入全腔静脉–肺动脉连接术也在广东省人民医院、武汉亚洲心脏病医院等单位开展。临床医师要做好准备，勇于开创性思维，用严谨的态度敢于创新和实践，才能适应先天性心脏病专科的发展，更好地服务于患者。

（张刚成）

第十二部分　心脏及血管影像学进展

应变心脏超声在高血压心脏病变评估中的临床应用价值

在高血压发展过程中,伴随着心脏结构、形态及功能的改变,导致心室肥厚、心室舒张和收缩功能的改变伴随着心脏结构、形态及功能的改变,导致心室肥厚、心室舒张和收缩功能的改变,最终可引起心力衰竭。因此,早期快速、准确定量评估高血压心脏病患者的心功能改变,对于临床及时诊治高血压患者心脏早期损伤具有重要的意义。心脏超声是目前最常用的评估高血压患者心功能的方法,近年来应变成像心脏超声技术越来越受到关注。

心肌应变是指心肌在张力作用下发生形变的能力;心肌应变率是指心肌发生形变的速度。斑点追踪应变和应变率成像(strain and strain rate imaging, SRI)是根据超声心动图中斑点位移的大小和速度,测算心肌的应变和应变率。目前应变成像心脏超声技术主要包括二维斑点追踪技术、斑点追踪心肌分层应变技术及实时三维斑点追踪技术。

一、二维斑点追踪成像技术

二维斑点追踪成像(two-dimensional speckle tracking imaging, 2D-STI)技术通过实时追踪二维超声图像上斑点的运动轨迹,定量测量心肌的组织速度、应变及应变率,具有角度依赖性小、测量参数较全面等优势,已被广泛应用于心肌运动的评价。其不受声束方向和室壁运动夹角的影响,也不受心脏整体运动及相邻牵拉效应的影响,是一种可定量评估心脏局部和整体心肌形变和形变速度的技术,可在整体心功能改变之前发现局部心功能障碍。

(一)应用2D-STI技术评价高血压心脏病患者左心室整体及各节段收缩功能改变

心脏的收缩和舒张运动包括纵向(longitudinal strain, LS)、径向(radial strain, RS)和圆周(circumferential strain, CS)应变。纵向应变,代表心脏长轴方向的运动,各室壁沿心肌纵行纤维方向上的平均值,在收缩期时心肌室壁长轴方向上形变缩短显示为负值,在舒张期心肌

在纵向拉伸拉长显示为正值。径向应变,代表心脏短轴方向上的运动,反映了心室壁收缩期时的增厚程度,在收缩期时室壁增厚呈正值,舒张期时室壁变薄呈负值。圆周应变,代表心脏短轴方向环形运动,各室壁节段沿心脏左心室短轴圆周方向上的平均应变值,收缩期时心肌向圆心缩短呈负值,舒张期时心肌偏离圆心运动呈正值。

国内外学者应用2D-STI发现与正常对照组相比,射血分数正常的高血压患者测得左心室长轴整体和各节段的心内膜层LS减低,而CS、RS无明显变化或代偿性增加。结果提示在射血分数下降之前,LS较RS、CS更早期地反映左心室局部收缩功能障碍,由于LS主要与心内膜下心肌纤维收缩有关,而CS、RS主要与心肌中层纤维环形收缩运动及心肌纤维在短轴的收缩运动相关,说明高血压早期病变可能只局限于心内膜下心肌,未累及心肌中间层及心外膜层,其原因可能是高血压早期尚未出现明显的心室肥厚,但由于长期血压增高,导致高血压患者心肌能量代谢紊乱,心内膜层的心肌应变最早出现异常。在射血分数减低的高血压患者中,应用2D-STI发现LS、CS、RS均较正常对照组减低,反映了随着高血压心脏病的进展,病变已经逐步累及至中层心肌,原因可能是由于高血压时心脏后负荷增加,左心室发生重构的范围扩大,心室肥厚程度加重,由心内膜扩展到中层心肌甚至心外膜。

(二)应用2D-STI技术评价高血压心脏病患者左心房整体及各节段收缩功能改变

左心房在整个心动周期中具有储存、通道、辅泵三大功能,分别占左心室充盈量的40%、35%、25%。左心房作为左心室舒张期充盈灌注的决定因素,影响着心排血量,左心房功能异常会导致心排血量减少。因此,评价左心房早期结构和功能改变具有重要的临床意义。

以往常规超声心动图仅通过测量心房内径、容积初步评估左心房功能,但左心房为不规则腔室,几何形态的评估往往会影响结果。随之发展起来的组织多普勒技

术虽然不依赖几何形态评估心房功能，但是存在角度依赖性，且常常受到二维图像质量和心率等因素的影响。2D-STI可以通过应变曲线反映左心房在心动周期各个时相的功能。心肌运动速度、应变和应变率曲线结合心电图波型时相，可以获取各个节段相应的心房收缩期、舒张早期、舒张晚期的应变速度（Vs、Ve、Va）、应变（Ss、Se、Sa）及应变率（SRs、SRe、SRa）曲线，分别反映了左心房的储存、管道和辅泵三大功能。

有研究显示，高血压患者左心房整体收缩期、舒张早期及舒张晚期的峰值速度（Vs、Ve和Va）、应变峰值（εs、εe和εa）、应变率峰值（SRs、SRe和SRa）较正常对照组均显著降低。在心房和心室的大小及厚度正常的高血压患者，左心房的应变及应变率已显著降低；左心房功能降低归因于左心室舒张压升高，导致左心房压力的升高，使其储存及管道功能降低。随着高血压患者左心室舒张功能障碍的出现，左心室舒张压力升高，导致左心房压力升高，左心房也随之增大。通常左心室舒张功能异常早于收缩功能异常出现，左心房通过存储、通道及泵功能调节左心室充盈，因此，左心房在维持左心室充盈方面起着重要作用，左心房的功能减低直接影响着左心室的充盈。

二、斑点追踪心肌分层应变技术

心肌根据解剖结构分为心肌内膜、中层、外膜三层结构，由于心肌纤维这种独特的三维立体结构，不同病理因素对心肌各层功能产生的影响可能并不同，尤其是在疾病早期，对心肌局部或者单层的损伤并不容易被检测出来。

心肌分层应变技术是基于2D-STI技术发展而来的新技术，以往的二维斑点追踪应变是用来评价心室壁整体的平均应变，而忽视了心室壁由心内膜下心肌、中层、心外膜下三层心肌纤维通过不同结构和走向组成。该技术通过同时分别追踪心内膜下心肌、中层心肌及心外膜下心肌中的稳定声学斑点，识别心肌内回声斑点的空间运动，定量显示心肌运动应变和应变率，可以定量反映追踪区域内心肌的形态改变。目前该技术已经应用到探测心脏早期局部心肌收缩功能障碍的研究中。

应用心肌分层应变成像发现射血分数正常的高血压心室肥厚患者早期心室各层心肌收缩功能障碍。三层心肌应变值由心内膜到心外膜呈现逐步递减趋势，这与以往的心肌分层应变研究结果一致。三层心肌应变值梯度对于维持心脏正常的收缩和舒张功能起着重要的作用。梯度的形成可能与心内膜下心肌、中层心肌、心外膜下心肌曲率半径不同导致局部张力不同相关。射血分数正常表明左心室整体收缩功能正常，而心肌应变值减低表明存在心肌局部收缩功能障碍。与正常对照组比较，心内膜下心肌应变减低程度较中层和外膜层加重，这是由于心内膜下心肌对缺血缺氧等情况往往耐受力较低，该层心肌的功能较

其他两层心肌更易受损，可能是由于心内膜下心肌代谢率高、耗氧量大及心内膜处的冠状动脉血流量较心外膜多的原因。

三、实时三维斑点追踪技术

实时三维斑点追踪技术（real-time three-dimensional speckle tracking echocardiography, RT3D-ST）是在实时三维超声心动图及二维斑点追踪技术基础上发展起来的新技术。将三维超矩阵探头、高通道的数据处理系统和三维空间定位系统等三种先进技术融为一体，克服了二维斑点追踪技术的只能单一平面内追踪斑点，且多平面采集测量耗时长等局限性，使得检测重复性较佳，具有较好的准确性。RT3D-ST技术分析节段性室壁运动结果和心脏磁共振成像间有良好的相关性。RT3D-ST操作简便、准确、无创，具有可重复性，为评价心功能提供了一项定量、客观、准确的新方法。

与以往的超声应变技术相比，RT3D-ST可以准确评估整体和局部心肌在各个运动方向的收缩功能。RT3D-ST可以在三维空间追踪到心肌的纵向、径向、圆周、面积上的应变，其中面积应变（area strain, AS）测量的是影响中层心肌收缩和舒张时形变的三维综合应变，相较于单一方面的应变，更能够客观准确地评价局部心肌收缩功能。AS是新的评价患者局部心肌运动功能的指标，指心内膜的表面积在心肌运动时的改变，即每一个单位面积内心内膜发生的形变。该指标结合了心肌的纵向应变和圆周应变，可以看作纵向应变与圆周应变的乘积。国外最新研究表明，与传统的目测室壁运动的方法评价心肌阶段性运动异常相比较，面积应变具有更高的敏感性及特异性。

将高血压患者根据左心室结构改变划分为左心室正常构型、心室肥厚及正常对照组。LS、AS在高血压心室肥厚组较正常对照组减低最明显，其次是高血压心室正常构型组。高血压心室肥厚组RS、CS均低于正常对照组，但差异均无统计学意义；高血压心室肥厚组RS、CS均低于正常对照组和高血压心室正常构型组，且差异均有统计学意义。高血压患者心室LS和AS与心室质量指数间呈负相关，随着心室质量指数的增高，左心室整体纵向应变及面积应变绝对值减小，心肌形变能力降低。高血压患者即使无左心室肥厚，也可能伴发心肌微血管病变，受损程度随着心室肥厚的发生而加剧。

三维斑点追踪成像技术在高血压心脏病患者心房的应变和应变率的测定存在一定的局限性。目前左心房的应变和应变率分析采用的仍是心室分析软件，而左心房壁较薄，取样点的选择易影响结果的准确性和重复性，且Rt3D-STE对心房内膜显示要求较高，如取样图像不佳也会影响结果的准确性。

四、局限性和展望

应变心超技术的局限性主要为应变心脏超声技术对采集图像的质量要求高，心内膜需要显示清晰，才能保证图像追踪的质量。较低的帧频会导致时间及空间分辨率的相对减低，对心内膜的追踪效果明显减低；当受检者患有心律失常时，如心动过速、心房颤动，全容积图像可能会出现拼接错误，直接影响了图像的分析。应变心脏超声技术将广泛应用于评价高血压心脏病患者的心功能，尤其是射血分数正常，心肌局部收缩功能障碍时，应变心超技术能够及时准确、快速定量评价早期心功能变化，有效地协助临床诊治和判断预后，具有很高的临床实用价值及应用前景。

（王继光　王　点）

超声心动图评价胎儿心功能的研究进展

自20世纪60年代超声心动图首次应用于胎儿心脏检查以来，目前胎儿超声心动图已广泛应用于临床，并成为诊断胎儿心血管疾病结构异常和评价胎儿心功能最常用的方法。评价胎儿心脏功能的方法有M型超声心动图、B型超声心动图、彩色多普勒、频谱多普勒、组织多普勒（tissue Dpopler imaging, TDI）、速度向量成像技术（velocity vector imaging, VVI）、空间–时间关联成像技术（spatio-temporal image correlation, STIC）等。现将超声心动图评价胎儿心功能的研究进展综述如下。

一、M型超声心动图

M型超声心动图评价胎儿心功能最常用的参数是缩短分数（fractional shortening, FS），在整个妊娠期，FS并不随着孕龄的增加而变化。对于儿童和成人，射血分数（ejection fraction, EF）用于评价心室收缩功能，但是应用EF评价胎儿心室收缩功能存在一定的局限性，原因包括：M型超声的取样线受胎方位的影响；右心室沿其长轴缩短而不是短轴缩短，故很难精确测量右心室收缩功能；胎儿心室的长度不是2倍直径的常数，应用Teichholz常用公式计算EF不准确。因此，FS不受心室形态的影响，在评价胎儿心功能时比EF更准确。随着超声技术的不断发展，为了克服胎方位和超声角度的影响，可调节角度的M型超声心动图取样线能够从任意角度获取胎儿左心室或右心室舒张末期内径和收缩末期内径，从而更准确地评价胎儿心脏收缩功能。

另外，应用M型超声将取样点置于二尖瓣后叶瓣环与左心室游离壁交界处测量二尖瓣环收缩期位移（mitral annular plane systolic excursion, MAPSE）和将取样线置于三尖瓣前叶瓣环与右心室游离壁交界处测量三尖瓣环收缩期位移（tricuspid annular plane systolic excursion, TAPSE）在评价胎儿心功能方面具有较大帮助。MAPSE和TAPSE是二尖瓣和三尖瓣的瓣环区心肌随心室充盈变化而产生的运动位移评价心功能。李婷等通过对不同孕周的正常胎儿研究得出：不同孕周正常胎儿TAPSE均大于MAPSE，且与孕周呈显著正相关，能够定量反映胎儿左心室和右心室纵向运动的差异。

二、脉冲多普勒

脉冲多普勒通过测量房室瓣的血流频谱来评价胎儿心脏功能。正常胎儿舒张期房室瓣血流频谱为两相，其中E峰为快速充盈期，与心肌舒张和心室负压有关，A峰为心房收缩期，是心房收缩的结果。孕早期，由于心室肌的顺应性减低导致E峰小于A峰，E/A<1。随着孕周的增加，E峰逐渐增高，而A峰增高不明显或没有改变，虽然E/A逐渐增高，但在整个孕期E/A<1。因此，心房收缩引起心房内大部分的血液通过房室瓣进入心室，E/A减少意味着舒张期心室充盈更多的是依赖心房收缩而不是负压吸引导致的。

Tei指数即心肌作功指数（myocardial performance index, MPI），它是整体心肌功能的一个参数，Tei指数＝［等容收缩时间（isovolumetric contraction time, ICT）＋等容舒张时间（isovolumetric relaxation time, IRT）］/射血时间（ejection time, ET）。ICT从房室瓣关闭时到半月瓣开放之前，IRT从半月瓣关闭时到房室瓣开放之前，ET从半月瓣开放到半月瓣关闭。MPI是反映胎儿心功能异常的一个可靠指标。心功能减低时MPI增高，主要是由于IRT延长，伴随ET和ICT缩短。文献报道，MPI已用于双胎输血综合征、先天性心脏病和胎儿生长受限的心功能评估。但是，MPI的测量存在一定的局限性，需要应用脉冲多普勒技术在两个不同的区域测量。其一在主动脉瓣和肺动脉瓣测量ET，其二在房室瓣下测量全收缩期时间，总等容期（ICT和IRT之和）＝总收缩期－ET。这种测量方法需要在不同的感兴趣区和不同的心动周期进行测量，因此存在一定的误差。为了克服这种误差，Friedman D等首先应用单个脉冲多普勒曲线获得Tei指数，在心尖五腔心切面将取样容积置于左心室流出道与二尖瓣前叶之间，即可得到同一个心动周期中的左心室流出道频谱和二尖瓣频谱，通过测量ICT、IRT和ET，计算Tei指数。Lee等应用双门控脉冲多普勒技术在同一心动周期同时测量心室流入部和流出道的血流频谱，克服了不同心动周期分别测量二尖瓣口频谱和左心室流出道频谱后再计算Tei指数的误差。

三、组织多普勒（tissue Doppler imaging, TDI）

TDI技术通过检测心肌组织的低频高振幅信号获得胎儿心脏各节段的心肌运动速度，且不受心腔内血流的影响。房室瓣环的峰值速度可以用于评价心室长轴的心肌运动，而心肌运动速度的变化与心脏收缩和舒张功能密切相关，因此，通过在房室瓣环处测量的TDI能够较早地反映胎儿心脏功能异常。TDI与脉冲多普勒一样，通过测量左心室和右心室的ICT、IRT和ET，计算Tei指数评价胎儿心功能。

Harada等首次证实了TDI技术评价胎儿心功能的可行性，随后的相关报道也证实了该技术评价胎儿心功能的可靠性。陆永萍等应用TDI评价母体患有妊娠糖尿病胎儿心肌收缩及舒张功能得出，母体患有妊娠糖尿病血糖控制良好组与不良组胎儿心肌舒张功能均有损害，其中血糖控制不良组心肌收缩功能受损，控制良好组心肌收缩功能基本正常。储晨等通过观察正常孕妇、妊娠高血压或轻度子痫前期孕妇和重度子痫前期孕妇，应用TDI技术测量三组胎儿左心室和右心室Tei指数得出，重度子痫前期孕妇的胎儿右心室Tei指数显著高于对照组，出现右心室整体功能受损，因此，应用TDI技术测量的Tei指数能够监测妊娠期高血压疾病对胎儿心功能的影响，并能够发现影响胎儿生长发育的影响因素，指导临床及时干预处理，避免胎儿发生严重并发症。

TDI技术可以通过测量心肌应变和应变率评价心功能。应变是指在压力作用下心肌伸长和缩短变化的百分率，应变率是指单位时间内的应变。应变和应变率反映了心肌在张力的作用下发生形变的能力和程度。TDI技术不依赖于图像边界的显示，但受超声波入射角度和胎方位的影响。Edvardsen等研究得出应用TDI技术测得成人纵向和径向应变率和MRI具有一致性。Harada等对胎儿心肌运动研究得出，胎儿左心室和右心室心肌运动速度随孕周的增加而增高，左心室应变和应变率与孕周成正比，与整体心肌运动速度变化一致，但局部心肌的应变和应变率与孕周无相关性。中晚孕胎儿的心肌应变率与胎心率呈正相关。当胎儿心脏负荷增大、心率增快时，应变率随心动周期的缩短而增加，这一现象提示胎儿心率在正常范围内，心肌会发生代偿性形变以维持心排血量的平衡。

四、速度向量成像技术（velocity vector imaging, VVI）

VVI技术是检测心肌二维应变与应变率，分析心肌运动向量、扭转度变化的一种技术，能够准确反映心肌形变。VVI技术根据组织灰阶自动追踪选定区域内不同像素的心肌组织在每一帧图像中的位置，并与前一帧图像中的位置进行对比，计算整个感兴趣区内各节段心肌的速度、应变和应变率，这种技术的优点在于不受超声波入射角度和胎方位的影响。

夏珣等应用VVI技术对胎儿心肌纵向应变、应变率及收缩期和舒张期速度分析得出，胎儿左心室心肌速度自基底段向心尖段逐渐减低，应变-时间、应变率-时间曲线随节段的变化而保持稳定，左心室、室间隔、右心室的心肌应

变率和胎心率呈正相关。王鸿等应用VVI技术对胎儿房性心律失常时心肌结构力学及形变学影响的应变与应变率研究得出，该技术能够对胎儿心肌应变与应变率进行分析。

五、二维斑点追踪（two dimensional speckle tracking imaging, 2D-STI）

2D-STI技术能够定量评价心肌运动速度、应变、应变率、位移及心脏旋转等，是检测胎儿心功能的一种方法。该技术根据超声像素的空间相干、斑点追踪及边界追踪等技术，通过采集二维信号的振幅和相位信息，运用实时心肌运动跟踪计算方法，以矢量方式显示组织结构的活动方向、速度、距离、时相等，对心肌组织在不同平面运动的结构力学进行定量分析。2D-STI技术不受超声角度限制，可以用于测量胎儿心肌应变和应变率来评估胎儿心脏功能。

DeVore等应用2D-STI技术对胎儿、小儿和成人心脏的左心室形态和功能进行研究得出，该技术能够定量评价心脏形态和功能。Miranda等应用2D-STI技术对母体患有妊娠糖尿病胎儿研究得出，与正常胎儿相比，母体患有妊娠糖尿病胎儿在晚孕期的双心室舒张功能、右心室收缩功能减低。

六、心排血量（cardiac output, CO）

胎儿心排血量是评估胎儿心脏收缩功能的重要指标。既往研究应用脉冲多普勒通过测量左心室流出道和右心室流出道的血流频谱计算左心室和右心室的CO或每搏输出量（stroke volume, SV）。周婷等报道，胎儿联合心排血量（combined cardiac output, CCO）等于左心室心排血量与右心室心排血量之和，CCO与孕周呈线性正相关，其测值随孕周增加而增大。联合心排血量指数（combined cardiac output index, CCOi）等于左、右心室心排血量之和除以估算胎儿体重（estimated fetal weight, EFW），即

$$CCOi = \frac{\left[\pi\left(\frac{AV^2}{2}\right)\times VTI \times HR\right] + \left[\pi\left(\frac{PV^2}{2}\right)\times VTI \times HR\right]}{EFW},$$

CCOi正常值范围468～528ml/（min·kg），其测值与孕周无明显相关性。

胎儿出现动静脉瘘、胎盘血管瘤、骶尾部畸胎瘤时，瘤体内血流增多，瘤体内部形成动静脉交通，静脉回流增多，心脏前负荷增加，胎儿CO明显增多。胎儿贫血时，导致胎儿脏器缺氧，代谢产物蓄积，血液黏滞度降低，外周血管扩张，阻力下降，引起CO增加。母体患有妊娠糖尿病时，胎儿处于高代谢状态，CO增加。双胎输血综合征时，受血儿接受来自供血儿的血流，胎儿CO增加，心腔内血流呈高动力状态，胎儿会出现充血性心力衰竭、胎儿水肿甚至胎死宫内。随着母胎医学的快速发展，胎儿宫内治疗的手术疗效可以通过超声心动图监测胎儿心排血量等

指标进行评估,CCOi已成为评估胎儿预后和指导宫内治疗的一项重要指标,该指标能够定量评估胎儿心功能的变化,为母胎疾病引起的胎儿心功能变化提供参考,为治疗时机的选择提供重要信息。

七、时间-空间相关成像技术（spatio-temporal image correlation, STIC）

STIC技术将采集的三维数据和时间信息结合,进行三维动态超声成像,并应用虚拟器官计算辅助分析（virtual organ computer aided analysis, VOCAL）软件获得左心室和右心室的舒张末期、收缩末期连续6幅图像,通过手动描记心室内膜边界,获得左心室和右心室的舒张末期容积（end-diastolic volume, EDV）,收缩末期容积（end-systolic volume, ESV）,计算每搏量（stroke volume, SV）＝EDV-ESV,EF$=\dfrac{EDV|ESV}{EDV}\times$心率,从而对胎儿心功能进行定量评价。

DeVore等证实了应用STIC技术能够诊断胎儿心脏畸形,并能够评估胎儿心功能异常。STIC技术通过收集胎儿心脏容积数据、二维超声、能量和彩色多普勒、B-flow等,检查者可以从不同角度观察胎儿心脏结构和功能。Tedesco等应用STIC技术结合M型超声分别测量胎儿TAPSE和FS评价正常胎儿、母体患有妊娠糖尿病胎儿和宫内生长发育受限胎儿得出,正常胎儿TAPSE随孕周的增加而增加,而右心室和左心室FS不随孕周的增加而改变。与正常胎儿相比,母体患有妊娠糖尿病胎儿的右心室和左心室FS减低、TAPSE减低,宫内生长发育受限,胎儿TAPSE减低。

综上所述,目前评价胎儿心功能的方法较多,但是仍没有一种完美的方法能够全面评估胎儿心功能。因此,需要根据胎儿心脏病变的情况采用不同的评价方法对胎儿心功能进行评估。未来,胎儿心功能的评价方法仍需研究者们不断探索,以期达到客观、准确的评估。

（李治安　刘　琳）

钆对比剂延迟强化磁共振成像在心脏疾病中的临床应用价值

心血管磁共振（CMR）是一种快速发展的非侵入性成像技术，具有良好的空间分辨力和组织对比度，能够在一次扫描过程中完成心脏形态、功能及组织学的综合评估。钆对比剂延迟强化磁共振成像（LGE-MRI）能够准确识别梗死心肌、脂肪沉积和纤维化。在缺血性心脏病和非缺血性心脏病的诊断、预后判断和危险分层中发挥着重要的作用。基于磁共振特定的组织学特征，本文将重点综述心脏磁共振钆对比剂延迟强化在常见心脏病中的影像特点及应用价值。

一、LGE-MRI技术及原理

LGE-MRI通常以钆喷酸葡胺（Gd-DTPA）为对比剂，该对比剂能通过毛细血管壁弥散至组织间隙，但不能通过结构完整的心肌细胞膜。正常心肌细胞外间隙体积相对较小，因此在灌注扫描时对比剂迅速排出。当心肌组织出现水肿、坏死或纤维化时，心肌细胞外间隙增加，对比剂滞留时间延长。异常心肌组织在不同类型的心脏病中表现为不同形式的高信号，该信号强度与对比剂浓度呈指数正相关，因此哪怕是微小变化都能够检出，有助于识别多种急性和慢性心肌损伤。

二、LGE在各类心脏病中的临床意义

（一）缺血性心脏病

1.冠状动脉梗阻性心肌梗死　当冠状动脉阻塞发生心肌梗死时，缺血灶由心内膜向心外膜发展，因此缺血性心脏病的延迟强化往往呈内膜下或透壁性分布。长期以来，动物实验与临床试验均证实心肌梗死后延迟强化区域的大小、形状、体积与病理确定的梗死及纤维瘢痕组织范围一致并且敏感性高。不仅如此，LGE-CMR还可以预测血运重建的获益，20%～50%的急性心肌梗死患者在血运重建后会出现"慢血流"或"无复流"现象，在LGE表现为高强化区域内的低强化灶，这一区域心肌损伤更严重，预后更差。梗死边缘区是室性快速性心律失常发生的病理基础，由存活心肌夹杂着梗死组织或瘢痕组成，在LGE图像显示为高强化区域边缘的中等强化灶。Robbers等的研究证实梗死边缘区的大小与室性心律失常的发生风险相关（OR 1.06, P＝0.03），同时也是埋藏式心律转复除颤器（ICD）治疗有效的预测因子。

2.冠状动脉非梗阻性心肌梗死　《2016年欧洲心脏病学会工作组意见书》将冠状动脉狭窄＜50%的急性心肌梗死定义为冠状动脉非阻塞性心肌梗死（myocardial infarction with nonobstructive coronary arteries, MINOCA）。MINOCA患者的LGE分布特点是与致病冠状动脉供血区一致的强化。在一项研究中纳入229例MINOCA患者行其他辅助检查后仍未能确诊的86例患者中，行LGE后45例患者最终明确诊断，显著提高诊断率。Biere等研究发现LGE的透壁范围是室性心律失常事件的独立预测因子（OR 1.50, P＝0.039）。因此，LGE对MINOCA患者明确诊断、评估预后具有重要的意义。

3.隐匿型心肌梗死　隐匿型心肌梗死（unrecognized myocardial infarction, UMI）是指心肌梗死发生时患者没有临床症状，不能被察觉，之后体检时发现或死亡后尸检时确诊为心肌梗死。Cha等发现，UMI患者的强化特征为非特异性的心外膜或肌壁间线性强化，其次是右心室斑片状灶性强化。磁共振在体组织学特征技术能够保证UMI在第一时间被识别。早期有研究表明，LGE-CMR确诊的UMI患者数目明显多于心电图（ECG）所估计的数目。在一项研究中纳入872例既往无心血管事件的无症状患者，其中23例检出LGE而被确诊为UMI，而心电图仅3例出现异常。在一项研究中纳入235例疑似稳定型心绞痛患者，通过LGE确诊58例（25%）为UMI。在5年随访过程中，UMI患者中多达34.5%的患者发生不良心血管事件，而非UMI患者这一比例仅为11.3%。所以，LGE-MIR技术对UMI的预后也有重要的指导意义。

（二）非缺血性心肌病

1.扩张型心肌病　扩张型心肌病（dilated cardiomyopathy, DCM）是以左心室或双心室扩大伴收缩功能障碍为特征的原发性心肌病。在DCM中LGE常分布于室间隔肌壁间，85%～90%呈线状强化，且与冠状动脉灌流区无关。LGE的存在与DCM预后密切相关，在一项纳入472例患者的前瞻性研究中发现肌壁间LGE患者与非LGE患者相比死亡率更高（27% vs. 11%），出现严重心律失常事件风险显著增加（30% vs. 7%）；在另一项前瞻性研究中，纳入399例LVEF＞40%的DCM患者，肌壁间LGE的患者较无LGE患者心脏性猝死（sudden cardiac death, SCD）风险增加9倍。在一项针对559例DCM患者的研究中发现，在LGE

指导下将左心室电极在远离瘢痕区置入，可以获得更好的临床效果。

2.肥厚型心肌病　肥厚型心肌病（hypertrophic cardiomyopathy, HCM）是最常见的遗传性心脏病，随着影像学技术和基因测试方法的出现，每200人中就有1人被确诊为HCM。HCM患者的LGE呈结节状或斑片状强化，最常见在室间隔于右心室（RV）插入部和室壁最肥厚部位，与心律失常的发生密切相关，1/3～2/3的HCM患者存在LGE。LGE-CMR技术可以对纤维组织进行精准定位及量化从而有效预测不良心血管事件的发生。一项对2993名HCM患者的荟萃分析证实，在连续3年跟踪随访过程中，存在LGE的患者SCD风险增加3.4倍，全因死亡率增加1.8倍，心血管死亡率增加2.9倍。在存在LGE的患者中强化范围每增加10%，SCD风险增加1.36倍。

3.左心室心肌致密化不全　左心室心肌致密化不全（left ventricular noneompaetion, LVNC）是一种遗传性心肌病，其特征是广泛的左心室肌小梁交叉呈网状，小梁间隙与心心腔相通。在成人LVNC患者中，LGE呈心内膜下、肌壁间强化，好发于下壁、侧壁和室间隔右心室插入部。Nucifora等发现LGE的存在和程度与左心室收缩功能障碍的严重程度及预后密切相关，LGE阳性患者与LGE阴性患者相比左室射血分数（LVEF）显著降低（40%±11% vs. 62%±10%；$P<0.001$），LGE占左心室百分比与LVEF呈负相关（β＝−0.68；$P<0.001$）。在一项对113例LVNC患者的研究中发现，LGE是心血管不良事件的唯一独立预测因子。在儿童患者中LGE好发于心尖部、下壁和下侧壁的基底段和中间段。LGE对心功能的影响与成人相同，LGE阳性儿童患者存在明显的左心室重塑，同时心血管死亡和心脏移植的发生率也更高。

4.致心律失常性右心室心肌病　致心律失常性右心室心肌病（arrhythmogenic right ventricular cardio-myopathy, ARVC）是一种遗传性心肌病，常见的病理改变为纤维脂肪替代，病变最先累及心外膜下层或肌壁间，逐渐进展为透壁性。LGE能够有效评估心肌纤维化，并先于心功能异常，结合磁共振常规序列识别脂肪浸润，对早期ARVC具有潜在的诊断价值。Tandri等报道了12例ARVC患者中有8例（67%）存在右心室延迟强化，并证实延迟强化与组织病理学有极好的相关性。随后，Sen-Chowdhry等报道了20例ARVC患者中有13例（65%）存在明显的LGE。LGE的范围对ARVC的预后具有重要意义，Feliu等通过多因素分析发现LGE的范围（受累节段>15）与MACE事件发生率相关（HR 3.77, 95%CI 1.23～11.44, $P=0.001$）。有研究发现约76%的ARVC患者存在左心室受累，LGE可以发现早期左心室心肌受累，LGE显示的左心室受累是ARVC患者发生心脏事件的一个强有力的独立预测因子。

5.浸润性心肌病　心肌淀粉样变（myocardial amyloidosis, CA）是一种相对少见的浸润性疾病，常见的两种亚型是轻链淀粉样变性（AL）和运甲状腺素蛋白淀粉样变性（ATTR）。两种亚型的主要病理改变是淀粉样蛋白纤维在心肌组织沉积，LGE-CMR能够显示淀粉样蛋白纤维的沉积而成为检测CA最有价值的影像学方法，80%的CA患者存在心室底部和中部心内膜下强化，有研究显示CA患者中LGE的分布与病理上心肌间质改变区域相一致，弥漫性心内膜下强化对CA诊断的特异性接近95%。透壁性LGE的存在是CA死亡的独立预测因子（HR 4.1, 95%CI 1.3～13.1, $P<0.05$），透壁强化的CA患者与非强化的患者相比死亡率增加了5倍以上。

在另外一种浸润性心肌病Anderson-Fabry病（AFD）患者中LGE通常位于下外侧壁基底段，其程度与左心室肥厚程度相关。Koeppe等发现，左心室肥厚区域与LGE的分布一致。LGE-MRI可提高AFD患者的检出率，对基因阳性患者心脏受累的检出率可达50%。此外，LGE在AFD的预后和指导治疗方面具有重要的意义。Kramer等认为LGE是包括SCD在内的恶性心律失常事件的唯一独立预测因子。CMR中LGE的存在和程度是决定是否行酶替代疗法（enzyme replacement therapy, ERT）的关键。

三、总结

综上所述，LGE-MRI技术已在各种心脏疾病中广泛应用。在缺血性心脏病患者中能够识别梗死心肌、显示"无复流"区，为心肌梗死的早期诊断、鉴别诊断及预后等提供重要的信息。在非缺血性心脏病患者中能够显示与病变相关的纤维组织、淀粉样变性等，是危险分层的首要参数，是恶性心律失常事件甚至心脏性猝死的重要预测因子，并可作为ICD置入的重要参考指标。尽管LGE-MRI技术在识别弥漫性纤维化等方面存在一定的局限，联合T1 mapping等新技术可以在一定程度上弥补上述不足。将来，LGE-MRI技术在心脏疾病诊断标准、预后评估乃至基因型与表型关系等方面会有更深入的研究探索。

（赵世华　李云灵）

编织冠状动脉：目前的认识及诊疗建议

编织冠状动脉（woven coronary artery, WCA）常被认为是一种罕见的先天性血管畸形。其典型病理特点为冠状动脉某个或多个节段的管腔被相互缠绕的小血管分离成数个细小通道。这些细血管网又在病变远端重新汇合成正常的管腔。此类畸形可能发生在冠状动脉任何节段，也可能同时累及多支血管。虽然WCA通常被认为是良性的，但也有与之相关的缺血、血栓、动脉粥样硬化斑块形成和心脏介入手术并发症的报道。本文通过复习相关文献，并结合临床实践，总结编WCA目前的认识及治疗建议，以期提高临床医师对该血管畸形的认识。

一、解剖及病理特点

1988年，Duke医学中的Sane博士报道了一则右冠状动脉造影图像呈"8"字形的病例。因这种血管畸形类似于绳索编织样改变（图1），故作者将其命名为"编织冠状动脉"。截至目前，国内外共检索到29例报道，几乎所有病例均是在冠状动脉造影检查中被偶然发现。在报道的病例中，最小年龄为9个月，故有人推测这是一种先天性的解剖异常（表1）。

Val-Bernal等对于一例因WCA而猝死的患者进行尸检中发现，右冠状动脉呈编织样改变，每一处管腔均具备完整的血管结构，且在编织段彼此之间互不交通。部分编织段血管可见弥漫性内膜纤维化，其中一支血管还合并有80%的管腔狭窄。编织段远端冠状动脉逐渐演变为多个薄壁管腔，且部分有互相融合。所有心外膜血管均未见血栓及夹层形成（图2）。

Suzuki等曾对冠状动脉造影提示WCA的患者进行隧道组织活检。组织病理学结果显示，双侧内皮层之间可见平滑肌细胞，未见动脉粥样硬化斑块。结合患者的背景，作者推测，该编织状结构的形成因血管痉挛所致的管壁血栓再通的可能性大，而不是先天性血管异常，或血栓栓塞的再通或斑块破裂的愈合引起。这也提示单凭冠状动脉造影诊断WCA存在一定局限性。

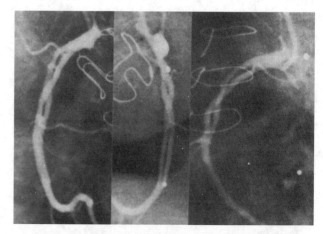

图1　Sane报道了右冠状动脉"8"字形造影图像
从左至右分别是左前斜30°、60°和右前斜30°

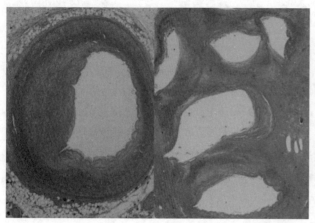
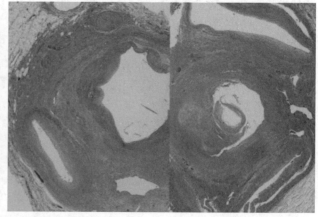

图2　WCA所致猝死患者的冠状动脉组织病理学检查
编织段血管彼此独立，且均具备完整的血管壁结构，局部可见纤维斑块

表1　文献报道中编织冠状动脉的临床特点

文献	例数	年龄/性别	既往史	症状	受累血管
Sane（1988）	1	55岁/女	主动脉瓣置换术	心衰	RCA
Berman（1990）	1	51岁/男	高胆固醇血症	胸痛	RCA
Gregori（1995）	3	60岁/男		心绞痛	LAD+LCX+OM
		62岁/男		梗死后心绞痛	LCX
		45岁/女		心肌梗死	LAD+RCA
Martuscelli（2000）	1	42岁/男	高胆固醇血症	心绞痛	RCA
Kaya（2006）	1	56岁/男	下壁心肌梗死	典型胸痛	RCA
Kursaklioglu（2006）	1	48岁/男		胸骨后疼痛	LCX
Yildirim（2010）	1	9个月/男	Kawasaki病	发热、皮疹	RCA
Iyisoy（2010）	1	58岁/男	大量吸烟	胸痛后疼痛	RCA
Tasal（2012）	1	60岁/男	高血压+吸烟	静息心绞痛	LAD+LCX
Soylu（2012）	1	48岁/男	高血压	左臂疼痛	LAD+LCX
Bozkurt（2013）	1	52岁/男	陈旧心肌梗死	淋巴结清扫	LAD
Akyuz（2013）	3	45岁/男	高血压+高脂血症	胸痛	LAD+LCA+LCX
		60岁/女	蛋白C缺乏症	稳定型心绞痛	RCA+LCX
		52岁/男	糖尿病+高脂血症	稳定型心绞痛	RCA
Uribarri（2013）	1	78岁/男		不稳定型心绞痛	RCA
Oylumlu（2013）	1	53岁/男		胸痛乏力6个月	RCA
Ayhan（2013）	1	42岁/不详		意识丧失	RCA+LAD
Yuan（2013）	1	62岁/男	冠心病	胸痛	RCA
Acar（2014）	1	45岁/男		胸痛	LAD
Alsancak（2015）	1	61岁/男		胸痛	RCA
Chikata（2015）	1	75岁/男		胸痛+心房扑动	LAD
Baysal（2015）	1	61岁/男	高血压+高脂血症	胸痛+呼吸困难	RCA
刘芬（2016）	1	57岁/男	冠心病	胸痛	RCA
Val-Bernal（2017）	1	39岁/男	胸痛	猝死	RCA
Xing（2017）	1	51岁/男	二尖瓣反流	劳力性呼吸困难	LCX
孙长娟（2017）	1	48岁/男	胸痛	心肌梗死	RCA
Val Bernal（2017）	1	39岁/男		胸痛+猝死	RCA

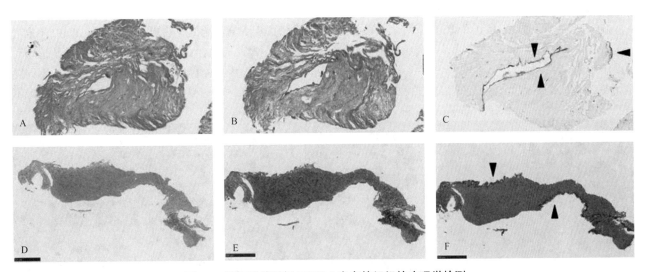

图3　2例冠脉造影提示WCA患者的组织的病理学检测

病例一：A～C，病例二：D～F。A、D.苏木精、伊红染色，D、E.马森三色染色，C.CD31免疫标记，F.verhoff-van Gieson染色，C.黑色箭头双侧内皮层，F.黑色箭头双侧弹力层，其内为平滑肌细胞未见粥样硬化斑块

二、病因及胚胎学基础

WCA的病因尚不明确，有研究者认为，冠状动脉自发夹层可能是其病因。为形成这种编织样结构，已形成夹层的冠状动脉滋养血管逐渐生长，并在远端互相融合。但实际上，滋养血管破裂出血才是导致冠状动脉自发夹层的重要因素，彼此融合成为新生血管的可能很小。Uribarri等研究证实，WCA患者冠状动脉滋养血管并未出现上述病理改变，故目前多认为此类疾病是一种先天性血管发育异常。

新的脉管系统可通过3种途径产生：血管发生、血管再生和动脉生成。血管发生指在胚胎发生时期血管祖细胞形成原始的血管丛；血管再生指先天存在的血管通过芽生或肠套叠的方式形成新的毛细血管网的过程；动脉生成指小动脉和小动脉之间的血管形成更大的血管。

WCA的发生可能与血管再生和动脉生成两个节段有关系。血流切应力、炎症和生长因子是冠状动脉侧支血管生长机制的3个主要方面。生长因子如成纤维细胞生长因子（fibroblast growth factor，FGF）和血管内皮生长因子（vascular endothelial growth factor，VEGF）具有促进细胞分裂增殖的能力。动物实验证实这些生长因子均能促进冠状动脉侧支血管的生长。因此，Tian等研究者推测，宫内炎症及生长因子异常可能会导致冠状动脉血管发育时，出现自身侧支。而那些编织段的冠状动脉分支血管的生长，是早先存在但不具备输送血液功能的微动脉在渐进性发育过程中通过外向性重塑扩张，发育而成的具有导血功能的大管径动脉血管。

三、影像学特点及诊断

冠状动脉造影是诊断此类疾病最重要的手段。表现为冠状动脉的某一处分出多条细小管道，这些管道沿着主血管走行方向缠绕而行，形成"麻花瓣"样编织网（图4）。随后又再次汇合成一条正常管道。病变血管段长短不一，通常仅有数厘米长，除非合并有冠状动脉粥样硬化，其血流多数不受限。

WCA可发生在冠状动脉任何部位及任何水平，但最常累及的是右冠状动脉（55.2%），其次是前降支（13.6%）和回旋支（9.1%），同时累及两支冠状动脉者亦不罕见。WCA受累节段平均长度2.2（1.0～5.0）cm。

前文已提及，血栓再通、冠状动脉夹层在造影图像中，常表现为蜂窝状、螺旋状，与WCA编织样改变存在相似之处，故单凭借冠状动脉造影诊断WCA存在一定误诊的可能。血管内超声、OCT、冠状动脉内镜检查，有助于判断不同隧道的管腔、管壁结构，明确诊断。

OCT显示局部管腔存在多个螺旋隧道，其间被高信号强度、低信号衰减的纤维组织所分隔，但每一隧道均应该有较为完整的三层血管结构，这是鉴别是否血栓机化再通的重要证据（图5），IVUS诊断要点与之类似（图6）。若不同隧道同属一个大的管腔，则诊断血栓再通比较合理。

四、临床经过及治疗建议

在不合并有冠状动脉粥样硬化斑块、狭窄或血栓形成的情形下，WCA患者的血流往往不受限，故多被认为是一种良性变异。文献中明确诊断者，多系因呼吸困难、胸痛而就诊，亦有发生急性冠脉综合征，甚至以猝死为首发表现者。

真正的WCA不同隧道间的管腔直径均较小，类似于冠状动脉细小分支。若误诊为血栓再通，则在选择冠状动脉支架时，可能会因为尺寸过大，而导致血管破裂。因此，对于冠脉造影偶然发现的WCA，若无血流受限，建议临床随访。若诊断手段充足，可进一步行IVUS和OCT检查进明确诊断。对于已经血管腔内影像确诊的WCA患者，若编织段血管有狭窄或血栓形成，冠状动脉旁路移植术相比支架置入，安全系数更高。抗血小板、他汀类药物，是否有效，目前尚未可知。

五、存在的问题

虽然WCA在文献中报道较少，但随着网络的普及，这一解剖学异常迅速为人所熟知。临床病例讨论中，不时可见有人汇报此类病例。但实际上，仅凭冠状动脉造影尚不足以诊断。因血栓再通、冠状动脉夹层所致的不同隧道，均位于同一个完整的血管腔内，故置入支架风险不

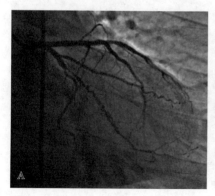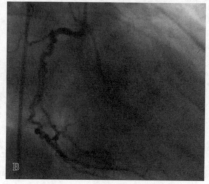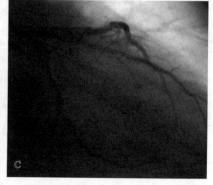

图4　WCA的冠状动脉造影表现

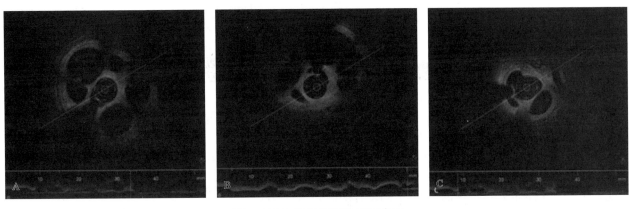

图5　WCA的冠状动脉OCT表现

图A为血管近段、B为中段、C为远段，均可见血管多个螺旋隧道，其间被高信号强度、低信号衰减的纤维组织所分隔

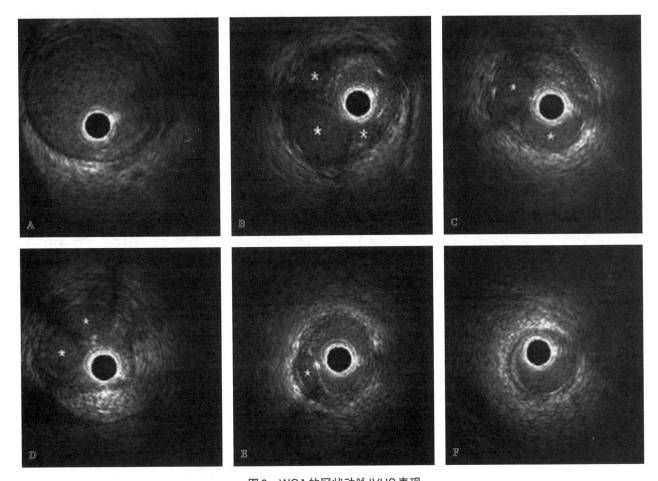

图6　WCA的冠状动脉IVUS表现

图A、B为血管近段、C、D为中段、E、F为远段，均可见血管多个螺旋隧道

大。反之，WCA则可能因支架置入而发生血管破裂。在确诊WCA时，应尽量选择血管内影像明确不同隧道的管壁结构，若不同管腔之间相互独立，且均存在完整的血管壁结构，方可诊断。

编织段血管细小且互相独立，彼此之间不交通。若为血栓再通，则这些细小隧道会被包绕在同一个大的血管腔内；此为WCA患者须行腔内影像学检查方能确诊的原因所在。

六、总结

作为一种罕见的冠状动脉解剖异常，WCA的病因尚不明确，临床经过也缺乏特异性。冠状动脉造影在诊断此类疾病时，存在较大迷惑性，容易和血栓再通、冠状动脉夹层混淆，且三者之间的治疗方法亦存在不同。故建议结合多模态影像学手段综合评估，减少漏诊和误诊。

（孔令秋　葛均波）

心肌病CMR临床应用新进展

1957年，Brigden首次用心肌病这个概念来描述一类不常见的非冠状动脉病变导致的心肌疾病。1980年WHO制定了首个心肌病的定义和分类标准，1995年WHO对心肌病的定义和分类又做了进一步的修订。随着对心肌病的不断认识和深入，2006年美国心脏病协会（American Heart Association, AHA）关于心肌病的定义和分类重新制定了专业共识，该分类法更强调心肌病的发病机制及遗传特性，并首次将离子通道病纳入了心肌病的范畴。2008年欧洲心脏病协会（European Society of Cardiology, ESC）以临床实用性为导向，推出了新的心肌病分类标准。Arbustini等心血管专家借鉴肿瘤的TNM分期，在2013年提出了MOGE（S）心肌病分类法，从心脏的形态和功能特性、受累器官、遗传模式、病因和心功能分级5个方面描述心肌的表现，此分类法涵盖了尽可能多的心肌病特点，不可否认是目前最好的心肌病分类方法。随着MRI的飞速发展，心脏磁共振成像（cardiac magnetic resonance, CMR）在心肌病的诊断和分类中有重要的价值，特别是在可视化和定量心血管解剖，体积，功能，以及心肌组织特性等方面。CMR目前常用的扫描序列有：①用于形态学检查的黑血和亮血技术；②功能学检查成像，常用的序列是稳态自由进动梯度回波（steady-state free precession, SSFP）电影序列，可以反映心肌和瓣膜的运动情况，评价心功能；③心肌首过灌注成像，反映心肌毛细血管灌注情况；④钆对比剂延迟强化（late gadolinium enhancement, LGE）成像，主要反映心肌坏死、纤维化和瘢痕等；⑤相位对比血流成像和3D-flow、4D-flow技术，可评价瓣膜功能、测定血流量、血流速度和血管壁剪切应力等；⑥对比增强MR血管成像。此外，还有心肌应变分析技术、T_1mapping、T_2mapping定量分析技术等。

明确心肌病的病因和分类具有重要的临床意义，因为它关系到最佳的治疗策略和预后评估。本文将对扩张型心肌病，遗传性心肌病包括肥厚型心肌病（hypertrophic cardiomyopathy, HCM）、左心室致密化不全（left ventricular noncompaction, LVNC）、肌营养不良、致心律失常右心室心肌病（arrhythmogenic right ventricular cardiomyopathy, ARVC）等，炎症性或自身免疫性包括病毒性心肌炎、心脏结节病及浸润性包括心肌淀粉样变性、嗜酸性粒细胞增多心脏病、法布里病（Anderson-Fabry disease, AFD）、心脏铁沉积等心肌病的CMR表现逐一

阐述。

一、扩张型心肌病

扩张型心肌病（dilated cardiomyopathy, DCM）是最常见的心肌病，主要以左心室扩张和收缩功能障碍为特征，可能是多种非缺血性病变的终末期表现。最近修订的扩张型心肌病的定义提出了包括左心室扩张不合并有收缩功能障碍、左心室运动功能减低但不合并左心室扩张的两种表型来强调扩张型心肌病表型的异质性。CMR主要表现为左心室腔扩张（左心室舒张末期横径常＞5.5mm）、左心室壁变薄（舒张末期厚度＜8mm），晚期右心室腔亦可扩大，左心室侧壁常可见不同程度的小梁化；患者心脏收缩功能下降［左室射血分数（left ventricular ejection fraction, LVEF）＜40%］。约42%的患者出现LGE，约30%的患者LGE表现为特征性的室间隔壁中层线状强化，LGE是DCM患者不良预后的独立预测因子。但是LGE只能显示局灶性心肌纤维化，弥漫性间质纤维化不能显示，T_1mapping序列结合pre T_1mapping和post T_1mapping计算得到的细胞外容积（extracellular volume, ECV）可以检测和量化弥漫心肌间质纤维化。Meta分析显示DCM患者T_1值明显延长。Hong等对DCM患者的心脏ECV值研究显示，LGE阴性组和LGE阳性组DCM患者与健康对照组相比，DCM患者的平均ECV值显著升高，且ECV值与LVEF呈明显负相关，提示对无明显LGE表现的冠心病患者，可应用ECV值评估和预测疾病。Pan等研究发现DCM患者左心室整体纵向、周向、径向应变值显著降低且与心脏不良事件密切相关。

二、肥厚型心肌病

HCM是最常见的遗传性心脏疾病，其患病率为1：500。HCM的诊断标准是在没有可引起相同程度肥厚的负荷条件下（如主动脉瓣狭窄或高血压），成人舒张末期最大室壁厚度＞15mm（无家族史），有家族史的最大室壁厚度＞13mm。HCM的形态学表型多样，其中非对称基底部前间隔壁增厚表型占HCM的70%。CMR可以精确评估左心室质量，更高的左心室质量提示HCM的不良预后。同时可以评价二尖瓣反流，左心室流出道有无梗阻。约2/3的HCM患者存在LGE，最具有特征的LGE部位位于室间隔插入部和心室肌最大厚度部位。Meta分析显示存在LGE

的HCM患者心脏性猝死的风险增加3.4倍，全因死亡率增加1.8倍，心血管病死亡率增加2.9倍。T_1 mapping值可以准确评价HCM患者心肌间质纤维化，且可以区分高血压心脏病和HCM。研究发现HCM患者心肌壁厚度和收缩功能正常的节段，T_1 mapping、T_2 mapping序列显示T_1和T_2值已经明显升高，提示HCM的组织重塑可能先于形态和功能重塑。与高血压心脏病对比，HCM患者的整体纵向应变显著升高。

三、左心室致密化不全

左心室致密化不全是以突出的肌小梁、深陷的肌小梁隐窝和变薄的致密化心肌为特征的心肌病。非致密化心肌厚度至少是致密化心肌厚度的2倍。LVNC可孤立发病，也可合并其他心肌病或先天性心脏病。舒张末期非致密化心肌/致密化心肌厚度>2.5诊断汉族人口LVNC的灵敏度和特异性分别为96.4%、97.4%。非致密化心肌质量/左心室质量>20%诊断LVNC的敏感性和特异性是94%。约52%的LVNC患者出现LGE，部位不具有特征性，不能作为特定的诊断参数，但LGE能反映LVNC出现心衰时内部结构和功能的复杂变化。无LGE的LVNC患者预后优于存在LGE的LVNC患者。与对照组相比，LVNC患者整体纵向应变、周向应变、径向应变值均降低。

四、肌营养不良

肌营养不良（auscular dystrophies）常以骨骼肌退化和进行性肌无力为特征，但最主要的问题是可以累及心脏。肌营养不良的部分患者心肌病理改变主要累及心脏传导系统，出现心律失常，而另一些患者主要影响心肌，出现扩张型、肥厚型、限制型心肌病改变和心衰，两种病理改变可以并存。肌营养不良包括杜氏肌营养不良（duchenne muscular dystrophy, DMD）、贝克肌营养不良、X连锁扩张型心肌病。心肌病是DMD的重要死因，研究发现约70%DMD患者LVEF>55%，20%患者LVEF在45%~54%，6%患者LVEF在35%~44%，只有3%患者LVEF在35%以下，LVEF在鉴别DMD患者是否有心力衰竭风险中并不敏感。39%的患者存在LGE，代表存在心肌纤维化，且纤维化随年龄增长，并与左心室功能受损有关。

五、致心律失常右心室心肌病

致心律失常右心室心肌病，是纤维脂肪组织进行性替代右心室肌为特征的一种遗传学心肌病，也可累及室间隔和左心室。CMR可显示右心室流出道扩张，游离壁变薄，右心室扩张，晚期双心室、室间隔可累及。电影序列显示右心室壁局灶运动异常（三尖瓣下局部室壁收缩不协调的"手风琴征"）和功能下降。CMR诊断标准包

括主要标准：右心室舒张末期容积指数（right ventricular end diastolic volume index, RVEDVI）≥110ml/m²（男）、RVEDVI≥100ml/m²（女）或右心室射血分数≤40%，诊断特异性95%，敏感性68%~76%；次要标准：100≤RVEDVI<110ml/m²（男）、90≤RVEDVI<100ml/m²（女）或40%<右心室射血分数≤45%，诊断特异性为85%~97%，敏感度79%~89%。研究显示非桥粒突变和桥粒突变两组ARVC患者表现为不同的形态功能特征，桥粒突变组的患者表现为特征性的左心室心外膜下环性延迟强化。对比电解剖标测图，CMR心肌应变技术对于ARVC室性心动过速的部位检测优于LGE，提示其可以提高CMR诊断ARVC的准确性，并促进室性心动过速消融手术方案的制订。

六、心肌炎

心肌炎为心肌组织的炎性病变，最主要的病因是病毒感染。心内膜活检是诊断心肌炎的金标准，由于心内膜活检是有创的检查，临床上很少应用。心肌炎的CMR诊断标准（路易斯湖标准）包括：①心肌水肿，在T_2WI上心肌水肿表现为高信号，心肌/骨骼肌T_2信号强度≥2.0；②毛细血管渗漏，早期心肌钆强化率（early gadolinium enhancement rate, EGEr）（心肌/骨骼肌增强）≥4.0；③心肌坏死和纤维瘢痕，LGE的特征部位是左心室侧壁心外膜下，其次为室间隔。临床怀疑心肌炎的患者满足以上两项就可以诊断。Meta分析显示，LGE阳性是心肌炎和临床怀疑心肌炎患者不良预后的重要预测因子，心肌炎患者心肌应变参数变化与LVEF、局部室壁运动异常和心肌损伤程度相关。T_2 mapping诊断心肌炎的灵敏性、特异性和准确性分别为70%、91%和79%；T_1 mapping诊断心肌炎的灵敏性、特异性和准确性分别为82%、91%和86%。T_1 mapping结合LGE诊断心肌炎的准确性为91%~96%，T_2 mapping结合LGE诊断心肌炎的准确性为96%。说明CMR多参数联合应用可以提高诊断心肌炎的准确性。

七、心脏结节病（CS）

结节病是一种多器官炎症性疾病，以非干酪样肉芽肿性浸润为特征。尸检研究表明，心脏结节病是与结节病相关死亡的主要原因。心脏结节病通常仅累及局灶的心肌，不会引起严重的左心室功能障碍，常规检查手段对于心脏结节病的检测并不可靠，美国心律协会建议结节病患者筛查试验中若发现异常，需选择CMR检查明确心脏有无受累，20%的结节病患者CMR检查发现心脏受累，多累及室间隔，活动期患者表现为T_2高信号、T_2值升高合并或不合并出现LGE。静止期患者仅可观察到LGE，LGE部位多累及心外膜下，LGE也是心脏结节病的独立危险分层预测因子。

八、心脏淀粉样变性（CA）

淀粉样变性以不可溶的纤维蛋白细胞外异常沉积，破坏了正常的组织结构和功能为特征。心脏受累最常见的系统性淀粉样变性为轻链淀粉样变类型。CMR表现为左心室或右心室室壁增厚，可伴有心房壁和房间隔增厚（房间隔厚度＞6mm），多数患者合并多浆膜腔积液。心脏收缩和舒张功能明显减低，以舒张功能受限更为显著。弥漫心内膜下或透壁性强化是心肌淀粉样变典型的LGE表现。T_1 mapping研究显示T_1值在淀粉样变性患者显著升高，T_1值＜1036ms诊断心肌淀粉样变性的阴性预测值为98%，T_1值＞1146ms诊断心肌淀粉样变性的阳性预测值为98%。左心室径向应变、周向应变参数可以区分心肌淀粉样变性和HCM。

九、嗜酸性粒细胞增多心脏病

嗜酸性粒细胞增多是由多种原因引起的，心脏并发症并不少见。嗜酸性粒细胞增多心脏病表现为急性心肌炎和心内膜纤维化，可以累及心脏全层，最典型的以loeffler心内膜炎为代表，一般分为3个临床阶段：①急性坏死期；②血栓形成期；③心内膜纤维化期。CMR表现为左、右心室壁增厚，质量增加，左心室舒张功能减低和左心房增大，T_2序列高信号代表了反映心肌损伤的心肌水肿，电影序列上表现为左、右心室腔的闭塞，心尖部低信号影（心腔内血栓），心内膜低信号对应的是心腔内附壁血栓，首过灌注序列血栓表现为低信号，延迟增强序列可以观察到左、右心室内膜下弥漫线状强化，代表心内膜纤维化。10%～32%患者合并心包积液。

十、法布里病

法布里病是一种性连锁遗传疾病，其特征是溶酶体鞘磷脂在多个器官中逐渐积累。其发病与染色体段Xq22的α-半乳糖苷酶A（α-Gal A）基因突变有关。AFD心脏受累是患者死亡的主要原因，可导致左心室肥厚、心肌纤维化、心力衰竭和心律失常。CMR表现为左心室肥厚，LGE特征性的部位位于基底部下侧壁心肌中层或心外膜下。与其他原因导致的左心室肥厚的患者（如HCM），部分FAD患者CMR形态学表现和LGE表现非常相似，但CMR T_1 mapping能帮助鉴别，研究显示FD患者与HCM相比，左右心室、室间隔的T_1值更低。

十一、心脏铁沉积

心脏铁沉积或心肌铁超载十分罕见，可以发生在珠蛋白生成障碍性贫血或血色素沉着症患者，是珠蛋白生成障碍性贫血患者最主要的死因。心脏铁质沉积改变治疗后是可以逆转的，所以早期识别心肌铁沉积非常重要。CMR的T_2^*值可以定量检测心肌铁沉积，随着铁负荷的增加，心肌T_2^*值呈线性下降。当T_2^*值＜20ms时高度提示心肌铁沉积和心室功能障碍，出现心律失常的总体相对风险为4.6。T_2^*值测量部位选择短轴左心室中段室间隔心肌更为准确。T_2^*值还可用于监测和评价接受铁螯合治疗患者的疗效。

总之，CMR在心肌病中的诊断价值越来越受到重视，以上我们有选择性的总结了CMR在心肌病中的诊断优势，特别是利用CMR-LGE、T_1 mapping、T_2 mapping、T_2^*成像和心肌应变等技术可以量化评价心肌病的组织特征改变，为临床医师发现心肌病的潜在病因和危险分层及在患者管理和评估治疗反应有重要的帮助。

（周　星　马明忠）

冠心病超声心动图一站式解决方案：从心脏结构到冠状动脉微循环

根据国家心血管病中心发布的《中国心血管病报告2018》报告显示，我国心血管病患病人数约为2.9亿人，其中冠心病患者数约1100万人，尤其是急性心肌梗死（AMI）仍然是我国及世界范围内高死亡率的主要原因，给公共卫生系统带来了重大的经济和资源负担。冠心病的诊断和治疗手段不断进步，尤其是心血管影像技术日新月异，但是不同的心血管影像技术侧重点不同，局限性明显，冠状动脉CT血管造影（CTA）重点评估冠状动脉的结构，冠状动脉造影评估冠状动脉的结构和血流，心脏磁共振成像评估心脏的结构和心肌组织定征，而心脏核素成像只能评估心室容量和心肌活性，而且这些技术受到设备、技术和人员的限制，难以普及和推广，超声心动图已经成为冠心病诊断和预后评估的常用工具，冠心病，尤其是AMI患者，在入院前和住院期间，所有患者都应使用经胸超声心动图进行评估，这是一种无创、低成本、易获得的床旁成像工具，可以检测缺血过程中涉及的心室壁、损伤程度、受累范围、心脏功能变化和机械并发症。此外，更重要的是，经胸超声心动图可以提供AMI后短期和长期预后的信息。二维超声心动图评估冠心病患者的心脏结构，斑点追踪技术可以定量评估心肌功能，而心肌超声造影能够评估心肌微循环灌注，这些超声心动图技术为冠心病患者的诊断、治疗决策和临床预后提供一站式解决方案。

一、二维超声心动图评估心脏结构和预测临床预后（图1~图4）

早在1977年，Betty C.Corya等就对缺血性心脏病患者的超声心动图表现，与临床、血流动力学和血管造影资料的相关性进行了研究。84%的急性心肌梗死患者和75%以上的主要冠状动脉狭窄患者在收缩期发现节段性室壁运动异常和（或）室壁变薄。这些异常可能伴随着压力而发生，并且可能是可逆的。收缩期左心室壁变薄提示急性缺血或梗死，心肌回声增强提示瘢痕。此后，超声心动图在冠心病的诊断和治疗决策中得到广泛应用，尤其在急性ST段抬高型心肌梗死的形态结构、机械并发症及临床预后等方面进行了大量的研究。P.Gueret等组织法国多中心前瞻性注册研究，观察超声心动图评价再灌注期心肌梗死早期机械并发症的发生率，908名连续的患者在入院和出院时进行超声心动图检查。78%的患者在急性期血管重建。结果显示观察机械并发症的发生率：二尖瓣反流28%，继发于左心室重构（43%）或乳头肌功能障碍（57%）；心包积液6.6%，前壁AMI后更常见，并伴有射血分数降低（EF）；左心室血栓2.4%，主要发生在前壁AMI及EF较低有关（38%±10%vs 48%±12%；$P<0.001$）；早期梗死扩大4%；间隔破裂0.6%；急性游离壁破裂0.8%。多因素Logistic回归分析显示，以下因素

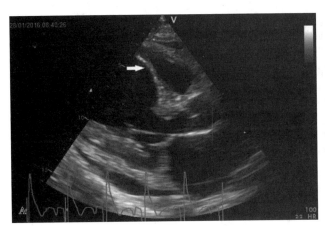
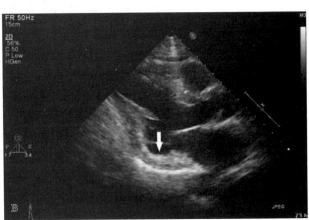

图1 左心室长轴切面显示心肌梗死部位心肌变薄（箭头所指处）
A.左心室前间隔心肌梗死部位；B.心室后壁心肌梗死部位

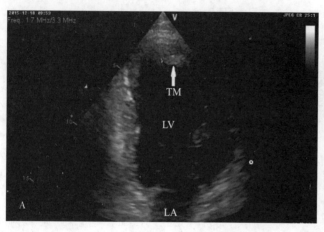
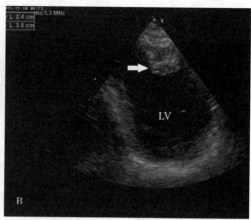

图2　心尖两腔切面显示心尖部附壁血栓形成（箭头所示）

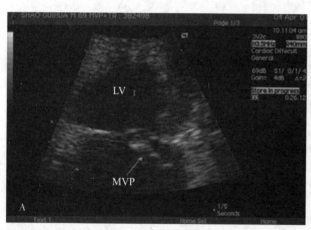
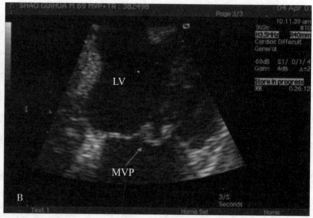

图3　显示心梗后室壁瘤形成

A.左心室近心尖部短轴切面；B.心尖两腔切面，箭头处示局部室壁变薄并向右后膨出，为室壁瘤部位

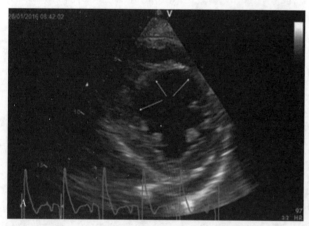
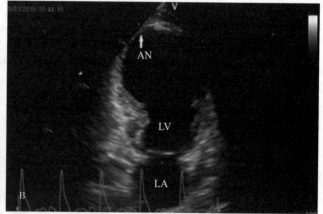

图4　显示腱索断裂和乳头肌功能不全

A.二尖瓣前叶腱索断裂，收缩期断裂的腱索脱向左心房。箭头所示为断裂的腱索；B.收缩期二尖瓣后叶瓣体脱向左心房面，箭头所示为脱垂的二尖瓣后叶。LV.左心室；MVP.二尖瓣脱垂

与机械并发症的发生独立相关：早期缺乏再血管化（OR 3.48，95%CI 1.36～8.95；P<0.001），左心室EF<50%（OR 1.95，95%CI 1.42～2.67；P<0.001），Killip分级>Ⅱ级（OR 1.91，95%CI 1.27～2.87；P<0.002），年龄≥70岁（OR 1.42，95%CI 1.03～1.97；P<0.03）。为探讨二维超声心动图对急性心肌梗死后预后的预测价值，Rick

A.Nishimura等对61例连续入院的急性心肌梗死患者进行二维超声心动图检查。根据局部室壁运动的分析计算左心室壁运动评分指数（WMSI）；入院后12h内运动评分指数为2.0或更高，表明患者存在泵衰竭、恶性室性心律失常或死亡的高风险。这些并发症患者27例中24例初始室壁运动评分指数≥2.0，但34例患者中初始指数<2.0仅

有6例（$P<0.0005$）。在47例入院时为Killip Ⅰ级的患者中，初始指数为2.0或以上的14例患者中有11例（79%）出现并发症，但33例患者中初始指数小于2.0仅有6例（18%）出现并发症。急性心肌梗死后早期二维超声心动图测定室壁运动评分指数有助于鉴别并发症的高风险，尤其是从临床变量来看，在最初处于稳定状态的患者群体中更有价值。

二、左心室整体和局部收缩功能评估与临床预后

二维超声心动图可以评估左心室整体收缩功能，AMI左心室功能不全的超声心动图证据有助于预测急性心肌梗死患者的心力衰竭和死亡率，并有助于预测动脉瘤切除和（或）冠状动脉旁路移植术患者的手术死亡率。二维超声心动图对AMI后心腔大小和功能的评估为AMI的预后提供了重要的信息。最常用的参数是左室射血分数（LVEF），在这个临床环境中，LVEF有很好的短期和长期预后价值。急性心肌梗死后的LVEF死亡率曲线呈典型的双曲线型增长，在LVEF<40%死亡率时出现上升。417例急性心肌梗死患者中，在急性心肌梗死后30d LVEF<40%是死亡、充血性心力衰竭和复发性AMI联合终点的独立预测因子（OR 3.82，95%CI 2.15~6.87）。在一项大型前瞻性队列研究中，4122名接受经皮冠状动脉介入治疗的急性心肌梗死患者接受了左室射血分数的评估，出院前进行有创心室造影、超声心动图或放射性核素心室造影，并随访约4年。左室射血分数≤30%，左室射血分数在30%~40%的患者，与LVEF>40%的患者相比发生SCD的风险增加（HR 5.99，95%CI 2.73~13.14，$P<0.001$；HR 3.37，95%CI 1.74~6.50，$P<0.001$）和全因死亡率增加（HR 3.85，95%CI 2.96~5.00，$P<0.001$；HR 2.06，95%CI 1.66~2.57，$P<0.001$）。此外，LV腔室容积具有公认的预测价值。

节段性室壁运动异常对临床预后也有重要意义，144例首次接受溶栓治疗的AMI患者中，在确定AMI后心脏死亡、不稳定型心绞痛、非致命性再梗死和HF的患者时，静息状态的室壁运动计分指数（WMSI）≥1.50优于LVEF≤40%。在767例AMI患者中，WMSI是死亡和HF住院的独立预测因子。

斑点追踪超声心动图（STE）通过对左心室心肌的二维或三维斑点回声进行追踪，观察斑点在收缩和舒张过程中的运动轨迹，计算出心肌运动的速度、加速度、位移、应变和应变率等作功参数，斑点追踪成像技术的左心室长轴应变已经被广泛应用于临床研究，可以评估心肌收缩和舒张功能，尤其是心血管疾病心肌损伤的早期检测，二维斑点追踪超声心动图可以对所有心肌变形进行功能评估，纵向应变（LS）是心内膜下心肌纵向缩短（以负值表

示）、中层心肌环向应变（为负值）和径向应变（正值）的标志。值得注意的是，心内膜下纤维更容易发生缺血损伤，并在急性缺血期间发生早期改变，这一特点可有效用于急性冠脉综合征二维STE也非常可行，相对来说与操作者无关，比二维LVEF更具重复性。

经皮冠状动脉介入治疗的50例急性心肌梗死患者，左前降支7段的收缩期长轴应变（LS）死亡和心衰是独立的预测因子，659例AMI患者经直接PCI治疗后、梗死区收缩期左心室整体长轴应变（GLS）和长轴应变率（LSR）与全因死亡率独立相关。特别是，在单变量分析中，收缩期GLS>-15.1%和收缩期GLS率（GLSr）>-1.06/sec的患者的全因死亡率分别为4.5（95%CI 2.1~9.7）和4.4（95%CI 2.0~9.5）。

在另一项研究中，收缩期降低的GLS预测AMI住院期间LVEF正常的心衰。这些数据表明，我们应特别注意AMI有第一期心衰症状GLS受损的患者。GLS在AMI后的风险分层中显示了一个超出传统超声参数的附加值。Ersbøll等发现，收缩期GLS受损但LVEF不降低（<40%）是一个强大的独立预测指标，可预测全因死亡率、心衰住院率和心源性死亡的复合终点。收缩GLS>-14%与全因死亡率和心衰住院率联合终点的风险增加3倍（HR 3.21，95%CI 1.82~5.67，$P<0.001$）。在一项对576例经直接PCI治疗的AMI患者的研究中，收缩期GLS和WMSI与1年内全因死亡率、再梗死、住院、心衰或脑卒中的复合终点独立相关，特别是，患者收缩期GLS>-10%的患者比收缩期GLS>-15%的患者发生了更多的不良事件（HR 4.6，95%CI 2.8~7.7，$P<0.001$）。

三、心肌超声造影（MCE）

评估冠状动脉微循环MCE是一种床旁技术，它评估心肌灌注微气泡，可用于确定梗死面积和心肌存活率；它是AMI后心脏事件的有力预测因子。在Lepper等的一项研究中，AMI血管重建术后持续MCE灌注缺损的大小对4周随访期间的左心室重构有很高的预测价值。Dwivedi等对95例患者在AMI后（7±2）d内行MCE，用造影缺损指数（CDI）评估残余心肌存活率：计算所有左心室可解释节段的对比评分之和（1=均匀浑浊；2=不均匀浑浊；3=最小/无对比浑浊）除以分析的左心室节段数。在多变量分析中，CDI升高（作为残余心肌存活率降低的标志）是心脏死亡和非致命性AMI以及心脏死亡复合终点的预测指标，而LVEF和ESV则没有达到统计学意义。心脏死亡和非致命性AMI的复合终点（敏感性62%，特异性84%）和心源性死亡（敏感性87%，特异性84%）CDI的最佳截止值为1.86。此外，CDI量化的微血管损伤程度是首次成功再灌注STEMI患者左心室重构的最重要预测指标（心肌梗死溶栓TIMI 3级）。可以想象，AMI后早期评估左心室功能可

能会由于心肌顿抑而高估不可逆梗死面积的范围,而MCE通过组织水平灌注(缺失/减少)来评估梗死面积,可以提供更真实的景象和更强的预后信息,特别是对左室射血分数受损的患者。

Leonarda Galiuto等将110例首次成功再灌注的STEMI患者被纳入急性心肌梗死造影成像(AMICI)多中心研究。再灌注后计算心肌梗死时肌酸激酶峰值、ST段减低、溶栓及心肌血流分级。在实时成像中使用Sonovue(Bracco, Milan, Italy)持续输注来评估MCE的灌注缺损。计算再灌注后第1天对比剂缺损(CD)的心内膜长度。计算室壁运动评分指数、室壁运动异常程度、左心室舒张末期容积、再灌注及随访时射血分数。结果显示在110例患者中,25%的患者发生左心室重构,75%的患者没有发生。尽管组间肌酸激酶峰值、ST段减低、70%和心肌血流分级无差异,但在左心室重构患者中,TIMI血流3级出现频率较低(P<0.001),室壁运动评分指数较高(P<0.001),CD较高(P<0.001)。在多变量分析中,只有

TIMI血流3级和临界值为25%的CD与左心室重构独立相关。在TIMI血流3级的患者中,CD是唯一与左心室重构相关的独立变量。在TIMI血流3级的患者中,与持续性ST段抬高和心肌血流分级相比,MCE检测和量化的微血管损伤程度,是预测STEMI后左心室重构最有力的独立指标。

急性STEMI患者,PCI术后,尽管“罪犯血管”开通后,冠状动脉血流恢复到TIMI3级,受累区域的心肌功能是否得到恢复,心肌微循环灌注是否同时得到改善,应用超声心动图及其相关技术可以提供一站式解决方案。此例患者急性持续性胸痛3h进入我院急诊行急诊PCI,第2天超声心动图提示左心室心尖部室壁运动减低,左室射血分数(Simpson 双平面法)为50%,WMSI为1.65,斑点追踪成像显示心肌功能严重受损,GLS为−10.6%。MCE心肌的心肌微循环灌注心尖部灌注缺损,CDI为1.5,根据超声心动图一站式的评估结果,进行合理的决策和有效的治疗,可以改善冠心病患者的临床预后(图5~图8)。

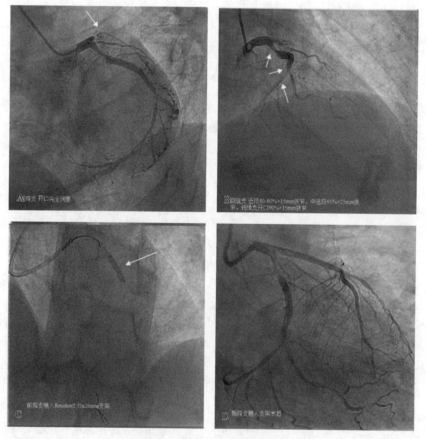

图5　一例AMI患者直接PCI

A.冠脉造影显示前降支开口处完全闭塞;B.回旋支可见多处狭窄;C.前降支置入2.75mm×26mm 支架1枚;D.支架术后冠状动脉造影显示前降支血流恢复,达TIMI Ⅲ级

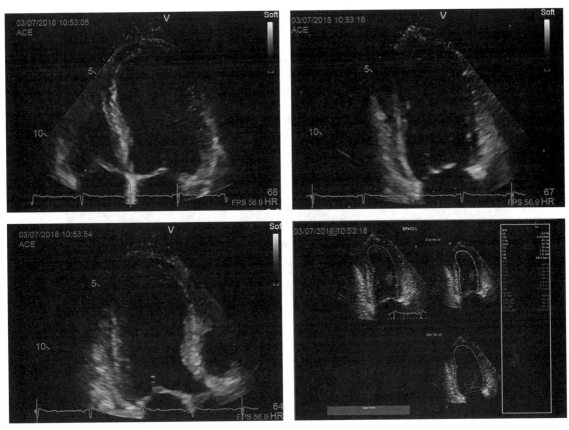

图6　超声心动图四腔切面、二腔切面和左心室长轴切面心尖部显示运动减低（箭头所指处）

Simpson 双平面法测量左室射血分数为50%

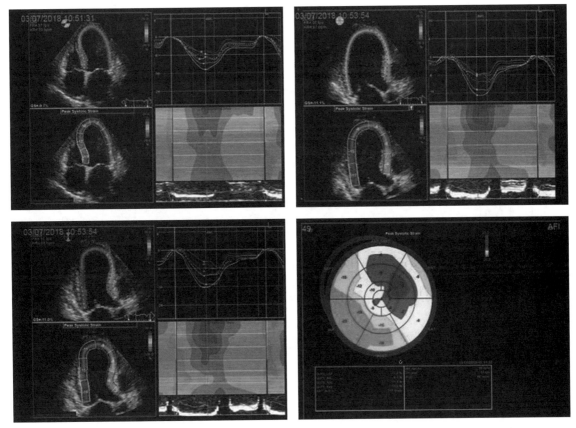

图7　斑点追踪成像牛眼图显示前降支分布区域的心尖部心肌应变明显减低（右下图红色区域）

左心室整体心肌的长轴应变也显著减低，为 −10.6%

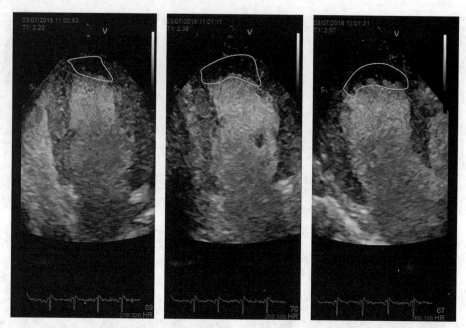

图8　左心室超声造影心肌灌注成像显示flash爆破心肌内造影剂5个心动周期后
心尖部心肌仍然存在灌注缺损（黄线标注区域）

（朱天刚　梁思颖）

超声心动图评估肺高压患者右心室功能研究进展

肺高压（pulmonary hypertension，PH）是一组由于肺血管收缩和重塑引起以肺血管阻力增加、肺动脉压力升高和右心衰竭为主要特征的慢性进展性恶性疾病。根据血流动力学PH分为毛细血管前性、毛细血管后性和混合性PH。毛细血管前性PH的临床分型包括肺动脉高压（pulmonary arterial hypertension，PAH）、呼吸系统疾病和（或）缺氧所致PH、慢性肺动脉阻塞所致PH等。毛细血管后性PH主要包括左心疾病所致PH。右心室功能是PH患者临床表现和预后的主要决定因素，准确评估右心室功能具有重要的临床价值。目前临床常用于评估右心功能的检查方法包括超声心动图、心脏磁共振（cardiac magnetic resonance，CMR）和右心导管。CMR测的右心室射血分数（right ventricular ejection fraction，RVEF）是评估右心室收缩功能的"金标准"，但CMR不适于体内有金属装置的患者，且费用比较昂贵、耗时长；右心导管是有创性检查，只能通过测量心排血量和右心压力等间接评估右心室功能。因此，超声心动图是评价右心室功能最便捷的非侵入性影像学检查方法，它不仅具有操作方便和无创的优点，还提供有关PH患者病因和预后的信息。本文就超声心动图在评价PH患者右心室功能中的临床应用研究进展进行综述。

一、超声心动图评估PH患者右心室收缩功能的应用

（一）总体收缩功能

1.右心室面积变化分数（right ventricular fractional area change，RVFAC）　是右心室舒张末期和收缩末期面积之差与舒张末期面积的比值，容易获得且不受心脏运动的影响，与CMR测得的RVEF有良好的相关性。研究发现，同时降低的RVFAC和峰值氧脉搏提示特发性PAH患者病情恶化的风险升高。Badagliacca等对104例特发性PAH患者研究发现RVFAC≤38%的患者世界卫生组织心功能分级和血流动力学指标更差。Kumar等研究在小儿PAH患者中，RVFAC<25%提示预后不良，敏感性和特异性分别为72%、79%。Jone等在小儿PAH患者中研究发现RVFAC与PAH相关不良事件（死亡、因PAH住院、静脉使用前列环素等）有关（HR 0.08，95% CI 0.03~0.22；P<0.001）。

2.右心室心肌作功指数（right ventricular myocardial performance index，RVMPI）　是评价右心室收缩和舒张功能的综合指标，其测量为右心室等容舒张时间和等容收缩时间之和与右心室射血时间的比值，可通过组织多普勒或脉冲多普勒获得，具有较好的重复性，心房颤动或心房压升高会影响其准确性。研究表明，PH患者的RVMPI与RVEF呈负相关。Grapsa等对777例毛细血管前性PH患者的研究中发现组织多普勒测得的RVMPI是死亡率的独立预测因子（HR 3.42，95%CI 1.78~6.58，P<0.001），RVMPI≥0.64的患者生存率下降更明显。

3.三维超声心动图（three-dimensional echocardiography，3DE）　右心室形状较复杂，二维超声心动图难以在一个切面中捕获流入和流出道，但在实时3DE中可以实现，并可更准确地评估右心室功能。在PH患者中研究发现3DE与CMR测得的RVEF有较好的相关性和一致性。Murata等研究表明RVEF-3D在预测PAH相关临床事件方面优于平均肺动脉压，且RVEF-3D<38%的患者无事件生存期更短。Vitarelli等发现RVEF-3D是慢性PH患者死亡率的独立预测指标（HR 5.3，95%CI 2.85~9.89，P=0.002），RVEF-3D<39%提示右心衰竭的敏感性和特异性分别为90%和83%。另有研究者发现RVEF-3D可预测小儿PAH患者的死亡风险（HR 5.3，95%CI 2.85~9.89，P=0.02）。

（二）局部收缩功能

1.三尖瓣环收缩期位移（tricuspid annular plane systolic excursion，TAPSE）　是三尖瓣环沿右心室长轴方向的收缩期位移，具有很强的重复性和实用性，较少依赖于图像质量，但与测量角度和心脏负荷相关，主要反映了纵向右心室功能，是评估右心室功能广泛使用的指标。PAH患者的TAPSE与CMR测得的RVEF相关，但在慢性血栓栓塞性肺动脉高压（chronic thromboembolic pulmonary hypertension，CTEPH）患者中两者无显著相关性。另在对毛细血管前性PH患者的研究中TAPSE未能预测死亡率，特别是在NYHAⅢ~Ⅳ级和右心室增大的患者中无明显相关。计算TAPSE与肺动脉收缩压（pulmonary artery systolic pressure，PASP）的比值是一种间接评估右心室收缩功能和右心室-肺动脉耦合的方法。Tello等分析了290例PAH患者的TAPSE/PASP比值并分为3组，发现TAPSE/

PASP中、高比值组生存率明显高于低比值组，低、中、高比值组患者5年生存率分别为58.1%、73.0%和70.0%，并且TAPSE/PASP与世界卫生组织心功能分级负相关。另有Guo发现TAPSE/PASP＜0.184 mm/mmHg预测系统性红斑狼疮相关PAH患者全因死亡或临床恶化的敏感性为62%，特异性为78%。

2.右心室纵向应变（right ventricular longitudinal strain, RVLS）　可通过二维斑点追踪成像测量，不依赖测量角度，可以评估右心室整体和局部收缩功能。研究发现PAH患者整体RVLS与RVEF明显相关。Lamia等的研究显示PAH患者的平均肺动脉压在20～25mmHg时右心室应变已经开始受损。另有Hulshof等的系统回顾和Meta分析表明RVLS对PH患者全因死亡率具有独立预测价值，RVLS的相对减少22%（10%～33%）与全因死亡风险增加有关（HR 2.96, 95%CI 2.00～4.3, $P<0.001$）。Kusunose等研究发现RVLS有助于PH的分型，RVLS＜17%提示患者为混合性毛细血管后性PH，敏感性和特异性分别为85%和70%，并且RVLS与混合性毛细血管后性PH和单纯毛细血管后性PH患者的临床终点（心血管死亡或因心衰再入院）有关（HR 0.84, 95%CI 0.74～0.94, $P=0.003$；HR 0.86, 95%CI 0.78～0.94, $P=0.001$）。

3.三尖瓣环收缩期峰速（tricuspid annular peak systolic velocity, S′）　是通过组织多普勒测量的右心室游离壁三尖瓣环处收缩期峰值速度，测量简单且重复性好，与测量角度有关，与RVEF有良好的相关性。Meluzin等发现S′＜11.5cm/s预测右心室功能障碍（RVEF＜45%）的敏感性为90%，特异性为85%，且与平均肺动脉压呈显著负相关（$r=-0.354$, $P<0.05$）。Sato等连续随访了54例毛细血管前性PH患者的CMR和超声心动图指标，研究发现S′与CMR测得的RVEF的变化显著呈正相关（$r=0.66$,

$P<0.001$），且其准确性优于FAC和RVMPI的变化。另有Li等在CTEPH患者研究中得出了相似的结论。

二、超声心动图评估PH患者右心室舒张功能的应用

右心室舒张功能是PH患者较为重要的参数，舒张功能减退常先于收缩功能障碍或右心室重塑出现。在PH患者中，右心室舒张功能障碍可能导致右心室充盈压力升高，是死亡率的独立预测指标，然而，由于受到呼吸作用及右心室形态的不规则性和多变性的影响，右心室舒张功能的评估仍然具有挑战性。临床常用于评估右心室舒张功能的参数包括三尖瓣的多普勒速度、三尖瓣环的组织多普勒速度等。近年来，舒张期应变率和右心房面积或体积也引起了研究者的关注。Moriyama等在CTEPH患者中研究发现右心室舒张早期应变率和三尖瓣环的舒张早期多普勒速度与右心导管测定的右心室松弛时间常数（tau）显著相关（$r=-0.39$, $P<0.001$；$r=-0.25$, $P=0.010$）。Kumar等发现右心房有效排空分数≥60%可预测小儿PAH患者的预后不良（敏感性和特异性分别为78%、69%），若合并RVFAC＜33%提示临床恶化可能，敏感性为72%，特异性为82%。

三、总结

超声心动图是协助诊断PH或评估PH患者右心室功能的重要影像学手段。近年来，除了常规右心室功能测量指标外，还出现了新的非常规技术，但每一项都有其优点和局限性，并且在评估不同类型PH患者右心室功能和预后中的价值可能存在差异。临床应用中利用不同指标进行综合评估，有助于PH的临床诊断和治疗。

（黄　玮　杨云净）

OCT在动脉粥样硬化与冠心病中的应用进展

冠状动脉粥样硬化性心脏病是指冠状动脉发生粥样硬化引起的管腔狭窄或闭塞,导致心肌缺血缺氧或坏死而引发的心脏病,简称冠心病(coronary heart disease, CHD)。我国是冠心病高发国家,根据《中国心血管报告2018》的数据显示,我国目前有冠心病患者1100万人,其死亡率也呈逐年增加趋势。因此,强化心血管疾病的一级、二级预防,降低其发病率及死亡率有着极其重要的意义。

目前冠状动脉造影仍然是诊断冠心病的金标准,但是,人们渐渐地发现传统成像手段的精度并不能满足医师对管腔及斑块等细微结构的评估要求。因此,近年来,腔内影像学的发展为个体化治疗和精准介入提供了一种新的手段。目前腔内影像学技术主要包括两种:光学相干断层成像(optical coherence tomography, OCT)和血管内超声(intravascular ultrasound, IVUS),两者各有优势,IVUS穿透力更强,在评价斑块负荷,指导左主干分叉病变的治疗等方面优于OCT,而OCT分辨率更高,在分辨斑块成分上更具优势。本文将主要对OCT近年来在动脉粥样硬化与冠心病的应用进展进行综述。

一、OCT的工作原理

光学相干层析成像与超声成像原理类似,采用低相干的近红外光线,并对从组织反射回来的不同光学特征信号进行分析以获得组织图像。光束射到要被成像的组织或标本上,被不同距离上的纤维结构反射,通过测量反射光的时间延迟,可以无创地测量组织或标本的纵向内部结构。在不同的横向位置上进行连续的纵向距离测量,然后把获得的信息显示为二维横截面图像。OCT可显著提高分辨率。由于光的传播速度极快,现有电子设备不能直接测量回波延迟,需要利用光的干涉原理进行成像,因此被称为光学相干断层成像。第一代OCT技术称为时域OCT技术(time domain-OCT, TD-OCT),由于导丝回撤速度较慢,为了防止红细胞吸收光线影响图像质量,常需要在成像前用球囊将上流血液阻断,并且以林格溶液冲洗球囊下游的残余血液,如此可以使得光线直接照射到血管壁上,反射后被获取组成血管壁清晰的图像。为此,人们发明了第二代OCT——频域OCT(frequency domain-OCT, FD-OCT)。与TD-OCT相比,FD-OCT大大提高了扫描速度与导丝回撤速度,并且无须阻断血流,使得缺血

等不良反应明显减少。同时每帧图像的扫描线由200个增加到500个以上,也使得图像质量得到了大幅度提升。

二、OCT对动脉粥样硬化斑块的形态学评估

OCT的高分辨率和对组织的特异性识别功能使其具有重要的临床意义。由于正常血管壁与斑块的光衰减特征不同,OCT可利用这一特性对正常血管壁和病变血管进行形态学评估。2002年,科学家在对357例患者尸检进行OCT图像分析后初次建立了OCT识别斑块特征的标准。近年来,随着OCT技术和病理学手段的不断发展,人们已经能够较为准确地将OCT图像与斑块成分相对应。由于其与病理检测结果高度一致,因此OCT技术也被称为"光学活检"。各种斑块及微结构如图1所示。

急性冠脉综合征(acute coronary syndrome, ACS)是冠状动脉内不稳定的粥样硬化斑块破裂或侵蚀继发血栓形成所导致的心脏急性缺血综合征,由于具有较高的发病率及病死率,一直是心血管疾病的防治重点。导致ACS的3个最常见的机制是斑块破裂、斑块侵蚀和钙化结节(图2A～C)。根据以前的心肌梗死患者尸检结果,60%左右的患者存在斑块破裂。与纤维帽破裂的斑块相比,纤维帽完整的斑块往往狭窄程度较轻,脂质含量较低,纤维帽较厚,脂弧较小,更多发生在没有传统心血管危险因素(吸烟除外)的年轻患者,尤其是女性。薄帽纤维粥样斑块(Thin-cap fibroatheroma, TCFA)因其不稳定的形态学结构,通常被认为是斑块破裂的先兆特征。其定义为脂质弧度超过两个象限,且最薄纤维帽厚度<65μm(图2D)。但是在ACS患者人群中,可以发现多个未破裂的易损斑块同时存在但并不都会引起临床事件。甚至破裂易损斑块也可以只处于沉默状态。我们通过OCT发现纤维帽的厚度是斑块破裂的一个关键因素,然而大的斑块负荷及狭窄管腔也是破裂斑块引起事件的必要条件。因此即使一个易损斑块具有破裂高风险,并不意味着患者就将发生ACS,也不意味着需要置入支架治疗,相反如果其狭窄程度并不严重,可选择抗动脉粥样硬化治疗稳定斑块,毕竟支架置入存在内膜愈合不良、再狭窄及血栓形成的风险。实际OCT动态研究显示他汀治疗12个月后很多易损斑块可趋于稳定。值得注意的是,我们发现部分患者血栓抽吸后,斑块本身的狭窄程度并不严重,患者血液易损(高凝状态)

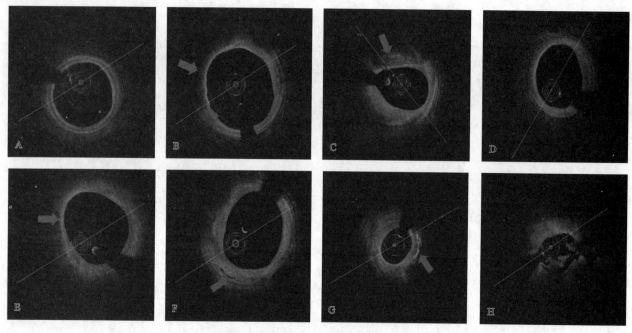

图1　各种斑块及微结构的OCT影像

A.正常血管的三层膜结构；B.脂质斑块表现为边缘模糊、高背反射和强衰减区域，在低信号区域的表面有高信号带的纤维帽；C.钙化斑块表现为边缘界线清晰整齐的低信号或不均匀区域；D.纤维斑块表现为同质、高信号和弱衰减区域；E.巨噬细胞表现为高反射、强衰减的点状或条带状结构，且常在高信号的点状区域后形成放射状影；F.微通道在OCT图像上的特征为直径50～300μm、低信号和界线清晰的黑色空洞样结构，通常可以在多个（3个或3个以上）连续截面中观察到；G.胆固醇结晶在OCT上常表现为线状的高信号结构；H.血栓可分为白血栓与红血栓两种，白色血栓信号均一，低背反射且衰减性较弱。红色血栓由于富含红细胞，红外线被红细胞大量吸收，衰减性较强，图中为大量白色血栓混合少量红色血栓

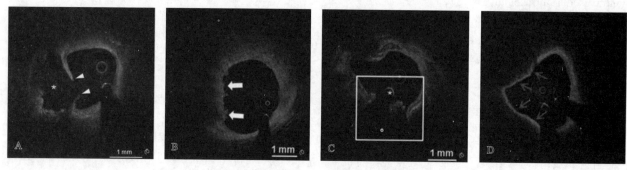

图2　OCT图像：ACS发病机制与易损斑块

A.斑块破裂；B.斑块侵蚀；C.钙化结节；D. TCFA

在此次急性缺血事件起到了重要的作用，这种情况多见于斑块侵蚀引起的AMI。实际通过OCT可筛选出这些患者，通过血栓抽吸后单纯抗凝抗血小板治疗即可，并不需要接受旁路移植手术或者支架介入即可获得较好的临床获益。

三、OCT指导PCI

ILUMIEN Ⅲ 和OPINION研究一致显示，OCT指导的PCI无论是手术即刻结果还是中期临床预后都不劣于IVUS指导的PCI。同样，一项最新的网络荟萃分析研究了包括17 882例经血管造影、IVUS或OCT指导下的BMS或DES置入患者在内的17个RCT和14个观察性研究，证实与血管造影指导比较，IVUS或OCT指导明显降低了MACE和心脏性死亡发生率，而IVUS和OCT指导没有明

显差异。

如果可能，建议在PCI术前进行OCT检查以评估斑块组成及性质，从而选择合适的手术方式及支架尺寸。例如，在评价钙化斑块时，若钙化斑块负荷较大，可能会导致支架膨胀不全及较大的支架偏心率。由于超声很难穿透钙化病变，IVUS在评价钙化负荷方面的作用有限，而OCT分辨率较高，可以穿透大部分钙化斑块，有利于术者对钙化斑块做出更准确地评价，从而获得更好的手术效果。CANARY研究表明，虽然存在富脂斑块患者支架置入后围手术期心肌梗死及无复流的风险增高，既往认为这可能与远端血管栓塞有关，但是使用了远端保护器后却并没有降低围手术期心肌梗死的发生率。因此，富脂斑块在PCI中的意义尚需进一步研究。

OCT还可以在选择球囊和支架尺寸方面提供帮助。多

项IVUS研究显示,支架膨胀不良、贴壁不全等因素与晚期支架内血栓形成、支架再狭窄等不良事件相关。因此,选择一个合适尺寸的支架就显得尤为重要。从实践的角度来看,基于外弹力膜或管腔,以远端参考血管作为参考是简单直接的方法。在应用基于管腔的方法时,建议将平均管腔直径加0～0.25mm作为支架直径。在应用基于外弹力膜的方法时,推荐将平均外弹力膜直径减0.25mm。这一策略在一些直径变化较大的长病变(例如,左前降支中段至左主干病变)中不适用。然而,在临床工作中,我们发现由于OCT对脂肪组织的穿透能力有限,往往无法观察到最小管腔面积部位的血管外膜。因此OCT更多基于管腔直径来选择支架尺寸。此外,选择合适的支架长度同样重要。有研究表明,支架未完全覆盖病变被认为是支架内血栓形成及再狭窄和心血管不良事件的预测因子之一。也就是说,我们选择的支架长度要覆盖病变,避免以脂质斑块等不稳定斑块作为支架边缘的落脚点,因为这样可能会导致术后心肌梗死风险增加。

四、OCT在PCI术后随访中的应用

近年来,随着支架工艺和药物涂层的不断完善,支架置入失败的发生率已经逐渐降低,但是,由于其较高的风险和死亡率,仍然是临床工作中一个不可忽视的问题。OCT凭借助其高分辨率的优势,可以对罪犯病变支架内皮覆盖程度、新生动脉粥样硬化斑块、支架内血栓及非罪犯病变的进展情况进行随访,在斑块或血栓发生早期改变其发展进程,最大程度减少支架置入失败的发生。

由支架内新生动脉粥样硬化斑块、内膜过度增生导致的支架再狭窄(in-stent restenosis, ISR)是支架置入失败的主要原因之一。支架内新生动脉粥样硬化的组织学特征是在新生内膜内积聚富含脂质的泡沫状巨噬细胞,有或没有坏死核心形成以及钙化。新生内膜内的病变与潜在的天然动脉粥样硬化之间没有明确的联系。新的动脉粥样硬化最早的特征是泡沫状巨噬细胞簇,常见于支架周围区域(图3A)或管腔表面(图3B)。泡沫状巨噬细胞的积聚可进一步形成纤维动脉粥样硬化,这些可在管腔表面(图3C)

或更深的新生内膜内(图3D)观察到。坏死的核心通常含有离散的细胞碎片、大量的游离胆固醇和细胞外基质。研究表明,慢性炎症、内皮功能受损及脂质摄取增加是形成新生动脉硬化斑块的可能的机制。新生动脉粥样硬化斑块在OCT图像中可以表现为弥漫均匀的高信号(图4A),这可能是新生内膜增生伴平滑肌细胞生长和脂质或细胞外基质(如蛋白多糖)积聚,或继发于血栓事件的愈合病变。此外,支架内新生动脉粥样硬化斑块还可以表现为信号不均匀的层状结构(图4B),这些斑块边界相对清晰,信号衰减不足,提示这不太可能是富含脂质的新动脉粥样硬化,而可能是肉芽组织,其上有富含平滑肌细胞的新生内膜增生。然而,由于一些斑块图像较为复杂,OCT在判断新生斑块成分的准确性仍有待病理学验证。

支架内血栓形成(stent thrombosis, ST)是导致支架置入失败的另一个主要原因。其形成可能与支架膨胀不全、贴壁不良等因素导致的支架修复延迟有关。内皮化在支架修复过程中至关重要。研究发现,表面未覆盖内皮的支架是支架内血栓形成的重要因素。在以往的认知中,人们往往认为只要支架表面覆盖了组织就代表支架内皮化,但是根据实验模型结果,这层组织也可能是纤维蛋白而非正常新生内膜。虽然OCT可以基于密度不同对这两种组织进行判断,但其精确性有时会受到医师主观因素的影响。近年来,随着支架新工艺的出现,生物可降解支架(bioresorbable vascular scaffolds, BVS)应用逐渐增多,但是BVS也存在晚期支架内血栓等问题,有研究显示,BVS的中期内皮覆盖率不及第二代药物洗脱支架(drug-eluting stents, DES)。实践证明OCT在BVS支架随访方面亦具有不错的效果。总的来说,OCT有利于明确ISR及ST的类型,判断可能导致的机制,指导支架置入后失败的治疗。通过评价支架内膜覆盖情况指导双抗治疗时间调整,降低支架内血栓风险,同时也避免不必要的长期双抗治疗带来的出血风险。对需要进一步介入治疗的患者,OCT能够协助术者更准确地了解病变的长度、性质、处理策略,从而优化介入治疗效果。更重要的是,OCT有利于找出优化再次介入处理再狭窄病变的策略(图5)。

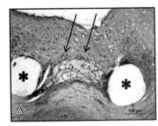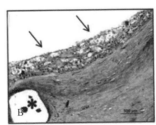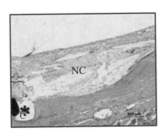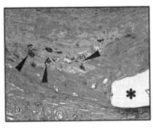

图3　新生动脉粥样硬化斑块的病理表现

A.支架小梁周围的巨噬细胞;B.管腔表面的巨噬细胞;C.管腔表面的纤维斑块;D.新生内膜内的巨噬细胞聚集

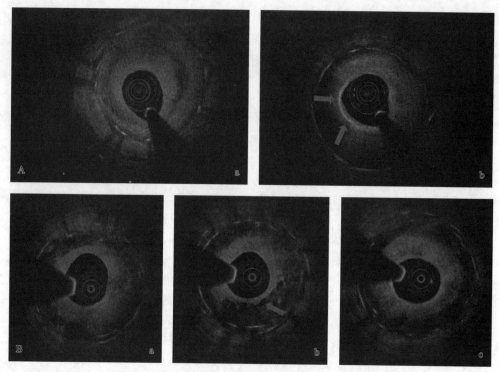

图4　新生动脉粥样硬化斑块的OCT图像
A.弥漫均匀的高信号；B.信号不均一的层状信号

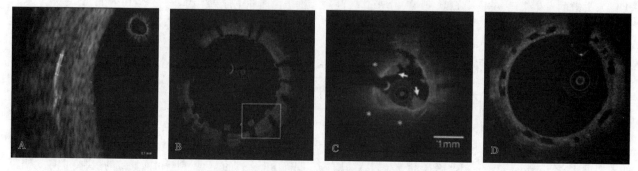

图5　金属支架和BVS置入后的OCT图像
A.支架内皮覆盖；B.支架内皮未覆盖；C.支架内血栓；D.生物可降解支架OCT图像

五、总结

OCT为冠状动脉结构和病理研究提供了非常丰富的数据，在冠心病的诊断和治疗中发挥着相当重要的作用。

当然，OCT应用仍具有很大的发展潜力，仍需要更多的随机临床试验提供理论支持，以便更好地与临床实践相结合。

（于　波）

左心声学造影的临床应用进展

一、心脏声学造影概述

心脏声学造影（contrast echocardiography）目前广泛应用于心脏病学。它通过注入含有微气泡的造影剂进入人体心血管系统，使超声图像质量得到显著改善，以更加准确地评价静息状态下及负荷状态下心脏的结构和功能。造影剂的应用已经从评估心脏结构扩展到心脏功能和心肌灌注的评价，造影剂的安全性已经在临床实践中得到证实。根据研究部位的不同，将心脏声学造影分为右心声学造影和左心声学造影，后者又进一步分为左心腔声学造影（left ventricular opacification，LVO）、心肌声学造影（myocardial contrast echocardiography，MCE）。本文主要阐述LVO和MCE的临床应用进展。

（一）造影剂种类及安全性

1968年，Gramiak和Shah首次发现注射吲哚菁绿（indocyaxilne）冲生理盐水或葡萄糖液进行M型超声心动图检查，能使图像信号显著增强，由此用于观察心内血液分流，发展成为在临床上极有价值的声学造影法。

从1984年Feinstein等首次报道用机械振动方法制备声学造影剂后，各种声学造影剂不断改进研发，至今共经历了三代：第一代造影剂为游离微气泡无壳膜型造影剂，如H_2O_2、CO_2、泛影葡胺，50%葡萄糖等。造影剂直径都在50μm以内，而肺静脉的直径通常在10μm以下，造影剂在通过肺静脉时因为肺静脉对微泡的筛孔效应，大部分造影剂都会被阻断或破坏，只有一小部分通过肺静脉，但因微泡表面张力过大会很快破碎，不能用于左心声学造影，因此第一代造影剂一般只进行右心声学造影。第二代造影剂为空气微泡有壳膜型造影剂，如Alunex、Levovist等，其中Alunex直径为3～5μm，浓度为（4～5）×10^8/ml。第二代造影剂可通过肺静脉，用于左心声学造影，但对心肌声学造影显影较差。第三代造影剂为包裹高分子氟碳气体微泡有壳膜型造影剂，其直径为2.5μm，因其具有低弥漫性、高分子量等特点，可通过冠状动脉窦口进入冠状动脉及其细小分支对心肌进行显影，是现今在左心声学造影领域应用较为普遍的造影剂。

目前全球被管理机构许可用作心脏超声造影的左心声学造影剂包括以下几种：Levovist、Optison、Definity、Imagify、SonoVue。SonoVue为脂质外壳包裹的六氟化硫气体微泡，平均直径2.5μm，由于声学造影剂拥有气态的内核和柔软的外壳，当进入血液或组织时有较高的可压缩性，当超声作用到这些微泡时，在声压作用下可引起体积的变化，产生很强的反射回波。因此，经静脉注射后可实现良好的左心腔、心肌及腹部器官声学造影增强。早期研究表明SonoVue不含蛋白成分，很少有抗原作用，六氟化硫在动物或人中无代谢的证据，通过肺清除，在肺功能受损的患者中使用也不必调整剂量。而且，研究提示造影剂在左心室收缩功能不全的患者中应用也是安全可耐受的。研究表明造影剂的注入在较危重患者中仍具有较高的安全性和可行性。

（二）心脏声学造影的原理

造影剂的微泡由极薄的壳体和填充气体组成，它们的平均直径<5μm，这样它们可以通过<8μm的人类毛细血管，通过肺毛细血管到达左心室和冠状动脉。微气泡在超声场中的峰值压力下有3种散射行为，超声应用于组织的强度表示为机械指数（mechanical index，MI）。当MI<0.1时微泡表现为线性振动，MI在0.1～0.3时可表现非线性振动，此时不仅能接受相同频率的信号，还可以选择性接受倍数频率的信号（2f，4f，8f……），通过选择性接受非线性信号，可以获得更好的信噪比来检测微气泡，这是谐波成像和脉冲转换技术的基础。

超低MI（<0.1～0.3）时超声对气泡的破坏的最小，当连续注入造影剂达到稳定状态时，可使心肌灌注定量，实时MCE可同时提供室壁运动和心肌灌注的信息。当使用MI>0.3，微泡破坏会增强，可通过增大帧频来减少破坏。

综上所述，作为心脏声学造影的造影剂应具备以下特点：造影剂微泡直径要求小于或近似于红细胞，以便其通过血液循环，对所需观察的器官进行显影；造影剂内微泡的表面张力、溶解度、生存半衰期要低，以达到较高的显影时间；造影剂内的微泡数量应维持在一个稳定状态，以此来提高造影剂的重复性；有着类似红细胞的流体力学状态，不会扰乱血流动力学效应；造影剂微泡的直径需均匀分布，以此避免因气泡过大或过小造成的显影缺失等问题，如直径过大对肺或者心肌造成栓塞，出现肺高压或心肌梗死等不良反应；造影剂不能具备生物活性，以此避免对血液生化、电解质、肝肾功能和心肌的不良反应。

（三）造影方法及注意事项

注入途径通常是在肘正中静脉给药。现在常用的一般有两种给药方式：一种是弹丸注射，一种是持续静脉注射。弹丸注射可以在某一时间段内增强微泡的浓度，更为清楚地观察心内膜边界，一般用于左心腔声学造影，但微泡的衰减时间快，观察时间短，并且高浓度造影剂可以在左心室后壁出现声衰减现象，因而不利于MCE对心肌灌注的观察。持续静脉注射是将造影剂以1～2ml/min的速度匀速给药，此种方法可以在较长时间下有效观察心肌的血流灌注情况，不过此种方法最好需要注射泵或者不停地匀速振荡造影剂，防止造影剂出现悬浊液分层的现象。

在进行左心声学造影检查时，需要注意以下几点：患者是否空腹对检查结果的影响不大，但如果出现突发情况比如造影剂过敏（皮疹、呼吸困难、头晕等症状）需要紧急抢救如气管插管等急救措施时，最好是在空腹状态下进行；造影剂本质上是微气泡，其代谢途径是经过呼吸循环排出，它对肝、肾功能的要求不高，某些肝肾功能减低对冠状动脉造影不耐受但需对其心肌的血流灌注进行评估的患者可以考虑进行声学造影，但对于恶性心律失常、重度肺动脉高压患者应谨慎使用造影剂，肺功能极差如慢性阻塞性肺疾病急性发作期禁用，因小儿、妊娠或者哺乳期女性没有临床应用造影剂的相关实验及文献，目前此类患者不建议做此项检查；此项检查出现的不良反应中最严重的为过敏样和（或）过敏反应，表现为支气管痉挛、血氧饱和度下降、意识丧失、舌和（或）咽喉肿胀、休克，目前世界上应用造影剂死亡病例报告有3例，目前尚无明确的证据表明与造影剂直接有关，但在进行此项检查时仍需将心电监护、除颤器及抢救药准备齐全。

二、临床应用

（一）左心腔声学造影（LVO）

1.评估左心室容积和左室射血分数　LVO能明显提高左心室心内膜面的显示效果，更容易对冠心病患者室壁运动异常进行评估和诊断。ECMO患者往往胸部会多个插管、手术切口、机械通气和受限的体位，会限制和影响超声心动图的质量，即使TEE图像也可能被手术后纵隔结构和心脏腔室的改变所掩盖。超声造影被验证是一种安全、有效的方法，Arend FL Schinkel等的临床研究表明，微泡造影剂与超声联合使用可改善图像质量，提供了常规超声无法评估的信息。2011年美国超声心动图应用标准建议常规超声显示左心室>2个节段显示不清时就应该行超声造影。一项前瞻性研究就632例技术上有困难的超声心动图患者进行评估，结果发现：应用造影剂，使不可解释的研究的百分比从11.7%下降到0.3%，技术困难的研究从86.7%下降到9.8%。

2.明确左心室血栓和心内肿瘤　声学造影可显示肿瘤的大小和位置，明确其与心肌、瓣膜和血流动力学的关系及肿瘤的血供情况。前瞻性研究显示同一批患者，未应用造影剂时，疑似左心室血栓35例，明确血栓3例；使用造影剂后，疑似左心室血栓1例，明确血栓5例。表明左心声学造影可提高左心室血栓诊断率。Xiachuan Q等应用心肌超声造影发现1例中年女性患者右心室流出道占位，常规超声示基底宽，形态规则，边界清楚，微动，心肌造影示肿瘤周围结节性强化，周围增生，中心区域低增强，考虑心脏血管瘤，术后病理证实。根据左心室内肿物血供情况可有不同的超声表现：心室内血栓为无强化，良性肿瘤如心脏黏液瘤表现低强化，恶性肿瘤表现为中强化。

3.鉴别左心室室壁瘤和假性室壁瘤　LVO技术具有无创伤性、方便快捷、图像实时动态等优点，能提高左心系统心内膜边界的显示率，70%～90%的超声心动图图像不佳可以通过LVO技术得到改善，从而更清晰地显示出局部室壁变薄、向外突出的壁瘤形态。

4.诊断心肌疾病　肥厚型心肌病（hypertrophic cardiomyopathy, HCM）是一种常染色体显性遗传病，典型表现为左心室壁非对称性增厚，室间隔多受累。心尖肥厚型心肌病作为HCM的特殊类型，心肌肥厚主要位于左心室心尖部。既往认为心尖HCM属良性病变，预后较好，但新近研究发现，心尖HCM患者的临床表现不一，可有无症状、胸痛、室性心律失常、心力衰竭与心脏性猝死等预后。超声心动图由于无创、经济、方便快捷而成为心尖HCM等心脏疾病重要的检查方法，但常规超声检查存在一定的技术缺陷，如容易受近场伪影、声窗限制、肥胖、肺气干扰等因素影响而导致超声显影不清，从而影响医师对病变判断的准确性。LVO通过改善心内膜边缘显像，发现心尖HCM患者超声造影表现为铲形结构，可清晰显示心内膜边界，并有利于准确测量心尖部心肌厚度、左心室功能，可显著提高心尖HCM诊断的准确性。

心肌致密化不全是心肌发育不良的一种表现，属遗传性心肌病，正常的致密化心肌变薄，非致密化心肌表现为增多的粗大的肌小梁结构，可以导致心律失常、致密化不全部位室壁运动幅度减低、严重者可发生心力衰竭。LVO可以显示出突入心肌的肌小梁之间有造影剂填充，因此对于诊断心肌致密化不全敏感性和特异性也较高，研究表明，LVO对心肌致密化不全的诊断与心脏MRI相当，可以不需要进一步MRI。

（二）心肌声学造影（MCE）

1.评估微循环检测及冠状动脉疾病　冠心病是当今社会严重危害人类健康和生命的一类疾病。冠状动脉造影公认为是诊断冠心病的金标准，然而它只能发现心外膜下的冠状动脉大血管，对微血管病变无法评价，研究表明MCE能够显示直径＜10μm的微血管，可评估心肌微循环灌注。一项荟萃分析表明MCE诊断冠心病的敏感性、特异性分别为83%和80%。MCE可检测急性心肌梗死后的微血管功能，是测量心肌血流灌注的理想工具，可用于冠状动脉疾病的诊断。有研究表明与SPECT相比，MCE具有更高的时空分辨率，理论上，MCE可以检测到SPECT检测不到的局限于心内膜的灌注缺陷，并且可以比SPECT更好地检测到轻度到中度的冠心病。应用MCE可测量心肌血流储备，发现非缺血性心脏病的冠状动脉微血管病变。MCE还可用以反映急性心肌梗死溶栓患者的再灌注是否完全，也可用于了解再血管化治疗前后局部心肌血流灌注的情况，以评价手术疗效，检出存活心肌并估计患者预后。应用MCE还可以鉴别应激性心肌病与心肌梗死，两者都有心电图和心肌酶学的升高、室壁运动异常，但是前者心肌灌注正常。

此外，超声造影可引导室间隔消融术，缓解HCM患者左心室流出道梗阻。将超声造影剂注入目标间隔血管，使相应室间隔心肌显影是室间隔消融的关键。通过MCE确定消融血管后，在连续超声心动图成像术中监测下，应用球囊导管注入无水乙醇，进行室间隔消融，完成微创方法缓解左心室流出道疏通术。MCE可准确描绘乙醇注射前室间隔血管供应范围，并可预测乙醇注入后心肌梗死范围。

2.提供心血管疾病的预测价值　Tsutsui等研究表明MCE异常较射血分数、室壁运动异常更有心血管事件预测价值，室壁运动异常冠心病者，3年无事件生存率MCE正常与异常患者分别为95%和68%。心肌梗死患者血管再通术后，梗死区心肌仍可能未得到充分的灌注，这种冠状动脉再通而相关冠状动脉相应区心肌仍无灌注的现象称为无复流。无复流与较大的梗死面积、较高的住院并发症发生率、急性心肌梗死后临床事件相关。一项多中心研究表明，再灌注后1日的MCE对比缺损面积大小是急性心肌梗死后左心室再灌注最有利的独立预测因素。MCE同MRI可评价再灌注术后无复流，微血管梗阻与心肌坏死相关，是急性心肌梗死后心功能和临床结局的主要决定因素。

3.与负荷超声心动图联合使用　有研究表明，冠心病的检测需要联合负荷试验，由于心动过速和相关心脏运动异常发生较少，MCE联合负荷超声首选评估冠状动脉血管。如果静息状态下血流灌注正常，5s内微泡破坏对比增强恢复，微泡破坏后很快补充正常心肌（1～1.5s）。在狭窄动脉的区域，根据狭窄的严重程度，灌注的速度减慢。在负荷超声时心肌增强减低，提示冠状动脉血流储备减少。Barton D等研究在20例冠状动脉造影心肌灌注正常患者，应用心肌声学造影联合负荷超声，结果显示心肌灌注正常，但微血管灌注异常。有研究同时观察比较了静息和负荷状态的心肌灌注情况，结果发现尽管开通慢性闭塞病变后未影响静息状态的心肌灌注水平，但负荷状态的心肌灌注水平与术前及未

通组术后结果比较均有所改善，同样改善了左室射血分数。表明MCE对静息状态微循环灌注的评估并不能真正反映冠状动脉微循环的状态，联合应用负荷状态心肌灌注，能更完整地评价心脏整体收缩功能改善与心肌灌注情况。

4. MCE的分子显像　MCE除了评价心脏和微循环功能外，超声介导的心肌靶向显像和治疗是一种新型的诊治方式。超声激活的微泡被应用于广泛的生物医学应用，包括癌症和心血管治疗及诊断。因声学造影技术中造影剂与血细胞的特性相近，可将其作为基因或药物的载体。研究人员设计了这种特殊微泡，以改善循环时间、增加药物负荷、增加稳定性、提供分子靶向性。可以将基因或药物结合在其表面。在超声观察下，作为载体的造影剂微泡经静脉注射后，一方面超声波可以提高细胞膜的通透性，增加微泡数量后可放大其效应，使内皮细胞间隙增宽。另一方面微泡具有较好的稳定性，防止在转运过程中出现药物的丢失，以此来达到靶器官基因或药物定向治疗的目的。

5. MCE超声波溶栓治疗　新近研究表明，超声换能器产生的高MI可以恢复ST段抬高心肌梗死患者心外膜和微血管血流。一项前瞻性研究对ST段抬高心肌梗死患者随机分成两组，一组先应用MCE引导的高MI脉冲，之后行急诊经皮冠状动脉介入治疗，另一对照组仅行经皮冠状动脉介入治疗，术前两组左室射血分数无差异，术后随访结果表明高MI经皮冠状动脉介入治疗组较仅经皮冠状动脉介入治疗组血管再通率高、心肌梗死面积减小、收缩功能术后即刻改善明显且长期有持续改善。

靶向微泡还可用于超声溶栓。微泡可作为分子探针用于血栓的诊断和定位，通过将微泡直接黏附在血栓上，可使大量空化核更有效地集中在血栓附近，从而增强超声的空化效能，大幅提升溶栓效果。研究显示靶向微泡的内部包封t-PA，血栓靶向微泡可将溶栓药物直接递送至血栓附近，并通过微泡定向爆破使药物发挥作用，会大大增强溶栓效果，提高冠状动脉血管再通率，改善微循环。

6. MCE目前存在的问题及展望　MCE目前主要用目测半定量法评价心肌血液灌注，因此主观性较强，其准确性受到判断者的经验影响。采用声学密度定量技术获得MCE时间-强度曲线，其各项参数的测基重复性好，技术稳定，将逐步取代核医学而成为无创评价心肌灌注的首选技术。它在研究冠状动脉内皮细胞功能、血栓或炎症的靶组织显像、携带药物的微气泡的局部释放及携带基因的微气泡的局部治疗等方面发展潜力巨大。

总之，左心声学造影随着新型声学造影剂和新技术的开发应用，在临床上日益发挥重要的作用。可以预见，在不远的将来，左心声学造影尤其是MCE将在临床上广泛应用，不仅用于诊断，更为重要的是用于分子生物学标记、靶向药物的定向释放和超声波溶栓治疗。

（贾莉莉　杜　鑫）

右心声学造影在卵圆孔未闭诊疗中的应用

卵圆孔是胎儿血液循环必备的生理性解剖结构之一，右心房的血需要通过它才能进入左心房，胎儿出生之后因正常血液循环的建立而逐渐闭合。既往研究发现，成年人中15%～35%存在卵圆孔未闭（patent foramen ovale, PFO）。PFO可以引起偏头痛、晕厥等症状，约50%的隐源性脑卒中患者存在PFO。诊断PFO有很多方法，右心声学造影以其无创、准确等优势成为一线手段，并且在PFO介入封堵术中起到非常重要的作用，但是，右心声学造影也有一定的注意事项和局限性，本文就对右心声学造影在PFO诊疗中的应用做一综述。

一、卵圆孔未闭

胎儿时期，继发隔向房室管生长，其上部覆盖继发孔，中下部留有一孔，为卵圆孔，是胎儿时期下腔静脉血流经右心房流向左心房的重要通道。胎儿出生后，由于肺阻力下降，原发隔与继发隔紧贴，后期机化粘连，卵圆孔闭合。约75%的婴儿在2岁以前闭合，若>3岁仍未闭合称为卵圆孔未闭。

PFO是一种正常的解剖变异，只有在特定的情况下才会致病。目前发现PFO和多种疾病有关。在一项纳入503名缺血性脑卒中患者的前瞻性病例对照研究中发现，在55岁以下的患者中，PFO的存在与隐源性脑卒中呈独立相关。PFO患者常伴有偏头痛，其机制尚不明确，可能与反常栓塞、5-羟色胺水平增加、短暂性缺氧等相关，PFO的另一表现是潜水员的减压病，可能与PFO引起空气栓塞有关。除上述表现外，对于肺动脉高压、右心衰竭患者，PFO可以减轻右心压力，研究报道在约27%特发性肺动脉高压患者中发现PFO，虽与低氧血症患病率增加有关，但对长期生存无影响，当发生左心衰竭时，左心压力增加，PFO开放作为左心血液分流入右心的通道，减少左心容量、降低左心压力，房间隔造口术目前作为姑息治疗方法应用于肺动脉高压、左心衰竭患者。

目前PFO影像学诊断方法有经胸超声心动图（transthoracic echocardiography, TTE）、经食管超声心动图（transesophageal echocardiography, TEE）、经颅多普勒（transcranial doppler, TCD）、造影、心脏磁共振成像等，各种方法的优势和局限性见表1。

TTE以其操作便捷、简单，且经济和无创的优势，是目前PFO的常规检查方法，观察有无PFO、心脏大小、功能、有无占位、附壁血栓、评估瓣膜功能，判断有无心源性血栓可能，但因声窗、角度等因素影响往往容易漏诊，尤其是较小的PFO。研究报道，TTE诊断PFO的敏感性为50%，Mojadidi等报道TTE应用谐波成像诊断PFO的敏感性为91%，特异性为93%。TEE可以清晰显示房间隔的整体结构及PFO的形状、大小，是诊断、评估PFO的金标准。据文献报道，TEE彩色多普勒诊断PFO的敏感性和特异性均为100%，但由于TEE为侵入式检查方法，部分患者不耐受，存在禁忌证（食管静脉曲张、食管狭窄、吞咽功能障碍等）限制了TEE的应用，目前不作为筛选PFO的首选方法。TCD可以判断有无分流，但由于微泡由左心房到达大脑中动脉的时间较长，无法准确区分分流来源于心脏还是肺循环，不作为诊断PFO的金标准，可用于筛查或确认PFO介入封堵术后是否存在分流。

表1 PFO影像学诊断方法的优势及局限性

	优势	局限性
TTE	经济、简便	1.声窗、角度影响易漏诊 2.不能精确测量PFO大小 3.无法判断毗邻组织解剖关系
TEE	1.清晰显示PFO大小、长度 2.判断与腔静脉、主动脉距离 3.指导手术封堵器选择	1.半侵入性，部分患者无法耐受 2.Valsalva动作配合困难
TTEc	图像受Valsalva动作影响，声窗差，易漏诊	清晰显示右向左分流，可判断分流程度
TEEc	1.清晰显示PFO大小、长度 2.判断与腔静脉、主动脉距离 3.指导手术封堵器选择 4.判断分流程度	1.半侵入性，部分患者无法耐受 2.Valsalva动作配合困难
TCD	经济、简便	无法区分分流来自心脏或肺循环

注：PFO.卵圆孔未闭；TTE.经胸超声心动图；TEE.经食管超声心动图；TTEc.经胸右心声学造影；TEEc.经食管右心超声造影；TCD.经颅多普勒

声学造影是经静脉注入声学造影剂成像协助诊断，将声学造影与TTE、TEE结合称为右心声学造影。目前TTE右心声学造影较常用，于肘静脉注入造影剂，常于胸骨旁心尖四腔切面观察5个心动周期内有无微泡穿过房间隔进入左心房，并可通过微泡数量判断右向左分流程度。其缺点是Valsalva动作对声窗影响较大，易漏诊，其次无法清晰显示PFO大小、形状、房间隔形态、与下腔静脉、冠状静脉窦、主动脉位置关系等。TEE右心声学造影可多角度清晰显示PFO及毗邻结构解剖形态，TEE右心声学造影也存在一些局限性，患者由于插管、喉部麻醉原因，Valsalva动作难以完成，并且部分患者由于禁忌证或难以耐受不能完成TEE检查。

心脏磁共振成像价格较昂贵，操作复杂且耗时，由于无法判断右向左分流的程度，无法配合Valsalva动作，较少应用于PFO的诊断。Zahuranec等报道心脏核磁共振成像诊断率较低，在经TEE诊断证实存在PFO的患者中约5/6被漏诊。

尸检发现成人PFO发生率随年龄增长而降低，PFO大小随年龄增长而增加。PFO并非持续开放，当右心压力增加时开放，在检查过程中配合Valsalva动作对提高诊断率十分重要，当Valsalva动作处于释放阶段时，PFO检出率相对较高。虽然PFO发生率较高，并非所有PFO都需要干预，高危人群发生血栓概率较大，需要及时治疗。高危因素包括：大的PFO（高度≥2mm），长隧道PFO（长度≥10mm），房间隔膨出瘤（膨出≥10mm或膨出幅度≥15mm），房间隔活动度大（每次心跳房间隔活动度≥5mm），欧式瓣突出（右心房内长度≥10mm）和Chiari网存在，大量右向左分流，下腔静脉与PFO角度偏小。研究报道约隐源性脑卒中患者中约80%满足上述2个高危因素。

PFO的治疗包括药物和介入手术两种方法。药物治疗包括抗血小板和抗凝治疗，前者包括阿司匹林、氯吡格雷，后者包含华法林和新型口服抗凝药等，主要并发症是出血。2014年美国心脏学会/美国卒中学会指南建议PFO合并缺血性脑卒中或短暂性脑缺血发作的患者应采用抗凝/抗血小板药物治疗，预防再次栓塞。WARSS研究选取2206例患者，分别给予阿司匹林和华法林治疗，结果显示两者疗效及出血风险差异均无统计学意义。PFO介入封堵术1992年由Bridges等首次提出，是经导管将封堵器送到原发隔与继发隔之间的缝隙处将其封堵，该方法术创伤小，安全性高，主要并发症是封堵器移位、封堵器血栓、心房颤动等。目前应用的Amplazter等封堵器为镍钛记忆合金，有封堵器血栓、心房穿孔、瓣膜损伤等安全隐患，最近我国自主研发的"完全可降解PFO封堵器"问世，置入后封堵器表面内皮化，封堵器表面内膜组织与心内膜相连续，具有创伤小、无血栓风险的特点，2019年6月我国完成了第一例可降解PFO封堵器置入手术。

随着PFO介入封堵术的发展，药物治疗与PFO介入封堵术的治疗效果成为研究热点，近几年RESPECT、REDUCE、CLOSE、DEFENSE重要随机对照试验结果发布，报道PFO合并隐源性脑卒中患者行PFO介入封堵术预防反复栓塞效果优于药物治疗，尤其是中青年人群合并高危因素的患者获益更大。目前国际指南及专家共识推荐对于伴有中量以上右向左分流的PFO伴有栓塞事件的高危因素，为介入封堵的适应证。随着更多证据的发布，以上两种治疗方法对应于不同人群，使PFO的治疗更精准，最终治疗方案需要综合考虑患者脑血管事件复发风险、药物/介入治疗的禁忌证、并发症、经济等因素，日后还需要更多的证据完善治疗策略的选择。

二、右心声学造影

1968年Gramiak首先提出超声造影的概念，在常规超声检查基础上，注入超声造影剂，显示心腔内结构、有无分流，以及心肌灌注情况，提高诊断的准确性。其原理是含气微泡在超声的作用下发生震动，其声阻抗较大，散射截面增加散射信号增强，使心腔内显示增强。肺毛细血管直径为$6 \sim 9 \mu m$，右心超声造影剂微泡直径$>10 \mu m$，造影剂经外周静脉注入后，经右心房、右心室、肺动脉后经肺内代谢排出。

（一）造影剂的种类及配制

造影剂主要包括含空气类造影剂、含二氧化碳类造影剂及过氧化氢，后两种由于使用限制及不良反应较多，目前临床应用较少。

1.含空气类造影剂　取10ml注射器2个，三通连接器1个，其中1支注射器抽取0.9%氯化钠溶液8ml、空气1ml、患者血液1ml（添加血液会使微泡增加，且持续时间延长），与另一支空注射器用三通相连，来回快速推送20次，至注射器中充满均匀的微气泡，快速推送至静脉，必要时可重复，一般不超过5次。也有中心使用50%葡萄糖溶液代替0.9%氯化钠溶液，其产生微泡稳定性更大，持续时间更长，但目前我国及美国超声心动图协会指南推荐0.9%氯化钠溶液，目前普遍应用于临床工作中。

2.含二氧化碳类造影剂　20世纪80年代，我国学者在应用二氧化碳类造影剂方面贡献突出。使用5%碳酸氢钠10ml加5%维生素C溶液5ml/维生素B_6 100mg充分混合后震荡，产生二氧化碳气泡快速推送至静脉，后以0.9%生理盐水冲洗。随着造影剂的更替，由于此操作较烦琐，气泡较大、进入心腔后分布不均，慢性阻塞性肺疾病及肺心病等患者禁忌，临床已不常应用。

3.过氧化氢溶液　注射进心腔内的过氧化氢被血细胞内过氧化氢酶催化产生氧气以显像。3%过氧化氢溶液、$10 \sim 20ml$ 0.9%生理盐水、少量血液混匀后注入。由于过氧化氢储存不当易爆炸，且存在RLS患者，大量氧气进入左心有发生气体栓塞的风险，此方法很少应用于临床。

（二）检查方法

造影剂一般情况经肘静脉注入，有文献报道经肘静脉注入造影剂可能会受到欧式瓣干扰，绕过PFO而进入右心室，推荐选择股静脉，但临床工作中股静脉操作复杂且出现并发症的风险较肘静脉高，故临床工作中仍首选肘静脉。

在检查过程中，需要观察造影剂出现的显影顺序、起始部位、有无分流、左心出现微泡的时间、微泡的数量、有无负性造影区。PFO患者出现右向左分流是瞬时的，并且常在右心压力高于左心时明显，故静息状态下PFO检出率稍低，需患者配合做Valsalva动作增加右心压力，提高检出率。通常检查应包括静息和Valsalva动作两种状态。注入造影剂后，右心房显影后5个心动周期之内，微泡穿过房间隔进入左心房，则提示患者存在PFO，若超过5个心动周期显影则考虑肺内异常分流。若出现负性造影区，气泡被左心房向右心房分流冲淡，说明存在左向右分流，提示房间隔缺损。检查结束后嘱患者平卧休息数分钟，无不适可结束检查。

右心声学造影的禁忌证包括重度肺动脉高压、重度发绀伴心内大量分流、肺源性心脏病、酸中毒、栓塞病史、严重心功能不全、急性心肌梗死等。

三、右心声学造影在PFO诊治中的作用

右心声学造影具有非侵入性、经济、便捷等优势，是诊断PFO的首选方法。右心声学造影检查可以明确观察到微泡由右心进入左心，诊断特异度较高，由于经胸检查易受到胸廓、肺内气体干扰，并且小的PFO只有当右心压力超过左心时才会开放，当进行Valsalva动作时，图像清晰度明显降低，小的PFO易漏诊，导致诊断灵敏度较低；TEE是目前诊断PFO的金标准，可以不受胸廓、肺干扰，清晰显示房间隔的整体结构，PFO形状、大小，目前已有多项研究将右心声学造影与TEE结合应用，灵敏度、特异性均较高，并且

可以判断右向左分流的程度。

2017年，备受关注的RESPECT研究公布随访结果，该研究将980例隐源性脑卒中成年患者分为介入封堵组和药物治疗组，平均随访5.9年发现介入封堵组比药物治疗组复发性脑卒中发生率低，这一振奋人心的结果为PFO介入封堵术在临床上的应用提供了有力的证据，及时诊断PFO、准确筛选手术人群意义重大。因此，通过超声特点识别高危PFO尤为重要。右心声学造影时，按照静止的单帧图像上左心房内出现的微泡数量进行分级：0级，左心房内无微泡；Ⅰ级（少量），左心房内1～10个微泡；Ⅱ级（中量），左心房内11～30个微泡；Ⅲ级（大量），左心房内>30个微泡。对于伴有中量以上RLS的PFO患者，若存在顽固性/慢性偏头痛或栓塞事件的高危因素，为介入封堵的适应证。所以右心声学造影帮助筛选需要手术治疗的患者，减少脑卒中、偏头痛的发生率，改善预后。

在PFO介入封堵术中，TTE可引导手术进行，帮助定位，判断封堵器位置，有助于缩短手术时间。封堵器固定后及时进行右心声学造影判断封堵是否成功，对保障手术顺利进行、缩短手术时间有重要意义。术后患者随访、封堵器功能评估、右心声学造影作为评价手术效果的方法应用于多项研究。

四、总结与展望

右心声学造影作为PFO的重要检查方法，在早期筛查、诊断、筛选手术人群、PFO介入封堵术中引导及术后随访均发挥重要作用。然而，TTE和TEE都存在一些不可避免的局限性，将两者与右心声学造影合理结合，相互验证，从而大力推动PFO的规范合理化诊疗。

（薛禹辰　杜　鑫）

左心室-右心房分流与心房颤动

1958年，Gerbode等首次报道了左心室-右心房（LV-RA）分流，所以这种病变被称为Gerbode缺损。左心室-右心房分流可以是先天性的，也可以是后天性的。"Gerbode缺损"一词应指先天性分流，而不是后天性分流。先天性LV-RA分流是罕见的，但由于感染性心内膜炎（IE）、外伤、瓣膜置换、心肌梗死等原因，获得性分流的报道越来越多。由于经胸超声心动图（TTE）的诊断准确性有限，LV-RA分流的诊断一直具有挑战性。传统的非侵入性技术具有明显的误诊、漏诊和包涵性诊断率。本文对LV-RA分流的分类、病理生理、临床表现、影像学检查及与心房颤动的可能关系予以阐述。

一、左心室-右心房分流的分类

（一）Gerbode缺损

1838年对1名患者的尸检报告首次提到了先天性左心房-右心房沟通。随后间断报道，直到Perry等在1949年，在回顾文献中的5位病例后，添加了第6个病例，并描述了这种异常的解剖变异。在1955年，Stahlman等报道了另外2位病例，但同样都停留在尸检结果中。直到1957年，Kirby等成功地关闭了左心室-右心房的分流，才在1名存活的患者身上确诊，尽管是在手术中。1958年，Gerbode等成功地对5例这种异常进行了手术，并将其命名为Gerbode缺损。作者的结论是："病变包括高位室间隔缺损和三尖瓣的隔叶缺损，允许左心室血液进入右心房。"这种罕见的异常仅占心内分流的0.08%和所有先天性心脏缺陷的＜1%。Gerbode缺损非常罕见，研究人员在1990—2008年仅在芝加哥儿童纪念医院观察到6例病例。直到最近，还有报道左心室和RA之间的沟通还被认为是极其罕见的，几乎没有临床意义。

1. Gerbode缺损的胚胎发生　先天性LV-RA分流很少见，占所有先天性心脏病的1%以下。从胚胎学角度，先天性LV-RA分流发生的机制尚未完全阐明。在胚胎发育的第27天和第37天之间，被称为心内膜垫的组织块从房室（AV）区和圆锥区彼此靠近，并最终融合，导致管腔分叉成两个不同的管（图1）。

由此产生了膜部房室间隔、房室管和瓣膜及主动脉和肺动脉通道。房室间隔既有肌性成分也有膜性成分。房室间隔缺损非常常见，约占所有先天性心脏病的7%。通常

是由于心内膜垫缺损或房室管关闭失败，导致房室相通。膜部间隔由三尖瓣（TV）的隔叶分为房室部和室间隔部。前者起源于右侧背侧圆锥嵴，与腹侧心内膜垫右结节在内侧结合，后者形成于第4周末，原始心室被靠近心尖的肌肉嵴分为左心室和右心室，TV的隔叶由心内膜垫的右结节形成，而前叶和后叶则由AV管的心内膜组织形成。在膜部间隔上由于TV附着位点在二尖瓣附着位点近心尖侧1cm，AV间隔将左心室和右心房分开。Gerbode缺损涉及室间隔的AV部分，因此引起RA和LV之间的异常分流。隔叶最常见的畸形是前部、隔叶的边缘或附着点附近穿孔。很少一部分病例存在瓣叶畸形，或其中一个联合间隙变宽。瓣膜畸形覆盖在间隔缺损上，使左心室与右心房沟通。由此产生的血液喷射造成的创伤会导致畸形瓣叶的增厚和扭曲。最后，瓣叶可以融合到间隔缺损和左心室和右心房之间的沟通中。部分融合导致分流入RA和RV。约1/3的病例合并其他先天畸形发生，卵圆孔未闭型或继发型的ASD是最常见的伴随病变。

2. Gerbode缺损的解剖类型　Gerbode缺损的分类对应不同的解剖关系。Riemenschneider和Moss最初将缺损分为两类：直接缺损和间接缺损。直接缺陷贯穿LV-RA的膜部间隔，而间接缺损是包括伴有三尖瓣反流（TR）的室间隔缺损。后来对这个术语进行了修改，以描述异常相对于三尖瓣的位置。约1/3的这种缺损发生在房室间隔，称为瓣上缺损。剩下的2/3发生在心室之间，称为瓣膜下缺损。Sakakibara进一步阐述了分类，包括第三种类型，这种类型的缺损包括瓣膜上和瓣膜下成分，称为中间缺损（图2）。

据Yuan统计，这三种类型的发病率分别占总发病率的76%、16%和8%。Taskesen和Sinisalo等将瓣上缺损分类为

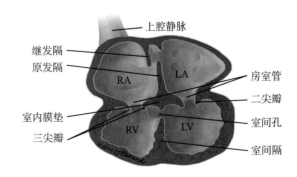

图1　约5周（35d）的心脏发育

［Jessica Holland 2016插图，摘自Saudi Heart Assoc, 2017, 29（4）：283-292.］

1型，瓣下缺损分类为2型和3型，最常见的先天性类型是2型和3型，这两种类型的TV隔叶异常有许多变异，这些变异包括瓣叶存在裂隙、联合间隙变宽、瓣叶穿孔、不正常的腱索和其他畸形。缺损有时通过邻近的三尖瓣组织形成动脉瘤来闭合，这种形态发生过程被称为动脉瘤转化。瓣膜上缺损位于房室间隔膜部，紧邻三尖瓣隔叶，位于冠状窦前。在少数情况下，缺损延伸到隔叶附着点处的一部分，由于该缺陷位置高于三尖瓣环，导致RA和LV之间的直接分流。位于膜部室间隔的瓣膜下缺损更为常见，缺损位于隔叶下方的三个位置中的一个：在膜性室间隔的前部；中央，涉部及膜性和相邻的肌部室间隔；或作为AV-communis类型的孤立性室间隔缺损（图3）。

（二）获得性左心室-右心房分流

获得性LV-RA分流的主要原因是既往心脏手术如主动脉瓣置换术、二尖瓣置换术、室间隔缺损修补术和经皮心脏介入术如房室结消融术、心肌内膜活检，这是过去20年LV-RA分流增多的主要原因。获得性LV-RA分流可能是由于先前手术造成的膜部室间隔的削弱，IE时膜部室间隔被赘生物侵蚀，有报道在瓣膜置换术中，由于IE感染而导致的膜部室间隔上部穿孔，尽管局部没有赘生物。特别重要的是联合三尖瓣环成形、瓣环置入和二尖瓣置换术，因为可能会导致由于对钙化瓣环的过度清创而对膜部间隔造成损害。据报道，心肌内膜活检可导致短暂的LV-RA分流。这些并发症可以通过细致的清创和技术预防性外科手术来避免。另外，心内膜炎、右冠状动脉分布的心肌梗死（MI）和钝性心脏损伤也是重要原因。心内膜炎在获得性LV-RA分流原因中排名第二位。在过去10年中，感染性心内膜炎的发病率增加了1倍多。从1994年到2004年，报道的病例有8例，而2005—2014年，有20例新病例报告。其中主动脉瓣人工瓣膜心内膜炎7例，主动脉瓣心内膜炎14例，累及三尖瓣9例，累及二尖瓣5例。心内膜炎已经被证明可以通过重新打开先天性缺陷，扩大一个小的、微不足道的分流或破坏性地引起隔膜穿孔导致LV-RA分流。对

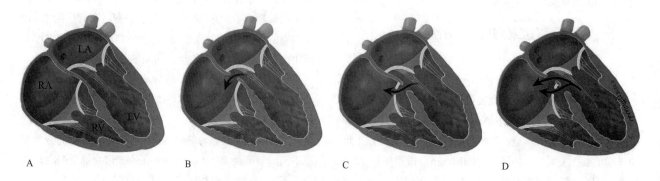

图2　正常心脏与Gerbode缺损心脏的比较

A.正常心脏；B.瓣膜上缺损，累及室间隔膜部，高于三尖瓣的隔叶；C.三尖瓣下缺损累及室间隔膜部，伴隔叶缺损；D.瓣上、瓣下缺损伴三尖瓣隔叶缺损［Jessica Holland 2016插图，摘自 Saudi Heart Assoc，2017，29（4）：283-292.］

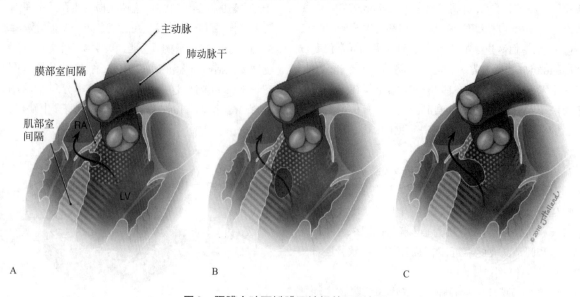

图3　隔膜小叶下瓣膜下缺损的不同部位

A.室间隔膜内前缺损；B.中央缺损累及膜部和肌部间隔；C.心内膜垫关闭不全所致的孤立性室间隔缺损［Jessica Holland 2016插图，摘自 Saudi Heart Assoc，2017，29（4）：283-292.］

于有发热和败血症的心内膜炎患者，全身症状可能会掩盖新的分流，使其很容易漏掉。心内膜炎最常见的细菌是金黄色葡萄球菌（41%）和链球菌（17%）。据报道，与单纯的室间隔缺损或二尖瓣反流相比，室间隔缺损合并LV-RA分流增加了心内膜炎的风险。据报道，下壁心肌梗死能够造成LV-RA分流，LV-RA分流位于基底隔，LV-RA分流未见于前壁心肌梗死。由心肌梗死引起的LV-RA分流的死亡率为80%。然而，心肌梗死和外伤并没有显著增加获得性LV-RA分流的发病率。

二、左心室-右心房分流的病理生理改变

生理上，由于左心室与右心房之间存在较大的压力梯度，会引起从左心室到右心房的分流。血液分流到RA导致随后流入右心室的血流量增加，引起右心房、右心室扩大。明显增加的右心房压力与肺动脉高压的表现类似，可能需要额外的检查来与肺动脉高压相鉴别。如果分流足够大，左心腔也会因血容量增加而增大，从而进一步损害心脏功能。

三、左心室-右心房分流的临床表现

（一）左心室-右心房分流的症状

Gerbode缺损的表现从无症状到严重心力衰竭，最终死亡，取决于LV-RA分流的量和持续时间。小的先天性和后天性分流通常是无症状的。然而，Yuan的分析表明，大多数患者是症状性的，呼吸困难和发热是常见的临床症状。当从高压LV到低压RA的分流超过肺循环承载，导致肺淤血时，就会出现呼吸困难。较大的分流通常表现为胸痛和非特异性的左和（或）更常见的右心衰竭症状，包括呼吸短促、疲劳、虚弱和下肢水肿。其中一些症状，特别是发热、呼吸急促和下肢水肿，也可能是由于并发症如心内膜炎引起的败血症引起的，使得基础存在的分流更难诊断。

（二）左心室-右心房分流的体征

LV-RA分流最明显的体征与室间隔缺损相似的特征性杂音：响亮、刺耳的Ⅲ～Ⅵ级全收缩期杂音，不随呼吸改变，常伴有胸骨左缘的震颤。在所有能听到心脏杂音的Gerbode患者中，近72%的患者表现为收缩期杂音，这种杂音通常可以在整个心前区听到，并向背部放散。很难区分室间隔缺损的收缩期杂音和Gerbode缺损，但室间隔缺损杂音的频率往往更高且随呼吸而变化，在吸气时会变得更柔和。颈静脉压升高、肝脏搏动和提示右心衰竭的周围水肿也很常见。是由于长期存在的中重度LV-RA分流导致右心容量负荷过重。在急性病例中，听诊可有肺部啰音，当出现低血压和颈静脉怒张征象则与急性心脏压塞类似。

四、左心室-右心房分流的影像学表现

（一）超声心动图

仅仅依靠体征和症状还不足以证实Gerbode缺损的诊断。Gerbode与其他分流临床表现相似，可延误诊断或导致误诊。由于经胸超声心动图（TTE）对LV-RA分流的诊断准确率为66.9%，剩下的33.1%的患者不得不采用其他诊断方法，其中51.5%为自经食管超声心动图（TEE）。由于测量分流大小的不同方法的比较信息有限，TTE可以在近50%的患者中更准确地检测分流大小，只要它能以正确的切面定位分流位置；而在另50%的患者中，TTE的分流小于通过心导管测量的分流几毫米。识别Gerbode缺损的主要线索来自TEE，它已成为首选的诊断程序。二维TEE是检测LV-RA分流最敏感的方法，特别是在人工心脏瓣膜患者中。超声心动图诊断时除了询问病史和体格检查，当显示异常扩张的RA时，要高度怀疑Gerbode缺损。

彩色多普勒对显示起源于膜部室间隔上部并指向RA的高速收缩期血流（>4m/s）很有价值。使用多个角度（包括胸骨旁短轴、心尖短轴和剑突下切面）可以更好地显示由高压左心室和低压右心房之间的梯度引起的高速分流。出现这一特征性的血流高度提示LV-RA分流，然而必须区别于其他情况，如主动脉瘤窦破裂、心内膜垫缺损、室间隔缺损和三尖瓣反流（TR）。为了防止误诊，超声心动图必须仔细解释。Silbiger等提出了几条提示Gerbode缺损的关键超声心动图线索，包括：①不典型的分流喷射方向；②持续的分流进入舒张期；③无室间隔受压变平征象；④无右心室肥厚；⑤由肺动脉反流速度估计的肺动脉舒张压正常。另外，超声心动图最显著的发现是RA和RV扩张，在胸骨旁四腔视野下室间隔房室部存在小缺损，在胸骨旁四腔视野和胸骨旁短轴视野下高速流向右心房。这种征象被称为"擦板球征"，指的是右心房内分流的特殊弯曲流动模式具有篮球中擦板球的轨迹特征。因为左心室收缩压远高于右心房压力，LV-RA分流主要发生在收缩期，在舒张期左心室压力仅略高，所以舒张期分流很小。由于右心房内明显分流，TR可能受到干扰，或形成双股血流（图4）。

分流持续时间的不同有助于区分Gerbode缺损和Valsalva窦破裂。在收缩期，Gerbode缺损通常会产生左向右分流，而Valsalva窦瘤破裂还会产生由主动脉和RA之间的舒张压差引起舒张期分流。膜部室间隔高速收缩期血流的起源位置有助于区分Gerbode缺损和起源于瓣膜口的TR。如果这个收缩期分流被误认为是TR，将会被错误判断为严重肺动脉高压（PAH）。根据肺动脉反流估测的肺动脉舒张压正常有助于区分Gerbode缺损引起的RA分流错误估测肺动脉收缩压。

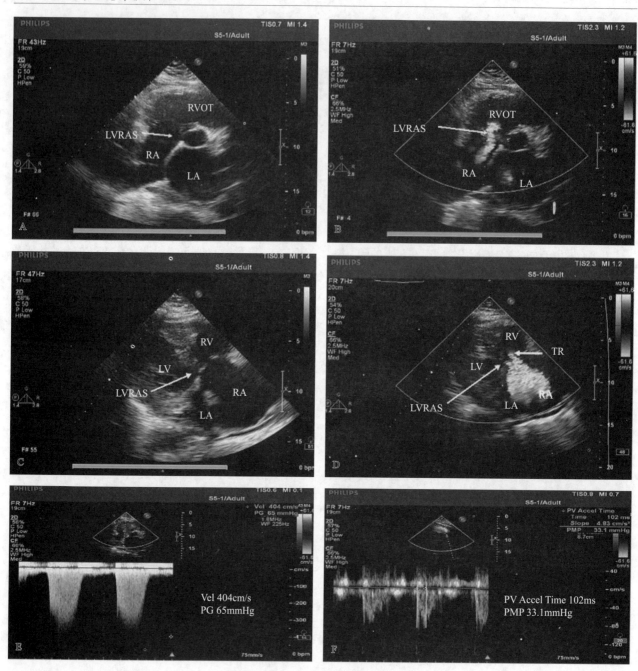

图 4　LV-RA 分流的二维超声心动图

A.大动脉短轴切面显示 LV-RA 的缺损；B.大动脉短轴切面显示 LV-RA 的分流；C.胸骨旁四腔切面显示 LV-RA 的缺损；D.胸骨旁四腔切面显示 LV-RA 的分流和 TR；E.依据三尖瓣反流估测肺动脉收缩压异常升高；F.肺动脉平均压

　　二维 TEE 有局限性，因为通常很难确定异常的解剖位置及其与邻近结构的关系。使用二维成像很难显示瓣膜下 Gerbode 病变患者的 TV 缺损。实时（RT）三维（3D）超声心动图更适合这些解剖异常。RT-3D-TEE 可以快速、高分辨率地对分流进行解剖学描述，同时提供对缺陷的起源、形状和大小的准确评估，其已成为一个经皮和导管治疗的组成部分，使其成为诊断和程序指导的首选成像方式。

（二）心血管磁共振成像

　　作为超声心动图的辅助手段，更先进的心脏成像技术，如心脏磁共振（CMR）可以揭示更详细的解剖和生理信息。CMR 可以增强分流解剖显示，测量左、右心容积，并量化分流流量。允许准确测量分流比和分流容积。Cheema 等首先描述了 Gerbode 缺损的 CMR 特征，显示了起源于室间隔膜部并延伸到 RA 的血流。此外，相差 CMR 成像能够量化穿过缺陷的血液分流，有助于临床决策。这种成像方式有优点也有缺点，其缺点如成本高、可用性有限、设备移动能力有限。非临时性心脏起搏器和置入心脏复律除颤器的患者也禁用 CMR。

（三）心导管

　　随着越来越多的学者认识到通过心导管和心血管造

影能够更精确进行心脏检查, 更多的Gerbode缺损病例在术前被诊断出来。心导管术曾是评估血流动力学稳定性的金标准, 尤其是用于区分TR和PAH的不匹配。虽然无创心脏成像技术的最新进展使解剖结构的可视化变得经济、无痛, 从而取代心导管成为诊断LV-RA分流的首选方法。然而, 心导管直接可用于明确是否存在沟通和分流大小。文献中使用心导管的病例显示从上腔静脉到RA的氧饱和度增加。左心室造影显示扩张的右心房先于右心室出现浊化, 证实了LV-RA分流的诊断。

五、左心室-右心房分流的治疗

LV-RA分流的治疗取决于症状的严重程度, 而症状的严重程度取决于分流的大小、流量、存在时间、伴随的解剖异常和合并症(如充血性心力衰竭、瓣膜小叶穿孔、环下脓肿和完全性心脏传导阻滞)等因素。慢性、无症状或小的缺损可以非手术治疗。Toprak等提出, 无症状的、心内分流不明显、无相关循环负荷过重、无因小的LV-RA分流引起的右心室容量或压力负荷过重的患者应保持密切随访, 而不是进行手术。

相反, Yacoub等建议所有LV-RA缺损均应修复, 无论其大小, 以预防感染性心内膜炎。先天性和后天性LV-RA分流传统上是通过手术矫正的。外科闭合术已被证明是可行的, 效果良好, 并被推荐用于所有直接Gerbode缺损的闭合。在手术关闭过程中, 为了防止复发和并发症, 如房室传导阻滞, 通常在右心房一侧进行补片修复和应用置入三尖瓣隔叶的涤纶补片的闭合术、瓣环成形及瓣环置入术或三尖瓣置换术。长期随访结果显示, 小部分LV-RA分流自发闭合, 少数在随访期间发展为感染性心内膜炎。建议获得性LV-RA分流的患者接受介入治疗, 使用Amplatzer导管封堵器关闭分流。此外, 获得性LV-RA分流, 尤其是感染性和医源性分流, 常伴有多种并发症, 包括充血性心力衰竭(如果不适当治疗, 通常在6个月内)、瓣膜小叶穿孔、环下脓肿和完全性心脏传导阻滞。这些分流必须进行手术, 因为在感染期间不能进行经皮穿刺。经皮闭合术的发展, 如经导管闭合术减少了手术次数。经皮导管封堵技术主要用于外科手术高危、之前的瓣膜置换造成的分流、高龄、给予抗凝治疗中和存在多个合并症患者。

六、左心室-右心房分流与房颤的潜在关系

从左心室到右心房的分流导致右心房预负荷增加, 这是因为左心室到右心室的压力梯度显著, 从而反过来增加了进入右心室的血流量。随着时间的推移, 导致右心房和右心室压力升高及引起的右心房、右心室扩张, 伴随着结构和电生理的重塑。由于右心房压升高和右心房扩张是心房颤动(AF)的危险因素, LV-RA分流可能通过这一机制诱发AF。

心房增大会导致心肌排列紊乱和心肌间质纤维化。先前的研究表明: ①心房重塑引起的成纤维细胞过度激活可导致胶原沉积增加, 引起心房纤维化; ②成纤维细胞等非心肌细胞在介导纤维化中发挥重要作用; ③心房增大导致心房有效不应期改变, 引起心房电折返, 可能是心房颤动的病理基础。

另外, 如果LV-RA分流足够大、时间长, 左心也会因血容量增加而增大。一方面引起左心功能障碍, 另一方面LA扩张是心房颤动发生的基质, 同时左心房压力升高在房颤患者心房重构的发展中起着重要作用。

综上, 我们对左心室-右心房分流的分类、Gerbode缺损胚胎学、解剖学、病理生理学、诊断和治疗和其与心房颤动的潜在关系进行综述, 对LV-RA分流获得进一步的了解, 并对其可能衍生的并发症有一定的预测, 以期更好地指导治疗。

(富华颖　周长钰)

先天性心脏瓣膜病影像学研究进展

心脏瓣膜病是指各种原因所致的心脏瓣膜（包括瓣叶、瓣环及乳头肌等）的功能或结构异常，最终造成瓣口狭窄或关闭不全。各心脏瓣膜均可存在先天变异，如二尖瓣可出现先天性二尖瓣闭锁、二尖瓣双孔畸形、降落伞样二尖瓣等；主动脉可出现二叶瓣畸形、单叶瓣畸形等；三尖瓣可出现先天性三尖瓣闭锁、三尖瓣下移畸形（Ebstein畸形）等；肺动脉瓣可出现先天性肺动脉瓣狭窄、法洛四联症时出现肺动脉狭窄等。小儿先天性瓣膜病变最多见于主动脉瓣。值得注意的是，先天性心脏瓣膜患者极易合并其他心内及心外畸形，如先天性肺动脉瓣狭窄合并动脉导管未闭、主动脉瓣畸形合并室间隔缺损等。本文分别对其影像学研究进展进行阐述。

一、X线

心脏瓣膜病传统的诊断技术有X线平片及心脏血管X线造影。X线平片可间接通过显影心脏形态学改变及肺血量辅助诊断心脏瓣膜病。现在，X线平片只作为一项心脏瓣膜患者的常规辅助检查应用于临床诊治过程。心脏血管X线造影作为诊断心脏瓣膜病的金标准，由于其有创性已逐步被超声所取代。在此技术已与介入治疗相结合，成为一项诊疗结合的医学技术存在。

二、超声

超声作为目前诊断心脏瓣膜病变最佳的方式，其在先天性心脏瓣膜病方面的研究已经相当深入。先天性心脏瓣膜病患者通常会接受完整的超声心动检查，一般包括普通二维超声、M型超声、彩色多普勒检查。不同技术相结合可显示瓣膜形态、运动、血流动力学改变等。

现今超声技术已基本可满足先天性心脏瓣膜病诊断的需求，但更多的技术正在投入临床使用中。如经食管超声心动图（transesophageal echocardiography, TEE）弥补了传统经胸超声心动图（transthoracic echocardiography, TTE）部分声窗方面的限制，研究发现TEE能更准确地评价瓣膜及右心功能。但TEE需在患者全身麻醉后进行，这使得其使用存在相当多的禁忌。实时超声心动图（real-time three-dimensional echocardiography, RT-3DE）的应用可快速观察心脏和整体的动脉瓣立体解剖结构，获得比二维超声更多的空间信息，对确定畸形瓣膜的数目有一定意义。有研究对二叶主动脉瓣畸形患者应用RT-3DE

探查瓣叶数目的结果显示与手术结果相一致。但有其他学者对肺动脉狭窄患者应用RT-3DE，仅47.2%病例可确定肺动脉瓣叶数目，其研究表明RT-3DE在确定瓣叶数目时受到瓣叶活动、图像质量和右心室流出道狭窄的显著影响。近年来，超声虚拟内镜技术也引起了人们极大的关注，小儿心脏超声数据经过滤波、聚类法分类后光线投射法后，可非常清晰地显示二尖瓣、三尖瓣及房间隔缺损，可用于对心内畸形的观察。

新出现的斑点追踪成像（speckle tracking imaging, STI）根据逐帧跟踪感兴趣区内心肌独特的声学斑点的运动轨迹，计算出心肌形变的大小，从而定量评价局部和整体的心肌功能。由于左心室重建，重度心瓣膜病患者也可以长时间保持无症状或症状轻微，STI能检测其亚临床心功能障碍。研究发现，二叶瓣主动脉瓣关闭不全重度反流患者纵向应变显著减低；瓣膜置换后纵向应变增高，径向应变、圆周应变很快减低，6个月后径向应变、圆周应逐渐增高。

先天性心脏瓣膜畸形在胎儿时期即可发现，超声对胎儿此类畸形的诊断有着无法取代的价值。其快速、无辐射等优点使其在妊娠时期即可对胎儿进行检测，对优生优育政策起到良好的支撑作用。

三、CT

CT自其产生以来，时间及空间分辨力已大幅提高，但其在诊断和评估先天性心脏瓣膜畸形方面的应用一直较少，主要原因是其大剂量的辐射限制了在儿童方面的应用。但随着各种新CT技术的产生和发展，大量研究人员也逐步将CT深入到对先天性心脏病的评估中。

心脏大血管CT扫描时受到心脏自主运动的影响，心电门控技术使得此类影响大大减低。通常使用的回顾性心电门控技术由于采用亚毫米薄层、小螺距重叠扫描及全心动周期曝光使得心脏大血管成像时的辐射剂量较大，因而限制了其在小儿先天性心脏病中的应用。而前瞻性心电门控扫描，X线管只在预设的心电周期的特定时期曝光，因而明显降低了婴幼儿患者的辐射剂量。而双源螺旋CT（dual source spiral computed tomography, DSCT）的FLASH技术在保证图像质量的情况下又进一步降低了辐射剂量。自此，已有多位研究人员成功将此一系列技术引用于心脏瓣膜畸形的诊断与评估上。应用DSCT前瞻性心电门控扫描结合多层面重建（multiplanar reconstruction，MPR）技术、多时相观察可准确清晰显示肺动脉瓣叶的数目，其准确性高于TTE；同时FLASH扫描清晰显示肺动脉瓣形态、数目等，且此方法较前瞻性心电门控组辐射剂量下降了约50%。

由于64排CTA检查对心率有要求，检查时一般控制心率在70次/分以下，使得部分心率过快、房颤患者CTA检查心内结构显示不佳。随着DSCT、320排CT的出现，CTA检查对心率的要求已大大下降。DSCT的高时间分辨率（83～75ms，普通64排CT的时间分辨率为165ms）使得在婴幼儿（普遍心率较成人快）心脏瓣膜畸形方面的应用逐渐增加。对于儿童法洛四联症患者（心率>100次/分）采用双源CT前瞻性心电门控低剂量扫描，诊断符合率可达100%。

由于先天性心脏瓣膜病患者容易合并其他心内和（或）心外畸形，对于这些畸形的检出也相当重要。CT在心内畸形的检出率方面与超声相当。而CT的另一大优势是对心外畸形的检出率高，而超声对心外畸形的显示欠佳，因此超声联合CT检查可利于对婴幼儿先心病的整体评估。临床对先心病术前诊断的精确度要求越来越高，提高术前解剖学诊断准确性，估测复杂型先心病心血管尤其是肺动脉发育程度，明确畸形类型及合并其他肺部异常至关重要，宝石能谱CT使得双低扫描成为现实，其强大后处理技术可清晰显示人体结构空间信息和密度信息，提供逼真的解剖结构描绘，对血管空间关系及侧支循环显示非常好，还能发现是否合并其他隐匿或复杂畸形。姚凤明

等对11例主动脉缩窄患者行CTA及超声心动检查，CT对心外畸形的检出率高达95%，而超声心动对心外畸形的检出率为70%。法洛四联症肺动脉瓣缺如时易导致肺动脉扩展压迫气道，利用CT的多种后重建技术如MPR、容积再现（volume rendering，VR）及虚拟支气管镜可清楚地显示气道受压状况，并进行定量分析，更有利于对患者进行整体评估（图1）。

CT心脏虚拟内镜技术已在研究，相信未来结合动态虚拟内镜技术，心脏瓣膜病的诊断及评估会更佳精准，术前评估将更有价值。

值得关注的是，与成人相比，儿童细胞分裂速度更快，对辐射更为敏感且受影响时间更长。因此，为了最大程度地降低儿童患者的辐射剂量，我们应严格遵循ALARA原则，即遵循"以尽可能低的剂量取得尽可能合理的结果（as low as reasonably achievable）"。使用低剂量检查技术是最有效和最直接减少儿童及婴幼儿辐射剂量的方法。Naidich等在1990年首次提出了低剂量的概念，原理是在不改变其他扫描参数的情况下，通过在一定范围内降低管电流，以达到降低辐射剂量的目的。随后，国内外医学家们对CT低剂量扫描技术进行了更加深入的研究，主要方法包括降低管电压、增大螺距和采用不同的后处理方法等。随着研究的不断深入，低剂量CT检查技术的可行性越来越高，迭代重建技术就是在这个背景下成形的并在临床实践中得以充分利用。在进行必要的螺旋CT检查的同时做好患儿的防护显得尤为重要。通过多年的临床实践及研究，不断总结将儿童CT检查安全防护措施归纳为以

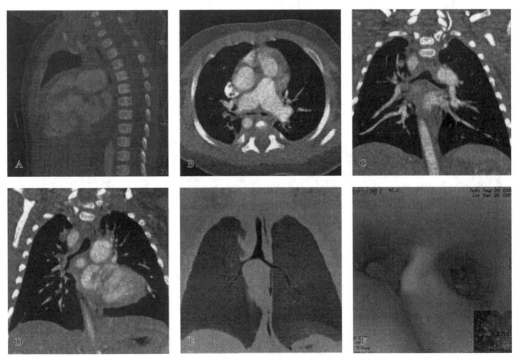

图1　法洛四联症伴肺动脉瓣缺如病例

A.为矢状位像；B.为轴位像；C、D、E.冠状位像；F.虚拟支气管镜：左右肺动脉明显扩张，引起左右支气管受压狭窄，右侧支气管受压更明显

下方面:不应将成人的扫描协议用于儿童;调整CT参数设置,以便在保持诊断图像质量的同时减少辐射剂量;尽量使用剂量调制功能,在合理降低扫描剂量的前提下提高图像质量和噪声的一致性;仅执行必要的CT检查及仅扫描目标器官或解剖区域;避免不必要的重复扫描;提升专业技术人员的业务水平;与患儿及其家长沟通,争取得到配合以保障检查的成功;对无法配合的患儿,在检查前给予镇静,以减少重复检查。

四、MRI

MR以其多序列、多方位成像及无辐射等特点,在心脏瓣膜病方面的应用也日渐增加。对软组织高分辨率使得对瓣膜形态的显示更为清晰,且电影MR技术能够使医师对瓣膜运动进行动态观察。MR不仅能够对心脏进行观察,还能够对周围大血管及其他组织进行观察,有利于发现合并其他心外畸形。有研究对三尖瓣闭锁患儿进行MRI检查显示三尖瓣处肌束信号(图2),电影MRI序列未见血流信号通过三尖瓣,大动脉之间相互关系及肺动脉发育情况也可清晰显示。Debl等研究表明MRI能很好地显示单叶主动脉瓣患者主动脉瓣的形态学变化,其主要表现为单瓣连合,常见表现还包括升主动脉近段扩张(直径>4.5cm),这一表现应作为单叶主动脉瓣患者的诊断指标之一。

MR对血流动力学的定量分析是其一大优点。众多研

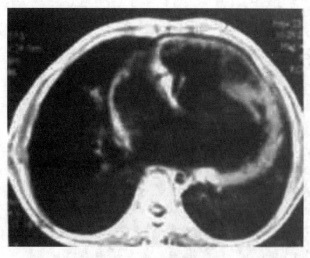

图2 三尖瓣闭锁MRI

检查自旋回波序列显示三尖瓣处肌束信号,可见右心室发育小

究者通过不同检查序列与技术的结合,探索血流分析的最佳序列及方法。Steeden等通过采用具有较短屏气时相和较高时-空分辨力的螺旋SENSE相位对比MR序列能够准确、可靠地定量检测儿童与成人先天性心脏病的血流量状况。而Bolen等发现采用心脏MR降主动脉中段全舒张期反流指标可预测主动脉反流严重程度;与速度回波MR成像检测的定量反流数值相结合还有助于评价主动脉反流严重程度及其分级判定。MR也可用于法洛四联症肺动脉瓣置换术后的随访,其较超声心动所得出的半定量反流量来说,MR使用的定量指标更能精确地反映反流程度,从而评价肺动脉置换术后并发症情况。心脏MR是近年来出现的一种比超声心动图更准确地评估二尖瓣反流严重程度的技术。CMR评估二尖瓣反流的标准方法是测量反流体积(regurgitate volume, RV),即SSFP(稳态自由进动)电影成像获得的左心室每搏输出量与相位对比(phase contrast, PC)成像获得的正向血流之间的差值。最近研发了时间分辨相位对比心脏MR(也称为4D Flow),它具有沿着3个血流方向的速度编码和三维解剖范围。有研究发现无须造影剂的4D Flow成像可以准确、快速地评估MR反流量,对二尖瓣反流患者的治疗具有很大的帮助。

由于MR无辐射的特点,因此也被逐渐应用于胎儿检查。多数MR的时间分辨力不够,胎儿心率较快是阻碍心脏MR成像的主要障碍。但已有学者开展了羊胎心脏MR成像及小鼠心脏(心率300~600次/分)MR成像,分别显示自门控技术、脉冲波触发技术及单扫描空间编码原理并运用部分解码的方法可对心率较快的心脏实现MR成像,Yamamura等的研究还得到了精确的羊胎儿心脏功能指标。相信不久的将来,MR用于人类胎儿心脏的检查会得到开展,并对先天性心脏瓣膜病的诊断做出贡献。

将放射组学和机器学习应用于主动脉瓣钙积分的测定,这种方法可以更好地将超声评价受限患者(如低流量、低流速梯度的主动脉瓣狭窄患者)的严重主动脉瓣钙化识别出来。

先天性心脏瓣膜畸形多种多样,各种检查方式的侧重点也不尽相同,如何在不同情况下选择适当的检查方式,达到既能正确且全面地评估疾病的程度,又能不至于给患者造成过多的费用负担的目标,是临床医师仍需思考的问题。

(张雪宁 吴梦琳)

冠状动脉腔内影像技术应用研究进展

冠状动脉造影术（coronary angiography, CAG）虽为冠心病诊断的金标准及指导PCI治疗的主要手段，然而其存在一定的局限性。众所周知，CAG为冠状动脉管腔的二维可视化呈现技术，不能评价血管壁、斑块特性及支架置入情况。冠脉腔内影像技术能够提供更多的信息，与CAG相辅相成，弥补其诸多不足，用于优化支架置入，尽量减少支架相关不良事件的发生。

冠状动脉腔内影像技术目前主要包括血管内超声（intravenous ultrasound, IVUS）和光学相干断层成像技术（optical coherence tomography, OCT）两种。两种技术各有其优势（表1）：IVUS穿透力强，OCT具有较高的分辨率。基于IVUS与OCT的不同特性，其临床使用指征及价值也不尽相同。

表1 IVUS与OCT在斑块性质判断及指导PCI治疗过程中优劣势对比

IVUS	OCT
优势	
穿透力强（探射深度4～8mm），显示血管壁及病变全貌	分辨率高（4～10μm），可达IVUS分辨率的10倍
临床应用时间长，经验丰富	用于斑块性质判断
对于大多数患者无须预扩张即可成像	用于血栓检测
	图像更清晰且容易解释
引导的PCI结果及临床结局获益明确	具有可靠的自动分析系统，使用起来更便捷
可更好地指导CTO病变干预	
劣势	
图像解释较困难	穿透力有限（探射深度2mm）
分辨率低（100μm），斑块性质判定、血栓检测、支架组织覆盖、支架位置不正判定困难	需冲洗清除血液才能清晰地观察血管壁，因此可能需要预扩张及增加造影剂使用量
	研究相对较少，证据有限

本文将冠状动脉腔内影像技术（即IVUS和OCT）在冠心病患者PCI过程中的应用研究进展综述如下。

一、斑块性质判断

传统观点认为，粥样斑块纤维帽破裂继发血栓形成是急性冠脉综合征（ACS）的主要发病机制，而治疗以稳定斑块为主。然而冠状动脉腔内影像研究显示，仅1/3的ACS病变纤维帽不连续，大多数的病变表现为糜烂，小

部分表现为钙化结节。腔内影像，尤其是OCT分辨率较高，能够判定ACS患者粥样斑块特征，进而了解ACS的发病机制及制订个体化治疗方案。同时，基于OCT的红细胞光学衰减特性，能够清晰辨别红白血栓。然而在急性血栓形成，血管壁模糊不清，使得＞20%的病变无法判断斑块性质。

斑块破裂主要表现在脂质核表面纤维帽的不连续性，抗栓/抗凝治疗可有效阻止新破裂斑块表面的血栓形成。斑块糜烂以内皮裸露为主要特征，目前对其病理过程了解有限，仅OCT可以通过排除法进行定性，即非破裂斑块表面的血栓形成。现有证据表明斑块糜烂比斑块破裂的患者临床结局相对较好，斑块糜烂相关的残余狭窄＜70%暂可行抗血小板和抗凝药物非手术治疗。破裂钙化结节发生频率最低，其仅为2%～7%ACS患者的发病机制，使支架置入及优化具有很大挑战。破裂钙化灶的主要特征为破裂的钙化板引起纤维帽破裂，进而继发血栓形成。OCT观察钙化斑时没有伪影，能够从特定角度穿透钙化灶，因此较IVUS能更准确地评估钙化厚度。然而，OCT在突出钙化斑的组织鉴别方面具有局限性。由于光学衰减，OCT可能将突出钙化斑误认为红血栓。同理，在区别脂质核和钙化灶，或者钙化表面有血栓时，推荐使用IVUS。

二、指导PCI治疗

（一）PCI指征

PCI决策通常依据冠状动脉血流动力学，如血流储备分数（fractional flow reserve, FFR）。因最小管腔面积（MLA）和最小管腔直径（MLD）与冠状动脉狭窄的功能意义并无明确的相关性，不推荐仅根据腔内影像测得的管腔MLD和MLA进行PCI决策。部分研究结果提示IVUS测定的左主干MLA与FFR相关性较好，MLD＜2.8mm、MLA＜5.9mm^{2}时，FFR＜0.75，可将其作为左主干病变PCI决策的界值。对于心脏近端血管，研究认为MLA＜4.0mm^{2}具有功能意义，可作为决策参考。OCT在此方面的应用并没有明确的数据支持。

（二）支架直径的判定

IVUS研究表明，支架膨胀不完全是早期支架内血栓

形成及再狭窄的强有力预测因子,反向表明,合适的支架尺寸及膨胀完全的重要性。目前,有几种支架直径的选择方法:①基于参考血管的最小维度;②基于平均参考管腔维度(近端与远端的平均值);③基于参考血管最大管腔维度;④基于最小的外弹力膜(EEM)横截面积(通过IVUS或者OCT计算);⑤基于最小管腔直径处的中膜间距(通过IVUS测定)。从实际的角度讲,基于远端参考管腔(EEM或管腔内径)选择支架直径比较安全、直接。当基于参考管腔选择支架直径,OPINION研究推荐平均管腔内径上调0~0.25mm;基于EEM,推荐将平均EEM内径下调0.25mm。此方法不适用于管腔直径变化大的长病变(如左前降支中部到左主干)。在一些特殊病变中(如长狭窄,CTO远端的血管或者是有肌桥的血管),评估血管尺寸时应除外血管负性重构,以避免血管破裂。

IVUS与OCT对支架尺寸的评估结果不同:OCT测定的MLA及管腔维度较IVUS测定的结果小,因此会影响支架直径的选择。与冠状动脉造影引导的PCI相比,血管内超声引导的PCI治疗倾向于支架直径、MLD、MSA更大,支架的长度更长、数量更多。当IVUS与OCT相比较时,日本一项研究(OPINION)报道了平均支架尺寸的微小差别(OCT:2.92mm±0.39mm vs. IVUS:2.99mm±0.39mm,$P=0.005$)。

(三)支架长度选择

支架覆盖不完全是其失败(支架内血栓形成或再狭窄)及MACE发生的一个重要预测因子,因此选择适宜的支架长度非常重要。避免支架附着在有残余斑块负荷的区域(如>50%),尤其是富脂斑块。因此,冠状动脉影像与冠状动脉造影结合是支架长度选择及精准置入的重要方法。

(四)减少造影剂用量

单纯冠状动脉造影需要使用的造影剂量相对较大,对于肾功能不全、造影剂相关急性肾损害发生可能性较高的患者,IVUS引导的PCI治疗可减少造影剂的使用,在使用少量造影剂的情况下清晰显示管腔轮廓,进而降低急性肾损伤的发生风险。

三、PCI术后评价

支架置入后,IVUS/OCT能够识别支架及血管壁相关的异常情况,如支架膨胀不完全、斑块遗漏、支架附着位置错误、支架边缘夹层,这些异常与PCI不良预后相关,早期纠正可改善患者临床预后。IVUS和OCT均可用于PCI优化。基于血管内超声的研究表明,支架横截面积5.5mm^{2}能够最大程度减少非左主干病变的不良事件。DOCTORS临床试验中,基于OCT预测术后FFR>0.9的支架横截面界

值为5.44mm^2,且CLI-OPCI注册数据表明MLA 4.5mm^{2}为区别患者发生MACE事件的阈值。对于左主干病变,界值会相对较大,例如基于IVUS研究表明,左主干远端应>7mm^2,左主干近端应>8mm^2。然而,在临床中,对于支架膨胀后MSA并没有确切的推荐目标值。支架优化的不同目标值包括MSA大于远端参考血管管腔面积,>80%平均参考面积,或者>90%的平均参考面积。在近期的IVUS实验中,MSA大于远端参考管腔面积与极低不良事件发生率相关(1年内不良事件发生率为1.5%)。考虑到很难实现MSA>90%的平均管腔面积,专家组认为以MSA>80%平均管腔面积为界值具有临床可行性。

支架位置不正指的是支架小梁与血管壁缺乏接触,可与膨胀不完全共存,在术中及术后任何时间均可发生,可能与血管炎症反应和血管壁正性重构有关。研究表明,术中支架位置不正与后期的支架失败并无明显相关性,可能与后期自行恢复有关。与IVUS相比,OCT识别支架位置不正更可靠,发现的比例更高(50% vs. 15%)。至于支架膨胀后位置不正需要修复的标准,尽管没有强有力的数据支持,仍然有一些证据给我们提供指导。需要评估的指标是不完全支架位置不正(ISA)的轴向距离和后续增生内膜的整合情况。基于OCT的研究观察到,ISA的轴向距离<0.35mm,随访时发现可被新生内膜完全整合。同样,一个关于极晚期支架内血栓患者的详细分析表明,血栓形成节段最小ISA距离范围为0.3~0.6mm,纵向长度为1.0~2.1mm。

PCI术后另一个预后不良的预测因子为组织脱垂。研究表明OCT与IVUS相比,能够更清晰、更有效地检测到支架内组织脱垂。OCT检测到的脱垂组织体积与不稳定斑块的形态及PCI术后心肌损伤相关,在一个大规模多中心的OCT注册研究中显示,组织脱垂在心梗患者中更常见,且与患者1年的临床结局相关。

IVUS识别出的大的支架边缘夹层与早期支架内血栓形成相关,其诊断指标为夹层深度(至少突破血管中膜)、侧向延伸(>60°)、长度(>2mm)。因为OCT的分辨率相对较高,OCT对夹层诊断的敏感性是IVUS的2倍。在临床中,小的夹层或逆行夹层可能没有意义,暂不需要处理。然而,顺行夹层可能随着血流通过逐渐扩大,引起管腔闭塞,且未覆盖的血肿进展可能会导致早期支架内血栓。

四、随访

腔内影像能够识别支架内再狭窄及血栓形成的机制,用于随访及个体化干预,最小化支架失败后不良事件发生的风险。对于DES的再狭窄及支架内血栓形成,除内膜增生外,腔内影像可评估再狭窄的其他原因,包括膨胀不完全、支架断裂、新生粥样斑块。IVUS及OCT均可识别支架扩张不全、支架断裂,仅OCT可以定义支架内新生粥

样斑块形成。支架内血栓形成有几种潜在的机制，且大多数机制可以被腔内影像识别。与IVUS相比，OCT能够将血栓与其他组织成分区分开，因此，将其作为评估支架内血栓形成的首选影像技术。在一些病变中血栓量大，由于光学衰减，使得OCT评价支架小梁及外围血管壁困难，此时推荐使用IVUS。腔内影像，尤其是IVUS，也可用于评价冠状动脉血管的重构包括正性重构和逆性重构。正性重构是因管腔内斑块负荷较重，管腔向外扩展；负向重构是由于斑块导致血管弹性回缩。血管重构指数＝病变处外弹力膜横截面积/参考段横截面积平均值，若血管重构指数>1.05，则考虑存在正性重构；若血管重构指数<0.95，则考虑逆性重构。

当然，冠状动脉腔内影像技术在指导PCI治疗方面也具有它的局限性。首先，冠状动脉腔内影像技术获取影像数据需要额外的时间且对操作人员技术要求较高，不同的人获取及解读信息的能力差异较大；其次，IVUS/OCT费用较高，患者负担较重；在一些复杂病变中（如重度钙化、血管弯曲或成角等），成像系统导管的送入相对困难，但是腔内影像用于复杂病变患者会有更大获益。因此，如何优化成像技术、简化成像导管提升回撤速度、提高IVUS分

辨率、开发图像自动分析软件将是未来努力的方向，进而优化腔内影像技术的使用，更好地服务于临床（表2）。

表2 冠状动脉腔内影像在PCI治疗过程中的临床指征及可能的获益总结

冠状动脉腔内影像在PCI治疗过程中的临床指征及可能的获益
1　IVUS引导的PCI治疗可改善长病变和CTO病变患者的临床结局。并没有RCT数据表明OCT引导的PCI治疗与IVUS具有同等的获益
2　对于左主干病变，冠脉造影评估效能有限、操作复杂且治疗后并发症发生率较高，因此，左主干病变的患者应该考虑使用腔内影像引导的PCI治疗。如果为非左主干开口病变，选择IVUS或OCT均可。如果为左主干开口病变，只能选择IVUS
3　冠状动脉腔内影像的使用仅在复杂病变、ACS患者中体现出其优势，在简单病变或临床状况较稳定的患者中无明显优势
4　OCT引导的PCI更易解释且具有自动分析系统，使用便捷
5　OCT额外的使用指征为评估支架失败的原因（支架内血栓形成或再狭窄）
6　IVUS引导的PCI治疗可减少造影剂的使用，因此，可用于造影剂相关急性肾损害发生可能性较高的患者

（陈　欣　刘冬梅）

旋转冠状动脉造影的临床应用与前景

当今社会,冠状动脉粥样硬化性心脏病仍然是导致人口死亡的重要病因之一,随着诊断技术的发展,常规冠状动脉造影已经成为一项常用且有效的技术,是冠心病诊断的金标准。但由于投射角度、采集图像方式等特点,标准冠状动脉造影往往需要多次曝光采集,造影剂用量大,射线量多,并且存在着血管重叠,血管短缩和曲折度不高,对偏心性病变评估能力受限等局限性,与血管内超声对比,有时会导致低估冠状动脉病变的严重程度,在复杂解剖结构病变中尤为明显。正是由于这些局限性,促进着新的冠状动脉造影技术的发展,后来出现了单轴旋转冠状动脉造影,单轴旋转造影通过3个100°或120°加头位或足位旋转造影序列或2个180°前后位旋转造影序列在一定程度上克服了常规造影的一些局限,可以为操作者提供大量动态图像,从而提高诊断的准确性,但其只能在二维平面进行旋转,一般需要3次旋转,并且对部分冠状动脉的暴露仍然不够充分。双轴旋转冠状动脉造影的出现是血管造影历史上的又一次突破和创新,在左前斜/右前斜投射角度的基础上增加了头位或足位角度,双轴旋转造影实现了三维平面的旋转,可通过一次运行对冠状动脉进行完整成像,进一步克服常规及单轴旋转造影的局限性,可以从多角度更好地观察病变血管的情况。

与常规冠状动脉造影相比,双轴旋转冠状动脉造影的准确性和有效性也得到了证实。我们都知道,对血管尺寸和病变形态的准确估计,有助于更好地诊断病变程度及确定下一步血运重建的治疗方式,双轴旋转造影降低了常规造影的二维局限性,通过在三维平面进行旋转,可从多角度观察冠状动脉情况,以不同视角,提供更好的可视化冠状动脉树,减少血管重叠和短缩变形等的影响,在多个冠脉节段和侧支及冠脉病变可视化方面要明显优于常规造影,并且对于偏心性病变、分叉病变、开口部病变的诊断可能更有优势。虽然与血管内超声相比,双轴旋转造影评估病灶长度更短,但相对于常规及单轴旋转造影,其在病灶长度测量方面已经有了较大的改善,可单次提供动态多角度透视图,优化病变定量,为每个冠状动脉节段造影剂注射期间提供最佳投影,更好地估计血管直径,特别是在成角度节段中。

双轴旋转冠状动脉造影不仅能够获取与常规血管造影相似的图像采集质量,同时也可以明显减少造影期间造影剂的用量及总射线剂量。电离辐射和造影剂的使用是进行血管造影的先决条件,并且会对患者及操作者产生一定程度的危害,因此,在保证图像质量的前提下,使用更少剂量的造影剂和放射线就显得尤为重要。双轴旋转造影减少造影剂和射线量这一优势已在多项临床试验中得到了证实,尽管由于试验方法及样本数量等的差异,具体的结果数值可能存在差异,但都倾向于更少的造影剂用量及射线量。这可能与双轴旋转只需旋转一次就可完成图像采集,而常规造影则需要多次采集才能完成有关;同时,双轴旋转造影需要专门的注入系统自动注入对比剂,这使得操作者远离X线光管,使X线的照射大大减少。有研究表明辐射剂量的减少与患者的BMI成正比,低辐射的益处在肥胖患者中更加明显。另外,高危患者也可受益,因为其接下来往往需要行血运重建等进一步治疗,暴露时间及对比剂用量较低危患者较多,这一优势就显得尤为重要,可以减少由此而产生的一系列不良反应。

双轴旋转冠状动脉造影可以减少皮肤峰值剂量和散射剂量。冠状动脉造影作为心内科介入的一项技术,不可避免地会给操作者及患者带来一定量的辐射,进而导致患者皮肤损伤及术者白内障等不良事件的发生,尽可能地控制辐射带来的危害对医患双方都是有益的。最近的一项研究比较了双轴旋转与常规冠状动脉造影之间皮肤峰值剂量和散射剂量的差异,研究发现由于双轴旋转造影所需的透视检查时间及帧数更少,同时也可以降低剂量指数,这就使得辐射的能量减小,使辐射散布在大面积皮肤上,较常规冠状动脉造影相比可以显著降低皮肤峰值剂量,可以更加有效地进行复杂病变的检查。研究还发现双轴旋转冠状动脉造影期间操作者左眼水平的散射剂量显著低于常规冠状动脉造影,因为操作者的散射剂量主要是由患者的二次散射引起的,可以推断出操作者身体其他部位也可能出现散射剂量减少,特别是在检查复杂病变时,这可能也与造影期间放射线暴露量小有关。

双轴旋转冠状动脉造影能否减少手术操作时间,进而减少辐射暴露时间,是减少射线剂量的一个有效方式,已有许多临床研究对此进行探索。一些研究表明与常规冠状动脉造影相比,双轴旋转造影并不会明显减少手术的操作时间,透视时间的差异无明显的统计学意义;但也有许多研究表明双轴旋转冠状动脉造影可以有效降低手术操作时间。需要注意到的是,手术时间的长短同时也受到手术操作者等其他因素的影响,术者对于操作的熟练程度、获取最佳病变图像的时间、患者病变的复杂程度、自身解剖结构的差异及对手术的耐受程度等都会影响手术时间的长短。双轴旋转造影操作的学习曲线较长和追加造影剂体位也会使操作时间延长。总的来说，双轴旋转造影具有减少手术时间的趋势，但其到底能否有效减少手术操作时间，仍需在大量临床病例的基础上进一步探究。

在冠状动脉造影中，与造影剂相关的不良事件一直存在，双轴旋转冠状动脉造影，由于延长了对比剂的注射时间，可能会增加造影剂相关的副作用，其不良事件的发生率值得我们关注。有研究表明双轴旋转造影与常规造影相比，各器官组织的平均吸收剂量要低于常规造影，而胸痛症状的发生及心律失常的发生均较低，且无明显的统计学差异，虽然双轴旋转造影组在造影前后收缩压及心率有所下降，但对比之下无明显的统计学差异，其并未增加术中相关并发症的风险。造影剂引起的急性肾损伤是医院获得性急性肾损伤的第三大病因，已经被认定为是PCI的严重并发症，与患者的发病率、死亡率及预后息息相关，已有研究表明，双轴旋转冠状动脉造影可以降低造影剂相关急性肾损伤的发生率，节省了诊断过程中注射的造影剂的量，应将其作为预防策略，可以作为降低急性肾损伤发病率的诊断工具，特别对于那些PCI风险较高的高危患者。

双轴旋转冠状动脉造影也是一种安全可行的技术应用于小儿心脏移植患者冠状动脉血管病变。移植后冠状动脉血管病是小儿患者长期发病和死亡的主要因素之一，并且1/3的患儿会在移植后10年内发病，大大降低了患儿的5年生存率，因此需要在移植后进行选择性冠状动脉造影术来筛查这种疾病的发生。与常规冠状动脉造影相比，双轴旋转冠状动脉造影通过预编程使操作员可以从多个角度查看每个冠状动脉及其分支，从而减少血管缩短和重叠的影响，提高发现病变血管的能力，可以在应用更少的造影剂用量及辐射剂量的同时提供出色的冠状动脉血管成像。同时，患儿无须将手臂放在头部上方，而是放在身体侧方，可以进行许多其他操作。有研究表明，双轴旋转造影对小儿冠状动脉同种异体移植血管病是一种安全有效的方法，其不良事件很少见，并且仅限于短暂性冠状动脉痉挛，在冠状动脉注射期间，严重的患儿也没有发现血流动力学变化或心律失常。但仍需注意，移植后血管病变的患儿可能需要更长时间的注射时间而更容易发生缺血性心动过缓或室性心动过速，要充分显示这种风险，需要更多的操作来实现。

当然，双轴旋转冠状动脉造影虽然有许多优点，但同时也存在一些局限。首先，双轴旋转造影在TIMI流量和钙化评估方面不如常规造影，如果在注射造影剂的同时开始旋转采集，虽然可以评价TIMI血流情况，但会导致初始采集的冠状动脉内造影剂充盈欠佳，进而使部分病变信息显示不清或欠缺，常需要追加造影体位来弥补；如果在采集开始前增加0.5s的延迟，这样虽然可以保证初始采集的冠状动脉内造影剂完全充盈，避免部分初始部分病变的缺失，但这样同样会丢失冠状动脉的空白期，无法评估TIMI血流和血管钙化情况。其次，双轴旋转造影在三维平面多角度进行旋转采集，并且具有自动安全停止功能，因此必须在旋转之前消除患者潜在的碰撞，有时需要移除患者的静脉输液管、床单，甚至臂板，以减少重复进行等中心定位和旋转曲线测试。另外，常规冠状动脉发展至今已较为成熟，而双轴旋转冠状动脉造影作为近年来新出现的一种新技术，其临床应用时间较短，应用还不是特别广泛，且对操作者技术要求也较高，操作起来存在难度。还有，对于肥胖患者，其心脏轮廓较大，冠状动脉系统较为发达，可能导致旋转采集未能完全将血管包括在内，因此对于肥胖患者的临床应用有待进一步研究。最后，双轴旋转造影需要专用的自主高压注射系统，可能会额外增加受检者的费用。

总结

随着现代社会的发展，冠状动脉血管疾病已经成为危害人类身体健康一个重要病因，血管造影作为诊断冠状动脉病变的一项常用技术，造影剂的使用和辐射暴露在诊疗的同时不可避免地会给人体带来许多不良事件，在获得同等效果的前提下如何减少这些固有局限带来的劣势推动着血管造影技术不断得到发展与改善。双轴旋转冠状动脉造影作为一种新颖的临床技术，其应用一直受到广泛关注，它以其特有的优势克服了常规造影及单轴旋转造影的一些局限，在提供出色图像采集的前提下同时可以减少辐射剂量、造影剂用量及手术时间，对一些常规造影不能很好显示的复杂病变也能很好地呈现。然而，与常规造影相比，双轴旋转造影的实际临床应用时间还是较短，应用也不是很广泛，虽然有许多机构评估其安全性及有效性等，并取得一定的成果，但样本数量有限，仍缺乏大量的临床数据，对于不同人群的适用范围及不同病种的应用价值仍有待进一步探索研究。另外，虽然双轴旋转造影有诸多益处，但常规冠状动脉造影发展已较为成熟，其能否完全取代常规造影，需要考虑的仍有很多，仍需时间与临床的充分验证。但就目前看来，双轴旋转造影与常规造影不应该是竞争关系，两者同样作为一种临床诊疗技术，应该是相辅相成的，互为补充的关系，具体何时应用何种技术，应该实时考虑，应根据患者的具体病情及患者的财力、当地的医疗条件等因素，在保证效果的前提下由医患双方共同选择。

（陈　欣）

药物及医疗器械临床试验常用试验设计方法及研究假设

心血管疾病是危害人类健康的重大疾病。近年来，在国家鼓励转化医学背景下，引发了医学界药物及医疗器械领域一场新的研发和创新热潮。如何使新研发的新药/新医疗器械获得政府相关部门审批顺利走向市场、造福于广大患者，是目前转化医学研究亟待解决的任务。

药物/医疗器械临床试验是新药/新医疗器械从实验室研发到获得政府相关法规部门批准进入市场的重要环节，在此环节中，生物统计学在被试产品进入临床试验的安全性和有效性评价过程中扮演着不可或缺的重要角色，其中最重要的就是研究设计，而研究设计中首当其冲的是根据各自的研究目的决定研究设计类型及相应的研究假设，只有成功验证了研究假设，花费大量人力物力研发的新药和新医疗器械才能成功获得临床研究法规部门的批准，成功上市。

下面将列举心血管药物/医疗器械临床试验常用的试验设计方法及相应的研究假设。

一、常用试验设计方法

（一）平行组设计

当仅考察一个干预因素，且该因素有≥2个水平时，将受试对象随机地分配到各水平对应的分组中进行试验，这种试验设计类型称为平行组设计（parallel group design）。平行组设计的临床试验中由随机化分组获得的各组受试者具有相同的基线特征，唯一不同的是各组所使用的药物/器械。两组同时开始、同时结束，根据所收集的各组数据进行统计分析最终获得组间比较结果。平行组设计是所有试验设计中最简单、也是最常见的一种试验设计类型。

在以验证被试产品疗效为目的的确证性药物/医疗器械临床试验中，原则上应采用前瞻性、多中心、随机、平行对照的研究设计，通过随机化分组来实现比较组间基线信息的均衡可比，为客观评价被试产品疗效及安全性提供保障。

特殊情况下，如果随机分组存在伦理或临床可行性的问题（将患者随机分配到空白组），可考虑非随机的平行对照试验，但因缺少随机化的过程，无法保证组间基线均衡可比，必须在分析时对潜在的基线混杂因素进行校正，推荐采用倾向性得分（propensity score）方法，但需在方案中"预先指明"纳入倾向性得分模型的变量及建模策略，避免事后分析。同时，建议尽可能入选所有的同期对照受试者，以减少选择偏倚。

（二）单组目标值法设计

目标值（Optimal Performance Criteria，OPC或Performance Goal，PG）是业界公认的某药物或医疗器械必须达到的疗效水平。单组目标值试验即为评价某被试产品是否能达到业界公认的预期疗效（性能）而进行的仅含有试验组的临床试验，常见于医疗器械临床试验中。当由于伦理或其他原因无法进行随机对照临床试验、欲进行单组目标值试验设计时，必须提供明确且充分的目标值确定依据。对于某些产品，如果存在本研究领域临床认可的、国内/国外公认的疗效或安全性评价标准（如相应产品临床试验指导原则、ISO标准、国标或部标等规范或指南等），其中明确指出了该器械的主要疗效/主要安全性评价指标及其评价标准，那么可以以此评价标准为目标值进行对照，即仅入选试验组（单组）的患者，将试验组观察到的结果与方案中预设的目标值进行比较，当有效率达到或满足目标值要求（或不良事件发生率低于目标值）时，认为被试产品达到预期要求。

原则上，当有同类产品或同类治疗手段时，不建议采用单组试验的设计方式，因为目标值对照仍然属于外部对照，因此具有外部对照临床试验的所有不足，故可能导致研究人群与目标值来源人群的不可比，从而降低研究结论的可靠性。对于全新产品，以"无同类产品"作为使用单组试验设计的理由是不充分的，此时最合理的试验设计方式应为与"现有标准治疗"进行比较的随机对照临床试验，因为在无同类产品的情况下，也就不存在制定比较标准

（目标值）的可能性了。

（三）交叉设计

交叉设计（cross-over design）是按事先设计好的试验次序，在各个时期对受试者逐一实施各种处理，以比较各处理组间的差异。交叉设计是将自身比较和组间比较设计思路综合应用的一种设计方法，可以很好地控制个体间的差异，同时减少受试者人数。然而，实施交叉设计比实施平行设计更复杂，因此需要更密切的试验监测。每个试验阶段的治疗对后一阶段的延滞作用称为延滞效应。采用交叉设计时应避免延滞效应，即在每个试验阶段后需安排足够长的洗脱期或有效的洗脱手段，以消除第一阶段试验所产生的延滞效应。

除了上述介绍的常见试验设计类型外，还有如析因设计、成组序贯设计、适应性设计等试验设计类型，由于设计与评价均相对复杂，建议参考相关文献或著作。

总之，对医疗器械临床试验，最为经典和常见的试验设计类型还是本节最初介绍的平行组设计，而且推荐采用随机分组的方式获得试验组与对照组，通过严谨的设计类型选择，为客观评价新药/新医疗器械的临床效果奠定基础。建议在研究方案设计的最初阶段，咨询统计方法学专家，以确保试验设计的合理性和前瞻性。

二、研究假设

在以证明药物/医疗器械疗效（或安全性）为目的的确证性临床试验中，需要在方案中提出明确的研究假设，这是临床试验设计的关键环节，即一旦确定了临床试验的研究设计类型，就要进行与统计学假设检验相对应的研究假设，以验证被试产品的安全性或有效性。"优效（superiority）"与"非劣效（non-inferiority）"假设是目前药物/医疗器械临床试验中常用的假设类型，其所对应的试验被称作优效性试验（superiority trial）和非劣效性试验（non-inferiority trial）。

优效性试验的主要研究目的是，显示出被试产品的有效性或安全性优于对照产品。可认为其与经典统计学中的差异性检验（单侧）相对应。当研究结果提示有充分证据拒绝原假设时，可以做出试验组优于对照组的结论。优效性试验中的对照组通常是用安慰剂（器械）或空白组进行对照。

（一）优效性试验

为了方便表达，我们将高优指标定义为数值越大疗效越好，低优指标定义为数值越小疗效越好，如有效率是高优指标，死亡率是低优指标。为了节约空间，我们仅以高优指标为例，介绍优效性临床试验的研究假设：

1.定性指标 需要预先指定的参数为：

π_C：对照组总体率；

π_T：试验组总体率；

Δ：优效性界值（一般为"0"；如不为"0"，则：高优指标取正值，低优指标取负值）。

检验假设为：

H_0：$\pi_T - \pi_C \leq \Delta$，两组疗效差等于或低于优效性界值；

H_1：$\pi_T - \pi_C > \Delta$，两组疗效差大于优效性界值。

2.定量指标 需要预先指定的参数为：

μ_C：对照组总体均数；

μ_T：试验组总体均数；

Δ：优效性界值（一般为"0"；如不为"0"，则：高优指标取正值，低优指标取负值）。

检验假设为：

H_0：$\mu_T - \mu_C \leq \Delta$，两组器械疗效差等于或低于优效性界值；

H_1：$\mu_T - \mu_C > \Delta$，两组疗效差大于优效性界值。

通常，以安慰剂为对照的随机双盲试验在临床试验中被视为金标准。但是，单纯使用安慰剂或空白对照可能会面临伦理学与临床操作可行性的挑战。而且随着医疗技术的发展，越来越多有效产品的出现，开发疗效有突破的新产品变得十分困难，尤其在医疗器械临床试验中，很多新产品是针对上一代产品的改进，其设计原理与材料工艺可能并未发生本质变化，当现有的治疗手段已经可以为患者提供很大的生存获益时，再通过"优效性"试验证明研究产品的更多获益有时变得越来越难。所以，现在国内外很多医疗器械临床试验都采用非劣效的试验设计。但遗憾的是目前一部分采用非劣效设计的试验往往存在着适用条件不符合、阳性对照选择错误、非劣效界值确定不合理等诸多问题，笔者参考了众多文献并结合实际工作中的一些经验，以期为国内正确设计非劣效试验提供参考。

（二）非劣效试验

如上文所述，目前更普遍的情况是验证试验组与阳性对照组之间的差别不大（该差异在临床上可接受或该差异没有临床意义），在一定程度上可以认为它们的疗效没有本质差别、新产品的疗效与已上市的同类产品相当，这就是"非劣效试验"了，其对应的假设就是"非劣效"假设，试验的预期结果是两组间的疗效实质等同。

优效性试验与非劣效性试验最大的区别在于评价标准的设定。优效性试验通常不需要设定额外的评价标准（优效性界值），在结果具有统计学显著性时，即认为试验组优于对照组。而非劣效性试验则必须在试验方案中提出明确的评价标准，即非劣效界值。该界值将参与试验样本量的计算，并在试验结束时作为非劣效结论是否达成的判断依据。界值的确定是非劣效研究中的关键问题，在下文将进行重点介绍。

非劣效界值的选择如下:

非劣效试验旨在验证试验组与阳性对照组之间疗效的差异(对照组优于试验组的部分)小于预先制订的非劣效界值。非劣效界值的确定需要临床专家与统计学家共同制定,不同的治疗领域、不同的对照组、不同的观察指标等,都会影响非劣效界值设定的合理性。部分学者提出,可基于对照组的平均疗效水平(对照组的有效率、均值等)来确定非劣效界值,但此类方法存在一定的风险,首先未充分考虑不同治疗的临床特点,且在考虑指标方向的情况下可能出现矛盾(如假设对照组有效率为90%,按有效率10%考虑、非劣效界值可以设为9%,但如果按照对照组10%的事件率,同样标准给出的界值就会变为1%)。因此,推荐读者在设计非劣效试验时,需对对照产品进行充分的文献检索和总结,最好能通过系统综述或Meta分析的方式综合现有证据,为非劣效界值的确定提供客观依据。

在美国食品药品监督管理局(FDA)制订的非劣效临床试验设计指导原则及中国临床试验统计学学组(CCTS)制订的专家共识中,都推荐应根据所选择对照组的疗效"净获益"程度来设定当前临床试验的非劣效界值。

为了确保非劣效试验的研究质量,必须在试验方案中给出明确的界值确定依据,而且从严格意义上讲,当证明了被试产品的主要指标非劣于对照产品同时,被试产品相比于对照产品还应具有其他方面的优势(如安全性、操作性等),方能为产品的注册申请提供支持。

临床试验设计时,选择进行"优效性试验"还是"非劣效性试验",应根据研究目的和研究设计类型决定。如"波生坦联合西地那非治疗肺动脉压(PAH)"临床试验,由于要与安慰剂进行对比,因此只能设计成前瞻性的优效性试验,而且为了不让所有人都观察很长时间,就设计成了事件驱动的临床试验,最后为了保证组间基线特征均衡可比,就设计成了随机双盲的临床试验。因此,本试验设计最终为前瞻性、随机双盲、安慰剂对照、症状驱动的临床试验。

本研究主要终点指标(首次发病/死亡事件的发生时间,定义为全因死亡、因肺动脉高压恶化或静脉注射前列腺素住院治疗、房间隔造口术、肺移植或肺动脉恶化)的原始假设为:安慰剂组的年事件发生率为21%,试验组(波生坦)降低36%的事件发生风险(风险比HR值为0.64),年脱落率忽略不计。另外,考虑到共同主要终点(16周的6MWT变化值)有可能带来统计学Ⅰ类错误膨胀问题,在最终分析时基于双侧0.01的显著性水平进行检验,该假设在进行最终分析时的显著性水平为双侧0.04。

在该试验开展过程中,根据肺动脉高压领域的研究进展、临床试验入组速度及整体事件发生率的盲态评估,专家们对临床试验方案进行了系列变更和修正。在2007年实施的修订方案中,原来的共同主要终点指标16周的6MWT变化值变更为次要终点指标,因此,对于在最终分析时仅保留的单个主要终点指标进行统计显著性检验时对应的Ⅰ类错误水平变更为双侧0.05。

在2010年实施的最终修订方案中,假设安慰剂组主要终点事件的年发生率为20%,使用波生坦能降低43%的事件发生风险(HR值为0.57),年脱落率为5.7%,并且将在收集到50%和75%的目标事件数时进行两次有效性期中分析。在最终使用log-rank检验进行的统计分析中,为保证研究总体的Ⅰ类错误(α)为双侧0.05的水平,同时考虑在针对收集到主要终点目标事件数50%和75%时进行的两次预期的盲态期中分析对于整体Ⅰ类错误(α)水平的消耗,将主要终点指标进行的最终分析中的α水平设置为双侧0.0269(对应研究报告HR值时使用的97.31%的置信区间),在90%的把握度水平下,总共需要156个事件才能检测出两组间的预期差异。

三、总结

在选择药物/医疗器械临床试验设计方法时应与研究目的相对应。不同的研究目的对应不同的研究设计及不同的安全性和有效性评价方法。因此,需要根据研究目的产生相应的统计学研究假设,并根据研究假设及生物统计学原则对临床试验进行缜密的统计学设计和正确的安全性和有效性评价,保证所设计的药物/医疗器械临床试验结果能够既具有临床意义又具有统计学意义,使得研究结果能够顺利获得相关法规部门的批准,尽快上市应用到广大病患的治疗中。

(李 卫)

双心关注——心血管疾病合并心理问题的识别与处理

一、前言

近年来，心血管学科发展中的双心问题受到越来越多关注，其中关于精神心理因素引发心肌缺血的研究日益深入。不良情绪和心理问题可以成为心血管疾病的原发病因和危险因素，同时又可以作为诱发因素加速原有心血管疾病的进程，导致临床预后恶化。

心血管病学是现代医学中发展最为迅猛的学科之一，从心肌组织多普勒到心脏的核磁共振成像机，从冠状动脉CT扫描机到心血管造影机，越来越多的先进设备进行疾病的动态诊断；人工心脏起搏器到心肌的射频消融技术，从冠状动脉内支架置入到心脏旁路移植术甚至心脏移植术提供了多种有效治疗选择。但高新技术的发展并不能阻挡冠状动脉粥样硬化性心脏病（冠心病）在多数工业化国家成为首要死因的迅猛势头。与此同时，精神心理疾病的发展同样迅速，目前已经成为全球重要的健康负担。据统计，重性抑郁的终身发病率为16%，并且在逐渐上升；而隐匿性抑郁的发病则更为普遍。世界卫生组织（WHO）公布的数据显示，到2020年抑郁将成为继心血管疾病之后的全球第二大类疾病。不容忽视的是，包括抑郁在内的精神心理问题是心血管疾病重要的并发症，一旦同时出现，会严重影响健康，降低生活质量并缩短预期寿命。在很多情况下，临床医师往往会过度依赖技术，忽视患者的诉求和心理状态，导致了靠药物和手术保障健康的现代迷信。

精神心理因素与心脏病的发生发展关系密切，甚至会直接引发猝死。心血管医师也关注到节假日与心脏病的关系，如除夕、世界杯期间，都是心肌梗死的高发日。因为在此期间，人处于忙碌或熬夜中，会面临精神、心理应激，从而导致心脏事件的突然发生；还有地震、洪水等自然灾害带来心血管损伤，都提示精神压力可引发心脏问题。

二、关于精神压力引发心肌缺血

大量证据表明，1/3以上的冠心病患者可能在心理应激的状态下发生心肌缺血，该类型缺血称之为心理应激性心肌缺血（mental stress-induced myocardial ischemia, MSIMI）。MSIMI除影响患者生活质量外，还会导致临床预后恶化，死亡风险增加。

患者在心理应激下诱发的心肌缺血，其不同于运动和药物负荷为诱发因素所导致的心肌缺血。这种心理应激除来源于心理、社会等因素外，同时还可通过标准刺激程序模拟，以用于诊断。标准刺激程序包括心算（mental arithmetic）、伴随愤怒回忆的公众演讲（public speaking with anger recall）、镜描（mirror trace）、干扰性色卡测试（strop color test）等能够诱发心理应激的方法。

冠心病患者中，MSIMI和运动诱发心肌缺血（exercise stress-induced myocardial ischemia, ESIMI）之间存在着复杂的关系。研究发现，合并ESIMI的CHD患者可发生MSIMI，是CHD患者的一种特殊病理现象。Jiang等发现73%合并ESIMI的CHD患者可发生MSIMI。但也有研究认为，MSIMI可出现在不伴有ESIMI的CHD患者中。CHD患者MSIMI与ESIMI不一定同时出现。

在不良情绪状态下，承受很大的精神压力会加重患者本来已经狭窄的冠状动脉血液供应。很多患者心肌梗死后，如果追溯其急性心肌梗死发病最近2周的情况，约2/3患者会承认最近特别累、压力大、睡眠不好或感觉极度疲惫。其实人在承受高强度精神压力的同时，会对其心脏带来毁损。在慢性应激状态下，如个体总是抑郁焦虑，会毁损冠状动脉内皮系统。内皮系统一旦被破坏后，很容易生成动脉粥样硬化病变。如果患者已经存在冠状动脉粥样硬化斑块，在高度精神压力下，很容易在剪切力的作用下出现斑块破裂，导致急性冠脉综合征的发生。

三、对心脏由结构到功能逐渐认识

临床上有些患者，比如之前不知道自己患病因体检或偶然因素发现存在冠状动脉狭窄的患者，把狭窄的地方打开，放入支架后，随后患者可能总会存在异常感觉。过去认为是支架作为一个异物刺激了患者，现在发现其实患者在发生动脉硬化的同时，冠状动脉的微小血管对5-HT的敏感性很可能也发生了改变，这是心脏病变在前，心理问题在后。另一方面，还有部分患者是抑郁症在前，心脏病变在后。因为患者体内5-HT水平的变化，已经严重影响了患者的循环功能，患者心脏的微小血管舒缩功能会发生变化，原因可能也是受体的改变。抑郁和心肌梗死往往是相伴而生的，过去对心脏病的认识往往停留在有形的结构异常上，如血管有没有狭窄、室壁有没有变薄、心室腔有没有扩大等。后来临床医师意识到仅仅关注结构异常是有延迟的，因为在眼睛能够识别异常之前，患者神经内分泌已经发生了变化，也就是所谓功能学的改变。过去认为心脏神经症患者不用治疗，后来发现在几年之后，患者有可能慢慢变成心功能不全、心肌缺血或心律失常。

还有一类是惊恐发作的患者。患者年轻惊恐反复发作，每一次到急诊，临床医师会首先对心脏急症优先处理，最后知道患者是惊恐发作，对其警惕性下降。而患者在反复惊恐发作的过程中，其冠状动脉系统会遭到破坏，如形成血管狭窄，后期真的可能会发生心肌梗死。

关注心脏病可以从结构到功能的转变，如急性心肌梗死的发生，是在冠状动脉内皮系统被破坏后，出现了单一或多发的动脉粥样硬化。高度精神压力可使内皮系统破坏，大量的组织细胞、巨噬细胞出现氧化应激，发生进一步的炎性趋化，此即动脉粥样硬化形成的机制。

瑞典的一项研究对因胸痛而需要造影检查的患者进行比较，发现60%的女性和30%的男性因为胸痛症状被怀疑是冠心病，但造影检查未发现明显狭窄。是否冠状动脉确实没有病变？其余不然，真正的原因是患者的小血管出现了问题，研究者将此种情况称为非堵塞性冠心病（CAD）。此类患者的发病风险非常高。最严重的是冠状动脉大血管病变的同时，小血管也有病变，但小血管病变未被识别。现有指南强调，心血管医师应注重心肌缺血的多重发病机制，包括精神心理因素诱发的小血管功能障碍或冠状动脉痉挛。其实临床上有很多类似问题，如变异型心绞痛的患者容易激惹，可能存在相应的精神心理问题；应激性心肌病患者发病的原因在于强烈的情感打击导致的心肌突然损伤，其表现与心肌梗死相似，该类患者也会发生恶性猝死，是急性的精神压力带来的心肌损伤。

四、心血管疾病与精神心理问题"共病"多见

关于心血管疾病合并精神心理问题即所谓"共病"的最新资料表明，在心血管门诊患者中发生率为15%～30%，在因心血管疾病住院的患者中发生率进一步提高，尤其是对于因心脏急症住院的患者，共病的发生率可达60%～75%。以"心血管症状"就诊的"精神心理疾病"患者在门诊也很常见，其根本的原因可能是抑郁、焦虑或躯体化障碍。躯体化指患者体验和陈述躯体不适或躯体症状的倾向，但无相应的躯体患病的证据，患者通常将躯体不适归咎于躯体疾病，并以此向内、外各科求助。一般认为这是个体对心理社会应激的一种独特的反应形式。

在心理异常的患者中，初发和再发心血管事件的相对危险度明显升高，与已经明确的冠心病危险因素相当。除临床常见的典型抑郁症和焦虑症外，很多心内科患者心理疾病的相关症状并不典型，这部分共病患者治疗效果较差，心血管事件的发生率明显增高。其机制可能与自主神

经活性改变使血液处于高凝状态、炎症反应增强有关。同时，此类患者更容易具有不良医学行为，如依从性更差、更难戒烟和更难坚持锻炼等。因此，对于这一类患者，单纯治疗心血管疾病很难奏效，需要临床医师能够及时准确识别，进行心理方面的干预。

五、双心医学主题

随着医学的发展和观念的更新，很多医师已经意识到要改变现有的医疗矛盾，必须改变传统诊疗方法。双心医学始于20世纪60年代，是心身医学和身心医学的重要分支学科，又称为精神心脏病学（psycho-cardiology）或行为心脏病学，是研究心脏疾病与心理疾病相关性的学科。

由于心血管疾病和心理障碍患者的迅速增加，心血管医师必须接受相应精神心理方面的技能培训，才能及早识别精神心理疾病，并能合理评价躯体疾病。只有综合干预心血管疾病和心理问题——即从双心医学的角度，才能有效改善患者预后，帮助患者在躯体功能得到改善的同时，社会功能也能有效的恢复。

存在精神心理问题的心血管疾病患者多见于：①因躯体化症状反复就诊，来往于各个医院之间，重复检查无器质性心脏病证据；②患者有心脏病，心电图、心脏超声显示轻度异常，但精神压力很重，感觉自己患有不治之症，惶惶不可终日；③有创检查和手术后并发精神心理障碍，患者的心血管疾病诊断明确，经冠状动脉介入治疗或是旁路移植血供重建，客观证据显示患者躯体功能恢复良好，但临床症状频繁发作，患者处于惊恐焦虑状态，或是怀疑自己的疾病没有得到妥善治疗；④医源性焦虑或抑郁，由于经济方面的压力或是为避免医疗纠纷，很多医师将患者病情交代过重，临床过度检查，使患者思想负担过重，又缺乏合理的疏导，导致旧病未去，又添新病。

六、情感障碍的识别

非精神科医师及时准确地识别伴发情感障碍的患者，无论在国外还是在国内都是较为困难的问题，在国外非专科医师的识别率为15%～25%，而在国内曾有报道为15.9%。在综合医院心血管内科，大量有心理问题的患者被漏诊、误诊，导致临床过度检查，治疗费用增加，影响心血管疾病的预后。在这些患者中，就诊的理由有99.1%是各种躯体症状，而不是以心理障碍作为主诉，其中有84.1%被诊断为内科疾病。

导致这一现状的主要原因首先来自医师，由于传统的医学教育模式导致忽视患者心理状况，未经专业的心理训练，使临床医师缺乏识别心理问题的基本技能；由于患者受东方文化的影响，往往否认心理问题，拒绝接触精神心

理医师。另外,由于受过去传统医学模式——单纯生物学模式的引导,治疗模式是以疾病为中心,而不是以患者为中心,治疗围绕不同的病痛分系统进行。过分强调专业/学科划分,割裂了医学的整体性,从而造成了"头痛医头,脚痛医脚""铁路警察各管一段"的现状。使大量有心理疾病的患者因躯体化症状分散于综合医院的各个科室之间,不能被及时识别和获得有效的治疗。

七、如何识别共病患者

心内科医师在面对患者时,应注意评估患者的心理状态,在处理躯体疾病的同时,应注意患者症状的躯体成分和心理成分。患者是否存在难以解释的躯体症状?现有的客观检查不足以用躯体疾病来解释,此时应注意患者的情感,是否表现为情感的悲伤,是否存在不安、压抑或是惊恐甚至激越的情况,同时在做出决定前应注意询问患者对精神疾病的态度,这将决定治疗方案的合理选择和顺利进行。

八、抑郁障碍的识别

在综合医院门诊,大部分抑郁症患者以躯体不适就诊,由于工作繁忙,医师时间有限,在未能充分问诊的情况下,极容易按躯体疾病的思路对患者进行常规诊断和处理。为降低漏诊率,临床医师应努力培养自己关注患者情绪和心理状态的习惯,主动询问患者是否会常觉得闷闷不乐甚至痛苦不堪?如果回答是或可疑时,应进一步询问内心感受和主观感觉。同时注意患者的睡眠情况,有无入睡困难、眠浅多梦、易惊醒或是早醒,其中早醒往往是抑郁症的特征性表现。此外,临床医师应主动询问患者有无消极念头和自杀想法,这对抑郁症的诊断和治疗会非常重要。

九、如何进行自杀风险评估

如果发现患者有轻生念头,应注意进行自杀分险的评估,最大限度地降低自杀风险。应用常规沟通技巧,收集语言线索,同时注意非语言线索,仔细观察患者的言谈举止,面部表情,体会患者的内心情感活动,注意区分那些"言不由衷"的患者。值得指出的是,医师必须对患者的痛苦表达理解与接纳态度,才有可能更大程度上降低患者的不信任感,降低漏诊和误诊的概率。如果发现自杀意图,医师需要澄清目前患者存在的主要问题,并询问有关自杀意图的问题,采用引导式提问,您是否觉得活着没意思?您是否有过一了百了的念头?您最近有没有类似的想法?您打算如何去做?有计划吗?有什么能阻止您吗?如果患者有想法、有计划,提示患者自杀的潜在风险较大,应通知家属,尽早转诊至精神科。

十、焦虑障碍的识别

焦虑障碍亦是临床常见的心理障碍之一,有时与抑郁相互混杂而难以区分,两者均可表现为自主神经功能紊乱的症状,如心悸、失眠和担忧等。但焦虑患者交感神经系统活性更强,抑郁患者则表现为自我评价过低。焦虑性障碍有两种主要临床形式:惊恐障碍和广泛性焦虑。

十一、惊恐障碍的识别

惊恐障碍是指急性焦虑发作,即突如其来的强烈恐惧体验,即将疯狂、濒临死亡感。惊恐障碍是以惊恐发作为原发的和主要临床特征的一种神经症类型。惊恐发作也可作为继发症状,可见于多种不同的精神障碍,如恐怖性神经症、抑郁症等。惊恐障碍应与某些躯体疾病相鉴别,如癫痫、心脏病发作、内分泌失调等。

在心内科门诊就诊的患者中,有5%～15%的患者为惊恐障碍,多以胸痛、胸闷、心悸等为常见主诉;在住院患者中惊恐障碍的比例约为30%。在系统检查未发现心脏病的不典型胸痛患者中,有40%～60%为惊恐障碍。

惊恐障碍症状主要有3个方面。心脏症状:胸痛、心动过速、心悸;呼吸系统症状:呼吸困难、窒息感;神经系统症状:头痛、头晕、晕眩、晕厥,出汗,发抖。主要以反复惊恐发作为特征,表现为极度的焦虑,在10～20min达高峰,可有心、肺、消化、神经系统等症状,伴有人格解体、失现实感和濒死体验等。可为自发或在特殊场景下诱发,患者有回避行为。多为慢性、易复发,女性多于男性。

惊恐障碍对于患者的影响表现为:至少有一次发作后1个月(或更长时间存在以下情况中的1个或几个):①持续担心再次发作;②忧虑发作隐含的后果(如失去控制、心脏病、发疯);③与发作有关的显著的行为改变。这种发作并不局限于任何特定的情境,具有不可预测性。惊恐发作为继发症状,可见于多种不同的精神障碍,如恐惧性神经症、抑郁症等,并应与某些躯体疾病相鉴别,如癫痫、心脏病发作、内分泌失调等。

十二、广泛性焦虑障碍的识别

广泛性焦虑障碍患者表现为缺乏刺激或与外界刺激不相称的过分担忧,病程多在6个月以上。典型症状有紧张不安、失眠烦躁、易疲劳、注意力集中困难等。广泛性焦虑症又称慢性焦虑症,占焦虑症的57%。

主要临床症状表现如下:

1.心理障碍　表现为客观上并不存在某种威胁或危险和坏的结局,而患者总是担心、紧张和害怕。尽管也知道这是一种主观的过虑,但患者不能自控颇为苦恼。此外,尚有易激怒、对声音过敏、注意力不集中、记忆力不好,由于焦虑常伴有运动性不安,如来回踱步,或不能静坐。常见患者疑惧、两眉紧蹙、两手颤抖、面色苍白或出汗等。

2.躯体症状　自主神经功能以交感神经系统活动过度为主，如口干、上腹不适、恶心、吞咽困难、胀气、肠鸣、腹泻、胸紧、呼吸困难或呼吸迫促、心悸、胸痛、心动过速、尿频、尿急、阳痿、性感缺乏、月经时不适或无月经，此外有昏厥、出汗、面色潮红等。

3.运动症状与肌紧张有关　有紧张性头痛，常表现为顶枕区的紧压感；肌肉紧张痛和强直，特别在背部和肩部；手有轻微震颤，精神紧张时更为明显。另外，存在不安、易疲乏及睡眠障碍，常表现为不易入睡，入睡后易醒，常诉有噩梦、夜惊，醒后很恐惧，不知为何害怕。

对于焦虑患者应注意区分躯体疾病、原发性精神障碍或是反应性焦虑。器质性疾病所致的焦虑更多表现为躯体症状，患者很少回避情绪问题。与原发性焦虑障碍相比，器质性焦虑更多表现为起病在35岁以后，无家族史，无童年焦虑经历，无生活事件诱发，抗惊恐药物治疗更差等。

反应性焦虑是指患者对应激事件3个月内表现出特定的焦虑反应，可导致社会功能障碍。时间持续6个月以上可考虑慢性反应性焦虑。治疗包括尽可能改变环境对患者的影响，支持治疗，抗焦虑药物减轻症状，减轻焦虑症状，利于防止症状较重和并发症出现。

十三、双心医学的治疗模式

对于患有心血管疾病同时伴有心理疾病的患者，应当进行综合评价，分析患者症状中的躯体和心理成分，在有客观依据的前提下诊断心血管病，不应随意下诊断，乱戴"帽子"，给患者带来不必要的心理负担，同时按照指南正确合理地治疗有客观依据的心血管疾病。

积极进行宣传教育，提高患者认知水平。使患者正确认识自身疾病，减少患者因认知不足而导致的焦虑心态。对于急性或持续情感障碍，可酌情应用药物辅助治疗。对于掺杂人格因素的问题，在提高患者认知水平基础上，应请精神心理医生会诊，进行必要的心理治疗和引入家庭治疗。对于严重的精神心理问题应尽早转至精神心理科。

对于非精神科且未接受相关培训的心血管医师而言，在熟悉常见情感障碍疾病诊断标准的前提下，引入一些信度和效度都比较好的心理测评量表，用以帮助诊断和评估预后及治疗效果。在未来的医疗实践中，建立一套心身疾病的筛查机制，不仅对于心身疾病的及时诊断和治疗是有益的，而且可以在更大程度上节省医疗经费和开支。

十四、关于诊断和治疗建议

在心血管科，临床医师尽早识别出患者冠状动脉结构和功能的问题非常重要。系列研究证实，有关精神压力和运动压力同样能诱发心肌缺血的出现。对于容易感受精神压力的个人，若早期治疗包括压力训练、生活方式改善和药物治疗，可明显减少精神压力诱发心肌缺血的风险，从而改善冠心病患者预后，避免精神心理因素会带来的微循环系统、血小板、内皮功能的系列改变损害。

尽管心血管疾病合并精神心理问题非常普遍，并且临床预后很差，但这部分患者还是经常会被漏诊或误治，心血管医师应注意时刻保持警惕。通过量表筛查及必要时请精神专科医师会诊是可行的措施，适用于各级医院的心血管科医师及时诊断并治疗相关患者。治疗方法包括精神心理干预和药物治疗。

（一）精神心理干预

心血管疾病患者常伴有焦虑、抑郁或其他心理障碍，单纯药物治疗的效果常不够理想，必须同时给予抗焦虑或抑郁的心理行为治疗，如心理疏导、松弛训练、行为矫正、音乐治疗及生物反馈治疗等方法，才能产生较显著的效果。

（二）药物治疗

用于治疗心血管患者抑郁焦虑的药物有更高的要求，能够有效地消除焦虑或抑郁，不引起镇静作用；不影响认知和记忆功能；耐受性好，不影响心、肝、肾功能，适于长期使用，不成瘾；希望理想的药物同时具有抗焦虑和抗抑郁作用。

1.苯二氮䓬类药物　常用的有地西泮、艾司唑仑、阿普唑仑、氯硝西泮、劳拉西泮等。该类药抗焦虑作用迅速可靠并能产生松弛作用，价格相对便宜，但应注意到该类药缺少抗抑郁作用，有成瘾性，长期应用影响认知和记忆。

2.三环类药物（TCAs）　常用的有阿米替林、多虑平、氯米帕明或安那芬尼、马普替林。循证医学资料显示这类药物对于治疗冠心病患者的抑郁状态有一定疗效。有研究随机双盲分别给予患者丙咪嗪、多虑平和安慰剂，结果显示前两组患者的抑郁情况明显改善。但很多研究显示，该类药物与选择性5-羟色胺再摄取抑制剂（SSRIs）相比，临床发生心血管事件的可能性更大。三环类抗抑郁药物被认为对心血管有不良作用，包括减慢室内传导、直立性低血压、加快心率、延长QT间期和增加发生室性心律失常的可能性。对于发病和死亡风险已经升高的人群来说应用这些药物没有益处，尤其对于老年、心衰及存在冠心病并发症的患者。

3.选择性5-羟色胺再摄取抑制剂（SSRIs）　常用的有氟西汀、帕罗西汀、舍曲林、氟伏沙明和西酞普兰。目前认为这类药对于心血管系统的毒副作用更小，安全性较三环类药物高。由于从肝脏P_{450}酶代谢，与某些药物存在相互作用。由于有确实疗效，耐受性好，不成瘾，在临床已经较多地用于心血管患者。应注意到该药起效慢，一般2周开始有效，部分患者因感到服药后乏力、恶心、头晕而放弃治疗。大部分时候，SSRIs安全有效应作为首选，根据患者病情酌情选择具体方案。

4. 5-羟色胺受体激动剂　主要作用于大脑边缘系统的5-羟色胺1A受体，与苯二氮䓬类药物具有相同的抗焦虑作用，同时具有抗抑郁作用。其代表药物坦度螺酮，能有效控制精神性压力导致的心血管系统功能变化，可降低血压、减缓心率，可改善相关躯体和精神症状。与SSRI类药物合用可增强抗抑郁、抗焦虑的疗效，临床合并用药应注意其不良反应。

（三）关于中医治疗

中医认为心不仅主司血液在脉道运行，还具有主意识、思维、情志等精神活动的作用。中医药有改善心肌微循环的优势。在CHD常规用药基础之上加用抗焦虑抑郁药和（或）中药是中西医结合治疗的常用组合。双心疾病可属中医学"郁证""胸痹""心悸""怔忡"等范畴，常由焦虑、抑郁、恐惧等情志过极引起气血供行失常，致使心气虚损、心脉痹阻等，表现为心慌、烦躁、气短、胸闷、胸痛、自汗、失眠等。中成药品种繁多，选用时需符合"辨证论治"原则，如益气通脉、宁心安神，活血化瘀、行气镇痛等，临床可根据不同证型辨证施治。

总之，由于心理疾病患者特别是与心血管疾病共病的患者多就诊于综合医院，目前迫切需要开展针对于心血管医师的相关精神心理方面的培训，加强与精神科医师的合作，做到能够及时识别、恰当处理，让患者得到最有效、最全面、最准确的治疗。医师对心理问题的理解和关注，也标志着医学和文明的进步又进展到新阶段。

（刘梅颜）

双心诊治现状、困难及完整解决方案

毋庸置疑，心内科内心理障碍日益严重，心脏心理"双心"概念也已提出近20年，但目前为止，双心诊治依然是举步维艰，从观念、到政策、再到临床诊疗路径，普遍存在无所适从，其结果在临床上造成双心疾病的漏诊误治依然屡见不鲜。虽然人们不断尝试试图解决这一问题，但经过多年努力，问题并没有得到根本改善，这里不仅有战略上的问题，更有战术上的问题，所以，需要从观念上的突破和方法上的创新才能扭转这一状态。本文笔者将结合自己二十多年在双心诊治领域的学习积累、临床实践和思考研究，较为详细分析了目前双心诊治遇到的瓶颈问题，提出了一些针对性较强的双心诊治观点和方法，希望有所启示。

一、双心诊治面临的现状和困难

早在1997年，在北京召开的世界精神病协会年会上就提出，人类将从"传染病时代""躯体疾病时代"，进入"心理精神疾病时代"。如今30多年前的预言正在成为现实，就以心内科为例，30年前心内科最主要的两大疾病是风湿性瓣膜疾病和老年性慢性支气管炎引起的肺心病，它们都与感染有关，随着生活条件的改善，这两类曾经在心内科最常见的疾病已逐渐淡出了我们的视野，取而代之的是以冠心病等心脑血管为主的躯体疾病。如今一种新的情况在心内科越来越多的出现，无论在病房还是门诊，我们都会遇到不少患者，他们有明显心血管病症状，但做各种检查，找不到与症状相符的心血管病，或者有相关心血管病，但其症状与疾病严重程度不符，越来越多的研究表明这部分患者的症状可能来自心理障碍。2005年，北京10家二、三级医院的心血管内科门诊，对连续以心血管病症状就诊的3260例患者进行调查显示，其焦虑发生率为42.5%，抑郁发生率为7.1%，其中在冠心病和高血压人群中，抑郁发生率分别为9.2%和4.9%，焦虑发生率分别为45.8%和47.2%。一般认为，心理障碍的患者应该到精神心理医疗机构就诊，实际上罹患心理障碍的早期患者中只有20%～30%的患者可能有较明显的心理情绪方面的问题而前往心理门诊就医，而高达70%～80%的患者却因有突出的各种躯体化症状而到心内科就医。我国的综合医院和各类基层卫生保健机构调查显示，那些以各种症状就诊的患者中，有25%～40%有心理问题或伴有心理问题。以上数据充分表明，心理障碍已经成为心内科最主要疾病。然而，面对心内科中已经泛滥成灾的心理障碍，我们对其诊断和治疗依然无所适从，常觉得如坠迷雾之中，发生误诊、误治，或导致病情曲折、久治不愈甚至加剧则屡见不鲜。

2016年Lancet Psychiatry文章显示，中国贡献了全球精神疾病负担的17%，印度贡献了15%，这两个发展中国家的负担比西方所有发达国家加起来还要大。中国不幸成为全球首位精神疾病负担大国，但更大的问题是在众多的罹患精神心理疾病的患者中，能够接受治疗者极低，只有不足6%，这一比例令人震惊。

造成这一不幸的严重局面有医患两方面原因，以患者方面而言，2008年一项调查显示，在能代表芬兰人口学特征的5993名15～75岁的居民中，557例（9.3%）在调查前12个月内曾患抑郁症，但仅有151例（27%）曾因抑郁症状而就诊，其中16%就诊于精神卫生专科机构，11%就诊于全科医师。在406例未就诊患者中，84%不承认自己有心理障碍，65%患者在过去1年内曾因某种原因去就诊，但就诊的症状不是抑郁症。早在1999年WHO曾组织全球5大洲14国15个中心，完成了一项关于综合医疗机构就诊者中的心理障碍的调查，上海也参加了该项研究。共调查了25 000余名15～65岁对象。上海的调查在具有代表性的一区中心医院和一街道医院进行，实查1673例内科门诊患者。结果在综合医院就诊患者中，心理障碍的患病率高达24.2%（中国为9.7%），即每4例就诊中，就有1例患有符合ICD-10诊断标准的心理障碍者，比一般群体高2～4倍。以上数字，仅指符合严格意义ICD-10诊断标准的心理障碍，尚不包括亚临床的心理障碍，后者的数字更大，而这些心理障碍患者并没有意识到他们的症状与心理障碍有关。

前往综合医院就诊的心理障碍患者意识不到自己的问题是由焦虑抑郁引起的，看来这是个全球问题，存在这一现象的主要原因之一就是心理障碍早期表现的躯体化症状问题，即心理障碍早期的大多数患者都可表现出各种各样身体多部位系统的不适症状，比如当体验到不愉快情绪时会感到胸闷，当有焦虑情绪时会有心动过速和心悸感，当感到担心时会引起失眠。但多数情况下人们认为，遇到心理障碍其感受仅局限于悲伤、心烦意乱、紧张不安、担忧害怕或多思多虑等情绪体验，而不会认识到心理障碍会引起各种躯体不适症状，心理问题能够引起身体上的不舒服吗？可以说这是几乎就诊于综合医院非心理专科心理障碍患者常迷惑不解向医师提出的问题。

同样的困惑也反映在医学界，精神心理学界一直以来想寻找综合医院心理障碍恰当、准确的诊断定义和名称，从很久以前的"神经衰弱"，经历了"自主神经功能紊乱""心脏神经官能症""隐匿性抑郁症""躯体形式障碍""慢性疲劳综合征""临床无法解释医学症状MUS"或"焦虑抑郁状态"等，可以说历史上还没有疾病就单一个诊断名称能让业界如此纠结，更不要说给予适当的治疗，出现这一现象的原因是精神心理疾病的命名依据与其他躯体疾病完全不一样，其他躯体疾病的命名有实验室检查依据，有唯一性和可靠性，而精神心理疾病的命名则依赖临床症状，没有实验室依据，导致的结果是心理障碍诊断命名的主观性和不确定性。就拿以上心理障碍诊断名称，在综合医院使用并不理想，在2013年5月美国精神病学会（APA）年会上发布了最新《精神疾病诊断与统计手册》第5版（DSM-5），其中又将综合医院主要以躯体症状为表现的心理障碍定名为躯体症状障碍，其特征是患者具有非常痛苦或导致重大功能损伤的躯体症状，或者可以有或者没有一个既已诊断的躯体疾病，表现为对躯体疾病的担忧，以及在求医问药上消耗过多的时间或精力，包括对躯体症状严重度的不恰当且持续的思维。这个诊断尤其强调的是，此类患者大部分都是首先出现在普通医疗系统中，而不是精神科，这也说明了为什么心理障碍尤其是在早期症状程度还不是太严重时，几乎80%的患者会到综合医院各个非心理专科就诊，造成综合医院就诊的1/3患者可能为心理障碍。

除了心理障碍患者的躯体化症状问题，还有一个让这些患者否认心理障碍、不愿意去看心理精神专科的重要原因，就是心理障碍的病耻感、污名化问题。长久以来，人们对心理障碍存在根深蒂固的偏见，认为躯体健康是不能控制的，而心理健康是可以掌控的，人们能够接受躯体疾病而不是心理障碍带来影响和社会功能减退，认为那些心理障碍的患者是意志脆弱、思维异常的表现，其言行不再轻易被别人理解和接纳，罹患心理障碍患者在社会上被歧视和不受待见普遍存在，患者的学习、工作甚至婚姻会受到严重干扰或影响。2006年中国医师协会精神科医师分会联合搜狐网调查，94%的人认识到精神健康的重要性，但在真的遇到心理障碍时，76%的被调查者害怕被戴上心理障碍的帽子，不愿意选择寻求专业精神心理医师的帮助，21%的人表示自己万不得已才会去精神心理专业医师处求诊。可以说否认心理障碍是人们本能和潜意识的防御机制，心理障碍污名化、病耻感是无法改变的特征之一，它是影响患者寻求精神心理专业帮助的最大障碍。尽管这么多年来对社会进行了积极宣传，试图消除患者前往心理精神专科就医的病耻感，但效果并不尽如人意，原因就在于此。

就医生方面而言，长期以来，心理精神医学和生物医学分属两种不同的医疗范畴，诊治系统和方式有很大的不同。过去的传统医学教育反复告诫我们，要习惯于一元论解释疾病，诊断患者的症状是否由心理疾病引起需要完全排除器质性疾病，但现在各种高科技检查手段使我们很难找到身体没有一点问题的情况，但如何来解释患者的临床症状是否由这些问题引起则有时会困难得多。通过实验室检查发现，有问题就轻易诊断和解释患者疾病司空见惯，比如说心电图检查有ST-T改变就诊断为冠心病；24h心电图检查有一些期前收缩就认为是心悸的原因，有心肌炎可能；CT检查有腔隙性脑梗死就认定头晕由此引起等。

在第16个世界精神卫生日前夕，我国首次对综合医院门诊患者进行的大规模抑郁和（或）焦虑的流行病学调查结果显示，我国综合医院门诊就诊者中抑郁和（或）焦虑障碍的总患病率高达19.97%，其中76.09%患者只按本科躯体疾病处理，只有8.2%的患者被建议到精神科就诊。心内科医师漏诊一位心绞痛患者会有很大责任，而漏诊99位心理障碍患者不会有任何责任，同样，患者也更担心躯体疾病对其健康带来的甚至是死亡影响，这使心内科医师及患者面对躯体症状更愿意做出躯体疾病而不是心理障碍的解读，相关研究显示对伴有心血管症状的惊恐障碍误诊率甚至高达100%，在惊恐障碍患者得到正确诊断之前，常在一般医疗机构找过10名以上的医师，花费了10年以上的时间，确诊前平均医疗高达2.67万元。

还有一个在综合医院非心理专科漏诊大量心理障碍的重要原因是，心理障碍缺乏像其他躯体疾病如冠心病等的有效实验室检查手段，这是综合医院非心理专科遇到心理障碍时会无所适从的重要原因之一，这使我们很难判断出对患者的症状究竟有多少是由器质性疾病引起，又有多少是由心理障碍引起。更为有害的观念是，既使认识到有焦虑、抑郁而不认为是病，只是正常的心理反应，对患者不会造成太大损害而无须治疗；或认为一旦患者有器质性疾病，其有抑郁或焦虑反应是正常的，而不管他的严重程度、持续时间如何和有无其他不能用原发性疾病解释的躯体症状。

阻碍心内科医师很好诊治他们所遇到的心理障碍患者还有一个关键问题，那就是医疗执业范围的界定。虽然心理障碍患者已经成为心内科最主要就诊人群，然而漏诊、误治普遍存在。多年来人们一直在呼吁双心医疗，但在心内科存在的心理障碍究竟由谁来看，是由心理专科医师看还是由心内科医师看还是一个颇具争议的问题。目前，国际上针对综合医院非心理专科中存在的心理障碍诊治有两种模式：美国的联络会诊和德国的心身医学，但其本质都是由心理专科医师为主导。在中国，由于上述原因，这样的模式不一定行得通。一方面，在综合医院就诊的心理障碍患者普遍拒绝心理障碍的诊断；另一方面，这些患者属于心理障碍早期，症状较轻，处理起来相对比较容易，笔者就多次遇见被心理专科医师排除心理障碍，但其症状又不能用躯体疾病解释的患者，用抗焦虑抑郁药物治疗后躯体症状缓解的案例。再则，心内科心理障碍患者常还伴有心脏疾病，处理起来比单纯心理障碍更为棘手，显然这些患者由心理医师诊治会存在困难。

二、双心诊治完整解决方案

要从根本上解决双心诊治问题，必须要有观念上的突破，心内科能否承担起诊治心内科中的心理障碍？答案是肯定的。早在2014年对于心内科心理障碍所存在的早期识别率低的严峻形势，在心血管病主委胡大一教授和精神病主委于欣教授的召集下，由丁荣晶教授组织下，在中华心血管病杂志发表了全球第一个《在心血管科就诊患者的心理处方中国专家共识》（以下简称《共识》），从医疗规范和技术上就心内科开展心理障碍防治工作提出了很好的建议。笔者认为，就像感染性疾病有轻重一样，心理障碍也由从轻到重的发展过程：躯体症状阶段、焦虑阶段、焦虑抑郁阶段和抑郁阶段，而"双心"往往处在躯体化症状、焦虑或焦虑抑郁阶段，真正的抑郁发作相对不多见。由于心内科心理障碍主要以躯体化症状为主要表现，心理情绪不明显，故在《共识》问诊中不强调情绪低落等问题问诊，而是关注胸闷头晕等躯体化症状及睡眠等问题，情绪问题也最多问到心烦紧张为止。在这份《共识》中最重要的建议就是提倡对疑似患者做心理量表筛查，所选心理量表有躯体化症状自评量表（somatization symptom scale, SSS）、抑郁自评量表PHQ-9、焦虑自评量表GAD-7及综合医院焦虑抑郁量表HAD。心理量表虽不能作为诊断工具，但它能很好地帮助临床医师识别心理障碍患者、判断严重程度，就像体温计在感染中的作用、血压计在高血压中的作用。由于目前在心内科心理障碍发病率高，检出率低，缺乏检测的有效手段是关键，为此建议应把《共识》中推荐的心理量表作为心内科住院基础检查及门诊常规检查项目，就像心内科中的心电图检查，这将会极大提高心内科中心理障碍的检出率，减少漏诊率，进而促进双心疾病的治疗。

在这里需要介绍一下躯体化症状自评量表在双心诊治中的作用，躯体化症状自评量表发表于2010年，在识别综合医院躯体症状障碍中有很好的帮助，其共由20项题目组成，躯体化症状题目占50%，焦虑占20%，抑郁占20%，焦虑抑郁占10%。每道题目症状由无到重又分为4个等级，患者一般能在5min左右完成，其阳性临界分值为36/37分。在临床实际应用中根据量表的分值可以把躯体症状障碍分成轻、中、重3个等级，轻度为30～39分；中度为40～59

分；重度60分以上，量表从症状多少、严重程度、发病时间和社会功能这4个维度帮助理解病情。该心理量表不仅在《共识》中，而且在《综合医院焦虑、抑郁与躯体化症状诊断治疗的专家共识》中，都被作为筛查以躯体化症状的推荐量表。SSS量表除了可以帮助识别躯体化症状，判断严重程度，还可以作为选择治疗药物的参考，就像治疗高血压，可以根据血压的高低选择药物种类及剂量。同理，心理障碍也可以通过心理量表评估严重程度，分层选择合适的药物治疗种类及剂量，可以提高初次治疗效果和减少药物的不良反应。比如经SSS量表评估，轻度选择三环类、环酮类、黛力新；中度选择三环类、5-羟色胺再摄取抑制剂、米氮平、曲唑酮；重度选择双通道再摄取抑制剂文拉法辛、度洛西丁、非典型抗精神病药物。如同血压计用于高血压诊断，SSS量表还可以很好地评估双心疾病的治疗效果，能够很好地帮助医患双方完成治疗疗程。经双心门诊10年来的临床实践和经验积累，现总结出一套双心疾病完整解决方案路径，可以供双心疾病诊治参考（图1）。

需要说明的是，治疗双心疾病，除了在治疗前给患者解释病情外，在用药前也要向患者及其家属阐明药物性质、作用和可能发生的不良反应及对策，因为这些患者是来看心脏病的，给予这类治疗抗焦虑抑郁药物是患者不希望的，同时患者还会担心这些药物会有损害神经、成瘾等副作用。所以，要向他们说明为什么要用这些药，这些药物能够帮助患者解决什么问题，以取得理解和积极配合，能遵嘱按时按量服药，治疗期间密切观察病情和不良反应，及时处理。

心理障碍往往是一个慢性、易复发的疾病，它有个全病程治疗的概念，即可分为急性期治疗、巩固期治疗和维持期治疗。

1. 急性期治疗　急性期治疗目标是充分控制症状，尽量达到临床痊愈。药物治疗一般1～2周开始起效，治疗的有效率与时间呈线性关系。如果患者用药治疗6～8周无效，应加药或改用其他作用机制不同的药物。

2. 巩固期治疗　巩固期治疗目标是预防复燃。经过急性期治疗后，患者症状已基本缓解，社会功能逐步恢复，此时不应马上减药，应维持较大药物剂量，巩固治疗一段时间，辅以相应的心理治疗。从症状完全缓解起，应持续巩固治疗4～8个月。

3. 维持期治疗　维持期治疗的目标是预防复发。患者经过急性期和巩固期的治疗，症状得以控制，社会功能进一步恢复，对疾病有所认识，并意识到治疗的必要性，此时可开始减少药物用量。

对于这3个治疗阶段的判断，除了在时间上，还需要根据量表评估，如果量表减分在90%以上或SSS量表<25分以下，治疗期才能算结束。在建议维持治疗时间上，首次

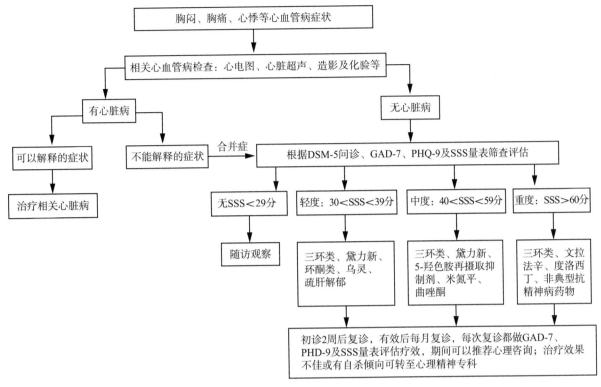

图1　双心疾病诊治完整解决方案

发作：6～8个月；再次发作：2～3年；2次以上的发作；长期治疗。维持治疗期后，病情稳定，可缓慢减药直至终止治疗，但应密切监测复燃的早期征象，一旦发现有复燃的早期征象（量表分值下降后又升高），迅速恢复原治疗。

随着社会的变迁，人类的疾病谱发生了深刻变化，双心疾病也已成为心内科最重要的疾病，现实要求我们不仅要重视患者的躯体疾病，还要关注患者的心理问题，双心疾病与其他疾病有同等的发病率及发病情况，其同样有生化方面的异常，且不能靠主观意志力加以控制，需要药物和心理疏导双管齐下充分治疗。

笔者认为，有鉴于双心疾病已成为心内科最主要疾病，双心应该成为心内科一个非常重要的亚专业，其地位应该与心衰、高血压等心内科其他亚专业相同，只有这样双心医学才能得到真正的重视和发展。现实已经表明，那些在临床上随时注意鉴别、治疗心理障碍的心内科医师会发现，他们能给患者带来异乎寻常的利益，从中也会得到巨大的满足。虽然目前医疗习惯和行业要求甚至政策法规没有规定心内科医师有义务去识别和治疗心内科中存在的心理障碍，双心还没有被心血管内科主流认可，看和不看完全取决于本人的意愿和能力，是个人行为。但从疾病的未来变迁发展看，双心医学应该成为心血管内科今后的发展方向，这是时代要求，如果再从医师的责任、整体医学及人文关怀角度来审视我们的义务，心内科医师应该承担起诊治双心疾病这份历史使命（图2）。

附　双心疾病案例诊治分析

案例一　三年原因不明的反复高血糖、高血压患者诊治过程

患者男性，62岁，2015年11月27日起，无明显诱因突发阵发性心悸、胸闷、头晕、面色苍白，伴濒死感、眼前发黑，自觉后背及双脚出冷汗、双手颤抖、四肢无力，同时伴有高血糖和高血压，血糖最高可以升到26mmol/L，血压最高时可以升高到210/110mmHg，需要用胰岛素及降压药物治疗，但发作间隙期间血糖和血压正常。由于患者症状反复发作，先后在发病3年里看过十几次急症，在最后一年内住过5次医院检查治疗，前后共花了5万元，最后住进了某著名三甲医院内分泌科病房，先后做过冠状动脉造影等筛查，最终排除了冠心病、糖尿病、库欣综合征、原发性醛固酮增多症、嗜络细胞瘤等疾病。在患者强烈要求下，医院组织了全院联合会诊，会诊包括一名全国内分泌领域著名的院士在内各级医师讨论，仍无法明确发病病因，患者的治疗再次陷入困境。在发病3年里也曾怀疑心身疾病，但患者本人不认可，同时确实有血糖及血压升高的情况，故未再进一步做心身疾病的探讨。患者发病期间用过各种中西治疗方法，但始终没有控制患者病情。

后患者通过网上介绍，找到本人双心门诊，于2018年2月27日前来就诊，用躯体化症状自评量表（SSS）、焦虑抑郁自评量表GAD-7及PHQ-9评估，SSS量表52分，GAD-7量表1分，PHQ-9量表10分，考虑患者为轻度抑郁伴中度躯体化症状，在量表的帮助下说服患者使用抗抑郁焦

重要提醒: 此量表切勿遗失, 每次就诊请务必携带此量表! 以便于前后对比判断治疗效果。

躯体化症状自评量表

姓名_____电话_____性别____年龄____病程_____评定日期_____第____次

教育程度_____职业_____诊断_____所用药物_____

说明: 您发病过程中可能存在下列各种症状, 如果医生能确切了解您的这些症状, 就能给您更多的帮助及正确的治疗。请根据近半年发病情况挑选栏目中的症状, 并以相关症状最重的作为严重程度的分值。

没有: 不存在

轻度: 偶有几天存在或尚能忍受

中度: 一半天数存在或希望缓解

重度: 几乎每年存在或较难忍受

在发病时的症状上打 "√", 可多选, 每一栏都要选择	没有	轻度	中度	重度
头晕、头胀、头重、头痛、眩晕、晕厥、脑鸣	1	2	3	4
睡眠问题 (入睡困难、多梦、噩梦、易惊醒、早醒、失眠或睡眠过多)	1	2	3	4
易疲劳乏力、行动困难、精力减退	1	2	3	4
兴趣减退、情绪不佳、怕烦、缺乏耐心	1	2	3	4
心血管症状 (心慌、胸闷、胸痛、气短)	1	2	3	4
易着急紧张、担忧害怕、甚至惊恐、濒死感、失控感	1	2	3	4
习惯操心、易纠结、多思多虑、易产生消极想法	1	2	3	4
注意力减退、思考能力下降、健忘甚至恍惚				
胃肠症状 (胀、痛、反酸、食欲差、便秘、便多、打嗝、口干苦、恶心、消瘦)	1	2	3	4
疼痛 (颈部、肩部、腰部、背部、腿部等)	1	2	3	4
敏感、易悲伤或伤心哭泣	1	2	3	4
手足关节或身体某部位 (麻木、僵硬、抽搐、颤抖、刺痛、怕冷)	1	2	3	4
视物模糊、眼睛干涩或胀痛、短期内视力下降	1	2	3	4
激动烦躁、易怒、对声音过敏、易受惊吓	1	2	3	4
追求完美、反复思考或重复做意义不大的事情	1	2	3	4
皮肤过敏、皮疹、瘙痒、或潮红、潮热、多汗	1	2	3	4
常关注健康问题、担心自己及家人生病	1	2	3	4
呼吸困难、憋闷或窒息感、喜大叹气、咳嗽、胁肋痛	1	2	3	4
咽部不适、梗阻感、鼻腔干涩、鼻塞、耳鸣、耳塞	1	2	3	4
易尿频、尿急、尿痛、会阴部不适	1	2	3	4

对工作、学习、家庭关系及人际交往等造成的困难: 没有、轻度、中度、重度。

初始评分: 基本正常≤29分; 轻度30～39分; 中度40～59分; 重度≥60分　　　　　总分_____

(庄琦, 毛家亮, 李春波等. 整体化症状自评量表的初步编制及信度和效度研究[J]. 中华行为医学与脑科学杂志, 2010, 19 (09): 847-849.)

图2　编制的躯体化症状自评量表

虑药物, 帕罗西丁20mg早上口服, 曲唑酮50mg晚上睡前30min口服治疗。经过8个月治疗, 患者症状逐渐减轻消失, 2018年10月23日再次评估, 患者SSS量表23分 (正常20分), GAD-7量表0分, PHQ-9量表3分。从抗焦虑抑郁药物开始治疗后, 患者症状得到充分缓解, 血糖及血压未再出现升高。

类似于该患者曲折的就医过程在心内科并非个案, 这也再次表明传统生物医学模式到了需要彻底改变的时刻。经过20年的努力, 双心诊治在技术上已经取得了长足的进步, 掌握双心诊治技术的心内科医生已经能够很好地承担

起诊治他们所遇到的心理障碍患者, 但由于理念和政策法规上还没有很好地跟进和支持, 综合医院心身疾病诊治依然举步维艰, 这需要今后引起足够的重视。

案例二　新冠疫情下的心肌桥双心诊治案例

患者男性, 36岁, 患者2年因胸闷胸痛, 怀疑心脏病, 但检查CTA被告知是先天性的, 看不好的, 患者思想负担加重, 症状也更严重, 后被推荐本人双心门诊, 经心理量表评估, 用抗焦虑抑郁药物治疗后症状完全缓解。但在这次新冠疫情中, 2020年1月18日, 患者接待了一位从武汉来的朋友, 一起吃了顿饭, 事后随着武汉疫情的暴发和披露, 患

者开始担心会被哪位武汉来的朋友传染上病毒，惶惶不可终日，最后再次点燃心理障碍，患者出现胸闷、心悸、胸痛、气短、疲劳等症状，且伴有严重失眠。因为有第一次看病经验，当患者产生以上症状，再次就诊双心门诊，查心理量表SSS是36分、PHQ-9是5分、GAD-7是4分，考虑为单纯躯体症状障碍，选择黛力新加曲唑酮药物治疗，治疗2周后于2020年3月17日复诊，患者症状得到充分缓解，SSS为22分（正常20分）、PHQ-9为1分、GAD-7为1分。

案例三　胸闷是心肌缺血还是心理障碍

患者女性，38岁，自20岁起就有反复胸闷不适，一直以心脏病在心脏科就诊，做过10次心电图及Holter，发作起来非常难受，有死亡恐惧感。某综合医院心内科考虑"心肌缺血"治疗，效果不佳。转至某三甲医院心内科就诊，但检查正常，考虑患者是心理障碍引起的症状，推荐去心理科就诊，患者看了一次心理科，因用药后不适且没有疗效而放弃继续治疗（具体不详）。患者接着又到上海精神卫生中心就诊，医师问诊下来不认为患者有心理问题，让患者放松，但患者根本放松不下来。患者小时候总是在生病，一直往医院跑，医院是患者童年不愉快的经历，所以

看到医师就害怕紧张，到成年依然如此。患者因为依然有症状无法自行缓解，在网上看到笔者双心门诊介绍前来就诊，患者SSS量表56分，GAD-7量表20分，PHQ-9量表5分，考虑重度焦虑伴中重度躯体化症状，患者看到自己做的量表，再稍加解释终于明白自己得了什么病。给予帕罗西丁20mg加曲唑酮25mg，2周后症状缓解达70%，SSS量表30分，GAD量表1分，PHQ量表2分，患者18年来第一次感到看病看对了。继续按原来治疗半个月，症状进一步缓解，评估SSS量表下降为22分，但1个月后SSS量表26分，症状有所反弹，保持原治疗方案，继续治疗2个月，患者症状完全消除，SSS量表20分正常、PHQ-9及GAD-7量表均为0分。

本案例提示，以躯体化症状为表现形式的心理障碍，即使有经验的心理专科医师也不一定能够很好识别和诊断，而躯体化症状自评量表结合焦虑抑郁自评量表能较好地帮助临床医师、即使不是心理专业医师也能很好地识别心理障碍、判断患者心理障碍的严重程度，选择合适的抗焦虑抑郁治疗方案，并能清晰观察治疗效果。

（毛家亮　姜　萌　卜　军）

探索双心疾病患者的适宜心理干预策略

双心医学，是一门由心脏病学和心理学交叉并综合形成的学科，主要研究心理疾病与心脏病之间的相关性，以及研究控制这些心理问题对心血管疾病转归的影响，强调在关注患者躯体疾病的同时，关注患者的精神心理状态，尊重患者的主观感受，倡导真正意义上的健康——即身心的全面和谐统一。其目的是将社会心理因素作为心脏病整体防治体系的组成部分，立足于心血管疾病的学科体系，对心血管疾病受到社会心理因素的干扰或表现为类似心脏病症状的精神心理问题，进行必要、恰当的识别和干预。

心血管疾病目前是中国乃至世界最主要的疾病死亡原因，自20世纪90年代起其发病率及死亡率始终呈现逐步上升的趋势。近年来心血管疾病与情绪心理问题，尤其是焦虑、抑郁的关系日益引起临床医师的重视。多项研究表明急性冠脉综合征（ACS）后抑郁症发生率在15%~23%，是一般人群的3倍，与无抑郁的ACS患者相比，主要不良事件（MACE）及心源性死亡的风险增加了1~1.6倍。而心血管疾病合并焦虑的发生率则更高，常作为心血管疾病的诱因，同时对心血管疾病患者的预后产生不良影响。研究显示心肌梗死后焦虑患者的全因死亡风险是非焦虑患者的1.02~2.13倍，心血管事件的风险为1.31~2.23倍。然而，临床工作中，情绪心理问题却常被心血管疾病患者甚至心血管临床医师所忽视。

目前，关于冠心病患者抑郁焦虑的筛查评估尚无统一的临床标准。合并抑郁焦虑的冠心病患者除了情绪上的问题，常会表现出失眠、食欲缺乏甚至心慌、胸闷、呼吸困难等与冠心病类似的症状，使得这类疾病常被误诊和忽视。如何识别精神心理问题？根据《在心血管科就诊患者的心理处方中国专家共识》，我们需要对心血管就诊患者做出筛查，心理问题筛查尤为重要。可在诊疗的同时，采用简短的"三问法"，初步筛出可能有问题的患者。3个问题是：①是否有睡眠不好，已经明显影响白天的精神状态或需要用药？②是否有心烦不安，对以前感兴趣的事情失去兴趣？③是否有明显身体不适，但多次检查都没有发现能够解释的原因。3个问题中如果有2个回答是，符合精神障碍的可能性80%左右。也可在患者等待就诊时，采用评价情绪状态的量表筛查。推荐《躯体化症状自评量表》《患者健康问卷-9项（PHQ-9）》《广泛焦虑问卷7项（GAD-7）》《综合医院焦虑抑郁量表（HAD）》等。对于PHQ-9或

GAD-7筛查结果为中重度抑郁或焦虑的患者，应积极进行综合有效的干预，重度甚至有自杀风险的患者应及时转诊精神心理科救治。值得注意的是，量表评估结果仅为情绪状态诊断，并不能作为抑郁症或焦虑症的疾病诊断依据，疾病诊断需专业的精神心理科医师评估后给出。

国内已有许多研究表明心理干预可以改善患者的情绪障碍，并缩短住院时间。动机访谈、认知行为疗法都是目前治疗心血管病患者焦虑、抑郁最常用的方法。正念疗法是近年来发展起来的一种新型心理干预方法，最终达到缓解患者心理焦虑、抑郁情绪的目的。音乐疗法用于心血管疾病的辅助性治疗，对于改善情绪障碍也有很好的效果。

因为第一线接触患者的是心脏科医师，而很多患者会拒绝转诊至精神科，同时心血管病是致命性疾病，而心脏科患者存在的精神心理问题通常是亚临床或轻中度焦虑抑郁，没有达到精神疾病的诊断标准，这部分患者由心脏科医师处理更安全方便。那对于双心疾病患者的临床处理哪些心理干预策略更为适宜呢？

一、支持性心理帮助——患者健康教育

其实认知因素对心血管病患者起关键性作用，包括对病因和疾病预后的态度、对治疗预期结果的态度等。支持性心理帮助的目的在于帮助患者自己学会应对症状发作，解决患者所面对的心理困难，减少焦虑、抑郁情绪，改善患者的非适应行为，包括对人、对事的看法和人际关系，维持、重建自尊，提高自信和自我适应能力。治疗者需要了解患者的现实人际关系，以及情绪或者行为的过去和当前状况，帮助患者以有效且适当的方法来处理心理问题及适应生活。

（一）认知行为干预

大量研究证据表明，认知行为治疗可以单独应用于焦虑障碍和轻中度抑郁症，而且持续缓解率高于单独的药物治疗。随着研究的深入及应用范围的扩展，认知行为治疗已经逐渐形成有较为充分的证据、针对不同疾病的治疗模式，获得各种治疗指南的推荐。认知行为治疗聚焦于伴发的焦虑、抑郁等问题，充分激发药物治疗动机和依从性，可以有效地提高治愈缓解率。

认知行为治疗方法的核心观点认为，不良精神刺激不会直接导致情绪反应，必要有认知过程及结论（信念）

与态度参与，不同的结论与态度会产生不同性质及程度的情绪反应。认知行为治疗是一种主流的心理治疗手段，帮助患者学会识别自身的不良情绪，改变思维方式和应对方式，提高调节情绪的能力，以积极乐观的心态面对病症，从而有效改善患者的抑郁状态，有助于冠心病的治疗。

通过认知干预让患者学会当感到很糟的时候能够识别浮现在脑海中的自动思维、能够通过矛盾的证据挑战自动思维、发展出更加合理的解释、学会将自己与负性思维分离。这意味着停止负性的思维反刍，并能有效地控制自己的想法识别并质疑负性假设。其目的是促进患者的自主性和活动计划、识别自己的能力与局限性、提升问题解决策略、提升自我效能和自尊、识别自己的要求、识别产生抑郁的可能原因。

首先，与患者沟通病史、生活背景、家庭情况，沟通患者内心深处的疑问不解，建立良好的沟通关系，共同制订治疗目标和计划。其次，针对患者存在的疑问，结合本专业的知识，进行冠心病相关的健康教育，这个过程可以识别自动思维，纠正歪曲认知，进行认重建。最后，可帮助患者认识到其目前的病情与精神心理情况可能有关，抑郁同样会导致患者存在躯体不适，教会患者识别不良情绪，并配合行为干预，即建立生活结构，包括有规律的、科学的体育锻炼，健康的生活习惯，健康饮食，积极参与力所能及的活动和社交，培养兴趣爱好等。

（二）健康教育

心血管疾病患者经常因为对疾病的不了解、误解和担忧导致精神心理问题，这就需要从心理上帮助患者正确认识疾病，合理解释患者心脏疾病转归和预后，纠正患者不合理的负性认知，恢复患者的自信心，通过适当的健康教育和解释，可以使很多患者的焦虑、抑郁情绪得到有效缓解。健康教育可以通过定期讲课的形式或者一对一咨询的方式进行。内容包括冠心病、高血压、心律失常、心力衰竭等疾病的防治课程，让患者了解疾病的发生和预后，减少误解和不了解造成的心理障碍；同时让患者了解精神心理障碍对心脏疾病发生的影响，使得患者重视精神心理问题的治疗。笔者所在的胸科医院从2017年开始成立双心患者俱乐部，每个月定期开展俱乐部活动，和患者详细讲解哪些身体不适是心脏病原因所致，哪些症状和精神心理相关，做到心中有底不恐慌，效果非常理想。

（三）良好的医患沟通技巧

人在患病后，健康和生命受到威胁，这是最基础的需要，也是人最深层的焦虑来源。而患病后人的能力可能受到损害，继而人的社会功能可能受到影响，安全的需要、爱和归属感需要、得到尊重的需要和自我实现的需要都

可能受到损害。而在患病和治疗过程中，优先需要满足的是生存和归属的需求。患者在求治过程中，不仅期待得到身体安全，也必然期待并且理应得到环境的安全需求、医务工作者的支持、理解和尊重，更进一步，是能够在医务工作者的帮助下完成对疾病事件的整合，继续进行自我实现。因而在这个过程中，就需要医务工作者去倾听、去共情、去支持、去尊重，了解患者这个人，了解患病对这个患者意味着什么，了解患者的偏好和选择，提供专业清晰的反馈，尊重有能力患者的自主决定，帮患者去完成医学叙事。

良好医患沟通交流技巧：提供开放性的问题，比如"什么时候会觉得一切都很糟糕，什么时候会好一些？""区别是什么？""你以前是什么样子的？""有哪些事情是你现在能够做的？""在早先那些可能的事情中，现在有什么可以'稍微'尝试？"等。

良好医患关系是给予共情。医生应当了解到，最初的陪伴非常重要，而不是立即提出鼓励性建议和解决方案。方法：①倾听而不是提供建议；②关注患者所提出的，但不要不经思索地给出解决方案；③不要提供怜悯或安慰，而是讨论；④讨论现实中的困难；⑤提供可以接受的改变；⑥保持好的眼神交流；⑦提供共情，做出适当的保证。

（四）纳入家庭支持系统

社会支持系统对维持个人良好的情绪体验有重要意义。社会支持主要指来自家庭、亲友和社会各方面情绪上和物质上的帮助，反映一个人与社会联系的密切程度和质量。其中家庭支持是其基本形式，家庭成员是主要的社会支持来源。当家庭成员因生病、残疾等原因生活部分或完全不能自理时，其他家庭成员会帮助、照顾和体贴他，从而间接改善患者的焦虑抑郁状态。

支持系统作为一种社会心理刺激因素会影响患者的身心健康，通过提供正确、合理的家庭、社会支持，改善家庭和社会环境，是提高治疗依从性的重要措施。对于患者来说，家庭社会的支持对精神健康有直接促进作用，能够让患者在遇到应激事件时，更好地应付困难、渡过难关，降低应激事件对身心健康产生的消极影响，减少心理障碍的诱发因素，降低发病率。而且良好的家庭、社会支持，可以对疾病的康复起到促进作用，同时能减少复发；反之，缺乏家庭、社会有效支持的患者得不到良好的康复，并且会增加复发的机会。鼓励患者家属和患者之间的感情互动，可以促进患者的恢复，同时要对患者家属进行适当的健康教育，提醒患者家属避免过度紧张给患者造成更大的精神压力。

我院于2018年成立双心俱乐部家属联盟，旨在为广大双心患者建立更为强大的家庭支持和帮助，通过和家属讲

解双心疾病的知识，让家属最大程度地理解患者并帮助患者平稳度过因焦虑抑郁带来的最痛苦阶段，对于提高患者的依从性很有帮助，同时减少复发概率。

（五）定期随访

定期随访是了解患者病情变化和指导患者进一步治疗的依从性，提高患者对治疗的信心。随访从患者接受治疗开始，治疗开始时间可以为1周或2周一次，之后可以适当延长随访时间。在随访中，医师主要观察患者治疗的效果及药物反应，并根据随访情况来调整用药及支持性治疗内容；治疗早期随访非常重要，根据不良反应的情况尽量把药物剂量加到有效值，同时鼓励患者治疗达到足够的疗程，以减少复发。远期随访可获得长期效果，随访过程对患者具有持续心理支持作用。随访可以通过门诊咨询、电话或者信件等方式进行。

二、放松训练

放松训练是一种使机体从紧张状态逐渐松弛的练习过程，通过肌肉的放松可使整个机体活动水平降低，最终达到心理上的放松和内环境的平衡与稳定，有助于平静心态、促进冠心病的治疗、减少心血管事件。放松训练可以配合音乐疗法，利用音乐的节奏感调整大脑网状结构和边缘系统的活跃能力，主要训练形式包括深呼吸放松、渐进性肌肉放松、自我催眠、冥想等。这种治疗手段简便、易行，无须复杂仪器设备，在患者掌握了方法之后几乎不会增加医疗负担，可以每天进行自我训练，改善抑郁症状，提高生活质量。

三、正念治疗

正念的定义：正念是一个注意调节的过程，旨在带来非精细加工的、对当下的觉察，以及通过好奇、对经验保持开放和接纳，从而与个人经验建立一种关系。正念是用特定的方式投入注意力而产生的觉察。有意识地在当下时刻，接受事物的本然而不加任何评判。

正念训练的功能：缓解工作压力、焦虑、抑郁情绪、睡眠障碍、双心问题、肠胃问题、癌症、身心调适等领域。

正念训练可以帮助我们摆脱两个关键心理过程的纠缠，而这正是情绪问题的根源：①对一些事物过度思考、穷思竭虑或过分担忧的倾向。②回避、压抑或逃避其他事物的倾向。正念训练帮你重拾对注意力的控制，这样，你就可以时刻重新体验自己和这个世界，并且放下那些经常困扰自己的自我批评之声。

每天进行正念训练，可以减少对周围事物的穷思竭虑和担忧倾向。你会重新觉察到生活中的微小的美好和愉悦。

天津市胸科医院双心门诊曾在一次俱乐部活动中带领大家做了第一次正念饮食体验：正念葡萄干练习。您感受到了什么？

"我汗津津的手掌中放着一颗葡萄干，时间一分一秒过去，这颗葡萄干看上去并不怎么美味诱人，跟随着指导语，我观察着它，注意到葡萄干的皮色的确光泽诱人。再细细看来，我看见了新鲜葡萄从树上摘下时留下的凹痕。然后我拿起葡萄干放进嘴里，用舌头感受着它别致的纹理……"

吃葡萄干的练习让我们意识到，专心致志于一件事情的难度有多大。然而，对"注意力的指向""注意力保持"和"注意力转移"的控制能力，正是我们摆脱压力和情绪困扰的关键！正念训练就是通过提升专注力，调整对压力、情绪的应对方式来摆脱其困扰，进而改善睡眠状况，促进身心健康，更好地感知生活中的幸福与美好！

四、基于虚拟现实技术（VR）的双心心理干预

VR具有以下特征：①交互性，患者穿戴VR设备后可通过控制手柄等在模拟治疗环境中互动；②多感知性，除了一般计算机所具有的视听觉感知外，VR还有触觉、运动感知，甚至还包括味觉、嗅觉等，这些感知让系统仿真度更强，从而为患者搭建一个趋于现实的治疗环境；③沉浸感，患者穿戴上VR设备进入虚拟环境后可通过第一人称视角感知周围从而获得很强的存在感。目前，VR已经成为一种医疗保健系统里的有力工具，并且针对在医疗过程中可能出现的疼痛或紧张状况，VR被认为具有一定的药物用途可能。

虚拟现实技术暴露疗法（virtual reality exposure therapy，VRET）是一种新颖的焦虑症治疗技术，但从严格意义上讲，也属于行为认知疗法的一种，并且已有多数研究证实了VRET对一些特殊焦虑症治疗的作用，如创伤后应激障碍症、社交焦虑障碍等。VR所创造出的环境是通过计算机模拟出来的，具有极高的仿真与交互性，同时当患者佩戴VR设备后其所见所感都是以第一人称视角所呈现的且是私人化的，具有一定的私密性。归根结底，VRET是一种现实中非真实存在的治疗，因此相比传统暴露疗法来说，具有更为可控、更安全、可在任何时间段里重复使用而无须额外成本、无须经过专业心理治疗训练只需计算机相关培训等优点。

除了药物治疗以外，认知治疗、分心治疗对焦虑同样是有效的。而VR正是一种具有交互性、感知性及沉浸感并可有效为患者提供认知与分心的新兴技术，为临床上焦虑的治疗管理提供了新方法。在治疗应用中VR因其"身临其境"的优点而具有一定的优势，比如可以提高患者的治疗兴趣及参与度，可以为医患沟通提供新的思路，有利于医患关系的和谐，并且虚拟环境是有一定安全性的。

国内很多医院已经将VR心理康复系统融入到介入诊疗过程。经VR心理康复辅助的患者在介入术前、术中及术后的焦虑与紧张程度明显降低，术中的舒适度大大提高，患者对介入治疗过程也更有信心。

对于部分患者来说，心脏介入诊疗常让人望而生畏，因陌生、未知引起的恐惧感对治疗没有任何帮助，医护人员的宣教与家属的安慰有时也起效不大。运用VR治疗系统采用虚拟现实和生物反馈技术，结合心理学现有的松弛治疗、音乐治疗、催眠治疗和认知行为治疗等方法，构建沉浸式VR环境，使患者自然产生健康的就医心理准备，并能在手术中与术后康复中表现得更积极。

真正意义上的健康指的是身心和谐统一。这就要求临床医师在处理患者躯体疾病的同时要重视患者的主观心理感受，用双心医学思维和方法进行规范化诊治，全面提高"双心"患者的生存质量，最终实现"双心"健康。基于心理障碍和心血管疾病的相关性认识，对焦虑、抑郁的心血管疾病患者应采取心身相结合的治疗原则，在躯体治疗的同时辅以心理支持干预治疗以促进疾病的康复。目前"双心"诊治在发展中面临一定的挑战，但是随着国家加大对精神心理疾病的宣传及加强心内科医师相关技能的培训，双心医学必然会成为当代心脏病学的发展方向。

（刘园园）

心血管药物临床试验设计中的一些问题

任何一种治疗性药物从开发研制、上市注册到走向成熟应用，需要经过多种设计类型的临床试验进行评价，一般将其分为两大类别：一种是按照国家药政管理部门根据法规要求申办者必须完成的临床试验；另一种是申办者或研究者为深入研究或了解不同干预效果而发起的临床研究。

截至2019年7月，我国在美国国家医学图书馆临床试验数据库中注册的临床研究有接近1.5万个项目，几乎是2016年的2倍，其中心血管疾病有关的临床注册试验共有2093个。以2017年为例，我国发表的3000多篇心血管疾病相关的论文中，刊登在国际心血管领域顶尖杂志的仅有27篇。所开展的试验研究和论文的高产，是否高质量？我们能否在10年内赶上发达国家水平？回顾过去，2007年，有学者进行了针灸这一中医疗法的随机对照试验评价，但纵观十年的论文发表情况，我国的针灸试验的CONSORT评分竟明显低于其他国家；2009年，杜克大学的医药学研究人员在《新英格兰医学杂志》上发表文章说："海外药物临床试验现象的兴盛，为医疗研究提出了一个至关重要的问题：这些试验结果是否确凿可信？换一个试验地点是否可以得出同样的结论？"；2012年，彭博社披露抗凝药阿派沙班虽于12月获得FDA批准，但阿派沙班的获批却因中国区临床试验中心的数据造假延迟了9个月。

应该清醒地认识到，我国的临床研究水平和质量仍须努力提高，正如近期2019年新冠疫情暴发以来，一拥而上多达200项的新冠病毒肺炎临床试验因设计不良陷入尴尬。

中华心血管病杂志编委会心血管药物对策专题组早在1998年就专门撰写了《心血管药物临床试验评价方法的建议》，以期使心血管系统药物临床试验工作更规范、更符合国内新药评价的要求和接近国际的有关要求。20多年后，我们的研究是否达标了，本文将结合心血管专业的特点，以2019年在国内期刊杂志上发表的心血管随机对照临床试验为例，探讨心血管临床试验的设计问题。

一、临床试验设计方法

开展一项研究，首先需要进行严谨的设计，提出科学假设后，确定研究设计类型、研究对象、变量等，通过一系列工作进而验证所提出的假设。虽然是一件复杂的事情，但是科学合理的设计是一项试验研究的良好开端，也是保障其顺利完成的基石，常见的设计方法见表1。

二、以随机对照试验为例分析心血管临床试验设计问题

随机对照试验的基本方法是，将研究对象随机分组，对不同组实施不同的干预，在这种严格条件下对照效果不同。在研究对象数量足够的情况下，这种方法可以抵消已知和未知的混杂因素对各组的影响。常见试验设计分类中以随机对照试验为证据的最高等级，现以随机对照试验发表情况管中窥豹，根据试验设计要素进行问题分析。

计算机检索中国知网、万方、维普数据库收录的2019年1月至2019年12月国内期刊上公开发表的有关心血管疾病的随机对照临床试验。纳入评价分析的试验限定为药物作为干预措施，是否为盲法试验不做限制，检索时间

表1　临床研究设计方法及举例（含糖饮料是否不利于心血管健康）

流行病学设计	关键特征	举例
队列研究	在开始时确定一组研究对象，然后进行一段时间随访	研究者测量一组研究对象含糖饮料及高糖摄入的基线水平，通过定期随访，观察高糖摄入的人发生心血管事件是否增多
横断面研究	在同一时间点对一组研究对象进行调查	调查一组研究对象现在和过去的含糖饮料摄入情况，以及心血管病情况和血糖、血脂等指标
病例对照研究	根据结局发生与否，选择两组研究对象	调查患有心血管疾病患者（病例组）和非心血管疾病患者（对照组）的既往含糖饮料摄入情况，进行比较
随机化盲法试验	将研究对象随机分为两组，并进行盲法干预	将研究对象随机分为两组，分别给予外观、味道相同的含糖饮料和安慰剂（如代糖饮料），随访，观察两组人群心血管疾病的发病情况*

注：*出于伦理考虑，应入组有饮用含糖饮料习惯的人群，观察戒掉含糖饮料是否减低罹患心血管疾病的可能，且需要确认代糖饮料不会增加次生风险

为2020年1月。检索筛选和入选研究的基本情况，见图1、表2。

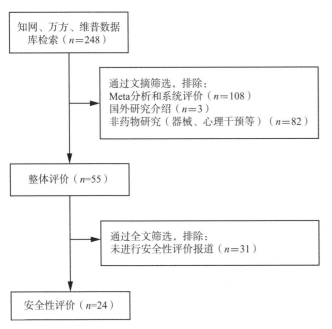

图1　2019年心血管疾病随机对照临床试验筛选情况

表2　2019年国内期刊发表55项心血管疾病
随机对照试验情况

试验分类项	N(%)		试验分类项	N(%)	
是否心血管专刊			**随访周期**		
是	8	(14.55)	4周以内	27	(49.09)
否	47	(85.45)	4~12周	17	(30.91)
药物干预类型			大于12周	11	(20.00)
化学药品	30	(54.55)	**作者情况**		
中药	0	(0)	医师	48	(87.27)
中西医结合	25	(45.45)	未知	5	(9.09)
基金资助情况			药师	1	(1.82)
国家	6	(10.91)	放射	1	(1.82)
省市	8	(14.55)	**适应证**		
无	41	(74.55)	心衰	21	(38.18)
研究中心			高血压	9	(16.36)
单中心	50	(90.91)	心绞痛	8	(14.55)
多中心	5	(9.09)	心律失常	7	(12.73)
样本量			心肌梗死	6	(10.91)
100例以下	25	(45.45)	心血管事件	2	(3.64)
100~200例	22	(40.00)	冠心病	1	(1.82)
200例以上	8	(14.55)	造影	1	(1.82)

（一）研究对象的确定

所选择的研究对象应具备代表性，一般应制订入选（纳入）标准、排除标准、剔除/退出标准。在入选的55篇文章中，有46篇（83.64%）规定了入选标准，43篇（78.19%）

规定了排除标准，8篇（14.54%）规定了剔除/退出标准。没有规定研究对象合格标准的文章应用某一疾病的诊断标准作为筛选研究对象的依据。

同时合格标准的制定也有如下缺陷。

1.有文章规定入选年龄为52~74岁，并非依据常见的中年、老年的年龄段划分范围，也未明确规定是否可以入组52岁和74岁这两个年龄限，而是选择了两组中入选年龄较宽的一组的实际年龄上下限。

2.入选人群的疾病轻重程度未明确规定。21项心衰研究中，8项研究没有对入选时受试者的心功能情况进行分级规定，或在入选人群的基线情况中也没有报告两组受试者心功能分级是否均衡。

3.一些排除标准描述模糊，如"经体格检查和实验室检查，排除严重的心、脑、肝、肾并发症"，虽然规定了需要经过实验室检查，但是并未规定如何判断"严重"程度，具有可操作性的做法应该是给出一些实验室检查结果的合格范围，表述为：××检查结果不得超过正常值参考值上限的××倍。

可见，对于入选合适人群作为研究对象标准的完整性和严谨性均有一定欠缺。

（二）对照的选择

研究者发起的随机对照研究中，有8项（14.55%）选择了安慰剂对照，有些研究描述为"在对照组治疗方案的基础上加用××药物"，43项是以背景治疗为基础加用研究药物、对照药物或安慰剂，使用安慰剂作为对照的8项研究均是有基础治疗的。发表的研究未在背景和简介中阐述选择对照组的依据。

（三）样本量的确定

评价的研究样本量的平均值145.85例，最小44例，最大619例，中位104例。其中近1/2（45.45%）的研究样本量在100例以下，按照药品注册要求，开展Ⅱ期临床试验的病例应不少于100例，Ⅲ期不少于300例，且符合统计学要求。Ⅱ期研究是药物效应的初探和量效关系探索，Ⅲ期研究是疗效的确证阶段，由此看来要对一个药品或是已上市的药品进行疗效上的验证应至少需要几百个病例。

值得关注的是，仅有4项研究报道了如何确定样本量，其他文章均未报道入组例数的依据和理由，而在文末讨论中往往又会提出研究的局限性包括了样本量小这一问题。样本量小是不利于研究结果外推的，报道的价值也就下降了。

确定一项研究的样本量需要考虑的因素包括设计的类型、主要疗效指标的明确定义（如在降压药的临床试验中应明确说明主要指标是从基线到终点的血压改变值，还是试验终点的血压达标率）、界值、检验统计量、检验假设中的原假设和备择假设、Ⅰ类和Ⅱ类错误率及处理脱落和方案违背的比例等。目前有很多软件可以协助研究人员很好地计算出样本量。如PASS（power analysis and sample size）是用于效能分析和样本量估计的统计软件包。

（四）研究干预的描述

近50%的研究为小于4周的短期研究，平均随访周数为13.2，中位随访周数为8，最长104周，最短0.1周（1d）。对于慢性心血管疾病而言，短周期研究的结果是不全面的，一方面由于时间短，可能观察不到关注的心血管事件发生，药物长期使用的安全性事件缺失；另一方面需要比较出组间的疗效差异，短期研究也可能会导致假阴性的结果。

研究干预的描述和设定上，有些研究并不严谨。

1.干预组描述为"所有患者给予西医标准治疗，在此基础上，治疗组患者纳入当天开始口服××药物"，但是文章并未报道西医标准治疗的具体内容和组间用药是否有差异。

2.在治疗干预中根据疗效进行了剂量滴定的研究，并没有在结果中描述，组间治疗剂量是否有差异。

3.治疗干预表述模糊，"对照组给予强心、利尿、扩血管等抗心衰的药物治疗，如地高辛"，并未明确所使用的对照药物的具体品种和剂量，研究的可重复性差。

（五）评价变量的选择

《心血管药物临床试验评价方法的建议》中对各类心血管药物的疗效评价均有较为详细的推荐。但是从研究的发表情况看，评价变量的选取并不理想。

以发表较多的心衰研究为例，评价方法分为近期和远期两类，近期的疗效适宜用来评价急性心衰，可以选择临床症状和血流动力学的改善作为终点。远期的疗效观察应在此基础上增加患者运动耐量和生活质量的提高或是心力衰竭的再住院率及心力衰竭用药量的增加。同时无论近期还是远期，终点还应包括死亡（所有原因引起的死亡）和心血管事件的发生（如肺水肿、心肌梗死、严重心律失常等）。显然按此标准，21项研究中能够充分评价心衰药物效果的并不多。研究周期普遍较短，再住院，心血管事件，心力衰竭药量增加与否的报道不足。

研究以主观评价为重要疗效指标时，应该至少对受试者和评估者设盲。常见的主观评价有临床症状评估、图像质量评估、生活质量量表等。虽然主观评价指标不及实验室、影像学检查这类指标客观性强，但是症状和生活质量与受试者的治疗感受息息相关，是不能被忽略的。

入选评估的研究中并没有以药品注册上市为目的，多为研究者发起的研究或是上市后的再评价。这些已上市药品的疗效是经过确认的，因此在结合研究目的设计评估的变量和指标时，更多的应该倾向于长期观察心血管并发症、靶器官损害和安全性监测。例如，9项高血压研究还是以研究降压效果为主，平均随访时间为10.8周，仅有1项研究在安全性指标中报告了肝肾功能的情况，没有报道心血管事件的研究。

（六）混在因素控制

随机对照试验的优势在于能够最大限度地控制混杂因素，减小偏倚，但是有些设计和流程的不完善，使得这种复杂且成本高的试验设计失去了原有的优势。

1.洗脱期　当入组并非新确诊、未经治疗的受试者参加临床试验时应该设置洗脱期，一般在随机化前安排洗脱期（或称导入期，交叉设计时在两个试验阶段中间安排冲洗期），完成洗脱后将此时的受试者情况视为基线水平。以抗心律失常临床试验为例，如入选的受试者原先服用过抗心律失常的药物，在正式入组前应先进入洗脱期，该期长短视原先使用的抗心律失常药物的半衰期长短而定，可以结合受试者停药耐受情况统一规定3～5个半衰期。一般的抗心律失常药物半衰期较短，洗脱期为2周，但由于胺碘酮的半衰期为14～28d，因此其洗脱期至少为5个月。本文筛选到的7项抗心律失常研究中，有3项研究包括胺碘酮的使用，且没有研究设置洗脱期。又如，有些药物的代谢特殊，胆固醇酯转移蛋白抑制剂Anacetrapib在脂肪组织的蓄积浓度较高，代谢周期长，停药后浓度仍呈上升趋势，即使在停药后8周，受试者体内LDL-C和HDL-C水平较基线仍有明显改变，其半衰期为3～4周。类似这样的药物，如果在进入研究前曾经使用过，会导致评估结果的不准确。

2.研究期间禁用药　上面所说的为进入研究前的受试者用药情况，也就是说我们是否得到了准确的基线值，另外，我们还需要关注进入试验研究后，受试者除试验药物以外的用药和干预情况。55项研究中仅有3项规定了研究期间禁止使用的药物。有个别研究在排除标准中规定了会排除试验中使用了方案规定的禁用药物，但并没有在文章中报道哪些是禁用药物。

3.随机方法　19项研究在文章中报告了产生随机序列的方法，以随机数字表为主。而另外的研究多报告为按照"随机对照原则"，具体使用的随机方法并没有说明。甚至有一项研究报告为"按照抛硬币方式进行分组"，且入组的108例急诊危重症患者平均分配，对照组和观察组各入组54例患者。我们可以运用统计学估算一下发生这一情况的概率，也可以使得我们以一种幽默的方式，印象深刻地复习一遍概率论。同时建议，鉴于"随机"是随机对照临床试验的关键步骤，无论是设计和实施过程中均十分重要,因此应邀请统计学专家共同及早参与。

抛硬币时,出现正面的概率为P,正面次数为k,正反次数相等,那么出现反面的次数也为k,$2k=n$。

$$n=108,\ k=54$$

另外,我们也可以算出抛108次硬币的"95%预测命中区间"。

由此:

$$\mu=\frac{108}{2};\ S.D.=\frac{\sqrt{108}}{2}$$

(七)安全性评价

由表3我们可以看出,观察不良反应需要的样本量很大,这是药品注册阶段临床试验无法充分满足的。因此,药监部门要求药品上市后评价应该加强对不良反应的监测。

我们检索到的55项研究均为已上市药品的研究,但是其中仅有24项设计了安全性评价部分,且报道的质量也不高。没有将不良事件的严重程度进行分级是普遍存在的问题。

可见研究者对于安全性评价和报道的意识和重视程度仍然不足。有研究对临床试验中研究者上报不良事件进行意向性态度分析,结果显示部分研究者觉得上报不良事件有消极影响,如增加医疗事故风险,引发与其他医师的关系紧张/妥协,破坏与患者之间的信任及耗费时间等(表3)。

表3　欲发现1,2,3例不良反应需观察病例数(95%把握度)

不良反应发生率	需观察的病例数		
	1例	2例	3例
1/100	300	480	650
1/1000	3000	4800	6500
1/2000	6000	9600	13 000
1/10 000	30 000	48 000	65 000

三、总结

简言之,虽然近年来在我国基金投入增多的背景和研究人员的热情下,心血管疾病的研究不断增多,所发表的文章数量也在增多,但是转化出的成果和文章体现出来临床研究的质量和水平并不高,这一点从文章的研究设计已经看出。今后,我国的研究人员应该更充分地利用病历资源丰富的优势,提高研究水平,借鉴TIMI小组这样的经验,根据不同亚学科,依托专业协会或学术机构,成立这类小组,汇集具备不同专业背景和技术的人员,一起开展高水平临床研究。搭载人工智能、可穿戴设备等创新技术,改善临床研究中的短板,使得研究设计科学、合理、可行,研究数据可及,研究结果更为可信,将临床研究的真实发现更好地应用于临床实践。

(李立丰)

PCI术前、术后的心理障碍识别与处理

冠状动脉粥样硬化性心脏病（简称冠心病）是由于冠状动脉发生粥样硬化造成冠状动脉管腔狭窄，导致心肌的血供减少，引起胸痛、胸闷等症状，重者冠状动脉闭塞造成心肌坏死，导致患者心功能受损，甚至死亡。冠心病特别是急性冠状动脉综合征患者发生恶性心律失常及心脏性猝死（sudden cardiac death, SCD）在临床中十分常见。根据美国统计资料显示，在美国，每年约有30万人发生心脏性猝死，占心血管病全部死亡人数的50%以上，在心脏性猝死中至少有80%是由冠心病及其并发症所致，25%冠心病患者以心脏性猝死为首发临床表现。而对于人口众多的我国，心脏性猝死更是一个庞大的数字。因此，如何减少冠心病患者的不良心血管事件的发生，找寻可靠预测指标，提前采取相应的预防措施，提高患者的生存率和改善其生活质量受到广泛的关注。

目前冠心病的治疗主要包括三大类，即药物治疗、经皮冠状动脉介入治疗（PCI）及外科的冠状动脉旁路移植术。经皮冠状动脉介入治疗凭借其诊断明确、疗效显著、创伤性小的优点得到迅速普及和推广，目前已成为国内外冠心病的主要治疗方法之一。美国每年约有100万名患者、欧洲每年约有80万名患者接受PCI。目前，我国心脏介入手术实施量已超过50万例/年，成功率高达91%～97%，但多数患者对PCI手术的相关知识了解甚少，易引起心理应激反应，如焦虑、抑郁、恐惧等心理障碍，尤其是急诊患者。许多研究结果显示，心理因素在心血管疾病的发生、发展和预后起着重要作用，并可增加心血管不良事件的发生率和死亡率，也可以由此增加不必要的检查和治疗，对患者的预后产生消极的影响，最终成为不良心血管事件的独立危险因素。因此，对于PCI术前术后的心理障碍更需要早期识别和干预。

一、心理障碍对PCI术前、术后患者的影响

冠心病作为一种心身疾病，尤其是冠心病行PCI术的患者，其发生发展与行为特征和情绪应激有着密切的关系，心理精神因素与躯体因素在疾病的发生和发展中相互影响，形成恶性循环。长期的临床观察发现冠心病的发生与患者性格之间存在着一定的关联，冠心病患者合并心理障碍可引起儿茶酚胺与促肾上腺皮质激素的过量分泌，使血压有较大波动、血液黏稠度增加加速了血小板的聚集和血栓的形成，最终导致了冠状动脉狭窄、供血不足。负性生活事件与心理应激可以作为"扳机"促发冠心病的发作或复发，当冠心病行PCI术的患者生活中遇到这些负性的应急性事件时所引起的应激性情绪反应，如焦虑、恐惧、愤怒、激动等，会导致心跳加速、节律及心搏出量的变化，严重者会诱发心绞痛甚至心肌梗死。

另一方面，近年来大量的研究发现，与既往认定的冠心病危险因素如遗传、高血压、糖尿病、高血脂、吸烟和肥胖等相比，焦虑、抑郁等心理精神障碍也成为冠心病危险因素之一。焦虑和抑郁障碍常见于冠心病患者，尤其是急性冠脉综合征（ACS）患者中，这样的心理精神障碍往往持续数月甚至数年却没有得到患者本身及心血管医师的重视和治疗，从而影响患者的生活质量。据多项研究调查，抑郁症状在冠心病患者中的发病率远高于普通人群，普通人群抑郁障碍的发病率为15.1%～22.5%，而冠心病患者抑郁症状发病率高达52.1%～63.4%，约45%的心肌梗死者伴有抑郁症状，抑郁不仅参与冠心病的发生与发展，同时影响着冠心病患者的预后，主要表现为冠心病伴发抑郁障碍可以加重躯体症状，增加心绞痛等心血管事件的发生率，甚至引起猝死，进而影响疾病的转归，使冠心病病情加重、死亡率增加。因此，心理障碍作为影响冠心病发生发展的危险因素越来越引起人们的重视，做过PCI的冠心病患者更是如此。

二、PCI术前、术后的心理障碍与识别

近几年来PCI技术迅速发展，已成为治疗冠心病的重要手段，特别是在治疗急性冠脉综合征方面作用明显。但该项技术仍为创伤性操作，而且通常在清醒状态下手术时间较长，属于重大的负性生活事件，因而，患者易产生较明显的心理应激反应，术后仍有较高的负性情绪，且可导致一些负效应的发生。临床研究警示广大的心内科医师，心理障碍在冠心病介入性治疗的患者中广泛存在，如何及早识别、并有针对性地对患者制订合理的治疗方案及心理干预方案很有必要，同时对提高PCI术的疗效及改善其预后具有重要意义。

（一）PCI术前术后心理障碍产生的原因

介入手术本身就是复杂的心理、生理过程，因而患者易产生诸多的心理障碍，可概括为以下具体原因。

1.急性心肌梗死患者往往发病急，由于患者缺乏对疾病的正确认识和了解，担心介入治疗会带来生理上的痛

苦,质疑术者的技术是否熟练及手术能否顺利、会不会出现术中及术后的急性并发症,担心影响术后正常的生活和工作,又怕给家庭带来经济负担引起家人的冷淡、失去单位的职务及原有的待遇等。

2.对冠心病的恐惧感,认为自己的病很严重且不能根治,稍有不适感就认为是病情加重,甚至把一过性的牙痛、左肩背及手臂痛、胸痛都当成是心绞痛发作,要求服药或住院治疗,并对家属和医护人员对他的重视态度很敏感,易产生怀疑,怀疑家人或医生对自己隐瞒了疾病的严重程度。

3.住院后由于医院的陌生环境带来的不安,原来的饮食起居和休息睡眠等常规生活被打破及对疾病充满恐惧,故患者易烦躁。在临床工作中我们发现,PCI术前存在睡眠障碍的患者,在术中发生冠脉痉挛的风险要明显大于无睡眠障碍的患者。

4.PCI术虽然创伤小,恢复快,但术中仍然有可能发生七大并发症,如冠状动脉夹层、支架内急性血栓形成及无复流等相关风险,术后为了防止血管再狭窄及远期支架内血栓形成,患者需要长期服用昂贵的抗血小板药物,如阿司匹林、硫酸氢氯吡格雷,加以巨额PCI手术费,总费用对于大多数普通家庭来说都将成为长期的经济负担。

5.对于那些长期受到药物副作用、药物效果不明显、病情反复发作折磨的患者来说,对疾病的恢复往往失去信心,经常感到躯体不适,甚至表现出退化行为。

(二)PCI术前、术后心理障碍产生的机制

抑郁和焦虑障碍已经被认为是影响心脏病患者急性心血管事件及预后的独立的危险因素,并且贯穿于心脏疾病的整个发生发展及转归过程,两者是PCI术前、术后主要的心理障碍。抑郁和焦虑的发生涉及人的中枢神经系统及内分泌系统,脑中诸多的生化物质或(和)系统亦参与了抑郁焦虑的病因与病理学过程。

抑郁和焦虑障碍还可以通过介导血小板的活化来影响PCI的治疗效果。抑郁、焦虑患者往往伴有很复杂的血小板功能异常,引起收缩血管、加速血小板集聚,还可以增加血小板对其他激动剂的反应性,进而导致血栓的形成。

有学者研究认为,焦虑、抑郁障碍和PCI之间的关系还与部分免疫功能及炎症介质改变有关,冠心病的粥样斑块形成是由于动脉对内皮、内膜损伤作用、炎症-纤维增生性反应的结果,因此,炎症和免疫反应既是冠状动脉粥样硬化的危险因素,也是导致斑块活化的危险因素之一,研究发现冠心病伴有心理精神障碍的患者具有较高的免疫和炎症因子水平,国外也有研究证实,抑郁障碍的患者血管内皮激活因子及C反应蛋白(CRP)水平明显升高。

研究表明,伴有心理障碍的患者存在丘脑-垂体-肾上腺轴(hypothalamo-pituitary-adrenal axis, HPA)的功能亢进,进而引起交感肾上腺系统的功能亢进,导致血液中儿茶酚胺水平升高,加重冠状动脉狭窄、冠状动脉血流减少,甚至导致血管内皮的进一步受损。而PCI手术过程本身是一个机械过程,会对粥样斑块造成挤压,将斑块挤压到血管病,进而使血管壁压力变大,促使儿茶酚胺水平升高。儿茶酚胺水平升高、交感的活化,短期可能有代偿意义,但HPA功能的长期亢进,可导致心室功能不全,引起心力衰竭,最终诱导了恶性心血管事件的发生。

此外,伴有心理精神障碍的患者同时存在皮质醇水平明显升高的现象,血液中较高的皮质醇水平会诱导血管内皮的损伤,进而参与高血压和动脉粥样硬化的发生、发展。

心率变异性(heart rate variability, HRV)是指逐次心搏间期的微小差异,它产生于自主神经系统对心脏窦房结的调制,使得心搏间期一般存在几十毫秒的差异和波动。心率变异性的大小实质上是反映神经体液因素对窦房结的调节作用,也就是反映自主神经系统交感神经活性与迷走神经活性及其平衡协调的关系。有研究发现,冠心病伴抑郁患者的心率变异性降低,且抑郁程度对HRV有显著影响。研究发现,伴有心理精神障碍的冠心病患者,其心理精神障碍如果长期得不到重视和治疗,将会引起HRV明显的持续性降低,这种交感与副交感神经之间的严重失衡,也会增加恶性心血管事件发生率。

另外,伴有心理障碍的患者由于血流介导的动脉血管扩张可能会引起血管内皮功能受损,进而引起内皮细胞活化,导致了细胞间严重的相互作用,促使了动脉粥样硬化的发生。

(三)PCI术前后心理障碍的影响因素

PCI术前后心理障碍的影响因素主要包括性别、受教育程度、工作性质、经济收入、社会地位等。在工作中,我们应该多关注女性患者,因为已有研究表明女性的焦虑、抑郁发生率显著高于男性,可能的原因如下。

1.女性在性格、应对方式社会地位及心理承受力等方面明显不同于男性。

2.女性得到的社会支持度较低,传统婚姻中女性在家庭中的地位低于男性。

3.女性对负性的生活事件更敏感,反应更强烈,承受力低于男性。

4.女性受到家庭暴力、不公平对待等因素影响的可能性更大。

在以上的诸多因素中,经济收入在所有影响因素中最重要,直接影响患者心理状态,对家庭收入不满、负担过重、生活贫困、生存压力大的人会为看病就医、抚养子女等问题而忧愁,更容易出现焦虑、抑郁障碍。

有学者通过对家庭因素影响患者知情同意相关情况的分析研究显示：不同家庭结构与规模、经济状况、社会背景、文化背景的患者对知情同意的认知也是不同的，如医师没有选择合理的告知方式，将会给患者本身带来沉重心理压力，引起不良情绪。

（四）PCI术前、术后心理障碍的识别

就我国目前的状况而言，综合医院心血管内科临床医师对PCI术前后合并的焦虑、抑郁等心理精神障碍识别率及治疗率较低，并且绝大多数心血管疾病患者并没有对心理社会因素与疾病之间的密切关系有足够的认识，这种实际情况给心血管科医师的心理障碍识别工作带来了很大困扰，心理障碍的知晓率低，患者接受治疗率低，导致医师及患者对治疗效果满意度降低，影响了患者对医师的信任。因此，尽早识别患者的心理精神障碍不但可及时为患者解除身心的痛苦，更可以节省大量的时间、人力和财力，同时，有试验表明合理的心理干预可以帮助ACS伴焦虑抑郁患者建立积极的应对方式，从而更好地改善患者的临床症状，提高患者的心身健康水平。

这就要求我们心内科医师，在诊治本专业疾病的同时，通过完整的病史采集，观察患者一般状况和了解患者的精神/心理睡眠等问题识别出患者的精神/心理障碍，以更好地为患者服务。

在对PCI术前、术后心理障碍的识别过程中，我们除了可以凭借自己的工作经历，还可以使用心理量表。心理量表是对检测心理障碍患者非常有效的手段，目前，国内应用的主要心理量表都是从国外引进而来的，最常用的是汉密尔顿焦虑和抑郁量表、Zung焦虑抑郁自评量表、SCL-90（Symptom Checklist 90）症状自评量表。

三、PCI术前、术后心理障碍的干预

在工作中我们比较常用的干预手段有非药物干预及药物干预，在下面我们将就这两种干预方法分别进行详细论述。

（一）非药物干预

随着医学模式向生物-心理-社会医学模式的转变，非药物干预的作用和重要性逐步凸显出来。各种类型各种程度的冠心病伴心理障碍患者均可采用或联用支持性心理干预治疗，常用的技术为倾听、指导、解释、保证、鼓励、同情和支持等。具体措施如下。

1.认真听取并全身心投入患者的主动述说，主动了解患者的要求，恰当地给予患者反馈信息，适当鼓励和引导以便了解病史和问题的症结。不仅用耳更要用心去倾听，有思考有重点的倾听，能通过患者的述说了解症状的主线索及患者的诉求。注意倾听，表达对患者的理解和同情，消除患者因环境陌生而产生的孤独感，建立信任的医患关系。

2.倾听之后应针对不同层次的患者采用相应通俗易懂的语言向患者及其家属进行疾病相关知识的讲解，对患者的躯体和精神症状给予合适的解释，认真解答患者的相关疑问，适时给出积极、健康的意见。采用口头及图片的方法向患者介绍心脏解剖和生理功能及冠心病的发病机制、冠状动脉狭窄的基本知识及常用的治疗方法，讲解手术的目的及术中、术后的配合，康复中注意事项，同时介绍可能出现的并发症、讲解PCI的最新进展、治疗方法及手术治疗成功事例。凭借热忱、严谨、负责的工作态度取得患者的信任。

3.整个手术过程（除抢救过程）中医护人员应及时与患者进行交谈，介绍常规手术的方法及程序。急救药物、仪器配备处于备用状态，室内外人员均到位处于应急状态。用简明易懂的语言告诉患者手术前需做哪些准备及其目的、手术时的环境、人员配备，术中如何配合医务人员，术后的注意事项、可能出现的反应等，以增添了患者对手术的信心和安全感。

4.患者在住院期间，通过接受规范的疾病治疗，使患者能简单了解冠心病预防及保健方面的相关知识。通过语言、行为对患者的影响，帮助其树立对抗疾病的信心进而提高自我心理调节能力，使其能以积极乐观的心态面对疾病，坚持长期规范化治疗。

5.让患者认识到负性情绪，尤其是焦虑、抑郁等心理障碍在冠心病患者中的普遍存在性，由于它对冠心病有着不可忽视的影响，因此要提高患者对心理障碍的防治意识、增强患者的心理承受能力、引导患者主动接受心理支持治疗。经小规模临床试验证实，介入手术患者可采用音乐疗法及深呼吸对负性情绪进行干预，进行心理放松，以便改变自主神经系统的功能，从而使患者的精神得到松弛。同时也要对个人行为及性格特征进行干预，减少负面情绪及个人生活方式对冠心病患者健康相关的生活质量的影响。

6.身心放松训练，放松训练的方法有很多种，如渐进性肌肉放松、音乐疗法等。冠心病患者应选择相对简单且比较轻松的方式训练，如采取坐或卧姿，首次需在研究者指导下，患者在平静呼吸状态下，紧张、放松交替进行，由上至下，最终达到放松全身肌肉的效果，目的是为了稳定患者的情绪。在具体实施过程中，应结合患者自身状况适当放弃一些难以做到的步骤，以不造成负担为宜。

7.在患者住院期间，应组织团体活动，在主治医师的参与下，组织同病房的患者进行病情交流与讨论，由治疗效果较好的患者与其他人分享自己的心得体会，鼓励患者之间相互学习良好的生活习惯，有利于提高治疗的依从性；主治医师还可组织患者学习疾病防治的相关知识，鼓

励患者在治疗的过程中及早发自身问题，向医师真实诉说，以便研究者了解其病情和心理变化，及时更正其不正确的知识和观念，给予正确指导。

8.认知过程是行为和情绪的中介。对PCI术后的患者进行认知教育，可纠正其不良生活的方式，可使其心绞痛发作频率、收缩压、血糖、食入脂肪等显著降低，从而促进心脏康复。

9.家庭及社会的支持。请家属参与患者的心理干预治疗，使家属对患者的疾病知识及患者病情有一个大概的了解，让家属认识到他们的关心和支持对于患者疾病的康复起到重要作用，让患者意识到长期坚持心理支持治疗的重要性，提高自我心理治疗的意识。

（二）药物治疗

心理障碍用药应符合以下的治疗原则：诊断明确，全面考虑，个体化合理用药；剂量逐步递增，采用最小有效剂量，使不良反应减至最小，提高服药依从性；小剂量疗效不佳时，根据不良反应和耐受情况，增至足量（有效药物上限）和用足够长的疗程（>4~6周）；如无效，可以考虑换药（同类另一种或作用机制不用的另一类药）。尽可能单一用药，足量、足疗程治疗，一般不主张2种以上药物的联用。在用药前应向患者及其家属阐明药物的性质、作用、可能发生的不良反应及其对策，争取患者及其家属的配合，以提高药物的依从性。

临床上常用的药物包括：①苯二氮䓬类药物（BZ）。抗焦虑作用可能是通过对边缘系统中的BZ受体的作用而实现的。②三环类（TCAs）。作用于突触前膜，阻断去甲肾上腺素（NE）和5-羟色胺的再摄取，使突触间隙NE和5-HT含量升高。③选择性5-羟色胺（5-HT）再摄取抑制剂（SSRIs）。选择性抑制5-HT再摄取，使突触间隙5-HT含量升高而起到治疗作用。

此外，文拉法辛（曾用名：万拉法新）和度洛西汀具有对NE和5-HT双重再摄取抑制作用，起效快，疗效好，尤其适用于中重度抑郁伴有焦虑患者。

临床上常用的理想药物需符合以下要求：①有效消除焦虑和（或）抑郁，而不引起镇静作用；②不影响认识和记忆功能；③产生松弛作用，但不引起共济失调；④耐受性好，不影响心、肝、肾的功能，适宜长期使用，不成瘾；⑤价格相对便宜。在对患者心理障碍进行药物干预的同时，我们也不能忽视抗血小板及抗凝治疗。

在笔者的临床治疗过程中，曾遇到一位52岁女性患者，1年前出现反复胸闷、胸痛症状，入我院后行冠状动脉造影提示前降支近端80%狭窄，置入支架1枚，出院后经常自觉胸痛、胸闷气短，情绪低落，失眠早醒，疲乏无力，自觉生活没意思，认为自己可能时日不多了，为求进一步诊治入我院。复查心脏彩超提示：舒张功能下降；心电图及冠状动脉造影检查大致正常。于心理门诊进行抑郁自评量表评分76分，诊断为重度抑郁症。给予心理疏导及抗抑郁药（舍曲林，初始计量为每次25mg，每日1次口服，每4~6日加25mg，由专业人员按临床症状指导加量，加至100mg时持续12周）后症状逐渐缓解，3个月后抑郁自评量表评分为36分。

四、总结

综上所述，冠心病PCI术后发生胸闷、胸痛等临床症状的患者比例较高，一方面，经过心电图和冠状动脉CT/造影等检查，排除器质性血管病变及其他可以导致胸闷、胸痛症状的躯体疾病后，应用心理精神知识（心理量表）进行诊断和评估，进而采用"双心医学"治疗模式对其进行治疗；另一方面，经过心电图和冠状动脉CT/造影等检查，对发现器质性血管病变的患者需进行心血管专科医学治疗，治疗效果不明显仍然需要应用心理精神知识（心理量表）进行诊断和评估，应用"双心医学"治疗模式对其进行治疗，从而有利于冠心病PCI术后患者的康复和预后（图1）。

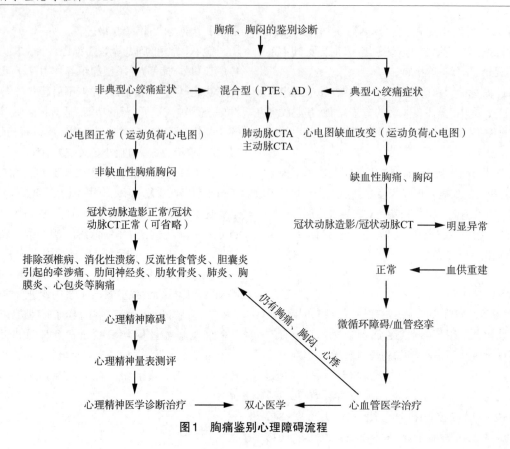

图 1　胸痛鉴别心理障碍流程

（陶贵周　毛慧子）

急性心肌梗死单病种护理质量评价指标体系的研究现状

护理质量评价指标是测定和评价护理质量的重要依据，良好规范的护理质量评价指标可以客观、真实地反映临床护理质量。急性心肌梗死（AMI）是临床常见的急危重型心血管病，开展单病种护理质量评价体系研究，进行单病种护理质量管理，是顺应深化医药卫生体制改革的要求，有利于优化护理服务流程，控制医疗费用，提高患者满意度。在患者入院的不同阶段提供与病情发展相适应的护理措施，内容具体化，提升了指导性和可操作性，有明确的阶段性护理质量标准，有利于管理者对护理过程进行质量控制。

一、单病种质量管理和护理质量指标的发展

（一）单病种是单纯的、单一的无其余并发症、合并症的单纯疾病

单病种质量管理是一种以单病种为单位的医疗质量管理方法，经研究与实践证明，通过规范化的管理和严格的设计，其不仅能有效提高医务人员的工作效率和医疗质量，而且有利于培养医务人员的质量意识和医德医风的建设。关于单病种的研究最早始于1976年的美国，用于减少患者住院时间和住院费用，而我国则发展较晚，2000—2002年我国单病种质量管理以传统指标为主，但由于各医院服务方式、技术、设备条件等各方面存在差异导致结果指标缺乏评价意义；2006—2007年深入学习国际上质量管理的先进理念和方法并结合本国自身实际特点在北京进行试点并完善最终由专家组确定对急性心肌梗死、心力衰竭、缺血性卒中、社区获得性肺炎、髋关节及膝关节置换术、冠状动脉旁路移植术6个病种的过程质量为主的评价标准，其中急性心肌梗死是单病种质量管理最典型的示范，并按照原卫生部2008年和2009年《医院管理年活动通知》中的要求，将"急性心肌梗死质量控制"列为了重点工作之一，建立了其单病种质量管理网络上报系统，从而我国急性心肌梗死单病种质量管理进入了发展阶段。

（二）护理质量指标是对护理质量的量化测定，也是进行护理质量管理的重要方法

19世纪50年代，Nightingale首先将护士工作情况与患者疾病转归结果相结合，经统计发现患者疾病转归结果与

环境紧密相关。至今，NDNQI选出了13项护理敏感指标供全球2000多家医疗机构使用。1999年我国出版《综合医院分级管理标准（试行草案）》，其中的护理章节是我国最早护理质量标准体系，2006年出版的《护理敏感质量指标实用手册（2006版）》以结构-过程-结果为框架制定了13项护理敏感指标，并详细说明了其定义、数据源、收集方法、计算方法等，2018年出版的《护理敏感质量指标》为《护理敏感质量指标实用手册》提供了详细的临床使用说明。2009年发布的急性心肌梗死等第一批单病种质量控制指标与护理相关联的指标有为患者提供各类健康教育、实施手术前的评估与准备等。对患者入院、住院、出院进行全过程管理，从疾病的重要评估、院内治疗急救、患者管理、健康教育、住院天数与住院费用等多方面进行评价。

二、单病种护理质量评价指标体系及其应用效果

（一）单病种护理质量评价指标

急性心肌梗死单病种护理质量指标评价体系分为急诊与病房，本研究以病房为单位，一般由三部分组成：一级指标、二级指标、三级指标。

1. 一级指标　一级指标评价体系一般由三部分组成，陈华丽在急性心肌梗死单病种护理质量评价指标的建立中提出其评价指标主要包括要素质量、环节质量、终末质量，该指标的建立可以形成以患者为中心的护理质量管理指标体系，将以病房管理为主的横向管理模式转变为以患者为中心的纵向管理模式，更全面地包含了从患者入院到出院整个护理过程的各种因素。该研究与卢甜甜、吕艳红等研究成果一致，其中环节质量指标在一级指标中占最高权重，并提出一级指标根据患者疾病治疗时间进程划分有利于提高护理实施的细节化、全面化和整体合理性。因此，提高急性心肌梗死单病种护理质量需重视环节要素。

2. 二级指标、三级指标　为了临床更好地开展，单病种护理质量评价指标体系常在一级指标的基础上下设多个二级指标和三级指标。大部分研究中，要素质量下的二级指标常包含护理人员相关知识技能、医疗环境与设施、护理管理与其质量监控；环节质量下的二级指标常包含治疗护理相关措施、心理治疗和健康宣教；终末质量下的二级指标包含患者满意度、疾病并发症及不良事件的护理。陈

华丽急性心肌梗死单病种护理质量评价指标的建立研究中除以上指标外考虑到人力资源指标,增加患者护理责任制,排班合理性、床护比等,形成了以患者为中心的护理质量管理。吕艳红研究中二级指标、三级指标的指标重要性W值分别为0.335、0.297,指标可操作性W值分别为0.235、0.206,显著性检验结果显示($P<0.05$)具有可取性。三级指标则在二级指标的基础上更加细化并添加时间要求,卢甜甜和李瑞艳在研究中将三级指标依照权重进行了排序得出三级指标中入院10min行心电监护、血压、用药护理等环节质量指标占较大权重,居于前列。张月在研究中提到缩短急性心肌梗死救治时间和提高患者依从性对患者疾病后期转归有积极意义,而护理质量敏感指标则有利于发现所存在的护理问题并改进,其数据化的测定更有有利于客观反映优质护理的内涵。郑绪梅在急性心肌梗死护理中重要生命体征的监测与观察体会的研究表明,在急性心肌梗死患者护理中重要的生命体征监测可有效判断患者疾病的发展情况,提取有效信息进而有效及时地开展患者的疾病治疗,增加了治疗的有效性,利于患者的早日康复。因此,三级指标在提高AMI的护理质量中要着重注意环节质量的管控。

(二)单病种护理质量评价指标的应用效果

1.提高患者依从性和自我护理能力　心血管疾病是慢性疾病之首,而急性心肌梗死在心血管疾病中具有高风险和高致死率,因此提高患者依从性和自我护理能力尤为重要。有研究表明,将实施单病种护理质量标准患者与传统护理模式患者进行对照试验发现患者治疗依从性和自我管理能力均优于对照组,进行护理干预3个月后生活质量优于对照组。健康教育作为环节质量下的重要指标对提升患者疾病掌握知识水平与自我护理能力,减少并发症与不良事件的发生率有重要意义。单病种管理使健康教育更具系统性、规范性和时效性。健康教育贯穿于整个治疗过程。患者很直观地感受到有计划、具有预期效果的护理,并循序渐进地获取有益于健康的相关知识。同时,患者主动参与医疗护理过程,提高了依从性。规避了传统的健康教育存在的对患者实施教育时间不定、宣教内容不统一等问题。因此,单病种护理质量指标对提高患者依从性和自我护理能力具有积极作用。

2.规范护理流程,提高护士综合素质和业务水平　与传统护理模式相比,单病种护理质量管理具有条理性、程序性、时间性,单病种护理质量标准的制订为临床护士标准化培训提供了资料,不同级别的护士可以根据自身情况更好地掌握专业知识,低龄资护士可以根据单病种护理质量标准的时间段提示,更好地掌握患者不同阶段的护理内容,实施单病种护理质量标准,患者满意度、护理质量、护士业务考核成绩明显提高。刘红梅将实施常规护理患者与

实施单病种护理质量标准患者进行对照后得出结论:患者满意度、健康教育知晓率、护理质量、护士业务考核4个方面观察组均高于对照组,且差异有统计学意义($P<0.05$)。

三、单病种护理质量评价指标体系应用的影响因素及对策

(一)单病种护理质量指标体系缺乏客观性和广泛适用性

大部分文献确定最终护理质量指标的方法多为专家咨询法,该方法在评价过程中在一定程度上会受个人主观因素影响,客观性和科学性稍欠佳。在研究中可结合循证护理研究方法,分析提炼现存最新的指南和证据总结,并结合我国当前的临床护理实况,制订出符合本国国情,能正确反映临床护理质量,具有简易性和实用性的单病种护理质量评价体系。现有研究仅适用于一特定区域、某所医院,不具有代表性,由于不同地区医疗服务水平和硬件设施具有差异性从而限制了评价指标的推广。在李海燕研究中其平均执行率只有54.14%,环节质量的执行率依旧较低,其诊疗过程规范性欠佳。今后的研究应立足全局,提高其推广性和适用性,从而使区域性指标向全国性指标过渡,从而进一步完善医院质量管理体系。

(二)单病种护理质量评价指标注重时间的及时性

各研究中评价指标时间方面必须保证及时性和准确性,如溶栓药物从医嘱下达到使用时间<5min、各化验指标从抽血到出结果≤60min等。为保证其护理质量评价指标的实施,首先针对急危重症患者应建立完善绿色通道制度,保证能在最短的时间内快速高效地完成各项操作,从而保障患者的生命安全,第二应加强医院各科室部门之间的交流与合作,优化诊疗流程,可信有效、结构合理,具有科学性和可操作性的评价指标体系,使信息传递更加及时有效,并在加强协作的基础上提高医院的治疗水平,增加护士专业水平学习提高其专业水平素养,最终为患者提供优质高效的医疗服务。

四、总结

护理质量指标是管理者进行质量管理的利器,将国家标准与医院科室特点相结合,以指标为导向,不断促进护理质量改进,有利于提高对心肌梗死患者的护理质量,单病种护理质量评价指标体系的建立有利于形成以患者为中心的护理质量体系,在日常临床工作中医院各部门应加强协作,同时各护理人员应明确各评价指标的关键点并积极参与到护理质量管理中,不断完善急性心肌梗死单病种护理质量评价体系,提高医疗服务水平。

(王玉君　高秀云　唐　瑛)

第十四部分　心血管疾病康复医学进展

冠心病心脏康复国内外研究与进展

随着社会生产生活方式的深刻变化和人口老龄化的加速，我国心血管病流行趋势明显加速，发病率持续上升。目前，心血管病死亡率占城乡居民总死亡原因的首位，农村为45.50%，城市为43.16%。据2018年调查结果显示，中国城市和农村居民冠心病死亡率继续保持2012年以来的上升趋势，农村地区冠心病死亡率上升趋势明显。全球急性冠脉事件注册（GRACE）研究数据表明，冠心病患者出院后6个月内死亡、卒中和再住院率高达25%，4年累计病死率高达22.6%，且死亡患者中有50%死于再发心肌梗死。即使存活，30%的冠心病患者活动受限，30%的患者无法正常工作，45%的患者存在焦虑抑郁。冠心病的本质是一种生活方式病，大量冠心病患者单纯药物及介入或旁路移植术治疗并不能完全解决冠心病患者的根本问题。近50年的大量临床实践证明，心脏康复（CR）是心血管疾病稳定期的最佳治疗模式。

心脏康复是以医学整体评估为基础，联合相关药物、生活方式等干预措施，为患者提供生理、心理和社会的全面、全程的康复治疗和疾病管理，包括药物处方、运动处方、心理处方、营养处方、戒烟睡眠处方等综合干预方案。目前，欧洲和美国的心血管疾病二级预防指南均强调身体活动或运动的价值，建议临床医师不仅要给患者提供药物处方，同时应提供运动处方、心理和营养干预等。近年，中国学者对冠心病的心脏康复/二级预防也逐渐受到高度重视，先后出台多个相关指南及专家共识，对我国冠心病患者的心脏康复起了积极的推动作用。本文就国内外冠心病心脏康复的机制、康复新技术及模式的最新研究进展进行综述，为临床冠心病心脏康复提供理论基础。

一、冠心病心脏康复机制研究的进展

心脏康复的获益已被国际认可，ESC近日发表的心脏康复研究的最新进展（CROS-Ⅱ）中，证实了心脏综合康复在治疗冠心病患者中的有效性。冠心病患者进行心脏康复后死亡率下降20%～30%，几乎所有冠心病患者无论是稳定型心绞痛、急性冠脉综合征或冠状动脉血供重建术后

患者均可从心脏康复中获益。运动康复是心脏康复的核心内容，能使冠心病患者获益最大化，其机制可能与以下方面有关。

（一）抗炎作用

动脉粥样硬化（AS）是一种炎症性疾病，冠状动脉局部或全身的炎症反应在冠心病的发生、发展中起着重要作用。久坐不动的生活方式、慢性炎症和白细胞增多会增加AS。哈佛大学2019年的一项基础研究显示，运动可以保护患有AS的小鼠和人类免受慢性白细胞增多的影响，但不会损害机体的紧急造血功能。运动减少脂肪组织中瘦素的产生，增强瘦素受体阳性骨髓基质细胞中促进造血的静息因子，通过调节造血干细胞和祖细胞（HSPC）生态位，减少炎症白细胞的造血输出，从而减少炎症细胞的产生和心血管炎症。C反应蛋白（CRP）是慢性全身炎症的标志物，被用于心血管疾病的风险评估，一项纳入83个随机和非随机对照试验的Meta分析表明，无论年龄或性别，炎症因子CRP水平的下降均与运动训练相关，运动训练在降低BMI的同时，可显著降低CRP（ES=0.38，95% CI 0.26～0.50），而在没有减轻体重的情况下，CRP也有显著改善（ES=0.19，95% CI 0.10～0.28；$P<0.001$）。Sallam等研究显示，规律的有氧运动可减轻全身炎症标志物CRP、IL-6、TNF-α、可溶性肿瘤坏死因子受体1（sTNFR1）和可溶性肿瘤坏死因子受体2（sTNFR2）的水平，促进抗炎因子如IL-10、IL-12、IL-4和TNF-β$_1$的产生。

为确定早期适度运动是否对心肌梗死炎症反应产生有益影响，2019年细胞生物学杂志发表的一项研究评估了炎症细胞的特征，包括促炎症细胞，即CD45$^+$白细胞和CD68$^+$巨噬细胞（M1巨噬细胞），以及抗炎性细胞，即梗死区中的CD206$^+$巨噬细胞和CD163$^+$巨噬细胞（M2巨噬细胞）。结果显示运动组梗死区CD45$^+$白细胞和CD68$^+$巨噬细胞浸润密度明显低于不运动组，与久坐组相比，早期中度运动组在梗死区CD206$^+$巨噬细胞和CD163$^+$巨噬细胞浸润密度明显增加（$P<0.05$）。研究还证实了iRNA-mRNA

整合IPA对TGFB1调控网络的抑制是心肌梗死中早期中度运动介导的心肌纤维化改善和心室结构重构的主要潜在机制，最后结论指出早期适度运动可抑制心肌梗死时的炎症反应，通过改善炎症和心室重构促进心肌梗死的愈合。

（二）改善内皮功能，促进血管新生

运动对血管内皮细胞有直接影响，通过释放舒张因子和收缩因子调节血管紧张度，还可以刺激冠状动脉微循环小动脉口径增大。Guo等所做系统综述显示，心脏运动康复训练可保护人体血管内皮功能，减缓AS斑块形成速度，而且运动能使血管分支末端产生非常明显的适应性改变，使毛细血管密度显著增加，还可改变冠状动脉血管反应，对α肾上腺素能受体的反应明显减弱，也能改变冠状动脉血管舒缩控制过程。另一方面，运动可通过血管内皮细胞生长因子（VEGF）、血管内皮祖细胞、成纤维细胞生长因子（FGF）、内源性舒血管因子等促进侧支循环形成，增加毛细血管密度，改善缺血区血流灌注。

（三）抗氧化、调节自主神经系统及免疫功能

研究证明适当的有氧运动可以提高人体内的超氧化物歧化酶（SOD）和谷胱甘肽氧化酶（GPX）以清除机体产生的活化氧，使线粒体产生适应性改变，包括线粒体体积、数量、活性增加，提高氧化磷酸化效率，增强抗氧化酶活性，保护机体免受氧化损伤。心脏康复锻炼对于冠心病患者自主神经系统的调节功能有显著的改善作用，运动可以反射性提高大脑皮质和下丘脑的活性，使交感神经和迷走神经处于一个协调状态，加强自主神经对心脏功能的调节作用。冠心病患者存在细胞免疫功能低下及CD4$^+$、CD8$^+$细胞功能失衡，体液免疫功能亢进，这与冠心病的病理基础冠状动脉粥样硬化的发生、发展及斑块的稳定性有关。冠心病运动疗法的研究显示，运动后免疫因子CD3$^+$、CD4$^+$、CD4$^+$/CD8$^+$有所升高，CD8$^+$和CD16$^+$56$^+$降低。CD3$^+$细胞能传递T细胞受体、抗原信息及T细胞活化信号，并激活T细胞；CD4$^+$细胞具有抗原辅助、诱导细胞免疫和体液免疫应答等功能；CD8$^+$是与CD4$^+$细胞作用相反的T细胞，CD4$^+$/CD8$^+$能够显示出CD4$^+$和CD8$^+$之间的平衡状态。运动康复对机体的强烈刺激可使机体产生免疫应答和免疫适应性反应，神经系统、内分泌系统与免疫系统通过完整的环路共同调节机体的免疫功能处于平衡状态。运动对机体的免疫调节作用有助于缓解和抑制免疫介导的心血管损伤，提高疾病康复期的生活质量和生存率。

（四）改善血流动力学

通过运动锻炼，冠心病患者静息心率下降，活动后心率上升，使冠心病患者延缓出现运动禁止症状，心肺功能

提高以及心率变异性提高。有氧运动能够促进心脏血管侧支循环形成，改善内皮功能，提高冠状动脉血流量，增加冠状动脉血流灌注，增加心脏小血管腔横切面积和密度，增加心肌收缩力和肌肉对氧的利用率，提高冠状动脉血管调节能力，减轻冠状动脉缺血情况，运动还可加快血液循环，调节血压，降低血管阻力，改善心脏射血功能。运动训练对急性心肌梗死的缺血再灌注损伤有心脏保护作用，对心肌梗死小鼠进行3周的游泳训练，结果显示运动训练可减弱急性期心肌细胞的自嗜和凋亡，缩小心肌梗死面积，并改善心肌糖脂代谢，增加线粒体生物合成，从而改善心肌的供氧。

（五）其他

心脏康复可改善冠心病患者血压、血糖、血脂、吸烟、肥胖等危险因素。研究显示心脏运动康复训练可以延迟多元醇通路的激活，减少患者体内的晚期糖基化及非酶糖基化的终末产物、蛋白激酶C及炎症介质等产物，降低2型糖尿病患者的胰岛素抵抗，增强患者的糖脂代谢，改善冠心病合并糖尿病患者血糖、血脂等生化指标。2020年巴西发表的一个纵向干预研究，代谢综合征患者接受了20次有氧和抗阻运动的心脏康复计划及生活方式改变的教育计划，并随访1年，结果显示CR对体重控制、降低总胆固醇和甘油三酯，对降低急性心血管不良事件和改善远期预后都有积极的影响。

二、冠心病心脏康复新技术研究的进展

以运动训练为基础的心脏康复是提高冠心病患者有氧运动能力、代谢参数、肌力、生活质量和生存率的安全干预措施。运动是心脏康复的重要内容，运动处方是在个体化原则指导下，根据心肺运动试验及对患者病情的精准评估，通过各种运动器械或操作使患者合理运动的康复方案，而运动形式及强度成为现今关注的问题。

（一）生理性缺血训练（physical ischemic training，PIT）

PIT是近年来提出的运动康复治疗方式，主要通过心肌缺血的自我保护机制而改善患者心肌缺血区供血。Heart Lung Circ杂志发表的一项研究表明，PIT可增加内皮型一氧化氮合酶mRNA及蛋白表达，促进血管内皮生长因子（vascular endothelial growth factor，VEGF）、内皮祖细胞（endothelial progenitor cells，EPCs）及一氧化氮水平升高并增加一氧化氮介导的骨髓内皮祖细胞动员，从而提高局部缺血心肌毛细血管密度和冠状动脉侧支循环血流量。目前PIT训练方法在冠心病患者及冠状动脉慢性完全闭塞病变患者中的应用，都达到了改善缺血心肌灌注及左心室舒张期功能，以及提高6MWT距离，提高生活质量的

目的。需要注意的是，PIT可能诱发缺血性心肌再发缺血损伤，因此其作用机制、安全性等仍需进一步研究证实。

（二）高强度间歇训练（high-intensity interval training，HIIT）

HIIT是指在主动或被动恢复阶段之间穿插进行短暂的高强度训练（强度>85%的VO₂ peak或最大输出功率），继而使患者耐受更高强度的运动训练。最大有氧能力（VO₂ peak）是冠心病发病率和死亡率的独立预测因子，中等强度持续运动（moderate-intensity continuous training，MCT）能安全地改善VO₂ peak，改善预后。为了降低运动风险既往指南推荐MCT作为冠心病患者运动康复方案，但随着康复治疗技术发展，目前已有研究表明HIIT在冠心病患者中的心脏康复效果优于MCT。Choi等将44例心肌梗死患者随机分为HIIT组和MICE组，HIIT组在心血管功能状态、最大摄氧、代谢当量、6MWT′试验、Borg量表/指数得分等方面较MICE组均有显著提高，而且疲劳严重程度量表和医院焦虑和抑郁量表评在HIIT组较MICE组亦有显著改善。Hannan等进行的Meta分析结果显示，持续6周以上的HIIT可使冠心病患者心肺健康状况得到最大限度地改善，且训练期间未增加住院治疗、死亡或心脏事件发生风险。但也有研究认为HIIT与MCT的心脏康复效果相当，冠心病运动处方的最优强度一直是研究争论的热点。一项最新的荟萃分析研究了间歇训练（IT）和连续训练（CT）对冠心病治疗的影响，结果显示，与CT组相比，IT组峰值摄氧量（峰值VO₂）、峰值心率（HR）、峰值VO₂呼吸交换率（RER）显著升高。与CT组相比，IT组静息收缩压（SBP）明显改善。由此得出，IT有助于改善冠心病患者的心肺健康，因为与CT相比，它带来了更大的峰值运动能力和休息SBP的改善。因此，哪种运动强度效果最佳仍有待多中心、随机对照研究进一步证实，临床工作中应根据患者危险分层和疾病特点不同，规范评估选择个体化、精准的康复方案。

（三）增强型体外反搏（enhanced external counterpulsation，EECP）

EECP是近几十年兴起的一种新的治疗方法，其原理与主动脉球囊反搏相似，同时又兼具了无创的特点。EECP的作用机制主要分为以下两个方面。

1.血流动力学层面　在心脏舒张期，通过R波同步触发，贯序挤压包裹在下肢的3个气囊使肢体动脉血反流至主动脉，提高主动脉内平均舒张压，增加冠状动脉供血，改善缺血的心肌氧供；同时EECP还可同时挤压双下肢静脉，使静脉回心血流量增加，进一步提高心排血量。

2.分子细胞层面　EECP可增加一氧化氮水平、降低内皮素1水平、减少炎性介质释放、抑制脂质过氧化应激及血管炎性反应，同时可动员循环EPCs、增加血管顺应性、延缓动脉粥样硬化进展，具有一定的血管保护作用。

SARDARI等研究表明，EECP可有效延长冠心病患者运动持续时间并增加最大负荷，有效增加左室射血分数<40%的冠心病患者1min运动后心率恢复率；RAZA等研究表明，EECP有效改善冠心病患者主动脉瓣反射时间和幅度，降低心肌耗氧指数，从而改善左心室功能。冠心病介入心脏康复研究发现EECP能够改善冠心病患者冠状动脉支架置入术后即刻的血流动力学，对PCI术后的慢血流现象有明显的改善作用。

（四）体外心脏震波（extracorporeal cardiac shock wave therapy，CSWT）

CSWT是目前心脏康复领域新兴、前沿技术，它作为一种无创而有效的血供重建手段，在心脏康复领域具有一定优势。CSWT主要通过超声波作用于心肌而产生多种方向的作用力及震动效应，进而提高血管内皮生长因子B、趋化因子配体1、趋化因子配体2、趋化因子配体3、肿瘤坏死因子受体、超家族成员12A抗体的mRNA表达，降低丝裂原激活蛋白激酶9mRNA的表达，最终达到促进微血管再生、改善心肌灌注的目的。另外，心肌细胞缺氧时自噬活动上调，CSWT治疗能够通过AMPK/mTOR、Sirt1和HIF-1α等信号通路进一步增强心肌细胞自噬，改善细胞活力和细胞内ATP水平，并促进细胞存活，发挥心脏保护作用。荟萃分析显示CSWT组明显优于对照组，对心肌灌注的改善最为明显，对活动耐量有中等程度的提高，部分研究显示可改善心功能。奥地利学者采用直接心外膜SW治疗猪缺血性心衰模型，结果显示CSWT治疗后6周LVEF由43%增加至62%。虽然CSWT在冠心病患者心脏康复方面的应用及研究时间较短，但其安全性较高，LIU等研究发现，CSWT对大鼠血流动力学指标、血清肌钙蛋白I及左心室功能无明显影响，未引起心肌炎症反应和纤维化改变，通过电子显微镜观察也未对心肌超微结构造成明显的额外损伤。CSWT作为一项心脏康复的新技术，前景如何还有待更多的临床循证医学证据。

（五）握力试验（handgrip strength，HGS）

HGS是国际上新进用于心脏康复评估患者运动能力的预测因子之一，方法是用测力仪（LHP）测量手握力，受试者被要求以最大的力量握着测力计3s，同时保持坐位一个肘关节90°外悬。每只手测量3次，记录最大值。为了调整体重的影响，计算HGS占体重的比值。准确评价和改善运动能力（EC）不仅能提高冠心病患者的生活质量，而且对降低死亡率具有重要意义。6MWT和最大摄氧量（VO₂max）在预测冠心病预后方面已被广泛研究，而利用肌力预测冠心病预后的研究相对较少。在临床实践中，评估冠心病患者的EC有许多局限性,包括测量时间、相对昂贵的工具和安全性。有报道称,股四头肌肌力可以预测冠心病患者的EC,进而预测预后。而HGS比股四头肌力量更简单、更安全、更经济,是预测冠心病患者心脏死亡和全因死亡的良好指标。韩国2020年的一项横断面研究记录了443名参与者在2015—2018年接受了冠状动脉干预并参与心脏康复的情况,采用Logistic回归分析,评估各种临床措施(HGS、年龄、性别等)与6MWT距离和VO_{2max}之间的关系,结果显示握力(HGS)与在6MWT中行走的距离有关($r=0.435$,$P<0.001$),它是所有运动能力类别的唯一预测因子,也是每个运动能力类别的最强预测因子之一。HGS占体重的26%者预测6MWT上将实现200m的步行(阳性预测值=0.95),HGS<体重的36%者预测500m不能在6min内完成(负预测值=0.97)。这项研究表明,HGS与冠心病的运动能力有关,可用于预测运动能力水平,有助于设定冠心病患者心脏康复运动处方的强度和日常活动水平的危险分层。

三、心脏康复开展模式的研究进展

全球心脏康复模式差异较大,在中低收入国家,提倡因地制宜、因陋就简地实施心脏康复,同时强调评估先行,在资源缺乏的环境灵活搭配和实施,积极开展以社区和家庭为中心的心脏康复。同时,可采用基于移动医疗的交互模式,这种模式在成本和时间上具有明显优势。

(一)国外心脏康复模式

欧洲采用康复中心结合社区的心脏康复模式,日本是以康复门诊带动家庭的模式,美国主要是以医院和社区为中心进行,以市场为主导,国家部分支持的模式。澳大利亚的一项系统回顾研究发现,在患者死亡率和心血管事件发生率方面,医院和社区心脏康复的差异非常小。据2016年英国国家心脏康复审计报告显示,80%的心脏康复服务以医院集中康复模式进行,其他方法如家庭、网络和电话的康复模式占20%。巴西2019年的一项随机对照试验研究旨在验证患者是否遵守以家庭为基础的心脏康复计划,该计划包括在电话指导下进行的无监督的健康教育和体育锻炼。此外,将这种新方法与大多数医院中心提供的传统的有监督的心脏康复技术进行比较。这是巴西的第一项将传统的心脏康复方法与使用可访问且低成本技术的新颖的、基于家庭的心脏康复方案进行的比较。目前结果尚未公布,如果获得积极结果,该研究将有助于建立新的可行的心脏康复模型。比利时进行了科技型心脏康复平台(PATHway)的随机对照试验,PATHway是一个创新的互联网支持的个性化心脏康复平台,它包含了CR的所有核心组成部分以及远程康复所有的重点领域。它提供定期的锻炼课程,以此为基础,提供个性化、全面的生活方式干预

计划,使患者能够自我管理自己的CVD并引领健康的日常生活方式。PATHway平台显示了持续CR的初步效果。这项试点研究证明了技术支持、远程监测、基于家庭的CR计划的可行性和依从性。

(二)国内心脏康复开展情况

目前,国内开展的心脏康复模式主要以医院和家庭为主或混合模式,社区心脏康复模式与其他形式的CR模式随着医疗改革的推进会发展为逐渐成熟的模式。住院康复主要是对CHD患者进行康复评估、重症早期康复和药物、运动、心理、戒烟、营养的心脏康复五大处方;门诊和家庭康复主要是对发生过心血管事件的出院患者及高危人群进行心脏康复和二级预防干预,实现药物达标、运动处方达标以及心理、戒烟、饮食、睡眠等生活方式的持续改进。同时积极开展基于互联网的干预模式,通过智能手机应用、手机短信、语音通话或基于手机的问卷调查等进行心脏康复干预。当今社会发展趋势和循证研究结果都积极倡导冠心病患者接受全面的CR治疗,首选疗程至少为6~12周,包括一种或多种以团体为基础的治疗(生活方式干预、运动治疗、放松疗法等),强调个性化的CR处方,如老年冠心病患者运动处方中抗阻训练的重要性不可低估,以防止肌减少症。此外,中医心脏康复在我国有扎实的理论依据和广泛的群众基础,而现代西方心脏康复理念及先进的康复设备,为科学评估心脏康复疗效提供了科学依据,两者优势互补,兼容并蓄。

四、总结

心脏康复是融合生物医学、运动医学、营养医学、心身医学和行为医学的心血管专业治疗康复模式。以医学整体评估为基础,将心血管病预防管理措施系统化、结构化、数字化和个体化,通过五大核心处方综合模型干预危险因素,为心血管病患者在急性期、恢复期、维持期及整个生命过程中提供生理、心理和社会的全面和全程管理服务和关爱。尽管有证据表明心脏康复是有益的,但它却未被充分利用。Circulation最新的一项横断面研究中,对全球CR项目进行了在线调查,第一次对每个国家提供的心脏康复剂量在监督、家庭和社区方案中得到了描述,结果显示在111个提供心脏康复项目的国家中,只有60%的国家提供了至少12个疗程,而居家心脏康复服务明显不足。

我国心脏康复呈现蓬勃发展态势,但主要集中在规模较大的省市三级医院,CR体系建设并没有完全深入融合到临床实践中。随着国内外冠心病心脏康复机制研究的深入和技术的进步,其效价比及安全性进一步得到提升,冠心病三级康复临床路径将逐渐完善,心脏康复将成为冠心病患者临床获益最大化的必由之路。

(孔永梅 王莉枝 安 健)

慢性心力衰竭心脏康复进展

一、前言

随着社会老龄化，心力衰竭（HF）成为一个世界性的公共卫生问题。心力衰竭（心衰）是多种原因导致心脏结构和（或）功能的异常改变，使心室收缩和（或）舒张功能发生障碍，从而引起的一组复杂临床综合征，主要表现为呼吸困难、疲乏和液体潴留（肺淤血、体循环淤血及外周水肿）等。心力衰竭是各种心脏疾病的严重表现或晚期阶段，其发病率有不断增高的趋势，死亡率和再住院率居高不下。近期中国高血压调查（CHS）研究结果显示，中国≥35岁的成年人心衰患病率1.3%，左心室收缩功能障碍（射血分数<50%）患病率1.4%，中度或重度左心室舒张功能障碍患病率2.7%。据研究显示我国住院心力衰竭患者平均年龄67.9岁，常见病因为冠状动脉粥样硬化性心脏病、高血压、扩张型心肌病、瓣膜性心脏病，常见合并症为心房颤动或心房扑动、糖尿病、贫血，其中射血分数保留心力衰竭（HFpEF）患者占比较大。

1964年世界卫生组织（WHO）对心脏康复的定义为：确保心脏病患者获得最佳的体力、精神、社会功能的所有方法的总和，以便患者通过自己的努力在社会上尽可能恢复正常的功能，过主动的生活。心脏康复内容包括医学评估、运动训练、心理咨询、营养咨询、教育及危险因素控制等方面的综合医疗，其中运动训练也称为运动康复，为心脏康复的基石，因此称之为以运动为核心的心脏康复。

传统的心脏康复大部分由3个阶段组成，其中包括住院、门诊和维持阶段。第一阶段通常在住院环境中开始，这个阶段通常很短暂，需要尽早动员准备；第二阶段通常在医院门诊开展，它由医师指导的多学科计划组成；第三阶段是心脏康复的终身维持阶段。

慢性心衰患者运动康复首先建议有氧运动，辅助抗阻运动、平衡和柔韧性运动，有氧运动可以改善心肺耐力和预后，抗阻运动可以改善骨骼肌肉耐力，平衡和柔韧性运动可以改善平衡和协调性。运动康复通过提高心肺耐力来提高患者生活质量，改善症状，降低焦虑、抑郁和压力水平，并在日常活动中保持独立性。

鉴于近几年国内外对心力衰竭心脏康复取得的研究进展，目前不少国际指南/共识均对心衰患者推荐运动为基础的心脏康复。2016年，欧洲心脏病学会（ESC）急慢性心力衰竭诊断与治疗指南推荐：心衰患者推荐规律的有氧运动以改善症状和提高功能状态（证据级别：ⅠA）；慢性稳定的左室射血分数降低心衰（HFrEF）患者推荐规律的有氧运动，以降低住院风险（证据级别：ⅠA）；心衰患者推荐多学科的管理，以降低心衰住院和死亡的风险（证据级别：ⅠA）。2017年，加拿大心血管学会（CCS）心衰管理指南推荐有规律的运动来改善所有心力衰竭患者的运动能力、症状和生活质量（强烈建议；中等质量证据）；建议射血分数降低心衰患者经常运动以减少住院率（强烈建议；中等质量证据）。2017年，日本循环学会（JCS）指南推荐心力衰竭患者运动（证据级别：ⅠB），认为运动与心力衰竭风险呈剂量相关的负相关关系。2019年，心力衰竭临床实践更新及欧洲心脏病学会心力衰竭协会的专家共识会议报告建议HFrEF患者参加以运动为基础的心脏康复计划，以降低住院的风险。2020年《美国物理治疗协会理疗师治疗心力衰竭的临床实践指南》指出物理治疗师应为稳定性NYHAⅡ~Ⅲ级HFrEF患者开出高强度间歇运动处方，可降低病死率、全因和心衰相关的住院率和住院天数。《中国心力衰竭诊断和治疗指南2018》推荐心衰患者进行有规律的有氧运动，以改善症状、提高活动耐量。

二、以运动为核心的心脏康复对心力衰竭患者的价值

（一）对心衰患者死亡率和住院率的影响

2012年，Romualdo Belardinelli等研究显示，长达10年的运动康复可以显著降低再入院率和心血管原因死亡风险。

2018年9月发表的ExTraMATCHⅡ研究（本研究采用IPD Meta分析方法，系一种更为精准的统计分析方法，共有18项临床研究提供数据，纳入3912例），结果显示，以运动为核心的心脏康复对全因死亡风险、全因住院风险、心衰原因死亡风险、心衰原因住院风险均无显著性降低。在伴有左室射血分数降低的心力衰竭患者中，也得到了类似的结果。2019年的一个荟萃分析对1999年或以后发表的伴有左室射血分数降低患者进行基于运动的心脏康复的随机对照试验的评估。研究显示没有观察到以运动为基础的心脏康复与死亡率或住院率之间的联系。

2019年Cochrane研究表明，与不运动的对照组相比，基于运动的心脏康复可能对短期（短于12个月的随访）全因死亡的风险影响很小或没有影响，随访时间超过12个月，基于运动的心脏康复对全因死亡风险略有下降。低至中等质量的证据表明，心脏康复可能降低全因住院风险，并可能在短期内（最多12个月）减少心力衰竭住院。一项意大利研究分析了2005—2012年突发心力衰竭患者的所有住院人数、心脏康复入院人数、出院后死亡人数、门诊就诊人数。研究表明，在大量心力衰竭患者中，住院心脏康复与降低全因死亡和心力衰竭再住院风险有关。家庭心脏康复也可改善慢性心力衰竭患者的再入院率，一项随机前瞻性研究结果显示，心脏康复可使心衰患者90d再入院率风险从14%降至5%。

另外，研究表明心力衰竭患者运动康复所获取的代谢当量（MET）与预后有关。一项纳入样本量707例患者的研究结果显示，心脏康复所增加的MET与全因死亡率和心力衰竭住院之间具有最强的独立关联，心脏康复结束时每增加1 MET，经校正后全因死亡和心力衰竭住院风险分别降低42%和38%。

从上可见以运动为核心的心脏康复对心力衰竭患者死亡和住院风险的影响在不同的研究中呈现不同的结果，可能与运动模式、运动强度、患者人群选择、依从性及随访时间等因素有关。我们需要进一步研究证实何种模式、何种强度的运动康复可以改善心力衰竭死亡和住院风险。关于心力衰竭的早期间歇训练，认为尽早开始运动训练是可行的，可以为患者提供一个良好的开端。

运动为基础的心脏康复对于降低住院率和死亡率可能的机制在于：由运动引起IL-6和IL-10升高，通过抑制TNF-α和刺激IL-1ra发挥直接的抗炎作用，从而抑制IL-1β信号；IL-6对糖脂代谢有直接影响；长期运动间接抗炎效应可能通过限制腹部脂肪来调节。运动是一种自然的、强抗炎和改善代谢的策略，有助于限制疾病的进展。

（二）对运动耐力和生活质量的影响

运动康复可以改善心力衰竭患者运动耐力和生活质量，近期研究显示心力衰竭患者经过呼吸肌训练后可以提高peakVO$_2$、6MWT，降低二氧化碳通气当量斜率（VE/VCO$_2$ slope），改善呼吸困难及增加最大吸气压力（PI$_{max}$）。一项多中心随机试验证实心脏康复可以改善与健康有关的生活质量（health related quality of life，HRQoL），与常规护理组的明尼苏达州心力衰竭生活调查问卷（MLHFQ）得分差异为–5.7分（95% CI –10.6～–0.7），存在显著性差异。

有研究显示，以运动为核心的心脏康复结合神经电刺激3周可显著改善6MWT、左室射血分数和生活质量。有关运动对心脏再同步化治疗（CRT）和置入式心脏复律除颤器置入后（ICD）的效果，纳入NYHA Ⅲ级HFrEF患者，进行6个月的有氧间歇运动，可以显著改善CRT和ICD组患者的运动耐力，且6个月后，可以显著改善左心室内径及左室射血分数（LVEF）增加，CRT和ICD组无显著性差异。4项随机对照研究（总样本量157例）的荟萃分析表明：心脏康复组的峰值摄氧量（peakVO$_2$）明显高于对照组［WMD＝2.17 ml/（kg·min），95% CI 1.42～2.92，P＜0.001］。心脏康复组的LVEF明显高于对照组（WMD＝4.75%，95% CI 1.53～7.97，P＝0.004），同样证实心脏康复能提高CRT患者运动耐力和左心室功能。

研究表明，经过住院期心脏康复可以显著增加左心室辅助装置（LVAD）患者6MWT及对助行车的依赖显著减少，以及可以改善LVAD的临床预后，应建议LVAD患者系统进行心脏康复。

以运动为核心的心脏康复可改善心力衰竭患者运动耐力可能机制在于有助于改善心脏、血管和骨骼肌的功能，从而增加氧气输送、腿部肌肉血流量增加从而增加氧的摄取及氧的代谢，同时可改善心室重构。耐力提高的同时可以改善心力衰竭患者生活质量，生活质量的改善对患者本人及家庭具有重要意义，可以提升家庭的幸福感。

（三）对认知能力的影响

目前有限的证据表明，运动康复具有预防认知功能下降的潜力。在心脏手术前实施心脏预康复程序，对预防术后认知功能障碍可能发挥作用，但还需进一步的研究。

基于运动的心脏康复改善认知的机制可能在于运动能够增强细胞对氧化应激的抵抗，改善能量代谢。同时，有氧运动可以提高海马体积，从而促进认知能力。

（四）对情绪的影响

研究表明，有氧运动对轻到中度重度抑郁症是一种有效的治疗方法。规律运动康复对心力衰竭生活质量、身体功能、抑郁和焦虑有益。2019年Walid Kamal Abdelbasset等的研究选择了46例患有抑郁症的充血性心力衰竭患者，进行中等强度连续有氧运动（moderate-intensity continuous aerobic exercise，MICAE）（MICAE每周3次，共12周，对照组接受传统干预，不进行任何运动康复）。结果显示12周的MICAE可以显著降低充血性心力衰竭患者的抑郁状态。

（五）对心血管危险因素的影响

心脏康复可以改善慢性心力衰竭患者的心血管危险因素。一项针对80例慢性稳定性心力衰竭患者研究显示，血压、心率、BMI、腰围、吸烟者人数和糖化血红蛋白显著降低。但是，低密度脂蛋白在统计学上没有显著性降低。

三、以运动为核心的心脏康复对照护者的影响

Jennifer Wingham等研究表明,将患者的照护人员分配给12周以上的心力衰竭心脏康复组(REACH-HF组)或心力衰竭非心脏康复组(对照组)。采用一般健康相关生活质量(EQ-5D-5L)、家庭护理者生活质量量表(FamQol)、护理者负担问卷(CBQ-HF)、护理者对心力衰竭指标问卷(CC-SCHFI)自我照顾的贡献、医院焦虑抑郁量表(HADS)分别在4、6、12个月进行评估及在4个月和12个月时进行定性访谈。结果发现与对照组相比,REACH-HF组在12个月时CC-SCHFI信心评分(57.5 vs. 62.8,调整后平均差值:9.3)显著高于对照组。定性访谈显示,接受了慢性心力衰竭心脏康复干预的大多数照护者对患者的支持方式做出了积极的改变,并认为随着时间的推移,将信心增加。结论表明REACH-HF干预提高了照护者自我管理的信心。REACH-HFpEF研究评估基于家庭的心脏康复对HFpEF患者可行性和可接受性,与对照组相比,干预组照护者心理健康和负担有所改善。

四、心脏康复模式的比较

目前心脏康复模式有多种:基于中心的心脏康复模式、家庭心脏康复模式、混合心脏康复模式(将短期家庭心脏康复和基于中心的心脏康复模式结合在一起)。2019年一项荟萃分析研究结果表明(31项随机对照试验,1791人),家庭心脏康复和心脏康复混合模式显著改善心力衰竭患者PeakVO$_2$,家庭心脏康复较对照组显著改善生活质量。因此,对于不适合基于心脏康复中心模式的患者,这两种模式均可选择。

尽管家庭模式心脏康复与基于中心的心脏康复模式效果无明显差异,但是两者的经济学效益是否存在差异?一个多中心随机对照研究,有53个参与者被随机分配到远程康复组(包括12周的团组运动康复和通过在线视频会议传递到家庭的教育)或基于中心的心脏康复组。结果显示,在6个月内,远程康复组总医疗成本显著降低,而两组生活质量无显著性差异。

五、总结

基于运动为核心的心脏康复可以改善慢性心力衰竭患者的运动耐力、生活质量、情绪及相关心血管危险因素,对于死亡和住院的风险目前研究证据尚不充分,目前有少量证据表明基于运动为核心的心脏康复可改善心力衰竭患者的认知功能及照护者的心理状态。由于各研究的运动模式、运动强度、患者人群选择、依从性及随访时间等诸多因素存在不同,因而对死亡和住院风险影响结果各异。我们需要进一步研究证实何种运动模式、何种运动强度以及如何提高患者的依从性才能改善心力衰竭患者的死亡和住院风险。

(沈玉芹 沈 婷)

心脏康复在心血管疾病中的应用思路

在过去的一个世纪，我们见证了医学科学与技术的巨大进步，人类对疾病的认识达到了更深的层次，临床疾病的诊疗手段也得到突飞猛进的发展，先进的医疗技术挽救了大量急性期患者生命，但人类健康似乎并没有从这些进步中获得最大的收益。当前我们仍然面临着很多问题，心血管疾病取代了传统的感染性疾病成为影响人类健康的第一大杀手，人口老龄化和大量带病生存人群不断攀升，医疗负担也随之呈现明显上升趋势。摆脱这些困境的不仅仅是依靠先进的诊疗技术，更重要的是医学模式的转变。

早在20世纪70年代，很多学者就开始提出转变医学模式，但是一直处于探索阶段。随着医疗新技术和大众健康理念的发展，医学模式逐渐从生物-心理-社会医学模式向"4P"医学模式转变。所谓"4P"医学模式是指预防性（preventive）、预测性（predictive）、个体化（personalized）和参与性（participatory）。4P医学模式将疾病预防置于优先位置，现代医疗技术的发展，也为疾病的预测提供了技术支持，强调个体化精准医疗，提倡医患双方的共同参与和相互配合。

慢性病的治疗，包括心血管疾病，沿用的医学模式仍是单纯的被动医疗模式，患者出现问题才到医院看病，医院疲于治疗大量急危重症患者，治愈出院后社区的随访、疾病管理和康复的链条虽然存在，但实际情况仍然缺失。目前临床上提供的心血管疾病二级预防治疗，包括"ABCDE"，仍以"被动式、普适化和群体化"为特征，缺乏个体化和主动参与性。心脏康复治疗模式提出全生命周期管理，将预防、康复、手术器械治疗都视作实现心脏康复的手段，但强调预防康复贯穿患者的全生命周期，手术器械只是心脏康复治疗中的节点。心脏康复治疗强调评估序贯治疗，系统评估不仅将生物学指标量化，行为和生活方式指标同样实现量化，在此基础上制订的心脏康复药物、运动、心理、营养和行为干预处方，实现心血管病治疗的可预防、可预测、个体化和主动参与性，真正符合"4P"医学模式。

大家对于心脏康复治疗的价值，多数集中在改善生活质量，改善运动耐力，延缓和阻止心血管疾病的发展，认可心脏康复在疾病恢复期促进康复的作用，但对于心脏康复在疾病转归过程中发挥的作用缺乏重视，如心脏重症患者通过心脏康复治疗，明显缩短患者停留在监护室的时间；动脉粥样硬化患者通过心脏康复治疗，可控制并有效逆转斑块；稳定型心绞痛患者，通过心脏康复治疗，可减少心肌缺血发作；缺血性心肌病患者，通过心脏康复治疗，延缓了心功能下降，以及对于代谢异常的改善等。总之，心脏康复治疗的目标是帮助机体恢复健康，而不仅仅是治愈疾病，从而降低再住院率，降低心血管事件，降低早死风险，进一步提高患者生存质量，使患者早日回归社会、回归家庭、回归职场，获得正常或者接近正常的生活状态。本文就心脏康复在心血管疾病治疗中的应用思路做一简要介绍。

一、控制斑块进展，实现斑块逆转

心脑血管疾病是影响人类健康和寿命的首要疾病，其中动脉粥样硬化性心血管疾病又是引起心脑血管疾病的首要原因。因此，对动脉粥样硬化的关注和治疗非常重要。动脉粥样硬化是一种慢性、进展性疾病，主要表现为内膜损伤、脂质沉积、中层平滑肌增生、斑块堵塞管腔及血栓形成。动脉粥样硬化一旦发生，如果不给予及时的干预治疗，势必出现动脉斑块逐渐加重。从20世纪60年代以来，研究发现，动脉粥样硬化发生发展的主要机制为炎症激活、氧化应激、内膜损伤、血小板激活、凝血机制失衡等，高血脂、高血压、高血糖、吸烟、过量饮酒、精神应激、肥胖、久坐的生活方式、饮食中缺少蔬菜水果9个危险因素与动脉粥样硬化发生发展密切相关，因此针对上述危险因素的干预是目前防治动脉粥样硬化的主要措施。然而，动脉粥样硬化残余风险仍然存在，我国心血管疾病的发病率和死亡率仍在攀升。导致这一局面的主要问题是医疗资源在不同地区仍有差异，从PURE研究数据可以看到，我国不同地区药物使用率和达标率差异非常大，大家普遍认为应该掌握的心血管疾病二级预防药物的规范化使用，并没有实现，因此加强药物的规范化使用仍是我国心血管疾病预防康复的核心和关键。同时，我们还应认识到，生活方式改变对于改善血压、血糖、血脂的重要性，如果生活方式不健康，药物常无法完全控制住代谢指标的异常发生。不健康生活方式与代谢指标之间的关系就像火焰和锅里的鸭子，如果不撤掉火焰，只是在锅里放冰块，锅里的鸭子迟早被煮熟。因此，对于动脉粥样硬化，药物和生活方式治疗双管齐下的干预方式至关重要。心脏康复包括药物、运动、营养、心理和戒烟干预五大处方，囊括了药物和生活方式医学治疗，这里强调生活方式医学治疗，而不仅仅是生活方式改善，是因为生活方式医学治疗使用具有循证证据的方法，能够实现生活方式改善效果的最大化。

药物治疗依从性是首先需要重视的一种生活方式，药物治疗依从性与患者的认知、经济能力、药物的副作用等等密切相关，因此处方药物时需要考虑到患者的认知、经济承受能力以及可能的药物副作用和药物相互作用。药物治疗达标同样非常重要，通过设定随访时间、定期评估及健康宣教等方法，保证危险因素达标是实现药物治疗价值的核心。国内外高血压指南、糖尿病指南和降脂治疗指南均明确指出，血压、血糖、血脂达标是首要治疗目标，药物治疗不达标，即使坚持用药也无法实现抗动脉粥样硬化的效果。

运动治疗是最近几年被逐渐重视的心血管疾病治疗手段，但由于对运动风险的担心，运动治疗目前使用率不高，即使使用，但由于运动剂量不足，无法产生最佳的运动治疗获益，有效剂量的运动治疗可以实现控制动脉粥样硬化发生发展的效果。2009年发表在《美国心脏病学杂志》的研究证实，药物洗脱支架术后，采用间歇高强度有氧训练，可以显著降低管腔的丢失面积；早在1993年就有研究显示，运动逆转动脉粥样硬化的效果与运动剂量具有量效关系，每周达到1500kcal以上的运动，可以有效控制动脉粥样硬化的进展，每周达到2000kcal以上的运动量，才能实现逆转动脉粥样硬化的效果。Hambrecht等研究运动治疗对稳定性心绞痛患者12个月心血管事件的影响，在规范化药物治疗基础上分成两组，一组接受运动治疗，另一组接受PCI治疗，运动治疗组接受12个月每天20min的骑车运动训练，结果显示，运动训练可提高稳定性冠心病患者无事件生存率（88%vs. 70%，$P<0.05$）。

关于运动治疗控制动脉粥样硬化的机制，包括改善血管内皮功能、抗炎和改善动脉硬化等。研究发现，运动通过增加动脉壁血流介导的剪切力，改善血管内皮功能，增加一氧化氮合成、释放和活性。通过促进内皮祖细胞和间充质干细胞动员，促进血管新生和内皮修复；运动训练可降低血C反应蛋白水平；运动可促进还原型烟酰胺腺嘌呤二核苷酸磷酸（NADPH）生成，增加机体抗氧化能力；运动还可降低老年大鼠血管壁Ⅰ型和Ⅲ型胶原纤维以及转化生长因子β的表达；糖基化终末产物可促进胶原交联和动脉硬化，运动可减少糖基化终末产物生成，从而延缓动脉硬化。

有效的运动强度目前以心率为评判指标，原则上运动靶心率应接近无氧阈或缺血阈，但很多医疗机构缺乏判断无氧阈或缺血阈的运动负荷试验仪器，推荐运动时心率至少提高10～30次/分，不同的患者运动剂量都不相同，因此通过评估对患者进行危险分层，进而帮助患者制订个体化

的运动方案和运动监护级别，最大程度上保证患者运动中的安全，降低运动风险。

除药物和运动外，营养处方、心理处方和行为干预处方通过科学手段改善焦虑抑郁情绪、改善压力应激、改善不健康饮食习惯以及戒烟限酒、控制体重等，同样通过抗炎、抗氧化、拮抗交感激活、改善代谢、拮抗血小板凝血因子激活、改善胰岛素抵抗等机制，发挥抗动脉粥样硬化作用。

二、心脏康复用于难治性心肌缺血的治疗

所谓难治性心肌缺血，是指患者的冠状动脉发生弥漫性病变且严重狭窄，或者行冠状动脉支架术后反复再狭窄、慢性闭塞病变无法开通血管、冠状动脉旁路移植术后再狭窄及糖尿病小血管病变等临床情况，患者有严重的劳累诱发的心肌缺血，药物治疗无法有效改善症状，由于血管病变特征不适合在冠状动脉病变处置入支架或行冠状动脉旁路移植术治疗。对于这一部分患者，目前的治疗建议是加强药物治疗和卧床休养。如此，患者基本失去了正常的日常生活和社会生活，对于老老年人或许还可以接受，但对于中老年人，这种治疗虽然可改善症状，但对于患者仍然很残酷，无异于功能残疾。目前研究显示，对于劳力恶化性心绞痛，在优化药物治疗的基础上，给予生理缺血性运动训练，可以改善患者的心肌缺血程度，帮助患者恢复正常的日常生活和社会生活。相关机制如下：长期规律的有氧运动可提高体能，降低亚极量运动时的心率、收缩压和心率血压乘积，降低心肌耗氧量，提高冠心病患者运动诱发心肌缺血的阈值；通过改善冠状动脉弹性和内皮依赖的血管舒张功能，增加病变血管的管腔面积，增加心肌毛细血管密度，促进侧支循环生成，达到提高冠状动脉血流量的目的。

很多研究都证实短暂心肌缺血可促进侧支循环的生成。研究发现运动促进侧支生成的作用与运动强度有关，运动强度越大，侧支生成就越明显。缺血阈强度是最大的运动强度，理论上促进缺血区冠状动脉侧支生成的作用最强。国外Watanabe T、Roth等教授及国内励建安教授均在该领域进行了有益的探索，发现短暂适宜缺血阈强度的训练可以安全有效地促进冠状动脉侧支循环。目前临床推荐心肌缺血患者的运动靶心率为导致心肌缺血发作时的心率减10次/分，上述研究提示对于慢性稳定性冠心病患者可考虑给予缺血阈强度的运动训练，但上述研究结论均来自动物实验，如何确定适宜的缺血阈强度、如何保证运动的安全、如何给患者制订运动频率和运动时间均需要进一步研究。

三、心脏康复可改善缺血性心肌病的转归

急性心肌梗死是导致我国居民因心血管疾病死亡的最

主要疾病，发病率逐年攀升，尤其年轻化趋势日趋明显，急性心肌梗死急性期的救治技术呈跨越式发展，因此目前急性心肌梗死急性期死亡率已经下降到5%以下，大多数急性心肌梗死患者能够长期带病生存，但研究显示，心肌梗死患者虽然使用了最佳的二级预防药物治疗，仍然有至少25%的患者出现左心室重构加重和射血分数减低，发生慢性心力衰竭，因此如何改善心肌梗死后左心室重构，降低慢性心力衰竭的发生风险是目前研究的热点。

有氧运动可减轻心肌梗死后心肌组织重塑，改善心肌组织的顺应性，改善钙离子调节功能和受损心肌的收缩能力，降低心肌组织的氧化应激水平，改善循环中炎症因子的表达。Kraljevic等采用结扎大鼠左冠状动脉的方法制作心肌梗死模型，实验分为假手术组、心肌梗死对照组及心梗后运动组。运动组大鼠进行每周5d，为期8周的高强度（85%～90% VO$_{2max}$，最大摄氧量）间歇跑台运动；实验第4周发现，与假手术组比，心肌梗死组大鼠左心室室腔增大，室壁变薄；第12周时，心肌梗死对照组左心室收缩功能恶化，运动组的左心室短轴缩短率（left ventricular fractional shortening, LVFS）仍停留在第4周的水平，结果表明运动训练可防止心肌梗死后左心室收缩与舒张功能的减退，延缓心室重塑的发生。研究证实，一次强度为55%～60% VO$_{2max}$的60min运动训练可激活血管内皮细胞一氧化氮合酶（NOS），增加内皮细胞释放NO含量，促进心肌梗死区域血管舒张。

目前研究发现，运动疗法是常被临床忽视的心肌梗死后心力衰竭的有效治疗手段。越来越多的证据表明，运动训练可以调控心肌梗死后左心室重塑的过程，降低左心室舒张末容积和收缩末容积，减少心肌坏死面积，改善心功能，这种获益随着心肌梗死后开始运动治疗的时间提前而获益增加，荟萃分析数据建议，病情稳定的心肌梗死患者，应在心肌梗死后7d左右开始接受运动治疗，并坚持3个月，改善左心室重构的获益最大。临床荟萃分析也证实，运动训练可以提高最大摄氧量，改善心功能分级、生活质量及远期生存率。

大量国内外研究表明有氧运动通过下列机制改善左心室重构和心功能。①调节收缩功能：能够调控心肌细胞生理性肥厚和心肌细胞再生，增加有功能心肌细胞的数量。改善心肌组织的顺应性，改善钙离子调节功能和受损心肌的收缩能力。②抑制氧化应激和炎症反应：能够促进心肌梗死大鼠心肌组织中线粒体增生，增强线粒体呼吸酶链复合体1（COX-1）活性，增加三磷酸腺苷的生成率，降低心肌组织的氧化应激水平，改善循环中炎症因子（如白介素-10、白介素-6、C反应蛋白和肿瘤坏死因子α等）的表达。③改善纤维化：能够降低血羧甲基赖氨酸复合物（CML）的表达，阻止年龄相关的心肌胶原交联，延缓心肌纤维化。

心肌梗死后心脏康复开始于20世纪60年代，大量证据显示心肌梗死后心脏康复的获益，我国心肌梗死后心脏康复治疗也已经开展多年，但从中国心肺预防和康复注册平台的数据显示，我国心肌梗死患者接受心脏康复治疗的比例不到10%，临床上很多心血管医师仍然在讨论运动康复是否增加心肌梗死后猝死风险和心力衰竭风险，这一争论从20世纪20年代已经开始，但心脏康复并没有因此被禁止使用，反而逐渐纳入国内外心肌梗死治疗指南推荐，说明心肌梗死后心脏康复非常必要，而且从目前的研究证据看，心肌梗死后心脏康复越早开展，获益越大。目前我国存在的问题是，心肌梗死后启动心脏康复的时间偏晚，导致获益相对下降；同时，随着近几年心脏康复普及，接受心脏康复的心肌梗死患者增加，也发现了一些问题，临床医生制订心脏康复处方缺乏科学规范，心肌梗死患者执行心脏康复处方依从性欠缺规范，导致接受运动康复治疗的获益下降，风险增加。因此，培养心脏康复专业人才、科学规范心脏康复处方，以及提高心脏康复质量控制是今后一段时间的重要任务。

四、双心干预有助于提高心血管疾病的诊断和治疗效率

心脏康复中的双心干预有助于提高心血管疾病的诊断和治疗效率。目前大家接受了如下事实：精神应激是动脉粥样硬化性心血管疾病发病和预后不良的重要危险因素，焦虑、抑郁不仅恶化患者的病情与预后，且显著降低患者的生活质量，降低治疗依从性，增加社会孤独感。同时，长期诊疗过程中患者反复遭受疾病的困扰和治疗不良反应，导致心血管疾病患者发生焦虑、抑郁等心理疾病非常普遍。发生焦虑、抑郁等情绪障碍的患者，因躯体症状反复就诊，对治疗不满意，导致医患矛盾和医患纠纷隐患，同时增加了医疗支出，因此，寻找有效改善患者心理健康与治疗躯体疾病同样重要。

临床上还有一部分患者，因为存在焦虑、抑郁等情绪障碍，出现胸闷、胸痛、心悸、头晕、乏力等类似心脏病的躯体化症状，部分情况发展为临床疾病状态，如压力应激性心肌病、压力应激性心肌缺血、应激性高血压、交感电风暴、压力应激性冠状动脉痉挛等。这些患者多数首先到心内科就诊，经过完善心血管相关检查后，没有发现能够解释患者症状的心血管异常，有的患者使用了药物和支架等治疗，但患者症状始终存在，导致患者反复就诊，不仅个人精神上异常痛苦，而且家庭同样遭受精神痛苦和经济损失。因此，对这一部分患者的识别非常重要，作为心血管医师，我们能够掌握简单的心理干预技术当然更好，如果不能，至少能够做好鉴别诊断，能够明确患者的胸闷是否来自心血管，同时掌握基础的心理问题识别方法，从而给患者提供合理的转诊治疗建议。

（一）如何识别精神心理问题

心血管科的临床诊疗节奏快，对患者的情绪体验难以逐一澄清，心理问题筛查尤为重要。可在诊疗同时，采用简短的三问法，初步筛出可能有问题的患者。3个问题是：①是否有睡眠不好，已明显影响白天的精神状态或必须用药；②是否有烦躁不安，对以前感兴趣的事情失去兴趣；③是否有明显身体不适，但多次检查都没有发现能够解释的原因。3个问题中如果有2个回答是，符合精神障碍的可能性为80%左右。我们也推荐心血管科采用PHQ-9、GAD-7、HAD、躯体化症状自评量表作为评估工具。评估结果提示，轻度患者可由心血管科医师对患者进行一些药物或非药物治疗，中度患者请双心医师或精神科医师会诊，重度患者转诊精神科。

（二）心理处方干预方法

1.认知行为治疗　认知因素在决定患者的心理反应中起关键性作用，包括对病因和疾病结果的态度、对治疗的预期作用的态度等。患者在获得诊断和治疗决策阶段，以及后续治疗和康复阶段，可能经历多种心理变化，心血管科医师主要的帮助手段是认知行为治疗和运动指导。

2.药物治疗　抗焦虑药具有减轻焦虑、紧张、恐惧，稳定情绪兼有镇静、催眠、抗惊厥作用。主要包括苯二氮䓬类抗焦虑药和非苯二氮䓬类新型抗焦虑药。苯二氮䓬类常用药有地西泮、阿普唑仑、劳拉西泮等。非苯二氮䓬类新型抗焦虑药主要指5-羟色胺1A类受体激动剂。如为发作性焦虑，最好用奥沙西泮、劳拉西泮，在应激事件发生或预期将发生前服用。焦虑和抑郁共病应该首选抗抑郁类药物，主要包括选择性5-羟色胺再摄取抑制剂、复合制剂氟哌噻醇美利曲辛片、去甲肾上腺素和特异性5-羟色胺抗抑郁（Nassa类）药物。

3.放松训练与正念治疗　放松训练可减少心血管事件及再发，促进病情恢复。研究发现，接受简单放松训练的手术患者表现出术后谵妄减少，并发症减少，住院时间缩短。包括运用腹式呼吸和集中注意力的渐进性肌肉放松、自我催眠、沉思、正念冥想。Sullivan等对208例心衰患者跟踪随访1年后显示，经过正念训练的患者焦虑、抑郁程度明显减轻，心衰症状也有显著改善。Nyklicek等对PCI术后患者进行正念治疗后发现，正念治疗对于60岁以下患者的焦虑、情绪有显著改善，且以团体形式开展正念效果更佳。正念训练过程中，大脑局部区域灰质密度及皮质厚度发生变化，主要是参与感觉加工、学习、记忆、注意过程和情绪相关的脑结构，如前扣带回皮质、后扣带回皮质以及纹状体与正念过程中的注意控制相关，前额叶、边缘系统以及纹状体与正念过程中情绪管理相关，而脑岛、中间前额叶皮质、厚扣带回皮质以及楔前叶与正念过程中自我

意识的调节控制相关。综上所述，正念训练改善了冠心病患者的焦虑抑郁症状，减少了焦虑抑郁对冠心病患者的危害。为临床工作者开展冠心病患者心理治疗工作提供循证依据。

五、心脏康复在心血管急危重症中的应用

目前我国心脏康复虽然进入快速发展阶段，但心脏重症患者的康复治疗经验仍然匮乏，心脏重症患者长期卧床导致心肺耐量下降，肌肉细胞丧失发生肌少症，消化功能下降引起营养不良，呼吸肌功能下降、肺的引流不畅引起肺内感染反复加重，以及卧床导致的代谢功能异常、免疫功能下降和血栓栓塞风险增加等问题。目前已经有大量研究证实，将心脏康复治疗理念融入心脏重症的治疗，可以降低血栓风险、改善肺内感染状态、促进脱机拔管成功及缩短监护室停留时间，提高抢救成功率，因此心脏重症患者应该是心脏康复治疗的重要人群。

心脏重症快速康复是由心血管多学科团队参与，针对心脏重症患者采用一系列具有循证医学证据的优化常规治疗的干预措施，在重症救治期间，启动包括生理、心理、营养、代谢功能状态评估，识别功能障碍和影响疾病转归的潜在因素，提供具有针对性的干预措施，降低各种应激源对心肺功能的影响，减少合并症和并发症以及带来的功能障碍严重程度。通过多器官功能支持治疗、营养支持和心理干预的同时进行有效的心肺康复训练，有助于缩短住院时间，维持基本生命体征，促进机体功能恢复，最终提高患者生存质量，促进疾病转归。

（一）心脏重症康复适应证

原则上，所有心脏重症患者，除非有明显的禁忌证，均应接受心脏康复治疗，由于疾病限制可选择性进行运动康复及呼吸功能训练。

（二）心脏重症康复禁忌证

①安静时心率>100次/分；②安静时呼吸频率>30次/分；③血氧饱和度（SpO_2）≤90%；④收缩压（SBP）>180mmHg或舒张压（DBP）>110mmHg；或血压<90/60mmHg；⑤72h内体重变化±1.8kg以上；⑥随机血糖>18mmol/L；⑦安静时心电图上可以明确观察到有新发的心肌缺血证据；⑧不稳定型心绞痛发作期；⑨未控制的导致血流动力学不稳定的恶性心律失常；⑩确诊或疑似的假性动脉瘤、动脉夹层术前、重症心肌炎急性期、肺栓塞急性期、感染性心内膜炎；⑪严重感染状态未控制，重度贫血和低蛋白血症，严重水、电解质紊乱；⑫重度瓣膜病变手术前或心肌病心力衰竭急性期；⑬临床医师认为运动可导致的恶化神经系统、运动系统疾病或风湿性疾病；⑭患者不能或不愿配合。

（三）心脏重症患者心脏康复干预方式

心脏重症患者心脏康复的内容，除包括常规的健康知识教育、心理支持外，重点包括营养干预和体位管理、气道廓清技术、肢体主动/被动活动训练等。

1.评估　建议每日对肌力、呼吸状态（使用呼吸评定器，可评估吸气时的功率/吸气肌肌力、吸气量、气流速度等）、疼痛、睡眠、心理、营养进行评估。

2.运动康复　研究显示，所有在ICU内时间≥2d的患者，每日上午8：00～下午8：00床头需抬高＞30°有助于改善预后。机械通气的患者脱机前应进行呼吸训练，呼吸训练结束休息后30min再进行运动康复。病情稳定，评估合格，排除禁忌证后，可辅助患者进行姿势训练：包括半坐起、坐起、独立坐起，活动部位为四肢加核心肌群，活动强度依据心率和（或）Borg评分（12～13分为宜）。根据肌力评估情况制定患者的运动方案：①肌力≥5级。抗阻训练：弹力带、花生球等；有氧运动从5～10min起步，每2～3日递增20%；练习太极拳基本步每次5～10min，每日2～3次；练习站立式八段锦每日1套。②肌力在3～5级范围，无肌萎缩：辅助坐起逐渐过渡到独立坐起、完成弯腰训练；肌力训练：从主动运动开始，包括曲肘、抬臂、屈膝、抬腿、握手、足部背侧曲，逐渐过渡到抗阻训练，包括哑铃上举、花生球；有氧运动从5～10min起步，每2～3日递增20%；练习太极拳基本步每次5～10min，每日2～3次。③肌力在3～5级，有明显肌肉萎缩（上臂臂围≤术前的80%）。肌力训练：从主动运动开始，包括曲肘、抬臂、屈膝、抬腿、握手、足部背侧曲，逐渐过渡到抗阻训练；有氧运动从5～10min起步，每2～3日递增20%；练习坐式八段锦（动作幅度小）每日1套；练习太极拳基本步（可耐受独立站立者）每日5～10min。④肌力＜3级：肌肉力量训练（电刺激、免负荷训练）；协调性训练；平衡性训练：静态平衡训练、自动态平衡训练及其他动态平衡训练；有氧训练；练习坐式八段锦（动作幅度小）每日1套。

3.呼吸功能训练　心脏重症患者容易合并肺内感染，由于卧床导致呼吸肌力量下降，咳嗽排痰能力下降，是肺内感染迁延不愈的重要原因，因此呼吸功能训练是心脏重症患者的基础康复内容，在评估心肺功能并排除康复禁忌证后应尽早开始呼吸锻炼。正常情况下，呼吸运动自腹部运动开始。吸气时，腹部向外鼓出，胸廓下部在水平方向增宽；呼气时，腹部下陷，腹壁拉向脊柱。随着身体活动强度的增加，呼吸运动增强，呼吸辅助肌肉（胸锁乳突肌、斜角肌、胸大小肌）开始参与，在放松状态下，如果呼吸伴有上胸部提升，提示有呼吸运动模式异常。吸气时，出现胸骨垂直提升的错误模式，而不是胸廓下部水平方向增宽，提示可能是辅助呼吸肌群（斜角肌、斜方肌及肩胛提肌）的过度活动。当发现呼吸模式异常时，心肺康复训练就要适时调整方案，甚至暂停康复训练。对于机械通气的患者：锻炼的强度和频率由患者的血气结果、X线胸片结果等来决定。非机械通气的患者：进行腹式缩唇呼吸、呼吸训练器、呼吸操、中医呼吸导引等。若患者当次训练完成后循环稳定（观察要点：心率、血压、呼吸等），患者主诉不累或稍累（Borg指数评分12～13分），下次练习时即可增加10%～15%的训练量。如患者肺功能差，适当加强呼吸锻炼。

4.营养管理　心脏重症患者由于心功能下降、感染、肝功能损伤等原因导致消化功能下降，食欲和消化吸收能力均下降，因此营养不良非常常见。心脏重症患者加强营养支持对促进疾病恢复非常重要。普通患者可经口进食，指导患者进食一些高蛋白、低盐、低脂、促进胃肠功能恢复的饮食，糖尿病、高脂血症的患者在加强营养的同时注意监测血糖和血脂的情况。可酌情根据患者体质进行中医辨证选择食物及制作药膳辅助。危重患者可肠外营养（parenteral nutrition）＋肠内营养（enteral nutrition），目前对于心脏术后危重患者肠外营养的应用有以下原则：①按照静息能量消耗量［30 kcal/（kg·d）左右］进行营养配给，避免营养过剩，底物应为脂肪＋葡萄糖＋氨基酸；②降低葡萄糖在能量配比中的比例30%～50%，脂肪40%～50%；③提高蛋白质供给，降低氮热比到1g：100～150kcal，氮钾比1g：5mmol。肠内营养的选择和治疗尚没有固定标准。各产品按标准配制后所提供的能量均为1kcal/ml，其中脂肪含量相仿，但其蛋白质形式从氨基酸到水解陈各不相同，理想的肠外营养合剂应该包含食物纤维，并且应以水解粗蛋白或整蛋白作为蛋白供应（含有酪蛋白等）；配制后的渗透压要低，接近正常肠道正常渗透压，以减少高渗性腹泻的发生。

六、构建心血管疾病预防康复三级医联体

《中国心血管病报告2017》显示，估算中国大陆心血管病现患人数约为2.9亿人，心血管死亡占农村人口的45.01%，占城市人口42.61%，约占所有死亡人数的2/5。心血管支架手术、冠状动脉旁路移植术手术量逐年增加，同时，需要进行心脏康复的患者也逐年增多。面对如此巨大的心血管病患者人数，术后或急性期后在综合医院接受心脏康复无法满足需求。所以，依托社区开展心脏康复工作，是有效治疗和防治心血管病的有利选择。但我国社区康复仍处于初级阶段，其治疗技术欠规范、患者对社区医生的信心不足等原因导致社区心脏康复治疗率低，如何吸引患者进行经济、有效的社区康复是亟待解决的问题。

（一）从重症到家庭，构建心血管疾病预防康复三级医联体

所谓医联体，指遵照区域卫生规划，将同一个区域内

的医疗资源整合成纵向的医疗集团，由1～2所大型公立医院联合若干二级医院和社区卫生服务中心组成，实现引导患者分层就诊，促进上级医院带动下级医院发展，形成上下联动、分工明确、协作密切的城市医疗卫生服务体系。医联体已经成为卫生医疗体系建设和公立医院改革的重要内容之一。在国家卫健委印发的文件中，明确将三级医院定位在疑难杂症和急危重症治疗，取消药物加层和器械加层，增加医疗服务费用，单病种付费，挤掉疾病治疗中的不必要环节，加强医疗质量。

在医联体模式下，患者在医联体上级医院术后及急危重期治疗后早期出院，可转往医联体下级医院接受康复治疗。不仅有利于患者术后康复，且能缩短上级医院住院天数，降低医疗费用，有利于缓解医疗资源紧张的局面，优化医疗配置。同时可借助医联体模式下机构成员间技术合作支持优势，对心脏康复人员开展专业培训，提高社区医院专业水平，同时帮助患者进行转诊。在医联体背景下实施心脏康复，创建"医院-社区-家庭"心脏康复体系模式，能充分利用大医院的康复技术、管理、设备等方面具有的资源优势，为患者制订个性化康复计划后，将患者分流到基层医院，有效带动基层医院的康复技能、提高服务质量以及患者满意度，充分利用各级医院医疗资源对每一例患者进行康复宣教，帮助患者锻炼、调整生活方式等，全方面提高患者的依从性。

（二）构建三级医院-社区医院-家庭一站式心脏康复模式

构建紧密型医联体，首先要明确医联体各医疗机构的功能定位。上级医院主攻心血管病急性发作的药物、手术处理；下级医院主攻心血管病患者的心脏康复。在紧密型心脏康复模式的建立伊始，需要依托核心成员，对医联体成员的组织架构、流程、制度进行梳理，建立符合实际情况并留有发展余地的组织目标和流程制度机制。流程、制度建立完善以后，在此基础上，就心脏康复业务来讲需要统一具体的作业标准和流程，建立由心脏康复专家团队为主的决策、技术指导的组织架构。在实地调研的基础上，组织编制医联体内操作规范、规程及标准，开展相应的培训及考核，开展个性化签约，实施个性化服务，落实各级组织职能。上级医院应发挥领导带头作用，对区域内的心血管病患者做好心脏康复指导服务工作如将患者的心脏康复风险评估、制订处方计划、会诊、高危病例指导等工作有效地实施起来，在心血管病临床工作中渗透康复流程中涉及的健康教育、康复评估、康复干预及基层康复医院，有利于心脏康复深入人心。同时，派遣心脏康复专家下沉到基层医院，指导基层医护人员专业性、个性化康复技能，提升医联体基层社区康复医疗水平。基层医院只有以强硬的康复设备作为支撑，专业的康复技术作为后盾，才能赢得患者的信赖，患者的依从性才会提高。基层医院就在患者生活范围之内，社区心脏康复医师负责转诊患者、评估、处方、监测、指导运动。社区心脏康复医师利用与患者长时间接触的机会，可以随时宣传心血管病预防及康复方法，可以提高患者信任度，让患者耳濡目染，这样可以有效提高患者的依从性，有效实施康复治疗，有利于患者回归家庭、回归社会，提高患者的社会功能。我国患者的心脏康复治疗正赶上我国互联网、远程医疗、电子设备、手机软件等快速发展，所以让在医联体医院接受康复治疗的心血管患者完成前期重要的心脏康复治疗后回归家庭，利用互联网在家庭中运用简单的设备有规律地完成余下的康复治疗，对患者的心脏康复治疗具有重要意义。

（丁荣晶 袁丽霞）

第十五部分　冠心病介入处理及研究进展

生物可降解支架应用进展

1977年，Gruntzig完成了世界上首例经皮腔内冠状动脉成形术（percutaneous transluminal coronary angioplasty, PTCA），冠心病治疗开始进入介入治疗的第一个时代。然而，PTCA后存在急性弹性回缩、急性血管闭塞等问题，冠状动脉支架应运而生。

第二个时代——置入裸金属支架。置入裸金属支架（bare metal stent）可在球囊扩张后早期为血管提供支撑，并减少晚期的负性重构，但仍有20%～30%的患者在术后1年内出现支架内再狭窄（in-stent restenosis, ISR）。

第三个时代——药物洗脱支架时代，为降低ISR发生率，研究者们经在裸金属支架基础上应用抗内膜增殖的药物研发出药物洗脱支架（drug-eluting stent, DES），后者可通过抑制血管平滑肌增殖而降低ISR及靶病变血管血供重建（target lesion revascularization, TLR）的发生率。然而，药物洗脱支架在完成抑制血管弹性回缩和新生内膜过度增生的功能后，其在血管内存在已无必要，且金属支架的永久存在会导致炎症反应、新生动脉粥样硬化和支架小梁断裂等风险，还影响血管正常舒缩功能和后续的冠状动脉旁路移植术的吻合操作。

第四个时代——生物可吸收支架时代。一种早期可起到金属支架机械支撑作用，晚期可完全被吸收的可降解支架理念应运而生。生物可降解支架（bioresorbable scaffold, BRS）置入病变处完成与传统金属支架相同的血供重建功能以后，可在内皮化的基础上，于术后2～5年逐渐降解，并被人体组织完全吸收，消除对靶病变血管的禁锢，使血管弹性得到恢复，也不会带来由于异物长期存在而产生晚期血栓的潜在威胁，引领冠状动脉介入治疗领域的第四次革命，体现了"介入无置入"的新理念。

自2006年雅培公司的第一代BRS（Absorb BVS）进入大规模临床验证以来，全球已有数十款BRS进入临床研究阶段，现将国外及国内生物可吸收支架方面的实验研究进行初步总结。

一、目前国外生物可降解支架研究进展

（一）Absorb可吸收支架

1. Absorb BRS上市　Absorb BRS（美国Abbott vascular公司）是开展临床研究最多的BRS，是全世界首个上市的一款BRS。经过队列研究（ABSORB Cohort A、ABSORB Cohort B_1和B_2）的安全性验证后，在全球范围内Absorb系列临床试验主要包括ABSORB II、ABSORB III、ABSORB Japan、ABSORB China、ABSORB IV等相继开展。综合ABSORB II、ABSORB III、ABSORB Japan和ABSORB China研究1年结果的荟萃分析显示，Absorb BRS在全因死亡、支架内血栓、再发心肌梗死、心血管死亡及缺血诱导的靶血管血供重建等方面与金属依维莫司洗脱支架（everolimus-eluting stent, EES）无显著性差异。因此，于2011年和2016年分别获得欧洲CE和美国食品药品监督管理局（Food and Drug Administration, FDA）上市，其试验结果备受关注。

2. Absorb BRS退市　ABSORB III研究3年随访结果显示，与金属支架相比，接受BRS置入患者的靶血管心肌梗死发生风险更高（8.6% vs. 5.9%，$P=0.03$），支架内血栓形成发生风险更高，为金属支架3倍多（2.3% vs. 0.7%，$P=0.01$）。Absorb BRS显著增加支架内血栓风险，尤其是晚期和极晚期支架内血栓发生率增高，进而导致长期靶病变失败风险增加。究其原因可能与支架小梁较厚、膨胀能力有限、部分靶病变血管直径过小、置入后未进行有效后扩张、支架降解过程中小梁断裂或不连续诱发血流湍流并导致血栓形成有关。基于ABSORB系列研究2年随访的汇总分析，2017年3月美国FDA推荐，医师应按说明书使用，避免在小血管置入BVS，同时实施优化后扩张，使BRS充分扩张和贴壁，并告知患者按医嘱服用双联抗血小板药物。同年9月，鉴于市场销售状况显著低于预期，研发公司Abbott vascular宣布终止Absorb BRS在所有国家的销售因而Absorb支架于2017年9月宣布停止销售。

3.优化置入技术可改善预后 Absorb China 3年的临床结果显示，在靶病变失败率和支架内血栓发生率这两项指标上与XIENCE V支架相似：Absorb可吸收支架的靶病变失败率为5.5% vs. 4.7%（$P=0.68$），支架内血栓发生率为0.9% vs. 0%（$P=0.50$）。2～3年，两款支架均未发生支架内血栓。Absorb Japan的研究结果也同样理想，主要终点发生率BRS组和金属支架组分别为4.2%、3.8%，也证实了BRS的非劣效性（$P<0.001$）。对此Gregg W.Stone教授发表关于优化BRS置入技术的最新研究结果，严格遵守PSP原则即充分预扩张（球囊：参考血管直径≥1:1）、合适大小的血管（2.25～3.75mm）及优化后扩张（非顺应性球囊≥18atm，大于支架直径但不超过0.5mm），被认为可能改善Absorb BRS预后。

4. ABSORB Ⅳ研究 优化的BRS置入技术，要求在充分预扩张以及后扩张的基础上置入BRS，ABSORB Ⅳ研究的30d随访结果，表明BRS组和EES组30d靶血管失败率（主要终点）分别为4.9% vs. 3.7%，达到非劣效性检验标准（后验概率的非劣效性为97.5%）。支架内血栓的发生率为0.6%，与EES组（0.2%）无显著性差异（$P=0.06$）。两项次要终点：①1年靶血管失败率BVS为7.6%，EES为6.3%，达到非劣效检验标准（$P=0.006$）；②1年内再发心绞痛/心绞痛等同症状BVS为21.2%，EES为21.3%，达到非劣效检验标准（$P=0.000\ 8$），但未达到优效性检验标准（$P=0.86$）。

总之，从全球范围内的Absorb临床试验系列研究结果综合分析来看，Absorb临床数据虽然在前3年未达预期，但是3年后的数据较为乐观，且在规范适应证选择和置入方式后的有效性和安全性较高，为国内可降解支架的应用提供了正面参考。

（二）Fantom可吸收支架

Fantom是使用聚酪氨酸衍生聚碳酸（PTD-PC）材料制成的不透射线支架，支架梁厚度为125μm，使用雷帕霉素涂层，与其他可降解支架相比，它最大的特点是在支架材质中加入碘，方便在X线下观察支架降解情况。相较于Absorb支架，Fantom更为轻薄，且径向强度也得到提升。在2018年的TCT大会上公布了FANTOM STEMI初步研究结果，纳入的9例患者均显示出急诊手术状态下优秀的X线下可视性及易操作性。FANTOM Ⅱ 2年临床研究提示Fantom系统主要心脏不良事件低于对照组5%，且极晚期支架内血栓仅有1例（0.4%）。其光学相干断层扫描（OCT）研究2年随访研究提示管腔愈合程度较好，且没有观察到支架卷曲。2019年的TCT FANTOM Ⅱ研究4年随访数据结果显示，FANTOM Ⅱ BRS支架在2～4年的MACE事件发生率及靶病变失败率（target lesion failure，TLF）发生率均无显著变化。此外，FANTOM全球

临床研究项目正在如火如荼地开展中，其第三代BRS支架Fantom Encore已通过CE认证，并在欧洲上市。

（三）DESolve可吸收支架

DESolve可吸收支架由美国Elixir医学公司设计研发，与Absorb可吸收支架相似，DESolve可吸收支架由完全可降解聚乳酸材料（Poly-L-lactic acid, PLLA）及两种洗脱药物（Novolimus, Myolimus）组成，支架厚度150μm，该支架的径向支撑力与Elixir公司的金属裸支架类似，在体内2～3年完全吸收。DESolve可吸收支架在2013年通过欧洲CE认证，2014年公布DeSolve NX研究结果显示，1年的随访中，MACE发生率是5.69%（2例心源性死亡，1例靶血管相关的心肌梗死和4例临床驱动靶血管血供重建而没有明确的支架内血栓形成。定量冠状动脉造影分析显示6个月时MACE发生率3.25%，1年时5.69%，但没有明确的支架内血栓形成；OCT观察6个月和18个月时支架梁覆盖率分别为98.8%和99.98%，平均管腔丢失0.2mm。随后5年随访数据良好，主要MACE为9.0%，无支架血栓形成，下一代DESolve Cx新产品也在研发改进中。

（四）Magmaris系列（镁合金）

Magmaris是Biotronik（百多力公司）生产的全球首个获得欧洲CE认证的镁合金心脏支架，支架梁厚度为150μm，具有西罗莫司洗脱的生物可吸收PLLA涂层，比Absorb更薄，但比Fantom（125mcm）厚。与Absorb生物可吸收支架不同的是，Magmaris可吸收支架能更快分解，1年内被完全吸收。Magmaris可吸收支架已通过欧洲CE认证。其BIOSOLVE-Ⅰ临床研究已有3年随访数据，靶血管失败率（TLF）为6.6%，无支架血栓形成。BIOSOLVE-Ⅳ研究TLF率较低（2.7%），靶血管心肌梗死率较低（1.0%），与第二代永久性药物洗脱支架相当。

二、国内生物可降解支架研究进展

我国自主研发BRS现状：相比较其他医疗器械，我国BRS研发紧跟国际发展前沿，也取得了较好的临床研究结果。

（一）NeoVas可吸收支架

1.早期研究结果 北部战区总医院韩雅玲院士牵头开展了NeoVas BRS（乐普医疗）的系列研究。NeoVas是一种以完全可降解PLLA作为基体材料的西罗莫司洗脱（15.3μg/mm）支架，且采用铂金作为不透光X线标志物。该支架采用PLLA作为材料，具有良好的生物相容性，力学支撑强度好，效果不亚于金属，溶解后在体内代谢为二氧化碳和水，对人体无任何副作用。涂层采用外消旋聚乳酸（Poly racemic lactic acid, PDLLA），生物相容性好，在

体内溶解为二氧化碳和水,而且降解速度快,该支架支架梁厚度为170μm。该研究其中入选31例患者的首次人体试验结果显示,6个月内晚期管腔丢失(0.25±0.32)mm,内膜覆盖率95.7%,靶病变失败率为3.2%,无支架内血栓发生;术后1年多层螺旋CT结果显示,1年内管腔面积中位数为10.6mm^2,最小管腔直径为2.7mm。入选32个中心包含560例患者的随机临床试验1年结果显示,NeoVas BRS组与金属EES组在1年造影随访节段内管腔丢失(late lumen loss, LLL)分别为(0.14±0.36)mm和(0.11±0.34)mm,两组的临床结果也类似,心绞痛的发生率为27.9%和32.1%,差异无统计学意义。两组间节段内管腔丢失和临床事件发生率方面具有可比性,NeoVaS组在支架覆盖率、贴壁率及血管修复等方面表现更好,而运动能力与心绞痛发生率则两组相当。

2.后期研究结果 NeoVas随机临床试验的2年和3年临床结果表明,两组靶病变失败、面向患者的复合终点事件、全因死亡、心肌梗死、血供重建和支架内血栓发生率均相似。2018年,美国经导管心血管治疗学术(TCT)会议上还公布了3年期的OCT和血流储备分数(fractional flow reserve, FFR)随访结果:4例患者3年支架已完全吸收,51例患者大部分支架被吸收。通过检测覆盖厚度、管腔面积和修复评分等一系列评价指标,证实NeoVaS BRS具有良好的临床结局和血管造影结果。因此,NeoVaS BRS于2019年2月获得国家药品监督管理局批准上市,是目前国内唯一一款已上市的生物可吸收支架,目前已大规模临床应用。

(二)Firesorb可吸收支架

高润霖院士牵头的FUTURE-I研究是Firesorb BRS(微创医疗)首次用于人体治疗冠心病安全性和有效性的前瞻性、单组观察临床试验,该试验共纳入45例原发、单支冠状动脉病变患者(病变长度≤25mm,血管直径3.0~3.5mm),并分为两组(30例和15例)。Firesorb BRS同样是一种结构为正弦波+直杆连接,外表面涂层为PELLA+雷帕霉素(Rapamycin);厚度:支架尺寸2.5~2.75mm,支架壁厚100μm;支架尺寸3.0~4.0mm,支架壁厚100~125μm以低剂量西罗莫司作为洗脱药物的一款支架。其特点:相对薄,吸收快,靶向释放,无冗余药量,降解时间更短,预计降解时间为2~3年。

2018年TCT会议公布的2年随访结果显示,患者术后两年的主要终点事件发生率均为0%,面向患者的复合次要终点PoCE(包括死亡、心肌梗死及血供重建)发生率为2.2%,全因死亡、靶血管MI及支架内血栓发生率均为0。6个月和2年时的支架内管腔丢失率分别为(0.15±0.11)mm和(0.42±0.34)mm,差异有统计学意义(P=0.000 3)。根据IVUS的随访结果,6个月、1年和2年的支架内管腔阻

塞率为(6.46±2.57)%、(7.70±3.49)%和(19.5±10.3)%。在晚期支架回缩方面,6个月、1年和2年的晚期支架回缩面积分别为0.18mm^2、0.17mm^2、0.17mm^2,回缩率分别为2.01%、1.94%、1.94%,对比队列1中的6个月和2年的支架回缩面积和发生率,没有明显的统计学差异。但对于新生内膜厚度和面积,则是2年明显高于6个月。2年内的管腔丢失程度是可以接受的,经血管内超声(intravenous ultrasound, IVUS)和OCT证实造成管腔丢失的主要原因是内膜增生。关于Firesorb的更加深入的随机对照研究正在积极开展中,期待其能为国产可降解支架的安全性、有效性提供更加有力的证据。

(三)Xinsorb可吸收支架

葛均波院士牵头开展的Xinsorb BRS(山东华安)同样采用完全可降解的PLLA作为基体材料,厚度为160μm,表面涂层成分PDLLA;每mm^{2}含药量150μg(西罗莫司)。该研究首次人体试验(FIM试验)是一项前瞻性、双中心试验,入组30人。主要终点:30d时的MACE和180d时的晚期管腔丢失(LLL)。目的:评估Xinsorb短期内(1年)的安全性和有效性。研究发现,27名患者完成6个月时的造影QCA随访,19名患者进行了OCT和IVUS,临床随访12个月。结果表明Xinsorb支架的In-scaffold LLL为(0.17±0.12)mm,peri-scaffold LLL为(0.13±0.24)mm,优于目前市场上大多数药物洗脱支架(DES)。术后18个月靶病变失败发生率为3.7%,18个月随访,1例患者因停用双联抗血小板药物发生机械问题,出现TLF,提醒我们支架应在OCT完全降解后方可考虑停药。

2017年TCT会议公布了Xinsorb BRS组191例患者与对照组(国产Tivoli支架)187例患者的随机临床试验结果,1年时Xinsorb BRS组与对照组靶病变失败率分别为1.6%和4.8%(P=0.07),再次血供重建率分别为3.7%和6.4%(P=0.22),支架内血栓发生率分别为0.5%和1.0%(P=1.00)。3年随访结果显示,Xinsorb BRS生物可吸收支架持续保持了良好的疗效和安全性,其TLF发生率为4%,PoCE为8.5%,缺血驱动的靶病变血供重建(ID-TLR)为3.5%,TVMI为1.0%,全因死亡率为2.5%,支架血栓发生率1.0%,与对照组TIVOLI支架相比无统计学差异。

(四)IBS全降解铁基支架

聚合物的力学性能低于金属材料,为了提高聚乳酸支架的机械支撑力,通常需要增加支架梁的厚度,因此,铁合金作为新一代的生物材料,成为国内外研究的热点。铁合金具有以下优点:①生物安全性高。铁离子是细胞内阳离子,在机体新陈代谢中发挥着重要作用。②生物可降解性。铁合金在体液中容易降解。③力学性能优良。铁合金的弹性模量、拉伸强度和可塑性等力学性能均优于聚合物

材料。④资源丰富，价格低廉。

高润霖院士牵头开展的IBS全降解铁基支架（先健科技）采用铁合金作为基本材料，厚度70μm。该研究首次人体研究初步结果：17例受试患者的1个月靶病变失败以及面向患者的复合终点发生率均为0，且无血栓、器械或手术相关严重不良事件发生。该生物可吸收支架正在进一步临床试验阶段。

三、生物可吸收支架使用范围

目前，BRS主要用于治疗原发性冠状动脉粥样硬化患者的血管内狭窄，以改善患者的冠状动脉血流，预防球囊扩张后再狭窄的发生。BRS已经在简单及中等复杂程度病变中显示出良好的长期疗效。

（一）建议的使用范围

1.血管尺寸的限定　既往研究显示，如果在直径≤2.25mm的血管内置入BRS，发生支架内血栓的可能性明显增加。而在直径较大的血管内置入时，因为BRS的最大可扩张范围与标准直径相比不超过0.5mm，直径过大的血管置入BRS可能会导致贴壁不良的发生。因此，建议BRS应该在参考血管直径2.75～3.75mm的病变冠状动脉内置入。

2.钙化病变　对冠状动脉钙化病变进行预处理时往往比较困难，而且此类病变发生再狭窄或支架内血栓概率也较高。既往大部分BRS试验都将严重钙化病变列为排除标准，因此，钙化病变对于BRS置入后的结果有何影响目前尚不清楚。一些观察性研究显示，钙化病变和非钙化病变置入BRS后的结果可能相似。因此，轻度钙化病变，通过切割球囊、棘突球囊、激光消融术等器械预处理后，预计能够不影响支架膨胀和支架贴壁效果时，可以置入BRS。

3.分叉病变　对于分叉病变，BRS面临最大的挑战是支架变形或断裂。靶病变跨过大的分支血管（分支参考血管直径>2.0mm，狭窄程度>50%）时，不建议置入BRS。当分支血管直径不超过2.0mm时，可以置入BRS（可以考虑主支使用Crossover单支架技术）。

4.急性冠脉综合征（ACS）患者　关于BRS在ACS患者中的使用，国外文献中已有报道。首先，BRS在ACS患者中应用的一大优势是它的小梁较宽，可能会阻止病变处血栓向远端的栓塞；其次，BRS吸收后可能会避免发生金属支架置入术后支架外血栓吸收导致的迟发贴壁不良。在临床实践中，目前建议在稳定性冠心病或稳定的中低危ACS患者中考虑使用BRS。

5.口部病变　口部病变容易产生急性弹性回缩，并且再狭窄率偏高，而既往的GHOST-EU注册研究显示，与非口部病变相比，口部病变置入BRS后的支架内血栓和器械相关临床终点事件有升高趋势。因此，在口部病变置入BRS时建议应用血管腔内影像学技术进行指导，并强调严格进行规范的后扩张操作。距主支口部2mm以内的病变不建议应用BRS。

（二）不建议使用的范围

1.不能耐受双联抗血小板治疗的患者　对BRS成分——左旋聚乳酸（PLLA）、外消旋聚乳酸（PDLLA）、雷帕霉素有过敏反应的患者。

2.左主干病变　由于左主干病变的尺寸往往超过目前BRS能达到的范围，另外，很多左主干病变会累及分叉部位，因为不建议常规在左主干置入BRS。

3.小血管病变　参考血管直径<2.5mm，不建议在小血管内置入BRS。

4.支架内再狭窄病变　DES支架内再狭窄仍然是目前常见的临床问题。处理再狭窄的最常规做法是应用药物洗脱球囊或再次置入DES。理论上，如果在DES再狭窄病变内置入一枚BRS，可能会在BRS完全吸收前逐渐释放药物，从而防止再次狭窄的发生，建议DES支架内再狭窄病变参考血管直径≥3mm情况下可考虑应用BRS。但目前的相关研究均为小样本观察性试验，原先置入的DES金属结构是否会影响BRS贴壁和吸收尚不清楚，在没有充分的循证医学证据证实其治疗再狭窄的疗效之前不建议在此类病变中应用BRS。

5.高度纤曲病变　由于目前上市的BRS通过性能有限，不建议在高度纤曲的病变中应用，以避免支架脱载等并发症的发生。

6.慢性完全闭塞（CTO）病变　随着CTO技术和器械的进步，开通率逐渐提高，但很多CTO病变是在内膜下通道开通的。在这些内膜下通道的节段置入BRS后可能面临的问题是支架的内皮化不全或内皮功能缺失。因此，在更多证据出现之前，不建议在CTO病变中应用BRS。

7.冠状动脉静脉桥血管病变　目前无循证证据。

四、生物可吸收支架临床使用流程

（一）靶病变的预处理BRS在置入人体前，必须对冠状动脉靶病变进行充分预处理

在预处理时，推荐使用非顺应性球囊，按球囊/血管直径比例为1∶1（或球囊比血管直径小0.25mm）的原则选择球囊直径，使用适中的压力（参照球囊顺应性表）进行扩张，最佳方法是压力逐次增大，多次预扩张，以便建立缺血预适应。不易充分预扩张的病变，如病变处有钙化，建议先使用切割球囊、棘突球囊、激光消融术等器械进行处理，以达到理想的预处理扩张效果。

充分预扩张后残余狭窄<40%，TIMI血流达到Ⅲ

级，可实施BRS的置入。如果不能达到理想的预扩张效果，不建议置入BRS。

（二）准确测量靶血管的尺寸

测量血管参考直径之前，建议向冠脉内注射硝酸甘油1次或多次，每次100～200μg，以达到充分扩张冠状动脉、避免过低判定血管直径的目的。30s后至少在两个正交体位造影，作为测量参考血管直径（RVD）的依据。建议利用以下3种方式测量靶血管的RVD：

1.使用在线冠状动脉造影定量分析（quantitative coronary angiography, QCA）。

2.精确目测，并通过预扩张球囊的直径进行校正。

3.如果有腔内影像学技术条件，提倡使用腔内影像（IVUS或OCT）辅助测量。

根据测量结果，选择与靶血管直径最相匹配的BRS尺寸。如果靶血管近端和远段的直径相差较大，建议选择的支架以近端尺寸为准。如果病变远端参考血管和近端参考血管直径相差0.5mm，可能会导致近端BRS贴壁不良或远端血管损伤，因此不建议置入BRS。要选择合适的支架长度，以确保支架两端覆盖超出病变2mm左右。

（三）支架的输送和扩张释放

目前使用的BRS需要保存在低于10℃的冰箱里，取出支架后观察温度警示器（又称"OK"标）是否处于正常状态。BRS系统在进入人体前，需在室温条件下静置5～10min，其后在肝素盐水中浸泡5～10s。

在沿导引导丝输送支架系统至靶病变的过程中，不能暴力推送和拉拽。通过支架输送系统（球囊）上的金属标记确认支架位于合适位置。支架释放时，先用10s缓慢加压至3atm，观察支架近段、中段和远段均扩张到相同直径后，以每秒1atm的速率加压至所需压力（一般8～12atm），然后持续保压扩张20～30s。

当支架释放完成后撤出球囊导管时需小心操作，不能刮蹭到刚释放的支架。

（四）后扩张处理

BRS置入后，强烈推荐进行后扩张。后扩张有助于实现更优的支架贴壁效果。使用通过外径小、高压非顺应性球囊导管进行后扩张。球囊直径：参考血管直径的比例要根据病变具体情况确定。可以参考所选用的非顺应性球囊的顺应性表，来选择适当的后扩张压力，既保证支架良好的贴壁效果又不被过度扩张。建议应用高压力后扩张（>18atm，需要注意支架爆破压）。所选用的后扩张球囊长度不超出支架长度，并保证球囊位于支架边缘以内，避免发生边缘夹层或损伤。所选用的后扩张球囊直径最大不

超过支架直径0.5mm。为保证良好的贴壁效果，后扩张之后应无明显残余狭窄（建议残余狭窄<10%）。

（五）术后双联抗血小板治疗（dual antiplatelet therapy，DAPT）

BRS置入的患者术后应当接受DAPT，以减少支架内血栓的发生。然而，目前关于DAPT的最佳时长尚不清楚。参考目前国外指南，并基于BRS的临床研究结果（NeoVas 6个月内膜覆盖率95.7%；12个月内膜覆盖率98.7%），对于稳定性冠心病患者，氯吡格雷（或替格瑞洛）的服药时间至少12个月，阿司匹林应当长期服用。

另外，新型抗血小板药物（如替格瑞洛）是否比氯吡格雷的治疗效果更好，目前没有定论。如果患者无法耐受长期DAPT则不建议置入BRS。正在口服抗凝药物的患者目前不建议置入BRS。

五、生物可吸收支架置入患者的随访

对于置入BRS的患者，术后的长期随访意义重大。建议所有患者长期电话或心内科门诊随访。建议经济条件较好的患者可以在术后2～5年进行冠状动脉造影随访，提倡进行IVUS或OCT影像学复查。如果IVUS或OCT提示有严重的支架小梁断裂或塌陷入管腔，建议应用药物涂层支架进行补救性治疗。如出现心绞痛症状的患者随时进行冠状动脉造影随访。

六、生物可吸收支架的未来

生物可降解支架面临挑战：生物可降解支架具有支架吸收和血管功能恢复的特点，具有改善长期预后的潜质。在特定人群中和病变中，获得肯定的效果。然而，生物可降解支架主要应用于血管直径>2.75mm、血管较直、无分叉、血管壁无钙化、弹性较好的患者，并未广泛应用于复杂病变、纤曲、钙化和小血管病变（2.5mm）中。因其支架支柱厚度较厚，过厚的支柱容易引起冠状动脉侧支的闭塞，延迟内皮化。关于可降解支架支架置入术后双联抗血小板时间问题，可降解支架降解时间为3年左右，可降解支架内皮化不代表完全愈合，支架降解中可能会导致的炎症，与血小板聚集之间可能存在互相促进的机制；所以，未来可降解支架在完全降解前，可能需要持续进行双联抗血小板治疗。随着技术的进一步改进和手术操作的进一步完善，相信在各界的共同努力之下，在不远的将来，更多疗效与安全性兼优的BRS一定会为冠心病患者提供优质的治疗服务。生物可降解支架应用领域将会进一步扩大，但可能不能完全替代金属支架。

（郑　群　肖建东　孙艳荣　王　雅）

ST段抬高型心肌梗死非梗死相关病变
介入治疗的思考

急性心肌梗死（AMI）是心血管病死亡的主要原因，在AMI患者中合并多支血管病变（MVD）的占患者总数的40%。既往的研究显示MVD与高龄、糖尿病、肾病、低左室射血分数同为急性心肌梗死的独立危险因素。直接经皮冠状动脉介入治疗（PCI）是ST段抬高心肌梗死（STEMI）患者的首选治疗方案，相对于静脉内溶栓治疗可以显著降低患者的死亡率。AMI合并MVD患者直接PCI成功率和预后均较差，针对此类非罪犯病变，是根据指南要求药物非手术治疗还是常规进行血供重建是临床上常见的两难抉择，如何为此类患者制订一个优化的治疗方案是摆在心内科临床医师面前亟待解决的问题。

1999年，美国心脏病学会公布的AMI患者冠状动脉血供重建治疗指南中提出急诊直接PCI开通罪犯病变的指导意见，但并未对非梗死相关动脉（Non-IRA）的处理给予明确指导。心肌梗死合并多支血管病变可以显著增加患者的心血管事件发生率，对于非梗死相关病变介入治疗的"whether"和"when"的讨论由来已久。早在2002年Hanratty等就在他们的研究中指出，STEMI急性期交感神经过度兴奋使得血液中儿茶酚胺含量激增，冠状动脉痉挛使得非梗死相关动脉的狭窄程度往往被夸大，急诊PCI同期完成非梗死相关动脉介入治疗有可能使1/5的相关患者遭受不必要的介入治疗。2004年，Corpus等的一项包括820例STEMI直接PCI患者的研究显示，急诊PCI时同时常规行非梗死相关动脉介入治疗有增加急性心肌再梗死和主要不良心脑血管事件（MACCE）的趋势；同年HELP-AMI研究发现急诊开通罪犯血管后直接行非梗死相关动脉介入不能显著降低再次支架的风险。但2008年Qarawani等的研究结果显示，STEMI多支病变患者急诊冠状动脉介入治疗后直接行非梗死相关动脉介入治疗可以有效降低住院期间主要不良心血管事件（MACE）发生率，并降低院内再发心肌梗死和心力衰竭的风险。2010年NY-PCIRS的研究分析了纽约州冠状动脉介入治疗报告系统（PCIRS）的4024例STEMI合并MVD患者，指出无论心肌梗死急性期或分阶段行非梗死相关动脉PCI，都能明显降低患者的病死率并使患者获得心血管远期收益（>12个月）。2013年，发表于新英格兰杂志的一项多中心研究将急诊开通罪犯病变的STEMI患者随机分为两组，一组随即开通狭窄程度>50%的非梗死相关动脉（预防性PCI组），另一组开通

罪犯病变后终止手术（非预防性PCI组），随后的介入治疗仅实施于有明确缺血证据的难治性心绞痛患者（充分药物治疗后仍反复发作心绞痛），考虑到参与实验患者的安全因素这项实验被提前终止（非预防性PCI组事件发生率高达23%，远高于预防性PCI组的9%）。随后的结果显示，预防性PCI可以显著降低全因死亡、心源性死亡、非致死性心肌梗死和难治性心绞痛的发生，但也因为该实验的提前结束，使得有学者认为这项研究的结论有可能被高估了。另一项随机临床研究将2061例多支病变的STEMI患者根据非梗死相关动脉治疗策略分为仅罪犯血管治疗组、急诊同时PCI组和在院期间分阶段PCI组，其结果显示仅开通罪犯病变的患者近期、远期预后均较差，但急诊PCI同时开通非梗死相关动脉会增加患者近期（<30d）死亡率，削弱急诊PCI的近期获益（$HR\ 2.58, 95\%CI\ 1.06\sim6.26$，$P=0.03$），但对比远期获益无差别（$HR\ 1.08, 95\%CI\ 0.64\sim1.82, P=0.76$），这项研究表明，选择恰当的时机进行非梗死相关动脉的介入治疗可能是决定患者受益的重要因素之一。在激烈的讨论声中，2013年ACC出台了当年的急性心肌梗死指南，该指南不支持急诊PCI同时开通非梗死相关动脉（推荐等级Ⅲ），但推荐有自发性心肌缺血症状的患者在住院期间择期行非梗死相关动脉介入治疗，对于没有自发性缺血症状但存在较高的缺血风险的患者可以考虑住院期间择期行非梗死相关动脉介入治疗。针对2013年指南给出的相对非手术的治疗策略，2015年Bangalore等对之前的5项随机临床研究进行了系统回顾和meta分析，这些研究中共包含1165名受试者，回顾分析结果显示：无论择期或急诊开通非梗死相关动脉，相对于仅开通罪犯病变均可以显著降低MACE（主要原因是减少了再次介入治疗），然而受限于此次分析的样本量没有在降低死亡和心肌再梗死方面发现明确证据。2017年的另一项涵盖10项临床研究2285例患者的Meta分析对急性心肌梗死非梗死相关动脉介入治疗的时机进行了分析，研究者将非梗死相关动脉病变的处理时机进行以下分组：①急诊直接冠状动脉介入治疗同时处理非梗死相关病变；②住院期间阶段性处理非梗死相关病变；③出院后择期处理非梗死相关病变；④仅处理梗死相关病变，分析结果显示，无论选择何种时机开通非梗死相关动脉MACE均有显著下降（仍然与减少再次介入治疗有关），这项分析仍然没有发现CR带来的全因死亡率和心肌再梗死方面获益的明确

证据。通过上述研究不难看出，非梗死相关动脉介入治疗的MACE降低主要源于减少了随访期间非梗死相关动脉的介入治疗，然而在上述临床试验的设计中，非梗死相关动脉的手术与否更多是由所在分组治疗策略决定而非由冠脉病变本身决定，可能不适合作为此类临床试验的终点事件。

心功能受损、心源性休克是急性心肌梗死导致死亡的主要原因，在非随机临床研究中，STEMI合并心源性休克的完全血供重建是一个热点领域，目前数据较少且富有争议。SCULPRIT-SHOCK研究第一个以多支血管病变STEMI合并心源性休克的患者作为研究对象，该研究随机纳入了706例急性心肌梗死后心源性休克患者，根据其非梗死相关动脉处理策略分为择期非梗死相关动脉介入组（择期组）和急诊非梗死相关动脉介入组（急诊组），经过30d的随访发现，急诊组患者严重肾功能不全（需肾移植）发生率较择期组显著升高，择期组患者病死率相对更低，研究者认为，急诊冠状动脉介入治疗同时处理非梗死相关动脉增加了造影剂用量，延长手术时间的同时增加了心、肾负担，使心、肾功能进一步受损从而导致这一不良结局。

2017年，欧洲心血管学会颁布的心肌梗死指南总结之前的临床研究，指出对非梗死相关动脉的介入治疗和完全血运重建可以改善患者的临床结局，但缺少明确的证据证明急诊罪犯病变介入治疗后即刻开通非梗死相关动脉可以改善患者预后。随后的一项大规模多中心随机临床研究填补了这一空白，COMPLETE研究入选了来自160个分中心的4041名STEMI患者，所有入选患者均合并非梗死相关动脉病变（冠状动脉造影证实狭窄程度≥70%，或狭窄程度50%~69%且FFR≤0.8）成功开通罪犯病变后根据是否分期行非梗死相关动脉完全血供重建分组，完全血供重建组中90.1%患者残余SYNTAX评分为0分，即无明显残余冠状动脉病变。历经3年的随访分析发现，完全血供重建组新发心肌梗死发生率显著低于非完全血供重建组（5.4% vs. 7.9%；HR 0.68, 95% CI 0.53~0.86），心血管死亡亦有所下降，但无显著性差异（2.9% vs. 3.2%），次要终点包括心血管死亡、心肌梗死和因缺血导致的再次介入治疗在两组中发生率分别为8.9%（完全血供重建组）和16.7%（非完全血供重建组）（HR 0.51, 95% CI 0.43~0.61, P<0.001），且完全血供重建不增加不良事件发生率（严重出血事件、卒中、支架内血栓和造影剂肾病）。研究进一步分析了心肌梗死住院期间和出院后择期完全血供重建治疗对患者获益的影响，显示上述两种手术时机在患者的心血管受益上没有差异，该研究结果进一步佐证了2017年ESC指南对STEMI非梗死相关动脉的介入治疗意见。

随着多项临床研究的开展，非梗死相关动脉介入治疗

"whether"和"when"的争论结果逐渐明朗，不过临床工作中所面对的"真实世界"中的疾病往往更加复杂，目前冠状动脉造影仍然是大多数心血管介入医师心目中介入治疗的"金标准"，但随着新技术的开展和进步，更为可靠的量化指标使得靠肉眼和经验评估的冠状动脉造影不再是介入治疗的最可靠标准。面对非梗死相关动脉这块"烫手的山药"COMPLETE研究提出了一个可能的量化方案——直接PCI后采用冠状动脉血流储备积分（FFR）评估非梗死相关动脉血流储备能力，这种新技术的加入可能使非梗死相关动脉的介入治疗更加精准、安全。

之前的研究表明，冠状动脉血流储备分数（FFR）指导下的稳定型心绞痛的冠状动脉介入治疗较单纯药物治疗可以显著地降低此类患者发生严重心脏缺血事件的发生，对中等严重程度的冠状动脉病变的介入治疗也可以提供有意义的指导。一项涵盖4个前瞻性研究和3个回顾性研究的Meta分析结果表明，在FFR指导下的冠状动脉介入治疗可以显著降低PCI术后的心血管死亡、急性心肌梗死和靶血管再次血供重建。2017年的一项发表在新英格兰杂志上的前瞻性、多中心随机临床研究指出了FFR在非梗死相关动脉介入治疗指征选择上的优势，研究者将急诊成功开通梗死相关动脉的885例STEMI合并非梗死相关动脉病变（非梗死相关动脉病变狭窄程度>50%）的患者以1:2比例随机分组，295名患者行FFR后根据FFR值分期行非梗死相关动脉介入治疗，590名患者接受FFR检查但不行非梗死相关动脉介入治疗，结果显示在FFR指导下行非梗死相关动脉治疗的患者1年主要心脑血管事件发生率显著低于另一组（8% vs. 21%，HR 0.35, 95% CI 0.22~0.55, P<0.001），其中死亡（1.4% vs.1.7%，HR 0.80, 95% CI 0.25~2.56），心肌梗死（2.4% vs.4.7%，HR 0.50, 95% CI 0.22~1.13），血供重建（6.1% vs.17.5%，HR 0.32, 95% CI 0.20~0.54），卒中（0 vs.0.7%），值得一提的是，该研究采取了盲法设计，单纯罪犯病变急诊介入治疗组患者的FFR值不告知术者和患者，且该组患者45d内的非梗死相关动脉血供重建不归类为终点事件，使得试验结果更为可信。同样DANAMI3-PRIMULTI研究结果也表明了FFR指导下的非梗死相关动脉介入治疗可以显著降低患者病死率和主要心脑血管事件发生率。但急诊介入治疗过程中应用FFR也存在弊端，如延长操作时间，增加患者的经济负担，尤其是FFR操作过程中需要冠状动脉内注射腺苷，有导致患者一过性血压下降的风险，近些年随着对冠状动脉病变功能学评价认识的提高，一些基于FFR的其他冠状动脉功能学评价方法如瞬时无波形比值（intanstaneous wave-free ratio, iFR）、静息Pd/Pa、对比剂FFR及冠状动脉CT血管成像FFR也在不断涌现。iFR是在不使用血管扩张剂的情况下进行冠状动脉功能学评价，可缩短操作时间，避免药物不良反应，拓宽适用人群，已有临床研究

显示iFR和FFR评估非梗死相关动脉血流储备准确性相同，在倡导精准医疗、微创医疗的未来可能发挥举足轻重的作用。

非梗死相关病变存在于近乎半数的STEMI患者中，不同于其他危险因素，这是一个看得见并且可以通过介入治疗扼杀在摇篮中的潜在"罪犯病变"，关于它"做与不做""什么时候做"争论的答案正在逐渐揭晓，分阶段的完全血供重建治疗有可能是未来此类病变的治疗趋势，新技术的引入使得非梗死相关动脉的介入治疗更为精准、安全、高效，未来还需要更多的大规模随机临床试验对文中的手术策略进行评估和佐证。

（唐熠达）

人工智能在心血管介入领域的应用

一、前言

人工智能（artificial intelligence, AI）是一个通用术语，表示使用数学算法，使机器具有推理和执行认知功能的能力，如解决问题、物体/文字识别和决策。AI包含一系列操作，包括机器学习（machine learning, ML）、深度学习（deep learning, DL）、自然语言处理（natural language processing, NLP）、认知计算、计算机视觉和机器人技术。这些技术可用于集成和解释复杂的生物医学数据，并推进技术自动化。与金融技术、信息技术和航空航天等其他行业相比，医疗领域的AI发展缓慢。

AI在介入心脏病学中的应用可分为虚拟和物理两个主要分支。虚拟分支包括从ML/DL、NLP和认知计算到控制健康管理系统的信息学，如电子健康档案和医学图像分析软件及自动化的临床决策支持系统。物理分支的代表就是机器人介入手术。预测AI在医疗领域的应用将从根本上改变医疗服务的格局。然而，与许多新兴技术一样，AI如果不能被正确合理地开发应用，其在整个医学领域，尤其是心血管介入领域的广阔前景，将会被丧失殆尽。

二、AI在心血管介入领域中的仿真应用

（一）图像解读

AI有望对成像重建、分析和解释产生重大影响。对大量成像数据的分析和专用成像软件的使用使得成像的显示更加符合解剖布局，从而简化了图像的解读。Du等的研究初步证明了DL技术在基于卷积神经网络模型的血管造影识别中的可行性。作为训练用数据，共使用3990张图像建立模型，并使用此模型解读了2711张图像，从而评估了此系统的效能。此模型使用正确率（正确像素的百分比）和召回率（检出相关像素的百分比）来评估模型的有效性。对于病变特征，包括直径狭窄、钙化、血栓和夹层，召回率分别为88.2%、82.6%、85.5%和85.8%。该工作流程使用深度神经网络对来自3900名患者的17 800张血管造影图进行了训练，并对来自6250名患者的27 900张血管造影图进行了评估。心脏周期检测的准确性为92.6%，敏感性为92.4%，特异性为92.9%。埃默里大学的一个研究小组开发了一种ML方法，用于分割血管内超声图像，并自动计算管腔面积和斑块负荷，研究显示该方法与专家分析结果

高度一致。这种方法可以在几分之一秒内分割识别单个图像，并有可能在导管室内实时应用。

冠状动脉狭窄的解剖和功能评估现在可以通过使用DL（HeartFlow, Redwood City, California）的非侵入性成像来实现。在导管室内，可以利用计算机视觉和三维重建来对冠状动脉狭窄的功能学意义进行无线评估（基于血管造影的血流储备分数，以色列，柯法萨巴，Cathworks有限公司）。最近，西门子Healthineers公司获得了美国食品药品监督管理局（FDA）对TrueFusion的批准，TrueFusion集成了先进的心腔内超声和血管造影成像，用于改善结构性心脏病介入治疗的导航和指引。该系统通过基于ML的探头检测和自动注册更新，将血管造影图像和超声图像整合到一起，使临床团队能够识别组织结构情况，有助于心脏超声医师和介入医师更好地沟通，在具有挑战性的手术过程中实现更直观地解剖定位。这将减少造影剂的用量、操作时间和辐射剂量。未来，通过DL，基于图像的病理学自动诊断可能将不再需要影像学专家的参与。

（二）临床决策支持

具有认知计算能力的临床决策支持系统正在开发中，包括使用ML、模式识别和NLP来模拟人类思维过程的自我学习系统。CEREBRIA-1是一项跨国研究，对稳定性冠心病患者进行压力导丝测定，评估在治疗策略的决策中，是否计算机解读的结果与专家人工解读类似。该研究纳入了1008条瞬时无波形比值曲线，包括317条重复曲线，分别由ML算法和介入专家团队进行分析。研究发现基于计算机的ML程序在是否进行PCI及PCI策略制定等方面并不劣于专家的共识。

IBM的Watson for Health应用认知技术从电子医疗记录（electronic medical record, EMR）、实验室报告、成像报告、已发表的病例报告、指南和各种互联网资源中提取和分析信息。该技术将ML和系统神经科学相结合，应用强大的通用学习算法构建成模拟人类大脑的神经网络。IBM的Watson for Oncology认知计算系统可以为癌症患者提供基于信心排位和循证证据的治疗建议。此系统的建议，在96%的肺癌、81%的结肠癌和93%的直肠癌病例中，和肿瘤委员会的治疗建议是一致的。目前，IBM正在开发Medical Sieve系统，这是一种为心脏专家和放射专家设计的自动认知助手，用于帮助临床决策。IBM这个项目已

经解决了许多心脏成像的计算模式,包括自动检测冠状动脉造影图像中冠状动脉的狭窄程度。

(三)虚拟现实、增强现实和AI

1.视频系统 虽然虚拟现实(virtual reality, VR)、增强现实(augmented reality, AR)和AI之间存在一定的技术差异,但或许可以将这些技术整合后,应用于结构性心脏病介入治疗的手术策略制订,并可用于术前向患者解释整个手术过程,以缓解患者的焦虑和压力。EchoPixel公司(Santa Clara, California)开发了一种以直观的交互式VR形式呈现的患者特定的解剖学形态的真三维系统,已经获得了FDA的批准。密苏里州圣路易斯的SentiAR公司,从美国国立卫生研究院获得了220万美元的研究拨款,用于开发一种"增强现实"心脏全息图技术,该技术可以实现在全息显示中实时查看、测量和处理患者的解剖结构,从而为手术提供指导。类似的AR系统可以展示手术过程中所需的重要信息,这些信息将堆叠着显示在环绕介入专家的多个显示屏上。

2.语音虚拟助手 苹果的Siri、亚马逊的Alexa和谷歌的Assistant等语音虚拟助手,都使用了AI语音识别技术。如今,AI语音识别技术的快速进步使其准确性已超过人类。与在EMR或在线医疗信息中搜索数据时键盘输入相比,语音更容易、更快捷、更方便,而且借助于独特的声纹,可以省去密码。语音虚拟助手使用语音识别和NLP来"理解"和处理语音数据进行输出。AI增强的语音虚拟助手有潜力处理多模式数据/图像的输入,然后以有意义的方式呈现给医生或术者。导管室的语音虚拟助理系统可以帮助术者以免提的方式更有效地控制设备、搜索EMR系统或访问图像库。

(四)"大数据"研究和预测分析

迄今为止,诸如"组学"数据、人类肠道微生物组测序、社交媒体和心脏影像等大数据都过于庞大和异质性高,使得我们无法存储、分析和充分利用它们。AI技术可以解决这个问题。传统上,基于回归的统计方法仅限于使用少量的预测因子,这些预测因子以相同的方式作用于其范围内的所有人。此外,生理过程调节的相互作用可能非常复杂,很难用普通的回归技术捕捉到。无监督DL可能有助于探索评分系统中的新因素和进行更好的预测性分析,或将隐藏的风险因素添加到现有模型中。这可能导致抗血小板/抗凝治疗、出血与卒中风险、手术死亡风险等新模型的产生。基于ML的技术还可以从那些接受了特殊治疗或特定药物的患者中,预测出远期预后较差或发生晚期并发症的那部分。在此之前,ML已被用于心脏病学中,预测心衰患者1年的死亡率和接受了冠状动脉造影的疑似冠心病患者的5年死亡率。最近的一些研究使用了基于ML

的技术来对数据集进行高级分析。Boone等对接受PCI治疗的血液恶性肿瘤患者的心血管疾病情况进行了评估,并采用bootstrapping双变量分析方法,利用ML生成的神经网络对结果进行了验证。Ganim等的一项研究评估了使用ML驱动、反向传播神经网络技术对经导管主动脉瓣置换术后手术并发症的种族差异进行分析。在ML框架中进行拓扑数据分析有助于进行大量的多维数据解释,如描述新的疾病表型等。

(五)基于AI的决策制定将贯穿于患者治疗过程的所有阶段

将来,介入心脏病专家可能会根据AI分析出的人群特异性和患者特异性的数据,来改善患者各个阶段的治疗。AI算法将被用于急诊科来对胸痛患者进行分类。在一项初步研究中,ML算法在预测急诊科胸痛患者心肌梗死的准确性高达94%。对所有术前的移动和临床数据进行自动化分析,将为手术规划提供患者特异性的风险评分,并为术后护理提供重要的预测因素。AI算法可应用于心源性休克患者,以确定哪些患者可能从机械循环支持中获益。DL预测模型将可以预测围手术期死亡、出血、造影剂肾病和卒中的风险。应用认知计算的预测分析可能支持临床决策制定,并帮助导管室确认手术的优先级。对不同指标的术中监测可实现对不良事件的实时预测并及时避免。整合术前、术中、术后的数据可以帮助监测患者恢复情况,预测并发症,并推荐药物治疗的最佳时程。出院后,患者个人设备的数据可以继续与住院数据整合,从而改善患者的术后恢复情况,降低再入院率。启用AI的应用程序和应用程序可能会鼓励和激励个人更健康的行为,并可能有助于制定健康生活方式和坚持服药的预防策略。

三、AI的物理应用

(一)机器人学

AI,通过程序自动化,有可能减少操作时间的变异性,改善整体患者治疗水平,从而增加机器人在导管室中的价值。但机器人介入手术依然存在限制和障碍,当前的系统不能理解它们向术者展示出的解剖结构、它们正在执行的手术任务,也不知道术者的意图。利用AI技术,如计算机视觉和图像分析,可以增强这些机器人的作用。虽然真正自主的机器人血管介入手术将在一段时间内仍无法实现,但跨领域的协作可能会增强AI辅助介入治疗的能力。

Corindus Vascular Robotics(马萨诸塞州,沃尔瑟姆)系统最近获得了FDA 510(k)的许可,成为首个获得许可的为CorPath GRX平台设计的自动化机器人系统。这款名为"回缩旋转(Rotate on Retract)"的专用软件是一种自动化的机器人,它允许操作者在操纵杆回撤时自动旋转导丝，从而快速导航送入导丝至靶病变。临床前的数据显示，由一组经验丰富的介入医师操作，启用回撤旋转的机器人与普通机器人相比，导丝操作时间显著减少。未来的血管机器人平台将更了解所进行的操作，并利用这些知识为心脏介入专家提供智能辅助。包括Verb Surgical（谷歌和Ethicon endosurgery合作成立）在内的公司，已经表示他们的手术机器人将具有ML和意识能力，这将帮助识别出手术的潜在问题。他们计划将机器人连接到一个类似于IBM Watson的云超级计算机服务，这样外科医师和机器人都可以访问关于数千个类似手术的信息，从而提高效率。正在开发的其他项目包括微型机器人，它们可以通过血管将药物运送到特定目标位置。未来这类微型机器人的应用包括修复受损细胞或执行微操作，这将包括多种血管介入治疗干预。机器人可以用于介入训练模拟器和远程干预。在导管室外，机器人可以帮助术后康复，还可以用于医疗保健的其他领域，如药物学、消毒机器人、供应链机器人和个人协助等方面发挥作用。AI在机器人领域的真正潜力仍有待观察，目前也很难预测。因此，临床介入医师应参与AI进展的质量和适用范围的评估，从而确保适当的临床转化应用。

（二）其他

一些组织和初创公司目前正在评估基于AI的技术在其他卫生保健领域的应用，包括虚拟护士、网络咨询、患者用药管理、药物开发、可穿戴式健康跟踪器的监测及卫生保健系统分析等。

四、AI技术的局限性

与任何新技术一样，AI也存在一些问题，如操作复杂，费用高，缺乏触觉感知，隐私数据安全性问题，法律问题，威胁人类工作岗位等。ML是传统统计方法的发展，而不是将数据点石成金。在某些情况下，传统的分析方法可能优于ML，或者结合ML并不能改善结果。例如，Frizzell等报道，与更传统的预测模型相比，许多ML算法并不能提高预测30d心力衰竭再入院的准确率。另外需要注意的是，这些新的算法决策工具并不能保证公平和准确。ML/DL应用于不同数据集时可能出现的问题有：①数据完整性问题；②培训数据集缺乏多样性的相关问题；③欠缺在分析中充分评估方法学偏差的能力。尤其值得关注的是后一个问题，因为它涉及神经网络，而神经网络是基于"黑盒"设计的。尽管神经网络的自动化特性允许检测人类过失的模式，但人类科学家几乎没有能力评估计算机如何或为什么辨识这些模式。因此，医师必须批判性地评价AI的预测，并以有临床意义的方式对其进行解读。需要大型、精心设计的数据集来训练DL算法，以提供诊断和预测功能。然而，目前医学的各个学科都缺乏对图像和视频进行详细注释的大型数据，也包括介入心脏病学领域。所幸

的是，生成式对抗性网络已被用来弥补这一缺陷，并综合产生大的图像数据集，包括高分辨率的血管造影和超声心动图，可用于帮助训练深度神经网络。

有学者担心，机器人化可能会增加不必要的介入治疗，不再注重患者的预期，或加剧现有的与治疗相关的社会经济学偏倚。可穿戴和可置入设备的无线连接、基于云的AI技术以及机器人，都面临着网络安全风险。一个建议的解决方案是定制的"健康保健区块链"技术，该技术可以将健康信息存储在加密的数字账本上，以最小化网络安全风险。

一个迫在眉睫的问题是，AI技术最终能否取代介入心脏病专家。而在可预见的未来，这貌似是不可能的。与人类大脑活动相比，目前的技术有几个不足之处。从结构上讲，仿生神经网络最多类似于视网膜的外层或视觉皮质，图像只是在那里被感知或表现。对于当前的AI/ML算法来说，独立地进行复杂的决策或执行一个过程是相当困难的。尽管AI因其惊人的表现而被广泛宣传，但以目前的形式来看，AI实际上是相当肤浅的。针对心血管介入技术的机器人系统太过初级，无法独立进行操作。比如在航空领域，飞行员采用了自动驾驶技术，然而大多数乘客并不希望取消飞行员。同样，我们预计AI将协助而不是取代介入医师。AI应用的社会和伦理复杂性需要进一步的思考，并证明其医疗效用及经济价值，为发展更广泛的跨学科合协作应用奠定基础。

五、整合介入心脏病学和AI

在心血管介入的实践中，需要医师的专业知识、同情心和技能。AI无法代替人类的智慧，而只是对其进行补充和加强。当前介入心脏病学的实践已经代表了临床−机器交互的范例，这种协同作用很可能在未来的AI时代加速。介入心脏病专家的独特地位有助于推动这些创新，而不是被动地等待这些技术的应用。

随着基于AI的系统为患者治疗提供更多的信息，介入心脏病学家可能会看到他们的角色转变。医师，包括介入心脏病学家，需要发展额外的技能，这些技能是机器在短期内无法掌握的，如道德、领导力和同理心。培训项目必须更加强调如何优化新的AI工具。重要的问题包括向机器提出恰当的问题，解读它们的输出，识别机器的错误，以及整合机器在患者治疗中生成的数据。由于缺乏数据会限制AI做出的预测，医师尽量增加对地方性、国家性或国际性临床数据注册研究的参与。随着数据清理技术的改进，不同注册研究可以互相结合，以扩展其效用，并增加可用于基于AI分析的临床、基因组、染色体组、放射学和血管造影数据的可用性。介入专家具有临床洞察力，可以指导数据科学家和工程师用正确的数据回答恰当的问题；而工程师可以为数据分析问题提供自动化的、计算性的解决方

案，而这些工作对于人工方法而言太昂贵或太耗时了。如果得到适当地开发和应用，AI有可能彻底改变介入心脏病学的教学和临床实践。

六、总结

随着医疗数据的日益普及和分析技术的快速发展，AI在医疗保健领域引发了一场典型的转变。它正在临床系统中扩展其足迹，包括数据库、图像和术中视频分析、基于证据的实时临床决策支持和机器人技术。介入操作的独特性使介入专家处于有利地位，有助于引领AI进入下一阶段，这一阶段的重点是人与机器之间的协同交互，最终将改变介入心脏病学的实践，以期改善临床治疗的效果。

（徐建强）

经皮冠状动脉介入治疗术后出血预测因素及出血风险模型的研究进展

业已证实,抗栓治疗及经皮冠状动脉介入(PCI)显著减少了急性冠脉综合征(ACS)患者缺血事件的复发和死亡,但同时出血事件明显增加。ACS患者治疗过程中及PCI术后出血发生率为2%～5%,主要出血事件的死亡率高达11%。选择合适的出血风险预测因素及模型快速识别患者出血高危因素,可综合权衡、规避患者的缺血及出血风险。本文通过归纳近年来对ACS患者PCI术后出血风险因素、出血风险预测模型的研究,旨在为ACS患者PCI术后个体化治疗方案的选择提供参考。

一、ACS患者PCI术后出血预测因素

ACS患者围手术期、院内及院外30d内出血相关因素主要包括基线相关出血影响因素和PCI术中出血影响因素。

(一)PCI导管接入路径

目前超过1/3患者的围手术期血管并发症与PCI血管径路相关。经股动脉入路是PCI经典径路,但临床实践中发现,血管并发症在此入路较多见,并与患者不良结局有关。经桡动脉入路因其位置表浅易于压迫、患者术后活动舒适及造影剂用量减少,患者术后出血率及死亡率明显降低,现已成为PCI术者选择的主要入路。虽然经桡动脉入路可为外周动脉疾病及肥胖症患者提供快捷的通路并可降低出血风险,但在用导线、球囊或支架穿过病灶方面则略显劣势。研究发现,与标准技术相比,超声引导下穿刺并没有降低主要出血事件,仅显著提高了动脉通路的效率和总体成功率。因此,对于借助影像学手段实施血管穿刺是否减少出血事件目前尚未达成共识,一般主张PCI时应尽可能选择经桡动脉入路;若因某种原因不能经桡动脉入路,可借助术前超声检查或超声引导下精准定位行股动脉穿刺完成手术。

(二)性别

既往研究中,女性被认为是ACS患者PCI术后不良临床结局的危险因素。Hess等证实,在出院后BARC所有类型的出血事件总体发生率中,女性明显高于男性(39.6%vs. 27.9%,$P<0.0001$);在调整了患者和程序特征后女性高出血风险仍然存在(IRR 1.42,95% CI 1.27～1.56,$P<0.0001$),且更可能发生潜在出血事件。然而Shin等指

出,若医疗器械及技术手段达到最佳水平则可显著改善女性的出血风险,男性和女性组间并无显著性差异。最近研究发现,女性本身并不是独立危险因素,使用新的抗血小板药物被认为是女性出院后出血的独立危险因素,而对于男性则不是。

(三)贫血

PCI术后贫血患者的院内死亡率、脑血管事件、术后心肌梗死及MACE发生率更高,贫血被认为是院内死亡的独立预测因素。在患者接受PCI前后,Hb≥4.0g/dl发生的出血事件可大大增加死亡的风险。ACUITY试验表明,贫血组更易发生院内非手术相关出血(CABG)(8.8% vs. 3.9%,$P<0.0001$)、非CABG轻微出血(21.1% vs. 17.2%,$P<0.0001$),以及30d内非CABG主要出血(8.8% vs. 3.9%,$P<0.0001$)、非CABG轻微出血(22.8% vs. 18.2%,$P<0.0001$)。Stahli等研究发现,平均随访2.6年的贫血患者全因死亡率高于非贫血患者(27.9% vs. 9.1%,$P<0.001$),其原因是由于贫血患者的出血率高于非贫血患者(2.4% vs. 0.3%,$P=0.001$)。为进一步降低贫血患者的出血及其他不良事件风险,可以采取适当策略,包括对血红蛋白<7.5g/dl的稳定患者避免输血、减量口服阿司匹林、使用质子泵抑制剂以减少上消化道出血、避免使用糖蛋白IIb/IIIa抑制剂以及单用比伐卢定抗凝等。

(四)主动脉内球囊反搏术

主动脉内球囊反搏术(IABP)是对心肌梗死、心源性休克和心脏手术后的一种公认的额外支持。IABP的使用可增加接受PCI患者的出血风险,其中穿刺点出血发生率为26.35%,消化道出血和并穿刺点出血为11.49%,可能与年龄增长致血管收缩能力减弱、IABP机械损伤影响血小板聚集有关。

(五)抗栓治疗相关因素

在ACS及接受PCI患者预防心血管事件和支架内血栓的治疗中,抗栓治疗居核心地位,但出血风险也明显增加,因此,平衡抗栓治疗中的缺血和出血风险以实现患者最大临床获益十分重要。

1.抗血小板药物　阿司匹林联合P2Y12抑制剂是目前ACS和PCI围手术期标准治疗方案,能显著降低ACS和PCI

相关的冠状动脉内血栓和再梗死风险，但也面临着增加出血风险。Berger等证实，氯吡格雷的出血风险在第一年最大，之后出血的可能性并不比安慰剂治疗的患者高，严重出血事件的风险增加并不显著。但随后研究发现，氯吡格雷联合阿司匹林时大出血风险增加可能与不同个体对氯吡格雷抗血小板存在差异有关。在氯吡格雷预处理并支架置入后的适当时间（PCI术后24h和出院后1个月）通过光学聚合测量法完成血小板凝集功能测量，对患者出院后出血风险有指导意义。普拉格雷对血小板抑制作用更快、更持续、更强。与氯吡格雷标准剂量或更大剂量相比，普拉格雷显著降低缺血性事件（包括支架血栓形成）的发生率，但强抑制血小板聚集的作用也增加了致命出血的发生率（1.4%vs. 0.9%）。替格瑞洛是第一个可以口服、无须生物转化即可直接发挥药效的抗血小板药物，对血小板的抑制作用较氯吡格雷更强，可降低ACS患者包括心血管死亡、卒中等复合终点事件发生率16%，全因死亡率降低22%，但并没有增加主要出血的发生，而非CABG自发性出血（胃肠道、颅内出血等）更为常见。GRAPE研究也证实替格瑞洛和普拉格雷比氯吡格雷具有更好的抗缺血保护作用，但也注意到这两种新型药物的使用可引起更频繁的出血事件。随着起效时间快、抑制作用更强的新型P2Y12抑制剂出现，如何平衡血栓和出血的风险，尚待进一步探讨。

2.抗凝药物　PCI术后口服抗凝药（OAC）与出院后出血及死亡率密切相关。依诺肝素更稳定且具有可预测的抗凝活性，可安全用于高危PCI患者并降低围手术期主要出血事件，而接受普通肝素治疗的患者发生主要出血事件的可能性是接受依诺肝素治疗的2.5倍。ISAR-TRIPLE试验研究了DES置入术后有口服抗凝药适应证的患者，予以口服阿司匹林和OAC、氯吡格雷三联抗栓治疗，发现在净临床结果（死亡，MI，ST，脑卒中或TIMI主要出血）方面，6周的三联疗法并不优于6个月。一旦发生出血并发症，可予以停止抗凝血治疗和（或）输血，但这两种处理均与预后较差有关。因此，从根本上预防出血似乎是最谨慎的方法。

（六）其他影响因素

1.慢性肾脏病　肾脏功能状态是血管风险的主要指标，也是出血的独立预测因素，其与患者临床表现复杂程度及院内出血具有相关性。霍勇、何华通过多元Logistic回归分析，在校正性别、脑卒中史、抗凝药物使用等因素后，肾功能（eGFR每降低10ml/min）仍是接受PCI的ACS患者院内出血危险因素（OR 1.133，95% CI 1.011~1.27，P<0.032）。我们应采用最佳的抗血栓治疗方案将出血并发症的风险降到最低，并对不良缺血事件提供足够保护。研究发现，微量蛋白（BTP）和血清胱抑素（CysC）是

NSTEMI患者主要出血事件的独立预测因素。由于BTP和CysC可以在一定程度上反映肾功能，因此二者可作为提高CRUSADE出血风险模型预测能力的生物标志物。

2.慢性完全闭塞性病变　慢性完全闭塞性病变（CTO）患者PCI术与非CTO患者相比手术成功率较低，而并发症发生率及出血率较高，具有更高的围手术期心肌梗死和出血风险。这可能与CTO患者心脏负荷过重、CTO相关技术难度较大、需经股动脉入路或双入路以及术者对CTO相关知识储备有限等原因有关。

3.血细胞比容　体外研究发现，血细胞比容与出血时间之间存在明显负相关。当血细胞比容水平升高时，血小板功能分析仪的封闭时间缩短，表明血小板黏附到孔隙表面的程度增加、血小板聚集增加；当血细胞比容≥20%时才能形成闭塞的血小板栓。提示当血细胞比容<20%时，出血事件因血小板聚集能力下降而相应增多。

影响PCI术后出血的因素还有很多，如基线因素如高龄≥65岁、既往出血史、白细胞计数、入院时充血性心力衰竭（Killip Ⅱ～Ⅳ级）等，围手术期因素包括平均动脉压较低、药物干预（包括利尿剂、促肌力剂、溶栓剂、GPⅡb/Ⅲa受体阻滞剂及血管扩张剂等）、使用右心导管、手术时长>1h、手术起始至鞘管移除时长>6h、鞘层切除时间及院外抗栓治疗相关因素（抗血小板药物选择、DAPT时间长度、口服抗凝药物、出院时三联抗栓治疗）等，在此不一一赘述。

二、出血事件风险评估模型

目前根据ACS患者不同阶段出血的高危因素已制订出多个出血风险评分模型（表1）。评分标准要求简易快捷、合理有效地对患者进行风险分层，以防范和控制可能的出血风险。

（一）院内出血风险模型

1. CRUSADE出血风险模型　2011 ESC NSTE-ACS管理指南首次推荐将CRUSADE评分用于评估NSTE-ACS患者的院内出血风险。该评分涉及8项参数，简易方便（表1），风险评分获取快捷，随后研究证实该评分对STEMI患者也同样适用。Al-Daydamony等则将其应用范围扩展到整个ACS群体，认为该评分是ACS患者大出血的良好预测指标，并适用于UA、NSTEMI及STEMI患者。Bang等认为CRUSADE评分不仅可以成功地预测院内出血，而且可以预测支架置入后1个月发生的出血事件。研究发现，该评分高估了院内主要出血率，特别是在高危出血风险患者中。我国现阶段已将CRUSADE评分广泛应用到ACE群体来评估患者院内出血风险，但对中国人群ACS患者PCI术后院外及长期出血风险的预测价值有待进一步验证。

2. ACUITY-HORIZON出血风险模型　Mehran等2010年通过7项参数（表1）及抗凝策略（普通肝素＋GPⅡb/Ⅲa受体拮抗剂、单用比伐卢定）建立ACUITY模型，对ACS患者PCI术后30d内主要出血风险进行预测，显示其具有良好的预测价值；但Liu等在中国人群中验证了3个风险评分，发现3个评分均高估了国人的出血风险率，但与ACUITY-HORIZONS相比，CRUSADE和ACTION对中国人群ACS患者PCI后的院内主要出血事件有更好的校正和辨别能力。随着不同院内出血风险模型的推出，人们更加关注何种模型具有更有效的预测价值。Liu等证实，ACUITY-HORIZON风险模型的AUC（AUC＝0.75）高于ACTION（AUC＝0.73）、CRUSADE（AUC＝0.72）和HAS-BLED（AUC＝0.67）模型，表明ACUITY-HORIZON风险模型对PCI术后30d内出血风险具有最好的预测能力。最近研究指出，CRUSADE与ACUITY-HORIZON两种出血风险模型在预测非特定人群ACS患者住院出血率、死亡率的结果相似，临床实践中可互换使用，简化了对患者的风险分层。

以上在相应模型的验证过程中存在一定局限性：两项评分入选人群均经股动脉入路，而当今主要选用经桡动脉入路，使出血风险显著减小，从而一定程度上高估了院内主要出血率；两项评分均是西方人群建立，目前较缺乏我国队列的验证；两项评分的建立均是基于口服氯吡格雷的患者，未纳入口服新型抗血小板药（替格瑞洛、普拉格雷）

及联合口服抗凝药的患者；在验证评分模型时，不同出血定义的使用（BRAC、TIMI等）对所观察到的出血发生率产生影响，从而对检测出血风险模型所获得的预测准确性产生影响。因此，两个评分模型的有效性在经桡动脉入路的口服新型抗血小板药和（或）口服抗凝药的中国患者中仍有待验证。我们期待开发一种新的、更适合中国人群的"多用途"出血风险模型。

3. ACTION出血风险模型　ACTION出血风险预测模型是基于美国ACTION Registry-GWTG数据库数据开发并验证，用于评估AMI患者的住院出血风险评分系统，所选用12个参数多与既往预测院内出血风险的评分参数重合。由于AMI患者接受华法林治疗越来越普遍，该评分首次纳入"既往在家中使用华法林"作为参数，并将CRUSADE评分针对的以NSTEMI患者为主的老年群体扩大到整个AMI群体。然而，由于该评分的出血定义与其他评分不同，且评分所涉及参数较多、计算复杂，因而降低了临床工作中应用的简便性。

（二）院外出血风险模型

1. PARIS出血风险评分　2016年发布的PARIS出血风险评分包括6项参数，见表1。该评分是首个预测院外2年内的出血风险模型，有助于预测DES-PCI术后出血事件的风险。该评分还提供了缺血风险评分，从而帮助临床医师决定抗栓治疗方案、DAPT最佳持续时间。该评分没有

表1　ACS患者出血评分模型

评分模型	预测阶段	预测因素	纳入人群	患者人群
CRUSADE（2009）	院内出血	血细胞比容；肌酐清除率；心率；收缩压；女性；心力衰竭；既往血管病史；糖尿病史	建立组：71 277 例 验证组：17 857 例	NSTEMI
ACTION（2011）	院内出血	心率；血红蛋白；女性；血肌酐；年龄；心电图改变；心力衰竭或休克；糖尿病；外周动脉疾病；BMI 收缩压；在家中使用华法林治疗	建立组：72 313 例 验证组：17 960 例	AMI
STEEPLE（2011）	PCI后48h	女性；使用普通肝素；使用 GPⅡb/ Ⅲa 拮抗剂	建立组：2310 例 验证组：1154 例	择期 PCI（经股动脉入径）
NCDR（2013）	PCI后72h	年龄；BMI；女性；血红蛋白；既往PCI史；慢性肾病；休克；24h 内心搏骤停史；STEMI；PCI状态	建立组：CathPCI 835 007 例 验证组：CathPCI20 8752 例	PCI
ACUITY HORIZONS（2010）	30d内出血（PCI后急性期）	女性；年龄；血肌酐；白细胞升高；贫血 ACS 亚型；抗凝策略	建立组：17 421 例 验证组：N/A	ACS
PRECISE-DAPT（2017）	支架置入后院外7d～12个月	年龄；肌酐清除率；血红蛋白；白细胞升高；既往出血病史	建立组：14 963 例 验证组：PLATO 8595 例，BernPCI 6172 例	CAD＋DAPT＋支架置入
DAPT（2016）	PCI术后12～30个月	年龄；当前吸烟史；糖尿病史；心肌梗死；既往PCI或MI史；紫杉醇洗脱支架；支架直径<3mm 心力衰竭或心脏射血分数<30% 静脉旁路移植血管干预	建立组：DAPT 11 648 例 验证组：PROTECT 8136 例	排除PCI术1年内发生主要出血和缺血事件患者
PARIS	院外2年内	年龄；BMI；当前吸烟史；贫血；肌酐清除率；出院时接受三联抗栓治疗	建立组：PARIS 4190 例 验证组ADAPT-DES 8130 例	PCI＋DES
BRIC-ACS	PCI术后1年内	性别；BMI；冠状动脉多支病变；血红蛋白；甘油三酯；低密度脂蛋白（LDL-C）；高血压；既往消化性溃疡史；阿司匹林联合替格瑞洛应用		

将女性纳入影响因素,制定该评分模型时几乎所有患者均未使用更有效的P2Y12抑制剂,且DAPT的时长为非随机化模式,不能代表实际应用中不同DAPT的停药模式。因此,PARIS评分尤应在使用新型P2Y12抑制剂的大样本人群中进一步验证。

2. PRECISE-DAPT出血风险评分　2017年Costa等提出了新型PCI术后出血风险评分——PRECISE-DAPT评分。该评分仅包括5项参数,首次纳入了"既往自发性出血史",弥补了DAPT出血风险评分预测范围的"空白区",可有效预测PCI术后12个月内发生的出血风险,同时将患者抗血小板治疗药物扩大到新型P2Y12抑制剂,对预测口服新型抗血小板药物患者的出血风险具有良好价值。目前,该评分用于指定双联抗血小板治疗已被国际准则所认可。Guerrero等研究显示,具较高出血风险(≥25分)的患者受益于相对较短(<12个月)的DAPT持续时间,出血风险相对较低(<25分)的患者更适合接受标准治疗(12个月)或延长治疗(>12个月)。多数STEMI老年患者的PRECISE-DAPT评分高于出血风险的推荐分界点(分数≥25),故我们有必要进一步调整老年ACS患者的PRECISE-DAPT评分,使用不同分界点,优化不同年龄阶段亚组的评分标准。由于普拉格雷仅适用于低出血风险患者,故该模型对应用普拉格雷的患者预测能力有所欠缺。

3. BRIC-ACS出血风险评分　BRIC-ACS出血风险评分用于预测急性冠脉综合征(ACS)患者PCI术后1年内的主要出血事件,包括9个参数,见表1。它是第一个在中国开展的用于评估接受PCI治疗的ACS患者主要出血风险的研究,为我国缺血和出血风险较高的ACS患者提供了预测工具。然而,该研究存在样本小、部分出血相关变量缺失、接受替格瑞洛治疗的患者样本量小等缺陷。替格瑞洛和氯吡格雷治疗疗效和安全性的比较有望在BRIC-ACS II期注册中进一步得到验证。

面对错综复杂的临床实际情况,合理选择适合中国人群患者的相关出血风险模型以评估短期及长期出血风险、及时预防及干预患者可能的出血风险、制订个体化抗栓治疗策略至关重要。目前广泛应用的几种出血评分仅纳入了基线特征及实验室数据,忽略了治疗及手术相关因素。我国目前缺乏对现有国外相关出血风险模型的大规模、多中心的验证队列,以及根据中国人群特点所建立的出血风险预测模型。因此,综合评估临床特征及围手术期潜在的其他出血影响因素,验证并建立适合中国人群患者的ACS及PCI术后出血风险预测因素及相关模型是临床工作亟待解决的问题。

(韩楚仪　丛洪良)

残余SYNTAX积分临床意义

SYNTAX积分（SYNTAX score, SS）是SYNTAX试验中基于冠状动脉解剖因素建立的评分系统，用于评价冠状动脉病变复杂和严重程度，按分值分成3个层级，用于比较冠状动脉多支病变和左主干病变PCI和CABG两个血供重建的术后不良事件率（MACCE），试验结果显示CABG优于PCI。现各指南均推荐SS作为多支冠状动脉病变（MVD）选择血供重建策略的依据。近年来进一步研究发现，血供重建术后MACCE发生率主要与血供重建完成程度有关，而并非决定于基础病变的复杂程度。残余SYNTAX积分（residual SYNTAX score, rSS），即是用来量化血供重建完成程度。

一、PCI劣于CABG的主要方面

SYNTAX试验中，1、3、5年结果大体相似，以5年结果为例，PCI组MACCE发生率高于CABG，主要是再次血供重建率高，心肌梗死发生率亦略高，但全因死亡率和所谓硬终点事件（即死亡、卒中、心肌梗死）无显著性差异。在低SS多支病变和低中SS左主干两者相似，主要是中及高SS多支病变及高SS左主干组，CABG优于PCI，应优先考虑CABG，目前术前评估SS来指导血供重建策略已在临床实践中成为普遍现象。

二、血供重建后发生MACCE的原因

血供重建的目的就是减少缺血负荷，血供重建后发生MACCE主要原因有以下3个方面：①血供重建不完全；②血流通道的失效，包括支架内再狭窄、全堵塞（闭塞和血栓形成）及桥血管的退化（狭窄）、全阻塞（闭塞和血栓形成）；③新生的阻塞病变。Parasca进一步分析了Syntax试验5年结果中的重复血供重建共330例（包括第3次以上的血供重建共459次）这一亚组患者，多变量回归分析发现，糖尿病、抗血小板不足、支架重叠及不完全血供重建是再次血供重建的预测因素，而反映术前病变复杂程度的SS并不是再次血供重建的预测因素。

三、不完全血供重建

血供重建后（PCI及CABG），有相当部分的病例不能达到完全血供重建，在SYNTAX试验也有不完全血供重建问题，3年亚组分析中，PCI与CABG相比，不完全血供重建率更高，特别是高积分（SS＞33）两组间有明显差异（56.9% vs. 43.6%）。PCI组不完全血供重建后，MACCE发生率明显高于完全血供重建（33.8% vs. 24%，P＜0.001），主要是再次血运重建率明显增加（24.1% vs. 15.8%，P＜0.001）。这是PCI劣于CABG的重要原因。

Généreux等在ACUITY试验中第一次引入残余SYNTAX积分（residual SYNTAX score, rSS）来量化不完全血供重建程度，即PCI术后重新计算出SYNTAX积分即为rSS，取8.0为阈值，通过多变量分析，rSS是缺血性事件（包括全因死亡率）的独立预测指标。高rSS组（＞8.0），1年的死亡率明显增高（HR 1.06，P＝0.006）。Cappodano观察一组无保护左主干，相比术前基础SS，术后rSS是2年的心脏性死亡风险独立预测因素。Malkin等回顾性分析连续的3支病变PCI病例，多变量分析显示rSS是2年死亡率独立预测因素，而术前SS并不是，即完全取决于血供重建程度，与术前病变的严重复杂程度无关。Farooq等用SYNTAX试验数据重新分析，在PCI和CABG组rSS均是5年死亡率强的预测因素，术后达后同等rSS时，两组间并无差异。

四、PCI未能完全血供重建的原因分析

在SYNTAX试验3年亚组分析中，PCI组不完全血运重建3个主要预测因素，即高SS分值、存在有慢性闭塞病变和病变数目。

（一）基础SS

在SYNTAX试验中，SS低（＜22）、中（23＜SS＜32）、高（＞33）三组的不完全血供重建率分别为31.5%、41.7%、56.9%，随着积分增高，冠状动脉病变复杂程度提高，不完全血供重率也增加。

（二）慢性完全闭塞病变

在SYNTAX积分评价中，CTO病变是权重最大的病变，SYNTAX试验中有304例有CTO病变，PCI组仅有49.4%成功开通血管，低于当前大多数报道的成功率（80%～90%），显著影响术后rSS。

（三）病变数目及弥漫病变

多支弥漫病变如达到完成血供重建，需更多的支架，受医疗保险政策影响，置入支架的数目受到限制，国

内通行做法是多支病变分解手术，每次仅处理部分病变，其结果只能部分血供重建，以合规政策。对弥漫病变的单支血管置入过多支架，血管金属化，可能会存在其他不良问题，特别是血管远端和分支的病变被认为对血供影响小而放弃血供重建，对影响边支的顾虑也是不能完全血供重建的原因。

五、提高PCI远期预后的措施

（一）降低rSS

尽可能达到完全血供重建。无论基础血管病变负荷（bSS）如何，需要注意的是bSS越大，病变越复杂，甚至可能包含有CTO病变，PCI后rSS值越大。在SYNTA试验中，bSS>33组完全重建率仅为56.9%，尤其是有CTO病变组不完全血供的比例更高，因此提高和普及疑难复杂PCI技术，特别是提高CTO成功率，可大幅降低rSS。

（二）功能性完全血供重建

血管的血供功能除与血管直径狭窄有关外，还与血液黏度、病变长度，以及血管供血区域大小等因素有关，仅以直径狭窄程度来作为血供重建指征存在过度医疗和评价偏倚问题。在早期比较试验中，大多数试验都尝试达到功能性完全血供重建，采取的方法为术前用负荷试验分辨所谓罪犯病变，仅干预直径狭窄70%以上病变。FAME试验的事后分析显示，在达到功能性完全血供重建后，残余的狭窄病变并不能影响预后。Choi对一组患者的PCI术后残余病变用SS结合FFR，即rFSS（即FFR<0.8时才计入SS的功能性SS），与SS和rSS相比，rFSS是2年MACE最强的预后指标，且与数值呈线性相关，即其值越高，MACCE越高。FFR能可靠地定量评价冠脉血流储备功能，已有根据FFR来评价的功能性SS，据此来指导PCI，可减少不必要的支架置入，也可以更好地预测远期疗效。

（三）最优化PCI

CTO病变对于PCI更具挑战性，但随着器械的发展和富有经验术者的增多，现报道成功率多能达85%以上，提高CTO病变的成功率，可大幅减少术后rSS，以减少MACCE发生率。同时运用新一代的支架及术后双抗药物，并可结合腔内影像，尽量达到术后最优化也有利于改善预后。SYNTAXⅡ试验中运用近年新的器械和技术，CTO开通成功率达87%，仍用原SYNTAX试验中CABG组作为对照，在MI和再次血供重建方面优于原SYNTAX试验中PCI组，特别是在中SS组，PCI组已接近CABG组。

（四）优化冠状动脉病变评价方法

冠状动脉血管对心肌的影响主要是其供血范围大小与是否发生MACCE密切相关，冠状动脉特别是分支的供血区域大小的判断尚无客观指标来量化，主要是术者的主观判断，实践中可操作性不强。近年出现一种新的冠状动脉病变评价方法：ERICE积分，与SYNTAX积分评价方法的区别是将最小有血供重建价值的血管直径由1.5mm提高到2.0mm，计算的数值即为ERICE积分，并同样按SS的数值分为3个组别，用来指导PCI，以及术后残余病变的评价，研究显示，证实比SS更优，可减少干预血管数目，减少支架总长度，术后MACCE发生率的预测与SS相似。

六、小结

多支病变和左主干病变在血供重建术前对病变复杂程度的评价用于制订血供重建策略无疑仍具指导意义。但无论是PCI和CABG，对于多支病变，均是以完全血供重建为目的，因此在术前除评价冠状动脉复杂情况外，还应结合所备的器械条件和术者自身的经验，对术后达到的血供重建程度预估，即估算出rSS，以此来制订血供重建策略可能是未来的方向。

（郑心田）

经皮机械循环辅助装置在CHIP介入
治疗中的应用进展

随着我国社会逐渐进入老龄化阶段，心血管疾病患者呈明显上升趋势。《中国心血管病报告2018》显示，我国目前心血管病的患者人数为2.9亿人，其中冠心病1100万人，而且今后10年心血管病为患者仍将快速增长。随着介入器械不断更新及技术的提高，心血管医生越来越关注这样一类人群——复杂、高危且有血供重建指征的冠心病患者（complex higher-risk indicated patients, CHIP）。经皮冠状动脉介入治疗（percutaneous coronary intervention, PCI）已成为目前CHIP最主要的治疗方式，PCI术中和术后风险很高，从而需要谋求经皮机械循环辅助装置（mechanical circulatory support, MCS）的支持，MCS可以为严重血流动力学障碍患者提供较完全的血流动力学保障。本文就目前针对CHIP介入治疗中使用的MCS进行系统综述。

一、CHIP概述

2016年，美国经皮冠状动脉介入治疗领域首次提出CHIP概念。随后这一概念逐步被大家了解并接受。CHIP概念主要包含3个特征：①有血供重建指征；②患者存在多种疾病常难以耐受外科手术，如高龄、急性心肌梗死、血流动力学不稳定、慢性肺病、心功能不全、肾功能不全、瓣膜病等；③冠状动脉病变复杂，如慢性闭塞性病变、弥漫性病变、多支病变、左主干病变、严重钙化病变、分叉病变等。既往多项研究显示血供重建可以使CHIP获益，然而因其基础疾病多、冠状动脉病变重、不能耐受外科手术、手术风险高且对术者经验及技术要求高等特点，导致此类患者接受PCI治疗的比例较低。CHIP介入治疗过程中往往血流动力学不稳定，即使术前血流动力学相对稳定，也常会因手术复杂、手术时间长、术中并发症多进而导致血流动力学迅速恶化而危及生命。因此，稳定血流动力学就成为此类患者介入手术中的关键一环。MCS可以为严重血流动力学障碍患者提供血流动力学支持，使得手术顺利的进行，从而使患者获益。2015美国SCAI/AATS/ACC/STS关于MCS专家共识指出，对于高危PCI的患者，如多支血管病变或左主干病变的介入手术，可考虑MSC支持，如患者无法行手术治疗、射血分数严重不足或心室充盈压升高，则更加推荐使用MCS。

二、CHIP患者常用的循环辅助装置

目前经皮机械循环辅助装置主要包括经皮主动脉内球囊反搏术（intra-aortic balloon pump, IABP）、轴流泵（impella）、体外膜肺氧合器（extracorporeal membrane oxygenation, ECMO）及左心房–股动脉旁路泵（tandem-heart）。

（一）主动脉内球囊反搏术

主动脉内球囊反搏术（IABP）是临床上最常用的机械辅助循环技术，IABP导管经股动脉置入，将球囊放置在降主动脉，在心脏舒张期球囊充气以升高舒张压，进而增加冠状动脉血流灌注，在心脏收缩早期，球囊快速放气以降低心脏后负荷。其通过增加冠状动脉灌注量来改善心肌氧供，降低主动脉收缩压，降低心脏后负荷，改善心功能受损患者的前向血流，提高心排血量。然而，IABP只是轻–中度增加心排血量和冠状动脉血流，并且依赖于患者现存的左心室功能，对血流动力学完全崩溃的患者无效。IABP临床应用的证据主要来自急性ST段抬高心肌梗死（STEMI）伴心源性休克患者，多项研究显示，IABP可以明显降低这类患者的死亡率。2012年前，各类指南中IABP用于心源性休克均为Ⅰ级推荐，然而新近的随机对照研究和荟萃分析对其在急性心肌梗死和心源性休克患者中的应用价值提出了质疑。IABP-SHOCKⅡ研究随机选择了600例STEMI合并心源性休克患者，结果显示在早期血供重建和强化药物治疗基础上，置入IABP并不能进一步降低患者30d内的全因死亡率（39.7% vs.41.3%，$P=0.69$），随访12个月的结果显示也未能获益。此后，2012 ESC指南对STEMI合并心源性休克使用IABP推荐级别降为Ⅱb，2013年ACC指南对STEMI合并心源性休克非手术治疗无效者使用IABP，推荐级别为Ⅱa。2016年，中国经皮冠状动脉介入治疗指南对于STEMI合并心源性休克者不做常规推荐IABP（Ⅲ，B），但对药物治疗后血流动力学仍不能稳定者（Ⅱa，B）或合并机械并发症血流动力学不稳定者（Ⅱa，C）可置入IABP。2017 ESC STEMI指南中指出合并心源性休克的患者，IABP的推荐级别为Ⅱa/C，推荐用于机械性并发症所致的心源性休克。AHA建议，在伴有急性二尖瓣反流或室间隔穿孔的心源性休克患者中应用IABP或在没有其他机械辅助循环装置应用禁忌及无法安置的情况下使用IABP。

将IABP应用于CHIP行PCI，目前并无明确的标准。对于高危复杂冠状动脉病变患者，在BCIS-1研究中纳入

301例高危PCI患者均于PCI前置入IABP,结果提示PCI术前置入IABP不能减少28d死亡、心肌梗死、卒中或再次血供重建复合终点(15.2% vs.16%),6个月临床终点上差异也无统计学意义(P>0.05),51个月两组全因死亡率出现了差异结果(P=0.039)。Cassese等进行Meta分析显示,预防性IABP用于高危PCI术亦不能显著降低短期死亡率和MACCE,但能降低患者远期死亡率。Romeo等针对非心源性休克高危患者PCI应用IABP的临床试验进行了Meta分析结果显示在院死亡率,MACCE,并发症发生率等方面均未体现出统计学差异。而Chen等在针对IABP应用对患者长期死亡率方面的影响,meta分析也发现在早期死亡率方面两组无统计学差异(OR 0.79,95% CI 0.48～1.29),而在长期死亡率方面,IABP组则明显下降,差异具有统计学意义(OR 0.63,95% CI 0.45～0.9),在进一步的亚组分析中发现,IABP的应用可以降低高危PCI患者30d再缺血发生率(OR 0.62,95% CI 0.42～0.91)及缺血与心衰的复合事件风险(OR 0.75,95% CI 0.58～0.98)。从以上研究结果来看,IABP在高危复杂冠脉病变PCI中应用有效性仍需要更多大规模临床试验的证实。目前的临床试验更多地将观察终点放在短期的死亡率和MACCE事件上,而对长期死亡率等终点的观察较少。现有的证据未能显示IABP在改善短期死亡率和降低MACCE事件上优于对照组,这也在一定程度上影响了其在指南中的地位。然而目前研究及荟萃结果提示短期应用IABP仍能够在降低高危PCI患者远期死亡率方面有着明显的获益,同时亦显示其能够减少术后患者再缺血和心力衰竭等事件的发生。据目前研究结果以及临床应用的情况看,对于CHIP来说,IABP长期随访可能使其受益,临床上IABP也已被广泛应用于CHIP患者存在或可能出现血流动力学障碍者,但目前预防性应用IABP的循证医学证据不足,还有待于进一步的研究数据证实。

(二)轴流泵

轴流泵(Impella)是一种新型循环辅助装置,主要作用机制是通过插入到左心室的轴流导管将左心室的血液泵入升主动脉,从而减低左心后负荷,降低心肌氧耗,提高心排血量,改善冠状动脉灌注,可实现2.5～5.0L/min的心脏辅助血流。但Impella的支持效应同样依赖于残存的心脏功能和较好的右心功能及肺功能。目前多项研究表明,该装置在心源性休克和高危复杂冠心病救治中具有比较确切的心脏辅助功能。

ISAR-SHOCK随机研究对比了Impella2.5和IABP治疗心源性休克患者,Impella 2.5组患者心指数(CI)和平均动脉压(MAP)较IABP组明显降低,此外,Impella 2.5组的血清乳酸水平也较IABP组低,而两组间死亡率以及出血、截肢、缺血、心律失常和感染等并发症的发生率无明显统

计学差异。Impella被证实可以提高心源性休克患者的心排血量和平均动脉压,降低肺毛细血管楔压,主要用于急性心肌梗死、心源性休克或低心排血量情况。

高危PCI患者应用Impella 2.5也显示出良好的临床效果。在Europella研究中,选取了144例在Impella 2.5的支持下进行PCI治疗的高危冠心病患者,结果显示,Impella 2.5可安全有效地用于高危PCI患者,能够有效预防术中血流动力学障碍。PROTECTⅡ研究是一项大规模的单中心对照试验,该研究纳入了452例高危PCI患者,并随机分为IABP和Impella 2.5两组,结果显示,Impella 2.5组较IABP组血流动力学指标有明显改善,而主要终点(30d主要不良事件)两组差异无统计学意义(40.1% vs.35.1%,P=0.227),但后期分析发现,随访90d时Impella 2.5组心肌梗死(37% vs.49%,P=0.014)和主要心脑血管不良事件(22% vs.31%,P=0.034)较IABP组显著减少。上述研究证实,Impella 2.5可在CHIP介入治疗中提供安全、有效的血流动力学支持,同时Impella 2.5对血流动力学改善作用是优于IABP的。因此,目前美国FDA已批准Impella 2.5用于择期高危PCI中血流动力学支持。但新近有一项单中心回顾性研究纳入了116例AMI合并心源性休克的患者接受Impella或IABP置入的患者,其中Impella组62例(53%),IABP组54例(47%),结果显示,与IABP相比,置入Impella装置进行血流动力学支持对30d死亡率没有显著影响(52% vs.67%;P=0.13),而且Impella组的出血并发症更多(P=0.03)。

(三)体外膜肺氧合器

体外膜肺氧合器(ECMO)是通过将体内的静脉血引出体外,经过人工心肺旁路进行氧合后再注入患者动脉或静脉系统,起到部分心肺替代作用,以维持人体各脏器组织氧合血供,其可额外增加心排血量达6L/min以上,增加左心室的收缩压和舒张压,在减少心室容量的同时,增加平均动脉压,增加冠状动脉血流,可使患者得到完全心脏支持长达几日至数周,是目前急危重症领域用于心、肺功能衰竭,且传统治疗无效时的一种心肺辅助手段,其以不依赖心脏功能和节律,即使在心脏停搏时也能提供完全循环支持为最大特点。V-A模式是提供氧合循环支持,能够降低双心室前负荷,但也一定程度增加了左心室后负荷,增加心肌氧耗量,不利于心肌保护。V-V模式是起到氧合功能,限用于严重呼吸衰竭和氧合障碍的患者。应用ECMO可改善心源性休克患者平均动脉血压和心率,明显提高生存率。ECMO辅助下的PCI过程可以通过辅助装置降低心脏负荷,增加心肌氧供,稳定血流动力学,维持组织及器官的灌注,使心脏尽可能得到充分休息,为PCI治疗赢得时间和机会。

早在1989年Taub等就将ECMO应用于高危患者的

PCI术中。据一项美国统计数据显示：2006—2011年，在美国ECMO用于成人心肺支持的数量上升了433%。同样，国内近几年ECMO的应用也越来越多。但相比IABP及Impella，目前仍缺乏ECMO支持下的CHIP介入治疗临床证据，仅有少量的病例报告和有限的单中心、观察或队列研究。2010年Sheu等发表的研究显示，ECMO可以降低对正性肌力药物及IABP治疗无效的AMI合并心源性休克PCI患者30d的死亡率。另有研究纳入65例STEMI合并严重心源性休克并接受早期ECMO辅助进行PCI的患者，观察30d和长期预后，结果显示对于这类患者早期ECMO支持可以作为一种挽救生命的策略。Tomasello等于2015年发表了一项单中心的小样本量观察研究，研究入选了12例复杂高危患者（所有患者均为3支病变，均存在分叉病变，10例患者为左主干远端分叉病变，平均SYNTAX评分为30.1±10.1，平均EF值为34%±12.6%），而且均为CABG高危患者，观察在ECMO支持下行PCI治疗后6个月主要心脑血管事件发生率。结果显示6个月时无心肌梗死及死亡发生。有小样本研究结果提示在高危冠心病PCI治疗时行ECMO支持能够临床获益。近期国内也有研究回顾性分析ECMO在高危PCI患者中应用的经验，研究中20例高危PCI患者均在ECMO辅助下顺利完成PCI术治疗，辅助时间1.5～51h，20例均成功撤机，提示对于高危复杂冠心病患者，在VA-ECMO支持下实施PCI是安全可行的。2016年Francesco Romeo等发表了一篇关于MCS在AMI合并心源性休克患者中作用的Meta分析，结果显示ECMO联合IABP应用可显著降低此类PCI患者在院的全因死亡率，这可能归因于这两种装置的协同作用。Vallabhajosyula S等通过Meta分析发现需要VA-ECMO支持的心源性休克患者中，使用IABP并不会影响整个队列的死亡率，但与仅接受VA-ECMO的患者相比，将IABP与VA-ECMO结合使用可使死亡率降低18.5%。类似的一项Meta分析将成人心源性休克的患者VA-ECMO联合IABP的效果与单独使用VA-ECMO的效果进行比较发现VA-ECMO联合IABP患者院内死亡率降低（RR 0.90，95% CI 0.85～0.95；$P<0.000\ 1$）。另有研究为探讨ECMO联合IABP预防性应用于高危PCI患者的短期临床疗效，纳入了10例CHIP患者，术中应用ECMO联合IABP循环支持，提示CHIP患者ECMO联合IABP循环支持下行PCI术是可行的，但目前仍缺乏大规模临床研究探究ECMO联合IABP应用于CHIP患者对短期及长期生存率的影响。

基于上述有限的研究，国内外的指南对于ECMO在CHIP患者中的应用也给出了一定的建议。2015年，SCAI/ACC/HFSA/STS心脏辅助装置应用专家共识中建议：高危患者（多支病变、左主干病变、EF明显降低、外科手术不能耐受）PCI可考虑应用ECMO等经皮机械循环辅助装置。2016中国经皮冠状动脉介入治疗指南指出，对于

ECMO等左心室辅助装置，可降低危重复杂患者PCI病死率，有条件时可选用。2017 ESC STEMI指南中建议ECMO可用于AMI合并心源性休克的短期循环支持，推荐级别为Ⅱb/C。

目前，ECMO在CHIP介入治疗中的应用存在一定局限性。首先，ECMO的置入和术后管理需要专业的团队，常需多学科协作；其次，ECMO的置入常需进行股动脉或局部切开，建立血管通路需要的时间较长，术后并发症多，如出血、感染、下肢血管并发症，以及左心室后负荷增加等。但就现有报道来看，在高风险PCI患者选择ECMO作为辅助方式，可以增加平稳度过PCI的概率。

（四）左心房-股动脉旁路泵

左心房-股动脉旁路泵（Tandem-Heart）也是一种双腔、低速的离心泵，属于左心房-股动脉的旁路系统，为短期的机械心室辅助装置。装置将血液从左心房抽出，泵入到体外离心泵再转流至单侧或双侧的股动脉。Tandem-Heart循环支持也需依赖较好的右心功能和肺功能，可提供达3～5L/min的心排血量。其操作需要进行房间隔穿刺，具有一定的刺破周边心脏结构的风险。由于冠心病患者往往需要双联抗血小板和必要的抗凝治疗，一旦发生刺破周边心脏结构的情况，就会给止血甚至冠心病的抗栓治疗造成困难，因此，Tandem-Heart用于CHIP患者的血流动力学支持时要格外小心。

一项纳入117例IABP和（或）升压药物治疗无效的心源性休克患者的研究显示，患者应用Tandem-Heart后，心指数（CI）、收缩压和尿量均得到显著改善，肺毛细血管楔压、血清肌酐水平明显降低，但30d死亡率仍高达40%。更早的Thiele等的研究也有类似的结果。目前对于高危PCI患者应用Tandem-Heart的临床研究规模均较小。Alli等报道了54例高危PCI患者应用Tandem-Heart，其置入操作成功率为97%，6个月存活率达87%，但13%的患者出现了血管并发症。Vranckx等研究显示，Tandem-Heart在高危PCI中的安全性及有效性相同，并且短期及长期的临床预后均可接受。以上多个单中心研究均显示，将Tandem-Heart用于高危PCI术在有经验的中心是可行的。然而，相对于IABP的应用是否更安全有效仍需要多中心随机对照试验进行评价。

三、CHIP行PCI治疗中MCS装置的应用选择

对于CHIP行PCI治疗影响选择MCS装置应用的因素包括：患者的血流动力学状况、不同MCS装置的工作原理和血流动力学效应特点、MCS装置操作的难易程度和置入所需时间、支持治疗最终要达到的目标等。IABP置入快捷方便，临床应用经验丰富，尽管其降低短期病死率不具

优势，但对血流动力学的作用是肯定的，因此，在急诊情况下尤其是AMI合并泵衰竭的患者，IABP应是最初选择。

若IABP辅助效果不理想时，特别是伴有严重氧合障碍的患者，可单独或联合使用ECMO。IABP与ECMO联合应用在血流动力学和器官血供方面能够互补，可取得较好的效果，在CHIP的PCI治疗中应用也是可行的。而CHIP患者PCI时，目前Impella应用的证据更为充足。然而，目前针对特定MCS装置的适应证、置入时机和维持时间均未完全明确，因此，临床医师需要很好地了解各种MCS装置的构造、工作原理，结合患者的疾病特点和状态，决定需要选择何种MCS支持，最大限度发挥MCS的作用，纠正血流动力学紊乱，保护器官功能，使患者平稳渡过疾病危险期或过渡到后续治疗。

（刘　斌）

2019ESC慢性冠脉综合征指南的启示

冠状动脉疾病（coronary artery disease, CAD）是一种以心外膜冠状动脉内动脉粥样硬化斑块积聚为临床特征的疾病。CAD可因生活方式改变、药物治疗、介入干预等因素的影响而出现不同阶段。特别是根据斑块的稳定与否可出现不同临床表现，多数患者可以在急性冠脉综合征（acute coronary syndrome, ACS）发作后长期处于稳定状态，这一大类患者的临床评估与管理对于改善患者预后具有重大意义，需要临床医师更加规范，且有指南可循，因此2019年ESC相关专家首次提出慢性冠脉综合征（chronic coronary syndrome, CCS）的概念并制订相关指南。

一、CCS的定义

CCS是指除急性冠脉血栓形成为主的临床状态（如ACS）以外的其他CAD演变阶段。临床上确诊或疑似CCS的情况包括：①稳定型心绞痛症状，和（或）呼吸困难的疑似CAD患者；②新发心力衰竭或左心室功能障碍患者并疑似冠心病；③ACS患者无症状或症状稳定<1年，或近期行血供重建者；④初次诊断1年以上或血供重建术后1年以上的无症状/有症状患者；⑤心绞痛患者疑似血管痉挛或微血管病变；⑥筛查时检测到的无症状CAD患者。

二、关于2019指南的最新推荐

（一）基本检测、诊断和风险评估

对于存在相关症状且临床评估不能排除CAD的患者，推荐初始使用针对缺血的无创功能学影像学检查或冠状动脉CT血管成像（CT angiography, CTA）进行诊断（Ⅰ类推荐）。

推荐基于患者临床CAD可能性和患者自身可能影响诊断效果的特点、当地专家水平和可以获取的检测手段来选择初始无创诊断方法（Ⅰ类推荐）。

对于临床CAD高度可能且药物治疗难以缓解症状的患者，或者轻度运动出现典型心绞痛和临床评估高风险的患者，建议将侵入性血管造影检查作为替代检查手段。除非狭窄程度严重（血管狭窄>90%），否则再血管化治疗前必须应用无创功能学检查评估狭窄严重程度（Ⅰ类推荐）。

对于无创检查诊断不确定的患者，应考虑进行联合功能评估的有创冠状动脉造影检查来进行CAD的确定诊断（Ⅱa类推荐）。

如果其他非侵入性检查不确定或无法诊断，则应考虑将冠状动脉CTA作为侵入性血管造影的替代检查（Ⅱa类推荐）。

当存在广泛冠状动脉钙化，心律不规则，严重的肥胖症，无法配合屏气要求或任何其他可能影响成像质量的条件时，不建议使用冠状动脉CTA（Ⅲ类推荐）。

（二）窦性心律CCS患者的抗栓治疗

缺血事件风险高且出血风险不高的患者应考虑在阿司匹林基础上增加第二种抗血栓药物以进行长期二级预防治疗（Ⅱa类推荐）。

（三）房颤CCS患者的抗栓治疗

当可以应用非维生素K拮抗口服抗凝剂（non-vitamin K antagonist oral anticoagulant, NOAC）的房颤患者开始口服抗凝剂治疗时，建议优先使用NOAC而不是维生素K拮抗剂（Vitamin K antagonist, VKA）（Ⅰ类推荐）。

对于房颤患者，男性CHA_2DS_2-VAS得分≥2分和女性≥3分者，建议进行长期OAC治疗（NOAC或VKA，治疗时间>70%）（Ⅰ类推荐）。

对于房颤患者，男性CHA_2DS_2-VAS1分和女性2分者，考虑进行长期OAC治疗（NOAC或VKA，治疗时间>70%）（Ⅰ类推荐）。

（四）经皮冠状动脉介入治疗（percutaneous coronary intervention，PCI）术后伴房颤或其他需口服抗凝剂指征患者的抗栓治疗

对于可应用NOAC的患者，推荐NOAC（阿哌沙班5mg，每日2次，达比加群150mg，每日2次，依度沙班60mg，每日1次，利伐沙班20mg，每日1次）优于VKA来联合抗血小板治疗（Ⅰ类推荐）。

患者出血风险高于支架血栓或缺血性卒中风险时，在单或双联抗血小板治疗基础上，应优先考虑联合利伐沙班15mg，每日1次，而非20mg，每日1次治疗（Ⅱa类推荐）。

患者出血风险高于支架血栓或缺血性卒中风险时，在单或双联抗血小板治疗基础上，应优先考虑联合达比加群110mg，每日2次，而非150mg，每日2次治疗（Ⅱa类推荐）。

不论所用支架的类型如何，如果支架血栓形成的风险较低，或者对出血风险的担忧高于对支架血栓风险的担

忧，则应考虑在无并发症的PCI术后，尽早停用阿司匹林（≤1周）以及继续使用OAC和氯吡格雷的双联治疗（Ⅱa类推荐）。

当支架内血栓形成风险大于出血风险时，应考虑使用阿司匹林，氯吡格雷和OAC进行≥1个月的三联治疗，并根据这些风险的评估在出院时确定总持续时间（≤6个月）（Ⅱa类推荐）。

在有VKA与阿司匹林和（或）氯吡格雷联用适应证的患者中，应谨慎调整VKA的剂量，使INR值为2.0～2.5，并且治疗范围内时间＞70%（Ⅱa类推荐）。

（五）其他药物治疗推荐

建议接受阿司匹林单药治疗，双联抗血小板治疗或OAC单药治疗且胃肠道出血风险较高的患者同时使用质子泵抑制剂（Ⅰ类推荐）。

降脂药物：如果最大耐受剂量的他汀不能达到血脂控制目标，建议与依折麦布合用（Ⅰ类推荐）。

降脂药物：对于极高风险患者，联合他汀类药物和依折麦布不能血脂达标者，建议与PCSK9抑制剂联合使用（Ⅰ类推荐）。

心血管不良事件发生风险很高的CCS患者应考虑使用ACEI（Ⅱa类推荐）。

CVD合并糖尿病患者推荐使用钠-葡萄糖共转运蛋白2抑制剂，卡格列净、恩格列净、达格列净治疗（Ⅰ类推荐）。

CVD合并糖尿病患者推荐使用胰高血糖素样肽-1受体激动剂（利拉鲁肽或索马鲁肽）（Ⅰ类推荐）。

三、对于心绞痛和怀疑CAD患者的诊断处理的总体流程（图1）

2019指南中推荐第一步评估患者症状与体征，要进行详细的病史询问，可以鉴别其他疾病，确定CAD的可能性，并区分CCS和ACS，以便进一步处理；第二步考虑患者的合并疾病以及生活质量，来决定患者进一步的检查手段；第三步进行基础检查，包括静息心电图/动态心电图、血液学检查、心脏彩超、胸片等；第四步评估CAD的验前概率（pre-test probability PTP）和临床可能性；第五步根据患者自身情况、CAD可能性以及初始评估选择合适的诊断方法，如冠状动脉CTA或包含功能学检查的冠状动脉造影；第六步是基于症状和风险评估来选择最佳治疗方案。

四、部分指南中值得关注的内容

（一）对于静息及动态心电图检测

即使患者静息心电图没有明显复极异常改变，下列情况也可以间接提示存在CAD，如既往心肌梗死（病理性Q波）或传导异常（主要是左束支传导阻滞和房室传导异常）。胸痛患者伴发心房颤动较为常见，室上性快速性心律失常发生ST段压低并不能预测患者存在阻塞性CAD。

长时程的动态心电图监测和记录并不能用来替代负荷心电图。在某些心绞痛发作与运动无明显相关的患者中可以选择12导联动态心电图进行诊断。动态心电图监测可能会显示CCS患者无症状心肌缺血的证据，但并不能提供运动负荷心电图不能获得的诊断和预后信息。女性患者动态心电图检查时发现缺血改变的较为常见，但与运动负荷心电图的结果无明显相关。

胸痛且怀疑心律失常的患者推荐行动态心电图检查（Ⅰ类推荐），疑诊变异型心绞痛的患者可考虑行动态心电图检查（Ⅱa类推荐），疑诊CCS的患者不建议将动态心电图作为常规检查（Ⅲ类推荐）。

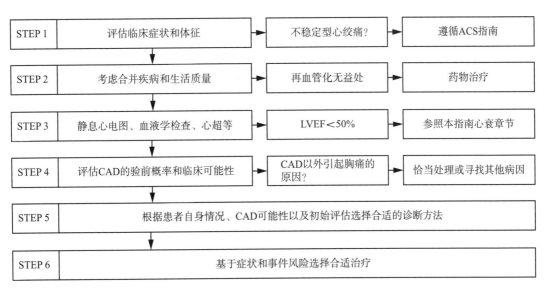

图1 心绞痛和怀疑CAD患者的诊断处理流程

年龄（岁）	症状典型		症状不典型		无心绞痛		呼吸困难	
	男性	女性	男性	女性	男性	女性	男性	女性
30～39	3%	5%	4%	3%	1%	1%	0%	3%
40～49	22%	10%	10%	6%	3%	2%	12%	3%
50～59	32%	13%	17%	6%	11%	3%	20%	9%
60～69	44%	16%	26%	11%	22%	6%	27%	14%
70+	52%	27%	34%	19%	24%	10%	32%	12%

图2　基于年龄、性别及症状评估CAD的PTP

（二）关于CAD的验前概率（pre-test probability，PTP）和临床可能性的评估

新指南中采用基于年龄，性别和症状特征的简单预测模型来进行PTP的评估，具体见图2。多项研究表明，与既往方法相比，新的PTP评估方法其概率是既往方法的1/3左右。PTP的高估是导致有创和无创检查诊断率较低的重要因素。根据新指南推荐的模型进行评估，可以降低PTP数值，从而减少疑诊CAD患者非必要的无创和有创检查，当然根据国家和地区不同，对于PTP的评估可能需要适当修正。对于PTP＜15%的患者而言，其临床预后大多较好（年心血管死亡或心肌梗死发生＜1%），对于此类患者延迟常规冠状动脉检查是相对安全的。PTP＜5%的患者存在CAD的可能性较小，如存在明确依据，可给予相关诊断检测。

新指南中同时指出，在上述年龄、性别和症状评估基础上，如果存在CVD的其他危险因素，如家族史、高脂血症、糖尿病、高血压、吸烟及其他不良生活方式可能会增加PTP数值，如果存在心电图上Q波、ST段或T波改变、左心室功能不全、冠状动脉钙化等也会提升PTP，但是如何将上述更多参数整合至PTP预测模型尚不明确，指南中推荐参照图3进行CAD可能性的评估，尤其对于PTP5%～15%的患者而言，在PTP基础上联合上述参数进一步评估尤为重要。

（三）关于选择合适的检查手段

对于CAD高度可能、药物治疗症状无法改善或低运动耐量发作典型心绞痛的患者，应直接接受有创冠状动脉造影检查。对于临床评估无法排除CAD的患者，推荐无创检测方法明确诊断及评估风险。新指南建议使用无创功能影像学检查或解剖影像学（CT angiography，CTA）作为初始诊断检查方法，即临床评估无法排除CAD的症状性

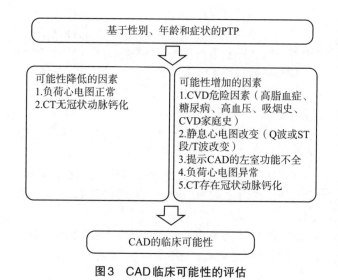

图3　CAD临床可能性的评估

患者，推荐CTA或无创功能影像学检查作为首选检查方法，均为I类推荐。

CTA对于有创冠状动脉造影的狭窄病变有较高的诊断准确性，但无论CTA或冠状动脉造影提供的均为解剖学诊断，对于狭窄程度50%～90%的病变都可能没有功能学意义，即可能不会诱发心肌缺血，因此，除非冠状动脉造影狭窄程度超过90%，其他情况均推荐进行无创或有创的功能学评估，对于治疗决策的判定以及确定再血管治疗的靶病变，CT基础下的FFR并不劣于冠状动脉造影中的FFR检查。

关于运动心电图检查，新指南推荐使用影像学检查手段替代其作为诊断CAD的初始评估。仅当影像学检查不能获得时，才考虑选择运动心电图检查来进行替代，同时需谨慎考虑其可能的假阳性和假阴性结果。因此，可以在特定患者中考虑使用运动心电图、评估症状、ST段改变、运动耐量、心律失常、血压反应和事件风险等内容来完善临床评价。

（谷云飞　刘　彤）

心肌梗死后室间隔穿孔的治疗策略及时机

急性心肌梗死后,会发生不同程度的心肌损伤,轻者表现为心肌收缩无力、心功能减低;重者尤其是透壁性梗死会发生心肌坏死,依照梗死的部位表现不同,如发生在乳头肌附近,表现为乳头肌功能不全,临床的表现是二尖瓣关闭不全的各类征象。乳头肌的完全坏死会造成乳头肌的断裂,临床表现是相应区域的二尖瓣叶脱垂,大量的二尖瓣反流、急性左心衰。如梗死发生在心室的游离壁会根据梗死的程度依次表现为室壁瘤的形成直至游离壁的破裂。如梗死累及间隔壁或单纯的间隔壁透壁性梗死,有可能形成间隔壁的变薄、间隔壁的瘤样膨出或间隔壁的破裂,即室间隔穿孔(ventricular septal rupture, VSR)。由心肌梗死后心肌坏死引发的这些并发症,都属于心脏器质性改变,药物治疗效果有限,大都需要外科手术治疗。乳头肌断裂和室壁瘤的形成虽然对心功能都造成严重的影响,但诊断明确、治疗的时间和方式都是程式化的,外科疗法的疗效都不错。游离壁的破裂往往造成患者的猝死。室间隔穿孔的治疗效果各中心的报道差异较大,选择不同的治疗方法可能对患者的转归有很大影响。

一、流行病学特征

急性心肌梗死后室间隔穿孔(VSR)的发生多在首次心肌梗死后1～3d,发生率1%～2%,也可以在心肌梗死后几个小时发生VSR,最迟的可以发生在心肌梗死后2周。由于在女性很少发生透壁性心肌梗死,VSR多发生于男性。高龄、没有并行血供、完全性的血管阻塞都是VSR的好发因素。近20年来,由于心肌梗死后冠状动脉血供重建药物和技术的进步,如使用抗血小板药物、溶栓,或者及早的介入治疗,梗死区能够及早获得血液的再灌注,这使得室间隔穿孔发生的流行病学特征发生改变,表现为VSR发生比例降低到0.17%～0.31%;发生的时间提前到最早24h左右。从理论上,PCI应优于单独的溶栓或药物治疗,其机械并发症的发生率低于其他治疗。在全球急性冠状动脉事件注册研究中(GRACE),根据再灌注策略对患有ST抬高型MI的患者的心脏破裂(VSR或游离壁破裂)进行了

评估,尽管溶栓治疗和PCI都不是心脏破裂的独立预测因素,但总的趋势是,各种治疗方式结果有一定的差别。接受PCI的患者心脏破裂发生率0.7%,接受溶栓治疗的患者为1.1%,相比之下,既不接受溶栓治疗也没有PCI为1.2%。较短的溶栓时间和较低的心脏破裂发生率之间也存在显著的线性关系。研究表明,与急性心梗后采用择期PCI的患者相比,接受急诊PCI的患者的VSR发生率较低。因此,尽量减少STEMI发病到急诊PCI时间的策略,将有助于心脏破裂的减少。不幸的是,尽管通过这些治疗手段VSR的发病率下降,但患者的死亡率仍然维持在41%～80%的高水平,并且在过去的几十年中几乎没有改变。在近10年的研究中,对VSR发生在AMII后3～5d的这一结果提出了挑战,SHOCK Registry的初步观察结果显示,55例患者中VSR出现的中位时间为16h。这些观察结果在其他大型临床系列文章中也得到了证实。对这种现象可能的解释为:其一,有关VSR的认识普及度和水平的提高;其二超声检查广泛的应用;其三可能与再灌注损伤和纤维蛋白溶解相结合已引起潜在的病理生理学改变有关。

在GUSTO I 的研究中显示:70%的VSR发生于前室间隔,29%的出现在后室间隔,还有1%的在其他的部位。由单一血管病变引起的室间隔穿孔占50%,有57%的患者对应梗死区的血管完全闭死,中度以上狭窄的100%。梗死后出现休克的患者为67%,有心力衰竭的患者为89%,发病患者3d的死亡率67%,一年的死亡率76%。只有33%的患者接受了外科治疗,其中VSR位于前室间隔的手术生存率为51%,室间隔下壁的只有9%。

二、病理生理

心肌梗死后室间隔穿孔发生机制是对应的心肌发生透壁性梗死后,心室的血流冲击梗死区,坏死的心肌分离、脱落,同时,心肌梗死时大量嗜中性粒细胞侵入心肌坏死区域(图1),凋亡后释放溶菌酶,从内部加速梗死心肌的破坏,多种因素的共同作用最终造成室间隔穿孔。VSR可以发生在室间隔的任何位置,并且大多数是单一血管病

变所致。VSR的患者合并右心室梗死比例更高、心肌梗死的面积更大。室间隔穿孔的数目可以是单一，也可以是多发的。约有50%在急性期存活下来的患者有心室室壁瘤的形成。而不合并VSR的心肌梗死患者室壁瘤的形成只有12%。由于心肌梗死后心室的扩大、乳头肌牵拉，1/3的后室间隔穿孔的患者有不同程度的二尖瓣关闭不全。

一旦心肌梗死后室间隔穿孔形成，会发生左心室到右心室的分流，分流的量同缺损的大小呈正相关。大量分流很快会造成右心室的容量负荷过重，静脉回流受阻，从而静脉系统的压力急剧升高，右心室功能受损的同时，肝、肾功能同期受损，如进一步发展可以成为不可逆的损伤。分流加重肺循环的容量，使左心室的容量负荷亦过重，心肌梗死造成的心肌收缩功能受损使体循环灌注不足。同期，组织灌注不足引发外周血管生理反应性收缩，从而加重左心室的后负荷，进一步加速左心室收缩功能的衰竭。左心衰造成低心排，右心衰引起肝、肾衰竭，最终在几天到数周中造成患者死亡。Brian S.Crenshaw, MD的研究报告指出，穿孔直径>30mm，无论治疗与否，其存活率几乎为零。

在VSR的患者中，左心室肌肉损失非常严重，超过1/3的患者在没有心室替代治疗的情况下可能无法存活。心力衰竭和休克是造成患者最终死亡的主要原因，由于大量的左向右分流和更广泛的心肌梗死，由后间隔梗死引起右心衰比前间隔的梗死更易诱发休克和心力衰竭。

三、自然病程

如果没有外科干预，心肌梗死后室间隔穿孔的自然病史为近25%的患者在24h死亡；1周内的死亡率为50%；2周65%；1个月的死亡率为80%，自认存活大于1年者很少见。也有小病例组的文献报道1年的自然存活率为5%～20%。大组病例统计显示两周后仍然存活的患者都是心肌梗死的面积较小、VSR的直径<15mm和左向右分流较少的病例。在临床上也观察到穿孔自然闭合的情况，但十分罕见。

四、临床表现及诊断

（一）临床表现

最常见的临床表现为在透壁性心肌梗死的患者，病程的前几天出现心前区粗糙的收缩期杂音，同时患者有血流动力学不稳定表现；已有的心前区疼痛加重；低血压；心动过速及少尿。

（二）诊断

急性心肌梗死后的1周内，如发生VSR，90%的患者可以在胸骨左缘听到新出现的粗糙、全收缩期杂音，通常伴有震颤。胸部X线片有肺水肿和心脏扩大的表现；心电图

在对应的导联上逐步表现为透壁性心肌梗死。破裂时，有的患者有一过性房室传导阻滞表现，但心电图不能预测心肌梗死后室间隔穿孔。在心功能受损的患者，因心排血量减少，杂音可能不明显。

诊断中应特别注意鉴别诊断心肌梗死后室间隔穿孔和心肌梗死后二尖瓣腱索断裂，二者的杂音类似，但有所不同，VSR的杂音是全收缩期、粗糙、位于胸骨左缘；而二尖瓣腱索断裂的杂音多位于心尖部、性质为吹风样，同时向腋窝部传导。心电图的表现也不同，VSR多为前壁透壁性心肌梗死；二尖瓣腱索断裂多为后外侧壁心肌梗死。

随着心脏超声仪器的更新换代、超声诊断技术的进展。目前，超声已经成为诊断心肌梗死后室间隔穿孔的主要方式，在经胸的心脏超声中能清晰地展现穿孔的部位、大小、个数及是否合并室壁瘤的形成。除非心肌梗死的面积很大，VSR患者的左心室梗死区外的心肌表现为高动力性。在心功能差的患者，过隔的血流显示不清，但有肺动脉高压、右心室饱满、三尖瓣关闭不全等间接征象对AMI后VSR的存在有一定的提示作用。超声同时也能进行鉴别诊断二尖瓣的功能情况。如患者经胸的声窗不好，还可以通过经食管超声进行诊断，能够获得更清晰的图像，进而进行更完善的诊断，左心室造影的左前斜位置可以观察到过隔的血流。综合各种检查结果，能为患者提供个体化的治疗方案，同时也为手术医师手术时机、手术方式的选择提供详细的资料。右心导管或SWAN-GANS导管检查能辅助诊断，并提供一些血流动力学数据，如心排血量、肺动脉压力、QT/QP比值等，随着超声诊断的发展，心导管检查血流动力学的监测意义大于诊断价值。

五、心肌梗死后室间隔穿孔的治疗

心肌梗死后室间隔穿孔的手术治疗是目前唯一治愈手段，未治疗而长期存活的病例罕有报告。手术治疗时机的选择、个体化的治疗方案，显得尤为重要。对于前间隔的VSR，要仔细评估心力衰竭的程度和监测并预测心力衰竭进展的速度，同时要了解冠状动脉病变的程度，对VSR的位置、大小和周围组织的关系要详细了解，心室切口的位置必须规划好。对于VSR位于后间隔的患者，除了要收集上述的患者信息外，还要注意检查患者右心室的功能状态，是否存在二尖瓣的功能紊乱。尤其是右心室的功能状态，对判断患者的预后至关重要。

外科治疗的手术方法主要有两种：Daggett和David术式。Daggett是使用单片或双片，经左心室或右心室切口，直接缝合修补VSR；David则是在修补VSR后，再用组织材料重建左心室和右心室的心尖部分。

（一）外科修补心肌梗死后室间隔穿孔的结果

外科治疗心梗后室间隔穿孔的结果很不理想，大多的

时候都是无效的工作。并且这个结论也在其他的文献报道中基本得到验证。尽管如此，对诊断明确的VSR患者，目前为止，体外循环下的手术修补仍然是最佳的治疗方式。ACC/AHA对于VSR的指南是除非有手术禁忌或患者不愿接受手术，VSR的患者应该接受急诊手术治疗。2012年，美国胸外科医师学会的统计报告显示：从1999—2010年，大于18岁的确诊的2876例VSR患者，接受外科手术治疗。总的手术死亡率为42.9%，在所有心脏外科手术中，这个数值是最高的，没有其一。死亡的危险因素为：老年、女性、血肌酐水平的增高及危重症患者如心源性休克、左室射血分数减低、3支血管病变、术前置入循环辅助装置intra-aortic balloon pump（IABP）。但分析死亡病例的手术分类可以看到，经过药物治疗或辅助治疗的半择期手术的手术死亡率是13.2%；急症手术的死亡率为56%；抢救性手术的死亡率达到80.5%，三者有着巨大的差别。

在另一项小规模的研究中，纳入了连续68例诊断为心肌梗死后室间隔穿孔的患者，并且都是在确定诊断48h内接受外科手术治疗，63例手术后存活的患者中，有22例存在残余分流，占存活患者的35%。这22例患者有50%因血流动力学不稳定接受二次手术修补。

（二）药物治疗和机械辅助治疗

VSR药物治疗的根本机制是减少左心室的后负荷，通过减少后负荷，从而减少经过VSR的左-右分流量，同时提高有效的体循环灌注量。与口服药相比，静脉给药（如硝普钠）具有起效迅速、作用时间短、易于控制的优点。

机械辅助装置主动脉球囊反搏IABP的作用也是减少后负荷，增加心排血量。由于VSR患者的心功能损伤进展较快，有学者认为，除非特别小的VSR，可以考虑在血流动力学稳定的VSR应用IABP，在STS数据统计中的2876例患者中，术前放置IABP占65%，手术期间放置占8%。IABP已经成为VSR的第一机械辅助的选择。

目前，应用venoarterial extracorporeal membrane oxygenation（VA-ECMO）于VSR合并cardiogenic shock（CS）的案例逐步增多，但都是小病例组，成功的案例逐步增多，待病情稳定后，桥接到外科修补手术。ECOM应用于VSR的患者能稳定循环状态、消除炎症因子风暴、辅助1~2周以后，待VSR的周边形成稳定的纤维组织，为外科手术的成功提供组织学基础。

丹佛斯医生（美国马萨诸塞州），报道一组使用Impella 5.0L系统（Abiomed，机械辅助装置稳定患者）直到可以进行手术，平均使用（14.4±6）d，其30d死亡率为40%。德国的一例病例报告记录了使用全人工心脏，并在14周后成功进行了心脏移植。尽管缺乏大量试验数据，但这些报道提供了新的辅助方法。根据目前的ESC指南，对于VSR合并心源性休克患者，建议采用短期机械循环支持

作为恢复的桥梁，推荐级别Ⅱa（LOE C）。

（三）经皮介入治疗闭合VSR

在过去的10年中，经皮介入治疗封堵VSR取得了一些进展，并有多个治疗后好转的案例报道，但目前还不能替代外科手术。目前存在的问题：其一，在VSR发生1周以内进行介入封堵VSR，因为早期VSR周围的心肌组织处于不稳定状态，介入的骚扰有使周围组织脱落的风险，造成致命性肺栓塞；其二，位于心尖部位VSR的残余缘一部分缺如，同时没有为VSR专门设计的封堵器，封堵伞大部分使用房缺的封堵伞，展开和贴合性差，封堵后残余分流无法避免。而位于三尖瓣隔瓣周围的VSR，周围密布三尖瓣的乳头肌和腱索，放置封堵伞极易造成三尖瓣关闭不全。虽然使用封堵伞不能治愈患者，但其可以起到减少分流量的作用，随着患者从急性期发展到慢性期，待患者稳定后，再桥接到外科手术治疗。同时介入封堵的时间至关重要，Brandon M.Jones的回顾性研究显示，在穿孔发生的第1~3天实施介入封堵手术16例患者的手术死亡率为88%；如在穿孔发生后7~21d再实施封堵手术，手术的死亡率为38%~42%。采用这种治疗策略，最终的结局已得到改善。近年来还有学者发明了一种左心室内的隔离装置，用来封堵VSR，应用前景有待进一步观察。

（四）治疗方式和外科治疗策略和时机的选择

冠心病心肌梗死后室间隔穿孔是心肌梗死后严重的机械并发症之一，综合文献的各种治疗方法有药物治疗、主动脉内球囊反搏（IABP）、机械辅助治疗如ECOM、IMPALLA及心室辅助装置和人工心脏，外科手术依然是最有效的根治性手段。STS数据分析显示，外科手术治疗时机的选择不同，手术结果大相径庭。VSR发生后7d内手术的患者手术死亡率为54.1%，与此相对应的7d后的手术死亡率只有18.4%，在VSR发生后24h内手术的死亡率更是大于60%。这一结果也被其他的大宗病例报告所证明。

如果使用支持疗法，在发生VSR1周以后再实施手术治疗，手术治疗的成功率大大提高，因此，对VSR患者治疗策略的选择至关重要。对于所有诊断明确的VSR患者，治疗的选择有：①药物治疗，目的是减轻后负荷，辅以强心；②IABP辅助支持，对于VSR直径>30mm的患者采取的策略应该是以机械辅助为主，因为大的VSR必然伴随大面积心肌梗死，心功能受损的程度必然严重，心肌的动力性缺失很大，很快进入心力衰竭的状态，对待此类患者应采用ECOM或IMPALLA置入，治疗期间观察心功能恢复情况，如无好转迹象，心脏移植可能是终极解决方案。

对于VSR介于15~30mm的VSR，主张对VSR患者采

取支持疗法,尽量稳定患者心功能;保护其他重要器官尤其是肝和肾。在基本治疗(药物+IABP)的基础上,适时插管呼吸机辅助治疗,进一步可以考虑ECOM。如支持超过2周,再进行手术,无论VSR位于什么位置,采用哪种心室的手术切口及修补方法,手术的成功率会大大提高。

对于<15mm的VSR,仅进行基本治疗大都可以稳定患者的状态,待VSR发生2周以后再次确认患者的心功能状态,对待这类患者,手术时间越晚,存活率越高,但手术最好在梗死后4～6周进行。

对于经皮介入封堵的治疗方式,由于其疗效还需进一步提高,所用的器械有待进一步完善,手术并发症多,临床应用一直存在争议,目前不作为推荐的治疗方法(图1)。

六、总结

急性心肌梗死后的VSR是AMI严重的机械并发症,手术治疗是目前唯一有效的根治手段,VSR的大小与预后密切相关,对待不同的患者应采取不同的治疗策略和时机。治疗的时机选择:大的VSR合并CS的患者,要考虑应用心室辅助,修补类手术只有50%的成功率,要及早考虑移植的选项。大的VSR心功能稳定的VSR,应采取药物+IABP为基础治疗的支持疗法,适时辅助ECMO,尽量拖延,待VSR周围组织纤维化,如在2周后进行手术根治,成功率会大大提高。<15mm的VSR基础治疗后,可以作为择期处理,最好在4～6周手术。经皮介入封堵治疗目前还不成熟,可以考虑作为减少分流的桥接到手术的手段,不建议作为终极治疗。

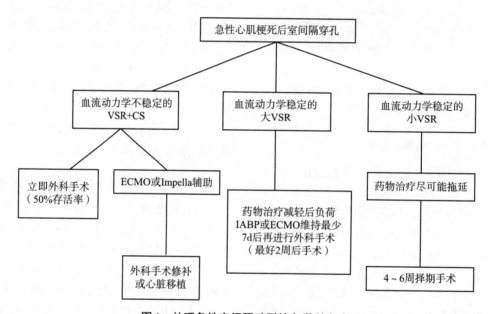

图1 处理急性室间隔破裂的多学科方法

(王联群)

心脏瓣膜外科的现状、机遇、挑战

我国瓣膜外科诞生于20世纪50～60年代，彼时国家正处于经济困难期，然而我国瓣膜专家凭着艰苦卓绝的奋斗精神在极端困难的条件下开展了一系列瓣膜手术。随着几十年社会经济的发展，国民生活方式发生了巨大变化，我国的瓣膜外科也得到了蓬勃的发展。人口老龄化的加速，不仅使瓣膜病患者显著增加，同时我国瓣膜病疾病谱也发生了显著改变，已由风湿性心脏病为主逐渐演变为瓣膜退行性变为主。同时我国地域辽阔，心脏瓣膜病患者分布存在显著的地域差异。南部地区风湿性瓣膜疾病发生率显著高于其他地区；东部地区退行性瓣膜疾病快速增长；北部地区由于冠心病发病率较高，缺血性二尖瓣关闭不全并不少见；西部地区瓣膜病患者往往病程较长，就诊时心功能偏差，同时感染性心内膜炎发生率较高。

从绝对数量上分析，2017年心脏瓣膜手术量65 749例，较前一年增加了6.6%，2018年心脏瓣膜手术量68 882例，又增长了4.77%，其变化特点符合全国瓣膜病数量增加的趋势。这可能与生活条件的改善、老龄化社会的加速导致更多退行性改变的老年瓣膜病患者就医治疗有关。

但是相对比例上显示，尽管2017年和2018年的数据体现全国体外循环心脏手术量有少量增长，体外循环手术占比却下降了0.35%。整体来看，体外循环手术在瓣膜治疗中的统治地位，受到一定影响。这可能与结构性心脏病介入治疗、经导管主动脉瓣置入（transcatheter aortic valve implantation, TAVI）手术等一系列新技术的成熟应用和微创手术理念的推广有关。这些新技术的推广应用，使我国瓣膜外科治疗更加多元化，更富有创造力，给我国瓣膜外科带来了新的发展机遇。

一、介入技术在瓣膜外科中的应用

（一）经导管主动脉瓣置入（TAVI）

在西方社会，钙化性主动脉瓣狭窄（calcific aortic stenosis, CAS）已成为仅次于冠心病和高血压的第三大心血管系统疾病。随着我国人口老龄化的加剧，CAS的发病率呈现逐年上升的趋势。超过30%的高龄、术前合并其他疾病的高危患者由于无法耐受传统的外科手术，错过了瓣膜替换的机会。近年来，随着介入治疗技术的不断发展，TAVI得到了快速发展并已应用于临床，为高危患者开辟了新的治疗方式。

TAVI一经问世就受到广大医生的青睐，得到了快速发展，并且取得良好的临床效果。2014年美国心脏病学会/美国心脏协会（American college of Cardiology/American Heart Association, ACC/AHA）瓣膜病管理指南推荐TAVI作为极高危患者（无法接受外科手术且预计存活期超过12个月的重度主动脉瓣狭窄患者）的首选方案（I，B）。但TAVI仍属于复杂的介入手术，其并发症也相对多见。术后常见并发症包括主动脉瓣周漏、急性肾衰竭、脑血管事件、冠状动脉阻塞、心房颤动、房室传导阻滞、外周血管并发症、术中瓣膜位置偏差、继发感染性心内膜炎。灾难性并发症包括主动脉夹层或者穿孔、主动脉瓣损伤或者撕裂、左心室穿孔、主动脉根部撕裂。

随着TAVI在国际上的流行，国内各个中心也逐渐开展并成熟运用该技术。2010年，复旦大学附属中山医院葛均波院士团队采用美敦力Core Valve瓣膜开展了国内首例经股动脉TAVI手术。2014年，四川大学华西医院石应康教授团队采用苏州杰成公司J-Valve瓣膜置入系统开展了经心尖介入主动脉瓣置换术。王建安团队首先提出基于瓣环上结构选择瓣膜尺寸，并采用适度高位置入技术，不仅提高自膨胀瓣膜置入成功率，同时明显降低了中度以上瓣周漏的发生率及起搏器置入率。

近5年TAVI更是进入了高速发展的快车道，适应证的扩大就是最明显的体现。2017年，ACC/AHA瓣膜病管理指南推荐TAVI作为高危重度AS患者的首选治疗方案（I，A）。同时无论是欧洲还是北美指南均提出，TAVI对于外科手术中危的重度AS患者也可作为首选方案，并分别得到了I类和ⅡA类推荐。2019年，NOTION、PARTNER3以及Medtronic低风险TAVI试验几乎同期发布了最新的研究结果。结果提示：在手术风险较低的患者中，三项研究中TAVI组的复合终点事件发生率与外科手术组无统计学意义。这些临床研究证据推动了TAVI在低危重度AS患者中的应用。

随着《经导管主动脉瓣置换术中国专家共识》及《中国经导管主动脉瓣置换术临床路径专家共识》的出台，TAVI在我国可以更加规范、安全地开展，同时也为各中心提供了专业指导，为TAVI在我国的进一步发展和成熟奠定了坚实的理论基础。截至目前，全国已有超过100家单位开展TAVI手术，累计手术约3000例。另外，我国主动脉二叶化畸形较欧美明显多见，约占所有患者的0.43%，因此探索自主创新的TAVI瓣膜产品和适宜中国人群的手术方案在我国意义重大。可喜的是杭州启明医疗的VenusA-Valve和苏州杰成医疗的J-Valve已经广泛应用于国内。微创医疗的VitaFlow瓣膜和沛嘉医疗TaurusOne瓣膜也处于进入临床的最后准备阶段。

随着TAVI适应证的逐渐放宽，并发症的应对措施更加完善，手术流程更加规范化和统一化，相信TAVI会使更多的主动脉瓣疾病患者临床获益。

（二）经导管二尖瓣介入治疗

近年我国二尖瓣狭窄（mitral stenosis, MS）的发病率逐渐下降，而二尖瓣反流（mitral regurgitation, MR）患者逐年上升。目前MR在西方总体人群中的发病率为1.7%，并随年龄的增长而增加，在>75岁人群中的发病率达10%。我国重度二尖瓣反流患者数量在1000万例以上，但得到外科手术治疗的比例低于2%，因此对MR的治疗不容轻视。在这样的背景下，经导管二尖瓣介入技术应运而生并取得了长足的进步。

欧洲介入治疗协会的调查报告显示，经导管二尖瓣瓣叶缘对缘成形（MitraClip）系统是目前欧洲最常用的技术（91.8%的中心使用），其次（41.5%的中心应用）是经导管二尖瓣置入术（transcatheter mitral valve implantation, TMVI）。

MitraClip作为当前经导管二尖瓣介入治疗领域应用最广泛的技术，近期多项研究已证实其有效性和安全性。有研究证实MitraClip装置置入对射血分数受损的患者效果良好。MitraClip系统也可应用于乳头肌断裂所致的急性二尖瓣关闭不全。而Melillo E等对二尖瓣后叶裂运用MitraClip进行处理，近期临床效果良好。2019年，COAPT和MITRA-FR两项随机对照试验对MitraClip的评估结果相继发布，但却不统一。MITRA-FR试验提示：MitraClip置入后24个月的随访结果显示对全因死亡率或心力衰竭住院率均没有影响；而COAPT试验则提示3年的随访结果患者的获益更大。

经导管二尖瓣置换术是在衰败的二尖瓣生物瓣或曾经修复的二尖瓣中进行"瓣中瓣"或"环中瓣"的瓣膜置入。Yoon等从多中心TMVI数据中发现与"环中瓣"置入相比较，"瓣中瓣"置入有更低的手术并发症和死亡率。而根据一项Meta分析得到的结论，经导管二尖瓣置换术的中期（1～5年）死亡率及术后30d死亡率均低于开放手术下二次二尖瓣置换。

在我国，二尖瓣的介入治疗刚刚起步，目前上海中山医院主导研发的ValveClamp以及北京阜外医院参与研发MitralStitch均已完成首次人体应用试验，并进入全国多中心人体临床试验阶段，相信不久的将来将广泛应用于临床。

尽管经导管二尖瓣介入治疗在国内外已取得了诸多成果，但房间隔穿刺相关并发症（心脏压塞），局部出血，术后需要长时间的机械通气，二尖瓣夹合器脱落引起血栓等并发症仍是阻碍该技术发展的难点。

（三）经导管三尖瓣介入治疗

目前，经导管治疗三尖瓣病变的策略仍处于早期阶段。由于右心室对增加的后负荷有较好耐受性，三尖瓣关闭不全进行性加重的进程缓慢，容易被忽视。而三尖瓣外科治疗二次干预率高，二次手术预后差的特点也为外科医师带来困扰。因此，三尖瓣介入治疗存在较好的前景。但由于三尖瓣瓣环大、瓣膜/瓣环的钙化少、邻近右冠状动脉及瓣膜组织脆弱，介入治疗存在挑战，因此其发展较其他瓣膜位置略慢。国际上Mitralign系统与TriCinch装置均模拟外科三尖瓣术式原理治疗功能性三尖瓣关闭不全患者。而国内由上海长海医院主导研制的LuX-Valve，已完成多例临床病例，初步结果较好。三尖瓣导管介入技术一旦克服三尖瓣毗邻解剖结构复杂以及血流缓慢易于形成血栓等问题，三尖瓣介入治疗发展必将更加迅速。

（四）经皮肺动脉瓣介入治疗

经导管肺动脉瓣置入术（percutaneous pulmonary valve implantation, PPVI）的发展为肺动脉瓣反流患者带来了新的治疗手段。国际上该术式有将近20年的发展历程，目前常用的瓣膜有Melody和Sapien瓣膜。国内的VenusP瓣膜已完成国内多中心临床试验，并获得了良好的临床疗效。

二、心脏瓣膜病的微创治疗

胸腔镜技术应用于心脏外科始于20世纪90年代初，微创心脏外科由此诞生，被认为是心脏外科领域的一次技术性革命。我国胸腔镜心脏手术自2000年初在第四军医大学西京医院首次开展以来历经20年发展，取得了长足进步，尤其是在微创二尖瓣手术以及近年兴起的微创主动脉瓣手术，目前处于世界领先位置。

（一）微创二尖瓣手术

近年来，随着外科、麻醉及体外循环技术的提高，微创胸腔镜二尖瓣手术与传统正中开胸手术临床效果无明显差别，同时手术创伤小，用血少，手术花费也无显著增加，目前在国内众多中心已成为常规术式。多项研究表明，胸腔镜二尖瓣手术术后疼痛症状明显减轻。近年来，全国多家中心又向胸腔镜下二尖瓣成形发起挑战，表明在保持胸腔镜手术传统优势的基础上，全胸腔镜下二尖瓣成形手术治疗二尖瓣关闭不全病变安全有效。个别中心还采用全胸腔镜心脏不停跳二尖瓣置换术,结果显示术后恢复快、住院费用低、心肌保护效果更好,患者获益更大。

心房颤动是风心病瓣膜疾病最常见的并发症。2019年,AHA/ACC/HRS心房颤动治疗管理指南中推荐房颤外科消融与其他有手术指征的心脏疾病同期治疗。2002年,Randall Wolf医师提出MiniMAZE手术,即胸腔镜下行双侧肺静脉广泛隔离、左心房线性消融、心外膜部分去神经化以及左心耳的切除操作等,为胸腔镜下的房颤治疗提供了可靠的手术方法。国内早在2011年徐学增等总结了完全胸腔镜二尖瓣置换术合并射频消融21例的手术体会。吴洪坤等也通过研究发现胸腔镜辅助下右胸小切口二尖瓣替换同期房颤消融术在手术创伤和手术出血方面优于传统手术方式。

(二)微创主动脉瓣手术

微创主动脉瓣手术有两种入路。第一种入路是"J"形胸骨切开术第3或第4肋间水平直接进入主动脉。第二种入路是第2肋间空间的水平处切开5～7cm的皮肤切口。一项Meta分析证实手术入路应根据外科医师的技术专长及患者特定情况进行选择。早年便有大量临床研究及荟萃分析证实微创主动脉瓣手术相对于常规手术的优势。随着TAVI对于主动脉瓣外科手术的不断挑战,无缝合瓣膜也应运而生。无缝合瓣膜是可以通过外科手术置入无须(或不超过4个)环形锚固缝线的生物瓣膜。Paparella等也发现在总体人群中,TAVI患者的手术风险增加及30d死亡率较微创主动脉瓣置换更高。而一项涉及16 432名患者的Meta分析指出,在几个关键指标的比较上,微创无缝合瓣膜置入同TAVI比较显示无差异。我国阜外医院胡盛寿院士团队已于2019年自主研发出一种经外科途径置入的主动脉免缝合生物瓣膜,并获得专利授权,目前已进入临床试验阶段。

微创瓣膜外科在保证手术安全和手术效果的同时减少手术入路的创伤,减小了皮肤切口,在美容效果、患者心理等方面存在优势,并且赢得了心脏外科医师的广泛认可。但目前有文献报道认为,胸腔镜微创手术的转机时间比直视下长25%左右,因此术后出现并发症的可能性略大。同时由于操作野相对局限,术中单肺通气等手术措施可能导致出血、低氧血症及气胸、肺不张,切口愈合不良及液化,肢体功能障碍等并发症,外科医师应谨慎操作,不可忽视并发症的发生。

三、心脏瓣膜病的常规手术

新技术必定会逐渐在瓣膜外科占据更重要的位置。但常规外科瓣膜手术仍然是瓣膜外科的基石。我们也就近年来学界讨论较多的话题进行如下分析。

(一)小主动脉瓣环的处理

小主动脉瓣环(SAA)患者一直是心外科手术的难点之一,同时也是学术会议的热门主题。人工心脏瓣膜–患者不匹配(prosthesis-patient mismatch, PPM)、瓣膜跨瓣压差过大均可明显增加围手术期死亡率及整体死亡率。术前诊断SAA对于提前建立最合适的治疗策略至关重要。在外科手术中,SAA一般定义为瓣环不能容纳21mm以上的瓣膜。主动脉根部扩大,置入环上瓣膜,无支架的生物瓣膜,以及无缝合瓣膜的应用都是具有代表性的解决方案。近年来随着学科发展,又有新的解决方法涌现。Akiyama等积极进行主动脉瓣膜修复重建术(AVNeo),并取得到了满意的中期结果。而Leonardo等发现与外科手术相比相比,在SAA患者中TAVI表现出优越的瓣膜血流动力学和较低的严重PPM发生率。韩劲松等认为对每位SAA患者量身定制手术策略应该是最佳的治疗方案,针对瓣口直径提出了多种手术方案。瓣口直径>17mm,≤19mm的患者,选19mm SJM Regent瓣;瓣口直径≤17mm的患者,用牛心包补片加宽瓣环,再选19mm SJM Regent瓣行瓣膜置换;瓣口直径>19mm,≤21mm的患者,选21mm Hancock Ⅱ ultra生物瓣置换。对于主动脉瓣置换术后出现PPM患者,严重者可行外科二次替换手术,但随着TAVI技术的应用,为这类患者提供了新的治疗可能。一项针对TAVI对PPM患者治疗效果的多中心注册研究(75例)显示,瓣膜置入后立即进行生物瓣折断,可改善患者的血流动力学结局,且未发现主动脉根部破裂或冠状动脉闭塞等灾难性并发症。但该技术仍需与外科再手术治疗进行比较。

(二)主动脉根部外科手术的进展

长期以来主动脉根部置换术(Bentall手术)成为大多数主动脉根部疾病的标准治疗方法。但其术后根部出血、瓣膜血栓、长期服药等问题严重影响着人们的生活。随着技术的进步,人们对主动脉根部解剖及血流动力学的了解更加充分,保留瓣膜的主动脉根部置换术(valve-sparing aortic root replacement, VSRR)应运而生,以David系列手术为代表。部分研究证明,10年以上随访结果提示VSRR术后大多数患者主动脉瓣功能良好。瓣膜保留不仅有良好的生存率及瓣膜耐久性,相对于Bentall手术,David手术与降低后期死亡率、血栓栓塞、脑卒中和出血有关,并可以降低心室肥厚的发生率,防止心室重塑。另外,A型主动脉夹层患者主动脉瓣环正常且冠状动脉口没有移位时,部分主动脉根部重塑是可行的。而一项长达25年的队列研究也证明,David技术的二次手术率较Yacoub技术更低。在马方综合征的治疗上,Bentall、Yacoub及David的选择更多取决于病变瓣膜的质量。国内主动脉二叶化发病率较高,随着近年来主动脉瓣膜修复技术的成熟,David手术逐渐成为治疗主动脉瓣二叶化畸形的理想术式。对于青少年期间就需要进行主动脉根部手术的患者，VSRR手术方式更是治疗首选。VSRR手术的诸多优点也使它成为老年主动脉根部瘤患者Bentall手术的有效替代方案。

（三）二尖瓣成形手术的进展

尽管二尖瓣成形术已经成为指南推荐的治疗二尖瓣关闭不全的首选术式。但是，只有少数较大的医学中心可以将二尖瓣成形技术应用于超过90%～95%的二尖瓣退行性病变的患者。James等对北美地区910家医院的数据统计显示，二尖瓣手术中二尖瓣成形比例只有56%。而我国因病因、病理类型与国外不同，因此成形比例更低，粗略估计仅有10%～20%。但随着心外科医师对二尖瓣解剖更加深入的了解，二尖瓣成形手术近年来得到广泛应用。与二尖瓣置换术比较，二尖瓣成形术具有多项优势。二尖瓣成形手术保留了二尖瓣自身的瓣膜结果，保留患者左心室功能。二尖瓣成形术后抗凝时间、强度较二尖瓣置换术要求偏低，术后出现抗凝并发症的患者明显减少。目前对于二尖瓣退行性变应用二尖瓣成形术最为广泛。经典McGoon二尖瓣成形技术虽然不切除瓣叶，保留了二次成形的可能，但缺点是没有放置成形环，同时瓣叶折叠效果欠佳。因此胡盛寿院士团队通过研究对经典的McGoon二尖瓣成形技术进行改良，既保证了治疗关闭不全的效果，又保证了良好的瓣膜动度。而David等进行了一项长达20年的二尖瓣成形术后随访，他们发现二尖瓣修复后，二尖瓣再次手术并不常见，但随着时间的流逝，复发的二尖瓣关闭不全，三尖瓣关闭不全和新发房颤的发生率增加。而余森等也在二尖瓣成形术与二尖瓣置换术在二尖瓣瓣膜退行性病变治疗中的效果进行了对比。他们发现二尖瓣成形术技术要求高，手术时间长，但在术后中晚期维护左心结构与功能方面较二尖瓣置换术有明显优势。Imielski等的研究发现二尖瓣成形术后残留的轻度反流很少见，晚期进展为中度或更大的二尖瓣反流也很少。

风湿性心脏病目前在我国仍是二尖瓣疾病的主要病因，对风湿性二尖瓣疾病我国学者也进行了相关研究。孟旭等通过研究发现对于同时接受射频消融术的风湿性二尖瓣病变病例，风湿性二尖瓣成形术优于瓣膜置换术，表现为可显著降低术后心房颤动复发及减少总体终点事件发生。陈军等对二尖瓣成形术与二尖瓣置换术在风湿性二尖瓣瓣膜病变治疗中的效果进行了对比，并认为二尖瓣成形术治疗风湿性二尖瓣瓣膜病变可改善患者术后心功能。

对于缺血性的二尖瓣疾患，目前二尖瓣成形术在缺血性二尖瓣关闭不全中的应用更多集中在中度关闭不全患者。重度缺血性二尖瓣关闭不全应用二尖瓣成形术还是应用二尖瓣置换术、中度缺血性二尖瓣关闭不全是否需要行二尖瓣成形术是目前学界讨论的热点。Gulack的一项研究，研究了单独行CABG血供重建在矫正中度IMR中的作用，研究得出结论：中度IMR单纯行CABG可能不是大多数患者的最佳治疗方式。2016年心胸外科试验网（CTSN）发表了两个具有里程碑意义的多中心随机化的试验结果。一项研究选取了22个机构251例重度IMR患者，随机分配到MVP组或MVR组，并随访2年，研究者发现，两个研究组之间左心室缩末容积指数均降低，两组逆向重塑没有显著性差异，死亡率也没有显著性差异（成形组为19.0%，置换组为23.2%；$P=0.42$），严重不良事件的整体发生率术后2年再次入院率无明显差异。另一项研究则发现，缺血性二尖瓣中度关闭不全患者行二尖瓣成形术，术后1年约30%的患者，术后2年约58.8%的患者会出现重度二尖瓣关闭不全。近期国内一项来自郑州心血管病医院的研究发现，对于因缺血性二尖瓣关闭不全行二尖瓣成形术合并冠状动脉旁路移植术的患者，二尖瓣瓣环扩张、心房颤动和较长的主动脉阻断时间是影响其早期预后的独立危险因素，术前瓣环扩张患者较无瓣环扩张者终点事件发生率更高。因此，目前看来二尖瓣成形术并未在根本上改变缺血性二尖瓣关闭不全的发生机制，治疗效果仍需观察。

目前二尖瓣成形术还在感染性心内膜炎中开展应用。为了预测二尖瓣成形在活动性感染性心内膜炎患者中的可行性，日本研究人员引入了"严重度评分"。与相关评分不同的是该评分在评估瓣膜破坏范围和评估复杂性之外还重点评估了成形的耐久性。

总之，二尖瓣成形术目前应用较前明显增多，大多数患者术后效果良好，远期效果得到肯定。随着对二尖瓣疾病治疗理念的提升，二尖瓣成形术的手术技术发展和适应证扩大，二尖瓣成形术仍是心脏外科发展的重要方向。

本文从瓣膜介入、微创瓣膜手术及瓣膜外科的难点3个方面，对我国瓣膜外科近年来的发展进行总结分析，也对目前瓣膜外科热点研究方向的展望。回顾我国瓣膜外科发展历程，一代代瓣膜外科医师锐意进取，攻坚克难，将我国瓣膜外科推向前所未有的高度。进入新时代以来，瓣膜外科必将成为目前心血管外科领域发展的核心方向。相信我国瓣膜外科从业人员可以更好地把握现在、抓住机遇、迎接挑战！

（郭志刚）

终末期心力衰竭的外科治疗
——心脏移植与机械循环辅助

心力衰竭是指由于心室收缩和（或）舒张功能障碍导致的心排血量下降、心室内压力升高，临床上多表现为呼吸困难、活动耐力减低、肢体水肿、静脉压升高等一系列临床症状和体征。最常见的心力衰竭病因是心肌病变（如心肌梗死、各种类型的心肌病），此外，瓣膜病、心律失常、心包和心内膜病变也可造成心力衰竭。据世界卫生组织（WHO）、世界银行和哈佛大学联合进行的"世界疾病负担"研究，保守估计，全球约有6400万例心力衰竭患者。《中国心血管病报告2018》提到，中国的心衰患者，约为450万例。由于我国在不同地区的医疗水平存在较大差异，较多心力衰竭患者可能无法统计在内。以我国人口占世界总人口的比例计算，心力衰竭患者应超过1000万例。

约有2/3的心力衰竭患者，会逐步进展为慢性心力衰竭，且间断存在急性发作的情况。美国最大规模的心力衰竭注册登记研究项目急性失代偿性心衰国家注册登记（Acute Decompensated Heart Failure National Registry, ADHERE）统计，65岁以上心力衰竭患者住院期间的死亡率约为4.5%，出院后30d死亡率约为12%，1年死亡率为36%～38.3%，60%以上的患者会在1年内再次住院。另据欧洲心脏协会心衰注册研究预调查（European Society of Cardiology Heart Failure Pilot Registry, ESC-HF Pilot Registry）的结果，急性心力衰竭和慢性心力衰竭的1年死亡率分别为17.4%和7.2%，1年的住院率则分别高达43.9%和31.9%。反复发作、不断加重的心衰，成为消耗大量医疗资源的重要疾病之一。

当心力衰竭进展至终末期，对正性肌力药物反应不佳，或出现严重心源性休克时，心脏移植或机械循环辅助（mechanical circulatory support, MCS）装置成为治疗终末期心力衰竭的两种手段。本文拟对上述两类治疗方法做一概述。

一、心力衰竭的评估和分级

临床上常通过患者的一般资料（年龄、性别、体表面积）、症状、体征、心电图、影像学检查（超声、CT、核磁、核医学）、心导管检查、实验室检查（肌钙蛋白、BNP、NT-proBNP、肌酐、尿素氮、血钠等）、运动心肺动能（峰值耗氧量、6MWT）等对心力衰竭的严重程度进行综合评估。此外，患者对血管活性药物的依赖程度，也在一定程度上反映了心力衰竭的严重程度。值得一提的是，丹麦学

者Lauritsen等通过荟萃分析发现，与射血分数下降心力衰竭（heart failure with reduced ejection fraction, HFrEF）和射血分数保留心力衰竭（heart failure with preserved ejection fraction, HFpEF）相比，射血分数处于中间范围心力衰竭（heart failure with medium range ejection fraction, HFmrEF），具有最低的全因和心血管死亡率——这不仅证明左室射血分数（LVEF）的数值与心力衰竭的严重程度并不完全一致，还提示我们，任何指标都无法单独用于评估心力衰竭的风险。

在获取足够的临床资料后，可以采用心力衰竭存活评分（heart failure survival score, HFSS），对患者心力衰竭的风险进行初步评价，该模型还可通过风险分级辅助医师做出心脏移植手术的决策。除此以外，西雅图心力衰竭模型（Seattle Heart Failure Modle, SHFM）也是一种临床上常用的、可以对心力衰竭患者1年、2年、3年生存率进行预测的工具。

临床上最常用的心功能分级方法是纽约心脏协会（NYHA）心功能分级，但对于心力衰竭治疗，尤其是在进行药物、起搏、心脏移植和机械循环辅助治疗的决策方面，NYHA的分级方式显然过于粗犷。另一种更为细化的心力衰竭分级方法是机械辅助循环支持跨机构注册登记系统（interagency registry of mechanically assisted circulatory support, INTERMACS）（表1），该方法不仅有助于医师制订医疗决策，尤其是机械循环辅助的决策，还对病情的紧迫性进行了评估。

数据回顾发现，不同INTERMACS心功能分级患者的生存率确实存在较大差异，说明INTERMACS心功能分级方法在把握机械循环辅助装置的应用指征方面，具有较重要的价值。

二、心脏移植的现状

1967年12月3日，南非医师Christiaan Barnard完成了世界上第一例同种心脏移植手术。在我国，有关器官移植的研究起步较晚。1978年4月，上海瑞金医院的张世泽医生完成了我国首例心脏移植手术。由于术后感染以及缺乏有效的抗排斥药物，心脏移植技术在20世纪70年代并未得到快速发展。随着环孢霉素作为一种有效的免疫抑制剂，并在1983年被批准应用于临床后，心脏移植技术才迅速发展起来。心脏移植作为治疗终末期心力衰竭的金标准，有

着较为满意的远期生存率，1年生存率85%，10年生存率约50%。我国成人和儿童心脏移植的总体院内存活率已达到94.4%和94.6%。

截至2017年底，在国际心肺移植协会（ISHLT）注册登记的心脏移植例数已达到146 975例，其中北美、欧洲的移植数量占比最高。近年来，我国的心脏移植手术量逐年增加，2017年的心脏移植手术量为559例（图1），远远少于欧美国家。国内移植手术的数量，主要受限于供体数量的严重缺乏。而后者则受到了社会、文化等多种因素的影响。事实上，供体缺乏在全球范围内都是一个普遍现象。

在接受心脏移植的患者中，有半数患者需先进行MCS支持治疗，临时使用体外膜肺氧合（extracorporeal membrane oxygenation, ECMO）或较长时间使用心室辅助装置（ventricular assist deviece, VAD）、全人工心脏（total artificial heart, TAH），原因有两种：一是供体缺乏；二是器官分配组织对重症患者采取了优先政策，使其他患者等待时间延长。

供体长时间保存造成的不可逆损伤也是制约心脏移植技术的重要因素。较长时间的缺血会严重影响供心的功能，降低手术成功率。国外有应用Organ Care System™作为供体转运设备的报道，该设备可为供心提供灌流，使心脏在34℃持续跳动，避免了心脏停搏，供心缺血时间较传统方式延长120min，在一定程度上可以提高供体的使用效率和安全性。

三、机械循环辅助在终末期心力衰竭治疗中的应用

（一）机械循环辅助的类型

脱胎于体外循环技术的机械循环辅助技术，随着科学技术、临床经验的进步，已经由最初的数小时到数天的辅助，发展到数月、数年甚至终末治疗。在体外循环脱机困难及急性心力衰竭发作的病例中，应用主动脉球囊反搏、ECMO等临时辅助设备，可取得较满意的效果，或为较长时间机械循环辅助的应用争取决策时间。此外，国内外也有利用Impella（一种经皮或通过外科方式置入的临时VAD装置）为射血分数下降的高危患者介入治疗提供临时循环支持的报道，并已形成专家共识。

对循环进行辅助的治疗，主要包括三类：①过渡到移植治疗（bridge to transplantation, BTT）。当等待移植的

表1 INTERMACS心功能分级

INTERMACS分级	干预的时间窗
致命的心源性休克，酸中毒逐渐加重和（或）乳酸水平逐渐升高。"轰然崩塌（crash and burn）"	数小时之内
尽管应用了正性肌力药物，病情仍在逐渐恶化。"用药仍恶化（sliding on inotropes）"	数天之内
静脉应用正性肌力药物可维持病情稳定，但仍有病情波动。"药物依赖性稳定（dependent stability）"	几周到几个月
口服药物治疗，但静息状态或日常活动仍常有充血性心力衰竭症状。"静息状态有症状（resting symptoms）"	几周到几个月
静息状态无症状，但无法从事任何活动，主要是在家中或家中活动。患者无充血性症状，但可能有慢性容量负荷增加，常伴有肾功能不全。"运动不耐受（exertion intolerant）"	紧急程度多变，取决于营养状况、脏器功能和活动能力
静息状态舒适，无容量负荷增加的证据，可稍作活动（访友或就餐），但无法进行任何体力活动。"活动受限（exertion limited）"	紧急程度多变，取决于营养状况、脏器功能和活动能力
近期病情稳定，可进行轻度体力活动。"NYHA 3级偏重（advanced NYHA class 3）"	目前不需要心脏移植或循环支持

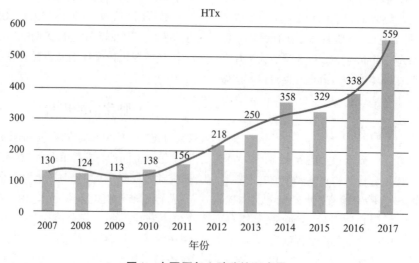

图1 中国历年心脏移植手术量

数据来源：《中国心血管病报告2018》

心力衰竭患者病情出现恶化，血流动力学无法通过药物以及主动脉球囊反搏等设备维持时，可考虑应用ECMO、经皮或外科置入临时VAD进行短期辅助，应用心室辅助装置或全人工心脏进行较长时间的循环支持，继续等待供体；此外，前文提到的器官分配政策向危重患者的倾斜，也增加了心力衰竭患者等待供体的时间。即使在等待心脏移植的儿童患者中，BTT治疗的比例也高达36.6%。有研究对ECMO、经皮或外科置入临时左心室辅助装置（left ventricular assist device, LVAD）、临时双心室辅助装置（bi-ventricular assist device, BiVAD）、长期LVAD进行比较，发现经由ECMO或临时LVAD进行BTT治疗的病例，术后有较高的死亡率。这可能与临时装置的应用场景多为急性心源性休克，患者病情较重有关。②终末治疗（destination therapy, DT）。年龄较大不适于心脏移植，或存在其他医学、社会、心理等因素，无法耐受心脏移植的患者，如符合条件，可进行DT治疗。DT治疗始于2000年Westaby等为一名心力衰竭患者置入Javik 2000（Jarvik Heart Inc, New York, NY, USA），该尝试的成功让人们相信，使用MCS长期辅助是有可能的。1年后，一项名为REMATCH的随机对照研究，证实了HeartMate长期应用的安全性和有效性，相比较药物治疗组，DT组患者的生存率和生活质量明显改善。③过渡到恢复治疗（bridge to recovery）。如果造成心力衰竭的病因是可逆的，在心功能恢复后，可考虑摘除辅助设备。在这三类治疗方法中，以BTT和DT最为常用。

（二）用于BTT和DT治疗的设备

MCS的发展经历了从滚轴血泵到搏动型血泵（气动或电动），再到离心血泵和轴流血泵的阶段。随着磁悬浮技术的应用，离心血泵的工学性能也得到了进一步的优化。表2列出了临床上常用的血泵。

表2　临床常用机械循环辅助装置

产品名（生产商）	工作原理	应用
HeartMateⅡ（Abbott）	轴流血泵	LVAD
HeartMateⅢ（Abbott）	磁悬浮离心血泵	LVAD
HeartWare（Medtronic）	磁-液悬浮离心血泵	LVAD/RVAD/BiVAD
Javik 2000（Jarvik Heart Inc）	轴流血泵	LVAD
InCor（Berlin Heart）	轴流血泵	LVAD
Impella（Abimed）	轴流血泵	短时LVAD/RVAD/BiVAD
CentriMeg（Abbott）	磁悬浮离心血泵	短时ECMO/LVAD/RVAD/BiVAD
SynCardia TAH（SynCardia）	气动型搏动血泵	BiVAD

作为临床应用最为广泛的血泵，HeartMateⅡ和

HeartWare已经获准可为患者提供BTT和DT治疗，并发症发生率维持在较低水平，具有良好的远期效果。2014年，HeartMateⅢ开始应用于临床。HeartMateⅢ采用磁悬浮离心转子，泵体内的血流间隙较大，最大程度上减少了对血液和vWF因子的破坏；泵体内部与血液接触的表面具有特殊设计的纹理，可以在置入后迅速内膜化，减少了对血液细胞的破坏。此外，HeartMateⅢ在工作过程中，每2秒会改变1次转速，流量的变化最终体现为1次脉搏。血泵置入体内后，最常见的并发症主要是血栓、消化道出血、泵功能障碍等。上述所有的设计，大大减少了血栓形成和消化道出血的风险。MOMENTUM 3是一项旨在比较HeartMateⅢ和HeartMateⅡ的效果、并发症和预后的随机对照研究，结果证实，HeartMateⅢ的血栓、出血、脑卒中等并发症发生率明显低于HeartMateⅡ。事实上，在MOMENTUM 3研究中，HeartMateⅢ组无一例泵内血栓形成。

2019年，Pya等首次报道了将LVAD完全置入人体的个例，无线充电技术为置入体内的电池充电，可为Javik 2000提供最长达到8.5h的电量。血泵的完全置入和跨皮充电技术，可避免导线穿出皮肤部位发生感染，并明显提高患者的生活质量，是未来血泵的重要研究方向之一。

（三）LVAD置入的围手术期管理

1.严格把握患者的入选标准和手术置入时机　一般而言，置入LVAD的标准主要是基于对心功能和血流动力学指标的评估，基本内容包括：心功能4级，LVEF<25%，临床应用正性肌力药物效果不佳，峰值耗氧量<12~14ml/（kg·min）。除此之外，患者的体表面积、右心功能、其他脏器功能、心内畸形和瓣膜病、既往心脏手术史、心脏节律、是否存在感染、是否存在凝血功能异常、营养状况、肿瘤、妊娠计划、心理状态及经济状况等，均需全面考虑。这其中，右心功能尤应引起重视，右心的功能可能会成为决定术后循环是否稳定的关键因素。对于术前评估存在右心功能不全或肺动脉高压的患者，可能需要进行BiVAD辅助。

在把握患者的入选指征和时机时，应充分利用INTERMACS心力衰竭分级对病情的判断价值。通过对INTERMACS注册数据的回顾分析可知，2~3级心力衰竭患者接受LVAD辅助后，1年生存率明显优于单纯药物治疗组。一项名为ROADMAP的研究证实，INTERMACS 4级的患者，相对药物治疗而言，置入LVAD可获得更好地生活质量，6MWT结果明显改善，但不良事件的发生率也相对更高。因此，对于此类临界状态的患者，需仔细权衡利弊。事实上，每一名患者的入选，均应根据各项检查的结果进行充分评估，过早置入LVAD，会使患者提前面临LVAD的各种并发症风险；置入不及时，术后则可能会出现肝、肾功能无法恢复，生活质量较差，甚至死亡率升高的情况。

2.术后治疗的关注点 MCS术后最常见的并发症依次是：胃肠道出血、卒中、设备相关感染、血泵内血栓形成。除设备自身故障外，很多并发症的发生都与血压和抗凝管理相关。

右心功能不全是LVAD术后常见并发症之一，可能与术前右心功能异常、肺动脉高压、血泵参数设定不当等因素有关。通过查体、超声检查、漂浮导管监测等，可对右心功能做出较准确地评估。针对引起右心功能不全的原因，可通过调整呼吸机参数、静脉应用降肺动脉压力药物、调整LVAD流量等方式进行治疗，但对于治疗效果欠佳的患者，应尽早对右心进行循环辅助，包括临时应用Impella和长期应用RVAD辅助。

目前临床上应用的LVAD多为轴流或离心式血泵，输出连续性血流，且具有辅助比例越高、脉压越小的特点。有研究证实，与平均压在80mmHg以下的患者相比，平均压＞80mmHg后，术后18个月发生颅内出血、血栓形成、主动脉瓣反流等并发症的比例明显升高。Pinsino等在一项针对轴流血泵（HeartMateⅡ）的回顾性研究中证实，收缩压偏高，同时脉压偏小的患者，发生脑卒中的概率最高。一般认为，为最大限度降低出血并发症的风险，术后平均压应控制在低于80mmHg。但近来也有研究强调，过低的血压往往与最高的死亡率相关，应将平均动脉压控制在75～90mmHg，并避免对血压的过度控制。

四、总结

随着技术的进步和临床经验的进一步积累，MCS已经成为治疗终末期心力衰竭的重要手段。新技术的应用，为MCS提供了更安全、更可靠的产品方案，并显著提高患者的生活质量。在未来相当长的时间内，药物治疗、心脏移植、MCS都将同时存在。临床医师应通过全面的评估，为不同患者选择最优的治疗方案，并做好术后管理，以期获得更好的远期效果。

（刘晓程 郭志鹏）

结合新指南谈倡导建立急性肺栓塞救治团队的必要性

近年来，针对肺栓塞（PE）新的治疗方法层出不穷，如导管引导下溶栓、经皮血栓抽吸术、外科血栓切除术、体外膜肺氧合（ECMO）等，但其死亡率仍居高不下。流行病学资料显示，PE在成年人中的发病率为每年1～2/1000人，且发病率随着年龄的增长而显著增加，未治疗的PE患者死亡率可达到25%，占心血管疾病死亡原因的第三位，其中，引起心搏骤停的PE患者的死亡率高达95%，而血流动力学稳定的PE患者死亡率约为2%。美国心脏病学会（ACC）/美国心脏协会（AHA）指南推荐对极高危PE患者使用介入性治疗方法（Ⅱ类）；欧洲心脏病学会（ESC）指南推荐对高危PE患者行系统溶栓治疗，存在溶栓禁忌的患者行手术取栓治疗（Ⅰ类）；然而，针对中危PE患者的再灌注治疗多为基于B级或C级证据的Ⅱ类推荐，此类患者死亡率为3%～10%，但目前仍缺乏从新近溶栓治疗方式中获益的证据。在当前仍缺乏针对PE患者的基于大规模随机临床试验的标准化治疗流程的情况下，如何根据患者的个体情况制订最佳治疗方案是临床医师面临的难题。2019年，ESC急性肺栓塞指南首次对多学科肺栓塞应急救治团队（PERT）做出推荐，建议每家医院根据自身现有学科资源及专业知识，为高危及（部分）中危肺栓塞患者组建多学科团队以共同制定诊疗策略（Ⅱa）。

快速应急团队最初是为住院患者而建立，旨在降低住院患者的心搏骤停和死亡的发生率。其概念并不新鲜，如20世纪80年代出现的创伤应急团队和ST段抬高心肌梗死（STEMI）应答团队，90年代出现的急性卒中应急团队，21世纪初针对休克早期住院患者的快速应急团队等。2012年，首个PERT在哈佛大学麻省总医院成立，其目的在于快速的整合多学科专家意见，对中高危PE患者进行高效的、组织有序、基于证据支持的干预措施。

一、构建多学科参与PERT，提高中高危急性肺栓塞的救治水平

在多种快速应急团队中，PERT是独一无二的由多学科专家组成却针对一种疾病的团队。首先，PERT需要多学科医师参与，包括心内科、急诊科、血管内科、心外科、急救护理、影像介入科、血液科等；其次，建立PERT需要大量医疗资源支持，包括24h急诊服务，影像、超声、导管室和手术室等。并不是所有的医院都具备上述基础设施，因此，只有具备上述医疗资源的医疗机构才考虑建立PERT。此外，PERT需要完善的管理架构和质控系统，需要连续的质量改进，医院领导阶层的支持在PERT的建立上也十分重要。2015年6月，40个已建立或拟建立PERT的医疗机构在波士顿成立国际PERT联盟，各机构的结构和功能或许有细微差异，但其初衷和核心都是一致的，旨在提高对急性PE患者的诊断和治疗水平，建立临床护理路径，收集数据为后续发展提供更多证据。

二、提高PERT运作效率

接诊医师通过24h热线电话启动PERT，再由相关工作人员迅速应答并采集临床信息，此时会对患者进行初步评估以进行PE危险分层，主要关注点是患者的血流动力学状态、心肺功能的稳定性、右心室压力负荷、干预的禁忌证等。初步评估中危至极高危且存在治疗争议的患者，由工作人员通知PERT的专家成员，通过电子邮件等方式召开多学科网络会议，参会人员可以通过专门的软件或渠道实时获得患者的病历信息和影像资料。多学科成员根据患者临床表现、病情变化、合并症等情况针对诊断和治疗方案进行实时讨论，这个过程通常需要8～10位专家参与，耗时15～20min，达成一致意见后，工作人员将诊断和治疗意见反馈给接诊人员（目标是PERT启动后90min内完成上述过程）。同时由PERT帮助协调所需要的医疗资源，使先进的医疗条件得到更好的分配和利用。

PERT的一个重要作用是收集PE患者的数据，在患者住院期间进行跟踪，且在程序启动后的7d、30d和1年等时间点对患者进行随访，建立PE患者数据库，寻找更多与其诊断、判断病情严重程度及预测预后相关的指标，为PE患者的诊疗提供更多证据，同时不断完善PERT的流程，使更多的PE患者受益。此外，麻省总医院的PERT成员每月一次

例会,包括疑难病例讨论和教育课程等,每2个月一次会议针对PE领域的热点、新文献和死亡病例进行讨论,提高医务人员的诊治水平。

三、国外PERT的发展现状

麻省总医院是国际上首个建立PERT系统的机构,目前为止共启动应急救治PE700余次。Christopher Kabrhel等对其PERT建立后30个月的394次启动的数据进行回顾性分析,显示PERT的启动次数每6个月较前上升16%;其中启动地点在急诊中心、ICU、内科病房和外科病房的比例分别为58%、20%、14%和5%;80%的患者最终确诊为PE,其中大面积PE患者占26%,次大面积PE患者占46%,而未确诊的患者大部分是由于病情不稳定以至于不能接受确诊的影像学检查或者在确诊前就已经死亡;在治疗方面,最主要的治疗方式是单纯抗凝,占69%,而接受外科取栓术的患者仅占3%~5%;值得关注的是,既往EMPEROR注册研究显示PE患者溶栓率为2%,PE合并低血压患者溶栓率9%,ICOPER注册研究显示PE患者溶栓率为13%,麻省总医院在PERT成立前报道的PE患者溶栓率为3%,此次研究数据显示系统溶栓或导管引导下溶栓治疗的比例在PE患者中为14%,在大面积PE患者中高达24%,较前明显升高;预后方面,确诊PE患者的30d死亡率为12%,而大面积PE患者的30d死亡率高达24%,PERT并没有使PE患者的死亡率得到明显改善;确诊PE患者接受治疗7d内和8~30d出现出血并发症的比例分别为8%和6%。导管引导下溶栓治疗患者7d和30d的出血风险与单纯抗凝治疗患者相当。

随后,美国贝斯以色列女执事医疗中心(BIDMC)建立了针对大面积和次大面积PE患者的PERT系统(MASCOT),14个月共启动PERT系统72次,其中16%为大面积PE患者,83%为次大面积PE患者;在治疗方面,65%的患者接受单纯抗凝治疗,而系统溶栓和导管引导下溶栓的患者分别为11%和18%,3%的患者使用ECMO,15%的患者接受下腔静脉滤器置入术;值得注意的是,在大面积PE患者中,仅有一位患者接受了指南推荐的足量溶栓治疗。

Akhilesh K Sista等报道了美国威尔康奈尔医学院PERT的情况,成立20个月内启动PERT程序124次,后10个月较前10个月有所增加。对其中87例确诊为大面积或次大面积PE患者的数据分析显示,接受导管引导下溶栓治疗的患者占28.7%,单纯抗凝的患者占62.1%;住院期间死亡率为13.7%,且大部分死亡患者为恶性肿瘤进展期患者,死亡率和出血率与治疗方式的选择无明显相关性。

上述单中心的PERT数据提示,目前PE患者接受导管引导下抗凝、外科手术、ECMO等新型治疗方式的比例仍然较低;我们仍需要更多的证据探索PERT是否可以改善临床预后,增加成本效益。

2016年,Geoffrey Barnes等对31个具有PERT的医疗

机构进行了调查,其中功能完善的19个PERT系统中,最多的有10个学科参与,而大部分(14个)PERT系统包含3~5个不同的参与学科;所有的PERT系统均包含至少一个导管相关科室(介入心脏病科,介入影像科,血管外科或介入血管内科),而麻醉科和外科/急救护理仅在3个医疗机构作为边缘学科参与;普外科未参与上述PERT系统。在启动PERT程序的适合条件方面,93%的PERT系统将高危PE患者认定为适应条件,50%的PERT系统将需要置入下腔静脉滤器的患者列为适应证,少部分PERT机构将未确诊但高度怀疑的高危或低危PE患者也列入其中。而只存在下肢深静脉血栓但无PE证据的患者在各PERT机构均未被列入启动适应证。调查显示,各PERT系统参与学科的数目、启动方式、网络会议讨论的途径在不同规模的医疗机构之间无显著性差异。在治疗方面,上述机构均具备随时进行系统溶栓或下腔静脉滤器置入的条件,其中17个(89%)机构具有365d 24h随时行导管引导下溶栓、导管引导下血栓切除术或外科手术取栓的条件,大部分机构(68%)也具备随时使用ECMO或心室辅助装置的条件。其中9个机构设立了质控机构,14个机构参与了相关的登记或临床试验。不过PERT系统并未给这些医疗机构或医护人员带来经济利益。

此外,在不同科室启动的PERT过程是否存在程序、管理或结果上的不同? Erin K Deadmon将561例启动PERT程序的患者分为急诊组、ICU组和非ICU住院患者组进行比较,结果发现在诊断方面,住院患者和急诊患者的PE确诊率分别为74.6%和88.4%,高于ICU患者的58.9%($P<0.0001$);在PERT启动时间方面,夜间在急诊启动的比例明显高于另外两组($P=0.004$);在病情严重程度方面,多数(65.1%)确诊的大面积PE来源于ICU,其次是急诊(29%);在治疗方面,溶栓治疗和血栓切除术在ICU患者中的应用率高于急诊和住院患者,分别为33.3%、19.6%和8.2%;而预后方面,ICU患者的死亡率和主要出血事件发生率高于另外两组患者。由此可见,就诊于不同科室的PE患者在临床表现、治疗和预后方面均存在差异,PERT团队应适应这种差别,并根据差异调整策略,以更好地应对不同临床情况。

四、PERT运作中存在的问题和展望

在PERT执行过程中,也存在一些潜在的问题。比如,放射介入科医师和心血管介入科医师均可以完成导管引导的溶栓治疗,因此团队中由哪个学科医师来执行的问题可能存在潜在的利益矛盾。如何整合不同背景不同技术的多学科专家,以发挥每位专家的专业水平,使患者最大程度地受益,是PERT建设需要解决的问题。在未来,可以建立完善的管理机制,或在确定治疗方案采取投票机制,可以由血液科医师或急诊科医师来决策,因为介入相

关操作与这两个学科的利益相关性较小。此外，还可以由患者和家属共同参与治疗方案选择。此外，启动PERT的适应证需要严格把控，不合理启动PERT程序将增加成本和负担，造成医疗资源的浪费。麻省总医院的PERT数据显示，约40%的PERT启动发生在正常工作时间之外，因此要求专家组成员24h待命，可能会影响专家组成员的正常工作和休息时间。目前大多数PERT机构的专家都是无偿参与奉献，因此PERT专家成员的报酬问题也是未来需要考虑的问题。

对危及生命的急性PE患者使用简洁直观的治疗路径是我们追求的目标，但在临床实践中，患者往往合并其他因素（如终末期肿瘤、妊娠、肺动脉高压等）使病情复杂化，此时，这种简洁的治疗路径的作用可能十分有限。因此，我们期望利用PERT团队对患者进行全面的个体化评估，由多学科专家制订个体化最佳治疗方案。近年来，国内一些医疗机构和专家也在筹备组建PERT团队，但整体处于积累经验的阶段，缺乏数据和证据的支持。在我国大型医院建设发展急性肺栓塞应急救治团队（PERT）迫在眉睫，应作为现代化医疗健康体系建立完善的重中之重。希望在未来实践的过程中，有更多可靠的证据使PERT程序不断完善，让更多PE患者受益。

（熊长明　刘冰洋）

成人高血压急症诊疗进展

一、概念

（一）高血压急症（hypertensive emergencies）

高血压急症是指原发性或继发性高血压患者在某些诱因的作用下，血压短时间内严重升高（一般超过180/120mmHg），并伴有进行性靶器官损害，主要表现为高血压脑病、急性缺血性/出血性脑卒中、急性冠脉综合征、心力衰竭、主动脉夹层、嗜铬细胞瘤危象、子痫前期或子痫、围手术期高血压、使用毒品（如安非他明、可卡因、迷幻药）等。高血压急症危害严重，通常需立即进行降压治疗以阻止靶器官进一步损害。

（二）高血压亚急症（hypertensive urgencies）

高血压亚急症是指血压显著升高但不伴急性靶器官损害。患者可有血压明显升高造成的症状，如头痛、胸闷、鼻出血、烦躁不安等。通常不需住院。

（三）高血压危象（hypertensive crisis）

高血压急症及亚急症的总称。这一概念在既往高血压指南中曾被使用。2017 AHA高血压指南中再次启用高血压危象用以定义严重的高血压，说明对高血压的认识更加深入。

二、流行病学

中国成人高血压患病率为25.2%，测算人数为2.7亿人。高血压急症与亚急症总体的发病率不高，占高血压患者的1%~2%。高血压急症发病急、预后差，在急性高血压治疗（STAT）注册研究中，高血压急症、亚急症患者急性期病死率高达6.9%，发病后90d死亡率和再住院率高达11%和37%，其中20%是由于反复发作急性严重的高血压。

三、高血压急症的评估

高血压急症患者多就诊于急诊科，典型表现为短时间内血压急剧升高（一般超过180/120mmHg），同时出现明显的头痛、眩晕、烦躁、恶心呕吐、心悸、气急和视物模糊等靶器官急性损害的表现。临床医师应熟知不同类型高血压急症的临床表现（表1）。区别高血压急症与亚急症的唯一标准，并非血压升高的程度，而是有无新近发生的急性进行性的靶器官损害。可疑高血压急症患者，应进行详尽评估，是否出现靶器官损害以及哪个靶器官受累不仅是高血压急症诊断的重点，也直接决定治疗方案的选择。临床医生应进行迅速而有针对性的病史采集、体格检查和辅助检查。

表1　不同类型高血压急症临床表现

高血压急症	靶器官损害临床表现
急性脑梗死	失语、面舌瘫、偏身感觉/运动障碍、意识障碍、癫痫样发作、眩晕、共济失调等，多为静态起病，进展相对缓慢
急性脑出血	头痛、呕吐、瞳孔不等大等颅内高压症状，常进行性加重
蛛网膜下腔出血	剧烈头痛、恶心呕吐、颈背部疼痛、意识障碍、抽搐、偏瘫、失语，脑膜刺激征阳性
高血压脑病	急性发作剧烈头痛、恶心呕吐、意识模糊、嗜睡，甚至昏迷，常见进展性视网膜病变
急性冠脉综合征	急性胸痛、胸闷、肩部放射痛、咽部紧缩感、烦躁、出汗；ECG有典型缺血表现；心肌梗死患者可出现心肌损伤标志物阳性
急性心力衰竭	呼吸困难、发绀、咳粉红色泡沫痰等，肺部啰音、心脏扩大、心率增快、奔马律等
主动脉夹层	撕裂样胸痛、双上臂血压明显不同、周围脉搏消失、少尿或无尿；影像学检查可确诊
嗜铬细胞瘤危象	阵发性血压增高同时可伴有心动过速、头痛、出汗、面色苍白、糖代谢异常等，血浆或尿儿茶酚胺浓度增高，影像学定位诊断
子痫前期和子痫	子痫前期：在妊娠高血压综合征基础上伴有头痛、头晕、视物模糊、上腹不适、恶心等症状；子痫：妊娠高血压综合征患者发生抽搐甚至昏迷

需要注意的是某些患者既往血压显著增高，已造成相应靶器官损害，未进行系统降压治疗，或者降压治疗不充分，而在就诊时血压未达到收缩压>180mmHg和（或）舒张压>120mmHg，但检查明确提示已经并发急性肺水肿、主动脉夹层、心肌梗死或急性脑卒中者，即使血压仅为中度升高，也应视为高血压急症。

四、高血压急症的处理

（一）处理原则

初步诊断为高血压急症的患者应持续监测血压及生命体征；尽快静脉应用合适的降压药控制血压，同时去除或纠正引起血压升高的诱因及病因,短时间内使病情缓解,预防进行性或不可逆性靶器官损害,降低患者的病死率。

(二)降压速度及目标

降压速度及目标取决于靶器官对血压变化的调节能力,并非越快越低越好。充分评估患者后制订个体化治疗方案。高血压急症总体降压目标见表2,针对不同合并症,需细化并个体化治疗。

表2　高血压急症总体降压目标

第一目标	1h内使平均动脉压迅速下降但不超过治疗前水平的25%
第二目标	给予降压治疗后2~6h降血压降至160/100mmHg左右
第三目标	随后24~48h逐步降压达到正常水平

(三)不同类型高血压急症的处理

1.急性缺血性脑卒中　缺血性脑卒中初始24h内的降压治疗应谨慎,当收缩压>220mmHg或舒张压>120mmHg,或伴有严重心力衰竭、急性心血管事件、主动脉夹层等可降压治疗,并严密监测血压。24h内将平均动脉压降低15%可能是安全的。有溶栓治疗指征者,在溶栓治疗前,需将收缩压降至185mmHg、舒张压降至110mmHg以下。大面积脑梗死患者血压控制目标应顾及颅脑外科手术,部分颅骨切除减压术前,血压控制目标≤180/100mmHg,术后8h内,血压控制目标为收缩压140~160mmHg。建议使用拉贝洛尔、尼卡地平静脉泵注,能迅速、平稳降低血压至目标水平,舌下含服短效硝苯地平可引起血压急剧降低,增加心脑血管风险,应禁止使用。β受体拮抗剂可使脑血流量降低,急性期不宜使用。

2.急性出血性脑卒中　降压治疗的主要目的是在保证脑组织灌注的基础上,避免再次出血。INTERACT-2和ATACH-2试验结果显示将目标收缩压降至140mmHg,对血肿缩小和降低90d病死率有一定获益。收缩压在150~220mmHg且没有急性降压治疗禁忌证的脑出血患者,急性期将收缩压降至140mmHg是安全的;对于收缩压>220mmHg的脑出血患者,持续静脉降压药物强化降压,严密监测血压是比较合理的措施。对于大容积自发性脑出血患者血压控制目标尚不明确,需要更多相关研究。在控制血压时,必须考虑颅内压和脑灌注,以免继发脑出血。降压药物可选择拉贝洛尔、尼卡地平、乌拉地尔静脉持续泵注。合并颅内高压者禁用硝普钠。

3.高血压脑病　高血压脑病是指由于血压急剧增加,严重超过了自身脑血流调节的能力,引发自动调节机制崩溃,造成脑的高灌注及颅内毛细血管压力升高,致使颅内渗透性增强,出现脑组织水肿甚至脑疝。诊断高血压脑病需排除缺血性和出血性脑卒中及蛛网膜下腔出血。处理关键是将血压降至目标范围的同时保证脑灌注,尽量减少对颅内压的影响,同时兼顾减轻脑水肿,避免使用降低脑血流量的药物。目前尚无临床随机对照试验证据确定降压治疗的目标值,基于目前的专家共识及大型动物实验研究结果制定的相关指南建议一旦怀疑高血压脑病诊断,应在1h内将平均动脉压降低20%~25%。尼卡地平起效快、无须有创血压监测进行滴定调节、不良反应少,拉贝洛尔降低血压的同时对脑血流量影响小,不增加颅内压,常用于高血压脑病的降压治疗。硝普钠可能引起颅内压增高,使用时需要严加谨慎。

4.急性冠脉综合征　参照2015欧洲心脏病学会(ESC)急性冠脉综合征管理指南,合并急性冠脉综合征的高血压急症的治疗目标在于降低血压,减低心脏后负荷,减少心肌耗氧量,同时不影响冠状动脉灌注压及冠状动脉血流量。首选硝酸酯类药物,如果除外合并心力衰竭,早期可联合使用β受体拮抗剂。硝普钠因可引起冠状动脉盗血,诱发反射性心动过速,增加心肌耗氧,应避免使用。急性ST段抬高心肌梗死患者禁用短效硝苯地平,以免导致低血压和反射性交感神经激活而引起心动过速。

5.急性心力衰竭　高血压急症引起急性左心衰竭常表现为急性肺水肿,处理时以减轻心脏负荷和缓解症状为主要目的。硝酸甘油及硝普钠可降低心脏前后负荷,常被用于初始治疗。对于急性心力衰竭,尤其是老年急性心力衰竭患者,静脉输注乌拉地尔在降低高血压方面与硝酸甘油一样有效,乌拉地尔可改善血氧饱和度,不引起反射性心动过速,具有促进心力衰竭患者脂质代谢的作用,对糖代谢无不良影响。应用血管扩张剂的同时联合使用袢利尿剂可降低容量负荷,进一步降低血压。持续无创正压通气可有效减轻肺水肿,减少静脉回流,辅助降压治疗。

6.急性主动脉夹层　急性主动脉夹层起病急骤,进展迅速,严重危及生命,是全球公认病死率最高的心血管疾病之一。最主要的易患因素为高血压。有效控制血压,可缓解主动脉夹层所致的疼痛和夹层扩展恶化的进程。降压原则是在保证心、脑、肾等各大器官血流灌注的前提下,迅速将收缩压降至120mmHg以下,心率降至60次/分。一线治疗药物为β受体拮抗剂。艾司洛尔可与硝普钠、氯维地平等超短效血管舒张剂配伍使用。

7.子痫前期及子痫　子痫前期及子痫是妊娠高血压的严重表现类型。治疗目的是最大限度降低围生期发病率及病死率。子痫前期处理原则为预防抽搐,有指征地降压、利尿、镇静,密切监测母胎情况,预防和治疗严重并发症,适时终止妊娠。子痫处理原则为控制抽搐,病情稳定后终止妊娠,预防并发症。2013欧洲高血压指南推荐对于收缩压>160mmHg或舒张压>110mmHg的孕妇进行药物降压治疗。孕妇并发器官功能损伤,则收缩压应控制在130~139mmHg,舒张压应控制在80~89mmHg。降压过程中力求血压下降平稳，不可波动过大，且血压不可低于130/80mmHg，以保证子宫-胎盘血流灌注。目前常用于子痫前期及子痫的降压药物有拉贝洛尔、尼卡地平、硝苯地平、乌拉地尔、肼屈嗪。对于重症子痫前期及子痫患者，静脉应用硫酸镁有预防抽搐和协同降压作用。孕期一般不使用利尿剂降压，以防血液浓缩、有效循环血量减少和高凝倾向。妊娠中晚期禁止使用血管紧张素转化酶抑制剂（ACEI）和血管紧张素Ⅱ受体拮抗剂（ARB）。

8.嗜铬细胞瘤危象　嗜铬细胞瘤危象是病死率极高的一种内分泌急症，是儿茶酚胺突然大量释放后出现的机体血流动力学不稳定，最终导致器官功能损害或丧失。嗜铬细胞瘤高血压危象的特点是发作时血压骤升，收缩压可达200～300mmHg，舒张压亦明显升高，可达130～180mmHg，伴剧烈头痛、面色苍白、大汗淋漓、心动过速、心前区及上腹部紧迫感，可有心前区疼痛、心律失常、焦虑、恐惧感、恶心、呕吐、视物模糊、复视，严重者可并发急性左心衰竭或脑血管意外。若临床高度怀疑嗜铬细胞瘤高血压危象，首选降压药物为α肾上腺素能受体阻滞剂酚苄明或酚妥拉明。有心动过速或心律失常者可予β受体拮抗剂，在应用β受体拮抗剂之前，必须先应用α肾上腺素能受体阻滞剂使血压下降。

（四）高血压亚急症处理

高血压亚急症患者可在24～48h将血压缓慢降至160/100mmHg。没有证据显示紧急降压治疗可以改善预后。多数高血压亚急症患者可通过口服降压药治疗，如钙通道阻滞剂、ACEI、ARB、β受体拮抗剂、α受体拮抗剂等。急诊就诊的高血压亚急症患者用药后观察5～6h，在血压初步控制后，应调整口服药物治疗的方案，定期门诊调整治疗。具有高危因素的高血压亚急症如伴有心血管疾病的患者也可以住院治疗。

（柴艳芬　焦丽娜）

对比左心室辅助装置与主动脉球囊反搏装置在急性心肌梗死合并心源性休克患者中应用的有效性与安全性：荟萃分析与系统综述

一、背景

CS是AMI患者并发症之一，尽管早期行血供重建和积极的药物治疗，AMI合并CS患者的死亡率仍然在50%以上。经皮机械循环支持（mechanical circulatory support, MCS）由于可以改善血流动力学指标且同时可以避免药物的相关副作用，是一种具有广泛应用前景的辅助治疗方法。IABP是第一种应用于临床的也是利用最为广泛的经皮MCS，但其效果在后来的多项研究中受到质疑。而LVAD（主要包括Tandem-Heart、Impella）由于可以主动增加心排血量，目前也逐渐广泛应用于临床。近期，多项研究比较了LVAD与IABP在AMI合并CS患者中的有效性和安全性，由于单项研究的样本数量较小，其结果可能会缺乏较高的信服力，因此我们将近期的多项相关研究进行荟萃分析和系统综述。

二、资料与方法

（一）文献检索

在PUBMED、EMBASE、Cochrane图书馆等电子数据库中检索相关文献，关键词包括："cardiogenic shock" "myocardial infarction" "left ventricular assist device" "mechanical circulatory support" "intra-aortic balloon pump" "Impella" "TandemHeart" 等。

（二）纳入标准

1.研究对象为AMI合并CS的患者。

2.研究对比了LVAD（包括TandemHeart和Impella）与IABP的有效性和安全性。

3.研究类型为随机对照试验或者观察性研究。

（三）排除标准

1.研究对象为非AMI合并CS的患者，如由心搏骤停引起的CS患者。

2.研究只单纯对某一种MCS的有效性和安全性进行探讨，而没有把LVAD与IABP进行对比。

3.研究类型为个案报道、综述等。

（四）文献质量评价

随机对照试验应用Cochrane偏倚风险评估；观察性研究应用加拿大NOS量表进行评价。

（五）数据提取

对纳入文献的基本资料进行提取：①作者；②发表年份；③研究类型；④样本量；⑤干预措施；⑥预后。

（六）主要终点和次要终点

主要终点是30d死亡率；次要终点是住院期间不良事件，包括再发心肌梗死，支架内血栓，卒中及严重出血、外周血管缺血、败血症等并发症。

（七）统计学方法

应用REVMAN5.3统计学软件进行统计分析，效应指标使用RR值及95%可信区间，采用Q检验或I^2统计量检验对各个研究进行异质性检验，当$P<0.1$或$I^2>50\%$时表示各个研究之间异质性较大，采用随机效应模型；反之，当$P>0.1$或$I^2<50\%$时则采用固定效应模型。

三、结果

最终纳入6篇文献，共计524例患者进行分析，其中3篇为随机对照试验研究，另外3篇为观察性研究。图1展示了文献检索流程，表1描述了所纳入文献的特点及文献质量。

研究主要终点，30d死亡率：共5篇文献，总计483例患者纳入荟萃分析，RR值：0.97，95% CI 0.80～1.17，$P=0.76$。次要终点，住院心肌梗死：共3篇文献，总计410例患者纳入荟萃分析，RR值：0.64，95% CI 0.22～1.85，$P=0.41$。住院支架内血栓：共2篇文献，总计294例患者纳入荟萃分析，RR值：0.74，95% CI 0.13～4.12，$P=0.73$；住院卒中：共3篇文献，总计410例患者纳入荟萃分析，RR值：1.36，95% CI 0.37～4.94，$P=0.64$；住院严重出血：共4篇文献，总计451例患者纳入荟萃分析，RR值：2.61，95% CI 1.61～4.23，$P=0.000\ 1$；住院外周血管缺血：共4篇文献，总计451例患者纳入荟萃分析，RR值：4.91，95% CI

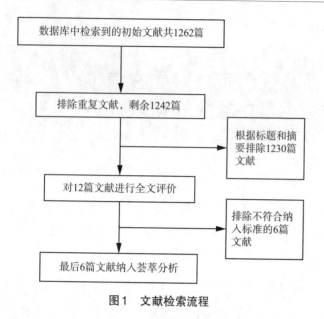

图1　文献检索流程

流程图文字：
- 数据库中检索到的初始文献共1262篇
- 排除重复文献，剩余1242篇
- 根据标题和摘要排除1230篇文献
- 对12篇文献进行全文评价
- 排除不符合纳入标准的6篇文献
- 最后6篇文献纳入荟萃分析

2.07～11.64，$P=0.0003$；住院败血症：2篇文献，总计294例患者纳入荟萃分析，RR值：1.30，95% CI 0.54～3.13，$P=0.56$。

表1　文献特点及质量评价

作者	年份	RCT	病例	LVAD	对照	文献质量
Marina	2018	否	64	Impella	IABP	高质量
Brunilda	2018	否	116	Impella	IABP	高质量
Benedikt	2019	否	230	Impella	IABP	高质量
Dagmar	2017	是	48	Impella	IABP	高质量
Melchior	2008	是	25	Impella	IABP	高质量
Holger	2005	是	41	Tandem Heart	IABP	高质量

注：RCT.随机对照试验；LVAD.左心室辅助装置；IABP.主动脉球囊反搏

四、讨论

AMI合并CS的治疗仍然是临床上的一项重大挑战。传统的药物治疗包括血管加压药和正性肌力药，这些药物可提高心排血量和血管张力，对稳定血流动力学具有重要意义，但同时也会伴随某些不良反应，如心肌氧需求量的增加、心律失常的发生、组织微循环的恶化等，这些都可能造成死亡风险增加。而MCS是一种替代疗法，可以增加全身血液流量，同时避免药物治疗的副作用。

IABP是目前使用最为广泛的MCS，其工作原理是在心脏舒张期球囊充气，主动脉压力增高，同时使冠状动脉压升高，心肌供血供氧增加；在心脏收缩期球囊排气，主动脉压力下降、心脏射血阻力减小，同时心肌耗氧量降低，心排血量增加。在早期的国际诊疗指南中，IABP曾被推荐为AMI合并CS的Ⅰ级治疗方案，但随后的多项研究数据表明，对于AMI合并CS的患者，IABP并不能降低其短期死亡率。因此最新指南已经将IABP的证据等级降为ⅢB类，即不建议在AMI合并CS患者中常规使用IABP。

近年来，LVAD逐渐应用于临床，Tandem-Heart是其中一种，其流入套管经股静脉经房间隔穿刺后置入左心房，抽取氧合血液，流经体外中心血泵，再经置入股动脉的流出管将氧合血液转流至股动脉，建立左心房–股动脉引流途径。一项早期的随机对照研究证明，对于AMI合并CS的患者，Tandem-Heart比IABP能更有效地改善血流动力学及代谢指标，如增加心排血量、心指数，降低肺动脉压、肺毛细血管楔压，降低血清乳酸水平等，但在改善患者30d生存率方面，Tandem-Heart无明显优势，且更容易并发严重出血及外周血管疾病等不良事件。而另外一项随机对照研究发现了类似的结果，该研究一共纳入来自12个中心的42例CS患者，其中70%的CS患者是由于AMI引起的，研究发现与IABP相比，Tandem-Heart能够提高心指数，增加平均动脉压并降低肺毛细血管楔压，但30d死亡率及不良事件并发症在两组之间无明显差别。

Impella是另外一种LVAD系统，其导管经股动脉逆行进入左心室，前端有笼状的血流入口，从左心室抽取氧合血液，经过微型轴流泵直接泵入升主动脉，建立左心室–升主动脉引流途径。Impella驱动血液从左心室进入主动脉，增加平均动脉压，从而增加终末器官血流灌注，同时使冠状动脉灌注得到明显改善。EURO-SHOCK研究表明，使用Impella能够在48h内降低血清乳酸水平（$P=0.023$），但30d病死率仍较高（64.2%）。ISAR-SHOCK研究纳入26例AMI合并CS患者，其中13例患者接受IABP治疗，13例患者接受Impella 2.5治疗，研究结果表明，Impella 2.5能够显著增加心脏指数（$P=0.02$），但30d死亡率在两组之间无统计学差异。另外一项随机对照研究发现，AMI合并CS的患者在分别接受Impella CP与IABP治疗后，30d死亡率分别为46%和50%（$P=0.92$），180d死亡率在两组之间也无明显差别。而近年来的多项观察性研究显示，Impella并不能改善AMI合并CS患者30d死亡率，且更容易并发严重出血及周围血管疾病。

对于AMI合并CS的机械支持干预的时机，多项研究表明，在PCI术前使用Impella优于PCI术后使用Impella。对于Impella的型号，目前临床上主要应用的为Impella 2.5和Impella CP，新一代的Impella 5.0则能够提供比前几代更高的血流动力学支持。一项观察性研究表明，在严重AMI合并CS的患者中使用Impella 5.0或者先使用Impella 2.5后再升级使用5.0，可能会比单独使用Impella 2.5有更好的预后。而最近一项随机对照研究表明，在AMI合并CS患者初始应用升压药物及IABP之后，额外应用Impella 5.0并没有明显益处，新一代的Impella 5.0其有效性与安全性仍需进一步考察。

研究发现,与IABP相比,虽然LVAD的使用可以获得更好的血流动力学数据,但这并没有改善30d的生存率,其原因尚不清楚,可能是由于CS的病理生理作用的复杂性,单纯依靠心排血量的增加不足以改善结果,而其他由休克引起的异常,如炎症细胞因子升高、全身炎症反应,也可能会破坏LVAD的有益的血流动力学效应。此外,LVAD组的严重出血和外周血管疾病并发症的发生率明显高于IABP组,可能与Impella设备所需的血管通路口径相对较大有关,Impella 2.5和CP分别通过12和14个法国鞘放置,而IABP是通过7到8个法国鞘或无鞘插入。

我们的研究有以下几项局限性:

1.纳入的文献数量较少,样本量较少,且仅有3篇文献为观随机对照试验,因此结论在一定程度上缺乏说服力。

2.仅有一篇文献对比Tandem-Heart与IABP,且Impella包括Impella 2.5和Impella CP,没有进一步进行亚组分析,因此研究结果可能存在偏倚。

3.缺乏长期预后分析,需要更大的多中心的随机对照试验对LVAD的有效性和安全性进行考察。

五、总结

与IABP相比,LVAD并不能改善AMI合并CS短期的预后,且更容易并发严重出血及外周血管缺血等并发症,急性心肌梗死合并心源性休克的治疗仍面临挑战。

(刘　寅　杨宜兴)

心力衰竭的药物及器械辅助治疗进展

心力衰竭是心脏收缩和（或）舒张功能受损，射血及充盈功能减低，心排血量不能满足机体代谢需要的一种复杂的临床综合征，是各种心脏疾病发展的终末阶段，早已成为全球医疗的负担。《中国心血管病报告2017》概要中推算，中国现有450万例心力衰竭患者。慢性心力衰竭患病率随着年龄增长显著上升。得益于医疗技术的发展，目前对心力衰竭的治疗手段呈现出多样化的趋势。

一、心力衰竭的药物治疗进展

（一）血管紧张素酶受体脑啡肽酶抑制剂（ARNI）

沙库巴曲缬沙坦（LCZ696）是全球首个用于临床的血管紧张素酶受体脑啡肽酶抑制剂，由前体药物沙库巴曲和缬沙坦两种成分以1:1摩尔比例结合，以钠盐复合物晶体形式存在。其作用机制为抑制血管紧张素Ⅱ-1型受体和脑啡肽酶，抑制RAAS系统的激活，从而抑制血管收缩、心肌肥厚和心血管的纤维化；并提高内源性利钠肽浓度，扩张血管、降低心脏前后负荷、抑制心室重构。

2014年发表的PARADIGM-HF研究是一项多中心、随机、双盲的Ⅲ期临床药物研究，其结果奠定了LCZ696在心力衰竭领域的地位。该研究发现，与依那普利相比，LCZ696能使射血分数下降的心力衰竭患者住院风险下降21%（$P<0.001$），心血管死亡率下降20%（$P<0.001$），全因死亡率下降16%，且患者的心力衰竭症状和生活质量也有明显改善。基于此，2016 ESC急、慢性心力衰竭诊断和治疗指南推荐，接受ACEI、β受体阻滞剂或盐皮质激素受体拮抗剂最佳治疗后仍有症状的HFrEF患者推荐使用沙库巴曲缬沙坦替代ACEI以进一步降低因心衰住院和死亡风险（Ⅰ，B）。2017 ACC/AHA/HFSA指南推荐，对于HFrEF慢性心衰患者推荐给予肾脏-血管紧张素系统抑制剂（ACEI，或ARB，或ARNI）联合循证医学指导的β受体阻滞剂和醛固酮受体拮抗剂治疗，以降低发病率和死亡率（Ⅰ，B）。对于NYHAⅡ～Ⅲ级、能耐受ACEI或ARB的慢性症状性HFrEF心衰患者，推荐替换为ARNI以进一步降低发病率和死亡率（Ⅰ，B）。

2018年发表的PARAMOUNT研究是一项随机、双盲、多中心、平行对照研究，纳入了NYHAⅡ～Ⅲ级、LVEF≥45%的301例心力衰竭患者。该研究发现应用LCZ696患者较应用缬沙坦患者NT-proBNP和hsTnT的水平降低（$P<0.001$）。该研究还发现LCZ696可能对心力衰竭患者心脏方面已经发生的某些结构性变化起到逆转作用。然而2019年ESC年会上正式公布的PARAGON-HF试验结果却显示LCZ696未能降低HFpEF患者的心血管死亡率亡和总心衰住院率。该研究的首席研究者认为，虽然研究结果是阴性的，但这项试验有助于确定哪类心衰患者可以从该药治疗中获益，因为"HFpEF患者具有不同的临床特征和病因"。因此，将来仍需要关于特定人群的随机对照试验来确定何种HFpEF患者可能从中获益最多。

此外，TRANSITION研究结果显示，约50%的HFrEF患者在急性失代偿性心力衰竭后的稳定期使用是安全的，可以早期使用，总体耐受良好。未来可以进一步探讨LCZ696是否能够用于急性心力衰竭的患者。

（二）血管加压素V₂受体拮抗剂

1.托伐普坦　是首个选择性血管加压素V_2受体拮抗剂，其与V_2受体的亲和力是抗利尿激素的1.8倍；是与V1a受体亲和力的29倍。它和肾脏集合管V_2受体结合，阻断其活性，从而抑制肾脏集合管对水的重吸收，提高自由水的清除率，从而改善水肿症状并升高血钠。

关于托伐普坦的首个随机、双盲对照研究的结果显示，与安慰剂组相比，托伐普坦组体质量明显减轻，心力衰竭症状和体征明显改善（$P<0.001$）。该试验70例心衰伴低钠血症的患者中，托伐普坦治疗组患者约80%在用药1d后血钠水平恢复正常，而安慰剂组仅为40%。2004年发表的ACTIVE研究评价了短期或中长期服用托伐普坦对心衰患者的影响，其结果显示：在整个研究过程中托伐普坦治疗组患者的体质量较安慰剂组明显降低，伴有低钠血症、氮质血症和严重充血的患者存活率也较安慰剂组明显提高。但是心力衰竭恶化率、水肿、肺部啰音、颈静脉怒张、患者自觉症状的改善方面无明显差异。EVEREST研究包括两个设计完全相同的平行试验，评价了短期和长期服用托伐普坦对心力衰竭恶化住院患者的影响，是迄今为止入选人数最多的临床试验。短期研究的结果显示，与安慰剂相比，在标准治疗基础上加用托伐普坦可以提高患者血钠水平、降低体质量，使呼吸困难、水肿、颈静脉怒张明显改善（$P<0.001$）。但长期研究结果显示，在9.9个月的中位随访时间内，两组患者的全因死亡率、心因

性死亡率和心力衰竭再住院率无明显差异。后续研究分析了EVEREST研究中的低钠血症患者,发现与安慰剂组相比,托伐普坦组患者体质量下降,呼吸困难明显改善,病死率、不良心血管事件发生率都有显著下降,而且对肾功能无显著影响。另一项评估托伐普坦对急性充血性心力衰竭患者有效性和安全性的试验——TACTICS-HF研究结果显示:在包括呋塞米的基础治疗之上加用托伐普坦,能进一步减少患者的体质量和体液潴留。但托伐普坦组和安慰剂组相比,呼吸困难达到中等以上程度缓解的人数在8h和24h无明显差异,24h抢救率相似。而且托伐普坦组肾功能损伤的比例也较安慰剂组高(27% vs. 39%,$P<0.001$)。两组的院内以及出院后转归无明显差异。对于上述实验结果,研究者认为:该实验对肾功能入选范围较宽,托伐普坦用药剂量偏大;且纳入了早期患者(发病24h以内),不考虑射血分数而更关注血钠水平,这些都与以往的实验设计不同。此前曾有研究发现托伐普坦治疗急性心力衰竭伴肾衰竭高风险患者时,肾功能恶化风险降低。综上所述,托伐普坦治疗急性心力衰竭的疗效还有待进一步研究来证实。托伐普坦的主要不良反应为口渴和口干,血钠升高过快导致渗透性脱髓鞘症状,甚至抽搐乃至死亡。比较公认的血钠的纠正速度应控制在前1~5h≤6mmol/L,6~12h≤8mmol/L。2013年,美国ACC/AHA心力衰竭管理指南推荐容量负荷过重和严重低钠血症的患者可以考虑使用托伐普坦(Ⅱb,B)。2016欧洲ESC心力衰竭指南推荐托伐普坦可用于治疗容量负荷过重伴难治性低钠血症的患者(Ⅱb,B)。2018中国心力衰竭指南推荐托伐普坦用于常规利尿剂效果不佳、有低钠血症或有肾功能受损倾向的患者,推荐常用剂量为每日15mg(Ⅱa,B)。禁忌证为低容量性低钠血症;对口渴不敏感或对口渴不能正常反应;与细胞色素P_{450}氧化酶CYP3A4强效抑制剂合用以及无尿。

2.考尼伐坦　是一种经静脉使用的非肽类精氨酸血管加压素V_{1a}和V_2受体拮抗剂,已被FDA批准用于治疗等容量性或高容量性低钠血症,但还未在我国上市。研究显示,考尼伐坦可以使心衰患者尿量和血钠水平增加,但对运动耐量、生活指标无明显影响。该药的禁忌证是低容量性低钠血症,而且它是细胞色素P_{450}氧化酶CYP3A4的底物和强效抑制剂,需谨慎用药。

(三)If通道阻滞剂伊伐布雷定

伊伐布雷定是第一个窦房结If通道选择性抑制剂,它通过特异性阻断If电流,减慢舒张期窦房结除极化速率,从而降低窦性心率,对心肌收缩力、心肌细胞传导和心室复极没有直接影响。心衰患者出院后3个月内的死亡风险为15%,被称为心力衰竭"易损期"。有研究表明,心率增加和易损期内较高的死亡风险密切相关。伊伐布雷定独

特的作用机制使得合并哮喘或重度COPD以及其他原因不耐受β受体阻滞剂的心力衰竭患者能够从减慢心率中得到获益。

SHIFT研究证实,心率增快是慢性心力衰竭患者死亡率增加的独立危险因素,平均心率每增加1次/分,心血管死亡/心力衰竭恶化而再住院的风险增加3%;平均心率每增加5次/分钟,风险增加16%。该研究结果还显示:伊伐布雷定可以使心率从80次/分的基线水平平均减少15次/分,心血管死亡和心力衰竭恶化而再住院率的相对风险减少18%(*RR* 0.82, 95%*CI* 0.75~0.90, *P*<0.000 1)。SHIFT研究观察到伊伐布雷定的耐受性良好,心动过缓少见。一项针对我国慢性心力衰竭患者的研究也得到了与之一致的结论。之后有研究者进一步分析了其中一个亚组(LVEF≤35%,静息心率≥70次/分的窦性心律患者),发现在基础心力衰竭治疗基础上加用伊伐布雷定的患者在8个月后左心室缩末容积指数明显降低,左心室舒末容积指数和射血分数也得到改善。其原因考虑可能是:①伊伐布雷定和β受体阻滞剂联用,在心率下降幅度相同的情况下,舒张期更长,有助于进一步改善冠脉灌注和心肌能量供给,减少心肌凋亡和重构;②心力衰竭患者的心肌收缩力和心率成反比,减慢心率有助于心肌收缩力的提高。更令人欣慰的是,在一项事后研究中发现已经使用多种神经体液调节剂(包括ACEI、ARB、β受体阻滞剂及盐皮质激素受体拮抗剂),心率≥70次/分的心力衰竭患者,加用伊伐布雷定能继续改善预后,降低心血管疾病病死率及住院率。INTENSIFY研究也得出了类似的结论:慢性心力衰竭患者应用伊伐布雷定4个月时心率达标的患者比例为89%,出现失代偿心力衰竭的患者比例下降,生活治疗评分提高;而心动过缓的发生率仅为0.3%。ETHIC-AHF试验则入选了因急性心力衰竭接受入院治疗的患者,研究结果显示,出院前联合伊伐布雷定4个月,可显著降低心力衰竭恶化入院患者的心率下降,LVEF绝对值增加6.7%,BNP降低53%。

2016 ACC/AHA/HFSA心力衰竭指南中推荐:对于接受GDWM(指南指导的评估和管理)包括最大耐受剂量的β受体阻滞剂、窦性心律且静息心率≥70次/分的症状性(NYHAⅡ~Ⅲ级)稳定的慢性HFrEF患者,依法布雷定对减少住院率是有益的(Ⅱa,B)。相类似的,2018欧洲ESC心衰指南推荐伊伐布雷定用于心功能NYHAⅡ~Ⅳ级,LVEF≤35%,在充分的β受体阻滞剂、ACEI/ARB、MRA治疗基础上,心衰持续存在,心率≥70次/分的心力衰竭患者(Ⅱa,B)或β受体阻滞剂不能耐受或有禁忌证的患者以降低心衰住院及心血管死亡风险(Ⅱb,C)。

(四)左西孟旦

左西孟旦是全球第一个上市的钙离子增敏剂,它和钙

饱和的肌钙蛋白C结合后形成构象稳定的复合物，延长肌球蛋白和肌动蛋白的作用时间，能够在心肌细胞内钙离子浓度较低的情况下增强心肌收缩力，但其并不增加心肌细胞内环腺苷酸的量，因此并不增加心肌耗氧量。它还能作用于平滑肌细胞的K_{ATP}通道，与核苷二磷酸协同，从而扩张血管。近期还有研究发现左西孟旦具有抗炎和抗细胞凋亡的作用。目前左西孟旦在心力衰竭，尤其是心脏重症方面应用广泛。

LIDO研究发现，相较于多巴酚丁胺，左西孟旦可以使心排血量明显增加，PCWP明显下降，更好地改善患者血流动力学，31d的生存率明显提高，再住院率下降，严重不良事件（心律失常和心肌缺血等）发生率下降。亚组分析还得出一个结论，β受体阻滞剂可以增强左西孟旦的血流动力学效果，但多巴酚丁胺则相反。180d后的回顾分析还显示，使用左西孟旦还可以降低病死率。但这和SURVIVE研究的结果不一致。后者显示，左西孟旦和多巴酚丁胺治疗心力衰竭患者的病死率无明显差异（26% vs. 28%，$P>0.05$），且低血压、室性心动过速、肾功能损伤等其他不良事件发生率也没有统计学差异。但是在治疗早期左西孟旦的治疗效果要优于多巴酚丁胺，尤其是以前有心力衰竭症状的患者。REVIVE研究是由预试验阶段（REVIVE-1）和关键阶段（REVIVE-2）两部分组成的。REVIVE-1结果显示使用左西孟旦的患者血浆BNP水平明显降低，24h和5d时血清肌酐水平较低。REVIVE-2研究发现，左西孟旦组在各个研究时间点症状均有改善，病情恶化和需静脉药物抢救比率较多巴酚丁胺组减少（15% vs. 26%），但是不良事件发生率有所增加。两组患者31d和90d的生存率无明显差异。有研究表明，左西孟旦和多巴酚丁胺对改善心源性休克患者的血流动力学有协同作用。亦有多项荟萃分析结果显示左西孟旦可以降低心衰患者的死亡率。左西孟旦是否能改善心力衰竭患者的预后还有待于进一步研究。RUSSLAN试验是一项旨在研究缺血性心肌病患者应用左西孟旦效果和安全性的随机、双盲对照试验。研究发现：和安慰剂相比，左西孟旦可以显著降低死亡和心力衰竭恶化的风险，14d全因死亡率显著下降。这一效应可持续到使用后180d，但是两组此时没有显著性差异。一项包括9个临床试验，总共1065例患者的Meta分析结果表明：左西孟旦可以降低急性冠脉综合征合并心力衰竭患者的病死率。还有研究显示，左西孟旦能够有效减轻失代偿性心力衰竭的炎性反应、BNP水平，提高LVEF，改善患者的心功能。之前曾有研究显示左西孟旦可以缩短心脏术后患者监护时间和气管插管时间，减少正性肌力药物的用量。欧洲还曾出版过心脏术前和围术期推荐使用左西孟旦的专家共识。但是最新的LICORN试验研究表明，LVEF≤40%，接受心脏搭桥手术的患者应用左西孟旦并不能预防术后低心排综合征。何种

心脏手术患者能从应用左西孟旦得到获益还有待进一步证实。

2008年，ESC心衰指南首次推荐左西孟旦可以增加急性失代偿性心衰患者的心排血量、每搏输出量，降低肺动脉楔压、体循环阻力和肺循环阻力，血流动力学效应可持续数日，且左西孟旦能有效治疗慢性失代偿性心力衰竭（Ⅱa，B）。2014年，中国心衰指南推荐左西孟旦可用于接受β受体阻滞剂治疗的患者。冠心病患者应用不增加死亡率（Ⅱa，B）。对于顽固性心力衰竭，2014年欧洲专家共识推荐间断重复应用。适用于经过最佳心力衰竭治疗仍有以下表现的心衰患者：严重收缩功能障碍LVEF<35%，和（或）NYHAⅢ～Ⅳ级（或）INTERMAC 4级以上（相当于NYHAⅢ～Ⅳ级），和（或）过去一年住院或急诊>2次，可以采用左西孟旦的间歇疗法。方法为每2～4周给药1次，每次给药6～24h，直接给予维持剂量，推荐剂量为0.05～0.2μg/（kg·min）（血流动力学效应至少可持续24h，效应可持续9d）。近年来国际上对左西孟旦的推荐级别仍然相同。

（五）新型肾素抑制剂

虽然ACEI和ARB可以抑制RAAS，从而减少醛固酮分泌，但实际上这种作用既不充分也不持久，且长期应用对醛固酮抑制作用很弱，称为"醛固酮逃逸"。MRA能够有效阻断醛固酮和盐皮质激素受体结合，发挥抗心力衰竭的作用；而且还能够抑制心肌组织纤维化，改善心室重构。现在MRA的适应证已扩大至接受ACEI/ARB及β受体阻滞剂治疗，仍NYHAⅡ～Ⅳ级、LVEF≤35%的所有心衰患者。但传统的类固醇类肾素抑制剂（MRA）在合并肾功能不全的心力衰竭患者中应用受到限制。新型非甾体MRA——Finerenone和盐皮质激素受体（MR）通过以氢键为主的牢固空间立体结构相结合来拮抗类固醇受体。迄今为止该药最广泛的临床研究——ARTS研究纳入了457例HFrEF的心衰患者和轻中度慢性肾病（CKD）患者。研究结果显示，Finerenone组血清钾浓度和肾功能恶化比率较螺内酯组明显偏低；BNP和尿蛋白肌酐比值（UACR）均降低，两组之间无统计学差异；螺内酯组患者收缩压降低，而Finerenone组却无降压效应。ARTS-DN研究的对象主要是伴或不伴糖尿病肾病的2型糖尿病患者，结果显示Finerenone组和安慰剂组的血清钾升高和肾功能恶化的发生率无明显差异。ARTS-HF研究的对象是伴或不伴糖尿病或CKD的HFrEF心衰患者。研究结果发现，和依普利酮相比，服用Finerenone的患者全因死亡、心血管病住院率、心力衰竭恶化和高钾血症的比例都比较低。综上所述，和传统MRA相比，Finerenone能更好地保护心功能，对肾功能的损害更小，适用人群更广泛。

二、心力衰竭的器械治疗进展

（一）心脏再同步化治疗（CRT）

有超过1/3的慢性心力衰竭患者存在心脏收缩失同步。CRT治疗心衰已有近20年的历史，它通过起搏的方式恢复心脏收缩的同步性，使心力衰竭患者的心功能和预后得到改善。

1.双心室同步起搏　这是最传统的CRT方式，需要在右心房、右心室和心脏静脉侧支各置入1根导线来实现双心室同步起搏，从而改善心脏收缩的同步性。双心室同步起搏能够改善心功能，提高心力衰竭患者生活质量，减少住院，改善远期预后。但由于心脏静脉侧支导线置入存在一定难度，而目前置入失败后的替代方法需要长期服用抗凝药物，因此增加了患者卒中和出血的风险。近年来兴起的无导线左心室心内膜起搏装置可能很好地解决这一问题。它以超声能量为介导，经主动脉逆行将微电极导线置入左心室心内膜下，理论上不需要长期抗凝。一项非随机前瞻性研究选取了35例传统CRT置入失败的患者，其中34例成功置入了无导线CRT。有33例在术后1个月双心室起搏成功，QRS波变窄，28例在6个月时心衰得到改善，21例对CRT有反应，3例出现围手术期不良反应，而且研究还发现无导线CRT可以诱导左心室电活动重构。这一结果显示该方法具有可行性，但还需进一步随访观察其长期效果。

2.左心室多位点起搏（MPP）　研究发现20%～40%的患者对CRT无应答。MPP是在左心室4极导线基础上同时起搏其中的2极，这样可以形成10余种起搏向量配置。优点是能够提高CRT的反应性，改善起搏参数，降低起搏阈值，减少导线移位和膈神经刺激。已有研究显示，MPP较之传统CRT，能够更好地逆转心室重构。

3.希氏束起搏　QRS时限正常或者合并右束支传导阻滞的心力衰竭患者很难从传统CRT得到获益。希氏束起搏时电活动可沿希-浦系统下传，心室肌心内膜向心外膜同步除极，理论上是最佳的生理性CRT方式。1970年Narula等学者首次提出希氏束起搏的概念，2000年，Deshmukh等首次在人体置入了永久性希氏束起搏器。一项随机交叉式研究证实，对于心力衰竭合并左束支传导阻滞的患者希氏束起搏的效果不亚于甚至优于双心室起搏。还有研究证实，希氏束起搏对合并右束支传导阻滞的心力衰竭患者亦有良好的治疗效果。2018年ACC年会上公布结果的Geisinger希氏束起搏注册研究显示：希氏束起搏可以显著降低全因死亡，因心力衰竭住院率和改为双心室起搏的概率。心室起搏比例>20%的患者中希氏束起搏临床获益更大。这一结果说明希氏束起搏是一种安全有效的方式。目前众多学者认同左心室导线置入失败或双心室起搏无

反应的患者是希氏束起搏的适应证之一。

此外，为了保证双心室起搏的比例，通常会设置较短的A-V间期，这在一定程度上会影响房室顺序收缩。美敦力公司的Adaptive CRT功能可以根据心电下传的特点，单纯左心室起搏和右心室自身传导相融合，减少不必要的右心起搏。相较于传统CRT，Adaptive CRT能进一步提高左室射血分数和心脏收缩同步性。

CRT的适应证在逐步扩大，2018年我国心力衰竭指南推荐：药物优化治疗至少3个月后仍存在以下情况应进行CRT治疗，以改善症状及降低病死率：①窦性心律，QRS时限≥150ms，左束支传导阻滞（LBBB），LVEF≤35%的症状性心力衰竭患者（Ⅰ，A）；②窦性心律，QRS时限≥150ms，非LBBB，LVEF≤35%的症状性心衰患者（Ⅱa，B）；③窦性心律，QRS时限130～149ms，LBBB，LVEF≤35%的症状性心力衰竭患者（Ⅰ，B）；④窦性心律，130ms≤QRS时限<150ms，非LBBB，LVEF≤35%的症状性心力衰竭患者（Ⅱb，B）；⑤需要高比例（>40%）心室起搏的HFrEF患者（Ⅰ，A）；⑥对于QRS时限≥130ms，LVEF≤35%的房颤患者，如果心室率难控制，为确保双心室起搏可行房室结消融（Ⅱa，B）；⑦已置入起搏器或ICD的HFrEF患者，心功能恶化伴高比例右心室起搏，可考虑升级到CRT（Ⅱb，B）。2019年发布的欧洲心力衰竭专家共识则建议：对于窄QRS波（<130ms）的HFrEF（LVEF 25%～45%）患者可考虑心脏收缩性调整以提高运动能力、生活质量和缓解症状。

（二）心室辅助装置（VAD）

VAD近年来已发展为治疗终末期心力衰竭的一种重要手段，研究重点由移植前的过渡治疗转向最终治疗。VAD可分为血液接触式和非血液接触式。前者通常为泵辅助，自20世纪70年代至今发展迅速，已开发出三代。后者主要是通过柔性挤压心脏来达到辅助心脏射血的目的。因血液接触式VAD可置入体内，实现长期的血流动力学支持，显著改善终末期心力衰竭患者生活质量，延长寿命，近年受到了广泛关注，但还未能广泛应用于临床，缺乏大规模临床试验。

第一代为搏动泵，用于心脏移植手术过渡取得了成功。临床上应用较多的置入式泵是Heart Mate XVE、BVS 5000、AB 5000和Novaoor VAD，非置入式泵以Thoratec PVAD和Berlin Heart Excor为代表。置入式泵因设计上的诸多缺陷，如体积大、易感染、易形成血栓和瓣膜容易损坏等，临床上基本不再应用。非置入式泵在短期循环支持、双心室辅助和儿童心力衰竭患者中仍在广泛应用。

第二代是轴流滚动泵，通过转子带动叶片旋转，推动血液前向运动相较于第一代搏动泵，具有代表性的是HeartMate Ⅱ，Jarvik 2000，Berlin Heart Incor和Micromed

Debakey。第二代泵具有体积小、术后并发症少的优点，但有溶血、消化道和脑出血风险高，进行性主动脉瓣关闭不全等缺点。

第三代为离心泵，主要采用磁悬浮技术，主要包括Heart Mate Ⅲ、Duraheart LVAS等。2018年，ACC年会公布的HeartMateⅢ的多中心对照研究（MOMENTUM Ⅲ）结果显示，在2年的随访期内，Heart MateⅢ临床应用优于Heart MateⅡ，其优势在于大大减少了再次手术更换或者移除装置的发生率，且卒中发生率明显降低。VentrAssist是水力悬浮离心泵，2003年第一次置入人体，目前也在进行临床试验。我国也在加紧研制自主知识产权的离心泵，主要有阜外医院胡盛寿院士团队的第三代全磁悬浮人工心脏和泰达国际心血管病医院的"火箭心"。临床试验都超过了1年，结果非常值得期待。

目前泵辅助装置主要的并发症包括出血、血栓和感染。虽然泵的体积在逐渐缩小，但还未能实现装置的完全置入。如何减少并发症，装置小型化及实现更接近生理的搏动性血流是未来心脏辅助泵的主要研究方向。2019欧洲心力力衰竭专家共识推荐：①符合适应证的等待心脏移植的终末期心力衰竭患者建议置入左心室辅助装置或双心室辅助装置（Ⅰ，B）；②符合适应证的，已经最佳药物治疗，预期生存＞1年，不适合心脏移植的终末期心力衰竭患者可选择置入左心室辅助装置（Ⅱa，B）。

在我国，心衰的病死率和再住院率有逐年上升的趋势，且研究显示我国心衰患者中老年患者超过3/4，住院患者平均年龄67.9岁，这些都带来了沉重的社会和经济负担。心力衰竭是一组复杂的临床综合征，需要对病因、合并症、临床特征和治疗进行个体化评估。随着我国整体医疗水平的提高、药物及器械的发展，以及越来越多循证医学的证据，心力衰竭患者的治疗手段会进入新的历程，生存率和生活质量会进一步提高。

（宋　昱　王　钊）

急性心肌梗死机械并发症的诊断和治疗

临床中急性心肌梗死后机械并发症较为罕见，尤其是随着近些年来胸痛中心建设，据统计2017年我国急性ST段抬高心肌梗死患者中直接PCI比例为高达42.2%，使得急性心肌梗死机械并发症发生率进一步下降。其病理基础多为大面积透壁心肌梗死后组织破裂、瘢痕形成或相关部位缺血导致功能不全所致（图1）。但是因其预后极差，故本文特将急性心肌梗死机械并发症诊断及治疗进展综述如下。

一、缺血性室间隔缺损

由于急性心肌梗死之后的积极再灌注治疗，室间隔缺损（ventricular septal defect, VSD）发生率由1%～2%降至0.17%～0.31%，心源性休克患者中发生率为3.9%。但是其死亡率在过去几十年中并没有发生变化，仍高达41%～80%。

VSD病因多是由于单支血管完全闭塞同时缺乏有效的侧支循环导致心肌细胞大面积坏死所致。与年龄、前壁心肌梗死、女性等危险因素有关。由于积极再灌注治疗开展，VSD发生时间GUSTO-I研究显示，中位时间为1d，SHOCK研究显示则为16h，均较前明显提前。

典型的梗死后VSD典型表现为新出现的胸骨左缘第3～4肋间全收缩期杂音，向腋窝放射。通常伴有突发的充血性心力衰竭和（或）心源性休克等临床表现。心电图（ECG）可显示梗死部位相关的ST段抬高和（或）Q波形成。造影提示多见于前降支或后降支血管闭塞。胸部X线片常显示急性肺水肿。彩色多普勒经胸超声心动图（TTE）是目前诊断梗死后室间隔缺损最快捷、最明确的方法（图2）。它可以描绘VSD位置、大小和分流程度。对于TTE未能明确诊断患者，左心室造影或心脏CTA检查可作为有效的检查手段。

手术修复治疗是VSD最终治疗方案。部分研究显示，心肌梗死后VSD生存率与手术时机密切相关，随着手术干预的延迟而增加。与单纯药物治疗相比，如果从心肌梗死开始修复<7d，总手术死亡率为54.1%，如果超过7d，总手术死亡率为18.4%。因此，术前应以减少心脏充盈和降低后负荷治疗方案为主。故药物治疗方面可选择正性肌力药物和利尿剂，器械治疗方面可以应用IABP、ECMO、左心室辅助装置等机械辅助治疗能够减少左向右分流，降低后负荷改善左心室射血能力，从而减低围手术期死亡率（图3）。

手术原则为消除左向右分流，最大程度上保留左心室功能，并在可能的情况下重建血管。对于缺损较小，且缺损部位纤维化明显者，可直接行室间隔穿孔缝合术；对于缺损较大有两种术式可以选择，一种是涤纶片补片直接连续缝合，另一种是周围组织坏死水肿心肌较多难以缝合时，切除坏死组织后用较大涤纶片缝合至室间隔未梗死心肌较低的部位及左心室前侧壁未梗死心肌的心内膜。

经皮室间隔封堵术多用于先天性室间隔缺损患者。有研究表明，对于近期急性心肌梗死后VSD患者应用经皮室间隔封堵术30d死亡率高达65%。因此，目前该技术仅限于心肌梗死后4～6周室间隔缺损，且缺损区域纤维环发育良好患者。

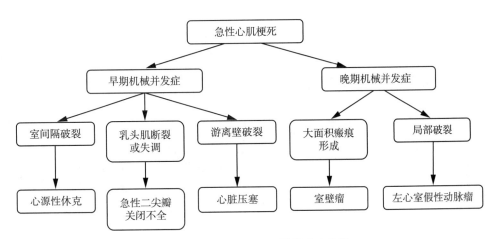

图1　急性心肌梗死后机械并发症分类

二、乳头肌功能失调或断裂

急性心肌梗死后有1%～5%的死亡是由于乳头肌断裂导致的急性二尖瓣反流（mitral valve regurgitation, MR）所致。通常而言，前外侧乳头肌由前降支和回旋支的双血供，而后内侧乳头肌则由右冠或回旋支的单独血供。因此，后内侧乳头肌更容易因急性下壁心肌梗死导致缺血从而发生功能失调或断裂，发生率约占MR所有病例的2/3。

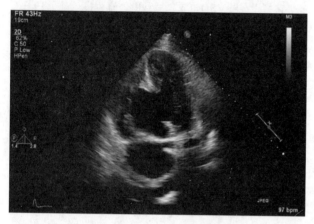

图2　超声下室间隙缺损影像

急性MR多发生在急性心肌梗死后2～7d。一旦发生，死亡率极高，无外科手术干预情况下为50%～75%，即便行外科手术治疗，其死亡率仍高达为20%～25%，临床表现为心尖部新出现的全收缩期吹风样杂音。前叶损害为主的杂音向左腋下或左肩胛下传导，后叶损害为主的杂音向心底部传导。多可闻及海鸥鸣或乐音性。但应注意当心力衰竭恶化时，杂音可能变得柔和或完全消失。其病理基础为急性MR导致收缩期左心室血流经关闭不全的二尖瓣反流至左心房，左心房容量负荷骤增，致使左心房压和肺毛细血管楔压急剧升高，导致肺淤血和急性肺水肿，且左心室总的心搏出量来不及代偿，前向心搏量及心排血量明显减少。反流入左心房的血液和肺静脉至左心房的血流汇总，在舒张期充盈左心室，至左心房和左心室容量负荷骤增，左心室来不及代偿，导致左心室舒张末压急剧上升。因此，对于确诊乳头肌功能失调或断裂患者发生急性肺水肿或心源性休克时，应立即给予经皮体外生命支持。也可置入IABP，并立即请心外科会诊。

心电图多表现为急性下壁心肌梗死改变，胸部X线片可显示严重的肺水肿。彩色多普勒超声心动图是诊断的金标准，可见到断裂或呈连枷样改变的乳头肌（图4），在量

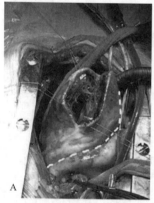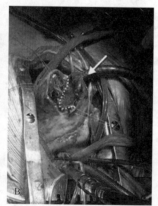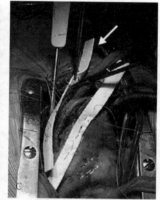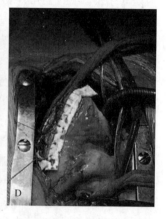

图3　外科修补室间隔缺损

A.左心室切口穿过梗死区，平行于左前降支（虚线）。B.室间隔缺损覆盖心包补片（箭头）。缝合线用虚线标出。C.闭合左心室切口，缝合线用聚四氟乙烯毡条加固（箭头所示）。D.完成修复

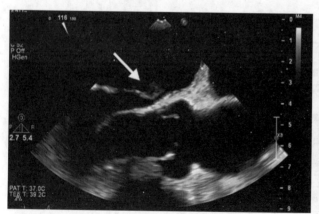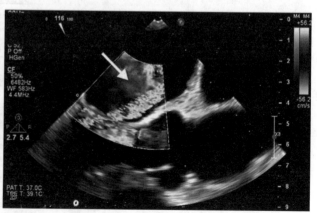

图4　急性心肌梗死后乳头肌断裂及二尖瓣关闭不全

A.箭头所示乳头肌断裂；B.箭头所示二尖瓣反流

化MR和心室功能同时排除梗死后VSD。急性MR患者还可进展为多器官功能衰竭。

急性MR如同VSD一样,绝大部分需要急诊外科手术治疗。急诊二尖瓣置换术(Emergent mitral valve replacement, MVR)无论对于是否已行冠状动脉血供重建患者都是可行的。成功MVR病例手术方案包括乳头肌修补、脉络膜移植和人工瓣膜置换等(图5)。

三、左心室游离壁破裂

有2%~4%患者急性心肌梗死后会发生左心室游离壁破裂。部分尸检表明,左心室游离壁破裂甚至高达11%。如同AMI后VSD一样,多发生于急性ST段抬高心肌梗死患者,破裂部位往往发生在存活心肌和坏死心肌的交界处,积极再灌注治疗同样能够降低其发生率。

按照发病时间可分为急性、亚急性和慢性3种。急性左心室游离壁破裂尝尝导致猝死发生,因其可导致心脏压塞,继发严重血流动力学改变。亚急性破裂多为因左心室游离壁裂口较小,能够迅速被血液凝固,从而不会导致立即死亡。慢性左心室游离壁破裂多发生在后壁,它与很小的渗血有关,渗血被心包壁隔开,随后形成假性动脉瘤。亚急性和慢性左心室游离壁破裂均需外科治疗。

心脏压塞和心源性休克是左心室游离壁破裂患者最常见的症状。超声心动图可以作为不稳定患者首选诊断方法。对于亚急性或慢性患者,心脏CT增强扫描不仅有助于诊断,同时还可以提供更好的解剖信息,有助于手术计划的制订。

亚急性左心室游离壁破裂需要急诊外科治疗。术前心包穿刺、IABP或其他左心室辅助装置对降低围手术期死亡率是可行的。临床中有很多种修补术式,其中采用聚四氟乙烯毡支撑水平床垫缝线进行破裂闭合是一种广泛应用的方法。另外,如果心肌组织过于脆弱,无法安全修复,可以在破裂的表面简单地放置一个大的心包补片。

慢性左心室游离壁破裂不需要急诊手术治疗。心脏CT和MRI能较好地显示心脏的解剖缺损情况。假性动脉瘤颈可以很容易识别,多有纤维化的瘢痕组织,可以选择性地进行一期缝合,或使用涤纶或牛心包补片进行重建。

左心室游离壁破裂一旦发生往往是致命的,来不及进行手术治疗。因此只有极少一部分研究显示,手术死亡率高达30%。Haddadin等研究表明,修补术优于直接缝合术(院内死亡率,12% vs.36%)。

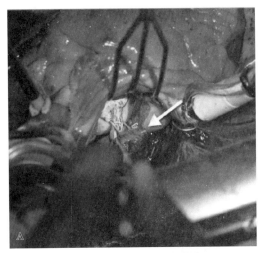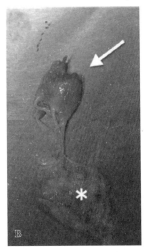

图5 全部乳头肌断裂
A.左心房切口后可见断裂的乳头肌;B.切除的二尖瓣前叶(星号),乳头肌断裂(箭头)

(陈树涛 杜纪兵)

白塞病及其心血管损害

白塞病（Behcet's disease, BD）系少见病，与心脏似乎"风马牛不相及"，然近年来临床工作发现，两者常先后或者几乎同时呈现在同一患者身上，给诊断造成困难，甚或造成漏诊或误诊。

一、流行病学

早在1930—1931年，Adamantiades描述了3例复发性虹膜炎、眼前房积脓，伴下肢溃疡和血栓性静脉炎的患者，指出这是一个新病种。1937年土耳其人Behcet发表了一篇论文为复发性眼病、皮肤病及口腔生殖器溃疡的三联征的患者，后来被称为白塞病（BD）。

在发病年龄上，通常在20～40岁，而青春期或40岁以后则很少发病。在性别上，两性均可受累；在中东国家，男性更为常见，而北欧和美国女性则更多。BD在男性患者中病情更为严重。其血管、中枢神经系统和肺部病变等严重并发症也以男性居多。在地理分布上，BD可在世界范围内被看到，但以地中海以东居多。既往报道土耳其的患病率高达40～370/10万，伊朗为80/10万，而日本仅为7～8.5/10万；在北美、北欧、美国、英国和德国则更为少见；我国临床上本病并非罕见，但详细的发病率尚未见确切统计。在疾病的严重程度和器官受累上也因地区而异，例如土耳其患者的胃肠系统受累率为5%，而日本则为50%。在人类基因上，人类白细胞抗原（HLA）-B51基因被认为在BD发病机制中起着关键作用，其频率在丝绸之路上的人比世界其他地区的人更高。

二、临床表现与诊断

BD是一种慢性复发性多系统的自身炎症性疾病。主要表现为反复发作的口腔溃疡、生殖器溃疡、皮肤损害、眼部炎症。也可累及胃肠道、关节、中枢神经系统和大血管等。

由于缺乏特异的临床和实验室诊断指标，目前已经提出了几套诊断标准。其中，日本BD委员会的标准包括主要标准：口腔溃疡、皮肤损害（包括皮下血栓性静脉炎和皮肤过敏）、眼部病变、生殖器溃疡；次要标准：关节炎、胃肠道病变、附睾炎、血管病变、中枢神经系统并发症。明确诊断需4个主要标准的存在。2005年，27位跨国专家经研究制订了BD国际标准（ICBD）。在ICBD分类中使用6个标准：①黏膜（口腔和生殖器）溃疡；②皮肤（假性毛囊炎，结节性红斑）；③眼部（前或后葡萄膜炎，视网膜血管炎）；④血管并发症；⑤血管炎；⑥过敏现象（针刺试验阳性）。在ICBD分类中，生殖器溃疡和眼部病变的诊断价值大于其他，分别给2分，其他4个项目各1分。当患者获得≥3分时BD诊断即可确立。

诊断不确定的因素还包括心脏受累的问题。起源于丝绸之路沿途国家的年轻人如有心脏受损时，即使缺乏如口腔溃疡或针刺试验阳性等主要的经典标准，也应考虑BD的可能。在这些情况下，需要通过超声心动图、磁共振成像（MRI）、计算机断层扫描（CT）来详细分析心脏和大血管的结构和功能，并进行随访。

三、病因学和发病机制

近年来，诸多发现提示BD是一种自身炎症性疾病，而非自身免疫病，它缺乏在经典的自身免疫性疾病中高丙种球蛋白血症和女性优势的特点。BD的真正起病机制尚不清楚，病毒、细菌、遗传、环境、毒物和免疫因素都被认为在其发病机制中起作用。

如前所述，BD在某些民族中更多见，并且具有家族内流行倾向，表明遗传在其发病机制中的作用。HLA的一个亚类HLA-B51已被鉴定是为与BD关联最强的基因。研究发现肿瘤坏死因子TNF-α-1031C等位基因、IL-23受体基因多态性、细胞因子IL-17、IL-6等与BD的发病机制有关。

在BD中，除了遗传易感性外，先天性和获得性免疫系统对环境抗原和自身抗原的反应增加。自身免疫因素也参与了其发病过程，免疫荧光研究显示血管内皮细胞上有IgM、IgG和β1球蛋白，血清中含有IgD、IgG、IgM、C1、C2、C3、C4和免疫复合物。抗中性粒细胞胞质抗体和抗心磷脂抗体的存在BD中已有报道。此外，尚有学者认为低维生素D与免疫异常有关并导致BD。

对链球菌属感染的迟发型超敏反应,部分学者认为是诱发BD的重要因素。这些细菌抗原与热休克蛋白(HSP)60/65kDa激活T细胞以促进BD的炎症反应,产生更高数量的白细胞介素(IL)-6和干扰素(IFN)-γ。

BD患者潜在血栓形成的发病机制尚不完全明确。BD患者由于促凝血因子和抗凝因子的失衡而有血栓形成倾向。因子V Leiden可能是BD血栓性事件发生的一个因素,其他可能在高凝状态中发挥作用的因素是蛋白C或蛋白S缺乏症、纤溶活性受损、同型半胱氨酸水平增高,血栓调节蛋白降低,脂蛋白(a)升高,血小板高活性,高血管性血友病因子(vW因子)抗原及抗磷脂抗体的存在。血管炎可导致血小板聚集增强,纤维蛋白溶解受损导致血栓形成。

众所周知,血小板是止血最重要的成分之一。内皮损伤后血栓形成的第一步是血小板黏附、聚集和活化。血小板平均体积增加(MPV)是血小板功能的标志物。研究显示MPV与BD患者的血栓形成相关。

四、病理组织学

BD的基本病理组织学征象是非特异性血管炎,累及所有大小的动脉和静脉。血管周围炎是BD血管病变的基本部分,血管周围结构是T淋巴细胞介导的免疫反应的主要靶标。在血管周围可观察到淋巴细胞、单核细胞和肥大细胞浸润,导致内皮细胞肿胀和纤维蛋白样变性。

静脉和动脉壁病变吸引细胞分裂素和中性粒细胞反应。活化的中性粒细胞通过过量产生超氧阴离子自由基和溶酶体酶而产生破坏性作用。多形核中性粒细胞浸润是BD的一个独特的病理特征,由于炎症细胞浸润导致血管壁破坏导致动脉壁弱化和动脉瘤扩张,并最终导致局部血流异常。巨噬细胞在急性心肌梗死患者栓塞的冠状动脉斑块破裂部位起重要的病理作用。

取决于受血管病变影响的器官,临床上可发生血管、神经或心脏BD病。

五、心脏损害

心脏受累的比例并不完全清楚,在既往的研究中,见于7%~46%的患者。心脏受累是BD中最具威胁生命的并发症之一。心脏受累在BD中也被称为心脏BD。受损范围几乎是"全心脏",可能的形式为心内血栓、心内膜炎、心肌炎、心包炎、心内膜心肌纤维化、冠状动脉炎、心肌梗死和瓣膜病等。在Geri等的研究中平均年龄为30岁的807例BD患者,发现心脏病的发生率为6%。在心脏病变中包括心包炎(38.5%)、心内膜炎(主要是主动脉瓣关闭不全)(26.9%)、心内血栓形成(19.2%)、心肌梗死(17.3%)、心内膜心肌纤维化(7.7%)和心肌动脉瘤(1.9%)。患者心脏

受累以男性更常见(86.5% vs. 64.9%)。

心包炎是心脏BD最常见的心脏受累类型。临床表现可为急性心包炎、出血性心脏压塞、缩窄性心包炎、复发性心包炎,或可仅有心包积液而没有任何症状。

心脏BD的另一个组成部分是心肌病,它可以是缺血性的、非缺血性的或炎症性的。它可能是沉默的,表现为无症状的收缩或舒张功能不全、NT-proBNP值增加,后期逐渐发展为扩张型心肌病并伴有显著的临床表现。

心内膜受累可出现心内膜炎拟似感染性心内膜炎,也可发生主动脉窦瘤;多见于右冠状窦,突向右心房或心室,通常在其破裂后才被诊断。心脏瓣膜受累者罕见,可出现二尖瓣和主动脉瓣脱垂,可伴有瓣膜反流。

心内血栓通常是严重的心脏并发症之一,可能以肺栓塞首发,或可通过未闭的卵圆孔导致矛盾性脑动脉的栓塞。这些血栓主要见于右心室。偏好于累及右心室的原因目前还不清楚,双心室受累者偶有报道。亦有文献报道称,BD心内膜炎伴左心房血栓形成拟似黏液瘤者。由于右心血栓在BD中具有高度特异性,在任何伴有这一发现的患者均应考虑BD诊断的可能性。

冠状动脉疾病(CAD)在BD是罕见的,其发生率为1.5%~5%。它更常见于年龄<40岁的男性。当冠状动脉受到影响时,有急性冠脉综合征的临床表现,但与动脉硬化的病理不同,冠状动脉病变发生在相对年轻的患者,而与经典的心血管危险因素没有很强的关联。冠状动脉血管病变可能涉及冠状动脉瘤、狭窄或冠状动脉炎。在BD患者血管造影过程中可见到冠状动脉瘤。这些动脉瘤中的一些是无症状性的。

BD心脏受累可能出现心律失常,如阵发性房性心动过速、室性期前收缩或传导异常等。左心室巨大室壁瘤是心脏BD的极罕见并发症,目前仅有个案报道。动脉受累从8%到18%不等。动脉病变包括动脉瘤、闭塞、狭窄和主动脉炎。动脉受累最常见的是动脉瘤和假性动脉瘤形成,狭窄者少见。动脉受累较静脉少,其中主动脉、颈动脉、髂动脉、股动脉、腘动脉较常受影响,肾动脉者少见;肺动脉亦可受累。

动脉瘤的临床表现取决于病变的分期和病变的解剖部位。主动脉是最常见的受影响的动脉,其次是肺动脉。主动脉瘤通常是假性动脉瘤,通常起源于主动脉后壁或侧壁上的缺陷,然后延伸到邻近腹膜后间隙。而动脉瘤破裂是其最严重的并发症。BD动脉瘤具有复发倾向是其重要特征之一。BD患者的肺动脉瘤发生率为1%~10%,是最常见的肺部病变,肺动脉瘤破裂和致命性的大咯血常导致预后不良。颅内动脉瘤在BD中的发生是非常罕见的。最常累及大脑中动脉,蛛网膜下腔出血是动脉瘤破裂后最常见的表现。

动脉闭塞可导致器官衰竭,有时会导致梗死。主要累

及下肢动脉,而上肢动脉很少累及。按照升序排列,分别累及右肺动脉、股动脉、腘动脉、锁骨下动脉和颈动脉。BD患者静脉受累者约为29%,血栓形成是BD最常见和最重要的特征之一,其中最常见的是浅静脉血栓形成,其次是深静脉血栓形成,其中以下肢深静脉血栓最常见。其他并发症还包括上腔静脉和下腔静脉阻塞、Budd Chiari综合征(肝静脉血栓形成)和硬脑膜窦血栓形成等。Budd Chiari综合征和腔静脉血栓形成与死亡率增加有关。髂和(或)股静脉血栓形成可导致的"静脉跛行"。硬脑膜静脉血栓形成导致颅内压增高并引起相应的临床表现。

六、治疗

由于BD病因不明,目前尚无特效治疗方法。一般认为BD是一种没有明确病因和证据支持的以免疫学为基础的疾病,也有一些证据表明感染疾病是它的触发因素。因此,医疗的基石是控制免疫系统和对某些假定微生物的药物治疗。BD的治疗仍然是基于低水平的证据。很少有关于BD的治疗大型随机双盲对照试验研究。大多数新药物的试验是病例报告或小规模病例研究。治疗计划通常基于症状、器官受累及严重程度,应个体化定制。治疗的目的是纠正症状,通过抑制炎症防止疾病引起永久性器官损害。

用于治疗BD的药物包括皮质类固醇、秋水仙碱、硫唑嘌呤和肿瘤坏死因子-α抑制剂等。心包炎一直用阿司匹林和免疫抑制剂治疗。在心脏压塞时,可能需要紧急心包穿刺术。心内膜心肌纤维化在某些情况下可被皮质类固醇、秋水仙碱或免疫抑制剂等治愈。

口服抗凝剂和抗血小板药物通常用于治疗BD的血栓栓塞并发症。然而,鉴于BD患者出血倾向,特别是症状性或无症状性肺动脉瘤,应谨慎给予抗栓治疗。心脏内血栓的治疗存在争议。一线干预首选药物治疗,在药物治疗失败、复发或心脏内大血栓及诊断不确定性的情况下行手术切除治疗。急性心肌梗死者可通过经皮冠状动脉介入治疗或外科血管重建治疗。

主动脉根部扩张和主动脉瓣关闭不全患者可能需要根部置换术。外科手术治疗的失败率高,在术后的1~12个月可能出现移植物闭塞、狭窄和(或)假性动脉瘤形成,反复的外科干预会增加死亡风险。

七、预后

BD是一种慢性病,表现为复发和缓解。年轻人和男性中其进展可能更为严重。随着年龄的增长,缓解延长,复发的严重程度降低。

BD黏膜皮肤受累的预后一般良好。BD的年死亡率在2%~4%,动脉受累者死亡率则高达13.5%,尤其是肺动脉和胸主动脉受累时。最常见的死亡原因是血管瘤破裂、肠溃疡穿孔等。大多数患者的神经侵犯是渐进性的,有时甚至是致命的。Budd-Chiari综合征也与较高的死亡率有关。

心脏BD患者预后不良,有无心脏受累者5年生存率分别为83.6%和95.8%。口服抗凝剂、秋水仙碱和免疫治疗可改善预后。

八、总结

BD是一种多器官受累的疾病,在许多系统中表现出症状和体征。BD累及心脏的主要表现包括心包炎、心肌[舒张和(或)收缩期]功能障碍、瓣膜病变、冠状动脉(血栓形成、动脉瘤、破裂)和心内血栓等。一些心脏表现可能同时出现在一个患者。心血管受累增加了BD患者的死亡率。因此,所有BD患者中应考虑常规超声心动图,以早期发现潜在危及生命的心肺并发症。非侵入性的成像技术,如多层螺旋CT和磁共振成像(MRI)是鉴别动脉瘤和血栓更安全和优选的方法。心脏BD患者的预后比其他器官受损者的预后差,但抗凝剂、免疫抑制剂和秋水仙碱在一定程度上可改善心脏BD患者的预后。当BD血管内治疗不可行时,手术不可避免,但应在血管炎处于缓解期时进行。

综上所述,BD患者可累及多系统多器官,表现错综复杂,在其鉴别诊断名单中切勿忘掉这种少见病,特别是心血管系统,漏诊者预后差更应警惕,应避免漏诊和误诊。

(王佩显　张美娟)

维生素D、瘦素和生长激素与心血管疾病

一、维生素D（VitD）与心血管疾病

维生素D是核受体激素1,25-（OH）$_2$D的前体，维生素D也并不只能在食物获得；日光紫外线照射皮肤，可由7-脱氢胆固醇在皮肤合成。但只有波长270～300nm的紫外光才具有裂解7-脱氢胆固醇，继而合成维生素D$_3$。

在心血管系统中很多起关键作用的细胞可以表达维生素D受体（VDR），并对1,25-（OH）$_2$D在细胞特异性基因调节和功能方面做出反应。这些细胞包括血管内皮细胞、心肌细胞、血管平滑肌细胞和单核-巨噬细胞。产生肾素的肾单位球旁细胞也对1,25-（OH）$_2$D敏感。在无VDR的小鼠中，即使在通过抢救性饮食使钙稳态正常化之后，肾素mRNA水平也有所升高。这会导致血浆血管紧张素Ⅱ水平升高，全身性高血压，最终导致心肌肥厚。血管紧张素转化酶抑制剂可阻断VDR缺失的高血压效应。并且1,25-（OH）$_2$D对肾素表达的直接抑制作用均在体内外试验中得到证实。在1-羟化酶缺乏小鼠中，肾素表达也增加。因此，肾素很可能在小鼠体内受到1,25-（OH）$_2$D的负性和直接调节，从而引起心脏反应（肥大和收缩能力下降）。然而，在同一个波士顿VDR阴性人群中发现血浆肾素活性无显著性升高，并且没有出现系统性高血压。即使在没有高血压的情况下，VDR阴性小鼠也会发生心肌肥大和纤维化，这表明1,25-（OH）$_2$D对预防心肌细胞肥大也有直接作用。与野生型小鼠相比，VDR阴性小鼠心肌细胞呈现加速收缩和舒张速率的现象，1,25-（OH）$_2$D直接影响野生型小鼠心肌细胞的收缩力，VDR阴性小鼠则不受影响。由于金属蛋白酶-1和-3的组织抑制剂表达不足，导致这些VDR阴性小鼠心肌肥大的另一种机制可能是细胞外基质生成增加和随后的纤维化。

维生素D对肾素-血管紧张素系统的影响也可能归功于1,25-（OH）$_2$D对肾的保护作用。在血压正常和高血压患者中，血压与血浆1,25-（OH）$_2$D和肾素浓度呈负相关。在短期研究中补充维生素D和钙可以降低血压，1α-羟基维生素D也可以降低高血压患者的血压。

维生素D对心血管系统的细胞有其他一些有益的作用。在培养的单核细胞中，1,25-（OH）$_2$D通过上调抗凝糖蛋白、血栓调节蛋白及下调一个关键的促凝组织调节因子，而具有抗凝作用。在VDR阴性小鼠中（为了避免低钙血症的影响，可给予高钙饮食），血小板聚集增加，LPS诱导，多器官血栓形成也会增强。这与肝、肾组织中组织因子表达增加，血栓调节蛋白表达降低一致。对脂多糖诱导的弥散性血管内凝血大鼠模型，注射1,25-（OH）$_2$D可减少血栓形成。在间歇性大剂量1,25-（OH）$_2$D治疗延迟转移性前列腺癌生长人体试验中，发现了血栓栓塞事件的显著减少。血管平滑肌细胞和内皮细胞对1,25-（OH）$_2$D有反应性。1,25-（OH）$_2$D可间接抑制纤溶酶原激活物抑制物1和血小板反应蛋白1基因表达。另外1,25-（OH）$_2$D可增强平滑肌细胞松弛和心肌细胞收缩能力。基于1,25-（OH）$_2$D的体外效应和VDR阴性小鼠的表型分析，1,25-（OH）$_2$D对血管壁细胞和心肌细胞的联合效应对心血管功能具有协同效应。

维生素D和心血管病的关系仍有争议。2000—2017年的25项研究荟萃分析显示，分析10 099例心血管疾病患者维生素D水平和心血管病风险之间的关系，发现缺乏维生素D增加心血管疾病的风险（RR 1.44，95% CI 1.24～1.69）。死亡的风险增加54%（RR 1.54，95% CI 1.29～1.84），CVD发病率风险比没有显著性差异（RR 1.18，95% CI 1～1.39）。该项荟萃分析的结论认为，维生素D缺乏增加心血管风险达44%，增加心血管死亡风险达54%。

美国第三次健康营养调查（NHANES Ⅲ）结果表明，血清25（OH）D水平四等份组，最低的一组（<17.8 ng/ml）和最高的一组相比较，所有原因的死亡的风险增加26%（RR 1.26；95% CI 1.08～1.46）。后有多项前瞻性以社区为基础的队列研究相继表明，低25（OH）D水平增加冠心病（CHD），卒中和所有心血管病的风险。ARIC研究，1990—2011年的20年时间，纳入11 945例受试者，研究25（OH）D与校正的CHD事件风险的关系，亦证实了上述观点。

二、瘦素与心血管疾病

瘦素（leptin）是一种肽类激素，为脂肪细胞分泌的血管活性物质，其进入血液循环后可参与脂肪、糖的调节，使机体释放能量增加，减少食物摄入，抑制脂肪细胞合成，减轻体重，其在促进冠心病的发生及发展过程中起着重要作用。

（一）瘦素与冠心病危险因素

血清瘦素浓度主要与代谢综合征相关的冠心病危险

因素如肥胖、胰岛素抵抗、血糖血脂异常、高血压等有关。大多数的研究认为，瘦素与胰岛素抵抗密切相关，高瘦素血症是代谢综合征的组成部分。在正常情况下，脂肪堆积引起瘦素分泌增加，通过引起胰岛B细胞超极化而抑制胰岛素分泌，减少脂肪同化作用，降低脂肪储存；在病理状态下，瘦素受体敏感性下降，引起B细胞除极化状态而促进胰岛素分泌，使正常脂肪-胰岛素轴调节反馈机制破坏，导致高胰岛素血症。胰岛素对脂肪代谢的作用主要是促进脂肪合成和抑制脂肪分解，瘦素对脂肪的分解作用本身也造成了胰岛素抵抗。Krempler等对肥胖、不肥胖和以前肥胖的人群所做的研究发现，瘦素mRNA在肥胖人群中的表达高于非肥胖人群；瘦素与BMI、体脂含量呈正相关，且独立于年龄、性别而存在。国内研究对原发性高血压患者和健康志愿者研究后发现，血清瘦素水平与血压水平相关，与性别和甘油三酯（TG）有关，与BMI和TG呈正相关。以上研究显示：人群中瘦素的分布特征为，血清瘦素水平随年龄增长而升高，女性高于男性，肥胖个体高于体重正常人。瘦素浓度与血压升高水平、TG水平、胰岛素水平呈正相关。

（二）瘦素与冠心病的临床研究

Al-Daghri等研究发现冠心病患者血清瘦素水平显著高于年龄、性别、体重相匹配且无冠心病的对照组，提出瘦素可能是冠心病的一个危险因素。Reilly等测定冠状动脉粥样硬化患者与对照组血清瘦素水平作对比后指出：冠心病组血清瘦素水平显著高于对照组，并发现血清瘦素水平与BMI、腰臀比均相关。Wolk等对血管造影确定的冠状动脉粥样硬化患者进行4年随访调查，发现血清瘦素水平是发生心血管病的预测因子，瘦素水平最高的20%患者发生心血管病的危险性是瘦素水平最低的20%患者的6.46倍。国内近来研究亦认为，血清瘦素水平在冠心病与对照组间存在显著性差异，提示高瘦素水平是冠心病发病的危险因素。

但Lieb等以社区为基础的中等规模的老年人样本的研究显示，循环高瘦素水平与心血管疾病和充血性心力衰竭风险相关，研究表明瘦素水平与死亡率呈U形曲线关系，提示瘦素是一个预测心肌梗死患者死亡率和急性充血性心力衰竭发生风险的标志物。因此，当临床医师对初诊冠心病患者进行危险分层和选择治疗措施时，瘦素可作为一个非常有潜力的评估标志物。但经扩大样本分析后显示，瘦素水平升高与冠心病罹患风险增高间关系被高估，两者仅存在部分和较低相关关系。也有研究显示，瘦素水平升高与冠心病风险不相关，如Couillard等发现，冠心病组和对照组的基线瘦素水平差异无统计学意义，血浆瘦素浓度与BMI、空腹胰岛素浓度、甘油三酯水平呈显著正相关，血浆瘦素水平仍然不能作为独立预测缺血性心

脏病发生的危险因素。近年来甚至有学者发现血浆瘦素低水平与稳定性冠心病患者中增加的急性冠脉事件和死亡率有关。因此，需要进一步研究明确两者的关系。

（三）瘦素在冠心病发生发展中的可能机制

1.增加交感神经兴奋性　交感神经兴奋性增高，可使体内儿茶酚胺分泌增多，引起心率增快、心肌收缩力增加等而致心脏负荷增加，心肌耗氧量增多，易使心肌缺血缺氧，诱发心绞痛。同时，交感神经与儿茶酚胺类本身可引起冠状动脉血管痉挛、血液黏稠度增大、血小板功能亢进及血栓形成，也是导致心肌梗死的重要原因。Tanida等通过动物实验证实高水平瘦素对小鼠肾交感神经活性具有直接促进作用，向脂肪组织注射瘦素后，肾交感神经活性可增加50%。Straznicky等的研究也证实交感神经活性与瘦素水平相关。

2.加强血小板聚集，促进血栓形成　血小板功能异常及纤溶系统调节失调可促进动脉粥样硬化的发生发展。Schafer等研究发现，给予小鼠动脉硬化饮食后，血清瘦素水平明显升高，且高瘦素水平的小鼠颈动脉损伤后内膜较正常饮食小鼠明显增厚，损伤面也较大。但对于同样方法作用下缺乏db/db瘦素受体的鼠时无上述反应现象。说明瘦素通过相应受体作用于血小板参与了血栓的形成。Nakata等进一步研究瘦素作用于血小板的机制后认为，瘦素与血小板表面的ob-Rb结合，通过激活JAK酪氨酸蛋白酶活化了磷脂酶C，活化的磷脂酸C水解4,5-二磷酸磷脂酰肌醇，生成甘油二酯和三磷酸肌醇，甘油二酯可以激活蛋白激酶C，三磷酸肌醇可以促进钙释放，增加血小板内游离钙浓度。活化蛋白激酶C及游离钙均可导致血小板内致密颗粒释放二磷酸腺苷、血栓素A等促血小板聚集物质，并使血小板表达黏附分子受体，从而促进血小板黏附及聚集。高瘦素血症可以通过上述作用促进血小板黏附及聚集反应，增加血黏度，促进血栓形成，导致冠心病的发生。

3.诱导氧化应激　氧化应激是机体内或细胞内氧自由基的产生和清除失衡，导致活化氧（ROS）在体内或细胞内蓄积，从而引起细胞毒性改变的病理过程。氧化剂、抗氧化剂平衡的破坏是细胞损伤的主要原因。氧化应激在致动脉粥样硬化中具有重要的作用。Behowski等对Wistar小鼠的研究发现，给予抗氧化剂对氧磷脂酶后，受高瘦素血症作用的Na^+-K^+-ATP酶活性升高，提示抗氧化剂可拮抗瘦素作用。对氧磷脂酶是一类与高密度脂蛋白（HDL）密切相关的酶，它保护血液中酯蛋白免受ROS的氧化修饰作用，参与脂质过氧化物的降解和HDL的抗氧化作用，具有预防动脉粥样硬化的作用。Considine认为瘦素通过诱导氧化应激对心血管系统起作用，促进动脉粥样硬化的发生与发展，导致冠心病。

4.调节炎症反应 通过大量研究,冠心病已逐渐被认为是一种慢性炎症疾病,是机体对某些代谢、理化、环境损伤下做出的反应。研究者发现瘦素与C反应蛋白(CRP)水平密切相关,CRP是一种炎症反应的时相蛋白,在人体血液中以微量形式存在,CRP具有激活补体、促进吞噬细胞的活性,刺激单核细胞表面的组织因子表达和其他免疫调节功能,具有调理素的作用。CRP诱导人内皮细胞黏附分子表达并介导低密度脂蛋白(LDL)的摄取,从而启动或加速动脉粥样硬化的发展,在动脉粥样硬化的发生发展中具有重要作用。在感染和炎症过程中,瘦素的生成增加这个事实强有力地证明了瘦素是细胞因子系统的一个组成部分,细胞因子则可以控制免疫反应和宿主功能。因此,瘦素是一种促炎症细胞因子,在炎症过程中发挥了重要作用。

三、生长激素(GH)、胰岛素样生长因子1(IGF-1)与心血管疾病

(一)生长激素及胰岛素样生长因子1

hGH基因家族由两个生长激素(GH)基因(GH-N和GH-V)和位于17号染色体上的3个胎盘基因组成。众所周知,在内分泌水平上,垂体前叶分泌生长激素,但生长激素还在许多细胞和组织中以自分泌及旁分泌的方式表达。GH在垂体表达的调节非常复杂,既往认为GH主要是在青春期结束前负责机体身高生长的一种代谢激素,但近几年关于GHRH正调节和生长抑素负调节的有深入进展(图1)。

此外,心肌细胞通过合成并释放生长分化因子15(GDF15),从而抑制GH诱导的胰岛素样生长因子1(IGF-1)的肝表达。因此,进一步抑制了IGF-1对下丘脑生长抑素释放的作用以及IGF-1对垂体生长激素的直接副作用。可见,心脏功能可能在GH及依赖GH的IGF-1对人体的影响作用中起着调节作用。

(二)GH、IGF-1与心血管疾病

1. GH、IGF-1在血管内皮中的作用 GH对内皮功能障碍的影响可能是肢端肥大症和衰老的重要原因。对于肢端肥大症治愈的疾病,测量了内皮功能障碍和动脉粥样硬化内皮素1(ET-1)和总同型半胱氨酸水平(tHcy)两种生物标记物的血浆水平。两组患者的tHcy相似,但ET-1在活跃的肢端肥大症中明显较高,这表明它与过早的动脉粥样硬化和心血管疾病有关。另一方面,肢端肥大症患者虽有较高的心血管危险因素(高血压,胰岛素抵抗),但与正常人群相比,并没有明显过高的CAD或卒中发生率。

垂体GH分泌在人的一生中有重要变化。血浆GH浓度下降始于18～30岁,老年患者的血浆IGF-1水平明显降低,与动脉粥样硬化的风险增加有关,但我们现在知道这种疾病可以在青春期开始的更早。有学者提出,随着年龄的增长,动脉粥样硬化的风险增加是由于内皮祖细胞(EPC)生成量低,从而无法修复动脉粥样硬化血管壁。研究显示,GH处理降低了EPC衰老并且增加了端粒酶活性。另有用GH或IGF-1治疗7d的衰老小鼠增加了EPC水平并改善了EPC功能。这项研究的结果归因于IGF-1,而不是归因于年龄依赖性EPC功能障碍的逆转。既往在健康年轻人中研究表明GH对血管系统的作用不依赖于IGF-1,而是GH直接作用在血管内皮细胞的GHR和eNOS上。另外,在停经期间使用GH对内皮功能障碍没有明显的益处,而GH加IGF-1的联合治疗可能对老年个体的血管壁产生更有益的作用。但总体对于高龄人群来说,GH的作用更大。

垂体切除术大鼠的临床前研究还表明,缺乏GH的产生与动脉粥样硬化的发展有关,他们发现GH诱导KATP通道表达增加,这在调节血管张力中起关键作用。但GH的血浆水平必须在正常范围内。肢端肥大症中,过表达GH的转基因小鼠会出现内皮功能障碍,因此动物的年龄和血管的类型十分重要。

分析GH对血管系统影响的另一种模型来自于妊娠期大鼠营养不良的研究。产妇营养不良会导致成年后代血压升高和内皮功能障碍,但如果幼仔接受早期断奶前GH治疗(从出生后第3天到第21天断奶),则成年期血管功能正常;这表明早期GH治疗可以逆转孕妇营养不良导致的血管改变。

2. GH、IGF-1和冠状动脉疾病(CAD) GHD与动脉粥样硬化危险因素升高(如身体成分、脂质分布和凝血模式的改变)有关,导致动脉粥样硬化,CAD和卒中的患病率升高,如图2。

在AGHD中观察到的脂质分布的变化包括LDL和甘油三酯的增加,以及高密度脂蛋白(HDL)的减少而脂蛋

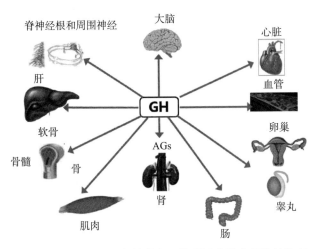

图1 GH是一种多效激素,作用于人类有机体的许多组织和器官

箭头显示了一些最重要的激素产生积极作用的部位

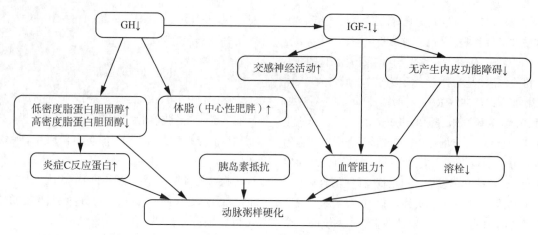

图2　生长激素缺乏症对动脉粥样硬化的影响

注：GH.生长激素；IGF-1.胰岛素生长因子1

白没有差异。GH替代可积极逆转这种负面的脂质状况。GH治疗后这些患者的CRP降低，而循环中的甘油三酯似乎未见明显变化。但尚无研究确定GH是否具有可优化他汀类药物治疗的加成作用。

高血压在GHD患者中非常常见，常导致对压力和（或）运动的血管舒张反应减弱。尽管GH的某些血管活性作用是其一部分原因，但GH-IGF-1轴通过几种机制降低了血管张力。实际上，GHD患者的肌肉交感神经活动明显增加，GH替代疗法已显示出这种作用降低，表明GH-IGF-1轴参与了自主交感系统的调节。

在某些AGHD（舒张压基线较高的患者，如老年GHD患者或先前患有库欣病的患者）中，GH替代可降低血压，而在其他患者（尤其是年轻的GHD患者）中，血压无变化。除了上述心血管危险因素外，GHD患者还显示出股动脉和颈动脉血管内膜中层厚度（IMT）增加。对GHD患者进行GH治疗后，多项研究显示IMT降低。IMT的增加预示了症状性冠状动脉疾病的发展，因此GH治疗可能会显著改善心血管疾病的预后。

关于硬性临床终点，我们先前曾评论过GHD患者心血管死亡的风险增加。这些患者的心脏风险状况较差（主要是高脂血症）可以解释CAD和死亡率过高的部分原因，但研究无法得出明确的结论。如前所述，GHD患者的内脏脂肪也有所增加，内脏脂肪在GH治疗开始后的6个月内因GH治疗而下降，如果继续治疗效果可以维持。虽然一项较新的前瞻性试验发现，与未经GH治疗的患者进行回顾性分析相比，经GH治疗的垂体病患者的死亡率更低。然而，所涵盖的不同时间段还包括对危险因素（如高血压、糖尿病和高胆固醇血症）的治疗亦产生了重要作用。但在AGHD患者中尚无前瞻性、长期的随机研究，无法将GH治疗与安慰剂的心血管结局和死亡率进行比较。

3. GH、IGF-1与心力衰竭　如前所述，GH在心肌发育

中起着重要作用，在未经治疗的GHD儿童中可观察到。与同年龄、性别和身高的健康对照者相比，他们表现出的心脏萎缩伴随着左心室质量、射血分数、腔尺寸、心排血量的减少，以及高外周血管阻力和功能能力的降低。当成年人出现GHD时，它不会使心脏质量降低，但会损害心脏性能和运动能力。

另一方面，GH过量对心脏产生相反的作用。在早期阶段，它可增强心脏功能，而在中晚期则引起纤维化和心脏功能障碍。生理上的GH水平或短期过量会产生正性肌力作用，而长期暴露于GH过量中会引起形态和功能适应性改变，从而引起心脏功能障碍和心力衰竭。最相关的组织学异常是间质纤维化、毛细血管密度降低、细胞外胶原沉积增加、肌原纤维异常、淋巴单核细胞浸润及由于坏死和凋亡引起的心肌细胞死亡。GH可能通过增加蛋白质合成（肌钙蛋白I，肌球蛋白轻链2和肌动蛋白）和心肌细胞大小，增加胶原蛋白合成并促进心肌肥大来调节心脏的生长和代谢。IGF-1可能会减少心肌细胞的凋亡，从而预防心肌细胞损失。GH-IGF-1轴还可以通过增强钙敏感性和降低血管阻力来增加心脏收缩力。

慢性心力衰竭（CHF）患者的GHD患病率为30%，这一事实确定了以功能受损、左心室重构、利钠肽水平升高和全因死亡率增加为特征的CHF患者亚组。几个小组研究了GH和IGF-1在不同来源的HF患者（主要是CAD）中的作用。GH替代试验显示，对于GHD儿童或成人，GH治疗后左心室质量增加，心脏功能，舒张充盈和收缩功能改善。GH在HF中进行临床试验的结果相互矛盾，可能与所招募的患者人数少、GH治疗的剂量和持续时间不同，心力衰竭的病因不同以及患者的临床特征不同有关。此外，差异也可能反映了IGF-1对GH治疗的异质性增加。实际上，最近的一项荟萃分析证实，在实现的IGF-1浓度变化与GH治疗的有益作用之间存在明确的关系。只有在IGF-1比基线水平增加>89%的试验中，心脏性能，超声心动图参数和运

动能力才有显著改善。而在IGF-1升高<89%的试验中,未观察到有益的心血管作用。鉴于它可能对特定患者的心脏产生积极影响,因此可以推测GH治疗对某些HF患者可能有用,但在该领域还需要更多研究。

综上所述,多种内分泌代谢相关激素参与了心血管疾病的发生、发展、形成等过程中,但该领域仍需不断深入的研究,进一步明确之间的关系及作用。

（陈　雨　郑少雄　范振迁　门　昆）

高原心脏病的研究进展

慢性高原病也称为蒙赫病（Monge's disease），是指生活在海拔3000m以上的移居或世居人群中由于高寒、低氧、低气压而发生的一种临床综合征，具体表现为红细胞异常增多、不同程度的肺动脉高压、低氧血症等症状和体征。其临床表现在患者转移至低海拔后逐渐减轻甚至消失，返回高海拔时又常复发。在慢性高原病中，由缺氧引起肺动脉高压，进一步出现心脏结构功能改变的高原心脏病对高原居民健康所造成的危害较为突出，因此本文就高原心脏病的流行病学、临床特点及诊断、防治研究进展进行简要叙述。

一、高原心脏病的概念及其流行病学特征

（一）概念

高原心脏病（high altitude heart disease, HAHD）通常是指发生在海拔3000m以上由低氧、低气压引起的肺动脉高压，导致右心肥厚和（或）右心功能不全，甚至累及左心室结构及功能的一种慢性高原病。关于对本病的命名，在国内通常使用高原心脏病，国际上通常称为高原肺动脉高压（high altitude pulmonary hypertension, HAPH）。

（二）流行病学特点

我国最早于1955年报道了第一例婴儿高原心脏病，随后在1965年吴天一等对成人高原心脏病的临床资料进行了报道。根据青藏高原地区HAHD发病率的普查结果发现：①患病率随海拔的升高而升高；②男性患病率高于女性，与年龄因素无关；③成人HAHD的患病率低于儿童；④汉族和哈萨克族移民者患病率远高于当地藏族和蒙古族。吉尔吉斯坦有研究估计当地HAPH患病率为18%；在南美，HAPH患病率为5%～18%，男性多于女性；印度Spiti山谷的患病率约在3.23%。

二、高原心脏病的发病机制

高海拔地区空气中含氧量较低，长期的缺氧环境导致肺动脉发生一系列病理生理改变，进而导致肺动脉压（PAP）增高，持续性的高PAP增加了右心排血的阻力，右心室在高阻力下代偿性泵血，逐渐形成右心室壁肥厚，进而发展为右心衰竭。在晚期还常出现左心室扩大，左心室壁增厚，最终导致全心衰竭。

低氧引起的肺动脉高压是高原心脏病的主要环节。慢性肺动脉高压主要引起肺血管重塑，而急性低氧性肺动脉高压主要引起肺血管收缩。在长期缺氧的情况下，肺血管病变的特征为肺动脉壁的细胞增加、管壁增厚进而导致管腔狭窄。缺氧导致的血管内皮细胞代谢紊乱和血管平滑肌一系列病理生理改变导致肺小血管构型重建。在高海拔低氧环境中，长期缺氧导致肺血管平滑肌细胞从收缩型向合成型转化和一系列调控因子的失衡，其中包括平滑肌细胞生长因子增加，细胞增生导致管腔狭窄，血管阻力增加，肺动脉外膜的变硬限制了其舒张，同时缺氧导致肺血管内皮细胞的代谢和分泌异常，促进血管内皮生长因子及其表达，血管内皮生长因子受体（FIT-1）识别内皮细胞生长因子，而内皮抑素的表达减少，以上这些导致内皮细胞增殖，管壁狭窄和肺血管阻力增加。低氧条件下还会导致肺血管收缩增强，归因于钙通道的过度开放，使得钙离子进入细胞，通过收缩偶联作用促使细胞收缩。低氧还可以抑制钾离子通道蛋白基因的表达，以此降低钾通道的活性，同时钙通道开放。钾离子外流减少和钙离子内流增加促使电信号传递，通过收缩偶联机制最终导致肺小血管收缩。当细胞发生缺氧时，细胞可分泌血管收缩物质，如组胺、前列腺素等，也是引起肺血管收缩的机制之一。

三、高原心脏病的临床特点

本病的诱因、病因主要包括慢性低氧、感冒、疲劳、感染、吸烟和喝酒等，该病大多数是一个慢性进展过程，临床上大多为非特异性表现，如呼吸困难、气短、心慌、干咳、头痛、头晕、心悸、失眠等症状，发生右心衰竭时，可出现右心衰竭相关的水肿、颈静脉充盈或怒张等症状。

体格检查会有发绀、心率和呼吸的频率增快、水肿和肺部听诊啰音等。右心衰竭时心脏听诊可闻及肺动脉瓣的听诊区域第二心音亢进或分裂、主动脉瓣第二听诊区出现杂音等。

四、高原心脏病的诊断标准

高原心脏病可根据患者的高原地区的生活史、临床表现、心电图、影像学检查及其他辅助检查进行诊断。

（一）生活史

从低海拔转移到高原（3000m以上）或在高原久

居者。

（二）临床表现

有高原缺氧的一般临床表现，如口唇发绀、血氧饱和度降低等；高原心脏病的表现为胸闷、水肿、头晕、呼吸困难、全身无力、心率增加等。心脏听诊可闻及主动脉瓣第二听诊区和肺动脉瓣听诊区杂音等。

（三）心电图及影像学检查

高原心脏病患者的心电图常提示电轴右偏和（或）右心室肥厚；X线检查可提示肺动脉扩张和（或）右肺下动脉干增宽；心导管检查，当平均肺动脉压>30mmHg或肺动脉收缩压>50mmHg时提示肺动脉高压。近年来，超声心动图在高原心脏病的诊断价值已逐渐得到认可，有研究表明，随着肺动脉收缩压的升高，肺动脉明显增宽，右心室和心房的内径增大，右心室前壁及室间隔厚度（IVS）增厚，右心室流出道（RVOT）增宽，三尖瓣、肺动脉瓣反流等。一项以海拔分层的研究发现，肺动脉收缩压随海拔的升高而升高。

（四）实验室检查

研究表明，随着肺动脉收缩压（PASP）的升高，全血N端前脑钠肽（NT-proBNP）也随之升高。血浆脑钠肽（BNP）也可用作诊断高原心脏病发生心功能不全的诊断指标之一，目前尚未建立适用于高原地区的参考值范围，仍沿用平原地区的参考值范围。

五、高原心脏病的防治

首先，要加强预防，重视科学的生活方式、饮食习惯。为了保持良好的身体状况，更好地适应高原环境，可以通过以下几种方法来预防和缓解高原病：①养成良好的生活习惯，戒烟戒酒，规律作息；②重视进入高原前的健康体检，如果合并有较严重的呼吸、循环等系统基础疾病，应充分控制原发病的基础上进行科学评估，在高原医学专家指导下决定是否进入高原地区；③保持心理健康。良好的心态有利于维持良好的生理状况，提高身体对高原环境的耐受。

其次，可以通过缓解血管收缩、促进血管舒张、减轻肺动脉压（PAP），进而减轻或缓解HAHD的症状。具体措施如下。

（一）转移至低海拔地区

有研究者认为，HAPH治疗的根本措施是离开高原环境，转移至低海拔地区。研究报道，高海拔居民的平均肺动脉压在转移至低海拔地区2年后可恢复正常，返回高原地区后，平均肺动脉压会再次升高。因此，对于HAPH患者

而言，在其自身条件和家庭状况允许的情况下，建议移居或间歇居住于低海拔地区。

（二）吸氧

氧气疗法是治疗该疾病的首选。长期低流量吸氧或生活工作在富氧环境可减轻PAP，延缓疾病的进展。

（三）降低肺动脉压的药物

1.磷酸二酯酶抑制剂　正常情况下，内皮细胞分泌的体液因子处于平衡状态；在缺氧环境中，这种平衡状态就被打破了，内皮细胞就会发生代谢紊乱、结构重组，导致血管收缩。西地那非是环磷酸鸟苷（CGMP）-磷酸-5（PDE-5）高选择性抑制药，可使一氧化氮（NO）含量增加，NO可扩张肺部血管，减缓肺动脉高压从而达到治疗HAHD的目的。研究表明，西地那非、他达拉非等可降低PAP，对HAPH患者有益。有研究采用西地那非结合吸氧治疗HAHD，观察治疗前后相关指标的变化，结果显示HAHD的症状得到显著缓解，心功能得到显著改善。

2.钙拮抗剂　硝苯地平是一种钙拮抗剂，据1998年的一项病例对照研究显示，硝苯地平可使PAP降低，心排血量（CO）升高。

3.血管内皮素受体拮抗剂　内皮素是拥有较强的血管收缩作用的体液因子，而肺动脉的平滑肌细胞含有血管内皮素受体，因此，内皮素是发生低氧肺动脉收缩的重要因素之一。2012年的一项开放性研究显示波生坦可使HAPH患者PAP降低，肺动脉加速时间增加。马西替坦同样有降低PAP的作用。

4.前列环素类似物　前列环素主要是由血管内皮产生的花生四烯酸的代谢产物。前列环素在抑制血小板聚集、扩张肺血管、阻止肺血管重塑方面具有强大作用，而肺动脉高压患者存在前列环素代谢途径调节异常。据相关研究，12例HAPH患者在常规治疗基础上使用依洛前列素，结果发现其可降低PAP和肺血管阻力，增加CO、血氧水平，几乎不影响体循环动脉压。另有研究也表明前列地尔对治疗肺动脉高压的具有一定效果。

5.鸟苷酸环化酶刺激剂　HAPH患者存在NO合成不足，而可溶性鸟苷酸环化酶是目前唯一已知的NO受体，其代表药物利奥西胍可增强肺动脉高压患者的运动耐量，有强心的作用，延缓其病情进展，但是目前缺乏该药用于高原心脏病的临床研究。

6. Rho激酶抑制剂　代表药物法舒地尔，可抑制血管平滑肌的收缩，具有双靶点作用其最终阶段的作用。Kojonazarov等采用随机双盲实验，研究了Rho激酶抑制剂（法舒地尔）和安慰剂对HAPH患者的作用，结果显示该药物可降低肺动脉收缩压，并且对全身血压无影响。

7.碳酸酐酶抑制剂　乙酰唑胺作为其代表药

物，Richalet等学者发现其可降低肺血管阻力，改善肺循环，减轻HAPH的肺通气不足，也有降低红细胞数量的作用。乙酰唑胺有较低的副作用，其用药是安全和有效的。

8.他汀类　辛伐他汀可能是通过增加一氧化氮合酶（eNOS）的活性，促进NO的合成，扩张肺血管，减轻PAP，达到治疗HAHD的目的。

（四）其他

给予对症治疗，如电解质紊乱、心力衰竭及心律失常等。

当前随着降低肺动脉压的药物日益增多，以及对高原心脏病发病机制研究的不断深入，其防治研究的前景也日益广阔。

六、高原心脏病的预后

根据一项长达55年的随访研究显示在年轻时患有高原肺动脉高压观察组与没有肺动脉高压的对照组之间，观察组个体年老时有出现劳力限制的倾向外，在心脏及肺循环合并症的发生率没有明显差异，提示高原心脏病不具有进行性加重的特点，具有较良好的预后。

HAHD是高海拔地区常见的慢性高原病，加强对其发病机制、防治策略的研究对提升高原世居及移居居民的健康水平具有重要意义。目前，有关该疾病进行的相关研究普遍存在样本量偏少、观察时间过短，特别是前瞻性研究少的突出问题的，同时高原心脏病的诊疗方面目前缺乏全球统一的标准和指南。

（格桑罗布　王　琼）

剪不断，理还乱——糖尿病与心血管疾病

全球糖尿病（DM）患病率持续增加。国际糖尿病联盟（IDF）2019年发布的《全球DM概览（第九版）》指出，截至2019年，在20～79岁的人群中，共有约4.63亿例DM患者，其中中国DM患者数排名第一，约为1.164亿人。2045年全世界2型糖尿病预计将达到6亿人。中美两国花费在DM相关的健康支出分别为2946亿美元与1090亿美元。每年在中国因DM导致的死亡人数约为83.4万。

动脉硬化性心血管疾病（ASCVD），包括冠心病、脑血管疾病及外周动脉疾病，是DM首要的死亡原因，用于DM相关心血管疾病的花费每年将近37.3亿美元，DM是心血管疾病的独立危险因素之一。大量研究表明，有效控制心血管的危险因素能够预防或延缓DM患者ASCVD的发生。心力衰竭也是CVD死亡率和病死率的另一主要原因。DM患者心力衰竭住院发生率显著高于非DM患者。为预防和管理ASCVD和心力衰竭，DM患者至少每年应系统性评估心血管危险因素。

一、DM患者心血管风险

DM患者的血管疾病风险（冠心病、缺血性卒中和血管疾病相关的死亡）比非DM患者增加2倍。瑞典国家DM注册研究发现T1DM患者，发病年龄在1～10岁，CV死亡率为7.38%，急性心肌梗死（AMI）为30.95%，心力衰竭为12.9%。女性和男性寿命分别减少17.7年和14.2年。而在26～30岁发病的T1DM患者相应的数值为3.64%，5.77%和5.07%。一项针对T2DM患者的大型队列研究中，随访4.6年，ASCVD死亡率是17.15/1000（人·年）。DM是ASCVD的一粒种子，从种子置入体内也就是诊断DM的那一天开始，ASCVD风险就已经开始孕育生长了，而且随着血糖水平的升高而升高。

二、DM心血管疾病防治的认识历程

如何有效减少糖尿病心血管并发症的发生发展？这一直是临床关注探索的话题。20世纪70年代的UGDP研究开启了人类探索DM心血管并发症防治的循证历程。综合这些循证证据的结果，人类对DM心血管疾病防治的认识历程经历了4个阶段：强化降糖阶段、个体化治疗阶段、多重危险因素综合管理阶段、强调心血管结局阶段。

（一）强化降糖阶段

1989年，美国糖尿病学会（American Diabetes Association，ADA）出版了第一个糖尿病指南，美国临床内分泌协会（American Association of Clinical Endocrinologists，AACE）/美国内分泌学会（American endocrine Association，ACE）和中华医学会糖尿病学分会（Chinese Diabetes Society，CDS）分别在2002年和2004年分别发表了第一版指南。指南的制定或革新都是在循证医学证据支持下而进行的。2004年ADA指南建议糖化血红蛋白（HbA1c）控制在7%以下，同时更严格的血糖控制会有更多的心血管获益，2004年CDS的指南也是把HbA1c<6.5%这样比较严格的标准作为理想的控制目标。这些是基于DCCT/UKPDS等研究结果，强化降糖成为主要的治疗目标之一。

DCCT/EDIC研究证实对于1型糖尿病患者，严格控制HbA1c，可有效降低微血管及大血管并发症。强化降糖组视网膜病变发生率较常规治疗组减少54%，大量蛋白尿的发生风险下降54%，糖尿病神经病变风险减低60%。对于2型糖尿病患者，UKPDS研究经过10年的随访，结果显示：强化治疗患者的微血管并发症降低25%（$P=0.001$）、心肌梗死风险降低15%（$P=0.01$）。因此，2008年以前的国内外指南都把糖化血红蛋白（HbA1c）≤6.5%最为理想的血糖控制目标。

而随后，越来越多的大型临床试验如ADVANCE、ACCORD、VADT等逐一发表，又给了我们一些不一样的结果，这些循证医学的证据把糖尿病治疗推向个体化治疗阶段。

（二）个体化治疗阶段

在2006年以前的降糖策略强调严格的降糖目标改善糖尿病病患者的结局。那么过于严格的降糖目标能够改善心血管结局吗？

ACCORD、ADVANCE和VADT3项研究一共纳入了23 000例DM患者，持续治疗3～5年，发现T2DM患者的HbA1c每减少1%能减少非致死性心梗相对风险15%，而对于卒中、CV和全因死亡率或心衰住院没有影响。然而，ACCORD研究平均随访3.5年就结束了，因为在强化治疗组出现更高的死亡率［14/1000（人·年）vs. 11/1000（人·年）］，这一结果在多种心血管危险因素且以

CV死亡率驱动的人群中更加明显。这些研究结果引发了对于血糖管理的理性思考，既往忽略了强化降糖带来的低血糖风险抵消了获益，单纯强调血糖控制不能有效减少心血管事件。

因此，2007AACE、2008ADA和2010CDS在确定降糖目标时更强调HbA1c的设定目标应该个体化：对于年轻、病程较短、无CVD的患者，HbA1c可以控制在6.0%～6.5%；而对于老年人、病程长、预期寿命短和低血糖风险较高的患者，HbA1c控制目标应适当放宽，<8.0%或<9.0%。

（三）多重危险因素综合管理阶段

随着研究的不断深入和进展，在这个阶段，更多的研究数据结果公布，其中包括非常重要的一项研究——STENO-2研究。STENO-2研究将160例高风险DM患者，随机分为多因素强化目标驱动治疗或者常规治疗组。在强化治疗组控制目标为HbA1c<6.5%，总胆固醇<4.5mmol/L，BP<130/80mmHg。所有患者接受肾素-血管紧张素系统（RAAS）阻滞剂，低剂量阿司匹林。7.8年随访显示大血管和微血管并发症减少50%。随访21年显示，强化治疗显著减少终末期肾病联合死亡（HR0.53），CVD晚发7.9年，HF住院风险减少70%。在UKPDS的研究中后续研究阶段，正是因为在该研究中没有进行包括血压、血脂在内的综合危险因素的管理，心肌梗死风险没有进一步下降。

然而现实中CVD危险因素的控制并不理想。EUROASPIRE研究显示68%的DM患者BP<140/90mmHg，低密度脂蛋白胆固醇（LDL-C）<1.8mmol/L达标率为16%～28%。联合使用4种心血管保护药物（阿司匹林、β受体阻滞剂），RAAS阻滞剂和他汀药物的比率分别为53%、55%和60%。

因此，2012ADA/2014AACE/2017CDS指南都明确强调：2型糖尿病心血管等大血管并发症的发生、发展是多重危险因素长期综合作用的结果，因此其防治也应该针对这些危险因素进行综合干预，推荐了2型糖尿病综合控制目标：HbA1c<7%，BP<130/80mmHg，LDL<2.6mmol/L或1.8mmol/L和BMI<24.0kg/m²。此外还应强调生活方式的干预和抗血小板治疗。

（四）强调心血管结局阶段

在上一个阶段指南更新的同时，更多循证医学证据逐渐出台。2008年，一项针对罗格列酮的CV事件荟萃分析改变了降糖药物的整体策略。此后，所有即将上市的降糖药物均需要进行CV安全性的设计研究。这些证据给我们带来了新的思考，也决定了这一阶段指南的治疗理念和方向、降糖药物对心血管安全吗？

2018年，ADA/EASD共识首次将心血管结局作为选择降糖药物的依据，在二甲双胍联合生活方式干预不达标的患者，如果合并ASCVD患者首选联合使用胰高血糖素样肽（GLP-1）受体激动剂，如果合并心衰或者慢性肾脏病，首选联合钠-葡萄糖共转运体2抑制剂（SGLT-2）抑制剂；对于无ASCVD的患者，在考虑低血糖风险、减重需求和花费方面，进行联合药物的选择。最近的新型降糖药物更多地表现出良好的心血管获益。

1. GLP-1受体激动剂的心血管结局研究　目前已经公布的共计7项前瞻性临床研究观察了GLP-1受体激动剂对DM伴有高危CV因素患者CV事件的影响，结果不尽相同。ELIXA和EXSCEL研究分别评估了利西那肽和艾塞那肽在DM合并既往ACS的患者，均为非劣效的结果。LEADER研究中利拉鲁肽减少主要联合终点事件13%，其中减少CV死亡率和总死亡率分别为22%和15%，对心肌梗死和缺血性卒中发生无影响。SUSTAIN-6研究注射索马鲁肽显著减少MACE事件26%，主要是减少非致死性卒中39%。而在PIONEER-6研究中，口服索马鲁肽能减少CV死亡和全因死亡，但是增加视网膜病变，原因不明。REWIND研究度拉糖肽1.5mg，显著减少复合终点事件。Harmony研究中的阿必鲁肽也能使MACE终点减少22%，减少MI25%。

目前GLP-1受体激动剂减少CV事件的机制尚不清楚，可能与它们改善多重CV危险因素，包括降低收缩压、体重以及直接的心血管的作用有关。

2. SGLT-2抑制剂的心血管结局研究　目前公布了4项针对SGLT-2抑制剂的心血管安全性的研究。在EMPA-REG OUTCOME研究的恩格列净减少MACE14%和全因死亡32%，同时使得HF住院下降35%。CANVAS项目是从两项RCTs（CANVAS和CANVAS-R）研究中整合数据，卡格列净显著减少MACE事件14%。但并不影响CV死亡或者全因死亡，同时它也能够显著降低HF风险，但是增加不能解释的下肢骨折和截肢风险。CREDENCE的研究针对T2DM合并蛋白尿[eGFR 30～90ml/(min·1.73m²)]，卡格列净能够显著减少30%的主要肾脏终点事件。DECLARE-TIMI58研究显示达格列净10mg没有减少MACE事件，但是减少CV死亡和HF住院的复合终点（4.9 vs.5.8%；HR 0.83，95% CI 0.73～0.95；P=0.005）。

SGLT-2抑制剂的CV益处与血糖下降的程度不相关，而与早期的体重下降有关。尤其是能够减少心力衰竭相关事件。这与它们能够减少血浆容量、心肌代谢和功能及其他CV效应有关。

3.其他降糖药物的心血管结局

（1）二甲双胍：在UKPDS的亚组分析中，735例新诊断超重2型糖尿病不伴有CVD的患者，平均随访10.7年，二甲双胍减少39%心肌梗死，50%CVD死亡，41%的卒中。

（2）磺脲类和格列奈类药物：目前关于磺脲类药物是否增加心血管疾病发病率、死亡率的结论存在争议。众多证据均支持格列本脲明显抑制心肌缺血预适应。α糖苷酶抑制剂中的拜唐苹是第一个经循证医学证实对IGT和2型糖尿病均具有显著心血管收益的药物。

（3）噻唑烷二酮类：在IRIS研究中，不伴有DM的胰岛素抵抗的患者，平均随访4.8年，与安慰剂组比较，吡格列酮减少再发卒中和MI的联合终点事件24%。而增加心力衰竭发生风险，应避免使用。二肽基肽酶4（DPP-4）抑制剂的SAVOR-TIMI 53、EXAMINE、TECOS、CARMELINA和CAROLINA五项大型前瞻性试验研究证明DPP-4抑制剂与安慰剂相比对于CV结局一级终点事件是统计学上非劣效的结果。

三、DM合并心力衰竭的管理

DM是心力衰竭的重要危险因素。DM患者中有4%～30%合并心力衰竭，28%合并有未确诊的心力衰竭。DM患者比非DM患者HF风险增加2～5倍，即使在DM前期，HF风险随着糖化水平的增加而增加。在心力衰竭患者中有30%～40%患者合并DM前期或DM。心力衰竭尤其是应用利尿剂的患者发生DM的风险升高。

合并DM的心力衰竭患者与不良结局显著相关。心血管死亡包括心力衰竭恶化诱发的死亡，在DM患者中增加50%～90%。在急性心力衰竭患者中，DM增加住院死亡、1年全因死亡和1年再住院风险。因此在心力衰竭患者中筛查DM及DM前期并早期干预，意义重大。

DM患者心衰的主要原因是CAD，慢性肾脏疾病（CKD），高血压及高胰岛素/高血糖直接对心肌的作用。CAD能够增加心肌梗死和缺血性心肌病的风险。观察性研究发现下肢动脉硬化症、病程、年龄、BMI和CKD是DM合并心衰的独立危险因素。DM心肌病病变的病理生理学机制仍不明。

（一）DM患者的降糖治疗对心力衰竭的影响

目前，降糖治疗与心力衰竭结局之间的关系尚未明确。已经有研究显示，降糖治疗降低糖尿病患者发生心力衰竭风险。UKPDS研究发现，HbA1c每下降1%时，心力衰竭风险下降16%（$P=0.016$）。但2011年一项纳入8项RCT研究的荟萃分析显示，强化降糖不能降低糖尿病患者发生心力衰竭的风险。分析降糖治疗与心力衰竭结局不一致的原因可能存在以下4个方面：糖尿病患者基线时心血管疾病状态不同、治疗时药物差异、患者基线时年龄不同以及糖尿病病程长短差异。

（二）降糖药物对心力衰竭结局的影响

降糖药物在进行心血管安全性评价的过程中，因心力衰竭住院风险及死亡的指标评价逐渐成为热点。正是因为新一代降糖药物SGLT-2抑制剂有望成为心力衰竭治疗里程碑式的药物，而由此类药物引发了对其他降糖药物心力衰竭住院风险及死亡影响的热议。

1. SGLT-2抑制剂　此类药物的使用对减少心力衰竭发生率具有高度的一致性。在EMPA-REGOUTCOME、CANVAS、DECLARE-TIMI58和CREDENCE研究中，在心力衰竭标准治疗的基础上加用SGLT-2抑制剂分别减少HF住院风险35%、33%、27%和39%。同时减少住院心力衰竭患者的死亡率。刚刚发表的研究显示，达格列净的抗心力衰竭作用对非糖尿病患者依然有效，独立于降糖的作用。因此，SGLT-2抑制剂被推荐用于DM心力衰竭高风险患者的首选药物。

2. 其他降糖药物对心衰住院风险的影响　GLP-1受体激动剂和除沙格列汀以外的DPP-4抑制剂不增加心力衰竭住院风险，可以推荐使用。除了上述新型的降糖药物，以下降糖药物对心力衰竭住院风险的研究较少，仍需有更多的证据支持。二甲双胍对于所有阶段的心力衰竭都是安全的，早在2006年FDA就已经撤销了对二甲双胍应用于接受治疗的心力衰竭患者的限制。与胰岛素和磺脲类药物相比，二甲双胍可降低死亡和心力衰竭住院的风险。可以用于稳定性心力衰竭。磺脲类对于心力衰竭的影响并不一致。一项关于药物安全性的研究显示，与二甲双胍比较，磺脲类增加20%～60%死亡率和20%～30%心力衰竭风险。另外，磺脲类联合二甲双胍治疗所致的不良事件和死亡风险明显高于DPP4抑制剂联合二甲双胍。然而UKPDS、NAVIGATOR和ADOPT研究未发现磺脲类降糖药物增加心力衰竭风险。噻唑烷二酮类因为水钠潴留等原因增加心力衰竭风险，应避免在症状性心力衰竭患者中应用。

总之，DM与ASCVD形影不离，藕断丝连。以降糖、降压、调脂、控制体重为目标的DM综合管理策略以及个体化的降糖目标才是明知灼见。工欲善其事必先利其器，用好具有充分心血管结局证据的降糖药物这一有力武器，必将打赢抗击糖尿病的攻坚之战。

（常宝成　郑　辉）

心肾综合征研究进展

心力衰竭（HF）是各种心血管疾病的严重或终末阶段。目前全世界心力衰竭患者已超过2300万人，且这种疾病的5年死亡率高达50%。最近10年，心、肾之间的关系得到密切关注，二者相互影响、互利互害。心脏直接依赖于肾脏调节的水钠平衡，反之亦然，肾直接依赖于心脏输出的血流量及由此形成的血管压力。心肾间血流动力学的改变可影响彼此生理功能，神经激素及炎症作用也是二者发病机制的共同通路。随着心力衰竭合并肾功能不全的发病率、再住院率及死亡率的增加，心肾综合征（cardiorenal syndrome, CRS）逐渐被熟知，心肾综合征因发病率高、死亡率高、治疗费用昂贵，已成为全球重要的公共卫生问题。随着人口寿命的延长，心和（或）肾功能不全患者存活数逐年增加，使心肾综合征发生率上升，心力衰竭并发肾衰竭导致患者预后不良，而肾衰竭或透析患者出现心力衰竭时死亡风险也增加。尽管可能相关危险因素已经基本明确，治疗方法不断发展，但心力衰竭相关死亡的数量仍在逐步上升。本文从心肾综合征分类、病理生理机制、诊断、治疗等方面进行综述。

一、心肾综合征的定义

心肾综合征是指心脏或肾脏中某一个器官功能急性或慢性损害后导致另一个器官功能损害的现象。根据其发生的始发因素和病理生理缓急的不同，心肾综合征可分为以下5种临床亚型：1型心肾综合征，即急性心肾综合征，指急性心功能受损如心源性休克、急性失代偿性心力衰竭等疾病导致的急性肾功能受损乃至衰竭，其诊断标准为血肌酐水平较前上升0.3～0.5mg/dl或肾小球滤过率（glomerular filtration rate, GFR）水平较前降低9.15ml/min；2型心肾综合征，即慢性心肾综合征，指慢性心力衰竭导致的慢性肾功能损害或衰竭；3型心肾综合征，即急性肾心综合征，指急性肾功能恶化乃至衰竭导致急性心功能受损；4型心肾综合征，即慢性肾心综合征，指慢性肾功能不全导致心功能慢性持续性损害至衰竭，可伴随心肌肥厚和各种心血管事件发生；5型心肾综合征，即继发性心肾综合征，指其他系统性疾病引起的心脏和肾脏功能同时受损（表1）。但是，在临床实践中，确定导致急性或慢性心肾综合征/肾心综合征失代偿的初始和后续事件可能具有挑战性。为此，Hatamizadeh等提出了一种基于心肾综合征各种临床表现的替代分类，而不论其最初的损害

器官是什么，其中包括血流动力学改变，尿毒症或血管表现，神经体液紊乱，贫血/铁和骨矿物质代谢紊乱，营养不良，炎症复合体。

表1 基于急性透析质量倡议组织（ADQI）共识会议的心肾综合征分类

分类	专业术语	描述	临床实例
1型心肾综合征	急性心肾综合征	AHF导致AKI	ACS导致心源性休克、AKI
2型心肾综合征	慢性心肾综合征	CHF导致CKD	CHF导致RF
3型心肾综合征	急性肾心综合征	AKI导致AHF	容量过多，炎症激增和尿毒症代谢紊乱导致HF
4型心肾综合征	慢性肾心综合征	CKD导致CHF	CKD相关性心肌病导致LVH和HF
5型心肾综合征	继发性心肾综合征	全身疾病导致HF和RF	淀粉样变性，败血症，肝硬化

注：ACS.急性冠脉综合征；AHF.急性心力衰竭；CHF.慢性心力衰竭；RF.肾衰竭；AKI.急性肾损伤；CKD.慢性肾脏病；HF.心力衰竭；LVH.左心室肥厚

二、心肾综合征的病理生理机制

（一）血流动力学

1.心肾的过程　心力衰竭患者静脉淤血导致肾静脉压增高与心排血量下降导致肾动脉灌注不足而形成的肾损害作用并驾齐驱。不论是射血分数减低性心力衰竭还是射血分数保留心衰均可引起心排血量下降。而肾脏接受心排血量的25%，故持续下降的心排血量继发肾动脉灌注不足。心力衰竭患者肾灌注不足的持续存在，通过RAAS系统激活引起血管紧张素Ⅱ（AngⅡ）、醛固酮释放，进一步引起水钠潴留、血管收缩进而导致肾小球的高滤过和高压力状态，二者共同诱导转化生长因子和上皮生长因子受体的表达，促进肾单位的肥大。当肾单位超过一定的肥大阈值，引起足细胞的分离、局灶节段性肾小球硬化、全肾小球硬化，导致肾单位萎缩，进一步减少肾单位数量，增加残余肾单位的肾小球滤过率，形成恶性循环。

心力衰竭患者心脏前负荷增加可引起静脉系统淤血，如中心静脉压、右心房压升高，肾静脉压力也随之升

高。肾静脉压力增高导致排钠减少，肾间质压力升高，肾小球滤过率降低，且肾静脉压持续升高可致肾小球硬化及肾小管间质纤维化。最新研究显示在右心室梗死患者中，右心房压力≥11mmHg与肾功能恶化呈相关性。在心脏术后人群中，中心静脉压超过阈值（即14mmHg），则急性肾损伤的风险增加2倍（优势比为1.99，95% *CI* 1.16～3.4），此外，静脉系统淤血会引起腹压升高。国外研究表明腹压小幅度升高与肾功能损害相关，且通过减轻淤血治疗后血清肌酐水平随着腹内压下降而改善。

2.肾-心的过程　肾衰竭患者机体处于容量超负荷状态，引起心脏负荷增加、肺水肿、高血压等一系列反应；电解质紊乱如常见的高钾血症可引起各种心律失常，甚至导致心搏骤停；酸碱平衡失调影响心肌细胞代谢、增强肺血管收缩进一步加重心脏负荷。此外，尿毒症释放的毒素抑制心肌收缩。因此，由肾脏疾病导致的心血管损伤加重心力衰竭或诱发心力衰竭急性发作，甚至加速死亡。研究显示慢性肾功能不全是心血管疾病预后的独立危险因素，甚至中、重度肾功能不全显著增加心力衰竭患者的死亡率。对伴有冠心病病史的慢性肾衰竭患者研究发现，与无冠心病病史的对照组相比，前者发生心血管事件的概率显著升高（风险比1.750，95% *CI* 1.160～2.639，*P*<0.000 1）。肾功能不全通过交感神经和RAAS系统引起血管收缩介质（肾上腺素、血管紧张素、内皮素）大量释放，这些介质不仅导致肾脏本身缺血缺氧，还可诱发急性冠脉综合征、心力衰竭、高血压等心血管事件。

（二）非血流动力学

致病机制主要为神经激素激活、炎症反应、氧化应激等。加剧心脏或肾脏损伤的几种非血流动力学途径在心肾综合征中起作用，其核心是交感神经系统的激活，慢性炎症，活性氧/一氧化氮产生比例的失衡以及持续的RAAS激活。在AKI实验模型中循环升高的肿瘤坏死因子-α（TNF-α），白介素-1（IL-1）和白介素-6（IL-6）具有直接的心脏抑制作用，如左室射血分数（LVEF）降低。尿毒症性心肌病（4型心肾综合征）的特点是明显的左心室肥大，最近已证明成纤维细胞生长因子-23（FGF-23）具有独立的因果作用。最后，关于心脏和肾脏树突状细胞之间的交叉串扰的数据不断涌现，在CRS的背景下，它们在先天和适应性免疫应答中起着核心作用。尽管临床和基础研究为心肾综合征提供了病理生理机制，然而目前尚无一种明确的机制可以完全解释心肾综合征的发生与进展的过程，相应临床上也无治疗心肾综合征确定有效的手段。

三、心肾综合征诊断策略

心肾综合征的生物学标志物对病情的早期诊断、危险评估、判断预后有重要意义。目前对于心脏和肾脏损伤的标志物许多。常见心脏损伤的标志物如肌钙蛋白（TnI）和人脑利钠肽（BNP）以及非侵入性方法超声心动图等，对于心功能评价有一定帮助。常见肾脏损伤标志物包括肾小球损伤标志物（如血肌酐、胱抑素C、尿微量白蛋白等）和肾小管损伤标志物（如尿液NGAL、NAG、KIM-1、IL-18等）以及肾脏超声，对于肾脏损伤的诊断具有一定的帮助，但是目前兼顾心脏和肾脏的生物学标志物甚少，且临床很少应用。

四、心肾综合征治疗

常见的治疗方法包括利尿、超滤、RAAS系统抑制剂、β受体阻滞剂。另外，来自2018年心肾方面关键更新中提到钠-糖共同转运体受体2抑制剂（SGLT-2i），如卡格列净、恩格列净等，对心肾有显著的益处；胰高血糖素样受体1激动剂（GLP1-RAs），如利拉鲁肽，较安慰剂组发生持续大量蛋白尿概率降低；巴多索隆（能够增加eGFR）对肾脏的长期益处还在观察中。居家透析控制容量，改善生活质量，能够成功平衡慢性心力衰竭和终末期肾病（ESRD）共存。

这里重点介绍血管紧张素受体-脑啡肽酶抑制剂（ARNI）在心肾综合征中的应用及心肾保护作用。众所周知，血管紧张素Ⅱ可导致动脉硬化、血管收缩、内皮失功、左心室肥大、心肌纤维化、心脏结构重塑、心肌细胞凋亡、肾小球滤过率降低、蛋白尿及醛固酮生成增多、肾小球硬化等多种不良影响。沙库巴曲缬沙坦是全球首个血管紧张素受体-脑啡肽酶抑制剂，是由沙库巴曲与缬沙坦按照1∶1摩尔比例结合而成的盐复合物晶体，二者联合后增强各自的药理学作用。

最近一项荟萃分析（包括3个试验）就血管紧张素受体-脑啡肽酶抑制剂与单独应用RAAS抑制剂进行比较，结果显示在3项研究中接受脑啡肽酶/RAAS联合抑制的患者死亡或因心力衰竭住院率降低，合并HR为0.86（95% *CI* 0.76～0.97；*P*=0.013），与ACEI相比，联合脑啡肽酶/RAAS抑制与低血压发生率升高相关，但肾功能不全和高钾血症较少。在PARAMOUNT试验（ARNI与ARB在射血分数保留心力衰竭治疗中的前瞻性比较）中，LCZ696更大程度地减少了NT-proBNP、血压和心房大小，同时更大程度地保留了eGFR[36周GFR下降，LCZ696组为1.6ml/（min·1.73m^2）而缬沙坦组为5.2ml/（min·1.73m^2）；*P*=0.007]。在PARADIGM-HF的子集分析中，包括CKD患者，与依那普利相比，沙库巴曲缬沙坦尽管白蛋白尿量适度增加，但eGFR的降低速率较慢。发表于Circulation上的UK HARP-Ⅲ研究，是来自英国的心肾保护方面研究结果显示，LCZ696较厄贝沙坦更显著地降低慢性肾脏病患者的血压和心脏生物学标志物，同时发现，与缬沙坦比较，LCZ696使尿蛋白肌酐比（uACR）降低9%，但无统计学意义，二者肾小球滤过率变化亦无显著性差异。因此，血管紧张素受体-脑啡肽酶抑制剂在心肾综合征中未来的临床应用价值有待进一步深入研究以期使临床治疗更大获益。

五、展望

心肾综合征发病率在逐步上升，因此更加深入了解其病理生理机制、探索相对特异性的心肾生物学指标及明显改善心肾功能的药物治疗，对心肾综合征的预后将有很大影响，血管紧张素受体-脑啡肽酶抑制剂是心力衰竭治疗领域的一个重大突破，已在我国上市，期待其为心肾综合征带来新的治疗方法。相信会有更多的基础实验、临床试验、荟萃分析对其进行验证，届时会有更多的数据供临床医师参考。

（李 荣）

脑小血管病与认知功能障碍研究进展

脑小血管病（cerebral small vessel disease，CSVD）是指由于脑的穿支动脉、小动静脉及毛细血管的各种病变所导致的一系列临床、影像和病理综合征。

CSVD病理类型主要分为病理性和遗传性，其中病理性CSVD分为脑淀粉样血管病（CAA）和非淀粉样脑血管病。CAA是CSVD的常见形式，其发病率与年龄相关，是β淀粉样蛋白在皮质小动脉、脑膜小动脉血管壁上沉积导致的血管功能障碍及脑实质损伤，被认为与血管闭塞及破裂有关，非淀粉样脑血管病又称为动脉硬化性、与年龄相关或与高血压、糖尿病等血管危险因素相关的CSVD，抑或是其他研究中报道的退行性微血管病变。遗传性CSVD则包括伴皮质下梗死及白质病变的常染色体显性遗传性脑动脉病、伴皮质下梗死及白质病变的常染色体隐性遗传性脑动脉病、色素失禁症、视网膜血管病变、胶原蛋白Ⅳ相关CSVD、Farby病等。CSVD的发病机制目前并不明确，目前认为与血-脑脊液屏障功能障碍、内皮功能障碍有关。

认知功能障碍包括记忆力、执行功能、注意力、语言及视空间功能等认知域的损害。轻度认知功能障碍是指记忆力或其他认知功能进行性减退，尚未影响日常生活能力，未达到痴呆的诊断标准。痴呆是指认知功能损害已导致患者日常生活能力、学习能力、工作能力及社会交往能力明显减退的综合征。脑小血管病是认知障碍最常见的原因之一，脑小血管病引起的认知功能障碍可占血管性痴呆的36%～67%。CSVD患者出现认知功能障碍的可能机制，在动物实验中，与正常大鼠相比，CSVD大鼠认知功能下降，在海马结构中Toll样受体4（TLR_4）的表达升高，认为TLR4影响CSVD大鼠的认知功能，自发性高血压大鼠（SHR）中，IL-1beta和TNF-α水平升高海，马中TLR_4，GFAP和Iba1的表达增加，海马中TLR_4的高表达和胶质细胞反应可能是CSVD出现认知障碍的可能机制。

CSVD可呈现典型的磁共振成像（magnetic resonance imaging，MRI）影像学改变，包括近期皮质下小梗死（recent small subcortical infarcts，RSSI）、血管源性腔隙、脑白质高信号（white matter hyperintensity，WMH）、扩大的血管周围间隙（enlarged perivascular spaces，EPVS）、脑微出血（cerebral microbleeds，CMB）及脑萎缩（brain atrophy，BA），它们之间互相影响，均与认知功能障碍有关，下面将分别综述CSVD的典型影像学标志物与认知功能障碍的关系。

一、近期皮质下梗死（RSSI）

RSSI是最近提出的新的影像学检查标准，以代替之前的"腔隙性脑梗死"，目前认为是一种实用的概念。影像学上表现为近期位于穿动脉分布区的小梗死，即T_1WI低信号，T_2WI、DWI和FLAIR高信号，轴位切面显示急性期梗死直径<20mm，多为圆形或类圆形病灶，影像或临床症状提示病变发生于过去数周。RSSI约占急性脑梗死的25%，有研究结果表明，RSSI患者发生痴呆的风险较皮质小脑梗死高，提示小血管疾病起源的梗死与认知障碍关系更加密切，Jokinen H等研究表明，RSSI与认知功能障碍密切相关，主要以执行功能受损、神经运动速度减慢为主。

二、脑白质高信号（WMH）

WMH曾被认为是年龄相关的良性改变，60岁以上的老年人几乎都存在WMH，目前认为，与血管源性腔隙相比，WMH与认知障碍的严重程度更加相关，WMH在T_2加权序列和FLAIR序列表现为高信号，在弥散张量成像上可以通过白质显微结构完整性的损伤程度预测WMH的进展。WMH的病理机制尚未完全了解，目前认为WMH的危险因素主要为年龄、高血压、糖尿病、吸烟、大量饮酒等，这些可能降低白质微结构的完整性，引起WMH体积增加，No HJ等报道WMH与脑葡萄糖代谢下降有关。

WMH与认知功能障碍之间的研究涉及多个方面，Jokinen H等对560例CSVD患者进行了7年的日常行为能力评估，并通过磁共振成像分割工具来量化多种类型的与小血管疾病相关的脑部改变，认为WMH、腔隙、灰质和海马体积的综合量度可以用作与血管性认知障碍相关的影像学指标，Lampe L等研究发现前额室附近的额叶WMH主要影响执行功能，后角附近的顶颞WMH使记忆力下降，上层深部白质，包括皮质脊髓束受损WMH主要影响运动速度表现。WMH与大多数神经心理学指标有关，包括波士顿命名测试、动物命名、编码、数字排序、执行功能复合和胡珀视觉组织测试表现。WMH相关的认知功能障碍可能是破坏了皮质-皮质下神经环路，进而导致认知脑区的功能紊乱。Zeestraten等研究认为，DTI显示的弥漫性白质损害与认知功能障碍有关，并认为是白质破坏导致皮质-皮质下神经网络连接失去完整性从而引起认知障碍。损害白质纤维在额叶及颞叶皮质间的连接，以及额叶皮质和纹状体之间的连接，可能解释不同认知障碍的表现。

Freeze WM等认为，由脑白质高信号体积介导的血脑屏障肾透析增加与信息处理速度呈负相关，脑白质高信号与血-脑屏障渗透性增加和认知功能下降，患者信息处理速度下降有关，Dobrushina OR等报道，白质完整性与理解情绪的能力有关，而对于WMH导致认知障碍的可能机制，Chen HF等认为右下额枕和下纵筋膜的微结构破坏导致WMH相关的认知障碍。

三、脑微出血（CMB）

CMB是一种由于脑内微小血管（<200μm）病变所致的以微小出血为主要特点的脑实质亚临床损害，是脑内微小血管破裂或血液微量渗漏所致。微量出血后，血液裂解成分（含铁血黄素、脱氧血红蛋白和铁蛋白）在脑微小血管周围间隙沉积。磁共振梯度回波成像（gradient-echo magnetic resonance imaging, GRE）及磁敏感加权成像（susceptibility weighted imaging, SWI）技术是研究CMB的有力工具。CMB的发生机制亦不明确，近期有研究认为深髓静脉（DMVs）的破坏可能与广泛的微出血，尤其是非严格的大叶脑出血的发生有关。

CMB在血管性痴呆患者中阳性率高达84.9%，被认为与CSVD患者认知障碍有关，但CMB的类型、部位、数量与认知障碍的影响目前仍无定论，高血压及CAA是CMB最常见的危险因素，高血压患者的CMB主要位于深部（基底节、丘脑）和幕下（脑干、小脑），反映了高血压小动脉硬化，还会出现深部、皮质、皮质下的受累。CAA相关性CMB多见于脑叶、皮质、皮质下区域，严格局限脑叶分布的CMB提示CAA，van Norden AG等报道，CMB的存在和数量主要影响精神运动速度和注意力，尤其是额颞叶和大脑深部的CMB对精神运动速度和注意力的影响更大，而Chung CP等的研究发现严格的脑叶型CMB与认知功能下降、执行功能受损、记忆障碍有较高的相关性，而深部幕下CMB与运动速度相关，铁积累和淀粉样蛋白前体（APP）失调是CMB病情发展的病理学标志，细胞外铁代谢异常和APP代谢的潜在关联，提示CMB在血管性认知障碍中发病机制中的作用。

四、血管周围间隙（PVS）

血管周围间隙（PVS）又称V-R间隙，是脑内血管与软脑膜之间的间隙，间隙内充满脑脊液。PVS的影像学表现为包绕血管，沿着血管走行的间隙，在平行于血管走行时呈线样，垂直于血管走行时，呈现圆形或卵圆形，目前认为直径≤2mm的PVS属正常解剖结构，见于各个年龄组的健康人，EPVS是直径>2mm的PVS。在血管发育异常、动脉硬化、颅内血管炎、脑萎缩等情况下PVS会扩大，病

灶在T_1低信号、T_2高信号、FLAIR低信号，类似脑脊液。目前认为EPVS可能的机制是血管周围细胞碎片和其他废物，导致脑血管反应性受损、血-脑脊液屏障功能障碍、血管周围炎症，最终又导致废物清除受损，从而构成恶性循环。高尿酸水平可能CSVD患者EPVS的独立危险因素，可能与高尿酸血症会增加高血压和内皮功能障碍的风险有关。

针对EPVS和认知功能障碍的相关性目前尚无定论。Passiak BS等研究发现EPVS与多种信息处理和执行功能效率有关，EPVS使血管性痴呆的风险增加4倍多，Ding等基于临床的研究结果显示，≥3mm的EPVS与认知功能下降和血管性痴呆相关。而一项荟萃分析显示：血管周间隙与年龄、高血压、腔隙、微出血相关，而与WMH、卒中、认知障碍不相关。

五、血管源性腔隙

血管源性腔隙在MRI上表现为圆形或卵圆形位于皮质下充满液体的腔隙（信号类似脑脊液）。影像学特征为T_1WI低信号，T_2WI和FLAIR低信号，其直径为3~15mm，腔边缘高信号，多位于穿支动脉供血区，常与急性皮质下小梗死或出血部位伴行。

血管源性腔隙和WMH引起的认知功能障碍多见于存在2个以上脑干外的腔隙梗死，1~2个关键部位的腔隙梗死同时合并有广泛WMH。Benjamin P等在121名CSVD患者中研究对比了血管源性腔隙和EPVS对认知功能障碍的影响，入选者每年进行认知功能评估和多模式MRI，结果显示血管源性腔隙与认知功能相关，而EPVS与认知功能不相关。

六、脑萎缩

CSVD引起的脑萎缩是指脑体积减小，不包括脑梗死所致的局部体积减小。CSVD中出现的脑萎缩可能是由于CSVD继发性引起远端脑组织的神经退行性改变，CSVD引起的脑萎缩是CSVD患者出现认知功能障碍的预测因子，有研究提示皮质下缺血性损伤对认知功能的影响是由皮质灰质损伤介导的。

另外，CSVD中脑网络与认知障碍相关的研究也多有报道，脑网络通常定义为映射大脑结构和功能的大规模复杂网络，脑部网络特征具有解释认知功能障碍的优势，它可能成为CSVD的可靠替代生物标志物。Liu R等研究是否存在认知功能障碍的两组CSVD患者，发现在存在认知功能障碍的CSVD患者的额叶控制网络（FPCN）的网络内功能增强，而与默认模式网络（DMN）的负性连接降低，而FPCN和DMN的网络间连接与CSVD受试者的深白质高信号（DWMH）量呈负相关，这些发现表明，CSVD受试者的认知改变可能主要由与DWMH负担相关的

FPCN调控。而Chen HF等报道,随着认知能力的下降,在CSVD轻度认知障碍的患者中执行控制网络(ECN)、内部网络中断和默认模式网络(DMN)连接增加。

CSVD患者中皮质脑血流量异常下降可能与认知功能障碍相关,Sun Y等的研究表明,颞叶和额叶、海马、丘脑和岛状脑灌注不足与认知障碍的程度有关,血浆脂蛋白相关的磷脂酶A_2(Lp-PLA$_2$)和超氧化物歧化酶(SOD)是CSVD患者认知障碍的独立预测因子,Lp-PLA$_2$和SOD与认知障碍和WMH病变独立相关,可能对快速评估CSVD中的认知障碍有用。Lp-PLA$_2$/SOD是可修饰因子,可被视为预防CSVD认知障碍的治疗靶标,Staals J等提出一种CSVD评分来半定量地评估CSVD的负担,然而,在不同临床背景的人群中,CSVD评分与认知功能的关系尚未得到广泛研究。

七、总结与展望

CSVD被认为是血管性认知功能障碍的主要原因,我国即将进入人口老龄化社会,CSVD和认知功能障碍是近年来的研究热点,在未来对于国人的卫生健康也会非常重要,因此进一步明确CSVD的危险因素和发病机制、探讨CSVD诱发认知功能障碍的机制具有重要意义。

(李　新　田晓琳)

心血管代谢医学——正在诞生的学科

近些年,代谢综合征、肥胖和2型糖尿病在全世界暴发性流行,发病率和患病率一再飙升,甚至成为新的流行病。这些疾病直接或间接导致心脑血管疾病的高发。这一类疾病往往存在共同的病理基础,对用药也有特殊要求,而目前由于分科的原因,患者可能错过最佳的治疗方案或在多个学科医生之间辗转。这既不符合患者的利益,也不能达到《健康中国2030》的要求。因此,一个新的学科——心血管代谢医学,正在走入医学家的视野。

一、概述

随着全球人口结构老龄化时代的到来,与生活方式有关的疾病发病率越来越高。久坐、肥胖、高热量高脂饮食和巨大的工作压力造成现代人群高血压、高血脂、糖尿病、高尿酸血症和继之而来的心脑血管疾病高发。这些疾病涉及心内科、内分泌科、神经内科、营养与运动医学科,甚至影像科和外科领域,尤其是心脏内科和内分泌科。如果医师迅速进入其中一个领域可能难以应付复杂的疾病,降低疾病的治疗效率与效果,也造成患者的困惑和辗转。在医疗体制、医保及患者就医程序上不能与时俱进。因此,医学界的有识之士提出了"心血管代谢医学"这一新的内科亚学科。

医学管理者医学专家、教育家必须审视新的学科,一方面要培养,另一方面要规范,打铁要靠自身硬,必须加强队伍建设,故而接受"心血管代谢医学"专业培训的医师更广泛接受包括以内分泌科和心内科为核心的肥胖、糖尿病、高血压、脂代谢紊乱、代谢性骨病、甲状腺疾病、下丘脑垂体疾病、冠心病及其并发症、心律失常、心力衰竭和脑血管病变的知识与临床操作;预防医学和流行病学知识;特殊的临床研究领域,如心脏康复、双心病、心脏电生理甚至心脏移植的准备等。还要具备一定全科医师的诊疗和疾病处置能力。这不仅仅是基层医师、全科医师,也包括三甲医院医师,逐步成立门诊和病房。

值得注意的一点是,生活方式干预将成为"心血管代谢医学"受训医师一项重要的学习背景和工作技能。具体见图1。

二、心血管代谢医学进展和相关疾病

(一)性别与心血管代谢性疾病

心血管代谢病事实上是一个基于人口老化而发生的综合征,其发病率在男女两性之间是有差别的。随着年龄的增长,动脉壁的弹性蛋白减少,胶原含量增加,胶原纤维的交联增加;剪切应力和血压升高对动脉壁平滑肌细胞分化的机械传导增强了这种硬化过程。脉搏波速度(pulse wave velocity, PWV)是动脉老化的一个显著而恒定的标志,甚至独立于血压水平的变化,可有效用于计算

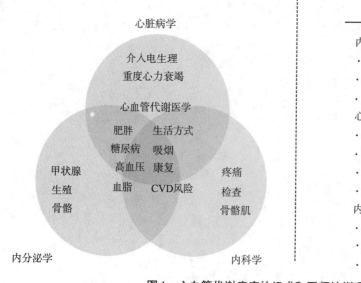

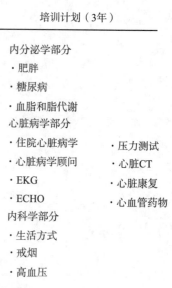

图1 心血管代谢疾病的组成和医师培训项目

左侧图例描述了心脏病学、内分泌学、内科学之间的重叠,右侧图例详述了一个为期3年的心血管代谢疾病医师培训项目

心血管事件和相关残疾的个人风险。代谢综合征和动脉研究（metabolic syndrome and artery research, MARE）联合会由欧洲、美国和亚洲研究人群队列的中心合作建立，其对18 490名无心血管疾病的参与者观察发现，以标准化脉搏波速度分布最低的10%定义的1723名人群中女性更占优势，也就是说女性发生动脉系统老化的概率更低。

以肥胖为主要发病基础的心血管代谢疾病，在肥胖的基础上并发原发性高血压、糖代谢异常和脂代谢异常，共同推动了心脑血管病变的发生。在世界范围内，自1975年以来，肥胖的发生率已提高了3倍。美国国家健康与营养调查（National Health and Nutrition Examination Survey, NHANES）对美国成年人口的调查发现，2013—2014年经年龄调整的肥胖患病率男性为35.0%，女性为40.4%。其中体质量指数超过30kg/m²的三级肥胖患病率男性为5.5%，女性为9.9%。在2005—2014年，女性总体肥胖和三级肥胖的患病率呈显著的线性增长趋势，男性则没有显著的增长趋势。

女性的肥胖发病率并不低于甚至较之男性有升高的趋势，那么女性心血管代谢疾病的发生率为何反而较低呢？主要原因可能是两性的体脂分布并不相同。女性的脂肪首先囤积于臀部，而男性的脂肪优先累积于腹部，成为"可怕的"内脏脂肪。在Jackson心脏研究中，两性的肥胖发生率都是55%，经过CT检查得到女性的皮下脂肪明显高于男性（2659cm³ vs.1730 cm³），同时男性的腹部脂肪则高于女性（873cm³ vs.793cm³）。此外，两性之间心血管代谢疾病发病率的差异还与血压和血糖等因素相关。已知雌激素缺乏或睾酮水平的升高都会诱发或加重胰岛素抵抗和致动脉粥样硬化性脂代谢紊乱。

女性肥胖与心血管代谢疾病发病之间的关系受到糖代谢的影响。Maastricht研究对40~75岁成年人口的调查显示，糖代谢异常对女性心血管疾病危险性标志物的影响更大，甚至在出现临床糖尿病之前这一影响就已存在，提示女性可能更能从早期启动的心血管风险管理中获益。

（二）年龄与心血管代谢性疾病

年龄与心血管代谢疾病的关系非常密切。随着年龄的增长，身体的各个器官都会出现"老龄化"表现。心脏的"老龄化"是由解剖组织学、细胞学、分子生物学和功能学上的改变引起的。其中，代谢性因素包括糖代谢异常、脂代谢异常和嘌呤代谢异常等，会导致原发性高血压和心脏在上述各个层面的变化。所以，老年人是心血管代谢医学的重要对象人群。

老龄与心血管代谢病的关系较易理解。包括高糖高脂饮食和多坐少动的现代生活方式影响下的成年人，心血管代谢疾病的发病率也在逐年攀升，使这一疾病的发生有年轻化的趋势。令人惊异的是，与成人的情况类似，儿童肥胖、原发性高血压、高脂血症和代谢综合征的发病率也在不断攀升。

我国针对大庆市4所公立小学6岁入学新生的队列研究，从1 998 424名儿童中招募605名，其中424名（211名男生和213名女生）参与了5岁和10岁的两次随访。发现5岁儿童的体重水平与空腹血浆胰岛素水平明显相关；5~10岁身高与体重升高越多，10岁时血压、空腹胰岛素、HOMA胰岛素抵抗指数和甘油三酯水平升高值也越大。5~10岁肥胖程度的加重或10岁时肥胖程度最高的儿童，其代谢综合征相关的代谢指标和胰岛素抵抗程度越高，提示儿童肥胖与代谢综合征的发生相关。而且，10岁时肥胖的发生与久坐的不良生活方式相关。

从新西兰3个主要城市招募8~10岁学龄儿童，观察以体质量指数为代表的肥胖程度指标和20m折返跑测试获得的心肺适能指标（cardio respiratory fitness, CRF）。结果显示血压水平与心肺适能明显相关；体重指标与血管健康和糖类代谢相关。至于心血管代谢性疾病风险因素评分，则出现了体重与心肺适能的交互作用。高心肺适能指标可以降低超重和肥胖儿童的心血管代谢疾病风险，在正常体重儿童中则未发现类似影响。相应地，在心肺适能指标偏低的儿童中，肥胖可以明显提高心血管代谢性疾病风险，在高心肺适能指标儿童中没有类似发现。这一研究说明，青春期前儿童心肺适能指标和体质量指数可能分别对心血管代谢疾病的不同风险因子负责，而提高心肺适能可以降低肥胖儿童的心血管代谢性疾病风险。

（三）心血管代谢相关疾病

心血管代谢疾病包括但不仅限于超重和肥胖、糖代谢疾病（2型糖尿病和糖调节受损）、脂代谢病（高胆固醇血症和高甘油三酯血症）、原发性高血压和由这些疾病风险性集簇引起的心脑血管病。还可能包括甲状腺疾病、骨质疏松和骨软化、妊娠相关疾病、神经和肌肉病变甚至皮肤病。

与免疫激活增强和全身炎症相关的疾病，包括银屑病、类风湿关节炎、系统性红斑狼疮和人类免疫缺陷病毒感染，即使在调整了传统风险因素之后，心脏不良事件的风险仍高达未罹患疾病人群2~7倍。银屑病的严重程度与心血管危险因素以外的血管炎症有关；银屑病增加了中性粒细胞活化和中性粒细胞标志物，S100A8/A9与皮肤病和血管炎症的严重程度均呈明显相关。在过去的10年里，银屑病已经被作为一种人体模型来研究炎症引起的心脏代谢功能障碍，并更好地理解炎症引起的残余风险。银屑病心血管疾病的高患病率和早期发病增加了随着时间的推移发现血管疾病进展新途径的可能性。美国食品药品监督管理局批准的银屑病治疗包括细胞因子抑制剂（抗肿瘤坏死因子、抗白细胞介素-17、抗白细胞介素-12/23），在治疗皮肤病的同时，提供了一个独特的机会来描述炎症途径是如何影响动脉粥样硬化的。

三、心血管代谢疾病相关机制和危险因素评估

（一）心血管代谢疾病的发病机制

心血管代谢疾病包括的病种范围广泛，涉及的因素非常复杂，如何评估心血管代谢疾病的风险已经成为一项医学界争议的新焦点。

目前，关于心血管代谢疾病的分子机制尚无法明确，科学家开展了大量的研究。Sirtuin活性和（或）表达受损被认为是心血管代谢疾病致病的原因之一，已经证明在小鼠中增加sirtuin活性和（或）表达可以缓解心血管代谢疾病。

亚临床皮质醇增多症和下丘脑-垂体-肾上腺轴功能障碍与2型糖尿病、心血管疾病和代谢功能障碍有关。FKBP5的内含子甲基化被认为是慢性皮质醇暴露的潜在指标。对43名2型糖尿病患者的研究显示，FKBP5甲基化是2型糖尿病患者心血管代谢风险升高的一个标志。

心外膜脂肪组织是环绕心脏的内脏脂肪组织的一部分，是一种可量化、可改变和多元分化的组织，具有局部和全身效应。心外膜脂肪组织增大时，提示代谢综合征的发生和心血管代谢疾病风险升高。荟萃分析，通过5种不同的冠心病定义计算了心外膜脂肪组织每10cm³变化的风险度，证实心外膜脂肪组织体积与冠状动脉狭窄、心肌缺血和心血管不良事件的发生率独立相关。

同时，越来越多的证据表明肠道菌群作为重要的串联因素调节了环境及宿主自身变化对代谢性疾病发生发展的影响，最直接的证据就是在肥胖者中菌群组成随患者的体重变化而变化；同时宿主自身基因也参与调控肠道菌群的组成并影响其功能。实验证明，与移植了瘦鼠肠道菌群的无菌小鼠相比，在移植肥胖小鼠的菌群后这些小鼠的体重明显上升；移植瘦鼠肠道菌群的小鼠给予高脂饮食后，体重上升程度小于普通小鼠。导致这一差异的机制为非胰岛素依赖型腺苷酸活化激酶途径（AMPK）的激活，继而提高葡萄糖氧化。冠状动脉粥样硬化是一种慢性进展的低水平炎症疾病，其发病与肠道菌群失调相关的报道也不断涌现。非酒精性脂肪肝、糖尿病和原发性高血压也与肠道菌群功能紊乱存在密切联系。由此可见，肠道菌群状况与心血管代谢疾病的发生存在着重要关联。

（二）心血管代谢疾病的危险因素评估

评估心血管疾病风险的公式和方法较多，最经典的是弗明翰心脏风险指数（framingham risk score, FRS）、心脏代谢风险指数（cardiometabolic risk factors, CMRF），目前已用于多项研究。临床试验表明，体质量指数超过45kg/m²人群中，不同指数得到的心血管风险均明显升高，二者之间并无明显差别。即使对于类风湿关节炎等免疫炎症性疾病患者，普通的心血管代谢疾病风险系统评分仍然适用，而不是QRISK₂、EULAR乘数或ERS-RA算法等特殊公式。

四、心血管代谢医学的中国现状和对策

（一）心血管代谢疾病的中国现状

非传染性疾病，特别是心血管疾病、卒中和糖尿病等心血管代谢疾病的发病率增加，其主要危险因素在不同地区并不一致。近几十年来，高收入国家及中等收入国家的心血管疾病死亡率有所下降，而在低收入国家则有所上升。造成这一增长的因素多种多样，除以上因素外，还受到环境、社会、政治和商业健康决定因素的影响。

事实上，"心血管代谢疾病"既是同源性疾病整合的概念，也是一个关于疾病综合诊治和专业医师培训的概念，目的是为了达到治疗的最佳效果，培养更有利于疾病控制的专业人才。与之相对应的疾病概念早已存在。代谢综合征（metabolic syndrome, MS）同样是心血管疾病的多种危险因素在个体集结的状态，主要包括肥胖、2型糖尿病或糖调节异常，以及高甘油三酯血症及低高密度脂蛋白胆固醇血症为特点的血脂紊乱和高血压。

目前虽然尚无心血管代谢疾病的流行病学数据，但是全球和中国代谢综合征的相关数据早已有之。目前，全球有近10亿人患有代谢综合征，预计到2025年该数字会增至20亿人。2009年流行病学研究显示，美国成人代谢综合征的患病率为23.7%。我国11省市代谢综合征的流行病学调查使用美国NCEP-ATPⅢ 2006年修订标准，35～64岁人群年龄标化患病率为18.7%，其中男性16.0%，女性22.5%。中华医学会糖尿病学分会（CDS）2007—2008年组织的一项大规模抽样调查结果显示，中国大、中城市和乡镇20岁以上人群代谢综合征患病率为14%。

2020年我国已经进入了人口老龄化，我国人群在饮食习惯、生活方式特别是在一些区域存在不足，吸烟率居高不下，食盐量超标1倍，参加体育锻炼比例仍低，自我防范意识不强，医学知识保健知道仍然匮乏。

《中国慢性病防治工作规划（2012—2015年）》为我国"十二五"期间慢性病防治工作指明了方向。我国人群常见的慢性病主要有心脑血管疾病、高血压、糖尿病等，严重影响着人民群众的生活质量，而代谢综合征是其集中性代表。国家卫健委最新发布的消息显示现阶段我国已经确诊的慢性病患者超过了2.6亿人次，另外，因慢性病导致的死亡患者占总死亡人数的85%，在疾病负担中所占比重达70%，数据显示在2008年全球死于慢性病的患者高达5700万人次，占总死亡人数的63%，预测在2030年此比例有可

能高达75%。"健康中国2020"战略研究报告提出，把慢性病的预防控制列入基本国策，把慢性病防治重点从"疾病治疗"转移到"危险因素控制"，实施综合治理，共同应对卫生挑战，实现"健康中国，多方共建，全民共享"。

（二）心血管代谢疾病的防治对策

无论是心血管代谢疾病，还是代谢综合征，这些概念的形成都是临床医师的有力武器。笔者的团队长期专注于这一领域的基础科研和临床实践，形成了对这一疾病的深刻认识，并建立了初步的治疗体系。

首先，肥胖和超重是所有心血管代谢疾病的始动因素。在肥胖和超重的基础上，会发生原发性高血压、糖调节异常、高尿酸血症和脂代谢紊乱等。随之而来的是全身各器官的严重病变，包括心血管系统疾病、2型糖尿病、缺血和（或）出血性脑血管疾病、痛风、非酒精性脂肪肝、阻塞性睡眠呼吸暂停低通气综合征甚至慢性肺部疾病。上述疾病不断进展，会出现难治性心律失常、心力衰竭、糖尿病视网膜病变导致视力下降乃至失明、高血糖和高血压共同作用下引起肾衰竭、肢体瘫痪和行动不利、下肢血管和神经病变引起坏疽、肝硬化和肝衰竭、骨质疏松和骨折，同时肿瘤风险也明显提高。临床上就需要更复杂更昂贵的治疗措施，如冠状动脉支架置入和旁路移植术、开颅手术、激光治疗和眼科手术、多药物内科治疗和心肝肾移植与肿瘤切

除手术。给个人和公共卫生资源带来极大的负担和巨大的挑战。本团队总结出了心血管代谢疾病和代谢综合征的发病与治疗可能涉及的疾病与相关干预措施，具体见图2。

由图2可见，控制疾病发展，做好各级各类疾病的一、二、三级预防，避免疾病向下一级进展是预防和治疗心血管代谢疾病的关键。"DiRECT"团队的研究显示，在体重减轻维持于10kg以上的45名2型糖尿病患者中有29人（64%）糖尿病获得了持续缓解。生活方式干预是贯穿始终的最经济、最有效的手段。生活方式干预包括饮食、运动、患者教育和自我监测。饮食是人们每天都要面对的问题，只有做好相关宣传，使患者认识到吃好、吃对每餐饭的重要性，才能从根本上获得改善。运动是"天然的胰岛素"，是改善胰岛素抵抗、逆转疾病进程的关键。在此基础上，还要用好药、用对药，如双胍类和他汀类药物。

健康是人全面发展和生活幸福的基石，也是国家繁荣昌盛和社会文明进步的重要标志。健康2030，需要社会、医务工作者和患者的共同关注，如何落实"三减三健"：如何综合管理和防控慢病，如何加强身体锻炼，如何合理膳食和合理用药，都是值得医务工作者思考的问题。需要人们转变思想转变观念，合理检查身体。我们相信在政府主导下，共铸诚成，一定能够把我国的慢病防控工作达到新的高峰，改变目前心血管代谢疾病发病人数暴发性增长的局面。

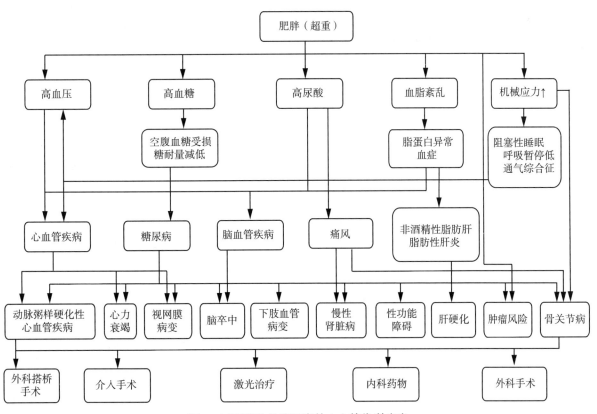

图2　以肥胖为始动因素的心血管代谢疾病

（田凤石　罗芝宽　雒瑢）

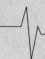

钠-葡萄糖协同转运体抑制剂的心血管保护作用

2型糖尿病（T2DM）是一种与高心血管风险相关的慢性代谢性疾病。临床实践中，有多种降糖药物可供选择。若降糖药物既降糖又具备一定的心血管保护作用无疑是最好的选择。钠-葡萄糖共转运蛋白2抑制剂（SGLT2i）是最新的一类抗糖尿病药物，抑制葡萄糖从肾脏近端小管吸收，促进血糖从肾小管排出达到降低血糖的目的。更重要的是，SGLT2i表现出令人印象深刻的心血管保护作用。

一、肾脏与葡萄糖代谢

正常生理情况下，肾脏每天经过肾小球滤过有160～180g的葡萄糖。在经过肾小管时，滤过的葡萄糖几乎全部被重吸收。一般情况下，当血糖浓度达到180g（肾糖阈）时，多余的葡萄糖会从尿液中排出。血糖浓度超过肾糖阈越多，从尿中排出的葡萄糖就越多。在肾小管内的葡萄糖主要通过钠-葡萄糖协同转运蛋白（SGLT）重吸收回到血液循环中。人类SGLT家族包括SGLT1～SGLT6，在体内广泛分布。其中，SGLT2是该家族中的重要一员，主要分布在近端肾小管S1段的管腔侧细胞膜上，负责肾小管中90%葡萄糖的重吸收。另外，10%的葡萄糖通过分布在近端肾小管的S_2/S_3段的SGLT$_1$通道重吸收。出于对肾脏过量葡萄糖排出的适应，T2DM患者肾糖阈较非糖尿病患者高，导致重吸收葡萄糖量增加，研究表明主要是该类糖尿病患者肾小管上皮细胞中SGLT2的表达增加所致。

二、SGLT2i心血管（cardiovascular, CV）获益研究

近年来，人们逐渐认识到肾脏葡萄糖重吸收在血糖调节中的作用并研发出SGLT2i。新型降糖药物SGLT2i可通过抑制钠-葡萄糖协同转运蛋白2，抑制肾脏对葡萄糖的重吸收，使过量的葡萄糖从尿液中排出，从而降低血糖。坎格列净、达格列净、恩格列净及埃格列净等均属于该类药物。SGLT2i使糖化血红蛋白降低0.5%～1.0%，对体重、血脂、动脉僵硬和内皮功能有良好的改善作用。更重要的是，SGLT2i已经表现出良好的心脏保护作用。

恩格列净心血管研究（EMPA-REG OUTCOME）表明，患者的主要复合终点与安慰剂治疗组相比，恩格列净组患者的心血管死亡、心肌梗死及卒中的复合终点明显降低。具体分析显示，恩格列净降低复合终点风险的作用可能主要源于其能显著降低心血管死亡风险（HR 0.62，95%

CI 0.49～0.77）。此外，研究还发现，恩格列净还可显著降低全因死亡及心力衰竭住院风险。坎格列净心血管评估（CANVAS）研究结果显示，与安慰剂相比，坎格列净除降低收缩压外，还可降低糖尿病患者的心血管死亡、非致死性心肌梗死及非致死性卒中的复合终点风险（HR 0.86，95% CI 0.75～0.99，P=0.02）。但分组研究显示，与安慰剂相比，坎格列净并未降低心血管死亡或心力衰竭住院率。Declare-TIMI58研究结果表明达格列净治疗可降低心血管死亡或心衰住院率，而对主要心血管不良事件（major adverse cardiovascular events, MACE）则无影响。最新DAPA-HF研究结果表明，无论是否伴有T2DM，在标准治疗基础上，达格列净可减少射血分数降低的心力衰竭患者心血管死亡或心力衰竭恶化风险。正在进行的试验（Vertis-CV），旨在评估埃格列净对MACE事件及心血管死亡率和肾功能远期影响结果值得期待。

最近发表的EMPA-REG、CANVAS和DECLARE-TIMI58试验的meta分析显示SGLT2i显著减少了的MACE事件（心肌梗死、卒中或心血管死亡）。这种作用仅限于动脉粥样硬化性心血管疾病患者中，而在没有心血管疾病的受试者中没有观察到这种效应。另一方面，SGLT2i将心力衰竭的心血管死亡或住院风险降低23%，在没有心血管和心力衰竭（heart failure, HF）病史的患者中也有类似的益处。最近的一项meta分析包括2DM和肾小球滤过率（glomerular filtration rate, EGFR）<60ml/（min·1.73m^2）的患者，结果表明SGLT2i可显著降低心血管死亡、非致死性MI或非致死性卒中和HF的风险，对全因死亡率没有明显影响。真实研究中，Birkeland等对丹麦、挪威和瑞典的数据进行了观察分析。与其他降糖药物相比，SGLT2i的使用与CV死亡率、主要不良CV事件和HF住院的风险显著降低有关。SGLT2i与其他降糖药物治疗相比非致命性心肌梗死（myocardial infarction, MI）或非致命性脑卒中之间没有显著性差异。另一项现实世界的研究包括309 056名新开始使用SGLT2i或其他降糖药物的患者，其中共有13%的人在基线患有心血管疾病。使用SGLT2i治疗后，心力衰竭住院率及全引死亡率显著降低。

三、SGLT2i心血管作用病理生理机制

临床研究表明，SGLT2i对心血管有明显的保护作用，其心脏保护作用的主要机制可能归因于心肌细胞代谢

的改善、心室负荷降低、心肌细胞中Na^+/H^+交换的抑制、交感活性降低、细胞因子的产生、抗动脉粥样硬化作用以及减少心肌细胞坏死和降低心脏纤维化。

（一）SGLT2i与代谢改变

线粒体氧化代谢是心肌能量产生的大部分（95%），这一过程的正常燃料是在游离脂肪酸（free fatty acid, FFA）（70%）、葡萄糖（20%）和较小程度的乳酸、氨基酸和酮体之间保持平衡的。健康心脏能量的原料能够迅速从一个来源切换到另一个来源。这取决于底物的可用性、工作量、激素环境和组织灌注水平。在糖尿病患者的心脏，这种代谢灵活性受到损害，心肌作为能量燃料变得更加依赖于FFA氧化。恩格列净和坎格列净的研究表明，与安慰剂相比，使用这些SGLT2i治疗可增加酮体的血清浓度。通过尿葡萄糖持续排泄的热量损失可能导致类似于禁食状态的代偿性代谢反应，一方面导致来自B细胞的内源性胰岛素分泌减少以及外源性胰岛素的剂量减少；另一方面，SGLT2受体对A细胞的抑制似乎通过降低细胞内葡萄糖水平来增强胰高血糖素的产生。净结果是胰高血糖素与胰岛素比值的增加，促进脂解和酮化。除了产量增加外，SGLT2i似乎通过减少肾小球滤过，同时刺激肾小管再吸收，使酮体从肾脏排出明显减少。因此，SGLT2抑制作用为糖尿病心肌中提供了一种替代燃料，即β-羟基丁酸，它与FFA和葡萄糖在心肌线粒体代谢氧化中产生竞争。该底物的心脏保护作用有几个方面：它通过产生较少的活性氧（reactive oxygen species, ROS）来维持线粒体的完整性，稳定细胞膜电位，提供抗心律失常的作用，并且它可以通过抑制组蛋白去乙酰化酶来阻止促肥大转录途径。推测SGLT2i促进支链氨基酸（branched chain amino acids, BCAA）降解，这为糖尿病心肌提供了替代燃料来源。此外，使用小鼠和人心室心肌细胞的体外研究表明，恩格列净增加葡萄糖转运蛋白1的表达并增强葡萄糖摄取。虽然上述发现是令人兴奋的，但应进一步研究，以阐明SGLT2i对心脏代谢和生物能量学的有益影响。

（二）SGLT2i和心室负荷

有学者提出，SGLT2i发挥其有益作用的主要机制之一是改善心室负荷，首先主要由于利尿和利钠作用，SGLT2i的渗透性利尿作用是指其促进葡萄糖从尿中排泄的同时，增加肾小管腔液的渗透压，限制肾小管对原尿的重吸收而增加尿量。利钠反应也是一种刺激小管-肾小球反馈，从而导致传入的小动脉血管收缩，从而降低肾小球滤过净水压。SGLT2i的渗透性利尿及利钠作用改善了血流动力学，减少血管内容量负荷的同时降低血压，分别减轻心脏的前负荷及后负荷。SGLT2i还可以通过降低血压和改变血管功能来降低后负荷。在最近的一项研究中，恩格列净降低2型糖尿病患者的24h收缩压和舒张压和中心静脉压。有研究表明，SGLT2i可改善内皮功能和主动脉僵硬指数，并可能通过激活电压门控钾通道和蛋白激酶G而诱导血管扩张。

（三）SGLT2i与钠氢交换器

提出的另一个心脏保护机制是SGLT2抑制钠氢交换器（Na^+/H^+ exchange, NHE）3的作用，这是一种与SGLT2共定位的蛋白质，并在近端小管碳酸氢钠再摄取中发挥作用。在心力衰竭的动物模型中，NHE3活性已被证明是上调的，这种增加的活性被认为可能增加对利尿的抵抗，并抑制利尿剂治疗和内源性利钠肽对减少血浆体积的影响。通过破坏NHE3的活性，SGLT2i可能有助于增强肾脏的利尿和利钠作用。此外，人们认为SGLT2i可能作用于独立于SGLT2蛋白的心肌NHE，而SGLT2蛋白在心脏组织中没有表达。在心力衰竭模型中，NHE在心脏中的表达增加，增加细胞内钠及钙浓度，导致心脏毒性。在实验模型中抑制NHE已被证明能减轻心肌损伤、心肌肥厚和纤维化。一项关于啮齿动物模型的研究表明，恩格列净抑制NHE，从而导致细胞内钠及钙浓度降低和心肌细胞内线粒体钙浓度的增加，从而改善心脏线粒体功能和能量。Uthman等进一步表明，通过与NHE-1钠结合位点的结合，不仅在恩格列净中，而且在坎格列净和达格列净中也有降低细胞内钠负荷的作用。

（四）SGLT2i和交感神经活性

交感神经过度活动增加动脉僵硬度，引起内皮功能障碍，改变肾钠和水的稳态以促进液体潴留和水肿。肾脏是高血压和心力衰竭患者交感神经过度活动的中心。心率是反映交感神经活性的指标之一，较高的心率与死亡和心血管并发症的风险增加有关。有研究表明，当一种SGLT2i被注射到2DM患者，SGLT2i能够降低静息心率。我们假设SGLT2参与交感神经系统的激活，抑制SGLT2可能通过减少肾传入神经活动和抑制中枢反射机制而具有心血管保护作用，与这一假说一致的是，SGLT2i已被证明能改善代谢综合征大鼠交感神经活动的昼夜节律，并减少高脂饮食引起的小鼠肾脏和心脏酪氨酸羟化酶和肾上腺素的升高。

（五）SGLT2i和心肌纤维化

心脏纤维化是心力衰竭发展的共同最终途径。最近，SGLT2i被认为可以降低脂肪因子瘦素的水平，这可能在钠调节以及心脏炎症和纤维化中具有病理生理学作用。Lee等的研究结果表明，达格列净在心肌梗死后大鼠模型中具有显著的抗纤维化作用，通过刺激M_2巨噬细胞和抑制肌成纤维细胞分化来减少胶原的合成。此外，Kang等研究表明恩格列净抑制前纤维标志物，如I型胶原、α平滑肌肌动蛋白、结缔组织生长因子和基质金属蛋白酶2，并抑制TFG-β₁诱导的成纤维细胞活化。在2型糖尿病小鼠模型中，达格列净已被证明能减少NOD样受体3（Nlp3）炎症小体的激活（可能是糖尿病心肌病发展的一个促进因素），并减轻糖尿病心肌纤维化和重塑。在另一研究中发现用恩格列净治疗可显著改善心肌间质纤维化、冠状动脉周围动脉纤维化和心脏巨噬细胞浸润，降低主动脉超氧化物水平，改善内皮功能。关于SGLT2i对人心肌纤维化的影响的研究有限，需要进一步证明。

（六）SGLT2i和抗动脉粥样硬化作用

长期使用SLGT2i是否对动脉粥样硬化有影响目前尚不清楚。理论上，SGLT2i研究中显示的许多多形性效应，包括减少内脏脂肪、减少炎症和改善内皮功能，表明这些药物对动脉粥样硬化的进展应该有有益的影响。在小鼠模型中，SGLT2i主要通过调节炎症相关介质如肿瘤坏死因子（tumor necrosis factor, TNF）TNF-α及白介素（Interleukin IL）相关因子IL-1β和IL-6的表达以及减少炎症细胞浸润来减轻动脉粥样硬化的进展。另一项研究表明，达格列净和恩格列净可抑制巨噬细胞清道夫受体CD36和Lox-1基因的表达，这些基因参与低密度脂蛋白（low density lipoprotein, LDL）氧化、泡沫细胞的形成，以及动脉粥样硬化易感小鼠的动脉粥样硬化形成。因此，从动物模型中的研究中获得的几条证据表明SGLT2i可以帮助预防或降低动脉粥样硬化。然而，尽管EMPA-REG或CANVAS试验与安慰剂相比，SGLT2i组的复合心血管终点显著降低，但这两项试验都没有显示SGLT2i与ASCVD最相关的影响，即心肌梗死和卒中。一个潜在的解释是，EMPA-REG和CANVAS的随访时间太短，无法解释动脉粥样硬化的影响。其中一项研究，即Protect试验，目前正在进行中，并将在2年内评估SGLT2i对颈动脉内膜–中膜厚度的影响。

尽管SGLT2i彻底改变了T2DM的治疗，但许多问题仍未得到解答。第一，能够解释SGLT2i的CV和肾脏益处的确切病理生理机制尚未完全阐明。第二，目前仍不清楚这些影响是否可以推广到一般糖尿病人群，还是仅限于患有心脏或肾脏疾病的特定群体。第三，在已经完成了几个第三阶段和第四阶段RCT的SGLT2i中，所有这些都有减少HF住院和肾保护作用的共同点。然而，在CV死亡、全因死亡以及不良影响方面，它们之间存在一定的差异。第四，我们看到了SGLT2i降糖和心脏保护作用，但是其不良反应也要引起我们足够的重视。尿路和生殖道感染及痛风性酮症酸中毒（diabetic ketoacidosis, DKA）是SGLT2i最常见的不良反应。其他可能的不良反应包括下肢截肢（lower limb amputation, LLA）、女性乳腺癌、男性膀胱癌、直立性低血压和急性肾损伤（acute kidney injury, AKI），这需要我们进一步研究。

（马长辉　尹　力）

利拉鲁肽对2型糖尿病患者心血管事件链的影响

心血管疾病目前已经成为全球人类死亡的首要原因。大多数心血管疾病都是从高血压、高血脂和高血糖开始，进而引发血管内皮损伤，逐渐发展为动脉粥样硬化，导致冠心病、心肌梗死、心律失常和心力衰竭，这个环环相扣，一连串发生的病理过程，称为"心血管事件链"。因此对于心血管疾病的预防，应该从心血管事件链的起始阶段开始。然而2型糖尿病（T2DM）患者常伴随超重或肥胖、高血压和高血脂等代谢异常状态，与心血管风险的增加密不可分。目前大多数控制糖尿病药物以降糖为主要机制，难以兼顾多种代谢异常状态并且降低心血管风险。胰高血糖素样肽1（GLP-1）受体激动剂利拉鲁肽有一定特点，本文对利拉鲁肽在降低血糖的同时，对心血管系统带来的保护作用进行阐述，并结合心血管事件链的发展过程，分析利拉鲁肽对2型糖尿病（T2DM）患者心血管事件链中多个环节的改善作用。

一、利拉鲁肽对T2DM患者具有明确的心血管获益效应

（一）GLP-1在降糖机制中发挥多重生理作用

1920年起，糖尿病治疗药物的研发从未停止脚步，在20世纪60年代，Elrick等发现口服葡萄糖对胰岛素分泌的促进作用明显高于静脉注射，称这种额外效应为"肠促胰素效应"。1986—1987年，Drueker和Orskov等分别在对哺乳动物胰高血糖素原基因的克隆和序列测定过程中发现了可以刺激胰岛素释放的肠促胰素——GLP-1。随后的研究中发现GLP-1的促胰岛素分泌作用强且具有多种生物活性，但易被二肽基肽酶4（DPP-4）水解，使GLP-1的半衰期不足2min。为了延长GLP-1的作用时间，研究人员将多种改造策略加入到GLP-1设计中，因此，2005年第一个GLP-1受体激动剂诞生。它通过模拟天然GLP-1激活GLP-1受体而发挥作用，且不易被DPP-4快速降解，延长了半衰期，增加了活性GLP-1在体内的浓度，成为新型降糖药物中的一颗璀璨的明星。

众所周知，糖尿病发病机制复杂，而传统降糖药物的靶点较为单一。目前，已有动物实验和人体研究证实GLP-1及受体体内分布广泛，在脑、心脏、胰腺、骨骼肌、血管、肾脏、胃肠道、肝脏及脂肪细胞中均有作用，因此GLP-1可作用于多个靶点，在机体中发挥多重生理作用。①作用于胰腺：促进葡萄糖依赖的胰岛素分泌，增加胰岛B细胞复制再生，减少B细胞凋亡；抑制胰高糖素分泌，促进胰岛素生物合成。②作用于心血管：增强心肌收缩力和心率，降低心肌对葡萄糖的摄取，具有心肌保护特点。③作用于中枢：增加饱腹感，减少摄食，提高记忆力。④作用于肝脏：抑制肝糖输出，储存糖原。⑤作用于胃肠道：延迟胃排空。⑥作用于肾脏：增加尿钠排泄。⑦作用于脂肪组织和骨骼肌：增加葡萄糖的摄取和贮存及脂肪分解。

（二）利拉鲁肽的LEADER研究

利拉鲁肽于1996年开始研发，2009年最早于丹麦上市，从结构上看利拉鲁肽为人GLP-1链的34位赖氨酸（Lys）被精氨酸（Arg）取代，在26位的Lys（赖氨酸）上接入C-16脂肪酸侧链，GLP-1经脂肪链修饰后，可和血清白蛋白结合，半衰期延长到了11～13h。另外，由于其和人GLP-1有97%的同源性，降低了免疫原性，还充分保留了GLP-1的生物活性，所以利拉鲁肽是第一个也是目前唯一一个人GLP-1（胰高素样肽-1）类似物。

同时，有大量临床研究数据支撑利拉鲁肽在糖尿病血糖管理中的应用，如LEAD系列、LIRA系列和LEADER研究等。目前已经完成的大部分临床研究，证实了利拉鲁肽可单药应用，也可联合双胍、噻唑烷二酮和磺脲类药物，或胰岛素管理糖尿病患者血糖。值得一提的是，LEADER研究证实了利拉鲁肽具有明确的心血管获益效应。目前，尚有研究还在进行中，如LIRA-PRIME、LIRA-1.8mg、ellipse™研究、LEAD系列，LIRA系列等。

LEADER研究是一项多中心、随机双盲、安慰剂对照的长期随访3B期临床研究，9340例随机化受试者分布在32个国家。旨在伴CVD高风险的成年T2DM患者中，评估标准治疗联合利拉鲁肽或安慰剂治疗心血管事件发生情况，非劣效假设。

主要入选标准：成年2型糖尿病患者，糖化血红蛋白（HbA1c）≥7.0%，未使用过降糖药，使用1种或更多的口服降糖药物，使用基础或者预混胰岛素（单独或者联合口服降糖药），心血管并发症高风险患者。经2周安慰剂导入期，共入选9340例患者，随机1:1分为两组，治疗组为标准治疗＋利拉鲁肽0.6～1.8mg/d，对照组为标准治疗＋安慰剂。标准治疗包括了心血管疾病二级预防的内容，大部分患者接受了心血管二级预防药物治疗，其中有降压治疗、利

尿剂、他汀治疗、血小板聚集抑制剂等。随访3.5～5年。

主要终点：从随机分组到首次发生主要心血管不良事件（MACE），包括心血管死亡、非致死性心肌梗死和非致死性卒中的时间。

研究结果表明，在此基础上加用利拉鲁肽可显著降低主要心血管不良事件（MACE）发生风险达13%。

（三）研究结果推动各大指南更新

自2016年LEADER结果公布后，国外指南均进行了更新。其中2018年美国糖尿病学会（ADA）指南明确提出：对于伴动脉粥样硬化心血管病（ASCVD）的2型糖尿病患者应该以生活方式管理和二甲双胍起始治疗，在考虑药物特异性和患者因素后，加入利拉鲁肽可以降低主要心血管事件和（或）心血管死亡率。

2019年，ADA指南则更关注2型糖尿病心血管疾病风险，起始联合治疗时，需要首先判断患者是否合并ASCVD，如合并则添加具有明确CVD获益的降糖药物，包括GLP-1RA和SGLT-2i）。

2020年，ADA指南则建议无论T2DM患者HbA1c是否达标，若以ASCVD为主时优先选择已证实有CVD获益的GLP-1受体激动剂（GLP-1 RA）治疗，其中利拉鲁肽在GLP-1 RA类药物中的证据等级最高。

除糖尿病指南的推荐，在心血管领域的指南也有提及。由2019欧洲心脏病年会/欧洲糖尿病年会（ESC/EASD）颁布的《糖尿病、糖尿病前期与心血管病指南》提高了GLP-1RA的推荐级别，对于T2DM伴CVD患者，或高危/极高危心血管风险的患者中推荐使用利拉鲁肽，以减少心血管事件；对于T2DM伴CVD患者或高危/极高危心血管风险的患者推荐使用利拉鲁肽降低死亡风险。推荐级别均为I类。

2019年，由美国心脏病学会（ACC）和美国心脏协会（AHA）联合发布的指南推荐，GLP-1RA用于T2DM患者心血管疾病一级预防，GLP-1RA可显著降低合并ASCVD高风险的T2DM患者发生疾病的风险。

二、利拉鲁肽对T2DM患者心血管事件链不同阶段的改善作用

（一）心血管事件链

心血管事件链是指从高血压、血脂异常、糖尿病、吸烟及肥胖等危险因素阶段开始，逐渐发生动脉粥样硬化以及左心室肥厚，再出现冠状动脉狭窄，患者发生心绞痛甚至心肌梗死，引发心室重构，产生心律失常和心力衰竭，甚至猝死，最终进展到终末期心脏病，形成一个链条，称之为心血管事件链（图1）。

现已知神经内分泌激活在此链条全程均发生影响，故目前肾素血管紧张素醛固酮系统（RAAS）抑制剂和β受体阻滞剂可在此过程中几乎全程都获益。然而，利拉鲁肽可直接或间接作用于心血管疾病形成的全过程：多因素（高血糖、高血压、肥胖和高脂血症等）导致血管内皮受损是心血管疾病发生的初始环节，所以利拉鲁肽可以显著降糖减重，从根源上减少内皮受损诱因，间接延缓心血管疾病的形成；利拉鲁肽还可以直接改善内皮功能，抑制氧化应激及炎症，抑制平滑肌细胞增殖，增强细胞自噬，降低凝血因子，稳定动脉粥样硬化斑块，阻碍斑块破裂，达到抗动脉粥样硬化，减少血栓形成，防止心肌受损和抗心肌纤维化作用，进而直接提供心肌保护功能。

（二）利拉鲁肽降低CVD高风险患者的心血管事件发生风险

首先了解颈动脉内中膜厚度（cIMT）的情况，一项在64例无冠状动脉疾病史的T2DM患者中开展的自身对照临

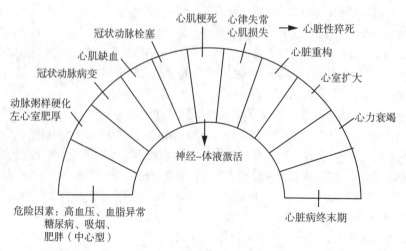

图1　心血管事件链

床试验,受试者接受二甲双胍1500mg联合利拉鲁肽1.2mg/d,治疗8个月,用彩色多普勒超声心动图来观察颈动脉中层厚度的变化。结果发现4个月和8个月时cIMT均有明显下降,且P值均<0.01,随着利拉鲁肽治疗的延长,颈动脉内中膜厚度降低明显。

在意大利一项前瞻性真实世界研究中,纳入121例二甲双胍单药治疗效果不佳,未使用过肠促胰素类药物的T2DM合并代谢综合征患者,加用利拉鲁肽1.2mg/d治疗,在观察的18个月期间,cIMT持续下降,提示动脉粥样硬化病变的持续改善。

同时,中国也有临床试验发现,即使在他汀治疗的基础上,利拉鲁肽治疗24周仍能进一步降低T2DM患者颈动脉斑块面积。

(三)利拉鲁肽改善心肌梗死患者功能和预后

中国一项单中心随机双盲安慰剂对照研究,纳入96例ST段抬高心肌梗死(STEMI)患者,在经皮冠状动脉介入(PCI)治疗前30min,随机分为2组,分别接受利拉鲁肽(1.8mg/d)或安慰剂,并在手术后维持7d(0.6mg/d, 2d; 1.2mg/d, 2d; 1.8mg/d, 3d),随访6个月,研究结果显示:与安慰剂组相比,利拉鲁肽可以显著提高STEMI患者PCI术后的心肌挽救指数[心肌挽救指数=(即刻风险面积-梗死面积)/即刻风险面积]和减少心肌梗死面积(心肌挽救指数越高,梗死面积越小,STEMI患者预后越好),说明利拉鲁肽可改善STEMI患者PCI术后预后。

日本一项研究纳入15例经皮冠状动脉介入(PCI)成功治疗的T2DM合并STEMI患者,分为利拉鲁肽组($n=6$)和标准治疗组($n=9$),随访6个月,评估利拉鲁肽对STEMI患者左心室质量指数(LVMI)的影响(LVMI是目前反映心室重构的最佳指标,由左心室质量/体表面积计算得到)。结果显示利拉鲁肽可以显著降低LVMI,可预防左心室重构进展。

中国一项单中心随机双盲安慰剂对照研究,纳入92例STEMI患者,分为对照组和利拉鲁肽组,在PCI治疗前30min分别接受利拉鲁肽(1.8mg)或安慰剂,治疗后分别给予安慰剂和利拉鲁肽维持7d(0.6mg/d, 2d; 1.2mg/d, 2d; 1.8mg/d, 3d),研究结果显示利拉鲁肽显著增加左室射血分数(LVEF),提高患者的心肌收缩力,改善PCI术后左心室功能。

关于非ST段抬高心肌梗死(NSTEMI)患者中的应用情况,我国一项单中心随机双盲安慰剂对照研究,纳入90例NSTEMI患者,按1:1随机接受利拉鲁肽(0.6mg/d, 2d; 1.2mg/d, 2d; 1.8mg/d, 3d)或安慰剂7d,随后3个月内,所有患者保持原治疗方案,主要终点是两组之间的LVEF变化。研究显示与安慰剂组相比,利拉鲁肽显著增加LVEF,利拉鲁肽可改善NSTEMI患者左心室功能。

无复流现象是PCI术后的常见并发症,其定义为PCI治疗后,已解除心内膜冠状动脉机械性梗阻,但血流仍持续减低或相应区域心肌仍然灌注不足,表现为造影剂排空延迟并伴随心肌缺血表现,为短期和长期死亡率的有力预测指标,可提示患者的长期预后。我国一项单中心前瞻性干预性研究,纳入284例STEMI患者,分为对照组(安慰剂)和利拉鲁肽组,PCI治疗前30min,分别给予安慰剂和1.8mg利拉鲁肽,术后随访3个月,评估利拉鲁肽对STEMI患者PCI术后心肌无复流的影响。研究结果显示利拉鲁肽显著减少患者PCI术后无复流现象发生,提示利拉鲁肽可改善这类STEMI患者的预后。

(四)利拉鲁肽改善心力衰竭患者的心脏功能

中国一项单中心前瞻性干预性研究,纳入78例心力衰竭(HF)患者(EF<50%),其中52例患者随机分别给予利拉鲁肽肽(0.6mg/d, 2d; 1.2mg/d, 2d; 1.8mg/d, 3d)和安慰剂治疗7d,评估利拉鲁肽对心力衰竭患者血流动力学参数的影响。该研究检测了左心室收缩指数(dP_{max}),其变化准确地反映了患者左心室收缩功能的变化,dP_{max}越高,提示左心室收缩功能越强。结果显示与安慰剂相比,利拉鲁肽显著提高dP_{max},增加患者心排血量,改善心脏功能。另外,值得提出的是该研究也发现利拉鲁肽也可降低患者炎症和氧化应激标志物。

另一项意大利的单中心开放随机试验,为活性药物对照,平行的初步研究,共纳入32例缺血性慢性心力衰竭(CHF)NYHA Ⅱ或Ⅲ级,或LVEF≤45%的T2DM患者,随机分为利拉鲁肽组,初始0.6mg/d,1周后增加至1.2mg/d,1周后加至1.8mg/d;西格列汀和甘精胰岛素组,为期52周,评价比较利拉鲁肽、西格列汀和甘精胰岛素治疗对T2DM合并HF患者左心脏功能的影响。结果显示与DPP-4抑制剂与胰岛素相比,仅有利拉鲁肽显著降低左心室收缩末期容积指数,提高LVEF,说明利拉鲁肽显著改善CHF患者左心室功能。

丹麦一项随机双盲安慰剂对照交叉研究,纳入32例T2DM伴有蛋白尿[UACR>30mg/g; eGFR≥30ml/(min·1.73m²)]患者,随机分别给予利拉鲁肽(1.8mg/d)和安慰剂12周,主要终点是蛋白尿变化,评估了利拉鲁肽对5种心血管风险生物标志物的影响。分别是肿瘤坏死因子α(TNF-α)、可溶性尿激酶型纤溶酶原激活剂受体(suPAR)、肾上腺髓质素前体中段肽(MR-proADM)、心房利钠肽前体(MR-proANP)和肽素(Copeptin)。其中MR-proANP是心血管风险标志物,其下降与HF心功能改善相关。结果显示与安慰剂比较,利拉鲁肽显著降低MR-proANP 13%,提示其可减少患者HF风险。

三、总结

从上述最新的临床研究可以看出，利拉鲁肽在心血管疾病中的应用得到越来越多的关注，对于心肌梗死患者，利拉鲁肽可以改善PCI术后的STEMI及NSTEMI患者的左心室功能；改善STEMI的心肌存活，降低术后无复流现象的发生；预防糖尿病合并急性心肌梗死患者PCI术后左心室重构。对于HF患者，利拉鲁肽改善T2DM合并CHF患者的心脏功能，且具有预防HF加重的作用，对于ASCVD高风险患者，利拉鲁肽降低相关的危险因素，包括CIMT和代谢功能紊乱，使T2DM患者主要心血管事件发生风险减少。

T2DM患者的最主要健康威胁来自ASCVD，现代T2DM的治疗，不仅仅是血糖的管理，对于心血管等并发症的早期干预控制尤为重要，现有证据均表明，利拉鲁肽在心血管事件链的多个环节具有明确的改善作用。

（张宇宁）

阻塞性睡眠呼吸暂停与心血管疾病研究进展

阻塞性睡眠呼吸暂停(obstructive sleep apnea, OSA)是最常见的一种睡眠障碍性疾病,与多种心血管疾病的发病及预后密切相关。OSA在中老年女性中的患病率为3%～5%,在男性中的患病率可高达10%～17%。既往临床数据表明治疗OSA可使高血压、心力衰竭等心血管疾病的发生率有所改善,但最近的一项大型睡眠呼吸暂停心血管终点随机临床试验未能显示持续气道正压通气(continuous positive airway pressure, CPAP)治疗可改善心血管疾病终点。由于针对OSA的治疗能否使心血管疾病获益尚存争议,因此我们回顾总结了OSA和心血管疾病之间潜在的病理生理机制及相关进展,再次评估OSA与心血管疾病的临床联系。

一、OSA致心血管疾病的病理生理学

OSA是各种原因导致睡眠过程中上气道不同程度狭窄或阻塞,反复出现呼吸暂停和(或)低通气,从而引起低氧血症、高碳酸血症等病理生理改变的临床综合征,严重影响睡眠完整性和机体健康。睡眠呼吸暂停主要发生在快速眼动睡眠期间,通过多种病理生理机制与心血管疾病的恶化相关。

大量研究认为,间歇低氧是OSA的标志性特征,也是OSA致心血管疾病发生的核心病理生理机制。研究证实间歇低氧的周期性变化类似于局部缺血再灌注损伤,并可导致活性氧产生增加,诱导氧化应激。值得注意的是,不同的间歇低氧模式对心血管疾病产生的影响不尽相同,被视为心血管疾病的"双刃剑":短期暴露于轻度间歇低氧可使心血管发生预适应性反应,发挥保护作用;而长期暴露于中重度间歇低氧则对心血管产生有害的影响。OSA作为一种慢性疾病,通常导致机体长期间歇性高频低氧血症,促进活性氧生成,增加炎症细胞因子的水平以及黏附分子的表达来促进全身炎症和上调氧化应激水平,诱导多器官合并症。目前已有研究发现,针对炎症途径的靶向治疗可以减轻OSA患者心血管疾病的发生发展。

另外,OSA患者反复发生的上呼吸道阻力增加可引起胸腔内压力梯度的改变,使心脏前后负荷显著增加,导致心脏重塑、心肌纤维化。有学者对332例OSA患者进行超声心动图检查,发现OSA患者的心脏结构改变表现为左心房增大、肺动脉高压、舒张功能障碍、二尖瓣和三尖瓣关闭不全、左心室肥大和左心室间隔肥大等。OSA患者反复

发生的低氧和心房结构的改变可以刺激心房脑钠肽释放增多,对肾素-醛固酮系统的抑制作用减弱或消失,这也是OSA导致高血压等心血管疾病的重要原因。

自主神经系统对于维持正常心血管功能起着重要作用。在睡眠的不同阶段,交感神经和副交感神经平衡发生变化,从而引起心血管系统自主调节变化。心率变异性分析是评价自主神经系统活动的良好工具。有研究对OSA患者进行心率变异性分析,发现睡眠破碎、呼吸暂停能够引起交感迷走神经平衡向交感神经主导转移,引起交感神经过度激活,导致觉醒、血压上升、心率增快、体循环阻力和左心室后负荷增加和心律失常的发生。已经有研究表明,OSA患者以及暴露于慢性间歇低氧的动物对缺氧的化学反射反应明显增强,引起交感神经激活,发生高血压。此外,结构和功能磁共振成像研究表明,OSA患者通常伴随着大脑交感和副交感神经调节位点的严重损伤。

因此,OSA患者反复发生的胸腔内负压增加、间歇低氧和高碳酸血症,促进机体儿茶酚胺释放、交感神经激活、上调炎症反应和氧化应激等,从而增加心血管疾病的风险。

二、OSA与高血压

临床研究表明,OSA是独立于年龄、吸烟、肥胖等引起高血压的危险因素。在OSA患者中,高血压的发病率为50%～92%,而在高血压患者中30%～50%的人群合并有OSA,与OSA相关联的高血压称为阻塞性睡眠呼吸暂停相关性高血压,大多数顽固性高血压患者合并有OSA。OSA相关性高血压具有如下临床特点:①血压节律紊乱;②夜间及晨起血压升高、持续的血压升高或血压伴随呼吸暂停呈周期性的升高,部分呈隐匿性血压升高;③单纯降压药物治疗效果不佳。

交感神经活性增强是OSA相关性高血压的重要发病机制。颈动脉外周化学感受器可以敏感地感知动脉血氧分压变化。间歇低氧对颈动脉外周化学感受器的刺激,引起舌咽神经向孤束核的传入信号增加,使交感神经活性过度增强,进而血浆儿茶酚胺水平增加,促进外周血管阻力升高而致高血压。许多研究已证实,颈动脉去舌咽神经支配、颈动脉体消融可预防间歇低氧引起的高血压。作用于肾素-血管紧张素系统的降压药、利尿剂,特别是抗醛固酮利尿剂,可以有效对抗肾素血管紧张素醛固酮系统活性、

降低交感神经活性、减少咽旁水肿继发的上气道阻塞，被认为是OSA相关性高血压一线降压药。

此外，有临床队列研究表明，应用OSA的主要治疗手段CPAP治疗可使血压平均下降2~10mmHg，每增加1h的使用时间，血压就会降低1~2mmHg，并且获益随着使用时间的延长而线性增加。但值得注意的是，对于每日使用CPAP治疗少于4h的患者，高血压治疗获益不大。另外，有研究认为口腔矫治器可作为CPAP的补充治疗，但其对OSA相关性高血压的影响目前尚缺少大规模临床研究报道。

综上所述，对于OSA相关性高血压，需要根据患者不同情况，制订个体化的综合治疗方案，并密切随访应用CPAP、口腔矫正器、服药情况等才能提高血压达标率。

三、OSA与冠状动脉性心脏病

反复发生呼吸事件会诱发合并OSA的冠状动脉性心脏病患者交感神经过度兴奋，导致心率加快、血压上升，血氧饱和度下降，心肌处于耗氧量与需氧量增加的状态，进而引发夜间性心绞痛。此外，由于合并OSA，使心肌缺血时间延长，导致夜间/清晨发生的致命与非致命的急性心肌梗死事件均增多、心脏性猝死增加。

研究表明，随着OSA病情严重程度增加，OSA与心血管疾病的联系更紧密，但目前OSA与冠状动脉性心脏病严重程度之间的关系尚未完全确定。流行病学表明，约50%的冠状动脉性心脏病患者合并有中重度OSA。在ST段抬高急性心肌梗死患者中，重度OSA的患病率超过了50%。有研究探讨了呼吸暂停低通气指数和Gensini评分之间的相关性，发现中、重度OSA与冠状动脉性心脏病相关，但冠状动脉病变严重程度与呼吸暂停低通气指数无明显相关性。Tan A等研究发现，中重度OSA与冠状动脉内较大的动脉粥样硬化斑块体积独立相关，而CPAP治疗对动脉粥样硬化斑块体积的影响尚不确定。这表明OSA参与了冠状动脉性心脏病的发病，但是与冠状动脉病变严重程度是否存在剂量-反应关系尚不确定。

大量研究提示，未经治疗的OSA促进冠状动脉性心脏病的发病和死亡，但CPAP治疗能否有效改善合并OSA的冠状动脉性心脏病患者的结局尚无定论。最近的一项睡眠呼吸暂停心血管终点试验，将22 687例OSA患者随机分为CPAP治疗组或常规治疗组，平均随访3.7年。研究人员发现应用CPAP治疗后，患者与睡眠有关的症状和生活质量有所改善，但CPAP治疗对复合终点（死于任何心血管原因、心肌梗死、卒中、因心力衰竭住院、不稳定型心绞痛或短暂性脑缺血发作）缺乏益处。但是我们必须注意到：①该研究排除了严重低氧血症和白天过度嗜睡的患者，也就是排除了可能显示出治疗益处的患者；②入组患者对正压通气治疗的依从性差，平均每天使用CPAP的时间仅为3.3h，极大影响了心血管事件结局。随后对CPAP治疗依从性更高的亚组进行分析，也证实每晚使用CPAP超过4h的患者确实有心血管疾病获益。伴发OSA的冠状动脉性心脏病患者的短期和长期预后均较差，因此尽早筛查是否合并OSA，制定个体化的诊断和治疗策略具有重要意义。

四、OSA与心房颤动

心房颤动（atrial fibrillation, AF）是OSA患者最常见的心律失常类型。大量研究证明OSA是AF发生和发展的危险因素，AF患者OSA的患病率为21%~74%。年龄增长、肥胖和高血压是OSA和AF的共同危险因素，这些因素进一步增加OSA合并AF患者的心血管疾病风险。观察性研究表明，OSA会降低AF患者基于导管的抗心律失常药物治疗的疗效，因此我们迫切需要探索新的治疗靶点。

OSA患者发生呼吸暂停事件时，由于缺乏对交感神经活动的生理抑制，引起明显的交感神经激活，导致血流动力学发生改变。吸气受阻会产生较大的气道负压，从而导致胸腔内压力和急性心房扩张诱导心律失常的发生。Linz等设计了气道负压诱导的OSA猪模型，发现气道负压能够缩短心房有效不应期并增加AF易感性，但是阿托品或迷走神经切断术能阻止AF的发生，进一步支持了迷走神经激活在OSA相关AF发作中的作用。此外，OSA的急性睡眠剥夺也可通过促炎症细胞因子的产生增加，促进中枢和心脏自主神经系统的激活，共同促进AF的发生和发展。

慢性反复间歇低氧可引起慢性心房扩张、全身性炎症、氧化应激以及交感神经和神经-体液活化，促进心房纤维化、结构重塑，增加AF敏感性。此外，由交感神经激活增加引起的全身性和局部性心房肾素-血管紧张素-醛固酮系统激活也可促进心房纤维化，并为AF创造心律失常的底物。有研究发现OSA患者心房传导异常，存在广泛的低压区域和更长的窦房结恢复时间。动物研究表明，慢性OSA可以导致重要通道蛋白的表达改变，缩短心房有效不应期并增加AF复发频率和持续时间。因此，与慢性OSA相关的交感神经激活在心房自主神经、心脏结构和电重构中起关键作用，为AF的起始和维持提供了基础。

目前CPAP能否提高OSA患者AF的治疗成功率亦存在争议。几项小型且非随机的研究评估了OSA治疗对AF的影响，提示CPAP可降低隔离肺静脉后AF复发的风险。但是最近的一项随机对照试验显示CPAP并不能降低OSA患者成功电复律后AF复发风险。这提示单纯CPAP不足以预防OSA相关AF的复发，我们需要寻找有效治疗OSA相关AF的新举措。

越来越多的证据表明，自主神经激活是OSA相关AF的重要发病机制，调节自主神经功能有望成为治疗OSA相关AF的新靶点。已有临床前研究表明,通过不同方式调节自主神经系统,如β受体阻滞剂、肾脏去交感神经术、心脏神经节丛消融、迷走神经刺激术和颈动脉消融术,可以减少OSA患者的AF复发、改善自主神经失调甚至减轻OSA患者的呼吸暂停严重程度。由此,我们推测神经调节有可能成为干预OSA患者AF的新手段,但这仍需进一步的大规模临床研究证实。

五、OSA与心力衰竭

心力衰竭与OSA合并的情况在临床非常常见,约50%以上的失代偿性心力衰竭患者合并有OSA。OSA患者发生心力衰竭的风险几乎是非OSA患者的3倍,并与心力衰竭患者的再入院率和死亡率升高独立相关。

OSA通过促进交感神经兴奋性增强、上调炎症反应、胸腔内负压增加等多种机制使心脏前、后负荷增加,室间隔偏向左心室,降低左心室顺应性,减少舒张期灌注,心排血量下降,左室射血分数降低,导致心功能障碍的发生发展。值得注意的是,虽然睡眠片段化也是OSA的主要特征之一,但有研究通过非侵入性实验模拟OSA睡眠片段化对小鼠心功能的影响,发现睡眠片段化不能引起健康小鼠和心力衰竭小鼠心脏结构和功能的改变。由此,作者推测睡眠片段化可能不是OSA致心功能损害的主要原因。

大量研究证实,CPAP治疗可降低重度OSA患者血管和心肌的交感神经兴奋性,改善左室射血分数、降低血压及肺动脉压,从而使合并OSA的急、慢性心力衰竭患者有明确的心血管获益。一项在约30 000名初诊为心力衰竭的患者中进行的观察研究表明,针对睡眠障碍的治疗可以降低心力衰竭再入院率、医疗费用和死亡率。Kaneko等的研究表明,对于射血分数<45%的OSA患者,联合1个月的CPAP治疗方案可将左室射血分数从25%提高至35%($P<0.001$),并使收缩压降低10mmHg($P=0.03$)。但也有研究表明,对于合并OSA的射血分数保留型心力衰竭患者,即使给予充分的(3年)CPAP治疗,其心功能仍较单纯射血分数保留型心力衰竭患者下降,可见CPAP治疗并不能完全抵消OSA对心血管的不良影响。值得注意的是,对于合并中枢性呼吸暂停的心力衰竭患者,应用CPAP治疗并不能明显获益。因此,对于OSA合并心力衰竭的患者,我们建议首先由专科医师制订诊疗方案,同时辅之以维持上呼吸道通畅恰当的综合治疗方法。

六、总结

OSA与心血管疾病有许多共同的危险因素,OSA增加心血管事件的发生风险,并且心血管疾病与OSA的严重程度相关。CPAP是治疗OSA的有效疗法,也是降低呼吸暂停低通气指数的最有效疗法。尽管目前应用针对OSA的CPAP治疗能否使心血管疾病获益尚存争议,但至少研究已经显示CPAP治疗可以降低血压、改善合并OSA冠心病患者症状、降低AF复发风险、减少合并OSA心力衰竭患者的再入院率和死亡率。因此,个体化综合治疗是合并OSA心血管病患者的有效举措。此外,提高OSA患者应用CPAP的依从性也是OSA患者心血管获益的关键所在。

(张 蔷 杜亭亭 谭 进)

心血管疾病与睡眠障碍

心血管系统疾病与睡眠障碍关系密切，心血管疾病患者常伴发睡眠问题，治疗心血管病的一些药物（β受体阻滞剂、α受体拮抗剂、利尿剂、降脂药）也可能会影响睡眠。睡眠障碍尤其是失眠、睡眠呼吸障碍增加心血管病的发病和死亡风险，睡眠障碍的治疗有助于减轻心血管疾病严重程度或减少发病与死亡风险。

一、心血管疾病与失眠

冠心病患者常常伴有失眠，非ST段抬高心肌梗死伴中重度失眠达50%。与可控制的高血压患者或正常血压者相比，难治性高血压患者的总睡眠时间、快速动眼睡眠（REM）时间及睡眠效率降低，睡眠潜伏期延长。

失眠增加心血管疾病的发病和死亡风险。纵向随访研究显示，慢性失眠且客观睡眠时间<6h的高血压发病风险最高，失眠并且MSLT（多次睡眠潜伏期试验）>14min者高血压的概率增加300%（OR 3.27），而失眠并且MSLT>17min进一步增加400%的高血压概率。存在失眠主诉且客观睡眠时间减少是属于最为严重的失眠亚型，其心血管疾病的发病和死亡风险最高。高度觉醒的状态、睡眠时间减少或睡眠片段化可与交感神经兴奋相互影响，导致系统炎症及HPA轴功能失调，进而引起血压增高、心率增快、动脉硬化、脂质水平变化和胰岛素抵抗，导致心血管疾病的发生发展。治疗失眠有助于改善非杓形高血压患者夜间血压及肾上腺素和去甲肾上腺素水平。

二、心血管疾病与昼夜节律紊乱

时钟基因广泛表达于心脑血管系统，内源性的昼夜节律系统可以调控血压和心率。由于生活方式、轮班工作或时差旅行等导致的昼夜节律紊乱导致血压和心率变异性增加或难以控制，也可干扰时钟基因的表达，进而影响内皮功能、炎症因子、纤溶酶系统等多种途径引发心脑血管疾病的发生发展及加重心脑血管疾病的不良预后。

波士顿护士健康前瞻性队列研究随访24年发现与无轮班妇女相比，≥3夜班工作/月的女性冠心病患病风险分别为1.05（<5年），1.12（5~9年），1.15（≥10年）。24h血压水平、血压昼夜节律（夜间血压下降10%~20%）、血压变异性（早上血压升高小于前第十个百分位）与心血管疾病密切相关。

动物实验研究显示，心肌梗死小鼠昼夜节律紊乱影响心肌愈合，加重不良心脏重塑。将心肌肥大的小鼠置于10h光照、10h黑暗的环境中8周，其病理改变更趋严重，心脏收缩力下降，血压升高，而将小鼠重新置于12h光照、12h黑暗的环境中8周，其症状得到缓解。

昼夜节律有望成为多系统疾病包括心血管疾病的干预新靶点。褪黑素是由松果体分泌一种胺类激素，具有强大的抗氧化、抗炎作用，参与调节生物节律、改善睡眠质量，在高血压、动脉粥样硬化、缺血性心脏病等心血管疾病的治疗方面有积极作用。此外，研究显示，体内褪黑素水平越低，高血压心肌病发展为心衰的可能性越大。β受体阻滞剂作为一类广泛治疗心血管病的药物，可抑制夜间内源性褪黑素的分泌，降低睡眠质量，影响治疗效果。因此，心血管患者联合应用给予β受体阻滞剂和褪黑素，不仅可改善患者的睡眠问题，且具有心脏保护作用。

三、心血管疾病与睡眠呼吸障碍

心血管疾病常伴发睡眠呼吸障碍（SRBDs），50%充血性心力衰竭（CHF）患者表现为阻塞性睡眠呼吸暂停（OSA）和（或）中枢性睡眠呼吸暂停（CSA），包括其中一种亚型被称为"周期性呼吸"。在左室射血分数减低的CHF患者中有25%~40%的周期性呼吸，随着左心室损害的严重性及房颤的存在而增加。其中许多患者没有出现习惯性打鼾或主观日间嗜睡的典型症状，所以临床中容易被忽视。睡眠呼吸暂停和心力衰竭的关系是相互的，间歇性缺氧、交感神经系统活动增强和胸内压降低共同促进心力衰竭的发展或恶化，以及心力衰竭相关的水钠潴留，当仰卧位时，液体聚集在咽周可诱发或加重OSA，液体进入胸部可诱发或加重CSA。有效治疗CSA可改善心衰患者的生活质量。

睡眠呼吸障碍是心血管疾病的危险因素，研究证实OSA患者血管内皮炎症因子水平明显升高，OSA增加心律失常及心脏性猝死风险，是心肌梗死不良预后的独立危险因素。夜间间歇低氧血症和高碳酸血症刺激化学感受器，导致间断的交感神经兴奋、血压升高，通过氧化应激、炎症激活、血小板激活、胰岛素抵抗等多种途径促进动脉粥样硬化的发展。

研究证实，持续气道正压通气治疗，有助于降低血压，因此临床中应及时筛查识别睡眠呼吸障碍患者。对于难治性高血压，特别是血压昼夜节律是非杓型甚至反杓形者,夜间反复发生心绞痛、心肌梗死及难以缓解的严重心肌缺血,睡眠过程中发生的心律失常,特别是缓慢性心律失常及快–慢交替性心律失常,如Ⅱ～Ⅲ度窦房传导阻滞、窦性心动过缓、缓慢性房颤、难以控制的心力衰竭,特别是同时表现出陈施呼吸应该考虑患者是否同时患有睡眠呼吸暂停低通气综合征。

总之,SRBDs(OSA和CSA)在心血管疾病患者中普遍存在,包括无症状的左心室功能障碍、房颤、冠状动脉疾病和心力衰竭(射血分数正常和降低)。合并睡眠呼吸暂停的心血管疾病患者心脏功能低下、死亡率或严重心脏事件的生物标志物增加。这些患者可能不会出现白天嗜睡,但生活质量下降,死亡率过高。结合这些方面,我们建议对心血管疾病患者进行SRBDs常规筛查和适当的治疗,以改善预后。

四、心血管疾病与运动相关睡眠障碍

运动相关睡眠障碍包括不宁腿综合征(RLS)和周期性肢体运动障碍(PLMS)。美国加州北部的一项大样本量的的回顾性队列研究显示,原发性RLS与新发的心血管疾病和冠状动脉性疾病无关,可轻度增加高血压的风险;而继发性RLS增加上述3种疾病的发病风险。一项针对护士的前瞻性研究发现,患有RLS的女性有更高的心血管疾病

死亡率。不宁腿综合征患者睡眠期间频繁的腿部运动与房颤进展为持续性和永久性的有关。

研究显示周期性肢体运动后出现脑电活动增加,血压和心率增快。PLMS相关自主系统和炎症系统的调节可能会增加PLMS患者的心血管和脑血管疾病事件。而且PLMS相关并存症在增加心脑血管事件风险和继发死亡率及患病率方面可能具有协同作用。Mirza等的研究也显示,PLMS指数>35/h患者相比PLMS<35/h患者有更高的左心室质量和左心室肥大(LVH)。此外,PLMS严重程度是LVH最强有力的预测因素之一,且与心血管疾病发病率和死亡率增加相关。研究发现高血压与PLMS量级似乎并不相关,不过,PLMS指数与周围性血管疾病存在关联,可能会增加心血管事件风险。虽然心血管疾病与PLMS之间的关联在很多研究中都得以验证,但PLMS与高血压之间的关系仍不明确且存有争议。19%～39%伴有充血性心力衰竭患者的平均PLMS指数为35～73/h。即使这些研究涉及的人群、方法和评分标准存在异质性,但所有研究均表明,PLMS是充血性心力衰竭患者预后不良的一个影响因素。

总之,心血管疾病与睡眠障碍的关系是相互的,在心血管疾病的预防和诊治中,应关注其是否伴有睡眠障碍及其类型,并针对性治疗,对于改善预后具有重要意义。

(薛　蓉　张　轩)

慢性肾衰竭对心肌兴奋–收缩偶联影响的研究进展

慢性肾衰竭（chronic renal failure, CRF）在我国发病人数多，预后差，常继发心血管事件。CRF与继发的心血管事件被称为心肾综合征4型，在此种状态下，患者常因心血管事件而死亡。而传统的心血管病危险因素不足以解释CRF患者心血管事件的发生机制。

心肌细胞兴奋–收缩偶联是心脏实现正常收缩舒张功能的生理学基础，而其功能障碍则是很多病理状态的重要机制之一。如在遗传性心肌病中的作用已经得到了广泛而深入的阐述，近年来在心力衰竭、缺铁性贫血及代谢综合征等疾病中发挥的作用也日益受到重视。

本文将从心肌细胞的兴奋–收缩偶联的角度来梳理慢性肾衰竭对其产生的影响，进而揭示心肌细胞的兴奋–收缩偶联功能障碍在慢性肾衰竭时导致的尿毒症心肌病、心律失常及血管改变等事件中发挥的重要作用。

一、心肌细胞兴奋–收缩偶联的构成及其作用

心肌细胞每个动作电位由钠离子通过电压门控钠通道（Nav1.5）流入触发，产生I_{Na}电流，通过电压门控的L型钙离子通道（L-type calcium channel, LTCC, Cav1.2）诱导钙离子流入，产生$I_{Ca, L}$电流。在这些的活动的情况下，细胞膜的Ca^{2+}触发肌浆网（Sarcoplasmic reticulum, SR），肌浆网是细胞内主要的Ca^{2+}池，被触发的肌浆网释放储存的Ca^{2+}。细胞质Ca^{2+}结合和激活心肌肌钙蛋白C（troponin C, Tn C）并启动肌丝收缩。舒张期，则是Ca^{2+}通过心肌肌浆网Ca^{2+}-ATP酶2a型（sarco-endoplasmic reticulum Ca^{2+} ATPase 2a, SERCA2a）回到SR或通过心肌细胞质膜上的Ca^{2+}-ATP酶（plasmalemmal Ca^{2+}-ATPase, PMCA）和钠/钙1型交换体（Na^+/Ca^{2+}-exchanger type-1, NCX1）转运至细胞外，心肌就此舒张。

从中可以看出，心肌细胞兴奋–收缩偶联是心脏实现正常收缩舒张功能的解剖学和生理学基础，在此环节的任何部分发生问题，心肌细胞的收缩舒张会发生障碍，进而整个心脏的收缩舒张功能都会受到影响。那么，在临床上就会出现相应的临床症状，如心力衰竭、心律失常等。

二、心肌细胞兴奋–收缩偶联功能障碍与CRF所致尿毒症性心肌病

尿毒症性心肌病是CRF患者特征性心肌损害，其表现为舒张功能障碍伴左心室肥大及心肌纤维化。过去的观点认为这种情况大多发生在终末期肾病阶段，所以将这种改变称为尿毒症性的。但是，新近的研究表明，在CRF早期已经出现了这种既往认为只有在CRF终末期才出现的表现。

（一）钙稳态与CRF时尿毒症性心肌病的舒张功能障碍

尿毒症性心肌病的舒张功能障碍过去常被认为是左心室肥大及心肌纤维化导致的后果，但近年来针对人群及动物模型的观察显示CRF时舒张功能障碍的发生要先于左心室肥大，被破坏的钙稳态日益受到研究者们的重视，CRF时SERCA2a功能障碍导致Ca^{2+}无法顺利被SR再摄取，造成细胞内钙超载，进而促发舒张功能障碍。

研究者探讨舒张功能障碍的机制时，发现CRF患者和大鼠的低密度脂蛋白（low-density lipoprotein, LDL）比各自对照组的LDL的电负性更强，而CRF大鼠的LDL在体外诱导H9C2心肌细胞内钙超载。此外，通过电负性LDL慢性给药，可通过类凝集素氧化LDL受体-1（lectin-like oxidized LDL receptor-1, LOX-1）通路导致野生型而非LOX-1$^{-/-}$小鼠出现舒张功能障碍。体外和体内实验中，心脏舒张功能受损与一氧化氮（nitric oxide, NO）依赖的SERCA2a亚硝基化导致的钙瞬态升高有关，SERCA2a亚硝基化是由于可诱导NO合酶表达和内皮细胞NO合酶解偶联增加所致。

另一组研究者没有直接观察到SERCA2a表达的变化，而在CRF小鼠中观察到受磷蛋白（phospholamban, PLN）的磷酸化水平严重下降。未磷酸化的PLN是SERCA2a的负调控因子，当PLN被蛋白激酶A（protein kinase A, PKA）和钙调蛋白激酶Ⅱ（calmodulin kinase Ⅱ, CamK Ⅱ）磷酸化时，PLN被负调控（即PLN依赖的SERCA2a抑制被解除）。研究者发现CRF小鼠PKA的磷酸化没有变化，但CamKⅡ的磷酸化水平严重下降。

心肌细胞兴奋–收缩偶联需要与其相关的通路中的各个环节的正常运行才能够保证钙稳态的平衡，进而维持正常的心肌舒张收缩功能。而在CRF状态下，此通路上的环节功能出现了问题，进而无法维持钙稳态，如因为无法使释放出来的钙离子返回到肌浆网，细胞内钙离子超载导致

心肌舒张功能障碍。而因此必然导致肌浆网钙离子储存池耗竭而出现收缩功能障碍。

（二）钙稳态与CRF时尿毒症性心肌病的左心室肥大

左心室肥大是尿毒症性心肌病的特征性表现，其发生与心力衰竭密切相关。心肌肥大通常伴随着复杂的变化，包括心肌细胞大小的增加，胎儿心脏基因的再表达（re-expression of fetal cardiac genes），以及心肌细胞Ca^{2+}稳态的失调。

CRF通过升高成纤维生长因子23（fibroblast growth factor-23, FGF-23）以及全身RAAS激活增加血管紧张素Ⅱ（Angiotensin Ⅱ, AT Ⅱ）水平来介导左心室肥大的发生。

FGF-23是体内钙磷代谢的重要调节激素，CRF时FGF-23可以升高1000倍。实验表明，FGF-23可以提高细胞内的钙离子浓度，并通过激活钙调神经磷酸酶–活化T细胞核因子（calcineurin-NFAT）通路诱导心肌肥大。FGF-23近期被证实可以在心脏局部介导RAAS激活，这似乎可以解释CRF患者高的左心室肥大发生率。Klotho蛋白是FGF-23重要的协同蛋白，腹腔注射可溶性Klotho可防止异丙肾上腺素造成的小鼠的心脏功能、形态和生化的病理变化。虽然可溶性Klotho的特异性受体尚未确定，但有报道称可溶性Klotho可抑制瞬时受体电位阳离子通道C亚家族成员6（transient receptor potential cation channel, subfamily C, member 6, TRPC6）。TRPC6过表达的心肌细胞中，可溶性Klotho抑制了TRPC6和TRPC6电流在细胞表面的表达。心肌特异性TRPC6过表达的小鼠自发发生心肌肥厚和重构，可通过Klotho的过表达加以预防。

AT Ⅱ是RAAS级联的重要调节因子，是左心室肥大的主要诱因。心肌细胞中，AT Ⅱ通过血管紧张素Ⅱ受体1型（angiotensin Ⅱ receptor type 1, AT1R）这一经典的G蛋白偶联受体（G-protein-coupled receptor, GPCR）起作用。GPCR下游，IP_3介导的Ca^{2+}释放（IP_3-induced Ca^{2+} release, IICR）在调节心肌肥大中起着关键作用。IP_3介导增强细胞内核Ca^{2+}浓度并激活Ca^{2+}感受器如CaMKⅡ，触发了ATⅡ诱导的心肌肥大。而CaMKⅡ特异性调控抗肥大转录抑制因子组蛋白去乙酰化酶4（anti-hypertrophic transcription repressor histone deacetylase 4, HDAC4）的磷酸化（Ser-632）。但是，一旦HDAC4从细胞核进入细胞质，则不再对转录因子肌细胞增强因子2（myocyte enhancer factor 2, MEF2）和血清反应因子（serum response factors, SRF）的增生作用具有抵抗作用，那么，由这些转录因子调控的增生性基因程序则被启动，进而促进心血管系统的增生作用。

CRF严重干扰机体钙磷代谢，引发肾素–血管紧张素–醛固酮系统（renin-angiotensin-aldosterone system, RAAS）异常激活，导致机体氧化应激水平明显升高，钙稳态被破坏和心血管事件的发生密切相关。

三、钙稳态与CRF的心律失常

CRF时室颤、房颤等心律失常的发生率明显较正常人增加，钙稳态的紊乱被认为在其中发挥了重要作用。

（一）心房发生的心律失常

心房方面，研究表明CRF增加房颤的发生，其中Ca^{2+}调节异常和活性氧增加导致了肺静脉引起的房性心律失常。

对CRF家兔模型的研究显示与对照组相比，期前收缩增加。CRF组家兔肺静脉心肌细胞搏动速度更快，钙瞬态振幅更大，肌浆网Ca^{2+}含量、钠/钙交换电流、晚期钠电流均增加，而L型Ca^{2+}电流密度变小。而且CRF组肺静脉心肌细胞的钙火花频率更高，持续时间更长，线粒体和细胞内的活性氧更多。

（二）心室发生的心律失常

FGF-23在体外和体内诱导促心律失常活性，如自动心肌细胞外移和室性期前收缩。心室方面，针对心室肌细胞的研究表明，FGF-23显著降低了大鼠心肌细胞收缩、L型Ca^{2+}电流、收缩期Ca^{2+}瞬变和SR负荷及SERCA2a活性。FGF-23通过与CaMKⅡ位点Ser2814的RyR过度磷酸化相关的CaMKⅡ依赖途径显著增加舒张期自发性Ca^{2+}泄漏。

正是肌浆网和心肌细胞钙离子稳态在CRF状态下调节出现混乱，使得原本应该钙离子升高的反而降低，降低的反而升高，从而导致心肌细胞兴奋状态异常，必然出现心肌细胞电活动紊乱，继而诱发各种心律失常。

四、血管平滑肌细胞的钙稳态与CRF的大动脉血管改变

CRF患者动脉血管僵硬度增加，特别是主动脉张力的下降。这会引起脉压和脉搏波速度（pulse-wave velocity, PWV）显著升高，传统的观点认为血管钙化与内皮功能障碍可以解释该现象，但近年来研究显示即便没有血管钙化与内皮功能障碍，胸主动脉舒张率仍下降。大动脉血管平滑肌细胞（vascular smooth muscle cell, VMSC）内的钙处理障碍被认为发挥了重要作用。

此项研究发现，在腺嘌呤诱导的CRF大鼠（Rats with adenine-induced chronic renal failure, A-CRF）模型里除胸主动脉外，腹主动脉和颈总动脉舒张率也下降，分析血管平滑肌细胞兴奋–收缩偶联相关基因及蛋白质的表达发现，钠/钾ATP酶α2亚基（α2 subunit of the Na, K-ATPase, α2 NKA）（$P<0.001$）和SERCA2（$P<0.05$）在胸主动脉显著降低，而肌集钙蛋白1（calsequestrin-

1, CASQ1)、肌集钙蛋白2(calsequestrin-2, CASQ2)和基质相互作用分子1(stromal interaction molecule 1, STIM1)($P<0.05$)显著增加。α2 NKA活性减低提升胞质质膜和SR之间交界空间的钠离子浓度进而抑制NCX介导Ca^{2+}跨质膜挤压导致VSMC胞质Ca^{2+}增加，SERCA2表达下降导致Ca^{2+}转入SR减少，造成钙池内钙耗竭，进一步引发舒张障碍。CASQ1和CASQ2蛋白是SR内主要的钙结合蛋白，其水平升高，据研究者推测，可能是维持SR中Ca^{2+}浓度的代偿机制，这将促进Ca^{2+}通过SERCA转运到SR。位于SR膜的钙存储传感器STIM1蛋白水平在A-CRF主动脉中也显著升高。为了应对钙存储的消耗，STIM1已经被证明可以迁移到SR-质膜交界区，导致钙池操纵性Ca^{2+}内流(store-operated Ca^{2+} entry, SOCE)通道的激活，从而导致SR钙存储的恢复。

给予钙稳态在CRF大动脉血管平滑肌细胞的平衡被打乱，致使其舒张收缩功能出现异常，进而促进了大动脉血管硬化的进程。

CRF患者常见的并发症之一是高磷酸血症，高磷酸血症被认为部分参与了STIM1蛋白的上调与SOCE增加。近期针对主动脉平滑肌细胞研究显示，磷酸盐可以刺激Orai1(这一钙库操纵的钙内流通道主要组分)与STIM1的表达，从而增加SOCE，Orai1的激活及随后的SOCE增加被认为和血管平滑肌细胞成骨信号通路的激活有密切关系，进而在促进动脉血管骨化以及硬化方面发挥了一定的作用。

五、总结

CRF的心血管改变过去常专注在形态学方面，左心室肥大、血管钙化是公认的CRF的心血管改变，功能学的变化如舒张功能障碍及血管僵硬度增加常被认为是形态学改变的直接后果。但根据近年来的流行病学调查及动物造模的观察显示，舒张功能障碍的发生可以先于形态学上的左心室肥大，胸主动脉的舒张率也可以在没有血管钙化及内皮功能障碍时就已经出现。CRF时心肌细胞兴奋–收缩偶联发生显著改变，舒张功能的变化与SERCA2a功能障碍密切相关，左心室肥大可以由IP3介导的Ca^{2+}释放引发的胎儿基因表达解释，心律失常的发生更与心肌细胞内的Ca^{2+}紊乱直接相关，SOCE可能是血管钙化成骨转化的始动因素。对兴奋–收缩偶联的深入理解可以从一个侧面更好地理解CRF对心血管系统产生的繁复变化。

（陈康寅　王　鹏）

结核性心包炎的诊治进展

结核病(tuberculosis, TB)是重要的全球公共卫生问题,尤其在社会经济匮乏及卫生系统基础设施薄弱的发展中国家,TB仍然是严重的疾病负担。TB主要表现为肺部疾病,TB心脏病作为重要的肺外表现,发病率和死亡率仅次于中枢神经系统TB。TB心脏病主要包括3种类型:TB心包炎、心肌TB及伴有或不伴动脉瘤的TB主动脉炎,其中TB心包炎最常见。本文对TB心包炎的发病机制、诊断和治疗进行了综述,尤其重点介绍了超声心动图技术对诊断TB心包炎的重要作用。

一、TB心包炎的发病机制

结核分枝杆菌(the acid fast Mycobacterium tuberculosis, Mtb)主要通过3种途径进入心包:纵隔淋巴逆行扩散、气管旁和支气管旁淋巴结直接传染及血源性播撒(多为免疫功能低下患者),Mtb很少从心脏邻近的结构(肺,胸膜和脊柱)直接扩散至心包。TB蛋白诱发I型辅助性T细胞发生超敏反应生成心包积液,心包积液中IL-10和IFN-γ明显升高,而活性TGF-β水平较低。当患者免疫系统功能正常时TB心包炎病变通常局限于心包间隙。TB心包炎早期表现为心包内纤维素样渗出液,白细胞增多,肉芽肿形成,继而出现血性渗出液,淋巴细胞增多,心包膜表面可见散在TB病灶和干酪样病变。随着病程进展纤维素及渗出液吸收后心包膜可能恢复正常,若纤维蛋白、胶原蛋白和细胞外基质沉积则可导致结缔组织增生、心包膜增厚、粘连、纤维化、心包膜钙化及心包腔闭塞,产生一系列循环障碍的临床征象。

二、TB心包炎的诊断

TB心包炎主要包括4种临床综合征,即急性心包炎、心包积液、心肌膜炎和缩窄性心包炎,各临床综合征之间存在重叠。TB急性心包炎在TB活动期主要表现为TB中毒症状,极少出现典型的急性心包炎三联征(胸痛、心包摩擦音及广泛的ST段、T波异常及PR段压低),典型三联征患者仅占TB心包炎患者总数的3%~8%。急性TB心包炎初期心包积液量较少,缺乏常规检测心包细菌感染的证据来源,主要依据TB的症状、身体其他部位同时存在TB感染及辅助检查进行诊断,在TB流行地区经验性抗TB治疗后症状缓解也具有诊断意义。胸部X线、心电图和超声心动图是评估TB心包炎患者的基本临床辅助检查手段。

TB心包炎最常见表现是渗出性心包炎,患者心包积液量可达中至大量,呈浆液纤维素性或血性,含巨细胞和干酪样病变。发展中国家大量心包积液患者40%~70%为TB患者,而发达国家TB导致的大量心包积液病例不到4%。渗出性TB心包炎患者的临床症状取决于积液形成的速度、积液压迫心脏程度、炎症、水肿和心包顺应性下降的程度。X线检查可见心影呈梨形扩大,心电图检查可见低电压、窦性心动过速、T波低平或倒置。超声心动图对确诊心包积液、估测积液量及评估患者进行诊断或治疗性心包穿刺术非常重要。当TB心包炎患者血流动力学尚可代偿时临床表现为充血性心力衰竭症状及大量心包积液体征,血压无显著降低。当心脏受到积液迅速或明显压迫,心脏充盈和排出量将严重受损,患者血流动力学无法代偿时表现为典型的心脏压塞体征,即显著低血压及心动过速。此外,有研究表明Mtb感染和炎症导致脏层心包顺应性下降,高达50%TB心包炎患者发生缩窄性心包炎。

TB是缩窄性心包炎最常见病因,还有一些缩窄性心包炎病例由于病程长、结缔组织增生导致瘢痕形成、肉芽组织消失,病理学虽不能证实但不排除TB是导致是缩窄性心包炎的病因。因为很多首次诊断缩窄性心包炎的患者既往并无TB病史,所以确诊TB缩窄性心包炎较难,需要结合临床表现及影像学(超声心动图、CT及MRI)等多种方法联合诊断。TB缩窄性心包炎患者心包显著增厚、变硬、粘连甚至钙化,如同"盔甲"一样束缚整个心脏,心脏舒张期充盈受限,产生一系列心排血量下降和体循环淤血的症状,包括劳力性呼吸困难、活动耐量下降、肝大、腹水等,查体可发现Kussmaul征、奇脉、颈静脉怒张、水肿、心包叩击音等体征。心电图可见QRS波群低电压、T波低平或倒置。近年来随着超声技术的发展,超声心动图对动态诊断TB缩窄性心包炎血流动力学改变、心脏大小及功能等显示出明显优势,已成为一线影像学方法。胸部CT可以作为超声心动图的辅助检查,可对TB缩窄性心包炎患者心包增厚、钙化的定位和定量进行补充诊断。TB缩窄性心包炎二维超声心动图可见心室内径相对减小,双房内径增大,室间隔运动不协调呈"抖动征"(舒张早期室间隔移向左心室腔,然后迅速反弹至右心室,随吸气左右震荡),心包增厚、回声增强,心包与心肌粘连使心肌活动受限,剑突下切面显示下腔静脉内径增宽,吸气萎陷度<50%。M型

超声心动图及组织多普勒M型超声显示室间隔抖动征。脉冲多普勒超声显示二、三尖瓣舒张期血流频谱E峰减速时间缩短（<150ms），吸气时二尖瓣舒张期血流频谱E峰值与呼气时相比较降低（>25%），提示心室充盈受限。组织多普勒超声显示二、三尖瓣环间隔e峰峰值速度增大，二尖瓣环左心室侧壁及三尖瓣环右心室游离壁收缩期s峰峰值速度降低。梅奥医学中心通过超声心动图诊断缩窄性心包炎的标准如下：①室间隔异常运动；②呼气状态下肝静脉舒张期的反向血流速度增加；③组织多普勒提示二尖瓣环组织速度增加（>8cm/s）。①和②或③联合诊断缩窄性心包炎的特异性和灵敏度分别为91%和87%。近年来，二维斑点追踪、速度向量成像及三维超声心动图等新技术也逐渐应用于TB缩窄性心包炎患者。研究发现，TB缩窄性心包炎患者心肌内膜、外膜及整体扭转程度均显著减小，其中外膜扭转减小程度最明显，这与外层心肌与心包粘连、运动受限有关，作为结核性CP特征性表现可与限制性心肌病鉴别诊断。三维超声心动图较二维超声心动图能更直观精确地显示心脏的脏、壁层心包及心包积液，显示心包积液内的丝状物范围、大小及与心脏结构的关系，提供房室结构及运动信息，为心包切除等手术提供更准确的信息，指导术式选择和评估预后。

TB心包炎疾病过程中可能并发潜在的心肌炎症及水肿，心肌炎表现为心肌损伤生物标志物升高（肌钙蛋白、肌酸激酶等），动态心电图提示心肌损伤改变，影像学检查可见左心室收缩功能轻度受损。钆对比剂延迟增强心脏磁共振成像（MRI）显示心包和心肌钆增强是TB心肌炎的特征性表现。当TB心包炎患者合并感染人类免疫缺陷病毒（HIV）时TB心肌炎更常见。

TB心包炎患者结核菌素皮肤试验多呈阳性，但传统上需要通过直接检测或培养心包积液或组织中Mtb才能确诊TB心包炎，实验室检查通常阳性率较低。无法早期且准确进行病因诊断仍然是影响TB心包炎患者治疗和预后的重要障碍。近年来，应用腺苷脱氨酶（ADA）、非刺激性γ干扰素（uIFN-g，TB感染心包积液生物标志物）和基于聚合酶链反应方法识别心包积液中Mtb遗传物质成为诊断TB心包炎的新方法。有研究表明TB心包炎时可检测到四肽N-乙酰基-丝氨酰-天冬氨酰-赖氨酰脯氨酸（Ac-SDKP），心包积液中Ac-SDKP水平降低更易导致心包纤维化形成。ADA水平升高预示缩窄性心包炎的进展。另外，在TB流行地区对疑似TB心包炎患者的现代诊断策略包括：①排除引起炎症渗出液的其他原因（例如细菌、恶性肿瘤及尿毒症性心包炎）；②使用TB的生物标志物检测，例如心包积液uIFN-g和ADA；③实验室检测在非心包积液样本中确诊结核（如痰液、淋巴结、胸膜或腹水）；④当患者有典型TB临床症状但没有可选择的检测方法时可进行诊断性抗TB治疗。

三、TB心包炎的治疗

TB心包炎急性期患者应保证营养，注意休息，抗TB治疗用药方案基本同活动性肺TB，需遵循早期、适量、规律、全程、联合的治疗原则。目前抗TB药物分为一线和二线抗结核药物。一线抗TB药物在疗效和安全性方面具有明显的优势，包括异烟肼、利福平、吡嗪酰胺、乙胺丁醇、链霉素、利福布汀和利福喷丁。二线抗TB药物与一线药物相比疗效较差，毒副作用较大，主要用于对一线抗TB药物产生耐药性时的替代治疗。TB是HIV感染者的主要机会性感染及主要死亡原因，两者在疾病发病率和死亡率方面呈协同作用。利福平与抗反转录病毒药物相互作用，可能导致抗反转录病毒药物或抗TB药物无效，或增加毒性风险。在TB患者合并艾滋病的情况下，宜选用利福布汀。

尽管已明确6个月疗程的四药联合抗TB化疗法治疗TB心包炎的安全性和有效性，但目前尚未确定能显著改善TB心包炎相关生存率的辅助疗法。研究表明，足量的IMPI免疫疗法辅助类固醇治疗缩窄性TB心包炎使再住院率降低45%，但与安慰剂相比死亡率无明显下降。感染HIV的患者应用类固醇与HIV相关恶性肿瘤的发病率增加相关，因此HIV合并TB心包炎患者不建议应用类固醇辅助治疗。有研究表明，心包内注射糖皮质激素辅助治疗TB心包炎结果为中性；而心包内溶栓治疗在小数量病例研究中显示较好的结果。临床上根据渗出性心包炎积液量选择进行心包穿刺清除术。在一项1400例IMPI免疫疗法抗TB治疗试验中，接近60%的参与者进行了心包穿刺术，其中约18%的患者在12个月时死亡，8%的患者发展为缩窄性心包炎，4%的患者再次发生心包积液并伴有心脏压塞，40%～60%患者康复。近期出现TB症状和体征或心包组织活检显示活动性炎症的TB缩窄性心包炎患者，应立即给予正规的抗TB治疗，无活动性TB证据的TB缩窄性心包炎患者进行抗TB治疗，患者无明显获益。目前TB缩窄性心包炎唯一确定性治疗方法是手术治疗，包括心包切除术和剥离术。渗出性TB心包炎一般预后较好，缩窄性TB心包需要早期准确诊断和治疗，在控制TB症状后及早手术剥离粘连心包膜或部分切除增厚的心包膜，解除心脏束缚，若手术过晚导致心肌长期受限发生失用性萎缩，则患者术后复发率和再手术死亡率高，预后较差。

四、总结

综上所述，对疑似TB心包炎患者首选超声心动图作为辅助检查手段，结合临床症状、体征及实验室检查确诊后根据TB心包炎的分型选择合适的治疗方案。早期发现、诊断、治疗TB心包炎是患者获得良好预后的关键。

（索　娅）

围绝经期女性心脏相关症状中西医病因分析

在日常心血管疾病的诊疗中，常可遇到诸多围绝经期女性患者被多系统的不适症状所困扰，如胸痛、胸闷、气短、心悸、头晕、潮热、盗汗、关节痛等。因心悸、胸闷等心脏相关症状表现尤为突出且更易受重视，因此常以"冠心病、心绞痛"反复就诊，经各种检查，换用多种药物，甚至冠脉狭窄患者置入支架等治疗后，不适症状仍无明显缓解，给医患双方均造成巨大压力。面对这群特殊的"心脏病患者"，如何深入分析其复杂的多重发病原因，兼顾考虑器质性及功能性疾病状态，是多科医师，特别是心血管医师需要关注的问题。

有研究将围绝经期症状归纳为血管舒缩系统症状（如潮热、盗汗）、神经精神症状（如感觉异常、失眠、焦虑、抑郁）、心脏相关症状（如胸痛、心悸、胸闷、气短）以及骨骼肌肉系统症状（如疲乏、关节痛、肌肉痛）等四类。因女性进入围绝经期心血管疾病的发病率和死亡率均开始迅速增加，绝经已被认为是女性特有的心血管疾病危险因素，所以医患双方对心脏相关症状尤为重视。

围绝经期女性出现心脏相关症状的原因是多方面的，且相互重叠，除年龄、增重、生活、工作压力增大、高血压、高血脂，动脉粥样硬化发生、发展加速等传统心血管病危险因素外，雌激素水平下降、神经内分泌功能紊乱、甲状腺功能异常、精神情绪等因素也起到了重要作用。

中医学认为，围绝经期综合征属于"绝经前后诸证"范畴，对于围绝经期心脏相关症状的病因病机也有诸多论述。本文将着重从围绝经期女性心脏相关症状的中西医病因进行分析，以寻找更加有效的中西医治疗方法，改善围绝经期女性心脏相关症状，提高生活质量、防治心血管疾病的发生和发展。

一、围绝经期冠心病

围绝经期女性出现胸痛、胸闷、气短、心悸等症状，首先要根据诱因（与活动关系）、症状持续时间、性质特点、缓解方式等判断是否可诊断为冠心病。围绝经期女性冠状动脉粥样硬化发生、发展加速，冠心病的发病率攀升，加速其冠脉粥样硬化的主要因素如下。

（一）脂代谢异常

围绝经女性雌激素水平下降加重了血脂代谢异常，主要表现为TC、TG、LDL-C升高，HDL-C下降。正常情况下，雌激素通过调节肝细胞膜上的ApoE受体识别CM残余颗粒，增加CM残余颗粒在肝脏内的清除速度，降低CM的含量；调节脂蛋白脂酶、ApoCII表达，促进VLDL的代谢；调控肝细胞膜上LDL受体上调，增强与LDL亲和力，加快肝细胞摄取和分解LDL；抑制肝脂肪酶的活性，减少HDL的降解；抑制Lpa基因表达，降低循环中Lpa水平；调节胆汁酸代谢相关酶和膜转运蛋白的表达，增加胆汁分泌，加快体内胆固醇的清除；通过抑制3-羟基-3-甲基戊二酸单酰辅酶A（HMG COA）还原酶而降低胆固醇的合成；减少胆固醇在动脉壁的沉积和LDL-C的氧化作用；抑制HDL和LDL的氧化修饰，增加HDL，减少LDL吸收，从而降低动脉粥样硬化的发生发展。动物实验发现雌激素还可诱导内皮细胞雌激素受体的表达，促进细胞对脂肪酸的摄取和氧化，降低循环中血脂水平。围绝经期女性，雌激素水平开始下降，以上调节途径受阻，导致血脂代谢紊乱，加快冠脉动脉粥样硬化和脂质斑块形成导致冠心病。

（二）腹型肥胖

围绝经期女性由于卵巢功能衰退，性激素波动或下降，出现以体质量增加、脂肪代谢及分布异常的肥胖，主要表现为脂肪向躯干部分（尤其是腹部）移行的腹型肥胖。有研究指出，腹型肥胖是围绝经期女性冠心病的独立影响因素，但与患者的BMI无关，说明腹型肥胖可能会增加围绝经期女性冠心病的发病风险；同时指出，腹部脂肪不仅能储备能量，还可分泌大量促炎症因子，如瘦素、脂联素、抵抗素、肿瘤坏死因子等，可直接或间接参与炎性反应和代谢综合征，与胰岛素抵抗、心血管疾病等的发病密切相关。因此，围绝经期妇女肥胖不可忽视。

而对于雌激素影响围绝经期女性肥胖的确切机制可能与以下几方面有关：雌激素可通过使obmRNA的增加，刺激瘦素分泌，从而引起体重减轻；通过降低神经肽Y的量，减少进食，体重下降；雌激素对肥胖基因（ob gene）表达具有直接效应。由上可知，雌激素可能通过降低神经肽Y的量和通过瘦素对神经肽的抑制作用来影响脂肪代谢。

（三）糖代谢异常

围绝经期女性糖代谢异常表现为胰岛素抵抗（IR）和糖耐量减低（IGT）。围绝经期女性糖代谢异常与雌激素下降关系密切。目前雌激素减少导致IR的可能机制有：雌激素使细胞钙离子浓度升高，减弱了胰岛素受体后效应，导致外周组织利用葡萄糖障碍；围绝经期雌激素下降，肝脏产生的性激素结合球蛋白（SHBG）水平随之降低，导致游离睾酮明显升高，降低了外周组织结合胰岛素及利用葡萄糖的能力；雌激素水平的过度降低可引起全身脂肪由外周转移至内脏，脂肪细胞的增加使机体对胰岛素的反应下降，发生IR；围绝经期雌激素水平的过度降低使抑制肿瘤坏死因子（tumor necrosis factor, TNF）释放的作用减弱，葡萄糖转载蛋白的表达水平降低，减弱脂肪、肌肉细胞胰岛素受体后效应等途径造成IR。

有动物实验表明，雌激素刺激胰岛素基因转录和表达，增加葡萄糖激酶的活性，从而增加胰岛素释放，降低血糖；雌激素与受体结合可导致大量钙离子内流，触发胰岛素释放；雌激素受体可促进胰岛素刺激的蛋白激酶磷酸化，增加肝脏胰岛素信号，促进胰岛素释放；雌激素在脂肪组织中可抑制炎症反应、调节脂肪因子，改善胰岛素的敏感性。围绝经期雌激素下降，可导致胰岛素抵抗和糖耐量异常，加速冠状动脉粥样硬化。

（四）甲状腺功能异常

围绝经期女性雌激素下降，对甲状腺结合球蛋白的清除能力下降，多数存在甲状腺功能的异常，而甲状腺激素可影响脂代谢和损伤内皮细胞导致动脉粥样硬化。其具体机制包括：促甲状腺激素作用于肝细胞膜上的LDL受体，造成LDL依赖受体的降解途径受损，引起血LDL-C和ApoB水平升高；影响肝细胞合成TC过程中的限速酶HMG CoA还原酶的表达，使TC合成增加。同时，促甲状腺激素可加重氧化应激反应直接损伤血管内皮细胞及诱导血管内皮细胞相关因子的表达，使NO、PGI2等内皮依赖性舒张因子表达水平降低，而ET-1、PAI-1等内皮依赖性收缩因子表达水平增高。血管内皮损伤是冠状动脉粥样硬化发生的始动和关键因素。

（五）微循环障碍

临床中，有相当多围绝经期女性以胸痛、胸闷、气短、心悸等就诊，心电图或运动负荷试验提示心肌缺血，而冠状动脉造影检查冠状动脉未见明显狭窄，常考虑为冠脉微循环障碍。

内源性NO是一种舒血管物质，可扩张血管、抑制血小板聚集和黏附。正常血管在雌激素作用下使亚硝酸盐和硝酸盐显著增加，NO的释放也明显增加，保持良好的血管内皮功能。有研究发现，雌激素可激活膜雌激素结合位点，通过激活第二信使，起到快速而短暂的血管舒张作用；还可与细胞内的核受体结合调节基因转录，起到持续的血管扩张作用。

围绝经期雌激素水平下降，ET-1、NO等血管舒张因子合成释放减少，进而导致冠状动脉血管张力增加及内皮依赖性血管舒张功能障碍，引起冠状动脉微循环障碍。有动物实验发现，当体内雌激素水平下降时，血管对乙酰胆碱的反应增强，导致冠状动脉血管强烈收缩，而予雌激素替代治疗后，这种收缩作用明显减弱。表明雌激素可调节冠状动脉对乙酰胆碱的反应。此外，雌激素还是一种钙拮抗剂，雌激素水平下降可导致血管壁张力增加，引起冠状动脉微循环障碍出现心肌缺血。

此外，雌激素还可调节血管内皮生长因子的表达，促进冠状动脉远端毛细血管的新生；促进白细胞的聚集和黏附作用，发挥抗炎作用。激素对心血管保护作用可能与血管内皮细胞、平滑肌细胞含有功能性雌激素受体有关。围绝经期雌激素下降后血管内皮受损，影响其正常收缩运动及导致微小血栓形成，冠状动脉毛细血管的新生能力下降，加重微循环障碍，出现心肌缺血症状。

（六）围绝经期高血压

高血压为冠心病的危险因素，围绝经期高血压女性更易发生动脉粥样硬化，同时有围绝经女性是以高血压就诊。有文献指出，绝经后高血压病的发病率是绝经前2倍。围绝经期高血压的特点是血压波动较大，且受情绪影响明显。围绝经期高血压受诸多因素影响，具体如下。

1.激素水平对血压的影响　围绝经期女性，雌激素水平逐渐下降，雄激素水平相对升高，FSH水平上调。研究指出，雌激素通过以下途径影响血压：雌激素作用于血管平滑肌细胞的雌激素受体，抑制Ca^{2+}细胞内流，松弛血管平滑肌细胞而舒张血管；可通过内皮细胞途径，促进NO、PGI2的舒血管物质释放，抑制内皮素等缩血管物质的生成，从而舒张血管；可抑制RAAS系统激活，抑制血管收缩，控制血压；可降低机体盐敏感性，降低血压。而雌激素水平下降，可能是导致围绝经期女性高血压的主要原因。而雄激素水平升高也会导致高血压风险升高。雄激素水平增加，可激活RAAS系统、内皮素系统，增加交感兴奋性，导致血压升高。围绝经期雌激素水平下降，负反馈作用减弱，FSH水平上调，也可对血压产生影响。有研究发现，肾上腺髓质嗜铬细胞存在FSH受体，升高的FSH可促进肾上腺髓质嗜铬细胞合成和分泌去甲肾上腺素、肾上腺素，血清儿茶酚胺浓度升高，血管收缩，血压升高。

2.肥胖对血压的影响　围绝经期女性肥胖以腹型肥胖为特征性表现。美国调查显示超过65%的高血压发生与体重增加有关。肥胖是绝经后女性高血压发病的相对危险因素。有研究发现，围绝经期女性的血压水平与腰围、瘦素水平呈正相关，提示瘦素在肥胖与围绝经期高血压的发病过程中可能发挥一定作用。瘦素具有增加交感神经兴奋性及钠离子重吸收作用，使RAAS系统激活、交感兴奋性增加、炎症介质增加、氧化应激和降低内皮细胞舒血管活性，导致血压升高。

3.胰岛素抵抗对血压的影响 胰岛素抵抗导致围绝经期女性患者血压升高的可能机制如下：增强肾小管对钠的重吸收作用，出现肾脏水钠潴留；胰岛素样生长因子直接或间接刺激血管平滑肌细胞增生，使管腔狭窄，以致血压升高；降低血管平滑肌Ca^{2+}-Mg^{2+}-ATP酶的活性，使细胞内Ca^{2+}浓度增加而引起血管收缩，血管阻力增加，血压升高；可使交感神经系统功能失衡，激活α肾上腺素能受体，血管收缩，血压升高；内皮细胞合成一氧化氮减少，促进血管紧张素Ⅱ使血管平滑肌收缩。

4.焦虑抑郁等不良情绪对血压的影响 焦虑抑郁可直接增加交感神经系统的活性，通过肾上腺髓质系统使去甲肾上腺素、肾上腺素分泌增加，最终导致血压升高；还可降低NO的有效性，致使内皮素产生增加，使血压升高；另外可以通过减弱机体的免疫力，促进炎症因子的表达，最终致使内皮功能紊乱，参与高血压的形成。

5.其他 雌激素减少使体内脂质代谢紊乱，导致血脂异常，血脂异常则血液黏稠度升高，血流阻力增加，同时损伤血管内皮细胞，脂质沉积，致动脉粥样硬化，促进血压升高。促炎细胞因子在围绝经期女性中增加，C反应蛋白作为炎症的指示剂，在围绝经期含量升高，抑制内皮细胞产生NO导致血管调节障碍和内皮功能障碍，上调血管紧张素Ⅱ亚型1（AT1）受体，导致RAAS的激活、血管平滑肌细胞的增殖以及诱导纤溶酶原激活物抑制剂活性、血管收缩、血压升高。

二、围绝经期痛阈降低

动物实验证实，雌激素可能具有镇痛作用，雌激素缺乏可导致疼痛阈值降低，敏感性增高。具体机制可能与腺苷释放增加及阿片受体去敏感化或表达下调有关。腺苷是一种致痛物，围绝经期雌激素水平下降，出现腺苷释放过多或对腺苷敏感性增加，使得患者对于一些非缺血性刺激也产生过度的反应，应用17β-雌激素治疗后患者的疼痛症状明显改善。此外，雌激素水平下降，可反馈性促使黄体生成素水平升高，可使脑内阿片受体去敏感化，从而导致疼痛敏感性增高。有报道称，内源性阿片肽和雌激素在一些下丘脑核存在共定位，雌激素可上调下丘脑的μ阿片受体表达，使得机体的疼痛敏感性降低。因此，使围绝经期女性心脏相关症状更加明显。

三、围绝经期自主神经功能紊乱

自主神经功能紊乱是由自主神经功能失调引起的多系统功能紊乱，尤以心血管系统功能紊乱最为常见。有研究指出，围绝经期女性自主神经功能紊乱，主要是由焦虑、抑郁等不良情绪引起。焦虑等不良情绪使得交感神经和副交感神经对心脏的调节失去了稳定性、平衡性。围绝经期雌激素水平下降可导致自主神经调节失衡，反应性交感神经张力过高，儿茶酚胺类神经递质生成增多，微血管持续收缩，同时心肌氧耗量加重，诱发心肌缺血，出现心脏相关症状。社会、家庭及心理因素对围绝经期女性心脏相关症状具有极大影响，围绝经期女性的心理紧张总值明显升高。心理状态良好的围绝经期女性可以无任何不适症状，而性格脆弱、固执、敏感、易受刺激的女性常会出现人际关系、家庭问题，也易出现心悸、胸痛、憋气、气短等心脏症状，往往常与器质性疾病并存。自主神经功能紊乱也会影响心电图改变，出现ST-T异常，也常被认为是"心肌缺血"成为患者就诊的常见原因。

自主神经功能紊乱与动脉粥样硬化疾病密切相关。这种紊乱以交感神经系统的过度激活及副交感神经系统活性减弱为特点。自主神经通过影响血管内皮的功能、血管的结构和功能、机体的炎症状态及血压，从而导致动脉粥样硬化的发生、发展。

除以上因素外，在围绝经期女性也常合并颈椎病、肋软骨炎、反流性食管炎、呼吸睡眠暂停综合征等疾病，在诊治中需要鉴别。

四、中医学病因病机

围绝经期综合征归属于中医学"百合病""不寐""郁证""脏躁""心悸""失眠"等范畴。《素问·上古天真论》："女子七七，任脉虚，太冲脉衰少，天癸竭，地道不通，故形坏而无子也。"女子到七七之年，肾精逐渐虚衰，天癸即将耗竭，冲任二脉虚损，导致肾之阴阳失调，进而出现围绝经期诸证，包括心脏相关症状。因此，当前绝大多数医家认为肾虚为发病基础，同时兼有心、肝、脾、肺等多脏腑功能失调。

夏桂成教授认为，心肾的交济是人体上下交互运动的最主要形式。围绝经期女性，肾水匮乏，不能上济于心，导致心火亢盛，扰乱心神；或肾精不足，不能化生心血，导致心神失养，从而导致心主神明、心主血脉的功能失常，出现心悸多梦等心脏相关症状。韩雨、曲华等认为，肝藏血，肾藏精，精血同源，围绝经期女性由于肾精亏虚，易导致肝血不足，肝失所养，导致肝的疏泄功能失常，肝气郁结，气郁化火，热扰心神，出现烦躁、心悸等心脏相关症状；或气滞血瘀，心脉不畅，可出现气短、胸闷等症状。有理论认为，气滞血瘀为肾虚之外的重要病机。此外，肝阴不足，阴不制阳，导致肝阳上亢，出现心神不宁、心悸和（或）血压升高。肺司呼吸，肾主纳气，肾气亏虚，摄纳无权，出现气短、呼多吸少等症状。肺、脾、肾调节水液代谢，脾肾阳虚，气化失常，水液内停，上凌心肺，可出现咳嗽、气短、喘促等症状。

秦国政教授从"痰""瘀"立论，认为肾阴亏虚，阴精暗耗，精血不足，津枯血燥，易津血黏滞，日久则炼津为痰，炼血成瘀；或肾阴亏虚，水不涵木，肝失疏泄，肝郁化火，或肝木横逆脾土，脾运失司，脾气不行，气滞日久化火，或水火不济，心火太盛，则必灼津耗液，均可灼伤津血，炼津成痰，炼血成瘀。肾阳不足，温煦失司，阴寒内生，寒则气收，气收不行津血，津血停滞日久则凝津为痰，凝血成瘀。"痰""瘀"等病理产物阻滞气机、瘀阻血脉，出现胸闷、胸痛等心脏相关症状。

同时，应注意不同的体质围绝经期会出现不同的临床症状及体征。若素体阴虚火旺，围绝经期则多见肝肾阴亏、肝阳偏亢之症；如素体阴血不足，则在此时多见心肾不交之证；若素体阳虚气弱，多见脾肾阳虚之证；若禀赋不足，后天损伤较甚，则围绝经期诸症易于较早出现，且症状较重；若素体健壮，环境优越，无明显损伤者，在此期间一般无明显的自觉症状。

因此，肾虚同样是围绝经期女性出现心脏相关症状的基本病机，同时兼有心、肝、脾、肺等多脏腑功能失调。治疗上从五脏辨证论治，灵活化裁运用方药，才能取得理想疗效。

五、总结与展望

雌激素受体广泛存在于全身许多组织和器官中，如心肌、冠状动脉、主动脉、肝、肾、骨骼、脂肪组织、泌尿系统及中枢、周围神经元和神经细胞等。女性进入围绝经期后，由于体内雌激素水平下降，其靶组织和器官出现功能和组织形态学的改变，从而出现一系列的症状。围绝经期女性心脏相关症状的出现也与雌激素水平下降密切相关。雌激素水平的下降导致冠心病、痛域降低、自主神经功能紊乱等，出现胸痛、胸闷、心悸等一系列心脏相关症状。而中医学认为，围绝经期女性心脏相关症状出现的病因病机在于肾虚，合并肝、心、脾、肺等多脏器功能失调。针对病因，运用中西医相结合的方法防治围绝经期女性心脏相关症状具有重要意义。

（张　虹　李　杰　白　雪）

非酒精性脂肪性肝病与慢性病

非酒精性脂肪肝疾病（NAFLD）是全世界最常见的肝脏代谢疾病，与肥胖症和2型糖尿病密切相关。

改变生活方式和减肥手术（如适用）及积极减少体重，降低心血管风险的治疗手段等多学科方法可以缓解甚至逆转NAFLD，减少其进展为纤维化、肝硬化甚至肝癌的风险。

本病的治疗领域正在迅速发展，尽管目前尚无许可的疗法，但几种潜在的可缓解疾病的药物治疗已经呈现其获益前景。

一、非酒精性脂肪性肝病概述

（一）非酒精性脂肪肝

脂肪肝患者，女性饮酒少于20g/d，男性饮酒少于50g/d（也有30g/d之说），排除其他肝脏疾病如慢性病毒性肝炎，诱发脂肪变性的药物或其他慢性肝病，如自身免疫性肝炎，血色素沉着症或威尔逊病等，就可以诊断为非酒精性脂肪性肝。

（二）非酒精性脂肪性肝病

非酒精性脂肪性肝病（nonalcoholic fatty liver disease，NAFLD）是一类不同程度脂肪性肝病的总称，包括肝脏单纯脂肪沉积（nonalcoholic fatty liver，NAFL）、肝脏炎症细胞浸润（非酒精性脂肪性肝炎（nonalcoholic steatohepatitis，NASH）、肝纤维化（hepatic fibrosis）和肝细胞癌（hepatocellular carcinoma，HCC）。

（三）NAFLD

从细胞学水平分析，是肝细胞胞质有大量的脂类成分主要是甘油三酯积聚，随着疾病的进展，肝细胞炎症的发生和纤维化的出现，NAFLD与慢性病如2型糖尿病、肥胖和代谢综合征的关系逐渐显现，随着NAFLD疾病的进展，炎症过程逐渐加剧，可导致心脑血管病的进展和心脑血管事件的发生。

（四）NAFL

在早期阶段，如NAFL，是可以逆转的，即便是进展到炎症阶段，只要是不发生肝纤维化，也是可以逆转的。伴发早期糖尿病的NASH，随着NASH的缓解，肝内脂肪沉积的减少，糖尿病可以逆转和缓解。

（五）NASH

肝细胞脂肪变性，球囊变性和小叶炎症，肝细胞损伤，肝功能受损，称为非酒精性脂肪性肝炎（NASH）。这是NAFLD非常重要的阶段，也是其结局的转折点，无视NASH的进展，伴发的慢性病就会越多，进展为纤维化甚至是肝硬化的风险就越大。

目前，NAFLD患者的诊断和治疗面临许多挑战。与病情相关的不良后果似乎很明显，但尚未建立不使用肝活检的准确疾病分期。在没有许可的药物治疗情况下，改变生活方式仍然是治疗的主要手段，但这很难实施和维持。尽管存在这些挑战，但该领域仍在快速发展，在本综述中，我们将总结一些文献，详细介绍当前有关发病机制、诊断、分期和临床管理的思想和观念。NAFLD是儿童患病率增加的疾病；但是本综述的范围将主要集中于成年患者的数据。

二、非酒精性脂肪性肝病的流行病学

（一）NAFLD的患病率

使用成像方式（B超，CT和磁共振等检查手段）进行诊断研究的荟萃分析已诊断的NAFLD———全球最常见的慢性肝脏代谢性疾病，约占全球人口的25%。NAFLD的患病率，中东（32%）和南美（30%）最高，非洲（13%）最低，欧洲（24%）、亚洲（27%）和北美（24%）为中等。随着时间的流逝，NAFLD的全球负担迅速增加，患病率从2005年的15%上升到2010年的25%。在美国，2003—2011年的患病率增长2.7倍。但是，NAFLD患病率的估计值根据诊断所用的方式而异。使用肝脏生化检查（或肝功能检查），在没有其他肝病原因的异常作为主要诊断方法的情况下，NAFLD的实际患病率低估多达10%。

（二）NAFLD的发病率

关于NAFLD发生率的公开数据较少。在过去的30年中，北美、欧洲和亚洲的肥胖患病率剧增，一般认为NAFLD的发病率成比例上升。近期在北美进行的一项社区研究，使用编码数据进行病例识别，其结果表明1997—2014年，NAFLD每10万人·年发病率从62上升至329，增加了5倍。在18～39岁的成年人中，NAFLD的发病率从每10万人·年20增长至140，增加了7倍。特别是45岁以下的年轻人，每年增长7.5%。

（三）从NAFL到NASH（图1），到HCC的流行病学

经超声（US）验证的NAFLD患者中，组织活检证明的NASH有6%～30%，相当于总人口患病率介于1.5%～6.45%。约40%的NASH患者出现纤维化进展，年平均纤维化期进展率为0.09。NASH患者的年度HCC发生率为每1000人·年5.29。尽管这种HCC风险低于慢性病毒性肝炎（El-Serag HB, 2012），由于NAFLD的高流行，与NASH相关的HCC的全球负担将继续增加，实际上，HCC现在已成为全球癌症死亡的第四大主要病因。英国的一项研究发现，与NAFLD相关的HCC在过去10年中增长了10倍，强调导致肝癌的比例已经从病毒性肝炎向NASH的明显转变。

三、非酒精性脂肪性肝病的诊断

尽管肝活检仍被认为是NAFLD诊断的金标准，但在临床实践中难以推行。在寻找新颖的非介入性生物标志物和成像方式方面经积累了大量的经验，旨在准确反映潜在疾病的阶段。

（一）排除过量饮酒和其他原因所导致的肝病

临床病史以排除过量饮酒和可能引起肝脂肪变性的药物，如皮质类固醇、胺碘酮和他莫昔芬。需要进行体格检查以确定是否存在腹部肥胖（我国男性的腰围≥90cm，女性腰围≥80cm），以及是否存在任何其他原因如自免肝、乙肝、丙肝等慢性肝病。

（二）NAFLD的初步诊断

在存在一种或多种心脏代谢危险因素［如（腹部）肥胖，T₂D或糖耐量低下以及高血压］的情况下，在进行US扫描时肝脏生化和（或）回声肝轻度升高的患者中，可能会怀疑NAFLD的诊断。和血脂异常，并且没有其他原因引起的肝脂肪变性和慢性肝病。通常，NAFLD患者无症状，尽管腹部右上腹出现疲劳和钝痛或不适。更常见的是，偶然发现影像学或肝脏生化异常，如由于腹部症状或在进行其他情况的血液测试监测的患者中发现的腹部症状引起的US扫描或计算机断层显像在脂肪肝的出现。

（三）实验室检查

没有单一的血液检查可以诊断出NAFLD，但是有许多基于简单临床评估和血液检查的指标可以预测NAFLD，是否存在严重的肝脂肪变性。其中一项测试是脂肪肝指数，该指数将BMI与腰围，γ-谷氨酰转移酶和血浆TAG水平结合在一起。对一组具有组织学检查的NAFLD的患者进行了回顾性验证，证实了脂肪肝指数，NAFLD肝脂肪评分和肝脂肪变性指数这3个指标的诊断准确性，而AUROC从80%到83%。血液检查应包括全血/全血细胞计数，肝生物化学（包括ALT）和AST；肾功能空腹血糖和（或）糖基化血红蛋白（HbA1c）；血脂谱；血清铁蛋白和转铁蛋白饱和度；甲状腺功能病毒性乙型和丙型肝炎血清学；肝自身抗体（抗核抗体，抗线粒体抗体，抗平滑肌抗体，抗肝微粒体抗体）；免疫球蛋白（A, G, M）；和α₁-抗胰蛋白酶水平。在某些情况下，可能还需要进行其他检查，包括血清铜蓝蛋白和腹腔血清学检查。正常的肝酶和正常的肝脏US不排除NAFLD。实际上，在103例T2D和

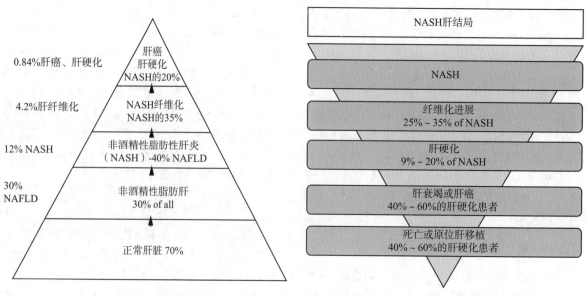

图1 NAFLD、NASH、肝硬化和肝细胞癌的流行病学（占所有人群的百分数，图左）

NASH的临床结局（纤维化进展、肝硬化、肝衰竭、肝癌和死亡的比例范围，右图）2019

ALT正常的患者中, 有51例具有质子MRS(^{1}H MRS)定义的NAFLD。

1.血浆蛋白 血浆蛋白总量改变和白、球蛋白比值倒置是最常见的生化异常。一些患者的血浆蛋白泳示α_1、α_2、β球蛋白增加, 血清蛋白的成分与脂肪肝的程度和病因之间没有明显的关系。脂肪肝恢复后, 血浆蛋白的异常较其他任何生化改变更迟恢复, 常需经3~6个月之后才恢复正常。

2.胆红素 约有30%患者的血清胆胆红素超过17.1μmol/L, 少数患者有直接胆红素增高和尿胆红素阳性, 在肝内脂肪被移除后, 随之以胆红素恢复正常。

3.酶 单纯脂肪肝患者的血清丙氨酸氨基转移酶ALT和门冬氨酸氨基转移酶AST值是正常或仅有轻度升高。脂肪性肝炎(NASH)可伴有肝酶的升高。

(四)影像学检查

B型超声检查, 通常用于诊断NAFLD, 以寻找肝脂肪变性的证据。在一项包括4720例将US与肝组织学进行比较的研究荟萃分析中, US对检测中度至重度脂肪变性(>33%的肝细胞中的脂肪变性)敏感, 灵敏度为84.8%(95% CI 79.5~88.9)和93.6%的特异性(95% CI 87.2~97.1), 但无法可靠地检测到脂肪变性<20%。尽管严重程度可以通过主观评估和评分, 但是超声无法量化肝脂肪变性。超声还可用于排除肝胆结石等合并症, 例如胆结石, 并寻找大结节性肝硬化和门静脉高压症(包括脾大和腹水)的迹象。

1.计算机断层X线扫描(CT) CT是检测肝脏脂肪浸润的一种灵敏而无创伤的技术, 并可追随肝脏损伤的变化, 肝实质CT衰减值与肝活检标本中TG含量之间有密切相关性。肝脂肪含量增高引起平均肝CT衰减值增加。广泛性脂肪浸润的CT扫描, 可显示的特征性改变是肝实质的衰减低于门静脉和下腔静脉中的血液, 肝脏的衰减值小于脾脏。局限性肝脂肪浸润的CT表现可与原发或继发性肝肿瘤或囊肿难于区别。

2.磁共振 近年来发展的磁共振技术, 为鉴别局限性脂肪肝与肿瘤提供了强有力的工具, 虽T$_1$加权自旋回波脉冲序列的信号强度在明显脂肪浸润区有增加, 而普通的自旋回波脉冲序列在检测脂肪浸润常是不敏感的。质子化学位移影像技术改善了对检测脂肪肝的灵敏度。这些技术是利用质子在脂肪酸分子和水分子中的共振频率的差异来分别脂肪和水的信号。在反向影像中脂肪信号是减去了水的信号, 脂肪肝较正常信号强度为低, 常与肌肉的信号相同或更低, 脂肪信号成分的定量可用于区分正常肝与脂肪肝, 在正常肝中脂肪信号成分是小于10%, 而脂肪肝时则大于10%, 甚至超20%。检测到肝脂肪变性。这样的指数可能有助于确定NAFLD高危患者的队列, 这些患者需进一步研究或进行流行病学研究。磁共振弹性成像技术采用与基于美国的技术相同的肝硬度或弹性测量概念, 并已在NAFLD患者中得到验证, 对晚期纤维化具有很高的诊断准确性; 在最近的综合荟萃分析中, 合并敏感性为86%, 特异性为91%。

(五)组织学检查

肝组织学改变在光学显微镜下肝细胞内外脂肪浸润在轻、中度脂肪变者, 脂肪是在肝小叶中央或周边区, 重症脂肪肝则是脂肪呈普遍分布, 有局部炎症和坏死, 其程度随着脂肪浸润的加重而增加。脂肪在肝细胞质内呈微滴状, 随后互相融合成大脂肪泡, 把细胞核推向一侧, 细胞膜被胀大破裂, 多细胞融合而成脂肪囊肿, 囊肿破裂而导致炎症渗出和淋巴细胞浸润, 在严重的脂肪肝, 其实质呈网眼状, 几乎看不到肝细胞。不同阶段的NAFLD的组织学变化, 见图2。

电子显微镜观察实验性脂肪肝的改变, 可有线粒体的改变和(或)其他细胞器官的改变。初始脂肪聚集在细胞浆而不涉及线粒体。由于线粒体中含胆碱去氢酶和其他与脂肪代谢有关的酶, 线粒体可出现改变, 中性脂肪堆积在其中。在缺乏胆碱而导致的脂肪肝中可见到线粒体胀大和形态改变。

(六)肝组织学在诊断中的作用

尽管进行了非侵入性肝病筛查, 但尚不清楚肝脏生化异常的原因, 通过肝脏活检获得的肝脏组织学可以在诊断上有帮助。在这种情况下, 如果没有过量的酒精摄入或致脂肪药物, 则>5%的肝细胞中存在肝内脂质滴会指示NAFL。NASH由全球组织学评估诊断。特征性包括小叶炎症的存在以及肝纤维化或无纤维化的膨胀。NASH评分系统包括NASH CRN评分和SAF(脂肪变性, 活动性, 纤维化)评分, 这些评分系统已经得到了广泛应用。主要是在临床试验的背景下, 这些评分系统的开发旨在标准化对NASH中观察到的组织学病变评估, 并非旨在进行诊断, 而是提供一种半定量评分系统。肝纤维化的严重程度是NAFLD患者总体和肝脏相关结局的最强预测指标, 因此确定NAFLD患者纤维化的严重程度对于风险分层至关重要。组织学纤维化分期仍然是在临床实践中和作为临床试验终点来评估纤维化严重程度的参考标准。用于纤维化分期的NASH CRN系统已被广泛使用, 并且采用0~4分级。这些阶段的描述性对应于轻度纤维化(1a, 1b, 1c期), 严重纤维化(存在细胞周围纤维化: 2期), 晚期纤维化(存在桥接纤维化: 3期)和肝硬化(具有结节形成的桥接纤维化: 4期)。这些阶段描述了纤维化的模式, 并且纤维化的程度在每个阶段内都可以有很大的不同。

四、非酒精性脂肪肝的风险因素和发病机制

（一）NAFLD 的风险因素

1. **PNPLA3基因**　*PNPLA3*基因多态性和跨膜6超家族成员2（*TM6SF2*）的多态性在非肥胖与肥胖相关的NAFLD的发病机制中有不可忽视的作用，*PNPLA3*基因与肝细胞内脂肪变性相关，图3表明，NAFLD的不同阶段，*PNPLA3*基因的权重。

2. **胰岛素抵抗**　区分肥胖与胰岛素抵抗很重要。患有NAFLD的非肥胖患者比没有患NAFLD的非肥胖患者更具胰岛素抵抗性，胰岛素抵抗可能是疾病进展的最重要推动力，而不是肥胖本身。有共识认为，非肥胖患者的NAFLD并非"善良"，是心血管和肝脏健康的重要不利危险因素。

3. **男性激素**　男性性腺功能减退和女性雄激素过多均与肝脂肪变性有关。睾丸激素治疗可减少男性的肝脏

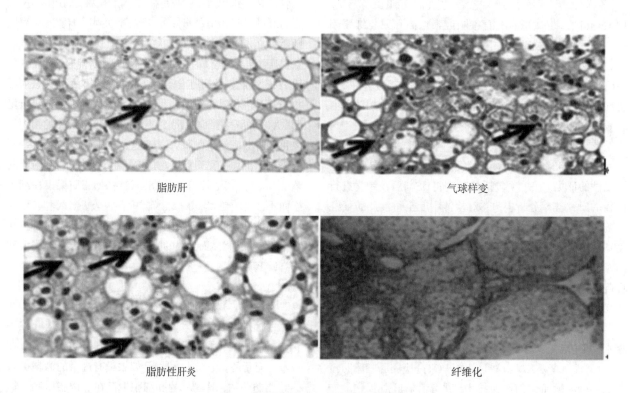

脂肪肝　　　　　　　　　　　　　　　气球样变

脂肪性肝炎　　　　　　　　　　　　　纤维化

图2　不同阶段NAFLD的组织学改变

Disease	Risk PNPLA3 M148M'
Liver diease OR	*n*=5100 3.3（95% *CI* 2.7～3.9）
HCC OR	*n*=100 12.2（95% *CI* 6.9～21.6）

PNPLA3 148M/M%

HCC　　　40

35

肝硬化　　16

NASH　　10

单纯性脂肪变性
Simple steatosis

5

健康的欧洲人

图3　NAFLD进展过程中，PNPLA3基因的表达

脂肪,使用5α-还原酶抑制来限制雄激素的可利用性会增加肝脂肪变性。对于患有多囊卵巢综合征(PCOS)的患者,雄激素过多和全身性胰岛素抵抗是NAFLD患病率升高的主要驱动因素。糖皮质激素过多、甲状腺功能减退症也与NAFLD相关。

4.女性激素　雌二醇可以保护NAFLD,绝经后女性的患病率增加。也有证据表明,绝经后激素替代疗法可以预防NAFLD。生长激素(GH)缺乏症也与NAFLD的发展有关,一些证据表明GH的替代与肝脏组织学改善有关。在达拉斯心脏研究中,白种人男性的NAFLD患病率比白人女性高2倍。观察发现,接受卵巢切除术的年轻女性NAFLD风险增加,进一步证明了雌激素和他莫昔芬的保护作用,并且接受激素替代疗法的人的风险有所降低。患有NAFLD的患者,女性患NASH的风险可能更高,而NASH临床研究网络(CRN)的数据显示,经活检证实为NASH的患者中女性比男性的比例约为2:1。

(二)非酒精性脂肪肝的发病机制

1.二次打击学说和四步学说　二次打击学说作为NAFLD的经典发病机制,已被广泛认可。脂类在肝脏细胞的细胞质内积聚,为第一次打击,之后触发一系列炎症过程,为第二次打击,第一次打击与胰岛素抵抗密切相关,第二次打击与氧化应激反应有关。

2.脂肪肝的多重打击学说　初次打击主要是胰岛素抵抗,导致肝细胞脂质堆积,诱导脂肪变性的肝细胞对内、外源性损害因素的敏感性提高,并为脂质过氧化提供反应基质;二次打击主要为活性氧导致脂质过氧化损伤及其相关事件,引起脂肪性肝炎;脂肪性肝炎持续存在(炎症–坏死循环),ECM合成大于降解,形成进展性肝纤维化。

3.饮食摄入对第一次打击的影响　NAFLD中西式饮食与地中海饮食的比较:NAFLD的患病率反映了肥胖症和T2DM的全球流行,并且与西式饮食的消费有关的特点是快餐、糖果、精制谷物、红色和加工肉类,全脂乳制品和软饮料的摄入量很高。与年龄和性别相匹配的健康对照组相比,NAFLD患者的每日总能量摄入量更高。相比之下,地中海饮食的特点是饱和脂肪和胆固醇的消耗量低,单不饱和脂肪酸的消耗量高,omega-6与omega-3脂肪酸的平衡比例以及复杂糖类的含量高和纤维与较低的NAFLD发生率相关,NASH和纤维化以及心血管事件和癌症。随机试验显示,地中海饮食可降低肥胖T2DM患者的血浆丙氨酸氨基转移酶(ALT)水平,并通过磁共振波谱(MRS)改善NAFLD患者的胰岛素敏感性和肝脂肪变性,与减肥无关。这些改善所涉及的生物学机制可能包括地中海饮食的抗炎和降脂特性及其对肠道菌群组成的影响。因此,地中海饮食模式是当前推荐的NAFLD大量营养素组成,并在欧洲肝病研究协会(EASL)–欧洲糖尿病研究协会–欧洲肥胖

症研究临床实践指南联合推荐。

4. NAFLD的多因素致病学说　多种机制和危险因素促进肝脂肪变性和NASH进展。

(1)肝内脂肪堆积:肝内游离脂肪酸(FFA)经甘油酯化并以甘油三酸酯(TAG)的形式存储。甘油三酸酯是NAFLD患者中主要的脂质积聚。NAFLD中的肝脂肪变性表明脂质流入,合成与处置过程中的内在失衡。有3种FFA会导致NAFLD的肝TAG:59%来自循环FFA;26%来自非脂质前体如葡萄糖和果糖;14%来自饮食。

(2)脂肪组织功能障碍:在正常情况下,脂肪组织对胰岛素的反应极为敏感,可储存脂质并抑制TAG脂解。相反,随着胰岛素抵抗的发展,胰岛素抑制脂解能力受损,循环FFA被肝脏吸收和储存。脂肪功能异常在调节NASH中肝损伤的严重程度和心脏代谢风险中起主要作用。以减肥为目标的治疗手段,减少胰岛素抵抗或噻唑烷二酮类药物(TZD)具有治疗NAFLD的作用。反之,NASH本身会加剧肝脏的胰岛素抵抗,从而导致肌肉等全身其他组织的胰岛素抵抗。肝脏FFA积聚,脂肪变性和炎症构成恶性循环,病情不断加剧。

(3)肝内新生脂肪形成:肝内FFA的第二个主要来源非脂质前体——葡萄糖和果糖。DNL的上调是NAFLD的标志,稳定的同位素输注研究表明,与健康对照组相比,NAFLD患者的增加高达3.5倍。此外,虽然脂肪来源的FFA占肝脏TAG的大部分,但肝脏中新的脂肪合成(de novo lipogenesis, DNL)的显著增加。DNL是一个多步骤,高度受控的调节过程。胰岛素通过固醇调节元件结合蛋白-1c(一种脂肪形成的主要调节剂)的转录和激活来促进脂肪形成,甚至在T2DM、肥胖和NAFLD等胰岛素抵抗性疾病中,胰岛素仍继续选择性地支持DNL,而未能减少肝糖异生。膳食糖摄入,短期的高热量饮食,过量摄入简单糖类会通过DNL显著增加肝脏脂肪。这解释了在NAFLD患者中,饮食脂质对肝内TAG的直接贡献相对较小,饮食中的果糖尤其具有脂肪生成能力,并且是比葡萄糖更好的DNL底物,其消耗量的增加与NAFLD的全球负担增加有关。此外,果糖代谢高度依赖能量,可通过一连串的蛋白质合成受损来加重肝脏损伤,氧化应激和线粒体功能障碍。

(4)甘油三酸酯与肝损伤:尽管TAG是NAFLD中最明显的肝内脂质,但是肝脏脂质组成发生了广泛变化,包括二酰基甘油、神经酰胺、TAG/二酰基甘油比率、游离胆固醇和磷脂,它们可能更具有致病能力。尽管TAG的积累传统上是NAFLD"严重性"临床分级的基础,TAG本身并不具肝毒性。如果抑制TAG掺入VLDL会导致TAG积累增加,但不会引起肝损伤,而抑制TAG形成的酶二酰基甘油酰基转移酶2(DGAT-2)会导致肝内TAG减少并在小鼠模型中导致脂肪性肝炎恶化。因此,TAG积累可被视为对肝

毒性FFA负担增加和肝损伤旁发生的表面现象的一种保护性反应。

（5）向NASH的过渡和纤维化的发展：脂肪性肝炎，免疫细胞和炎症小体在NAFLD中活化，对肝脏的多种毒性损伤（包括FFA、胰岛素抵抗、肠源性内毒素和脂肪组织功能障碍）的汇聚，最终导致炎症状态持续，导致NASH和纤维化。例如，与肥胖对照组相比，NASH患者的肝和脂肪组织中的肿瘤坏死因子-α（TNF-α）浓度升高，且与纤维化严重程度呈正相关。此外，在NAFLD和胰岛素抵抗的动物模型中发现了转录因子，活化的B细胞核因子κ轻链增强子的持续激活或过表达，急性炎症反应的关键调节剂以及患有NASH的患者。免疫反应在触发和放大肝炎症反应中起着至关重要的作用。随着肝细胞损伤，称为损伤相关分子（DAMP）释放。它们能够通过激活驻留的巨噬细胞来驱动炎症。枯否（KC）细胞还分泌肿瘤生长因子β和血小板衍生的生长因子，从而为HSC提供额外的刺激，从而通过上调平滑肌肌动蛋白，结蛋白和I型胶原蛋白促进纤维化。在NASH实验性啮齿动物模型中，抑制LPS受体TLR-4和与细菌脱氧核糖核酸结合的TLR-9可减少肝脏炎症。DAMPs、PAMPs和KC在炎症小体的激活中也起着重要作用，炎症小体是响应细胞损伤或病原体而组装的多蛋白细胞内复合物，可产生促炎性细胞因子IL-1β和IL-18。炎症小体在微调宿主的炎症反应中起关键作用，并与一系列急性和慢性有关肝脏疾病，包括NASH。与单纯性脂肪变性患者相比，NASH患者中炎性体相关蛋白的表达显著升高和FFA被发现可以直接上调炎症小体的活化并使在NASH啮齿动物模型中肝细胞对LPS的影响敏感。天然杀伤细胞在细胞损伤检测中具有复杂的作用，能够增强和限制炎症的程度。

（6）线粒体功能障碍：线粒体负责FFA的肝内β氧化及相应的三羧酸循环，通过氧化磷酸化合成ATP以及产生ROS。ROS形成增加和NASH中氧化应激反应进一步加剧肝胰岛素抵抗。线粒体来源的ROS通过产生脂质过氧化产物和TNF-α，两者都会进一步引起线粒体损伤，通透性和解偶联。线粒体受损，选择性自噬去除受损的线粒体，也可能在NASH中具有致病作用。

（7）胆汁酸与NAFLD的发病机制：胆汁酸促进脂质吸收，且具有重要的生理功能。胆汁酸通过多种受体起作用，包括法尼醇X受体（FXR），G蛋白偶联，孕烷X受体和组成型雄烷烃受体。肠道FXR激活能够促进NAFLD，并且这些受体的激活导致成纤维细胞19分泌（FGF-19）的分泌。FGF-19类似物目前正在NASH中进行试验。胆汁酸及其受体激活在NALFD发病机制中发挥重要作用。当前正在研究的几种药物，且获准用于NALFD的首批疗法可能是特定的FXR激动剂。

（8）肠道微生物组：肠道微生物组学在包括NAFLD/NASH在内的一系列疾病的发病机制和进展中得到了越来越多的认可。在NASH的啮齿动物模型中，微生物群传递特定表型的能力也得到了证实，在野生型小鼠与炎性体介导的肝损伤小鼠共同饲养的野生型小鼠中，肝脂肪变性和炎症加剧。与对照组相比，NAFLD/NASH患者不仅细菌组成有所差异，而且细菌数量也更大。

（9）NAFLD和疾病进展的遗传易感性：尽管存在共同的环境风险因素，但NAFLD个体之间仍存在相当大的差异。例如，即使是严重肥胖的人，肝脏组织学也可以正常，只有少数患有NAFLD的患者会发展为NASH、纤维化和HCC。与普通人群相比，NAFLD患者的一级亲属罹患该疾病的风险高达3倍。在全基因组关联研究中出现了几种常见的基因变异，这些变异表明与NAFLD的发生和发展有关。其中最重要和可重复的是在位置148处PNPLA3基因。

五、非酒精性脂肪性肝病与糖尿病和肥胖

（一）NAFLD与肥胖和2型糖尿病

肥胖和2型糖尿病的人群，NAFLD的患病率显著增加。意大利人群，91%BMI≥30kg/m²的肥胖患者和67%的超重患者（BMI 25～30kg/m²）有NAFLD证据。接受肥胖治疗的肥胖病患者中，经活检证实的NAFLD合并患病率为91%。在过去的30年中，肥胖病在全球范围内呈急剧上升趋势，这与城市化，生活方式改变，西餐饮食结构和营养过剩所致。1975年，中国的肥胖人数不到10万人，2014年增至4320万人，占全球肥胖的16.3%。最近对T2DM研究的荟萃分析显示，NAFLD合并患病率，从29.6%到87.1%不等。NAFLD人群，肥胖和2型糖尿病分别占51%和22.5%。这些数据表明肥胖和T2DM与NAFLD密切相关。

（二）消瘦MNAFLD

尽管NAFLD通常与肥胖有关，但是BMI<25kg/m²的患者也可以发生NAFLD，多见于亚洲人群。瘦型NAFLD患者，代谢参数如血脂异常、高血压、胰岛素抵抗更差。这种心脏代谢风险部分归因于体内脂肪分布的变化，尤其是内脏脂肪的增加。

（三）肥胖是导致NAFLD全球流行的主要因素

外围脂肪储库的扩张可提供缓冲能力，保护肝脏免受过多的FFA的影响。肥胖本身是NAFLD的危险因素，功能失调的脂肪组织还导致脂联素的分泌减少，而脂联素具有广泛的肝保护作用，可增加FFA氧化并减少FFA内流。抑制促炎细胞因子如，肿瘤坏死因子（TNF-α）和白介素6（IL-6），有肝脏抗炎和抗纤维化作用，降低肝星状细胞（HSC）的激活和增殖。NAFLD和NASH患者的循环脂

联素水平显著降低，并与肝脂肪变性、坏死性炎症和纤维化程度相关。此外，已发现脂联素血浆水平是吡格列酮对NASH组织学改善的最佳指标。脂联素治疗可以改善啮齿动物模型中的NASH。

六、非酒精性脂肪性肝病的预防和治疗

尽管目前尚无治疗NAFLD的疗法许可，但在随机对照试验以及针对许多驱动NAFLD的基本病理生理过程新药的新兴治疗领域中，似乎有已证明行之有效的干预措施。在未来几年中，很有可能会获得具有NAFLD治疗特定许可的新治疗方法。

（一）NAFLD降糖药治疗

1.双胍类　二甲双胍被确立为治疗T2DM的一线药物疗法，它具有多种作用机制，包括激活AMP激酶以及改变线粒体功能和细胞氧化还原状态。啮齿动物研究提供了大量证据，表明它可能在NAFLD的治疗中具有效用。但是临床研究却缺乏说服力。尽管最初有证据表明它可能有益于脂质蓄积和炎症，但最近的荟萃数据分析却缺乏令人信服的组织学益处的证据。

2.过氧化物酶体增殖物激活受体γ激动剂（噻唑烷二酮）　噻唑烷二酮是一类降糖剂，主要但不是唯一地以过氧化物酶体增殖物激活的方式起作用受体γ激动剂。这些药物可改善胰岛素敏感性。它们的大部分活性都针对脂肪组织，在这些组织中，脂联素的表达增加，并驱动脂肪细胞分化。临床研究一贯证明了临床益处，包括减少肝脂肪变性和缓解NASH。具有里程碑意义的PIVENS研究（在患有NASH但未接受T2DM治疗的患者）比较了吡格列酮与维生素E和安慰剂。吡格列酮减少了脂肪变性和炎症并在47%的患者中缓解了NASH（相比之下，维生素E占34%，安慰剂占18%）。包括T2DM患者在内的最新研究继续证明吡格列酮治疗的组织学提示纤维化改善。值得担忧之处，包括体液体潴留，体重增加（3年内体重增加至5kg）以及骨折风险增加。关于吡格列酮，数据表明实际上降低了心血管和脑血管疾病的风险以及发展为T2D的风险，考虑到与NAFLD相关不良心血管风险，所有这些都很重要。

3.胰高血糖素样肽1类似物（GLP-1受体激动剂）

GLP-1激动剂疗法，已确立为一种高效且有效的降糖和减肥干预措施。利拉鲁肽导致基线肝化学异常的个体的ALT呈剂量依赖性降低。前瞻性研究证明了组织学使用利拉鲁肽改善和解决NASH；可缓解36%的NASH患者。现在，已有来自SUSTAIN、LEADER和REWIND试验的大量证据，证明使用GLP-1受体激动剂会使相关的心血管疾病风险降低。考虑到与NAFLD相关的心血管风险增加，越来越多的证据表明这类药物有可能为所有NAFLD患者提

供显著的临床益处，无论他们是否患有T2DM。

一项使用肝活检终点对NASH患者进行的大型2期研究目前正在试验3种不同剂量的Semaglutide与安慰剂的比较。每周一次的GLP-1激动剂疗法现已广泛使用。尽管没有组织学数据，但体重和肝脏化学成分随治疗而改善。最近，正在开发具有多种激动剂特性的新型化合物。例如，HM1522是一种GLP-1/胃抑制多肽/胰高血糖素三重激动剂。

（二）葡萄糖钠转运蛋白2抑制剂

最新一类降糖药是钠葡萄糖共转运蛋白2（SGLT-2）抑制剂。通过抑制SGLT-2，可阻止已过滤的绝大多数葡萄糖重新吸收（90%）。它们作为降糖剂非常有效，并引起体重减轻。一些小型研究（包括开放标签研究和非对照研究）显示，使用1H-MRS评估肝脏化学方面的改善，血糖控制的改善，体重减轻和肝脏TAG含量的降低。

这类药物可能会带来重大的临床益处，包括降低心血管疾病风险和减轻体重，但迫切需要设计良好的前瞻性临床研究。这些药物通常耐受性良好。Licogliflozin是一种SGLT-1和SGLT-2双重抑制剂，可导致有或没有T2DM的患者减轻体重，目前正在研究其对肝脂肪变性的影响。

（三）代谢手术

1978年，减肥手术被Varco和Buchwald定义为新陈代谢手术。从历史上看，减肥手术中的6种主要手术方法是空肠回肠、Rouxen-Y胃旁路（RYGB）、垂直带状胃成形术、胆胰转移（和相关的十二指肠开关）、可调节胃束带（AGB）和袖套胃切除术（SG），其中RYGB被认为是肥胖症最有效的治疗方法，因为它比其他方法具有更大的减肥效果。SG和AGB是可替代的外科手术方法，可以最小程度地改变上消化道的解剖结构并减少胃容积，但仍然可以减轻体重。RYGB导致体重减轻更快，但是对肝代谢的长期影响是否相似尚需确定。另外，减肥手术改变肝脏脂肪含量（可能是新陈代谢）的机制需要阐明。尽管假定减肥手术后肝脂肪的变化是由于食物限制或吸收不良或两者结合引起的，但肠激素的变化或其他代谢组织（如脂肪组织）的变化也可能起着作用。

（四）肠道微生物组的调节

现在已经确定，肠道微生物组学可能会对代谢表型产生深远的调节作用。因此，已经采用了各种策略来尝试和修饰微生物组组成，从而促进有益的代谢表型。进行了少量随机对照试验，这些试验施用了不同的益生菌。

使用大环内酯类抗生素索利霉素进行了非常小的（n=6）概念验证研究。经过13周的治疗，所有患者的NAS的组织学均有改善，几乎所有个体的肝化学都有改善。正

在进行的研究还探讨了粪便微生物移植作为NAFLD治疗策略的潜力。

七、总结

与NAFLD相关的疾病负担的严重性，提高了临床各个学科对这一无形杀手的认知。虽然许多NAFLD在没有明显的纤维化的情况下，这可能是一个相对良性的状况，但毫无疑问，随着纤维化的发展，其发病率和死亡率都很高。在其脂肪性肝炎阶段，对各种慢性病如糖尿病、肥胖、代谢综合征和心血管病的影响和危害不可忽视。随着炎症过程的控制，慢性病的获益更是值得关注，糖尿病的早期，脂肪性肝病的控制或逆转，可以使糖尿病临床缓解和逆转。

（郑少雄　范振迁　陈　雨　韩荣凤）

心肌病的病理诊断进展

心肌病（cardiomyopathy）是一大类累及心肌组织，临床以心脏结构异常、心力衰竭、心律失常和（或）猝死为特征的疾病，临床有极大的异质性及多样性，是儿童及成人心脏移植的常见病因。心肌病病理诊断的深入认识对其诊治及预后评估等方面意义重大。美国心脏协会与欧洲心脏病学会的最新指南与共识均将心肌病定义为一组引起心肌结构及功能异常的异质性疾病。我国1999年经全国心肌炎心肌病学术研讨会专家组讨论，基本采纳1995年世界卫生组织（WHO）/国际心脏病学会及联合会（ISFC）关于心肌病的定义及分型标准，将心肌病分成了扩张型心肌病、肥厚性心肌病、限制型心肌病、致心律失常性右心室心肌病、特异性心肌病及未分类心肌病。尽管在2013年，Arbustini等提出的MOGE（S）法对心肌病进行了新的分类，但该分类方法尚未在临床上广泛应用。近年来有文献对心肌病的超微病理学进行阐述，超微病理学是病理学的重要分支学科，细胞超微结构的改变不仅表现了疾病的亚细胞表观学特点，也从病因学角度为进一步认识这类疾病提供了信息。本文主要根据我国1999年的心肌病分类方式及之后我国和欧美的相关指南及专家意见阐述不同类型心肌病的病理诊断进展及其超微病理学最新的认识。

一、扩张型心肌病（DCM）

DCM以进行性左心室或双心室扩张、收缩功能受损为特点，病因包括基因突变，病毒感染、心肌炎症及其他原因，虽然我们倾向于用一元论解释DCM的病因，但有证据显示基因因素和环境因素可同时影响该疾病的发生，而且临床上能明确诊断病因的患者仍为少数。临床常表现为进行性心力衰竭，常伴心律失常及血栓性疾病，病程中随时可发生猝死。由心脏重要表型相关基因突变引起的DCM或不明原因的DCM，称为特发性DCM（idiopathic dilated cardiomyopathy, IDC）。

IDC病理形态学主要诊断依据：心脏重量增加；左心室或双心室腔显著扩大，心室壁变薄，可有附壁血栓。组织学表型不特异，有心肌细胞萎缩、肥大及空泡变性，细胞核多形性，间质纤维组织呈小片或灶状增生。

IDC超微结构表型包括：心肌细胞过度拉伸的适应性反应及损伤；大量增生且成分复杂的间质，分隔心肌细胞，间质中成片的Ⅰ型胶原及丰富的特络细胞（telocytes, TCs）；心肌细胞代谢异常，糖原增多。

IDC为遗传易感性与环境因素共同作用的结果，分子遗传学及全基因连锁分析检测技术揭示了其部分病因，包括编码肌小结蛋白的基因、编码细胞骨架蛋白（MLP20、Desmin、Tafazzin、Cyper/ZASP）的基因、编码核膜骨架的基因、编码肌营养蛋白的基因、线粒体基因及编码离子通道（SCN5A）的基因等。然而，IDC的致病基因具有一定的不完全外显率，即携带致病性突变的个体未出现表型，或虽未携带致病性突变基因，而修饰基因、种族和生活方式等也可能导致个体出现表型。有报道柯萨奇及其他肠道病毒的感染可能与特发性扩心病相关。

二、肥厚型心肌病（HCM）

HCM以左心室或右心室肥厚为特点，多不对称性肥厚且常累及室间隔，左心室容积多正常或减低，收缩梯度正常。常染色体显性遗传、不完全外显，因肌原纤维收缩蛋白基因突变致病。临床上诊断HCM，即无法解释的左心室壁厚度>15mm，同时不伴有左心腔的扩大。常见心律失常及青少年时期猝死。

HCM的病理形态学主要诊断依据：左心室或右心室肥厚，心脏重量增加。组织学表型为心肌细胞肥大及心肌细胞和肌丝束排列紊乱并环绕增生的疏松结缔组织，心壁内小动脉管壁增厚，具体表现为：心肌细胞肥大，正常心肌细胞直径10～20μm，长80～150μm，细胞肥大表现为横径与长径均增加，细胞核浓染、增大并畸形，胞质内空泡变性；排列紊乱即心肌纤维极向紊乱或心肌细胞无序排列；小血管病变，表现为心壁内小冠状动脉管壁增厚，主要为中膜肥厚，平滑肌细胞增生及极向紊乱，管腔内径缩小，甚至闭塞；其他特征包括间质纤维化、心内膜纤维性增厚等。

HCM超微形态学表型包括：心肌细胞内广泛的肌丝束排列紊乱，心肌细胞肥大并被间质分隔，心壁内小冠状动脉中膜的平滑肌细胞及毛细血管内皮细胞增生、基底膜增厚等。透射电镜进一步观察到HCM心肌细胞内的结构异常：肌节结构异常，如肌节中的标志性结构，即Z线、M线、I带、H带、A带等形态模糊、结构变异或缺失；肌丝束极向紊乱，相邻肌丝束呈直角排列，肌丝束之间和同一肌丝束内部形成广泛的分支状连接，这些异常在HCM中出现的概率较其他类型心肌病更高，病变范围更广泛；较原发性心肌病其他类型表现更为突出的是，HCM的间质成分经增宽的心肌细胞膜间隙和（或）T管延伸入心肌细胞内，致使部分胞质被包裹并与细胞主体分离，甚至胞质被分割成多个大小不等的岛状；部分心肌细胞发育不良，但程度轻于致心律失常右心室心肌病、左心室致密化不全。

心脏超声已经成为影像诊断HCM最主要的方式，但某些病变较为局限或病变程度较轻的患者则较难获得准确的诊断，心脏磁共振（CMR）得到广泛的应用及越来越多的关注，有研究显示，HCM患者猝死风险的高低与心脏磁共振显示的延迟增强节段数量成正比，若>15%的左心室心肌组织发生了延迟增强，则该患者的猝死风险是没有延迟增强患者的2倍。目前已认识到大部分肥厚型心肌病符合常染色体显性遗传的特性，但也存在散发病例，它们的区别在于散发型患者的基因突变可能不来自遗传，而是由于新生基因突变。目前已经确定至少存在25个相关致病基因，在这些致病基因中，β肌球蛋白重链基因（MYH7）、肌球蛋白结合蛋白C基因（MYBPC3）及心肌肌钙蛋白T基因（TnT）是3个最常见的突变基因，约占总数的50%。HCM患者的基因型与临床表型之间存在一定的关联性。

三、原发性限制型心肌病（PRCM）

PRCM是一种少见类型的心肌病，主要临床表现为心脏舒张功能严重受损，心室充盈受限，舒张期容积减少，但室壁厚度和射血分数可正常或接近正常，总体预后较差，且栓塞并发症较多见。

PRCM的病理形态学主要诊断依据为：大体表现为心脏外形常呈锥形、僵硬，体积及重量无明显增加，双心房扩张，尤以左心房显著，心房内膜增厚呈瓷白色，左心室腔无扩张或狭小或轻度扩张，可有附壁血栓形成。组织学改变可呈单侧或双侧心室受累，病程晚期可表现为心腔闭塞。心内膜及心肌间质的纤维化，以心内膜为主要表现者，心内膜纤维组织增生，并有向心肌内延伸和锚入现象，心内膜表层为玻璃样变的纤维组织，中层则以密集的胶原纤维为主，下层为较多的成纤维细胞及纤细的胶原，并插入心肌间，与其间的纤维化相连包绕心肌细胞，丝蜂巢状，增生的纤维组织中可出现钙化、小血管增生及炎细胞浸润，心内膜下的心肌间质纤维化常局限于心壁的内2/3层；以心肌间质纤维化为主要表现者，心内膜增厚不明显，心肌间质纤维组织大量增生，呈蜂巢状包绕心肌细胞，可融合成小灶瘢痕，心肌细胞常有变形及纤维分隔所致的极向紊乱。

心内膜心肌活检可见：以胶原纤维增生为主要改变，心内膜炎细胞浸润，心内膜下心肌细胞变性坏死、心肌细胞肥大，间质纤维化，偶见心内膜纤维化，部分可见附壁血栓。

PRCM超微形态学表型多样，心肌细胞及间质成分的改变均较复杂，间质有不同类型胶原成分的沉积（主要为Ⅰ型及Ⅲ型），心肌细胞存在继发性改变，还有多种发育不良表现。心内膜、心肌细胞及血管周围的间质成分大量增生，其中细胞成分较少，主要为均质的细胞外基质，散在粗大的Ⅰ型胶原纤维束，杂乱无序排列。

PRCM的概念近年来有所更新，2006年AHA原发性心肌病分类中，明确将由于全身性疾病累及心脏而呈限制性表现者均归类为继发性心肌病，如淀粉样变（原发性、家族性常染色体显性遗传性、老年性）、高歇病（Gaucher disease）、Hunter病等归为继发性心肌病亚类的浸润性心肌病，心内膜纤维化、高嗜酸性粒细胞综合征（Lueffler's myocarditis）归为继发性心肌病亚类的心内膜疾病。另外，心脏移植后发生多次重度排异反应后亦可能呈限制性表现。

四、致心律失常性右心室心肌病（arrhythmogenic right ventricular cardiomyopathy, ARVC）

ARVC又称致心律失常性右心室发育不良（arrhythmogenic right ventricular dysplasia, ARVD），以纤维脂肪组织进行性替代右心室心肌为特点，初期按典型区域分布，随即可出现全部右心室及部分左心室受累，室间隔受累相对较轻。按解剖部位可分为右心室型、左心室型及双室型，按组织形态学可分为脂肪纤维型及纤维脂肪型。多为常染色体显性遗传、不完全外显，有报道称存在隐性遗传的类型。常表现为心律失常及猝死，青少年多见。

ARVC/D病理形态学的主要诊断依据：病变部位主要在右心室，亦可累及左心室，心室游离壁全层的2/3以上被脂肪现为或纤维脂肪替代。典型特征为右心室游离壁心肌呈弥漫性或节段性缺失，代之以脂肪纤维或纤维脂肪组织。Angelini提出的诊断标准：浸润的脂肪组织和（或）纤维脂肪组织应分别≥心肌组织的30%和40%。脂肪纤维型表现为心肌被脂肪组织替代，伴有纤维组织，无炎性浸润；纤维脂肪型表现为心肌被纤维脂肪组织替代，可见炎细胞浸润，免疫组化CD43、CD45、CD3及CD68等呈阳性表达。

ARVC/D超微结构表型包括：脂肪纤维/纤维脂肪在心肌细胞内、外异常累积；多种形态的闰盘发育异常，如心肌组织存在桥粒异常等闰盘结构异常，推测是基因异常导致闰盘结构异常，致使心肌细胞连接障碍，引发一系列后续事件，包括细胞凋亡、死亡、纤维脂肪替代以及电活动不稳定等；不同发育阶段的心肌细胞，如幼稚心肌细胞，肌丝束稀少或缺失、极向紊乱，肌节结构异常；心肌的继发改变，如心肌细胞收缩不良，胞质内有大量溶酶体聚集；心肌细胞胞核及其他细胞器的改变，如胞核发育不良、核内脂滴、线粒体变性等。

异常的组织学提供主要的诊断标准，但尚缺乏足够的经验进行明确的解读。近来有报道，心肌活检标本的免疫组化分析可能提供高敏感性与特异性测试来诊断ARVC/D。有研究发现，与对照组相比，ARVC/D患者的心肌组织中盘状球蛋白染色水平降低。盘状球蛋白染色水平在看似正常但具有纤维脂肪型表现的左心室或右心室降低，但在DCM中也有相似的表现，因此其特异性和临床价值有待商榷。有尸检的证据发现，心房的病理改变与其心室相似，均有心肌细胞减少，脂肪细胞增多及心房壁间质纤维化，其中心房壁间质纤维化在房颤但不伴ARVC/D的患者中也有相似表现，这或许是ARVC/D患者房颤高发的原因。

五、特异性心肌病

缺血性、瓣膜性、高血压性、炎症性、代谢性、系统疾病性、家族遗传性、过敏与中毒性、围生期心肌病等多种类型心肌病。根据病因有不同的病理表现，此文不做赘述。

六、未分类的心肌病

无法分属上述任何类型的其他心肌病，如纤维弹性组织增生、致密化不全、收缩功能障碍伴轻度扩张、线粒体功能异常等不同类型心肌病，以心室肌致密化不全（non-compaction of ventricular myocardium，NVM）为例进行阐述。

NVM是心室肌发育不全的一种罕见类型的先天性畸形，由于心内膜形态学发生受到限制或停止而导致发育中的肌小梁致密化失败所致。该病多为散发，亦有家族系发病报道，儿童孤立性NVM的检出率约为0.014%，是儿童心肌病第三种常见类型，目前尚不清楚NVM成年人群的患病率。NVM起病隐匿，临床表现无特殊性，个体差异较大，病程进展由非致密化心肌范围和慢性缺血程度所致，以心室收缩和舒张功能不全、进行性加重的心力衰竭为主，主要表现为心功能不全、心律失常和栓塞，常伴有胸痛、晕厥、阵发性呼吸困难、发绀等。该病首次报道于1926年，又称"海绵状心肌"或"左心室致密化不全"。

根据部位不同分为左心室型、右心室型及双室型，以在左心室型发病率最高，NVM男性多于女性，占56%～83%。由于NVM患者病程并非如先前所预料的那样，一旦发病心功能就恶化，在儿童患者中，病程中间会出现长短不一的功能恢复期，所以成年人发病率高。目前，NVM病因大致分为以下4类：遗传综合征的一部分、先天性代谢异常（inborn error of metabolism，IEM）、单基因改变、环境及血流动力学因素。

NVM病理形态学主要诊断依据：多累及左心室，典型部位在左心室心尖部及前壁和侧壁的中下部，偶见右心室或双心室受累，心室腔缩小，心室腔内壁的小梁层高度增厚，呈异常粗大的肌小梁及交错深陷的小梁间隐窝表型，心室壁小梁层与致密层的厚度比值≥2.0，亦可出现致密层和小梁层层叠相间结构，若合并左心室扩张或肥大，可有心腔扩张等表现。组织学改变的典型表现为：心内膜常增厚，肌小梁异常粗大，小梁间隐窝深陷，隐窝表面被覆的内膜与心室腔内膜相连续，致密层和小梁状的心肌内毛细血管丰富，心内膜及心肌间质内有胚胎早期的残留物，如华通胶（Wharton's jelly）、梭形原始细胞等，可有淋巴细胞浸润，肌丝束排列紊乱，肌丝束间小片纤维化，可出现微循环缺血改变；根据光镜表现分为3种组织学类型，即黏液基质型、纤维脂肪浸润型和心肌细胞密集型。

NVM超微结构表型包括：心内膜及心肌层的多种异常，如心肌细胞内细胞器的发育不良和结构改变，胚胎期的残留物及心肌细胞和间质的继发性改变等，尤其在心肌细胞内较轻易观察到有以基质样物为主的片状区域，其内几乎没有肌丝束及细胞器等结构，此种空化表型可见于不同发育阶段及成熟的心肌细胞。

七、总结

我们目前对心肌病病理的认识有限，对于病理结果的解读上存在很多疑问，如目前的病理发现是特异性还是非特异性的，以及是否存在病种间的特异性尚不十分清楚，因此心肌病病理诊断应更加谨慎全面，不仅包括大体标本的肉眼观察（如尸检）、光镜的组织学观察及超微形态学观察，同时需要结合患者的临床情况、影像学等方面的资料综合考虑。随着心肌病的生理学、病理学、遗传学、免疫学和心肌细胞代谢组学的深入研究，结合电镜技术、分子生物学技术、分子免疫学技术及流式细胞学技术等方法在心肌病研究及临床应用，我们对心肌病的认识将更加全面、深入，可以使心肌病的诊断更加完善，将有助于改善患者的诊治疗效及预后。

（何　青　蓝　明　刘　兵）

Takotsubo综合征临床与诊断进展

Takotsubo综合征（Takotsubo syndrome, TTS）是一种急性可逆的心力衰竭综合征（亦称应激性心肌病、心尖球囊综合征、心碎综合征等）。目前，推荐使用Takotsubo综合征作为疾病的正式名称。最常见症状为急性胸痛、呼吸困难或晕厥，难以与急性心肌梗死区分。在疑似ST段抬高心肌梗死（STEMI）的患者中，有1%～3%为TTS；疑似STEMI的女性患者中，有5%～6%为TTS。因具有自限性曾被认为是良性疾病。但越来越多的研究已证实，其与多种严重并发症有关，死亡风险与急性冠脉综合征相似（非良性）。现结合近年文献和专家共识对的TTS临床与诊断进展综述如下。

1990年日本学者首次报道5例患者，急性胸痛，心电图酷似AMI，冠状动脉造影正常，左心室心尖呈球囊样改变。（第1例是1983年收治的64岁女性患者，图1）。目前认为该病是交感神经激活，儿茶酚胺介导的神经源性心肌顿抑，确切病理生理机制不清。临床可分为原发性和继发性两种亚型；按解剖改变可分为典型（心尖球囊型75%～80%）和不典型（心室中部型10%～20%、基底型＜5%、局灶型及双室和孤立右心室受损型等）。

一、TTS 的临床表现

（一）临床特点

TTS最常见的症状是急性胸痛（＞75%），呼吸困难（约50%）或晕厥（5%～10%）。继发性TTS则以基础疾病的临床表现为主（如脑卒中或癫痫发作所致的TTS在住院期间表现为意识受损、神经系统症状等）。TTS中52%的患者出现并发症所导致的症状（如心力衰竭、肺水肿、心搏骤停等）。典型的TTS患者以绝经后老年女性为主，这表明了该疾病的发生可能受体内雌激素的影响。TTS患者的合并精神疾病和神经疾病发病率很高，统计数据表明27%有急性、慢性神经疾病史，42%有精神病诊断，50%患有抑郁症。

情绪和（或）躯体应激（包括严重疾病）是TTS最常见的诱因。最常见的情绪应激包括悲伤（如家庭成员死亡）、恐惧、焦虑、愤怒等。然而情绪触发并非都是消极的，积极的情绪事件也会引发TTS（如中奖等），即"快乐心脏综合征"。躯体应激因素包括剧烈的体力活动（如马拉松

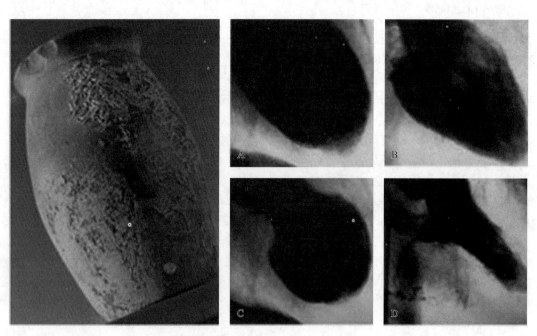

图1　左图为章鱼壶；右图为第1例 Takotsubo 综合征报告的左心室造影图
A、B.为亚急性期（A为舒张期，B为收缩期）；C、D.2周后左心室壁运动异常恢复（C为舒张期，D为收缩期）

等)、急性危重症(哮喘的恶化等)、外科手术(剖宫产)。此外,还出现在中枢神经系统疾病,如脑梗死/TIA、癫痫等。常见的住院并发症包括各种心律失常、左心室流出道梗阻、心源性休克、心室血栓、肺水肿、室间隔缺损和游离壁破裂。

(二)临床检查

1.心电图　大多数TTS患者(>95%)的心电图异常,通常表现为ST段和T波改变。在InterTAK注册中,ST段抬高44%,T波倒置41%,ST段压低8%,左束支传导阻滞5%。与ACS一样,TTS的心电图也有演变规律,表现为ST段抬高(如果存在),数天内进行性T波倒置伴Q-T间期延长,随后在数天至数周内逐渐恢复正常。

ST段抬高的范围与解剖损伤位置相对应,通常超过单支冠状动脉分布的区域,尤其是在心室中部和心尖区导联(常见胸前导联V_2~V_5和肢体导联Ⅱ和aVR),无对应性ST段压低。而前壁STEMI,ST段抬高集中在胸前导联V_1~V_4和肢体导联Ⅰ和aVL(伴Ⅲ、aVF导联S段对应性压低)。aVR导联ST段抬高和V_4~V_6导联ST段抬高的总和大于V_1~V_3导联ST段抬高的总和,对于区分ACS和TTS具有较高的敏感性和特异性。尽管存在这些差异,但仍然存在重叠现象,因此,需要进行冠状动脉造影以明确区分TTS和STEMI。

T波倒置和QT间期延长TTS常见的心电图表现为进行性T波倒置,深且宽,伴QT间期明显延长,QTc延长超过500ms易诱发Tdp和心室颤动。在TTS中,T波倒置导联分布广泛(通常超过5个导联),超过单支冠状动脉供血区域,与ST段抬高的位置分布相关。T波倒置可单独出现,也可进展性演变。

其他心电图改变包括一过性Q波、碎裂QRS波、QRS低电压和J波。ST段压低较MI少见。LBBB约占5%。除此之外,还会出现各种心律失常,如Tdp、室速、室颤、房颤、窦房结功能障碍、房室传导阻滞等。

2.生物标志物　心肌坏死标志物cTn通常(>95%的病例)有短暂升高,但cTn峰值增高幅度与较大范围的ECG改变或左心室室壁运动异常不匹配。

B型利钠肽和N末端B型利钠肽前体TTS常在发病1~2d血浆BNP和NT-proBNP达到高峰,与局部室壁运动异常相符。几个月内逐渐恢复到正常水平。

与AMI相比,TTS血浆BNP较cTn有更大幅度的增加。研究表明,入院早期测的BNP/cTn比值可作为诊断TTS与AMI的独立指标,结合各自临床条表现,具有较高的特异性。

3.超声心动图　对疑似TTS患者,超声心动图是评价左心室功能改变最常用的影像工具。显示跨冠状动脉供血区域的、以圆周模式的左心室节段室壁运动异常。包括典型的心尖球囊型(82%心尖心肌节段低运动、无运动或运动障碍,基底部运动亢进)、心室中部型(14.6%)、基底部型(2.2%)、局灶性(1.5%)、少数为右心室受累型及双室受累型。通常情况下,左心室室壁运动异常在数小时至数周(通常为2~8周)完全恢复。

4.冠状动脉造影和心室造影　大多数(75%~80%)TTS患者冠状动脉造影正常,且室壁运动异常通常会超出任何单支冠状动脉供血分布范围,少数(15%)患者合并冠状动脉病变。

如果怀疑TTS合并有明显的冠心病时,应仔细比较冠状动脉造影和双平面心室造影异常室壁运动范围,是否存在灌注收缩不匹配。

5.心脏磁共振　心脏磁共振(CMR)的高组织对比和分辨率可对心肌结构和功能进行精确评估。除了显示典型的局部室壁运动异常外,还可以评估心肌水肿、炎症、瘢痕形成。CMR常用于亚急性期对TTS、ACS及心肌炎三者的鉴别。

急性TTS的特异性CMR标准,包括局部室壁运动异常、心肌水肿、缺乏不可逆组织损伤的证据[无晚期钆增强(LGE)]。通常心室功能异常区域缺乏LGE是TTS的典型特征,可将其与ACS和心肌炎区分开来。ACS显示心内膜下或跨壁LGE,与冠状动脉供血区域相一致;急性心肌炎心外膜或"片状"的LGE,非冠状动脉供血区域。不同成像方式所示的心尖球囊,见图2。

二、TTS的诊断

(一)诊断标准

2003年TTS第一个诊断标准正式公布,随后相继出现多个指南。临床关注的诊断标准:2008年修订的Mayo诊所TTS诊断标准;2015年欧洲心脏病学会(ESC)心力衰竭协会(HFA)TTS专家小组的标准和2018年国际诊断标准(InterTAK诊断标准)。

2008年美国Mayo诊所修订标准:①左心室中段伴或不伴心尖部收缩功能出现暂时性减退,室壁运动功能障碍范围超过一支冠脉供血范围,且发病前有应激病史;②发病24h内冠状动脉造影无阻塞性病变或斑块破裂;③新出现的心电图异常[ST段抬高和(或)T波倒置]与肌钙蛋白中度升高;④排除心肌炎、心肌病、颅内出血、头部外伤与嗜铬细胞瘤等疾病。

2015年ESC心衰协会标准:①左心室或右心室心肌短暂的局部室壁运动异常,通常(但不总是)由应激触发(心理或生理);②局部室壁运动异常通常超出单一心外膜血管分布范围,并且经常导致所涉及心室节段周围的功能障碍;③不能用动脉粥样硬化性冠状动脉疾病,包括急性斑块破裂、血栓形成和冠状动脉夹层或其他病理状态(如肥厚性心肌病、病毒性心肌炎)解释观察到的一过性

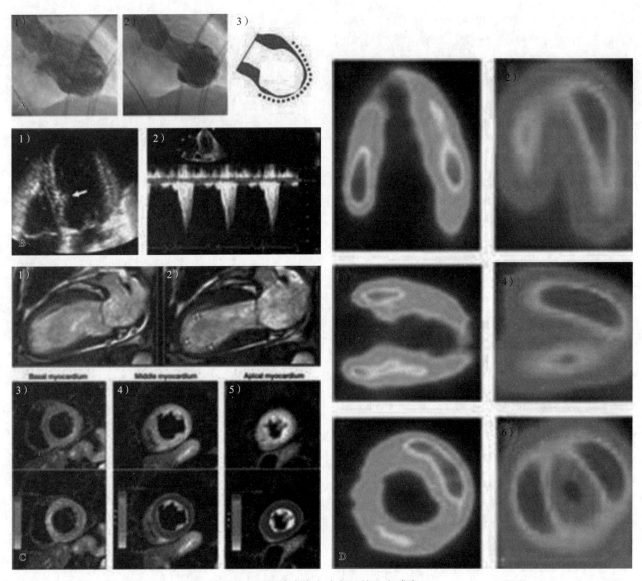

图2 不同的成像方式所示的心尖球囊

A.左心室造影；B.心脏超声；C.心脏MRI；D.^{18}F-FDG PET/^{201}TISPECT

左心室功能障碍；④急性期（3个月）内新的和可逆的心电图异常［ST段抬高、ST段压低、左束支传导阻滞、T波倒置和（或）QTc延长］；⑤急性期血清脑钠肽（BNP或NT-proBNP）显著升高；⑥心肌肌钙蛋升高水平与存在功能障碍的心肌量不一致；⑦随访（3～6个月）时，心脏成像显示心室收缩功能恢复。

2018年，国际Takotsubo诊断标准（InterTAK诊断标准）：①短暂左心室功能障碍（运动功能减退、消失或运动障碍），表现为心尖球形或心室中段、基底部或局部室壁异常；右心室可受累；局部室壁运动异常，通常超过单支血管支配的室壁；单个冠状动脉心肌内存在局部室壁运动异常（局灶性TTS）少见，需与冠心病相鉴别；②发病前有心理和（或）躯体诱因，但非必需条件；③神经系统疾病（如蛛网膜下腔出血、卒中/TIA、癫痫发作）和嗜铬细胞瘤等，也可能是Takotsubo综合征的诱因；④新出现的

心电图异常，包括ST段抬高、ST段压低、T波倒置和QTc延长；也可无任何心电图改变；⑤心肌损伤标志物（肌钙蛋白和肌酸激酶）在大多数患者中适度升高；BNP水平常明显升高；⑥Takotsubo综合征可与冠状动脉疾病同时存在；⑦患者无感染性心肌炎的证据；⑧绝经后女性发病比例较高。

InterTAK诊断标准更新要点：①嗜铬细胞瘤可能导致"儿茶酚胺风暴"，与TTS难以鉴别，新指南列为可能诱因（多数应激性心肌病的标准需要排除该病）；②TTS合并冠心病的发病率为10%～29%，因此，冠心病不应被视为排除标准，与冠心病共存时，室壁运动异常通常会超过单支冠状动脉供血范围；③少数（局灶性TTS）局部室壁运动异常与单支冠状动脉的供血分布相对应。在这种情况下，心脏磁共振（CMR）显示心肌水肿（无晚期钆增强），可对TTS，ACS或心肌炎三者进行鉴别。

（二）诊断方法及流程（InterTAK诊断评分）

1.诊断评分　TTS的临床表现酷似急性冠状动脉综合征（ACS），不易鉴别，国际Takotsubo注册中心开发了一个简易的评分系统，即InterTAK诊断评分，目的是在急性期区分TTS和非ST抬高ACS，估算TTS的概率。该评分纳入5个临床变量和2个心电图变量，对每个变量赋分：女性25分，情绪触发24分，物理触发13分，无ST段压低（aVR导联除外）12分，精神疾病11分，神经系统疾病9分，QTc延长6分。评分≥70分为TTS可能性大，评分≤70分为TTS小（详见图3）。

2.诊断流程　以急性胸痛或呼吸困难就诊的患者可应用TTS诊断流程进行诊断与鉴别诊断，见图3。

（三）鉴别诊断

TTS需与急性冠脉综合征、急性心肌炎相鉴别，见表1。

三、总结

TTS是一种临床急症。死亡率与ACS相似，目前备受临床关注。与AMI有相似的临床和心电图表现，需快速鉴别。多在心理应激或躯体应激（包括嗜铬细胞瘤）的情况下发生。除典型左心室心尖球囊样改变外，部分可表现心室中段、基底部/局部室壁运动异常，少数累及右心室。确切的病理生理机制尚不清楚。虽然已有专家共识，但缺少有效的治疗方案和最佳的诊断方法。临床中的一些具体问题均尚待多中心、大样本随机前瞻性研究。

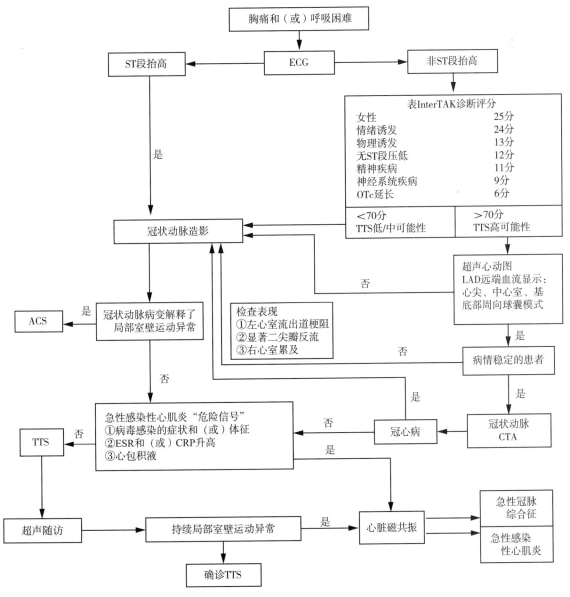

图3　TTS 的诊断流程图

适用于来自急诊科的患者（急诊胸痛/呼吸困难），InterTAK诊断评分不包括嗜铬细胞瘤引起的TTS患者

表1 应激性心肌病、急性冠脉综合征和急性心肌炎的鉴别要点

	应激性心肌病	急性冠脉综合征	急性心肌炎
临床特点	老年女性,情绪或者躯体应激诱发;精神及神经疾病诱发	多为老年患者,心血管危险因素如高血压、吸烟等	年轻/中年患者,1~3周前常有感染史
心电图	ST段抬高跨冠状动脉供血区(无对应性压低) ①常见V$_2$~V$_5$和-aVR、Ⅱ ②V$_4$~V$_6$导联ST抬高和>V$_1$~V$_3$导联ST段抬高和T波倒置广(跨冠状动脉供血区)深且宽伴QTc延长(明显);Q波一过性,少见(顿抑心肌)	ST段抬高同冠状动脉供血区(有对应性压低) ①常见导联:V$_1$~V$_4$、Ⅰ、aVL(对应Ⅲ、aVF压低) ②V$_4$~V$_6$导联ST抬高和<V$_1$~V$_3$导联ST段抬高和T波倒置同冠状动脉供血,冠状动脉T特点;缺血性Q波常见	重症与ACS相似;一过性改变
室壁运动(心脏超声)(心室造影)	短暂心尖(中段、基底、局部)室壁运动异常;范围>单支冠状动脉供血区	新出现节段室壁运动异常;与单支冠状动脉供血区相一致	局限/弥漫性室壁运动异常:LV扩大,增厚,心包积液
冠脉造影	①大多数正常(75%~80%) ②15%合并CAD(不能解释的室壁运动异常) ③罕见AMI共存,比较CAG和双平面心室造影图(找灌注-收缩不匹配)	I型AMI有阻塞性病变	正常
心肌标志物	①cTn短暂适度增高(95%) ②峰值与ECG和室壁异常不符	cTn升高符合酶峰演变曲线;升高程度与损伤程度相符	cTn升高与室壁运动相称(红细胞沉降率和CRP升高)
心脏磁共振	①心肌水肿(T$_2$高信号) ②晚期钆增强(LGE)缺失	梗死LGE模式(内膜下或透壁)	非梗死LGE模式(心外膜或片状)

（张英杰　刘仁光）

心脏淀粉样变性的诊疗现状

一、前言

心脏淀粉样变性（cardiac amyloidosis, CA）是由于遗传性或获得性的水溶性细胞外蛋白质错误折叠和不溶性纤维在心肌组织中沉积，导致正常组织结构破碎和功能紊乱的一组疾病的总称，是继发性限制型心肌病（restrictive cardiomyopathy, RCM）最常见的类型。目前发现有超过30种异常蛋白沉积能引起淀粉样变，目前临床上常根据其沉积的蛋白可分为轻链型（AL）、野生型甲状腺素运载蛋白基因（ATTR-wt）、突变型甲状腺素运载蛋白基因型（ATTR-m）、继发性（AA）、心房特发性（IAA）、ApoAI淀粉样变（AApoAI）等。其中，以AL型及两种ATTR型的心脏淀粉样变性最为常见。

由于CA常缺乏特异性的临床表现或由于合并其他脏器受累而掩盖表现，且一些诊断手段（如骨髓活检、心肌核素扫描、心脏MRI，心肌活检等）未在各级中心内广泛开展，心肌淀粉样变经常被漏诊或误诊。本文将对心脏淀粉样变性的诊疗现状进行阐述，旨在提高对疾病的认知和诊疗水平。

二、常规诊断及检查

（一）临床表现

心脏淀粉样变性可由系统性淀粉样变性或单纯心脏受累引起，因此其临床表现缺少特异性，可表现为与原发病相关及其他脏器受累的症状和体征；而随着淀粉样物质在心肌沉积，可以引起心脏形态改变，主要表现为室间隔和左心室后壁肥厚并引起心肌收缩及舒张功能受限，出现如乏力、水肿、低血压等心功能不全的非特异性表现，最终发展为以限制性舒张功能为主的心力衰竭。

查体早期可无特异性表现，后期合并心房扩大及心力衰竭时，会出现颈静脉充盈/怒张、Kussmaul征、肺部啰音及腹水等其他体循环淤血的相应体征，心脏可出现收缩期杂音、第三心音奔马律等体征。部分由于系统受累的CA患者中，还可出现巨舌、双侧腕管综合征、眶周瘀斑及自主神经功能障碍。

（二）心电图

CA患者因心肌限制性舒张功能受限及部分有心脏传导系统受累，在心电图上可有ST-T改变、肢体导联低电压、胸前导联R波递增不良和假性病理性Q波等改变，且常出现期前收缩、房性心律失常、房室传导阻滞及各种致命性的心律失常。

（三）超声心动图

超声心电图是临床广泛应用于心脏疾病的检查手段，经胸心超检查方便，应在考虑心肌淀粉样变性的患者中常规进行。不同于肥厚型心肌病和高血压心脏病，CA在二维超声心动图除了可有左心室游离壁和室间隔增厚表现，可同时伴有心房增大，伴有房室瓣、右心室游离壁和房间隔肥厚，心包积液，心肌有时可见回声增强或高回声淀粉样物质颗粒。随着超声技术的不断发展，可进一步应用其他超声测量技术进行评估。

血流多普勒和组织多普勒可以更精确地评估舒张功能障碍。CA患者二尖瓣和三尖瓣血流随着左心房压力和心室舒张末压升高，可表现为等容舒张期（IVRT）下降＜70ms；二尖瓣跨瓣压差升高，E峰速度升高；二尖瓣早期充盈时间（EDT）缩短＜160ms；二尖瓣血流E/A显著升高，大于2.0；二尖瓣环E′速度通常低于7cm/m（二尖瓣间瓣环）。

二维斑点追踪的技术可以逐帧地分析心动周期不同时刻的心肌应变的变化，有助于鉴别CA和其他心肌肥厚的心肌病。纵向应变测量可在CA早期显示出心肌机械力学改变和功能异常，有助于鉴别其他同样表现为心肌肥厚的疾病。有研究对比了CA和特发性、限制性心肌病之间左心室长轴运动的变化，发现常规超声提示左心室收缩功能正常的CA患者，100%出现左心室长轴运动的损害，而后者只有36%出现相应损害，提示左心室长轴运动的异常对于早期评估CA患者的收缩功能具有重要意义。此外，CA患者纵向应变值的减少主要影响基底节段，故心尖节段保留，而在图中表现为特征性的"牛眼征"。

三、特殊检查

（一）心肌核素显像

核素显像有助于将AL和ATTR淀粉样变进行鉴别。锝标记双膦酸盐如^{99m}Tc-DPD，^{99m}Tc-HMDP，^{99m}Tc-PYP的核素心肌显像检测ATTR的有效性比轻链型CA高。最近的一项研究荟萃表明，上述显像剂诊断ATTR的敏感性＞99%，特异性86%。与骨骼对显像剂的摄取相比，心肌活检证实94%的ATTR型CA的心肌对显像剂有中至高度的摄取率，而只有21%的AL型CA有上述程度的摄取率。排除了单克隆免疫球蛋白病，心脏对上述显像剂中至高度的摄取率对ATTR型CA的阳性预测价值为100%。^{11}C-PiB PET对鉴别CA及预后评估或有一定的鉴别意义。

（二）心脏磁共振（cardiovascular magnetic resonance，CMR）

由于淀粉样蛋白原纤维在细胞外沉积导致细胞外体积（ECV）的扩张，其病变可以是局部的也可以是广泛的，可以是心内膜下的也可以是透壁性的。通过晚期钆成像（late gadolinium enhancement，LGE），尤其是在非冠状动脉分布区的心内膜下、心肌内、透壁LGE时，要考虑CA的诊断，而LGE的出现往往亦预示预后不良。对于弥漫性心内膜下LGE在AL中更多见，而TTR相关的CA中则以透壁LGE更多见。

T_1定量成像（T_1 mapping）技术，可直接定量心肌组织的T_1值，测量心肌的T_1弛豫时间在诊断心脏间质扩张方面有重要价值，可评估心肌淀粉样变负荷。此外，结合LGE、T_1值及红细胞比容来测量的心肌ECV及心内膜下信号密度衰退（sigal intensity delay，SID），可在CA早期即可有异常升高，能定量评估心肌纤维化、水肿或淀粉样蛋白的浸润程度，可早期用于辅助诊断并跟踪心肌受累情况监测疾病的变化。

由于异常淀粉样蛋白沉积导致心肌舒缩功能受影响，应用心脏磁共振特征跟踪能评价心肌整体和局部运动及功能，根据心肌应变参数，可为心脏淀粉样变性提供鉴别诊断及额外的预后信息。

心脏磁共振能更好地显示心房、瓣膜及右心室受累的情况，在心脏形态学评估上有其独特的准确性，可提供心肌组织特征，是目前心肌疾病公认的影像学检查方法，结合详细的形态和功能评估，通过CMR进行的组织表征可提供对CA内多种疾病过程的有益理解。

（三）心导管检查及心肌活检

右心导管检查是鉴别限制性心肌病和缩窄性心包炎的重要方法。50%的病例心室压力曲线可出现与缩窄性心包炎相似的典型"平方根"形改变和右心房压升高及Y谷深陷。但限制性心肌病患者左、右心室舒张压差值常＞5mmHg，右心室舒张末压＜1/3右心室收缩压，右心室收缩压常＞50mmHg。

心脏淀粉样变性诊断的金标准是组织活检。一般来说，AL进行心外活检的阳性率较高；而TTR相关心肌淀粉样变阳性率低。一项回顾性研究回顾性分析了186例

TTR-m相关心肌淀粉样变和100例TTR-wt相关心肌淀粉样变，通过心外组织活检确诊的有210例。其中TTR-m相关心肌淀粉样变心外组织活检敏感度为94%，但TTR-wt相关心肌淀粉样变仅为35%。因此，心外组织的活检阴性并不能排除诊断，特别是对TTR相关心肌淀粉样变的诊断，多数患者需要心内膜活检。典型病理改变为光镜下可见心肌细胞萎缩，组织周围可见淀粉样物质沉积，刚果红染色阳性，且在偏光显微镜下产生苹果绿色双折射现象。电镜下可见心肌细胞和血管周围有淀粉样蛋白质纤维的沉着，散在分布于细胞外间质中。检测到淀粉样物质后，应进一步行免疫组化染色与蛋白质谱分析确定淀粉样变性的各亚型。

（四）遗传诊断

越来越多的研究发现，基因遗传因素在CA中发挥了重要的作用。已证实与CA有关的基因有：TTR（V122I；I68L；L111M；T60A；S23N；P24S；W41L；V30M；V20I），CST3，GSN，LYZ，APOA1，APOA2，FGA。精准医疗作为新一代诊疗技术，较传统诊疗有很大的技术优势。一方面通过基因测序迅速检测到突变基因，从而明确诊断；另一方面，基因测序只需要患者的血液甚至唾液，无须传统的病理切片，可以减少诊断过程中对患者身体的损伤。可以预见，精准医疗技术的出现，将显著改善患者的诊疗体验和诊疗效果，发展潜力大。

四、疾病分型及诊疗特点

标准的心力衰竭药物治疗方案对CA可能无益。目前尚无证据证明，β受体阻滞剂对于CA患者有益。地高辛和钙拮抗剂能够选择性沉积在淀粉样物质中，导致药物蓄积而加剧病情恶化，因此不建议应用地高辛和钙拮抗剂。

另一方面，利尿治疗是治疗CA减少容量负荷的一种重要手段。针对血管紧张素（RAS）系统的血管紧张素受体脑啡肽酶抑制剂（ARNI）/血管紧张素转化酶抑制剂（ACEI）/血管紧张素Ⅱ受体拮抗剂（ARB）亦能通过降低心脏后负荷，可在大多数心力衰竭患者中获益；而由于ARNI的特殊病理生理机制，针对其在CA治疗中尚需要进一步的循证医学研究验证。另外，对于CA患者利尿剂及RAS系统药物的使用时，需要谨慎关注患者血压及肾功能情况。

对于合并肾损害的CA患者，在化疗起效、轻链生成减少之前，采用有效血液净化清除方式，如血浆置换（PE）、高截留量透析（HCO-HD）及吸附大量清除血清中轻链，控制其水平，可有效缓解症状和改善预后。心脏移植是治疗晚期CA难治性心力衰竭唯一有效的治疗方法。

对于经过上述症状、体征及辅助检查系统评估后，除上述一般治疗外，患者应进一步确定疾病分型及进行病因

诊断；超过30种不同的前体蛋白可以在体内进行实质性分子转化以形成淀粉样原纤维沉积引起CA，虽然不同的亚型间可有相似的临床表现，但对所得疾病进行分类并确定其蛋白相关的临床表型对患者的治疗及预后评估有重要意义。下面主要就最常见的两种CA亚型进行阐述。

（一）轻链型淀粉样变性（AL）

AL是由于多发性骨髓瘤等浆细胞过度分泌，引起单克隆轻链免疫球蛋白堆积的疾病，部分文献又称为骨髓瘤相关性淀粉样变性，是临床最常见的一种淀粉样变性，有流行病学研究报道AL占所有淀粉样变性类型中的74%，60%～80%的病例累及心脏引起CA。

由于其病理生理学特点，对于疑诊AL的患者，应完善血清及尿蛋白电泳与免疫固定电泳，并根据患者临床特征进行组织学（舌肌、腹壁脂肪、骨髓、心肌等）检查，诊断标准：①刚果红染色阳性，高锰酸钾预处理后仍为阳性，在偏振光下呈苹果绿色双折光；②免疫球蛋白游离轻链（κ、λ）抗体免疫组化或免疫荧光检查结果为单一轻链阳性；③电镜下可见细纤维状结构，无分支，僵硬，排列紊乱的淀粉样纤维。

治疗方面，对于符合条件的患者应首选自体造血干细胞移植作为一线治疗方案；除了马法兰联合泼尼松的常规化疗方案，硼替佐米、沙利度胺、来那度胺及泊马度胺等靶向免疫调节药物的化疗方案亦在AL型淀粉样变性中已得到了广泛的应用，可有效改善预后。

（二）转甲状腺素蛋白型（ATTR）淀粉样变性

ATTR心脏淀粉样变性的预后要好于AL，诊断后的中位生存期常为3～5年，其根据沉积的蛋白分为突变型转甲状腺素蛋白（ATTR-m）及野生型转甲状腺素蛋白（ATTR-wt）淀粉样变，以ATTR-wt更为常见，有研究估计患有射血分数保留型心力衰竭的老年患者中ATTR-wt心脏淀粉样变的患病率为13%～16%，在80岁以上患者中发病率为25%～36%。ATTR-m是一种全身性常染色体显性遗传性疾病，且往往与外周或自主神经病变有关。

对血、尿轻链指标阴性的心肌淀粉样变，应进一步排查ATTR-CA；对于突变型可通过基因检测确诊，但野生型则需要通过核素显像、质谱分析或心肌活检以明确诊断。

药物如氯苯唑酸、二氟苯水杨酸等能够稳定淀粉样物质前体蛋白TTR正常四聚体形式的药物，能够增强TTR正常结构的稳定性从而减少淀粉样物质的形成，用于治疗ATTR-CA。另外，他汀、双氟尼和多西环素联合牛磺熊去氧胆酸的这些疗法与减慢ATTR淀粉样变性病的神经性疾病进展有关；转甲状腺素蛋白绝大部分由肝脏合成的，因此肝移植可用于选定患者的治疗，另外可采取针对肝脏的靶向RNA抑制疗法、反义寡核苷酸疗法及ATTR-m多噬菌体等治疗方式。这些治疗方式用于心脏受累者仍需进一步的验证。

（三）其他

目前对于CA的治疗手段有限，针对其他CA类型主要以针对受累脏器的对症支持治疗。免疫疗法是一具有治疗潜力的方向，理论上可通过治疗性抗体靶向清除淀粉样蛋白沉积物，如Mu11-1F4及单克隆抗体NEOD001作用于淀粉样蛋白原纤维治疗AL淀粉样变性，针对血清淀粉样蛋白P（SAP）组分的螯合有机物的联合治疗等方案的临床试验亦正在进行，有待相关研究结果发表。

五、结语

对于心肌病病因评估，应着重参考功能性和临床数据，进行规范的诊断，从而为精准治疗提供依据。除了对症治疗和预防猝死，针对病因的治疗则是患者迫切需要的。早期诊断及识别高危患者，并对致病基因突变携带者及其家族进行遗传筛查、遗传阻断、预测疗效，能有效实施针对性的个体化治疗，改善预后。

（李新立　郑旭辉　周艳丽）

浅论甲状腺素转运蛋白型淀粉样心肌病的早期诊断

甲状腺素转运蛋白型淀粉样心肌病（transthyretin amyloid cardiomyopathy, ATTR-CM）是一种少见的由甲状腺素转运蛋白介导的淀粉样纤维沉积在心脏内引起的危及生命的进行性浸润性心肌病，这类患者发生心力衰竭的概率较高，加之临床医师缺乏对该病的认识，以至于出现误诊或病情进展后确诊的病例屡见不鲜，从而导致了正确治疗较晚而预后较差的现状。因此，早期识别可获得显著的治疗效果，早期准确的诊断对于改善患者预后尤为关键。本文就甲状腺素转运蛋白型淀粉样心肌病早期诊断的若干问题作一论述。

一、甲状腺素转运蛋白的生理功能

甲状腺素转运蛋白（transthyretin, TTR）既往称为前白蛋白，是一种由4个富含β-折叠链的单体组成的四聚体蛋白，是运输甲状腺素（thyroxine）和全息视黄醇结合蛋白（holo-retinol binding protein, RBP）的载体蛋白。故transthyretin是由transports（转运）、thyroxine（甲状腺素）和retinol（视黄醇）合成的词汇。TTR主要在肝脏合成，此外约有不到5%是在大脑脉络丛和视网膜色素上皮细胞中合成的。在行为、认知、神经再生和轴突生长中TTR的作用相当重要。TTR可聚集成不溶的淀粉样纤维。四聚体在解离成单体时，部分单体变性使得TTR错误折叠并聚集成沉积在组织中的淀粉样纤维。在ATTR-CM患者中，沉积在心肌间质内的淀粉样纤维可导致心室僵硬、室壁增厚和心室舒张功能障碍从而诱发心力衰竭和心律失常。

二、ATTR-CM的分型

根据TTR基因序列可将ATTR-CM分为两类：①无基因突变的野生型甲状腺素转运蛋白型淀粉样心肌病（wild-type transthyretin amyloid cardiomyopathy, wtATTR）；②存在基因突变的遗传性甲状腺素转运蛋白型淀粉样心肌病CM（hereditary transthyretin amyloid cardiomyopathy, hATTR）。wtATTR也可以错误地折叠成淀粉样构型，以往称为老年性心脏淀粉样变性，或老年性系统性淀粉样变性。hATTR的3种主要表型分别是家族性淀粉样多发性神经病（familial amyloid polyneuropathy, FAP）、家族性淀粉样心肌病（familial amyloid cardiomyopathy, FAC）和家族性软脑膜淀粉样变性（familial leptomeningeal

amyloidosis, FLA）。3种临床表型中FAP最常见，表现为心肌病合并神经系统的病变。FAC次之，以单纯的心肌病为主，其患者主要表现为心力衰竭、顽固性心律失常和传导阻滞。FLA少见，在软脑膜的小动脉和静脉的中膜和外膜观察到淀粉样蛋白的沉积。这些病理改变可诱发脑血管意外，并可导致各种中枢神经功能障碍，如痉挛性瘫痪、共济失调和痴呆。

三、ATTR-CM的基因突变特点

hATTR的命名法是把正常氨基酸的1个或3个字母的缩写放在氨基酸取代后的指定位置，如Val30Met表示用蛋氨酸取代位于30位的缬氨酸。检测报告中Val30M一般记为pV50M。国际上已报道了超过80个TTR突变。目前V30M是全球报告最频繁的突变，也是美国第二大常见的突变，V30M是葡萄牙、瑞典和日本FAP患者发生突变的基因。V30M突变分为早发性和迟发性两种情况。早发性患者在50岁之前发病，外显率高，主要表现为表面感觉丧失和直立性低血压等自主神经功能障碍。且易发生严重的心脏传导阻滞，必要时需心脏起搏治疗。迟发性患者通常在60岁之后发病，无家族史，其临床特征包括低外显率，感觉缺失及自主神经功能障碍的症状较轻，以淀粉样心肌病为主要表现，可出现心脏传导阻滞和心力衰竭。Val122Ile（p.Val142Ile）是引起FAC最常见的突变。在美国诱导hATTR的第二个最常见的突变是Thr60Ala（PT80A）。这种混合表型起源于爱尔兰北部，其腕管综合征的发生率高达70%。THAOS（Transthyretin Amyloid Outcome Survey）注册研究显示，Leu111Met和Ile68Leu也是诱导hATTR的两个重要突变，分别发生在丹麦和意大利。

四、ATTR-CM的发病率和自然病程

因hATTR分布范围广且突变率存在地区差异，故目前尚无准确的流行病学统计数据。估计全球hATTR的年发病率为40 000～50 000例。wtATTR在临床的发病率亦不清楚。一项入选266例ATTR-CM患者的研究中，212例为男性（占80%）。一项年龄超过85岁老年人的尸检研究结果发现，wtATTR发病率为25%。在一连续的系列ATTR-CM手术病理标本中发现，hATTR占36%，wtTTR占64%。综上可见，wtATTR更为常见。

ATTR-CM的临床病程包括进展性心力衰竭、心律失常和传导系统疾病。后两者可能在心力衰竭发病前数年就出现。与hATTR相比，在wtATTR中更易发生心脏传导功能的障碍，其中约1/3的患者需置入永久起搏器。在wtATTR患者中房性心律失常较hATTR更常见，多数wtATTR患者可出现持续性心房颤动，故发生脑栓塞和心内血栓的风险都会明显增加。在一项超过100例wt ATTR患者的系列研究中，出现症状后的中位生存期为6.07年。肌钙蛋白升高、是否需要置入起搏器以及心功能差是生存期缩短的主要预测因素。大多数研究结果提示，未经治疗的wtATTR患者确诊后的中位生存期约为3.5年，由于患者确诊时疾病所处的阶段和病情的严重程度不同从而决定了中位生存期的长短。hATTR可表现为心肌病或外周和自主神经病变之间有交叉重叠。是否有心脏受累及其严重程度是决定预后的主要因素。多数研究报道hATTR合并多发性神经病的患者其中位生存期为8～10年，而心力衰竭确诊后则为2.5～3.5年。

五、诊断ATTR-CM的临床特点和线索

（一）老年患者

甲状腺素转运蛋白型淀粉样心肌病预后注册研究的调查数据显示，hATTR患者中72%为男性，wtATTR患者中99%为男性，确诊时的平均年龄为74岁。几项尸检研究发现，在wtATTR患者中心肌沉积的发生率随年龄的增长而增加，在80岁以上的老年人群中发生率达20%～25%，在年龄超过95岁的老年人群中则高达37%。在晚近的一项尸检研究表明，入选对照组的131例标本中，有7例（占5%）发现淀粉样沉积。在109例HFpEF（生前未怀疑有淀粉样变）标本中，有18例（占17%）发现淀粉样沉积。晚近西班牙的一项前瞻性研究对60岁以上的HFpEF患者采用^{99m}Tc-DPD进行心肌核素扫描。结果发现，约有13%的老年HFpEF住院患者确诊为wtATTR，故在60岁以上的男性HFpEF患者中需对wtATTR进行筛查。

（二）主动脉瓣狭窄

Kristen等在瓣膜性心脏病中开展的一项研究结果显示，手术切除的心脏瓣膜中，主动脉瓣狭窄患者淀粉样蛋白沉积的患病率很高，在主动脉瓣病变中高达74%。AS的压力负荷过重对心室重塑产生的有害影响可能是导致或加重TTR淀粉样蛋白在瓣膜中沉积的主要因素。但是ATTR-CM与AS孰因孰果尚不明确。一项151例行TAVR（transcatheter aortic valve replacement）治疗的回顾性研究结果显示，16%的重度AS患者确诊为ATTR-CM。Gonza'lez-Lo'pez等在老年患者中对中重度AS和ATTR-CM的关系进行了研究。其结果提示，在老年低血流速度、

低跨瓣压差的重度AS患者中，当并存腕管综合征或心功能Ⅲ～Ⅳ或NT-proBNP和肌钙蛋白均显著升高时应高度怀疑是否合并ATTR-CM。

（三）误诊为肥厚性心肌病

ATTR-CM的心室肥厚常与非梗阻性肥厚型心肌病相混淆。在老年wtATTR的患者中，有20%～25%的病例心脏超声有非对称的室间隔增厚表现，ATTR-CM偶尔也可表现为动态的左心室流出道梗阻，易被误诊为肥厚性心肌病。ATTR-CM的心脏超声有时表现更为均匀的室壁厚度增加，心室容积缩小（向心性肥厚），应与高血压性心脏病鉴别。

（四）腕管综合征和腰椎管狭窄

腕管内屈肌韧带和腱鞘组织内ATTR淀粉样变性纤维的沉积可诱发腕管综合征，可出现典型的双侧症状。约有50%的wt ATTR患者出现腕管综合征，其手部症状通常比心脏受累早5～10年，往往是这类患者的初发临床表现。故有必要对这部分患者进行ATTR-CM的筛查。腰椎管狭窄主要与wtATTR相关。淀粉样沉积可导致黄韧带增厚，造成椎管的压缩和狭窄。接受椎管狭窄手术的老年患者中黄韧带淀粉样蛋白沉积的发病率为45%～96%，并随着年龄的增长而升高。有报道称，wtATTR患者中有33%的病例会发生肱二头肌腱远端自发性断裂。

（五）周围神经病变

淀粉样神经病是一种典型的对称性，运动、感觉（大和小）和自主神经纤维受累的轴突多发性神经病。表现为直立性低血压、汗液异常、尿失禁、勃起功能障碍、腹泻和便秘交替及体位性晕厥。所有患有淀粉样外周或自主神经病变的患者都需要对心脏是否受累进行筛查。

六、辅助检查在ATTR-CM诊断中的价值

（一）心电图

左心室肥厚并QRS波群低电压是心脏淀粉样变的一项特征性改变。只有25%～40%的ATTR-CM患者心电图表现为典型的QRS波群低电压，65%的患者可表现为R波递增不良的QS假性梗死图形，36%的患者出现心房颤动。有研究显示，就平均左心室室壁厚度而言，wtATTR高于hATTR，且hATTR仅有25%的患者表现为典型的QRS波群低电压。因此，QRS波群低电压在ATTR-CM的筛查中并不可靠。房室传导阻滞也可以是ATTR-CM的首发表现，淀粉样蛋白沉积在窦房结和房室结导致心脏传导障碍必要时需置入起搏器。

（二）心脏超声

ATTR-CM可导致严重的限制性舒张功能障碍。既往认为心肌的颗粒状回声是心脏淀粉样变性的超声特异性表现，但其灵敏度和特异性均较差。心肌应变反映心肌的形变能力，二维斑点追踪技术（two-dimensional speckle trackng imaging, 2D-STI）通过定量评估左心室各个节段及整体心肌纵向应变，从而可以更加敏感地反映ATTR-CM的纵向收缩功能改变，表现为左心室心尖段到基底段纵向峰值应变减低，左心室整体及局部纵向心肌收缩功能显著减低。定量测定心尖段、基底段和中间段的心肌收缩期纵向应变峰值（longitudinal strain LS），计算心尖段/基底段或心尖段/基底段＋中间段的比值可较为准确地与肥厚型心肌病等病因所致的心肌肥厚进行鉴别。一项包括29例wtATTR和19例hATTR共48例ATTR患者的研究中，入选患者的左心室厚度均＞12mm。与hATTR相比，wtATTR的双室扩大更为显著、室壁厚度更厚、射血分数和心肌纵向应变更低。

（三）心脏磁共振

CMR的钆对比剂延迟对比增强（late gadolinium enhancement, LGE）已广泛用于心脏淀粉样变的诊断。其敏感性为80%，特异性为94%，阳性预测值为92%，阴性预测值为85%。CMR在心脏淀粉样变与肥厚性心肌病和高血压性心脏病的鉴别诊断中亦有一定的价值。Dungu等运用CMR对入选的46例AL患者和51例ATTR患者进行了研究。结果显示，ATTR患者的左心室质量明显大于AL患者（228g vs. 167g），ATTR患者延迟增强范围更广泛，约90%的患者可表现为透壁增强；而AL患者中仅有37%可观察到透壁增强。虽然透壁延迟对比增强有助于对AL和ATTR进行鉴别，但这两组患者间存在重叠的情况，故临床中不推荐LGE用于心脏淀粉样变类型的鉴别。

目前公认的LGE是无创性评估心肌局灶性纤维化（心肌瘢痕）的金标准，但除心肌瘢痕，在非缺血心肌病甚至瘢痕周边还存在不同程度的间质纤维化改变，而常规LGE无法检测这些弥散性纤维化时，新近发展的T_1 mapping技术则弥补了这一空白。根据是否使用对比剂，T_1 mapping可分为无对比剂（native T_1）与注射对比剂后T_1 mapping（post-contrast T_1 mapping）两种序列，Native T_1 mapping技术无须注射钆对比剂，尤其适用于合并肾功能损伤或其他无法使用钆对比剂的患者。细胞外间质容积分数（extracellular volume fraction, ECV）反映心肌的间质病变，是一项无创性定量检测心肌淀粉样蛋白负荷的方法。联合使用Native T_1 mapping和ECV技术可增强ATTR-CM中淀粉样蛋白沉积的定量检测精度，提升其检测的敏感性，并可对疾病的进展和预后进行评估。

（四）心脏放射性核素扫描

目前国际上使用最多的是^{99m}Tc-DPD和^{99m}Tc-焦磷酸盐（^{99m}Tc-PYP）两种示踪剂。研究发现，在ATTR-CM的心肌中会摄取大量的^{99m}Tc-PYP，^{99m}Tc-PYP显像诊断ATTR-CM的敏感性为97%，特异性为100%。在AL的心肌中不摄取或仅少量摄取^{99m}Tc-PYP，故可以采用^{99m}Tc-PYP显像作为ATTR-CM与AL-CM的鉴别方法。Bokhari等的研究结果显示，^{99m}Tc-PYP心肌摄取值≥2（注：心肌未摄取为0；心肌摄取低于骨组织为1；心肌摄取等于骨组织为2；心肌摄取高于骨组织为3），心脏与对侧比（heart-to-contralateral ratio H/CL）≥1.5，可用于鉴别ATTR-CM和AL-CM，其敏感性与特异性接近100%。Bokhari等的研究发现，在心脏超声出现异常之前，即在疾病早期就可以检测到^{99m}Tc-DPD的异常浓聚，由此可见这种示踪剂能够在疾病早期识别心脏是否受累。对于无法或不愿行心肌活检的患者，核素显像对ATTR-CM的诊断具有重要意义。

（五）心脏标志物检测

肌钙蛋白和NT-proBNP都是评估心脏淀粉样变严重程度和预后的重要心脏标志物，可用于ATTR-CM患者的危险分层。一项Mayo诊所采用设定肌钙蛋白T和NT-proBNP的阈值（分别＞0.05ng/ml和＞3000pg/ml）的方法对wtATTR进行了分期研究。Ⅰ期：两个标志物的值都低于阈值；Ⅱ期：1个标志物高于阈值；Ⅲ期：两个标志物都高于阈值。其中位生存期分别为66个月，42个月和20个月。英国国家淀粉样变性中心的ATTR分期系统采用wtATTR和hATTR队列研究中的NT-proBNP（与Mayo诊所设定的阈值＞3000pg/ml一致）和肾小球滤过率估计值eGFR［＜45ml/（min·1.73m²）］两项指标进行了分期研究。结果显示，对Ⅱ期患者而言，wtATTR的中位生存期为49个月；hATTR（仅Val122Ile突变）则为29个月。两项研究结果均发现，心室室壁厚度、左心室重量和舒张功能均无法独立预测患者的中位生存期。

（六）心内膜心肌活检

心内膜心肌活检仍然是ATTR-CM诊断的金标准，从多个不同部位采集活检标本并通过刚果红染色检测到淀粉样蛋白沉积的敏感性和特异性接近100%。检测到淀粉样蛋白后，可使用免疫组化染色与蛋白质谱分析进一步确定心脏淀粉样变的不同亚型。遗憾的是，相当一部分无法耐受有创性检查的老年人或合并神经病变的患者无法进行心肌活检。非心脏活检或皮下脂肪标本检测可以考虑作为ATTR-CM的初始诊断方法。一项包括186例hATTR和100例wt ATTR患者的回顾性研究结果显示，210例（占73%）非心脏组织取样标本阳性，其中hATTR阳性率为

94%，wt ATTR阳性率为35%。67%的hATTR患者皮下脂肪标本检测呈阳性，而wt ATTR仅有14%的患者呈阳性。由此可见大多数wt TTR患者皮下脂肪标本检测呈阴性，活检阴性不能排除ATTR的诊断，故在wtTTR中大多数患者需行心内膜心肌活检确诊。hATTR和wtTTR患者骨髓活检的阳性率分别为41%和30%。hATTR和wt ATTR患者直肠和腓肠神经活检的阳性率分别为81%和83%。

七、总结

从以上6个方面的诊断线索要怀疑ATTR-CM的可能性，联合多项辅助检查进行评估可提高诊断的正确率。诚然，hATTR和wtTTR的分型诊断及和AL的鉴别诊断也有待于今后检测手段的不断更新而日趋完善。

（张　健　杨　鹏）

室间隔中部梗阻性肥厚型心肌病的临床研究进展

室间隔中部梗阻性肥厚型心肌病（mid-ventricular obstructive hypertrophic cardiomyopathy, MVOHCM）是肥厚型心肌病中特殊的亚型，左心室中部闭塞与舒张早期二尖瓣反流是其特征性的病理生理学特点，主要特征是左心室游离壁与室间隔中部心肌发生肥厚，将左心室腔分隔为基底腔和心尖腔，并伴有左心室心尖部与基底部间压力阶差。

1976年，Falicov首次报道了2例特殊的梗阻性肥厚型心肌病患者，发现左心室流入道和流出道无压力阶差，而心尖和基底部存在明显的压力阶差，其中一例心室内收缩期压力阶差达100mmHg，并命名为室间隔中部梗阻肥厚型心肌病。对于MVOHCM，目前尚无大规模临床研究，亦无统一的MVOHCM诊断标准，目前认为MVOHCM约占HCM的5%，但各家报道有所不同。国内阜外医院单中心研究发现MVOHCM约占HCM的2.9%（60/2068）；日本学者报道MVOHCM占HCM的9.6%（46/490）；美国学者报道为12.9%，而意大利学者报道为10.9%（12/110）。

MVHOCM患者临床症状常无特异性，包括劳力性呼吸困难、胸痛、心悸、头晕及晕厥等。少数患者平时无症状，也可突然出现致命性心律失常如心室颤动或心脏性猝死，也可伴有快速型心律失常，如心房颤动等，查体可在心尖部闻及收缩期杂音且较HCM流出道梗阻杂音弱，Valsalva动作可使此杂音增强。

一、临床中，MVHOCM主要是依据超声心动图、心脏MRI成像及左心室造影做出诊断

此外，其诊断的金标准是基因突变位点检测，但目前尚未广泛应用于临床。

（一）超声心电图（UCG）

UCG是目前诊断MVHOCM常用且最重要的无创方法，敏感性和特异性较高，可直观地判定心肌肥厚的部位和程度、心功能及流出道压力阶差，其诊断标准包括：①室间隔中部的瞬时压力阶差（左心室心尖部至左心室基底部间）≥30mmHg，常伴特征性收缩末期持续的异常高速血流（由心尖至心底部）及舒张早期二尖瓣反流信号；②室间隔中部梗阻是由于显著的左心室间隔中部室壁肥厚在收缩期与游离壁相互作用所致，而非收缩期二尖瓣前叶的前向运动（SAM现象）所致，左心室中部收缩期梗阻或闭塞，呈"沙漏形"（hourglass-shaped）（图1）。近年来心脏声学造影技术的发展，提高了超声诊断的准确性，可更加清晰的显示心内膜边界及心功能、血流信息和心肌灌注情况。此外，实时三维超声技术可直观地反映室间隔中部在不同心动周期的动态改变，可动态地观察到梗

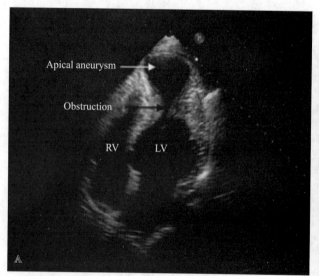
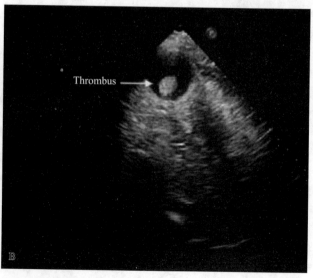

图1　MVHOCM患者超声心电图

A.心尖四腔心切面：收缩期左心室腔变小，将左心室腔分为低压腔与心尖高压腔，心尖部室壁变薄向外膨出形成室壁瘤；B.心尖短轴切面：可见心尖部附壁血栓（引自Gao XJ，et al）

阻部位及其程度。

（二）心脏磁共振成像（CMR）

CMR直观地显示心腔形态、大小及心室壁心肌的厚度，为目前诊断MVHOCM的可靠、无创的检查方法。左心室中部梗阻时在左心室长轴切面可观察到心室壁肥厚、室腔变窄及收缩期左心室中部高速血流信号，心电门控MRI可显示心肌信号的变化，肥厚心肌呈均匀的中等信号强度，有时可显示有高信号或低信号，提示心肌缺血及纤维化。心电门控电影扫描示心肌肥厚处舒张期顺应性下降，收缩期增厚率下降（图2）。此外，还可清晰显示室间隔和乳头肌肥厚部位，心尖室壁瘤和附壁血栓。心脏MRI敏感性比超声心动图要高，尤其适用于非典型部位和心尖部HCM的诊断和鉴别诊断。

（三）左心室造影

属于有创性诊断检查技术，不作为首选检查方法。左心室造影能清晰显示左心室中部收缩期梗阻或闭塞，多呈"哑铃状"或"沙漏形"（图3），左心室心尖部至左心室

基底部压力阶差≥30mmHg，而左心室流出道无明显压力阶差，此方法可同时观察心室壁运动功能，乳头肌肥厚程度，有无室壁瘤形成及二尖瓣反流等。当高度怀疑患者合并冠心病时，可同时行冠状动脉造影检查。

（四）心电图

由于左心室除极复极向量改变，导致心电活动在室间隔和左心室的传导异常，而引起心电图异常改变，其因心肌肥厚的类型不同心电图表现不一，最常见的表现为左心室肥大，左心室高电压伴ST段压低，胸前导联巨大倒置T波，深而不宽的病理性Q波等。合并心尖部室壁瘤时心电图可出现ST段弓背向上行抬高，Ichida等报道胸前导联$V_3 \sim V_5$ ST段弓背向上行抬高可作为左心室心尖室壁瘤的预测因素，敏感性为66.7%（14/21），特异性为98.7%（223/226）。笔者也曾报道一例MVOHCM合并心尖室壁瘤心电图酷似急性心梗表现。动态心电图可有室性期前收缩、非持续性或持续性室性心动过速、心房颤动、心房扑动等非特异性表现，严重者可发生心室颤动。

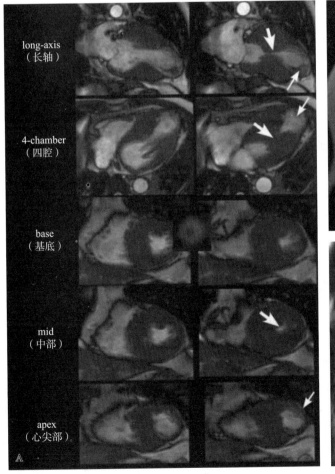

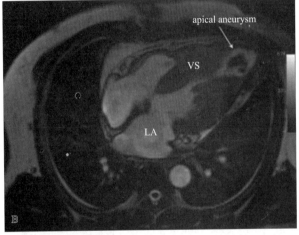

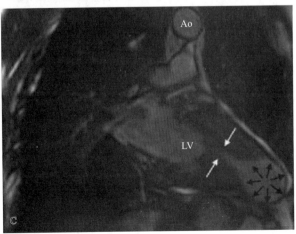

图2　MVHOCM患者心脏磁共振成像图

A.心脏磁共振成像（CMR）：从不同切面显示左心室中部梗阻及心尖室壁瘤（引自Sato Y, et al）；B.CMR显示MVHOCM患者的左心室中部梗阻及心尖室壁瘤形成（引自Osawa H, et al）；C.CMR显示左心室中部梗阻及心尖室壁瘤形成（引自Gao XJ, et al）

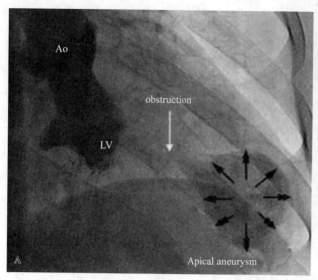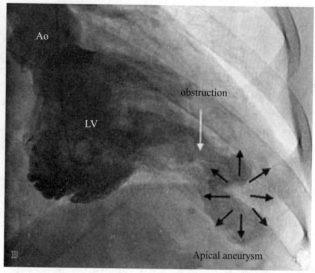

图3 MVHOCM患者左心室造影图

左心室造影显示左心室中部梗阻、心尖室壁瘤形成，左心室呈"沙漏形"。A.收缩末期左心室造影；B.舒张末期左心室造影（引自Gao XJ, et al）

（五）其他

冠状动脉血管造影可排除或鉴别是否共存冠状动脉粥样硬化性疾病及其病变的部位和程度。此外，由于HCM是常染色体显性遗传病，携带有突变基因的人出现肥厚型心肌病的概率高达95%，因此基因检测也可辅助MVHOCM的诊断和筛查，且有助于其亲属进行逐层遗传鉴定筛查。

MVHOCM较其他类型的HCM预后差，阜外医院对60例MVHOCM和263例心尖肥厚型心肌病（ApHCM）平均7年的随访研究发现MVHOCM的年心血管死亡率为2.1%，明显高于ApHCM的0.1%，且MVHOCM心血管事件发病率亦明显高于ApHCM（56.7% vs 17.1%；$P < 0.001$），MVHOCM和ApHCM的心血管事件年发病率分别为8.0%和2.6%。MVHOCM患者心血管死亡率与心血管事件发病率明显升高的原因包括心脏性猝死（SCD）及恶性心律失常，如非持续性室速和室颤发生率明显升高，此外与ApHCM相比心力衰竭恶化进展发生率更高（16.7% vs. 5.3%；$P < 0.01$）。日本学者对46例MVHOCM随访（10.4±8.2）年，期间23.9%（11/46）的患者发生心肌病相关死亡，其中2例患者猝死，7例成功心肺复苏获救，2例发生ICD放电治疗；多变量分析表明室间隔中部梗阻是HCM相关死亡的独立危险因素（HR 2.23，$P = 0.016$），更是猝死和恶性心律失常发生联合终点的独立危险因素（HR 3.19，$P = 0.001$）。

二、MVHOCM常见的合并症

（一）左心室心尖室壁瘤（left ventricular apical aneurysm，LVAA）

心尖室壁瘤是MVOHCM最常出现并发症，是不良

临床结果和预后的独立预测因素。心尖室壁瘤发生率文献报道不同，Maron等报道肥厚型心肌病患者中LVAA的发生率为2.2%。Ichida等报道的HCM患者LVAA的发生率为8.5%（21/247）。阜外医院报道MVOHCM患者左心室心尖室壁瘤的发生率为20%（12/60）。日本学者报道心尖室壁瘤的发生率为28.3%（13/46），心尖室壁瘤是HCM相关死亡的独立危险因素（HR 3.47，$P = 0.008$），是猝死和恶性心律失常发生联合终点的独立危险因素（HR 5.08，$P < 0.001$）。CMR证实室壁瘤边缘及室间隔和毗邻的左心室游离壁均表现为延迟钆显像增加，表明上述区域有瘢痕或纤维化形成；随访研究显示MVOHCM合并LVAA较无心尖室壁瘤的非持续性室速发生率显著增高（58.3 vs.16.7%；$P = 0.003$），且左心室附壁血栓发生率增加，进而体循环栓塞等不良事件上升，是心脏性猝死的高危人群。Maron等研究提示在（4.1±3.7）年的随访，期间43%的合并心尖室壁瘤患者出现心血管事件，包括心脏性猝死，ICD放电治疗，血栓栓塞性卒中及心力衰竭进展所致死亡。LVAA的诊断主要依据超声心动图、心脏MRI及左心室造影。室壁瘤形成具体机制不明，可能继发于小血管病变所致冠状动脉血流储备减少、心尖部心室腔压力增大、肥厚部位室壁张力显著增加冠状动脉受挤压、间隔部位梗阻使冠状动脉灌注压下降以及毛细血管/心肌纤维比例下降等。

（二）心律失常

多项研究表明合并心尖室壁瘤是MVOHCM患者发生猝死和恶性心律失常（包括室速、室颤）及需要置入ICD的独立危险因素（表1），另有一些个案报道显示室速发生与LVAA明显相关（表2），因此MVOHCM合并LVAA被认为是"致心律失常性心肌病的"亚型之一。这些心律失常可

表1　合并心尖室壁的MVOHCM患者发生心律失常的研究

	MaronMS	Minami Y	Furushima H	Rowin EJ	Efthimiadis GK	Yan LR
病例数（n）	19[※]	46	12	93（34）[※]	34	6
年龄（岁）	55.6±12.7	53.2±14.7	56±11.4	56±13	50.1±16.6	40.2±15
男性/比例（n）	13（68.4%）	28（60.9%）	11（91.7%）	64（68.8%）	16（47.1%）	45（75%）
猝死家族史（n）		6（13%）		11（11.8%）		6（10%）
心律失常	5（26.3%）NSVT	14（30.4%）NSVT	12（100%）SMVT	33（35.5%）NSVT	7（20.6%）NSVT	19（31.7%）NSVT
左心室壁厚度（mm）	17.9±3.2	19.1±4.3		19±5		24±4.4
心尖室壁瘤（n）	19（100%）	13（28.3%）		93	9（26.5%）	12（20%）
肺动脉压（mmHg）	74±42	45.9±14.7		44±26	65.6±31.1	
随访（年）	4.1±3.7	10.4±8.2	9.8±6.9mons	4.4±3.2		7.6±7.7
进展性心力衰竭（n）	5（26.3%）	6（13%）		5（15%）	4（11.8%）	10（16.7%）
卒中或栓塞（n）	2（10.5%）	5（10.9%）		5（5.3%）	3（8.8%）	4（6.7%）
治疗						
β受体阻滞剂		35（76.1%）		80	25（73.5%）	
钙离子拮抗剂		14（30.4%）		36（38.7%）	4（11.7%）	
胺碘酮		0		18	6（17.6%）	
华法林		13（28.3%）		39（41.9%）	9（26.5%）	6（10%）
ICD（n）	3（15.7%）	10（21.7%）	10（83.3%）	56（60.2%）	6（17.6%）	4（6.7%）
其他				7[★]		26[☆]

注：[※]：Maron等报道28例心尖室壁瘤患者，19例存在室间隔中部肥厚；Rowin等分析了93例合并心尖室壁瘤的HCM患者，34（37%）例存在室间隔中部压力阶差（44±26）mmHg；[★]室速射频消融治疗（n＝7，7.5%）；[☆]酒精消融治疗（n＝12，20.0%），外科室间隔切除术（n＝12，20%）双腔起搏器置入术（n＝2，3.3%）；NSVT.非持续性室性心动过速；SMVT.持续性单形性室速；ICD.埋藏式自动转复除颤器

表2　合并心尖室壁的MVOHCM患者发生室速的个案报道研究

Case report	Sato Y	Efthimiadis GK	Pérez-Riera AR	Dilaveris P	Gao XJ	Petrou E	Shimahara Y	Shah DK
年龄（岁）/性别	58/男	63/女	53/男	80/女	54/男	69/女	44/男	57/男
肺动脉压（mmHg）	64	—	91	—	60	120	—	—
心律失常	VF、NSVT	NSVT	SMVT	SMVT	SMVT	SMVT	VT	VT
室速起源	—	—	左心室心尖部	左心室	左心室	左心室	心尖室壁瘤	心尖瘢痕
ST-T异常	T波倒置 ST段抬高		T波倒置	T波倒置 ST段抬高	T波倒置	T波倒置		
心尖室壁瘤	＋	＋	4.4cm	＋	＋	＋	＋	＋
多发血栓	＋	—	—	—	＋	—	—	—
冠状动脉检查	正常	—		正常	正常	正常	—	正常
左心室造影	未查	未查	＋	＋	＋	＋	未查	未查
心脏磁共振	＋	＋	未查	未查	＋	未查	未查	未查
治疗	不详	ICD	ICD	ICD	手术[♦]	ICD	手术[※]	ICD/手术[※]
药物治疗	β受体阻滞剂	—	β受体阻滞剂	—	美托洛尔、胺碘酮	—	β受体阻滞剂、胺碘酮	—
随访	6月	2年	—	—	18个月	—	2年	6个月
预后	心电图持续异常	因心衰死亡	—	—	临床稳定，无心律失常复发	—	未发作心脏事件	ICD放电1次

注：VF.室扑；NSVT.非持续性室性心动过速；SMVT.持续性单形性室速；VT.室速；ICD.埋藏式自动转复除颤器；[♦]手术切除部分肥厚心肌、去除左心室血栓及心尖室壁瘤；[※]心尖室壁瘤切除及左心室重构及室壁瘤边缘消融

能起源于瘤颈部，室壁瘤瘢痕组织和左心室心肌纤维化可能为恶性快速室性心律失常产生的基础。

（三）脑卒中

MVOHCM合左心室心尖部室壁瘤形成，长期心室腔内血流动力学紊乱及收缩期室间隔中部梗阻和舒张期矛盾血流所致的心内膜损伤是引起心尖附壁血栓的重要原因，心尖附壁血栓多是脑卒中及血栓栓塞事件的重要来源，阜外医院报道MVOHCM患者合并脑卒中的发生率为6.7%（4/60），心尖室壁瘤合并血栓可能与异常血流动力学改变。日本报道10.9%（5/46）合并非致死性脑卒中，本文笔者亦报道一例以脑卒中为首发症状的MVOHCM。

（四）心力衰竭恶化

阜外医院报道MVOHCM患者合并进展性心力衰竭发生率为16.7%（10/60），明显高于ApHCM组5.3%（14/263）。日本东京的研究中13.0%（6/46）的MVOHCM患者合并进展性心力衰竭，心功能≥Ⅲ级（NYHA）。尽管目前尚无确切病理生理机制解释MVOHCM患者进展性心力衰竭的高发生率，考虑与左心室收缩及舒张功能受损相关。MVOHCM患者大量心尖部心肌瘢痕和左心室心尖部室壁瘤形成使局部心肌收缩功能受损、血流动力学改变造成左心室收缩功能不全。CMR提示延迟钆显像增加表明MVOHCM患者弥漫的心肌纤维化或瘢痕形成从而造成左心室壁僵硬度增加、顺应性下降，舒张末期压力上升导致左心室舒张功能不全。

（五）冠状动脉微栓塞

Ankur Kalra等曾报道一例36岁男性合并LVAA的HCM患者发生急性冠脉综合征，考虑为心尖室壁瘤部位血栓形成进而导致冠状动脉栓塞引起。

三、MVHOCM的治疗

与HCM治疗相似，包括药物治疗和非药物治疗，治疗目标为降低心室内压力阶差，缓解梗阻症状和预防心脏性猝死。MVHOCM患者应避免过度劳累、情绪激动、竞技体育运动等，并避免使用增强心肌收缩力和减轻心脏负荷的药物，如洋地黄类、利尿剂、血管扩张剂等。

（一）药物治疗

对于诊断明确且有症状的MVHOCM患者，药物治疗为首选治疗手段。常用的治疗药物包括β受体阻滞剂、钙通道阻滞剂。β受体阻滞剂与非二氢吡啶类钙通道阻滞剂在解除左心室中部梗阻和降低室内压差方面作用有限且疗效尚存在不确定性，目前仍处于经验性用药。抗凝治疗：2011ACC/AHA关于肥厚型心肌病指南强调合并直径

超过3cm心尖室壁瘤的HCM应予以抗凝治疗，2014 ESC关于肥厚型心肌病指南推荐发现心尖室壁瘤内血栓形成的患者应长期抗凝治疗。Ankur Kalra认为对于合并LVAA的HCM患者无论室壁瘤大小均应采用预防性的抗凝治疗。抗心律失常治疗：对于非持续性室速患者，可考虑应用索他洛尔或胺碘酮。

（二）非药物治疗

1.经皮室间隔心肌化学消融术（PTSMA）治疗 可通过化学消融方法解除左心室中部肥厚梗阻，与外科手术相比可降低患者的住院时间和成本。目前PTSMA治疗MVHOCM的主要适应证为患者不能耐受药物治疗或经药物治疗后仍存在严重的症状，尤其是行外科手术失败者。但目前尚无PTSMA与外科手术治疗MVHOCM的大规模随机对照研究，且MVHOCM患者PTSMA术后的近期与长期疗效和预后均不清楚。

2.外科手术治疗 外科治疗可矫正心室结构的和形态的异常，对于合并严重心尖室壁瘤且反复发生室性心动过速者应行心尖室壁瘤切除术。MVHOCM合并乳头肌显著肥厚而导致二尖瓣脱垂时，可考虑行二尖瓣置换术。外科治疗切除心尖室壁瘤，矫正左心室形态可最大程度的预防心律失常的发生、改善生活质量，延长寿命。Shimahara Y报道一例44岁合并LVAA的MVOHCM患者，患者伴有抗心律失常药物和导管消融治疗无效的难治性单形性室速，考虑患者室速环路位于肥厚心肌深部，导管消融效果不佳，采用常温体外循环下行外科经心尖部肥厚心肌切除术联合室壁瘤边缘冷冻消融术终止室速成功（图4）。

3.双腔DDD起搏器治疗 Begley D随访观察14例置入双腔DDD起搏器的MVHOCM患者，分别于术前、术后6个月至1年行心导管检查，表明左心室腔内压力阶差较基线明显降低［（43±36）mmHg vs.（84±31）mmHg，$P < 0.0005$］，左心室心尖部收缩期压力下降［（152±37）mmHg vs.（188±34）mmHg，$P < 0.001$］，患者心功能分级明显改善，运动耐量时间延长［（445±123）mmHg vs.（396±165）mmHg］。目前，关于DDD在MVHOCM治疗研究较少，因此，DDD并不是MVHOCM的一线治疗措施，但可作为外科手术或PTSMA治疗失败后的补救措施，尤其是同时合并心动过缓、高度房室传导阻滞或束支传导阻滞者。

4.置入式心脏自动转复除颤器（ICD） 对于存在猝死高危因素，如猝死家族史、反复晕厥史，左心室室壁厚度≥30mm及致命性心律失常（如自发性持续性或非持续性室性心动过速）者应考虑置入ICD作为一级预防，对于既往发生室颤，心肺复苏成功患者考虑置入ICD作为二级预防。

目前国内外对MVHOCM的研究报道较少，多为病

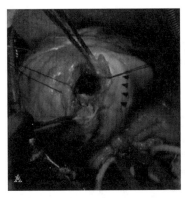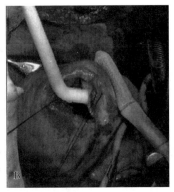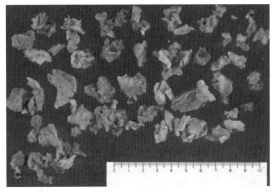

图4　外科经心尖部肥厚心肌切除术联合室壁瘤边缘冷冻消融术

A.左心室心尖沿前降支切口切除肥厚的左心室中部心肌；B.心尖室壁瘤边缘冷冻消融术；C.切除的心肌组织（引自Shimahara Y，et al.）

案报道或小样本病例分析，其流行病学特点、致病基因型、临床特征、治疗及预后等仍有待于大样本量的临床研究，以建立适合的MVHOCM诊断标准和治疗措施。进一步MVHOCM患者基因突变的检测工作，有望发现新的致病基因及其突变位点，将遗传学与临床研究相结合，探讨能否通过基因学检测为MVHOCM的早期诊断、风险评估及治疗和预后提供依据。

（崔　丽　刘　彤　曹月娟）

脓毒症心肌病的诊治进展

脓毒症是宿主对感染反应失调导致的危及生命的器官功能障碍。脓毒性休克是ICU患者的主要死因，约50%的严重脓毒症患者会出现脓毒症心肌病（septic cardiomyopathy, SM），病死率高达70%～90%。SM的诊断缺乏统一标准，主要临床特征为心肌收缩力下降、左室射血分数（LVEF）降低、外周血管扩张、可逆性的双心室扩张。SM发病机制复杂，涉及心肌抑制因子、一氧化氮（NO）、心肌细胞凋亡和冬眠、钙离子稳态失衡、自主神经功能失调、能量代谢障碍等。目前对SM的评估主要依靠心脏超声、脉搏指示剂连续心排血量（PiCCO）的血流动力学评估及心肌损伤标志物（CK-MB、cTnI及BNP）水平变化。针对SM的治疗主要基于抗感染为基础的原发病治疗及心血管功能的管理。

一、脓毒症心肌病的定义及流行病学特征

1984年Parker等首先对SM进行描述：双心室扩张伴随LVEF下降，在存活者7～10d逐步恢复正常。目前对SM的诊断缺乏统一标准，诊断主要参考以下指标：①有明确的脓毒症病史；②射血分数降低，左室射血分数（LVEF）<0.55；③可逆性左心室扩张；④心排血量、LVEF等心功能指标可逆性恢复。Pulido等的报道显示，脓毒症心肌病发病率可达64%。Beesley等近期发表的研究显示，SM的发病率为10%～90%。发病率跨度如此之大，可能和SM缺乏统一诊断标准有关。脓毒症合并心功能障碍者，病死率明显增高，可以把SM作为脓毒症死亡的独立危险因素。

二、脓毒症心肌病的心功能变化

脓毒性休克患者左心室急剧扩张，在存活者这种扩张是可逆的，而死亡者变化不明显，推测这种扩张继发于液体复苏，具有良好扩张能力的患者预后较好。后续研究发现，SM存在多种形式的心功能变化，如左心室舒张功能障碍、左心室收缩功能障碍和右心室功能障碍，且不同类型的心功能障碍可互相并存。左心室扩张和LVEF降低是脓毒症心肌病的核心特征。Parker等研究发现，生存组中77%（10/13）的患者初始LVEF低0.4，7～10d恢复正常，而死亡组的LVEF始终正常或维持在较高水平。作者的一项回顾性研究同样发现，死亡组的初始LVEF高于生存组，且始终维持在较高水平；生存组初始LVEF为42%±4%，7d逐渐恢复

复至正常水平。死亡组患者表现出的高LVEF可能是对外周血管张力下降的一种代偿反应。

应用反射性核素血管造影技术，研究发现30%脓毒症患者存在不同程度的右心室功能障碍。右心室不同于左心室：由于脓毒症患者的SVR常是偏低的，因此左心室后负荷是降低的；而脓毒症患者常存在不同程度的急性肺损伤，肺血管阻力常是升高的，导致右心室后负荷往往是增加的。但功能状态变化相似。Furian T等发现脓毒症中右心室发生了类似左心室的变化：射血分数下降、舒张末期容积增加。

三、脓毒症心肌病的血流动力学监测和ECG变化

良好的血流动力学由3个方面维持：充足的循环容量（前负荷）、良好的心脏功能（泵）和血管张力（后负荷）。只有"三驾马车"功能正常，匹配良好，才能保证血流动力学稳定。脓毒性休克属于分布性休克，其主要特征是全身血管广泛扩张、外周血管麻痹（后负荷下降）；同时，毛细血管内皮细胞损伤、血管内皮屏障完整性破坏导致通透性增高，引起液体渗漏，部分患者存在呕吐、腹泻，最终有效循环血容量显著减少、组织灌注不足（前负荷不足）；除了前后负荷不足，50%的患者存在脓毒症心肌病。因而，对于脓毒性的血流动力学监测至关重要。一方面可以指导液体复苏，避免复苏过度肺水肿；另一方面，可以指导血管活性药物应用。血流动力学监测方法已经从有创-肺动脉导管（PAC）、微创-脉搏指示剂心排血量监测（PiCCO）向心脏超声（UCG）转化。当然，不同的技术有独特的优势和劣势。PAC作为最早的血流动力学监测技术，不但能够获得心排血量（CO），同时能够获得肺血管和全身血管阻力（SVR），更能通过测量混合静脉血氧饱和度获得全身氧消耗，这是其他技术不能做到的。但其操作的有创性和复杂性，限制了其在临床的广泛应用。PiCCO作为新出现的血流动力学监测手段逐步替代PAC。它能提供重要的血流动力学参数，包括心排血量、心功能指数（CFI）、心指数（CI）、全心舒张末期容积（GEDV）、血管外肺水指数（EVLWI）等。CFI是反映心脏收缩功能的指标。对脓毒性休克患者的研究发现，PiCCO获得的CFI和心脏超声获得的LVEF具有很好的相关性。CFI<3.2/分提示LVEF<35%，同时，CFI的动态变化与LVEF变化相关。由

于PiCCO操作简单, 风险性小, 在临床中获得广泛应用。心脏超声(UCG)是评估脓毒症心肌抑制的金标准方法。UCG获得的LVEF是反映脓毒性心功能不全的主要指标。同时, UCG可以反映左、右心室的收缩和舒张功能。目前重症超声是从事急危重症医师必须掌握的技术, 可以成为临床医师评估病情的"第三只眼"。

脓毒症心肌病的ECG变化没有特异性, 有时类似急性冠脉综合征(ACS)的变化, 由于二者都存在心肌酶学的升高, 这给临床上对SM和ACS的鉴别带来一定困难。室上性心律失常, 如房颤, 在脓毒性休克中也较为常见。对于房颤和脓毒症心肌病的关系需要进一步评估。

四、脓毒症心肌抑制的治疗

脓毒症心肌抑制没有特异性治疗, 总体治疗原则包括控制感染、液体复苏、器官功能支持。为了改善心功能, 也需使用血管收缩剂和加强心肌收缩力的药物。

(一)液体复苏

前后负荷不足引起的有效循环血容量下降是进行液体复苏的理论基础。液体复苏可有效提高有效循环血容量, 增加回心血量, 进而提高心排血量, 增加氧输送, 改善机体氧供及器官灌注, 从而防止器官功能不全。根据Frank-Starling定律, 当心脏处于Frank-Starling曲线的上升支时, 通过静脉输液增加心脏前负荷可显著增加心室每搏量(stroke volume, SV)、心排血量(cardiac output, CO)及氧输送; 反之, 而当心脏处于Frank-Starling曲线的平台期, 进一步的液体治疗并不能显著增加心室SV。仅有50%的脓毒性休克患者存在容量反应性。过度液体复苏会增加心室充盈压, 破坏内皮多糖-蛋白复合物, 引起动脉舒张及组织水肿。理论上处于曲线平台期可以较为放心的进行液体复苏, 但临床上判断起来极其困难。

PiCCO及UCG获得的一些动态参数可以反映容量反应性, 指导液体复苏。对于机械通气患者, PPV和SSV作为反映心肺交互作用的动态指标更多地用于评估容量反应性。许多研究证实, PPV和SSV能够很好预测容量反应性。Myatra等研究发现, PPV和SVV变化值比单一PPV更能预测容量反应性。经胸超声测量获得的下腔静脉测量参数(IVC)已经作为预测液体容量反应性的指标。Lu等研究发现, 以20.5%作为ΔIVC截断点, 敏度为67%, 特异度为70%。基于被动抬腿试验(PLR)获得的MAP变化值>10%, 可以在一定程度上替代CO的变化, 从而指导液体复苏。

(二)儿茶酚胺类药物

当进行充分的液体复苏, 仍不能达到早期目标靶向治疗(EGDT)目标时就需加血管活性药物以使MAP达到65mmHg。最新的2016年"拯救脓毒症战役"推荐去甲肾上腺素作为脓毒性休克的一线药物, 而多巴胺仅作为去甲肾上腺素的选择性替代(心动过速低风险患者或者心动过患者)。肾上腺素可作为去甲肾上腺素的补充或替代。对于难治性休克, 血管加压素可作为去甲肾上腺素的补充, 但不作为一线或单独用药。Russel等进行的VASST研究, 证明血管加压素可以用于脓毒性休克治疗。血管加压素可以降低心率, 但对于心排血量和其他低氧指标没有显著影响。充分的液体复苏和血管收缩剂仍不能纠正低血压, 多巴酚丁胺可以考虑应用, 剂量应用上限为20μg/(kg·min)。与肾上腺素比较, 多巴酚丁胺和去甲肾上腺素联合应用不能降低病死率。

(三)β受体阻滞剂

脓毒症休克患者常伴有交感神经过度激活, 高心排血量心动过速。动物实验研究发现, 脓毒症时β1受体阻滞剂通过阻断β1受体可减慢心率、减少自由基生成及心肌细胞凋亡, 从而减轻心肌损伤, 改善心脏功能。另一项在实验猪中的研究发现, 艾司洛尔能够恢复内毒素刺激和液体复苏后的血管瀑布效应。Morelli等却认为艾司洛尔不仅没有增加脓毒症休克患者不良事件, 反而改善其预后。周仪华等对134例脓毒性休克患者研究发现, 艾司洛尔能增强脓毒性休克患者左心功能并改善预后。综合基础和临床研究结果, β受体阻滞剂改善脓毒症心脏功能的可能机制包括: ①β受体阻滞剂能降低心率, 心肌耗氧量减少; ②β受体阻滞剂的负性频率作用使左心室舒张期延长, 回心血量增加, 左室射血分数增加; ③β受体阻滞剂能降低心功能障碍时的炎症因子表达。

(四)抗炎治疗

炎症和氧化应激是脓毒症的主要发病机制, 抗炎治疗可以在一定程度上改善心功能。肿瘤坏死因子α(TNF-α)和IL-1β是脓毒症早期的主要炎症因子, 与心肌收缩和舒张障碍有关。理论上拮抗TNF-α和IL-1β可以改善心功能, 但实验中结果不能重复, 可能与TNF-α和IL-1β持续时间短, 后续其他机制发挥作用有关。他汀类药物、维生素C、传统中药生脉注射液可以通过抗氧化应激改善SM心功能。Gui等研究发现, 他汀类药物能够显著降低脓毒症的发展及感染相关器官功能不全, 但不能降低30d病死率及ICU住院时间。

(五)器械辅助

体外膜式氧合(extracorporeal membrane oxygenation, ECMO)可作为此类患者的最后治疗手段。近年来ECMO的临床适应证不断扩展, 适用于各种原因引起的严重心源性休克。有关ECMO支持的指征, 国外研究指出：存在泵功能衰竭，LVEF<25%，CI<2.2，并经优化液体管理在大剂量的血管活性药物维持下仍存在组织灌注不足，建议尽早启用ECMO支持ECMO管理策略，早期应予以ECMO高流量支持，偿还氧债，停用强心药物，逐步下调升压药物，减少血管活性药物诱发心律失常等不良反应，为心脏的恢复赢得时机。

主动脉球囊反搏术（IABP）作为心源性休克的重要辅助措施，逐渐推广至脓毒性休克。日本和印度的个案报道，IABP可以改善脓毒症心肌病的心脏功能。理论上ECMO逆行灌注而会导致左心室后负荷增加，冠状动脉血供减少，而IABP可以在ECMO辅助的基础上，形成搏动血流，增加冠状动脉血供，减轻左心负荷。既往研究表明在ECMO辅助基础上应用IABP可以减低肺动脉阻塞压，并减少肺水肿的发生。阜外医院的一项单中心11年的临床研究发现，对于心源性休克患者，同时安装IABP与ECMO进行循环辅助可能获得更好的短期临床结果。这给脓毒性休克患者的心功能支持带来新的曙光。

五、总结

心功能不全在严重脓毒症和脓毒性休克中非常常见，深入研究脓毒症心肌抑制的发病机制、提高脓毒症的治疗理念势在必行，探索脓毒症心肌抑制治疗的新方法任重而道远。

（陈　兵　李真玉）

心肌病定义及分类的变迁和扩张型心肌病的研究进展

一、心肌病定义和分类的变迁

心肌病（cardiomyopathy）顾名思义心脏肌肉疾病（heart muscle disease）。它是一大类的疾病，然而对它的认识经历了一个漫长的过程，即使时至今日仍旧存在许多争议。

18世纪中期，慢性心肌炎是心肌病的唯一病因。1900年提出了原发性心肌病（primary myocardial disease）的概念。20世纪50年代以前人们对心肌病的认识非常有限，认为引起心肌疾病的常见原因是冠心病，虽然也意识到许多其他的原因可以引起心肌病，但认为非常少见而且也不确定。当患者发生不明原因的心力衰竭时，除少部分患者被认为是由心肌炎引起外，通常情况下归因于高血压和无痛性心肌缺血，然而这部分患者发生意外死亡后病理检查并未发现病因及疾病的本质。1957年，Brigden对50例心肌病患者从病史、临床表现、实验室检查、心电图、X线胸片、心导管检查进行详细的分析，并对其中的32例进行了尸检。发现引起心肌病的原因除了冠心病外，其他的原因有遗传、心肌炎、产后心肌炎、胶原病、肢端肥大症、心脏淀粉样变性、酒精性心肌病和伯恩海姆综合征（左心室肥大、右心室狭窄的综合征）。作者结合既往的研究将心肌病进行了分类，即先天性、感染性、胶原疾病、淀粉样变性、营养性和心内膜纤维化性。提出只有除外这些已知原因，才能诊断为特发性心肌病。在此之前，对心肌病有不同的称谓，笔者建议将心肌病统一称为cardiomyopathy，这一称谓一直延续至今。这是一项里程碑式的研究，虽然仍然有一定的局限，但使人们对心肌病有了更清晰的认识。

直到1980年世界卫生组织（WHO）/国际心脏病学会联合会（ISFC）才发布心肌病的定义和分类，内容简明扼要，明确提出心肌病是不明原因的心脏肌肉疾病。将心肌病分为三大类：扩张型心肌病（dilated cardiomyopathy，DCM）、限制型心肌病（restrictive cardiomyopathy，RCM）和肥厚型心肌病（hypertrophy cardiomyopathy，HCM）。另外，将一些不能归入以上3种分类的心肌病称为未分类心肌病（unclassified cardiomyopathy），包括部分心肌病变轻微，可能或不可能发展成明显的心肌病，指的是潜在的心肌病。此报道中还提到了特定性心脏肌肉疾病（specific heart muscle disease），指的是已知原因或与其他系统疾病相关的心脏肌肉疾病，但需除外高血压、肺动脉高压、冠心病、瓣膜性心脏病、先天性心脏病。特定性心脏肌肉疾病分类包括感染性疾病、代谢性疾病、内分泌疾病、心肌浸润性病变、营养缺乏性疾病、淀粉样变性、结缔组织病、中毒性疾病等。本报道使人们对心肌病有了更清楚的认识，由于心肌病的定义和分类比较简单，易于记忆，一直到到现在仍然被沿用。但这种分类方法并不能涵盖所有临床上出现的心肌病变，而对未分类心肌病和特定性心肌病的概括又太过笼统。

随着对心肌病的病因和发病机制认识的不断深入，1995年WHO/ISFC对心肌病的定义和分类进行了更新，更侧重心肌病的病因学和病理生理改变。将心肌病的定义为与心脏功能失调相关的心肌疾病。分类为扩张性心肌病、肥厚性心肌病、限制性心肌病和致心律失常性右心室心肌病（arrhythmogenic right ventricular cardiomyopathy，ARVC）。未分类心肌病主要包括不能归入上述分类的心肌病（如弹力纤维增生症、心肌致密化不全等）和具有一种以上心肌病的特征（如淀粉样变性、高血压）。与1980年版有几点不同：①增加了致心律失常性右心室心肌病；②将特定性心脏肌肉疾病改为特定性心肌病（specific cardiomyopathies），包括缺血性心肌病、瓣膜性心肌病、高血压性心肌病、炎症性心肌病、代谢性心肌病、全身系统性疾病（如结缔组织病，如系统性红斑狼疮，结节性多动脉炎，硬皮病，风湿性关节炎，皮肌炎）、肌营养不良、神经肌肉紊乱、过敏和中毒反应、围生期心肌病。将缺血性心肌病、瓣膜性心肌病、高血压性心肌病均纳入特定性心肌病，这与既往和之后的分类指南有很大的不同。

2006年美国心脏协会（American Heart Association，AHA）发布了心肌病的定义和分类。心肌病是一组与机械和（或）电功能紊乱有关的多样性心肌疾病，通常（但不是固定不变的）表现为心室异常肥厚或扩张，由多种原因引起，但通常是遗传性的。可以只累及心脏，也可以是全身性疾病的一部分，常导致心血管死亡和进展性心力衰竭。该指南将心肌病分为两大类：原发性心肌病（primary cardiomyopathies）和继发性心肌病（secondary cardiomyopathies）。原发性心肌病是指（遗传性、混合性、获得性）仅仅或主要累及心脏肌肉，数量相对少。继发性心肌病是大量的各种各样的全身系统性（多器官）疾病。

继发性心肌病在过去称为特定性心肌病或特定性心脏肌肉疾病。根据该指南，HCM是遗传性原发性心肌病，DCM是混合性原发性心肌病（即遗传性和非遗传性，因为一部分DCM与遗传有关，而另一部分DCM与遗传无关），心肌炎是获得性原发性心肌病。

2008年欧洲心脏病学会（European society of cardiology, ESC）对心肌病定义是心脏肌肉结构和功能异常的心肌紊乱，除外冠心病、高血压、瓣膜病、先天性心脏病引起的心肌异常。心肌病分成特定的形态学和功能表型，即扩张性心肌病、肥厚性心肌病、致心律失常性右心室心肌病、限制性心肌病、未分类心肌病5种表型，每种表型再分成家族性/遗传性和非家族性/非遗传性两个亚组，家族性心肌病又分为为未识别的基因缺陷和已知的遗传性疾病，非家族性心肌病分为特发性和获得性。在未分类心肌病中，特别提到了左心室致密化不全和应激性心肌病。与1995年WHO/ISFC心肌病分类不同的是除外了冠心病、高血压、瓣膜病、先天性心脏病。

这两部指南在心肌病的定义上强调了心脏结构和功能的改变，分类中更注重基因遗传学的研究成果。目前应用的心肌病分类法均存在其优势及局限性，无法涵盖心肌病各方面的特点。而且随着对疾病的不断认识，原来被定义为原发性或特发性的心肌病可能划入继发性心肌病；不同的心肌病可以由相同的基因突变引起；随着疾病的进展表型会发生改变。

2013年世界心脏联盟（world heat federation, WHF）根据心肌病的表型和遗传型提出了MOGE（S）分类标准，M指形态功能表型，O指受累的器官，G指遗传模式，E指明确的病因（包括遗传缺陷或潜在疾病），S指心功能状态。该分类法涵盖了心肌病的临床表现及遗传学特性，该命名的应用可以完整描述该疾病，可以表达出心肌病类型及患者和家族成员的基本信息，当需要时还可以附加家系图，但是整个命名比较复杂。因此，期待更加简明、具有概括性和临床实用性心肌病分类方法。

以上我们综述了国内外权威指南对心肌病的定义和分类，心肌病作为一大类疾病，呈现多样性，不同的心肌病、同一心肌病不同的时期、基因型和表性的关系均有不同，而且随着对心肌病的不断认识，新的疾病的发现，都给心肌病的定义和分类带来困惑，因此很难做到一种分类方法满足所有的需要。每个分类方法各有优缺点，虽然尚无统一的分类方法，但通过了解不同的定义和分类，根据临床需要选择合适的分类方法，从而加深对心肌病的认识。

二、扩张型心肌病的研究进展

（一）扩张型心肌病定义

1980年WHO/ISFC将扩张型心肌病定义为左心室

或右心室或双心室扩张，心室严重扩张总是伴有心肌肥厚，心室收缩功能受损，伴或不伴有心力衰竭，心室或心房节律紊乱常见，猝死可以发生在疾病的任何阶段。

1995年，WHO/ISFC更改扩张性心肌病的定义为以左心室或双心室扩张和收缩功能受损为特征。可以是特发性的、家族性/遗传性、病毒性和（或）免疫性、酒精性/中毒性或与可识别的心血管疾病相关而不能用异常的负荷状态或缺血损伤所解释的心肌功能失调。组织学非特异性，通常表现为进展性心力衰竭、心律失常、血栓栓塞和猝死常见，可以发生在疾病的任何阶段。

2006年，AHA对扩张型心肌病的定义是以心室腔扩张和收缩功能障碍为特征，左心室壁厚度正常。DCM导致进行性心力衰竭和左心室收缩功能下降，室性和室上性心律失常，传导系统异常、血栓栓塞、猝死或心力衰竭相关死亡。

2008年ESC将DCM定义为左心室扩张和左心室收缩功能障碍不伴有异常的负荷状态（高血压、瓣膜病）或冠心病引起的弥漫性收缩功能受损，伴或不伴有右心室扩张和功能障碍。

2013年美国心力衰竭指南，扩张型心肌病指的是一大组以心室扩张和心肌收缩力下降为特征的各种各样心肌紊乱，不存在异常负荷状态如高血压和瓣膜疾病。

2018年，中国扩张型心肌病诊断和治疗指南对扩张型心肌病的定义为：DCM是一种异质性心肌病，以心室扩大和心脏收缩功能降低为特征，发病时除外高血压、心脏瓣膜病、先天性心脏病或缺血性心肌病等。DCM的临床表现为：心脏逐渐扩大、心室收缩功能降低、心力衰竭、室性和室上性心律失常、传导系统异常、血栓栓塞和猝死。

对扩张型心肌病的定义国内外指南虽然不尽相同，但基本上是一致的，均描述了心脏结构和功能改变，即心脏扩大和左心室收缩功能下降；室壁厚度正常或增厚，与疾病所处的不同阶段有关；除外冠心病、高血压、瓣膜病、先天性心脏病对心脏的影响；临床表现为心力衰竭、心律失常、血栓栓塞和猝死。

（二）扩张型心肌病的分类

1980年，WHO/ISFC心肌病定义和分类报告未对DCM进行分类。

1995年，WHO/ISFC心肌病定义和分类报告对扩张型心肌病只是进行了简单的分类：特发性的、家族性/遗传性、病毒性和（或）免疫性、酒精性/中毒性或与可识别的心血管疾病相关而不能用异常的负荷状态或缺血损伤所解释的心肌功能失调。

2006年，AHA将扩张型心肌病分为原发性和继发性。原发性DCM指病变只局限于心脏或以心脏病变为主，分为遗传性、非遗传性和获得性；继发性DCM指心肌损害是全身性疾病或多器官疾病引起的。

2008年，ESC将扩张型心肌病分为家族遗传性和非家族遗传性。

2018年，中国扩张型心肌病诊断和治疗指南将扩张型心肌病分为原发性扩张型心肌病和继发性扩张型心肌病。原发性扩张型心肌病分为家族性扩张型心肌病（familial dilated cardiomyopathy, FDCM）、获得性扩张型心肌病和特发性扩张型心肌病。

（三）流行病学特点

DCM是心肌病的常见类型。不同的地区和种族DCM的患病率不同，一项来自美国1975—1984年的调查数据显示DCM的患病率是36.5/100 000，也就是2700人中有1例DCM患者。男女比例是3.4∶1。2002年中国的抽样调查显示DCM患病率约为19/100 000。各年龄均可发病，好发于30~40岁，也可见于儿童。1990年欧洲报道DCM的5年病死率为15%~50%。2014年中国一项报道显示DCM的病死率为42.24%。来自欧洲的数据显示至少25%患者表现为家族性常染色体显性遗传。美国的一项研究显示20%~35%的DCM患者为家族性，虽然表型多种多样，但主要是常染色体显性遗传，伴X连锁常染色体隐性遗传，线粒体遗传病少见。

DCM是心力衰竭的第三大原因，所以在心力衰竭指南中DCM作为心力衰竭的病因经常被描述，但在临床实践和多中心心衰试验中，心力衰竭的病因学分类通常分为缺血性和非缺血性心肌病，扩张型心肌病指的是非缺血性心肌病，可能包含了由于容量或压力负荷过重引起的心肌病，如高血压和瓣膜疾病，并非是指南中定义的DCM，因此在解读时应予以注意。

（四）临床表现

扩张型心肌病早期可没有症状，逐渐进展而出现症状。主要的临床表现包括进展性心力衰竭、心律失常（快速性和缓慢性心律失常）、血栓栓塞或猝死。

Pinto等建议，根据DCM的病情进展过程将DCM分为临床前期和临床期。临床前期分为3个阶段：①家属患有DCM或低动力非扩张型心肌病（hypokinetic non-dilated cardiomyopathy, HNDM），患者没有心脏表现，只是基因突变携带者或AHA（抗心肌自身抗体）阳性，没有左心室异常，没有心律失常；②单纯心室扩张，没有低动力状态，伴或不伴有基因突变或AHA阳性；③各种心律失常或传导功能障碍。临床期分为两个阶段：①低动力非扩张型心肌病，有低动力状态，没有心脏扩大；②左心室扩张伴低动力（LVEF<45%）。低动力非扩张型心肌病：左心室或双心室收缩功能下降（LVEF<45%）但没有扩张。此分期方法旨在对DCM患者的早期识别和早期治疗。

（五）辅助检查

1.生物标记物

（1）DCM遗传标志物：DCM特别是FDCM通常由基因突变引起，如细胞骨架/肌纤维膜、核被膜、肌节、转录协同激活蛋白。最常见的可能是核纤层蛋白A/C基因，编码核被膜介导丝状蛋白，也与传导系统疾病相关。X-连锁DCM是由Duchenne肌营养不良基因变异引起。DCM编码收缩性肌节蛋白的突变基因与肥厚型心肌病（hypertrophy cardiomyopathy, HCM）相同，包括心脏肌动蛋白、原肌球蛋白、心脏肌钙蛋白T和C、肌球蛋白重链、肌球蛋白结合蛋白C、Z、盘状蛋白编码基因等。二代测序技术用于检测FDCM的基因。

（2）DCM免疫标志物：抗心肌抗体（anti-heart autoantibody, AHA）是机体产生的针对自身心肌蛋白分子抗体的总称，常见的5种抗体为：抗线粒体腺嘌呤核苷异位酶（ANT）抗体（即抗线粒体ADP/ATP载体抗体）、抗肾上腺素能β_1受体（βAR）抗体、抗胆碱能M_2受体（M2R）抗体、抗肌球蛋白重链（MHC）抗体和抗L-型钙通道（L-CaC）抗体。这些抗体均具有致病作用。AHA检测阳性反映患者体内存在自身免疫损伤，常见于VMC及其演变的DCM患者。

（3）B型脑钠肽（B-type natriuretic peptide, BNP）和N-末端脑钠肽前体（N-terminal pro-brain natriuretic peptide, NT-BNP），可以用于DCM心力衰竭的诊断、严重程度和预后。

2.心电图　可见快速性和缓慢性心律失常，如房性或室性期前收缩、心房颤动、室性心动过速和传导阻滞等；部分表现为ST-T改变、R波递增不良，少数可见病理性Q波、低电压等。

3.胸部X线　心影向左侧或双侧扩大，心胸比>0.5。常伴有肺淤血、肺水肿、肺动脉高压或胸腔积液等表现。

4.超声心动图　超声心动图是诊断和评估DCM常用重要检查方法。主要表现为：①心脏扩大。以左心室扩大为主，后期各心腔均有扩大、常合并有二尖瓣和三尖瓣反流。②左心室壁运动减弱。呈弥漫性运动减弱、室壁相对变薄。③左心室收缩功能下降。左室射血分数（LVEF）<45%，左心室短轴缩短率（LVFS）<25%。④附壁血栓：多发生在左心室心尖部。

5.心脏磁共振　心脏磁共振（cardiac magnetic resonance, CMR）检查不仅可以准确检测心肌功能，而且能清晰识别心肌组织学特征（包括心脏结构、心肌纤维化瘢痕、心肌活性等），是诊断和鉴别心肌疾病的重要检测手段，对DCM风险的评估及预后的判断具有重要价值。

6.放射性核素扫描（ECT） 放射性核素心血池扫描可见舒张末期和收缩末期左心室容积增加，LVEF降低。运动或药物负荷心肌灌注显像可用于排除冠脉疾病引起的缺血性心肌病。

7.冠状动脉CT血管成像（CTA）和冠状动脉造影 冠状动脉CTA和冠状动脉造影主要用于排除缺血性心肌病。

8.心内膜心肌活检 心内膜心肌活检用于DCM诊断目前尚有争议，主要是敏感性差而且是有创检查，必要时有助于寻找心肌病的病因。

（六）诊断标准

具有心室扩大和左心室收缩功能降低的客观证据并除外缺血性心脏病、高血压、心脏瓣膜病、先天性心脏病，即可诊断DCM。心室扩大和左心室收缩功能降低的客观证据：左心室舒张末内径（LVEDd）>50mm（女性）和LVEDd>55mm（男性）；LVEF<45%（Simpsons法），LVFS<25%。

DCM病因诊断相对比较复杂，可以参考2018年中国扩张性心肌病诊断和治疗指南。

（七）治疗

主要包括药物治疗和器械辅助治疗。

1.药物治疗 主要针对心力衰竭、心律失常、预防血栓栓塞和心脏性猝死。

2.器械辅助治疗

（1）心力衰竭的心脏再同步化（CRT）或CRTD：CRT可恢复正常的左右心室及心室内的同步激动，减轻二尖瓣反流，增加心排血量，改善心功能。

（2）置入式心脏转复除颤器（ICD）：ICD能降低猝死率。

（3）左心室辅助装置（LVAD）：部分患者尽管采用了最佳治疗方案仍发展至心衰晚期，在等待心脏移植期间可考虑使用左心室辅助装置进行短期过渡治疗。

3.其他

（1）免疫学治疗：免疫性DCM是获得性DCM最常见的类型，因此免疫学治疗是一个发展方向。

（2）干细胞治疗：目前尚有争议。

（3）心脏移植：DCM是心脏移植最常见的病因，用于难治性心衰内科疗无效时。

（马向红）

肥厚型心肌病影像学诊断进展

肥厚型心肌病（hypertrophic cardiomyopathy, HCM）是一种常见的遗传性心肌病，以心肌肥厚为解剖特征，主要表现为室壁病理性增厚（以左心室为主）。HCM发病率为0.2%～0.6%，在全球122个国家均有确诊，种族间无流行病学差异而成为一种全球负担。然而，在疾病的早期阶段或某些特殊类型的HCM，超声心动图（UCG）征象往往不典型，有可能会发生漏诊，此时应结合患者的心电图和病史进行综合分析。近年来，影像学成像技术更加丰富，技术的发展为HCM早期诊断、危险分层、精确治疗、家族筛选和预后评估提供了重要的理论基础和临床实践依据，新的影像学成像技术可以有效提高HCM患者生存率、改善生活质量。本文就HCM影像学诊断进展做一综述。

一、影像学的主要表现

UCG、磁共振成像（cardiacmagnetic resonance, CMR）或计算机断层成像（computerized tomography, CT）测量成人左心室室壁厚度≥15mm，或有明确家族史者室壁厚度≥13mm，并排除其他后负荷增加引起的左心室肥厚，如高血压、主动脉瓣狭窄、先天性主动脉瓣下隔膜等即可诊断。诊断HCM需要注意以下情况：在该病晚期表现为左心室扩张和（或）动力不足、左心室壁变薄所致的漏诊；剧烈运动训练引起的心肌生理性肥厚；老年人孤立的室间隔基底段肥厚所致误诊。

（一）心肌肥厚

1. UCG　多数患者心肌肥厚部位以前室间隔基底部为主，并常累及侧壁、后间隔及左心室心尖部，于舒张末期标准切面测量室壁厚度，最好采用短轴切面避免因斜切而高估厚度，UCG对于心尖部和非典型部位肥厚诊断灵敏度较差，当某一节段显示不佳时可以考虑使用超声造影剂或CMR。Erden等发现，应用3D-UCG可以更好地评估左心室形态、室壁肥厚部位，且最大室壁厚度位置不是固定于某一个室壁范围内，而通常位于从左心室基底部到心尖部的螺旋状结构中。关于鉴别运动所致生理性心肌肥厚，可以利用组织多普勒成像（tissue doppler imaging, TDI）分析，HCM患者的收缩、舒张功能受损，而运动员TDI速度通常大于等于正常值。

2. CMR　CMR的多参数方法、融合空间、对比度和时间分辨率可为临床提供详细的HCM表型特征和梗阻原因、部位、心肌灌注异常和纤维化定量等功能评估信息。因此，2014年ESC指南推荐可疑患者和UCG不能确诊的患者推荐使用CMR，对于已确诊HCM患者也可考虑采用CMR评价心脏解剖，判断是否存在心肌纤维化及其程度。根据ESC指南建议，临床稳定期患者每5年检查1次CMR，进展期患者每2～3年检查1次CMR。CMR可显示UCG不易显示的节段性肥厚（如心尖、左心室前壁、后间隔水平）。CMR可检测出UCG漏诊的约6%局部室壁肥厚。CMR还可检出HCM患者是否存在心尖室壁瘤，描述其大小、纤维化程度和是否存在血栓，估测其对预后的影响。Phelan D等对比CMR测得室壁厚度往往偏小且因层面清晰测量更加准确、重复性更高。CMR受其成本和可用性、禁止性（如心内装置或金属）、"幽闭恐惧症"和心律失常可能导致的图像退化的限制并不适用于所有人，所以室壁厚度与心脏猝死事件的相关研究历来都是基于UCG测量数据。

3. X线胸片　室壁增厚难以从胸片被发现，但可以观察到心脏扩大和或肺部淤血，但严重肺水肿少见。

4. 心内导管检查　左心室造影可发现室壁增厚和狭小的心腔，还可发现可能并存的心肌致密化不全。因小血管缺血，HCM患者也可以出现不典型胸痛，需与冠心病鉴别胸痛原因。心内导管检查还可以评估以下情况：需要与限制型心肌病或缩窄性心包炎鉴别；怀疑左心室流出道梗阻，但临床表现和影像学检查之间存在差异；需行心内膜活检鉴别不同病因的心肌病；拟心脏移植的患者术前评估。

（二）收缩功能

1. UCG　HCM患者心室径向收缩功能常保留，即传统的射血分数或心室缩短率表现正常。一旦射血分数<50%，病情会迅速恶化，必须积极治疗。斑点追踪技术可在早期可以发现肥厚节段心肌纵向应变值减低。整体纵向应变是左心室收缩功能的敏感指标，对于射血分数正常患者的左心室功能测定尤为敏感。整体纵向应变降低是心脏预后不良的独立因素，尤其与心力衰竭相关。HCM基因携带者也存在节段性纵向应变值减低和心尖扭转受损。有研究发现径向应变尤其是下后壁基底段径向应变受损可以鉴别没有心肌肥厚表现的HCM基因携带者。

2. CMR　CMR能提供准确和可重复测量的左心室体积和射血分数。它采用稳态自由进动技术产生高空间分辨率，明亮的血池与心肌形成鲜明对比，心室全层摄影覆盖，并允许晚期利用钆对比剂延迟强化，有效识别心肌纤维化。心肌纤维化被认为是预后不良标志物。在疾病发展过程中，5%～10%的HCM患者发展至终末期，表现为左心室扩张、室壁厚度变薄运动减弱、EF下降，类似于扩张性心肌病，其机制尚不清楚，但微血管功能障碍造成的弥漫性心肌缺血可能导致细胞死亡和纤维化替代。

高血压患者也可以出现钆对比剂延迟强化，但HCM患者的表现更为典型。约65%的HCM患者有钆对比剂延迟强化，多表现为肥厚心肌及室间隔与右心室游离壁交界处局灶状强化，对一些UCG不能明确诊断的患者特别有用；但是钆对比剂延迟强化局限于局灶性纤维化的鉴别，却遗漏了HCM基本特征之一——弥漫性间质纤维化。更新的CMR技术（平衡对比CMR和高分辨率T_1 mapping技术）在定量总体心肌纤维化的范围方面非常有潜力。T_1 mapping是一种新兴的组织表征技术，基于心肌T_1弛豫时间的测量，单纯的 T_1 mapping在检测溶酶体鞘脂类的积累、淀粉样蛋白沉积或铁过载中发挥重要作用。T_1 mapping 造影可以量化细胞外容积。没有心肌淀粉样蛋白沉积或水肿时，T_1 mapping 造影主要反映胶原膨胀（间质纤维化），这对于鉴别相关的心脏疾病非常重要，HCM患者的T_1 mapping和细胞外容积都会升高，这提示单纯的细胞外纤维化不能解释局部收缩功能障碍，但这一技术的临床应用尚未开展。

3. CT　CT的高对比度高分辨率提供了清晰的心肌轮廓和准确的壁厚、心室容积、射血分数和左心室质量的测量，与CMR、UCG和门控SPECT密切相关，心血管CT可同时成像冠状动脉和瓣膜，可用于指导导管消融治疗室性心律失常。关于小群体心肌组织特征的数据表明，对比CT在检测替代心肌纤维化方面可能有用，但还需要进一步研究。对于UCG图像不佳和CMR禁忌证的患者，应考虑CT检查。

4.正电子发射断层成像（positron emission tomography，PET）　单光子发射断层成像评价局部心肌灌注缺损时，仅可得到心肌放射性分布的相对值，而不是心肌血流灌注的绝对值。临床实践中应用虽较少，应用PET定量局部心肌血流量和心肌灌注缺损在心血管研究中已不可或缺，PET对于HCM诊断价值有限，其主要临床贡献是鉴别HCM与TTR相关的心脏淀粉样变，有几项研究表明，由TTR衍生的原纤维对骨示踪剂尤其是^{99m}Tc-DPD极为敏感，而在肉瘤蛋白基因突变引起的HCM患者的心脏中没有摄取示踪剂，因此，对于可能发生TTR淀粉样变的患者（如年龄65岁，双侧腕管综合征病史，无HCM家族史，心电图及心脏影像学表现与心脏淀粉样变一致），应考虑骨显像检查。但是因PET检查需要回旋加速器或同位素发生器，造成其费用较贵、设备及放射性示踪剂获得较困难的主要劣势。

（三）舒张功能

1. UCG　舒张功能障碍是造成HCM患者呼吸困难的主要原因之一，也是其重要的病生理组成部分。UCG是评估舒张功能障碍的首选技术。简单、可重复的指标包括等容舒张时间和二尖瓣舒张早期流速的减速时间，肺静脉血流频谱可提供更多参数。

二尖瓣舒张早期流速与瓣环组织速度比值（E/e'）是评估舒张功能重要指标，有助于预测HCM风险分层，但这种预测能力却受到LVOT动态干扰。Lu等发现E/e'增高预示患者室间隔切除术预后较差。Van Dalen B等研究发现利用斑点追踪测定左心室解旋可用于评估左心室松弛功能，HCM患者无论左心室肥厚程度和部位如何，均具有延迟解旋的特点；他们还发现了肥厚类型对HCM左旋的重要影响，为进一步了解该疾病的病理生理机制提供了依据。

左心室舒张功能障碍的最直观的生物标志物是左心房大小。由于二尖瓣反流和左心室充盈压力增高，HCM患者左心房常增大。左心房不对称重构可进一步引起心房颤动，而心房颤动与心力衰竭、脑卒中相关，最大左心房容积被认为是评价左心室舒张功能的重要指标，也是HCM患者的预后指标。左心室纵向收缩功能可影响最大左心房容积，导致二尖瓣环收缩期位移幅度下降。Shin等发现最小左心房容积与HCM患者心力衰竭、卒中或死亡风险增加独立相关，并且作为预测该人群的预后指标优于最大左心房容积。左心房内径也是ESC指南中计算心脏性猝死风险率的参数之一，左心房内径为45～50mm与血栓栓塞风险在5年内呈线性正相关，超过50mm时，风险呈指数增长。舒张功能障碍不受HCM表型的影响，其主要相关因素包括是否存在左心室梗阻、患者年龄、心肌肥厚程度和二尖瓣反流量，利用体表面积计算的左心房容积指数更加准确。Debonnaire等已经证明左心房内径、体积和应变均与HCM患者的新发心房颤动有关，而对于左心房大小正常的患者中，左心房体积和应变可进一步细化新发心房颤动的风险分层。最近有研究发现，通过斑点追踪分析左心房主动收缩功能和松弛功能下降与心血管事件增加相关，在心力衰竭预防中起到作用。Kobayashi Y等发现，即使症状最轻的非梗阻型HCM患者左心房功能也会受损，梗阻型HCM患者的总左心房功能和被动左心房功能受损更加明显。

2. CMR　HCM患者左心室的几何形状可能非常不均匀，用UCG来量化左心室的质量和体积非常具有挑战性，由于CMR允许左心室的三维高分辨率建模，可以更准确获取左心室的质量和体积，研究证实三维UCG测得左心室质量和体积与CMR获取结果具有高度相关性。CMR也是评估左心室EF和左心房容积的金标准，最小左心房容积与左心室充盈压升高相关性良好，而对舒张功能评价有限。

（四）二尖瓣装置及左心室流出道梗阻

1. UCG　UCG是诊断和监测HCM的重要无创性检查方法，除了观察心脏结构、功能同时可以测量左心室流出道（left ventricular outflow tract, LVOT）压差，进一步将HCM分型以利于临床诊治。通过UCG测得LVOT与主动脉峰值压差。安静时LVOTG≥30mmHg（1mmHg＝0.133 kPa）为梗阻性。安静时LVOTG正常，负荷运动时LVOTG≥30mmHg为隐匿性梗阻。安静或负荷时LVOTG＜30mmHg为非梗阻性。休息时仅25%患者存在梗阻，运动后达75%，运动试验可以检出潜在的LVOT梗阻，应列为常规检。运动试验也是非常安全的，其不良事件发生率0.04%。

过长的二尖瓣、异常的腱索插入、与室间隔相连的乳头状肌移位都会导致LVOT梗阻。HCM患者常因二尖瓣装置异常需要系统评估腱索、乳头肌和瓣叶。HCM患者二尖瓣前叶平均长度达34mm，而正常前叶平均长度24mm。舒张晚期收缩早期血流高速冲击二尖瓣左心房面推近室间隔方向，较低的压差进一步吸引二尖瓣向前运动形成二尖瓣前叶收缩期前向运动（systolic anterior motion, SAM）。SAM征严重程度取决于瓣叶与室间隔的接触时间，运动试验有助于评估血流动力学。约10% HCM患者可表现为左心室腔内梗阻，此表型患者常存在乳头肌肥大或乳头肌异常插入，常合并心尖部室壁瘤，严重者在瘤内可形成附壁血栓。一旦血栓脱落，就会造成体循环栓塞，如脑栓塞。笔者所在中心曾在过去的一个月内连续遇到两例这样的罕见病例。UCG是评估心室腔内梗阻最好的影像学方法，尽管有时会漏诊心尖室壁瘤。应用二维超声技术可观察到收缩期明显狭小的左心室流出道或心腔及室壁瘤和血栓。多普勒技术可显示和探测峰值血流的速度和部位，HCM患者梗阻的血流频谱形态往往比较独特，表现为峰值后移（匕首征）。

2. CMR　与UCG相比，CMR不仅可以准确测量二尖瓣叶长度，对副乳头肌的识别、乳头肌的异常插入和分布以及肌束等情况的观察更具有优势。相当一部分HCM患者存在二尖瓣乳头肌异常，包括乳头肌肥大、向前移位、多副乳头肌存在等，这种变异常因UCG不易识别而被忽略，只能在术中才看到。

二、指导治疗及评估预后

HCM患者的典型症状包括呼吸困难、胸痛、心悸、晕厥等。有猝死风险的患者可以安装埋藏式心脏除颤器，有

梗阻症状的患者可以施行室间隔切除术或消融术，首次发生心房颤动后需要终身抗凝治疗。本病预后差异很大，少数进展为终末期心力衰竭，另有小部分表现为心力衰竭、心房颤动、栓塞。虽然大多数患者的预期寿命与普通人群相当，但早期诊断和准确的风险分析对于治疗选择至关重要。无论是通过UCG、CT还是CMR，准确评估左心室厚度对于确定哪些患者将在一级预防中受益于埋藏式心脏除颤器置入至关重要。Rowin EJ等发现对于室壁异常厚厚的HCM患者置入埋藏式心脏除颤器也有助于降低心律失常性猝死风险。UCG可以检出梗阻部位、梗阻原因、心脏收缩舒张功能，有助于制定手术方案，LVOT梗阻是90%HCM患者出现难治性心力衰竭的主要原因。自1971年室间隔切除被证实可以解除SAM征，UCG对于LVOT梗阻机械原因的理解及Morrow' s术式改良都提供了技术支持，且国内已经成功实现完全超声引导射频消融治疗HCM的丽文手术。

HCM术前评估非常重要，最近三维UCG显示了其在术前诊断中的潜力，三维UCG可增强对室间隔厚度、收缩期二尖瓣–室间隔接触范围、主动脉–室间隔夹角的空间评价。心肌切除术中UCG可根据最大厚度、与主动脉环的距离及心尖的范围评估室间隔肥大，告知外科医生要切除的心肌的宽度和厚度，及时观察梗阻解除与二尖瓣反流情况，选择是否扩大手术范围，并能第一时间发现室间隔穿孔、主动脉反流等手术并发症。有研究证明行心肌切除术者，间隔纵向应变值减低与肌肉切除标本的间质纤维化和全纤维化的相关性更好，能够比钆对比剂延迟强化更有力的预测心律失常。心肌消融术中应用心肌声学造影可以增加手术成功率、减少手术并发症。研究结果显示，对于肥厚型梗阻型心肌病患者，经皮酒精间隔消融术安全有效，可作为外科治疗外的第二选择，且在长期死亡率、猝死事件风险和症状改善方面，酒精消融术和外科切除术之间没有显著差异，尽管切除术后LVOT压力下降更为显著。对于外科心肌切除术或者室间隔酒精消融治疗的患者评价二尖瓣时建议行经食管超声检查。SAM引起的二尖瓣反流典型表现为后外侧射流，在收缩期中晚期达到峰值，而10%～20%的HCM患者有非SAM原因引起的明显二尖瓣反流，包括退行性、风湿性或先天性病因，负荷UCG还可以动态观察二尖瓣反流程度，区分这些原因有助于决策是否术中施行二尖瓣置换或修复折叠术。对于不适合手术的轻度肥厚患者，起搏器置入可以起到辅助治疗作用，而UCG可根据LVOT压差和二尖瓣血流频谱优化房室延迟时间设置。对于轻度左心室肥厚患者往往因乳头肌变异造成LVOT梗阻，CMR在乳头肌重定向以减轻左心室阻力的手术中起到重要支持作用，术前CMR有助于比较室间隔心肌切除术与酒精消融术的优劣，特别是对于超声图像不理想的患者，可排除大体积左心室肥厚、腔内梗阻或主动脉瓣

下隔膜患者。

三、指导风险分层与筛查高危患者

HCM为常染色体显性遗传疾病,具有遗传异质性,多达60%的患者是由于心脏肌节蛋白突变导致,其中最常见的基因突变发生于β-肌球蛋白重链(MYH7)和肌球蛋白结合蛋白C(MYBPC3)的编码基因。相较于无基因突变的患者,此类患者临床表现更早、家族发病率更高、心脏性猝死更多,他们往往存在更严重的心肌肥厚、微血管功能障碍和心肌纤维化。基因诊断可以早期发现HCM,但基因突变携带者不一定有临床表现,且30%~50%HCM患者目前尚不能找到相应的突变基因。左心室心肌厚度与心脏性猝死呈正相关,与心力衰竭进程无确切相关证据。最大室壁厚度一直被认为是心脏性猝死风险分层的一个关键方面,并被包括在所有分层评分中,同时也是血栓栓塞的独立风险预测因素。当局部厚度≥30mm时心脏性猝死风险最大。但Perry M Elliott研究发现在没有其他危险因素的HCM患者中,室壁厚度≥30mm相关的猝死风险不能成为积极预防治疗的理由,大多数的心脏性猝死发生在厚度<30mm的患者中,因此轻度肥大的存在不意味着患者处于低危状态。CMR是区分HCM表型的关键,如形态相近、病因迥异的心肌淀粉样变或Anderson-Fabry病,还可鉴别HCM与左心室致密化不全,这些疾病治疗策略完全不同,而且CMR是HCM目前最敏感、可靠的影响诊断方法。考虑到其辐射暴露,心脏CT不推荐用于筛查HCM。

四、总结

HCM影像学诊断仍是临床诊断和管理指导的基石,无创性影像学技术在HCM患者的诊断和预后中起着至关重要的作用。与CMR相比,UCG仍是筛查HCM患者的第一道防线,尤其是那些有家族史或阳性基因型的患者,UCG是HCM诊断形态学表征的主要工具。而CMR良好的组织特异性和大视野、任意层面成像及丰富的检查序列可提供心脏形态、功能、心肌灌注及延迟增强等信息,已成为心脏结构评估和组织表征的无创金标准,其进一步发展的潜力巨大,但使用受到诸多限制,只有结合临床、心电图和UCG评估所提供的丰富数据,才能充分发挥其潜力。每种成像方式都有其优点和局限性。在可行的情况下,与临床详细的、双向的、标准化的沟通,并结合UCG和CMR的综合方法可明确诊断和预后,最终改善管理策略。

(关 欣 杜 鑫)

NOX调控线粒体SIRT3/FOXO3a信号通路
在糖尿病心肌病中的机制

糖尿病心肌病（diabetic cardiomyopathy, DCM）是排除了高血压性心脏病、冠状动脉粥样硬化性心脏病、心脏瓣膜病及其他心脏病变所致的心肌损伤后诊断的一种特异性心肌病，是糖尿病的主要并发症之一。临床表现为心脏收缩和（或）舒张功能障碍，最终导致心力衰竭、心律失常和猝死。随着全社会老龄化的到来，糖尿病（DM）的发病率越来越高，据估计，2015年全球20～79岁人群中约有4.15亿糖尿病患者，到2040年将达到6.42亿。目前观点认为，糖尿病是心力衰竭发生、发展过程中一个独立的危险因素，心力衰竭是糖尿病并发症之一。糖尿病患者出现慢性心力衰竭的年发病率为30.9‰，而这个数值在非糖尿病人群中为12.4‰。心力衰竭患者5年死亡的风险高达50%以上，与恶性肿瘤水平相当。2004年，美国糖尿病学会（ADA）年会提出了糖尿病并发症的发病机制，即高糖损伤的基础——氧化应激。

一、氧化应激概述

活性氧（reactive oxygen species, ROS）是正常细胞代谢的一种副产物，参与多种细胞信号转导过程。当机体内抗氧化剂和促氧化剂的动态平衡出现失调，ROS产生过多或清除能力下降时，促氧化剂占主导作用，导致氧化应激（oxidative stress）损伤。近年来研究表明，氧化应激在心血管疾病的发生发展过程中发挥着非常重要的作用。心血管系统中ROS的主要来源是中性粒细胞、内皮细胞、血管平滑肌细胞及心肌细胞中的烟酰胺腺嘌呤二核苷磷酸（NADPH）氧化酶及线粒体电子传递链，此外失偶联的一氧化氮合酶（eNOS）及黄嘌呤氧化酶在ROS的产生中也起到一定作用。

NADPH氧化酶（NOX）通过NADPH依赖的单电子还原将体内氧分子还原成O^{2-}产生ROS。哺乳动物中，已发现的NOX亚型共有7种，分为是NOX1，NOX2，NOX3，NOX4，NOX5，Duox1，Duox2，其中NOX2和NOX4是心脏ROS最主要的来源。NOX2位于心肌细胞的细胞膜，是由NOX2和p22^{phox}亚基构成的异二聚体结构，它需要与p47^{phox}，p67^{phox}，p40^{phox}和Rac1等结合才能活化。NOX是体内将产生ROS作为唯一功能的酶，其他酶产生的ROS都是作为催化过程中的副产物出现。

在能量需求高的细胞，如心肌细胞中，线粒体占细胞总容量的30%，并且通过氧化磷酸化过程产生极其大量的ATP来维持细胞的收缩功能。线粒体具有能量代谢与自由基代谢两条途径，呼吸链电子传递偶联ATP合成，电子漏与超氧自由基代谢相关。在线粒体氧化磷酸化过程中，有0.1%～1%的电子通过电子传递链（ETC）溢出与氧结合生成超氧阴离子，呼吸链传递电子的速度过快或过慢都会产生过多的ROS。

二、糖尿病相关氧化应激

在高血糖状态下，脂质代谢紊乱和葡萄糖氧化增加等多种情况均可促使ROS大量产生。糖尿病时，心脏中ROS产物明显增加，氧化应激通过促进炎症、细胞凋亡和纤维化引起起心血管系统的并发症，包括心功能不全。ROS的生成增加被认为是糖尿病患者心衰发作的主要机制。越来越多的证据表明，糖尿病时心脏内NOX和线粒体在氧化应激的产生中发挥着至关重要的作用。糖尿病时NOX被多种激动剂和刺激因素活化，并伴随着活性氧的生成增加。前期研究表明，糖尿病状态下心肌组织Rac1亚基表达增加，NOX活性明显升高，心肌组织氧化应激状态增强。

高血糖时，经氧化的葡萄糖源性丙酮酸由NADH和FADH2传递到线粒体呼吸链的电子流量会增加，结果导致线粒体内膜膜电位的超极化，部分地抑制线粒体复合物Ⅲ内的电子传递，堆积的电子会使泛半醌生成过氧化物。在高糖、氧化应激、Ca^{2+}稳态失衡等病理状态下，心肌细胞线粒体动力学容易失衡，出现大量功能障碍的线粒体，由这类线粒体产生ROS的量大大增加，可达到正常线粒体的数倍。

线粒体结构及功能障碍在糖尿病病理过程中起着重要作用。糖尿病患者和动物模型的心脏组织中，线粒体ROS产生显著增加，线粒体结构功能受损。Sun等对链脲佐菌素诱导的糖尿病鼠研究发现，高血糖状态下大鼠心肌细胞ROS水平较高，线粒体形态发生变化。Montaigne等研究显示，糖尿病患者心肌细胞表现为碎片化的线粒体。线粒体在衰竭的心肌中表现出错误的组配、嵴结构紊乱、密度降低、膜破裂和聚集。与正常心肌相比，功能衰竭的心肌细胞中线粒体的体积减小、数量增加。前期研究显示，糖尿病时心肌组织电镜下表现为肌丝严重断裂，线粒体肿胀、嵴断裂，伴随心肌组织氧化应激状态增强。

机体自身具有ROS清除系统，以锰超氧化物歧化酶（manganese superoxide dismutase, MnSOD）和过氧化氢酶（catalase, CAT）为代表的抗氧化酶可有效清除过度生成的ROS。MnSOD主要存在于线粒体中，在线粒体ROS清除系统中发挥着重要的作用。线粒体能量代谢产生的超氧化物通过MnSOD转变为H_2O_2，CAT和GPX再把H_2O_2转变为水。但是研究发现，糖尿病时ROS清除系统特别是MnSOD和CAT功能降低或丧失。前期研究提示糖尿病时心肌线粒体氧化应激程度增强，ROS产生增加，同时伴随MnSOD表达增加。ROS损伤线粒体更加重能量代谢障碍，同时也促使线粒体产生更多的ROS。因此，推测保护心肌细胞线粒体功能和ROS清除系统中的抗氧化酶是防治糖尿病心肌损伤的可行途径。

三、氧化应激和线粒体功能障碍与糖尿病心肌病的关系

氧化应激在DCM的发生发展过程中扮演着重要的角色。有研究表明，2型糖尿病小鼠心肌细胞线粒体呼吸功能障碍，线粒体氧化能力受损，ATP产生减少，进而阻碍心肌正常收缩功能。我们近期研究显示，糖尿病兔心室肌细胞线粒体发生肿胀，RCR减低，膜电位下降，线粒体膜除极化增加，ROS生成速率增加，最终导致心室肥厚、心肌纤维化。

糖尿病时NOX与线粒体在生成ROS时可能具有相互促进的机制。研究显示，AngⅡ刺激线粒体ROS生成需要NOX的充分活化，并且依赖氧化还原敏感的mito KATP通道的活化。在血管平滑肌细胞的研究中发现，AngⅡ能够刺激NOX_1的活性增加，通过降低PGC-1α的活性和增加线粒体的氧化应激来介导线粒体的功能障碍，导致细胞衰老。在链脲佐菌素诱导的糖尿病大鼠心脏研究中，CaMKⅡ能够促进NOX产生ROS，继而诱发线粒体的形态学改变，线粒体脊倒塌，进一步引起线粒体功能障碍和更多ROS的生成。NOX与线粒体在生成ROS时可能具有相互促进的恶性循环的作用。基于NOX与线粒体在生成ROS时可能具有相互促进的机制，那么糖尿病时过量产生ROS最早来源于哪里？目前未见有文献确切报道。由此，在糖尿病时，高糖可能首先激活心肌细胞膜上的NADPH氧化酶（NOX），NOX活性升高产生ROS，继而激活并介导线粒体氧化应激，线粒体产生更多的ROS的假设，即"氧化应激触发氧化应激"的学说。

四、SIRT3调控在糖尿病心肌病中的作用

（一）Ⅲ类组蛋白去乙酰化酶Sirtuins的特征

Ⅲ类组蛋白去乙酰化酶（histone deacetylases, HDACs）又称为Sirtuins或者是SIRT蛋白，是酵母Sir2蛋白的同源物；目前哺乳动物中Sirtuin家族共有7个成员（SIRT1-7）。Sirtuin家族具有依赖于烟酰胺腺嘌呤二核

苷酸（nicotinamideadenine dinucleotide, NAD^+）的去乙酰化酶活性和（或）ADP^-核糖基转移酶活性。Sirtuins的功能与其结构及在细胞中的定位有关。SIRT1、SIRT6和SIRT7主要分布于细胞核，SIRT2主要分布于细胞质，而SIRT3、SIRT4和SIRT5主要分布于线粒体，其中SIRT3也可以分布于细胞质和细胞核。SIRT3是线粒体中主要的去乙酰化酶，SIRT3具有很强的去乙酰化活性，控制着近80%～90%线粒体蛋白的乙酰化状态，参与脂肪酸氧化、酮体生成、三羧酸循环以及氧化应激，进而维持机体代谢平衡。

（二）SIRT3在糖尿病心肌病中的作用

越来越多的研究显示在SIRT3与线粒体抗氧化系统之间存在一定的联系，糖尿病时SIRT3表达对心肌具有保护作用。在糖尿病小鼠模型中，Apelin基因治疗能够通过活化SIRT3表达，上调心肌细胞自噬，继而减低急性心肌梗死造成的心肌损伤。在DCM中，褪黑素能抑制Mst1的磷酸化，促进SIRT3表达，通过Mst1/SIRT3信号通路增加自噬、减低细胞凋亡、缓解线粒体功能异常，发挥心脏保护作用。在糖尿病大鼠心脏中，白藜芦醇通过上调Sirt3表达，促进TFAM的去乙酰化，增加线粒体氧化磷酸化，起到心脏保护的作用。大蒜素通过升高DCM患者的SIRT3活性来降低氧化应激损伤，改善线粒体功能，起到保护心脏的作用。SIRT3活性低下是心肌肥厚和心力衰竭的原因之一。

（三）SIRT3与FOXO3a及线粒体抗氧化酶的关系

FOXO3a转录因子属于叉头框转录因子家族（forkhead box, FOX）的O亚族，参与细胞内包括调节细胞周期、促进凋亡、抗氧化应激损伤等在内的多种生物学调控。大量证据显示，FOXO亚家族的3个成员——FOXO1、FOXO3a、FOXO4在维持心脏功能及介导心脏应激方面发挥重要作用，尤其FOXO3a转录因子研究较多。FOXO3a一旦定位于细胞核，即启动靶基因的转录。表现为：①促凋亡作用：促进凋亡基因FasL和Bim、TRAIL、PUMA的表达；②细胞周期静止：可上调p21和p27表达，从而使细胞生长周期停滞在G_0/G_1和G_2/M期；③抗氧化应激：与细胞核内基因结合促进过氧化物歧化酶、过氧化氢酶的表达发挥抗氧化应激作用。研究表明，暴露于过氧化氢的静止期细胞通过激活FOXO3a，直接上调MnSOD的信使RNA和蛋白表达。同时，当FOXO3a的转录活性受到抑制时，MnSOD的表达减少，说明MnSOD的表达受到FOXO3a的调控作用。

当机体发生氧化应激时，累积的ROS通过激活多种信号通路，使FOXO3a发生磷酸化/去磷酸化，乙酰化/去乙酰化等翻译后修饰，从而调控FOXO3a的活性与功能。乙

酰化的FOXO3a转录活性可以受到诱发或抑制。SIRT1、SIRT3、SIRT5均可通过去乙酰化作用激活FOXO3a，增加FOXO3a的转录活性，在抑制细胞凋亡、抗氧化应激损伤、细胞寿命延长方面发挥重要作用。小胶质细胞中，SIRT3通过去乙酰化作用激活FOXO3a，降低细胞内ROS水平，SIRT3介导的FOXO3去乙酰化进一步减少FOXO3磷酸化、泛素化和降解，因此使FOXO3分子稳定。研究发现，SIRT3可通过去乙酰基作用激活FOXO3a，促进FOXO3a依赖的基因转录，FOXO3a通过促进MnSOD和CAT的转录，从而上调MnSOD和CAT的基因表达，增强ROS清除系统的功能。以上研究说明，SIRT3可通过增加FOXO3a的活性而高表达MnSOD和CAT，从而增强机体的抗氧化应激作用。

另外一些研究还发现，SIRT3可直接去乙酰化MnSOD的赖氨酸残基，从而增加MnSOD的抗氧化活性。生理条件下，在H9c2心肌细胞中过表达SIRT3可增加MnSOD活性，但不能增加过氧化氢酶（CAT）活性。在SIRT3$^{-/+}$小鼠胚胎成纤维细胞中，SIRT3的表达可以使MnSOD去乙酰化，增加其活性，减少线粒体和细胞ROS。SIRT3$^{-/-}$小鼠心脏中MnSOD的活性减低。这些研究表明，SIRT3活性与MnSOD乙酰化之间存在很强的联系，SIRT3去乙酰化并激活MnSOD，从而降低线粒体ROS水平。

因此，在糖尿病心肌细胞中NOX可能首先活化产生ROS，调控线粒体SIRT3/FOXO3a信号通路影响MnSOD的表达及乙酰化，导致线粒体ROS生产增加，协同促进DCM的发生发展。

（邱久纯）

第二十部分 肿瘤心脏病学掠影

代谢综合征与消化道肿瘤研究进展

近年来，随着肿瘤诊疗水平的提高，肿瘤患者生存期不断延长、生活质量不断提高，很多类型的肿瘤经治疗逐渐以一种慢性病的形式长期存在。而肿瘤和心血管疾病间具有许多相同或相似的危险因素，看似不同的疾病可能存在共同的病理生理基础。因此，肿瘤心脏病学作为一门新兴交叉学科，在心血管学科与肿瘤学科飞速发展的时代呼之欲出。

随着心脑血管病发病率、死亡率的持续增长，严重威胁着人们的健康，而预防心血管病的关键是预防高血压、糖尿病等慢性疾病。代谢综合征（MS）是一组以胰岛素抵抗为核心，具体表现为高血压、高血脂、高血糖和中心性肥胖的症候群。代谢综合征的数量在全球范围内不断增加，并且代谢危险因素的群体在各地区也有所不同。从流行病学、临床和实验研究的最新证据表明：代谢综合征对多种肿瘤的发生和进展具有不同的风险，尤其是在消化道系统。由于肿瘤是高营养需求的组织，需要代谢来促进肿瘤细胞增殖、存活和转移。基于上述证据，我们在此提出了一个假设：代谢综合征可能是常见消化道肿瘤预后的一个重要因素。

基于以上研究背景，我们团队立足当今科研热点肿瘤与心血管交叉领域，开展福建省前瞻性肿瘤调查队列研究（fujian prospective investigation of cancer, FIESTA 研究），探索代谢综合征及炎性标志物与消化道肿瘤预后关系及相关机制。本队列研究选择于2000年1月至2010年12月，在福建省肿瘤医院接受手术的常见消化道肿瘤患者，每年随访1次，最新随访数据截至2017年7月，共入选6835名消化道肿瘤患者，随访时间长达15年。本研究揭示了代谢综合征及各组成成分、炎性标志物与消化道肿瘤预后关系：①手术前的MS存在与胃癌死亡率增加2.3倍相关（$P<0.01$）。多变量校正危险因素显示随着浸润深度T_1/T_2（HR 2.78, $P<0.01$），区域淋巴结转移N_0（HR 2.65, $P<0.01$），远处转移阳性（HR 2.53, $P<0.01$），TNM I/II期（HR 3.00, $P<0.01$），肠型（HR 2.96, $P<0.01$），肿瘤栓子（HR 2.34, $P<0.01$），肿瘤大小≤4.5cm（HR 2.49,

$P<0.01$）的风险增加而增加。术前MS特别是高血糖，为胃癌根治术患者尤其是早期胃癌患者重要的预测指标。②结直肠癌患者代谢综合征的中位生存时间（MST）明显短于无代谢综合征的患者（50.9个月 vs. 170.3个月，$P<0.01$）。在代谢综合征的4个组成部分中，高血糖是最强的预测因子（44.4个月 vs. 170.3个月，$P<0.01$）。肠癌合并MS患者的综合征较肠癌无合并MS患者死亡率增加2.98倍。③MS对食管癌的影响与胃癌和肠癌并不一致，男性食管癌合并MS患者较无合并MS者的远期死亡风险增加45%（HR 1.45, $P<0.01$），而对于女性食管癌合并MS患者无统计学意义。对于各个不同的代谢成分：男性高血糖（HR 1.98, $P<0.01$）和血脂异常（HR 1.41, $P<0.01$）与远期死亡风险显著相关，而女性患者仅高血糖（HR 1.76, $P<0.01$）与远期死亡风险相关。术前MS是男性食管癌患者远期死亡风险的重要独立预测因子，这种作用主要是由糖脂代谢紊乱介导的。④评估不同血脂成分：三酰甘油（TG）、总胆固醇（TC）、高密度脂蛋白胆固醇（HDL-C）和低密度脂蛋白胆固醇（LDL-C）与胃癌患者预后关系。研究发现动脉粥样硬化指数（AI）即TC减去HDL-C与HDL-C的比值，TG与HDL-C之比简称THR，LDL-C与HDL-C之比简称LHR。AI、THR和LHR升高者其胃癌远期死亡风险分别增加20%、17%和19%（均$P<0.01$）。AI和LHR可预测胃癌患者的死亡风险，在男性患者、淋巴结转移阳性病例、I～II期或肠型胃癌中预测死亡风险更显著。⑤合并高血压、糖尿病为显著减少结直肠癌患者中位生存期，但是控制血压或者血糖是否会改善肿瘤患者的预后尚无研究报道。我们研究发现，接受降糖药物治疗的结直肠癌患者比未治疗的糖尿病患者存活时间更长（MST 135.8个月 vs. 80.2个月，$P=0.007$）。无高血压的癌症患者比有高血压的患者有更好的生存期（MST 190.3个月 vs. 99.0个月，$P<0.001$），同样降压治疗也可以显著改善结直肠癌患者预后。因此，结直肠癌患者血糖控制非常重要，其能显著延长结直肠癌患者术后生存期和改善预后。⑥评估中性粒细胞与淋巴细胞比值（NLR）和血小板与淋巴细胞比值

（PLR）对消化道肿瘤术后患者的预后价值，并寻找上述比值预测最佳值。研究确定NLR和PLR的最佳切入点分别为2.07和168.50。高NLR（*HR* 1.48，95% *CI* 1.37～1.61）和高PLR（*HR* 1.41，95% *CI* 1.29～1.53）与消化道肿瘤整体死亡率显著增加相关。此外，术前NLR（中性粒细胞/淋巴细胞比值）是早期胃癌患者不良预后的指标，且NLR与临床病理特征密切相关。新型炎性标志物衍生指标MRR（单核细胞/红细胞比值），可作为结直肠癌患者尤其是在早期结直肠癌新型预后指标，其预测效果优于几个经典的炎性标志物。⑦在以上队列生存预后研究基础上，我们还对糖尿病与消化道肿瘤的相关分子机制进行探索，研究空腹血糖和长非编码RNA（lncRNA SNHG8）与胃癌患者预后不良关系，结果显示胃癌预后不良与SNHG8表达（*HR* 1.10，*P*=0.009）显著相关，高SNHG8表达（*P*=0.007）与胃癌患者的生存期缩短显著相关。⑧RAGE基因单核苷酸多态性（SNP）rs1800625-TT基因型T等位基因与胃癌风险降低显著相关（TT与CC：0.72，95% *CI* 0.55～0.95，*P*=0.021）。rs1800625和rs184003与肿瘤临床分期显著相关（*P*=0.010和*P*=0.032）。RAGE基因SNP rs1800625与胃癌的危险性显著相关。rs1800625和rs184003与肿瘤的临床分期有关，提示RAGE基因可能与胃癌的发生有关。⑨首次基于5个基线代谢成分相关指标，构建食管癌新型基线代谢风险评分体系预测患者死亡风险。消化道肿瘤死亡率风险随着MS的增加而增加，校正后代谢分数高值组预后显著恶化。进一步分析表明，可以通过MS评分结合经典TMN分期提高预测消化道肿瘤远期死亡风险。

此外，笔者团队通过对15个临床研究总共54 656例消化道肿瘤患者的综合分析，这是目前第一个综合评估代谢综合征预测三类常见消化道肿瘤远期预后的荟萃分析。研究发现：合并代谢综合征的显著增加消化道肿瘤远期死亡风险，这种相关性在多变量模型下得到了增强，因此再次强调代谢综合征在致消化道肿瘤远期预后风险中的独立作用。

FIESTA研究发表SCI论文共19篇，部分成果入选2016年《中国临床肿瘤学年度研究进展》，本系列研究证实了MS尤其是高血糖是结直肠癌术后死亡的强烈预测因素，明确了MS对消化道肿瘤预后影响的重要因素以及

受影响的具体人群，具有重大意义。此外，针对韩国学者Hwangbo发表的有关糖尿病与肿瘤的研究，结合本团队在该领域的研究经验，在JAMA Oncology以Letter形式提出新的学术观点。认为癌症后早期糖尿病高发是一种代谢性生物学行为，可能与癌症的化疗毒性或恶病质有关，癌症和糖尿病在流行病学存在诸多共同的危险因素，如年龄、肥胖、吸烟、不健康饮食和缺乏锻炼等。癌症患者异常的表观遗传改变可以增加胰岛素抵抗，进一步诱发糖尿病，可逆的表观遗传变异可能部分解释了癌症后早期糖尿病发生。此外，不同年龄和性别在癌症患者糖尿病的发生也存在明显差异，根据这种差异临床可以制订更明确的监测计划和更个性化的治疗方案，以降低患者死亡率。

尽管越来越多的证据表明代谢综合征是消化道肿瘤的发生和进展的危险因素，但是我们对代谢综合征的确切致癌机制知之甚少，在外周组织以及代谢综合征患者的癌组织中转录和生长因子表达的变化，以及高胰岛素血症影响下胰岛素样生长因子-1的生物可利用浓度的变化，推测胰岛素样生长因子-1可能在MS致肿瘤中存在重要的作用。有证据表明：高葡萄糖可能通过增加胰岛素样生长因子1的生物活性，对癌细胞产生直接和间接的促增殖作用。同样值得注意的是，代谢综合征与消化道恶性肿瘤之间的相关性在前瞻性研究中具有统计学意义，包括手术后患者长期预后研究或关注肿瘤特异性生存的研究，研究结果提示代谢综合征可能引发一系列致癌反应，最终导致低生存率的结果。

综上所述，通过一系列的研究证据提示：代谢综合征显著增加消化道肿瘤发生和远期死亡风险。这些研究结果具有非常重要的临床意义，强调今后在临床工作中早期筛查消化道肿瘤是否合并代谢综合征，尤其是糖尿病。这样可以清楚地识别风险较高的消化道肿瘤患者，通过控制血糖、血压、减轻体重、调脂治疗从而改善消化道肿瘤患者预后，让这些患者可以从更密切的监测和治疗中获益。由于目前仍缺乏相关的代谢综合征致肿瘤的具体机制，故有必要继续研究以揭示代谢综合征和消化道肿瘤之间联系的确切的分子机制。

（林金秀 彭 峰）

肿瘤心脏病心功能异常诊治与进展

心功能异常是肿瘤治疗中最为常见的心血管并发症，肿瘤心脏病心功能异常的诊断需综合考虑患者的危险因素、症状、体征，生物标志物及其他影像资料进行充分评估。在评价心功能方面，多采用左室射血分数（left ventricular ejection fraction, LVEF）作为依据。目前国内外相关的诊断标准，对于LVEF的界值也多是参考临床试验或专家共识，通常将心功能异常定义为左室射血分数（LVEF）降低≥5%且LVEF<55%，并伴有心力衰竭症状；或LVEF降低≥10%且LVEF<55%，无心力衰竭症状。

一、肿瘤治疗心功能异常的检测方法

目前临床上常规用于心脏功能检测的检查方法包括心电图、心脏超声、心脏磁共振、放射性核素心室显像术及生物标志物等。患者开始抗肿瘤治疗期间都应该监测LVEF，以早期检测出心脏毒性。监测方案的选择需遵循以下原则：在整个治疗过程中应采用相同的影像学和（或）生物标志物作为监测指标，不建议更换监测指标。对于肿瘤心脏病心功能异常的常规检查，推荐将低辐射、重复性佳、能反映更多临床信息的影像学检查和化验指标作为监测指标。影像学检查和生物标记物的精确监测时间和频次取决于个体化肿瘤治疗方案、致心脏毒性化疗药物的累积量以及基线心血管危险因素等。精确的监测时间和监测频率应采取个体化方案。

（一）超声心动图

对于心功能的监测首先推荐操作方便、无创的超声心动图检查，不同指南和共识均进行了相应推荐。根据2016年欧洲心脏病学会癌症治疗与心血管毒性立场声明，对应用潜在心脏毒性药物的肿瘤患者，在治疗前及治疗中应规律监测LVEF，以便早期发现心功能异常；对LVEF明显下降（>10%）但仍高于正常下限水平的患者，在治疗过程中及疗程结束后严密监测LVEF。ASCO指南建议，对应用潜在心脏毒性药物的患者在治疗前应进行超声心动图检查；如在治疗过程中或治疗后出现心功能异常，可行超声心动图评估；对于无心功能异常临床表现的高危人群，疗程结束后6～12个月也应监测超声心动图。

同时超声技术的进步也提供了多种选择，如组织多普勒、斑点追踪、三维超声等。其中，三维斑点追踪通过评估心脏整体纵向应变（global longitudinal strain, GLS）

反映心功能情况，已成为测量心肌功能的一种临床可行方法。过去相关研究证据表明，GLS对左心室功能异常比LVEF更敏感，并可提供额外的预后信息。GLS已被建议作为监测肿瘤治疗相关的无症状心功能异常的首选检测指标。研究显示，GLS降低是心脏毒性的独立预测因子。肿瘤治疗期间GLS较基线降低10%～15%时是预测心脏毒性的截断值，可以预测远期左心功能不全。

（二）心电图

尽管心电图检查对肿瘤治疗相关心功能异常缺乏特异性表现，但临床仍推荐所有患者在抗肿瘤治疗前后进行心电图检查。既可提供既往心肌梗死、广泛心肌损害及心律失常证据，又可提供抗肿瘤治疗过程中新出现的心功能异常相关的多种心电图改变等信息。

（三）核素心肌显像

可应用多门控血池成像技术（multigated radionuclide angiography, MUGA）发现无症状性LVEF降低的肿瘤患者是较为明确地检测抗肿瘤治疗药物早期心功能异常的方法。其优点是准确度高，重复性好；缺点是有辐射性。此外，MUGA不能评估右心室功能或心房大小的信息，也不能检测瓣膜或心包情况。

（四）心脏磁共振成像

心脏磁共振（cardiac magnetic resonance, CMR）兼具有超声和MUGA的优点，还可评估心肌水肿程度、灌注异常和心肌纤维化，且重复性好，可用于筛查心功能异常相关的心肌炎症和心肌损伤，能够对心肌功能和心肌组织特征进行全面评估，但检查费用高昂，且对无法长时间屏气、不能接受较长检查时间、有金属置入物的患者存在限制，因此目前在临床上应用受限。

（五）心内膜心肌活检

心内膜心肌活检仍是特异性和敏感性较高的监测手段，但是实施困难，仅在必要时应用。

（六）心脏标志物

心脏标志物升高提示患者发生心脏毒性的风险升高，其有可能是发现迟发性心脏毒性等高危人群的有效方法，而且研究发现该部分人群可以从预防措施中获益。通过心肌肌钙蛋白（cTn）和BNP等生物标志物来早期识别存在蒽环类药物相关心脏毒性风险的患者，可在影像学检查之上提供额外的诊断价值，进而发现或可从预防策略中获益的患者。

NT-ProBNP/BNP浓度与心力衰竭程度相关，是判定心力衰竭及其严重程度的客观指标，可依此评价心脏功能。有研究显示肿瘤患者接受蒽环类药物治疗期间BNP的升高与左心室功能的损害相关。一项单中心研究对109例接受蒽环类药物治疗的肿瘤患者进行BNP监测，随访期间10.1%的患者出现了心功能异常和症状性心力衰竭，研究发现BNP>100pg/ml对肿瘤治疗后出现的心功能异常具有提示意义。

在接受心脏毒性治疗的肿瘤患者中，在出现明显的LVEF变化前，cTn升高可提示心脏早期损伤和左心功能异常。在接受抗肿瘤治疗的患者中，在出现明显的LVEF变化前，cTn升高可提示心脏早期损伤。新发TnI升高（尤其当TnI持续升高时），提示心功能不全患者预后欠佳。在接受大剂量化疗的患者中，cTn测量可作为轻度心肌损伤的一个敏感和可靠的标志物。

迄今为止，TnI和NT-ProBNP/BN是目前评估肿瘤治疗心功能异常的最佳生物标志物。2016年，ESC发表《癌症治疗与心血管毒性立场声明》提出使用蒽环类药物的患者建议每个化疗周期监测高敏TnI。ESMO关于化疗药物心脏毒性的临床实践指南建议：抗肿瘤化疗中，应定期监测cTnI（化疗结束时，结束后12h、24h、36h、72h，结束后1个月）和BNP（化疗结束时、结束后72h），以降低心脏毒性的发生危险。

心脏生物标志物在肿瘤治疗过程中检测心功能异常具有重要意义，但由于研究设计不同和缺乏标准化参考范围，不同研究间存在相互矛盾的数据，尚无明确证据表明依据某一新生物标志物结果异常可暂停或终止化疗、靶向治疗。

二、肿瘤心脏病心功能异常的治疗

对于肿瘤治疗相关性心功能异常的治疗，2016年欧洲心脏病学会癌症治疗与心血管毒性立场声明指出，应以保留左心室收缩功能为核心，兼顾危险因素，延缓心肌重构。采用多种药物，优化方案，减慢心力衰竭的发展进程，提高心功能异常患者的生存获益。

具体而言，接受潜在心血管毒性的抗肿瘤治疗是心力衰竭的高危因素，该类患者需接受包括严格控制其他心血管危险因素在内的医疗干预。对拟应用潜在心血管毒性药物的肿瘤患者，需在化疗前及化疗中规律监测LVEF，以早期发现心功能异常。基于现有循证医学证据，推荐将肿瘤患者超声心动图测量的LVEF正常值下限规定为50%。对LVEF明显下降（降幅超过10%）但高于正常值下限水平者，需在抗肿瘤治疗过程中及疗程结束后严密监测LVEF。对LVEF明显下降（降幅超过10%）至低于正常值下限（<50%）水平者，若无禁忌，推荐使用ACEI（或ARB）联合β受体阻滞剂，以延缓心功能不全进展或心衰症状出现。若无禁忌，推荐所有心功能不全患者（无论是否存在临床症状）使用ACEI（或ARB）联合β受体阻滞剂。

一系列的研究证实，当心力衰竭的标准用药（ACEI、β受体阻滞剂）用于心脏毒性发生的预防用药时，其可显著降低不良事件发生率。Guglin M等进行的一项随机双盲试验纳入了468名HER2阳性乳腺癌女性，经过2年时间的随访，安慰剂组患者的心脏毒性发生率为32%，卡维地洛组为29%，赖诺普利组为30%。结果证实在接受曲妥单抗治疗的HER2阳性乳腺癌女性中，ACEI和β受体阻滞剂均能减少患者的心脏毒性。

对于无症状左室射血分数降低患者的治疗，LVEF下降>10%但<50%：启用ACEI及β受体阻滞剂，停止抗肿瘤治疗；LVEF下降5%~10%，但总体LVEF仍>50%：3周内复查超声再评估。对于有症状的患者，当出现心功能异常后，需按照目前中国心力衰竭诊断和治疗指南的要求进行治疗；心力衰竭病情稳定后，是否继续原方案治疗需综合考虑左心室功能异常的严重程度、临床心力衰竭状态、肿瘤预后及抗肿瘤治疗的效果；如果需重新应用同样具有心脏毒性的药物，强烈推荐加用ACEI和β受体阻滞剂及应用其他减少心脏毒性的策略。

（张宇辉）

多学科交叉融合，推进肿瘤心脏病学发展

一、肿瘤心脏病学的发展历史和现状

现代医学进步使得肿瘤诊疗水平不断提高，癌症幸存者群体数量逐年增加。然而，多种抗肿瘤治疗手段（如传统化疗药物、靶向治疗、内分泌治疗、免疫治疗和放射治疗等）均可引发不同程度的心脏并发症，或者导致原有心血管疾病恶化。研究指出，在癌症长期幸存者中，心血管疾病是仅次于肿瘤本身的第二大死亡原因。癌症患者生存期间的心血管健康已经成为无法忽视的重要问题，并因此催生出一门全新的交叉学科——肿瘤心脏病学（Cardio-Oncology）。

早在20世纪60～70年代，临床医师已认识到蒽环类药物可诱发心脏毒性。美国安德森（Anderson）肿瘤中心于2000年成立了世界第一个肿瘤心脏病学协会。近年来有多部针对抗肿瘤治疗与心血管病变的临床指南发布，除欧洲肿瘤内科学会（ESCO）发布《ESMO临床实践指南：化疗、靶向药物和放射治疗引起的心血管毒性》之外，加拿大心血管病学会（CCS）、欧洲心脏病学会（ESC）、美国临床肿瘤学会（ASCO）等均先后发布相关指南、声明。肿瘤心脏病学逐渐受到肿瘤科和心血管领域专家和学者的高度重视。

我国肿瘤心脏病学也随之起步，蓬勃发展。2016年6月，第一届中国肿瘤心脏病学会议在大连召开。国内多个重要国际心血管病会议如长城国际心血管病学会议、东方心脏病学会议、中国肿瘤学大会等相继设置肿瘤心脏病学论坛。但从另一方面，我国肿瘤心脏病学目前仍处于起步与探索阶段，无论是基础实验、临床试验抑或日常诊疗流程，均存在亟待完善与规范之处，且目前仅有少数医院设有肿瘤心脏病学相关门诊。因此，需要完善及推广以多学科协作为基础的研究和临床实践，更好地促进我国肿瘤心脏病学向纵深发展。

二、多学科交叉融合为肿瘤心脏病学发展提供新的契机

肿瘤心脏病学作为新兴交叉领域，面临巨大挑战，需要肿瘤科、心血管内科、影像科等多个学科的通力协作。国内多家医学中心均对此进行了实践摸索。虽然面临巨大困难，但作为严重危害人民健康的癌症与心血管疾病这两大类最主要病种的"临床交汇"，肿瘤心脏病学的发展是必然趋势。挑战也是机遇，肿瘤心脏病学的发展面临4个珍贵的"机会"，如果能与时俱进做好医患双方的"两个整体管理"，必将大有可为。

（一）改善肿瘤心脏病患者"求医无门"的困境

由于我国肿瘤心脏病学流行病学数据相对匮乏、学科分支有待完善，使得肿瘤科医师缺乏针对肿瘤患者合并心血管病变的诊疗规范，且普遍存在观念陈旧现象，临床诊疗理念亟须加强。此外，随着我国逐步进入老龄化社会，人类预期寿命延长，高龄人群在合并心脏疾病的基础上罹患肿瘤成为多发现象，此类患者需至心血管专科门诊进行评估后，再选择抗肿瘤治疗方案。但由于现行医疗专科壁垒，对于肿瘤合并严重心血管疾病的患者，心内科医师在选择疾病优先处理顺序时往往面临抉择困惑，也使患者面临较大风险。

与此同时，相当一部分心血管专科医师对这一领域关注度偏低，尤其在众多的二、三线城市和偏远地区，导致合并心脏病变的肿瘤患者就诊较为艰难。缺乏对应的诊疗单位予以接诊，这些患者非常遗憾地延误最佳干预时机。此外，肿瘤学科和心血管学科的迅猛发展，各种亚专科知识更新突飞猛进，教材或指南/共识较难及时跟进，使得专科医师无法快速掌握其他相关学科的最新进展，进而影响对治疗合理性的综合判断。

因此，尽快确定多学科交叉融合理念，积极组建肿瘤心脏病团队，在肿瘤学、心血管病学等专业通力合作的基础上，指导临床对肿瘤患者采取合理的全面及全程治疗策略及监测手段，有助于早期发现肿瘤患者的心血管并发症，及时进行干预，从而改善肿瘤心脏病患者延误诊治和"求医无门"的困境。

（二）帮助专科医师全面历练诊治患者的临床技能

2016年ESC指出，抗肿瘤治疗相关心血管并发症包括心功能不全与心力衰竭、冠状动脉疾病、心脏瓣膜病、心律失常、高血压、血栓栓塞性疾病、周围血管病与卒中、肺动脉高压及心包疾病等。值得注意的是，随着新型抗癌药、譬如免疫检查点抑制剂（immune checkpoint inhibitor, ICI）等正式走向临床，心血管不良反应、特别是重症免疫性心肌炎等逐渐显现，导致较高的患者死亡率。而对于合并心血管病变的肿瘤患者，单一专科培训知识并

不足以全面诊治患者。因此，早期识别、诊断和管理抗肿瘤治疗相关心血管病变是我国肿瘤科和心血管医师将要共同面对的挑战与难题。

抗肿瘤治疗最常见和最早受到关注的心脏毒性表现是心力衰竭，其可增加肿瘤患者患病率及死亡率，尤其是既往有心血管疾病危险因素的老年患者。蒽环类药物（anthracyclines）增加患者心脏毒性的风险较为肯定，按出现的时间可分为急性、亚急性和慢性心脏毒性三类。此外，一些靶向药物如ErbB拮抗剂（曲妥珠单抗等）也有一定的心脏毒性。药物性心脏毒性可通过临床症状结合辅助检查进行诊断。超声心动图最常用于监测心功能改变，衡量指标为LVEF下降>10%，且其绝对值<50%。新近研究发现，斑点追踪显像（speckle tracking imaging, STI）左心室长轴应变（LVGLS）较常规超声LVEF下降更早，可作为检测早期心脏毒性的敏感工具之一。循证医学证据表明，右丙亚胺（DZR）可有效预防蒽环类相关心力衰竭风险，已在欧美国家及我国部分地区予以应用。对于其他肿瘤治疗手段所致心脏毒性的患者，无禁忌证存在时，应积极使用血管紧张素转化酶抑制剂（ACEI）、血管紧张素Ⅱ受体拮抗剂（ARB）联合β受体阻滞剂等，预防心功能恶化。

此外，随着人们对免疫治疗认识的不断深入，特别是国产免疫制剂逐步纳入医保范围后，免疫治疗相关毒性（immune-related adverse events, irAE）成为热点。目前关于ICI相关心脏毒性的发生率、临床特点、预后及治疗仍所知甚少。研究提示，心脏irAE的发生率虽不足1%，但临床表现形式多样，包括心肌炎、心包炎、心律失常、心肌纤维化、心肌病和左心室功能障碍等。其中，ICI相关心肌炎具有早期发病、非特异性和暴发性进展特性，因此被认为是最严重的副作用。ICI引发的免疫性心肌炎较一般心肌炎预后差，严重威胁患者生命，因此早期快速准确诊断和治疗尤为重要。临床常用的评估方法包括检测心肌损伤标志物、心电图、心脏影像学检查如心脏超声以及心脏磁共振等，诊断金标准为心内膜心肌活检。鉴于ICI相关心肌炎发病机制复杂，临床预后差，对于疑似患者，即使超声心动图未见异常，仍需进一步完善行心脏磁共振或^{18}F-FDG PET-CT检查，必要时需进行组织病理活检。心肌内膜检测到大量CD4$^+$、CD8$^+$T淋巴细胞和CD68$^+$巨噬细胞浸润时可明确诊断。对于ICI相关心肌炎，大剂量糖皮质激素是目前公认最有效的治疗药物，ASCO/美国国立综合癌症网络（NCCN）指南推荐静脉或口服给予泼尼松1~2mg/（kg·d），在难治性病例中可考虑静脉给予甲泼尼龙500~1000mg/d。对于存活患者，心功能可部分或完全恢复，但也可能在未来发展为扩张型心肌病，预后不良。

肿瘤心脏病患者的大量涌现在给临床医师带来巨大

挑战，但多学科参与的决策体系也给临床医师提供了更多的临床实践机会，敦促肿瘤、心血管及其他相关专科医师加强交流合作，紧跟医学发展前沿，更好地历练各项临床技能，总结积累全新的诊疗经验。

（三）多学科碰撞衍生更多科研契机

我国肿瘤心脏病学有待进一步拓展。我国尚未进行大规模肿瘤患者心血管相关疾病的流行病学调查，国人的流行病学数据较为缺乏。目前的临床研究证据大多来自国外，也存在样本量较小、肿瘤病种不一、研究同质性不一等缺点，循证医学证据强度偏低。因此，应积极推进多学科参与的肿瘤心脏病学团队的组建，并在此基础上推动全国大型医学中心之间的相互合作，积极开展基于中国人群的大规模流行病学调查研究、注册研究和多中心随机对照临床研究，建立风险预测模型，识别高危患者，寻找实验室或影像学监测指标，以确定合适的干预时机和获益人群。同时鼓励开展基础研究，对抗肿瘤治疗引起的心脏毒性进行细胞分子水平的研究，有助于揭示疾病的本质，促进新型药物研发和治疗手段的改进。这些均为医务人员提供的大量的科研机遇。

比如，免疫治疗相关心血管并发症在最初临床试验中为罕见并发症，但药物正式上市后，致死性免疫性心肌炎病例数迅速增长，引发国内外学者广泛瞩目。然而，迄今为止ICI相关心脏毒性的细胞分子生物学和病理生理学的具体机制尚不明了。研究表明，小鼠PD-1基因敲除缺失后，系统性红斑狼疮小鼠可发生致死性心肌炎，心肌组织病理检测可见大量T淋巴细胞及巨噬细胞浸润。T淋巴细胞被认为是心肌炎发病的关键因素，而PD-1通过与活化T淋巴细胞的PD-L1结合，限制T淋巴细胞识别心肌特异性抗原，从而减轻活化T淋巴细胞造成的心肌炎症，缓解心肌细胞损伤。此外，PD-1可能通过抑制肌钙蛋白抗体，在心肌炎和心功能不全的发病机制中发挥重要作用。PD-1基因缺失小鼠心肌细胞表面及血清中检测到高滴度的自身抗体IgG，后者可与心肌细胞表面特异性表达的心肌肌钙蛋白I（cTnI）相结合，促进心肌细胞钙离子内流，进而可导致扩张型心肌病。所以，进一步明确PD-1/PD-L1调控心肌炎发病的机制，可能为治疗心肌炎提供新靶点。

总而言之，肿瘤心脏病学由于涉及多学科、多领域交叉合作，为科研创新发展提供了新的契机。

（四）有助于优化肿瘤患者及国家卫生经济支出

恶性肿瘤和心血管疾病是危害人民健康的两大主要因素，两者所造成的医疗负担一直持续增长。2012—2014年开展的中国城市癌症早诊早治项目（CanSPUC）结果显示：中国恶性肿瘤患者医疗费用超过家庭收入，人均就诊支出远远超出家庭平均年收入，且非直接医疗费用占

9.3%。此外,《2018年中国统计年鉴》显示,我国居民恶性肿瘤的医疗费用支出大大高于人均卫生费用,对患者家庭及社会都造成严重负担。与此同时,中国心血管疾病死亡率也在逐年上升,相关医疗费用连年增长。《中国心血管病报告2018》提示,我国心脑血管病住院总费用在快速增加,2004年至今年均增长速度远高于GDP增速。因此,若同时罹患恶性肿瘤及心血管疾病,不仅会加剧治疗的难度、患者的痛苦,高昂的医疗费用甚至可能造成家庭因病致贫,并大大增加社会和国家的卫生总费用,严重影响国计民生。

幸运的是,当前肿瘤心脏病的研究焦点已从对心血管疾病-肿瘤的单一疾病的预防和治疗,转为对两者之间潜在关系的探讨,逐步纳入肿瘤科、心血管内科、影像科、药剂科、核医学科、检验科等多个临床专科共同为之努力与奋斗。从疾病经济负担的视角而言,多学科诊疗的模式,不但能更好地保障患者的健康,而且直接和间接地节约患者医疗费用支出,减轻其家庭疾病经济负担,同时也有利于降低恶性肿瘤和心血管疾病的医疗费用在国家卫生总费用中占比。

(五)肿瘤心脏病学的发展,医患双方均需"整体管理"

肿瘤心脏病学的兴起,是由未来疾病谱发展以及临床实际需求所决定的。推动肿瘤心脏病团队组建,建立患者参与的多学科决策体系,有助于患者得到较为及时准确的诊治。医学必须以人为本,肿瘤心脏病的本质是多种疾病发生在同一位患者身上,而非一个人罹患几种独立的疾病。所以,将患者作为一个整体予以考虑与对待,是医学发展的必然趋势。对于抗肿瘤治疗过程中新发的心脏毒性及合并的心血管病变开展多学科讨论,借助心脏超声、磁共振等检测技术定量评估心功能改变,整合出最符合患者自身情况的个体化诊疗建议,对肿瘤患者在治疗前精准评估心血管风险,治疗中及时甄别和处理相关心脏损伤和共病情况,并在长期随访时对肿瘤患者的心血管病变进行保驾护航,整体理念应当贯穿于肿瘤心脏病患者的全程管理之中。

另一方面,全面推进肿瘤心脏病学团队组建,多学科参与的决策体系有助于建立并完善肿瘤心脏病学培训制度,开展规范化诊疗培训和定期考核,形成课程体系,逐步成为肿瘤科和心血管内科医师的必修课程,指导临床医师规范临床实践。在这个过程中,医务人员也得以在临床、科研及科普方面获得更多的实战演练机会,并可以此为契机举办全国性学术会议、开发并完善继续教育课程、推动规范化诊疗巡讲等,有助于将肿瘤心脏病学的理念真正落地并进入到临床实践中,也有助于全面提升自身的整体管理。

三、国内肿瘤心脏病学多学科联合门诊的初步经验

目前,我国肿瘤心脏病学的临床实践模式尚处于不断探索阶段。最近几年,大连医科大学附属第一医院在综合性医院成立了肿瘤心脏病专科门诊;专科医院也启动搭建相关学科平台,如哈尔滨医科大学附属肿瘤医院在院内设立了心内科病房,中国医学科学院阜外医院开设了肿瘤心脏病门诊,等等。

2018年4月,复旦大学附属中山医院肿瘤心脏病学团队整合了实力雄厚的心内科、心脏超声诊断科、肿瘤内科、普外科、放疗科、心外科、放射科、药剂科、核医学科、心理医学科、检验科、护理部等不同领域的专家,对肿瘤患者治疗过程中的心血管不良反应和合并的心血管病变开展多学科讨论,开设了华东地区第一个"肿瘤心脏病学MDT门诊"。经过临床实践摸索,复旦中山肿瘤心脏病学MDT门诊以"早期精准检测""药师全程配合""患者多病种全""强大专科基础",四大特色赢得了患者的信赖,获得了良好的社会效益。此外,复旦中山肿瘤心脏病学团队围绕MDT门诊,同步开展多学科疑难病例讨论、心脏保护制剂动物实验、肿瘤治疗相关心脏毒性临床随访等工作,并在东方心脏病学会议开设了"肿瘤心脏病学论坛",在海内外增强了学术影响力。

鉴于恶性肿瘤与心血管疾病各具特点,肿瘤患者合并心血管病变的临床管理策略较普通人群存在很多差别。肿瘤心脏病学的发展任重道远。有志于该领域的研究者应在既往工作基础上再接再厉,依托多学科交叉融合推进发展的平台与契机,在临床、科研和科普宣传方面争取更好的成绩。

(程蕾蕾)

免疫检查点抑制剂相关心肌炎的识别和管理

免疫检查点抑制剂（immune checkpoint inhibitors，ICIs）作为一种新的肿瘤治疗方法，在黑色素瘤、非小细胞肺癌、结肠癌、肾细胞癌等肿瘤的治疗中取得重大突破，显示出巨大的优势和发展潜力，为晚期肿瘤患者带来希望，成为肿瘤研究和治疗领域的热点话题。目前已经应用于临床的ICIs有细胞毒T淋巴细胞相关抗原4（cytotoxic T lymphocyte associated antigen-4，CTLA-4）、程序性死亡蛋白1（programmed death protein-1，PD-1）及其配体PD-L1抑制剂，ICIs可以单独或两种ICIs联合或与其他抗癌药物联合应用。

随着ICIs适应证不断扩大和应用日益广泛，它们所带来各系统的免疫相关不良反应（immune related adverse reactions，irAE）也逐渐被临床所认知。irAE可以累及全身各个器官，包括皮肤毒性、肝毒性、肾毒性、肌肉骨骼毒性、内分泌毒性、神经毒性、肺毒性、心血管毒性。心血管毒性包括心肌炎、心律失常、心包疾病、心肌梗死及Takotsubo心肌病等。2016年《新英格兰医学》杂志报道了两例ICIs引起的致死性心肌炎病例：两例患者均为黑色素瘤患者，在使用ICIs后半个月内出现活动后呼吸困难、胸痛、乏力、肌肉酸痛等症状，心电图均出现了室内传导阻滞、ST压低等，心肌标志物包括肌钙蛋白I、肌酸激酶、肌酸激酶同工酶出现明显异常，尽管接受了大剂量糖皮质激素治疗，仍未能避免死亡。

在各系统不良反应中，虽然心肌炎发生率相对较低，但是致死性最高，因而更受临床医生的重视。如何早期识别ICIs相关心肌炎，并且规范管理此类患者是肿瘤心脏病学领域的热门话题之一，本文将ICIs相关心肌炎的识别和管理进行简要综述。

一、ICIs相关心肌炎的流行病学特征及临床特征

根据现有临床试验和回顾性研究的数据，ICIs相关相关心肌炎发生率在0.06%～3.8%，但致死率高达39.7%～50%。

Moslehi, J.J.等在Lancet上总结了101例检查点抑制剂相关心肌炎病例，年龄中位数是69岁，发病时间中位数为27d，76%病例在治疗的前6周内发生，46例患者发生死亡（46%）。其中使用抗PD-1或PD-L1单药治疗的患者有58例（57%），使用联合治疗（抗PD-1药物与抗CTLA-4药物联合）治疗的患者有27例（27%）；联合治疗组病死率明显高于单药治疗组（67%vs. 36%；$P=0.008$）。

另有一项回顾性分析研究收集了35例ICI相关心肌炎，结果显示心肌炎发病时间中位数为启动ICIs治疗后34天（21～75d，81%在3个月内发病）。其中94%患者肌钙蛋白升高，89%患者存在心电图异常，49%患者的射血分数下降。

ICIs相关心肌炎的临床表现形式广泛且缺乏特异性，可呈急性或暴发性特征，从轻微胸痛、活动后呼吸困难、心律失常、多器官功能衰竭甚至出现心源性休克或心搏骤停。实验室检查血肌钙蛋白通常明显升高，但不符合急性心肌梗死变化规律；B型利钠肽（brain natriuretic peptide，BNP）或N末端脑钠肽前体（NT-proBNP）通常明显升高；心电图检查结果可见非特性ST-T改变、多种心律失常如室性期前收缩、持续性室速、房室传导阻滞等；超声心动图检查可见左室射血分数减低，部分患者心功能也可表现为正常；冠状动脉血管成像或冠状动脉造影无阻塞性冠状动脉疾病证据；心脏磁共振可表现为左心室收缩功能障碍、心肌水肿或晚期钆增强。

ICIs相关心肌炎的特点可以归为以下几点：①发病率低、致死性高；②实验室检查、心电图和超声心动图变化通常为非特异性，而心肌标志物敏感性最高；③部分心肌炎发展迅速，极易转为危重症病例；④联合ICIs治疗比单药治疗发生心肌炎的概率更高。

二、ICIs相关心肌炎的诊断及鉴别诊断

目前所有涉及ICIs相关心肌炎的指南中，如2018年《美国国立综合癌症网络临床实践指南：免疫治疗相关毒性管理》、2017年《欧洲肿瘤内科学会临床实践指南：免疫治疗毒性管理》、2018年《美国临床肿瘤学会实践指南：免疫检查点抑制剂治疗相关不良事件管理》、2017年《癌症免疫治疗协会共识推荐：免疫检查点抑制剂相关毒性管理》，均没有对ICIs心肌炎诊断制定明确标准。

由于ICIs相关心肌炎的症状、体征、实验室检查和影像检查均无特异性，确定诊断需要心内膜下心肌活检证实，实际完成心内膜下心肌活检的病例极为有限，因此ICIs相关心肌炎的真实发生率可能被低估。

当患者出现胸闷、胸痛等临床症状或心电图出现异常改变，应尽快完善相关检查，如炎症指标（血沉、C反应

蛋白)、心肌酶、肌钙蛋白、BNP或NTpro BNP、心电图、超声心动图等,条件许可时进行增强心脏磁共振(cardiac magnetic resonance imaging, CMR),有条件时应行心内膜活检进一步明确诊断。

根据2019年《Circulation》对ICIs心肌炎的定义做出了推荐,确诊的心肌炎需满足以下3条中的任意一条。

1.心肌炎的组织病理学诊断(例如:活检或尸检)。

2.心肌炎的磁共振诊断+一个临床症状+下面任意一条:①心肌坏死标志物;②心肌心包炎的心电图证据。

3.超声心动图上新出现的室壁收缩异常同时无法用其他诊断解释(例如:急性冠状动脉综合征,压力导致的心肌病,败血症等)+下列全部:①临床症状和心肌炎一致;②心肌坏死标记的升高;③心肌心包炎的心电图证据;④冠脉造影阴性或其他检测排除阻塞性冠状动脉疾病。

其中临床症状包括:胸痛、心悸、呼吸困难、气短、急性心衰、心源性休克;心电图证据包括:ST-T改变、T波异常、传导阻滞、房颤。

ICIs相关心肌炎需要与以下疾病鉴别:①肺栓塞:在症状(胸痛、气短或呼吸困难、心悸)、心电图表现(胸前导联T波导致,新发右束支传导阻滞)与心脏标志物异常(肌钙蛋白升高、利钠肽升高)和心肌炎有很多重叠,D-二聚体阴性有助于排除肺栓塞;②急性冠状动脉综合征:部分心肌炎患者临床表现如胸痛、心电图(ST段抬高或T波倒置)、心脏标志物升高,与急性冠状动脉综合征无法区分,此时需要通过冠状动脉造影或冠脉CTA进行鉴别;③其他原因所致的心力衰竭,如既往心血管病进展或应用其他导致心力衰竭的药物(如铂剂、蒽环类药物),此时一般利钠肽升高明显,肌钙蛋白无升高或轻度升高,心电图很少出现传导阻滞和QRS波增宽等,必要时可应用CMR有助于鉴别;④应激性心肌病:肿瘤患者中应激性心肌病不可忽视,可出现持续胸闷、胸痛,心电图可见ST-T段抬高,可合并多种房性及室性心律失常,甚至心搏骤停,超声心动图表现为节段性室壁运动减弱,CMR可见心肌水肿但是通常无心肌延迟强化的表现。

三、ICIs相关心肌炎的分级和治疗

目前ICIs相关心肌炎指南将心肌炎分为4级,不同指南分级略有差异,但是普遍按照如下标准分级。1级:心脏生物标志物检测异常,包括心电图异常。2级:筛查结果异常伴轻微症状。3级:检查检验结果中度异常或轻微活动出现症状。4级:中到重度失代偿,需要静脉用药或机械辅助干预,危及生命的情况。

根据以上分级,临床医师可以初步判断ICIs相关心肌炎的病情严重程度,但是该分级标准有一定的主观性,且患者自身营养状态、肿瘤分期或并发症、合并其他疾病可能干扰对分级的判断,需要仔细分析甄别。

一旦诊断为ICIs相关的心肌炎,应该立即启动激素治疗。目前对于出现1级心肌炎,应该加强监测患者的症状以及心电图、心肌标志物等,对于是否应该停药、停药后是否可以恢复免疫治疗,各大指南的意见并不统一,需要临床医生充分评估治疗和停药的风险来决定。如诊断为2~3级心肌炎,指南建议永久停用ICIs,应用甲泼尼松龙/泼尼松[1~2mg/(kg·d)],直至心功能恢复到基线状态,从静脉过渡到口服,每1~2周减量,每次减量25%~40%,4~6周逐渐停用;4级心肌炎必须永久停用ICIs,大剂量激素(1g甲泼尼松龙)冲击后继续上述方案,直至心功能恢复。

如果激素治疗效果不佳,可以考虑应用其他药物,如吗替麦考酚酯、他克莫司、英夫利昔单抗或抗胸腺细胞球蛋白。吗替麦考酚酯不推荐单独使用,应与激素联用,每次0.5~1.5g,每日2次。他克莫司(又称FK506)是从链霉菌属中分离出的发酵产物,肾功能正常患者通常剂量为100mg,每日2次,用药期间环孢素谷值维持到200ng/ml。英夫利昔单抗,有报道1例患者接受ICIs抗治疗后出现严重心肌炎、心力衰竭合并心源性休克的患者,在接受体外膜肺氧合(ECMO)支持和大剂量激素的基础上,先后3次给予英夫利昔单抗(5mg/kg),最终获得救治。抗胸腺细胞球蛋白是一种多克隆抗体,有报道应用抗胸腺细胞球蛋白成功挽救1例ICIs诱发重症心肌炎患者,该病例给药方案为第1日抗胸腺细胞球蛋白500mg,此后每日增加250mg,同时每日监测分化抗原簇2+T细胞计数(cluster of differentiation 2, CD2)和CD3计数(直至下降到50~100/μl),总疗程5日。

其他常规的治疗包括限制体力活动,心功能稳定后开始应用β受体阻滞剂和血管紧张素转化酶抑制剂,对于出现严重血流动力学异常且药物无法纠正的患者,需要机械辅助装置以维持治疗。

四、ICIs相关心肌炎的主动监测策略

推荐接受ICIs的患者采取主动监测策略(proactive monitoring strategy, PMS),监测内容包括症状体征、心电图和心脏标志物,分为基线评估、治疗早期监测和治疗后期监测。

对于接受ICIs治疗的患者,用药前应进行基线心血管疾病风险评估和基线检查如:心电图、炎性指标、肌钙蛋白I或肌钙蛋白T、BNP或NTpro BNP、抗核抗体的筛查,同时应注意询问并记录患者心脏病史。

治疗早期的监测:每次随访均需要询问胸痛、呼吸困难、肌痛、肌无力症状,前6周每周复查心电图,前4个治疗周期,每个治疗周期前复查肌红蛋白或肌酸激酶、肌钙蛋白、BNP或NTpro BNP。

治疗后期的监测:5个治疗周期后每次治疗前复查心

电图，根据病情需要酌情考虑是否复查肌红蛋白或肌酸激酶、肌钙蛋白、BNP或NTpro BNP。在以上监测期间如指标有新发异常应动态观察，并咨询心脏科医师。

五、总结

对于ICIs相关心肌炎的识别和管理，肿瘤科医师和心脏病医师应密切合作，在治疗的每个阶段严密监测，及时发现和处理ICIs相关心肌炎，平衡患者肿瘤治疗的风险和获益，以期改善患者预后。

ICIs相关心肌炎发病机制尚不明确，高致死性值得临床医生警惕，重症病例激素治疗效果不佳，PMS策略有助于早期发现亚临床心肌损伤或轻症心肌炎患者，适当的干预措施可能会减少致死性心肌炎的发生。

（张志仁　邵　群　吴　疆）

抗肿瘤药物相关心血管损害的
诊断和处理

随着肿瘤患者存活时间的延长，抗肿瘤治疗相关的并发症发病率和死亡率有所增加，心血管疾病在肿瘤幸存者中的发病率和死亡率位居第二位，仅次于肿瘤复发。但抗肿瘤药物的心血管损害却易被忽视或漏诊，从医师的角度讲主要归因于两个方面：一方面是由于肿瘤科医师对心血管疾患的表现不能早期识别；另一方面是由于心血管科医生对繁多的抗肿瘤药物种类和作用机制不甚明了，造成了对可能造成心肌损害的药物识别度不够，有可能延误了诊断和治疗的最佳时机。本综述将从以下几方面重点叙述抗肿瘤药物对心血管方面的损害诊断及治疗措施：①常见的引起心血管损害的原因的抗肿瘤药物；②引起心血管损害的表现；③常用的诊断手段；④预防和诊疗措施。

一、常见的引起心血管损害的抗肿瘤药物

抗肿瘤药物所致心脏毒性指接受某些抗肿瘤药物治疗的患者，由于药物对心肌和（或）心电传导系统毒性作用引起的心脏病变，包括心律失常、心脏收缩/舒张功能异常甚至心肌肥厚或心脏扩大等。常见的可引起心脏毒性的抗肿瘤药物有细胞毒性化疗药物（蒽环类、紫杉类及氟尿嘧啶类等）、分子靶向药物（如曲妥珠单抗和贝伐珠单抗）等。联合化疗，或化疗加靶向治疗可以增强抗肿瘤疗效，但是往往也会加重心脏毒性。

（一）蒽环类药物

蒽环类药物通过抑制DNA复制和RNA合成从而阻碍快速生长的癌细胞的分裂，抑制拓扑异构酶Ⅱ及螯合铁离子后促进破坏DNA和细胞膜自由基的生成而起作用。主要药物包括阿霉素（多柔比星）、表阿霉素、柔红霉素（道诺霉素）和阿克拉霉素等，被广泛地用于治疗血液系统恶性肿瘤和实体瘤，如急性白血病、淋巴瘤、乳腺癌、胃癌、软组织肉瘤和卵巢癌等。其副作用主要是可以引起脱发、骨髓抑制和心脏毒性等毒副作用。心脏毒性是蒽环类药物最严重的毒副作用，在一项荟萃研究中，22 815例肿瘤患者接受了蒽环类化疗药物治疗，结果发现出现临床显性心脏损害的患者为6%，出现亚临床心脏损害的患者占18%。毒性过程往往呈进展性和不可逆性，因此早期监测和积极预防蒽环类药物引起的心脏毒性显得尤为重要。

（二）烷化剂

烷化剂是一类化学性质高度活泼的化合物，属于细胞毒类药物，在体内形成亲电性基团的化合物，与细胞中的生物大分子中含有丰富电子的基团发生共价结合，使其丧失活性或使DNA分子发生断裂、导致肿瘤细胞死亡，抗肿瘤活性强。常见的烷化剂类药物有环磷酰胺、异环磷酰胺和顺铂等。环磷酰胺常见的心脏毒性有心力衰竭、心肌炎、心包积液等，急性起病，并与剂量有关，可能机制是由于毒性代谢产物的渗透导致的内皮细胞损伤，进而导致心肌细胞的损伤，间质出血和水肿等。顺铂作为广谱抗肿瘤的烷化剂，其可以导致房颤、室上速和心肌梗死等，与剂量无明显相关性，其机制可能与内皮损伤、血管纤维化、血栓形成和血管痉挛等有关。

（三）抗微管药物

该药通过促进微管蛋白聚合抑制解聚，保持微管蛋白稳定，抑制细胞有丝分裂，主要药物包括紫杉类和长春碱。体外实验证明紫杉醇具有显著的放射增敏作用，可能是使细胞中止于对放疗敏感的G_2和M期。紫杉醇主要适用于卵巢癌和乳腺癌，对肺癌、大肠癌、黑色素瘤、头颈部癌、淋巴瘤、脑瘤也都有一定疗效。心脏毒性表现为窦性心动过缓（最常见）、室性心动过速、房室传导阻滞、低血压、充血性心力衰竭和心肌缺血。此类药物通过抑制微管蛋白的聚合或者解聚进而阻断细胞分裂，上述同样可以影响正常细胞的有丝分裂。可发生在给药间期。与顺铂、蒽环类药物联用时其心脏毒性显著性增加。

（四）抗代谢物

氟尿嘧啶在细胞内转化为有效的氟尿嘧啶脱氧核苷酸后，通过阻断脱氧核糖尿苷酸受细胞内胸氨酸合成酶转化为胸苷酸转化为胸苷酸，而干扰DNA的合成。5-氟尿嘧啶和其前体药物卡培他滨是继蒽环类药物后另一个比较常见的能够引起心脏毒性的化疗药物，其心脏毒性的发生危险是1%～9%，致死性心脏毒性的发生率是0～13%，主要取决于药物剂量、心脏情况及化疗方案等。其心脏毒性的机制考虑与冠状动脉痉挛所致的缺血、血管内皮的损伤、对心肌细胞的直接损伤以及血栓等多种因素有关。引起的心脏毒性主要表现为心肌缺血，尤其在持续性输注者

中, 发生率为1%～4.5%, 偶有心绞痛及心肌梗死发生。

（五）分子靶向药物

作为新型抗肿瘤药物的分子靶向药物是指小分子靶向药物和大分子单克隆抗体类药物。有可能引起心脏毒性的药物主要有如下几种。

1.酪氨酸激酶抑制剂（TKI） 酪氨酸激酶是一类催化ATP上γ-磷酸转移到蛋白酪氨酸残基上的激酶, 能催化多种底物蛋白质酪氨酸残基磷酸化, 在细胞生长、增殖、分化中具有重要作用。酪氨酸激酶抑制剂可作为三磷酸腺苷（ATP）与酪氨酸激酶结合的竞争性抑制剂, 也可作为酪氨酸的类似物, 阻断酪氨酸激酶的活性, 抑制细胞增殖, 起到抗肿瘤的作用。

（1）阿来替尼: 主要用于作为呼吸系统肿瘤, 可致心动过缓。

（2）安罗替尼: 主要用于呼吸系统肿瘤, 可致高血压。

（3）阿帕替尼: 是一种口服可逆性小分子表皮生长因子受体（EGFR）/Her-2酪氨酸激酶抑制剂（TKI）。主要用于乳腺癌的单药和联合化疗中。用药期间必须特别关注血压升高、蛋白尿、手足皮肤反应、出血、心脏毒性、肝脏毒性等不良反应。慎与延长Q-T间期的药物同时使用。

（4）舒尼替尼: 是多靶点抗血管生成TKI, 理论上多靶点抑制剂较单一靶点药物具有更高的心脏毒性风险。用药期间必须注意的不良反应有左心室功能障碍、Q-T间期延长、出血、高血压、甲状腺功能不全等。高血压的发生率是30%～50%。若出血充血性心力衰竭的临床表现, 建议停药; 无充血性心力衰竭临床证据但射血分数<50%, 以及射血分数低于基线20%的患者也应停药和（或）减量。可延长Q-T间期, 且呈剂量依赖性。应慎用于已知有Q-T间期延长病史的患者、服用抗心律失常药物的患者或有相应基础心脏疾病、心动过缓和电解质紊乱的患者。使用期间如果发生严重高血压, 应暂停使用, 直至高血压得到控制。

2.大分子单克隆抗体类药物

（1）曲妥珠单抗: 是全球第一个获批的人源性抗Her-2单克隆抗体, 是消化系统肿瘤、乳腺癌用药。有心脏毒性, 发生率为2%～7%, 主要表现为左心室功能不全、心律失常、高血压、有症状的心力衰竭、心肌病和心源性死亡, 也可引起有症状的左室射血分数（LVEF）降低。曲妥珠单抗开始治疗前应进行左室射血分数（LVEF）的检测, 治疗期间须经常密切监测LVEF。LVEF较治疗前绝对值下降≥16%, 或LVEF低于该检测中心正常范围并且LVEF较治疗前绝对值下降≥10%, 需应停止曲妥珠单抗治疗至少4周, 并每4周检测1次LVEF。4～8周内LVEF回升至正常范围或LVEF较治疗前绝对数值下降≤15%, 可恢复

使用曲妥珠单抗。LVEF持续下降（>8周）, 或者3次以上因心肌病而停止曲妥珠单抗治疗, 应永久停止使用曲妥珠单抗。

（2）贝伐珠单抗: 肿瘤细胞可分泌血管内皮生长因子（VEGF）等因子促进新生血管形成以满足肿瘤生长对氧气和营养的需求。阻断VEGF信号通路以拮抗血管生成以成为靶向治疗的重要部分。贝伐珠单抗是第一个人源性抗VEGFA单克隆抗体, 用于呼吸系统肿瘤、消化系统肿瘤, 其心脏毒性主要为高血压、心力衰竭和血栓形成, 发生率为1%～10%。

二、引起心血管损害的表现

蒽环类药物的心脏毒性表现为各种心律失常和传导阻滞, 也可表现为左心室功能障碍, 按照发生的时间分为急性（给药后几小时或几天内即可发生）、慢性（在化疗后1年内发生）和迟发性（在化疗后数年内发生）。急性心脏毒性表现为用药初期各种心律失常, 在心电图上多表现为QRS低电压、QT间期延长、ST段改变等一过性心律失常。这可能是阿霉素延长动作电位时程和增大L型钙电流的结果。长期用药则会导致慢性心脏毒性, 主要表现为充血性心力衰竭, 其中QRS波低电压可作为阿霉素慢性心脏毒性的先兆表现。越来越多的研究证实蒽环类药物对心脏的器质性损害从第一次应用时就有可能出现, 呈进行性加重, 且不可逆。

药物所致的QTc间期延长是不可忽视的一个现象, 尤其是酪氨酸激酶抑制剂（TKI）类药物, 在一项纳入363例使用TKI药物患者的心电图分析显示, TKI类药物中舒尼替尼、维罗替尼、索拉非尼、伊马替尼、埃罗替尼的患者治疗后较基础值明显延长, 尤其是使用维罗非尼的患者QTc间期延长至≥470ms, 使心律失常的风险增加。在有基础性心脏病、电解质紊乱和心动过缓的患者中尤其易导致不良结局。

三、常用的诊断手段

监测心脏毒性的方法很多, 包括心电图、心超、心内膜心肌活检、心肌损伤血清生物标志物等。

心电图是临床应用最经济、最简单、最方便的一种监测手段, 有研究指出, 乳腺癌患者使用蒽环类化疗药物4个周期后的QT间期离散度明显增加, 在应用蒽环类化疗药物的早期即可能出现心脏损害。其他表现包括非特异性ST-T改变, QRS波电压降低、Q-T间期牙齿及各种类型的心脏传导系统的异常改变。

心内膜心肌活检（EMB）是公认的评估蒽环类心脏毒性最敏感、最特异的方法, 其特征性的改变是电镜下的病理学改变为心肌水肿、心肌细胞消失、间质纤维化和肌浆网扩张等。其可分为3级: Ⅰ级为心肌细胞轻度分离, 伴部

分肌纤维丧失；Ⅱ级为心肌呈串状，伴明显的肌纤维丧失和（或）肌浆融合空泡；Ⅲ级为心肌细胞坏死。电镜下为心肌纤维溶解、纤维束广泛消失，Z线变形、断裂，线粒体裂解以及心肌细胞内空泡形成。抗肿瘤化疗中，应定期监测cTnI（化疗结束时，结束后12h、24h、36h、72h以及结束后1个月）和BNP（化疗结束时、结束后72h），以降低心脏毒性的发生风险。

四、预防和治疗措施

药物心脏毒性的治疗方法为立即停用对心脏有毒性或潜在毒性的药物，β受体阻滞剂、ACEI/ARBs、醛固酮拮抗剂作为预防和治疗心力衰竭等心脏疾病的基础药物，在预防化疗药物所致心脏毒性方面同样具有潜在作用。

大量的高级别循证医学证据表明：右丙亚胺（DZR）是唯一可以有效预防蒽环类药物所致心脏毒性的药物。右丙亚胺是预防蒽环类药物心脏毒性最有效的药物，高级别的循证医学证据表明右丙亚胺是唯一能预防蒽环类心脏毒性的药物，可以减少心力衰竭的发生。

此外还需注意一些药物与CYP3A抑制剂和诱导剂联用会增加抗肿瘤药物的毒性，在必须与这些药物合用时要注意调整剂量。

五、结束语

可以引起心脏损害的抗肿瘤药物种类繁多，其中蒽环类药物是临床上最常用的、有效的抗肿瘤化疗药物，但同时也能导致严重的心脏毒性，明显地限制了其在临床上应用。迫切需要制定化疗患者心脏毒性的监测规范或防治措施，需要肿瘤专科医师与心脏专科医师的密切合作。正确的方法是治疗前应充分评估治疗获益和潜在风险，全面了解患者的器官功能、肿瘤情况，了解药物的作用机制、代谢及相互作用、毒副作用，并与患者充分沟通，从而权衡利弊，纠正有可能加重心脏损害的内环境紊乱，治疗期间和治疗后应密切监测心功能的变化。

（叶　岚）

免疫检查点抑制剂心脏毒性的机制与管理

免疫检查点抑制剂（immunecheckpoint inhibitors, ICIs）旨在调节检查点分子，增殖、活化T细胞，从而诱导肿瘤细胞死亡。在黑色素瘤、非小细胞肺癌、结肠癌、肾细胞癌等肿瘤的治疗中展示了非凡的应用前景。然而，这种新型抗肿瘤治疗药物带来的各系统不良反应–免疫相关不良事件（immune-related adverse events, irAEs）也相继浮出水面。单纯使用ICIs治疗引起的irAEs发生率最高可达90%。且可以累及身体的多个器官，常见于皮肤、胃肠道、肺及肌肉骨骼系统，也可见于内分泌、肾脏、神经、血液及心血管系统。在2019年，FDA发布的2017—2018年ICIs的不良事件数据显示ICIs的心血管毒性发生率为6.2%（2316例），但是有较高的致命性毒性，占35%（816例），尤其是心肌炎。因此，本文对ICIs的心脏毒性进行综述，为提高ICIs在临床应用中的安全性提供参考依据。

一、ICIs心脏毒性的发病机制

目前具体机制尚不明确，主要有以下几点。

（一）T细胞交叉反应

Johnso D B等报道了2例致命性心肌炎患者的心肌、心脏传导系统、骨骼和肿瘤组织中存在大量CD4[+]、CD8[+]的淋巴细胞浸润，且心脏、骨骼肌和肿瘤浸润组织中存在克隆的、高频的T细胞受体序列，且在损伤心肌细胞的膜表面、浸润心肌的CD8[+]T细胞和组织细胞上表达PD-L1，而骨骼肌中相对表达为阴性。这种ICIs介导的在肿瘤和心脏组织中特异性共享高频T细胞受体，PD-1表达的相对上调，可能是心脏毒性的机制之一。在动物模型研究中已经发现心肌细胞上调PD-L1是一种细胞因子诱导的心脏保护机制，缺乏CTLA-4的小鼠和缺乏PD-1的MRL小鼠可见大量的CD4[+]、CD8[+]的T淋巴细胞的浸润，从而表现出严重的心肌炎。

（二）体液免疫

ICIs相关心力衰竭患者的心肌活检病理除了有心肌炎的特征外，还有仅表现为心肌细胞肥大，间质和血管周围纤维化的特征。这表明除了继发于心肌炎后的心衰，还存在其他机制。Okazaki T等研究发现，在PD-1缺失的小鼠模型中，小鼠的心脏几乎没有炎症，而是呈扩张性心肌病的改变，抗肌钙蛋白I的自身抗体是出现这种改变的原因。

Wang J等也发现在缺乏PD-1的MRL小鼠中除了有大量的T淋巴细胞浸润外，同时产生抗心肌球蛋白的自身抗体。因此，调节体液免疫可能是ICIs相关心肌病患者的另一种发病机制。

（三）细胞因子

PD-1在下调促动脉粥样硬化性T细胞反应中具有重要用，PD-1缺失的小鼠模型中发现其动脉粥样硬化斑块较大。Foks AC等研究发现ICIs可以通过T细胞的募集和激活以及促动脉粥样硬化细胞因子（干扰素和肿瘤坏死因子-α）的产生来促进冠状动脉内皮中动脉粥样硬化斑块的发展、进展和失稳。Marion F等报道了一例给予nivolumab后出现冠状动脉痉挛的病例，考虑为因免疫炎症反应引起冠脉痉挛可能。早在1996年，Shimokawa H等就已经证明在猪模型中暴露于某些细胞因子可以诱导内膜冠状动脉病变和血管痉挛反应。

二、ICIs心脏毒性的临床表现

ICIs相关的心血管毒性依据临床诊断包括心肌炎、心包炎、心律失常、心力衰竭、心包积液、冠心病等。其中，心肌炎的发生率为0.39%，室上性心律失常为0.71%，室性心律失常为0.07%，心脏传导障碍为0.12%，扭曲的尖端或长Q-T综合征为0.07%，心力衰竭为0.72%，心包疾病为0.3%，心肌梗死为0.53%。

（一）ICIs相关心肌炎

虽然心肌炎的发生率不高，但是其他irAEs相比，其死亡风险最高（39.7%）。该不良事件多见于联合用药治疗，其次是抗PD-1或抗PD-L1单药治疗，较少见于CTLA-4单药治疗。发病中位数在给药治疗后的17～34d，6周内发病率为76%，3个月内发病率为81%。临床常以急性或暴发性发作，表现为乏力、胸痛、呼吸困难、肌痛或周身水肿等症状。几乎所有心肌炎病例均有肌钙蛋白升高（94%）和心电图异常（89%）。ICIs相关心肌炎约19%合并有心律失常，16%合并心力衰竭，约46%可并合并有其他系统的irAEs。最常见的是自身免疫性毒性肌炎（29%）和肝炎（21%）。严重的心肌炎患者往往合并有肌炎，肌钙蛋白和完全性房室传导阻滞也与较高的死亡率有关。肌钙蛋白T≥1.5ng/ml，MACE（心血管复合死亡、心源性休克、心脏骤停和有血流动力学意义的完全性心脏传导阻滞）风险增加4倍，死亡的患者中64%发生了完全性房室传导阻滞。

另外，也有仅以肌钙蛋白升高为表现、心肌酶学指标正常但出现严重心肺衰竭或恶性心律失常（torsades de pointes）、迟发型心肌炎（用药后1年左右）的病例报道。因此，对于心肌炎的诊断需综合考虑，心肌活检仍是诊断心肌炎的金标准，若临床工作中病情允许应考虑行心肌活检。

（二）ICIs相关心力衰竭

Escudier M等回顾性分析了30例ICI相关心脏毒性的患者，发现79%的患者报告左心室收缩功能障碍。除了继发于心肌炎外，Mir H等回顾性分析99例ICI相关心脏毒性的患者，发现没有心肌炎迹象的心力衰竭发生率为27%，死亡率为26%。抗PD-1和CTLA-4药物均有报道。其临床表现主要为呼吸困难和水肿。Heinzerling L等报道了2例有基础心脏病（扩张性心肌病和缺血性心肌病）的患者，均在使用ipilimumab治疗后的4～5个月出现心力衰竭急性加重的临床表现，心功能恶化而无心肌炎依据，给予利尿剂、β受体阻滞剂联合ACEI治疗后，其症状和心功能改善。RothM E报道了1例无基础心脏病的患者，给予ipilimumab治疗后4个月出现心功能恶化的表现，同样给予抗心衰治疗后，症状改善，心功能恢复。继发于心肌炎后的心力衰竭患者，在给予激素联合抗心衰治疗后症状亦可改善，但也会被ICIs再次诱发。

（三）ICIs相关心包疾病

多数患者表现为心包积液，约占ICIs相关心脏毒性事件的15%，其中死亡率可达13%。中位发病时间为首次用药后的30d，但是在给药后的4d至35个周期均有发生。临床意以呼吸困难为主要表现，严重者可出现心脏压塞症状。其积液为以淋巴细胞为主（>75%）的渗出液，心包组织活检为炎症改变，伴淋巴细胞浸润、纤维化或反应性间皮细胞。部分患者合并有免疫性甲状腺炎、肺炎、肾上腺功能不全。患者在停用ICIs、给予激素治疗必要时心包穿刺放液治疗后预后良好。

（四）ICIs相关心律失常

ICI相关的心律失常包括心房颤动、其他室上性心律失常、室性心律失常和房室传导阻滞等。其中以房性心律失常的发生率最高，多与年龄较大、低氧、感染、肺部病变或者ICI相关的内分泌异常如甲状腺功能异常。室性或房室传导阻滞的发生率较低，大多伴有心肌炎，约55%的死亡率。临床上可表现为心悸、头晕、黑矇或意识丧失等。

（五）ICIs相关冠脉病变

Marion F等总结了4例给予nivolumab后发生冠脉病变的患者。患者均有一项或以上心脏疾病相关的危险因素（糖尿病、高血压、吸烟、肥胖），在药后的即可或30min或5h后，表现为胸痛、紧缩感、呼吸困难、恶心等不适。心电图主要表现为前间壁的、前壁的ST段抬高或T波改变。心脏超声提示前间壁、前壁运动异常。表明可能主要累及冠状动脉系统为前降支，其病变表现为痉挛或闭塞，严重的甚至需置入支架。

（六）Takotsubo综合征

发生ICIs相关的Takotsubo综合征在单药或联合治疗均有个案报道。发病在第1个周期至第9个周期给药后均有发生。主要临床表现与急性冠脉病变相似，表现为突发的胸痛或心源性卒中，心肌酶升高，心电图可见ST段抬高或T波倒置，伴或不伴有射血分数的下降。多数患者经过停药、给予激素、抗心力衰竭治疗后病情可恢复。其病因可能与自身免疫性心肌炎有关。

三、ICIs相关心脏毒性的管理

（一）监测

回顾性分析不同心脏毒性事件发现呼吸困难、心悸、胸痛和心搏骤停比例分别为76%、14%、14%和7%。因此，在临床工作中，一旦患者出现胸闷、胸痛等临床症状，应尽快完成炎症指标（红细胞沉降率、C反应蛋白、白细胞）、心肌酶、BNP，完善心电图、超声心动图、心脏MRI以评价病情，通过病毒学检测及病毒滴度检查，寻求排除其他心肌炎潜在的原因。在病情严重患者，心肌活检是必要的，以进一步明确诊断。如果临床不能除外冠状动脉缺血的情况，应完善冠状动脉造影或冠状动脉增强CT。SITC共识中指出：在基线时，启动ICIs治疗之前，建议对所有患者进行明智的生物标志物［如肌钙蛋白I或T、脑钠肽（BNP）或N端Prob型钠尿肽（NTpro-BNP）、总CK、空腹、总CK和心电图（ECG）］的组合。

（二）治疗

ICIs相关心脏毒性分为4个等级，总体原则如下。1级：轻度一过性反应，仅有心脏相关标志物及心电图异常，无须特殊干预，推荐基线ECG和心脏标志物检测，轻度异常者需在治疗期间严密观测；2级：轻度的临床症状和异常的初筛指标，需中断免疫治疗或接受治疗，控制心脏疾病（如心衰、房颤等），同时主动干预心脏疾病危险因素（包括高血压、高血脂、不间断吸烟、糖尿病等）；3级：中度的临床表现和异常的检查结果，如BNP>

500pg/ml,肌钙蛋白>99%标准值,发现新的异常ECG改变(QT间期延长、新的传导阻滞、ST-T波改变),暂停使用ICIs。如果达到一段时间的稳定,没有发现确切的心脏毒性,可以在严密监测下再次使用ICIs;如果证实存在心脏损伤或失代偿,暂停使用ICI,给予最佳的相关治疗,直至心脏疾病稳定;4级:中度至重度失代偿期,血流动力学不平稳,肌钙蛋白>3倍的标准值,须永久停用ICI,同时给予静脉药物(激素或免疫抑制剂)或干预危及生命的情况。针对不同的临床表现,具体治疗见表1。

四、总结

ICIs在恶性肿瘤治疗中展示了非凡的应用前景,虽然这类药物心脏毒性的发生率较低,但是致死性高,建议用药前完善心血管相关检查作为基线,用药期间严密监测心血管相关症状及指标,一旦出现胸闷、胸痛、心悸的症状时,应快速明确是否存在心脏毒性,以早期治疗,改善预后。

表1　ICIs心脏毒性的临床表现和治疗方案

临床表现	免疫抑制治疗	联合治疗
心肌炎1级	暂停ICIs,症状解决后可恢复治疗	
心肌炎2~4级	①应永久停用ICIs ②甲泼尼龙0.5~1g/d,3~5d,心功能恢复至基线水平,然后4~6周激素维持治疗 ③类固醇在24h内没有改善,考虑添加其他有效的免疫抑制剂、抗胸腺细胞球蛋白、英利昔单抗、霉酚酸酯	重症:建议转入ICU 必要时起搏治疗
心力衰竭 (无心肌炎)	停用ICIs,甲泼尼龙 0.5~1g/d,直到临床稳定	根据心力衰竭指南(利尿剂、ACEI、α受体阻滞剂等)
心包炎	停用ICIs,甲泼尼龙 0.5~1g/d,直到临床稳定	如果病情需要则紧急心包穿刺
心律失常 (无心肌炎)	停用ICIs,甲泼尼龙 0.5~1g/d,直到临床稳定	室颤:紧急除颤,若血流动力学稳定,则给予胺碘酮或利多卡因或β受体阻滞剂 传导阻滞:影响血流动力学,置入起搏器 房颤/房扑等:密切观察肌钙蛋白、BNP、心电图、超声心动图
发现潜在疾病: 缺氧、感染、甲状腺功能障碍等		考虑抗凝,除非存在禁忌
急性冠脉事件		
冠状动脉炎	静脉注射甲泼尼龙	冠状动脉造影,冠心病二级预防
Takotsubo综合征	若有心肌炎依据,给予激素治疗	利尿剂、ACEI、α受体阻滞剂

(夏云龙　江淑芬　刘　莹)

重视肿瘤治疗相关性心力衰竭的监测和管理

随着精准医学和放化疗技术的不断进展，恶性肿瘤患者生存期明显延长，抗肿瘤治疗相关的心血管毒性也日益凸显，基于此，一门新兴的交叉性学科——肿瘤心脏病学（cardio-oncology）应运而生。肿瘤心脏病学是研究肿瘤患者心血管疾病发生发展风险评估、诊断、治疗及预后随访的学科，对有心血管高危因素的肿瘤患者进行筛查，进而对其早期干预，以期最大限度地保护患者的心功能。不同种类的化疗药物引起心功能不全的发生率不尽相同，因应用化疗药物的种类、剂量、联合治疗方案、患者基线状态等不同，出现心肌毒性的时间、程度不同。近年来，随着肿瘤治疗的不断推陈出新，衍生出越来越多的临床问题。因此，合理的抗肿瘤治疗前心血管危险因素的评估、治疗中心功能监测及治疗后远期心血管事件的预测，是我们面临的巨大挑战。

一、重视抗肿瘤治疗前的基线——心血管疾病风险评估与监测

在抗肿瘤治疗前进行基线的心血管疾病风险评估至关重要，拟接受肿瘤治疗的患者，首先应根据基线情况评估心血管危险因素，早期识别可能出现心脏毒性的高危患者。放疗相关心功能不全常见危险因素包括前或上胸部放疗部位、放射剂量累积>30Gy、年轻患者（<50岁）、高放射分数（>2Gy/d）、肿瘤在心脏内或毗邻心脏、缺少防护、伴随化疗、同时并存心血管危险因素（如糖尿病、吸烟、肥胖、高血压、高胆固醇）、既往存在心血管疾病。在整个治疗过程中及治疗后，应建立详细的心血管管理计划，尽可能早期发现无症状心脏疾病，进而调整化疗方案，适时加用心脏保护药或者增加随访频率。通常是由肿瘤科医师对患者进行基线危险因素的评估，将高危患者转诊至心脏科医师进行进一步评估，可根据危险因素个数和严重程度判断是否为高危患者，由心血管医师对患者进行评估检查，必要时可由心脏-肿瘤专家组共同评估病情，建议借鉴国内外一些中心经验，推荐建立肿瘤心脏病单元，以规范抗肿瘤治疗中对心血管疾病进行全程管理。

二、加强抗肿瘤治疗相关心力衰竭监测的方法

抗肿瘤治疗相关心肌毒性的监测方法包括心电图、心脏影像学（心脏超声心动图、CMR）和生物标志物（脑钠肽、肌钙蛋白）。

1.心电图　心电图可用来检测部分心脏毒性的征象，例如静息状态下的心率增快、ST-T改变、传导系统异常、Q-T间期延长或心律失常。但是心电图的改变不具有特异性、常受很多因素影响。ECG的改变有时为一过性的，与慢性心肌病的进展无关。

2.超声心动图　LVEF是评估心功能最常用的参数。目前肿瘤相关性心功能不全定义为：LVEF下降幅度>10%，且低于正常值下限。相对于二维超声，三维超声重复性更高，且测得的LVEF与心脏磁共振测得的LVEF存在较好的相关性，被认为是癌症患者监测心功能和心脏毒性的首选技术。应用二维斑点追踪技术，进行超声应变分析，可发现早期心肌损伤。整体纵向应变（GLS）可早期预测LVEF下降，GLS较基线水平下降15%提示早期亚临床左心室功能不全。

3.心脏磁共振（CMR）　CMR能在几周到数月内检测出蒽环类药物和曲妥珠单抗导致的心脏毒性损伤，包括心肌水肿和可能无症状的左心收缩功能降低，是测量左心室容积、射血分数及左心室质量的金标准。此外，CMR能够检测出心肌是否已经发生纤维化，纤维化的程度、范围。

4.生化标志物　肌钙蛋白升高可诊断心肌损伤。BNP、N-末端脑钠肽前体（NT-pro BNP）也是目前公认的心力衰竭患者常用检测指标，血浓度与心力衰竭程度相关，是判断心力衰竭及其严重程度的客观指标。BNP升高可见于成人及儿童人群化疗导致的左心室功能不全。

三、关注抗肿瘤治疗后相关心力衰竭的长期监测与随访

抗肿瘤治疗出现心力衰竭的时间差异很大。一些抗肿瘤治疗早期即可出现心肌毒性，因而影响肿瘤进一步治疗；有些抗肿瘤治疗方案仅发生远期并发症。目前建议在化疗/胸部放疗前、中、后密切监测左心功能来确定抗肿瘤治疗相关心脏毒性的发生。影像学和（或）生物标志物的精确监测时间和频次取决于肿瘤治疗方案、化疗药物的累积量以及基线时的心血管危险因素。

对于应用较大剂量蒽环类药物和高危患者，当阿霉素累积剂量达到240mg/m²时，需尽早行心功能监测。基线状态至少检测1种生物标志物（TnI/TnT或BNP/NTproBNPNT-proBNP），蒽环类药物化疗者建议每个化疗周期监测高敏TnI。患者在接受抗HER2治疗前常先应用蒽环类药物，应监测基线临床情况。在抗HER2期间每3个月及化疗结束时，常规监测心功能。在曲妥珠单抗作为抗HER2化疗的辅助治疗期间，每3个月行肌钙蛋白和超声心动图斑点追踪，有利于早期发现LVEF下降。开始靶向药物治疗的第2～4周及开始临床随访监测。然后定期重新评估正在应用的药物对心功能的影响。可每6个月复查1次超声心动图直到LVEF稳定。

对于低风险患者（基线超声心动图正常，无临床危险因素），抗HER2治疗每4个周期或阿霉素剂量达到200mg/m^{2}时需行超声心动图评估左心室功能。对于基线存在高危因素的患者，应用曲妥珠单抗时，每个化疗周期均应测量肌钙蛋白。基线超声心动图异常者（低LVEF或LVEF处于正常值下限）和高危患者（有蒽环类用药史，陈旧心肌梗死，正在接受治疗的心力衰竭），应当提高随访频率。一旦发现LVEF下降，需在2～3周后复查超声心动图。已完成大剂量蒽环类化疗者（阿霉素或类似物≥300mg/m^2）应接受终身监测随访。已出现心脏毒性损伤（如左心室功能受损）接受心脏药物治疗的患者，在抗肿瘤治疗结束的第1年和第5年监测超声心动图。已应用较高累积剂量的蒽环类药物联合/不联合胸部放疗，都应接受终身的监测、随访；儿童肿瘤幸存者亦应接受终身监测随访。为了便于对比评价病情变化，在整个治疗过程中应采用相同的影像学和（或）生物标志物作为监测指标；不建议更换监测指标。推荐将重复性稳定的影像学检查和化验指标作为监测指标。

四、抗肿瘤相关心力衰竭的预防和治疗

治疗决策需要平衡抗肿瘤的疗效和潜在的心脏毒性。对于接受高剂量蒽环毒素的患者，联合应用心脏保护剂右丙亚胺或持续输注脂质体阿霉素可能是降低心脏毒性风险的选择。有关预防性使用ACEI/ARB、β受体阻滞剂来预防化疗引起的心毒性的证据是很有限的。对于化疗后监测到心功能受损的患者，尤其对存在亚临床指标改变的患者，目前尚无充足的证据表明如何进行积极有效的干预。但已有临床症状和体征提示心功能不全，目前研究ACEI/ARB、ARNI、β受体阻滞剂、右丙亚胺、醛固酮受体拮抗剂、他汀等药物对抗肿瘤治疗所致心肌损害有保护作用。右丙亚胺是螯合剂EDTA的类似物，抑制Fe^{3+}-蒽环类螯合物诱导的自由基的产生，进而抑制蒽环类药物的心脏毒性。右丙亚胺在无铁无酶的情况下，本身就具有清除自由基（超氧阴离子自由基、羟基自由基等）和抗氧化的作用。循证医学显示右丙亚胺是唯一可以有效预防蒽环类药物导致心脏毒性的药物（1A类证据）。对于出现心功能不全的患者，按照心力衰竭指南推荐ACEI/ARB、ARNI和β受体阻滞剂是治疗心衰的基石性药物。醛固酮受体拮抗剂可预防LVEF降低及TnI、NT-proBNP升高。他汀或可预防蒽环化疗相关心肌毒性，这可能与他汀的抗氧化、抗炎作用相关。

五、小结

在抗肿瘤治疗前进行心血管风险评估是预防心力衰竭的关键，可早期识别可能出现心脏毒性的高危患者，以进行早期预防和干预。此外，加强在抗肿瘤治疗中及治疗后的长期随访和筛查。对于症状性心力衰竭，应按照已确定的心力衰竭指南进行治疗，ACEI/ARB、ARNI和β受体阻滞剂是治疗症状性心力衰竭的基石药物。如果能早期发现化疗相关心肌毒性并尽早治疗，心功能可能完全恢复。否则，心功能可能进行性下降，进展至难治性心力衰竭。目前，随着抗肿瘤治疗新药的推陈出新，抗肿瘤治疗相关心力衰竭的预防与治疗还需要多学科的综合评估和进一步深入研究。

（刘　莹　张艳丽　方凤奇）